Medicina Legal

Texto e Atlas

3ª edição

Revista e Ampliada

Medicina Legal
Texto e Atlas

3ª edição
Revista e Ampliada

Hygino de Carvalho Hercules

Professor Titular de Medicina Legal e Deontologia da Faculdade de Medicina da Universidade Federal do Rio de Janeiro (UFRJ). Professor Titular de Medicina Legal e Deontologia do Curso de Medicina da Universidade Gama Filho (UGF). Perito Legista do Instituto Médico-Legal Afranio Peixoto (IMLAP).

ORGANIZADOR EDITORIAL
Nilo Jorge Rodrigues Gonçalves

Graduado em Medicina. Livre-Docente em Medicina Legal e Deontologia. Professor Associado da Universidade do Estado do Rio de Janeiro (UERJ). Professor Titular da Faculdade de Medicina de Petrópolis (FMP). Perito Legista do Estado do Rio de Janeiro.

Com **119** Ilustrações em cores, tom, meio tom e com **638** fotografias em preto e branco e em cores.

Atheneu
Rio de Janeiro • São Paulo
2025

EDITORA ATHENEU

São Paulo	—	Rua Maria Paula, 123, 13º andar – Conjuntos 133 e 134 Tel.: (11) 2858-8750 E-mail: atheneu@atheneu.com.br
Rio de Janeiro	—	Rua Bambina, 74 Tel.: (21) 3094-1295 E-mail: atheneu@atheneu.com.br

PRODUÇÃO EDITORIAL/CAPA: Equipe Atheneu
DIAGRAMAÇÃO: Know-How Editorial

CIP-BRASIL. Catalogação na Publicação
Sindicato Nacional dos Editores de Livros, RJ

H464m
3. ed.

Hercules, Hygino de C. (Hygino de Carvalho)
Medicina legal : texto e atlas / Hygino de Carvalho Hercules ; organização Nilo Jorge Rodrigues Gonçalves. - 3. ed., rev. e ampl. - Rio de Janeiro : Atheneu, 2024.
28 cm.

Inclui bibliografia e índice
ISBN 978-65-5586-825-8

1. Medicina legal - Brasil. I. Gonçalves, Nilo Jorge Rodrigues. II. Título.

24-92280 CDD: 614.10981
CDU: 343.983.2(81)

Gabriela Faray Ferreira Lopes - Bibliotecária - CRB-7/6643

10/06/2024 14/06/2024

Hercules, HC.
Medicina Legal – Texto e Atlas – 3ª Edição Revista e Ampliada

Colaboradores

Andrei de Souza Santos

Graduado em Antropologia. Mestre em Arqueologia.

Janyra Oliveira-Costa

Graduada em Ciências Biológicas. Doutora em Ciências Biológicas. Professora da Universidade Castelo Branco (UCB). Perita Criminal do Estado do Rio de Janeiro. Responsável pelo Laboratório de Entomologia Forense do Instituto Médico-Legal Afranio Peixoto (IMLAP).

José Carlos Pando Esperança

Graduado em Medicina. Doutor em Anatomia Patológica. Professor Adjunto da Universidade Federal do Rio de Janeiro (UFRJ). Professor Adjunto da Faculdade de Medicina de Petrópolis (FMP). Perito Legista do Estado do Rio de Janeiro.

Marcos Paulo Salles Machado

Graduado em Odontologia. Doutor em Biologia Bucodental. Professor da Universidade Veiga de Almeida (UVA). Perito Legista do Estado do Rio de Janeiro. Chefe do Serviço de Antropologia Forense do Instituto Médico-Legal Afranio Peixoto (IMLAP).

Miguel Chalub (In Memoriam)

Graduado em Medicina. Doutor em Psiquiatria e Saúde Mental. Professor Adjunto da Universidade do Estado do Rio de Janeiro (UERJ). Médico do Hospital de Custódia e Tratamento Psiquiátrico do Estado do Rio de Janeiro.

Naura Liane de Oliveira Aded

Graduada em Medicina. Doutora em Psiquiatria e Saúde Mental. Professora Adjunta da Universidade Federal Fluminense (UFF). Perita Legista do Estado do Rio de Janeiro. Ex-Diretora do Instituto Médico-Legal Afranio Peixoto (IMLAP).

Nereu Gilberto de Moraes Guerra Neto

Graduado em Medicina e em Direito. Mestre em Engenharia Biomédica. Professor Adjunto da Universidade do Grande Rio (UNIGRANRIO/Afya). Médico do Instituto de Ginecologia da Universidade Federal do Rio de Janeiro (UFRJ). Membro da Câmara Técnica de Medicina Legal do Conselho Regional de Medicina do Estado do Rio de Janeiro (CREMERJ).

Nilo Jorge Rodrigues Gonçalves

Graduado em Medicina. Livre-Docente em Medicina Legal e Deontologia. Professor Associado da Universidade do Estado do Rio de Janeiro (UERJ). Professor Titular da Faculdade de Medicina de Petrópolis (FMP). Perito Legista do Estado do Rio de Janeiro. Membro Titular da Academia Nacional de Medicina Legal (ANML).

Virgínia Rosa Rodrigues Dias

Graduada em Medicina. Professora da Universidade Federal do Rio de Janeiro (UFRJ). Perita Legista do Estado do Rio de Janeiro.

Dedicatória

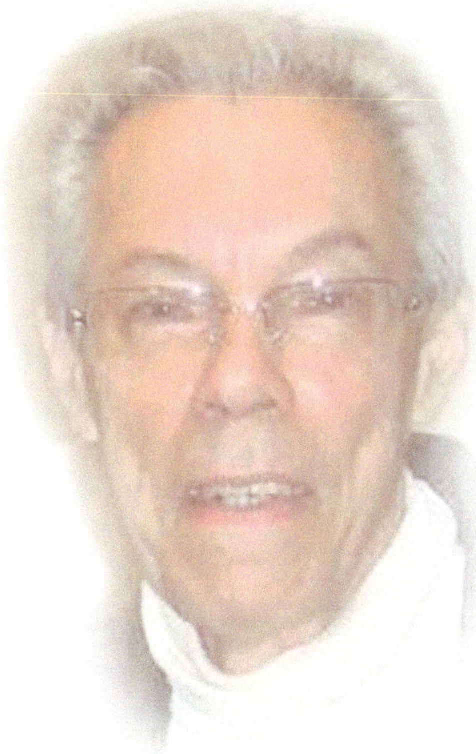

A Hygino,

Nilo Jorge, conforme possível.

Palavras do Editor Sênior

Conheci o Professor Hygino Hercules quando ele ainda dava suas aulas de Medicina Legal na Faculdade de Medicina da Universidade Federal do Rio de Janeiro (FM/UFRJ). Por ser ex-aluno dessa nobre instituição acadêmica, formei-me em 1968 e, já Diretor-Médico da Editora Atheneu, tive acesso aos primeiros esboços do planejamento editorial da obra.

Era de meu interesse publicar um livro que transmitisse fielmente a um só tempo a experiência, o conhecimento e, particularmente, a precisão didática do Professor Hygino. Sabia que ele era autor perfeccionista. Sabia que *Medicina Legal* era seu livro de coração.

Algumas reuniões nos uniram. Por fim, chegamos à programação do conteúdo da obra, suas partes e capítulos. Incluiu-se generosa ilustração, muitas fotos e esquemas de propriedade particular do Professor Hygino. Acrescentou-se ao título a palavra "Atlas", justificando sua riqueza plástica e visual.

Eis aí os primórdios de criação desta notável obra, única, por sua iconografia em nosso idioma. O livro *Medicina Legal – Texto e Atlas*.

Em uma tarde de dezembro, de verão causticante, o Professor Hygino adentra em minha sala em companhia de sua esposa, Iolete. Fi-los sentarem-se. Como de costume, ofereci cafezinho e água. Notei certa inquietude em sua esposa, sua fisionomia parecia tensa.

Perguntei-lhe, então, o motivo de sua preocupação. Ela, numa espécie de catarse, dá vazão aos seus sentimentos: "Dr. Paulo, o senhor precisa dar um jeito no Hygino. Empilha laudas e mais laudas de papel *kraft*. Parece que geram filhos. Começaram em seu escritório, já estão na sala de jantar, identificadas por pequenas tarjas e clipes. É verdade, de seu escritório à sala, e depois da sala de jantar, como disse, e do jeito que crescem podem chegar à varanda e quem sabe à cozinha? O livro para o Hygino é uma espécie de obsessão. Acorda de madrugada, acende as luzes e vai mexer nos papéis. Nem o sono é bom, pois, a todo dia, surge um novo tema ou uma correção a ser feita. Dr. Paulo, me ajude, dê um jeito no Hygino!"

Deitei meus olhos sobre o Hygino e me sensibilizei com a sua pessoa doce e simples, um amor, e disse: "Hygino, esses piques de insônia são para atualizar a bibliografia do livro e inserir novos textos? Esses piques são muito comuns?

É o que me compele, Paulo. Algo desconhecido, espécie de constrangimento. Sempre que leio um novo paper, uma nova pesquisa, corro para incluí-los.

Hygino, bem sei, sua casa em Campo Grande não reclama. Não é humana. E, se falasse algo, diria: "Pare, por favor, estou ficando asfixiada com tanto papel *kraft*, com tantas pilhas, com tantas cintas, com tantos clipes.

Ah, Hygino, estou com você neste livro há três anos, parece não ter fim. Seu trabalho parece o de Sísifo, personagem da mitologia grega que, castigado por Zeus, tinha como pena subir um morro carregando vultosa pedra maciça sobre as costas. Ao chegar ao cume, a pedra cai, rola em direção ao solo. Sísifo desce, coloca-a, mais uma vez sobre suas costas; eis que surgem novas e sucessivas quedas. A movimentação é eterna; seu castigo, sem fim.

Essas pilhas de papel *kraft* não são de pedra, mas pesam, e pesam muito...

Que tal visitá-lo na sua casa e ajudá-lo na seleção de capítulos ou carregar algumas pilhas?

Não precisa, Paulo, não precisa. Vou fechar os originais, faltam apenas alguns capítulos e referências bibliográficas.

Alongo meu olhar para o lado, vejo Iolete distendida e com sorriso de felicidade. Imagino a sua liberdade de voltar a sentar-se nas poltronas felpudas da sala de casa. Sumirem-se as pilhas, a invasão silenciosa do papel *kraft*.

Esse era meu querido amigo Hygino: autor excepcional de longa experiência didática e de perícia. De sólida formação em Anatomia Patológica, praticada tanto na rotina da Patologia dos Hospitais Universitários quanto no Necrotério do Instituto Médico Legal Afrânio Peixoto. Que conseguia, em suas aulas, nitidamente juntar as interfaces dos aspectos médicos com a legislação vigente.

Autor excepcional, e digo isso como Editor Médico Sênior das Ciências da Saúde no Brasil.

Deparo-me com a sua precisão conceitual e vocabular. Definições concisas em linha inteligentemente expositiva. Hygino se esforça para capturar as evidências, transformando-as em textos científicos. Há ainda a preocupação constante com as referências bibliográficas, dispostas nos melhores protocolos da Associação Brasileira de Normas Técnicas (ABNT) e Vancouver.

Reúne em si a simplicidade dos que sabem, a clareza dos conhecimentos, a experiência da sala de aula. Ah! Os professores da sala de aula, que invulgar didática apresentam. Como enriquecem na convivência com seus alunos. Hygino deixa de lado a erudição, substituindo-a por terminologia singela, quase coloquial.

Me dizia sempre ser a Medicina Legal, a um só tempo, arte e ciência. A perícia médica requer habilidade na prática do exame, estilo literário próprio na redação do laudo. Dialoga com brilhantismo a ciência médica legal com saberes das demais especialidades médicas e dos correlatos conhecimentos jurídicos.

Nesses instantes, ao falar de sua paixão pela Medicina Legal, seus olhos ganham brilho febril, os lábios entreabrem-se num sorriso franco quase juvenil. Sorriso, por sua largura, do meio-dia. Nesse momento, Hygino, como uma criança, detalha os seus doces e alegres brinquedos: investigação da paternidade, momento aproximado da hora da morte, diagnóstico da distância de um tiro, periculosidade para a sociedade de paciente com transtorno mental, relatório médico-legal próprio específico e que muito difere de um convencional prontuário médico-hospitalar.

Amigo leitor, baixo aqui minha cabeça, em um suspiro cheio de afeto. Vejo Hygino voando para o céu. Aos braços, muitos livros e papéis, e, à sua volta, pilhas de papel *kraft* brancos, bem branquinhos, com as cintas e os clipes.

Respira ainda a interminável pesquisa. Novo Sísifo sobe a montanha rumo à infindável busca do progresso da ciência médico-legal.

Fique com Deus, amigo.

Saudades!

São Paulo, 13 de setembro de 2024

Paulo Rezinski

Diretor-Médico Sênior da Editora Atheneu

Prefácio à 3ª edição

É com imensa gratidão e admiração que tenho o privilégio e a honra de escrever estas palavras introdutórias para o livro do Professor Hygino de Carvalho Hercules. Este momento é sem dúvida de grande emoção e significado para mim, pois representa a oportunidade de retribuir algumas palavras que o Professor me concedeu em uma carta de recomendação quando iniciei minha jornada na Medicina Legal em Portugal.

Fui seu aluno no Instituto Médico-Legal Afranio Peixoto (IMLAP), onde assistia às suas aulas mesmo pertencendo a outra faculdade, o que causava alguma perplexidade entre os demais alunos. Recordo-me da pergunta: "Mas você não é obrigado a assistir a essas aulas, é?"; à qual eu respondia com orgulho: "Claro que não; estou aqui para um dia ter o privilégio de dizer que tive aulas com um dos maiores Professores de Medicina Legal do Brasil".

Ao longo dos anos, inicialmente como seu aluno, posteriormente como médico-legista e nos últimos anos como um amigo mais próximo, partilhando de momentos com sua linda família, pude testemunhar de perto não apenas sua expertise inigualável, sua dedicação apaixonada ao ensino da Medicina Legal, sua incansável busca pela excelência acadêmica, mas também o exemplo de caráter, seriedade, inteligência, hombridade, dignidade, simplicidade e humildade que somente os grandes mestres conseguem atingir.

Hygino costumava falar que a Medicina Legal de hoje não é a mesma dos tempos de Lacassagne, de Brouardel ou de outros grandes mestres do século XIX, que um médico-legista não pode parar no tempo e tem de se atualizar.

Professor Hygino de Carvalho Hercules será sempre um dos maiores mestres da Medicina Legal do Brasil, e sua obra tem alcance e respeito internacional. O livro que você tem em mãos é o resultado de décadas de experiência e conhecimento acumulado, que começou nos anos 1970, condensado e destinado, de forma acessível e abrangente, àqueles que desejam compreender os complexos intrincados da Medicina Legal.

Desde os fundamentos básicos para quem abre pela primeira vez um livro da especialidade ou não domina os conceitos médicos até a profundidade que um especialista em Medicina Legal deve alcançar, passando ainda pelas questões éticas mais delicadas, o Professor Hercules entrega um livro indispensável para estudantes, profissionais da Medicina, do Direito e para todos aqueles que lidam com as ciências forenses ou prestam concursos.

Mais do que um compêndio de fatos e conceitos, com a preocupação da ilustração de um atlas que busca mostrar de forma clara e prática a rotina da patologia forense, este livro reflete o compromisso do Professor Hygino com a integridade, a ética e a justiça, princípios que permearam não apenas sua prática como médico-legista, mas também a atualização, a formação de futuros legistas e o desenvolvimento da Medicina Legal brasileira.

Sua paixão por transmitir conhecimento e moldar as mentes das futuras gerações de médicos-legistas é evidente em cada página e é um testemunho de seu impacto duradouro no campo da Medicina.

Ao folhear estas páginas, convido você a embarcar em uma jornada de aprendizado e descoberta, guiada pela sabedoria e pela experiência de um dos maiores legistas brasileiros, sendo possível sentir, em cada explicação, o mesmo entusiasmo com que ele lecionava, com uma didática única de quem fala e escreve daquilo que tem experiência prática, mostrando soluções, divulgando conceitos e partilhando também dúvidas que refletem os limites e os desafios atuais da ciência médica.

Professor Hygino teve o cuidado de escolher um conjunto de renomados especialistas para escrever cada capítulo de seu livro, sendo esta terceira edição a primeira após o seu inesperado falecimento, quando já a finalizava, o que transborda enorme sentimento e reflete a grande responsabilidade daqueles imbuídos de manter a continuidade desta obra. Que este livro inspire e capacite aqueles que o leem, assim como o Professor Hygino de Carvalho Hercules inspirou e capacitou tantos de nós ao longo de sua ininterrupta e brilhante carreira.

Obrigado, Professor, por partilhar com todos nós sua grande obra.

Lisboa, 11 de maio de 2024

Carlos Henrique Durão

Médico Especialista em Ortopedia do Hospital Vila Franca de Xira, Portugal. Perito Médico-Legista do Instituto Nacional de Medicina Legal e Ciências Forenses, Portugal. Título de Especialista em Medicina Legal e Perícias Médicas pela Associação Brasileira de Medicina Legal e Perícia Médica (ABMLPM). Pós-Graduado em Antropologia Forense pela Universidade de Coimbra. Pós-Graduado em Avaliação do Dano Corporal pela Faculdade de Medicina da Universidade do Porto.

Prefácio à 2ª edição

Lastreado em invulgar afeição familiar, é-me conferido o lisonjeio de prefaciar o livro: *Medicina Legal – Texto e Atlas*, do insigne Professor Titular de Medicina Legal e Deontologia Médica da Universidade Federal do Rio de Janeiro (UFRJ), o Dr. Hygino de Carvalho Hercules.

O Direito dos tempos hodiernos nunca esteve tão umbilicalmente ligado à Medicina, quer por força de novéis repercussões no campo da própria responsabilidade civil médica, quer no âmbito do descortino das verdades criminais sobre a forma, as causas do cometimento dos delitos e suas consequências biopsicológicas, mas, sobretudo, no âmbito do Biodireito.

Controverte-se, na atualidade, acerca da influência do genoma em inúmeros campos da pesquisa médico-judicial.

Sem prejuízo, ainda é a Medicina que nos informa sobre ser mais importante para o ser humano a verdade do sangue ou a verdade socioafetiva.

É à luz da Medicina Legal que ao magistrado caberá aferir os resultados psicológicos e sociais de seu trabalho.

Esses consectários seriam suficientes a demonstrar que oportuno se faz o lançamento do presente livro.

A obra não se descura de nenhum aspecto, nem mesmo do mais objetivamente perceptível pelos jejunos; qual o da Traumatologia Forense.

Enfim, é um livro de grandiosíssima contribuição para esse antigo ramo do Direito, com vertentes atualíssimas.

Mauro Cappelletti, em sua obra notável sobre o acesso à justiça, advertia sobre a necessidade de o jurista abrir-se às outras ciências, completando o seu necessário conhecimento interdisciplinar, tornando a solução judicial a mais aproximada dos anseios do povo.

A Medicina tem essa aproximação legal com a ciência jurídica. Mas a obra vem a demonstrar que essas duas ciências estão vinculadas aos dois maiores bens da humanidade: a vida e a esperança.

Felicito o Professor Dr. Hygino de Carvalho Hercules e a Editora Atheneu pela iniciativa, ciente de que mesmo aqueles que ainda não a leram já gostaram de saber do lançamento desta valiosíssima obra.

Luiz Fux
Ministro do Supremo Tribunal Federal

Apresentação à 2ª edição

O Direito é, certamente, a maior criação da humanidade. O ordenamento jurídico, garantindo a coexistência harmônica dos homens, possibilitou o desenvolvimento da Ciência em seus diversos ramos. Com efeito, não fosse a segurança gerada pela sanção jurídica, os homens viveriam em permanente estado de tensão, sem oportunidade para os trabalhos do espírito.

À semelhança da lei física, a norma jurídica incide sobre fatos e circunstâncias determinadas. O trabalho do juiz é construir teoremas cujo escopo é apurar as consequências da aplicação de normas preestabelecidas em situações concretas.

Sob outra perspectiva, o juiz se assemelha ao médico, cuja função é superar anomalias no corpo humano, aplicando regras de experiência relativas à manutenção da saúde, à prevenção e à cura das doenças.

Assim como a Medicina, o Direito atua no plano da realidade. Para bem resolver com segurança os conflitos que lhe são submetidos, o juiz deve conhecer, exatamente, a natureza e a situação das pessoas ou coisas envolvidas na lide. Assim ocorre, também, com os demais figurantes da distribuição do Direito: advogados, agentes do Ministério Público.

A boa administração da Justiça pressupõe o domínio de estatutos jurídicos, regras de hermenêutica e conhecimentos elementares das ciências naturais. Por isso, a Medicina Legal integra os cursos de Direito como disciplina obrigatória.

O aprendizado curricular não é suficiente. O jurista prático não pode dispensar o socorro de um bom compêndio de Medicina Legal, que, ao lado do Vade Mecum, funciona como breviário no exercício diário da atividade forense. Esse livro é necessário tanto para a compreensão da fisiologia e da psicologia humanas como para a formulação de quesitos a serem respondidos nas perícias médicas.

O legista, de sua vez, deve conhecer os institutos jurídicos, para melhor expressar-se em seus laudos. Para ele, o bom livro torna-se necessário na elaboração de respostas claras e seguras. Bem por isso, o livro de Medicina Legal deve ser acessível tanto ao médico quanto ao jurista.

Com olhos nessa circunstância, o Professor Hygino de Carvalho Hercules – um dos grandes nomes da Medicina Legal brasileira – concebeu o presente trabalho: *Medicina Legal – Texto e Atlas*, capaz de funcionar como intérprete entre os cultores das duas disciplinas. Fazendo jus à reconhecida honestidade intelectual, reuniu uma equipe de especialistas, a quem confiou a dissertação sobre temas relacionados às respectivas especialidades. Não fugiu, contudo, ao encargo de preservar a unidade doutrinária, evitando que o trabalho resultasse em simples coletânea de artigos.

O resultado desse esforço coletivo é um tratado denso, substancioso, seguro. Professores por formação, seus autores não perderam de vista o alcance didático, inerente a qualquer boa obra doutrinária. Esse cuidado tornou possível, sem sacrifício da precisão técnica, a leitura confortável do alentado texto. Não ficaram ao largo as recomendações deontológicas e as indicações úteis na coleta de dados e na elaboração de laudos claros e seguros.

Abrangência dos temas, segurança da abordagem e clareza da exposição são atributos que conduzirão *Medicina Legal – Texto e Atlas*, de Hygino de Carvalho Hercules, à galeria dos clássicos da literatura médico-legal brasileira.

A nós, que exercemos a delicada tarefa de distribuir o Direito, resta agradecer ao Professor Hygino, a seus eminentes colaboradores e à Editora Atheneu pela preciosa contribuição.

Humberto Gomes de Barros
Ministro do Superior Tribunal de Justiça

Introdução

Desde a década de 1970 acalentamos o sonho de produzir um livro de Medicina Legal no qual pudéssemos expressar nossa visão dessa especialidade médica. Conforme o tempo foi passando, como é natural, fomos amadurecendo como pessoa e como perito. A obra que ora oferecemos aos prezados leitores é fruto desse amadurecimento. Expressa nosso pensamento e reflete nossa experiência por meio de farta documentação, fruto de mais de 30 anos de labor pericial.

Por força de nossa formação profissional orientada para a anatomia patológica, exercitada tanto na rotina de patologia dos hospitais universitários como no necrotério do Instituto Médico-Legal Afranio Peixoto (IMLAP), era inevitável que a ênfase da obra se situasse principalmente sobre a Traumatologia Forense. Contudo, procuramos não descuidar dos outros segmentos da Medicina Legal nem da base jurídica da parte doutrinária. Grande esforço foi realizado de modo a oferecer ao leitor a correlação dos aspectos médicos com as mudanças mais recentes da legislação, sempre transcrita quando julgamos necessária ao entendimento do tema abordado.

Tratando-se de disciplina necessária à formação cultural de médicos e advogados, a tarefa de tornar o texto permeável a ambos nos levou, por vezes, a explicar, talvez de modo exagerado, os aspectos que nos pareceram pouco claros para cada profissional. Assim, procuramos, na medida do bom senso, abandonar a terminologia técnica, de modo a torná-lo compreensível a ambos. Se o texto parecer por demais pesado ou, por outro lado, muito redundante, a culpa é toda do autor, que não foi capaz de superar a dificuldade de explicar fatos médicos para juristas, e aspectos legais para médicos.

Este livro está dividido em nove partes.

A Parte 1 tem a intenção de situar o médico no mundo jurídico, fazendo-o compreender as regras básicas do Direito. Desse modo, procuramos levá-lo a entender o valor das perícias e do seu compromisso legal quando de sua investidura como perito. Essa parte pode parecer supérflua aos profissionais do Direito.

A Parte 2 procura informar ambos os profissionais as técnicas de identificação tanto do vivo quanto do morto. A maior ênfase é dada à identificação de despojos humanos – Antropologia Forense. Procuramos nos valer dos conhecimentos adquiridos pela jovem legista Virgínia Rosa Rodrigues Dias, que tem manifesto interesse por essa área da Medicina Legal e já frequentou curso ministrado por Douglas Ubelaker, cuja autoridade nesse campo é internacionalmente reconhecida.

A Parte 3 abrange os diversos aspectos da Tanatologia Forense. Inicia pela difícil conceituação do que é a morte, inclusive do ponto de vista legal, abrange sua causa jurídica, discute a Lei dos Transplantes e discorre sobre o embasamento técnico da cronotanatognose por meio do estudo dos fenômenos cadavéricos. Nessa parte, expressamos nosso ponto de vista com relação ao que se deve chamar de morte suspeita e de morte súbita.

A Parte 4 é a mais extensa: a Traumatologia Forense. Nessa parte, procuramos sistematizar as energias vulnerantes, dividindo-as conforme o agente traumatizante atue por meio de fenômenos físicos ou químicos. Embora tenhamos nos inspirado no italiano Borri, a classificação dessas energias é proposta de modo algo diferente, conforme explicamos no Capítulo 10 – Traumatologia Forense Geral. Nossa visão da traumatologia passa pela valorização da Física e de suas leis, e o corpo humano é encarado aqui como um *corpo físico*, submetido de modo ativo ou passivo a elas. Assim, nos Capítulos 11 a 18, analisamos a interação das energias cinética, térmica e elétrica nas diversas formas com que se manifestam na natureza. Criamos o termo *baropatia* para abranger os efeitos das modificações da pressão ambiente sobre o ser humano, conforme justificamos no Capítulo 16. Atribuímos relevância às armas de guerra por terem se tornado, infelizmente, muito utilizadas em nossas áreas metropolitanas, em função da guerra do tráfico.

Entre as possíveis sedes das lesões produzidas pelos agentes mecânicos ressalta-se a cabeça, pela frequência dos traumatismos cranioencefálicos. Por essa razão, convidamos o patologista e perito legista José Carlos Pando Esperança, professor do Departamento de Patologia da Faculdade de Medicina da Universidade Federal do Rio de Janeiro (UFRJ), para escrever o Capítulo 12 – Estudo Médico-Legal dos Traumatismos Cranioencefálicos. Nesse capítulo, os mecanismos lesionais e as suas repercussões clínicas, como as incapacidades e a morte, são discutidos por profissional dedicado à Neuropatologia.

Os diversos mecanismos lesionais por ação térmica e por ação elétrica são extensamente discutidos, respectivamente, nos Capítulos 17 e 18. Novos conceitos são introduzidos em ambos, ressaltando-se a ação lesiva dos campos elétricos gerados pelas grandes diferenças de potencial (eletroperfuração). Tanto o calor quanto o frio são estudados com relação à temperatura ambiente e à sua ação local (queimaduras e geladuras).

As energias de ordem química são estudadas no Capítulo 19, no qual procuramos descrever sua ação local, como cáusticos, e geral, como venenos. Fazemos breve abordagem dos principais agentes tóxicos sem qualquer pretensão de servir como texto de referência em farmacologia ou toxicologia clínica. Essas citações devem ser entendidas mais como exemplificação dos princípios gerais da toxicologia forense. Tampouco nos preocupamos em fornecer as bases técnicas laboratoriais toxicológicas, pois essa abordagem fugiria ao escopo desta obra. Nossa intenção foi alertar os peritos legistas sobre as armadilhas que a necrópsia dos intoxicados pode trazer. O objetivo principal foi recomendar e justificar a melhor conduta nas diversas situações de ordem prática. Os profissionais do Direito poderão achar indigesta boa parte do texto, mas, no geral, compreenderão as limitações impostas pelas circunstâncias aos peritos, na hora de responder a suas consultas.

A par da etiopatogenia e da fisiopatologia, abordamos os aspectos jurídicos dos traumas nos Capítulos 20 e 21. O Capítulo 20 versa sobre o tema das lesões corporais, enfocando seu aspecto penal. É escrito pelo professor Nereu Gilberto de Moraes Guerra Neto, cuja titulação o torna a pessoa ideal para discorrer sobre o tema. É ele médico patologista, legista e bacharel em Direito. Sua dupla formação, médica e jurídica, fica bem patente ao longo de um texto rico em conhecimentos jurídicos e médicos. Por sua vez, o Capítulo 21 – Infortunística – demonstra a importância da Traumatologia Forense nos acidentes do trabalho. Por meio de pequena revisão histórica da legislação, procuramos levar o leitor a refletir sobre a proteção e o amparo ao trabalhador acidentado e sobre as incapacidades resultantes dos acidentes. Em termos quantitativos, levantamos dados estatísticos nacionais e estrangeiros, com a intenção de avaliar a eficácia de nossas medidas de prevenção.

A rigor, a Parte 5, que lida com as asfixias, pertence à Traumatologia Forense. Mas a própria dificuldade de inserir as asfixias na classificação geral das energias vulnerantes indica sua peculiaridade. A designação "energias de ordem físico-química" carece de precisão conceitual, embora já consagrada pelo uso. Na verdade, não se devem as asfixias a fenômenos de ordem físico-química. Adotamos conceito e classificação próprios, fruto de muita reflexão sobre a matéria. Os textos dessa parte seguem a classificação proposta no Capítulo 22.

A Parte 6, referente à Sexologia Forense, aborda os crimes sexuais, o casamento e o aborto. Inicia-se pelos Capítulos 26 e 27, escritos pelo professor Nilo Jorge Rodrigues Gonçalves, que é, além de excelente legista, ginecologista especializado em reprodução humana, autor de tese de livre-docência sobre útero de aluguel. No Capítulo 26, ele aborda os aspectos médico-legais dos atos libidinosos e dos transtornos da sexualidade. No Capítulo 27, discorre sobre os crimes contra a dignidade sexual, descritos nos artigos 213 a 234-B do Código Penal, com ênfase nos aspectos periciais.

Completamos a Parte 6 com os Capítulos 28 e 29, respectivamente sobre os aspectos médico-legais do casamento e do aborto. O estudo médico-legal do casamento está baseado nos artigos 1.511 a 1.582 do Subtítulo I *Do Casamento*, do Título I *Do Direito Pessoal*, do Livro IV *Do Direito de Família* do Código Civil de 2002. No Capítulo 29 – Estudo Médico-Legal do Aborto –, fazemos pequena revisão histórica da legislação brasileira republicana e comparamos seus aspectos atuais com as normas vigentes em outros países. São mostrados números comparativos da incidência de aborto legal e ilegal no Brasil e no mundo, bem como as complicações decorrentes das práticas ilegais. São descritas as técnicas abortivas mais modernas e mostradas as dificuldades da perícia no que diz respeito à demonstração da gravidez pregressa e à afirmação da provocação dolosa. No que tange ao diagnóstico da gravidez pregressa em material de necrópsia, são propostos novos métodos diagnósticos.

A violência contra recém-natos e crianças é o tema da Parte 7. Inicia-se com o Capítulo 30 – Infanticídio –, no qual fazemos revisão histórica dos aspectos legais, inclusive a proposta de modificação que tramita no Congresso Nacional. Nesse capítulo, damos as bases morfológicas da perícia a ser realizada na vítima e na mãe. A chamada "Síndrome da Criança Espancada" é abordada no Capítulo 31 pela professora Naura Liane de Oliveira Aded, atualmente a legista mais interessada e atuante nessa área. Pediatra de formação, alia seus conhecimentos ao exame de crianças e adolescentes vítimas da violência doméstica e institucional.

A Psiquiatria Forense, um dos ramos da Medicina Legal, constitui a Parte 8. Dividimo-la em três capítulos: 32, 33 e 34. O Capítulo 32 reporta-se ao estudo da imputabilidade penal e à influência dos diversos fatores que podem modificar a capacidade do agente de entender a ilicitude de sua ação, de acordo com o critério biopsicológico adotado por nosso Código Penal. O Capítulo 33, escrito pelo louvado psiquiatra forense Miguel Chalub, livre-docente de Psiquiatria da Faculdade de Medicina da Universidade Federal do Rio de Janeiro (UFRJ), aborda a capacidade civil das pessoas naturais diante do novo Código Civil. O mesmo colaborador, com base em sua grande experiência como psiquiatra clínico, mormente no tratamento das toxicomanias, escreve o capítulo sobre embriaguez e toxicomanias ao final dessa parte.

Criamos, na presente edição, uma nova parte, voltada para a aplicação dos conhecimentos da Biologia aos problemas legais – a Biologia Forense. Convidamos Janyra Oliveira-Costa, doutora em Biologia pelo Museu Nacional da UFRJ, para escrever e ilustrar o Capítulo 35 – Entomologia Forense. Como o escopo maior da Entomologia Forense é contribuir para uma determinação mais acurada da hora da morte, pensamos em colocá-la como mais um capítulo da Tanatologia Forense (Parte 3). Mas, dada a gama de conhecimentos necessários à sua compreensão, resolvemos colocá-la em destaque, como uma unidade autônoma.

Embora cientes da impossibilidade de atualizar completamente os temas, grande esforço foi por nós empreendido no sentido de dar ao leitor as informações mais recentes, de modo o mais completo possível. Esperamos que esta obra continue a ser de valor como fonte de consulta tanto para médicos, peritos ou não, quanto para os profissionais do Direito, seja na área penal, seja na civil. Esta edição, a despeito dos esforços empreendidos na atualização e da acolhida às críticas feitas quando da primeira publicação, continua a merecer o olhar crítico dos leitores, aos quais somos profundamente gratos.

Rio de Janeiro, 13 de maio de 2014
Hygino de Carvalho Hercules

Sumário

PARTE 4 – TRAUMATOLOGIA FORENSE

PARTE 5 – ASFIXIOLOGIA FORENSE

PARTE 6 – SEXOLOGIA FORENSE

PARTE 7 – VIOLÊNCIA CONTRA RECÉM-NATOS E CRIANÇAS

PARTE 8 – PSIQUIATRIA FORENSE

PARTE 1

INTRODUÇÃO À MEDICINA LEGAL

CAPÍTULO 1

Noções de Direito. Normas Morais e Normas Jurídicas

Hygino de Carvalho Hercules

A autodeterminação, a linguagem simbólica e o trabalho produtivo fizeram com que o homem pudesse se destacar das outras espécies de animais e construir o mundo civilizado. Só o homem, entre os animais, tem a capacidade de mudar o curso da sua história de vida, diferentemente dos outros, que seguem uma curva vital predeterminada geneticamente. Não se tem informação de que uma espécie jamais tenha demonstrado qualquer forma de fuga ao determinismo de seu ciclo vital. Não ocorrendo alguma mutação genética, todos seguem os passos de seus ancestrais, geração após geração. Já o ser humano, em contrapartida, desde suas origens, descobriu novos caminhos, criando opções diferentes daquelas de que dispunham seus antepassados. Sua capacidade criativa, decorrente do raciocínio associativo, permitiu-lhe substituir ideias por símbolos, passo fundamental para o surgimento da linguagem. Assim, foi possível, por meio da linguagem simbólica, criar um legado cultural que foi, de geração em geração, sempre aperfeiçoado. Com isso, liberou-se da fatalidade de aprender com os próprios erros.

O trabalho produtivo, voltado inicialmente para a sobrevivência, à medida que novas técnicas foram incorporadas ao sistema produtivo, expandiu-se, chegando a criar excedentes, que passaram a ser armazenados como tesouros. A partir daí, começaram a se distinguir classes sociais de diferente poder aquisitivo. As relações humanas, como era de se esperar, também sofreram modificações. As normas balizadoras do comportamento individual na sociedade foram mudando com o passar do tempo para fazer face às mudanças da ordem econômica.

Nos estágios mais primitivos da sociedade, o mais importante era a preservação da espécie. A sociedade era formada por indivíduos inermes e incapazes de enfrentar sozinhos os desafios de um mundo pleno de perigos. Destarte, a possibilidade de sobrevivência resultava da forte união que havia entre os membros das tribos. Eram enaltecidas as qualidades que tornavam o indivíduo útil à preservação do grupo – força física, valentia, sacrifício pelo coletivo. A moral individual era pobre, pois restavam poucas opções a cada qual, a não ser agir em função das necessidades do grupo.

Com o passar do tempo, houve necessidade de especialização dos trabalhadores, que tinham que executar tarefas cada vez mais complexas em função das modificações que vieram a ocorrer no modo de produção, decorrentes da criação de novos métodos e técnicas de trabalho. Com isso, ocorreu uma estratificação profissional. Além do mais, a distribuição e o gozo dos bens foram se tornando desiguais, principalmente pela adoção do trabalho escravo, consequência direta da dominação dos povos mais fracos pela força das armas. Esses fatos fizeram com que as normas de conduta se alterassem, de modo a fazer face à nova ordem social.

Da antiguidade até os nossos dias, a expansão dos domínios do homem sobre a face da terra aumentou a área habitada e fez crescer a população mundial. Como era natural, houve grandes conflitos, que mudaram as relações entre as classes sociais. Os impérios se sucederam, numa evolução contínua de expansão, apogeu e declínio, conforme explica o materialismo histórico. Mas sempre a convivência dos homens em sociedade continuou, e se mantém até hoje, regida por normas que procuram validar os costumes vigentes e consagrar valores de ordem moral – as *normas éticas*. Em cada região e em cada época da história, a conduta humana tem sido orientada pela educação no sentido da cooperação e da obediência ao que é dado como correto e moralmente válido. E a transgressão às regras sempre tem acarretado ao infrator o repúdio de seus pares.

A conduta contrária às convenções morais, também chamadas de éticas, leva à rejeição do indivíduo, o que é uma experiência que todos já experimentamos ao longo da vida. Mas essa punição de ordem simplesmente moral não priva o indivíduo de sua liberdade nem lhe retira bens materiais; apenas o deixa constrangido e com noção de culpa – maior ou menor, conforme a estrutura de seu caráter.

Como há, e sempre houve, indivíduos que não se incomodam com o conceito de que desfrutam na sociedade, a simples reprovação moral da conduta não os afeta e, por isso, não é suficiente para manter a harmonia da vida em sociedade. Assim, desde tempos imemoriais, os homens estabeleceram um conjunto de normas mais poderosas, embora igualmente de cunho ético, que coagem os indivíduos à obediência pela aplicação de punições mais severas, como a restrição da liberdade, a imposição de castigos físicos, a decadência de direitos ou a aplicação de penas pecuniárias. Essas normas, garantidas pelo poder do governo – qualquer que seja sua forma –, são conhecidas como *normas jurídicas*. São impostas aos cidadãos e têm que ser obedecidas, sob pena de retaliação proporcional à infração cometida. O Governo (Estado) não pede, mas ordena ao indivíduo que siga a norma. É o imperativo jurídico. O Estado tem o monopólio do uso da força para fazer cumpri-la.

O conjunto das normas morais de uma sociedade estabelece a moralidade, enquanto o conjunto das normas jurídicas constitui o campo da legalidade. Qualquer ação humana que saia desses campos é considerada, respectivamente, imoral ou ilegal. Pode-se dizer que uma sociedade está perfeitamente estruturada quando os campos da moralidade e da legalidade se superpõem. Mas isso é uma utopia. O que ocorre com frequência muito maior é não haver perfeita coincidência. Em primeiro lugar, porque as relações sociais são dinâmicas e mudam mais, ou menos, rapidamente com o passar do tempo. Em segundo lugar, porque a elaboração das leis segue um rito que depende da forma de governo, podendo ser rápida ou lenta. A legislação de uma sociedade é tanto mais justa quanto maior for a área comum aos dois campos, conforme a Figura 1.1.

O esquema mostra que as ações humanas podem cair em qualquer das três áreas, e o ideal é que fiquem na zona de superposição, quer dizer, sejam moralmente válidas e legais. Mas há situações em que as ações são realizadas de acordo com a lei, mas não traduzem um comportamento ético. Por exemplo, legisladores votarem aumento de seus próprios salários quando o governo, por falta de verbas, recusa-se a aprovar aumento para os funcionários públicos. Entretanto, por vezes nos deparamos com situações em que a ação é moralmente dignificante, mas contraria a lei. A prova robusta e incontestável de um crime, ainda que possa ser moralmente válida, torna-se juridicamente descabida se alcançada por meio impróprio, pois que afronta a cláusula constitucional de que "são inadmissíveis, no processo, as provas obtidas por meios ilícitos" (art. 5º, LVI). Em que pese não ser pacífico o entendimento de que se trate de cláusula absoluta, porquanto admite exceções, como bem ensina o renomado Prof. Nelson Nery Junior[4], o aludido dispositivo da Carta Magna lembra que não faz sentido violar a lei para cumprir a lei.

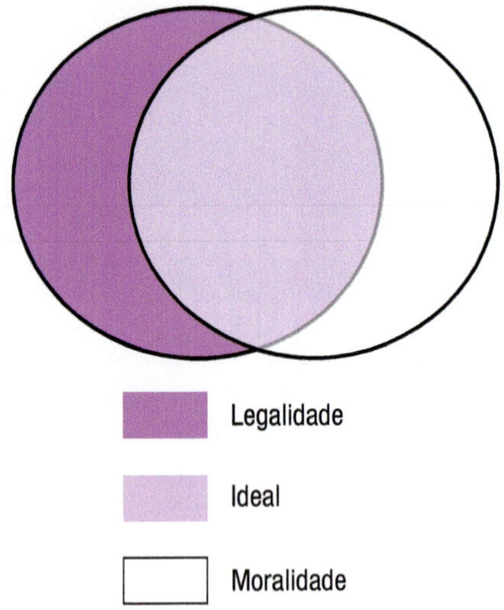

Figura 1.1 – A zona lilás corresponde a um ideal utópico em que a legislação consagra plenamente a moralidade vigente na sociedade. As áreas roxa e branca representam, respectivamente, leis imorais e atos ilegais moralmente válidos.

No campo da legalidade, do ordenamento jurídico, as ações humanas devem ser divididas em *lícitas* e *ilícitas*, sem que haja um meio-termo. O Direito não existiria se fosse possível considerar uma ação semilegal. Segundo Hermes Lima[3], cair-se-ia na perplexidade. São lícitas as ações que representam pretensões garantidas pelo Direito; ilícitas são aquelas que originam responsabilidades e sanções por ele impostas.

Chama-se de *direito positivo* o conjunto de normas jurídicas consagradas pelo poder público em determinado país. Em geral, está escrito em leis elaboradas pelo Poder Legislativo e sancionadas pelo Executivo. O direito positivo tem dois ramos, o *objetivo* e o *processual*. O objetivo é formado pela norma que estabelece a conduta legítima. Conforme o campo da atividade humana que o conjunto de normas regule, estaremos diante do direito penal, civil, trabalhista, administrativo, comercial etc. O direito processual corresponde ao conjunto de regras segundo as quais o poder público faz cumprir as normas objetivas. Sempre que ocorre a violação de uma dessas, torna-se necessário um conjunto de medidas prescritas pelo direito processual para que seja verificada e sanada a lesão de direito. Ao conjunto de procedimentos adotados, dá-se o nome *processo*. Em um processo, registram-se fatos transitórios e fatos duradouros. Os fatos transitórios, como uma ofensa verbal, devem ser demonstrados por meio do depoimento de testemunhas, mas os fatos duradouros, que deixam uma modificação no ambiente físico, têm que ser comprovados por profissionais especializados, conforme a natureza dos vestígios ou indícios deixados. O indivíduo que examina esses elementos por requisição de uma autoridade competente é genericamente chamado de *perito*. E o exame realizado recebe o nome de *perícia*. Como é natural, o tipo de exame depende da natureza da infração. Assim, tanto pode ser feito numa pessoa, por um médico, ou numa coisa, por outro técnico. Mas o médico também realiza perícias em determinadas coisas; não apenas em pessoas. As perícias e sua regulamentação serão abordadas no Capítulo 3 - Perícias e Peritos. Documentos Médico-Legais desta obra.

As demandas e contendas da vida em sociedade devem ser resolvidas na justiça. Não cabe ao cidadão, mesmo coberto de razão, fazer justiça pelas próprias mãos. Para fazer valer sua razão, compete-lhe, por intermédio de um advogado, iniciar procedimentos que seguem regras preestabelecidas e são chamados de *processos*. Um processo é um conjunto de procedimentos que se deve seguir para apurar se houve uma lesão de direito de alguém e estabelecer e cobrar as responsabilidades dos envolvidos no fato jurídico.

REFERÊNCIAS BIBLIOGRÁFICAS

1. Aranha MLA, Martins MHP. Filosofando. Introdução à filosofia. São Paulo: Moderna; 1991.
2. Hercules HC. Noções de direito. Normas morais e normas jurídicas. In: Hélio Gomes (ed.). Medicina legal. 33. ed. Rio de Janeiro: Freitas Bastos; 2003. Capítulo 1.
3. Lima H. Introdução à ciência do direito. 23.ed. Rio de Janeiro: Freitas Bastos; 1973.
4. Nery Jr N. Princípios do processo na Constituição Federal. 11.ed. São Paulo: Revista dos Tribunais; 2012.
5. Vásquez AS. Ética. 14.ed. Rio de Janeiro: Civilização Brasileira; 1993.

CAPÍTULO 2

História, Conceituação e Divisão da Medicina Legal

Hygino de Carvalho Hercules
Nilo Jorge Rodrigues Gonçalves

DOS PRIMÓRDIOS À IDADE MODERNA

Desde tempos imemoriais, as regras de convivência em sociedade já dependiam de conhecimentos sobre a natureza humana. Sua formulação se baseava nos costumes e nas parcas informações acerca da influência da fisiologia e da patologia humanas no comportamento. Assim, os primeiros sinais de uma relação íntima entre a Medicina e o Direito remontam aos registros da Antiguidade. No seio dos povos antigos, o poder dependia principalmente da força, mas também emanava de líderes que alardeavam dons especiais, fruto de seu alegado relacionamento com os deuses – os sacerdotes. Considerados representantes divinos e agentes da sua vontade, ditavam normas que deveriam ser obedecidas para que os bons fados acompanhassem o grupo. Pelos poderes sobrenaturais de que se diziam possuidores, eram chamados a intervir com frequência quando a cólera dos deuses, externada sob a forma de doenças, abatia-se sobre os membros daquelas comunidades. Nesse momento, o sacerdote, intérprete da vontade divina, invocava poderes sobrenaturais para afugentar os maus espíritos e curar os enfermos. Para isso, valia-se de orações, ofertava sacrifícios e usava o que realmente detinha da arte de curar, por meio do uso de ervas medicinais. O arauto das leis divinas era, a um só tempo, legislador, juiz e médico[1,2].

Os documentos mais antigos da história humana dão inúmeros exemplos da influência mútua entre a Medicina e o Direito. O código penal mais antigo que se conhece, o de Hamurábi, da Babilônia, promulgado no século XVIII a.C., contém dispositivos relativos à relação jurídica entre médico e paciente. Estabelecia em um de seus artigos que, "Se um médico tratou um ferimento grave de um escravo de um homem pobre, com uma lanceta de bronze, e causou a morte do escravo, deve pagar escravo por escravo". Contudo, as penas relativas a tratamentos malsucedidos variavam desde multas até a amputação das mãos do médico, na dependência da importância social do paciente. Em compensação, os honorários eram estabelecidos legalmente pela mesma escala de valores. Esse código fazia referência, inclusive, à anulação de contratos de compra e venda de escravos por estarem doentes. Representa, pois, o primeiro marco da relação médico-legal, embora não estipulasse que os juízes teriam que ouvir médicos ao julgarem os casos[1-3].

O Código de Manu, na Índia do período budista, no século V a.C., proibia que crianças, velhos, embriagados, deficientes mentais e loucos fossem ouvidos como testemunhas. Essa interdição, no mundo ocidental, só aparece muito depois, com a Lei das XII Tábuas (449 a.C.), promulgada no Império Romano. Determinava, entre outras coisas, que a duração máxima aceita para a gravidez seria de 10 meses, o que coincide com o nosso prazo de viuvez como causa suspensiva do matrimônio. Além disso, um julgamento poderia ser adiado por doença do juiz ou de qualquer das partes litigantes[1-3].

Na antiga Pérsia, as leis estabeleciam uma classificação das lesões corporais por ordem de gravidade, o que só viria a aparecer novamente na *Lex Alamannorum*, no século V da Era Cristã, com a finalidade de se arbitrar a multa a ser paga pelo agressor[1,2].

A primeira citação do exame médico de uma vítima de homicídio refere-se à morte de Júlio César. Seu corpo foi examinado por Antistius, um médico que pertencia ao seu círculo de amizades, no ano 44 a.C. O exame constatou a presença de 23 golpes, dos quais apenas um foi mortal. Mas o procedimento não foi feito como perito médico, e sim na qualidade de cidadão do Império Romano[1,2,4].

Alguns séculos depois, o reconhecimento de que os médicos são testemunhas especiais em juízo foi feito por Justiniano (483 a 565)[1,2]. Contudo, os juízes não eram obrigados a ouvi-los. A obrigatoriedade só aparece na já referida *Lex Alamannorum* dos povos bárbaros germânicos. Com o passar do tempo, esse reconhecimento vai se tornando mais frequente. Carlos Magno (742 a 814), nas Capitularias, instrui os juízes a ouvi-los em casos de lesão corporal, infanticídio, suicídio, estupro, impotência etc.[1,2,4,5].

O Livro da Lei Comum de São Luís, na França do século XIII, manda substituir os duelos judiciais e as provas de resistência, os ordálios, pela palavra dos médicos. Até então, o vencedor do duelo judicial sempre tinha razão, porque vencera por ter sido protegido por Deus, sempre justo. Da mesma maneira, o infeliz que conseguisse resistir a torturas extremas era dado como inocente[1,2].

Em plena Idade Média, 1234, o papa Gregório IX substitui o juramento da acusada pelo exame médico de virgindade, nos casos de anulação de casamento. Seguiu-se a chamada prova pelo "congresso" para se caracterizar a impotência do marido. Os médicos examinavam os cônjuges e indicavam uma matrona experiente como observadora, enquanto marido e mulher tentavam realizar a conjunção carnal. Logo após o prazo estabelecido, a matrona relatava o acontecido, e a mulher era reexaminada. Algum tempo depois, a matrona foi substituída por uma junta de três médicos, três cirurgiões e três parteiras[1,2,5]. Essa prática foi usada na França até 1677. Naquele ano, o Parlamento a suprimiu porque o Marquês de Langey, que havia sido declarado impotente, já constituíra nova família, tendo sete filhos com outra mulher[6].

Àquela época, com meios de comunicação precários, não era possível haver influência importante dos costumes de um povo sobre outro que habitasse região muito distante. Esse fato tornava os avanços culturais muito regionalizados. Assim é que o primeiro registro de uma obra escrita com abordagens de Medicina Legal vem da China. É o *Hsi Yuan Lu*, um volumoso manual para a aplicação dos conhecimentos médicos à solução de casos criminais e ao trabalho dos tribunais, publicado pela primeira vez em 1248. Ao lado de noções fantasiosas, comuns aos escritos da época, refere-se ao diagnóstico diferencial de lesões produzidas antes ou depois da morte, bem como à técnica de exame dos corpos, provida de ampla ilustração[1-4].

A importância dos médicos nos tribunais ganha maior destaque na França, ao tempo de Felipe, o Audaz, que emite as "Cartas Patentes" em 1278, as quais fazem alusão a cirurgiões juramentados junto à pessoa do rei. A nomeação de médicos, cirurgiões, parteiras e barbeiros para funcionarem como peritos em casos de lesão corporal, morte violenta, atentado ao pudor etc. torna-se frequente em Paris a partir do século XIV[1,2].

Até 1374, as necrópsias eram feitas clandestinamente pelos anatomistas. Mas, naquele ano, o papa concede à Faculdade de Medicina de Montpellier a primeira autorização para realizá-las em estudos anatômicos e clínicos[1].

A obrigatoriedade da perícia médica em mortes violentas só foi decretada, de acordo com os registros disponíveis, em 1507, na região da atual Alemanha, pelo Código de Bamberg; assim mesmo, sem a abertura dos corpos, apenas pela inspeção externa. Ainda não chegara a vez da necrópsia forense[1-3].

A MEDICINA LEGAL NOS SÉCULOS XVI, XVII E XVIII

A necrópsia forense só foi permitida com a promulgação da *Constitutio Criminalis Carolina*, o grande marco da história da Medicina Legal no século XVI, promulgada pelo imperador alemão Carlos V, em 1532. Abordava, entre outros, vários temas médico-legais, como traumatologia, sexologia e psiquiatria forense. Mas ainda não a tornava compulsória. Podemos dizer que essa constituição abrigava o embrião da Medicina Legal como uma disciplina distinta e individualizada[1-5].

Os relatórios médico-legais tornaram-se frequentes. Com a submissão desses relatórios às faculdades de medicina para avaliação, houve maior divulgação dos problemas médico-legais, despertando o interesse dos estudiosos. As compilações dos relatórios seriam o germe das primeiras obras de valor no mundo ocidental. Assim, a partir da segunda metade do século XVI, emergem os primeiros tratados[2].

Na França, em 1575, surgem *As Obras*, de Ambroise Paré – cirurgião do exército francês –, compostas de seus 29 "livros", um dos quais, o 28º, é considerado o primeiro livro ocidental de Medicina Legal, intitulado *Traittant des Rapports & du Moyen d'Embaumer les Corps Morts*. Em realidade, não são mais do que 13 páginas, em que o autor estuda, entre outros temas médico-legais, as feridas por projéteis de arma de fogo. Mas, por influência do ambiente cultural em que vivia, abrigou crenças sobrenaturais. No 25º livro, *Traittant des Monstres & Prodiges*, aceitava o fenômeno da superfetação; no 24º livro, *Traittant de la Génération de l'Home*, acreditava na atuação malévola de feiticeiros que tinham pactos com o demônio, capazes de tornar estéril um casal[1-4]. Lacassagne o considera o pai da Medicina Legal[5]. Ainda na França, ao findar o século, em 1598, Séverin Pineau escreveu um livro sobre virgindade e defloramento, em que afirmava que o hímen podia restar intacto após a cópula vaginal, chamando a atenção para o fenômeno da complacência himenal[1].

Contudo, não seriam francesas as obras mais importantes do período. Teriam origem na Itália. Em 1597, um médico de Ímola, de nome Baptista Codronchius, publica o livro *Methodus Testificandi*, em que estuda problemas médico-legais de traumatologia, sexologia e toxicologia, com o auxílio de casos ilustrativos[1,2,5]. No ano seguinte, 1598, na cidade de Palermo, aparece o primeiro grande tratado geral de Medicina Legal. Escrito por Fortunato Fidelis, sob o título *De Relationibus Medicorum*, estava dividido em quatro livros. O primeiro versava sobre saúde pública; o segundo, ferimentos, simulação de doenças e erro médico; o terceiro, virgindade, impotência, gravidez e viabilidade fetal; e o quarto, vida e morte, fulguração e envenenamento. O autor defendia a prática de necrópsias completas. Apesar de muito bom para a época em que foi escrito, seu trabalho não teve a mesma repercussão que a obra do romano Paulus Zacchias, *Questiones Medico-Legales*. Era formada por um conjunto de dez livros, publicados entre 1621 e 1658. Indubitavelmente, é a maior obra dessa fase da Medicina Legal. Cada livro é dividido em partes, que, por sua vez, são divididas em questões específicas. O conjunto abrange aspectos médico-legais de obstetrícia, sexologia, psiquiatria, toxicologia, traumatologia, tanatologia e saúde pública[1]. Os livros de Paulus Zacchias excederam os de seus contemporâneos em extensão, profundidade e qualidade; e continuaram como fontes de referência até o início do século XIX[1-5]. Na década de 1990, ainda havia um volume dessa obra na biblioteca do Centro de Estudos do Instituto Médico-Legal Afranio Peixoto (IMLAP).

Durante o século XVII, além dos italianos, também despontaram grandes autores alemães na Medicina Legal. Assim é que, em 1650, surge o primeiro curso especializado em Medicina Legal. Foi lecionado na Universidade de Leipzig, por Michaelis[1]. Em 1681, em Pressburg, na Bratislávia, Johann Schreyer, com base na proposição, atribuída por alguns ao dinamarquês Thomas Bartholin, de que o pulmão que respirou conteria ar, usou a chamada prova hidrostática de Galeno em um caso de infanticídio, substituindo, pela primeira vez, por prova técnica as confissões obtidas mediante tortura[2-4,7].

Outros nomes, como Welsch e Amman, destacaram-se na escola de Leipzig, mas o mais famoso foi Johannes Bohn. Seu trabalho *De Renunciatione Vulnerum Lethalium Examen*, de 1689, foi a principal obra alemã da época. Nela, o autor classificava as lesões em mortais por si e naquelas fatais apenas quando complicadas por outros fatores, além de fazer o diagnóstico diferencial entre lesões produzidas em vida ou após a morte[1-3]. Escreveu sobre deontologia médica, estabelecendo regras de conduta para os médicos quando de sua relação com os clientes e quando diante dos tribunais. Propunha um controle médico dos venenos, pleiteava autópsias completas e negava enfaticamente a possessão demoníaca e os poderes mágicos. Por tudo isso, pode-se concluir que estava alguns passos adiante do seu tempo[1,2].

No século XVIII, há poucas referências importantes como marcos na história da Medicina Legal. Na França, depois de Ambroise Paré, são encontradas poucas obras de real valor. Entre as causas da decadência, citam-se a multiplicidade de jurisdições, a necessidade de confissão dos réus, mesmo que obtida por torturas, a ausência de defensor em muitas causas, a inexperiência e a incompetência dos peritos, além da venalidade e do segredo dos ofícios[2]. A atuação pericial continuava a cargo dos cirurgiões, já que os clínicos a detestavam. O vulto mais importante foi o de Antoine Louis, o primeiro a ensinar Medicina Legal e Saúde Pública em seu país. Escreveu sobre vários temas médico-legais, inclusive sobre lesões por contragolpe nos traumatismos cranioencefálicos, em 1772. Era comum que os mesmos médicos exercessem tanto a atividade pericial como as ações de medicina preventiva, pois eram funcionários do Estado[1,2].

Foi naquele século que surgiu, em Berlim, a primeira publicação especializada em Medicina Legal. Começou a circular em 1782, editada por Uden e Pyl[1].

SÉCULO XIX – A ERA DE OURO DA MEDICINA LEGAL

As modificações legais introduzidas na França pela Revolução de 1789 modificaram muito o seu direito processual. Em primeiro lugar, o *Code d'Instruction Criminelle*, promulgado por Napoleão em 1808, desfechou golpe mortal nas práticas jurídicas secretas e inquisitoriais dos séculos precedentes[4]. O trabalho dos juízes e o parecer dos médicos passaram a ser públicos. Antes da Revolução, o segredo dos pareceres acobertava a incompetência e a venalidade em numerosos julgamentos. Em segundo lugar, o interesse pelo social fez com que a medicina preventiva se desenvolvesse mais, já que a plebe e a burguesia, classes menos favorecidas que a nobreza, eram as mais atingidas quando da eclosão de epidemias. Como os médicos oficiais eram responsáveis tanto pelos pareceres para a justiça como pela implementação de medidas de saúde pública, as duas áreas foram fundidas no que passou a ser chamado de Medicina Pública[2-4].

A partir da criação das cátedras de Paris, Strasbourg e Montpellier, tem grande desenvolvimento a Medicina Legal francesa. Em 1799, Foderé, que viria a ser o primeiro catedrático de Strasbourg, publica seu *Traité de Médecine Légale et d'Hygiene Publique*, que permaneceria como obra de referência por cerca de 50 anos[1,2]. Em 1829, é fundado o periódico *Annales d'Hygiene Publique et de Médecine Légale*, o primeiro voltado para publicação de trabalhos em Medicina Legal na França[1-3].

As grandes descobertas no campo da Física, da Química e da Biologia começaram a ser incorporadas à Medicina Legal no início do século. Coube a Mateu Joseph Bonaventura Orfila i Rotger, espanhol naturalizado francês, a Marie-Guillaume-Alphonse Devergie, francês, e a Johann Ludwig Casper, alemão, dar cunho científico à Medicina Forense[2,4].

Orfila, considerado o pai da moderna toxicologia, trouxe para a Medicina Legal seus conhecimentos de química analítica, forjando sólida base científica para a atividade pericial. Sua obra *Traité des Poisons* pode ser considerada revolucionária, já que trouxe a metodologia da química para o estudo dos casos de envenenamento. Até então, era muito comum a prática de homicídios por meio de venenos, em face da dificuldade de comprovação pericial[1,2,4].

Devergie, em 1834, iniciou o primeiro curso prático de Medicina Legal na França. Mas, em razão das dificuldades de ordem operacional que encontrou, o curso sobreviveu apenas dois anos. Em 1835, escreveu a obra *Médecine Légale, Théorique et Pratique*[4]. O curso, contudo, foi reaberto em 1878, por Brouardel, que dispunha de condições ideais para fazê-lo. Ele era o inspetor da morgue e assistente de Tardieu, catedrático de Medicina Legal de Paris[2,4].

Casper trabalhou em Berlim sob condições quase desumanas. Seu local de trabalho era fétido e lúgubre, situado em porões com pouca ventilação. A publicação de seus livros *Gerichtliche Leichenöffnung* (Dissecção Forense), de 1850, e *Praktisches Handbuch der Gerichtlichen Medizin* (Manual

Prático de Medicina Forense), de 1856, garantiu à Medicina Legal um lugar entre as ciências médicas[1,2,4].

A partir da segunda metade do século XIX, a aplicação do método científico às ciências biológicas modificou a visão médica das doenças. Paulatinamente, foram surgindo as especialidades clínicas e cirúrgicas. A Medicina Legal, como caudatária desse desenvolvimento, passou a ser considerada ciência, uma forma de medicina aplicada. Entre os maiores nomes dessa fase, podem ser citados: Tardieu, Brouardel, Lacassagne, Legrand du Saulle, Etienne Martin, Balthazard, Thoinot e Vibert, na França; Hofmann e Paltauf, na Áustria; Strassmann, na Alemanha; Carrara e Borri, na Itália; e Taylor, na Inglaterra[2].

A MEDICINA LEGAL NO BRASIL

Durante séculos, obedecemos à orientação intelectual e cultural portuguesa, por sermos uma colônia. Depois da nossa independência, como Portugal custou a desenvolver sua Medicina Legal, tivemos que abrir caminho por nós mesmos, do que resulta ser nula a influência da Medicina Legal portuguesa sobre a brasileira nos primórdios de nossa vida como nação[8]. Contudo, atualmente, temos grande intercâmbio cultural com a Medicina Legal portuguesa, na qual sobressai a figura de Duarte Nuno Vieira, ex-presidente da International Academy of Legal Medicine.

O Brasil não tem, felizmente, de que se envergonhar. Seu aprimoramento científico, no que tange à Medicina Legal, coloca-o em condições muito próximas dos países mais desenvolvidos, em face dos progressos realizados. Segundo Oscar Freire, a evolução da Medicina Legal no Brasil pode ser dividida em três fases: 1) *estrangeira*; 2) *de transição*; e 3) *de nacionalização*[8].

A *fase estrangeira* vai desde o fim do período colonial até o ano de 1877, quando Souza Lima assume a cátedra de Medicina Legal da Faculdade de Medicina que pertence hoje à Universidade Federal do Rio de Janeiro. A primeira publicação dessa fase data de 1814. Era um documento em que Antônio Gonçalves Gomide, médico e senador do Império, contestava um parecer dado por dois outros profissionais, Antônio Pedro de Sousa e Manuel Quintão da Silva, no qual afirmavam ser santa uma rapariga da comarca de Sabará, na capela de Nossa Senhora da Piedade da Serra[8]. A primeira publicação de um laudo de necrópsia forense, porém, só veio acontecer em 1830.

Àquela época, os juízes brasileiros não tinham a obrigação de ouvir peritos antes de proferirem a sentença. Esse dever só lhes seria imposto com o advento do primeiro Código Criminal, em 1830. Sobre o homicídio, no artigo 195, estipulava que "o mal se julgará mortal a juízo dos facultativos"[9].

No ano de 1832, ocorrem dois fatos importantes para a Medicina Legal brasileira. É regulamentado o processo penal, estabelecendo-se regras para os exames de corpo de delito, criando-se, assim, a perícia profissional. Além disso, as antigas escolas médico-cirúrgicas criadas por decreto de D. João VI em 1808, na Bahia e no Rio de Janeiro, são transformadas em faculdades de medicina oficiais, sendo criada em ambas uma cadeira de Medicina Legal[9-11]. Como, para obter o grau de doutor, os alunos eram obrigados a defender uma tese, alguns optavam por desenvolvê-la na área da Medicina Legal. Embora se constituíssem em meras cópias de tratados europeus, abriram o caminho para a ampliação das pesquisas em Medicina Legal[8,12,13].

Em 1835, Hércules Otávio Muzzi, cirurgião da família imperial brasileira, publica a *Autópsia do Exmo. Sr. Regente João Bráulio Moniz, feita segunda-feira, 21 de setembro de 1835, às 14 horas, 22 horas depois da morte.* Era a primeira publicação de necrópsia médico-legal no Brasil[8]. Na época teve início uma intensa movimentação de acadêmicos no sentido de consolidar a Medicina Legal no Brasil. Não é sem razão que várias outras publicações apareceram a partir desse período. Em 1833, Joaquim Marcelino de Brito publicou seu *Tratado Elementar de Medicina Legal*. Em 1839, foi publicada a primeira tese em Medicina Legal, de autoria de Antônio José Pereira das Neves, intitulada *Dissertação Médico-Legal acerca do Infanticídio*. Outras se seguiram, como a publicada em 1849 com o título *Algumas Proposições Médico-Legais sobre a Virgindade e o Estupro*, de autoria de José Francisco de Souza Lemos. Essas produções refletiam atividades acadêmicas, não havendo um corpo formal de peritos do estado, embora na época já se formasse uma discussão acerca da atribuição dos exames médico-legais no país[14].

O Conselheiro Jobim, que em 1832 fora nomeado primeiro catedrático de Medicina Legal da Faculdade de Medicina do Rio de Janeiro, foi incumbido, pelo Ministro da Justiça, em 1854, de uniformizar a prática dos exames médico-legais, presidindo uma comissão que organizaria uma tabela prognóstica das lesões segundo sua natureza e sede[11]. O mesmo médico já havia publicado, em 1846, um artigo médico-legal com detalhes de exame de um caso envolvendo ferimento fatal. José Jobim foi um dos fundadores da Sociedade de Medicina do Rio de Janeiro e o mais antigo catedrático das áreas de Medicina Legal e Toxicologia da Faculdade de Medicina do Rio de Janeiro. Nota-se a estreita vinculação dos especialistas disponíveis à época com o mundo científico, principalmente das universidades e hospitais públicos[14].

Uma personalidade representativa daquele período foi Antônio José Pereira das Neves, médico, nascido a 24 de julho de 1814 no Rio de Janeiro e já citado anteriormente, como o autor da primeira tese em Medicina Legal. Trabalhou no primeiro Hospital de Alienados do país e fez parte de uma comissão responsável pela visita aos principais hospitais desse tipo na Europa. Em 1854, ingressou na Academia Nacional de Medicina como membro titular e, em 1856, compôs a primeira equipe de médicos efetivos da polícia, fazendo parte do primeiro grupo de peritos legistas oficiais da Corte[14,15]. Naquele ano, é criada a Seção Médica da Secretaria da Polícia da Corte, composta por quatro médicos. Dois eram membros efetivos e encarregados de fazer os exames de corpo de delito; os outros dois seriam professores de Medicina Legal da faculdade, denominados então consultantes, responsáveis principalmente pelos exames toxicológicos[9,11,12]. O sucessor do Conselheiro Jobim na cátedra de Medicina Legal, Francisco Ferreira de Abreu, passou a fazer as perícias toxicológicas nos laboratórios da Faculdade de Medicina. No mesmo ano, foi criado o primeiro necrotério do Rio de Janeiro, no depósito de mortos da Gamboa, situado na Ladeira da Conceição e usado até então para guardar cadáveres de escravos, indigentes e presidiários provenientes do Presídio do Aljube[11,13,14]. Em 1873, é construído um novo necrotério, no antigo Largo do Moura, próximo ao Arsenal da Guerra, junto à ponta do Calabouço (região que corresponde atualmente às imediações da Praça Marechal Âncora, no centro da cidade do Rio de Janeiro)[14].

Entretanto, a figura do perito de demandas judiciais foi capilarizada até mesmo nos municípios das diferentes províncias, na figura dos médicos oficiais do município, também chamados "médicos ou cirurgiões de partido". As municipalidades do Império eram reguladas pela Lei de 1º de outubro de 1828, que previa, inicialmente, a atuação desses profissionais na vacinação da população, mas que depois foi sendo ampliada até abranger múltiplas funções, como as introduzidas pela Lei da Província do Rio de Janeiro n. 378, de 1846, cujas atribuições envolviam a vacinação, o atendimento de presos e pessoas indigentes, além de "todos os corpos de delito, exames de sanidade e outros quaisquer que lhe forem ordenados pela autoridade pública policial ou criminal do lugar"[15].

É de 1862 o primeiro livro de Medicina Legal editado no Brasil, de que se tem notícia: *Ensaio Medico-Legal sobre os Ferimentos e outras Offensas Physicas, com Applicação á Legislação Criminal Patria* (Figura 2.1), com 300 páginas, do paraibano José Soriano de Souza, médico, jurista, jornalista, escritor e político[16].

A *fase de transição* começa em 1877, quando o ensino da Medicina Legal assume um caráter prático. Como os exames toxicológicos representavam um ônus não retribuído para a Faculdade de Medicina, prejudicando as atividades didáticas, Agostinho José de Sousa Lima, que acabara de assumir a cadeira de Medicina Legal, consegue ser nomeado consultante da polícia, juntamente com o seu assistente, Borges da Costa. Em 1879, Souza Lima é autorizado a dar um curso prático de tanatologia forense no necrotério oficial. A importância maior desse fato é que a mesma facilidade só tinha sido conseguida por Brouardel, na França, no ano anterior. O último gabinete do Império, o de Ouro Preto, transfere o necrotério para a polícia, no prédio da Santa Casa do Rio de Janeiro[11-13].

Já em São Paulo, o Serviço Médico da capital foi criado no final do período imperial, pela Lei n. 18, de 7 de abril de 1886, na qual estavam previstos dois médicos encarregados dos serviços, incluindo, entre as atribuições, a realização das necrópsias.

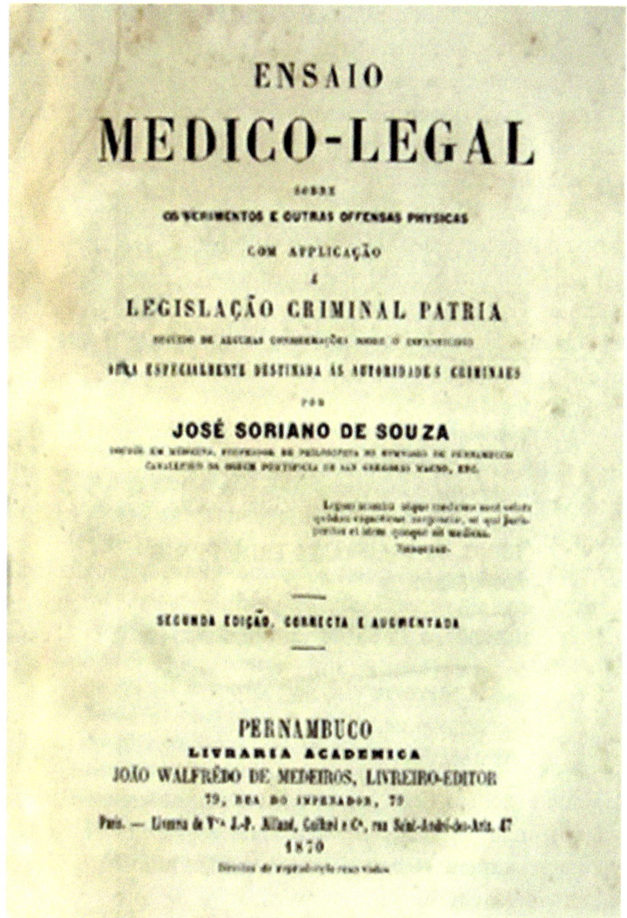
ENSAIO
MEDICO-LEGAL
LEGISLAÇÃO CRIMINAL PATRIA
JOSÉ SORIANO DE SOUZA
PERNAMBUCO
1870

Figura 2.1 – Frontispício do *Ensaio Médico-Legal* de José Soriano de Souza, em segunda edição, de 1870.

Em 1891, já na vigência do primeiro governo da República, ocorre nova modificação no ensino superior. As faculdades de Direito passam a ter como obrigatórias as disciplinas de Medicina Legal e de Higiene, enquanto a cadeira de Medicina Legal da Faculdade de Medicina perde a Toxicologia, que passa para a Química Analítica. Em 1895, as disciplinas de Medicina Legal e de Higiene das faculdades de Direito fundem-se na disciplina denominada Medicina Pública. O aspecto social da Medicina Legal é realçado nessa união[11,12].

A *fase de nacionalização* começa nessa época. Seu início é marcado pela posse do maranhense Raimundo Nina Rodrigues, em 1895, como catedrático de Medicina Legal da Faculdade de Medicina da Bahia. Foi ele o maior professor de Medicina Legal brasileiro do século XIX. Sua obra se destaca, principalmente, no campo da Psiquiatria Forense e da Antropologia Criminal. Lombroso, célebre criminologista italiano, chamava-o de "apóstolo da Antropologia Criminal no Novo Mundo". Seus artigos, escritos em francês, eram publicados nos *Annales* de Lacassagne e Brouardel. Mais tarde, Afranio Peixoto viria a atribuir esse sucesso ao fato de Nina Rodrigues estudar as correlações dos elementos étnicos e sociais com a criminalidade de sua terra. Entre outras proposições, Nina

Rodrigues defendia a realização obrigatória de concursos para a nomeação de peritos oficiais, a fim de que se tornasse a justiça mais bem servida e imune aos erros de avaliação e interpretação comuns à atividade pericial de seu tempo. Deixou ilustres discípulos, entre os quais Afranio Peixoto e Oscar Freire. Faleceu em 1906[9,11].

O Rio de Janeiro, capital da República, continua sendo palco de importantes reformas administrativas. Em 1900, é promulgado um decreto que transforma a Seção Médica da Secretaria da Polícia da Corte em Gabinete Médico-Legal da Polícia do Distrito Federal e cria nele um serviço de identificação antropométrica, que passaria a fazer também exames psiquiátricos[9,11,13].

No ano seguinte, 1901, ocorrem outras alterações no ensino da Medicina Legal. As provas práticas deixam de ser obrigatórias nas faculdades de Medicina, e os alunos deixam de frequentar essas aulas. Sousa Lima protesta, em vão, contra a medida. Em compensação, na mesma reforma, a Toxicologia volta a fazer parte da Medicina Legal, e, nas faculdades de Direito, a Medicina Pública é cindida em Medicina Legal e Higiene, como era até a reforma de 1895[9,11,12].

Em 1903, no Rio de Janeiro, Afranio Peixoto, cuja competência como médico-legista já era tão reconhecida quanto seu talento de literato e de professor, propõe uma reformulação do Gabinete Médico-Legal inspirada no sistema alemão, o centro europeu mais avançado em Medicina Legal, que ele conhecera pessoalmente. Clamava, então, que "as monstruosidades alcunhadas de termos de autópsias, autos de corpo de delito confusos, desordenados, incoerentes, dando um triste atestado de incompetência profissional e prejudicando os interesses da justiça", não poderiam continuar distorcendo a aplicação da lei penal[9,11]. Sob sua influência, o Governo Federal baixa o Decreto n. 4.864, de 15 de junho de 1903, que estabelecia normas detalhadas para a descrição e a conclusão das perícias médicas. Entre outros avanços, sugeria um protocolo de necrópsias semelhante ao do alemão Virchow, o pai da patologia celular. Seu roteiro foi amplamente elogiado por Locard e por Lombroso, que o achavam um avanço tão grande que seus próprios países, a França e a Itália, deveriam imitar o exemplo brasileiro. Mas essas determinações não se teriam efetivado se não fosse o prestígio pessoal de Afranio Peixoto[9,11].

A Academia Nacional de Medicina e o Instituto dos Advogados do Brasil, bem como outras sociedades médicas, lançaram manifestos no sentido da aplicação prática do que estava na lei, com o fim de se impedir que continuassem a ir aos tribunais laudos imperfeitos. Mas, apesar de tudo isso, o desempenho dos peritos continuava desastroso. Médicos não especializados eram nomeados para realizar perícias que envolviam conhecimentos fora de seu campo usual de atuação, apenas por serem aparentados ou amigos dos magistrados[11,17].

Como resultado direto daquela pressão, é baixado o Decreto n. 6.440, de 30 março de 1907, que cria o Serviço Médico-Legal da Polícia do Distrito Federal, e Afranio Peixoto, que já dirigia o Gabinete Médico-Legal, é nomeado seu primeiro diretor. O protocolo de necrópsias foi ampliado ainda mais, passando a incluir as reformas preconizadas por Orth, na Alemanha. Foram criadas especialidades dentro da Medicina Legal, mas sua sugestão de que os professores da faculdade pudessem efetuar perícias oficiais não foi incluída no texto final do decreto[11,12,17].

Em 1911, com a Lei Orgânica do Ensino, o art. 262 do regulamento da Faculdade de Medicina determinava que o professor de Medicina Legal, com pequenas turmas de alunos, deveria fazer aulas de demonstração prática, bem como os relatórios dessas perícias, inclusive no necrotério. Contudo, as autoridades policiais e judiciárias não permitiram que Nascimento e Silva, catedrático de Medicina Legal, sucessor de Souza Lima, cumprisse essa determinação, alegando quebra do sigilo pericial. Essa resistência despertou acalorados debates. No entanto, mesmo entre os peritos oficiais, havia aqueles, como Jacyntho de Barros, diretor do Serviço Médico-Legal entre 1913 e 1915, que defendiam as aulas práticas de demonstração de necrópsia forense desde que resguardados os interesses das partes envolvidas na perícia. A autorização só veio com a Lei Maximiliano, de 18 de março de 1915, que deu aos professores de Medicina Legal o acesso ao necrotério oficial e o direito de fazerem perícias em suas aulas, reconhecendo a validade jurídica dos laudos então elaborados[11,17].

Em 1917, Afranio Peixoto organiza um curso de especialização em Medicina Pública com o auxílio de outros catedráticos da Faculdade de Medicina. Novamente houve oposição dos legistas da polícia, sob o mesmo argumento de quebra do sigilo pericial. Por isso, esse curso durou apenas um ano[17]. As relações entre a Faculdade de Medicina e o Serviço Médico-Legal tornaram-se tensas. Entidades como a Academia Nacional de Medicina, a Sociedade de Medicina e Cirurgia do Rio de Janeiro, a Sociedade de Neurologia, Psiquiatria e Medicina Legal, a Congregação da Faculdade de Medicina das Universidades da Bahia e de São Paulo, assim como juristas famosos, como Clóvis Bevilácqua, tornaram público o seu apoio aos professores no sentido de que a exclusão de alguns casos para aulas deveria ser por consenso entre os professores e a direção do serviço de perícias, de modo a não inviabilizar os cursos práticos[11,17]. Mesmo assim, o diretor do Serviço Médico-Legal, Moretzsohn Barbosa, não permitiu o uso do necrotério oficial. As únicas perícias permitidas para aulas práticas eram as realizadas no Laboratório de Medicina Legal[11].

Enquanto isso, na Bahia, Oscar Freire, outro discípulo de Nina Rodrigues, luta pela transformação da estrutura médico-legal do seu estado. Em 1911, torna-se o diretor do Serviço de Medicina Legal da Bahia, que viria a ser chamado, até nossos dias, de Instituto Médico-Legal Nina Rodrigues. Em 1917, passa a trabalhar na Faculdade de Medicina da Universidade de São Paulo (USP), onde organiza um grande Departamento de Medicina Legal. Contudo, as portas do Serviço Médico-Legal da Polícia de São Paulo jamais se abririam aos professores da Faculdade de Medicina. Oscar Freire de Carvalho morre em 1923, deixando grande contribuição ao desenvolvimento da Medicina Legal brasileira. Hoje, na USP, o instituto que fundou leva o seu nome: Instituto Oscar Freire[11,17]. Na cadeira de Medicina Legal, sucedeu-lhe seu discípulo Flamínio Fávero, que nos legou sua consagrada *Medicina Legal*, grande fonte de informação para gerações de interessados na matéria. Desde junho de 2023, a disciplina de Medicina Legal do Departamento de Medicina Legal, Bioética, Medicina do Trabalho e Medicina Física e Reabilitação, da Faculdade de Medicina da USP tem, justa e merecidamente, novo professor titular: o Dr. Ivan Dieb Miziara.

No cenário médico-legal da Bahia, já nos tempos do "Novo Nina" – como carinhosamente chamado o novo prédio do Instituto Médico-Legal Nina Rodrigues, que tivemos a oportunidade de conhecer pouco depois de sua inauguração, ocorrida em 1979, no Vale dos Barris, Salvador –, ganharam realce os Professores: Estácio Luiz Valente de Lima; Maria Theresa de Medeiros Pacheco, querida professora que, com seu característico rigor, em 1989 nos examinou no concurso à livre-docência; Lamartine de Andrade Lima, nosso ilustre confrade na Academia; Raul Coelho Barreto Filho, amigo de muitos anos; Luis Carlos Cavalcante Galvão, nosso amigo-irmão.

Mas não vem da Bahia nem do Rio de Janeiro; vem da Paraíba o nome que nas últimas décadas tem sido a referência maior da Medicina Legal brasileira – o Prof. Genival Veloso de França, ilustre presidente de honra de nossa Academia Nacional de Medicina Legal.

No Rio de Janeiro, o último professor titular de Medicina Legal que teve a Faculdade de Medicina da Universidade Federal do Rio de Janeiro (UFRJ), tendo assumido em 1987, foi Hygino de Carvalho Hercules, com quem também trabalhamos como docente naquela instituição. Já na Universidade Federal Fluminense (UFF), o último titular de Medicina Legal foi Nilson Amaral Sant'Anna, nosso permanente mestre, falecido em 1991, com quem muito pudemos aprender, não apenas no ambiente acadêmico, mas também no IMLAP, que dirigiu por duas ocasiões, e no seu movimentado escritório particular de consultoria médico-legal. Em situação menos favorecida, ficou a Faculdade de Ciências Médicas da Universidade do Estado do Rio de Janeiro (UERJ), sem docente de carreira em Medicina Legal desde nossa aposentadoria, em 2021, depois de 37 anos de efetivo exercício. O concurso público para admissão de professor adjunto, aberto em 2023, infelizmente não teve candidato inscrito.

Tudo à parte, porém, quem quiser falar em Medicina Legal contemporânea do Rio de Janeiro precisa falar em Roberto Blanco dos Santos, legista completo, insuperável professor de Medicina Legal, eterno estudioso da matéria. Com ele, atuamos e aprendemos muito no IMLAP, na UFRJ, na UERJ e nos cursos privados em que juntos lecionamos.

Retornando ao ano de 1922, importantes mudanças ocorrem no Rio de Janeiro, por meio do Decreto n. 15.848. O Serviço Médico-Legal passa a constituir o Instituto Médico-Legal (IML), órgão subordinado diretamente ao Ministério da Justiça, e não mais à polícia. No bojo dessas mudanças, são ampliadas as instalações médico-legais, como os laboratórios de toxicologia e de anatomia patológica, o corpo de peritos é aumentado e um novo necrotério é construído na Praça XV[11,13,17].

Em 1923, as perícias médico-legais são transferidas do galpão localizado ao lado da Polícia Central para o pavilhão onde ficara a representação do Distrito Federal por ocasião da Exposição do Centenário da Independência, realizada em 1922. Dois anos mais tarde, o Decreto n. 16.670/1924 aprovava o Regulamento do Instituto Médico-Legal do Rio de Janeiro e prevê que o corpo de peritos oficiais do Instituto seria composto: pelos médicos-legistas do Instituto; pelos professores de Medicina Legal da Faculdade de Medicina do Rio de Janeiro e de Medicina Pública da Faculdade de Direito do Rio de Janeiro; e pelos alienistas e seus assistentes da Assistência a Alienados. É daquela época a criação de um brasão com o dístico *Fideliter ad Lucem per Ardua Tamen*, ladeado pelos símbolos da medicina e da justiça (Figura 2.2). A insígnia, em bronze, foi instalada no saguão do prédio do IML, na Rua dos Inválidos, e posteriormente realocada nas novas instalações do atual IMLAP, na Avenida Francisco Bicalho, no bairro de Santo Cristo[15].

Mas a autonomia do Instituto Médico-Legal do Rio de Janeiro logo sofre sério golpe no governo de Washington Luís, que, por meio do Decreto n. 5.515/1928, o faz voltar a ser subordinado ao chefe de polícia do Distrito Federal[11,13]. Em 1932, ano do centenário das faculdades de Medicina do Rio de Janeiro e da Bahia, já na vigência do Estado Novo, o governo manda construir no IML um anfiteatro para a realização das aulas práticas das faculdades oficiais e autoriza os professores de Medicina Legal a emitir os laudos dos casos apresentados aos alunos[11,17]. O local desse anfiteatro é ocupado, atualmente, pelo Museu da Imagem e do Som, próximo à Praça XV[11].

Com a entrada em vigência do novo Código de Processo Penal (Decreto-Lei n. 3.689/1941), as perícias passaram a ser realizadas apenas por peritos oficiais, o que trouxe, mais uma vez, grande dificuldade ao ensino da Medicina Legal[11].

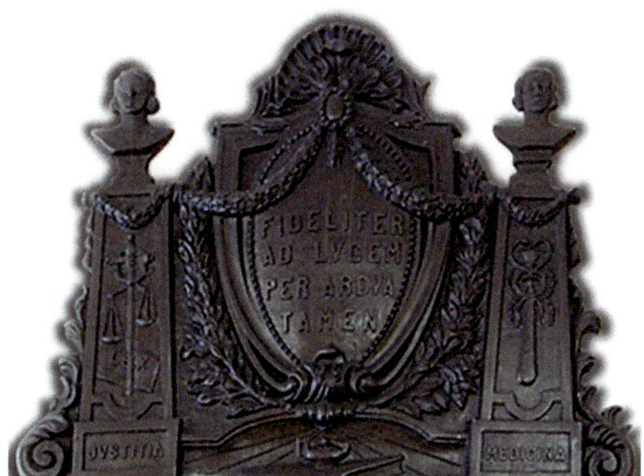

Figura 2.2 – O majestoso brasão do Instituto Médico-Legal do Rio de Janeiro.

Em 31 de janeiro de 1949, foi inaugurada pelo presidente Eurico Gaspar Dutra a nova sede do IML, então dirigido por Jessé de Paiva. O grandioso prédio tinha entrada principal pela Rua dos Inválidos, 152 (Figura 2.3). Ainda durante a direção de Jessé de Paiva, foi inaugurado o busto de Afranio Peixoto no saguão da entrada principal do edifício. O IML recém-construído foi considerado um dos mais modernos do mundo, contando com amplos espaços para exames e com um grande contingente de pessoal especializado[15]. Era um prédio novo, superdimensionado para as necessidades daquela época, mas que fora construído com os olhos voltados para o futuro. Bem aparelhado, tanto no setor de clínica como no de necrópsia, dispunha de excelentes instalações laboratoriais e radiológicas, com capacidade ociosa a esperar o aumento de demanda que haveria de ocorrer com o crescimento da população[11,13]. Já nos anos 1950, surgem especialistas dentro da Medicina Legal, nas áreas de Anatomia Patológica, Hematologia, Radiologia e Neuropsiquiatria[11].

Em 1958, foi a vez de o Estado de São Paulo transferir seu Gabinete Médico-Legal para um prédio também amplo e moderno, situado na Rua Teodoro Sampaio, 151, onde até hoje é realizada parte dos exames periciais. Em 1959, o Serviço passou à denominação de Instituto Médico-Legal.

Na década de 1960, a média de necrópsias do IML do então Estado da Guanabara atingia 15 a 20 por dia, fazendo com que a Instituição ampliasse seus quadros. Como fruto do maior volume de trabalho, feito em boas condições técnicas e supervisionado por peritos que, com frequência, também eram professores das faculdades de Medicina, ocorreu grande aprimoramento, culminando com o surgimento, em 1969, de um periódico, a *Revista do Instituto Médico-Legal do Estado da Guanabara* (Figura 2.4), órgão oficial do Centro de Estudos, cujos números foram indexados em resenhas internacionais e distribuídos por toda a comunidade científica do seu campo de atuação. Contudo, a falta de verba inviabilizou a continuação da publicação da Revista, que foi interrompida após poucos anos de atividade fulgurante[2,11]. Fatos de natureza política e econômica haveriam de interferir no crescimento e na qualidade da produção do IML do Estado da Guanabara, nas décadas seguintes. Note-se que a mudança da capital federal para Brasília, em 1960, já havia tirado parte do prestígio da Instituição, por desvinculá-la do Governo Federal[11].

A fusão dos antigos Estados da Guanabara e do Rio de Janeiro, em 1975, marca o início da decadência da Instituição. A necessidade de atender a uma área geográfica muito maior fez com que fossem drenados para o Instituto os casos de investigação médico-legal mais laboriosa de todos os municípios do antigo Estado do Rio de Janeiro, sem que houvesse uma contrapartida de aumento de recursos humanos e materiais. Além disso, a crise dos serviços de saúde e a baixa remuneração dos médicos resultaram em que, nos concursos realizados, fossem admitidos como médicos-legistas profissionais pouco identificados com a especialidade, premidos pela necessidade de mais um emprego para recompor a renda familiar em franco declínio. E esse foi um fenômeno ocorrido em escala nacional. O grande aumento do número de faculdades de Medicina tornou excessivo o número de médicos nos grandes centros, com a consequente redução da remuneração. Em 1976, o Instituto Médico-Legal do Rio de Janeiro passou a denominar-se Instituto Afranio Peixoto. O volume de procedimentos periciais realizados na Instituição agigantou-se. O número de necrópsias realizadas na sede do IMLAP atingiu o pico histórico em 1997, com 11.268 casos (30 por dia, em média).

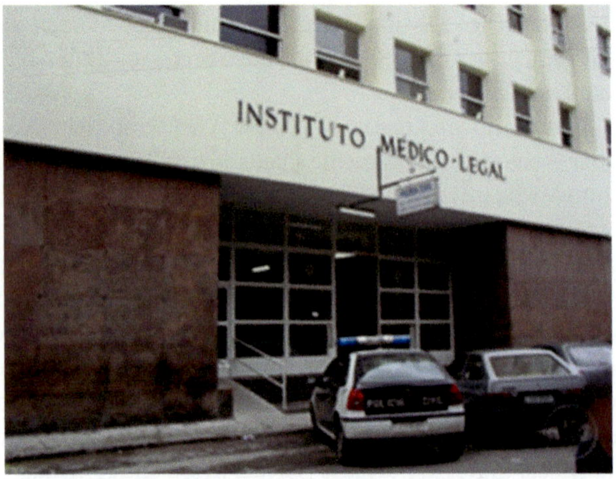

Figura 2.3 – Detalhe da entrada principal da antiga sede do Instituto Médico-Legal do Rio de Janeiro, à Rua dos Inválidos, 152, Lapa. Imagem registrada por Nilo Jorge Gonçalves em 24 de dezembro de 2003.

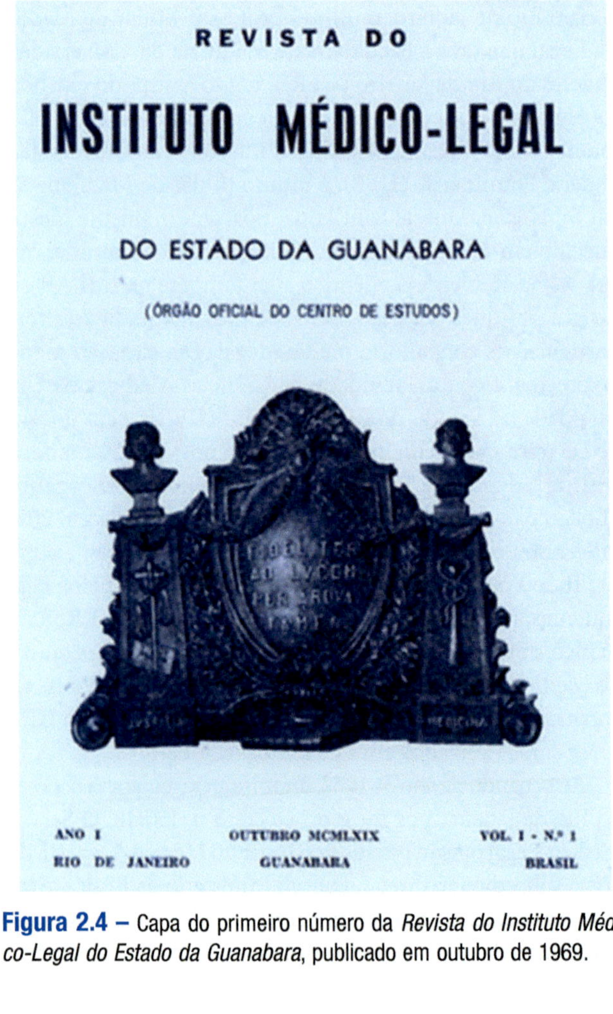

Figura 2.4 – Capa do primeiro número da *Revista do Instituto Médico-Legal do Estado da Guanabara*, publicado em outubro de 1969.

Em 20 de outubro de 1967, em Niterói, os médicos-legistas brasileiros se reuniram para fundar a Associação Brasileira de Medicina Legal. A Associação promoveu congressos nacionais, nos quais houve grande intercâmbio científico e debate de temas de interesse geral da classe. Já no mês de outubro do ano seguinte, 1968, realizava-se em Petrópolis o 1º Congresso Brasileiro de Medicina Legal. O evento foi presidido pelo médico-legista Sebastião Faillace, diretor do Instituto Médico-Legal do então Estado do Rio de Janeiro, e teve como presidente de honra o Governador do Estado, Geremias de Mattos Fontes. Em 2011, com a Resolução n. 1.973 do Conselho Federal de Medicina (CFM), a Medicina Legal e a Perícia Médica passaram a constituir uma única especialidade. Com isso, houve a fusão da Associação Brasileira de Medicina Legal com a Associação Brasileira de Perícias Médicas (ABMLPM), o que resultou, inclusive, no I Congresso Brasileiro de Medicina Legal e Perícias Médicas, realizado em setembro de 2012, na cidade de Fortaleza. Na ocasião, ocorreram, concomitantemente, vários congressos nacionais e internacionais reunidos sob a denominação de Congressos Genival Veloso de França, em homenagem ao eminente mestre paraibano. Desde então, foram realizados outros congressos bienais, o último deles no ano de 2022, em Aracaju. Durante o Congresso de Fortaleza, especialistas em Medicina Legal e em Odontologia Legal criaram, em 19 de setembro de 2012, a Associação Brasileira de Antropologia Forense (ABRAF), de que temos a subida honra de ter sido fundador. A nova entidade vem apresentando contínuo e admirável desenvolvimento, editando, desde 2020, seu excelente periódico *Brazilian Journal of Forensic Anthropology & Legal Medicine*.

Além dos temas científicos, têm sido debatidos nos últimos congressos da ABMLPM questões de ordem política, a mais importante das quais foi a necessidade de maior autonomia para os profissionais da área. É ponto comum entre os médicos-legistas brasileiros atuais o sentimento de que a independência administrativa em muito auxiliaria a justiça por evitar qualquer suspeita de cerceamento da atividade pericial. Em diversos Estados da Federação, os peritos já se encontram totalmente independentes, tanto administrativa quanto financeiramente, sendo subordinados diretamente à autoridade do governador. A Lei n. 12.030/2009 assegurou a autonomia técnica, científica e funcional aos peritos oficiais. O art. 5º da Lei estabelece que "são peritos de natureza criminal os peritos criminais, peritos médico-legistas e peritos odontolegistas com formação superior específica detalhada em regulamento, de acordo com a necessidade de cada órgão e por área de atuação professional". No entanto, esse dispositivo legal não foi interpretado em todos os Estados como a garantia da autonomia administrativa, tão necessária à gestão adequada de recursos pelos órgãos de perícia oficial[15].

No fim da década de 1980 e na de 1990, apesar das expectativas geradas pela redemocratização e a nova Constituição de 1988, poucos investimentos foram efetivamente realizados nos órgãos de perícia oficial; fruto de processos relacionados ao enxugamento de recursos, corrupção e crises econômicas sucessivas. Mas ao final da década de 1990, com o aumento do interesse da sociedade e das instituições governamentais sobre a segurança pública, teve início uma nova retomada de discussões técnicas sobre o assunto e consequentemente da busca de soluções eficientes para o problema da violência. Nesse período, nasce a Secretaria Nacional de Segurança Pública (SENASP), que impulsionou a realização de projetos e fomentos, inclusive na área das ciências forenses. Além disso, houve grande adesão de estados à autonomia administrativa dos órgãos de perícia oficial, incluindo os institutos médico-legais. Atualmente, há grande disparidade entre os Unidades da Federação, onde a situação ora é melhor; ora, pior. Existem institutos que desenvolvem uma rotina de boa qualidade, com informatização dos laudos, e que conseguem exercer alguma atividade de pesquisa. Mas também é verdadeira a situação oposta, ou seja, institutos muito carentes de recursos materiais e humanos.

Especificamente no caso do Rio de Janeiro, houve, ainda na década de 1990, uma reforma das instalações da área de ensino do necrotério do IMLAP, resultado de uma cooperação entre a administração estadual e as faculdades de medicina de universidades particulares que utilizavam as instalações para as aulas de demonstração de necrópsia forense, já que seus professores, em geral, também eram peritos oficiais. Foram reformados os anfiteatros, o Centro de Estudos e as instalações sanitárias para os alunos. Os professores e seus alunos passaram a dispor, então, de ambiente mais condigno.

De 17 a 19 de março de 1998, realizou-se no Rio de Janeiro o I Fórum Fluminense de Medicina Legal (Figura 2.5), produto de uma parceria entre o IMLAP e a Faculdade de Ciências Médicas da UERJ.

Em 1999, teve início um grande e ambicioso projeto de remodelação das unidades de polícia judiciária do Estado do Rio de Janeiro, com a construção de unidades novas em substituição aos antigos e decadentes prédios, além da gradual informatização de inquéritos e a aquisição de equipamentos modernos. No âmbito desse projeto, foram remodelados, ainda, os postos de polícia técnica, principalmente do interior do Estado. Foram criados, assim, os Postos Regionais de Polícia Técnico-Científica (PRPTC), reunindo serviços de Medicina Legal, Perícia Criminal e Papiloscopia, em unidades integradas. Os serviços de necrópsia, por exemplo, que antes eram realizados, de maneira muitas vezes improvisada, em capelas de cemitérios e hospitais, passaram a ter uma melhor estrutura de trabalho. No entanto, a reforma do prédio central do IMLAP só se tornaria realidade em 2009, com a inauguração de sua nova sede, situada na Rua Francisco Bicalho, nas imediações da antiga estação ferroviária da Leopoldina, fruto de uma parceria do governo estadual com o Tribunal de Justiça do Estado do Rio de Janeiro. No plano administrativo, foi implantada a informatização dos laudos periciais, através de um sistema denominado SPTWeb.

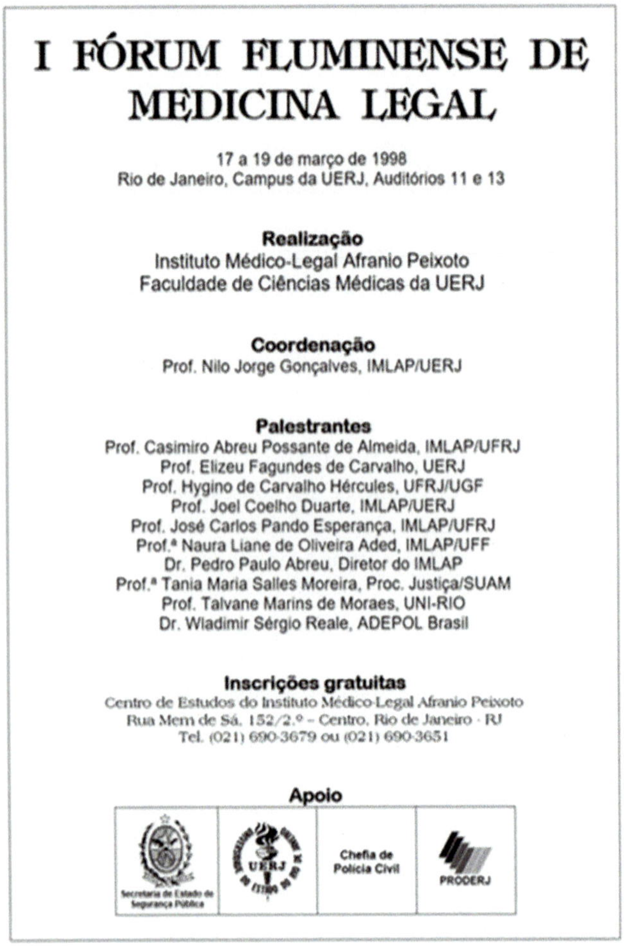

I FÓRUM FLUMINENSE DE MEDICINA LEGAL

17 a 19 de março de 1998
Rio de Janeiro, Campus da UERJ, Auditórios 11 e 13

Realização
Instituto Médico-Legal Afranio Peixoto
Faculdade de Ciências Médicas da UERJ

Coordenação
Prof. Nilo Jorge Gonçalves, IMLAP/UERJ

Palestrantes
Prof. Casimiro Abreu Possante de Almeida, IMLAP/UFRJ
Prof. Elizeu Fagundes de Carvalho, UERJ
Prof. Hygino de Carvalho Hércules, UFRJ/UGF
Prof. Joel Coelho Duarte, IMLAP/UERJ
Prof. José Carlos Pando Esperança, IMLAP/UFRJ
Prof.ª Naura Liane de Oliveira Aded, IMLAP/UFF
Dr. Pedro Paulo Abreu, Diretor do IMLAP
Prof.ª Tania Maria Salles Moreira, Proc. Justiça/SUAM
Prof. Talvane Marins de Moraes, UNI-RIO
Dr. Wladimir Sérgio Reale, ADEPOL Brasil

Inscrições gratuitas
Centro de Estudos do Instituto Médico-Legal Afranio Peixoto
Rua Mem de Sá, 152/2.º – Centro, Rio de Janeiro - RJ
Tel. (021) 690-3679 ou (021) 690-3651

Apoio
Secretaria de Estado de Segurança Pública | UERJ | Chefia de Polícia Civil | PRODERJ

Figura 2.5 – *Banner* do I Fórum Fluminense de Medicina Legal.

Recentemente, a estrutura administrativa do IMLAP foi redefinida pelo Decreto n. 48.035/2022, com o Instituto fazendo parte do Departamento Geral de Polícia Técnico-Científica e tendo como componentes o Serviço de Suporte Administrativo; o Serviço de Logística, Patrimônio e Fiscalização de Contrato; o Serviço de Clínica Médica; o Serviço de Necrópsia; o Serviço de Antropologia Forense; o Serviço de Odontologia Forense; o Serviço de Controle de Cadáveres; o Laboratório Geral de Análises Forenses; o Laboratório de Toxicologia Forense; o Laboratório de Anatomopatologia; o Laboratório de Hematologia Forense; e o Laboratório de Entomologia Forense.

Apesar da nova sede do IMLAP, ainda há carências de investimento e principalmente de pessoal para atendimento à enorme demanda por exames médico-legais. Somente na sede do Instituto, dão entrada, diariamente, de 20 a 30 corpos, a maioria de vítimas de homicídios dolosos, e são realizados de 100 a 120 exames em vivos.

Outra iniciativa criada nos anos 2000 e que não pode deixar de ser citada, pois impacta direta ou indiretamente na rotina médico-legal, foi a expansão do exame de DNA para identificação de pessoas desaparecidas, posteriormente estendido para exame de vestígios em locais de crime e, mais recentemente, de indivíduos condenados por crimes graves e até mesmo pessoas vivas não identificadas.

Os Bancos de Perfis Genéticos para fins criminais e de identificação têm sido cada vez mais utilizados no mundo. Basicamente, empregam um *software* integrado por vários laboratórios usuários, que permite a inserção de perfis genéticos relacionados a eventos criminais ou cadáveres não identificados e a posterior comparação entre as diferentes categorias de perfis. No Brasil, os exames de DNA ganharam amplitude com o Decreto n. 7.950/2013, que criou o Banco Nacional de Perfis Genéticos (BNPG) e a Rede Integrada de Bancos de Perfis Genéticos (RIBPG), no âmbito do Ministério da Justiça e Segurança Pública (MJSP). Nesse caso, os Estados, o Distrito Federal e a União compõem uma rede integrada, em que os perfis genéticos inseridos por esses entes podem ser comparados entre si. O *software* utilizado é o Combined DNA Index System (CODIS), um sistema desenvolvido pelo governo dos Estados Unidos e compartilhado com outros países parceiros. O Banco apresenta, basicamente, dois objetivos: a identificação de pessoas e a comparação criminal. O primeiro caso está ligado aos corpos não identificados, em que a investigação policial não obteve sucesso na busca de familiares para comparação imediata. No Brasil, uma das rotinas de exames mais frequentes tem a ver com a identificação de cadáveres. Somente no ano de 2020 foram registrados 62,8 mil desaparecimentos no país, de acordo com o Fórum Brasileiro de Segurança Pública. Uma grande parte desses eventos tem a ver com desaparecimentos forçados, associados a homicídios e ocultação de cadáver. No segundo caso, os vestígios obtidos a partir de amostras de cenas de crime ou de vítimas de agressões são inseridos diretamente no Banco. Semanalmente, o *software* faz uma busca comparando todas as evidências entre si, a fim de determinar possível coincidência entre perfis, o que na prática significa conectar o vestígio coletado em um local com outra cena de crime. Diversos casos têm sido resolvidos dessa maneira no Brasil e no mundo, inclusive casos de violência sexual, em que os vestígios podem ser recuperados nos locais de crime ou no corpo das vítimas que sofreram as agressões. Os institutos médico-legais têm papel fundamental para a rede, pois o material de referência coletado de cadáveres não identificados é proveniente das necrópsias, bem como a maior parte do material relacionado a crimes de natureza sexual, coletada a partir dos exames das vítimas. Além disso, o Decreto n. 7.950/2013 prevê que os Laboratórios de DNA que integram a rede serão compostos por peritos oficiais de natureza criminal, isto é, peritos criminais, peritos médicos-legistas e peritos odontolegistas.

No Rio de Janeiro, o Instituto de Pesquisa e Perícia em Genética Forense (IPPGF) foi oficialmente inaugurado em 2005, por meio do Decreto n. 37.775, fruto de uma parceria da Secretaria de Estado de Polícia Civil com a Universidade Federal do Rio de Janeiro. Atualmente, o IPPGF conta com peritos criminais e peritos legistas trabalhando diretamente no laboratório e tem papel fundamental não só para a RIBPG, mas também para a resolução de inúmeros casos de importância para o Estado, como o de crimes graves contra a pessoa e a identificação de vítimas, incluindo os casos de desastres em massa.

Durante o congresso Brasil Forense 2008, realizado em Palmas – TO, foi fundada a Academia Nacional de Medicina Legal. A confraria conta com 40 cadeiras, patroneadas por grandes vultos da Medicina Legal brasileira, a serem ocupadas seletivamente por médicos-legistas cultores da Ciência Médico-Legal e que se disponham a seguir seu lema como "guardiões da doutrina". O brasão da Academia, sua insígnia maior, traz cunhado o brocardo *Tutoribus doctrinae* (Figura 2.6). É possível saber mais sobre a entidade em seu endereço na Grande Rede – www.anml.org.br.

Em 2004, a Faculdade de Medicina da USP implementou o primeiro programa de residência médica em Medicina Legal e Perícias Médicas do país. Tem duração de três anos e atualmente oferece cinco vagas por ano, credenciadas pela Comissão Nacional de Residência Médica (CNRM). Em 2023, teve início, na Faculdade de Medicina da Universidade Federal do Ceará (UFC), o segundo programa brasileiro de residência médica em Medicina Legal e Perícia Médica. Credenciado pela Comissão Nacional de Residência Médica, como deve ser, tem duração de três anos e disponibiliza três vagas. As atividades práticas do programa envolvem plantão semanal no Serviço de Medicina Legal, na sede da Perícia Forense do Estado do Ceará (PEFOCE), em Fortaleza. O idealizador e atual supervisor do programa é o competentíssimo perito legista e professor da UFC Dr. Renato Evando Moreira Filho.

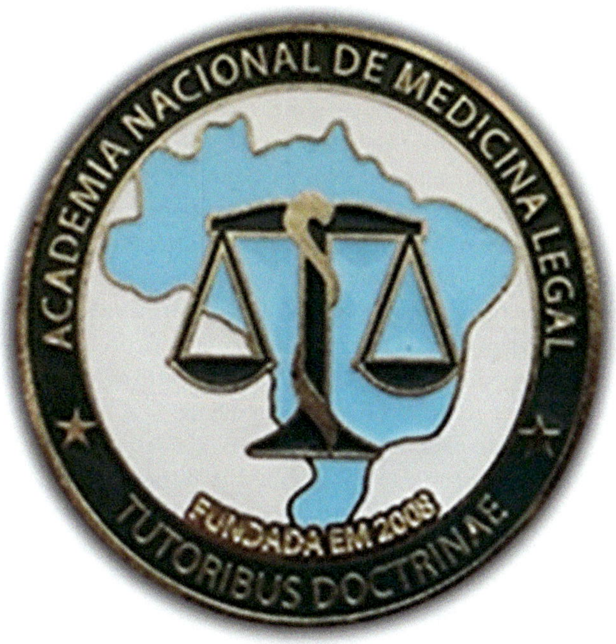

Figura 2.6 – Brasão da Academia Nacional de Medicina Legal.

A residência médica em Medicina Legal e Perícia Médica (forma de pós-graduação *lato sensu*, considerada hoje o padrão-ouro para a formação de um especialista na matéria) e o Concurso do Convênio AMB/Associação Brasileira de Medicina Legal e Perícias Médicas são, alternativa ou cumulativamente, os requisitos *sine qua non* para o médico pleitear, junto ao Conselho Regional de Medicina (CRM), o Registro de Qualificação de Especialista (RQE) em Medicina Legal e Perícia Médica. Como estabelece a Resolução n. 2.148/2016, do CFM, os CRM deverão registrar apenas títulos de especialidade e certificados de áreas de atuação reconhecidos pela Comissão Mista de Especialidades e emitidos pela Associação Médica Brasileira (AMB) ou pela CNRM.

Dados divulgados em *Demografia Médica no Brasil 2023* apontam a existência, em 2022, de 2.292 registros de especialistas em Medicina Legal e Perícia Médica em todo o país[18]. Convém lembrar que, pela natureza atual do título, esse quantitativo não é composto exclusivamente por peritos médicos-legistas.

Em 2016, o Dr. Luciano Hass, médico-legista em Porto Alegre, criou, em um aplicativo de mensagens para *smartphones*, o Grupo de Estudos para Médicos-Legistas (GEMEL). O grupo, que se destaca pelo alto nível em todos os aspectos, reunia, em 16 de abril de 2024, 597 membros.

CONCEITO DE MEDICINA LEGAL

Se citarmos as expressões com que alguns autores a definiram, veremos que o conteúdo da definição depende da perspectiva histórica de cada um. Assim é que Ambroise Paré, o autor de *Traittant des Rapports*, em 1575, conceituava-a como "a arte de fazer relatórios na Justiça". Mais tarde, com a conotação de medicina pública, seu conceito se tornou mais amplo. A definição de Tourdes pode servir de exemplo: "É a aplicação dos conhecimentos médicos às questões que concernem aos direitos e aos deveres dos homens reunidos em sociedade"[8].

Com o grande impulso das ciências naturais e com a necessidade de maior objetividade nos conceitos, a partir do século XIX, temos definições mais concisas e claras, como a de Lacassagne: "É a arte de pôr os conhecimentos médicos ao serviço da administração da Justiça". Hofmann, o grande legista austríaco, considerava-a não uma arte, mas uma ciência. Dizia ele: "É a ciência que tem por objeto o estudo das questões no exercício da jurisprudência civil e criminal e cuja solução depende de certos conhecimentos médicos prévios". Concordamos com ambos, pois a Medicina Legal é, a um só tempo, arte e ciência. É arte porque a realização de uma perícia médica requer habilidade na prática do exame e estilo na redação do laudo; é ciência porque, além de ter um campo próprio de pesquisas, vale-se de todo o conhecimento oferecido pelas demais especialidades médicas[8].

É a Medicina Legal uma especialidade? Pode qualquer médico, clínico ou cirurgião, exercê-la quando não acostumado às sutilezas periciais, sem prejuízo para a Justiça? Poderão ensiná-la aqueles que não têm experiência acumulada como peritos? Vejamos.

Em primeiro lugar, há aspectos peculiares à disciplina e que só a ela dizem respeito. A investigação de paternidade, feita por meio de exames de sangue e, mais modernamente, pela sequência do DNA, não é pedida a qualquer outro profissional da medicina. O estabelecimento aproximado da hora da morte só tem interesse para o legista, que, por isso, pesquisa meios cada vez mais requintados para determinar o momento em que alguém morreu; ou se *A* faleceu antes de *B*, com evidentes implicações na sucessão dos bens. O diagnóstico da distância de um tiro ou o tipo de instrumento causador de uma lesão são problemas só apresentados aos legistas. A avaliação da periculosidade de um agente portador de doença mental é um diagnóstico que se solicita apenas ao psiquiatra forense.

Mas, se há tarefas propostas apenas aos médicos-legistas, não é menos verdade que o modo de informar às autoridades que as solicitam seja especial. Um relatório médico-legal não é como um prontuário hospitalar. Nele, a anamnese é prejudicada pela falta de segurança que o profissional sente com relação às informações prestadas pelo paciente. São frequentes as simulações, ora suprimindo, ora tentando demonstrar sintomas e sinais inexistentes. Além disso, no foro criminal, a descrição e as conclusões visam às respostas aos quesitos, durante o inquérito ou o processo, que refletem a necessidade de caracterização dos elementos de um delito ou de uma circunstância agravante ou atenuante penal. Por tudo isso, a Medicina Legal é, sim, uma especialidade médica.

Subdivisões da Medicina Legal

Por se valer de conhecimentos de diversas especialidades médicas, é natural que também a Medicina Legal resulte subdividida. Para nós, os principais ramos da Medicina Legal são a Patologia Forense, a Toxicologia Forense, a Antropologia Forense, a Sexologia Forense, a Psiquiatria Forense e a Deontologia Médica.

A Patologia Forense estuda toda a Traumatologia Forense e a Tanatologia Forense. Na primeira, são estudadas as energias vulnerantes, seu mecanismo de ação e suas consequências pessoais e sociais. Já a Tanatologia Forense visa ao estudo da morte, sua conceituação, sua causa jurídica e os fenômenos cadavéricos que enseja.

A Toxicologia Forense tem por objeto de estudo as substâncias tóxicas, seus efeitos sobre o ser humano, seu mecanismo de ação, seu modo de detecção em casos concretos e o esclarecimento de aspectos de repercussão jurídica.

Na Antropologia Forense, atualmente muito desenvolvida, são estudados os restos mortais, os despojos humanos, com o objetivo de esclarecer sua identidade, causa da morte, ancestralidade e outros dados de valor social.

A Sexologia Forense abrange os aspectos relacionados ao diagnóstico de virgindade, violência sexual, gravidez, puerpério, aborto e problemas médico-legais relativos ao casamento.

A Psiquiatria Forense tem por finalidade a avaliação da responsabilidade penal e da capacidade civil, que podem estar alteradas em função de transtornos mentais. A ela ficam também ligados os aspectos médico-legais da embriaguez e das toxicomanias.

A Deontologia Médica é o capítulo da Medicina Legal que se ocupa das normas éticas a que o médico está sujeito no exercício da profissão. Por extensão, abrange a responsabilidade profissional nas esferas penal, civil, ética e administrativa. Seu campo de estudo inclui a Bioética e seus princípios – beneficência, não maleficência, autonomia e equidade.

Valor do estudo da Medicina Legal para o advogado[19]

Por ser o Direito uma ciência humana, é preciso, em primeiro lugar, que o profissional do Direito tenha bom conhecimento do que é o ser humano em sua totalidade – uma unidade biopsicossocial. Para isso, não é necessário que detenha o saber de um profissional da área biomédica, mas precisa conhecer as bases dessa unidade. E a Medicina Legal lhe provê os elementos necessários a essa compreensão.

Se incursionar na elaboração e na discussão das leis, deverá ter rudimentos de biologia, para que não proponha normas inexequíveis, por exemplo, no campo da legislação sanitária. Em se tratando de normas penais, o desconhecimento das peculiaridades da personalidade, conforme o biótipo individual, pode levá-lo a querer criar um padrão geral de comportamento, pouco flexível e no qual não caibam as variações individuais.

Na prática forense, muitas vezes terá que se deparar com casos em que certos conhecimentos da área médica serão indispensáveis para poder elaborar quesitos, saber quando apresentá-los e como tirar proveito da resposta dos peritos. No campo do direito penal, são inúmeras as situações que ilustram essa necessidade. Nos casos de aborto, por exemplo, deverá saber que há casos em que ele ocorre espontaneamente, sem ação criminosa. Havendo suspeita de infanticídio, terá que saber o que é nascer com vida; do contrário, aceitará a possibilidade do crime praticado contra um natimorto. Precisará estar atento para os desvios de conduta nos transtornos de personalidade, sabendo que não são, na realidade, portadores de doença mental propriamente dita, conforme requer o art. 26 do Código Penal. Ao ler um laudo cadavérico, ou de lesão corporal, poderá estabelecer associações entre as lesões e as alegações do indiciado. E assim por diante.

No direito civil, ressaltam-se as causas de interdição, de anulação de casamento por impotência, de determinação de paternidade, em que se fará necessário saber que tipos de exame poderá solicitar aos peritos, de modo a esclarecer os fatos. Com um mínimo de conhecimento de biologia, evitará formular quesitos impossíveis de serem respondidos. Por exemplo, a partir de que dia estaria uma pessoa incapacitada de gerir seus bens.

Valor do estudo da Medicina Legal para o médico[19]

A Medicina Legal é a única disciplina do curso de Medicina que vale mais para o médico do que para o paciente. Ao estudar clínica, ao se preparar para ser um cirurgião, o profissional visa basicamente a promover o bem-estar do paciente. Como subproduto dessa intenção, se atingido o objetivo, resulta o bom nome do profissional. No caso da Medicina Legal, o seu conhecimento previne aborrecimentos com o cliente e questionamentos na justiça. Por exemplo, o ginecologista precisa saber que não deve introduzir o espéculo vaginal em uma paciente virgem, sob pena de romper-lhe a membrana. Já fomos procurados por um ex-aluno que estava sendo processado penalmente por ter rompido o hímen de uma moça de 16 anos a que atendera por queixa de infecção genital, no ambulatório de posto de saúde de uma favela.

Nos hospitais de pronto-socorro, a descrição das lesões apresentadas quando da admissão de pacientes traumatizados tem fundamental importância legal, já que poderá ser a única possibilidade de determinar o agente causal se a vítima permanecer internada por vários dias, tempo suficiente para a descaracterização das feridas pelo processo cicatricial. Na eventualidade de vir a falecer durante esse período, seu corpo terá que ser examinado por médico-legista, o qual não disporá de elementos para dizer que instrumento ou meio teria causado as lesões. Infelizmente, a regra é os médicos plantonistas se referirem às lesões por seu diagnóstico, e não pela descrição cuidadosa de suas características. Estaria correto o diagnóstico?

Outro erro que resulta da ignorância da legislação que normatiza o exercício da medicina é o médico emitir a Declaração de Óbito em casos de morte violenta de evolução prolongada, em que a causa imediata tenha sido uma complicação como uma pneumonia. E isso ocorre até com professores de Medicina!

Concluindo este capítulo, devemos dizer que, mais do que nunca, hoje a Medicina Legal é uma forma de medicina aplicada. Os conhecimentos recolhidos nas diversas especialidades, fruto da pesquisa básica, ou clínica, lastreiam a evolução tecnológica pericial. Ao médico-legista cabe a tarefa de se especializar, acompanhar o progresso da ciência em sua área e servir de instrumento para a aplicação da justiça. Ao jurista, cabe o dever de manter contato com os legistas para melhor decidirem o destino das partes em confronto nos tribunais. Esta obra tem a pretensão de servir como fonte de consulta para ambos.

REFERÊNCIAS BIBLIOGRÁFICAS

1. Myers RO, Brittain R. The history of legal medicine. In: Camps FE (ed.). Gradwohl's legal medicine. 2.ed. Baltmore: Williams & Wilkins; 1968.
2. Hercules HC. História da medicina legal. Revista Acadêmica UFRJ. 1988;2(2):53-8.
3. Corbella JC. Historia de la medicina legal. In: Calabuig JAG, Cañadas EV. Medicina legal y toxicologia. 6.ed. Barcelona: Masson; 2004.
4. Thornwald J. A Medicina Forense até 1889. In: Os mortos contam sua história. Trad. original Das Jahrhundert der Detektive, por Leônidas Gontijo de Carvalho. Rio de Janeiro: Civilização Brasileira; 1968.
5. Almeida Jr A, Costa Jr JBO. Lições de medicina legal. 18.ed. São Paulo: Editora Nacional; 1985.
6. Thoinot L. Impulssance chez l'homme. In: Thoinot L. Précis de Médecine Légale. Paris: Octave Doint; 1913. t. II.
7. Thoinot L. Infanticide. In: Thoinot L. Précis de Médecine Légale. Paris: Octave Doint; 1913.
8. Fávero F. Medicina legal. 8.ed. São Paulo: Livraria Martins Editora; 1966.
9. Peixoto A. Medicina legal. 4.ed. Rio de Janeiro: Livraria Francisco Alves; 1923.
10. Maia, GD. O curso médico. In: Universidade Federal do Rio de Janeiro. Biografia de uma Faculdade. Rio de Janeiro: Editora UFR; 1995.
11. Hercules HC. Medicina legal. In: Gomes MM, Vargas SSM, Valadares AF. (ed.). A Faculdade de Medicina Primaz do Rio de Janeiro em Dois dos Cinco Séculos de História do Brasil. Rio de Janeiro: Atheneu; 2001.
12. Souza-Lima AJ. Tratado de medicina legal. 5.ed. Rio de Janeiro: Freitas Bastos; 1933.
13. Menezes JAA. Pequeno roteiro histórico do Instituto Médico-Legal da Guanabara. Rev IML GB. 1970;1(4):7-10.
14. Giovanelli A. As ciências forenses no Brasil Monárquico: breve histórico da oficialização e institucionalização da função pericial nas investigações criminais. Brazilian Journal of Forensic Sciences, Medical Law and Bioethics. 2020;9(3):394-418.
15. Giovanelli A, Mayer R. Instituto Médico Legal Afranio Peixoto. Jornal Evidência. 2020;12(II):5-14.
16. UFPE. Arquivo da Faculdade de Direito do Recife. Curiosidades – Ilustre Dr. José Soriano de Souza. Disponível em: https://www.ufpe.br/arquivoccj/curiosidades/-/asset_publisher/x1R6vFfGRYss/content/ilustre-dr-jose-soriano-de-souza/590249. Acesso em: 31 dez. 2023.
17. Ribeiro L. Medicina legal. São Paulo: Companhia Editora Nacional; 1933.
18. Scheffer M et al. Demografia médica no Brasil 2023. São Paulo: FMUSP-AMB; 2023. 344 p.
19. Hercules HC. História e conceituação da medicina legal. In: Medicina legal de Hélio Gomes. 32.ed. rev. por Hercules HC. Rio de Janeiro: Freitas Bastos; 1997.

CAPÍTULO 3

Perícias e Peritos. Documentos Médico-Legais

Hygino de Carvalho Hercules
Nilo Jorge Rodrigues Gonçalves

Processos são um conjunto de providências que devem ser tomadas para se verificar e sanar uma lesão de direito. No curso dos processos, os fatos devem ser esclarecidos sem quaisquer dúvidas, de modo que os juízes possam proferir sentenças justas.

Os fatos alegados em um processo precisam ser demonstrados, e essa demonstração depende de sua natureza. Quando esses fatos não deixam vestígios materiais e se desvanecem no mesmo instante em que ocorrem, ou logo depois, a sua comprovação em juízo só pode ser feita pela prova testemunhal. E o relato de testemunhas pode, por diversas razões, não corresponder fielmente à realidade. Mas, se resultam vestígios duradouros dos fatos ocorridos, com a possibilidade de serem detectados pelos nossos sentidos, o seu exame e o seu registro devem ser feitos obrigatoriamente; e por pessoas tecnicamente capacitadas para fazê-lo. O exame desses elementos materiais, quando feito por técnico qualificado para atender solicitação de autoridade competente, é chamado de *perícia*. Consequentemente, o indivíduo que o realiza deve ser chamado de *perito*.

Os achados periciais, por serem evidenciados por técnicos especializados, cientificamente embasados, devem prevalecer mesmo que se oponham a depoimentos testemunhais, ou que contrariem a confissão de um acusado. Contudo, o juiz não está adstrito ao laudo pericial, podendo rejeitá-lo. É o que consta no art. 182 do Código de Processo Penal (CPP)[1] e no art. 479 do Código de Processo Civil (CPC)[2]. Mas é necessário que o juiz justifique as razões por que não acompanhou o relatório dos peritos.

Código de Processo Penal
Art. 182. O juiz não ficará adstrito ao laudo, podendo aceitá-lo ou rejeitá-lo, no todo ou em parte.

Código de Processo Civil
Art. 479. O juiz apreciará a prova pericial de acordo com o disposto no art. 371, indicando na sentença os motivos que o levaram a considerar ou a deixar de considerar as conclusões do laudo, levando em conta o método utilizado pelo perito.

Embora o exercício da função pericial seja um dever cívico, assim como o juiz tem a liberdade de recusar o laudo pericial também o perito pode recusar-se a atuar quando houver justa causa (art. 277 do CPP[1]; art. 157 e § 1º do CPC[2]).

Código de Processo Penal
Art. 277. O perito nomeado pela autoridade será obrigado a aceitar o encargo, sob pena de multa de (...), salvo escusa atendível.
Parágrafo único. Incorrerá na mesma multa o perito que, sem justa causa, provada imediatamente:
a) deixar de acudir à intimação ou ao chamado da autoridade;
b) não comparecer no dia e local designados para o exame;
c) não der o laudo, ou concorrer para que a perícia não seja feita, nos prazos estabelecidos.

Código de Processo Civil
Art. 157. O perito tem o dever de cumprir o ofício no prazo que lhe designar o juiz, empregando toda sua diligência, podendo escusar-se do encargo alegando motivo legítimo.
§ 1º A escusa será apresentada no prazo de 15 (quinze) dias, contado da intimação, da suspeição ou do impedimento supervenientes, sob pena de renúncia ao direito a alegá-la.

As perícias podem envolver qualquer aspecto do saber humano. Médicos, engenheiros, químicos, contadores, artistas plásticos, todos podem vir a ser convocados para a função pericial, tanto no foro penal como no foro civil. A gama de exames necessários ao esclarecimento dos fatos duradouros nos diversos tipos de processos é enorme.

CORPO DE DELITO

As infrações penais podem deixar vestígios (*delicta facti permanentis*), como no homicídio e na lesão corporal, ou não (*delicta facti transeuntis*), como na injúria e no desacato. Quando o fato produz alterações materiais no ambiente, dá-se o nome de *corpo de delito* ao conjunto de elementos sensíveis denunciadores do fato criminoso. São os elementos materiais, perceptíveis pelos nossos sentidos, resultantes da infração penal. Esses elementos sensíveis, objetivos, devem ser alvo de prova, obtida pelos meios que o direito fornece. Os técnicos dirão da sua natureza e estabelecerão o nexo entre eles e o ato ou omissão por que se incrimina o acusado. O exame de corpo de delito deve realizar-se o mais rapidamente possível, logo que se tenha conhecimento da existência do fato.

O CPP[1] estabelece:

> Art. 158. Quando a infração deixar vestígio, será indispensável o exame de corpo de delito, direto ou indireto, não podendo supri-lo a confissão do acusado.

É direto o corpo de delito objeto da atividade pericial. Chama-se, indevidamente, de corpo de delito indireto a substituição do exame objetivo pela prova testemunhal, subjetiva. Indevidamente, pois não há *corpo*, embora exista o delito, porque faltam os sinais, os vestígios, os elementos materiais. O mesmo código determina, como um princípio geral, a exclusividade dos peritos oficiais para os exames técnicos.

Essa exclusividade se justifica pela soma de conhecimentos científicos e pela técnica segura que as perícias exigem para serem bem-feitas e merecerem fé, o que só a oficialização pericial confere, assegura e facilita. Funcionário público, inteiramente dedicado à função, a que galgou depois de provas de concurso, lidando diariamente com a atividade pericial, é evidente que os peritos oficiais têm todas as vantagens e possibilidades de se tornarem perfeitos conhecedores de todos os seus aspectos teóricos e práticos. Ademais, a atividade pericial, de interesse público, é custeada pelo Estado e exercida sem qualquer despesa para as partes e os interessados, o que constitui um dos requisitos da imparcialidade.

São quatro as instituições da Secretaria de Estado de Polícia Civil do Rio de Janeiro encarregadas da realização das perícias oficiais: o Instituto Médico-Legal Afranio Peixoto (IMLAP), o Instituto de Criminalística Carlos Éboli, o Instituto de Identificação Félix Pacheco e o Instituto de Pesquisa e Perícia em Genética Forense.

Caso a localidade onde se dê o fato não disponha de unidade com peritos oficiais, o exame poderá ser feito por duas pessoas idôneas portadoras de diploma de curso superior preferencialmente na área específica, dentre as que tiverem habilitação técnica relacionada com a natureza do exame. Todos os grandes centros urbanos, em nossos dias, dispõem de órgãos técnicos destinados a efetuar as perícias exigidas pelo processo penal.

Uma das marcantes modificações trazidas ao Código de Processo Penal em 2008, pela Lei n. 11.690[3], está no *caput* do art. 159, que deixou de exigir a atuação de *dois* peritos oficiais na feitura dos exames de corpo de delito e outras perícias.

> **Código de Processo Penal**
> Art. 159. O exame de corpo de delito e outras perícias serão realizados por perito oficial, portador de diploma de curso superior.
> § 1º Na falta de perito oficial, o exame será realizado por 2 (duas) pessoas idôneas, portadoras de diploma de curso superior preferencialmente na área específica, dentre as que tiverem habilitação técnica relacionada com a natureza do exame.
> § 2º Os peritos não oficiais prestarão o compromisso de bem e fielmente desempenhar o encargo.

Outras modificações foram introduzidas, ainda em 2008, nas normas processuais penais que regulam as perícias. Passou a ser possível às partes contratar assistentes técnicos para auxiliarem ora a acusação, ora a defesa, sendo permitido até mais de um assistente caso a perícia seja complexa, isto é, abranja mais de um campo do saber. A Lei n. 11.690/2008 incluiu também outros parágrafos no art. 159.

> § 3º Serão facultadas ao Ministério Público, ao assistente de acusação, ao ofendido, ao querelante e ao acusado a formulação de quesitos e indicação de assistente técnico.
> § 4º O assistente técnico atuará a partir de sua admissão pelo juiz e após a conclusão dos exames e elaboração do laudo pelos peritos oficiais, sendo as partes intimadas desta decisão.
> § 5º Durante o curso do processo judicial, é permitido às partes, quanto à perícia:
> I – requerer a oitiva dos peritos para esclarecerem a prova ou para responderem a quesitos, desde que o mandado de intimação e os quesitos ou questões a serem esclarecidas sejam encaminhados com antecedência mínima de 10 (dez) dias, podendo apresentar as respostas em laudo complementar;
> II – indicar assistentes técnicos que poderão apresentar pareceres em prazo a ser fixado pelo juiz ou ser inquiridos em audiência.
> § 6º Havendo requerimento das partes, o material probatório que serviu de base à perícia será disponibilizado no ambiente do órgão oficial, que manterá sempre sua guarda, e na presença de perito oficial, para exame pelos assistentes, salvo se for impossível a sua conservação.
> § 7º Tratando-se de perícia complexa que abranja mais de uma área de conhecimento especializado, poder-se-á designar a atuação de mais de um perito oficial, e a parte indicar mais de um assistente técnico.

A norma do § 7º é semelhante à agora contida no art. 475 da Lei n. 13.105, de 16 de março de 2015[2], que introduz o atual Código de Processo Civil:

> Art. 475. Tratando-se de perícia complexa que abranja mais de uma área de conhecimento especializado, o juiz poderá nomear mais de um perito, e a parte, indicar mais de um assistente técnico.

Nos processos cíveis, a matéria está regida pelo Código de Processo Civil[2]:

> Art. 156. O juiz será assistido por perito quando a prova do fato depender de conhecimento técnico ou científico.
> § 1º Os peritos serão nomeados entre os profissionais legalmente habilitados e os órgãos técnicos ou científicos devidamente inscritos em cadastro mantido pelo tribunal ao qual o juiz está vinculado.

Art. 465. O juiz nomeará perito especializado no objeto da perícia e fixará de imediato o prazo para a entrega do laudo.
§ 1º Incumbe às partes, dentro de 15 (quinze) dias contados da intimação do despacho de nomeação do perito:
I – arguir o impedimento ou a suspeição do perito, se for o caso;
II – indicar assistente técnico;
III – apresentar quesitos.
Art. 467. O perito pode escusar-se ou ser recusado por impedimento ou suspeição.
Parágrafo único. O juiz, ao aceitar a escusa ou ao julgar procedente a impugnação, nomeará novo perito.
Art. 468. O perito pode ser substituído quando:
I – faltar-lhe conhecimento técnico ou científico;
II – sem motivo legítimo, deixar de cumprir o encargo no prazo que lhe foi assinado.
Art. 479. O juiz apreciará a prova pericial de acordo com o disposto no art. 371, indicando na sentença os motivos que o levaram a considerar ou a deixar de considerar as conclusões do laudo, levando em conta o método utilizado pelo perito.

Mas o juiz poderá determinar a realização de nova perícia:

Código de Processo Civil
Art. 480. O juiz determinará, de ofício ou a requerimento da parte, a realização de nova perícia quando a matéria não estiver suficientemente esclarecida.
§ 3º A segunda perícia não substitui a primeira, cabendo ao juiz apreciar o valor de uma e de outra.

FUNÇÃO DO PERITO

O perito não é advogado de defesa nem funcionário do Ministério Público: não defende nem acusa. Sua função se limita a verificar o fato, indicando a causa que o motivou. No exercício de sua alta missão, pode proceder a todas as indagações que julgar necessárias, devendo consignar, com imparcialidade exemplar, todas as circunstâncias, sejam ou não favoráveis ao acusado. Expondo sua opinião científica, o perito age livremente, é senhor da sua vontade, das suas convicções, não podendo ser coagido por ninguém, nem pelo juiz, nem pela polícia, no sentido de chegar a conclusões preestabelecidas. Caso se sinta pressionado e sem liberdade para realizar de modo adequado o exame, o perito deve recusar-se a fazê-lo, mesmo que sua recusa o exponha a possíveis e injustas sanções administrativas. Por exemplo, não é apropriado querer que o exame de preso que alega ter sido torturado seja feito nas dependências da própria delegacia policial. Haveria constrangimento tanto do perito como do examinando. Às vezes, peritos oficiais são injustamente acusados de elaborar laudos adrede preparados para encobrir tortura ou outros fatos delituosos atribuídos às autoridades policiais. Nesse sentido, o Código de Ética Médica – aprovado pela Resolução n. 2.217, de 1º de novembro de 2018, do Conselho Federal de Medicina (CFM) – veda ao médico, em seu art. 95, "realizar exames médico-periciais de corpo de delito em seres humanos no interior de prédios ou de dependências de delegacias de polícia, unidades militares, casas de detenção e presídios".

Para se efetuar uma perícia, há necessidade de ambiente tranquilo e livre de interferências de pessoas não incumbidas da tarefa. Embora não deva trabalhar em segredo, o perito não pode ser perturbado por representantes da mídia nem por autoridades que nada tenham a fazer no local de realização da perícia. Por exigir exame minucioso, as perícias necessitam que toda a atenção do perito esteja dirigida para esse fim, de modo a não deixar escapar detalhes importantes. Quando achar conveniente, o perito pode colher material para exames complementares laboratoriais, o que pode ser feito por ele próprio, ou por peritos mais especializados, na dependência da sua natureza.

Nos casos em que seja necessário colher e acautelar qualquer material de utilidade para a perícia, o perito deve ater-se rigorosamente ao regramento específico para a cadeia de custódia, recentemente inserido pela Lei n. 13.964/2019 no Código de Processo Penal. Merecem destaque alguns dispositivos:

Art. 158-A. Considera-se cadeia de custódia o conjunto de todos os procedimentos utilizados para manter e documentar a história cronológica do vestígio coletado em locais ou em vítimas de crimes, para rastrear sua posse e manuseio a partir de seu reconhecimento até o descarte.
§ 1º O início da cadeia de custódia dá-se com a preservação do local de crime ou com procedimentos policiais ou periciais nos quais seja detectada a existência de vestígio.
§ 2º O agente público que reconhecer um elemento como de potencial interesse para a produção da prova pericial fica responsável por sua preservação.
§ 3º Vestígio é todo objeto ou material bruto, visível ou latente, constatado ou recolhido, que se relaciona à infração penal.
Art. 158-B. A cadeia de custódia compreende o rastreamento do vestígio nas seguintes etapas:
I – reconhecimento: ato de distinguir um elemento como de potencial interesse para a produção da prova pericial;
II – isolamento: ato de evitar que se altere o estado das coisas, devendo isolar e preservar o ambiente imediato, mediato e relacionado aos vestígios e local de crime;
III – fixação: descrição detalhada do vestígio conforme se encontra no local de crime ou no corpo de delito, e a sua posição na área de exames, podendo ser ilustrada por fotografias, filmagens ou croqui, sendo indispensável a sua descrição no laudo pericial produzido pelo perito responsável pelo atendimento;
IV – coleta: ato de recolher o vestígio que será submetido à análise pericial, respeitando suas características e natureza;
V – acondicionamento: procedimento por meio do qual cada vestígio coletado é embalado de forma individualizada, de acordo com suas características físicas, químicas e biológicas, para posterior análise, com anotação da data, hora e nome de quem realizou a coleta e o acondicionamento;
VI – transporte: ato de transferir o vestígio de um local para o outro, utilizando as condições adequadas (embalagens, veículos, temperatura, entre outras), de modo a garantir a manutenção de suas características originais, bem como o controle de sua posse;
VII – recebimento: ato formal de transferência da posse do vestígio, que deve ser documentado com, no mínimo, informações referentes ao número de procedimento e unidade de polícia judiciária relacionada, local de origem, nome de quem transportou o vestígio, código de rastreamento, natureza do exame, tipo do vestígio, protocolo, assinatura e identificação de quem o recebeu;

VIII – processamento: exame pericial em si, manipulação do vestígio de acordo com a metodologia adequada às suas características biológicas, físicas e químicas, a fim de se obter o resultado desejado, que deverá ser formalizado em laudo produzido por perito;
IX – armazenamento: procedimento referente à guarda, em condições adequadas, do material a ser processado, guardado para realização de contraperícia, descartado ou transportado, com vinculação ao número do laudo correspondente;
X – descarte: procedimento referente à liberação do vestígio, respeitando a legislação vigente e, quando pertinente, mediante autorização judicial.
Art. 158-C. A coleta dos vestígios deverá ser realizada preferencialmente por perito oficial, que dará o encaminhamento necessário para a central de custódia, mesmo quando for necessária a realização de exames complementares.
§ 1º Todos vestígios coletados no decurso do inquérito ou processo devem ser tratados como descrito nesta Lei, ficando órgão central de perícia oficial de natureza criminal responsável por detalhar a forma do seu cumprimento.
§ 2º É proibida a entrada em locais isolados bem como a remoção de quaisquer vestígios de locais de crime antes da liberação por parte do perito responsável, sendo tipificada como fraude processual a sua realização.

As instituições do governo são o local mais adequado para a realização das perícias oficiais, para onde devem ser encaminhadas as pessoas e as coisas relacionadas ao fato a esclarecer. Contudo, no caso de exames de local, seja no foro penal, seja no cível, o perito tem que se deslocar para lá a fim de fazer o levantamento de elementos materiais que não possam ser removidos, bem como para ter uma noção de conjunto da cena em que se deu o fato.

De modo simplificado, peritos oficiais são aqueles habilitados permanentemente em razão de investidura em cargo provido por concurso público. Os não oficiais são os habilitados temporariamente por nomeação de autoridade competente para atuarem em determinado caso; são conhecidos como peritos louvados e peritos *ad hoc*. No Estado do Rio de Janeiro, os peritos oficiais de natureza criminal em Medicina Legal são denominados Peritos Legistas.

A Lei n. 12.030, de 17 de setembro de 2009, que dispõe sobre as perícias oficiais e dá outras providências, estabelece em seu art. 5º que "são peritos de natureza criminal os peritos criminais, peritos médico-legistas e peritos odontolegistas".

DIVERGÊNCIA ENTRE PERITOS

Embora a palavra do perito seja considerada de fé pública, a fiscalização da perícia deve ser bem-vinda. Assim reconhecem todos os autores. Tanto pela falibilidade do ser humano como pela necessidade de transparência nas ações judiciais, recomenda-se que sejam adotadas medidas preventivas que impeçam falhas de qualquer natureza. Contribuem para o mesmo fim a metodização e o uso de impressos padronizados que constituem protocolos a serem seguidos pelos peritos oficiais. Ao usá-los, os peritos evitam omitir etapas do exame, o que pode acontecer, principalmente, se são muitas as perícias que têm que fazer durante seu turno de trabalho. Na hipótese de haver divergência entre os peritos, cada um fará o seu laudo, que será submetido à autoridade que solicitou a perícia. Esta, após a leitura de ambos, poderá designar um terceiro perito, oficial ou não, ao qual encaminhará os laudos discrepantes. Na eventualidade de ser estabelecida uma terceira posição diferente das precedentes, a autoridade poderá determinar a realização de um novo exame, desconsiderando o que já tiver sido feito. É o que diz o Código de Processo Penal[1]:

Art. 180. Se houver divergência entre os peritos, serão consignadas no auto do exame as declarações e respostas de um e de outro, ou cada um redigirá separadamente o seu laudo, e a autoridade nomeará um terceiro; se este divergir de ambos, a autoridade poderá mandar proceder a novo exame por outros peritos.

Em ações cíveis, a existência dos assistentes técnicos deve-se a essa necessidade.

Qualquer que seja a posição em que esteja o perito, oficial ou não, seu compromisso com a verdade se constitui em dever ético e obrigação legal. A declaração falsa ou a ocultação da verdade constitui delito previsto no art. 342 do Código Penal[4] e fato punível segundo o processo civil (art. 158 do Código de Processo Civil[2]).

Código Penal
Art. 342. Fazer afirmação falsa, ou negar ou calar a verdade como testemunha, perito, contador, tradutor ou intérprete em processo judicial, ou administrativo, inquérito policial, ou em juízo arbitral:
Pena – reclusão, de 2 (dois) a 4 (quatro) anos, e multa.
§ 1º As penas aumentam-se de um sexto a um terço, se o crime é praticado mediante suborno ou se cometido com o fim de obter prova destinada a produzir efeito em processo penal, ou em processo civil em que for parte entidade da administração pública direta ou indireta.
§ 2º O fato deixa de ser punível se, antes da sentença no processo em que ocorreu o ilícito, o agente se retrata ou declara a verdade.

Código de Processo Civil
Art. 158. O perito que, por dolo ou culpa, prestar informações inverídicas responderá pelos prejuízos que causar à parte e ficará inabilitado para atuar em outras perícias no prazo de 2 (dois) a 5 (cinco) anos, independentemente das demais sanções previstas em lei, devendo o juiz comunicar o fato ao respectivo órgão de classe para adoção das medidas que entender cabíveis.

Os achados periciais devem ser relatados pelos peritos em linguagem técnica, mas acessível à autoridade solicitante, sempre tendo em mente que quem vai ler o laudo é pessoa leiga naquele campo do saber. A inobservância dessa pequena regra traz prejuízo para a Justiça, pois leva a autoridade a pedir esclarecimentos por meio de quesitos encaminhados por escrito aos peritos, ou de viva-voz após convocá-los para audiência. Em qualquer das duas hipóteses, há retardamento dos trâmites processuais.

PERÍCIA MÉDICA REMOTA

A Resolução n. 2.325, de 13 de outubro de 2022, do CFM[5], define e disciplina o uso de tecnologias de comunicação na avaliação médico pericial, isto é, na denominada *teleperícia*, modalidade de perícia que lança mão da telemedicina para a sua consecução. Dentre os dispositivos do recente instrumento normativo, merecem destaque:

> Art. 1º Compreende-se como avaliação médico pericial qualquer atividade que se utiliza da metodologia médico-legal e pericial para confecção de laudos, pareceres e notas técnicas com objetivo médico-legal, independentemente do âmbito administrativo, judicial ou particular.
> § 2º Não existe uma relação médico-paciente clássica no ato médico pericial, sendo o perito compromissado com os princípios éticos da imparcialidade, do respeito à pessoa, da veracidade, da objetividade e da qualificação profissional.
> Art. 2º O uso da telemedicina para realização de avaliações periciais é de caráter excepcional, podendo ser utilizada em situações específicas e pontuais, conforme descritas nos parágrafos abaixo.
> § 1º No caso de morte do periciando;
> § 2º A perícia indireta ou documental pode se referir apenas a objeto que NÃO envolva:
> I) a avaliação de dano pessoal;
> II) as capacidades (incluindo a laborativa);
> III) a invalidez ou que seja de natureza médico legal.
> § 3º As juntas médicas periciais, desde que pelo menos um dos médicos esteja presencialmente com o periciando, que deve realizar o exame físico e o descrever aos demais participantes.
> § 4º A Prova Técnica Simplificada (PTS) quando for de inquirição simples de menor complexidade e sem manifestação sobre fato referente à avaliação de dano pessoal (físico ou mental), capacidades (incluindo laborativa), nexo causal ou definição de diagnóstico ou prognóstico.
> Art. 3º A análise de conformidade de documentos médicos por meio de recursos tecnológicos não caracteriza perícia médica uma vez que não há parecer médico conclusivo, mas apenas verificação de verossimilhança das informações.
> Art. 4º Os exames médico legais de natureza criminal e as perícias para avaliação de dano funcional e/ou estabelecimento de nexo causal, realizadas pelo médico do trabalho dentro de suas atribuições, devem ser realizados sempre de forma presencial.

DOCUMENTOS MÉDICO-LEGAIS

Em qualquer tipo de processo, podem ser necessárias as perícias médicas: penal, civil ou administrativa. No foro penal, o perito médico pode ser chamado a intervir em qualquer fase do processo: inquérito, sumário, julgamento, até mesmo após a sentença. As perícias podem consistir em exame da vítima, do indiciado, de testemunhas e de jurado. O exame do indiciado pode ter por finalidade determinar sua identidade, lesões ou vestígios de luta, a existência de doenças físicas ou mentais etc. Para a execução de medida de segurança, ou sua revogação, é indispensável, muitas vezes, a intervenção pericial. De modo geral, o perito médico atua principalmente na fase inicial, de instrução do processo, quando a autoridade policial está interessada na obtenção de provas que caracterizem: crimes contra a pessoa, como lesão corporal, homicídio; crimes contra a dignidade sexual, como estupro; ou mesmo características especiais da vítima, como sua sanidade mental, por exemplo.

Os peritos podem ser convocados para esclarecer dúvidas na fase do sumário, relativas ao laudo ou resultantes da superveniência de fatos novos no decorrer do processo. Durante o julgamento, sua presença se torna necessária sempre que houver fatos não plenamente caracterizados, ou quando qualquer das partes precisar de seu auxílio para verificar a possibilidade de novas versões dos fatos a esclarecer. Nos casos de homicídio cometido com arma de fogo, a direção dos projéteis e a distância de tiro são questões cruciais para a sustentação ou a destruição das teses apresentadas aos jurados. Na década de 1970, houve no Rio de Janeiro um julgamento em que a defesa de um homicida apelara para a tese de legítima defesa com base na alegação de que a vítima estava fora de um automóvel e disposta a atirar no criminoso, que fora mais rápido no gatilho e conseguira salvar-se, alvejando o possível agressor. Contudo, pelo estudo do trajeto do projétil no interior do corpo da vítima, ficou demonstrado, inclusive com prova radiológica, feita com o auxílio de um vergalhão colocado na posição dos orifícios de entrada e de saída, que a arma do agressor estava em plano acima do alvo, tendo produzido o tiro de cima para baixo. Essa direção seria impossível se ambos, atirador e vítima, estivessem de pé, conforme alegado pelo defensor do acusado.

Durante o cumprimento da pena, pode haver necessidade de exame médico do sentenciado. O aparecimento de sinais ou sintomas de doença mental faz com que o juiz da Vara de Execuções determine o exame pericial do criminoso. Se constatada a doença, o cumprimento da pena é interrompido e o detento, encaminhado a tratamento médico especializado no hospital de tratamento e custódia, ponto abordado no Capítulo 32 – Estudo Médico-Legal da Imputabilidade e da Responsabilidade Penal.

No foro civil, o médico é recrutado, de preferência, entre os peritos oficiais, conforme recomenda o Código de Processo Civil:

> Art. 478. Quando o exame tiver por objeto a autenticidade ou a falsidade de documento ou for de natureza médico-legal, o perito será escolhido, de preferência, entre os técnicos dos estabelecimentos oficiais especializados, a cujos diretores o juiz autorizará a remessa dos autos, bem como do material sujeito a exame.

Justifica-se a recomendação pela maior experiência desses técnicos no campo da Medicina Legal. Antes mesmo do início da ação cível, o perito pode ser chamado. A parte interessada o convoca, por meio de seu representante, para a avaliação de um dano físico, de uma incapacidade, uma deformidade, enfim para saber se há consistência na propositura de uma reparação de danos. Por vezes, o dano é inegável, mas persistem dúvidas quanto à sua relação de causalidade com o evento alegado. Caso admita que vale a pena mover a ação cível, o perito deve ser apresentado ao juiz para quem foi distribuído o processo, a fim de firmar o compromisso legal de servir fielmente à Justiça. No foro penal, esse compromisso está implícito na função que o perito oficial exerce como funcionário do Estado.

Além dessas, há outras situações cíveis em que a palavra do perito médico é indispensável. Sua presença é obrigatória nas lides envolvendo acidentes do trabalho, em que verifica a existência de incapacidades e a sua gradação, a ocorrência de doenças profissionais, seu nexo causal com o trabalho e a eficácia das medidas preventivas. Hoje em dia, as Varas de Família podem pedir, quando contestada, a determinação da paternidade, pois a Medicina Legal já dispõe de testes extremamente seguros, como o do DNA. A psiquiatria forense tem sido chamada a validar testamentos, interditar pródigos, anular casamentos, sempre que seja alegada doença mental de uma das partes.

Na missão de informar as autoridades, o médico produz documentos que apresentam uma configuração que varia conforme a situação e a sua finalidade. Serão analisadas a seguir as características desses documentos.

Relatório médico-legal

Segundo Flamínio Fávero[6], é a narração escrita e minuciosa de todas as operações de uma perícia médica determinada por autoridade policial ou judiciária a um ou mais profissionais anteriormente nomeados e comprometidos na forma da lei. O perito que redige o documento é o relator, podendo haver outro que sirva de revisor. Quando é ditado a um escrivão durante o exame, chama-se *auto*; se redigido depois de terminada a perícia, deve ser chamado de *laudo*. Pode ser dividido em sete partes: preâmbulo, quesitos, histórico, descrição, discussão, conclusão e resposta aos quesitos.

• Preâmbulo

É uma espécie de introdução na qual constam: a qualificação da autoridade solicitante, a do perito, a do examinando; o local onde é feito o exame; a data e a hora; e o tipo de perícia a ser feita.

• Quesitos

São perguntas cuja finalidade é a caracterização de fatos relevantes que deram origem ao processo. No foro penal, são padronizados e têm o fim de caracterizar os elementos de um fato típico. Os quesitos oficiais variam conforme o tipo de perícia. Quando da elaboração, em 1941, do Código de Processo Penal, uma comissão, composta por Miguel Sales, ex-diretor do Instituto Médico-Legal do Rio de Janeiro, Antenor Costa, médico-legista e professor de Medicina Legal, e Roberto Lira, titular de Direito Penal da Faculdade de Direito da Universidade do Brasil, formulou-os de modo a facilitar a caracterização dos diversos delitos e de circunstâncias atenuantes ou agravantes. Foram aprovados pela Comissão Elaboradora do CPP. Os quesitos oficiais constam dos impressos utilizados pelas instituições médico-legais de cada Estado da Federação, atualmente com algumas variações. Entretanto, não existem quesitos oficiais para perícias no foro civil.

• Histórico

É a contrapartida médico-legal da anamnese do exame clínico comum. Na maioria das vezes, os dados referentes aos antecedentes são obtidos do próprio examinando, exceto nos casos de autópsia, os quais precisam ser transcritos da guia de remoção que acompanha o corpo. No primeiro caso, o perito deve ter o cuidado de não fazer suas as afirmações da pessoa que examina. Convém começar o histórico com expressões do tipo "refere que...", de modo a não se comprometer com o que for informado. É importante não esquecer que qualquer pessoa que vem a exame em um Instituto Médico-Legal foi envolvida em uma ocorrência policial, como vítima ou como agressora. É comum que a vítima exagere em suas queixas, de modo a tornar maior o dano sofrido. Aqui reside uma diferença fundamental com o exame clínico comum. Neste, não há razões para que o médico desconfie da veracidade dos dados fornecidos pelo paciente, que busca alívio para seus males e sabe que o diagnóstico depende de o médico ser fielmente informado, bem como que o tratamento depende de um diagnóstico bem-feito.

Quando o exame é feito no indiciado, vários fatores podem comprometer a fidelidade das informações prestadas. Podem ser dissimuladas lesões comprometedoras e que denunciem ter o indivíduo participado de uma luta corporal, como nos casos de estupro, em que o homem pode ter sido arranhado pelas unhas de sua vítima. Às vezes, são produzidas autolesões a fim de descaracterizar um crime de lesão corporal pela existência de lesões recíprocas. A simulação de doença mental pode ser tentada com o fim de substituir a pena por uma medida de segurança. Nesta, o agente não é encarcerado, mas submetido a tratamento psiquiátrico.

Em se tratando de necrópsia, é preciso não esquecer que os dados da guia de remoção cadavérica devem ser transcritos, não endossados. Por se esquecerem disso, algumas partes interessadas em processos de homicídio, principalmente se o crime tem motivação política, acusam os peritos de acobertar versões falsas atribuídas às autoridades policiais quando da morte de algum preso. Ao lerem o laudo cadavérico, acham que as informações transcritas da guia de remoção de cadáver para o relatório médico-legal são a opinião dos peritos sobre a ocorrência. Alguns processos éticos foram abertos nos Conselhos Regionais de Medicina contra médicos-legistas que necropsiaram membros dos movimentos armados de esquerda, durante o regime militar, com base nessa falsa premissa.

• Descrição

É a parte mais importante do relatório médico-legal. Em primeiro lugar, porque não pode ser refeita com a mesma riqueza de detalhes em um exame ulterior. No caso de periciado vivo, a evolução das lesões, pelo processo inflamatório e/ou pela reparação e pela cicatrização, faz com que os aspectos mais característicos e denunciadores do instrumento ou meio que as causou se modifiquem, perdendo gradualmente seu potencial de informação. Na hipótese de lesões em cadáver, os processos de decomposição alteram o seu aspecto, retirando-lhes as particularidades que permitem ao patologista forense fazer o diagnóstico, seja da causa, seja da idade da lesão. Em nosso meio, com temperaturas ambientes elevadas, a putrefação e a ação da fauna cadavérica rapidamente destroem as partes moles do corpo, impossibilitando que as lesões sejam reavaliadas. O melhor momento para a boa descrição é o primeiro exame.

Essa descrição deve ser minuciosa, rica em detalhes, correspondendo ao *visum et repertum*. O perito deve traduzir em palavras as sensações que experimenta ao realizar o exame, tanto as visuais quanto as derivadas dos outros sentidos. Para isso, seu linguajar deve ser rico em substantivos, mas não pode abusar dos adjetivos. A objetividade da descrição será baseada na percepção e na comunicação de formas, proporções, extensões. Dará importância aos elementos presentes, mas anotará também algumas ausências importantes. Por exemplo, a ausência de reação vital em um ferimento tem que ser anotada.

É de boa norma não diagnosticar durante a descrição, mesmo que seja tentado a fazê-lo para simplificá-la. Referir uma lesão pelo seu diagnóstico impede que, numa revisão do laudo, feita após longo tempo, ele próprio, ou outro legista, discutam outras possibilidades diagnósticas. Assim, num caso de morte por projétil de arma de fogo transfixante do tórax, a simples afirmação de que a entrada foi por diante e a saída pelo dorso é insuficiente. Se, mais tarde, for levantada a hipótese de erro diagnóstico, não terá o perito elementos para fundamentar a sua conclusão anterior. Nos últimos anos, no IMLAP do Rio de Janeiro, tem sido rotina o uso de câmeras fotográficas digitais para documentar as lesões observadas.

• Discussão

Na maioria dos casos de rotina, sem contradições aparentes, pode não ser necessária. Contudo, quando surge alguma discrepância, quando o aspecto de alguma lesão foge ao que era de se esperar pelos elementos do histórico, torna-se imperiosa. Nesses casos, os achados têm que ser analisados sob novos ângulos, tentando-se encontrar uma explicação para as diferenças. Podem ser formuladas hipóteses diferentes, por vezes envolvendo a necessidade de estudos mais detalhados e exames complementares. Por exemplo, quando os sinais cadavéricos em conjunto sugerem uma hora de morte diferente daquela anotada na guia de remoção do corpo, é possível que outros fatores tenham interferido em sua evolução natural, como a colocação do corpo em uma câmara fria, o que protela a instalação da putrefação e o desfazimento da rigidez muscular.

Por vezes, as divergências não podem ser superadas, e a única hipótese viável é a falsidade dos dados colhidos no histórico. Ao fazermos, em uma prova de concurso, o exame de uma senhora que alegava ter sido agredida pelo companheiro no dia anterior ao exame, constatamos a presença de uma equimose periorbitária palpebral de contornos esverdeados. Como sabemos que as equimoses mudam de cor com o passar dos dias, e que a cor esverdeada indica uma evolução de, no mínimo, 3 a 4 dias, ficou claro que ela estava mentindo quanto à data da agressão.

O perito deve lançar mão de esquemas, desenhos, fotografias ou outras formas de registro ao seu alcance para melhor referir as lesões encontradas e outros achados. Esses elementos serão numerados e identificados para que não se ponha em suspeição sua autenticidade. Nas fotografias, é importante o emprego de etiquetas ao lado da peça e uma régua aferida em centímetros, sempre que possível. As instituições oficiais costumam fornecer esquemas do corpo humano com o desenho de regiões anatômicas para que os peritos situem as lesões referidas na descrição. Obedecem ao disposto no art. 165 do CPP[1]:

> Art. 165. Para representar as lesões encontradas no cadáver, os peritos, quando possível, juntarão ao laudo do exame provas fotográficas, esquemas ou desenhos, devidamente rubricados.

• Conclusão

Terminadas a descrição e a discussão, se houver, o perito assume uma posição quanto à ocorrência, ou não, do fato com base nas informações do histórico, nos achados do exame objetivo e no seu confronto. O que for concluído será resumido em poucas palavras, de modo a tornar a informação concisa e clara para a autoridade que pediu a perícia. Aqui, não há mais espaço para dúvidas, para avaliações e comparações, que terão sido feitas na discussão.

As conclusões podem ser afirmativas ou negativas. Por exemplo, o perito pode concluir que uma paciente apresentada a exame é virgem, ou não. Nos casos de lesões por arma de fogo, o número de projéteis que atingiram a vítima e seus trajetos no corpo devem ser referidos sempre nas conclusões de um relatório referente a homicídio. No entanto, casos há em que não é possível firmar uma conclusão, seja positiva, seja negativa. Não importa. A impossibilidade de concluir já é uma conclusão. É o que ocorre nos casos em que um hímen é complacente e não se rompe com a cópula vaginal. O perito dirá que não tem elementos para afirmar ou negar ter havido conjunção carnal.

• Resposta aos quesitos

Deve ser sucinta e objetiva. Não são admissíveis falta de clareza nem interpretação dúbia. As incertezas podem ser referidas na discussão, ou até na conclusão, mas não podem transparecer na resposta aos quesitos. Como já referido anteriormente, os quesitos são perguntas, em geral padronizadas, com a finalidade de estabelecer elementos de um fato típico, ou alguma outra circunstância relevante para o caso. Em caso de dúvida, os peritos responderão que não têm dados para esclarecê-la. É muito mais sensato reconhecer a falibilidade do exame e da própria ciência médica do que induzir a autoridade em erro, mesmo que a probabilidade de estar correto seja razoável. Qualquer advogado competente poderia usar a dúvida a seu favor.

Uma resposta que se cobra muito aos patologistas forenses é a que se refere ao quarto quesito do exame cadavérico: "Se a morte foi produzida por meio de veneno, fogo, explosivo, asfixia ou tortura, ou por outro meio insidioso ou cruel (resposta especificada)". A finalidade desse quesito é estabelecer formas de homicídio qualificado. Na ausência de sinais claros de que se trata de homicídio, o perito pode responder como prejudicado o quesito e aguardar uma consulta posterior. É melhor do que responder afirmativamente em um caso que pode ser de suicídio e no qual o fato seria irrelevante. Sabe-se que a causa jurídica mais frequente de enforcamento é o suicídio. Nesses casos, não há necessidade de responder especificadamente a esse quarto quesito.

Outro aspecto que cabe salientar aqui é que a pergunta é sobre se "a morte foi *produzida por...*". Não se pergunta se houve emprego de qualquer daqueles agentes antes da morte. Em alguns casos, pode ter havido tortura que não tenha levado, por si, à morte. Esta pode, muito bem, ter sido provocada por outras causas que não as citadas como qualificantes, *v.g.*, projétil de arma de fogo. Imagine-se um indivíduo detido para interrogatório. Seus inquisidores podem pegar um revólver, colocar apenas um cartucho no tambor e fazer roleta-russa sobre a cabeça do preso. Após uma ou duas vezes de acionamento do gatilho sem ter havido o tiro, o indivíduo pode confessar até o que não tiver feito. E não fica qualquer marca de tortura.

Terminado o relatório, o perito deve assiná-lo.

A data do exame pode constar do preâmbulo, estar no início da descrição, ou ser colocada antes da assinatura final.

Parecer médico-legal

Quando uma consulta médico-legal envolve divergências importantes quanto à interpretação dos achados de uma perícia, de modo a impedir uma orientação correta dos julgadores, estes, ou qualquer das partes interessadas no processo, podem solicitar esclarecimentos mais aprofundados a uma instituição cujo corpo técnico tenha competência inquestionável, ou um perito ou professor cuja autoridade na matéria seja reconhecida. O documento gerado por esse tipo de consulta recebe o nome de *parecer*. Às vezes, solicita-se um parecer sobre outro parecer elaborado previamente por outro especialista.

O valor técnico do parecer está associado ao renome de quem o assina. Isso não quer dizer, porém, que se deva aceitar como palavra final a opinião do parecerista. Mas a condução da argumentação, feita de modo claro e lógico, apoiada por citação de autores consagrados, como costuma acontecer nos pareceres assinados por grandes mestres do tema em discussão, torna-se difícil de contestar.

Segundo Flamínio Fávero[6], um parecer consta de preâmbulo, exposição, discussão e conclusão. Não existe, aqui, a descrição, pois as dúvidas são de interpretação dos achados de uma perícia. Por vezes, a própria descrição está em xeque, ora por ser julgada incompleta, ora por não corresponder ao esperado conforme o histórico do caso. Poucas são as vezes em que um parecerista requer a possibilidade de reexaminar a pessoa ou o material alvo da perícia.

No *preâmbulo*, ficam a qualificação da autoridade que faz a consulta e a do parecerista, constando seus títulos e o número do processo e da Vara Criminal ou Civil correspondente.

A *exposição* compreende o motivo da consulta, os quesitos formulados e o histórico do caso a ser analisado. O parecerista deve transcrever os quesitos e fazer um resumo cronológico dos fatos e dos demais elementos dos autos.

A *discussão* vem a ser a parte mais importante e mais rica de um parecer. É nela que o parecerista demonstra sua cultura, capacidade de análise e poder de argumentação. Quanto mais enriquecido for o parecer pela citação de tratadistas clássicos e de novas referências bibliográficas, maior será o seu peso na formação da convicção dos julgadores. É por essa razão que um perito chamado a elaborar um parecer sobre assunto de que não tenha pleno domínio e experiência deve-se furtar ao chamado. Não há, como no relatório, o dever cívico de servir à justiça. Na verdade, quem aceita dar pareceres sobre matéria que não conheça o suficiente, além de não demonstrar bom senso, está prestando um desserviço, já que poderá induzir em erro aqueles que o consultam. Na discussão, são apontados os pontos julgados falhos da perícia, mas de modo sereno e sem excessos de linguagem para não ferir a ética.

A *conclusão* (ou conclusões) deve(m) sintetizar os pontos relevantes da discussão de modo claro e sucinto. Há quem prefira colocar as conclusões à medida que vão sendo respondidos os quesitos formulados na consulta.

Depoimento oral

A resposta aos quesitos de um relatório médico-legal não representa, com frequência, o fim do trabalho pericial. Tanto durante a fase de instrução como depois, e mesmo após o julgamento, os peritos podem ser chamados a prestar esclarecimentos acerca do que viram e descreveram. Mesmo que se tenham aposentado, poderão vir à presença dos julgadores para mais informações, quando necessário. Todos os que já trabalharam como peritos em casos de homicídio sabem que a convocação para depor em juízo é tanto mais frequente quanto menos claro for o laudo e mais rumoroso for o caso. Comparecendo perante a autoridade judiciária, o perito tem que responder às perguntas que lhe forem dirigidas por qualquer das partes e mesmo pelo juiz. Deverá fazê-lo de modo claro e respeitoso, mesmo que o tom da pergunta traga uma insinuação de incompetência da sua parte. Se tiver de usar termos técnicos, ele o fará sempre explicando o seu sentido, nunca esquecendo que está falando para leigos em Medicina.

ATESTADO MÉDICO

Nas palavras de Souza Lima[7], é a afirmação simples e por escrito de um fato médico e de suas consequências. Vários são os usos do atestado médico. Podem ser oficiosos, administrativos ou judiciários. *Oficiosos* são os atestados solicitados por quaisquer pessoas a cujo interesse atendam. Visam unicamente ao interesse privado. Como exemplo deles, temos os atestados médicos para justificar falta ao trabalho, a provas escolares, a bancos. Também os atestados de saúde para admissão a aulas de ginástica, para frequentar piscinas etc. *Administrativos* são os exigidos pelas autoridades administrativas. São dessa categoria os que os empregados públicos são obrigados a apresentar quando solicitam licença ou requerem aposentadoria (geralmente, são fornecidos por juntas médicas de inspeção de saúde), atestados de vacinação ou atestados de sanidade física e mental para admissão em escolas e repartições públicas. *Judiciários* são os atestados requisitados por juiz. O exemplo mais comum são aqueles com que os jurados justificam suas faltas ao Tribunal do Juri.

Embora o atestado médico não exija o mesmo compromisso legal das perícias, isso não quer dizer que se abre mão do compromisso com a verdade. Todos os que exercem a medicina clínica sabem que é muito comum serem solicitados a darem atestados nos corredores dos hospitais, nos ambulatórios, tendo ou não atendido à pessoa que o solicita. Nos casos em que houve o atendimento, o médico tem o dever ético de fornecer o atestado, já que o Código de Ética Médica (CEM)[8] o considera parte integrante da consulta quando estabelece:

> Art. 91. Deixar de atestar atos executados no exercício profissional, quando solicitado pelo paciente ou por seu representante legal.

O constrangimento surge quando a pessoa que pede o atestado é do círculo de amizades do profissional, mas não esteve sob seus cuidados. Afirma ter estado doente, mas o médico não constatou o fato. Mais grave é a situação quando não refere ter estado doente e requer o benefício do atestado. Tanto num como noutro caso, trata-se do chamado *atestado gracioso*. O profissional não pode deixar-se levar por esse tipo de pressão. Tem que recusar o pedido. Os atestados de favor devem ser rigorosamente proscritos. Nenhum médico que se respeite deve prestar-se ao papel de distribuidor de atestados complacentes. A alegação, que muitas vezes fazem os interessados em obter atestados, de que sua finalidade é meramente protocolar, sem importância, merece a mais enérgica repulsa. Habituando-se a passar atestados de favor, sem sofrer com isso qualquer vexame, o médico, pela reiteração do ato, acaba atestando fatos mais importantes, chegando a atestar imprudentemente. O ato de dar atestado médico falso constitui ilícito penal (art. 302 do CP[4]) e infração ética (art. 80 do CEM[8]):

> **Código Penal**
> Art. 302. Dar o médico, no exercício de sua profissão, atestado falso:
> Pena – detenção, de um mês a um ano.
> Parágrafo único – Se o crime é cometido com o fim de lucro, aplica-se também multa.

> **Código de Ética Médica**
> É vedado ao médico:
> Art. 80. Expedir documento médico sem ter praticado ato profissional que o justifique, que seja tendencioso ou que não corresponda à verdade.

Existem algumas regras que devem ser respeitadas quando se faz um atestado médico. Em primeiro lugar, o papel utilizado deve conter informações claras e precisas sobre o número de registro do profissional no CRM de seu Estado, seu CPF e seu endereço. A disposição gráfica desses elementos é irrelevante. O importante é que estejam presentes no receituário. Como título e em destaque, deve conter a palavra "Atestado". Algumas linhas abaixo, o corpo do texto principal deve começar com a expressão "Atesto, para fins...", sempre referindo o fim para o qual foi pedido o atestado. Devem ser evitadas expressões como "para os devidos fins", que cabem para qualquer propósito. É sempre bom que o médico deixe claro que sabia para que uso estava dando o documento. Isso também cerceia o uso indevido.

Deve ser anotado, no início do texto, o número do documento de identidade do paciente, para que mais tarde não se duvide de que o exame tenha sido feito naquele indivíduo[9,10].

> **Código de Ética Médica**
> É vedado ao médico:
> Art. 73. Revelar fato de que tenha conhecimento em virtude do exercício de sua profissão, salvo por motivo justo, dever legal ou consentimento, por escrito, do paciente.

> **Resolução n. 1.658/2002, do CFM[9]**
> Art. 5º Os médicos somente podem fornecer atestados com o diagnóstico, codificado ou não, quando por justa causa, exercício de dever legal, solicitação do próprio paciente ou de seu representante legal.

As consequências do fato médico, porém, têm que ser relatadas de modo adequado. Um erro comum aos atestados passados com menor cuidado é o uso da expressão "impossibilitado de se locomover". Raras são as situações médicas em que o paciente fica impossibilitado de se locomover. Estaria nessa condição o paciente em coma, o grande gessado pelvipodálico ou aquele acometido por tetraplegia. Mesmo o paraplégico é capaz de se locomover com o auxílio de uma cadeira de rodas. Alguns até praticam esportes que exigem deslocamentos rápidos, como tênis ou basquete. Muito mais conveniente é dizer-se que foi recomendado ao paciente que guardasse repouso no leito. O período de impedimento deve ser escrito de modo claro para que surta seu efeito legal.

É indispensável, ao final, que seja colocado o local em que se redigiu o atestado, bem como a data da afirmação. Esta não precisa ser a mesma do último dia em que o paciente esteve sob os cuidados do profissional. Pode ser ulterior.

Com a promulgação da Lei dos Juizados Especiais (Lei n. 9.099, de 26 de setembro de 1995)[11], o atestado médico assumiu a posição de substituto eventual da perícia médico-legal nos casos de lesão corporal leve. É o que consta do § 1º do art. 77:

> Art. 77. Na ação penal de iniciativa pública, quando não houver aplicação de pena, pela ausência do autor do fato, ou pela não ocorrência da hipótese prevista no art. 76 desta Lei, o Ministério Público oferecerá ao Juiz, de imediato, denúncia oral, se não houver necessidade de diligências imprescindíveis.
> § 1º Para o oferecimento da denúncia, que será elaborada com base no termo de ocorrência referido no art. 69 desta Lei, com dispensa do inquérito policial, prescindir-se-á do exame do corpo de delito quando a materialidade do crime estiver aferida por boletim médico ou prova equivalente.

Essa é mais uma razão para o esmero e o cuidado ao se emitir um atestado médico[12].

DECLARAÇÃO DE ÓBITO

É o documento-base do Sistema de Informações sobre Mortalidade do Ministério da Saúde (SIM/MS). É composto de três vias, de cores diferentes (branca, amarela e rosa), tem numeração sequencial, é fornecido pelo Ministério da Saúde e distribuído pelas Secretarias Estaduais e Municipais de Saúde (Figura 3.1)[13].

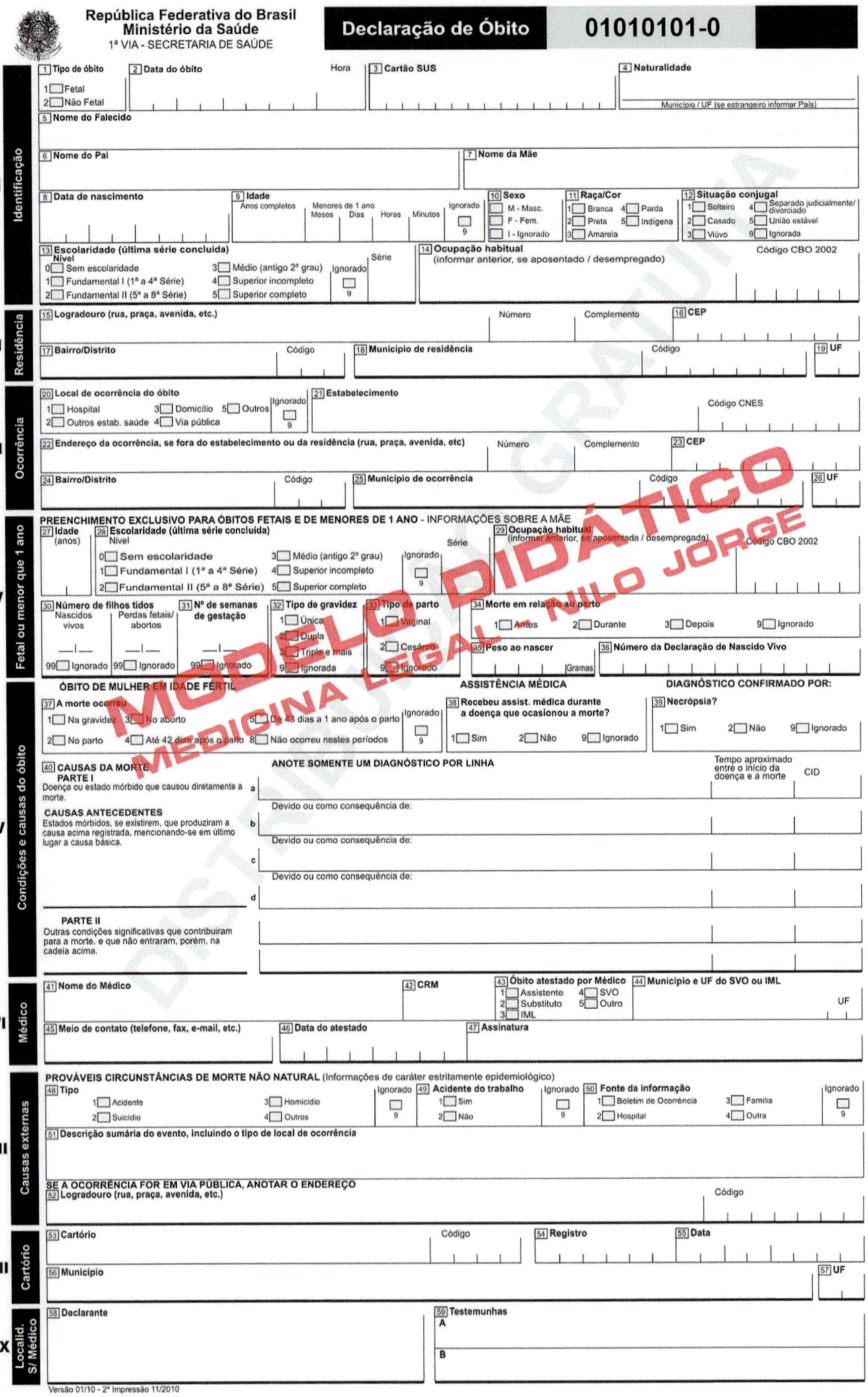
República Federativa do Brasil
Ministério da Saúde
1ª VIA - SECRETARIA DE SAÚDE

Declaração de Óbito 01010101-0

I – Identificação

1 Tipo de óbito: 1 Fetal; 2 Não Fetal | 2 Data do óbito | Hora | 3 Cartão SUS | 4 Naturalidade (Município / UF (se estrangeiro informar País))

5 Nome do Falecido

6 Nome do Pai | 7 Nome da Mãe

8 Data de nascimento | 9 Idade: Anos completos; Menores de 1 ano: Meses, Dias; Horas; Minutos; Ignorado 9 | 10 Sexo: M - Masc.; F - Fem.; I - Ignorado | 11 Raça/Cor: 1 Branca; 2 Preta; 3 Amarela; 4 Parda; 5 Indígena | 12 Situação conjugal: 1 Solteiro; 2 Casado; 3 Viúvo; 4 Separado judicialmente/divorciado; 5 União estável; 9 Ignorado

13 Escolaridade (última série concluída) Nível: 0 Sem escolaridade; 1 Fundamental I (1ª a 4ª Série); 2 Fundamental II (5ª a 8ª Série); 3 Médio (antigo 2º grau); 4 Superior incompleto; 5 Superior completo; Ignorado 9; Série | 14 Ocupação habitual (informar anterior, se aposentado / desempregado) Código CBO 2002

II – Residência

15 Logradouro (rua, praça, avenida, etc.) | Número | Complemento | 16 CEP

17 Bairro/Distrito | Código | 18 Município de residência | Código | 19 UF

III – Ocorrência

20 Local de ocorrência do óbito: 1 Hospital; 2 Outros estab. saúde; 3 Domicílio; 4 Via pública; 5 Outros; Ignorado 9 | 21 Estabelecimento | Código CNES

22 Endereço da ocorrência, se fora do estabelecimento ou da residência (rua, praça, avenida, etc) | Número | Complemento | 23 CEP

24 Bairro/Distrito | Código | 25 Município de ocorrência | Código | 26 UF

IV – Fetal ou menor que 1 ano

PREENCHIMENTO EXCLUSIVO PARA ÓBITOS FETAIS E DE MENORES DE 1 ANO - INFORMAÇÕES SOBRE A MÃE

27 Idade (anos) | 28 Escolaridade (última série concluída) Nível: 0 Sem escolaridade; 1 Fundamental I (1ª a 4ª Série); 2 Fundamental II (5ª a 8ª Série); 3 Médio (antigo 2º grau); 4 Superior incompleto; 5 Superior completo; Ignorado 9; Série | 29 Ocupação habitual (informar anterior, se aposentada / desempregada) Código CBO 2002

30 Número de filhos tidos: Nascidos vivos (99 Ignorado); Perdas fetais/abortos (99 Ignorado) | 31 Nº de semanas de gestação (99 Ignorado) | 32 Tipo de gravidez: 1 Única; 2 Dupla; 3 Tripla e mais; 9 Ignorada | 33 Tipo de parto: 1 Vaginal; 2 Cesáreo; 9 Ignorado | 34 Morte em relação ao parto: 1 Antes; 2 Durante; 3 Depois; 9 Ignorado

35 Peso ao nascer (Gramas) | 36 Número da Declaração de Nascido Vivo

V – Condições e causas do óbito

ÓBITO DE MULHER EM IDADE FÉRTIL

37 A morte ocorreu: 1 Na gravidez; 2 No parto; 3 No aborto; 4 Até 42 dias após o parto; 5 De 43 dias a 1 ano após o parto; 8 Não ocorreu nestes períodos; Ignorado 9

ASSISTÊNCIA MÉDICA: 38 Recebeu assist. médica durante a doença que ocasionou a morte? 1 Sim; 2 Não; 9 Ignorado

DIAGNÓSTICO CONFIRMADO POR: 39 Necrópsia? 1 Sim; 2 Não; 9 Ignorado

40 CAUSAS DA MORTE — ANOTE SOMENTE UM DIAGNÓSTICO POR LINHA — Tempo aproximado entre o início da doença e a morte — CID

PARTE I
Doença ou estado mórbido que causou diretamente a morte. (a)

CAUSAS ANTECEDENTES
Estados mórbidos, se existirem, que produziram a causa acima registrada, mencionando-se em último lugar a causa básica.
(b) Devido ou como consequência de:
(c) Devido ou como consequência de:
(d) Devido ou como consequência de:

PARTE II
Outras condições significativas que contribuíram para a morte, e que não entraram, porém, na cadeia acima.

VI – Médico

41 Nome do Médico | 42 CRM | 43 Óbito atestado por Médico: 1 Assistente; 2 Substituto; 3 IML; 4 SVO; 5 Outro | 44 Município e UF do SVO ou IML (UF)

45 Meio de contato (telefone, fax, e-mail, etc.) | 46 Data do atestado | 47 Assinatura

VII – Causas externas

PROVÁVEIS CIRCUNSTÂNCIAS DE MORTE NÃO NATURAL (Informações de caráter estritamente epidemiológico)

48 Tipo: 1 Acidente; 2 Suicídio; 3 Homicídio; 4 Outros; Ignorado 9 | 49 Acidente do trabalho: 1 Sim; 2 Não; Ignorado 9 | 50 Fonte da informação: 1 Boletim de Ocorrência; 2 Hospital; 3 Família; 4 Outra; Ignorado 9

51 Descrição sumária do evento, incluindo o tipo de local de ocorrência

SE A OCORRÊNCIA FOR EM VIA PÚBLICA, ANOTAR O ENDEREÇO
52 Logradouro (rua, praça, avenida, etc.) | Código

VIII – Cartório

53 Cartório | Código | 54 Registro | 55 Data

56 Município | 57 UF

IX – Localid. S/ Médico

58 Declarante | 59 Testemunhas: A; B

Versão 01/10 - 2ª Impressão 11/2010

Figura 3.1 – Impresso para a Declaração de Óbito, em modelo didático.
Fonte: Ministério da Saúde, 2009.

A expressão usada com mais frequência é "atestado de óbito", mas não é a mais correta. Até o ano de 1976, o formulário usado para esse documento oficial era assim chamado porque imitava o "Modelo Internacional de Atestado de Óbito", adotado em 1948, durante a Sexta Revisão da Classificação Internacional de Doenças[14]. Até então, nos Estados brasileiros, a parte médica era semelhante, mas a parte referente aos dados de identificação e outras informações variava de um para outro. Por isso, para uniformizar os formulários em todo o país, foi criada, naquele ano de 1976, uma Declaração de Óbito a ser distribuída pelo Ministério da Saúde, adotada até os dias atuais em todo o território nacional. A versão atual é a que consta no Anexo I da Portaria n. 116, de 11 de fevereiro de 2009, da Secretaria de Vigilância em Saúde[15]. Consta de nove blocos de informações em que apenas o bloco V pode ser chamado de atestado, pois contém os dados de ordem médica da causa da morte[16]. Assim, quando nos referimos, hoje, a atestado de óbito, estamos nos reportando ao bloco V da Declaração de Óbito. Para estudar esse documento, é interessante, de início, separar os aspectos legais dos aspectos médicos.

Aspectos legais

Em primeiro lugar, é preciso que seja diagnosticada a morte.

O Código Civil (CC), Lei n. 10.406, de 10 de janeiro de 2002[17], estabelece que a personalidade civil da pessoa começa do nascimento com vida e que a existência da pessoa natural termina com a morte. Admite, ainda, a presunção desta, quanto aos ausentes, nos casos em que a lei autoriza a abertura de sucessão definitiva e nas circunstâncias previstas no art. 7º.

> **Código Civil**
> Art. 2º A personalidade civil da pessoa começa do nascimento com vida; mas a lei põe a salvo, desde a concepção, os direitos do nascituro.
> Art. 6º A existência da pessoa natural termina com a morte; presume-se esta, quanto aos ausentes, nos casos em que a lei autoriza a abertura de sucessão definitiva.
> Art. 7º Pode ser declarada a morte presumida, sem decretação de ausência:
> I – se for extremamente provável a morte de quem estava em perigo de vida;
> II – se alguém, desaparecido em campanha ou feito prisioneiro, não for encontrado até dois anos após o término da guerra.
> Parágrafo único. A declaração da morte presumida, nesses casos, somente poderá ser requerida depois de esgotadas as buscas e averiguações, devendo a sentença fixar a data provável do falecimento.

Manda, ainda, inscrever em registro público certos eventos importantes, como o nascimento e a morte das pessoas (art. 9º, I, do CC[17]; art. 29, III, da Lei n. 6.015, de 31 de dezembro de 1973, Lei dos Registros Públicos[18]). Mas, para que seja feito o assento do óbito no cartório do registro civil, é indispensável a apresentação da Declaração de Óbito totalmente preenchida e assinada pelo médico (art. 77 da Lei dos Registros Públicos).

> **Código Civil**
> Art. 9º Serão registrados em registro público:
> I – os nascimentos, casamentos e óbitos;

> **Lei dos Registros Públicos**
> Art. 29. Serão registrados no registro civil de pessoas naturais:
> I – os nascimentos;
> II – os casamentos;
> III – os óbitos;
> Art. 77. Nenhum sepultamento será feito sem certidão, do oficial de registro do lugar do falecimento, extraída após a lavratura do assento de óbito, em vista do atestado de médico, se houver no lugar, ou em caso contrário, de duas pessoas qualificadas que tiverem presenciado ou verificado a morte.

O preenchimento de todos os seus itens é da responsabilidade do médico, conforme a Resolução n. 1.779, de 5 de dezembro de 2005, do CFM[19]. Contudo, entendemos que os dados referentes à causa jurídica, que constam do bloco VII dessa declaração, não deveriam ser cobrados ao médico signatário, já que, como regra, não dispõe das informações necessárias para essa afirmação.

Juridicamente, a morte pode ser natural, violenta ou suspeita. Entende-se por violenta a morte não natural decorrente da ação de energias externas. Pode assumir a forma de crime, suicídio ou acidente. Preferimos usar a palavra *crime*, em vez de *homicídio*, porque a morte violenta dolosa pode ocorrer também em crimes previstos em outros artigos do Código Penal[4] que não o 121, como no 122 (induzimento, instigação ou auxílio a suicídio); 123 (infanticídio); 127 (morte materna resultante de aborto criminoso); 129, § 3º (lesão corporal seguida de morte); 157, § 3º, II (latrocínio); 213, § 2º (estupro qualificado por morte); 2017-A, § 4º (estupro de vulnerável qualificado por morte). Morte suspeita é aquela cuja causa jurídica precisa ser esclarecida por não se ter certeza de ter sido natural.

O médico está sujeito a normas legais que ora o impedem de declarar o óbito, ora o obrigam a fazê-lo. O médico assistente está impedido de firmar a Declaração de Óbito quando se tratar de morte em que a causa tenha sido claramente violenta ou, pelo menos, tenha havido suspeita de violência (arts. 158, 159 e 162 do CPP[1]; art. 3º, § 2º, da Lei n. 8.501, de 30 de novembro de 1992[20]; Resolução n. 1.779, de 5 de dezembro de 2005, do CFM[19]; art. 12, alínea *e*, do Decreto n. 1.754, de 14 de março de 1978, do Estado do Rio de Janeiro[21]).

> **Código de Processo Penal**
> Art. 162. A autópsia será feita pelo menos seis horas depois do óbito, salvo se os peritos, pela evidência dos sinais de morte, julgarem que possa ser feita antes daquele prazo, o que declararão no auto.
> Parágrafo único. Nos casos de morte violenta, bastará o simples exame externo do cadáver, quando não houver infração penal que apurar, ou quando as lesões externas permitirem precisar a causa da morte e não houver necessidade de exame interno para a verificação de alguma circunstância relevante.

Lei n. 8.501/1992 (Dispõe sobre a utilização de cadáver não reclamado, para fins de estudos ou pesquisas científicas)
Art. 3º (...)
§ 2º Se a morte resultar de causa não natural, o corpo será, obrigatoriamente, submetido a necrópsia no órgão competente.

Resolução n. 1.779/2005, do CFM (Regulamenta a responsabilidade médica no fornecimento da Declaração de Óbito)
Art. 2º Os médicos, quando do preenchimento da Declaração de Óbito, obedecerão as seguintes normas:
3) Mortes violentas ou não naturais:
A Declaração de Óbito deverá, obrigatoriamente, ser fornecida pelos serviços médico-legais.

Decreto n. 1.754/1978, do Estado do Rio de Janeiro
Art. 12. É vedado ao médico:
e) passar atestado de óbito, não sendo médico-legista ou investido nessa função, quando for causa primária ou imediata da morte um acidente culposo ou doloso, suicídio ou homicídio, mesmo quando se tratar de doente sob seus cuidados médicos;

Mesmo que o paciente tenha morrido de uma complicação remotamente relacionada ao trauma, a morte é tida como violenta desde que se possa estabelecer um nexo causal. Seria o caso, por exemplo, de um indivíduo que, tendo sido atropelado e sofrido fratura do fêmur, tivesse ficado acamado por tempo prolongado e viesse a morrer por broncopneumonia decorrente de acúmulo de secreção nos pulmões, facilitando a sua invasão pelas bactérias. Essas pneumonias de estase são complicação possível da evolução de doenças traumáticas em que o paciente tem que permanecer deitado por muitos dias.

Nos casos de morte natural a que não tenha assistido, como é óbvio, também fica impedido de preencher a declaração (art. 16, alínea *d*, do Decreto n. 20.931, de 11 de janeiro de 1932[22]; art. 83 do CEM; art. 12, alínea *d*, do Decreto n. 1.754, de 14 de março de 1978, do Estado do Rio de Janeiro[21]).

Decreto n. 20.931/1932
Art. 16. É vedado ao médico:
d) atestar o óbito de pessoa a quem não tenha prestado assistência médica;

Código de Ética Médica
É vedado ao médico:
Art. 83. Atestar óbito quando não o tenha verificado pessoalmente, ou quando não tenha prestado assistência ao paciente, salvo, no último caso, se o fizer como plantonista, médico substituto, ou em caso de necrópsia e verificação médico-legal.

Decreto n. 1.754/1978, do Estado do Rio de Janeiro
Art. 12. É vedado ao médico:
d) firmar declaração de óbito de pessoa a que não tenha prestado assistência médica, salvo no desempenho das funções de médico-legista ou em localidade onde não exista serviço de investigação de causas de óbito;

Outra proibição decorre da necessidade de cercear o exercício ilegal da medicina por profissionais não médicos da área da saúde, conforme consta da Resolução n. 1.641/2002 do CFM[23], que determina, ainda, que se comunique o fato às autoridades policiais e ao CRM de sua jurisdição. Não se tratando de óbito, permanece a obrigação de comunicar o fato à polícia, de modo que o paciente seja encaminhado ao IML para o competente exame de corpo de delito.

Resolução n. 1.641/2002, do CFM
Art. 1º É vedado aos médicos conceder declaração de óbito em que o evento que levou à morte possa ter sido alguma medida com intenção diagnóstica ou terapêutica indicada por agente não médico ou realizada por quem não esteja habilitado para fazê-lo, devendo, neste caso, tal fato ser comunicado à autoridade policial competente a fim de que o corpo possa ser encaminhado ao Instituto Médico Legal para verificação da *causa mortis*.

Contudo, nos óbitos hospitalares, mesmo não tendo acompanhado o caso, pode ter acesso às informações necessárias no prontuário do hospital. Não ocorre a mesma coisa quando o paciente fica internado por curto período, em geral menos de 24 horas, sem que se tenha chegado a uma conclusão quanto à causa da morte. Em alguns Estados da Federação, o corpo é transferido para o Instituto Médico-Legal; em outros, para o Serviço de Verificação de Óbitos (SVO), se houver. Na falta desses recursos, o médico deve entrevistar os familiares mais próximos no sentido de encontrar alguma informação que possa esclarecer a causa mais provável da morte. Esgotadas todas as possibilidades de esclarecê-la, deve declarar no atestado que se trata de morte sem assistência, de causa indeterminada. Essa informação é muito importante para que as autoridades sanitárias tenham dados para planejar medidas corretivas.

Em contrapartida, o médico não pode esquivar-se de firmar a Declaração de Óbito sem justa causa (art. 16, alínea *l*, do Decreto n. 20.931/1932[22]; e art. 84 do CEM[8]).

Decreto n. 20.931/1932
Art. 16. É vedado ao médico:
l) recusar-se a passar atestado de óbito de doente a quem vinha prestando assistência médica, salvo quando houver motivo justificado, do que dará ciência, por escrito, à autoridade sanitária;

Código de Ética Médica
É vedado ao médico:
Art. 84. Deixar de atestar óbito de paciente ao qual vinha prestando assistência, exceto quando houver indícios de morte violenta.

É o que ocorre, por exemplo, quando a recusa se dá para obrigar a família a permitir que se faça a autópsia por interesse puramente científico. O desconhecimento de algum detalhe referente ao modo de morrer não é razão suficiente para desrespeitar o direito que a família tem de posse e guarda do cadáver, mesmo que isso implique prejuízo por deixar incompleta a documentação científica do caso. Esse motivo não constitui justa causa, podendo ser enquadrado no constrangimento ilegal (art. 146 do CP[4]).

Código Penal
Art. 146. Constranger alguém, mediante violência ou grave ameaça, ou depois de lhe haver reduzido, por qualquer outro meio,

a capacidade de resistência, a não fazer o que a lei permite, ou a fazer o que ela não manda:
Pena – detenção, de três meses a um ano, ou multa.

A Declaração de Óbito é feita em três vias, de cores diferentes: branca, amarela e rosa. Uma vez preenchida, deve ser entregue aos familiares, para que a levem ao cartório do registro civil, onde fica arquivada a segunda via, de cor amarela. Cabe ao oficial do cartório fazer o assento do óbito e dar a *certidão de óbito*, um documento oficial que encerra a vida civil da pessoa natural. Essa certidão é indispensável para que se obtenha a guia de sepultamento, ou para a cremação do cadáver (art. 77 da Lei dos Registros Públicos[18]). A primeira via da declaração, de cor branca, é enviada pelo cartório à Secretaria de Saúde. A terceira via, de cor rosa, fica arquivada no estabelecimento onde foi emitida[16]. No caso de óbito por causa natural ocorrido fora de estabelecimento de saúde e com assistência médica, a terceira via deve seguir, juntamente com a primeira, para a Secretaria de Saúde.

O preenchimento da Declaração de Óbito dos nascidos mortos é um aspecto que é pouco conhecido por médicos e advogados. Em primeiro lugar, deve-se explicar que, conforme a definição da Organização Mundial da Saúde (OMS), "Nascido vivo é o produto da concepção que, depois de expulso ou extraído completamente do corpo da mãe, respira ou dá qualquer outro sinal de vida, tal como batimentos cardíacos, pulsações do cordão umbilical ou movimentos efetivos dos músculos de contração voluntária, quer tenha, ou não, desprendida a placenta". Por conseguinte, a ausência desses sinais caracteriza o óbito fetal (nascido morto)[14]. Deve-se marcar "Fetal" no campo 1 (alusivo ao tipo de óbito) do Bloco I da Declaração de Óbito. De acordo com o art. 53 da Lei dos Registros Públicos, o registro do óbito tem que ser feito mesmo que a criança tenha nascido morta.

Lei dos Registros Públicos
Art. 53. No caso de ter a criança nascido morta ou no de ter morrido na ocasião do parto, será, não obstante, feito o assento com os elementos que couberem e com remissão ao do óbito.
§ 1º No caso de ter a criança nascido morta, será o registro feito no livro "C Auxiliar", com os elementos que couberem.
§ 2º No caso de a criança morrer na ocasião do parto, tendo, entretanto, respirado, serão feitos os dois assentos, o de nascimento e o de óbito, com os elementos cabíveis e com remissões recíprocas.

Mas podem nascer mortos produtos da concepção em qualquer fase da gestação. E é aí que surge o problema de saber a partir de que fase da gravidez está o médico obrigado a passar o atestado. Estabelecido o limite, ele poderá deixar de dar a Declaração de Óbito nos casos em que a idade lhe seja inferior. Nesse sentido, a Resolução n. 1.779/2005[19], do CFM, estabelece que "em caso de morte fetal, os médicos que prestaram assistência à mãe ficam obrigados a fornecer a Declaração de Óbito quando a gestação tiver duração igual ou superior a 20 semanas ou o feto tiver peso corporal igual ou superior a 500 (quinhentos) gramas e/ou estatura igual ou superior a 25 centímetros".

O limite adotado no Brasil é o da Resolução da Diretoria Colegiada da ANVISA n. 306, de 7 de dezembro de 2004[24], que dispõe sobre o Regulamento Técnico para o gerenciamento de resíduos de serviços de saúde.

Grupo A3
Peças anatômicas (membros) do ser humano; produtos de fecundação sem sinais vitais, com peso menor que 500 gramas ou estatura menor que 25 centímetros ou idade gestacional menor que 20 semanas, que não tenham valor científico ou legal e não tenha havido requisição pelo paciente ou seus familiares.

Esses resíduos devem ser sepultados como *peças anatômicas* em cemitério, ou cremados em equipamento licenciado para esse fim. Não devem ser confundidos com o lixo hospitalar comum. Mas, conforme o texto legal, mesmo esses produtos tão imaturos podem ser requisitados pela família. Há que se ressaltar a possibilidade de ficarem conservados para estudo, ou por necessidades legais, como nos casos de aborto criminoso.

Acima do limite estabelecido, é considerado cadáver, sendo obrigatório o registro do óbito fetal no cartório da jurisdição. Os dados clínicos referentes à mãe e ao parto devem ser colhidos e aproveitados para confecção de tabelas de mortalidade fetal, importantes para o planejamento sanitário. Se os familiares não retirarem o cadáver para sepultamento, a instituição que o guarda poderá sepultá-lo ou incinerá-lo, ou destiná-lo a estudos ou pesquisas científicas, de acordo com a Lei n. 8.501/1992[20].

Aspectos médicos

Durante muito tempo, os médicos e os serviços de bioestatística encontraram dificuldades em estabelecer um sistema de comunicação de causas de morte que pudesse ser tabulado sem distorcer a realidade dos aspectos clínicos e patológicos das doenças fatais. Houve época em que apenas uma causa podia ser escrita no atestado, o que resultava em se ter que descartar, às vezes, diagnósticos coexistentes importantes. O maior prejuízo daí decorrente foi sempre a dificuldade de adotar medidas corretas de medicina preventiva. Outra desvantagem era a impossibilidade de comparação de dados entre os serviços de diferentes países e mesmo entre os diversos centros de um mesmo país, já que eram diferentes os critérios de inclusão e de exclusão das diversas causas.

Em 1948, durante a Conferência Internacional para a Sexta Revisão da Classificação Estatística Internacional de Doenças, uma comissão estudou o problema e concluiu que o mais importante era estabelecer a *causa básica da morte*. Esta seria definida como: a) *a doença ou lesão que iniciou a sucessão de eventos mórbidos que levou diretamente à morte*; ou b) *as circunstâncias do acidente ou violência que produziu a lesão fatal*. A partir da causa básica, surgem *causas consequenciais* entrelaçadas que, por fim, chegam à *causa terminal ou imediata*[14].

A parte médica consta na Declaração de Óbito como *Condições e causas do óbito* (bloco V). Nela há quatro linhas designadas pelas letras *a, b, c* e *d*. Na linha "a", coloca-se a causa imediata da morte, ou seja, o evento final que provocou a morte; na linha "b", uma causa consequencial que produziu "a"; na linha "c", a que produziu "b"; e, na linha "d", a causa básica. Esta é a doença ou traumatismo que deu origem às alterações da saúde que, por meio de suas consequências, chegou à causa imediata. Suponhamos que um médico-legista tenha feito a necrópsia de um indivíduo morto a tiros que tenha sofrido feridas transfixantes do coração e dos pulmões, sem ter sido socorrido. O atestado médico da Declaração de Óbito seria preenchido da seguinte maneira: a) anemia aguda; b) hemotórax; c) feridas transfixantes do coração e dos pulmões; d) projéteis de arma de fogo.

Os diagnósticos têm que ser escritos por extenso, não sendo adequado colocar abreviadas as causas de morte.

Apesar dos esforços na orientação de estudantes de medicina e de médicos quanto à forma correta de preencher a Declaração de Óbito, ainda há muitas falhas na maneira de referir as causas de morte e incerteza quanto à fidelidade dos dados. Para melhor orientação e esclarecimento das dúvidas mais comuns, recomendamos a leitura das publicações referidas nos números 14, 16 e 23 das Referências Bibliográficas.

Vários estudos retrospectivos de arquivos hospitalares realizados no estrangeiro e entre nós têm acusado diferenças significativas entre o referido nos prontuários ou laudos de autópsia e o que consta da Declaração de Óbito como causa básica, e mesmo como causa imediata[25]. Tanto ocorre subnotificação como a referência exageradamente alta de algumas causas. Esses erros se devem ora à falta de recursos diagnósticos, ora à negligência do profissional. Mais comum ainda é a discrepância entre o diagnóstico clínico e o laudo de autópsia, quando realizada, mesmo nos países mais desenvolvidos. Em 1985, nos Estados Unidos, foi feito um levantamento que demonstrou que as diferenças variavam de 25% a 56%, conforme o local, entre o que foi diagnosticado em vida e o resultado das autópsias[26]. Mais recentemente, foram achadas diferenças significativas entre os diagnósticos clínicos e os achados de necrópsia em 10% a 40% dos trabalhos de revisão da literatura sobre o tema, para citar apenas as séries de autores com mais de mil casos revistos[27].

O grande número de necrópsias a serem feitas durante um plantão dos institutos médico-legais dos centros metropolitanos faz com que o exame de cada caso seja superficial, permitindo a ocorrência de erros. A probabilidade de errar aumenta nos lugares em que essas instituições também são encarregadas de realizar as verificações de óbito. Para agilizar o serviço, quando os peritos abrem uma das grandes cavidades do organismo e encontram qualquer lesão visceral capaz de causar a morte, encerram a perícia sem abrir as demais. Assim, é fato comum encerrar uma verificação de óbito ao se achar uma cicatriz de infarto do miocárdio, sem atentar para o fato de que a pessoa pode não ter sofrido outro infarto, tendo morrido de outra causa, como uma hemorragia cerebral, por exemplo. Essa conduta não é correta, mas, infelizmente, é comum.

Por causa disso, tem havido incentivo à instalação de serviços de verificação de óbito em todo o Brasil. A Portaria n. 1.405/2006, do Ministério da Saúde[28], criou a Rede Nacional de Serviços de Verificação de Óbito e Esclarecimento da *Causa Mortis* (SVO), como integrante do Sistema Nacional de Vigilância em Saúde. De acordo com as novas normas, as capitais dos Estados e os municípios mais populosos devem instalar SVO com ajuda financeira da União. O parâmetro populacional para a implantação dos serviços nos Estados é população de 3 milhões ou mais. Os serviços passam a ser classificados em três portes: I, II e III, sendo mais qualificado e maior o III. Este deve ser o porte do único a ser implantado em Estados com população inferior a 3 milhões. Conforme aumente a população, são implantados outros serviços de menor porte. Por exemplo, estão previstos na portaria, para o Estado do Rio de Janeiro, um de porte III, quatro de porte II e um de porte I. Nas normas dessa portaria, há a exigência de que as necrópsias sejam feitas por médico especialista em Patologia, podendo, excepcionalmente, não o ser em locais carentes de médico assim titulado. As obrigações do SVO serão:

> Art. 8º Os SVO serão implantados, organizados e capacitados para executarem as seguintes funções:
> I – realizar necrópsias de pessoas falecidas de morte natural sem ou com assistência médica (sem elucidação diagnóstica), inclusive os casos encaminhados pelo Instituto Médico Legal (IML);
> II – transferir ao IML os casos:
> a) confirmados ou suspeitos de morte por causas externas, verificados antes ou no decorrer da necrópsia;
> b) em estado avançado de decomposição; e
> c) de morte natural de identidade desconhecida;
> III – comunicar ao órgão municipal competente os casos de corpos de indigentes e/ou não reclamados, após a realização da necrópsia, para que seja efetuado o registro do óbito (no prazo determinado em lei) e o sepultamento;
> IV – proceder às devidas notificações aos órgãos municipais e estaduais de epidemiologia;
> V – garantir a emissão das declarações de óbito dos cadáveres examinados no serviço, por profissionais da instituição ou contratados para este fim, em suas instalações;
> VI – encaminhar, mensalmente, ao gestor da informação de mortalidade local (gestor do Sistema de Informação sobre Mortalidade):
> a) lista de necrópsias realizadas;
> b) cópias das Declarações de Óbito emitidas na instituição; e
> c) atualização da informação da(s) causa(s) do óbito por ocasião do seu esclarecimento, quando este só ocorrer após a emissão deste documento.

Na ausência de lesões macroscópicas, os patologistas devem recolher fragmentos das principais vísceras para exame histopatológico e, se possível, material para exame toxicológico e microbiológico. Persistindo a dificuldade após o resultado dos exames, a causa da morte será declarada *indeterminada*. Essa situação é vista com mais frequência diante de corpos encontrados em estado avançado de putrefação. Nesses casos, o legista informará no laudo que não foram achados sinais de violência. Com isso, a autoridade policial deverá encerrar a investigação e arquivar o caso. A conclusão de causa indeterminada de morte sem o apoio laboratorial somente se admite quando for impossível ter acesso a esses exames laboratoriais. Mas, se a causa da morte não foi determinada por não terem sido esgotados os recursos disponíveis na localidade, trata-se de negligência.

REFERÊNCIAS BIBLIOGRÁFICAS

1. Brasil. Código de Processo Penal. Decreto-Lei n. 3.689, de 03 de outubro de 1941.
2. Brasil. Lei n. 13.105, de 16 de março de 2015 (introduz o novo Código de Processo Civil).
3. Brasil. Lei n. 11.690, de 09 de junho de 2008 (modifica o Código de Processo Penal).
4. Brasil. Decreto-Lei n. 2.848, de 07 de dezembro de 1940 (introduz o Código Penal).
5. Conselho Federal de Medicina. Resolução n. 2.325, de 13 de outubro de 2022 (define e disciplina o uso de tecnologias de comunicação na avaliação médico pericial).
6. Fávero F. Perícia médica e peritos. In: Medicina legal. 12.ed. Belo Horizonte: Villa Rica; 1991. Capítulo 3, p. 46-63.
7. Souza Lima AJ. Tratado de medicina legal. 5.ed. Rio de Janeiro: Freitas Bastos; 1933.
8. Conselho Federal de Medicina. Resolução n. 2.217, de 01 de novembro de 2018 (aprova o Código de Ética Médica).
9. Conselho Federal de Medicina. Resolução n. 1.658, de 20 de dezembro de 2002 (normatiza a emissão de atestados médicos).
10. Conselho Federal de Medicina. Resolução n. 1.851, de 18 de agosto de 2008 (altera a Resolução n. 1.658, de 20 de dezembro de 2002).
11. Brasil. Lei n. 9.099, de 26 de setembro de 1995 (Lei dos Juizados Especiais).
12. Cardoso MA, Moraes JM. Atestado médico. In: Petroianu A (ed.). Moral e deontologia médicas. Rio de Janeiro: Guanabara Koogan; 2000. Capítulo 28, p. 166-168.
13. Ministério da Saúde. Conselho Federal de Medicina. A Declaração de Óbito: documento necessário e importante. 3.ed. Brasília; 2009.
14. Laurenti R, Mello Jorge MHP. O atestado de óbito: aspectos médicos, estatísticos, éticos e jurídicos. São Paulo: Conselho Regional de Medicina do Estado de São Paulo; 2015.
15. Ministério da Saúde. Secretaria de Vigilância em Saúde. Portaria n. 116, de 11 de fevereiro de 2009 (Regulamenta a coleta de dados, fluxo e periodicidade de envio das informações sobre óbitos e nascidos vivos para os Sistemas de Informações em Saúde).
16. Marotta JFW, Epiphanio EB. Declaração de Óbito. In: Petroianu A (ed.). Ética, moral e deontologia médicas. Rio de Janeiro: Guanabara Koogan; 2000. Capítulo 27, p. 161-165.
17. Brasil. Lei n. 10.406, de 10 de janeiro de 2002 (institui o Código Civil).
18. Brasil. Lei n. 6.015, de 31 de dezembro de 1973 (dispõe sobre os registros públicos).
19. Conselho Federal de Medicina. Resolução n. 1.779, de 05 de dezembro de 2005 (regulamenta a responsabilidade médica no fornecimento da Declaração de Óbito).
20. Brasil. Lei n. 8.501, de 30 de novembro de 1992 (dispõe sobre a utilização de cadáver não reclamado, para fins de estudos ou pesquisas científicas).
21. Estado do Rio de Janeiro. Decreto n. 1.754, de 14 de março de 1978 (Normas técnicas especiais para fiscalização do exercício profissional e de estabelecimentos de interesse para a medicina e saúde pública).
22. Brasil. Decreto n. 20.931, de 11 de janeiro de 1932 (Regula e fiscaliza o exercício da medicina etc.).
23. Conselho Federal de Medicina. Resolução n. 1.641, de 12 de julho de 2002 (Veda a emissão, pelo médico, de Declaração de Óbito nos casos que estabelece).
24. ANVISA/SVS/MS. Resolução da Diretoria Conjunta RDC 306, de 07 de dezembro de 2004 (dispões sobre o Regulamento Técnico para o gerenciamento de resíduos de serviços de saúde).
25. Ministério da Saúde. Declaração de Óbito – Manual de instruções para preenchimento. Brasília: Ministério da Saúde, 2022.
26. Underwood JCE. Autopsies and clinical audit. In: Cotton DWK, Cross SS (ed.). The hospital autopsy. Oxford: Butterworth & Heinemann, 1993. Capítulo 14.
27. Finkbeiner WE, Ursell PC, Davis DL. Medical quality, improvement and quality assurance of the autopsy. In: Finkbeiner WE, Ursell PC, Davis DL (ed.). Autopsy pathology. 2.ed. Philadelphia: Saunders Elsevier; 2009. Capítulo 14.
28. Ministério da Saúde. Portaria 1.405, de 29 de junho de 2006 (institui a Rede Nacional de Serviços de Verificação de Óbito e Esclarecimento da *Causa Mortis*).

PARTE 2

IDENTIDADE

CAPÍTULO 4

Identidade e Processos de Identificação

Hygino de Carvalho Hercules

CONCEITO DE IDENTIDADE

O estabelecimento da identidade de pessoas, e mesmo de coisas, tem sido objeto de estudos técnicos profundos, visando à solução dos problemas originados quando não é prontamente estabelecida. A evidência de que certa pessoa que se apresenta para exercer seus direitos seja ela própria só pode ser demonstrada com base em confronto de dados a ela referentes, colhidos no passado, e os evidenciados no momento da apresentação. Até obras de arte devem ser submetidas a exame minucioso por técnicos especializados, que nelas procuram sinais característicos de sua autenticidade, para serem consideradas legítimas.

O conceito legal de identidade foge um pouco ao matemático, já que as pessoas podem se modificar na aparência com o passar dos anos sem deixarem de ser as mesmas desde que nascem. Em matemática, duas grandezas são idênticas ou iguais quando não houver diferença alguma entre elas. Flamínio Fávero[1] refere que identidade é a qualidade de ser a mesma coisa e não diversa.

A identidade humana interessa particularmente ao Direito e, por conseguinte, à Medicina Legal. No estudo da identidade humana, temos que reconhecer dois aspectos distintos: o subjetivo, que é a consciência do indivíduo de ser ele mesmo durante toda a sua existência; e o objetivo, que se traduz pela sua presença física no meio ambiente, estabelecida pelas características peculiares que lhe dão a individualidade. A identidade subjetiva pode estar prejudicada nos casos em que a consciência esteja perturbada, como ocorre em certas doenças mentais. Os esquizofrênicos podem apresentar distúrbios da consciência do eu e identificar-se com outras pessoas, e até mesmo com animais ou coisas (fenômenos de transitivismo e de personificação).

O que interessa mais vivamente à Medicina Legal é a identidade física, que se respalda na imutabilidade e na unicidade dos caracteres individuais. Estes permanecem evidenciáveis durante toda a vida da pessoa e a distinguem de todas as demais. Embora haja na Terra mais de 8 bilhões de habitantes, conforme estimativa do Department of Economic and Social Affairs (DASA), da United Nations, em 15 de novembro de 2022, a possibilidade de existirem dois seres humanos idênticos é infinitamente remota. Na formação dos caracteres individuais (fenótipo), interferem os fatores hereditários (genótipo) e o meio ambiente. O patrimônio hereditário de cada indivíduo difere bastante de um para o outro. Mesmo os gêmeos univitelinos, que possuem igual equipamento genético, apresentam diferenças físicas suficientes para distingui-los após exame minucioso. Essas diferenças são causadas pela atuação desigual dos fatores ambientais sobre cada um desde a vida intrauterina.

IDENTIFICAÇÃO

Identificação é o processo pelo qual se estabelece a identidade. Nos indivíduos vivos, pode utilizar sinais físicos, funcionais ou psíquicos; mas, no morto, somente se pode valer dos caracteres físicos, nem sempre bem conservados. Não deve ser confundida com o simples reconhecimento. A identificação utiliza, além de dados de fácil observação, capazes de serem percebidos por pessoas leigas, dados técnicos de obtenção por vezes difícil e laboriosa. O reconhecimento baseia-se na comparação entre a experiência da sensação visual, auditiva ou tátil, proporcionada no passado, com a mesma experiência renovada no presente pelo elemento a ser reconhecido. Requer uma comparação psíquica entre a percepção passada e a presente. Como é óbvio, quanto maior o tempo transcorrido entre uma e outra percepção, maiores serão as possibilidades de erro na comparação. Além do mais, a percepção é influenciada por fatores psíquicos de ordem emocional, ou mesmo de ordem patológica. Camps[2] afirma que a testemunha perjura é menos nociva do que a testemunha que reconhece falsamente, convencida de estar sendo verdadeira, por uma ilusão dos sentidos e da percepção.

A identidade só pode ser estabelecida quando há certeza de terem sido afastados todos os pontos duvidosos. Portanto, a identificação necessita de métodos precisos que resistam a interpretações duvidosas.

Importância da identificação

Nos diversos setores da atividade humana e das relações sociais, a identificação assume papel relevante.

- **No foro penal:** o Código Penal estabelece aumento de pena para os criminosos reincidentes, o que só pode ser confirmado por meio da sua identificação. A apresentação de uma pessoa para exercer algum direito de outra, fingindo ser o legítimo detentor daquele direito, constitui o crime de falsa identidade (art. 307 do CP). A expedição de mandados de prisão inicia o processo de captura, que só é concluído após a identificação da pessoa presa. Nos crimes contra a pessoa, é indispensável a identificação da vítima. Havendo testemunhas de alguma ocorrência policial, elas têm que ser identificadas ao prestarem seu depoimento.
- **No foro civil:** são numerosos os casos em que a identificação é parte das mais importantes. Podemos citar, à guisa de ilustração, o casamento, a avaliação de danos em acidentes pessoais e do trabalho, a interdição, a sucessão de direitos e obrigações, a investigação de paternidade, transações comerciais etc.
- **Na justiça eleitoral:** é tão importante a identificação de cada eleitor que, no momento do voto, só é admitido na seção eleitoral o que estiver munido de seu documento de identidade. Procura-se evitar que pessoas mortas votem ou que o mesmo sujeito vote mais de uma vez, por vezes em municípios distintos. Apesar disso, as fraudes acontecem. Já houve registro de município com número de votantes superior ao de habitantes.
- **No foro internacional:** o controle da imigração requer que cada indivíduo que pretenda estabelecer-se no país seja identificado e a ele se dê uma carteira de estrangeiro, de modo a se poder reconhecer os que são clandestinos.

Depois da morte, o estabelecimento da identidade é de suma importância sob vários aspectos. Em primeiro lugar, é necessário para que se possa encerrar a existência da pessoa natural, do ponto de vista jurídico. Desse modo, pode ser feito o inventário dos bens e providenciada a sua transferência para os herdeiros. Por vezes, quando da morte de desconhecidos, pessoas inescrupulosas tentam estabelecer no cadáver a identidade de um parente rico ausente, com o fim de tomar posse de seus bens. Essa conduta tipifica o crime de falsidade ideológica (art. 299 do CP). O falso reconhecimento pode também ser um expediente para cessar a busca a criminosos com mandado de prisão já expedido. Os institutos médico-legais são, em geral, muito rigorosos no que diz respeito à liberação dos corpos examinados em seus necrotérios. No Rio de Janeiro, é exigido um documento de identidade do falecido para que os papiloscopistas o confrontem com as impressões digitais do cadáver.

Fundamentos dos métodos de identificação

Qualquer processo de identificação tem que se basear em sinais e dados peculiares ao indivíduo e que, em seu conjunto, possam excluí-lo de todos os demais. Os sinais e dados utilizados na identificação são chamados de *elementos sinaléticos*. A cor e o tipo dos cabelos, a cor dos olhos, a forma da orelha, a estatura, são todos elementos sinaléticos. Quando isolados, são de pouco valor, já que muitas pessoas têm olhos da mesma cor, a mesma estatura etc. Mas, quando associados, passam a restringir o número de pessoas que podem ser enquadradas como possuidoras desses caracteres ao mesmo tempo. Assim, a associação de vários elementos sinaléticos constitui a base de todos os processos utilizados na identificação através dos tempos. O conjunto de elementos sinaléticos, para ser considerado bom, deve preencher quatro requisitos técnicos, a saber: unicidade, imutabilidade, praticabilidade e classificabilidade[3].

- **Unicidade:** o conjunto desses elementos deve ser exclusivo do indivíduo, de modo a distingui-lo de todos os demais.
- **Imutabilidade:** os elementos não podem modificar-se facilmente pela ação do meio ambiente, pela idade, nem por doenças. Uma vez que tenham sido escolhidos, deverão conservar o mesmo aspecto em qualquer época para posterior confronto. Assim, o peso do corpo não deve ser considerado elemento sinalético por estar sujeito a grandes variações. Alguns dos dados físicos podem modificar-se pela ação do meio, como a cor da pele (raios solares) e a espessura da epiderme (mãos calosas). O envelhecimento causa o encanecimento dos cabelos, o aparecimento de rugas e mesmo a atrofia das massas musculares, modificando o aspecto físico. Pode haver diminuição da estatura, na dependência de doenças como a espondilite anquilosante, a doença de Paget dos ossos, ou de fraturas dos ossos da perna com calo defeituoso. O vitiligo, uma doença que causa despigmentação da pele, pode modificar a aparência intensamente. Outras doenças modificam a atitude, a coordenação motora ou a marcha, que são dados de valor na identificação funcional. Os traumatismos podem causar amputação de segmentos.

- **Praticabilidade:** o número crescente de pessoas fichadas nos serviços de identificação em todo o mundo exigiu que fossem utilizados processos com base em elementos sinaléticos de fácil registro e obtenção. Entretanto, esses elementos não podem expor as pessoas a vexame quando elas precisarem ser identificadas. Certos sinais particulares, ou cicatrizes, localizados nas regiões pudendas, glúteas ou genitália externa, não podem ser usados em cadastramentos de rotina. Mas poderão ser de valor em casos especiais, quando faltarem outros elementos mais importantes, como as impressões digitais.
- **Classificabilidade:** a reunião das fichas dos diversos indivíduos registrados em qualquer serviço de identificação não pode ser feita ao acaso, já que o número é extremamente elevado em alguns. Não sendo arquivados de modo racional, haverá enorme dificuldade para sua localização. Por isso, os processos de identificação devem valer-se de elementos e sinais de fácil classificação, de modo a orientarem a busca prontamente nos arquivos, e a qualquer momento.

Métodos de identificação

• Mutilações, marcas e tatuagens

A origem dos métodos de identificação remonta à Antiguidade. Conta a História que viveu na Babilônia, no século XVIII a.C., o rei Hamurábi, famoso por ter promulgado um código de leis que ficou conhecido com o seu nome. Descoberto em 1901, na Pérsia (atual Irã), pelo assiriologista francês Jean-Vincent Scheil, esse código propunha certas penas qualificadas como expressivas por caracterizarem e identificarem os condenados. Entre outras, havia a amputação de uma das mãos dos ladrões e da língua dos caluniadores. Essas penas marcavam as pessoas castigadas para o resto da vida. Onde quer que passassem, todos saberiam de seus crimes[4].

Conta Almeida Junior[5] que, em Portugal, na Idade Média, era usado cortar-se uma das orelhas aos ladrões. Mais tarde, passaram-se a usar marcas feitas com ferro em brasa, que eram colocadas na testa dos criminosos, de modo a caracterizá-los diante da coletividade. Os ladrões reincidentes eram marcados na testa com um sinal; e, na terceira vez que fossem apanhados em furto, seriam enforcados. As marcas a ferro no rosto foram abolidas em 1524. Mas as marcas em outras partes do corpo continuaram a ser feitas, tendo sido muito usadas no Brasil durante a escravidão. Em março de 1741, o rei determinou que os negros que fugissem para os quilombos fossem marcados nas costas com um F. Se já estivessem marcados por fuga anterior, sofreriam amputação das orelhas. Foram abolidas pela Constituição de 1824.

Todas essas mutilações e marcas visavam à identificação do criminoso reincidente com o fim de agravamento da pena. Só mais tarde é que se pensou em fichar e marcar todas as pessoas de uma comunidade com fins de identificação. O precursor dessa ideia foi Bentham, que propôs que toda pessoa fosse tatuada ao nascer, com o próprio nome no braço. Embora a ideia fosse renovadora, no sentido de retirar das marcas seu caráter infamante, pois que todos seriam marcados, não teve êxito por questões de ordem prática[5].

Além das feitas intencionalmente, as pessoas podem apresentar *marcas congênitas* ou *adquiridas* como consequência de traumatismos e de doenças. Entre as congênitas, deve-se citar: os hemangiomas; os nevos pigmentares e os vasculares; as alterações do esqueleto, como polidactilia, focomelia e outras displasias ósseas; o lábio leporino; deformidades das orelhas etc. Dentre as adquiridas, destacam-se as cicatrizes deixadas pelos diversos tipos de traumas, as alterações da pele por doenças pigmentares como o vitiligo, tumores, processos degenerativos ou inflamatórios do esqueleto como a osteoartrite e as deformidades articulares causadas pela artrite reumatoide, hérnias e outros. São todas úteis quando se sabe que a pessoa procurada as apresenta. Devem sempre ser bem descritas quanto à forma, ao tamanho e à localização.

Indivíduos que exercem certas profissões costumam apresentar marcas relacionadas à atividade desempenhada – são os *estigmas profissionais*. Assim, os sapateiros apresentam uma depressão no terço inferior do esterno; os sopradores de vidro evidenciam desgaste dentário nos incisivos centrais; os tintureiros revelam coloração diferente das unhas; e os bailarinos, hipertrofia das panturrilhas. Indivíduos que trabalham com chumbo ou seus sais, como no caso de bombeiros hidráulicos, tipógrafos, fabricantes de baterias e pintores de parede, podem apresentar uma coloração escura na orla gengival, chamada de orla de Burton[5]. Certas doenças profissionais, como as pneumoconioses, podem identificar a profissão, como no caso dos trabalhadores em pedreiras que adquirem silicose.

Merecem menção especial as *tatuagens*. O termo vem do dialeto falado na Polinésia, por meio do inglês *tattoo*, que significa marca feita profundamente na pele por meio de tintas. Gomes[6] refere que as tintas mais usadas nos processos de tatuagem são o nanquim, o vermelhão, tinta de escrever e outros pigmentos mais modernos. Atualmente, há máquinas vibratórias que fazem o trabalho de tatuagem de modo mais rápido e perfeito[7].

As diversas cores das tatuagens têm tempo de persistência variável. A que mais resiste ao tempo é o preto feito com tinta nanquim. Cores como o vermelho, o verde e o azul costumam desbotar com o passar dos anos, em função da remoção dos pigmentos pelos macrófagos da derme. É interessante salientar que as cores implantadas pela tatuagem podem ser achadas nos linfonodos de drenagem da região tatuada, mesmo depois de terem esmaecido na figura original[7].

Vários processos já foram tentados para a remoção de tatuagens: ferro em brasa, vesicatórios, cáusticos e abrasivos. Na maioria das vezes, causam reação inflamatória que interessa a região da pele tatuada e evolui para a formação de uma crosta. Com a queda da crosta, a tatuagem desaparece, mas fica uma cicatriz com a forma da tatuagem que se queria apagar. O recurso à cirurgia plástica surte melhores resultados.

A motivação para fazê-las é variada, por vezes representando um modismo. Há tatuagens feitas para demonstrar filiação a seitas religiosas, como o candomblé, a facções criminosas ou a outros grupos, como os *hippies* dos anos 1960[7]. Alguns se tatuam com motivos artísticos, eróticos, profissionais, patrióticos. As tatuagens eróticas são colocadas nas áreas genitais ou em outras zonas erógenas. Ora representam o órgão sexual masculino, ora o nome da pessoa amada. Um dos protagonistas de um crime de repercussão nacional, por ter vitimado uma jovem atriz de televisão, tinha tatuado no pênis o nome da companheira de vida e do crime pelo qual foram condenados.

A localização mais frequente das tatuagens é o antebraço (Figura 4.1), seguido pelo dorso das mãos e pelo braço (Figura 4.2), mas podem ser encontradas em qualquer região do corpo. Não é incomum o achado de pessoas com numerosas tatuagens que, embora raramente, chegam a cobrir quase todo o corpo.

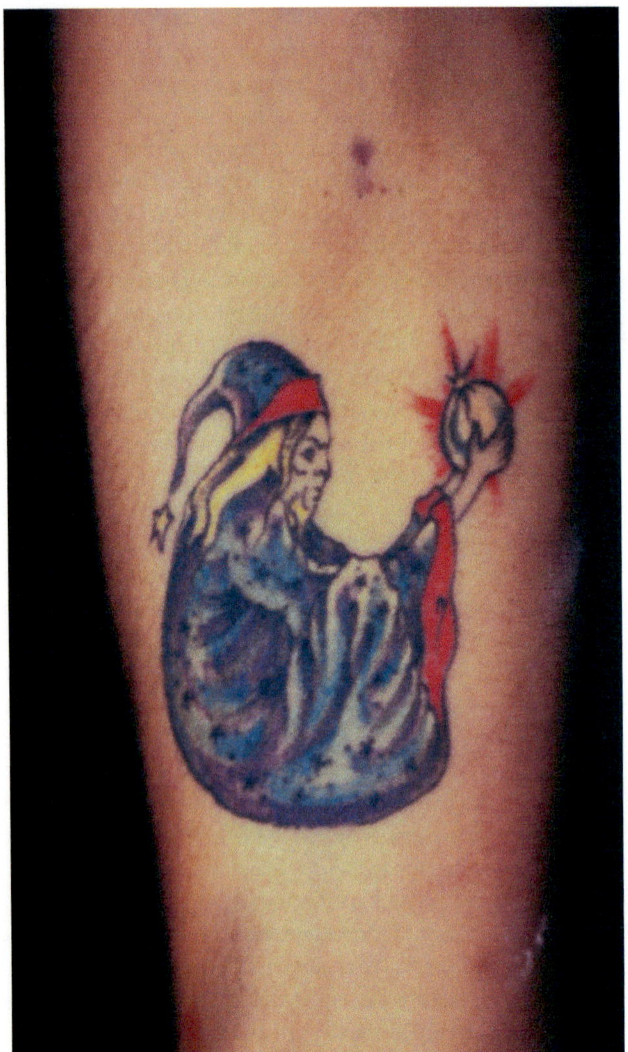

Figura 4.1 – Tatuagem artística que representa a figura de um mago, localizada na face anterior do antebraço.

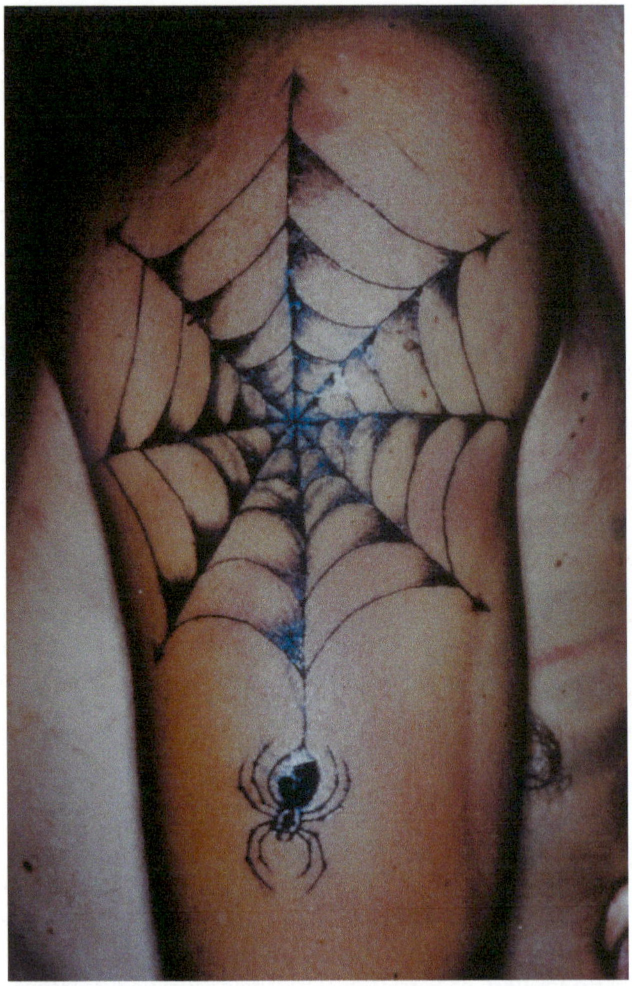

Figura 4.2 – Tatuagem artística que representa uma aranha descendo de sua teia.

Durante a Segunda Guerra Mundial, os nazistas tatuavam o número de ordem no antebraço dos judeus confinados nos campos de concentração. Pessoas ligadas ao mundo do crime referem que os bandidos com a inscrição "Amor de mãe" tatuada no corpo são mais perversos que os demais.

As tatuagens têm valor inestimável na identificação de pessoas desaparecidas em acidentes de massa, como naufrágios e desmoronamentos. Como os corpos, em alguns casos, só são resgatados após vários dias, já em avançado estado de putrefação, a perda da epiderme impede a leitura das impressões digitais. Contudo, por serem feitas na derme profunda, as tatuagens não desaparecem dos corpos em decomposição e podem servir de base para a identificação.

Menos conhecida é a forma de imprimir desenhos permanentes na pele por meio de escarificação. A parte superficial da derme e a epiderme são removidas cirurgicamente, ou destruídas por ação cáustica, de modo a formar um desenho ao gosto do cliente. As áreas lesadas evoluem para a formação de uma crosta hemática que, ao se descolar, deixa uma cicatriz com a forma do desenho escolhido. Como não é tão difundida como a tatuagem, seu valor na identificação de corpos de pessoas desaparecidas torna-se mais relevante (Figura 4.3)[8].

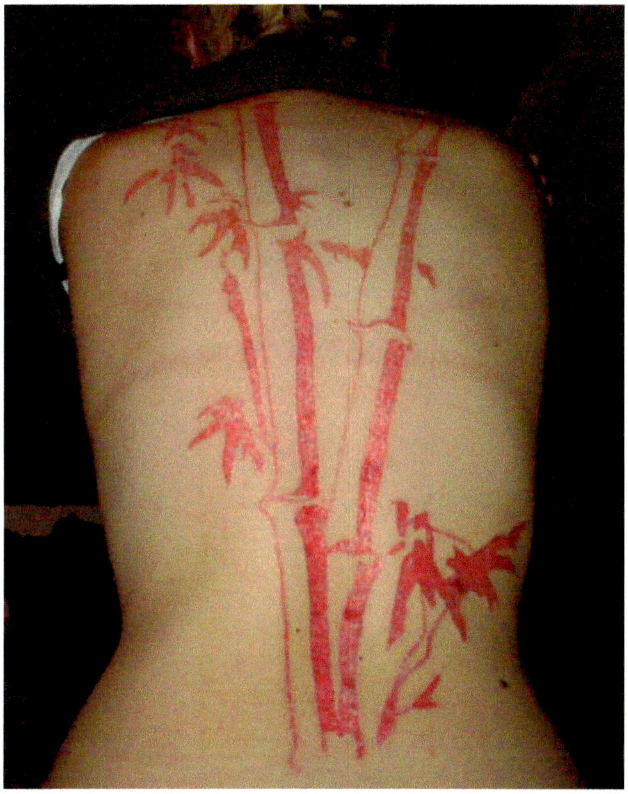

Figura 4.3 – Desenho feito pela remoção cirúrgica da parte superficial da pele, de modo a gerar uma cicatriz permanente depois da consolidação das lesões.

• Retrato falado

As descrições sumárias e os retratos falados, embora auxiliem na captura de elementos marginais e perigosos, não podem ser considerados métodos de identificação. Até a era da computação gráfica, o retrato falado era feito por desenhistas, que entrevistavam testemunhas e delas obtinham detalhes relativos ao contorno do rosto, de frente e de perfil, à forma e à cor dos olhos, nariz, boca, orelhas, implantação e distribuição dos cabelos e das sobrancelhas, bigode e barba se houvesse, além de informações gerais quanto ao porte físico, como estatura, estado de nutrição, idade aparente e cor da pele. Hoje, é mais fácil a tarefa, já que há programas de computação em que vão sendo colocados e substituídos esses elementos até que a testemunha diga que está realmente parecido com a pessoa procurada. Na ausência de fotografia, é de valor enorme na busca de pessoas desaparecidas ou sequestradas.

• Fotografia sinalética

As fotografias são úteis no reconhecimento, mas como método de identificação carecem de unicidade, imutabilidade e classificabilidade, principalmente as de caráter artístico. Estas últimas escondem elementos de grande valor, como pequenas cicatrizes, nevos, rugas de expressão e outros detalhes que prejudicam a estética. Além do mais, sabe-se que certos indivíduos têm fisionomia tão parecida que chegam a ser confundidos entre si, mesmo por parentes e amigos – são os chamados sósias. Mas é muito menos provável que a semelhança se faça sentir tanto de frente como de perfil. Por isso, Alphonse Bertillon criou a chamada *fotografia sinalética*, em que são tiradas duas fotos, uma rigorosamente de frente e outra de perfil, ambas com redução de 1/7[5,6]. Nelas, são abolidos os retoques. A comparação deve ser feita por superposição da foto recente com a que consta dos arquivos. Mas a fotografia sinalética representa o rosto do indivíduo na data em que foi fotografado. Vários anos mais tarde, sua fisionomia envelhecida pode estar bastante diferente da fotografia. Outra dificuldade da fotografia sinalética é a impossibilidade de arquivamento, por não ser classificável de modo racional. O registro fotográfico de São Paulo durou pouco mais de 11 anos (1891 a 1902) e acabou por causa do tempo gasto na busca de qualquer ficha do arquivo[5].

Embora desprezada como método isolado de identificação, a fotografia passou a ser usada em todos os tipos de carteiras de identidade, por ser de fácil observação e comparação. Em alguns países, como a Argentina, a fotografia para a carteira de identidade é feita com visão um pouco oblíqua, com base no fato de que, quando conversamos com alguma pessoa, não a vemos rigorosamente de frente na maioria das vezes.

• Antropometria

Outro método de identificação, utilizado na França no fim do século XIX, foi a antropometria, também idealizado por Bertillon com o fim de caracterizar a reincidência criminal. A *bertilhonagem*, como também tem sido chamado o método, baseava-se na associação de várias medidas do esqueleto com sinais particulares e com as impressões digitais. Servia para identificar indivíduos adultos, pois nos jovens essas medidas sofrem alterações com o crescimento[6].

As fichas propostas apresentavam, no anverso, duas fotografias (de frente e de perfil); as medidas da estatura, da envergadura, do busto; os diâmetros longitudinal, biparietal e bizigomático da cabeça; a altura da orelha direita; o comprimento dos dedos médio e mínimo esquerdos; o comprimento do antebraço esquerdo e a cor do olho esquerdo, do cabelo e da barba. No verso, havia dados gerais, como o nome, a idade, a profissão, além de anotações sobre sinais particulares, como nevos, cicatrizes ou tatuagens.

Essas fichas eram arquivadas em gavetas seguindo um roteiro que começava com os diâmetros longitudinal e transversais da cabeça, pois que a estatura pode sofrer alterações por desvios e acentuação da curvatura da coluna vertebral. Como havia uma classificação em pequena, média e grande para cada medida, a cada passo se eliminavam 2/3 das fichas, de modo a ser possível encontrar a procurada após algumas etapas. Se, ao final, restassem ainda algumas delas, seriam identificadas pelos sinais particulares anotados e pelas impressões digitais dos quatro primeiros dedos da mão direita, que também faziam parte das anotações contidas no anverso[9,10]. Balthazard[9] reproduz uma ficha um pouco diferente, em que havia a impressão digital dos cinco dedos da mão direita no anverso e dos cinco da mão esquerda no verso. Em seu livro, já descreve o método datiloscópico. Por ser muito laboriosa, sem praticabilidade, a bertilhonagem foi superada por esse novo processo.

• Método datiloscópico

Nossa pele é constituída por duas camadas sobrepostas: a mais superficial por tecido epitelial e a mais profunda por tecido conjuntivo. O tecido epitelial forma a *epiderme* e o conjuntivo, a *derme*. O epitélio de revestimento da pele é formado por camadas superpostas de células, sendo as mais superficiais de forma achatada e, em contato com o meio ambiente, transformadas em um material duro, a queratina. A parte do tecido conjuntivo da derme que está em contato com a epiderme é mais frouxa do que a situada mais profundamente. Apresenta projeções que elevam a epiderme, cuja forma varia de acordo com a região do corpo. Nas regiões palmar e plantar, essas projeções assumem a forma de cristas sinuosas e separadas por sulcos pouco profundos. Essas cristas podem ser vistas a olho nu sob a forma de linhas paralelas. Essas linhas formam o denominado *desenho digital*.

Almeida Junior[3] faz um resumo histórico dos estudos que conduziram à elaboração do método datiloscópico. Conta que Herschell, em 1858, foi o primeiro a aplicar as impressões digitais para fins contratuais e que, na área criminal, o pioneiro foi Faulds, em 1880. Francis Galton criou um sistema de classificação no fim do século XIX, aperfeiçoado por Edward Richard Henry, que passou a ser usado primeiramente na Índia, em 1897. É o sistema Galton-Henry. Em 1891, foi iniciado, na Argentina, o uso de uma nova classificação, elaborada por Juan Vucetich, imigrante vindo da Dalmácia. O novo sistema, por sua simplicidade, foi prontamente adotado por diversos países, inclusive o Brasil, por meio do Decreto n. 4.764, de 5 de fevereiro de 1903, que deu novo regulamento à Secretaria da Polícia do Distrito Federal e definiu as finalidades do Gabinete de Identificação e de Estatística, criado pelo Decreto n. 4.763, de mesma data.

Analisado sob qualquer ponto de vista, o método datiloscópico de identificação supera todos os processos anteriores e todas as tentativas feitas até hoje. Há, inclusive, programas de computação desenvolvidos para fazer o confronto de impressões digitais. Nos Estados Unidos, existe um banco de dados com esse fim – Automated Fingerprint Identification Systems (AFIS)[11]. Esse método satisfaz plenamente aos requisitos de unicidade, imutabilidade, praticabilidade e classificabilidade.

Unicidade

A análise de uma impressão digital deve levar em consideração elementos qualitativos, quantitativos e topográficos. Os qualitativos são desenhos formados pelas diversas cristas e recebem a denominação geral de *pontos característicos*. Ilhotas, bifurcações, forquilhas etc. são exemplos desses pontos (Figura 4.4).

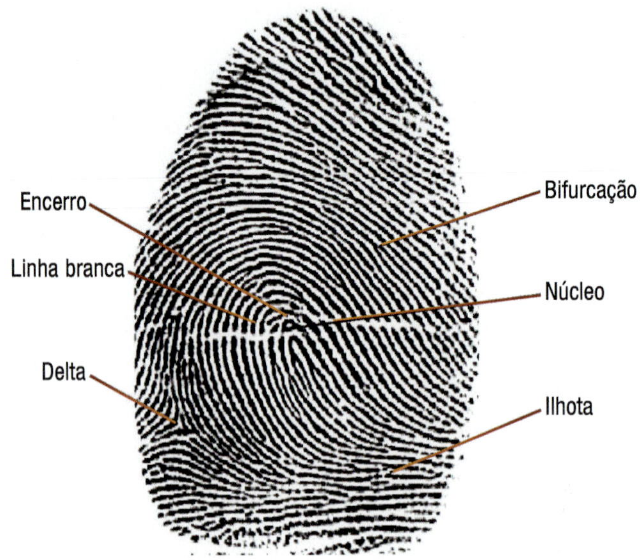

Figura 4.4 – Datilograma do polegar direito de Hygino Hercules, com presilha externa.

A contagem do número de linhas existentes entre dois ou mais pontos característicos aumenta muito a capacidade de distinguir duas impressões entre si. Além disso, a distribuição dos pontos na figura e o seu posicionamento, junto com esses elementos, tornam impossível que haja duas impressões idênticas, mesmo se comparando os dedos de uma das mãos do indivíduo. Vários autores fizeram cálculos estatísticos com base na variabilidade dos desenhos papilares e chegaram à conclusão de que o número de habitantes da Terra é muito pequeno para que se encontrem dois indivíduos com impressões digitais idênticas[3].

Imutabilidade

As impressões digitais guardam o mesmo desenho desde o sexto mês de vida intrauterina até alguns dias após a morte, ocasião em que a putrefação destrói a pele. Essa persistência do desenho papilar recomenda que seja feita carteira de identidade de crianças o mais cedo possível, com benefícios óbvios nos casos de extravio em multidões, tumultos, praias etc. Herschell, um dos estudiosos do assunto, comparou suas próprias impressões obtidas com 53 anos de intervalo e não conseguiu estabelecer quaisquer diferenças[3].

O desenho papilar removido por ação abrasiva, acidental ou intencional, volta a se evidenciar depois de poucos dias. Do mesmo modo, as ações térmica e cáustica destroem a epiderme, mas, quando se dá a regeneração epitelial, volta a ser visto o desenho original. Alguns traumas, no entanto, podem destruí-lo, desde que atinjam a derme mais profunda, resultando na formação de tecido cicatricial irregular. O mais comum, porém, é que o desenho seja restaurado, com perda das cristas papilares apenas nos pontos mais comprometidos pelo trauma. A remoção da pele das polpas digitais e a sua substituição por pele de outras regiões do corpo acabam com as impressões digitais, mas deixam as cicatrizes reveladoras do ato cirúrgico, além de a própria ausência das impressões ser denunciadora da fraude.

Praticabilidade

A colheita das impressões digitais nos serviços de identificação é uma operação rápida, segura e não expõe a pessoa a qualquer tipo de constrangimento. O material necessário consta de uma prancheta com superfície lisa, de metal ou de plástico, onde se espalha tinta de tipografia, ou outra semelhante, com um rolo de borracha. Os dedos da pessoa a ser identificada devem ser pressionados contra a tinta da prancheta, de modo a que toda a polpa digital seja untada. A passagem da tinta dos dedos para o papel da ficha é feita com auxílio da prancheta de Vucetich, uma placa de madeira com cinco depressões, lado a lado, numa das faces, junto à borda. Modernamente, o escaneamento eletrônico das polpas digitais vem substituindo com vantagens esse processo.

Classificabilidade

Apesar da infinidade de desenhos observados nas impressões digitais, há determinados padrões que se repetem e que constituem os *tipos fundamentais*. Já foram propostas várias classificações com base nesses padrões. A adotada no Brasil é a de Vucetich. Toma como elemento básico a presença, a ausência e a posição de uma figura chamada de *delta*, pela semelhança com a letra grega. São quatro os tipos fundamentais da classificação de Vucetich: 1) Arco – ausência de delta; 2) Presilha Interna – presença de delta à direita do observador; 3) Presilha Externa – presença de delta à esquerda do observador; 4) Verticilo – presença de dois deltas, um à direita e outro à esquerda.

Os tipos fundamentais encontrados no polegar são representados na ficha datiloscópica pelas letras A, I, E e V. Os observados nos demais dedos, pelos números 1, 2, 3 e 4, respectivamente (Figura 4.5).

A classificação da ficha de cada pessoa baseia-se nos tipos fundamentais encontrados nos dez dedos. A individual ou fórmula datiloscópica é formada por uma fração cujo numerador é a mão direita, chamada de *série*; o denominador é a mão esquerda, chamada de *seção*. Como são possíveis, teoricamente, 1.024 séries e 1.024 seções, podem existir 1.048.576 fórmulas datiloscópicas[3]. Assim, cada indivíduo vai ser alocado a uma dessas fórmulas. Contudo, cada fórmula pode abrigar número variado de pessoas. Algumas fórmulas, inclusive, são muito frequentes, como aquelas em que há repetição do mesmo tipo fundamental nos dez dedos. A diferenciação entre elas será feita pelos pontos característicos. Mas, nos grandes arquivos e bancos de dados dos serviços de identificação das grandes metrópoles, os escaninhos ou diretórios dessas fórmulas muito frequentes podem conter dezenas de milhares de fichas, o que torna extremamente laborioso localizar uma ficha por métodos manuais. Para contornar esse problema, foram criadas subclassificações, de modo a facilitar a busca[3].

Arquivos monodatilares

As fórmulas datiloscópicas, tão úteis no registro geral dos cidadãos, são inadequadas a fins policiais. As impressões encontradas em locais de crime são, geralmente, de um ou dois dedos, deixadas em superfícies lisas de objetos ou de folhas de papel. Não é possível atribuí-las a uma individual datiloscópica. Havendo suspeitos, as impressões coletadas no local devem ser comparadas com cada um dos seus dedos. Vê-se primeiro o tipo fundamental e, depois, procuram-se pontos característicos coincidentes. A maioria dos autores está de acordo em estabelecer confronto positivo quando há mais de 12 a 20 pontos coincidentes, sem que haja qualquer ponto de divergência[12]. Não havendo de quem suspeitar, a tarefa fica muito mais difícil. Com a finalidade de resolver esse problema, foram criados arquivos especiais monodatilares, feitos a partir dos dedos de criminosos habituais. O processo de classificação das impressões desses criminosos varia de um instituto para outro.

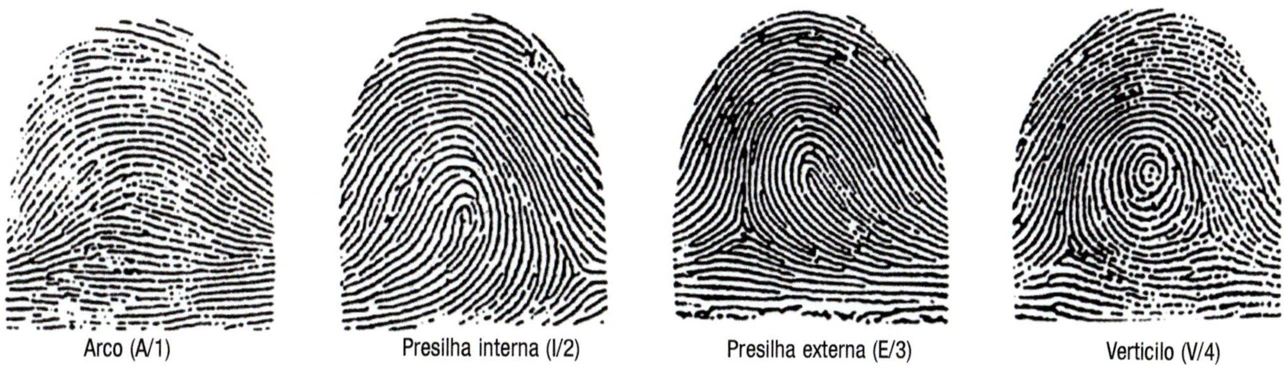

Figura 4.5 – Desenho dos quatro tipos fundamentais da classificação de Vucetich.
Fonte: Reproduzido do *Manual Técnico de Datiloscopia do IIFP* (Instituto de Identificação Félix Pacheco, do estado do Rio de Janeiro).

Albodatilograma[1,3]

É formado pelo conjunto de linhas brancas que atravessam as negras que representam as cristas papilares. Podem ter qualquer direção e tamanho, mas, geralmente, são transversais. Na verdade, representam pequenas pregas superficiais, à maneira de rugas, adquiridas com o passar dos anos, que se tornam mais visíveis quando se faz a flexão da terceira falange. São mais frequentes nos polegares e nos indivíduos mais idosos. Para que apareçam na impressão digital, o técnico deve fazer pouca pressão e usar pouca tinta no momento de sua obtenção; do contrário, as pregas se desfazem e não aparecem no datilograma. Cerca de 70% delas são permanentes. O seu conjunto constitui um desenho que auxilia nas operações de busca por ser reconhecido macroscopicamente, de relance, por peritos experientes (Figura 4.4).

• Outros métodos de identificação

Vários outros métodos de identificação têm sido propostos. Alguns, como a rugopalatoscopia, a poroscopia, a oftalmoscopia, a radiografia e a flebografia, não tiveram boa receptividade por causa da dificuldade de obtenção e/ou classificação dos registros.

A *rugopalatoscopia* baseia-se na diferença individual das cristas sinuosas que todos nós apresentamos na mucosa do palato duro (céu da boca). O chamado *rugograma* é obtido por moldagem feita com massa de dentista, seguida de forma gessada em que as cristas ficam em relevo. Essas devem ser marcadas a lápis e depois fotografadas[13].

A *poroscopia* tem por base a posição dos poros onde as glândulas sudoríparas se abrem nas cristas papilares. Aparecem como pontos brancos ao longo das linhas das impressões digitais, com diâmetro que varia entre 0,08 e 0,25 mm. O arranjo desses pontos é individual. Requer emprego de lupas para sua observação[13] (Figura 4.6).

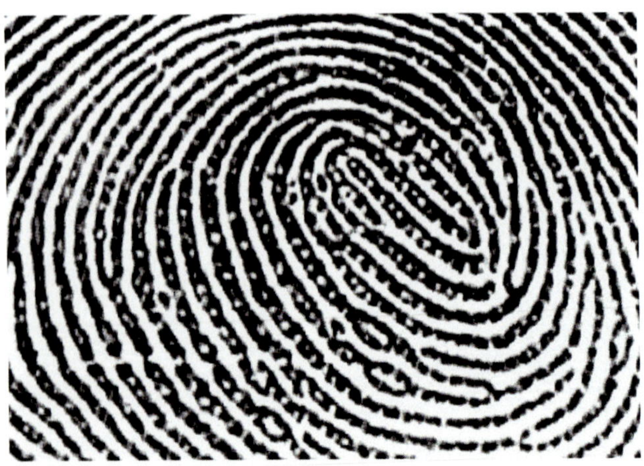

Figura 4.6 – Detalhe de impressão digital, em que os pontos brancos correspondem aos poros.

A *oftalmoscopia* procura comparar o aspecto do fundo do olho de cada pessoa, principalmente quanto à posição e à ramificação dos vasos arteriais e venosos relacionados à papila óptica (local onde o nervo óptico tem origem). Tem o inconveniente de exigir o uso do oftalmoscópio e de não ser útil em cadáveres, nos quais os vasos do fundo do olho logo se tornam imperceptíveis.

O método radiográfico foi proposto por Levinsohn e consistia na realização de *radiografia* dos ossos do metacarpo e do metatarso. As radiografias seriam feitas em incidência padronizada para permitirem sua superposição quando necessária a comparação com o desconhecido[12].

Por fim, a *flebografia* consiste em fotografar as veias do dorso da mão ou fronte para posterior comparação com as de outros indivíduos. Carece de classificabilidade e, como a oftalmoscopia, é difícil de se obter em cadáveres[12].

Recentemente, graças ao maior desenvolvimento e uso dos registros gráficos em computação eletrônica, foi criado um método com base no padrão de textura e cor da íris. Os registros são feitos por escanear a íris com um dispositivo de luz, que pode ser infravermelha, e câmera que recolhe dados de luz refletida. A luz incide sobre a íris sob a forma de um feixe vertical que se desloca lateralmente. O uso de luz infravermelha minimiza o problema de reflexos a partir da córnea. À medida que se desloca, a imagem refletida é digitalizada, de modo que valores acima de uma média são considerados brancos e os menores que essa média são considerados pretos, o que gera um código de barras. Como a trama de fibras da íris é diferente de um indivíduo para os outros, o código de barras gerado vem a ser individual. Numa segunda captação futura, é possível identificar a pessoa pela comparação do padrão de barras. Esse método tem sido usado na permissão de ingresso de pessoas já registradas a locais cuja natureza requer um controle mais rígido da segurança. É um dos três processos biométricos recomendados pela International Civil Aviation Organization (ICAO) na confecção de futuros passaportes. Os outros dois são as digitais e a fotografia. Seu emprego é de grande valia para o controle da entrada de estrangeiros em alguns países através dos aeroportos, conforme já se faz na Arábia Saudita[14].

Outros não devem ser chamados de métodos, uma vez que dependem de ocasionais registros prévios, como os dependentes de radiografias tiradas por motivos clínicos. Aqui, vale a citação dos seios paranasais, principalmente os frontais, cuja forma e cujo tamanho são individuais. Foi utilizado em Brasília, em caso de repercussão nacional, para a identificação do corpo de uma mulher que fora morta pelo marido, conforme julgamento do processo no Tribunal do Júri[15].

Em situações de catástrofes, com centenas de mortos, a maioria dos corpos pode ser identificada pelos métodos já descritos. Mas sempre restam alguns indivíduos em que essa determinação está prejudicada. Nesse contexto, convém lembrar a presença de próteses, como as dentárias, as mamas de silicone e, mais importantes, as usadas em artroplastias. Em alguns países, como Portugal, existe um registro nacional de artroplastias com a finalidade de acompanhar os casos clínicos, mas que pode ser utilizado para a identificação quando necessário[16] (Figuras 4.7 e 4.8).

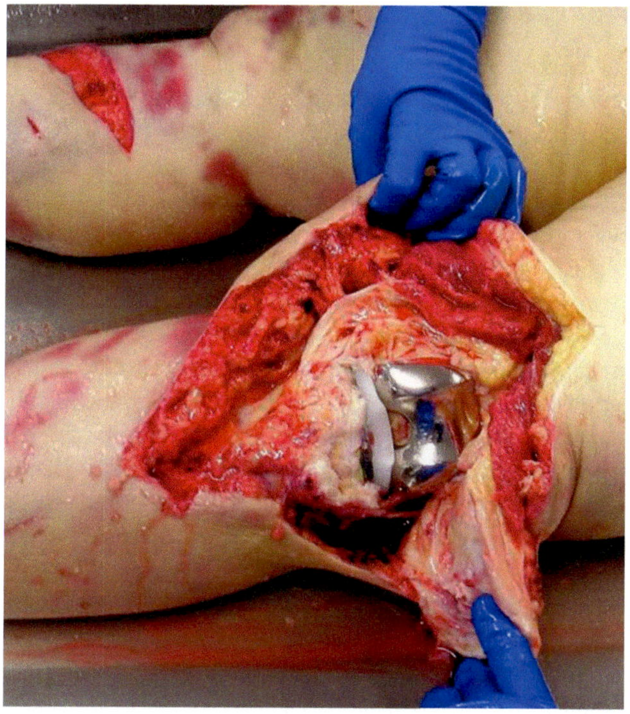

Figura 4.7 – Prótese da articulação do joelho esquerdo, como achado de necrópsia.
Fonte: Cortesia do Dr. Carlos Henrique Durão.

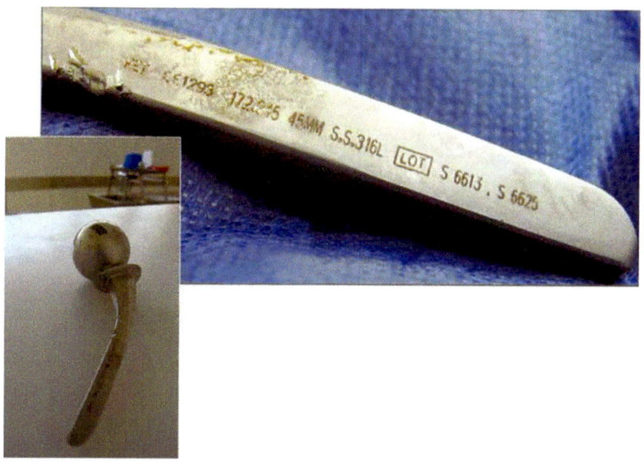

Figura 4.8 – Prótese para articulação coxofemoral. Na haste estão os números gravados pelo fabricante.
Fonte: Cortesia do Dr. Carlos Henrique Durão.

A identificação do autor de manuscritos pode ser feita por meio da *caligrafia*. Os peritos nessa área são os grafotécnicos. Atuam tanto no foro penal quanto no foro civil.

A *análise da voz* tem sido usada com frequência cada vez maior. Outrora, baseava-se no depoimento de testemunhas que teriam ouvido alguém falar, mas sem poder ver a pessoa. Isso poderia acontecer em casos de sequestro em que fosse libertada a vítima e, depois, preso algum suspeito. Peritos em som costumam estudar o padrão da voz gravada com o auxílio de programas de computador em que as ondas sonoras são decompostas e analisadas, produzindo gráficos utilizados na comparação entre a gravação fornecida e o padrão da fala de quem se quer identificar.

O estabelecimento da identidade pelo *exame dos arcos dentários*, além de útil nos vivos, é indispensável em casos de carbonização e de achado de esqueletos, quando se suspeita que se trate de certa pessoa desaparecida. De acordo com o Código de Ética Odontológica, do Conselho Federal de Odontologia, constitui dever profissional do cirurgião-dentista elaborar e manter atualizados os prontuários odontológicos de seus pacientes. Quanto ao tempo de guarda, a Lei n. 13.787/2018 estabelece que decorrido o prazo mínimo de 20 anos, a partir do último registro, os prontuários em suporte de papel e os digitalizados poderão ser eliminados. Como se trata de matéria afeita à Odontologia Legal, os compêndios e tratados relativos ao tema devem ser consultados.

Problemas especiais de identificação

Conforme já referimos, a identificação baseia-se na comparação de dois registros feitos do mesmo indivíduo. Por isso, de nada adianta colher dados minuciosos de uma pessoa que se quer identificar se não há um primeiro registro. É o que ocorre com crianças. A identificação de uma criança extraviada, sequestrada ou desaparecida e morta tem que ser feita com base em informações prestadas pelos familiares e por ocasionais documentos que registrem algum detalhe, conforme os métodos antigos já descritos, como sinais particulares, mutilações e outras marcas.

Na maioria das vezes, porém, as dificuldades surgem no exame de cadáveres que estejam incompletos, por exemplo esquartejados, carbonizados ou em estado avançado de putrefação. Com frequência, o que se apresenta aos peritos é apenas um esqueleto, acompanhado, ou não, pelas vestes. Aqui, é o campo de atuação da Antropologia Forense propriamente dita, um ramo da Antropologia Física, a qual será estudada no Capítulo 5 - Antropologia Forense. Identificação de Remanescentes Humanos.

Tratando-se de pessoas vivas, podem surgir situações em que seja necessário o estabelecimento da idade aproximada e, mais raramente, do sexo.

Determinação da idade nos vivos

Pode ser necessária tanto no foro penal quanto no foro civil. No foro penal, sua importância é crucial no momento de se impor medidas de restrição da liberdade a delinquentes presos em flagrante infração penal. De acordo com o artigo 27 do Código Penal, os menores de 18 anos são considerados inimputáveis, estando sujeitos às normas estabelecidas em legislação especial. Essa legislação está no Estatuto da Criança e do Adolescente (Lei n. 8.069/1990)[17]. De acordo com ela, indivíduos menores de 18 anos, qualquer que tenha sido o delito praticado, não podem ser trancafiados juntamente com os delinquentes maiores de idade. A autoridade policial deve encaminhá-los a uma instituição correcional para que sejam submetidos a um processo de reeducação. A propósito, hoje, discute-se acaloradamente a proposta de redução da maioridade penal de 18 para 16 anos de idade. Há argumentos ponderáveis tanto a favor quanto contrários. De qualquer maneira, tendo dúvida a autoridade, o pretenso menor deve ser encaminhado ao Instituto Médico-Legal para que se faça o exame de determinação da idade.

De acordo com o novo Código Civil, os menores de 16 anos são absolutamente incapazes de exercer pessoalmente os atos da vida civil. Quando entre 16 e 18 anos, são considerados relativamente incapazes, podendo realizar certos atos, desde que assistidos por seu representante legal. É o que consta no inciso I do artigo terceiro e no inciso I do artigo quarto, respectivamente. Não entraremos, aqui, na análise da responsabilidade penal e civil, pois seus aspectos serão discutidos na Parte 8 desta obra.

• Perícia

O fundamento da avaliação pericial da idade em pessoas vivas é a inexorável sucessão de transformações impostas ao ser humano pelo passar do tempo. Desde o nascimento até a velhice, nossa aparência vai se modificando, de modo que qualquer pessoa leiga é capaz de calcular grosseiramente a idade de qualquer um, com acuidade que varia com a faixa etária considerada. Assim, uma diferença de poucos meses de um bebê para outro não deixa dúvidas sobre quem é o mais moço, qualquer que seja o observador. Mas, em indivíduos maduros, diferenças de anos não podem ser percebidas nem pelos mais perspicazes.

Os elementos a serem pesquisados nessa avaliação sofrem influência de diversos fatores, tanto genéticos como ambientais. Assim, existe um tipo hereditário de nanismo (progéria) em que o indivíduo novo apresenta pele enrugada e aspecto senil. O envelhecimento precoce surge nos indivíduos albinos. Além disso, a exposição prolongada ao sol antecipa o aparecimento de rugas, por destruir precocemente as fibras elásticas da pele, e condiciona o surgimento de pequenas lesões pré-neoplásicas, chamadas de ceratose actínica ou senil. As doenças nutricionais também podem retardar o amadurecimento do organismo e o desenvolvimento físico. Feitas essas ressalvas, analisemos o valor dos dados que podem ser considerados na determinação da idade.

Estatura

Embora sujeita a falhas, tem muita importância na infância e na adolescência. Apesar de haver tabelas estaturais, que são familiares aos pediatras, o mais importante é o estabelecimento do ritmo de crescimento nessa fase da vida. Após o fechamento das cartilagens de crescimento dos ossos longos, ao fim da puberdade, a estatura perde totalmente seu valor comparativo.

Pele

Tem valor, ressalvadas as discrepâncias já referidas anteriormente, pela presença e distribuição dos pelos, presença de rugas e alterações pigmentares, inclusive dos pelos.

No início da adolescência, começam a surgir os primeiros pelos pubianos, que são seguidos pelos axilares. No caso dos rapazes, começa a surgir a barba, primeiro na região do bigode, depois nas costeletas e na região mentoniana. Dependendo de fatores familiares e raciais, a densidade da barba pode ser maior ou menor, assim como podem surgir pelos na face anterior do tórax. Em idade mais avançada, podem surgir pelos no conduto auditivo externo. Em contrapartida, a queda dos cabelos sugere uma idade madura. A calvície é uma alteração que ocorre nos homens maduros, variando muito a idade em que começa a se instalar. Mas a calvície avançada permite supor que o indivíduo tenha mais de 30 anos. Os cabelos começam a embranquecer por volta dos 30 anos de idade, geralmente pelas regiões temporais. Mas, também aqui, há grande variação individual. O técnico de autópsias da disciplina de Medicina Legal e Deontologia do curso de Medicina da Universidade Gama Filho já tinha a cabeça toda branca antes dos 60 anos de idade.

As rugas costumam começar pela pele próxima ao canto externo da fenda palpebral ("pés de galinha"). Seguem-se as rugas de expressão facial. Com o tempo, a pele torna-se cada vez mais flácida, há perda de gordura no subcutâneo e de fibras elásticas e colágenas na derme, com a consequente universalização das rugas nos indivíduos de idade muito avançada.

Com o passar do tempo, ocorre o aparecimento de manchas hipercrômicas em diversos segmentos do corpo, porém as mais características são as que surgem no dorso das mãos. São mais comuns em mulheres que já entraram na menopausa ("pintinhas da vovó"). Quando não são removidas por tratamento dermatológico estético, denunciam a idade de mulheres que foram submetidas a cirurgia plástica de rejuvenescimento. Mas os homens não ficam imunes. Os idosos podem apresentá-las em quantidade variada.

Olhos

Chama-se de arco ou halo senil uma deposição de material proteico na região límbica do globo ocular, formando um anel de coloração acinzentada no limite externo da íris (Figura 4.9). A partir dos 40 anos, cerca de 20% dos indivíduos já o apresentam, sendo mais frequente e precoce nos indivíduos com ancestralidade africana e nas mulheres. Sua incidência aumenta com a faixa etária pesquisada[7,18]. Com o passar dos anos, ocorrem modificações no cristalino que, em alguns indivíduos, culminam com essa diminuição da transparência ao atingirem uma idade avançada, tornando-se necessária sua remoção cirúrgica. É o que se chama de catarata. Como pode haver cataratas causadas por outras doenças oculares, seu valor na estimativa da idade do indivíduo é relativo, devendo ser avaliados outros elementos. A progressiva alteração do cristalino também diminui sua elasticidade, de modo que a acomodação da visão para objetos próximos fica prejudicada – presbiopia. É uma característica de pessoas já maduras.

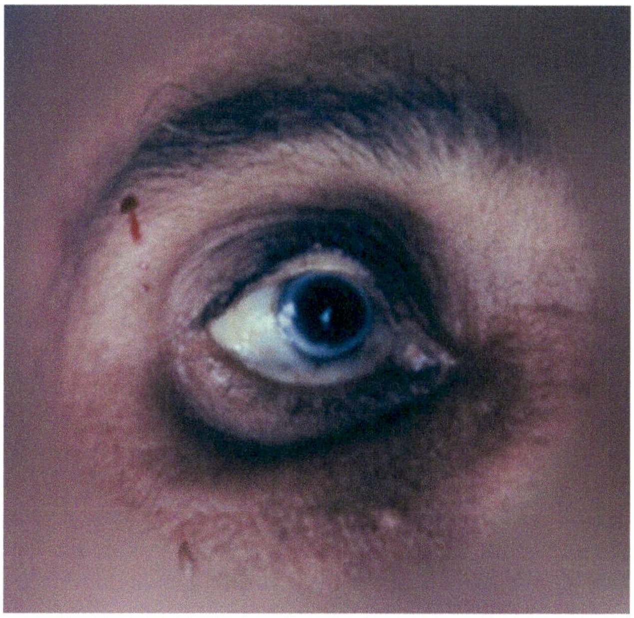

Figura 4.9 – Halo senil. A região límbica, fronteira entre a córnea e a esclera, apresenta coloração branca acinzentada nítida.
Fonte: Caso do autor.

Esqueleto e dentição

Do ponto de vista pericial, são os elementos mais fidedignos. O exame do esqueleto é feito pela identificação dos pontos de ossificação e pelas cartilagens de crescimento. Os pontos de ossificação podem ser identificados pelo exame radiológico do esqueleto. São mais importantes na infância, principalmente com relação aos ossos do punho e do pé. Na bacia, os três pontos de ossificação, constituídos pelo ílio, ísquio e púbis, estão unidos por uma cartilagem em forma de Y. À medida que se dá o crescimento da criança e ela entra no período da adolescência, essa cartilagem vai desaparecendo pela fusão das três áreas de ossificação. Seu ponto de encontro está no interior da cavidade cotiloide do osso ilíaco e serve de referência para o cálculo de índices antropométricos importantes[19]. Algumas tabelas importantes referentes à cronologia do aparecimento dos pontos de ossificação em geral podem ser encontradas em Camps[2].

Na adolescência, a determinação da idade, como já referimos, pode ser extremamente importante para se dar o tratamento penal adequado aos delinquentes que alegam menoridade e não têm uma certidão para comprovação do alegado. Aqui, são muito importantes as metáfises dos ossos longos e a fusão dos pontos de ossificação do ilíaco. O fechamento das cartilagens de crescimento das regiões metafisárias obedece a uma cronologia que é pouco influenciada por elementos ambientais, inclusive nutricionais[2]. Contudo, é indispensável que se leve em consideração o sexo, pois as mulheres entram na adolescência mais cedo que os homens, e as alterações do esqueleto induzidas pelos hormônios sexuais ocorrem nelas com antecipação de 1 a 2 anos (Figuras 4.10 e 4.11).

A erupção dos dentes, tanto decíduos quanto permanentes, segue uma cronologia regular, com pouca variação individual e étnica. O fechamento das zonas de crescimento dos ossos longos e o das suturas do crânio também podem ser apontados como marcadores úteis para a estimativa da idade. Existem tabelas bastante confiáveis para essa estimativa. Como regra, porém, pode-se aconselhar a avaliação da idade com preferência para os seguintes fatos:

1. até 2 anos – primeira dentição;
2. de 2 a 6 anos – aparecimento dos pontos de ossificação;
3. de 6 a 12 anos – segunda dentição;
4. de 12 a 25 anos – fechamento das zonas de crescimento dos ossos longos (metáfises);
5. acima de 25 anos – fechamento das suturas do crânio.

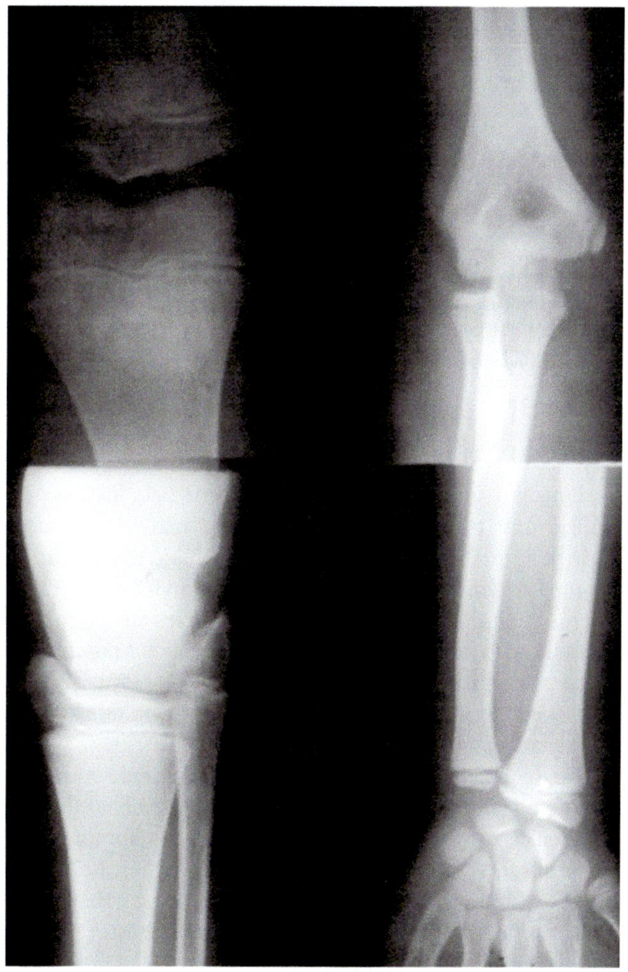

Figura 4.10 – Radiografia das grandes articulações de um adolescente, incluindo joelho, cotovelo e punho. O aspecto é compatível com menos de 12 anos, se feminino, ou menos de 14 anos, se masculino. As cartilagens de crescimento ainda não ossificadas são representadas por uma linha radiotransparente entre a epífise e a diáfise (região metafisária).

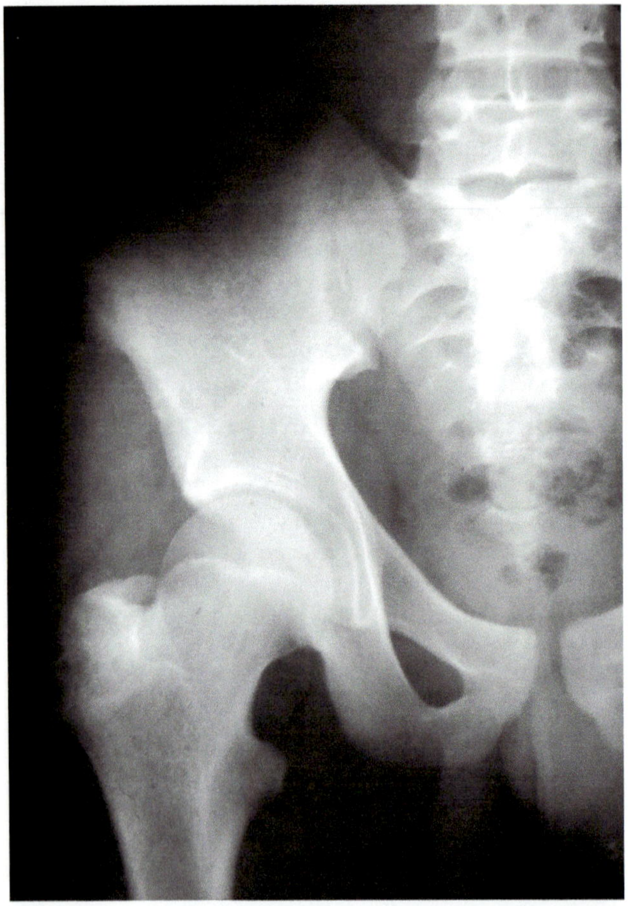

Figura 4.11 – Radiografia da bacia de um adolescente. Esse aspecto é compatível com maior de 20 anos, se feminino, ou de 21 anos, se masculino.
Fonte: Gentileza do Dr. Hélio Oliveira Santos.

Determinação do sexo nos vivos

Poucas vezes são os peritos chamados pela justiça para realizar uma perícia de determinação de sexo. Essa situação pode se apresentar quando houver sexo dúbio em função de anomalias genitais, ou quando a dúvida provier de alteração de uma genitália normal por meio de artifícios cirúrgicos. No primeiro caso, o problema pode surgir logo após o nascimento em se tratando de hermafroditas ou de pseudo-hermafroditas, ou ser acobertado até a idade adulta, ocasião em que levará a problemas quando das núpcias.

Nosso Código Civil não contempla o casamento entre pessoas do mesmo sexo, embora tenha havido uma liberalização com relação à herança de bens entre parceiros homoafetivos que tenham vivido juntos por vários anos. Em decisão unânime, o Supremo Tribunal Federal equiparou ao casamento a união homoafetiva, estabelecendo que, quando estável, constitui ela também uma família[20].

Os transtornos da sexualidade podem estar no campo genético, somático ou psíquico.

No campo da genética, existem casos em que a separação dos cromossomas sexuais não se faz de modo normal, e o indivíduo pode apresentar padrão diferente do normal – XX para a mulher e XY para o homem. Assim, pode-se ter o tipo XXY, encontrado na síndrome de Klinefelter, e o tipo XO, na síndrome de Turner. Existem outras anomalias com menor importância para o nosso estudo, como a chamada superfêmea, com XXX. O indivíduo com síndrome de Klinefelter costuma ter atrofia testicular e biótipo eunucoide.

Os transtornos somáticos são representados pelos casos de hermafroditismo verdadeiro e de pseudo-hermafroditismo.

O *hermafroditismo verdadeiro* pode ser classificado de acordo com o tipo de gônada que o indivíduo apresenta. Em geral, o que se observa é a presença de gônadas que mostram, no mesmo órgão, tecidos masculinos e femininos, constituindo o que se convencionou chamar de ovot*é*stis. No ovotéstis, são achados setores com túbulos seminíferos (componente masculino) e outros com folículos de Graaf (componente feminino). Conforme a predominância de produção de hormônios masculinos, ou femininos, o indivíduo vai apresentar características somáticas num ou noutro sentido. O aspecto da genitália externa costuma corresponder de modo claro a essa tendência, o que conduz a uma educação condizente com o sexo aparente. Nos hermafroditas verdadeiros, a genitália externa pode ter qualquer aspecto, desde o masculino normal até o feminino normal, passando pelos estágios intermediários. Conforme a histologia das gônadas, os hermafroditas verdadeiros devem ser classificados em: 1) *unilaterais* – com ovotéstis de um lado e gônada normal do outro lado; 2) *bilaterais* – com ovotéstis em ambos os lados; 3) *alternos, ou laterais* – com testículo de um lado e ovário do outro. Todos são raros, e o alterno é o menos frequente[21].

O *pseudo-hermafroditismo* consta da presença de gônadas normais, ou atróficas, mas com histologia compatível com somente um dos sexos. O que torna os pseudo-hermafroditas diferentes das pessoas normais é o fato de terem a genitália externa, ou a interna, diferenciada para o sexo oposto ao da gônada que apresentam. Por essa razão, devem ser classificados em dois tipos: masculino ou feminino, conforme a gônada seja testículo ou ovário, respectivamente. Se a genitália diferente for a interna, deve ser chamado de pseudo-hermafrodita, masculino ou feminino, interno. Se for a externa, pseudo-hermafrodita, masculino ou feminino, externo. Desse modo, um indivíduo pseudo-hermafrodita feminino externo é aquele que tem ovários, mas genitália externa com aspecto masculino. São os tipos mais comuns. Resultam de disfunção na produção de hormônios durante a vida embrionária, com predominância de produção de hormônios masculinos pela glândula suprarrenal do feto feminino. Nos pseudo-hermafroditas masculinos, é comum que os testículos fiquem dentro da cavidade abdominal, ou no conduto inguinal, sem descerem para a bolsa escrotal. O pênis é atrófico, podendo simular um clitóris grande, principalmente se houver uma fenda entre as duas metades da bolsa escrotal formando uma pseudovagina. Esses casos são acompanhados de intensa hipospádia (abertura da uretra na face inferior do pênis)[21].

O drama dos pseudo-hermafroditas costuma agravar-se por ocasião da adolescência. Basta imaginar a situação em que um indivíduo masculino, com testículos escondidos no canal inguinal, porém ativamente secretores, seja educado em um internato para meninas e moças. A atração pelo sexo feminino desencadeada pelo aumento da testosterona estabelece penoso conflito entre a educação feminina e o impulso sexual masculino. Mais dramática é a situação quando se trata de uma adolescente educada em um seminário. Ao chegar à puberdade, começa a apresentar formas femininas, aumento das mamas e alargamento dos quadris, despertando a atração sexual de seus companheiros masculinos. A falta de compreensão para com essas pessoas e de apoio psicoterápico pode conduzir a situações funestas[21].

Os transtornos psíquicos relacionados à sexualidade envolvem desde a atração pelo mesmo sexo a várias outras formas, como satirismo, ninfomania, pigmalionismo, bestialismo, fetichismo etc. Não costumam causar problemas de identidade, mas podem conduzir a crimes sexuais.

Em raras ocasiões, os peritos legistas são chamados a fazer o exame de determinação de sexo em adultos que se submeteram à cirurgia de emasculação. São homens que levam sua tendência ao extremo de procurar cirurgia plástica para retirada da genitália externa e confecção de uma neovagina com os retalhos da bolsa escrotal. São numerosos os casos relatados na literatura, principalmente em travestis e transexuais com atividade artística em casas de espetáculos noturnos. Não são necessariamente homossexuais. Alguns sofrem de apatia sexual e não se sentem atraídos para a vida sexual homo ou hetero. O problema médico-legal costuma surgir quando essas pessoas têm necessidade de se identificar. Em geral, o oficial que lhes pede a identidade se surpreende ao olhar para uma "mulher" e ver na carteira de identidade um nome tipicamente masculino. Bastos, do Instituto Médico-Legal Afranio Peixoto (IMLAP), examinou, em ocasiões distintas, três indivíduos com essas características. Um deles era egípcio e já havia atuado em espetáculos na cidade de Casablanca, no Marrocos[22].

No início da década de 1990, fomos solicitados pela direção do IMLAP, na pessoa do Dr. Raphael Pardellas, a auxiliar numa perícia de determinação de sexo de uma "senhora" francesa que queria casar-se com um homem que a acompanhava. O início do processo foi motivado pelo pedido de troca de nome feito ao Registro Civil para que se pudessem casar. O exame constatou as cicatrizes da cirurgia de emasculação, a presença de mamas aumentadas (não sabemos se por influência hormonal apenas ou se associada a prótese) e desenvolvimento normal do resto do corpo, mas com pomo de adão nítido na topografia da laringe. Coube-nos realizar o exame de cromatina sexual, que deu resultado compatível com o sexo masculino.

REFERÊNCIAS BIBLIOGRÁFICAS

1. Fávero F. Identificação judiciária. In: Medicina legal. São Paulo: Livraria Martins Editora; 1966. t. I, Capítulo 6, p. 138-183.
2. Camps FE. Identification of the living and the dead. In: Francis E. Camps (ed.). Gradwohl's legal medicine. 2.ed. Baltimore: Williams & Wilkins Company; 1968. Seção III, Capítulos 10 e 11, p. 120-154.
3. Almeida Jr A, Costa Jr JBO. Identificação datiloscópica. Sistema de Vucetich. In: Lições de medicina legal. 18.ed. São Paulo: Companhia Editora Nacional; 1985. Capítulo 4, p. 21.
4. Gadd CJ. Code of Hammurabi. In: Encyclopaedia Britannica. Chicago: Encyclopaedia Britannica Inc.; 1964. t. 11, p. 41.
5. Almeida Jr A, Costa Jr JBO. Identidade. Identificação e seus processos. In: Lições de medicina legal. 18.ed. São Paulo: Companhia Editora Nacional, 1985. Capítulo 3, p. 21.
6. Gomes H. Identidade e identificação médico-legal. In: Hélio Gomes (ed.). Medicina legal. 32.ed. Rio de Janeiro: Freitas Bastos; 1997. Capítulo 4, p. 51.
7. Knight B. The establishment of identity of human remains. In: Bernard Knight (ed.). Forensic pathology. 2.ed. Londres: Arnold; 1996. Capítulo 3, p. 97.
8. Autor desconhecido. Disponível em: www.bmezine.com/scar/jeff_peck001.html.
9. Balthazard V. Identité. In: Précis de médecine légale. 2.ed. Librairie JB. Paris: Baillière et Fils, 1911. 9. parte, p. 524-8.
10. Vibert C. De l'identité. De l'examen des empreintes et des taches. In: Précis de médecine légale. 5.ed. Paris: Librairie JB. Baillière et Fils; 1900. Capítulo 1, 3 seção, p. 547-51.
11. Fierro MF. Identification of human remains. In: Werner U. Spitz (ed.). Medicolegal investigation of death. 3.ed. Springfield: Charles C. Thomas Publishers; 1993. Capítulo III, p. 71-11.
12. Alcântara HR. Exame datiloscópico em perícia médica judicial. Rio de Janeiro: Guanabara Dois; 1982. Capítulo 21, p. 286-290.
13. Alvarado EV. Identificación dental em medicina legal. 3.ed. San José: Lehman Editores; 1983. Capítulo 5, p. 45.
14. Wikipedia. Iris recognition. Disponível em: http://en.wikipedia.org/wiki/Iris_recognition. Acesso em: 24 jan. 2010.
15. Reis JES, Trindade A, Nogueira RCF, Galvão MF, Cavalcanti AM. Radiographic identification in forensic medicine. In: Abstract book do forense 96, p. 14, apresentado no XIV Congresso Brasileiro de Medicina Legal. São Paulo, 1996.
16. Durão CH. Importância do registro nacional de artroplastias na identificação médico-legal. Disponível em: www.abml_medicinalegal.org.br. Acesso em: 23 fev. 2012.
17. Brasil. Lei n. 8.069 de 13 de julho de 1990 (Estatuto da Criança e do Adolescente).
18. Fávero F. Identificação judiciária. In: Medicina legal. São Paulo: Martins Editora; 1966. t. I, Capítulo 5, p. 63-138.
19. Costa HO. Idade radiológica. Comunicação pessoal de Hélio Oliveira Costa, 1967.
20. Seligman F. STF reconhece por unanimidade a união gay.
21. Gomes H. Himeneologia forense. In: Hélio Gomes (ed.). Medicina legal. 32.ed. Rio de Janeiro: Freitas Bastos; 1997. Capítulo 6, p. 551-86.
22. Bastos IN. Auto de determinação de sexo. Rev IMLGb. 1969;1(1):25-8.

CAPÍTULO 5

Antropologia Forense. Identificação de Remanescentes Humanos

Marcos Paulo Salles Machado
Andrei de Souza Santos

INTRODUÇÃO À ANTROPOLOGIA FORENSE

Antropologia, como a análise etimológica já esclarece, é o estudo do homem, em todas as suas dimensões. De modo simplificado, pode-se dividi-la em duas grandes áreas, a Antropologia Social e a Antropologia Biológica (ou Física). A Antropologia Social dedica-se especialmente ao estudo dos aspectos culturais das sociedades humanas, aproximando-se assim da Sociologia. Já a Antropologia Biológica debruça-se sobre as características físicas do ser humano, as quais o tornam único dentre todos os outros animais e, ainda, fazem de cada indivíduo uma unidade diferente de todas as demais, dentro da sua própria espécie.

Como se pode observar, Antropologia Social e Física constituem matérias diferentes e complementares. Enquanto a primeira parte do conjunto e se volta para compreender a unidade, a segunda se aprofunda sobre cada unidade, partindo do que há de comum, a fim de evidenciar as diferenças individualizantes.

A Antropologia Forense, na prática, é a ciência que aplica, ou empresta, os conhecimentos da Antropologia Física ao universo jurídico.

APONTAMENTO HISTÓRICO E ANTROPOLOGIA FORENSE NO BRASIL

No Brasil, a Antropologia Física e a Forense, por consequência, foram marcadas por forte influência europeia, logrando grande desenvolvimento ao fim do século XIX e início do século XX, especialmente a partir das mãos de expoentes como Nina Rodrigues e, posteriormente, Afranio Peixoto. Ambos foram fortemente influenciados pelas teorias de Cesare Lombroso, de Paul Broca, de Alphonse Bertillon e de outras referências[1].

A relevante atuação da Antropologia Forense na solução de diversos casos criminais acabou gerando certo deslumbramento com a ciência, originando excessos como a teoria do criminoso nato, entre outras, que causaram graves erros históricos, oferecendo um falso embasamento teórico a regimes totalitários. Em consequência, a Antropologia, enquanto disciplina, foi contaminada pelo racismo científico e pelas interpretações distorcidas das teses de Darwin, contribuindo assim para a "tragédia do século XIX".

No Brasil, essas distorções geraram, sobretudo no meio acadêmico, uma repulsa que, generalizada para toda a Antropologia Física, quase resultou no total desaparecimento da matéria nas academias. Desde então a Antropologia Física passou a ser desprezada nas universidades, que somente se dedicavam à Antropologia Social. Ainda hoje, notam-se os reflexos dessa equivocada generalização nos meios acadêmicos, mas a Antropologia Forense permanece viva, por vezes latente, em determinados Institutos de Medicina Legal do país, ainda oferecendo uma real contribuição prática na resolução de crimes. O cientificismo, que coloca o homem a serviço da ciência e não o inverso, consiste em um erro tão grave quanto a negação da ciência. Contudo, também é um fato que apenas aqueles que acreditam nas capacidades humanas (sensitivas e intelectuais), no método e na existência da verdade podem se dedicar à atividade científica.

A Antropologia Forense no Brasil voltou a ter um forte impulso com a criação da Associação Brasileira de Antropologia Forense (ABRAF), durante o Congresso Brasil Forense de 2012. Em 2010, havia sido criado o Serviço de Antropologia Forense no Instituto Médico-Legal Afranio Peixoto (IMLAP). Com o intuito de nivelar o conhecimento local, a Profa. Eugênia Cunha, presidente da Associação Europeia de Antropologia Forense (FASE), foi convidada pela Polícia Civil do Estado do Rio de Janeiro a ministrar dois cursos em terras cariocas. Estava lançada a semente para a criação da ABRAF, que hoje, internacionalmente reconhecida, integra, nivela e contribui com a formação de profissionais em todo o país, culminando com o lançamento da Revista *Brazilian Journal of Forensic Anthropology and Legal Medicine* (BJFA&LM)[2].

PRÁTICA DA ANTROPOLOGIA FORENSE

A Antropologia Física (ou Biológica), conforme anteriormente exposto, é a base da Antropologia Forense; e é para o universo jurídico que esta oferece seus conhecimentos, de modo a orientar inquéritos policiais e processos judiciais. Portanto, a Antropologia Forense diz respeito ao estudo do corpo humano e de suas partes ou fragmentos, e até mesmo de suas imagens (fotográficas, videográficas, radiográficas, tomográficas), a fim de produzir conhecimentos que embasem o esclarecimento das mais diversas lides e questões.

Na área criminal, a principal atuação da Antropologia Forense ocorre, predominantemente, dentro dos Institutos de Medicina Legal, onde se realizam os exames cadavéricos. Cabe recordar que o exame necroscópico tem por principais objetivos a determinação da causa da morte e a identificação cadavérica, além do levantamento de todo e qualquer vestígio esclarecedor do fato investigado, relacionado ao cadáver.

Não se pode esquecer de que a investigação antropológica deve iniciar-se no local do crime, ou no local onde foi encontrado o cadáver, e tem continuidade no interior dos Institutos de Medicina Legal, especificamente dentro dos laboratórios de Antropologia.

A Antropologia Forense também atua em casos de identificação facial, em casos envolvendo pedofilia e outros, mas o seu principal e mais frequente objeto de análise é o cadáver ou seus fragmentos.

Via de regra, o exame necroscópico do cadáver recente, cuja pele não está destruída e os órgãos preservam suas características anatômicas, cabe ao médico do Serviço de Necrópsia. A pele e as vísceras trazem preciosas informações sobre a identidade do cadáver e sobre a causa da morte. Quando esses tecidos moles estão destruídos, por ação de traumas externos (frequentemente pela ação térmica) ou pela evolução da putrefação, muitos dos vestígios são perdidos. Nesses casos, faz-se necessário um olhar diferente para os remanescentes; um olhar especializado daquele que conhece e aplica rotineiramente os conhecimentos pertinentes à Antropologia Forense.

Isso posto, constatamos que os principais objetivos da Antropologia Forense são: a identificação pessoal; a busca da causa da morte; e o levantamento de todo e qualquer vestígio que possa colaborar com a elucidação do fato apurado, quer seja na fase de inquérito, quer na fase processual, ou, até mesmo, posteriormente a esta. A necrópsia antropológica segue os mesmos princípios e apresenta os mesmos objetivos da necrópsia convencional, cabendo sempre recordar, visto que a Antropologia Forense pode (e costuma) ser aplicada por antropólogos, arqueólogos, odontólogos ou médicos, que o estabelecimento da causa da morte constitui atribuição médica.

PRINCÍPIOS DE OSTEOLOGIA E DENTES HUMANOS

Agora que sabemos que a Antropologia Forense consiste na aplicação das técnicas advindas da Antropologia Física à esfera legal, devemos nos perguntar: que técnicas são essas? Basicamente, as técnicas se debruçam sobre a Osteologia Humana, desdobrando-se para a Anatomia Dental e, até mesmo, para os ramos mais específicos das ciências naturais, como a Biologia Celular, a Bioquímica e a Biofísica.

Embora os principais objetos de estudo dos antropólogos forenses sejam os remanescentes ósseos, não se limitam a eles. O arcabouço ainda inclui dentes, tecidos moles (quando ainda aderidos aos ossos) e remanescentes não humanos. É claro que estes últimos não constituem objeto de análise, mas o conhecimento dominante em anatomia comparada é imprescindível para se estabelecer, preliminarmente, o que é humano e o que não é.

Com base em exames macro e microscópicos realizados sobre remanescentes, podemos construir o que chamamos de perfil biológico. Entre as informações alcançáveis, estão: o sexo, a idade, a estatura, a ancestralidade, a destreza manual, o histórico patológico, a histórico de lesões traumáticas e o registro de variações anatômicas. Fora do perfil biológico, mas ainda dentro das análises antropológicas, podemos obter, em alguns casos: a estimativa do intervalo *post mortem* (tempo decorrido desde a morte até o encontro do cadáver) e o estudo da provável causa da morte.

Os ossos humanos são como "códigos vivos" que podem ser lidos e interpretados pelos antropólogos à medida que se revelam a eles. A título de exemplo, um calcâneo pode revelar informações referentes a estatura, estilo de vida e sexo do indivíduo a que pertencia. Como as digitais humanas, cada esqueleto é único, apresentando sua própria matriz de desenvolvimento e composição química, bem como suas variações peculiares.

É válido ressaltar a importância dos dentes para a Antropologia Forense, uma vez que, por meio da análise deles, é possível estimar a idade à época da morte (especialmente em indivíduos subadultos), o sexo, as condições de saúde oral e, sobretudo, alcançar a identificação positiva de um indivíduo.

Por serem dotados de grandes possibilidades, o domínio absoluto da anatomia dental é bastante desejável, e isso é válido inclusive para a disciplina anatômica como um todo, o que acaba por marcar a importância da interdisciplinaridade. De modo geral, quanto mais o conhecimento técnico estiver alinhado a uma boa concentração, senso de percepção e senso crítico (no sentido interpretativo), mais confiáveis serão as análises.

Esqueleto humano

O esqueleto humano adulto é composto, em média, de 206 ossos, podendo variar minimamente de acordo com o resultado final do processo de desenvolvimento, além de tecidos conjuntivos que unem os ossos entre si (ligamentos) e os ossos aos músculos (tendões). Já o esqueleto infantil supera a marca de 300 ossos, sendo que esse número vai se reduzindo à medida que os ossos vão se desenvolvendo e fusionando, até alcançar a média adulta.

Considerando-se um esqueleto plenamente formado, 126 desses ossos (membros superiores e inferiores) correspondem ao que chamamos de esqueleto apendicular; e estão relacionados aos movimentos. Os 80 ossos restantes (coluna vertebral, caixa torácica e crânio) correspondem ao esqueleto axial; e são responsáveis pela sustentação e pela estruturação do corpo, constituindo-se como o seu eixo central.

Mas, afinal, para que serve o esqueleto humano? Antes de respondermos a essa pergunta, devemos entender a sua composição.

O osso contém, em sua constituição, materiais orgânicos e inorgânicos, além da água. Cerca de 65% da massa óssea total correspondem à porção inorgânica, enquanto em torno de 25% correspondem à porção orgânica. A água representa cerca de 10% da massa óssea total.

A matriz orgânica se constitui basicamente de lipídios, proteínas (principalmente colágeno tipo I) e células variadas. Já a matriz inorgânica é constituída de cristais de hidroxiapatita[3].

Estruturalmente, o osso pode ser dividido em cortical e esponjoso (trabecular). A porção externa é a cortical, espessa e rígida. Já o osso esponjo consiste em uma "rede de microformações ósseas conectadas entre si" que, a olho nu, nos faz lembrar uma "esponja".

Para melhor assimilarmos essa explicação, vamos recorrer a um dos monumentos mais famosos do mundo: a Torre Eiffel. Em analogia, as estruturas externas, mais grossas, seriam as corticais, enquanto as estruturas internas, mais finas e que se unem, seriam as trabéculas ósseas. Essa constituição física, em conjunto com a proporção de matéria orgânica e inorgânica, é a "fórmula perfeita" que confere aos ossos a resistência mecânica e a elasticidade na medida em que necessitamos.

Agora que já sabemos "de que os ossos são feitos", podemos prosseguir à resposta da nossa pergunta: basicamente o esqueleto humano é "multitarefas". Ele oferece suporte para as partes moles do corpo; proteção para os órgãos vitais; um "abrigo" para a medula óssea (onde são produzidas as hemácias, os leucócitos e as plaquetas) e suporte para os músculos, cuja interação, em conjunto com a produção de ATP, é a responsável por produzir movimentos. Além disso, o tecido ósseo também se constitui como um importante depósito de íons (especialmente potássio e cálcio) e sais minerais extremamente importantes para a manutenção da vida.

Partindo para a perspectiva da biologia celular, devemos ter em mente que o osso apresenta, além da matriz extracelular e membranas, três tipos de células: os osteoblastos, os osteócitos e os osteoclastos. No entanto, existem ainda estruturas membranosas muito importantes para a manutenção dos ossos. Essas estruturas são membranas conjuntivas que os recobrem externa e internamente, formando, respectivamente, o periósteo e o endósteo.

O periósteo, que recobre a parte externa dos ossos, é rico em fibras colágenas e em osteoblastos. Externamente, há mais fibras, o que faz com que seja chamado de periósteo fibroso; já internamente, há mais células osteoblásticas, levando-o a ser chamado de periósteo osteogênico.

As regiões anatômicas dos ossos longos se dividem em epífise, diáfise e metáfise. A primeira corresponde às extremidades; a diáfise, ao corpo; e a metáfise, à junção das epífises à diáfise. Já em termos de estrutura, o osso é dividido em uma camada superficial, compacta (a cortical) e uma canada profunda, esponjosa (ou trabecular). Apresenta ainda o canal medular (preenchido pela medula óssea), as linhas epifisárias e os vasos sanguíneos (Figuras 5.1A, 5.1B e 5.1C).

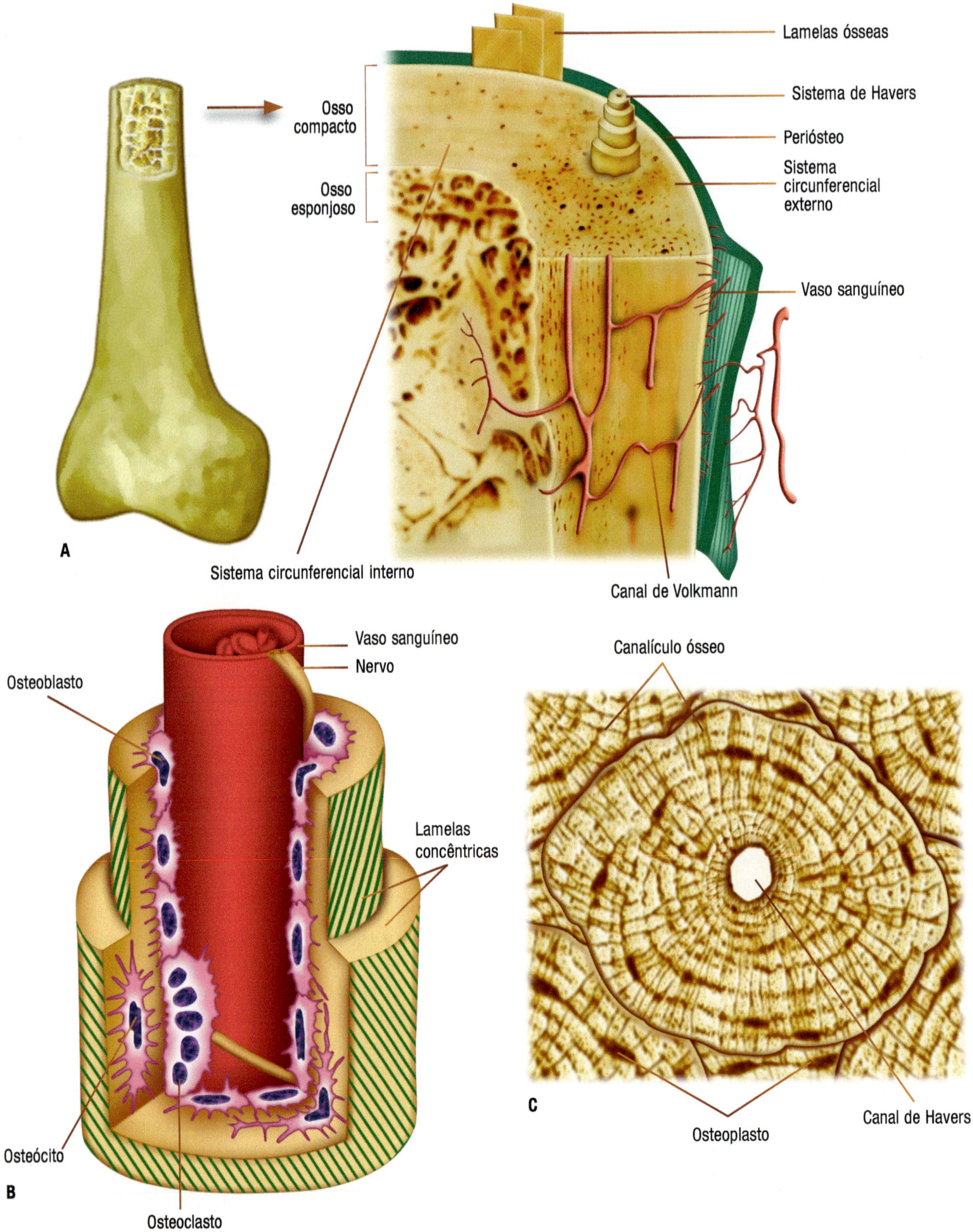

Figura 5.1 – A. Esquema de diáfise femoral no qual se notam a face externa recoberta pelo periósteo, a face interna porosa, os vasos sanguíneos nutridores e um sistema de Havers. **B.** Esquema de sistema de Havers constituído por lamelas ósseas concêntricas que formam um tubo, centralizado por um vaso sanguíneo e um filete nervoso. **C.** Aspecto microscópico de osso compacto, exibindo um osteon de limites precisos em contato com outros vizinhos.
Fonte: Adaptada de Gitirana, 2004.

Osteogênese

O desenvolvimento esquelético começa como condensações mesenquimais (acúmulos celulares que aparecem no início do período fetal e vão se organizando e se diferenciando em tecidos e estruturas esqueléticas). Essas condensações ossificam para formar os ossos da membrana (dérmica), por meio da ossificação intramembranosa, e ossos cartilaginosos, por meio da ossificação endocondral. Estes últimos são condrificados e formam cartilagem hialina como uma fôrma para os ossos futuros.

Nos dois tipos de ossificação (intramembranosa e endocondral), a formação óssea é semelhante, isto é, ambos começam com a precipitação de células e fibras. As células se diferenciam em osteoblastos, que secretam uma matriz não mineralizada (osteoide) que se mineraliza quase imediatamente.

A forma e o modo de crescimento desse novo tecido ósseo dependem do osso individual e são determinados geneticamente. A formação óssea embrionária envolve a formação de osso fibroso e osso lamelar fino. Este substitui o osso fibroso por meio de remodelação óssea; e não se forma totalmente até após o nascimento.

Remodelação óssea

Os produtos da remodelação óssea são as linhas de cimento reverso (recortadas), osteons secundários, pacotes trabeculares secundários e lamelas intersticiais (fragmentos sobreviventes de unidades ósseas que foram parcialmente reabsorvidas por remodelação óssea contínua).

Assumindo taxas normais de remodelação óssea em adultos, o osso cortical tem idade média de 20 anos e o osso esponjoso (trabecular), de 1 a 4 anos. A substituição periódica do osso ajuda a manter a carga e a capacidade do esqueleto de regular a homeostase de cálcio, a hematopoese e, principalmente, a reparar danos estruturais.

Naturalmente, a remodelação tem efeitos positivos e negativos na qualidade óssea do tecido. Do lado positivo, a remodelação serve para reparar microdanos, substituir "osso morto" e hipermineralizado e adaptar a microarquitetura óssea às tensões locais. Do lado negativo, a remodelação do osso cortical aumenta a porosidade cortical, diminui a espessura cortical e possivelmente reduz a resistência óssea. Esses fatores, associados ao avanço da idade, podem ser perigosos.

Durante o processo de remodelação, o local onde os osteoclastos entram em contato com a superfície do osso é corroído, formando cavidades (lacunas de Howship) no osso esponjoso e cavidades de reabsorção no osso cortical. Essa fase geralmente demora cerca de 1 a 3 semanas até a conclusão.

A formação óssea ocorre em duas etapas: síntese da matriz, seguida de mineralização extracelular. Logo depois da deposição da substância do cimento (a linha recortada), os novos osteoblastos começam a depositar uma camada de matriz óssea (costura osteoide). A mineralização completa demora cerca de 3 a 6 meses, tanto no osso cortical como no trabecular, tempo este que um osso demora, em média, para se reparar. No entanto, macroscopicamente, um calo ósseo ficará à vista e, consequentemente, acessível aos olhos de um antropólogo forense.

Princípios de Odontologia Legal

Não há como se falar de Antropologia Forense sem abordar a Odontologia Legal. Assim como ossos e dentes são estruturas afins por constituírem os tecidos mineralizados do corpo, Antropologia e Odontologia são ciências academicamente diversas, mas inseparavelmente unidas por diversos objetivos e conceitos em comum. Por isso, os autores tomaram a liberdade de discorrer brevemente sobre Odontologia Legal dentro deste capítulo.

A Odontologia Legal é a ciência que aplica os conhecimentos odontológicos ao universo jurídico. Segundo a Resolução n. 185/1993[4] do Conselho Federal de Odontologia, suas atribuições periciais se fazem presentes em foro cível, criminal, trabalhista e em sede administrativa (ética e deontologia), sobre o indivíduo vivo, morto, ossada ou fragmentos (incluindo manchas, líquidos etc.), para fins de identificação humana, de infortunística, de tanatologia, de balística, de traumatologia. Essa atividade pericial se materializa sob forma de autos, laudos e pareceres. Sempre dentro da área de competência do cirurgião-dentista, isto é, restringindo-se ao conhecimento adquirido por meio do curso de graduação e de cursos de pós-graduação, o odontolegista é o profissional apto a realizar essas perícias cíveis, criminais, trabalhistas e administrativas acerca do indivíduo vivo ou morto.

A atuação dos odontolegistas na identificação humana, especialmente em situações de desastres de massa, representou historicamente o grande holofote e mola propulsora do reconhecimento da relevância desses profissionais. Cabe, portanto, recordar que essa atividade consiste na minoria dos exames realizados por esses profissionais dentro dos Institutos de Medicina Legal. Frequentemente, o cirurgião-dentista tem outras diversas atribuições, entre elas os exames de lesão corporal nos vivos.

Em várias situações, como em queimas a alta temperatura, os dentes costumam ser os únicos remanescentes preservados, constituindo-se assim como os únicos elementos que podem contribuir diretamente para a identificação da vítima. Isso acontece porque a composição dos dentes faz com que sejam bastante resistentes à ação do calor. Naturalmente, a resposta positiva em um cenário em que se pretende identificar um indivíduo vai depender da correspondência entre os dados dentários *ante* e *post mortem*. Mas, muitas vezes, a Odontologia ainda se depara com a dificuldade de obter os registros *ante mortem* para o confronto necessário a uma identificação.

É bem estabelecido que as arcadas dentárias apresentam enorme potencial de individualização. O êxito da empreitada vai depender de uma série de fatores, como a qualidade das informações *ante mortem*, a adequação dos registros *post mortem*, o grau de confiabilidade das metodologias empregadas e a *expertise* do perito.

Caso não se tenha obtido a identificação positiva, procede-se à coleta de material genético, como praxe. Cabe recordar que não há hierarquia entre os métodos de identificação. Quando um dos quatro entre os principais métodos de identificação (papiloscopia, odontologia, antropologia ou genética) consegue, por si mesmo, obter uma identificação conclusiva, não há necessidade de confirmação por outro método. Entretanto, é possível associar mais de um método, quando os caracteres obtidos não agregam uma probabilidade significativamente robusta para afirmar a identidade. A identificação por meio de associação de mais de um dos métodos constitui um recurso frequentemente utilizável[5].

Em suma, a Odontologia Legal, quando se trata de identificação humana, conta com um arsenal de métodos confiáveis para obtenção da identidade. Via de regra, constitui um método de rápida aplicação e baixo custo, representando uma disciplina de extrema valia para a justiça.

Arcadas dentárias

A arcada dentária é o conjunto de dentes e tecidos periodontais que formam os arcos da mandíbula e da maxila. Cada unidade dental exerce uma função por grupamento (apreensão e corte, laceração, trituração etc.), de acordo com sua posição e morfologia.

Os adultos apresentam, mais frequentemente, um total de 32 unidades dentárias, entre as quais, em cada hemiarco, podem ser observados, da frente para trás: um incisivo central, um incisivo lateral, um canino, dois pré-molares e três molares.

Os dentes dos bebês começam a erupcionar cedo, geralmente em torno dos 6 meses de idade. As crianças apresentam cerca de 20 dentes denominados decíduos, dos quais 10 estão localizados na arcada superior e os outros 10 na arcada inferior. Um hemiarco de uma criança é formado por um incisivo central, um incisivo lateral, um canino, um primeiro molar e um segundo molar.

A partir dos 6 anos de idade, os dentes decíduos vão sendo gradualmente substituídos por dentes permanentes. Esse processo continua até o começo da adolescência, e a erupção total dos dentes permanentes termina entre 19 e 21 anos de idade.

A cronologia de mineralização dentária será abordada mais à frente, no tópico referente ao estudo da faixa etária.

Odontograma

O odontograma é um dos registros odontológicos mais importantes que os cirurgiões-dentistas têm por obrigação ética produzir sobre um paciente. Sua relevância se estende dos consultórios aos centros de medicina legal. Basicamente, funciona como um diagrama que apresenta, esquematicamente, a boca de um indivíduo, discriminando todos os dentes, seus posicionamentos individuais, morfologias, intervenções e todas as informações dignas de nota.

A finalidade do odontograma é servir como um registro completo e padronizado do histórico bucal do paciente. Um dos pontos fundamentais de um odontograma é a sua universalidade. Em outras palavras, o documento deve ser lido e interpretado facilmente por outros profissionais. Por isso, deve sempre apresentar nomenclatura e sistema de notação padrão.

No odontograma, os dentes são identificados por uma numeração própria, segundo um sistema de classificação. A orientação numérica tem o objetivo de tornar o trabalho do odontologista metodizado, uma vez que evita confusões durante as análises e permite orientar, localizar e classificar os dentes de maneira universal e organizada.

A nomenclatura desenvolvida oficialmente pela Federação Dentária Internacional (FDI) identifica cada peça da dentição por um número formado por dois dígitos. O primeiro dígito representa o número do quadrante onde o dente está inserido (1 a 4), enquanto o segundo dígito constitui o número que o dente recebe, contado da frente (linha média) para trás (1 a 8).

O primeiro quadrante corresponde aos dentes superiores do lado direito, enquanto os dentes superiores do lado esquerdo formam o segundo quadrante. Os dentes inferiores do lado esquerdo constituem o terceiro quadrante, enquanto os do lado direito, formam o quarto (Figura 5.2).

É importante ressaltar que existem diversos tipos de odontogramas. Eles podem ser classificados em notações anatômicas e notações geométricas.

Como se pode observar, a adoção de um sistema de notação na confecção de um odontograma é primordial, uma vez que o documento pode servir como uma proteção jurídica para o profissional dentista, ou para identificar vítimas de crimes. Por esses motivos, é importante que seja adequadamente armazenado, atualizado e disponibilizado sempre que possível, considerando-se seus respectivos contextos.

Por fim, a Odontologia Legal abarca uma grande área de atuação, com profissionais altamente especializados. Para mais conhecimentos sobre essa parte da Odontologia, recomenda-se a leitura de livros especializados no assunto.

ANTROPOLOGIA FORENSE DE CAMPO

Ao contrário do que muitos imaginam, um exame antropológico "padrão-ouro" não se inicia no laboratório. Começa no local onde o cadáver é encontrado. Muitas vezes, será por meio da aplicação dos conhecimentos antropológicos que o cadáver será localizado, especialmente em caso de cadáveres enterrados.

Infelizmente, a presença da equipe de Antropologia Forense durante a busca ou no local de encontro do cadáver não é a rotina. Isso não ocorre por decisão técnica, mas sim pela grande quantidade de crimes a serem investigados, associada a reduzido número de peritos, sendo ainda menor o daqueles peritos que se dedicam à Antropologia. Nem todos os institutos periciais do país contam com antropólogos forenses.

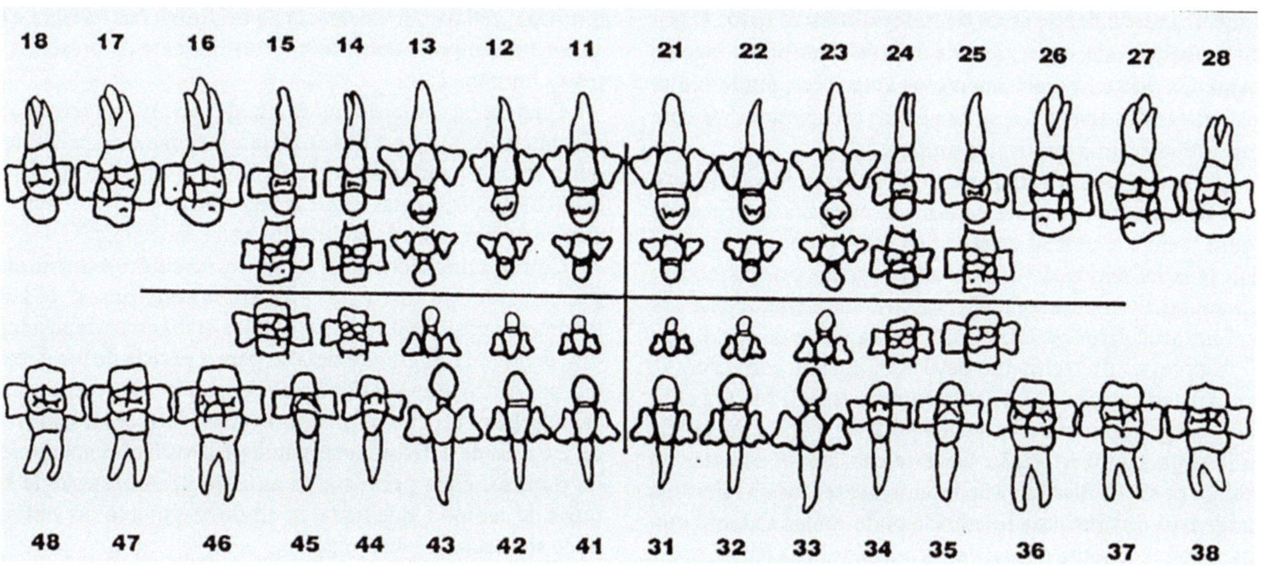

Figura 5.2 – Modelo para odontograma utilizado pelo Serviço de Odontologia Legal do IMLAP.

Os conhecimentos aplicados a partir da Antropologia de Campo colaboram: com a localização do cadáver; com a adequada exposição dele, quando enterrado; com a análise no local, que já nesse momento distingue ossos humanos e não humanos (Figura 5.3), evitando grande desperdício de tempo e esforço; e com o transporte dos vestígios, de modo a preservá-los (especialmente quando são ossos calcinados).

Chamamos aqui de antropólogos forenses aqueles peritos que se dedicam à Antropologia Forense e, por meios próprios ou por formação institucional, detêm reconhecido conhecimento da ciência antropológica e suas aplicações.

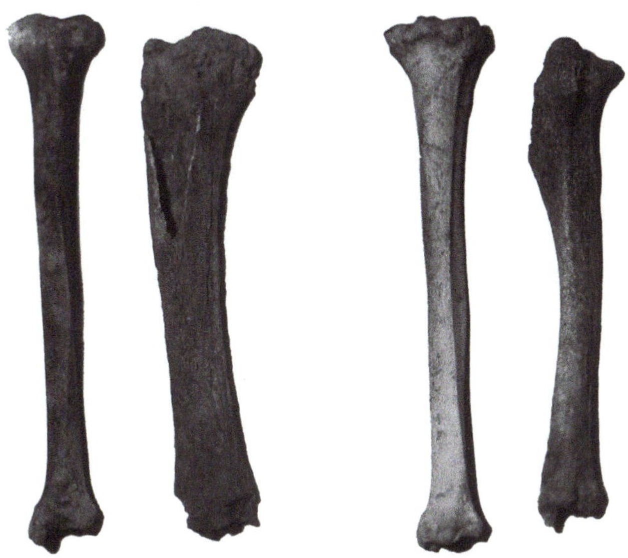

A B

Figura 5.3 – Tíbia humana colocada, para comparação, ao lado de osso animal enviado ao IMLAP em março de 1987 como se fosse do deputado Rubens Paiva. Em **A**, os ossos em vista anterior; em **B**, em vista posterior.

Conforme usual, em qualquer perícia de local, os princípios universais de isolamento e preservação devem, obviamente, ser respeitados.

Tafonomia aplicada à Antropologia Forense – o intervalo *post mortem*

Tafonomia consiste no estudo da decomposição cadavérica e deve considerar os fatores intrínsecos ao próprio cadáver e os fatores externos, especialmente relacionados ao ambiente onde o cadáver está depositado. É o processo pelo qual o indivíduo, ora cadáver, passa da biosfera para a litosfera.

A decomposição cadavérica ocorre em uma sequência previsível, mas que pode ser alterada pelo ambiente onde o cadáver se encontra, por feridas e pela fauna local.

Quando o corpo está exposto sobre o solo, a luz, o vento, a chuva e outros fatores atuam sobre ele, acelerando sua decomposição.

O cessar da vida permite que os micro-organismos existentes no corpo se proliferem, iniciando a decomposição. Agentes externos, como dípteros, depositam no cadáver seus ovos, que, eclodidos, liberarão larvas que se alimentarão do tecido mole em decomposição, até que restem apenas os tecidos mineralizados, ossos e dentes.

A decomposição cadavérica em local seco costuma passar por quatro fases, a saber: coloração, gasosa, liquefação e esqueletização. As vísceras tendem a se decompor mais rapidamente que os músculos; e estes, mais rapidamente que a pele. A cabeça, por conter diversas cavidades naturais, é a região que costuma esqueletizar primeiro. O tecido mole da região da coxa tende a ser o último a desaparecer. As cartilagens e os ligamentos que unem os ossos permanecem por mais tempo que as vísceras e costumam resistir por mais tempo que a pele (exceto quando esta se mumifica). É comum encontrar cadáveres totalmente esqueletizados cujos ossos permanecem completamente (ou quase) articulados. A mandíbula tende a desarticular-se antes de todos os outros ossos e, por seu formato, pode, em regiões de declive, rolar para longe do corpo. Os dentes, especialmente os anteriores, tendem a se desprender dos alvéolos e, se não forem recuperados, podem comprometer uma possível identificação.

Os ossos perdem grande parte do seu conteúdo orgânico antes de mostrar alterações na camada inorgânica. Depois de algum tempo, a cortical externa dos ossos começa a mostrar marcas da decomposição, como mudança de cor, craqueamento e rachaduras. O esfarelamento cortical costuma começar pelas superfícies articulares, evoluindo para toda a epífise da peça óssea.

Todo esse conhecimento deve ser utilizado com critério, para a determinação do intervalo *post mortem* (IPM). O perito deve compreender que essa análise pode ser a única referência do IPM para a investigação. Deve-se considerar, e relatar no laudo, a possível interferência de fatores externos e a relevante margem de dúvida que a inferência pode conter. Quanto menos se conhece sobre o local de encontro, sobre a fauna, sobre o clima recente e sobre as condições do próprio cadáver (como feridas), mais subjetivas ficam as conclusões.

Importante ressaltar a contribuição da Entomologia Forense na determinação do IPM, especialmente nas primeiras semanas desde o óbito. Depois de algumas semanas, passadas as sucessões iniciais dos diversos grupos de insetos, sobram apenas os tecidos mineralizados, restando ao perito se ater à decomposição dos ossos e dentes[6].

Cadáveres inumados se decompõem mais lentamente que os depositados sobre a terra. A menor variação da temperatura, associada à não exposição ao vento, à luz e outras condições climáticas, além da menor exposição à fauna, contribuem para esse resultado.

Cabe lembrar que cadáveres encontrados em local úmido podem evoluir de forma bastante diferente da anteriormente descrita para ambientes secos. Também é comum que, em determinadas situações, uma parte do cadáver esqueletize e outra parte, do mesmo cadáver, saponifique.

Abordagem pericial no local de encontro de cadáver esqueletizado

O cadáver pode ser encontrado depositado sobre o solo ou inumado. Quando inumado, frequentemente é necessária a aplicação de técnicas de busca e localização, pois é comum que a investigação conte apenas com informações superficiais sobre a existência de um cadáver enterrado em determinada área, sem que se especifique o ponto exato.

Existem diversas técnicas de busca e localização de cadáveres. Na verdade, essas técnicas são aquelas aplicadas à busca de qualquer tipo de vestígio criminal. As mais conhecidas são: busca em espiral, varredura e por quadrantes. Cada uma dessas técnicas está associada a tipos específicos de locais, sendo mais bem aplicada de acordo com sua topografia e com os obstáculos existentes.

Durante as buscas por cadáveres inumados, os peritos envolvidos devem saber observar e interpretar todo o ambiente, incluindo a fauna e a flora. A presença de insetos, suas larvas e outros animais necrófagos pode indicar onde se localiza o cadáver. A existência de perturbações na flora e no solo também pode constituir fortes indícios da presença de restos humanos.

Quando há disponibilidade, também se pode fazer uso de cães farejadores, detectores de metais e/ou radar de penetração em solo, mais conhecidos como Ground Penetrating Radar (GPR). Esmiuçar essas técnicas foge ao escopo deste capítulo; elas podem ser estudadas em literatura específica.

Como já mencionado, o corpo de um adulto é constituído por cerca de 206 ossos e 32 elementos dentários. O cadáver totalmente esqueletizado, isto é, cujos ossos estão desarticulados, constitui um grande desafio para a perícia de local, visto que um único osso, ou um único dente, pode apresentar uma característica única e imprescindível à identificação cadavérica. É o caso de determinadas patologias, variações anatômicas ou fraturas. Uma premissa da atuação da Antropologia Forense de campo é que nada, nenhum fragmento ou vestígio, pode ser deixado para trás.

O cadáver inumado se decompõe de maneira diferente e mais lenta em comparação ao cadáver depositado sobre o solo. Existe a dificuldade maior de ser localizado; em contrapartida, há menos risco de que seus ossos sejam dispersos, perdidos ou transportados por animais, ou mesmo pela chuva ou pelo vento. Quando se localiza uma ossada inumada, nenhum osso deve ser removido até que se tenha concluído a exposição de todo o esqueleto.

Antes de se iniciar uma escavação, faz-se o registro externo com croquis e fotografias, além do georreferenciamento com GPS e bússola, que inclui o registro da latitude e da longitude. A exposição de uma ossada inumada deve ser realizada de acordo com as técnicas adequadas, desenvolvidas e muito bem aplicadas pela Arqueologia. Toda a terra depositada acima dos ossos deve ser delicadamente removida com a utilização de pincéis, espátulas e pás adequadas a esse fim. Depois de exposta toda a ossada, faz-se o registro da posição de inumação do cadáver, diferenciando-se uma inumação primária de uma secundária.

Chama-se de inumação primária quando um cadáver é inumado e a primeira exposição é a que está sendo realizada pelos peritos. Nesse caso, os ossos estarão dispostos em posição semelhante à posição anatômica, isto é, de forma semelhante àquela em que os ossos estão quando o cadáver não se decompôs, quando ainda apresenta musculatura e pele.

Em uma inumação (ou deposição) secundária, os ossos estão desorganizados e amontoados, não respeitando o posicionamento anatômico padrão.

Terminada a fase de exposição da ossada e, posteriormente, de registro da posição, passa-se à recuperação de cada um dos ossos, isto é, a remoção do local, acondicionamento adequado e transporte para o laboratório de Antropologia Forense.

Antes que os ossos sejam submetidos a qualquer tipo de tratamento, é necessário que seja realizado um exame detalhado. Esse exame pode ser realizado no local do encontro ou dentro do instituto pericial, ou mesmo em ambos, isto é, iniciado no local e complementado no instituto.

O exame tem por objetivo realizar a análise e o registro dos ossos e dos demais elementos que possam estar junto à ossada, tão livre de interferências externas quanto possível. Por mais cuidado que se tenha na retirada da terra e no transporte dos ossos, é sempre possível que ocorra alguma alteração, especialmente em ossos muito decompostos pelo tempo e pelas condições ambientais e naqueles queimados ou fraturados, cujos fragmentos podem estar fragilmente aderidos.

Tecidos putrefeitos ou mumificados que ainda estejam presentes devem ser minuciosamente examinados, pois podem trazer evidências importantes, como tatuagens, implantes, *piercings* e fragmentos de projéteis.

O exame realizado anteriormente à limpeza dos ossos também tem por objetivo colaborar com a estimativa do tempo decorrido desde a morte (IPM). É sabido que a putrefação cadavérica tende a seguir determinada sequência corporal e que tecidos diferentes se decompõem em tempos diferentes. Essa análise, apesar de sua subjetividade (que deve ser relatada), pode ser a única referência possível à investigação, não devendo, portanto, ser negligenciada. Cabe recordar que, na estimativa do IPM, a Entomologia Forense tem se destacado, especialmente quando se trata das primeiras semanas do óbito.

Ao dar entrada no Instituto Médico-Legal (IML), todo o material arrecadado deve ser radiografado em busca de projéteis e outros artefatos metálicos, de patologia e traumas ósseos.

Em determinadas situações, ossos de mais de um cadáver podem estar no local de encontro (Figura 5.4). O perito deve estar atento à determinação do número mínimo de indivíduos (NMI), desde os primeiros minutos de contato com os remanescentes. Imagine que três cadáveres foram inumados em uma sepultura clandestina, um sobre o outro. Nesse caso, é fundamental que os ossos de cada indivíduo já estejam sendo separados no momento da retirada do local, logo após a total exposição dos remanescentes; pois, caso todos os ossos de cada um dos indivíduos fossem colocados juntos para transporte ao instituto, poderia ser impossível reconciliar alguns ossos, como falanges e tarsos, por exemplo, a não ser em casos bastante específicos de discrepância de tamanho, forma ou presença de patologias ósseas entre os indivíduos.

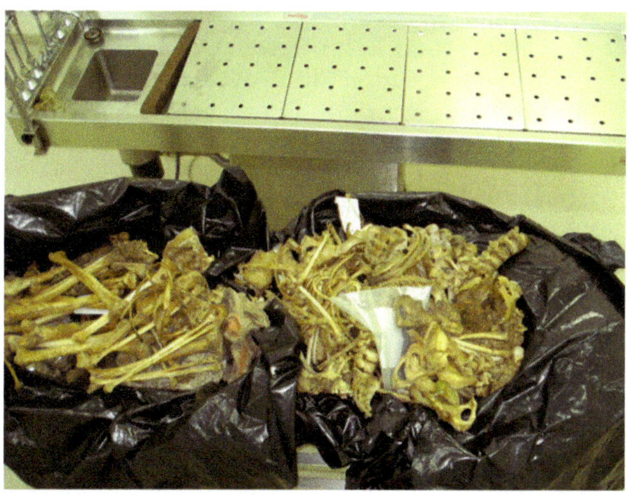

Figura 5.4 – Sacos contendo ossos misturados de inúmeros indivíduos, recebidos pelo IMLAP para perícia.

Outro ponto a ser observado desde o local é a busca e recuperação de vestes, utensílios e projéteis. Ressalta-se a grande dificuldade de recuperação destes últimos. Um projetil alojado no corpo vai ser recobrir de putrilagem, oxidar e, depois da decomposição das vísceras, estará misturado com a terra, tendo assumido uma aparência muito semelhante a esta. Recomenda-se sempre o uso de detectores de metais na busca de projéteis e objetos pessoais, como anéis, brincos, cordões e outros. Utensílios e vestes podem fornecer informações essenciais sobre a identidade do cadáver e os traumas sofridos. Em tiros a curta distância, os elementos secundários do disparo (pólvora e fuligem) podem estar depositados nas vestes. Marcas de facadas que não atingiram ossos também podem, eventualmente, ser observadas em camisas e calças.

As técnicas de investigação voltadas para a identificação cadavérica (e/ou determinação do perfil biológico) e para determinação da causa da morte (e/ou análise dos traumas) são comuns às diferentes formas com que o cadáver pode ser encontrado e serão discutidas mais à frente.

Cadáveres encontrados na água devem ser recolhidos com igual cuidado de recuperação e preservação de todas as suas partes e levados ao laboratório para as análises habituais. Quando se utilizam cordas ou cabos para recolher cadáveres de dentro da água ou de qualquer outro local, esses objetos devem ser retirados do corpo após o resgate e enviados à parte para o instituto, juntamente com a informação sobre como foram utilizados e se podem ter causado algum tipo de alteração no cadáver. Cabe lembrar que, nas fases iniciais da putrefação, a pele facilmente se descola do corpo. Alterações causadas pela recuperação do cadáver podem ocorrer e precisam ser devidamente informadas[2].

Abordagem pericial no local de encontro de cadáver carbonizado

Cadáveres carbonizados normalmente se encontram sobre o solo (em ambiente interno ou externo) ou no interior de veículos. Com frequência estão parcialmente cobertos por material combustível, utilizado para manter a chama e o calor sobre o corpo, por exemplo pneus e madeiras[7].

A principal peculiaridade a ser observada pelo perito em um cadáver carbonizado é a enorme fragilidade dos remanescentes ósseos. Com frequência, encontramos no local o crânio com tecidos moles intensamente carbonizado, mas preservando boa parte das suas características morfológicas, o que pode contribuir para a verificação de traumas, para identificação ou, pelo menos, para a determinação do perfil biológico (sexo, idade, estatura e ancestralidade).

Em crânios ou outros ossos calcinados, até mesmo a mais cuidadosa e delicada tentativa de acondicionamento e transporte vai gerar algum tipo de deterioração, podendo comprometer irreversivelmente algumas análises.

Nesses casos, é imprescindível que o perito registre exaustivamente os remanescentes ainda no local e realize, ali mesmo, um exame preliminar. É fortemente recomendável que a fotogrametria seja utilizada no registro, a fim de preservar a morfologia e realizar a reprodução tridimensional dos remanescentes.

Outro ponto importante a ser considerado é que o aquecimento da polpa dental pode gerar uma fratura, separando a coroa de sua raiz. Essas coroas podem, ao desprender-se, cair ligeiramente afastadas do cadáver. Não nos demoraremos na explicação da imprescindível necessidade de recuperação desses fragmentos.

O fogo, dependendo do tempo de exposição e do calor das chamas, pode causar um grande dano ao cadáver, sem que nunca consiga, entretanto, destruí-lo completamente.

Em determinados casos, no cadáver submetido à ação térmica podem estar preservados os órgãos internos, ainda capazes de evidenciar a causa da morte e fragmentos de digitais capazes de estabelecer a identidade. Nessas situações, pode não ser necessário submeter o cadáver ao exame antropológico, visto que a necrópsia de rotina pode responder às questões necessárias.

Em outros casos, o cadáver pode encontrar-se reduzido a poucos remanescentes ósseos, cabendo apenas à Antropologia a busca das devidas respostas.

Na opinião deste autor, via de regra, cadáveres carbonizados que ainda contenham tecidos moles são mais bem periciados associando-se a *expertise* do médico, habituado à rotina da necrópsia, com a *expertise* do perito, habituado ao exame antropológico.

EXAME PRÉ-LABORATORIAL E LABORATORIAL DO CADÁVER

O exame antropológico deve, preferencialmente, ser realizado em ambiente próprio. Após concluídas as análises no local de encontro do cadáver e o recolhimento dele, ou de suas partes, o acondicionamento e o transporte devem ser realizados com o cuidado adequado às características dos remanescentes. A observação dos cuidados relativos à cadeia de custódia é fundamental, mas ultrapassa o objetivo deste capítulo[8].

Chegando o material ao IML, inicia-se a fase denominada pré-laboratorial, na qual o cadáver deverá ser radiografado, ainda na embalagem de coleta. Em seguida, deve ser examinado minuciosamente. Até mesmo o tecido putrefeito deve ser analisado, conforme anteriormente explicado e com os objetivos já descritos.

Finda essa fase, é necessário que se proceda à limpeza dos ossos de modo que estes estejam em condições de serem analisados minuciosamente em suas particularidades. São várias as técnicas de preparo dos ossos, e as mais comuns são a limpeza com escova, sob a água corrente, a maceração e a cocção. A quantidade de tecido em decomposição (especialmente de músculos e ligamentos) aderidos aos ossos costumam orientar a escolha da técnica adequada ao caso. O que mais importa, nesse momento, é a agilidade do processo e que não se danifiquem os ossos.

Posteriormente, os ossos devem ser secos em estufa ou naturalmente, evitando-se a exposição direta à luz solar. O princípio de se evitar quaisquer alterações estruturais, inclusive de coloração, deve ser cuidadosamente observado.

Quando os ossos estão limpos e secos, inicia-se a fase denominada laboratorial. Nesse momento, os ossos são posicionados sobre uma mesa de necrópsia adequada, em posição semelhante à posição anatômica. Esse processo é chamado de montagem do esqueleto; e, em seguida, procede-se ao inventário do conjunto.

Ossos fraturados têm seus fragmentos examinados, primeiro individualmente e depois reposicionados. A reconstrução dos fragmentos é realizada, quando necessária e possível. O material utilizado para colagem dos fragmentos deve ser passível de ser dissolvido para nova análise isoladamente, caso haja necessidade. O material utilizado para colagem não deve, portanto, aderir irreversivelmente aos ossos. Uma sugestão é o uso de cola quente, que pode ser derretida com a ajuda de um secador de cabelos. Esse processo já faz parte da análise dos traumas que discutiremos em seguida, na análise realizada dentro do laboratório de Antropologia Forense.

ANÁLISE DOS TRAUMAS E INVESTIGAÇÃO DA CAUSA DA MORTE

Um trauma pode ser definido como uma energia externa que incide sobre o ser humano com intensidade suficiente para gerar um desvio da normalidade (lesão) com vulto significativo.

Exame

Durante um exame antropológico, ao observarmos uma alteração da normalidade sobre o corpo humano, devemos nos concentrar especialmente em cinco perguntas[8]:

1. Essa alteração é consequente a um trauma ou constitui uma variação anatômica ou resultado de uma patologia?
2. Sendo excluídas outras causas, qual o tipo de ação que a gerou?
3. Em que época a lesão ocorreu: *ante mortem*, *peri mortem* ou *post mortem*? (tripla distinção)
4. No caso de haver mais de uma lesão (depois de respondidas as questões anteriores), é possível estabelecer uma sequência entre elas?
5. A lesão, com ou sem intervenção médica, pode contribuir para o processo de identificação?

Distinguir variações anatômicas e patológicas de lesões traumáticas nem sempre constitui uma tarefa simples, sendo importante que o perito detenha um profundo conhecimento nas áreas da anatomia e da patologia. Há relatos na literatura sobre ossos wormianos[9] e forames parietais[10] semelhantes a orifícios de projéteis de arma de fogo.

Dentre os inúmeros tipos de traumas passíveis de acometer o corpo humano, quatro são os mais comumente encontrados na análise antropológica: a ação térmica; a contundente; a perfurocontundente; e a cortocontundente. O resultado dessas ações sobre o corpo humano é explorado nos capítulos desta obra relativos à traumatologia forense. Para uma análise mais profunda, o leitor deve buscar tratados específicos de Antropologia Forense[11].

A tríplice distinção consiste em classificarmos os traumas em uma das três possíveis "épocas": *ante mortem*, *peri mortem* e *post mortem*[9].

- *Ante mortem*: é classificado como *ante mortem* um trauma que apresenta nítidas características de reação orgânica em busca de cicatrização. Nos ossos, estamos nos referindo, normalmente, à presença de remodelação ou formação de calosidades. Frequentemente essa análise é macroscópica, por óbvio que, havendo recursos, a análise histopatológica poderá ser de grande valia.
- *Post mortem*: denominamos *post mortem* os traumas que incidem sobre os ossos já bastante secos, pobres em matéria orgânica, que perderam, portanto, suas capacidades plásticas e elásticas, modificando-se assim seu comportamento frente ao trauma. A diferença de cores entre a área externa e a interna da lesão é típica de alterações *post mortem*, enquanto a presença de dobragens ósseas e fissuras que terminam sem um obstáculo aparente é mais frequente em ossos ricos em matéria orgânica.
- *Peri mortem*: é possível perceber que classificamos uma lesão como *peri mortem* por meio de um processo de exclusão, quando a lesão analisada não apresenta as características de resposta cicatricial orgânica observadas na fase *ante mortem*, tampouco mostra aquelas características associadas à fase *post mortem*, consequentes à perda da matéria orgânica. É muito importante entender que esse raciocínio pode, eventualmente, expandir a fase denominada *peri mortem* a um lapso temporal bastante largo, pois os ossos, em determinadas condições ambientais, podem demorar bastante a perder sua matéria orgânica (Figuras 5.5 a 5.9).

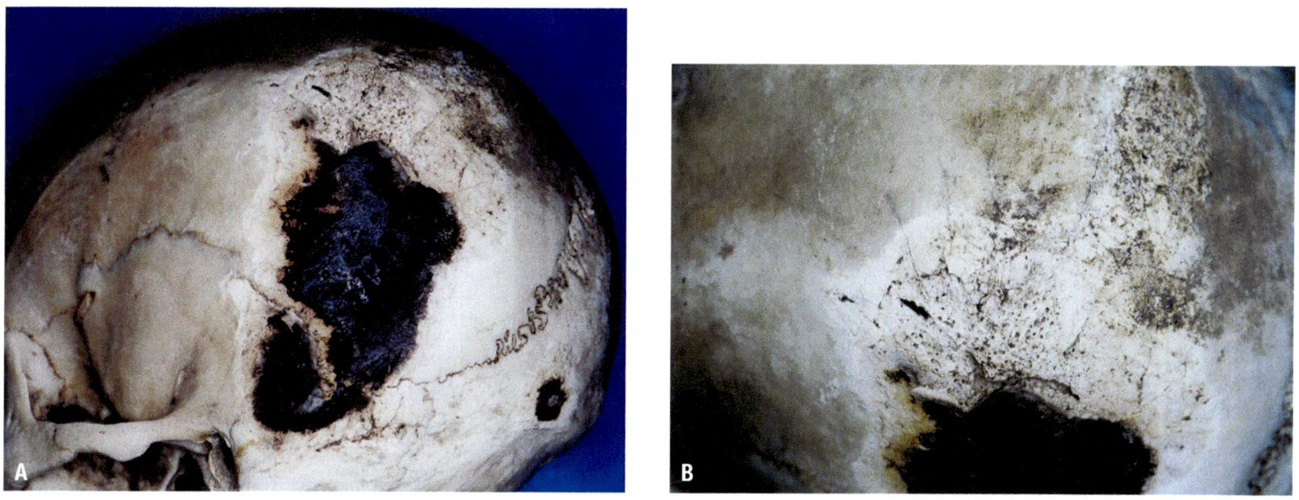

Figura 5.5 – **A**. Lesão craniana *post mortem* por ação térmica, interessando os ossos parietal e temporal esquerdos. **B**. Detalhe da figura anterior, onde se observam traços radiais de fratura a partir da área carbonizada, bem como exposição da camada esponjosa da díploe.

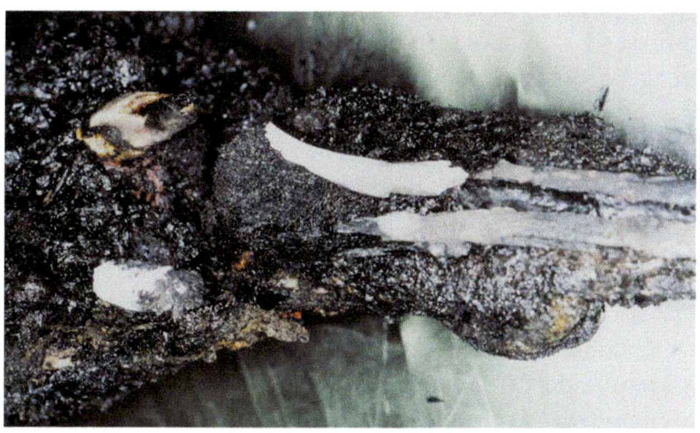

Figura 5.6 – Carbonização intensa dos ossos do membro inferior, notando-se maior destruição nos da perna, que se apresentam calcinados e de cores cinza-azulada e esbranquiçada. O fêmur está mais preservado.

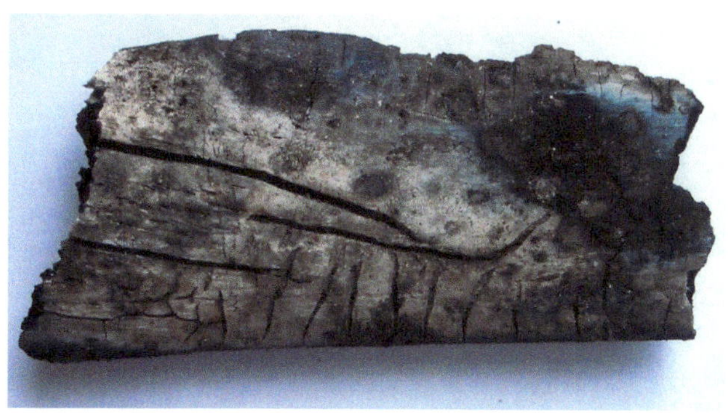

Figura 5.7 – Fragmento de osso longo carbonizado junto com as partes moles, em cuja superfície se notam fendas longitudinais e transversais.

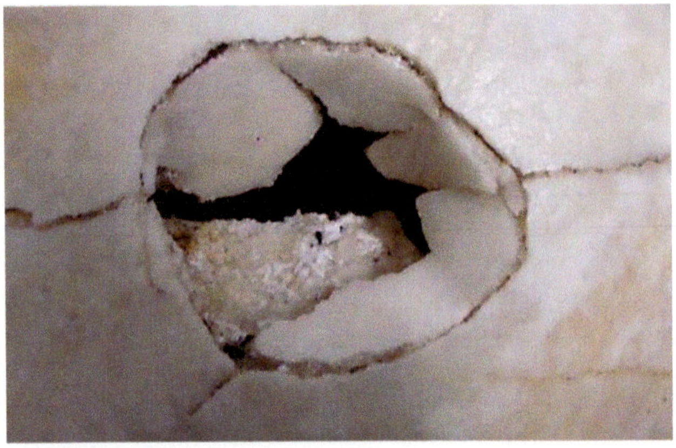

Figura 5.8 – Afundamento circular na calota craniana com fragmentos separados por traços radiais e eventuais prolongamentos ao osso vizinho, localizado no parietal direito e causado por martelada.

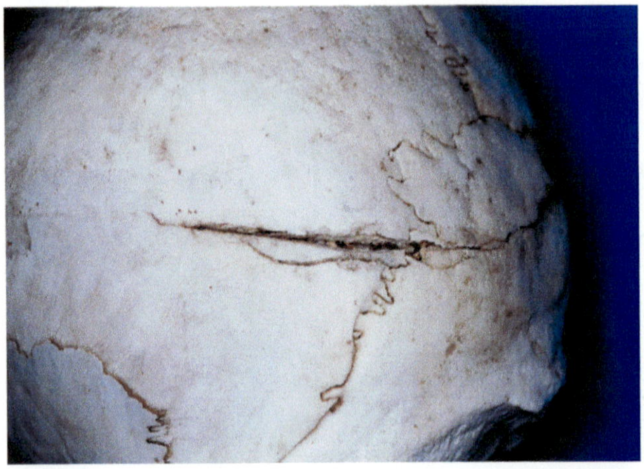

Figura 5.9 – Fratura linear, horizontal, com bordas voltadas para dentro, situada no terço posterior do osso parietal esquerdo, estendendo-se ao osso occipital, produzida por instrumento cortocontundente.

A fauna do local frequentemente interage com o cadáver que nele permaneceu durante algum tempo. É importante saber identificar, na pele e nos ossos, as marcas deixadas pelos animais (Figuras 5.10 e 5.11).

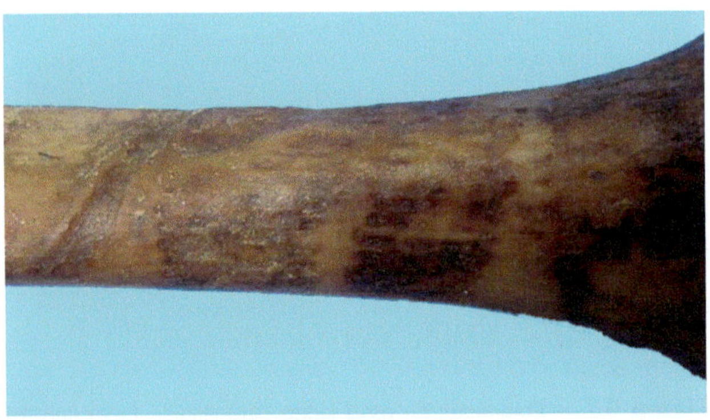

Figura 5.10 – Desgastes longitudinais em tíbia humana, paralelos ao eixo diafisário, causados por animais roedores.

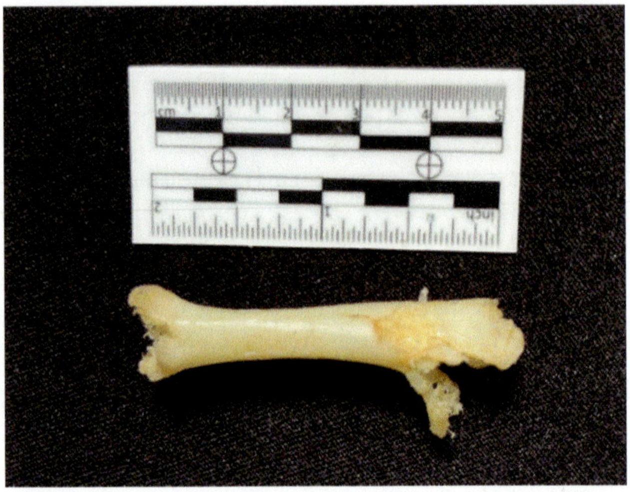

Figura 5.11 – Destruição em peça óssea com características das produzidas por animais roedores.

O sequenciamento de diferentes lesões constitui uma tarefa importante, podendo oferecer elucidações referentes à dinâmica do evento. Conhecer, por exemplo, a regra de Puppe é fundamental[12].

IMAGINOLOGIA FORENSE

Por fim, o antropólogo forense precisa estar atento ao fato de que qualquer lesão ou variação da normalidade, de origem anatômica ou patológica, pode colaborar ou até mesmo ser determinante para a identificação pessoal. Com frequência, esses tipos de alterações são registrados em exames médicos ou odontológicos, mesmo que não tenham sofrido uma intervenção cirúrgica. Dessa forma, os prontuários e exames de imagens podem oferecer elementos para o confronto em busca da identificação. Cabe recordar que, em Antropologia Forense, nosso objeto de estudo mais frequente é o cadáver, quando esqueletizado ou carbonizado. Em ambos os casos, a identificação por meio das digitais costuma estar impossibilitada pela destruição das papilas dérmicas, enquanto o exame genético é muito mais demorado e dispendioso.

Se existe algo que não se pode negligenciar na análise dos traumas é a colaboração que podem oferecer os exames de imagens, especialmente a tomografia. Estes constituem recursos de extrema importância, permitindo, além de uma melhor exploração e interpretação dos traumas, o registro e o reexame deles a qualquer tempo.

PERFIL BIOLÓGICO

Quando procuramos uma pessoa ou buscamos descobrir a identidade de alguém, precisamos estabelecer critérios e encontrar padrões que permitam reduzir o universo de indivíduos possíveis. As características pessoais mais facilmente identificadas costumam ser o sexo, a idade, a estatura e a cor da pele, isto é, o perfil biológico. O perfil biológico é, na prática, o conjunto dessas quatro características físicas, próprias de cada indivíduo.

A determinação do perfil biológico de um indivíduo não permite, por si só, a identificação de alguém, mas contribui relevantemente para esse escopo de duas maneiras: a primeira é que o perfil biológico exclui supostos desaparecidos, direcionando a investigação; e a segunda é que contribui, mesmo que modestamente, com a probabilidade estatística final da identificação.

Sexo

Inicialmente, faz-se fundamental a utilização da terminologia adequada. Observa-se com frequência a confusão no uso das palavras "sexo" e "gênero". Biologicamente, existem dois sexos, o masculino e o feminino, e esta é a informação inicialmente relevante à Antropologia Forense. Em décadas passadas, a Antropologia Forense errou por se afastar da ciência. Atualmente, mais do que nunca, precisa estar resguardada sob seus fundamentos[13].

A palavra "gênero" se refere a uma condição psicossocial do indivíduo, mais adequadamente estudada no âmbito da sociologia e das ciências afins. Mas questões relacionadas ao gênero podem ter relevância para a Antropologia Forense. Por exemplo, algumas variações dos diversos gêneros podem levar o indivíduo a realizar intervenções no próprio corpo. Essas intervenções são altamente relevantes quando se busca uma identificação pessoal.

Retornando à prática da Antropologia Forense, recordamos que, via de regra, a busca pela determinação do sexo é realizada em um cadáver cujas partes moles estão indisponíveis para análise, sendo necessário, portanto, investigar os tecidos mineralizados do corpo, mais resistentes à decomposição e à ação térmica.

São diversos os ossos do corpo que oferecem informações significativas sobre o sexo do indivíduo. Certamente, o melhor é o osso do quadril (frequentemente chamado de osso pélvico), seguido pelo crânio (Figuras 5.12 a 5.18).

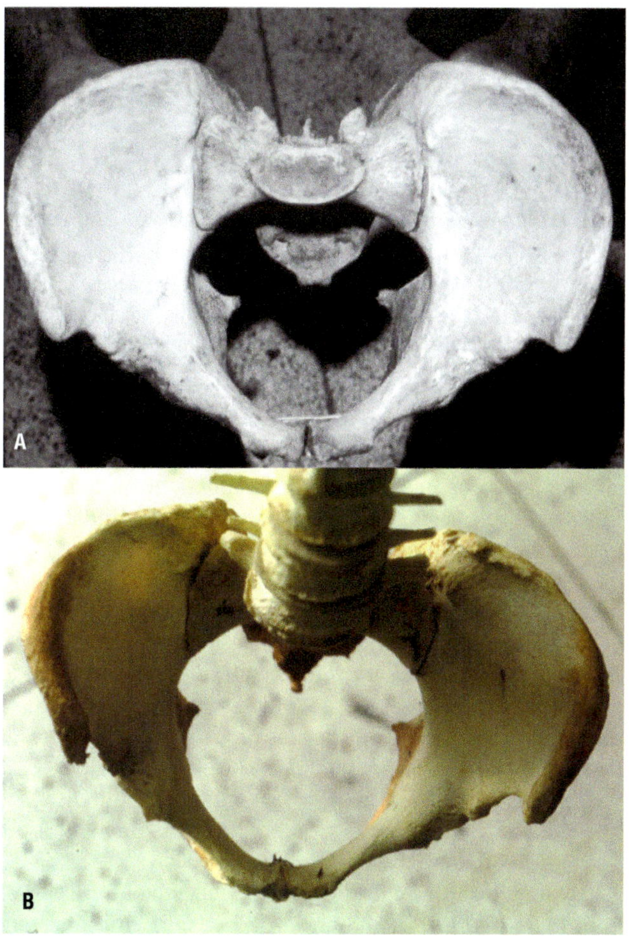

Figura 5.12 – A. Bacia masculina: reparar as projeções das espinhas ciáticas, diminuindo o estreito médio, e do sacro, reduzindo o estreito inferior. **B.** Bacia feminina: observar os diâmetros avantajados dos estreitos superior, médio e inferior, bem como a abertura do ângulo retropubiano.
Fonte: A. Caso do IML-RJ. **B.** Coleção de Anatomia do Prof. Toledo, da Universidade Gama Filho.

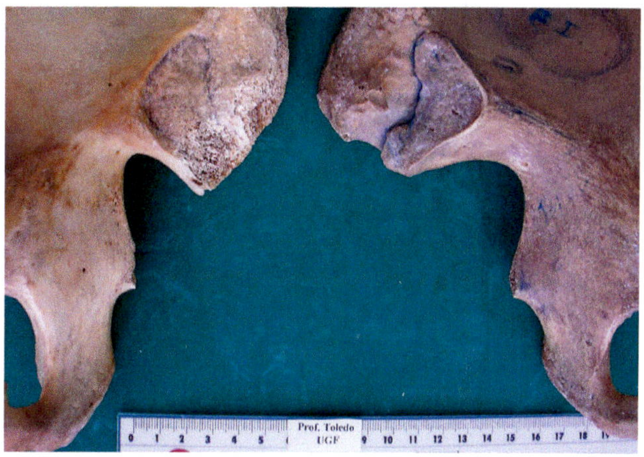

Figura 5.13 – Ilíacos masculino, à esquerda, e feminino, à direita, nos quais há grande diferença na largura e na profundidade da grande chanfradura ciática.
Fonte: Coleção de Anatomia do Prof. Toledo, da Universidade Gama Filho.

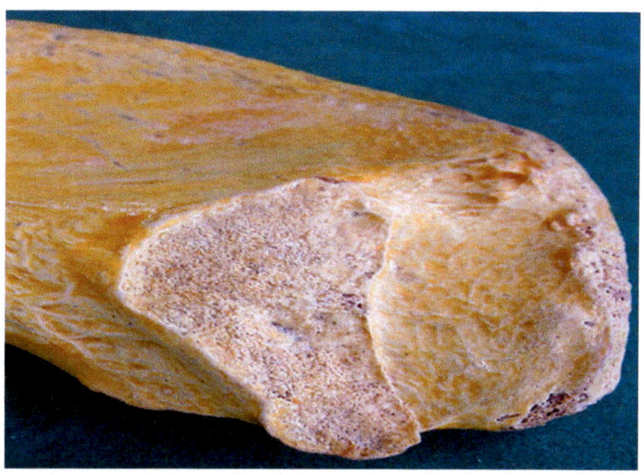

Figura 5.14 – Superfície auricular de osso ilíaco direito, observando-se o sulco pré-auricular à esquerda.
Fonte: Coleção de Anatomia do Prof. Toledo, da Universidade Gama Filho.

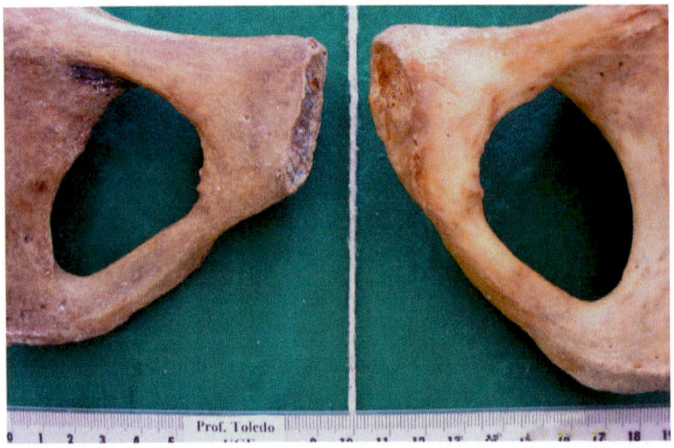

Figura 5.15 – Montagem de ilíacos feminino (à esquerda) e masculino (à direita). O feminino tem púbis quadrangular e ângulo subpúbico amplo; o masculino tem púbis triangular e ângulo subpúbico bem menor. A borda do ângulo isquiopubiano é côncava no feminino e convexa no masculino.

Fonte: Coleção de Anatomia do Prof. Toledo, da Universidade Gama Filho.

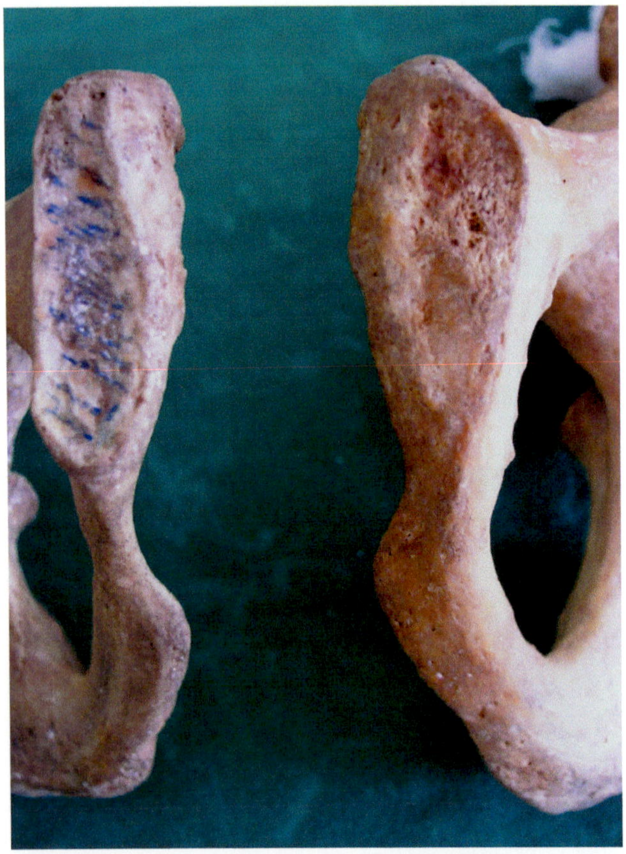

Figura 5.16 – Face articular do púbis e do ramo isquiopubiano (feminino à esquerda e masculino à direita). Notar uma crista ao longo do ramo feminino, que é delgado; no masculino, a superfície é plana e larga.

Fonte: Coleção de Anatomia do Prof. Toledo, da Universidade Gama Filho.

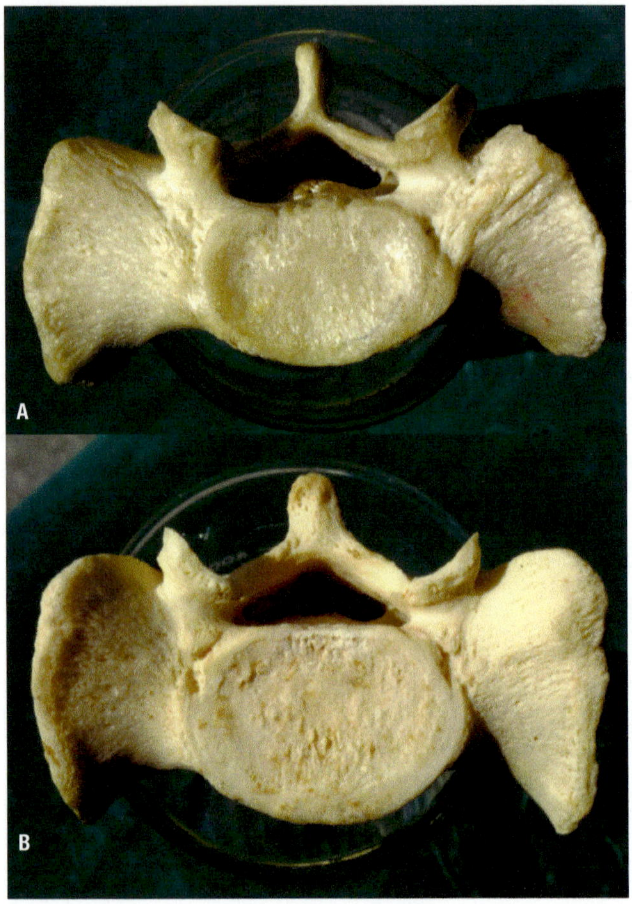

Figura 5.17 – **A.** Sacro feminino visto de cima. Observar que o diâmetro transverso do corpo da primeira vértebra é um pouco maior do que o da asa sacral. **B.** Sacro masculino visto de cima. Notar a proporção bem maior do diâmetro transverso do corpo da primeira vértebra em relação à asa sacral.

O dimorfismo sexual nos ossos ocorre por motivos fisiológicos e se acentua por influências hormonais. Por motivos óbvios, a região pélvica oferece melhores indicadores de caracteres sexuais. A região pélvica feminina acomoda os órgãos sexuais femininos, que são predominantemente internos, e está preparada para a gestação e o parto.

Os homens apresentam ossos mais robustos e, em média, maiores. A musculatura tende a ser mais volumosa, implicando em inserção óssea mais firme, o que aumenta a rugosidade da cortical externa nesses pontos. Podemos observar essas características especialmente no crânio e nos ossos longos. O úmero, o fêmur, o calcâneo e vários outros constituem ossos que podem, também, contribuir significativamente para a determinação do sexo.

Ao analisarmos a cintura pélvica, o recurso que utilizamos com mais frequência é a tabela de decisões embasada em características estruturais pélvicas (Quadro 5.1). Também utilizamos com alguma frequência a técnica de Klales (2020)[14] e o diagnóstico sexual probabilístico (DSP), em *software* livre[15].

Na análise do crânio, utilizamos a tabela de decisões a partir de características estruturais cranianas (Quadro 5.2), ou a técnica desenvolvida por Walker (2008)[16].

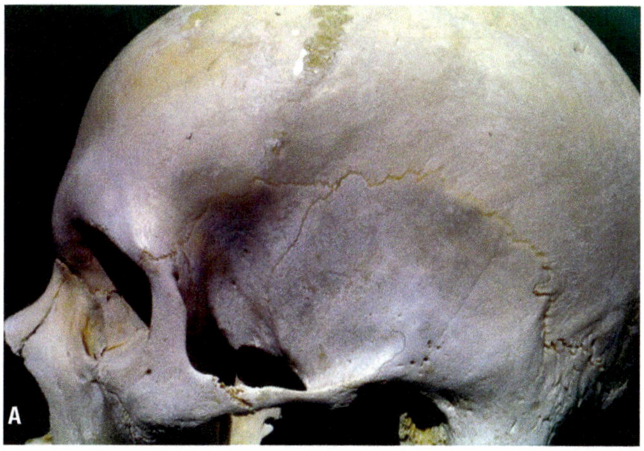

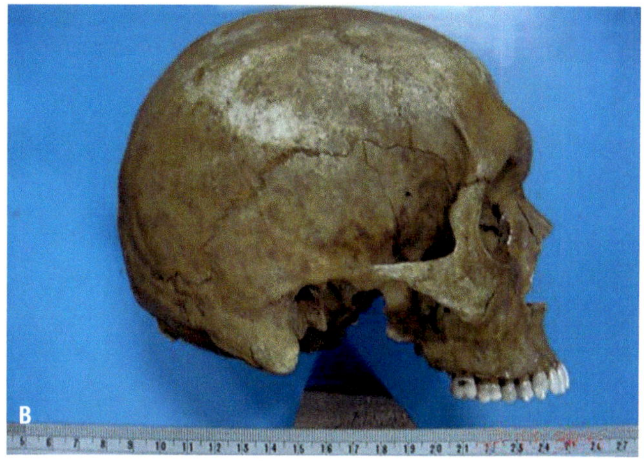

Figura 5.18 – A. Perfil de crânio feminino, no qual se notam fronte reta, margens supraorbitárias pouco proeminentes e interrupção da linha zigomática bem antes do conduto auditivo. **B.** Perfil de crânio masculino, no qual se observam acentuada inclinação da fronte, grande proeminência da glabela e das arcadas supraorbitárias, apófise mastoide volumosa e linha zigomática ultrapassando o conduto auditivo.
Fonte: A. Coleção de Anatomia do Prof. Toledo, da Universidade Gama Filho. **B.** Caso do IMLAP.

Quadro 5.1 – Decisões na avaliação do perfil biológico *sexo*, envolvendo características estruturais da pelve.

Pelve	Masculina	Indeterminada	Feminina
1. Predomínio	( ) Vertical		( ) Horizontal
2. Buraco pélvico	( ) Estreito		( ) Amplo
3. Ângulo subpúbico	( ) Fechado		( ) Aberto
4. Forame obturador	( ) Oval		( ) Triangular
5. Ramo isquiopúbico	( ) Grosso e reto		( ) Fino e côncavo
6. Crista medial isquiopúbica	( ) Ausente/discreta		( ) Presente
7. Arco ventral da sínfise	( ) Ausente		( ) Presente
8. Incisura isquiática maior	( ) Estreita e profunda		( ) Ampla e rasa
9. Superfície auricular	( ) Plana		( ) Projetada
10. Sulco pré-auricular	( ) Ausente		( ) Presente
11. Arco superfície auricular-incisura isquiática	( ) Uma curva		( ) Duas curvas
12. Sacro	( ) Curvo		( ) Reto
13. Proporção asa/corpo	( ) Proporcional		( ) Asa longa

Total de características masculinas: ________________.
Total de características femininas: ________________.
Total de características indeterminadas: ________________.
Resultado: predominância de características ________________.
Indeterminadas: ________________________________.

Fonte: Desenvolvido pela autoria do capítulo.

Quadro 5.2 – Decisões na avaliação do perfil biológico *sexo*, envolvendo características estruturais do crânio.

Crânio	Masculino	Indeterminado	Feminino
1. Aspecto geral	( ) Grande		( ) Pequeno
2. Peso do crânio	( ) Pesado		( ) Leve
3. Fronte	( ) Inclinada		( ) Vertical

(*Continua*)

Quadro 5.2 – Decisões na avaliação do perfil biológico *sexo*, envolvendo características estruturais do crânio. (*Continuação*)

Crânio	Masculino	Indeterminado	Feminino
4. Glabela	( ) Projetada		( ) Discreta
5. Arco superciliar	( ) Projetado		( ) Discreto
6. Rebordo supraorbitrário	( ) Rombo		( ) Cortante
7. Articulação frontonasal	( ) Angular		( ) Curva
8. Processos mastoideos	( ) Bem desenvolvidos (crânio estável)		( ) Pouco desenvolvidos (crânio instável)
9. Processos estiloides	( ) Bem desenvolvidos		( ) Pouco desenvolvidos
10. Linhas nucais	( ) Evidentes		( ) Pouco evidentes
11. Ínion	( ) Projetado		( ) Discreto
12. Inserções musculares	( ) Evidentes		( ) Pouco evidentes
13. Mandíbula	( ) Mais robusta		( ) Delicada, menos robusta
14. Gônio	( ) Mais robusto		( ) Delicado, menos robusto
15. Mento	( ) Projetado, quadrado		( ) Delicado, redondo
Total de características masculinas: ______________. **Total de características femininas:** ______________. **Conclusão:** ( ) Masculino; ( ) Feminino; ( ) Indeterminado.			

Fonte: Desenvolvido pela autoria do capítulo.

Faixa etária

No curso normal da vida humana, pode-se admitir a existência de três etapas: desenvolvimento, estabilização e envelhecimento. Essas etapas também podem ser observadas nos ossos e nos dentes. Logo, para estimar a faixa etária, em Antropologia Forense, o perito analisa o osso e/ou o dente, estabelece sua idade, por meio do seu desenvolvimento, e estabelece uma correlação com a idade cronológica do indivíduo.

Existem técnicas desenvolvidas para serem aplicadas em diversas partes do corpo. Por exemplo, pode-se estimar a idade: a partir do acetábulo ou da superfície auricular (ambos do osso do quadril); a partir das vértebras; da sínfise púbica; e de outras estruturas anatômicas. De modo geral, as características morfológicas devem ser observadas e classificadas segundo metodologia própria.

A escolha da técnica a ser utilizada passa primeiro por qual segmento do corpo está disponível para análise. Por exemplo, se o perito tem preferência pela sínfise púbica, mas os ossos do quadril não foram localizados ou estão destruídos, precisará optar por outra técnica.

Na nossa opinião, uma técnica ideal deve indicar uma idade à época da morte (um número específico, p. ex., 32 anos) que esteja dentro de uma faixa etária provável, constituída por uma idade máxima e uma idade mínima (p. ex., +/– 5, entre 27 e 37 anos).

Em indivíduos jovens, a análise da mineralização dentária oferece excelente precisão e uma faixa provável bem curta, o que é bastante desejável. A tabela desenvolvida por Ubelaker (1989)[17] é bastante útil e prática, uma vez que demonstra visualmente os graus de mineralização das raízes dentárias e sua correlação com a idade cronológica (Figura 5.19).

Em indivíduos jovens, podemos aplicar as tabelas de fechamento epifisário de diferentes ossos. Um excelente parâmetro é a tabela apresentada na página 77 do livro publicado por Schaefer e colaboradores (2009)[18] ou a de Ubelaker (1999)[19] (Tabela 5.1).

A Figura 5.20 mostra em detalhe o grau de ossificação no osso do quadril de um indivíduo jovem.

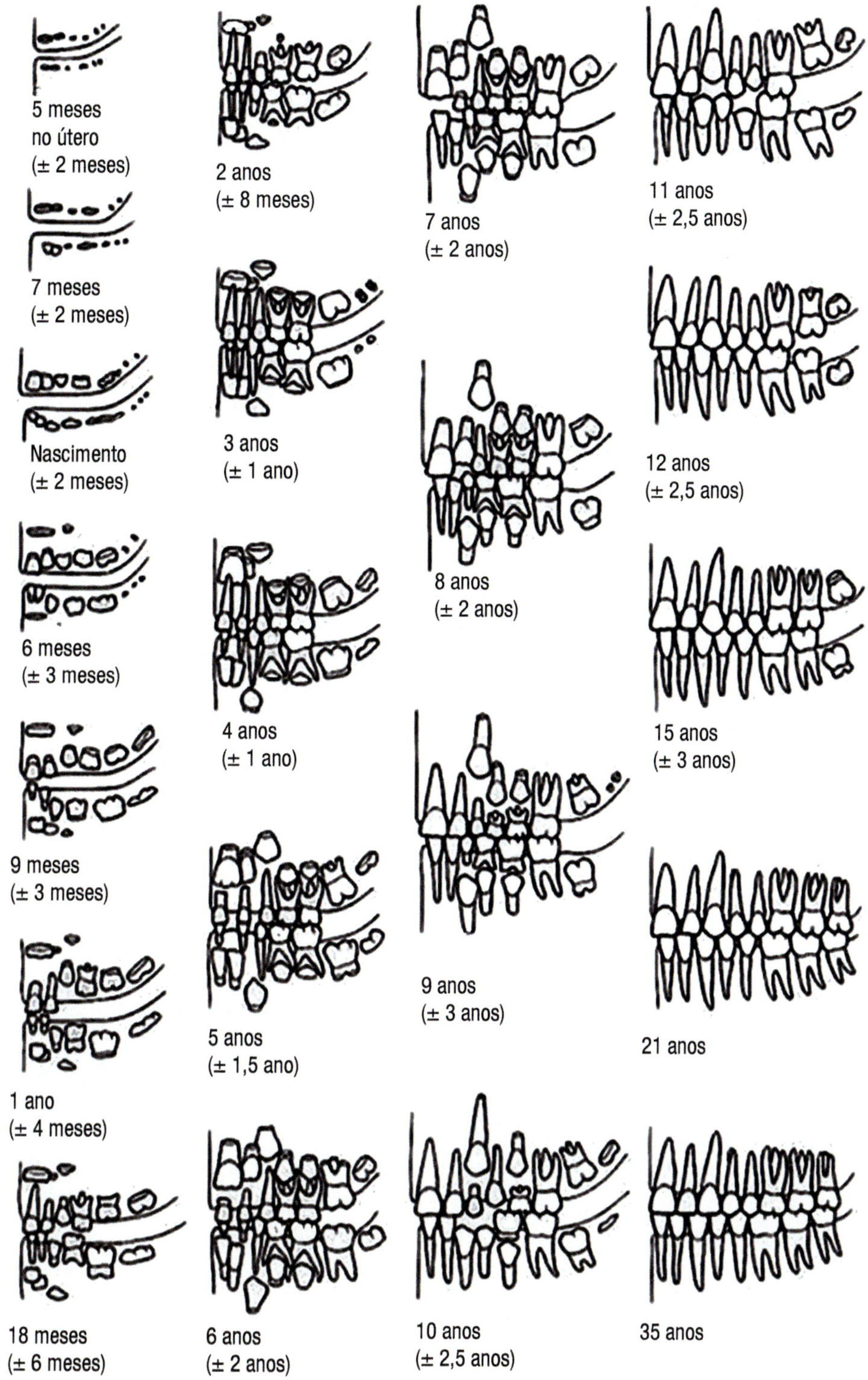

Figura 5.19 – Graus de mineralização das raízes dentárias e sua correlação com a idade cronológica.
Fonte: Tabela desenvolvida por Ubelaker, 1989.

Tabela 5.1 – Idade do início da união em diversos ossos.

Epífise		Idade do início da união	
		Homens	Mulheres
Clavícula	Extremidade medial	18 a 22	17 a 21
Escápula	Acrômio	14 a 22	13 a 20
Úmero	Cabeça	14 a 21	14 a 20
	Grande tuberosidade	2 a 4	2 a 4
	Tróclea	11 a 15	9 a 13
	Epicôndilo lateral	11 a 17	10 a 14
	Epicôndilo medial	15 a 18	13 a 15
Rádio	Cabeça	14 a 19	13 a 16
	Extremidade distal	16 a 20	16 a 19
Ulna	Extremidade distal	18 a 20	16 a 19
Ílio	Crista ilíaca	17 a 20	17 a 19
Ísquio	Púbis	7 a 9	7 a 9
	Tuberosidade isquiática	17 a 22	16 a 20
Fêmur	Cabeça	15 a 18	13 a 17
	Trocânter maior	16 a 18	13 a 17
	Trocânter menor	15 a 17	13 a 17
	Extremidade distal	14 a 19	14 a 17
Tíbia	Extremidade proximal	15 a 19	14 a 17
	Extremidade distal	14 a 18	14 a 16
Fíbula	Extremidade proximal	14 a 20	14 a 18
	Extremidade distal	14 a 18	13 a 16

Fonte: Adaptada de Ubelaker, 1999.

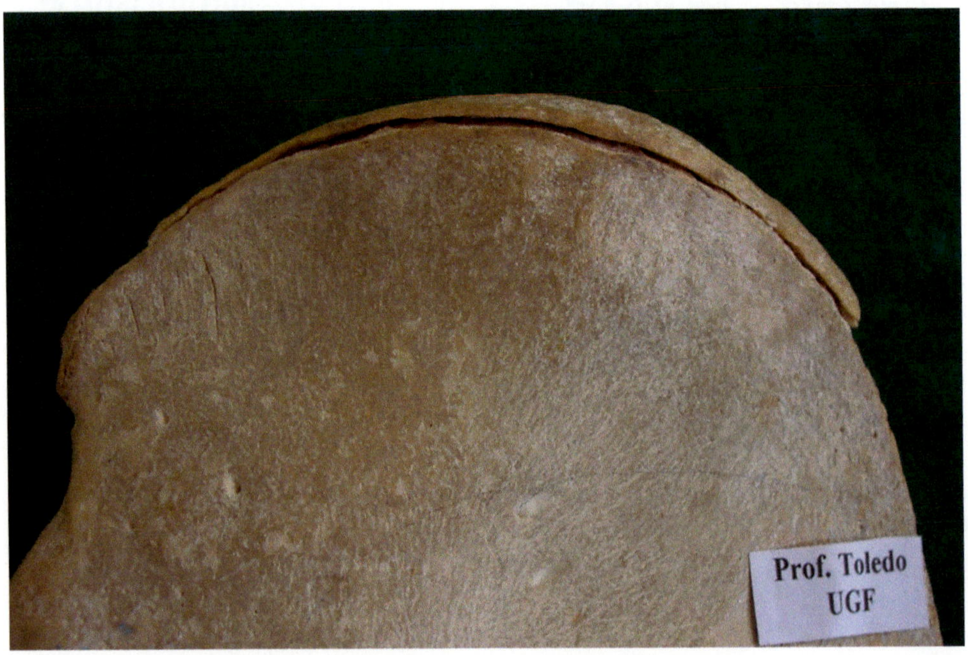

Figura 5.20 – Osso ilíaco de indivíduo jovem no qual se visualiza o ponto de ossificação da crista ilíaca, parcialmente fundido com o corpo do osso.

Fonte: Coleção de Anatomia do Prof. Toledo, da Universidade Gama Filho.

Em indivíduos mais velhos, que já saíram da fase de desenvolvimento, a faixa etária presumida vai se tornando mais larga. Este autor recorre como primeira opção, sempre que possível, ao grau de fechamento da sínfise púbica, conforme Suchey e Brooks (1990)[20] (Figura 5.21 e Tabela 5.2).

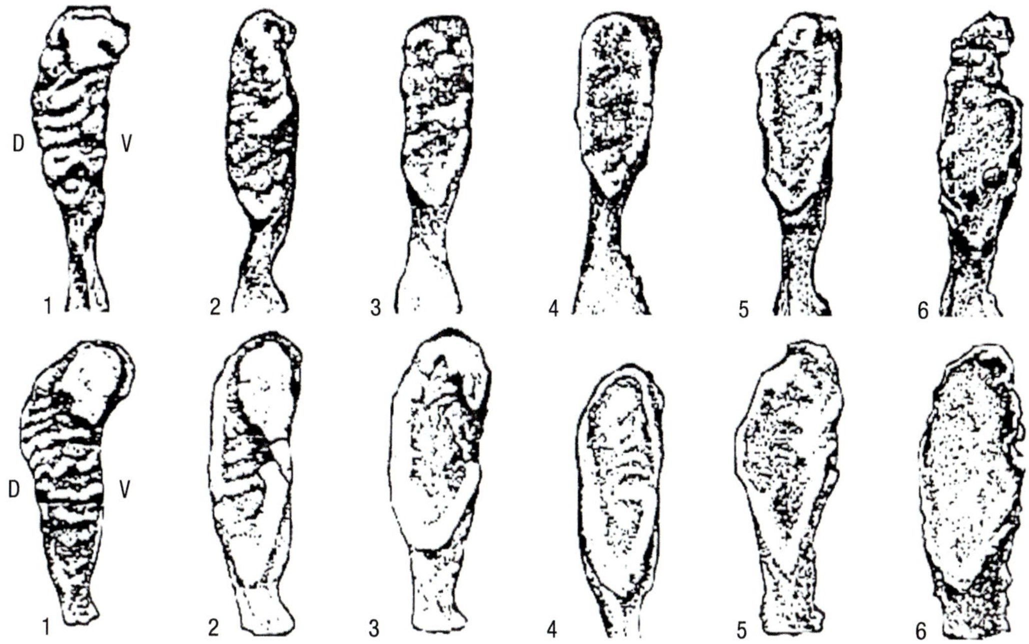

Figura 5.21 – Desenho esquemático do sistema de Suchey-Brooks para determinação da idade pela análise da sínfise pubiana. A fileira superior para o sexo feminino e a inferior para o masculino.
Fonte: Adaptada de Buikstra e Ubelaker, 1994.

Tabela 5.2 – Relação encontrada entre as fases da sínfise pubiana e a idade cronológica no material estudado por Suchey e Brooks, em 1990.

Fase	Idade mulheres	Idade homens
I	15 a 24	15 a 23
II	19 a 40	19 a 34
III	21 a 53	21 a 46
IV	26 a 70	23 a 57
V	25 a 83	27 a 66
VI	42 a 87	34 a 86

A técnica de Lamendin[21], desenvolvida a partir dos dentes, também é extremamente útil, especialmente em adultos jovens. E a associação da técnica de Suchey e Brooks com a de Lamendin, na técnica chamada Two Steps Procedure (TSP)[22], é bastante recomendada. A TSP consiste na análise morfológica da sínfise púbica segundo a metodologia de Suchey e Brooks, logo seguida pela análise da transluminescência das raízes de dentes monorradiculares, segundo metodologia proposta por Lamendin. Assim, geralmente se consegue um intervalo etário bastante estreitado.

Não é incomum que recebamos para análise, nos serviços de Antropologia Forense, somente o crânio de um indivíduo. Nesses casos, quando não há dentes disponíveis para a aplicação da técnica de Lamendin, sobram, para análise, apenas as suturas cranianas. Este autor evita o uso do grau de fechamento das suturas cranianas, por considerá-lo pouco confiável; mas, não havendo alternativa, o método que tem demonstrado, na nossa rotina, melhores resultados é o proposto por Zambrano (2005)[23]. A referida técnica consiste na análise dos graus de fusionamento dos terços proximais das suturas cranianas (Figura 5.22).

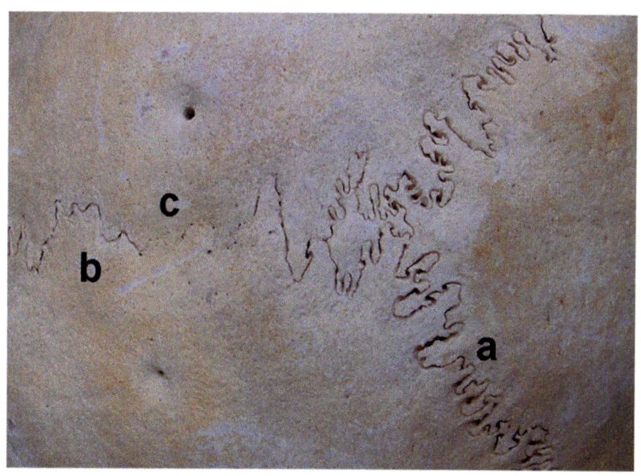

Figura 5.22 – Diferentes graus de fechamento das suturas cranianas: **a.** totalmente aberta (0); **b.** parcialmente fechada (1 ou 2); **c.** completamente fechada (3).
Fonte: Coleção de Anatomia do Prof. Toledo, da Universidade Gama Filho.

É importante lembrar que o envelhecimento é um processo que pode ser observado em todos os ossos do corpo, por exemplo nas vértebras (Figuras 5.23 e 5.24).

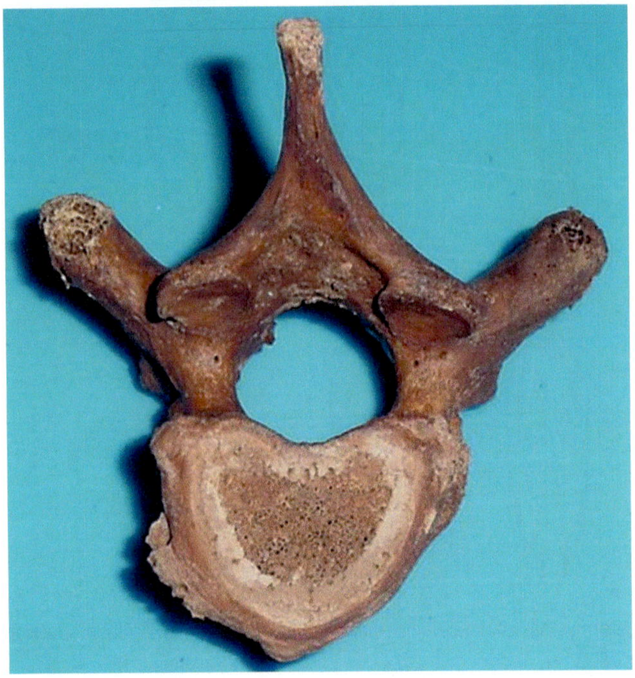

Figura 5.23 – Vértebra cervical de indivíduo adulto maduro, vista de cima, apresentando osteofitose na união da face anterior com a direita do corpo vertebral.
Fonte: Caso do IMLAP.

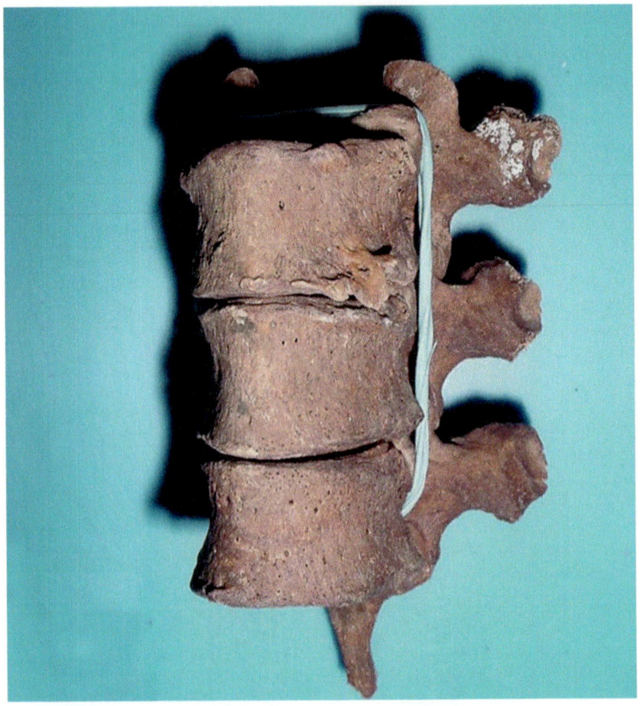

Figura 5.24 – Segmento de coluna lombar no qual se observa formação de osteófitos na borda inferior da união da face anterior com a face posterior do corpo da vértebra superiormente situada. Os osteófitos representam ossificação patológica que faz protrusão irregular para baixo e para fora do corpo vertebral.
Fonte: Caso do IMLAP.

Estatura

Apesar de toda a variabilidade morfológica, o corpo humano apresenta proporções que podem ser observadas. Essas proporções são conhecidas há séculos, tendo sido consagradas no famoso desenho do Homem Vitruviano (1490), de Leonardo Da Vinci.

É fato que a altura de uma pessoa varia ao longo de sua vida; e varia, também, ao longo do dia. Ainda assim, é uma referência importante para a obtenção do perfil biológico.

Diversos ossos podem contribuir para a busca da estatura, desde o calcâneo até o fêmur. Obviamente, o fêmur, por ser maior e ocupar uma posição fisiológica quase vertical, contribui com a estimativa da estatura com menor margem de erro. Outros ossos longos, como a tíbia, a fíbula e o úmero, também podem oferecer boas referências.

O osso escolhido para a avaliação deve ser medido na tábua osteométrica (Figura 5.25), e sua medida deve ser aplicada na fórmula (ou tabela) da técnica escolhida.

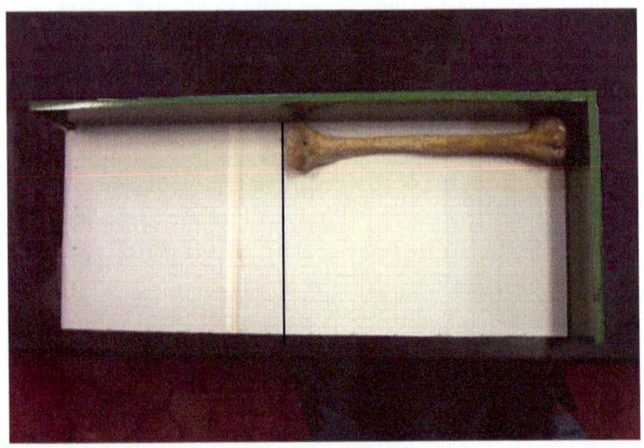

Figura 5.25 – Tábua osteométrica adaptada, que deve ser usada com o auxílio de um esquadro. O quadriculado visível é formado por papel milimetrado, que deve ser colocado por baixo do osso.

O método proposto por Mendonça (2000)[24] oferece praticidade e confiabilidade. Nesse caso, podemos mensurar o úmero ou o fêmur (em eixo perpendicular ou medida fisiológica) para obter um intervalo de estatura com uma excelente margem de confiança (Tabela 5.3).

Tabela 5.3 – Fórmulas de regressão de Mendonça.

Sexo feminino	Sexo masculino
EST = [64,26 + 0,3065 CTU] ± 7,70	EST = [59,41 + 0,3269 CTU] ± 8,44
EST = [55,63 + 0,2428 CFF] ± 5,92	EST = [47,18 + 0,2663 CFF] ± 6,90
EST = [57,86 + 0,2359 CPF] ± 5,96	EST = [46,89 + 0,2657 CPF] ± 6,96

EST = Estatura que pretendemos estimar (cm); CTU = Comprimento total do úmero (mm); CFF = Comprimento fisiológico do fêmur (mm); CPF = Comprimento perpendicular do fêmur (mm).
Fonte: Adaptada de Mendonça, 2000.

Em cada caso, deve-se escolher um osso e aplicar uma única técnica. Não é recomendado utilizar diversas técnicas e realizar a média entre elas.

Independentemente da técnica que se aplique, o ideal é que o resultado ofereça uma estatura provável que esteja dentro de uma margem de confiança estabelecida por uma estatura máxima e uma mínima possíveis.

Ancestralidade (afinidade geográfica)

É importante começarmos este tópico elucidando um fato de suma importância: embora o termo "raça" tenha sido amplamente utilizado nos séculos passados para se referir às diferenças fenotípicas humanas, atualmente isso é tido como um erro. Do ponto de vista estritamente biológico, não existem raças humanas, uma vez que não há diferenças morfológicas, genotípicas ou fenotípicas suficientes para que possamos classificar seres humanos dessa maneira. Assim, o termo mais adequado e convencionado pela Antropologia Forense, por meio do protocolo Scientific Working Group for Forensic Anthropology (SWGANTH), é "ancestralidade", ou "afinidade geográfica".

Para tanto, a disciplina dispõe de inúmeras ferramentas embasadas em aspectos morfoscópicos do crânio. Isso acontece porque existem ocorrências de variações anatômicas típicas de determinados grupos étnicos, ou geograficamente próximos. Alguns exemplos consistem nas diferenças morfológicas das suturas palatinas transversas, nas cúspides dentárias de primeiros molares permanentes (cúspide de Carabelli), na depressão pós-bregmática, na largura da abertura nasal, na espinha nasal, entre outras.

Na nossa rotina pericial, costumamos utilizar a tabela de decisões (Quadro 5.3) ou a técnica de Hefner (2009)[25]. De modo a reduzir o tempo de trabalho e sistematizar os traços morfoscópicos, podemos recorrer à ferramenta digital Osteomics[26], criada por João d'Oliveira Coelho e David Navega. Ao final das classificações morfoscópicas no *software*, obtemos a estimativa de afinidade ancestral do indivíduo em relação de percentagem para cada grupo, podendo este se assemelhar aos grupos étnicos/geográficos europeu, asiático, africano, índio-americano, ou ainda apresentar miscigenação.

Quadro 5.3 – Decisões para a estimativa da ancestralidade.

	Europeu	Africano	Asiático
1. Altura craniana	( ) Alto	( ) Baixo	( ) Muito alto
2. Profundidade do crânio	( ) Curto	( ) Longo	( ) Muito curto
3. Depressão pós-bregmática	( ) Ausente	( ) Presente	( ) Ausente
4. Formato da órbita	( ) Angular	( ) Retangular	( ) Oval
5. Distância interorbital	( ) Curta	( ) Ampla	( ) Intermediária
6. Perfil facial	( ) Vertical (ortognata)	( ) Projeção alveolar	( ) Projeção zigomática
7. Raiz nasal	( ) Projetada	( ) Não projetada	( ) Não projetada
8. Ponte nasal	( ) Alta	( ) Baixa	( ) Intermediária
9. Ossos nasais I	( ) Finos e compridos	( ) Largos e curtos	( ) Intermediários
10. Ossos nasais II	( ) Angulados entre si	( ) Planos entre si	( ) Angulados entre si
11. Espinha nasal	( ) Projetada	( ) Discreta	( ) Curta

(*Continua*)

Quadro 5.3 – Decisões para a estimativa da ancestralidade. (*Continuação*)

	Europeu	Africano	Asiático
12. Abertura piriforme	( ) Alta e estreita	( ) Baixa e larga	( ) Intermediária
13. Borda inferior da abertura piriforme	( ) Afilada	( ) Em goteira	( ) Intermediária
14. Forma da face	( ) Estreita	( ) Estreita	( ) Larga
15. Cúspide de Carabelli	( ) Presente	( ) Ausente	( ) Ausente
16. Oclusal do primeiro molar	( ) Mamelonada	( ) Estrelada	( ) Intermediária
17. Incisivos	( ) Em espátula	( ) Em espátula	( ) Em pá
Total de características europeias: ________ **Total de características africanas:** ________ **Total de características asiáticas:** ________ **Conclusão:** ________			

Fonte: Desenvolvido pela autoria do capítulo.

Naturalmente, a população a que o indivíduo pertence é relevante para o estudo e, consequentemente, para a construção do perfil biológico. No caso do Brasil, e sobretudo nos serviços de Antropologia Forense espalhados pelo país, que são capazes de fornecer esse tipo de informação, é comum nos depararmos com a classificação "indivíduo miscigenado", haja vista que esta representa uma característica marcante da população brasileira.

Tomemos como exemplo o caso em que identificamos num indivíduo um alto grau de afinidade ancestral africana (cerca de 75%). Nesse cenário, poderíamos afirmar, sem sombras de dúvidas, que ele apresentava pele escura? Embora provável, não podemos fazê-lo. Isso acontece porque as expressões biológicas relacionadas à ancestralidade de um indivíduo nem sempre são visíveis a olho nu, como é o caso de uma sutil depressão pós-bregmática. Em outras palavras, é possível que um indivíduo expresse vários traços morfoscópicos de determinado grupo, mas que não expresse, a título de exemplo, a cor da pele característica desse mesmo grupo. De todo modo, percebam que isso não compromete a eficácia do método, tampouco a sua notada relevância para a Antropologia Forense.

IDENTIFICAÇÃO HUMANA

Antropologia Forense, Odontologia Legal e Medicina Legal (que, em sentido amplo, inclui o estudo papiloscópico e o genético) são ciências academicamente diversas, mas que compartilham determinados saberes, incluindo aquele que busca o estabelecimento da identidade.

Cabe recordar que cada ser humano é um indivíduo. A palavra "indivíduo" vem de *in + dividuus* (etimologicamente, do latim medieval), isto é, indivisível. Portanto, toda divisão do ser humano é meramente acadêmica. Por isso, utilizamos a expressão "identificação humana". E, para atingir esse objetivo, todas as características individualizantes de cada ser humano podem, e devem, ser utilizadas.

Identificar uma pessoa consiste no ato de vincular o corpo físico de um indivíduo a um nome, com um número de identidade previamente registrado. Cada indivíduo é um ser único. A identificação forense consiste na atuação de um *expert* reunindo determinado número de características observadas no corpo do indivíduo a ser identificado e comparando-as com um registro previamente realizado.

A quantidade de características necessárias à identificação depende da frequência com que elas se repitam na população. Quanto mais raras são as características, mais remota é a probabilidade estatística de que se repitam em outro indivíduo, aumentando assim a chance de identificação. Há de se reconhecer que a matemática é um instrumento útil à identificação humana, mas não um fim em si mesma. A biologia, com suas infinitas variações morfológicas, está para muito além da lógica métrica da matemática. Todo perito, ao estabelecer uma identidade, percebe, durante o confronto, muito mais elementos de convicção do que é possível traduzir numericamente. A aplicação das diversas metodologias estatísticas é, portanto, um processo de reducionismo útil. A matemática é um excelente interlocutor entre as diferentes ciências, mas não apresenta elementos capazes de expressar tudo o que pode ser percebido pelos sentidos de um *expert* na identificação humana, podendo ser utilizada, portanto, e com ressalvas, para ajudar a criar convicção nas autoridades policiais e judiciárias.

São quatro as áreas do conhecimento tradicionalmente utilizadas na identificação humana, a saber: a Papiloscopia, por meio da observação dos desenhos formados pelas cristas das polpas digitais; a Odontologia, que se utiliza das características observadas nos arcos dentários e demais componentes do sistema estomatognático e do crânio; a Antropologia, que se utiliza, via de regra, das características morfológicas dos ossos e elementos implantados ao corpo; e a Genética, por meio da análise da frequência com que alguns alelos ocorrem em determinadas regiões do DNA.

Existem diversos outros recursos que podem, e devem, ser utilizados na importantíssima e árdua missão de vincular nome a um corpo (vivo ou morto), como os lábios (a queiloscopia), a íris e outros; mas, neste capítulo, debruçamo-nos apenas sobre os quatro tradicionalmente utilizados, a fim de clarear a identificação antropológica.

Inicialmente, vale refletir sobre os chamados "requisitos fundamentais de uma técnica de identificação". Estes são divididos em dois requisitos técnicos (classificabilidade e praticidade) e dois requisitos biológicos (unicidade e imutabilidade). Alguns autores incluem em requisitos biológicos a perenidade. Nesta obra, consideramos que a imutabilidade já abarca a perenidade.

Esses conceitos, amplamente divulgados, fazem sentido quando se busca um método de identificação em massa, a ser aplicado em grandes grupos populacionais, países ou em toda a humanidade. Quando se trata da identificação criminal, de um cadáver ou de um indivíduo vivo, vítima ou suspeito, faz pouco ou nenhum sentido que os conceitos supracitados sejam chamados de fundamentos. Devemos, portanto, ao começar a pensar sobre identificação, separar a identificação populacional (prática de registros de identidade) da identificação médico-legal, pois elas diferem entre si em seus objetos de análise, seus meios, seus operadores e seus fins.

No que diz respeito aos operadores, enquanto a identificação em massa é normalmente realizada por técnicos treinados (no registro fotográfico e na coleta de digital, por exemplo), a identificação criminal é realizada por *experts*, cientistas detentores de amplo domínio sobre as ciências que serão aplicadas e suas respectivas técnicas de coleta e confronto.

Por motivos óbvios, os meios preferivelmente aplicados à identificação em massa devem ser práticos e baratos (princípio da praticidade). Também são fundamentais o arquivamento das informações coletadas e a organização em bancos de dados de modo que possam ser imediata e facilmente consultados. Esse processo envolve o princípio da classificabilidade e faz sentido para a verificação de carteiras de habilitação e passaportes.

Quando se faz necessária a identificação criminal de um cadáver, por exemplo, os dois conceitos suprarreferidos (praticidade e classificabilidade) tornam-se absolutamente secundários, ou até irrelevantes, frente à necessidade de solução do caso. Por exemplo, se for necessário, utilizam-se tomografias para a identificação de alterações individualizantes, como patologias ósseas e/ou dentárias, independentemente do elevado custo, da baixa praticidade e da inexistência de classificações ou bancos de dados de grande porte. Dessa forma, esclarecemos a relevância ou irrelevância dos chamados "requisitos técnicos" de identificação.

Quanto aos "requisitos biológicos", estes consistem na escolha de partes do corpo que permitam a comparação para fins de identificação. Podem variar do micro ao macro, das moléculas de DNA aos ossos e dentes, passando pelo desenho das cristas papilares da derme.

Como a identificação é um processo de comparação com registros anteriormente realizados, o método a ser escolhido depende inicialmente do tipo de registro "anterior" a que o perito tem acesso.

A imutabilidade se refere à capacidade de determinada estrutura corporal não se alterar ao longo da vida e, nem mesmo, após a morte. Sabemos que as papilas digitais são formadas por volta do 6º mês de vida intrauterina e se decompõem com a putrefação. Ao longo da vida, podem ser destruídas por traumas ou amputações, mas realmente não podem ser modificadas. Por exemplo: se, analisando uma digital, o perito observa uma "bifurcação" (ponto característico) às 6 horas (posição no dedo), em um tipo fundamental (no dedo polegar direito), ela permanecerá enquanto aquela pele existir. É evidente que a pele, onde repousam as digitais, é muito pouco perene, enquanto os dentes seriam as estruturas que mais atenderiam a esse requisito. O DNA de um indivíduo, exceto por raras mutações que podem ocorrer ao longo da vida, em locais específicos, pouco ou nada se altera. Os dentes pouco se alteram morfologicamente, exceto pelo uso, traumas ou patologias, mas sua posição no arco dentário pode ser modificada por meio de intervenções ortodônticas. Ossos apresentam padrões e características semelhantes às observadas nos dentes (ambos são estruturas mineralizadas), mas costumam apresentar mais mudanças morfológicas ao longo de seu envelhecimento.

A unicidade, mais do que uma característica biológica, é o resultado da aplicação de uma técnica que permite afirmar que aquele conjunto de características não se repetirá, daquela mesma forma, em outro indivíduo. Alcançar a unicidade é o objetivo de todo processo de identificação. É conseguir sustentar que determinado corpo pertence a determinada pessoa e a nenhuma outra.

Conforme já discutido, as papilas digitais, os dentes, os ossos e o DNA, entre outras estruturas corporais, podem apresentar-se com qualidade e quantidade para identificar uma pessoa. Mas tudo isso depende da existência de um registro prévio e das condições de preservação desses elementos. Por exemplo, é possível que a coleta de DNA em um caso de estupro ofereça apenas uma quantidade exígua de material, insuficiente para uma identificação segura.

O mesmo pode acontecer quando se encontra apenas um fragmento de digital ou quando o arco dentário analisado tem poucas características individualizantes registradas. Nesses casos, na identificação criminal, é desejável que diferentes técnicas, com base em diferentes estruturas corporais (digitais, dentes, ossos e DNA), sejam associadas, a fim de robustecer estatisticamente a capacidade de identificação pessoal[5].

É mister reforçar que, via de regra, cada uma dessas quatro técnicas apresenta a capacidade de gerar uma identificação pessoal sem que seja necessária a confirmação por qualquer outra, dependendo, como já descrito, da quantidade dos caracteres encontrados e da qualidade do registro anteriormente realizado.

O processo de identificação de um cadáver ocorre em três fases: a fase de levantamento de todos os dados *post mortem*; a fase de levantamento dos dados *ante mortem*; e a fase de confronto de ambos os conjuntos de dados, denominada fase de conciliação.

A fase de conciliação pode resultar: em uma identificação positiva; em uma exclusão; em dados insuficientes, mas indicando uma provável identificação ou provável exclusão; ou na ausência de dados suficientes para a conclusão.

A identificação, em Antropologia Forense, pode ser realizada a partir de estruturas normais que apresentem grande variabilidade de forma, como os seios da face, presença de ossos sesamoides e outros. É claro que, quanto mais raro determinado acidente, mais relevante ele se torna para fins de identificação. Logo, variações anatômicas e patológicas podem ser de grande valia nesse processo, assim como as intervenções profissionais, médicas e odontológicas, que podem também incluir placas de osteossíntese, parafusos, implantes de todos os tipos, marca-passos, e dezenas de outros dispositivos, numerados ou não pelo fabricante.

É indiscutível que todos esses elementos podem ser apresentados como meios de probabilidades matemáticas que embasem a identificação. Somos da opinião que a matematização frequentemente constitui um processo útil, mas reducionista, pois é completamente impossível que ela exprima plenamente todas as características percebidas pelos sentidos dos peritos que o convencem de determinada identificação.

Como se sabe, cada osso do corpo humano apresenta uma incontável quantidade de características que lhe distinguem de todos os demais. Ao nos depararmos com um fêmur, nunca o confundiremos com nenhum outro osso, mesmo quando gravemente acometido por traumas ou patologias deformantes. Paralelamente a esse fato, ao analisarmos o mesmo osso de diversos indivíduos, perceberemos que nunca encontraremos dois ossos morfologicamente iguais (Figura 5.26). Usando o mesmo exemplo anterior, se examinarmos os fêmures de mil indivíduos, encontraremos mil fêmures diferentes. Esse princípio é rotineiramente aplicado aos dentes e utilizado para a identificação pelos arcos dentários. Obviamente, então, isso pode, e deve, ser utilizado para a identificação antropológica. As tomografias prestam um grande serviço nesse sentido; e os ossos podem ser comparados por meio de sobreposição tridimensional, utilizando-se o programa Cloudcompare[27].

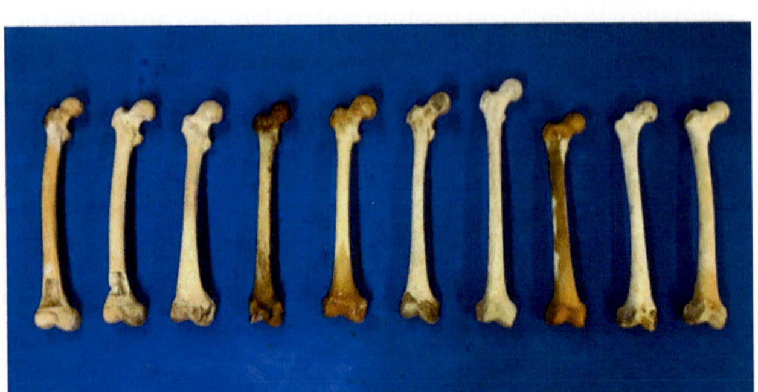

Figura 5.26 – Dez fêmures, todos diferentes entre si.

CASO PERICIAL

Em meados de 2015, foi encontrado um cadáver abandonado em um terreno baldio, ao lado de uma estrada de terra batida, em uma região praiana do Estado do Rio de Janeiro. O cadáver se encontrava esqueletizado, com os ossos predominantemente articulados e remanescentes de pele mumificada cobrindo parte dos membros inferiores e dorso, além de cartilagens e ligamentos. Havia colonização por fauna cadavérica e odor de putrefação.

O cadáver foi recolhido ao IMLAP e encaminhado ao Serviço de Antropologia Forense para a realização dos exames específicos (Figura 5.27).

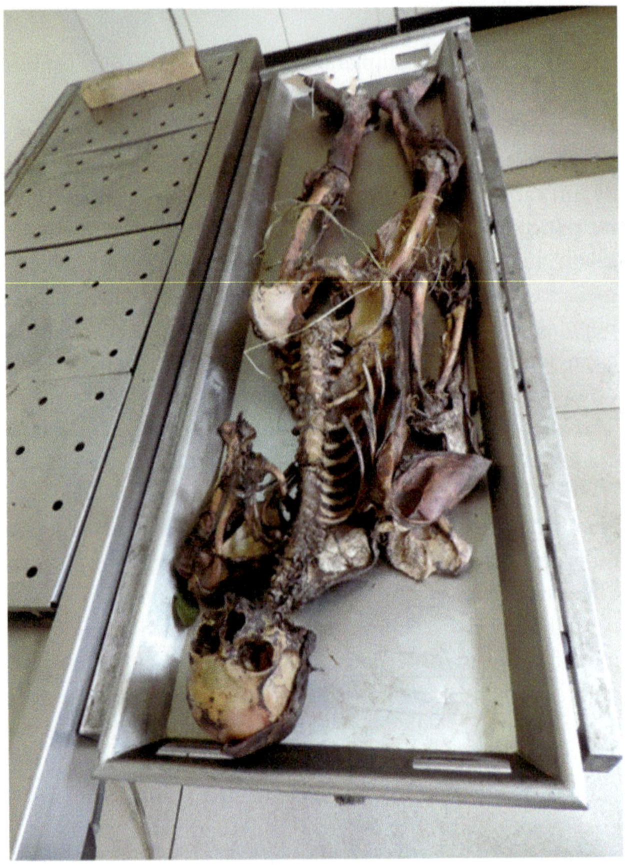

Figura 5.27 – Remanescentes, conforme recebidos pelo Serviço de Antropologia Forense do IMLAP.

O perito antropólogo forense realizou a análise inicial (pré-laboratorial), observando especialmente o estágio de decomposição cadavérica, a fim de determinar o intervalo *post mortem* (IPM). Com base nas características tafonômicas, o perito estimou, com significativa margem de segurança, que o IPM era inferior a 2 meses corridos anteriormente ao encontro do cadáver. Nesse momento, cabe a descrição de vestes e pertences recebidos junto aos remanescentes, quando presentes.

Posteriormente ao exame inicial, o cadáver foi submetido ao processo de cocção, limpeza e secagem, de modo a torná-lo viável aos outros estudos.

Terminado o processo, os ossos foram organizados sobre a mesa de exame, em posição semelhante à anatômica (Figura 5.28). A partir daí, os remanescentes foram inventariados (todos os ossos e dentes foram discriminados) e iniciaram-se a busca pelo perfil biológico e a procura de padrões que pudessem levar à identificação, além do estudo das lesões, inclusive aquelas possivelmente filiáveis à *causa mortis*.

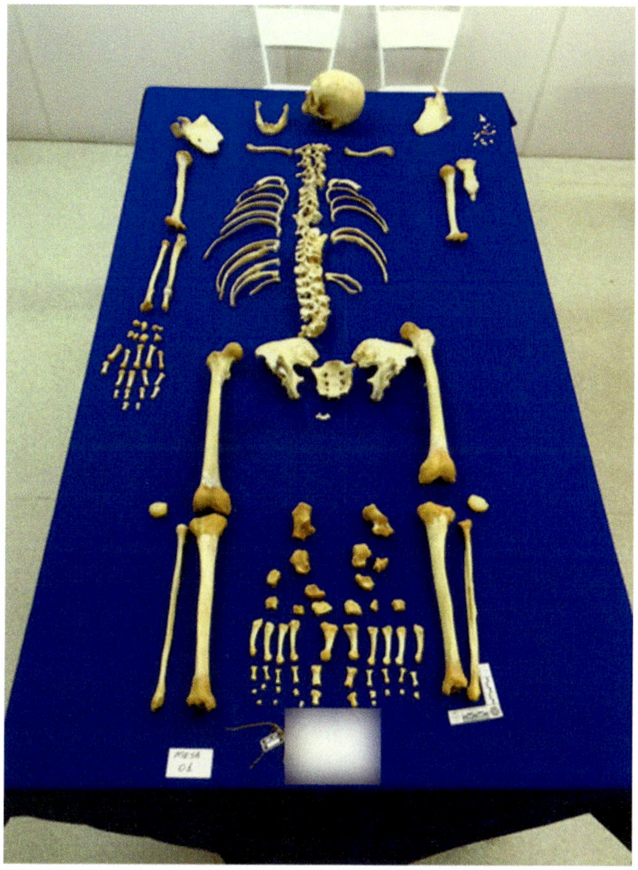

Figura 5.28 – Ossada disposta em posição semelhante à anatômica.

Com relação ao perfil biológico, constatou-se, com base nas características morfológicas do conjunto pélvico e do crânio, que os remanescentes pertenciam a um indivíduo do sexo masculino. Com relação à idade, constatou-se que a sínfise púbica se enquadrava na fase V do sistema Suchey e Brooks (SeB), apontando para uma média de idade de 45 anos, estando inclusa na faixa etária correspondente entre 27 e 66 anos[28].

Para o exame da estatura, utilizou-se o fêmur esquerdo, que foi posicionado e mensurado na tábua osteométrica de Broca, obtendo-se como medida, em eixo fisiológico, 450 mm. A metodologia proposta por Mendonça (2000)[24] apontou para uma estatura média de 1,67 m, inclusa na faixa entre 1,60 m e 1,73 m.

O estudo da ancestralidade se baseou na técnica proposta por Hefner (2009)[25], que apontou para o predomínio de características cranianas compatíveis com indivíduos de ancestralidade europeia.

Com relação ao estudo dos traumas, foram constatadas fraturas lineares e contínuas dos arcos costais, bilaterais, apontando para uma dispersão única de energia incidida sobre a caixa torácica, produzidas à época perimortal, podendo estar relacionadas à causa da morte.

Por fim, foram observadas fraturas consolidadas endereçando o sétimo arco costal esquerdo, a ulna direita e a escápula direita. Notou-se ainda a presença de exostoses comprometendo o fêmur esquerdo, a tíbia e a fíbula esquerdas e o úmero direito (Figura 5.29).

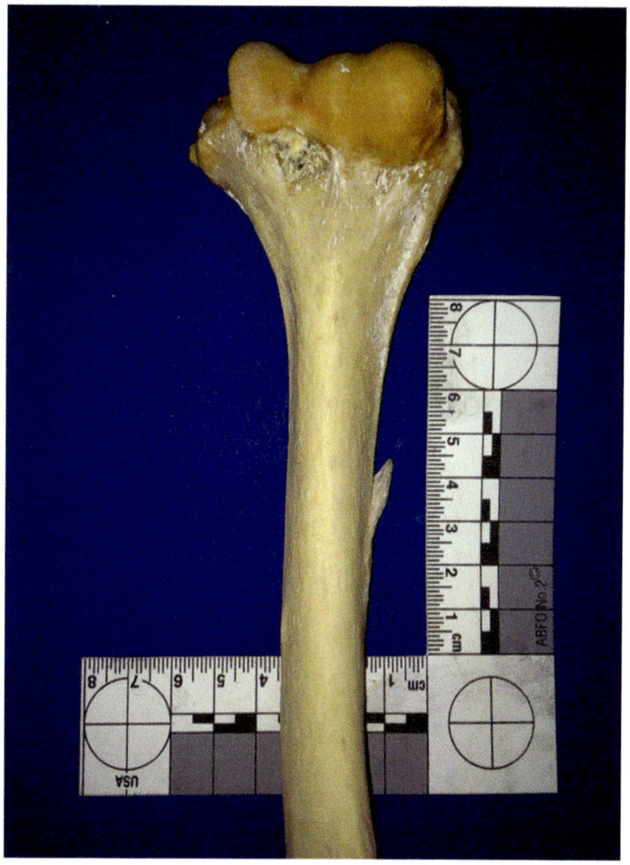

Figura 5.29 – Exostose comprometendo a diáfise do úmero direito.

Vinte passos do padrão-ouro em Antropologia Forense

Exame de local – 1, 2, 3 e 4

Análise pré-laboratorial – 5, 6, 7 e 8

Fase laboratorial – 9, 10, 11, 12, 13, 14, 15, 16, 17, 18, 19 e 20

Perfil biológico – 10, 11, 12 e 13

Estudo dos traumas – 14, 15, 16, 17 e 18

Busca da identidade – 19 e 20

1 – Busca do cadáver	• A forma da busca deve ser adaptada às informações referentes ao tempo de morte, tentativas de destruição e formas de ocultação (inumado ou não)
2 – Localização	• Preservação do local • Exposição controlada • Registro minucioso (fotogrametria) • Presença do antropólogo forense, sempre que possível. Nesses casos, as fases 5 e 6 são realizadas (NMI e IPM)
3 – Recuperação	• Movimentação do vestígio conforme suas características • Carbonizados e ossos antigos podem estar degenerando; ossadas de múltiplos indivíduos devem ser separadas nesse momento
4 – Acondicionamento e transporte	• Sempre com o intuito de preservar e evitar danos, conforme as características de cada vestígio
5 – NMI	• No caso de ossadas, só se levanta a hipótese de mais de um indivíduo em caso de informações prévias, presença de ossos ipsilaterais repetidos ou, em ossos não repetidos, quando apresentarem morfologia, ou estágio de desenvolvimento, ou grau de decomposição gravemente discrepantes
6 – IPM	• Análise do estágio de decomposição cadavérico (cadáver recente > perda da pele e vísceras > ossos desarticulados > remanescentes de cartilagens e ligamentos nos ossos, drenando matéria orgânica > ossos secos > decomposição das superfícies articulares > decomposição epifisária e cortical)
7 – Imaginologia inicial	• Verificação de traumas e busca de fragmentos metálicos (projéteis e utensílios)
8 – Limpeza e secagem	• Preferencialmente pelo uso de água aquecida, sem ferver
9 – Montagem em posição semelhante à anatômica	• Sobre a mesa de análise, em ambiente adequado, com fundo de cor contrastante (lençol, placa de etileno acetato de vinila (EVA))
10 – Sexo	• **Crânio:** Walker (2008), Sexing Skulls; Tabela de decisão crânio RJ • **Pelve:** Klales e colaboradores (2020); Tabela de decisão pelve RJ; Diagnóstico sexual probabilístico (DSP)
11 – Idade	• **Fechamento epifisário dos ossos (crianças e jovens):** Schaefer e colaboradores (2009) • **Mineralização e erupção dentária (crianças e jovens):** Ubelaker (1989) • **Regressão dentária (adultos):** Lamendin (1992) • **Desenvolvimento da sínfise púbica:** Suchey e Brooks (1990) • Two Steps Procedure (TSP) • **Fechamento das suturas cranianas:** Zambrano (2005)
12 – Estatura	• Mendonça (2000)
13 – Ancestralidade	• Hefner (2009) • Tabela de decisão
14 – Classificação etiológica dos traumas mais frequentes em AF	• Contundente • Cortocontundente • Ação perfurocontundente • Ação térmica
15 – Época do trauma	• *Ante mortem* • *Peri mortem* • *Post mortem*
16 – Sequência de traumas diversos	• Quando se observam traumas múltiplos, avalia-se a sequência. Por exemplo: regra de Puppe
17 – Direção do trauma	• Definir, quando possível, direção e sentido; trajetória e trajeto
18 – Consequências possíveis do trauma	• É possível que o trauma constitua a causa da morte?
19 – Fatores de individualização	• Agrupamento de caracteres pessoais • Variações anatômicas • Patologias • Intervenções médicas e odontológicas • Outras (fragmentos de projéteis)
20 – Identificação	• Papilas digitais (tecido mumificado, fragmento parcialmente carbonizado) • Intervenções profissionais, especialmente as médicas e odontológicas

REFERÊNCIAS BIBLIOGRÁFICAS

1. Giovanelli A, Mayer R. Instituto médico legal Afranio Peixoto, breve histórico. Evidência. 2021;19:12-38.
2. Palhares M et al. Tratado de antropologia forense, fundamentos e metodologias aplicados à prática pericial. São Paulo: Millenium; 2022.
3. Mamede AP et al. Burned bones tell their own stories: a review of methodological approaches to assess heat-induced diagenesis, applied spectroscopy reviews; 2017.
4. Resolução n. 185/1993 do Conselho Federal de Odontologia.
5. Schmitt A et al. J Forensic anthropology and medicine: complementary sciences from recovery to cause of death. Humana Press; 2006.
6. Oliveira-Costa J. Insetos "peritos" – a entomologia forense no Brasil. São Paulo: Millenium; 2013.
7. Durão C, Machado MP, Daruge J. Death in the "microwave oven" a form of execution by carbonization. Forensic Sci Intern. 2015. Disponível em: http://dx.doi.org/10.1016/j.forsciint.2015.05.12.
8. Galloway A. Broken bones – anthropological analysis of blunt force trauma. Springfield: Charles C. Thomas; 1999.
9. Machado MP et al. A wormian bone, mimicking an entry gunshot wound of the skull. An anthropological specimen. J Forensic Sci. 2016.
10. Durão C et al. Enlarged parietal foramina a rare forensic autopsy finding. Intern J Legal Medicine. 2015, p. 1-10.
11. Ross AH, Cunha E. Dismemberments – perspectives. In: Forensic anthropology and legal medicine. Academic Press; 2019.
12. Couto RC. Perícias em medicina e odontologia legal. Rio de Janeiro: Med Book; 2011.
13. Santos AS et al. Sex vs. gender: the relevance of semantics differentiation from the perspective of forensic anthropology. Braz J Forensic Anthropol Legal Medicine. 2020;2:85-98.
14. Klales A. Sex estimation of the human skeleton. History, methods, and emerging techniques. London: Elsevier; 2020.
15. Bruzek J et al. Validation and reliability of the sex estimation of the human os coxae using freely available DSP2 software for bioarchaeology and forensic anthropology. Am J Phys Anthropol. 2017.
16. Walker PL. Sexing skulls using discriminant function analysis of visually assessed traits. Am J Phys Anthropol. 2008;136(1):39-50.
17. Smith El. A test of Ubelaker's method of estimating subadult age from the dentition. Indianapolis: University of Indianapolis; 2005.
18. Schaefer M, Black S, Scheuer L. Juvenile osteology: a laboratory and field manual. London: Academic Press; 2009.
19. Buikstra JE, Ubelaker D. Standards for data collection from human skeletal remains. Arkansas Archeological Survey Research Series; 1994:44.
20. Brooks S, Suchey J. Skeletal age determination based on the os pubis: a comparison of the Acsádi-Nemeskéri and Suchey-Brooks methods. Hum Evol. 1990;5:227-38.
21. Foti B et al. Limits of the Lamendin method in age determination. Forensic Sci Int. 2001;122:101-6.
22. Lamendin H et al. A simple technique for age estimation in adult corpses: the two criteria dental method. J Forensic Sci. 1992;37:1373-9.
23. Zambrano CJ. Evaluation of regression equations used to estimate age at death from cranial suture closure. Dissertação (Mestrado). Indianapolis: University of Indianapolis, 2005. 75 p.
24. Mendonça MC. Estimation of height from the length of long bones in a Portuguese adult population. Am J Phys Anthropol. 2000;112(1):39-48.
25. Hefner JT. Cranial nonmetric variation and estimating ancestry. J Forensic Sci. 2009;54(5):985-95.
26. Hefner, JT. 2009. Cranial nonmetric variation and estimating ancestry. JForensic Sciences. 2009;54:(5). Disponível em: https://osteomics.com/hefneR/. Acesso em: 8 abr. 2024.
27. Disponível em: https://www.cloudcompare.net/main.html.
28. Brooks S, Suchey J. Skeletal age determination based on the os pubis: a comparison of the Acsádi-Nemeskéri and Suchey-Brooks methods. Hum Evol. 1990;5:227-38.
29. Gitirana LB. Histologia – Conceitos básicos dos tecidos. Rio de Janeiro: Atheneu; 2004.

CAPÍTULO 6

Identificação de Restos Humanos por meio do DNA

Virgínia Rosa Rodrigues Dias
Hygino de Carvalho Hercules

Quando os despojos humanos se apresentam muito deteriorados, carbonizados, esquartejados ou reduzidos a pequenos fragmentos ósseos, situações nas quais os parâmetros antropométricos não podem ser aplicados de modo confiável, cabe, então, a análise do material genético - DNA - para a sua identificação.

TÉCNICAS DE COLETA E ARMAZENAMENTO

As amostras devem ser manipuladas com o uso de luvas e instrumental limpo para evitar contaminação ou mistura de material biológico durante a fase de coleta. Existem instruções técnicas específicas para a coleta, conforme o tipo de material examinado. Em restos putrefeitos e corpos carbonizados, poderão ser recolhidos ossos, dentes, músculos e outros tecidos internos encontrados em áreas menos afetadas pelo calor ou pelo processo putrefativo. No caso de ossadas, deve-se aplicar o mesmo critério empregado para ossos e dentes. São os seguintes os métodos utilizados para coleta e armazenamento[1,2]:

- **Ossos:** realizar duas secções transversais de 5 a 10 cm em diáfises de ossos longos.
- **Dentes:** dar preferência à retirada de cinco molares ou pré-molares.
- **Músculos e outros tecidos:** coletar dois a quatro fragmentos de 1 cm^3.

Os ossos e dentes devem ser lavados em água corrente, secos à temperatura ambiente e, a seguir, estocados em envelopes de papel, sob igual temperatura. Os fragmentos de tecidos moles devem ser acondicionados em sacos plásticos limpos e armazenados à temperatura de −20 °C.

Nas circunstâncias em que somente são encontrados cabelos, pelos, com ou sem bulbo capilar, e unhas, convém secá-los à temperatura ambiente e guardá-los em envelopes de papel, sendo mantidos em local seco sob temperatura ambiente. Se essas condições de armazenamento não forem possíveis, procede-se, então, ao acondicionamento em sacos plásticos, mantidos à temperatura de −20 °C, não sendo necessária a secagem prévia do material.

Por ocasião do achado de manchas ou vestígios de material biológico (sangue, saliva, esperma) em suportes sólidos removíveis, como vestes, papel, preservativos, louças, talheres, alimentos, objetos, armas etc., o procedimento utilizado é o mesmo para pelos e unhas. Se essas manchas forem observadas em suportes sólidos e fixos, como tetos, paredes, pisos, móveis, veículos etc., deve-se coletar o material biológico com o auxílio de algodão umedecido com soro fisiológico ou cotonete. O método de armazenamento é o mesmo dos descritos anteriormente.

FUNDAMENTOS BÁSICOS

Durante o seu desenvolvimento, o homem evoluiu de um ser constituído por uma única célula (ovo ou zigoto) - um ovócito (óvulo) fertilizado por um espermatozoide - para um organismo altamente complexo, contendo trilhões de células individuais. A maioria dessas células é substituída ao longo da vida por processos de multiplicação próprios, gerando um ciclo celular cuja duração é variável de acordo com os diferentes tipos de tecidos.

Quase todas as células são formadas por um núcleo, imerso em um líquido, o citoplasma, onde há diversas organelas providas de funções específicas (Figuras 6.1 e 6.2). O conjunto é revestido por uma membrana ou parede, através da qual se efetuam as trocas com o meio externo. No interior do núcleo celular, existe uma substância denominada *cromatina*, que lhe confere um aspecto granular. Antes do início da multiplicação celular, a cromatina se condensa para formar pequenos corpos coráveis, designados *cromossomos*. Os genes – unidades básicas da herança – transmitidos dos genitores para a prole estão contidos nos cromossomos.

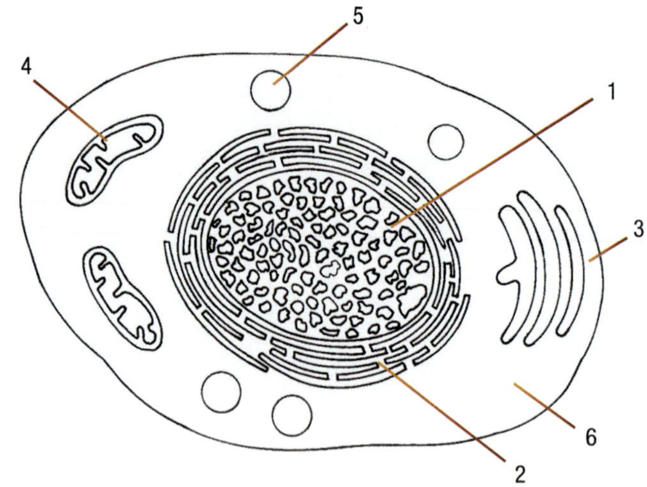

Figura 6.1 – Esquema de uma célula: **1.** núcleo; **2.** retículo endoplasmático; **3.** aparelho de Golgi; **4.** mitocôndria; **5.** lisossoma; **6.** citosol.

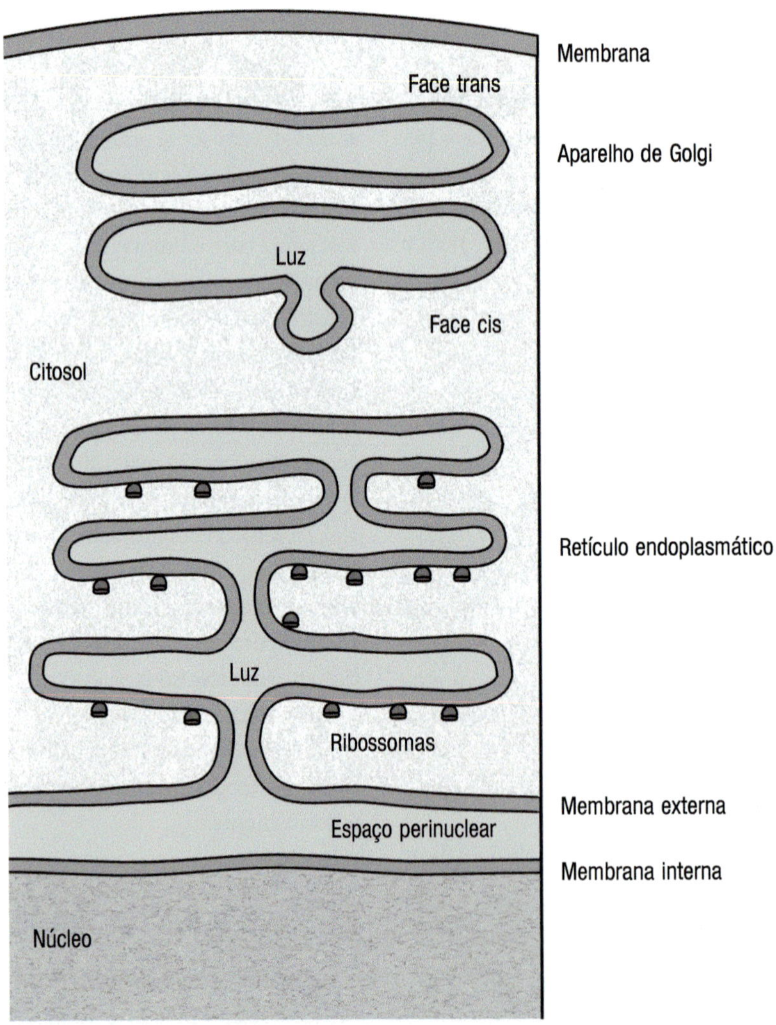

Figura 6.2 – Esquema das estruturas celulares. A membrana nuclear é um envelope duplo em que a parte externa tem continuidade com o retículo endoplasmático, onde se acham os ribossomas. Tanto o retículo como o aparelho de Golgi estão imersos no citosol, o líquido citoplasmático.
Fonte: Adaptada de Lewin, 1994.

Os genes são compostos de ácido desoxirribonucleico (DNA), que é o precursor para a formação de todas as proteínas do corpo. Desse modo, os genes são os responsáveis pelos aspectos estruturais e funcionais de todo o organismo. Por meio de sua transmissão de uma geração a outra é que as características físicas, como tipo de cabelo, cor da pele e dos olhos, por exemplo, são herdadas nas famílias. Um erro ou mutação em um ou em vários desses genes pode conduzir ao aparecimento de doenças hereditárias, transmissíveis à prole.

Em cada cromossomo, há uma única molécula de DNA enrolada ao redor de um cerne de proteínas (histonas). A molécula de DNA tem três componentes fundamentais: um açúcar: a desoxirribose, uma pentose; um grupo fosfato; e quatro tipos de bases nitrogenadas (assim denominadas pela sua capacidade de combinação com íons hidrogênio em soluções ácidas): adenina, citosina, guanina e timina. As bases citosina e timina exibem, em sua estrutura química, um anel de carbono e nitrogênio, sendo chamadas de *pirimidinas*; as outras duas, adenina e guanina, são anéis duplos de carbono e nitrogênio, designadas *purinas*. As quatro bases costumam ser representadas por suas primeiras letras em maiúsculo: A, C, G e T[3,4] (Figura 6.3).

No século passado, Watson e Crick propuseram um modelo estrutural para demonstrar como esses três componentes estão montados para formar o DNA: o famoso modelo de *dupla hélice*, no qual o DNA seria representado por uma escada retorcida, com as ligações químicas constituindo os degraus. Cada lado da escada é composto de fosfatos e açúcares, unidos entre si por fortes ligações fosfodiéster. As bases nitrogenadas seriam projeções internas de cada um dos lados da escada, em intervalos regulares, ligando-se aos pares por meio de pontes de hidrogênio relativamente fracas, formando os degraus da escada (Figuras 6.4, 6.6 e 6.7).

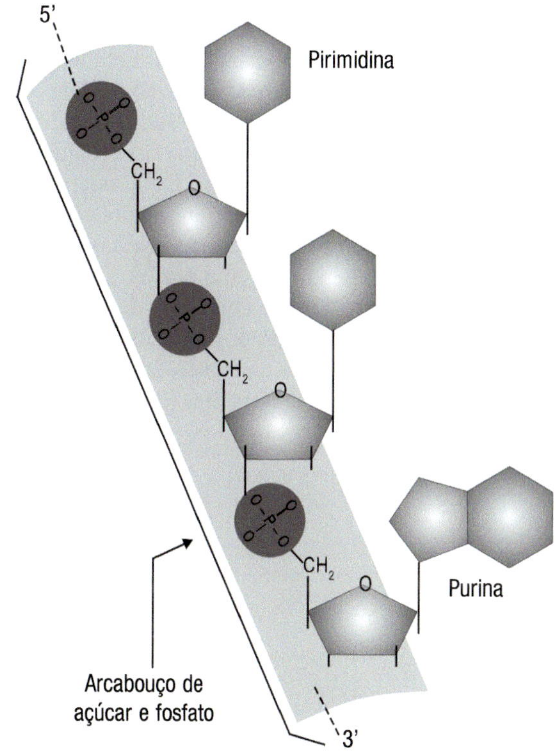

Figura 6.4 – Estrutura básica do DNA, formada por um arcabouço constituído por uma pentose – a desoxirribose –, radicais fosfato e bases nitrogenadas.
Fonte: Adaptada de Lewin, 1994.

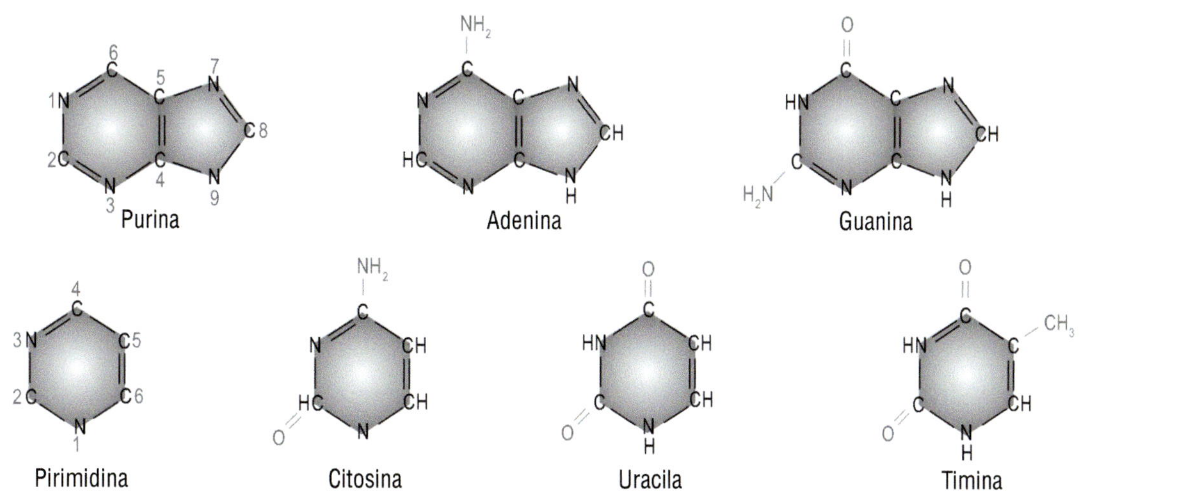

Figura 6.3 – Fórmula das bases nitrogenadas que integram os ácidos nucleicos. São duas purinas e três pirimidinas. A uracila só está presente no RNA; e a timina, apenas no DNA.
Fonte: Adaptada de Lewin, 1994.

O pareamento complementar de bases é obrigatório. Logo, a adenina só pode se unir à timina; e a guanina, somente à citosina. As ligações químicas entre as bases por pontes de hidrogênio são constituídas por três pontes de H^+ entre os pares citosina-guanina e por duas pontes entre os pares adenina-timina (Figura 6.6). A extremidade de cada fita da dupla hélice – pontas da escada – termina com numerações 3' ou 5', derivadas da ordem na qual são numerados os cinco átomos de carbono que compõem a desoxirribose (Figura 6.6). Cada subunidade de DNA, chamada de *nucleotídeo*, consiste em uma desoxirribose, um fosfato e uma base (Figura 6.5)[5].

A visão espacial da dupla hélice do DNA assemelha-se a uma roda em torno de um eixo e apresenta depressões – maior e menor – em razão do pareamento de bases pirimidinas e purinas, diferentes em tamanhos, com estrutura química contendo, respectivamente, um ou dois anéis de carbono. Esse pareamento imperativo na composição das duas bases é o responsável pela estabilidade da molécula porque mantém constante a distância entre as duas fitas (Figura 6.7).

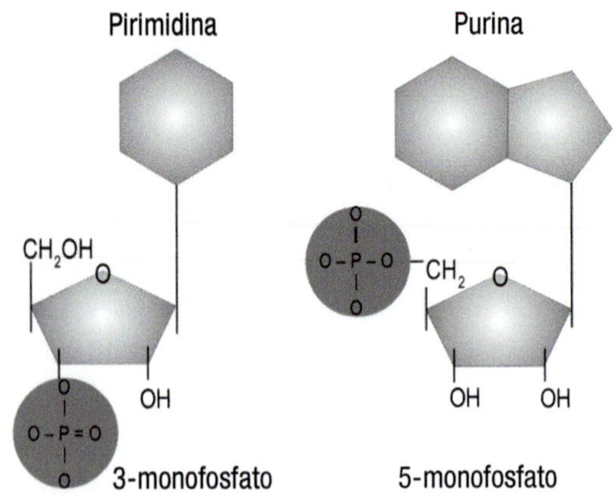

Figura 6.5 – Os nucleotídeos podem ligar-se a radicais fosfato tanto pelo carbono 3' como pelo carbono 5'. Qualquer das bases pode unir-se a qualquer desses carbonos.
Fonte: Adaptada de Lewin, 1994.

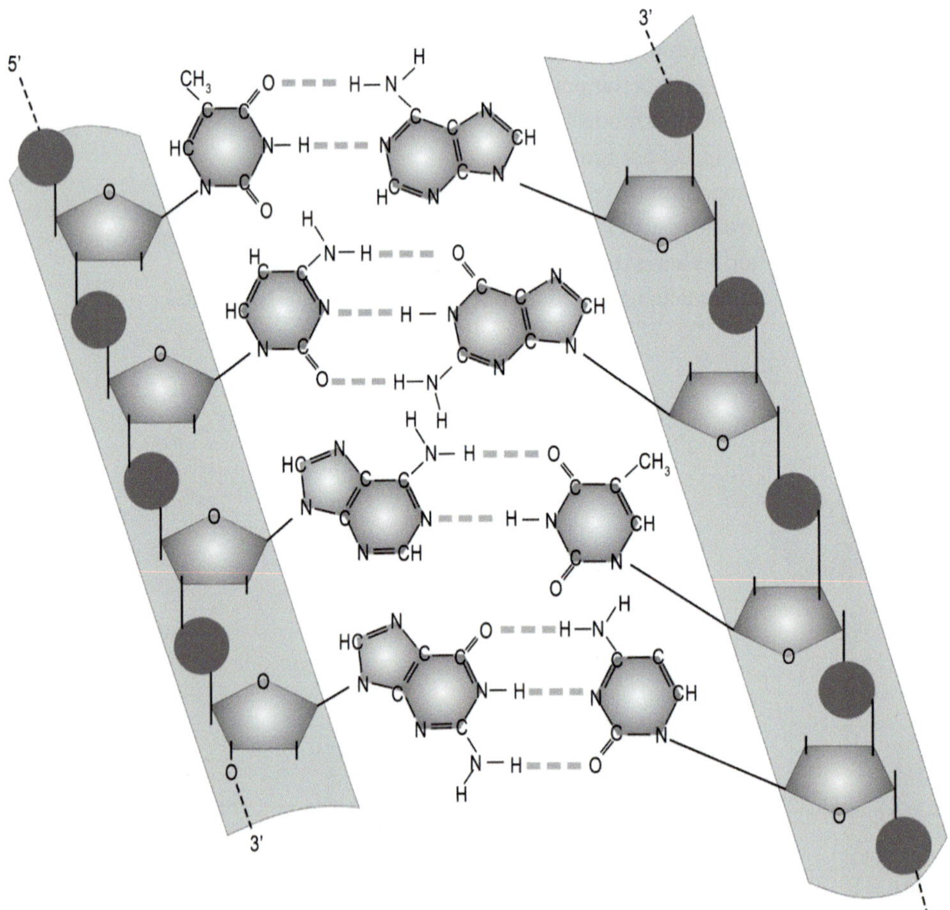

Figura 6.6 – A largura da dupla hélice é constante por causa do pareamento necessário das bases púricas com as pirimídicas.
Fonte: Adaptada de Lewin, 1994.

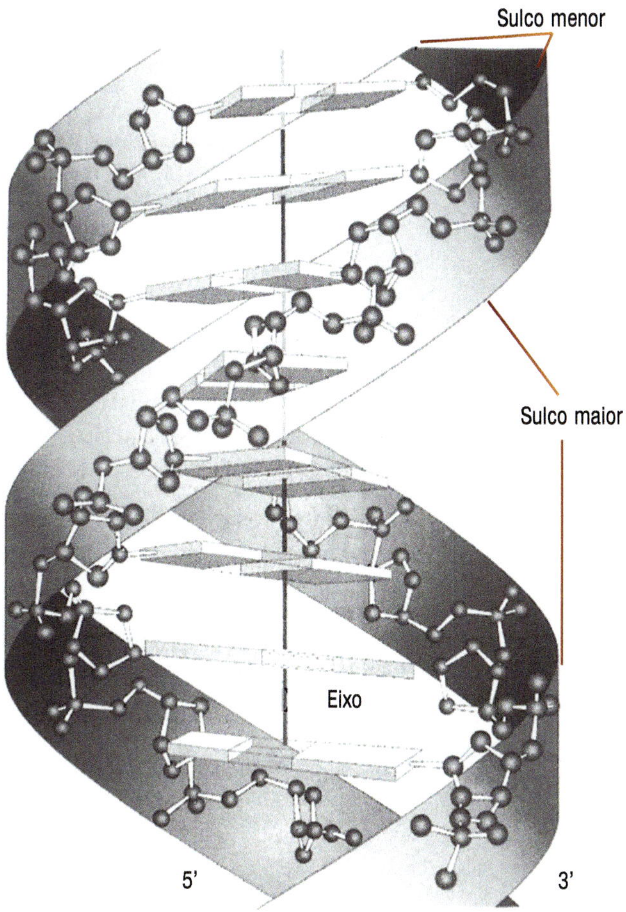

Figura 6.7 – Esquema tridimensional da dupla hélice do DNA. As bases nitrogenadas são representadas pelas placas; e o arcabouço de pentose-fosfato, pelas esferas.
Fonte: Adaptada de Griffiths, 2000.

Duas moléculas de DNA são idênticas quanto ao formato, e o que diferencia cada DNA é a ordenação de suas bases, produzindo um sequenciamento de bases pareadas, princípio da identificação pelo DNA. Então, sequências diferentes de bases dos nucleotídeos especificam proteínas diferentes (p. ex., ACCAAGTGC).

A dupla hélice do DNA não se encontra esticada no interior da célula, pois cada molécula tem quase 2 m de comprimento. Para comprimir todo o DNA de modo a que ele caiba em um minúsculo núcleo celular, é necessário um empacotamento progressivo da molécula ao redor de proteínas, pelo sistema de helicoidização do DNA. Esses solenoides são organizados em alças de cromatina, ligadas a um arcabouço proteico.

Com a sucessiva multiplicação das células para formar outras novas, deverão ser feitas cópias idênticas do seu DNA, para que sejam incorporadas às células-filhas, fato que comprova o DNA como sendo o material genético básico.

A *replicação* do DNA significa que durante a divisão celular, ao longo do cromossomo, haverá um rompimento das fracas pontes de hidrogênio entre as bases, deixando um único filamento de DNA com suas bases não pareadas - denominado *molde*. Assim, o pareamento consistente de adenina-timina e de citosina-guanina constituirá a base para a replicação correta. Dessa forma, uma parte de um filamento único (molde) com a sequência de bases TATGCT se unirá a uma série de nucleotídeos livres com as bases ATACGA, construindo um filamento complementar. Ao término da replicação, haverá uma nova molécula bifilamentar, idêntica à que lhe deu origem (Figura 6.8).

Uma série de enzimas age na replicação do DNA: uma desenrola a dupla hélice, outra separa os filamentos e as demais executam atividades específicas. A *DNA polimerase* é uma das principais enzimas envolvidas nesse mecanismo, por meio da adição de nucleotídeos livres ao molde, e também faz uma espécie de revisão, conferindo se o novo nucleotídeo incluído é de fato complementar à base do molde. Mas, mesmo com toda essa precisão, poderão ocorrer erros de replicação que produzirão mutações.

Ao mesmo tempo que o DNA guarda o seu longo código genético no interior do núcleo da célula, registrado na sequência de suas bases nitrogenadas, estando implícita a programação de um ou mais caracteres hereditários, vai ocorrendo no citoplasma a síntese de proteínas. Para que isso aconteça, a informação contida no DNA deve ser, portanto, transportada para o citoplasma, a fim de ditar a composição de cada proteína. Isso envolve dois processos distintos: a *transcrição* e a *tradução*, ambas mediadas por outro ácido, o ribonucleico (RNA).

Existem três diferenças simples entre o RNA e o DNA: na composição do RNA, o açúcar é a ribose em vez da desoxirribose; uma de suas quatro bases é a uracila, em vez da timina; e, por último, há o fato de que, em geral, o RNA é constituído por um filamento único.

Durante o processo de *transcrição*, forma-se uma sequência de RNA, o RNA precursor, a partir de um molde de DNA. Segmentos desse RNA (íntrons) são removidos por enzimas nucleares, e as porções restantes (éxons) são reunidas para formar o RNA mensageiro (RNAm), que codificará as proteínas no citoplasma pelo processo de *tradução* (Figuras 6.9 e 6.10).

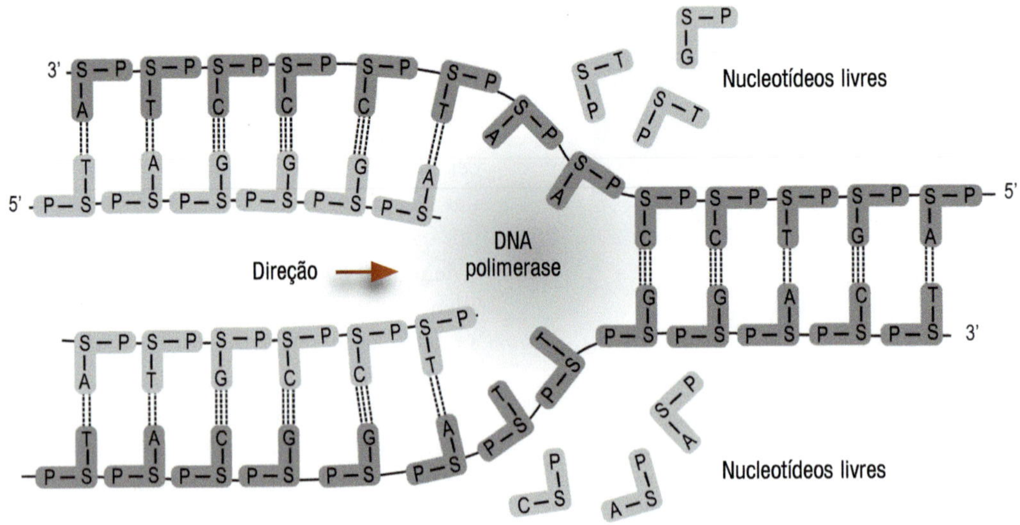

Figura 6.8 – Esquema da replicação do DNA pela enzima polimerase. A seta indica o sentido da separação dos filamentos que servirão de molde para a duplicação.
Fonte: Adaptada de Griffiths, 2000.

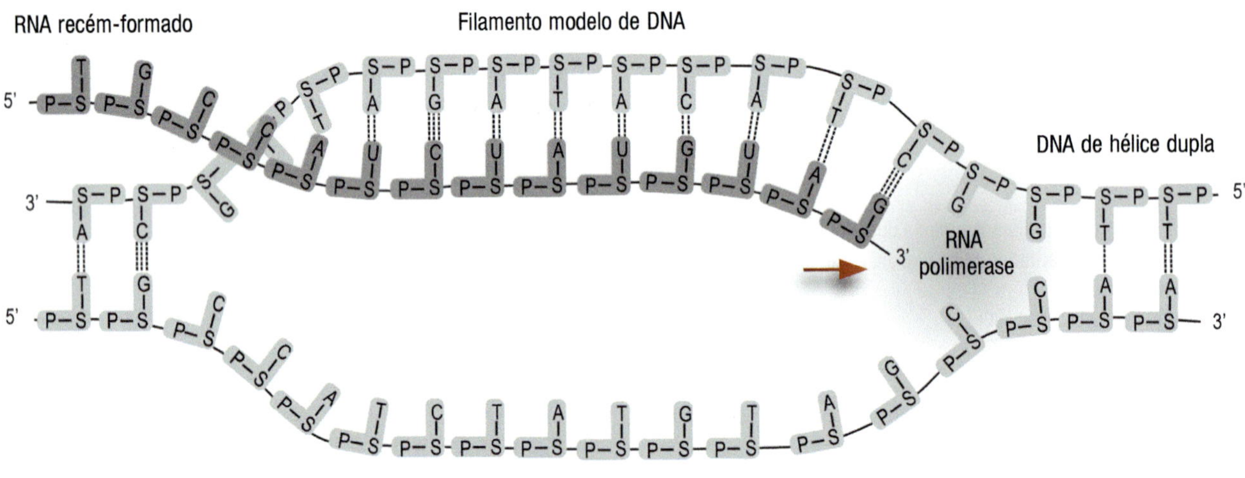

Figura 6.9 – Esquema da formação do RNA a partir do filamento do DNA.
Fonte: Adaptada de Griffiths, 2000.

As proteínas são grandes moléculas constituídas por um ou mais polipeptídeos, os quais são compostos de sequências de aminoácidos que, por sua vez, são especificados por trincas de bases nitrogenadas, denominadas *códons*.

O RNA mensageiro fornece um molde para a síntese de um polipeptídeo, interagindo com outra espécie de RNA, o RNA transportador (RNAt), pois não pode ligar-se diretamente a aminoácidos. O RNAt contém o anticódon do RNA mensageiro (trincas de bases pareadas), especificando a sequência correta de aminoácidos para formar determinada proteína (Figura 6.11). Chama-se de *ribossomo* a estrutura citoplasmática em que acontece a síntese de proteínas, por meio do RNA ribossomial e de diversas enzimas, finalizando a tradução do código genético. Em resumo, pode-se concluir que os DNA são os "programadores" genéticos, enquanto os RNA são os "executores" dessas programações, por meio da formação de proteínas específicas que fornecem as características físicas do indivíduo. O código genético é dito universal, visto que todos os organismos vivos usam os mesmos códigos de DNA para especificar aminoácidos, à exceção do que ocorre nas mitocôndrias, organelas citoplasmáticas responsáveis pela respiração celular. A mitocôndria contém moléculas próprias de DNA extranuclear, provenientes de linhagem exclusivamente materna. Vários códons do DNA mitocondrial codificam aminoácidos distintos dos códons do DNA nuclear.

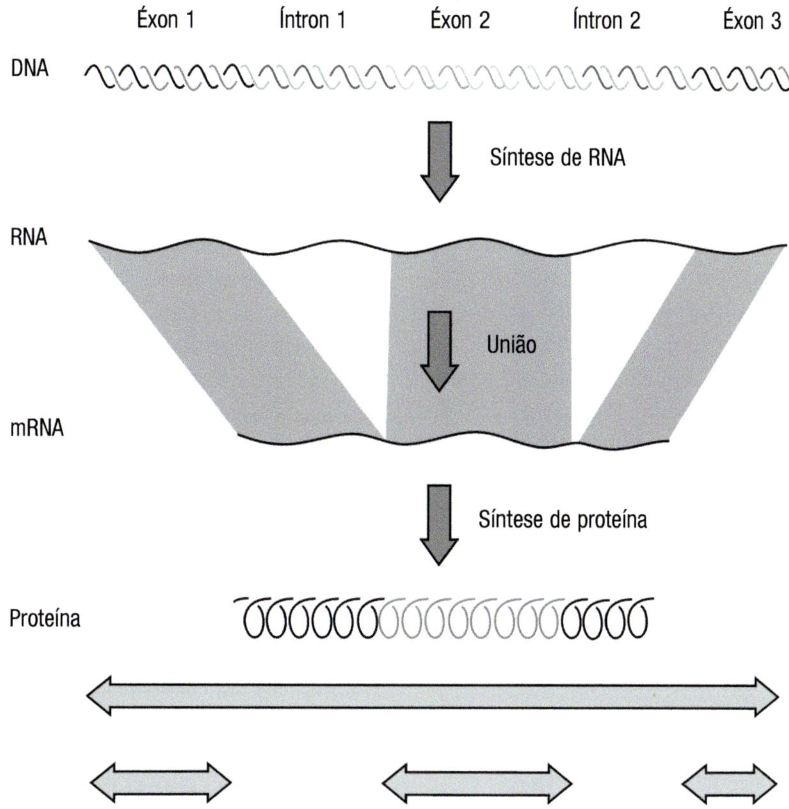

Figura 6.10 – Os genes interrompidos são expressos por meio do RNA precursor, do qual são retirados os íntrons para que os éxons possam ser unidos na sequência natural do RNA mensageiro (RNAm).
Fonte: Adaptada de Lewin, 1994.

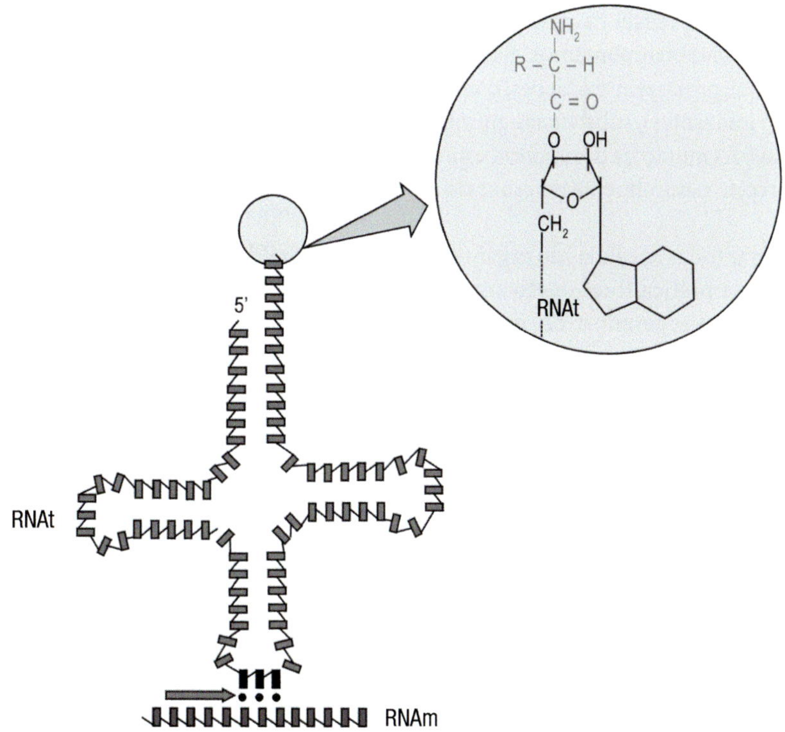

Figura 6.11 – O RNA transportador (RNAt) tem uma estrutura de quatro braços. Um deles tem o anticódon, elemento de reconhecimento do códon; outro capta o aminoácido apropriado (seta maior). A seta menor indica o pareamento entre o códon do RNAm e o anticódon do RNAt.
Fonte: Adaptada de Lewin, 1994.

Em Genética, apesar da maior ênfase conferida ao DNA que codifica proteínas, deve ficar estabelecido que somente 10% dos 3 bilhões de pares de nucleotídeos componentes do genoma humano desempenham esse papel. A maioria do DNA constituinte do nosso genoma não apresenta função conhecida.

Existem vários tipos de DNA. Os principais são:

- **DNA de cópia única:** é aquele cujas sequências são verificadas apenas uma vez no genoma, constituindo cerca de 75% dele. Inclui os genes codificadores de proteínas, embora em pequena proporção.
- **DNA repetitivo:** apresenta sequências que são repetidas milhares de vezes no genoma. Representa 25% do genoma total e é classificado em duas modalidades: o DNA repetitivo disperso (15%); e o DNA satélite (10%). No primeiro, as repetições tendem a ficar espalhadas e, no segundo, elas são agrupadas em certos locais cromossômicos e ocorrem em *tandem*, como se fosse em fila. O começo de uma repetição segue imediatamente o final da anterior.

VARIAÇÃO GENÉTICA E PERFIL DE DNA

A variação genética explica as inúmeras diferenças constitucionais entre os seres humanos. Do mesmo modo, as doenças genéticas podem estar incluídas nesse rol de alterações que ocorrem nos genes[4].

A principal causa de variação genética é a *mutação*, que consiste em uma mudança na sequência de bases do DNA. As mutações podem ser induzidas ou espontâneas. Existe um grande número de agentes que produzem mutações, como as radiações (ionizantes e não ionizantes), substâncias químicas diversas e fatores ambientais. As mutações de natureza espontânea são aquelas que aparecem naturalmente no processo de replicação do DNA.

As mutações podem afetar todas as células do organismo, mas as que interessam para a prática forense são somente aquelas que comprometem as células germinativas, produtoras de gametas, uma vez que serão transmitidas de uma geração a outra. Cada uma dessas células apresenta 23 cromossomos: do número 1 ao 21, X e Y.

Além da mutação, existem outras causas de variação genética, como a seleção natural, a deriva genética e o fluxo gênico, fatores que justificam a incidência de determinados caracteres físicos e doenças genéticas entre grupos étnicos diferentes.

As mutações podem determinar tanto alteração do número ou da estrutura dos cromossomos, visíveis ao microscópio, quanto mudanças ao nível de um único gene, seja em DNA codificante ou em determinadas sequências reguladoras, não observáveis à microscopia.

Quando a mutação afeta apenas um gene, ela pode ocorrer por substituição, deleção ou inserção de um ou mais pares de bases nitrogenadas, por diminuição da afinidade de enzimas etc., modificando aminoácidos por alteração na regulação da transcrição ou da tradução e, por conseguinte, causando anormalidades na estrutura e no tamanho de uma proteína.

Então, na dependência do tipo de mutação, a alteração gênica poderá não apresentar qualquer efeito físico ou vir a acarretar doenças genéticas de gravidade variável.

Como vimos anteriormente, um gene, unidade de DNA com atividade transcricional, encontra-se posicionado ao longo dos cromossomos. Um mesmo gene poderá apresentar diferenças na sua sequência de DNA, como consequência de uma única ou de várias mutações. Essas sequências alteradas pela mutação são designadas *alelos*. Cada gene exibe uma localização específica em um cromossomo, que é chamado de *locus*, que significa "lugar" em latim e cujo plural é *loci*. Assim, pode-se exemplificar dizendo que uma pessoa portadora de um distúrbio na síntese de hemoglobina apresenta certo alelo no *locus* da α-globina do cromossomo 16.

Os alelos presentes em determinado *locus* constituem o genótipo da pessoa. Essa combinação alélica dos *loci* determina o "mapa" genético de cada ser humano. O fenótipo é o resultado da expressão gênica de um genótipo, representado pelas características físicas de um indivíduo, produzidas pela interação entre os genes e o meio ambiente.

Os alelos, sequências diferentes de DNA, decorrentes de mutações, contidos em *loci* dos cromossomos, variam de modo considerável entre os indivíduos e apresentam frequências diferentes na população.

Caso um *locus* tenha dois ou mais alelos cujas frequências ultrapassem 1% da população, esse *locus* é dito polimórfico (com muitas formas). Em geral, a presença de *locus* polimórfico é denominada *polimorfismo*.

Enquanto a mutação implica uma alteração na sequência do DNA, que resulta em uma modificação da expressão gênica, o polimorfismo, embora constitua, igualmente, uma alteração na sequência de DNA, não acarreta essa mudança. Todavia, contribui para a identificação de uma pessoa porque seus diferentes tipos consistem em características estruturais do DNA.

O estudo dos polimorfismos iniciou-se com os vários sistemas de grupos sanguíneos ABO e Rh. A seguir, a técnica da eletroforese de proteínas aumentou bastante o número de polimorfismos detectáveis, com base no fato de que uma única diferença de aminoácidos em uma proteína pode resultar em alteração de sua carga elétrica. No interior de um gel atravessado por uma corrente elétrica, é colocada determinada amostra de tecido, que, após coloração específica, formará bandas visíveis e distintas, representando moléculas com cargas elétricas diferentes, que correspondem a sequências diferentes de aminoácidos.

Entretanto, mutações que não chegam a afetar aminoácidos e algumas substituições de aminoácidos que não alteram a carga elétrica da molécula de proteína não podem ser detectadas por esse método.

Outra análise foi desenvolvida para a detecção de variações em níveis de DNA, a partir do conhecimento das endonucleases de restrição ou enzimas de *restrição*, que são enzimas produzidas por várias espécies de bactérias cuja função seria coibir ou "restringir" a entrada de DNA exógeno na bactéria, cortando o DNA em sequências especiais, passíveis de serem reconhecidas. Essas sequências são designadas *sítios de restrição* ou *sítios de reconhecimento*. Determinada bactéria produziria uma enzima de restrição, capaz de reconhecer uma sequência de DNA do tipo GAATTC, por exemplo. Cada vez que essa sequência aparecesse, a enzima a quebraria entre G e A, produzindo fragmentos de restrição de DNA.

Suponhamos, então, uma região da molécula de DNA que tenha milhares de pares de bases de comprimento e que, nessa sequência, inclua três sítios de reconhecimento para a enzima de restrição produzida por aquela bactéria. Se existir um polimorfismo no meio de um sítio de restrição - do tipo GAATTT, em vez de GAATTC, que é a sequência reconhecida pela enzima -, esta não cortará a sequência polimórfica, e sim os sítios de restrição normais, situados a cada lado do polimorfismo. Logo, esse fragmento específico de DNA que contém o polimorfismo será mais longo nas pessoas que não têm o sítio de restrição do que naquelas que o apresentam. Se fosse possível a visualização direta dessa diferença entre os comprimentos de fragmentos de DNA, poder-se-iam notar diferenças nas sequências de DNA entre as pessoas - princípio do polimorfismo de DNA (Figura 6.12).

Existem vários polimorfismos empregados nos processos de identificação por DNA, a saber:

- **Restriction Fragment Length Polymorphism (RFLP):** polimorfismo de comprimento de fragmento de restrição: polimorfismo decorrente da variação de sítios de enzima de restrição, que consiste nas diferenças de comprimento de fragmentos de restrição, resultantes das variações nas sequências de DNA em sítios de restrição específicos.
- **Variable Number of Tandem Repeats (VNTR) (minissatélites):** tipo de DNA satélite que implica um número variável de unidades de repetição em *tandem* (fila), com comprimento de cerca de 20 a 70 pares de bases.
- **Short Tandem Repeats (STR) (microssatélites):** tipo de DNA satélite constituído por pequenas unidades de repetição com comprimento de dois, três ou quatro pares de bases.
- **Single Nucleotide Polymorphism (SNP):** polimorfismo simples, de apenas um único nucleotídeo, em um segmento de DNA.

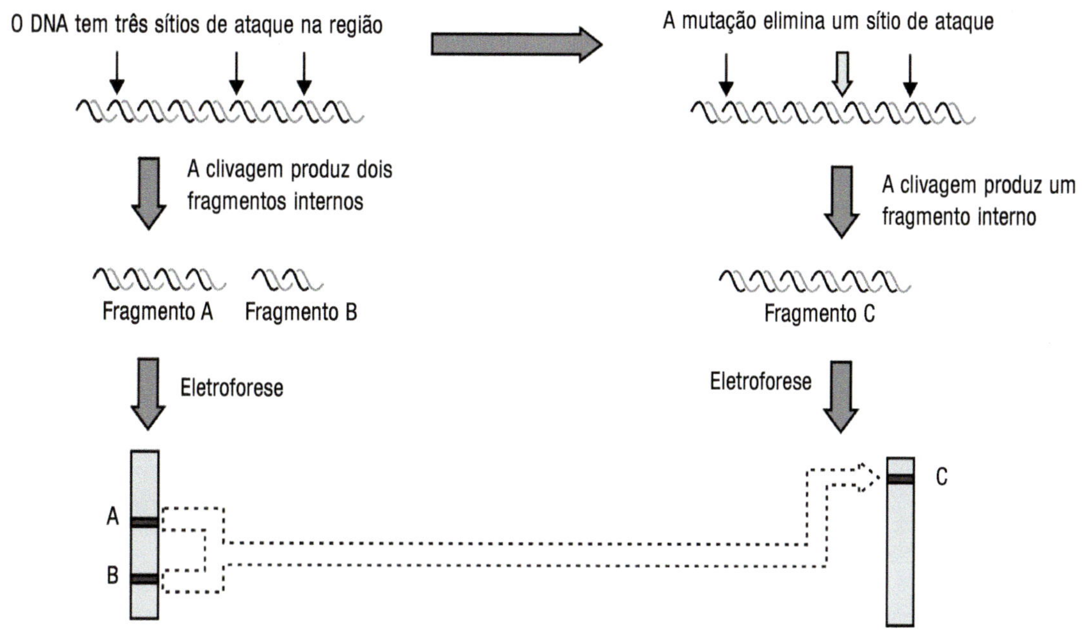

Figura 6.12 – Uma mutação no DNA que afete um local de restrição altera o número e o tamanho dos fragmentos gerados pela ação da enzima de restrição. Nesse exemplo, desaparecem as marcas dos fragmentos **A** e **B** e surge uma marca nova, do fragmento **C**, no gel em que se faz a eletroforese. As marcas de cada fragmento são reveladas pela acoplagem da extremidade de cada fragmento com material radioativo. Como a facilidade de arrastamento de cada fragmento varia com o seu comprimento, as marcas de cada um ficam a diferentes distâncias da fonte elétrica.
Fonte: Adaptada de Lewin, 1994.

As técnicas comumente utilizadas para determinar o perfil de DNA são a transferência de Southern-blot e a amplificação de DNA por reação em cadeia da polimerase (PCR = Polymerase Chain Reaction)[1,4,6].

A transferência de Southern-blot é um método que permite, em geral, analisar todo o genoma de uma célula ou de um organismo com relação à organização estrutural dos sítios de reconhecimento de enzima de restrição, que requer quantidades relativamente grandes de DNA para que possa ser utilizado. O procedimento laboratorial consiste na digestão do DNA extraído de amostras por uma enzima de restrição, o qual é colocado em um gel de agarose. Os fragmentos de DNA obtidos pela eletroforese em gel, separados de acordo com o seu tamanho, são desnaturados e transferidos para uma membrana sólida (*blot*), como a nitrocelulose, onde são hibridizados com uma sonda radioativa e, posteriormente, expostos a um filme de raios X (autorradiograma). A autorradiografia revela os fragmentos específicos (bandas) do DNA das amostras, com diferentes tamanhos (Figura 6.12).

A reação em cadeia da polimerase (PCR) é uma técnica mais sensível e moderna que possibilita a análise de uma região específica do DNA, por meio da amplificação bioquímica ou molecular de uma sequência-alvo, capaz de gerar com eficácia um grande número de cópias de um segmento específico de DNA a partir de pequena quantidade de material genético.

O processo da PCR requer quatro componentes obrigatórios:

1. Dois *primers* ou iniciadores, que são pequenas sequências de DNA (oligonucleotídeos com 15 a 20 pares de bases cada um) sintetizadas laboratorialmente, conforme a sequência que se deseja analisar. Os *primers* correspondem a sequências de DNA imediatamente adjacentes à sequência-alvo, a qual poderá conter uma mutação que determine doença ou um polimorfismo de repetição de minissatélite.
2. DNA polimerase, enzima que normalmente efetua a replicação do DNA, obtida sob forma termicamente estável a partir da bactéria *Thermus aquaticus*, que efetuará a ampliação do *primer*.
3. Um grande número de nucleotídeos livres de DNA.
4. DNA genômico de uma pessoa, mesmo que em pouca quantidade.

O DNA genômico é sucessivamente aquecido a temperaturas progressivamente decrescentes, sendo inicialmente desnaturado, ficando unifilamentar. A seguir, após resfriamento, é exposto a grandes quantidades de *primers*, com os quais se hibridiza e se helicoidiza por pareamento complementar de bases nitrogenadas. Depois, na presença de um grande número de bases livres de DNA e da DNA polimerase, ocorre a síntese de um novo filamento de DNA, ampliando a sequência do *primer*. Vários ciclos de aquecimento-resfriamento são repetidos, de modo que o DNA recém-sintetizado ligado ao *primer* sirva de molde para outras sínteses, produzindo uma amplificação geométrica do número de cópias do DNA original.

Outras técnicas para detecção de mutação podem também ser usadas, como o sequenciamento direto do DNA, a espectrometria de massa e a hibridização com *chip* de DNA; todavia, a sua explanação ultrapassaria os limites de aprendizado pretendidos neste capítulo.

Em virtude dos inúmeros polimorfismos existentes nos seres humanos, faz-se praticamente certa a afirmação de que cada indivíduo seja geneticamente único (à exceção dos gêmeos idênticos).

O princípio básico para estabelecer um perfil de DNA de interesse forense é bem simples. Se for examinada uma quantidade suficiente de polimorfismos de determinado sujeito, a probabilidade de que qualquer outra pessoa na população tenha os mesmos alelos em cada *locus* cromossomal torna-se ínfima.

Os VNTR e os polimorfismos de repetição de microssatélites, com sua variedade de alelos, são bastante úteis no estabelecimento de uma identificação com alta especificidade[7,8].

REFERÊNCIAS BIBLIOGRÁFICAS

1. Academia Iberoamericana de Criminalística y Estudios Forenses - Grupo Iberoamericano de Trabajo en ADN - Programa de aseguramiento de la calidad. Tercera reunión de trabajo. Montevideo, Uruguay; 2000.
2. Lee HC et al. Guidelines for the collection and preservation of DNA evidence. J Forensic Ident. 1991;41(5):344-56.
3. Spitz WU, Fisher RS. Identification of human remains. In: Medicolegal investigation of death. Springfield: Charles C. Tomas, 1980.
4. Jorde LB et al. Medical genetics. 2.ed. Salt Lake City: Mosby Inc.; 1999.
5. Griffiths AJF et al. An introduction to genetic analysis. 7.ed. New York: W. H. Freeman; 2000.
6. Alonso A et al. DNA typing from skeletal remains: evaluation of multiplex and megaplex STR systems on DNA isolated from bone and teeth samples. Croatian Medical Journal. 2001;42:260-6.
7. Moura Neto RS, Budowle B. Fixed bin population data for the VNTR loci D1S7, D2S44, D4S139, D5S110, D10S28, and D14S13 in a population sample from Rio de Janeiro, Brazil. J Forensic Sci. 1997;42(5):926-8.
8. Silva R, Moura-Neto RS. Allelic frequency distribution for three VNTR markers - D6S132, D7S467, D17S26. Rio de Janeiro population, Brazil. Forensic Sci Intern. 1998;94:33-8.
9. Lewin B. Genes V. Edited by Oxford University Press. New York: Oxford University Press; 1994.

PARTE 3

TANATOLOGIA FORENSE

CAPÍTULO 7

Conceito de Morte. Estudo Médico-Legal dos Transplantes

Hygino de Carvalho Hercules

CONCEITUAÇÃO DA MORTE

O patologista forense britânico Bernard Knight[1], de modo pouco claro, afirma que a morte não é a ausência de vida e sim a sua interrupção definitiva. Só se pode falar em morte onde deixou de haver vida. No dizer de Alves de Menezes[2], onde começa a morte da vida, inicia-se a vida da morte. Mas, resistindo à tentação das abordagens filosóficas, fica claro que a tarefa de conceituar a morte deriva diretamente do que se entende por vida. São dois estados que se excluem mutuamente – estar vivo e estar morto –, sem que caiba um meio-termo. Definido um, estará conceituado o outro como um corolário. Por isso, achamos melhor descrever o processo vital para, em seguida, explicar como se deve entender a morte celular, a do organismo como um todo e a da pessoa.

Morte celular

A vida pode ser encarada sob vários ângulos, conforme o ponto de observação que se proponha. Começando pelo nível celular, temos que entender o que é uma célula viva e quando ela deixa de viver. É muito difícil definir o que, em essência, torna diferente a célula viva da que já morreu. Ou melhor, a dificuldade situa-se, na realidade, como veremos, em estabelecer o momento em que se dá a transição da vida para a morte.

A célula viva assemelha-se a uma fábrica. Apresenta um limite espacial demarcado pela membrana celular, onde existem portões seletivos para a entrada de insumos básicos (nutrientes) e para a saída de produtos acabados (moléculas complexas sintetizadas). Em seu interior há organelas, como o ribossomo e o aparelho de Golgi, com funções determinadas na linha de montagem de proteínas, hormônios e outras substâncias indispensáveis. Como uma fábrica, precisa de energia para funcionar. É o metabolismo celular que fornece a energia a ser utilizada por aquelas organelas através da queima da glicose e de outros nutrientes.

Explicando melhor nossa analogia, podemos dizer que há uma divisão de tarefas dentro de uma célula, de modo que podemos identificar três setores principais responsáveis pela manutenção da vida: membrana celular, metabolismo energético e síntese de proteínas[3]. A membrana é o setor de controle do que entra e do que deve sair da célula. Assim como uma fábrica precisa receber a matéria-prima que necessita na quantidade e qualidade adequadas e se desfazer dos subprodutos indesejáveis da linha de produção, a célula viva precisa absorver nutrientes e oxigênio para poder funcionar e eliminar as substâncias nocivas que são geradas pelo metabolismo. A integridade da membrana celular é indispensável para manter sua função de vigia da porta da fábrica. Sua estrutura bioquímica é formada por associação de proteínas com lipídios especiais, de tal modo arrumados que se comunicam com o citoesqueleto, um conjunto de microtúbulos de natureza proteica, que dão sustentação aos elementos celulares. Esses túbulos precisam ser renovados a partir das proteínas celulares, tarefa que depende da energia produzida pela queima dos nutrientes dentro da célula.

Os nutrientes são os glicídios, lipídios e as proteínas. A queima dos glicídios produz a maior parte da energia que a célula precisa para lidar com as outras substâncias, principalmente as de natureza proteica. Na presença de teor adequado de oxigênio, essa queima produz quantidade suficiente de energia para mover todo o metabolismo celular. Na falta de oxigênio, a queima é incompleta e sobram produtos tóxicos, de modo semelhante ao que ocorre com um motor desregulado em uma explosão, que acaba por se prejudicar pelos resíduos da combustão parcial.

Há uma hierarquia dos vários tipos celulares quanto à resistência à hipoxia. Os menos resistentes são os neurônios. Os neurônios do córtex cerebral resistem por apenas 3 a 7 minutos após uma parada cardíaca. Outras células são capazes de resistir muito à privação de oxigênio. Há um teste para determinação da hora da morte do indivíduo, o qual se baseia na manutenção da excitabilidade das fibras musculares esqueléticas. É possível provocar contração muscular no cadáver depois de várias horas. Fibroblastos da pele ainda podem ser cultivados em meio artificial cerca de 24 horas após a morte do indivíduo[1].

Diz-se que a célula está viva enquanto a membrana for seletiva, houver produção de energia e continuar a síntese daquelas substâncias que serão exportadas pelo sangue ou utilizadas na formação e renovação da própria estrutura celular. A essa integração de funções celulares é que podemos chamar de vida. Por conseguinte, célula morta é aquela em que essas funções não estão mais integradas.

Para que se atinja e se ultrapasse o limite entre a vida e a morte celular, é preciso que o estímulo nocivo – a agressão – tenha intensidade e duração suficientes para romper o equilíbrio baseado naquele tripé funcional (membrana celular, metabolismo energético e síntese proteica). O ponto de partida da agressão pode ser assestado em qualquer destas vertentes. Assim, há agentes que matam a célula, bloqueando seu sistema energético. Como exemplos temos a privação de oxigênio e a intoxicação pelo cianeto.

É bem mais fácil explicar o mecanismo da cessação dos fenômenos vitais celulares do que estabelecer o exato momento em que uma agressão ultrapassa o ponto de não retorno, aquele em que o desarranjo bioquímico e, portanto, funcional se torna irreversível. Na sequência de eventos, primeiro vem a alteração bioquímica de uma das três funções já citadas, depois o comprometimento das demais. A partir daí, começam a aparecer as alterações morfológicas das organelas celulares, visíveis, inicialmente, ao microscópio eletrônico. Só mais tarde é que podem ser observadas ao microscópio óptico comum. Mas o ponto de não retorno já pode ter sido ultrapassado antes mesmo de surgirem as alterações das organelas. É o que ocorre, por exemplo, quando o indivíduo sofre um infarto do miocárdio. A obstrução da artéria coronária reduz consideravelmente o oxigênio no tecido muscular cardíaco, o que dificulta a queima dos nutrientes e a produção de energia celular. Esta deixa de ser feita pela via normal aeróbica e passa a utilizar a via anaeróbica, com acúmulo de ácido lático e liberação de radicais livres oxidantes. Após 15 a 40 minutos, aparecem alterações mitocondriais, seguidas por rotura da membrana celular; seguindo-se distorção das unidades contráteis do músculo. Isso quer dizer que, em momento muito precoce, mas já ultrapassado o ponto de não retorno, o exame ao microscópio eletrônico ainda mostra um aspecto de célula normal. Ela já está morta, mas aparece como normal. Somente depois de 4 horas é que a lesão passa a ser visível ao microscópio comum. Sua progressão a torna visível a olho nu somente depois de 8 a 12 horas de ocorrido o infarto[4]. Se for feita uma necrópsia antes desse prazo, o coração poderá ter aspecto semelhante ao normal.

O que se obtém ao se fazer um exame microscópico é um instantâneo do transcurso de um processo dinâmico, tal como uma fotografia da bola no fundo das redes, após um gol, numa partida de futebol. E o flagrante pode ter sido tomado quando a alteração mortal era apenas bioquímica, sem tradução morfológica. Aquela foto de microscopia eletrônica inicial "normal", obtida na fase em que a alteração é apenas funcional, é tão reveladora quanto a foto do corpo de um indivíduo deitado, que pode estar dormindo, em estado de coma ou morto.

As células podem morrer isoladamente ou em grupo. Até relativamente pouco tempo, a morte individual de uma célula era pouco conhecida. Atualmente, sabe-se que pode ocorrer tanto em condições fisiológicas como pela ação de agentes patogênicos. É a morte programada. Nessa forma de morte, a célula afetada é separada das suas irmãs, reduz seu tamanho em cerca de 50%, fica mais densa por perda de líquido, apresenta depressões em sua membrana, mas não apresenta grandes alterações de suas organelas, cuja morfologia à microscopia eletrônica não se desvia muito da normalidade. Tal processo é conhecido como apoptose. Ocorre tanto durante a vida embrionária como após o nascimento e promove uma verdadeira modelagem do embrião. Tanto serve para criar cavidade em vísceras ocas e dutos glandulares, como para formar as cavidades cardíacas, ou fazer involuir a genitália do sexo oposto ao determinado geneticamente. Na vida após o nascimento, é encontrada na atrofia de glândulas por falta de estímulo hormonal, em várias formas de agressão, como viroses, em reações imunológicas e em outras condições. É um processo isolado que dura poucos minutos e não desencadeia uma resposta inflamatória[5] (Figura 7.1).

Quando a morte celular ocorre em grupo, em um tecido, diz-se que houve uma necrose. Resulta, basicamente, de profunda alteração do meio extracelular desencadeada por imensa gama de agentes patogênicos. As células necróticas apresentam alterações muito mais nítidas em suas organelas, com rotura da membrana celular e desaparecimento gradual do núcleo. As substâncias produzidas pela destruição celular funcionam como mediadores químicos e desencadeiam uma reação inflamatória. Dependendo da extensão e da localização da necrose, a consequência será uma cicatriz sem importância, insuficiência funcional ou a morte do organismo como um todo (Figuras 7.2 e 7.3).

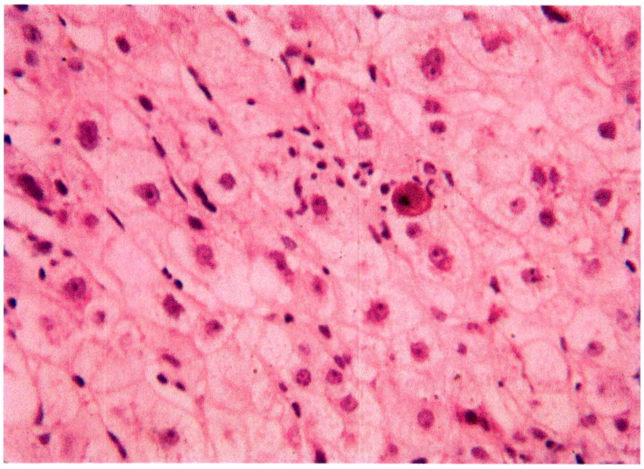

Figura 7.1 – Corte de fígado que apresenta balonização dos hepatócitos em geral, aumento do número das células sinusoidais e um corpúsculo acidófilo (hepatócito retraído e corado em vermelho pela eosina) situado próximo ao centro da figura. Objetiva de 40×. Coloração HE.
Fonte: Biópsia do Serviço de Patologia do HUCFF.

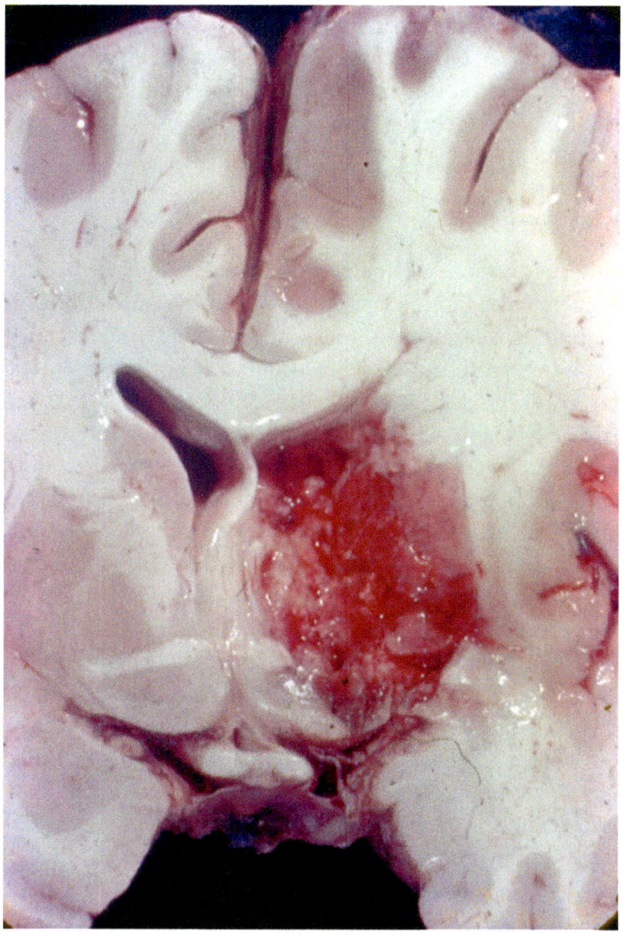

Figura 7.2 – Área extensa de amolecimento cerebral que ocupa a cápsula interna e o núcleo lenticular esquerdos.
Fonte: Arquivo do Laboratório de Patologia da Santa Casa de Misericórdia do Rio de Janeiro. Autópsia feita por Hygino Hercules em 1968.

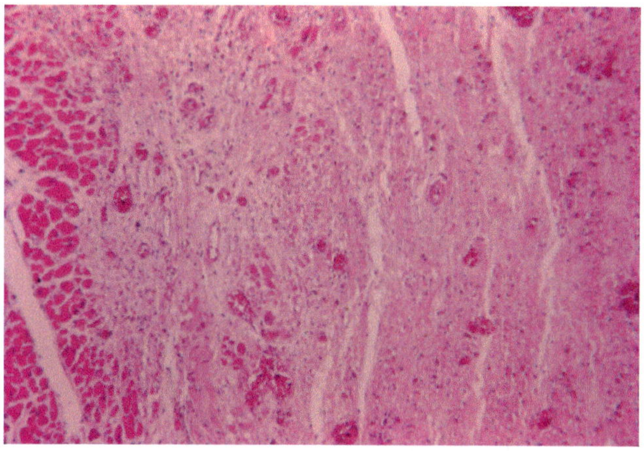

Figura 7.3 – Corte histológico da zona de transição entre o músculo cardíaco normal e uma área de infarto, a qual é mais clara e ocupa quase todo o campo, com exceção da faixa mais escura da esquerda, que tem o tecido muscular preservado.
Fonte: Caso do Serviço de Patologia do IMLAP.

Morte do corpo

No caso de seres unicelulares como, por exemplo, os protozoários, a morte celular define a morte do indivíduo. Mas, tratando-se de seres mais complexos, pluricelulares, a demarcação dos limites entre estar vivo e estar morto fica bem mais difícil. Pode haver morte de parte do organismo sem que o todo seja destruído. Depende da parte perdida. Se essa parte for essencial para o conjunto, sua perda acarreta a morte do indivíduo.

Aqui, a primeira grande dificuldade é determinar o que é, realmente, essencial. No caso do ser humano, uma unidade biopsicossocial, a discussão gira exatamente em torno da determinação do que é, ou não, essencial. A segunda é estabelecer em que ponto do processo destrutivo se deve afirmar que a perda se concretizou. Ou seja, na evolução da lesão que levou à perda daquela parte, é necessário determinar o ponto de não retorno desse processo. O evento morte situa-se nesse ponto. Como o organismo só pode estar vivo ou morto, a morte tem que ser esse ponto, não o processo de morrer[6]. Dito de outra forma, há uma sequência de eventos ao longo da qual fazemos a transposição da nebulosa fronteira da morte[7].

Ao longo da história, o conceito de morte do ser humano passou por enunciados que refletiam as crenças e os conhecimentos da época. Assim, a morte já foi conceituada como a perda dos fluidos vitais, a separação da alma, a perda da capacidade de integração do corpo e até a perda da capacidade de consciência e integração social. Quer dizer, o conceito sempre foi reflexo do ambiente cultural vivido. Depende de um contexto social que tem relações complexas com a medicina[8]. Mas podemos dizer ser o conceito um estado em que o indivíduo tem que estar para ser considerado morto. E para se dizer que o conceito está presente são adotados os critérios que o demonstram. Mas não devemos confundir o conceito com os critérios utilizados para demonstrá-lo[6,9].

A partir dos anos 1950 do século passado, o desenvolvimento de centros de tratamento intensivo (CTI) trouxe um problema que não existia na medicina: a manutenção, por meios artificiais, da vida de pacientes muito graves pelo uso de máquinas como as de diálise, de circulação extracorpórea e os respiradores[6,8]. Mais tarde, a circulação extracorpórea, associada ao respirador de pressão positiva, nas cirurgias cardíacas, fez com que indivíduos fossem mantidos vivos por máquinas que lhes supriam as funções vitais circulatória e respiratória. E tais funções embasavam o tradicional critério de morte. Se o indivíduo não respirava por si nem seu coração bombeava seu sangue, preenchia os critérios tradicionais de morte, mas não estava morto. Faltava a irreversibilidade[8,10].

A primeira tentativa de se deslocar o conceito de morte da clássica parada cardiorrespiratória foi a de Mollaret e Goulon, em 1959, quando descreveram um estado de coma arresponsivo e irreversível, ao qual deram o nome francês de coma *depassé*, ou seja, coma ultrapassado. Eram doentes incapazes de realizar por si próprios aquelas funções vitais.

Em 1968, menos de um ano depois dos transplantes de coração feitos por Christiaan Barnard na África do Sul, o Comitê *ad hoc* da Escola de Medicina de Harvard estabeleceu os critérios para considerar irreversível um estado de coma. Deveria ser de causa conhecida, excluindo-se os casos de intoxicação e aqueles com hipotermia, e acompanhado de ausência completa de atividade reflexa, inclusive espinal, com apneia e traçado de eletroencefalograma (EEG) plano. Tal quadro deveria perdurar por, no mínimo, 24 horas[11]. A consequência imediata da aceitação dessa irreversibilidade seria um novo conceito de morte. Mas permanecia a confusão entre conceito e critérios. Quase todos os estados norte-americanos baixaram normas estabelecendo os fundamentos do diagnóstico da morte cerebral.

Em 1981, uma Comissão Presidencial norte-americana do governo Reagan propôs legislação específica, que ficou conhecida como Uniform Determination of Death Act (UDDA). Nela ficava estabelecido legalmente que: "Um indivíduo que tenha sofrido parada irreversível das funções circulatória e respiratória ou parada irreversível de todas as funções do cérebro, incluindo o tronco cerebral, está morto[12]. Não se tratava mais de considerar morto e, sim, de estar morto. Essa proposta foi endossada por várias associações, como a American Bar Association, American Medical Association, American Academy of Neurology e American Eletroencephalographic Society[13].

O conceito de morte cerebral chegara para ficar, principalmente porque era o meio adequado de favorecer o suprimento de órgãos de que tanto precisavam os doentes nas filas de espera por transplantes, além de liberar leitos nos CTI e de interromper o sofrimento dos familiares.

• Morte cerebral

O organismo de qualquer animal vertebrado é mais do que a soma de suas células e tecidos. Apresentam funções que surgem da interação dos seus órgãos, funções próprias e inerentes ao todo e que não se situam em qualquer das partes. Assim, a regulação da respiração, circulação e homeostasia, e o controle nervoso dos diversos componentes do organismo constituem funções de integração exercidas por um intercâmbio entre o cérebro e as outras vísceras. A noção de morte do organismo tem relação com a perda dessas funções integradoras[6].

A mudança para o paradigma da morte cerebral foi uma evolução a partir da admissão de que o cérebro é o maestro da orquestra orgânica. Assim, o conceito de morte cerebral, representado pela perda daquelas funções de regulação e coordenação, passou a representar a morte do indivíduo. No ser humano, tais funções servem para manter a consciência (córtex), a homeotermia e o equilíbrio neuroendócrino (diencéfalo), e ajustar a respiração e a circulação conforme as necessidades (tronco cerebral). A partir daí, surgiram três vertentes de conceituação da morte cerebral:

- morte cortical ou do cérebro superior;
- morte encefálica ou cerebral total, incluindo o tronco cerebral; e
- morte do tronco cerebral.

A maioria desses casos de morte resulta de traumatismo cranioencefálico. Mas os acidentes vasculares encefálicos, a encefalopatia anóxica e as neoplasias também são capazes de comprometer o cérebro tão extensamente que suas funções integradoras são suprimidas. O grau de comprometimento das funções cerebrais varia com a extensão do dano que o provocou[14].

• Morte cortical

Seus proponentes partiram daquele princípio de que o homem é uma unidade biopsicossocial. Na impossibilidade de interagir com seus semelhantes, pois que inconscientes definitivamente, devem ser considerados mortos por lhes faltar a capacidade de dar e receber afeto, de se alegrar ou ficar triste e de expressar seus sentimentos e desejos[15,16]. Faltaria a consciência, essencial para os componentes social e psíquico daquela unidade. Mal comparando, seria o contrário da afirmação cartesiana do "Penso, logo existo".

Cabe, aqui, estabelecer algumas noções sobre consciência, estado vegetativo persistente e coma. A plenitude da consciência caracteriza-se pela capacidade de trocar ideias com outras pessoas e de comunicar-se de maneira adequada e pertinente. No estado vegetativo persistente, o paciente não tem a percepção de si nem do meio que o cerca. Ora parece dormir, ora parece acordado. Suas funções vegetativas são mantidas por si, desde que seja alimentado por sonda. A estimulação visual, auditiva ou tátil desperta respostas despropositadas e inconstantes, que não se repetem de modo regular. A maioria dos seus reflexos está presente. Revela incontinência urinária e fecal. No estado de coma, o paciente perde totalmente a consciência por um período prolongado, mais de uma hora, e não pode ser acordado. A morte cortical inclui tanto o estado vegetativo persistente como o estado de coma, em que o indivíduo pode respirar por si próprio e manter sua circulação[8,14].

A adoção do conceito de morte cortical permitiria que se pudesse cessar a alimentação do paciente em estado vegetativo persistente que se tornasse permanente. Mas o critério para rotular tal estado como permanente é prognóstico e, como tal, tem alguma margem de erro. Há registro de que ocorre recuperação da consciência em 1% desses casos[17]. Como saber quem vai, ou não, voltar? E o que fazer durante esse longo período de observação? Que destino dar aos bens dessa pessoa? Como aplicar a lei sobre algum parente próximo que usasse de violência para sufocar tal paciente no transcurso desse período? Do mesmo modo, seria válido abrir o corpo desse paciente para lhe retirar os órgãos não comprometidos, com a finalidade de transplante? Acreditamos que a nossa sociedade, por seus hábitos e costumes, ainda não está preparada para aceitar tal conduta. Quando se trata de estabelecer um critério legal, não pode haver incerteza. A paz social exige, nesse caso, definição clara, de modo a impedir intranquilidade daqueles que buscam socorro nos hospitais. De qualquer modo, foi o que aconteceu com a americana Karen Ann Quinlan, cujos pais precisaram recorrer à Suprema Corte de New Jersey para poderem desligar o seu suporte ventilatório em 1976, após meses de permanência num estado vegetativo, de modo que ela pudesse morrer. Mas ela reassumiu os movimentos respiratórios e permaneceu por mais 9 anos no estado vegetativo persistente, alimentada por sonda[18]. Outro caso foi o de Nancy Cruzan. Em janeiro de 1983, ela sofreu um acidente de carro numa estrada gelada do Missouri e ficou em estado de coma por lesão cerebral isquêmica. Foi mantida viva por vários anos, alimentada por sonda gástrica, a um custo hospitalar de 130.000 dólares anuais. O prolongamento sem fim de tanto sofrimento fez com que seus pais requeressem à justiça do seu estado o direito de interromperem o tratamento, o que lhes foi negado. Apelaram para a Suprema Corte americana, que julgou que só seria permissível se houvesse prova indiscutível de que seria essa a decisão dela se pudesse se expressar. Com essa decisão, eles procuraram e conseguiram o depoimento de pessoas que afirmaram perante à corte estadual que, pelo que conheciam de Nancy, seria essa a sua decisão. Os juízes, finalmente, permitiram a retirada do tubo. Ela morreu 12 dias depois, em dezembro de 1990[19,20].

Veatch[21] defende esse conceito com o argumento de que se pode mudar o enfoque de "matar por omissão" para "não ter mais a obrigação de tratar", conforme decidiram a corte de New Jersey no caso Quinlan e a Suprema Corte no caso Cruzan. O limite entre o deixar morrer e o matar se torna muito nebuloso. Caso se chegue à conclusão, diante de um caso concreto, de que a equipe médica tem que continuar tratando, a supressão do tratamento se identifica com o ato de matar por omissão. Mas poucas pessoas admitiriam enterrar um ente querido capaz de respirar espontaneamente.

As diversas culturas, religiões e sistemas legais vigentes no mundo não aceitam a morte cortical por ser radical demais, por fugir ao senso comum da morte que temos arraigado em nossa memória, em que pese ser atraente e lógica. Mas é preciso distinguir a morte da pessoa da morte do corpo que contém a personalidade. A perda da consciência representa a extinção da personalidade, não a do organismo funcionante[6,9].

• Morte encefálica

Foi o conceito proposto inicialmente tanto pela escola de Harvard como pela Comissão Presidencial dos EUA no governo Reagan. Os critérios para sua caracterização têm sido modificados em pontos não essenciais com o passar dos anos e conforme o local. Em linhas gerais, primeiramente se deve estabelecer a causa e a sua irreversibilidade. Casos devidos a intoxicações, hipotermia ou distúrbios metabólicos não devem ser submetidos ao critério da morte encefálica[22].

Wijdicks[23] pesquisou a legislação de 80 países membros da ONU. Analisando os documentos e textos legais referentes à morte encefálica de adultos, notou-se que a maioria guardava marcos comuns como:

- afastar fatores de erro (p. ex., hipotermia);
- irreversibilidade do coma;
- ausência de reflexos do tronco cerebral; e
- ausência de reação à dor provocada.

Todos os documentos citavam os reflexos a serem pesquisados, embora não houvesse consenso no que se refere a fazer ou como fazer o teste da apneia. Em 78% desses documentos, o diagnóstico precisa ser feito por um ou dois médicos. Mas o tempo de observação para fechar o diagnóstico varia muito nos diversos países. É de apenas 6 horas em alguns, podendo chegar a 72 horas na Hungria, nos casos de lesão hipóxica. A realização de testes para confirmação do diagnóstico clínico é obrigatória em uns, utilizada para abreviar o tempo de observação em outros, ou mesmo opcional.

No Brasil, a Resolução n. 2.173/2017, do Conselho Federal de Medicina (CFM)[24], atendendo ao que dispõe o art. 3º da Lei n. 9.434/1997 (Lei dos Transplantes)[25], define os critérios do diagnóstico de morte encefálica. A Lei dos Transplantes é regulamentada pelo Decreto n. 9.175/2017 e recebeu alterações dadas pela Lei n. 10.211/2001 e pela Lei n. 11.521/2007. Além da Resolução n. 2.173/2017, duas outras, também do CFM, relacionam-se com o tema: a Resolução n. 1.826/2007, que dispõe sobre a legalidade e o caráter ético da suspensão dos procedimentos de suporte terapêutico quando da determinação de morte encefálica de indivíduo não doador; e a Resolução n. 2.217/2018, que aprova o Código de Ética Médica, cujo capítulo VI trata da doação e transplante de órgãos e tecidos. A Resolução n. 2.173/2017 considera que a perda completa e irreversível das funções encefálicas, definida pela cessação das atividades corticais e do tronco encefálico, caracteriza a morte encefálica e, portanto, a morte da pessoa; e delibera que os procedimentos para determinação de morte encefálica (ME) devem ser iniciados em todos os pacientes que apresentem coma não perceptivo, ausência de reatividade supraespinhal e apneia persistente e que atendam a todos os pré-requisitos estabelecidos. Em seu Anexo I, a resolução apresenta o Manual de Procedimentos para Determinação de Morte Encefálica e em seu Anexo II, o Termo de Declaração de Morte Encefálica. A Lei n. 9.434/1997 determina que a morte encefálica deverá ser constatada por dois médicos não participantes das equipes de remoção e transplante. Por sua vez, a Resolução n. 2.173/2017, do CFM, condiciona que um dos médicos especificamente capacitados deverá ser especialista em uma das seguintes especialidades: medicina intensiva, medicina intensiva pediátrica, neurologia, neurologia pediátrica, neurocirurgia ou medicina de emergência; e que na indisponibilidade de qualquer um dos especialistas anteriormente citados, o procedimento deverá ser concluído por outro médico especificamente capacitado. A mesma resolução estabelece também que os médicos que determinaram o diagnóstico de ME ou médicos assistentes ou seus substitutos deverão preencher a Declaração de Óbito definindo como data e hora da morte aquela que corresponde ao momento da conclusão do último procedimento para determinação da ME; e que nos casos de morte por causas externas, a Declaração de Óbito será de responsabilidade do médico-legista, que deverá receber o relatório de encaminhamento médico e uma cópia do Termo de Declaração de Morte Encefálica. De acordo com a Resolução n. 2.173/2017, do CFM, é obrigatória a realização mínima dos seguintes procedimentos para determinação da morte encefálica:

- dois exames clínicos, cada um deles por um médico diferente, que confirmem coma não perceptivo e ausência de função do tronco encefálico;
- teste de apneia que confirme ausência de movimentos respiratórios após estimulação máxima dos centros respiratórios; e
- exame complementar que comprove ausência de atividade encefálica.

O intervalo mínimo de tempo a ser observado entre o 1º e o 2º exame clínico é de uma hora nos pacientes com idade igual ou maior a 2 anos de idade; de 12 horas naqueles com 2 a 24 meses incompletos; e de 24 horas nos que tiverem de 7 dias (recém-nato a termo) a 2 meses incompletos. O exame clínico deve demonstrar de forma inequívoca a existência de coma não perceptivo e a ausência de reatividade supraespinhal manifestada pela ausência dos reflexos fotomotor, córneo-palpebral, oculocefálico, vestíbulo-calórico e de tosse. O teste de apneia deverá ser realizado uma única vez por um dos médicos responsáveis pelo exame clínico e deverá comprovar ausência de movimentos respiratórios na presença de hipercapnia ($PaCO_2$ superior a 55 mmHg). Nas situações clínicas que cursam com ausência de movimentos respiratórios de causas extracranianas ou farmacológicas é vedada a realização do teste de apneia, até a reversão da situação. O exame complementar deve comprovar de forma inequívoca uma das seguintes condições:

- ausência de perfusão sanguínea encefálica;
- ausência de atividade metabólica encefálica; ou
- ausência de atividade elétrica encefálica.

A escolha do exame complementar levará em consideração a situação clínica e disponibilidades locais. O laudo do exame complementar deverá ser elaborado e assinado por médico especialista no método em situações de morte encefálica. Nota-se a preocupação e o cuidado no diagnóstico da morte encefálica em crianças pequenas por causa do potencial extraordinário de recuperação do seu tecido nervoso. A ocorrência de movimentos, principalmente durante o teste de apneia, não invalida o diagnóstico de morte encefálica. Podem ser vistos reflexos tendinosos, sinal de Babinski, flexão do tronco e miofasciculações inclusive na face[26]. Foi dado o nome de sinal de Lázaro a um movimento reflexo dos membros superiores, desencadeado pela hipóxia, descrito como flexão dos antebraços seguido pela colocação das mãos sobre a face anterior do tórax[27,28]. Mas a postura de descerebração indica integridade do bulbo e da ponte[22].

Crítica ao critério – Embora adotado quase universalmente e aceito tanto pela maioria da classe médica como pelos legisladores e a opinião pública, o conceito e os critérios de demonstração da morte encefálica foram alvo de críticas desde o início de sua formulação até os dias atuais[29-32]. Em 1971, filósofos e teólogos denunciaram a morte encefálica como um expediente imoral e inaceitável dos cirurgiões para aumentar a oferta de órgãos para transplante[33].

Os países que resistiram mais à adoção da morte encefálica, inicialmente, foram a Suécia e o Japão[33]. Em 1985, no Japão, médicos foram indiciados por homicídio por retirarem órgãos de uma mulher em morte encefálica[33]. As críticas envolvem desde a falibilidade dos testes empregados para sua comprovação até a negação de que os pacientes estejam realmente mortos[34].

Uma das críticas mais contundentes é a de que nem todas as funções cerebrais estão abolidas nesses pacientes. Para contestar, os autores afirmam que as funções de manutenção da homeotermia e o controle neuroendócrino continuam presentes. Argumentam que o corpo mantém a temperatura normal sem necessidade de ajuda externa. Também citam o caso de uma mulher que entrou em morte encefálica quando estava no quarto mês de gravidez e foi mantida até a viabilidade fetal, a pedido do marido, tendo sido, então, submetida a uma cesariana e dado à luz uma menina prematura[30]. Bernat[6], porém, alega que as funções que faltam a esses pacientes são as mais importantes para a integração e manutenção do organismo.

Outra contestação advém do exame histopatológico do cérebro dos pacientes necropsiados após a doação dos seus órgãos. O exame tem revelado áreas com neurônios ainda preservados de modo aleatório, sem preferência para qualquer região cerebral[35,36]. Não se tem encontrado mais o que foi descrito no início da era dos transplantes com o nome de *respirator brain*. Era um cérebro com necrose e autólise difusas, envolvendo tanto os hemisférios cerebrais como os outros segmentos, inclusive o cerebelo[37-39]. Houve descrição de casos em que parte das amígdalas cerebelares necrosadas foram encontradas no espaço subaracnoideo medular. Atualmente, o paciente não permanece no CTI após o diagnóstico de morte encefálica, de modo que o processo de destruição cerebral não chega a tal ponto. Mas são encontrados sinais de isquemia mais ou menos intensa (citoplasma retraído e eosinófilo, núcleo picnótico e roturas em pontos das membranas celular e nuclear) em neurônios tanto do tronco como dos hemisférios cerebrais[35,36,40].

A sequência fisiopatológica de agressão, edema cerebral, aumento da pressão intracraniana, pinçamento da microcirculação, isquemia, tumefação celular e agravamento do edema, fechando um círculo vicioso, é que responde pela extensão do dano ao tecido nervoso[35].

Crítica aos testes – Alguns autores supervalorizam os testes. Por exemplo, Tourtchaninoff[41] afirma que a não detecção de potenciais de ação seguindo-se a estímulos múltiplos (auditivos e somatossensoriais) seria prova cabal de morte encefálica, mesmo diante de hipotermia, intoxicações ou distúrbios metabólicos. Mas foram descritos casos de persistência de atividade elétrica detectável pelo EEG em pacientes que preenchiam os demais critérios clínicos de morte encefálica[22,42,43]. As objeções principais ao EEG são:

- a possibilidade de o traçado sofrer alteração por interferência vinda do ambiente do CTI;
- ser muito afetado por intoxicações e hipotermia; e
- avaliar apenas o córtex cerebral[41].

Os testes, portanto, não são infalíveis. Longe disso, podem causar falso-negativos (casos de morte encefálica clínica com exame complementar discordante) ou, mais raramente, falso-positivos (indicam morte encefálica em pacientes que não preenchem os critérios clínicos). Além disso, no mesmo paciente, um teste pode confirmar a morte encefálica, mas outro não. Por isso, os pesquisadores têm procurado desenvolver testes cada vez mais sensíveis para evitar esses enganos[44]. Atualmente, são usados, além da clássica arteriografia cerebral, do EEG e da cintilografia, novos exames, como: tomografia computadorizada associada à arteriografia contrastada, Doppler transcraniano, tomografia por emissão de fótons, idem por emissão de pósitrons, registro de potencial evocado auditivo ou somatossensorial e saturação de oxigênio no sangue da veia jugular[44,45].

Quanto ao teste da apneia, há autores que o consideram uma agressão a mais[8,22]. Morenski[22] aceita como válido ventilar o paciente com oxigênio puro por cerca de 10 minutos, desligar o respirador e esperar que se atinja concentração de $PaCO_2$ de 60 mmHg, sem chegar a causar asfixia. Do contrário, a asfixia provocaria mais edema cerebral e dano irreversível naqueles casos que ainda não o tivessem.

Wijdicks[44] considera que o uso de testes pode ser dispensado desde que o exame neurológico seja feito por profissional experiente para evitar situações de falso-negativos em pacientes com todos os sinais de morte encefálica. Para ele, a clínica é soberana.

• Morte do tronco cerebral

É o critério adotado no Reino Unido pela Conference of Medical Royal Colleges, desde 1976[6], e em Portugal, desde 1994[8,46]. Consta da perda dos reflexos com centro no tronco cerebral, apneia e inconsciência. Esta última por causa de destruição do sistema de ativação ascendente da substância reticular. Na realidade, é difícil conceber situações reais em que haja perda das funções do tronco cerebral sem que tenha havido lesão e destruição difusa cortical[17,46]. Teoricamente, é possível a ocorrência de um acidente vascular encefálico que comprometa apenas o tronco cerebral, impedindo o paciente de respirar por si, mas com manutenção da atividade cortical no EEG[46].

Retornando à morte cardíaca

Conforme já vimos, o problema da conceituação da morte surgiu com o aprimoramento da assistência a pacientes críticos pela utilização do respirador de pressão positiva na década de 1950[6]. Até então, bastava constatar a parada respiratória definitiva e a inexorável parada cardíaca. A manutenção da respiração por meios artificiais foi o fato que desencadeou toda a discussão precedente sobre a morte cerebral, tornada pública pela repercussão dos transplantes cardíacos.

Em função da contestação da validade do conceito de morte cerebral e da necessidade de aumentar a oferta de órgãos para transplante, foi proposto o retorno ao conceito clássico da parada cardiorrespiratória. Na Pensilvânia, em 1993, lançou-se o que ficou conhecido como Protocolo de Pittsburgh. Era um documento que estabelecia as diretrizes para a declaração da morte de pacientes irreversivelmente doentes, em fase final de evolução, com base na interrupção das medidas extraordinárias de suporte e na parada cardíaca subsequente ao desligamento do respirador. Com esse critério, é possível atender aos familiares que desejem doar os órgãos do paciente[33,47]. Podem ser distinguidos dois grupos de pacientes nessas condições:

- **Parada cardiorrespiratória (PCR) espontânea:** os que chegam nas emergências ou sofrem tal parada pouco após a admissão, nos quais as tentativas de reanimação são infrutíferas.
- **PCR programada:** os traumatizados de crânio em estado de coma profundo e irreversível, mas ainda sem critérios para o diagnóstico de morte encefálica; aqueles com trauma raquimedular cervical alto e incapazes de respirar; ou os que estão em fase final de doenças neuromusculares irreversíveis, sem qualquer possibilidade de recuperar seus movimentos respiratórios[48].

Seja qual for o caso, de acordo com aquele protocolo, o paciente candidato a doador de órgãos é avaliado por médicos não relacionados com aqueles que buscam órgãos para transplantar. Tratando-se de interrupção das medidas de suporte por impossibilidade de recuperação, a família é contactada e inquirida sobre a possibilidade de doação dos órgãos de seu parente. Obtido o consentimento, o paciente é levado ao centro cirúrgico. São colocados cateteres em seus grandes vasos, o respirador é desligado, ele entra em apneia e espera-se o coração parar. Segue-se um tempo mínimo de 2 a 5 minutos para começar a perfusão de uma solução fria por seus grandes vasos, de modo a encurtar ao máximo o tempo de isquemia quente dos seus órgãos, a fim de impedir alterações autolíticas[49]. Na impossibilidade de contato com a família, que é comum nos casos de PCR das emergências, é adotada a presunção do consentimento.

A maior crítica a essa volta ao conceito tradicional de morte por PCR é o modo como o procedimento é feito. Alguns autores argumentam que o paciente ainda não estaria morto e que poderia ser reanimado depois da interrupção da ventilação artificial e consequente parada cardíaca[50]. Mas a reanimação não é feita porque, por princípio, antes da remoção da ventilação, tanto os médicos como a família concordaram em retirar as medidas paliativas que apenas prolongam a agonia. Além disso, trabalhos de acompanhamento têm mostrado que não ocorre retomada espontânea dos batimentos cardíacos nesses casos[51].

Merece menção o fato de que o Protocolo de Pittsburgh recomenda que se faça a sedação do paciente antes da remoção dos seus órgãos para "evitar desconforto", o que nos permite pensar que a equipe não estaria tão segura quanto à morte real do paciente, a menos que o desconforto seja o da equipe médica encarregada da coleta dos órgãos, o que realmente ocorre e tem sido descrito. A propósito, convém lembrar uma divergência que surgiu entre anestesistas europeus quanto a anestesiar os pacientes em morte encefálica diagnosticada, antes de se fazer a coleta dos seus órgãos[32].

Diante do modo como se dá o procedimento, tem-se que admitir que o que causa a morte desse tipo de paciente é o desligamento do respirador. Miller e Truog[30] apelam para o senso comum de causa e efeito. De acordo com eles, devemos imaginar dois pacientes, A e B, cada um com o mesmo tipo de lesão capaz de torná-los incapazes de respirar. A família de A pede que o respirador seja desligado, de modo a atender o que tal paciente gostaria que fosse feito e ele morre minutos após. Já a família de B pede que seja mantida a respiração artificial com base no que seria a postura do enfermo, que continua vivendo por conta do respirador. Afirmar que foi a lesão que causou a morte de A fica difícil de sustentar porque B tem a mesma lesão e continua vivendo. Logo, o que matou A foi a interrupção da ventilação artificial. Além do mais, tais pacientes não preenchem nem o critério de morte encefálica, mas o fato de a remoção do respirador matar o paciente não significa, necessariamente, que a interrupção do tratamento seja antiética.

Outra objeção importante é a falta de regras objetivas para se determinar que tipo de paciente e em que fase da evolução do quadro clínico estaria passível de se interromper o tratamento de suporte com base na irreversibilidade do processo patológico. Em que situações seria eticamente válida tal interrupção? O mais importante aqui é que a intenção seja evitar a distanásia e, não, atender a uma demanda de órgãos para transplantes. Na maioria dos casos, a adoção desse critério atende ao desejo de familiares que querem fazer a doação.

Abandonando a regra do doador morto

Já afirmamos que todo o debate acerca do conceito de morte foi embalado pela necessidade de obter órgãos vitais para transplante. Pelos caminhos anteriormente descritos, tem sido proposto um acordo social para se encontrar corpos mortos, mas com órgãos sadios e disponíveis para uso. Os vários modelos de morte cerebral e a nova morte cardíaca têm procurado atender a esse propósito, mormente a morte encefálica. Mas, pelo que foi exposto até este ponto, percebe-se que não é pacífico o conceito de morte, qualquer que seja o critério adotado para caracterizá-la.

Desde o início, vários autores têm contestado as propostas citadas. Afirmam categoricamente duvidar que os pacientes considerados mortos pelo conceito da morte encefálica, ou pelo protocolo de Pittsburgh, estejam realmente mortos no momento da remoção dos órgãos[30-32,52]. No caso da morte encefálica, porque não aceitam que todas as funções cerebrais estejam suprimidas, pois já houve até um caso de manutenção de uma mulher grávida até a viabilidade do feto, que foi retirado em bom estado, por cesariana. Truog[32] fez uma tabela em que comparava as funções orgânicas presentes nos vivos e as remanescentes em "mortos encefálicos" e nos tradicionais. Concluiu que as pessoas em morte encefálica tinham muito mais em comum com os vivos do que com os realmente mortos. Podiam manter sua temperatura, crescer, reproduzir-se e respirar com o auxílio do respirador. Se estão mortos só porque não podem respirar, também deveriam ser dados como mortos os pacientes renais crônicos mantidos em uma máquina de diálise. No caso da parada cardíaca após a retirada do respirador, porque consideram que o paciente poderia ser reanimado se as manobras de ressuscitação fossem tentadas. Além do mais, grande parte deles não preencheria nem os critérios para a morte encefálica.

Mas, por outro lado, a manutenção do suporte a tais pacientes com lesões irreversíveis incorre no que se conceitua como distanásia. Callahan[53] adverte que o uso exagerado da tecnologia acaba nos tornando escravos dela. Reconhece que existe, atualmente, forte pressão para insistir no tratamento pelo uso da tecnologia avançada dos CTI, a ponto de criar nos médicos um sentimento de culpa que os impede de perceber a hora de parar, esquecendo-se de que a qualidade de vida deve pesar na decisão de continuar ou não. São casos em que a interrupção do tratamento se justifica por motivos eticamente válidos:

- beneficência – interromper a agonia do paciente;
- respeito à privacidade e autonomia do paciente – dar a ele o direito de não viver naquelas condições, conforme sua família testemunhe que seria sua opção se pudesse se comunicar; e
- liberação do leito do CTI para outros doentes com melhor prognóstico[47].

Acrescentam os defensores dessa mudança de postura que não seria antiético, nem ilegal, suprimir as medidas proteladoras um pouco antes da morte, independentemente de os pacientes preencherem, ou não, os novos critérios de morte, porque a regra é ocorrer a parada cardíaca espontânea mesmo com o suporte extraordinário. Mas não é tão verdadeira a afirmação de que sua morte é iminente. Shewmon[31] refere casos de mais de 1 ano de sobrevivência em morte encefálica.

Essa nova postura tem vantagens e desvantagens. Entre as vantagens, estariam: estabelecer a verdade de que os doadores ainda estão vivos; evitar o desconforto para médicos que, mesmo não acreditando intimamente na morte desses pacientes, devem dizer à família que estão mortos; obter órgãos mais bem preservados; e a liberação antecipada de leitos nos CTI. Como desvantagem, uma redução da permissão para doação de órgãos por desconfiança da população, com receio de açodamento no diagnóstico da irreversibilidade da doença. Mas houve um programa de TV norte-americano (CBS News 60 minutes) que denunciou a prática da atual morte cardíaca ao público sem que houvesse a condenação que era esperada[32].

Outra dificuldade é crucial. Já que não seria ilegal nem antiético para aqueles em coma irreversível doar seus órgãos vitais em vida, porque não incluir também os que estão em estado vegetativo persistente? E os tetraplégicos conscientes e mantidos à custa de respiração artificial, que pedirem para o aparelho ser desligado? E os demenciados em fase já vegetativa, que não trocam informações com o ambiente?

• Reflexões atuais

Diante do que foi exposto, chega-se ao dilema: mudar o conceito de morte ou abandonar a regra que manda colher órgãos vitais somente após se declarar morto o indivíduo. Veatch[21] afirma que a sociedade aceitaria melhor uma mudança no conceito de morte do que saber que os médicos podem remover órgãos vitais de quem ainda está vivo. Acha que a modificação conceitual afastaria as críticas. Ao contrário, Miller e Truog[30,32] pleiteiam que se permita colher órgãos dos pacientes, em morte cerebral ou não, antes que sejam declarados mortos. Mas reconhecem que tal mudança é radical e pode não ter o efeito desejado de aumentar a oferta de órgãos para transplante, por abalar a confiança da sociedade nos serviços de saúde.

É oportuno, nesse ponto da explanação dos conceitos de morte, relatar os resultados de uma pesquisa de opinião pública conduzida nos Estados Unidos por Siminoff, Burant e Youngner em 2004[54]. Eles fizeram uma pesquisa aleatória por telefone e colocaram as pessoas maiores de idade diante de três casos hipotéticos que configuravam morte cerebral, estado de coma ou estado vegetativo persistente. Indagaram dos entrevistados quais dos três estariam mortos e se permitiriam a remoção de órgãos para transplante. Os resultados indicaram que seriam considerados mortos 87,2% daqueles em morte cerebral, 57,2% daqueles em coma e 34,1% daqueles em estado vegetativo persistente. E que a permissão para remoção de órgãos para transplante seria autorizada mesmo em 1/3 dos pacientes não considerados mortos por algum daqueles critérios.

Resumindo, podemos dizer que é preciso obter um compromisso entre a proteção devida aos pacientes em situação crítica nos CTI, afetados por processos irreversíveis e fatais, e a necessidade de prover órgãos substitutos para os milhares de seres humanos que aguardam na fila dos transplantes – sua única esperança de recuperação.

Situações-limite nem sempre permitem uma solução indolor. Nesse choque de valores éticos será necessário o sacrifício daquele que contribuir menos para o bem-estar e a paz social. Radicalizar na defesa da vida trará a distanásia. Criar o precedente de obter órgãos vitais de quem ainda não foi declarado morto trará insegurança, por abrir a porta para abusos contra doentes em fase terminal. O debate continua aberto. A fronteira da morte continua nebulosa.

Morte real e morte aparente

Em face da discussão precedente, fica claro que, na maioria das vezes, o diagnóstico da morte de um indivíduo deve continuar a ser feito com base na parada irreversível da respiração e da circulação, a não ser em casos excepcionais em que o paciente esteja ocupando um leito de CTI e seja necessário fazer o diagnóstico de morte encefálica. Em geral, o médico é chamado para constatar um óbito já ocorrido. Nessas condições, tem que afastar a possibilidade de se tratar de morte aparente. A morte aparente é um estado de profundo embotamento das funções vitais em que se torna muito difícil escutar os batimentos cardíacos, por muito débeis e pouco frequentes, ou perceber os movimentos respiratórios. Ocorre tanto em causas naturais como em certos traumatismos. Entre as causas naturais citadas pelos autores clássicos estão o coma epiléptico, os estados sincopais e a morte aparente do recém-nascido. Contudo, o estado de morte aparente é bem mais comum por ação de energias externas, como nos casos de asfixia, envenenamentos, eletroplessão, fulguração e hipotermia[55-59].

Mesmo desprezando a maioria dos relatos mais antigos, fantasiosos, sobram alguns casos presenciados por médicos, que servem como exemplos do estado de morte aparente. Um deles é o que Thoinot[59] refere ter sido constatado por um médico de Raab, Dr. Sikor. Este descreveu o caso de um condenado à morte por enforcamento, de nome Takács, executado às 8 horas da manhã, que ele declarou morto após cerca de 10 minutos, por não lhe escutar mais os batimentos cardíacos, não perceber seus movimentos respiratórios, nem conseguir resposta pupilar aos estímulos luminosos. Levado para o necrotério, foram feitas experiências de excitação elétrica e, após mais 10 minutos, o coração voltou a bater e foi possível palpar pulsação da artéria radial. Contudo, não houve recuperação da consciência. Kvittingen e Naess[60] relataram o caso de um menino de 5 anos que caiu nas águas geladas de um rio quando a capa de gelo em que pisava se quebrou. Só foi resgatado 22 minutos depois, apresentando parada cardiorrespiratória. Foi submetido a manobras de massagem cardíaca e respiração artificial no trajeto de ambulância. Ao chegar ao hospital, a circulação tinha voltado, mas muito fraca, e interrompia-se quando cessava a massagem por algum tempo. Trinta minutos mais tarde, um ECG mostrava bloqueio completo do ritmo normal e frequência de 30 por minuto, sem ser possível palpar as artérias radiais. Duas horas mais tarde, o coração voltou a bater vigorosamente, ele recomeçou a respirar, teve crises convulsivas e edema pulmonar agudo. Seis meses mais tarde, estava bem e sem sequelas neurológicas importantes.

Marshall[61] relata o caso de um senhor que foi encontrado aparentemente morto no quarto de pensão em que vivia. O médico chamado, que lhe vinha prestando assistência nos últimos meses, constatou ausência de batimentos cardíacos e o declarou morto. A caminho da funerária, 3 horas depois, o motorista escutou um murmúrio vindo do corpo e viu a boca se mexer. Três minutos após, o indivíduo dava entrada num hospital, bastante cianosado, com 44 pulsações por minuto e temperatura retal de 31 °C. Dois dias depois, estava bem e contou que ingerira cerca de sete a dez cápsulas de remédio para dormir.

Na década de 1980, Roberto Blanco, perito do IMLAP, removeu para o Hospital Municipal Souza Aguiar um recém-nascido de cerca de 6 a 7 meses de vida intrauterina que apresentou movimentos ativos ao ser colocado na fria chapa de aço da mesa de necrópsias. Estava em estado de morte aparente quando foi despachado para o necrotério e resistiu algumas horas na incubadora do hospital para onde foi removido. Convém comentar que pessoas leigas costumam chamar o estado de morte aparente de catalepsia e acreditam que tal estado pode perdurar por tempo suficiente para fazer com que o indivíduo seja enterrado vivo. Em verdade, o estado cataléptico é uma fase de flexibilidade cérea da musculatura, observado na esquizofrenia catatônica, no qual o doente assume a postura em que se lhe coloquem os membros[62].

Quando os recursos postos à disposição do profissional não incluem aparelhos de registro gráfico, como eletrocardiógrafos e eletroencefalógrafos, o médico pode valer-se dos sinais cadavéricos tardios, que serão descritos mais adiante, ou de sinais precoces e testes preconizados para demonstrar a ausência das funções cerebrais, ou a parada cardíaca e respiratória.

Ausência de funções cerebrais

• Imobilidade

Qualquer leigo sabe que cadáver não se mexe, mas desconhece que as fibras musculares ainda podem ser excitadas e se contrair após algumas horas da morte. Por isso, a presença de ocasionais contrações decorrentes de estímulo elétrico direto sobre os músculos do cadáver não invalida o diagnóstico de morte.

• Flacidez muscular difusa

Provoca relaxamento geral dos esfíncteres, inclusive das pupilas. Por isso, pode ocorrer emissão de urina, fezes e esperma. A pupila se dilata intensa e bilateralmente. As partes moles do corpo se amoldam aos planos de apoio, o tórax se achata, a boca fica entreaberta por queda da mandíbula e as rugas de expressão facial ficam atenuadas. Cortes feitos em cadáver costumam ter as bordas menos afastadas do que ocorreria no vivo devido à diminuição da tensão da pele.

• Insensibilidade

Pode ser demonstrada por meio de excitações dolorosas tipo punção por agulha, queimaduras e beliscões no mamilo ou em outras regiões mais sensíveis. Não há resposta à excitação da mucosa nasal por cócegas nem pela ação de substâncias irritantes como a amônia. As pálpebras não reagem à estimulação da córnea ou da conjuntiva e o atrito na mucosa da orofaringe não desperta vômito.

Ausência de circulação

Em 1837, Manni, um professor italiano, sugeriu à Academia de Ciências da França criar um prêmio para o autor que apresentasse um trabalho no qual fosse descrito um método prático e seguro de caracterizar a parada irreversível da circulação. Passaram-se vários anos sem que surgisse uma resposta válida. Mas, em torno de 1850, Bouchut propôs que se considerasse morto o indivíduo no qual não se conseguisse ouvir batimentos cardíacos por mais de 5 minutos[59]. Foi criticado por alguns de seus contemporâneos por causa da real dificuldade que se pode encontrar para fazer a ausculta em casos de derrame pericárdico e em condições nas quais os batimentos fiquem muito fracos e de baixa frequência. Não nos esqueçamos de que os estetoscópios daquele tempo eram rudimentares, se comparados aos modernos. Além do mais, mesmo hoje, quem já precisou fazer uma ausculta na via pública, com o barulho do trânsito, sabe que é possível errar apesar do uso de bons aparelhos. Por isso, têm sido propostos vários testes com a finalidade de firmar esse diagnóstico.

• Testes[1,54,56-59,61]

Os de natureza cruenta, que não recomendamos por razões óbvias, serão apenas citados. Já foram propostas a arteriotomia, a punção do coração com uma agulha longa (Middeldorf) e a colocação de uma ventosa escarificada (Levasseur). Mas é possível chegar ao mesmo diagnóstico de maneira mais elegante. Pode-se amarrar um torniquete ao redor de um dedo com pressão suficiente para barrar o sangue venoso sem bloquear o arterial. Se houver circulação, em poucos minutos a parte distal fica arroxeada e congesta (Magnus). A instilação de uma gota de éter no fundo de saco conjuntival de um dos olhos produz intensa congestão no vivo (Halluin). A injeção de éter no tecido subcutâneo reflui pela ferida punctória da pele, caso não haja circulação; do contrário, é absorvido e desperta reação inflamatória (Rebouillat). É possível produzir uma coloração verde-esmeralda na esclerótica (parte branca dos olhos) pela injeção endovenosa ou intramuscular de uma solução de fluoresceína esterilizada (Icard). Muito interessante é o que se acha pelo exame do fundo do olho. Foi Bouchut quem primeiro chamou a atenção para o desaparecimento da papila e das artérias retinianas, para a segmentação da coluna de sangue das veias e a mudança de cor do fundo do olho do avermelhado para o cinza-amarelado. Segundo Fávero[56], isso foi confirmado por Braga no Instituto Oscar Freire, em 1934. Marshall[61] refere que Kevorkian (1961) verificou as alterações venosas retinianas em 85% dos casos examinados cerca de 10 segundos após a parada da circulação, confirmou os outros achados de Bouchut e descobriu que a compressão do globo ocular levava ao desaparecimento do desenho arterial.

Ausência de respiração

Os antigos valiam-se da inspeção cuidadosa do tórax. Alguns chegaram a propor a colocação de um vaso com água sobre as costelas, na face anterior, para detectar movimentos mínimos (Winslow). Outros recomendavam a aproximação de um espelho ante as narinas e a boca para ver se ficava embaçado pelo vapor d'água exalado; ou a tremulação de uma chama de vela pela corrente de ar respirado. É preciso não ter pressa, pois pode haver pausas de 30 segundos ou mais entre um movimento respiratório e outro durante o período agônico de algumas doenças[61]. Hoje em dia, um médico pode fazer a ausculta pulmonar, com estetoscópio, desde que o ambiente ofereça condições de tranquilidade para tal. Na via pública, torna-se difícil por causa do barulho.

Acidificação dos líquidos tissulares

Como já vimos ao estudarmos a morte celular, a parada circulatória leva à não oxigenação das células, com desvio do metabolismo e acúmulo de substâncias ácidas. Isso provoca um abaixamento do pH do meio interno, que pode ser detectado e servir como sinal seguro de morte, pois é impossível a vida em meio ácido. A verificação do pH do meio interno pode ser feita por meio da colocação de uma linha impregnada por um indicador de pH, como uma solução de azul de bromotimol, no tecido subcutâneo durante uma hora. Se ficar amarelado, o pH é ácido e indica que houve morte[58].

ESTUDO MÉDICO-LEGAL DOS TRANSPLANTES

Os transplantes de órgãos e tecidos são chamados de autotransplantes quando feitos de uma região para outra do mesmo indivíduo; isotransplantes, quando entre dois gêmeos univitelinos; alotransplantes, quando entre dois indivíduos da mesma espécie; e xenotransplantes, quando entre indivíduos de espécies diferentes.

Aspectos biológicos

A possibilidade de substituir órgãos doentes por outros sadios, como se fôssemos máquinas, sempre seduziu o homem, mesmo antes do desenvolvimento da cirurgia. Bechara[63] relata que os antigos egípcios, os gregos e os romanos faziam transplantes dentários, e que alguns autotransplantes foram feitos por médicos europeus dos séculos XVI a XVIII. A partir da superação dos obstáculos técnicos representados pela manobra cirúrgica de substituição do órgão degenerado, foi sendo acumulada experiência que demonstrou que o principal óbice era de natureza imunológica. Assim, reconheceu-se que estavam isentos de rejeição apenas os órgãos transplantados entre gêmeos idênticos (univitelinos), por terem a mesma constituição genética. Além disso, os trabalhos de MacFarlane Burnet, na Austrália, e de Peter Medawar, na Inglaterra, mostraram que era possível fazer alotransplantes para animais recém-nascidos sem haver rejeição por causa da imaturidade do seu sistema imunológico[64]. Com o passar dos anos, foi descoberto que o que causava a rejeição dos órgãos transplantados era a diferença de composição química das membranas celulares do doador e do receptor. Tal diferença é causada pela presença dos chamados antígenos de histocompatibilidade – substâncias de natureza proteica cuja fórmula química e configuração tridimensional dependem dos genes herdados dos nossos pais. Tais substâncias constituem o que se denomina sistema HLA (do inglês *human leucocyte antigen*)[65]. Sabe-se que há cerca de 150 tipos diferentes de tais substâncias e que cada um dos seres humanos apresenta apenas 6 tipos. Daí se pode deduzir que a probabilidade de haver dois seres humanos com os mesmos 6 tipos seja extremamente baixa. Contudo, há entre esses antígenos de histocompatibilidade alguns que provocam estimulação muito intensa do sistema imunológico do receptor e outros que são pouco eficientes em promovê-la. Por isso, ao se tentar transplantar um órgão de uma pessoa para outra não idêntica do ponto de vista genético, é preciso que se faça a tipagem dos principais antígenos de histocompatibilidade[66].

A maneira encontrada de viabilizar os alotransplantes foi impedir a resposta imune do receptor, o que se tem feito por meio de medicações imunossupressoras, das quais a mais importante é a ciclosporina. Outras drogas são a azatioprina, os corticoides e, mais recentemente, os soros antilinfocitários, que bloqueiam os locais da superfície dos linfócitos em que se ligam os antígenos do órgão ou tecido transplantado. Mas, como o que dá para rir dá para chorar, descobriu-se que a imunossupressão tinha seus malefícios. Reduzia drasticamente as defesas contra germes como bactérias, fungos ou vírus que dificilmente causam doenças em pessoas sadias. Além do mais, enfraquecendo a vigilância imunológica contra células neoplásicas (causadoras de câncer), propiciava grande aumento da incidência de tumores malignos nas pessoas imunossuprimidas[65]. É interessante salientar que o fenômeno da rejeição não costuma ocorrer nos transplantes de córnea, o que se explica por ser constituída por tecido desprovido de vasos sanguíneos.

Os xenotransplantes ainda não são utilizados, mas há experiências em andamento em animais de laboratório, como macacos babuínos e porcos. No entanto, foi relatado o caso de um paciente americano de 38 anos em fase avançada de AIDS, no qual os médicos do San Francisco General Hospital fizeram o transplante de medula óssea de um macaco babuíno e que teve alta hospitalar em melhores condições de saúde[67]. O maior temor dos médicos com relação aos xenotransplantes é a possibilidade de que vírus até então não encontrados em seres humanos possam fazer o salto para a nossa espécie e causar novas doenças. Poderiam ser causa de epidemias letais. Precedentes já existem, como as infecções pelos vírus Ebola, hantavírus e a própria AIDS, que os cientistas atribuem ao contágio dos macacos para os seres humanos. E mais recentemente a infecção humana pelo novo coronavírus, ocasionando a pandemia de Covid-19, com as diversas teorias sobre sua origem. Contudo, acreditam que, no futuro, tecidos de suínos poderão ser utilizados para transplantes em humanos, uma vez que constituem espécie muito afastada do ser humano e, por isso, seus vírus teriam muito maior dificuldade de adaptação[67].

Embora não seja tão importante para o sucesso dos transplantes como o controle da rejeição, a deterioração dos órgãos causada pela morte encefálica não deve ser desprezada. Sabe-se que ocorrem importantes alterações de natureza hemodinâmica, hormonal e inflamatória na maioria das vísceras durante o tempo de permanência do paciente em morte encefálica no CTI. Já se tem demonstrado o aumento da concentração de substâncias químicas mediadoras dos processos inflamatórios no sangue dos doadores e que tal fato tem correlação com a preservação dos órgãos transplantados no receptor[68].

Outra dificuldade que teve que ser superada foi a preservação dos órgãos retirados do doador. Atualmente, eles são perfundidos por soluções eletrolíticas apropriadas e mantidos em temperatura em torno de 4 °C, de modo a se evitar a degeneração e morte dos tecidos retirados de sua fonte de nutrientes e de oxigênio. O tempo de espera, mesmo em condições ideais, varia conforme o órgão (Tabela 7.1).

Tabela 7.1 – Tabela para aproveitamento de órgãos de cadáver.

Órgão ou tecido	Tempo para retirada	Tempo máximo de preservação
Córnea	Até 6 horas pós-PC	7 dias
Coração	Antes da PC	4 a 6 horas
Pulmão	Antes da PC	4 a 6 horas
Rim	Até 30 minutos pós-PC	Até 48 horas
Fígado	Antes da PC	12 a 24 horas
Pâncreas	Antes da PC	12 a 24 horas
Osso	Até 6 horas pós-PC	Até 5 anos

PC: parada cardíaca.

Fonte: Medicina CFM, Agosto de 2002.

Aspectos éticos

Serão discutidos em função dos princípios gerais da Bioética: beneficência, autonomia e justiça. Como, para que se realize um alotransplante, são necessários um doador e um receptor, discutiremos separadamente os aspectos relativos a uns e outros. O doador pode ser pessoa viva ou cadáver. A Resolução n. 2.173/2017, do Conselho Federal de Medicina, ratifica os princípios éticos que discutiremos a seguir.

• Doação de órgãos, tecidos e partes do corpo humano

A doação intervivos representa um ato de amor ao próximo, expressão máxima do princípio da beneficência. Porém, tal compaixão tem que ser restringida àqueles órgãos ou tecidos que não façam falta ao doador, que não lhe acarretem prejuízo irrecuperável à saúde. Admite-se a doação de um dos órgãos duplos e de tecidos regeneráveis. Mas já tem sido feita doação de parte do fígado, ou do pâncreas.

De um modo geral, as doações intervivos são feitas por parentes muito próximos, como irmãos, pais, filhos, em função da maior compatibilidade dos seus tecidos e do componente emocional. Alguns grupos de nefrologistas se recusam a aceitar doadores não parentes pela possibilidade de troca de favores e mesmo de comercialização velada do órgão doado. Isso, no entanto, não significa que não haja doadores estranhos altruístas e doadores parentes interesseiros. É uma precaução contra a infração ética de se compactuar com a comercialização de órgãos ou tecidos humanos. Em seu art. 46, o Código de Ética Médica veda ao médico participar direta ou indiretamente da comercialização de órgãos ou tecidos humanos.

Na Índia, a remuneração da doação é aceita e praticada. Seus defensores argumentam que tal doação equivale ao risco a que determinadas atividades profissionais expõem seus praticantes, como ser lutador de boxe, piloto de Fórmula-1, piloto de testes de aeronaves[64]. Não concordamos. Uma coisa é concretizar um dano ao próprio corpo, outra é assumir o risco de certas profissões. Como veremos mais adiante, nossas leis de transplantes sempre proibiram a comercialização total ou parcial do corpo humano.

Nem todas as pessoas interessadas podem ser doadoras de órgãos. Há limitações de ordem médica e de ordem ética. Assim, temos contraindicações absolutas relativas ao doador, como infecções generalizadas, neoplasias malignas, doença aterosclerótica difusa e lesões dos órgãos a serem transplantados. As principais contraindicações relativas são idade superior a 70 anos; hipertensão arterial; diabetes; uso de drogas, como a dopamina, por tempo prolongado etc.[69].

As limitações de ordem ética relativas ao doador resultam basicamente do desrespeito ao princípio bioético da autonomia. Esta pressupõe informação suficiente para a tomada de decisão e a ausência de qualquer forma de coação ou vício da vontade. No que diz respeito ao entendimento, tanto se deve considerar a sonegação de informações relativas ao procedimento de retirada do órgão como a incapacidade de compreensão por parte do doador. Qualquer pessoa que se propõe a doar algum órgão ou tecido deve ser informada e esclarecida quanto aos incômodos e riscos a que ficará exposta durante e após a operação. Nesse sentido, é vedado ao médico deixar de esclarecer o doador, o receptor ou seus representantes legais sobre os riscos decorrentes de exames, intervenções cirúrgicas e outros procedimentos nos casos de transplante de órgãos, conforme dispõe o art. 44 do Código de Ética Médica. Também é vedado ao médico, como disposto no art. 45 do mesmo código, retirar órgão de doador vivo quando este for juridicamente incapaz, mesmo se houver autorização de seu representante legal, exceto nos casos permitidos e regulamentados em lei.

A maioria dos autores não acha correto que sejam usados órgãos de crianças mesmo com a autorização dos seus responsáveis legais. Exceção deve ser feita para o caso de gêmeos univitelinos, em que o sucesso do transplante é praticamente assegurado pela identidade genética.

Outro problema é a geração de um irmão para que se tenha a possibilidade de um doador de medula óssea. Há argumentos a favor e contrários. Debate semelhante tem sido travado em torno da manipulação de embriões humanos e da clonagem de células do receptor para a obtenção de tecidos não sujeitos à rejeição[64].

É discutível e polêmica a utilização de órgãos de anencéfalos. Nos países em que se permite o aborto eugênico, acrescenta-se o problema da manutenção dessa gravidez para fins exclusivos de transplante de órgãos. A maioria dos autores tem-se posicionado de acordo com o grau de desenvolvimento cerebral do anencéfalo. Se capaz de respirar e de se manter vivo sem recursos extraordinários, como respirador artificial, sua vida deve ser respeitada tal qual a de uma outra pessoa em estado de coma. Se incapaz de se manter sem a aparelhagem de suporte vital, está em morte encefálica e, como morto, pode ser fonte de órgãos para transplante[63,64].

A vontade do doador deve ser exercida com toda sua plenitude, livre de qualquer vício ou coação. Obter-se doação de órgão por coação constitui grave infração ética e crime previsto no Código Penal e na Lei de Transplantes. Mesmo não se caracterizando a coação irresistível, qualquer forma de influenciar a vontade do doador é abominável. Há certos grupos de pessoas mais vulneráveis que não devem ser abordados para esse fim. Entre outros, podemos citar os detentos, subalternos em corporações militares e índios.

Caso não haja compatibilidade imunológica entre o doador e o receptor, o que pode acontecer mesmo sendo eles parentes, o transplante seria contraindicado. Para contornar tal situação, foi proposto nos Estados Unidos que se criasse um banco de órgãos a partir desses doadores voluntários. Funcionaria assim: o órgão a ser doado, no caso de grande incompatibilidade dos antígenos HLA, seria cedido ao banco; o receptor a quem seria destinado esse órgão teria o direito de buscar um que fosse compatível consigo no referido banco. Desse modo, aumentariam as chances de sucesso para todos os participantes.

• Doação *post mortem*

O doador cadáver tem limitações maiores do que o vivo, tanto biológicas quanto éticas. Em primeiro lugar, na quase totalidade dos casos é pessoa sem parentesco com o receptor. Além disso, o risco de deterioração dos órgãos é maior por causa da própria situação de morte encefálica, que requer o uso de agentes farmacológicos, como a dopamina, para manter uma boa circulação do sangue nos tecidos, e pelo tempo que transcorre entre a retirada e o implante no receptor. Quanto maior esse tempo, menores as chances de sucesso. O Conselho Federal de Medicina[70] publicou, em agosto de 2002, um encarte no seu boletim mensal sobre vários aspectos do transplante de órgãos, no qual consta o tempo máximo que um órgão pode ser estocado depois de removido do doador. Os menos resistentes são o coração e os pulmões (4 a 6 horas). O fígado e o pâncreas podem aguentar por 12 a 24 horas (Tabela 7.1).

Em estudo comparativo, chegou-se à conclusão de que as chances de bom resultado em transplantes é máxima a partir de doador vivo familiar, média com doador vivo sem laços de parentesco e menor com doador cadáver[64].

Havendo uma manifestação da vontade do possível doador, em vida, esta deveria ser respeitada após a sua morte. Não caberia aos familiares decidir contrariamente. Tal manifestação pode ter sido feita em documentos de identidade ou através de comunicação verbal testemunhada por outras pessoas. Levantamento estatístico feito pela Associação Brasileira de Transplantes de Órgãos, com base nos documentos de identidade emitidos a partir de 1998 em vários estados brasileiros, constatou que, em média, 55,15% se mostraram contrários à doação. Mas houve grande disparidade nos resultados entre os diversos estados pesquisados. Em Sergipe, a negativa chegou a 94%, enquanto no Paraná ficou em 27%[64]. Embora a família tenha o dever ético de seguir o desejo do falecido, do ponto de vista legal ela é titular do direito de decidir.

Não sendo conhecida a postura do possível doador com relação à disponibilidade de seus órgãos e tecidos, é justo que caiba à família a decisão. E isso não constitui um entrave ao aproveitamento de órgãos de pessoas em morte encefálica. Cerca de 70% a 80% das solicitações feitas para doação costumam ser atendidas, desde que a equipe de captação saiba abordar a família de modo respeitoso e com sensibilidade suficiente para compreender o seu sofrimento[64]. Atitudes reveladoras de oportunismo e de ansiedade para dispor dos órgãos costumam ser punidas pela recusa dos familiares, que consideram violado o seu sentimento de luto. Tal recusa tem que ser aceita com o respeito e a naturalidade de quem sabe que eles têm esse direito. E não deve ensejar qualquer atitude de represália.

A resposta negativa, porém, pode resultar de proibições religiosas ou de falta de informações adequadas quanto ao que seja a morte encefálica. Interessante esclarecer que as Testemunhas de Jeová, radicalmente contrárias à transfusão de sangue, aceitam os transplantes de órgãos de cadáver, por paradoxal que isso possa parecer. Mas exigem que não se faça transfusão durante ou após o ato cirúrgico. Isso cria um problema para a equipe médica. No Hospital das Clínicas da Universidade de São Paulo, não são aceitos receptores que sejam adeptos dessa religião[64].

A possibilidade da doação presumida, que consiste em se considerar doadores os indivíduos que não se manifestaram em vida, suscita fortes controvérsias. Os que são favoráveis argumentam que a presunção aumentaria a oferta de órgãos e, com isso, haveria uma diminuição do tempo de espera do receptor. Na verdade, o gargalo no fluxo dos transplantes não está na oferta de órgãos. Os que são contrários alegam que a retirada de órgãos e tecidos do cadáver sem o consentimento dos familiares fere o sentimento das pessoas enlutadas e cria um constrangimento desnecessário. Além do mais, alegam que a sociedade, mal-informada quanto aos critérios de morte encefálica, ficaria insegura diante da possibilidade de que alguém possa ser declarado morto de modo açodado com o fito de se aproveitar seus órgãos para transplante. E, com a precariedade dos serviços de saúde oferecidos pela nossa administração pública, temos que convir que tal receio não é tão infundado. A favor dessa postura contrária à doação presumida temos o fato de estar na captação e distribuição dos órgãos o maior óbice ao aproveitamento da doação *post mortem*. Mesmo na Espanha, o país que tem a melhor estrutura para a captação e o aproveitamento de órgãos de cadáver, o percentual não ultrapassa 2% do que seria possível[69]. Outro argumento contrário à doação presumida e, a nosso ver, o mais importante, é que se furta à família, em momento de profundo pesar, o consolo de permitir que a desgraça de seu ente querido sirva como lenitivo para o sofrimento alheio[71].

• Escolha do receptor

O tratamento por meio de transplantes, por causa do seu custo e dos riscos que envolve, só é indicado para aqueles casos em que não há mais outros recursos de ordem clínica ou cirúrgica. Deve ficar restrito àqueles em que o paciente esteja preso a uma máquina de diálise renal, às cardiopatias em fase final e a outras doenças difusas de órgãos nobres, lesados de modo irreversível.

O sucesso dos transplantes também está relacionado com a boa escolha do receptor. Vários fatores de ordem médica influem no resultado do procedimento. Existem contraindicações ligadas ao receptor tanto de ordem geral como específicas para cada órgão. As principais de ordem geral são a existência de sensibilização prévia aos antígenos do doador, neoplasia maligna, infecção grave em atividade, idade avançada ou mau estado de outros órgãos vitais que não aquele a ser substituído. Entre as contraindicações específicas, à guisa de ilustração, podemos enumerar:

- o tamanho do órgão a ser transplantado precisa ser compatível com o que será substituído;
- no caso de transplante de fígado, o alcoolismo crônico;
- no caso do rim, a glomerulonefrite em atividade;
- no caso do coração, a aterosclerose generalizada nas grandes artérias do receptor[72].

A escolha da pessoa a ser contemplada com órgão de cadáver precisa obedecer as normas éticas e legais. Em primeiro lugar, dado o grande número de pessoas à espera de um órgão, quando surge um disponível, é necessário que se usem critérios para estabelecer as prioridades. Entre eles, a gravidade do paciente é um dos mais importantes, uma vez que a possibilidade de morte em curto prazo justifica a antecipação da reposição. O cumprimento rígido de uma fila de espera esbarra nesse obstáculo de natureza ética. Mas, mesmo esse critério é passível de discussão. Há casos em que a doença já avançou tanto que houve comprometimento grave de outros órgãos afetados secundariamente, de modo a tornar o êxito do transplante duvidoso. Seria válido desperdiçar o órgão a ser doado com um paciente de tal modo comprometido pela doença?

Cumpre esclarecer que os que necessitam de rim podem esperar um pouco mais, uma vez que podem ser tratados pela hemodiálise, enquanto os necessitados de coração, por exemplo, não têm como esperar muito. Além disso, sendo a doação *post mortem* de natureza pública, a família do doador não tem o direito de interferir na distribuição dos órgãos de seu ente querido. Se assim fosse, criar-se-ia o caminho para a comercialização velada. Acrescente-se que a escassez de oferta de órgãos de cadáver, em função da má captação e distribuição, torna imperioso que se faça o transplante que tenha a maior probabilidade de dar certo. Não são decisões fáceis.

Outra dificuldade na alocação dos órgãos é a qualidade do acompanhamento pós-operatório, que tem que vigiar de perto o aparecimento de sinais de rejeição. Aí surge o problema dos receptores de risco por condições psicológicas e sociais. Indivíduos de baixo QI, de baixa instrução e os de condições sociais miseráveis, por estarem se sentindo bem, terão dificuldades de entender a necessidade de comparecimento assíduo aos ambulatórios por tempo prolongado a fim de controlar o fenômeno da rejeição; ou terão dificuldades para o deslocamento até os centros de tratamento por morarem longe e disporem de poucos recursos para o seu transporte. O risco de fracasso se torna maior nessas pessoas[64]. Seria válido dar preferência, em condições semelhantes, àqueles mais esclarecidos? Sabendo-se que os órgãos de doadores vivos têm maior chance de serem aceitos, seria correto doá-los a pessoas nesse grupo de risco, ou seria melhor que se valessem apenas de doador cadáver? Não há regras absolutas para essas questões. Os diversos fatores precisam ser pesados em conjunto no momento de decidir, sempre ouvindo todos os segmentos interessados.

Em qualquer caso, há um ônus para a sociedade, uma vez que os procedimentos são caros, envolvendo recursos que poderiam ser utilizados para a prevenção das doenças que podem levar o paciente a precisar de um transplante. A doença de Chagas é um belo exemplo. Nessa matéria, é sempre prudente não se deixar levar exclusivamente pelo interesse individual do receptor. Há um conflito de interesses entre a sua necessidade de atendimento superespecializado e o de cobertura básica de saúde para a comunidade. Deve-se atentar para o princípio bioético de justiça. O mais indicado é fazer tudo para que, com os recursos disponíveis, se possa promover o máximo de benefício para o maior número possível de pessoas.

Aspectos legais

Do ponto de vista teórico, as leis devem cobrir de modo perfeito a moralidade de uma sociedade. Devem responder à necessidade de controle dos possíveis conflitos de interesse surgidos no ambiente social. Com relação aos transplantes, já foram promulgadas quatro leis especiais: Lei n. 4.280/1963[73],

Lei n. 5.479/1968[74], Lei n. 8.489/1992 e Lei n. 9.434/1997. A Lei n. 8.489/1992 foi regulamentada pelo Decreto n. 879/1993 e a Lei n. 9.434/1997, em vigor, foi regulamentada inicialmente pelo Decreto n. 2.268/1997 e posteriormente, a partir de 19 de outubro de 2017, pelo Decreto n. 9.175/2017.

A Lei n. 4.280/1963 estabelecia normas legais apenas para o transplante de córneas. Ainda não havia o debate ético quanto ao aproveitamento de órgãos de doador cadáver.

A Lei n. 5.479/1968 surgiu pouco tempo após a realização do primeiro transplante de coração pelo cirurgião sul-africano Christiaan Barnard, no fim de 1967. Exigia o consentimento do doador, se vivo e capaz, ou por ele expresso em vida, quando já morto. Na ausência de seu consentimento, o poder de doar passaria aos familiares ou aos responsáveis legais pelo falecido. Nos casos de pessoas não identificadas, a doação poderia ser autorizada pelo diretor da instituição responsável pelo corpo. Exigia, para a retirada *post mortem*, que houvesse prova incontestável da morte, deixando-a a critério médico. E foram longos os debates sem que se chegasse a uma definição legal da morte encefálica. Em nosso país, tivemos que esperar 23 anos até que o Conselho Federal de Medicina se pronunciasse através da Resolução n. 1.346/1991.

A Lei n. 8.489/1992[75] excluiu de sua abrangência sangue, esperma e óvulos. Exigiu a declaração de disponibilidade dos seus órgãos, em documento público ou privado, por parte do doador. Tornou compulsória e urgente a notificação dos casos de morte encefálica diagnosticados nas instituições hospitalares tanto públicas como privadas. Seu decreto de regulamentação (879/1993)[76] tornou também compulsória a notificação de pacientes necessitados de transplantes de órgãos e criou as Centrais de Notificação nas Secretarias de Saúde dos estados para coordenar os dois tipos de informação. Adotou o critério do CFM para o diagnóstico da morte encefálica (art. 3º, inciso V). E determinou que o Ministério da Saúde elaborasse um documento oficial, a ser distribuído ao público em geral pelas instituições hospitalares, para declaração em vida da condição de doador.

A Lei n. 9.434/1997[25] manteve a maioria dessas disposições, modificou alguns pontos e criou novas normas. Entre as modificações, a mais polêmica foi a da doação presumida. No seu art. 4º, estabeleceu: "Salvo manifestação de vontade em contrário, nos termos desta Lei, presume-se autorizada a doação de tecidos, órgãos, ou partes do corpo humano, para finalidade de transplantes ou terapêutica *post mortem*." No mesmo sentido, o art. 14 do Decreto n. 2.268/1997[77], que a regulamentou, determinou que "A retirada de tecidos, órgãos e partes, após a morte, poderá ser efetuada, independentemente de consentimento expresso da família, se, em vida, o falecido a isso não tiver manifestado sua objeção." No § 1º destes dois artigos ficou estipulado que a negativa da condição de doador teria que constar tanto da carteira de identidade quanto da carteira nacional de habilitação pela inscrição da frase "não doador de órgãos e tecidos". No caso de haver tal declaração em apenas um dos documentos, valeria o mais recente. As novas normas permitiram, porém, que a escolha fosse modificada a qualquer momento pelo portador do documento.

A opção legal pela doação presumida foi fortemente influenciada pela legislação espanhola. Lá, após a adoção da nova norma, conseguiu-se aumentar consideravelmente o aproveitamento de órgãos de cadáveres, embora os médicos fossem aconselhados a consultar a família[64]. Aqui, diante dos protestos da sociedade em geral, através de entidades como o Conselho Federal de Medicina e a Associação Médica Brasileira, o governo editou a Medida Provisória n. 1.718, revogando a doação presumida, ao acrescentar um sexto parágrafo ao art. 4º da lei: "Na ausência de manifestação da vontade do potencial doador, o pai, a mãe, o filho ou o cônjuge poderá manifestar-se contrariamente à doação, o que será obrigatoriamente acatado pelas equipes de transplante e remoção." Posteriormente, a Lei n. 10.211/2001[78] ratificou a titularidade do cônjuge ou, na sua impossibilidade, dos parentes na linha sucessória reta ou colateral até o segundo grau, inclusive, com relação à autorização para a remoção de órgãos, tecidos e partes do corpo humano. Essa lei também revogou a validade de qualquer tipo de declaração relativa à doação de órgãos constante das carteiras de identidade ou nacional de habilitação de motoristas.

Alguns preceitos éticos têm sido referendados nos sucessivos diplomas legais. Assim, a gratuidade da doação consta do art. 1º das Leis ns. 5.479/1968, 8.489/1992 e 9.434/1997. A necessidade de perfeita separação entre a equipe médica que faz o diagnóstico da morte encefálica e a que capta os órgãos é afirmada no Decreto n. 879/1993, que regulamentou a Lei n. 8.479/1992, e nos Decretos ns. 2.268/1997 e 9.175/2017 que regulamentou e regulamenta, respectivamente, a Lei n. 9.434/1997. A recomposição do corpo do doador, de modo a não chocar os familiares, está determinada nas quatro leis citadas (§ único do art. 1º da Lei n. 4.280/1963; art. 6º da Lei n. 5.479/1968; art. 4º da Lei n. 8.489/1992; e art. 8º da Lei n. 9.434/1997) e nos Decretos ns. 2.268/1997 (art. 21) e 9.175/2017 (art. 26).

A necessidade de autorização do médico-legista para a retirada nos casos de interesse da justiça tem sido prevista desde a Lei de 1968. Aqui, reside um problema de difícil solução. Em primeiro lugar, porque a maioria dos casos de morte encefálica resulta de ação traumática, morte violenta. As estatísticas mostram que chegam a cerca de 60% dos casos[69]. Em segundo lugar, pelo fato de haver necessidade de descrição das lesões pelos peritos oficiais, as equipes de recolhimento dos órgãos não estão autorizadas a intervir antes da realização da perícia, já que poderiam modificar o aspecto das lesões de interesse médico-legal. Na Lei n. 5.479/1968, houve proibição explícita no seu art. 12: "As intervenções disciplinadas por esta lei não serão efetivadas se houver suspeita de ser o disponente vítima de crime", embora seu art. 9º o permitisse desde que o legista autorizasse. No Decreto n. 879/1993 ficou estabelecido que o perito legista teria que autorizar a retirada e que a direção da instituição hospitalar teria que lhe fornecer relatório no qual constariam as lesões observadas à internação do paciente, os procedimentos cirúrgicos porventura realizados e o critério adotado para o diagnóstico da morte encefálica (art. 10).

A Lei vigente (9.434/1997) e seus decretos de regulamentação (2.268/1997 e 9.175/2017) tornaram mais nebulosa a conduta legal. Por um lado, a lei determina a necessidade de autorização do perito legista responsável pela necrópsia forense ou do patologista encarregado da verificação de óbito, nos casos de morte não assistida (§ único do art. 7º da lei). Mas os decretos de regulamentação dispensam tal autorização para a remoção de órgãos, tecidos e partes de cadáver sujeitos à necrópsia obrigatória, desde que não sejam esses órgãos necessários à verificação da causa da morte.

Além disso, deixando-se de lado tais contradições, na maioria das vezes não há peritos em disponibilidade para se deslocarem dos institutos médico-legais ao local onde se encontram os possíveis doadores. Sem o exame do corpo do possível doador, perito algum autorizará a remoção.

Um aperfeiçoamento trazido pela nova lei foi a criação do Sistema Nacional de Transplantes (SNT), formado pelo Ministério da Saúde, as Secretarias de Saúde dos estados e do Distrito Federal, as Secretarias de Saúde dos municípios, os estabelecimentos hospitalares autorizados e a rede de serviços auxiliares necessários à realização dos transplantes. Foram criados órgãos executivos – as Centrais de Notificação, Captação e Distribuição de Órgãos (CNCDO), que o Decreto n. 9.175/2017 denomina Centrais Estaduais de Transplantes (CET). O Ministério da Saúde, por meio da criação de unidade própria, é o órgão central do SNT. Tem as atribuições de coordenar o sistema, baixar normas regulamentadoras, gerenciar uma lista única nacional de receptores, autorizar estabelecimentos hospitalares a integrarem o SNT, credenciar as CNCDO e avaliar o desempenho de todo o sistema. Essa lista nacional se refere às doações de cadáver.

A lei vigente determina que o doador vivo declare expressamente que órgãos ou tecidos está disposto a doar e para quem, com exceção da doação de medula óssea. A escolha do receptor poderá não seguir rigidamente a ordem de inscrição na lista nacional de receptores, conforme disposto no art. 35 do Decreto n. 9.175/2017: "A alocação de órgãos, tecidos, células e partes do corpo humano prevista no § 4º do art. 34 observará os critérios de gravidade, compatibilidade, ordem de inscrição, distância, condições de transporte, tempo estimado de deslocamento das equipes de retirada e do receptor selecionado e as situações de urgência máxima."

A legislação vigente proíbe a retirada de órgãos, tecidos e partes de cadáver de pessoas não identificadas (art. 6º da lei e art. 21 do decreto). Não há como saber se tais pessoas eram ou não doadoras. Supondo-se a aplicação da presunção em um caso concreto, haveria a possibilidade de, uma vez estabelecida a identidade, verificar-se que a retirada contrariava a vontade da família do falecido. Fica proibida também a retirada de órgãos de indivíduos portadores das doenças elencadas em listas de exclusão emitidas pelo órgão central do SNT (§ 2º do art. 34 do Decreto).

Foram previstos crimes relacionados ao não cumprimento dessas normas por parte das equipes médicas responsáveis tanto pela colheita quanto pelo transplante (arts. 14 a 20 da Lei). Os delitos tipificam as condutas de remover, transplantar, transportar, guardar, distribuir órgãos contrariando as normas legais, não informar os riscos do procedimento ao receptor, deixar de recompor o corpo do doador ou publicar anúncio visando ao atendimento de determinada pessoa em particular. No caso de haver pagamento ou promessa de recompensa, ou outro motivo torpe para a doação de órgãos, a pena é maior. Se for doador vivo e ele vier a sofrer lesão grave ou a morrer, a pena a ser aplicada aumenta na proporção do dano infligido, podendo chegar a 20 anos de reclusão.

Por fim, cabe lembrar que, de acordo com o art. 47 do Decreto n. 9.175/2017: "É vedado o transplante de órgãos, tecidos, células e partes do corpo humano em receptor não inscrito nos cadastros técnicos das CET".

REFERÊNCIAS BIBLIOGRÁFICAS

1. Knight B. Medical aspects of death. In: Simpson's forensic medicine. 10.ed. Londres: Edwards Arnold; 1991.
2. Menezes JAA. Comunicação pessoal oral; 1968.
3. Toner PG, Kamel HM, Cameron S. Organelle pathology in cell injury. In: McGee JD, Isaacson PG, Wright NA (ed.). Cell injury and death, oxford textbook of pathology. Oxford: Oxford University Press; 1992. v. 1, Capítulo 3.
4. Woolf N. Ischaemic heart disease. In: McGee JD, Isaacson PG, Wright NA (ed.). The circulatory system. Oxford textbook of pathology. Oxford: Oxford University Press; 1992. v. 2, Capítulo 12.
5. Wyllie AH, Duvall E. Cell death. In: McGee JD, Isaacson PG, Wright NA (ed.). Cell injury and death. Oxford textbook of pathology. Oxford: Oxford University Press; 1992. v. 1, Capítulo 3.
6. Bernat JL, Culver CM, Gert B. On the definition and criterion of death. Ann Int Med. 1981;94(3):389-94.
7. Hércules HC. A nebulosa fronteira da morte. Rev IMLGb. 1969;1(1):35-7.
8. Lima C. Do conceito ao diagnóstico de morte: controvérsias e dilemas éticos. Medicina Interna. 2005;12(1):6-10.
9. Bernat JL, Culver CM, Gert B. On the definition and criterion of death. Ann Int Med. 1981;94(3):389-94.10.
10. Hoffenberg R. Christiaan Barnard: his first transplants and their impact on concepts of death. Brit Med J. 2001;323:1478-1480.
11. Beecher HK. A definition of irreversible coma: report of the Ad Hoc Committee of the Harvard Medical School to examine the definition of brain death. JAMA. 1968;205:37-40.
12. The President's Comission for the Study of Ethical Problems in Medicine and Biomedical and Behavioral Research. Guidelines for the Determination of Death. JAMA. 1981;246(19):2184-2186.
13. The President's Comission for the Study of Ethical Problems in Medicine and Biomedical and Behavioral Research. Guidelines for the Determination of Death. JAMA. 1981;246(19):2184-2186.
14. Rosenberg AN. Consciousness, coma, and brain death 2009. JAMA. 2009;301(11):1172-1174.
15. Veatch RM. The impending colapse of the whole-brain definition of death. Hastings Center Report. 1993;23(4):18-24.
16. Youngner SJ, Bartlett ET. Human death and high technology: the failure of the whole-brain formulations. Ann Int Med. 1983;99(2):252-8.
17. Lynn J. The determination of death. Ann Int Med. 1983;99(2):264-6.
18. Wikipedia. Karen Ann Quinlan. Disponível em: http://en.wikipedia.org/wiki/Karen_Ann_Quinlan. Acesso em: 11 out. 2010.
19. Sanders AL. Whose right of die? Time. 11 de dezembro de 1989; p. 40.

20. Tifft S. Life and death after Cruzan. Time. 21 de janeiro de 1991; p. 46.
21. Veatch RM. Abandon the dead donor rule or change the definition of death? Kennedy Institute Bioethics J. 2004;14(3):261-76.
22. Morenski JD et al. Determination of death by neurological criteria. J Intensive Care Med. 2003;18:211-221.
23. Wijdicks EFM. Brain death worldwide. Accepted fact but no global consensus in diagnostic criteria. Neurology. 2002;58:20-25.
24. Conselho Federal de Medicina. Resoluções 2.217/2018 (Aprova o Código de Ética Médica); 2.173/2017 (Define os critérios do diagnóstico de morte encefálica); e 1.826/2007 (Dispõe sobre a legalidade e o caráter ético da suspensão dos procedimentos de suporte terapêutico quando da determinação de morte encefálica de indivíduo não doador).
25. Brasil. Lei n. 9.434, de 04 de fevereiro de 1997 (Lei dos Transplantes).
26. Wijdicks EFM. Current concepts: the diagnosis of brain death. New England J Med. 2001;344:1215-1221.
27. Ropper AH. Unusual spontaneous movements in brain-dead patients. Neurology. 1984;34:1089-1092.
28. Morato EG et al. Sinal de Lázaro: reflexo medular complexo na morte encefálica - relato de 2 casos. Rev Med Minas Gerais. 2009;19(3):253-7.
29. Byrne PA, O'Reilly S, Quay PM. Brain death - an opposing view point. JAMA. 1979;242:1985-1990. Citado por Bernat, 2006.
30. Miller FG, Truog RD. Rethinking the ethics of vital organ donations. Hastings Center Report. 2008;38(6):38-46.
31. Shewmon DA. Chronic Brain Death: Meta-analysis and conceptual consequencies. Neurology. 1998;51:1538-1545.
32. Truog RD. Brain death - too flawed to endure, too ingrained to abandon. J Law Med Ethics. 2007;35(2):273-281.
33. De Vitta MA, Snyder JV. Development of the University of Pittsburgh Medical center policy for the care of terminally ill patients who may become organ donors after death following the removal of life support. Kennedy Institute of Ethics J. 1993;3(2):131-143.
34. Pellegrino ED. Controversies in the determination of death. The President's Council on Bioethics. December; 2008.
35. Saposnik G, Munoz DG. Dissecting brain death. Time for a new look. Neurology. 2008;70:1230-1231.
36. Wijdicks EFM, Pfeifer EA. Neuropathology of brain death in the modern transplant era. Neurology. 2008;70:1234-1237.
37. Lofstedt S, von Reis G. Intracranial lesions with abolished passage of x-ray contrast throughout the internal carotid arteries. PACE. 1959;8:99-202. Citado por Morenski JD et al.
38. Parisi JE et al. Brain death with prolonged somatic survival. New England J Med. 1982;306(1):14-16.
39. Perper JA. Definition of death. In: Parte I: Anatomical considerations, em Capítulo II: Time of death and changes after death, em Medico legal investigation of death: guidelines for the aplication of pathology to crime investigation, p. 14-21, 3.ed. Springfield: Charles C. Thomas; 1993.
40. Troncoso JC. Global vascular and metabolic injuries of the brain. In: Troncoso JC, Rubio A (ed.). Essential Forensic Neuropathology. Baltimore: Lippincot Williams & Wilkins; 2010. Capítulo 11.
41. Tourtchaninoff M et al. Brain death diagnosis in misleading conditions. Q J Med. 1999;92:407-414.
42. Mohandas A, Chou S. Brain death - clinical and pathological study. J Neurosurgery. 1971;35:211-218. Citado por Morenski et al., 2003.
43. Pallis C. ABC of the brain stem death. The argument about the EEG. Brit Med J. 1983;286:284-87. Citado por Lima C. 2005.
44. Wijdicks EFM. The case against confirmatory tests for determining brain death in adults. Neurology. 2010;75:77-83.
45. Qureski AI et al. Computed tomographic angiography for diagnosis of brain death. Neurology. 2004;62:652-653.
46. Pitta F, Carmona C. Do medo de ser enterrado vivo ao mito do doador vivo. Acta Médica Portuguesa. 2004;17:70-75.
47. De Vitta MA et al. Observations of withdrawal of life-sustaining treatment from patients who became non-heart beating organ donors. Crit Care Med. 2000;28:1709-1712.
48. De Vitta MA, Snyder JV, Grenvik A. History of organ donation by patients with cardiac death. Kennedy Institute of Ethics J. 1993;3(2):113-129.
49. Steinbrook R. Organ donation after cardiac death. New England J Med. 2007;357(3):209-213.
50. Lynn J. Are the patients who become organ donors under the Pittsburgh Protocol for "non-heart beating donors" really dead? Kennedy Institute Ethics J. 1993;3:167-178. Citada por De Vitta, 2000.
51. Hornby K, Hornby L, Shemie SD. A systematic review of autoresuscitation after cardiac arrest. Crit Care Med. 2010;38:1246-1253.
52. Byrne PA, O'Reilly S, Quay PM. Brain death - an opposing view point. JAMA. 1979;242:1985-1990. Citado por Bernat, 2006.
53. Callahan D. Living and dying with medical technology. Crit Care Med. 2003;31(suppl):s344-s346.
54. Siminoff LA, Burant C, Youngner SJ. Death and organ procurement: public beliefs and attitudes. Kennedy Institute of Ethics J. 2004;14(3):217-234.55.
55. Bouchut E. Les signes de la mort et les moyens de prévenir les inhumations prématurées. 3.ed. Paris: Librairie JB Ballière et Fils; 1883.
56. Fávero F. Diagnóstico da realidade da morte. In: Medicina legal. 8.ed. São Paulo: Martins Editora; 1966. 2 vols. Capítulo 25.
57. França GV. Direito médico. 17.ed. Rio de Janeiro: Forense; 2021.
58. Simonin C. Medicina legal judicial. Tradução ao espanhol da 3.ed. francesa por GL Sánchez Maldonado. Barcelona: Editorial Jims; 1966.
59. Thoinot L. Précis de médecine légale. Livro II: La Mort. Paris: Octave Doin et Fils; 1913.
60. Kvittingen TD, Naess A. Recovery from drowning in fresh water. Brit Med J. 1963;1:1315.
61. Marshall TK. Changes after death. In: Francis Camps (ed.). Gradwohl's legal medicine. 2.ed. Baltimore: Williams & Wilkins; 1968. Capítulo 8.
62. Pfeifer CC. The schizophrenias. 1988. Citado em: Grolier Multimedia Encyclopedia; versão 7.05, 1995.
63. Bechara SJ. Doação e transplante de órgãos, tecidos e partes do corpo humano. Tese [Professor titular de Medicina Forense e Criminalística; Faculdade de Direito]. São Paulo: USP; 1999.
64. Azevedo LS. Transplantes de órgãos. In: Petroianu A. Ética, moral e deontologia médicas. Rio de Janeiro: Guanabara Koogan; 2000. Capítulo 50, p. 268-273.
65. Cotran RS, Kumar V, Collins T. Diseases of immunity. In: Robbin's pathologic basis of disease. 6.ed. Philadelphia: W.B. Saunders; 1999. Capítulo 7, p. 188-259.
66. Guyton AC, Hall JE. Blood groups; transfusion; tissue and organ transplantation. In: Textbook of medical physiology. 9.ed. Philadelphia: W.B. Saunders Company; 1996. Capítulo 35, p. 460-1.
67. Gorman C. Are animal organs safe for people? Time. 15 de janeiro de 1996; p. 38-39.
68. Dominguez-Roldán JM et al. Muerte encefálica: repercussión sobre órganos y tejidos. Med Intensiva. 2009;33(9):434-491.
69. Ribeiro Filho J. Doação de órgãos e tecidos para transplantes. In: Trauma a doença dos séculos. Rio de Janeiro: Atheneu; 2001. t. 2. Capítulo 155, p. 2099-2104.
70. Conselho Federal de Medicina. Encarte sobre transplantes. Medicina, agosto de 2002.
71. Spinsanti S. Doação e transplante de órgãos. In: Ética biomédica. 2.ed. Tradução de Benoni Lemos. São Paulo: Edições Paulinas; 1990. Capítulo IX.
72. Isselbacher KJ et al. Compêndio de medicina interna de Harrison. Tradução da 13.ed. México: Nueva Editorial Interamericana; 1995. Capítulos 101 e 119.
73. Brasil. Lei n. 4.280, de 6 de novembro de 1963.
74. Brasil. Lei n. 5.479, de 10 de agosto de 1968.
75. Brasil. Lei n. 8.489, de 18 de novembro de 1992.
76. Brasil. Decreto n. 879, de 22 de julho de 1993.
77. Brasil. Decreto n. 2.268, de 30 de junho de 1997.
78. Brasil. Lei n. 10.211, de 23 de março de 2001.

CAPÍTULO 8

Causa Jurídica da Morte

Hygino de Carvalho Hercules

A morte é um evento inevitável. Todos nós haveremos de morrer um dia. Mas, embora seja isso um fato natural, o momento da morte pode ser antecipado se interferirem energias externas, independentes do ciclo vital do indivíduo. Por isso, costuma-se referir como *natural* a morte que ocorre por doenças e pelo inexorável processo de envelhecimento. As outras são consideradas não naturais, uma vez que resultam de fatores externos não relacionados com a curva vital. Essas mortes causadas pela ação de energias externas são chamadas de *violentas* em nosso meio e podem ser provocadas por *acidente, suicídio* ou *crime.* Conforme já explicamos na parte referente à Declaração de Óbito, preferimos usar o termo crime no lugar de homicídio. Em outros países, como os Estados Unidos da América do Norte (EUA), a conotação de morte violenta inclui apenas aquelas em que a ação da energia externa foi desencadeada intencionalmente. As acidentais são colocadas em outro grupo para fins estatísticos. Tal posição acompanha o conceito de violência proposto pela Organização Mundial da Saúde (OMS): *uso intencional de força física ou poder, ameaçado ou real, contra si mesmo, outrem, ou contra um grupo ou comunidade, que resulta ou tem a probabilidade de causar lesões, morte, abalo psicológico, mal desenvolvimento ou privações*[1].

O evento que causa a morte é encarado, aqui, do ponto de vista jurídico, uma vez que o estabelecimento de qualquer daquelas três causas traz consequências sociais de repercussão muito distinta. Assim, do ponto de vista jurídico, as mortes devem ser catalogadas como naturais ou violentas. E as violentas, como acidentais, suicidas ou criminosas.

Embora simples de entender, tal classificação esbarra em dificuldades quando de sua aplicação aos casos concretos. Algumas vezes, a dificuldade reside no aspecto inesperado ou súbito da morte. Um indivíduo encontrado morto no banheiro de sua casa, com a porta fechada por dentro, tanto pode ter morrido por uma doença de evolução superaguda como pode ter cometido suicídio. Enquanto não se fizer a necrópsia, a morte deve ser considerada *suspeita*[2]. As mortes súbitas serão estudadas no Capítulo 9 – Morte Súbita e Morte Suspeita.

Por vezes, mesmo após investigação bem dirigida e minuciosa, não se consegue chegar à conclusão quanto a se tratar de morte por acidente, suicídio ou crime. Nesses casos, a rubrica a ser utilizada deve ser morte de causa jurídica *indeterminada*. Por exemplo, é o que ocorre quando um corpo é encontrado em estado de esqueletização no meio do mato, mas não se percebem sinais de fraturas ou outras formas de violência. Tanto pode ter sido morte natural como morte violenta, digamos, por sufocação. Nesse caso, o médico-legista não pode dar a causa médica da morte nem as autoridades podem chegar à sua causa jurídica. Ressalte-se que este esclarecimento, a causa jurídica, não é tarefa do legista.

Outra dificuldade existe quando se sabe que a morte não foi natural, mas não é possível classificar qual das três formas de morte violenta ocorreu. É o que acontece em casos de pessoas acostumadas ao uso de remédios para dormir que são encontradas mortas no leito ao amanhecer. Se o exame toxicológico confirmar um teor alto do sonífero no sangue, não será possível distinguir entre acidente por superdosagem e suicídio quando não existirem outros indícios, tais como bilhetes de despedida ou associação de drogas até então não utilizadas. Outro exemplo que pode ser citado é o de indivíduo que pule de paraquedas e não o abra para simular um acidente. Na perícia, o fato pode passar despercebido se não se procurar indícios de que o cordão não foi acionado[2,3].

IMPORTÂNCIA DA DETERMINAÇÃO DA CAUSA JURÍDICA DA MORTE

O diagnóstico da causa jurídica da morte é a principal razão da realização das necrópsias forenses[4]. Mesmo nos casos em que restam poucas dúvidas, obrigatoriamente deve ser feita, e por peritos oficiais, por determinação do Código de Processo Penal (arts. 158, 159 e 162). Contudo, não é atribuição do médico-legista estabelecê-la. Tanto é assim que os quesitos oficiais do auto de exame cadavérico não incluem tal indagação. Há mais de um século, autores clássicos como Vibert[5] já o entendiam. O legista não pode se deixar levar pela pressão das autoridades e da opinião pública e afirmar como fato concreto aquilo que apenas lhe parece provável. É preciso muita cautela em tais afirmações, sendo conduta mais sábia, ao emitir seu laudo, esperar por futuros quesitos. Poderá, inclusive, orientar as autoridades na formulação de novos quesitos, sempre com a intenção precípua de se aproximar o quanto possível da verdade. Por mais projeção que tenha o caso nos meios de divulgação, a discrição será sempre boa conselheira.

O esclarecimento da causa jurídica da morte não interessa apenas ao processo penal. No foro civil também é importante, visto que os contratos de seguro, em geral, não cobrem as mortes por suicídio. Nas mortes acidentais e nas causadas por crime, porém, a maioria das apólices tem cláusulas que estabelecem uma indenização maior do que a devida por morte natural.

Outra decisão importante, que depende da determinação correta da causa jurídica da morte, é o planejamento de medidas de segurança pública. Quando as estatísticas começam a mostrar taxas crescentes de mortes violentas, as autoridades responsáveis têm a obrigação de verificar qual das formas é a mais importante – crime, suicídio ou acidente. Cada uma das três requer a adoção de medidas diferentes. No caso do aumento de mortes acidentais, é necessário, ainda, esclarecer o tipo de acidente, se de trânsito, do trabalho ou outro qualquer. No Rio de Janeiro, como nas demais grandes áreas metropolitanas do País, há muito que os índices de criminalidade já superaram o limite tolerável. Nos últimos anos, porém, a adoção de novas medidas de prevenção e de ocupação de territórios até então dominados pelo crime organizado tem levado a uma redução dos índices de criminalidade. As chamadas Unidades de Polícia Pacificadora (UPP), criadas em 2008 pelo Governo do Estado do Rio de Janeiro, visavam libertar progressivamente as populações carentes das favelas do jugo dos traficantes. Recentemente, o programa das UPP foi reformulado pelo projeto Cidade Integrada.

É preciso entender, ainda, que a uma causa jurídica podem corresponder várias causas médicas de morte e que uma causa médica pode ter sido provocada por qualquer causa jurídica. Assim, tanto se pode morrer assassinado com um tiro no coração, como no pulmão, fígado, cérebro ou outro órgão vital. Do mesmo modo, uma ferida transfixante do coração tanto pode ter sido acidental como intencional, por terceiros ou pela própria pessoa[6].

DIAGNÓSTICO DA CAUSA JURÍDICA DA MORTE

O diagnóstico diferencial das modalidades de causa jurídica se apoia em dois pilares: boa investigação do local e necrópsia conduzida com técnica apurada. Tanto um como outro serão beneficiados pelo exame do suspeito e por informações colhidas com testemunhas, no próprio local e no decurso da investigação policial.

Exame de local de morte violenta ou suspeita e perinecroscopia

Tanto nos casos de morte flagrantemente violenta como naqueles em que se suspeita de causa violenta, é indispensável que se faça o levantamento do local de modo metódico e rigoroso. Esse levantamento deve avaliar o ambiente ao redor do corpo e o cadáver, no contexto do ambiente, ou seja, a perinecroscopia. Ora se trata de local interior, dentro de uma casa, apartamento ou outro tipo de construção; ora, de local externo, na via pública ou em lugares ermos e afastados.

A primeira condição para que se possa obter elementos valiosos é a *preservação do local* pelas autoridades até a chegada dos peritos. Infelizmente, não é o que ocorre na maioria das vezes. É comum que pessoas que encontraram o corpo, e mesmo outras que nada têm com a ocorrência, já tenham entrado no local, adulterando-o antes da chegada dos peritos. Por ignorância ou por despreparo, o próprio agente da autoridade pode descaracterizar os indícios, andando por sobre manchas, removendo elementos do local ou mudando a posição relativa do corpo e dos objetos. De qualquer modo, ao chegarem ao local, os peritos devem fotografar o corpo e os objetos como se encontram e fazer um desenho com anotações dos achados. Atualmente, há programas de computador que facilitam a construção dos esboços em três dimensões[7].

• Exame de interiores

Se houver desordem dos móveis, com peças tombadas ou fora de um lugar natural, ou utensílios quebrados, copos ou garrafas com o líquido entornado, pode-se presumir que houve luta. Janelas e portas fechadas por dentro e sem sinais de arrombamento sugerem suicídio, mas podem resultar de acesso de pessoa que dispunha das chaves para entrar e praticar o crime.

Devem ser procuradas manchas de sangue, tanto no chão como nas paredes e no teto (Figura 8.1). Tais manchas podem dar uma ideia de deslocamento do corpo por arrastamento ou por seus próprios meios, o que produz marcas distintas. O arrastamento produz faixas e estrias paralelas, enquanto os movimentos da vítima deixam marcas das mãos nos pontos de apoio. Respingos de sangue deixam marcas características conforme caiam perpendicular ou obliquamente, ou projetem-se em movimento (Figura 8.2). No caso de caírem perpendicularmente, apresentam aspecto radiado em toda a sua circunferência, tanto mais amplo quanto maior for a altura da queda (Figura 8.3). Quando em movimento, assumem forma mais alongada, lembrando uma pera, com aspecto radiado menor e um escorrimento na direção do deslocamento da vítima. Quando as manchas representam mãos ou pés, devem ser comparadas com as que poderiam ser da vítima[8]. Mesmo que o local tenha sido lavado, ainda é possível detectar resíduos de sangue que não tenham sido totalmente removidos, invisíveis à simples inspeção. Os peritos podem se valer de uma substância conhecida como *luminol* ($C_8H_7O_3N_3$), que produz fluorescência nas manchas de sangue invisíveis a olho nu. A reação fotoquímica ocorre pela presença do ferro na molécula da hemoglobina[9]. Outros tipos de mancha de material orgânico também devem ser procurados, como as de esperma em lençóis, toalhas e mesmo no cadáver.

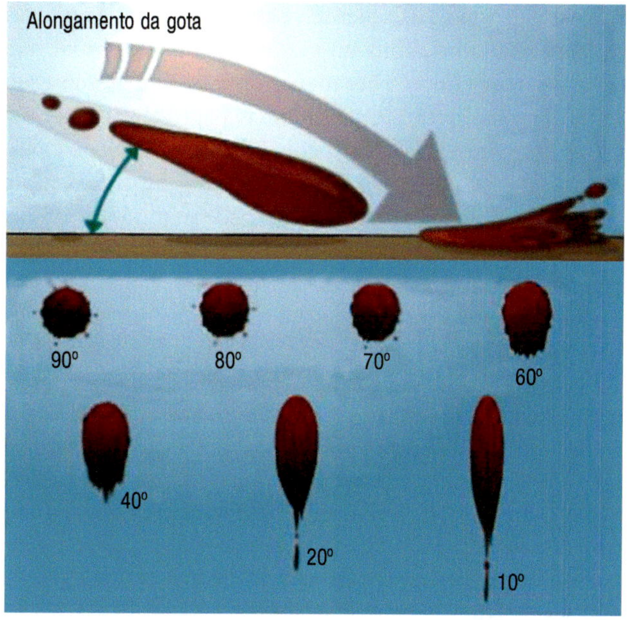

Figura 8.2 – Esquema para explicar a forma das manchas deixadas por sangue pingado perpendicular ou obliquamente. A inércia faz com que, ao tocar no solo, a gota assuma forma de lança com a ponta indicando a direção do deslocamento.

Fonte: Adaptada de Freeman. Disponível em: www.science.howstuffworks.com/bloodstain-pattern. Acesso em: 26 Fev. 2010.

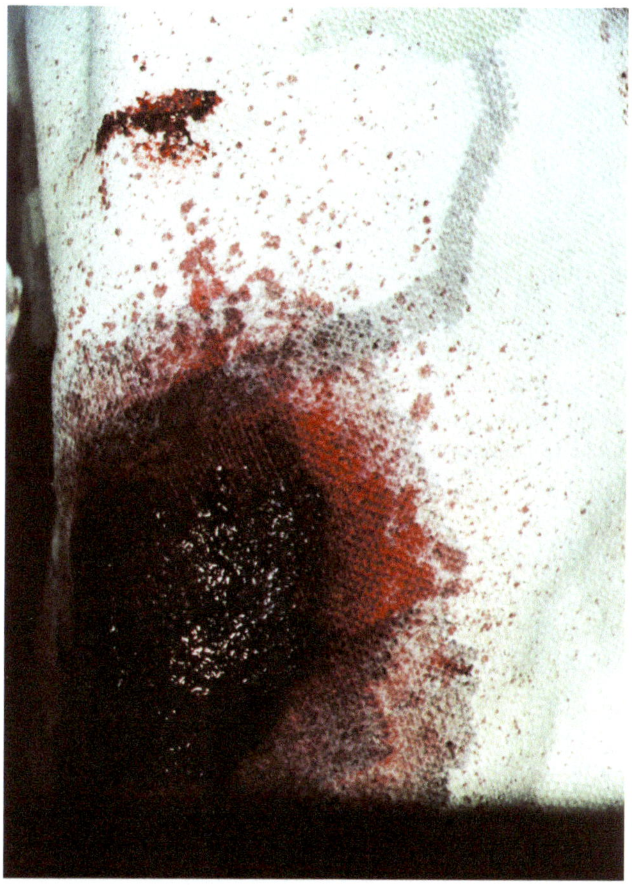

Figura 8.1 – Tapete respingado por sangue da cabeça de um homem que se matou com um tiro na boca.

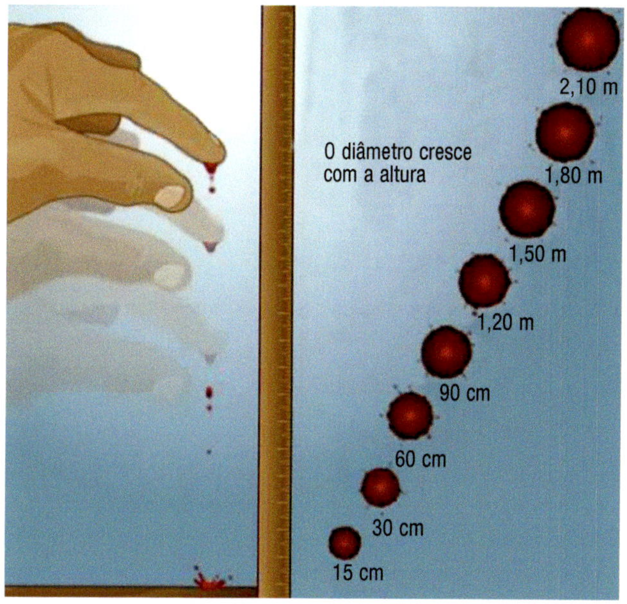

Figura 8.3 – O aumento da altura torna maior o diâmetro da mancha por causa da maior velocidade de impacto.

Fonte: Adaptada de Freeman. Disponível em: www.science.howstuffworks.com/bloodstain-pattern. Acesso em 26 Fev. 2010.

Havendo alguma arma no local, é imprescindível analisar a sua posição com relação ao cadáver, se estava presa à sua mão, se a direita ou a esquerda, se apenas encostada ou segura. Tanto na arma como em outras superfícies lisas, devem ser procuradas impressões digitais. Manchas de sangue em armas brancas devem ser recolhidas para identificação do grupo sanguíneo e, nos locais com recurso para tal, do DNA. Mesmo que uma arma seja recolhida de um suspeito e que já tenha sido lavada, ainda podem persistir resíduos de sangue da vítima em reentrâncias do local de inscrição da marca e na junção da lâmina com o cabo. O fato de não se achar a arma no local de morte violenta sugere fortemente que se trate de homicídio.

A existência de bilhete ou carta de despedida indica suicídio, principalmente se redigidas com a letra da vítima. A irregularidade da escrita pode traduzir o estado emocional alterado do suicida. Caso provenham de máquina de escrever ou impressora, devem-se procurar impressões digitais na folha de papel. Na presença de restos alimentares, é interessante procurar marcas de mordeduras em pedaços de pão ou de frutas e comparar com as arcadas dentárias do cadáver (Figura 8.4).

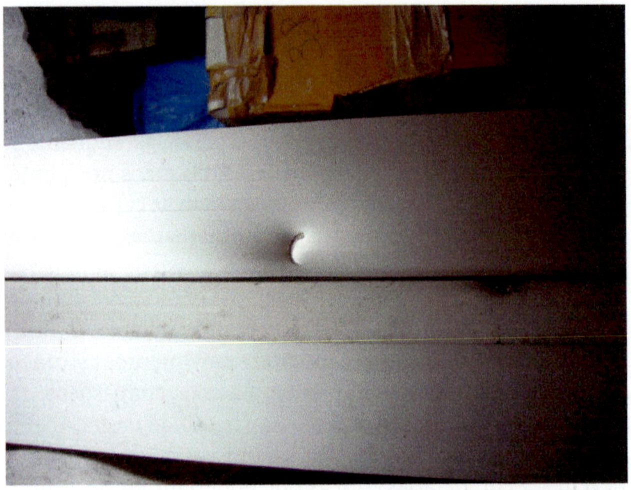

Figura 8.5A – Mossa deixada por um projétil 9 mm no marco da porta de alumínio de acesso à varanda de um apartamento, voltada para o Morro dos Macacos, no bairro de Vila Isabel, Rio de Janeiro, em março de 2009. O projétil vinha sem estabilidade, já ricocheteado e tocou o marco pela base.

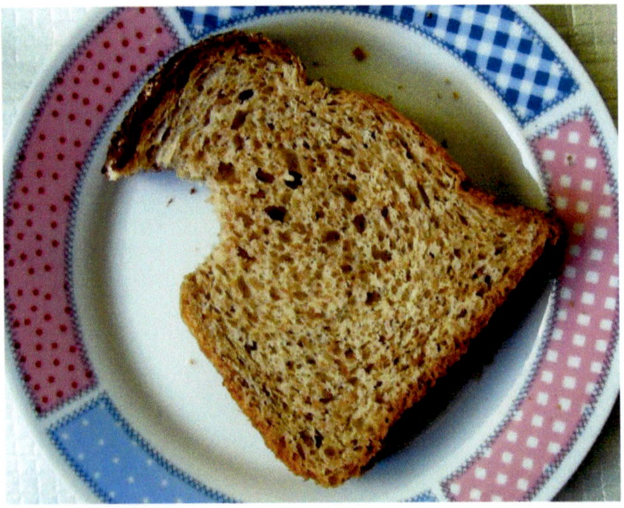

Figura 8.4 – Marca de mordida que mostra a curvatura e a dimensão das arcadas dentárias.

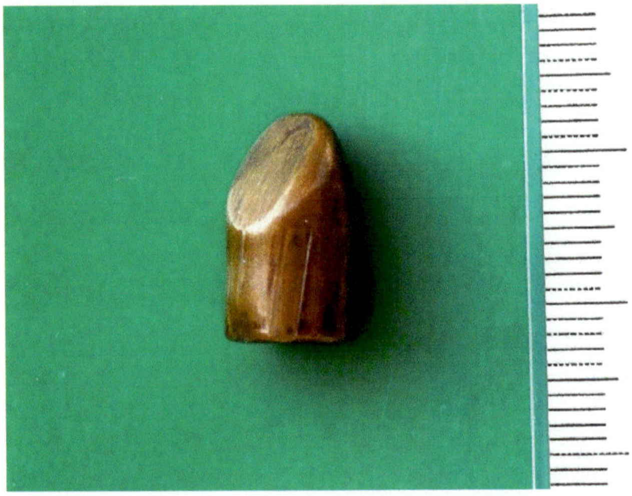

Figura 8.5B – Imagem do projétil referido na Figura 8.5A. O achatamento da ponta resultou do primeiro impacto em outro anteparo. A forma da mossa indica a colisão pela base do projétil.

O exame das paredes e do teto pode mostrar mossas e perfurações. A existência de mossas pode indicar impacto por projétil que ricocheteou e que deve ser procurado exaustivamente no interior do recinto. No dia 31 de março de 2009 foi encontrado um projétil deformado na varanda do apartamento ocupado pelo Autor, de frente para a Rua Teodoro da Silva, Vila Izabel, que deixou uma mossa no marco de alumínio da porta (Figuras 8.5A e 8.5B). Se houver perfurações, devem ser investigadas para se saber o sentido de transfixação. A posição relativa das mossas, das perfurações e do cadáver ajuda muito no esclarecimento da direção dos tiros. Nesses casos, é preciso procurar por estojos de cartuchos deflagrados, que são de valor na identificação da arma utilizada.

Exame de locais abertos

Quando o corpo é encontrado em ambiente externo, a possibilidade de colher bons indícios fica reduzida, mas é interessante, se possível, verificar rastros, pegadas e marcas de pneus. Na via pública, a presença de curiosos costuma descaracterizar o local, inviabilizando o seu levantamento. Contudo, caso se trate de estradas afastadas, locais de difícil acesso, com ou sem vegetação abundante, podem ser achadas pegadas, rastros, trilhas, e mesmo marcas deixadas por veículos (Figura 8.6). O encontro de cadáver em local de acesso muito difícil praticamente inviabiliza a hipótese de suicídio a não ser que se trate de um precipício.

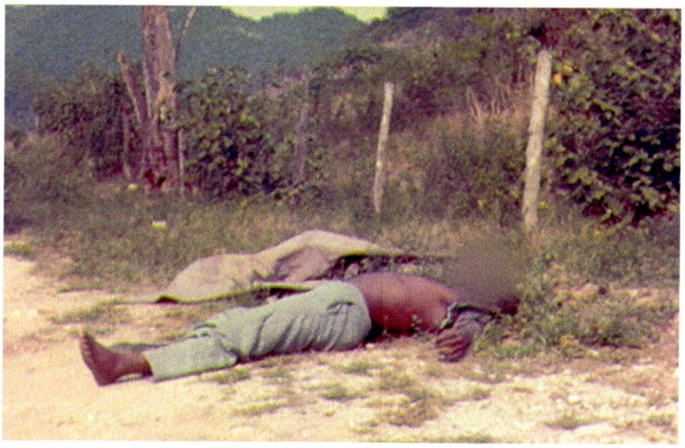

Figura 8.6 – Corpo de um homem encontrado em uma estrada deserta, morto por estrangulamento e projéteis de arma de fogo.
Fonte: Exame de local feito pelo autor em 1978.

Exame do cadáver

Deve ser feito depois de anotadas e fotografadas as condições ambientais, inclusive com o registro da temperatura e da umidade relativa do ar, se possível. Em primeiro lugar, os peritos devem anotar os sinais cadavéricos presentes no momento do exame, pois resultam de processos dinâmicos que poderão já estar alterados mais tarde quando for feita a necrópsia. Isso deve incluir a tomada da temperatura retal[6].

As vestes devem ser descritas de modo minucioso, com referência ao seu estado geral, ou seja, se estão desalinhadas, rasgadas, cortadas, sujas de terra, de sangue, tinta ou outras substâncias. Havendo perfurações, estas serão anotadas quanto ao seu número, à localização e às dimensões. Por vezes, não coincidem perfeitamente com as que são verificadas no cadáver. Isso pode traduzir mudanças de postura do corpo quando atingido, perfurações por instrumento que não atingiu o corpo ou o afastamento da roupa para desferir o golpe, o que é comum no suicídio (Figura 8.7). Contudo, isso não é uma regra absoluta, podendo faltar em casos genuínos de suicídio. Thoinot[10] cita um caso de suicida que se despiu parcialmente e dobrou cuidadosamente a roupa antes de se matar.

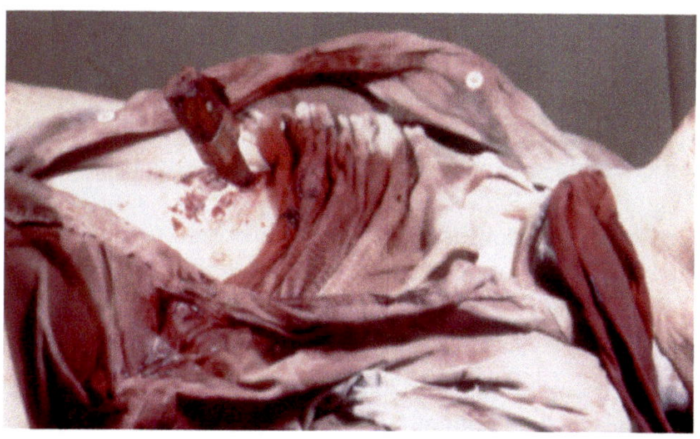

Figura 8.7 – Suicídio cometido com faca. A camisa foi afastada pela vítima antes de se ferir. Tal aspecto indica autolesão.
Fonte: Coleção da Faculdade de Medicina da UFRJ.

A presença de *lesões de defesa* indica que houve luta da vítima com um ou mais agressores. Tais lesões situam-se com frequência nas regiões palmares, na borda cubital da mão e do antebraço, nos joelhos, nas pernas. São mais comuns quando a agressão se faz por armas brancas (Figura 8.8).

No caso de armas de fogo, é possível que a vítima tenha segurado a arma e sua mão sido manchada por resíduos de pólvora saídos do espaço entre o tambor e a parte posterior do cano, ou mesmo da boca da arma (Figuras 16.40 e 16.64).

Outras lesões que podem indicar ter havido luta são equimoses e escoriações distribuídas nas partes expostas do corpo, como joelhos, cotovelos, mãos, face etc. (Figura 13.20). Também, a presença de equimoses e estigmas ungueais ao redor da boca como resultado de o agressor tentar impedir os gritos da vítima. A contenção desta pode ser revelada por lesões situadas nos membros, entre as quais ressaltam os estigmas ungueais e marcas de algemas, ou de cordas ao redor dos punhos e dos tornozelos (Figuras 8.9 e 8.10).

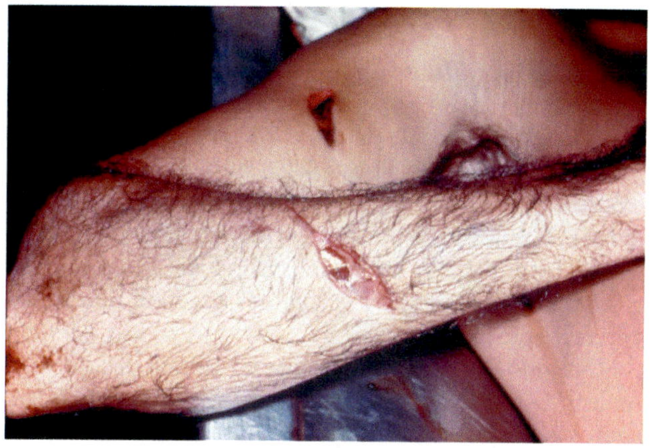

Figura 8.8 – Feridas de defesa causadas por instrumento cortante na borda cubital do antebraço e na região deltóidea.

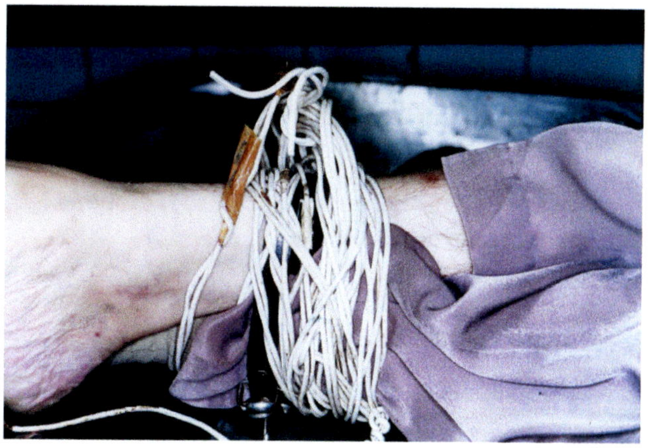

Figura 8.9 – Contenção por fios e cinto de couro preto ao redor do terço inferior das pernas. Só o pé esquerdo está calçado por uma meia.

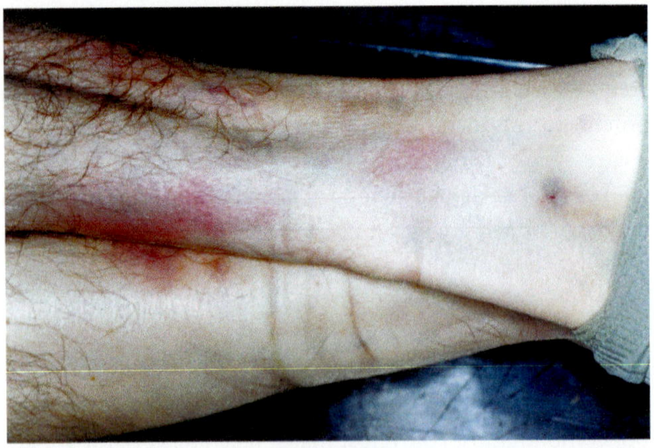

Figura 8.10 – Depois de removidos os fios e o cinto, restaram as marcas sobre a pele, pouco intensas. Notam-se áreas de infiltração equimótica no terço médio das pernas e a marca da meia na perna esquerda. Mesmo caso da Figura 8.9.

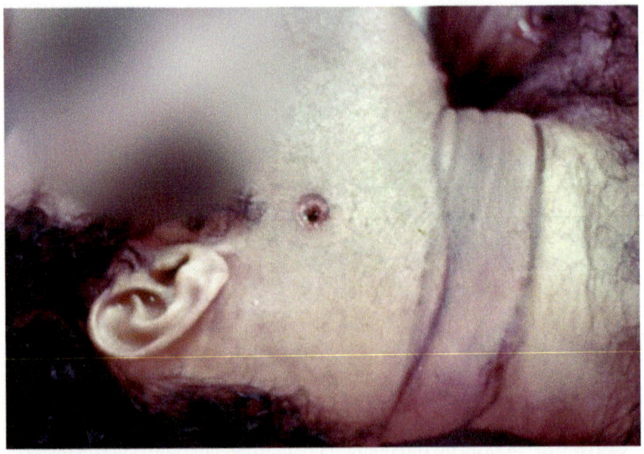

Figura 8.11 – Multiplicidade de meios em homicídio. Há dois sulcos de estrangulamento e uma entrada de projétil de arma de fogo (PAF) na região parotídea.

As lesões de defesa podem faltar quando a vítima é apanhada de surpresa ou está dormindo no momento da agressão. Por outro lado, há registro de casos de suicídio por esgorjamento em que a vítima feriu a mão por pegar o instrumento pela lâmina[10].

Quando se puder demonstrar que houve manipulação do cadáver antes de ele ter sido encontrado, há fortes razões para crer que houve crime e não suicídio ou acidente. Assim, a presença de livores de hipóstase em regiões opostas àquelas em que seria de se esperar pela posição do corpo mostra que ele foi mudado de posição. Do mesmo modo, a presença de rigidez muscular nos membros inferiores e na nuca e a ausência nos membros superiores sugerem que ela foi parcialmente desfeita.

O estudo das lesões encontradas no cadáver deve ser feito no sentido de apurar número, sede, gravidade, direção e reação vital. A avaliação isolada de apenas um desses elementos pode levar a conclusões falsas. De um modo geral, a presença de lesão única em região de eleição para suicídio dificilmente terá sido causada por terceiros. Mas é possível o suicídio com mais de uma lesão mortal, dependendo da arma utilizada e do tempo de sobrevida associado à primeira delas (Figura 16.71).

Algumas lesões, contudo, por sua localização, dificilmente poderiam ser autoinfligidas, como na nuca e nas regiões interescapulares (Figura 16.35). O achado de lesões sem reação vital sugere ação criminosa de terceiros. Os detalhes do diagnóstico diferencial da causa jurídica das lesões pelos diversos agentes vulnerantes serão abordados de modo mais detalhado quando do seu estudo.

A multiplicidade de meios tanto pode ocorrer no suicídio como no homicídio. Não é raro que pessoas cometam o suicídio usando mais de um meio, como, por exemplo, enforcamento e envenenamento. Temos visto alguns casos no IMLAP, do Rio de Janeiro. Por outro lado, já observamos vários casos de homicídio com associação de estrangulamento e uso de projéteis de arma de fogo (Figura 8.11). O diagnóstico da causa jurídica vai depender principalmente dos meios utilizados, mas também de elementos do local.

A remoção do corpo para o necrotério deve se revestir de certos cuidados a fim de que não se alterem indícios valiosos. O corpo deve ser colocado em um saco apropriado, com fecho ecler, ou similar, de modo a evitar lesões ou contaminação por elementos no translado. Recomenda-se que as mãos sejam protegidas por sacos plásticos, a fim de que não percam algum material importante porventura agarrado ou preso entre os dedos ou presente nos sulcos ungueais[6].

QUESTÕES RELATIVAS AOS HOMICÍDIOS

Caso haja forte probabilidade, ou mesmo certeza de se tratar de homicídio, surgem alguns pontos que podem ser esclarecidos pelos peritos. São perguntas frequentes durante as investigações ou o julgamento. Vejamos:

1) Qual a arma do crime?

Os peritos devem estabelecer, a princípio, o tipo de agente lesivo que foi utilizado, ou se foi mais de um. Isso feito, tentarão individualizar a arma. No caso de se tratar de arma de fogo, podem comparar as estriações finas presentes em projéteis expelidos pela arma suspeita com as existentes naqueles recolhidos do cadáver. Se for arma branca, a presença de manchas de sangue, o tamanho e a largura da lâmina devem ser comparados com as lesões presentes no corpo, não esquecendo que a profundidade e a largura dessas podem ser diferentes do esperado ou ter havido agressão com mais de um tipo de arma (Figura 8.12). Para maiores detalhes, ver os Capítulos 16 – Lesões e Morte por Instrumentos Perfurocontundentes. Armas de Fogo e 17 – Lesões e Morte por Projéteis de Alta Energia.

2) Qual a atitude da vítima ao ser golpeada?

Os escorrimentos do sangue no corpo podem dar uma ideia disso, mas podem falhar se o indivíduo mudar de posição após os golpes, em atitude de defesa e de luta. Lesões incidentes em dobras cutâneas podem revelar se o segmento estava estendido ou fletido (Figura 16.27).

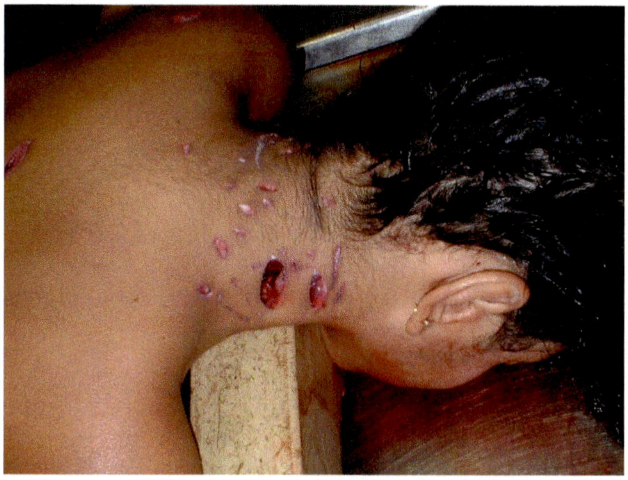

Figura 8.12 – Grupo de feridas perfuroincisas no pescoço de uma jovem morta com golpes de dois tipos de arma branca.
Fonte: Caso examinado pela Dra. Vírgínia Rosa Dias, no IMLAP.

A direção dos trajetos no interior do corpo serve para indicar as posições relativas dos seus segmentos. Várias feridas de um só lado do corpo demonstram que a vítima poderia estar dormindo ou recostada pelo outro lado. A posição das perfurações das vestes deve ser comparada com as achadas no corpo, já que se deslocam com a sua movimentação. A presença de lesões no dorso não exclui a possibilidade de estar o agressor de frente para a vítima, bastando que ela estivesse abaixada ou que ambos estivessem abraçados.

3) Qual a posição relativa entre vítima e agressor?

O melhor guia é a observação da direção e do sentido das lesões. Se um acusado alega ter baleado a vítima em legítima defesa, estando ambos de pé quando foi ameaçado, o trajeto do projétil tem que estar muito próximo de uma linha horizontal, mesmo havendo diferença de estatura entre ambos. A determinação das lesões de entrada e de saída é fundamental nessa avaliação. Agressores colocados em locais elevados produzem lesões de trajeto descendente no corpo de uma vítima de pé. Há poucos anos, um menino foi alvejado no tórax por uma flecha de competição esportiva em um bairro do Rio de Janeiro, e a direção do trajeto da lesão foi fundamental para se saber que o instrumento teria vindo de um apartamento de um prédio próximo ao local. A distância entre ambos também pode ser avaliada pela presença de orlas de tatuagem, de esfumaçamento ou de queimadura nas agressões por arma de fogo.

4) Em que lugar se deu a agressão?

Nem sempre a pessoa ferida cai e morre no mesmo local. Na dependência da lesão, é possível que haja deslocamento da vítima por seus próprios meios, o que pode deixar rastros de sangue se ela se arrastar, ou pingos com direção definida se ela conseguir andar. Recentemente, as televisões mostraram cenas captadas por câmera camuflada durante um assalto em uma farmácia norte-americana, em que o assaltante atirou no peito do balconista que reagira. A sequência mostra que o ladrão foge logo após e o balconista vai ao telefone que estava na parede às suas costas, começa a digitar o número e cai em seguida sem completar a chamada. A notícia do telejornal concluiu dizendo que ele morrera no local. Lesões que seccionem artérias provocam jatos de sangue que podem manchar paredes ou o teto, indicando o local onde foram feitas. Certas lesões impedem a vítima de abandonar o local onde foi atingida, como nas feridas transfixantes de medula e nos casos de fratura dos ossos de ambas as pernas. Fraturas de crânio nocauteiam a vítima de imediato. São raros os casos em que ela pode recuperar a consciência e se afastar do local sem auxílio.

5) Em que ordem foram feitas as lesões?

Lesões de defesa devem preceder lesões mortais, embora possa haver exceções. De um modo geral, as mais graves e mortais por si são as derradeiras. Havendo lesão de uma grande artéria, ou do coração, o sangramento abundante e a queda rápida da pressão arterial fazem com que lesões produzidas depois tenham pouca infiltração hemorrágica. Em alguns casos de homicídio por grupos de extermínio, temos observado marcas de estrangulamento com intensa reação vital e ferimentos por projéteis de arma de fogo com escassa ou nula infiltração por sangue ao longo do trajeto. Isso indica que os tiros foram dados com o indivíduo já morto ou agonizante. Obviamente, lesões em evolução inicial de processo inflamatório foram feitas antes de outras que apresentam apenas infiltração hemorrágica. É o que ocorre quando a mesma pessoa sofre duas tentativas de homicídio, como tem ocorrido às vezes com indivíduos eliminados por organizações criminosas em hospitais de pronto-socorro onde estavam sendo tratados pelas feridas do primeiro atentado. No Capítulo 15 – Lesões e Morte por Armas Brancas, veremos como distinguir a ordem de produção de duas feridas incisas que se entrecruzam. Caso haja fraturas múltiplas de crânio, os traços irradiados da que foi feita por último se interrompem ao chegar ao traço da primeira.

6) Houve mais de um agressor?

A existência de lesões por mais de um agente vulnerante indica para tal possibilidade, assim como o uso de armas de fogo de calibres diferentes. Se houver várias vítimas, provavelmente se trata de mais de um agressor. Nos casos de estupro com marcas de contenção nos membros da vítima, é de se admitir a participação de mais de um criminoso. O fato de estar a vítima manietada também o indica (Figura 8.13).

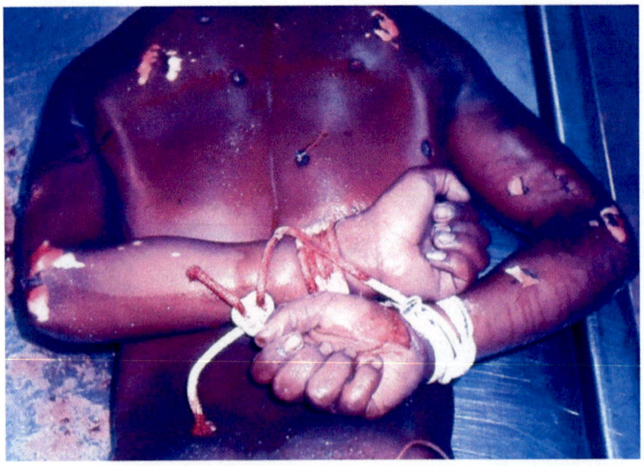

Figura 8.13 – O diagnóstico de homicídio neste caso se impõe pela localização e número de entradas no dorso; e a atuação de mais de um agressor, pela contenção.
Fonte: Caso examinado pelo autor no IML-RJ, em 1969.

7) A ferida era mortal por si própria?

Há lesões que matam qualquer pessoa, mas há outras que só são capazes de causar a morte de indivíduos com uma tendência particular a agravá-las. Isso ocorre em certos casos de homicídio preterdoloso, em que o agressor tem a intenção de lesar, mas não de matar. Fonseca e Silva[11] publicaram o caso de um garçom que foi agredido por um freguês, após uma discussão, levando um soco no hipocôndrio esquerdo. Foi para casa sentindo muitas dores e morreu de madrugada. A necrópsia mostrou hemorragia abdominal provocada por rotura do baço, que estava aumentado e friável por ter doença de Gaucher, um distúrbio do metabolismo dos lipídios. Outras vezes, embora com a intenção de matar, o agente provoca lesão não letal, mas que se infecciona e leva à morte. É o caso das feridas superficiais contaminadas pelo bacilo do tétano.

8) Qual foi a ferida mortal?

Seu conhecimento é importante quando há mais de um agressor, mais de um tipo de agente lesivo ou múltiplas lesões. A regra é se referir como tendo causado a morte a mais grave delas. Mas pode ocorrer que a mais grave tenha sido infligida quando a vítima já agonizava, o que se traduz pela escassez da hemorragia provocada. Havendo mais de um agressor, como em casos de linchamento, o autor da lesão fatal responde por homicídio. Na impossibilidade de se identificar uma ferida como a causadora da morte, deve-se admitir o efeito cumulativo do conjunto das lesões.

9) Qual o tempo de sobrevida após a lesão mortal?

A resposta é difícil e requer muita cautela por parte dos peritos. Nos traumatismos de crânio, podem ocorrer casos surpreendentes. Fraturas de crânio com afundamento e lesão cortical podem ter sobrevida prolongada, como no caso relatado por Vibert[5] de um homem que recebeu uma martelada no setor frontal esquerdo, teve lesão cortical de 4 × 2,5 × 1 cm, e sobreviveu por cerca de 30 horas para responder às perguntas feitas pelo juiz de instrução. Feridas penetrantes do coração nas câmaras direitas podem cursar com sobrevida compatível com a realização de atos como telefonar pedindo socorro, sair de casa e fugir em direção à rua, antes de as vítimas caírem para morrer. Contudo, as lesões da aorta, do ventrículo esquerdo e de grandes artérias provocam brusca redução da pressão sanguínea, isquemia cerebral e queda no próprio local. O impacto de projéteis de alta energia em órgãos vitais como o coração, ou na cabeça, derruba a vítima, que não mais consegue se levantar (Figura 8.14).

10) Quanto tempo antes de morrer a vítima fez certos atos fisiológicos?

Um dos dados que ajudam nessa questão é o exame do conteúdo gástrico. É possível estabelecer se a digestão estava no início, no fim, ou se o estômago estava vazio. O tempo necessário ao esvaziamento do estômago depende de diversas variáveis. Entre elas estão a quantidade ingerida na última refeição, o tipo de alimento e a própria fisiologia do indivíduo, incluindo seu hábito de mastigação. Quanto mais bem mastigados os alimentos, mais facilmente são digeridos. O tempo de esvaziamento após refeições leves gira em torno de 2 horas, ao passo que para as copiosas pode atingir 6 horas[12]. Horowitz e Pounder[13], revendo o problema, afirmaram que o tempo varia entre indivíduos distintos comendo a mesma refeição sob as mesmas condições. A presença de alimentos em pedaços grandes pode indicar um mau hábito alimentar, mas também pode significar que a vítima fez uma refeição muito apressada, talvez por estar sendo procurada. O odor do conteúdo pode revelar a ingestão de bebidas alcoólicas; e o tipo de alimento pode dar uma ideia de onde foi feita a refeição derradeira.

Outro dado que se pode pesquisar é o estado de plenitude ou vacuidade da bexiga e do reto. Nas mulheres, é interessante pesquisar a presença de espermatozoides, que podem ser encontrados ainda móveis em secreção vaginal até mais de 10 horas depois do último coito e imóveis até cerca de 2 a 3 dias[2].

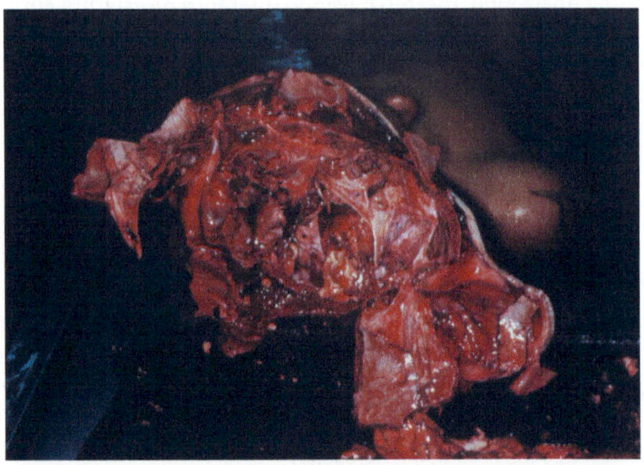

Figura 8.14 – Explosão da cabeça por tiro de fuzil. Veem-se fratura cominutiva da base do crânio e extensas lacerações das meninges e do encéfalo.
Fonte: Cedida gentilmente pelo Dr. José Carlos Pando Esperança, do IMLAP.

11) As lesões podem dar uma ideia de quem as produziu?

Um dos elementos a pesquisar é a direção dos golpes dados com instrumento cortante, ou cortocontundente, que pode indicar se tratar de agressor canhoto, pois se concentrariam do lado direito da vítima. Mas é preciso cuidado porque a agressão pode ter sido feita por trás, por um indivíduo destro. Pela posição da cauda de escoriação deixada por um instrumento cortante, que indica sempre o final de uma ferida incisa, também se pode ter uma ideia. Raramente, o próprio instrumento utilizado na agressão já fornece alguma informação, por exemplo, furador de gelo, que é um instrumento perfurante de calibre médio. Certos tipos de nós encontrados em corda que manieta a vítima, ou ao redor do pescoço de um estrangulado, revelam, por vezes, a profissão do agressor.

SUICÍDIO

Alguns aspectos psiquiátricos do suicídio serão abordados na Parte 8 desta obra, relativa à Psiquiatria Forense. Contudo, alguns elementos devem ser realçados aqui. Em primeiro lugar, na maioria das vezes, o suicídio ocorre na vigência de uma crise pessoal relacionada com transtorno mental ou com situações existenciais muito adversas. O histórico colhido junto aos familiares geralmente apresenta informações relevantes. Por vezes, trata-se de pessoa que já sobreviveu a outras tentativas. Em outras, descobre-se que estava em crise depressiva desencadeada por acontecimentos trágicos como a perda de um ente querido, a falência financeira, uma desilusão amorosa, perda do emprego, envolvimento com escândalo financeiro, desonra, desfazimento do lar etc. Em outros casos, trata-se de doente mental já diagnosticado, portador de psicose, demência ou então de personalidade anormal com tendência melancólica ou autodestrutiva.

Almeida Junior[14] admite modalidades de suicídio como devidas a egoísmo, altruísmo, amor, vingança, misticismo, obrigação ética, patriotismo. Exemplos de suicídio patriótico foram dados pelos japoneses camicases ao fim da Segunda Guerra Mundial e pelos envolvidos no ataque de 11 de setembro de 2001 ao *World Trade Center*. É fato conhecido que agentes de espionagem são instruídos para não se deixarem apanhar vivos conforme o tipo de missão.

Um problema atual, relativo ao tema, e punido por nossa lei (art. 122 do CP), é o auxílio ao suicídio, em que o médico fornece os meios para que o próprio paciente se mate. O noticiário internacional relata que o patologista americano Jack Kevorkian inventou uma máquina para auxiliar pessoas que pretendiam suicidar-se. Ele introduzia uma agulha numa das veias do suicida, ligada a um dispositivo que, quando acionado pelo indivíduo, fazia correr em seu sangue uma solução letal de cloreto de potássio[15,16]. Em 1991, Derek Humphry publicou um livro nos EUA ensinando técnicas pouco onerosas e indolores de suicídio, tendo esgotado a primeira edição de 40 mil exemplares em poucos meses[17]. Em 1996, o Estado de Nova York removeu os entraves legais ao médico que auxiliasse um paciente terminal a se suicidar[18]. Na Holanda, em 2002, foi legalizada uma conduta adotada pelo conselho dos médicos, já havia 20 anos, pela qual a eutanásia e o suicídio assistido, em casos especiais, não poderiam levar os médicos que assim agissem aos tribunais. Concordando em prestar o auxílio ao suicídio, o médico tem que comunicar a decisão ao conselho. No ano seguinte, houve relato de 1.626 eutanásias e 148 auxílios. O auxílio ao suicídio também está regulamentado na Bélgica, Suíça, Luxemburgo, Colômbia, Alemanha e Japão. Nos dois últimos, as exigências são tantas para a permissão que quase a invalidam[19]. Almeida indica quatro motivos para a atual discussão sobre o suicídio assistido:

- falta de cuidados paliativos aos pacientes terminais;
- aumento da prevalência de doenças crônico-degenerativas;
- avanço do materialismo; e
- maior autonomia dos pacientes[20].

É preciso não confundir suicídio assistido com eutanásia, passiva ou ativa. Na passiva, há uma abstenção de prolongar um tratamento sem esperança e, na ativa, o próprio médico aplica a substância letal no paciente.

Para que se estabeleça o diagnóstico de suicídio como a causa jurídica da morte, é preciso que haja uma história nesse sentido, um exame de local que afaste a possibilidade de homicídio, ausência de lesões de defesa, bem como vestes íntegras e a presença de lesões situadas em locais de eleição (Figuras 8.7, 15.22 e 16.65). A presença de lesões resultantes de tentativas anteriores malsucedidas é um dado muito importante.

Há certas formas de morte violenta que são eminentemente suicidas, como o enforcamento e a imolação pela ação do fogo. Vez por outra, os jornais mostram pessoas que se suicidam em praça pública como forma de protesto político, molhando o corpo com gasolina e ateando fogo às vestes. Entre nós, era uma forma que acontecia mais frequentemente em mulheres.

Os suicídios por defenestração suscitam, por vezes, a suspeita de crime. É o que ocorre quando uma mulher pula de um apartamento onde estava com um companheiro. O fato de o corpo cair a uma distância maior ou menor da fachada do prédio não é suficiente para afirmar que se jogou ou que foi projetada por uma ou mais pessoas. Além do mais, a hipótese de acidente nem sempre pode ser afastada. A causa jurídica, nesses casos, pode permanecer indeterminada.

ACIDENTE

Os comentários relativos aos acidentes serão feitos na seção seguinte, a qual aborda a frequência das distintas causas jurídicas.

FREQUÊNCIA DAS CAUSAS DE MORTE VIOLENTA

De acordo com dados da OMS[21], houve, no mundo, em 2004, cerca de 3,9 milhões de mortes por causas externas não intencionais (acidentais) e 1,6 milhão provocadas intencionalmente, correspondendo a mais ou menos 10% do obituário geral. As intencionais são representadas pelos homicídios e os suicídios. Considerando a população global, à época, de aproximadamente 6,5 bilhões de seres humanos, temos taxas de mortalidade de 60 por 100 mil habitantes para as acidentais e 25 para as intencionais[22]. Os homens representaram 2/3 do total. Mas, socialmente, o fato mais importante é que cerca de 50% das vítimas estavam na faixa dos 15 aos 44 anos, com grande impacto na força de trabalho.

A análise das mortes intencionais indica que cerca de 90% dessas mortes ocorreram em países de renda *per capita* média ou baixa. Decompondo os dados conforme os tipos de violência, nota-se predomínio dos suicídios com 51,8% do total, conforme a Tabela 8.1. Em geral, os homens foram as principais vítimas, com 80,8% dos homicídios e 62,6% dos suicídios e taxas de mortalidade de 14,9 nos homicídios e 16,3 nos suicídios, contra 3,6 e 9,9 para as mulheres, respectivamente.

Conforme a região terrestre avaliada, a proporção entre suicídios e homicídios se modifica. Assim, nas Américas e na África, as taxas de homicídios representam mais que o dobro das de suicídios, mas na Europa e no Pacífico Ocidental a relação se inverte. Nestes, os suicídios são quatro vezes mais frequentes que os homicídios (taxas de 13,6 e 3,2)[21]. Tal fato, no entanto, não impede que haja inversões das tendências dentro dos países de cada continente e nas diversas regiões de cada país[1].

Nos países desenvolvidos, o problema da morte violenta relaciona-se, principalmente, com as não intencionais, isto é, as que não se devem a homicídios ou suicídios, principalmente acidentes de trânsito. Nos EUA, dados dos *Centers for Disease Control* referentes ao ano de 2006 indicam a ocorrência de 179.065 mortes por causas externas, com uma taxa de 59,8 por 100 mil habitantes. A Tabela 8.2 mostra os detalhes[23].

No Brasil, as estatísticas demonstram que aumentou a violência ao longo das últimas décadas, principalmente pela expansão da criminalidade nos grandes centros urbanos. Mas o agravamento dos conflitos agrários, nos últimos anos, também tem colaborado para esse aumento. Em 1980, para uma população de 119.071.000, tivemos 809.213 óbitos, sendo 57.317 por causas externas (violentas), o que dá um coeficiente de mortalidade por causas violentas de 48,1 por 100 mil habitantes. Em 1991, os números cresceram para 146.960.000, 823.438 e 85.725, respectivamente, o que produz um avanço do coeficiente de mortes violentas para 58,3, de acordo com dados do IBGE. Dados do ano de 1999 indicam população de 163.947.436, um total de 913.607 óbitos, dos quais 116.861 por causas externas, ampliando o coeficiente para 71,3. Em 2007, os números disponíveis foram de 188.029.000 habitantes, 1.047.824 óbitos, sendo 131.032 por causas externas, com redução da sua taxa de mortalidade para 69,7[24]. Por fim, as últimas estatísticas de mortalidade disponibilizadas pelo DataSUS, relativas ao ano de 2021, informam um total de 149.322 óbitos por causas externas[25]. A considerar a população do país no mesmo ano, estimada pelo IBGE em 213.317.639 pessoas, a taxa de mortalidade violenta nesse período fica em 70 por 100 mil habitantes.

Tabela 8.1 – Distribuição das mortes intencionais no mundo no ano 2004.

Tipo	Número absoluto (× 1.000)	Proporção (%)	Taxa por 100 mil habitantes		
			Total	Masculino	Feminino
Suicídios	844	51,8	13,1	16,3	9,9
Homicídios	600	36,9	9,25	14,9	3,6
Bélicos	184	11,3	2,85	4,8	0,9
Total	1.628	100	25,2	36,0	14,4

Fonte: WHO – The Global Burden of Disease – 2004 update[21].

Tabela 8.2 – Distribuição das mortes por causa externa segundo a causa jurídica. EUA, 2006.

Tipo	Número absoluto	Taxa por 100 mil habitantes
Acidental (não intencional)	121.599	40,6
Suicídios	33.300	11,1
Homicídios	18.573	6,2
Indeterminados	5.131	1,7
Ação legal/guerra	462	0,2
Total	179.065	59,8

Fonte: Heron M. Deaths: Final Data for 2006. National Statistical Reports; 2009;57(14)[23].

Confirmando o que foi referido no início desta seção, os dados globais brasileiros escondem uma disparidade gritante entre as diversas regiões e, mais ainda, não revelam os bolsões de máxima violência de alguns centros urbanos. De acordo com a Rede Interagencial de Informações para a Saúde (RIPSA), as regiões metropolitanas com maiores taxas de mortes por causas externas, no ano de 2006, foram Vitória, Recife, Rio de Janeiro, Curitiba e Belo Horizonte[26]. A Tabela 8.3 mostra as mais conturbadas.

Entre as cinco regiões da Tabela 8.3, Curitiba, Belo Horizonte e Vitória tiveram aumento do índice de violência entre 2001 e 2006, enquanto Recife e Rio de Janeiro experimentaram moderada redução.

Homicídios

A taxa mundial de mortalidade por homicídios para cada 100 mil habitantes foi de 7,6 no ano de 2004. Mas as taxas para os diversos continentes e países pesquisados variaram muito entre si e ao longo da última década em alguns deles. Os três continentes com as maiores taxas são, pela ordem, América Central (29,3), América do Sul (25,9) e África (20,0)[27]. Conforme esses dados, o Brasil ocupa, com base no ano de 2006, a 14ª posição no *ranking* da violência. A Tabela 8.4 compara os coeficientes dos 20 países mais violentos.

De acordo com dados do Instituto de Segurança Pública, divulgados em 19 de janeiro de 2024 no *site* https://www.ispvisualizacao.rj.gov.br, em 2023 foram registrados 3.283 homicídios dolosos no Estado do Rio de Janeiro. A considerar a população do Estado em 16.055.174 habitantes, com base no Censo de 2022, do IBGE, fica em 20 a taxa de homicídios dolosos por 100 mil habitantes.

A evolução das taxas de alguns países ao longo da década de 2001 a 2010 tem piorado de forma progressiva, principalmente na Venezuela, Honduras e El Salvador. A de outros, evidencia diminuição continuada, como na Rússia e na Colômbia. No Brasil, houve redução, porém discreta, nos últimos anos[27].

É interessante comparar nossos números com os relatados para outros países. Recentemente, foi divulgada uma listagem de taxas mais atualizadas obtidas das agências oficiais internacionais e locais de 141 países[27]. Segundo os autores, as taxas anotadas devem ser analisadas com algumas ressalvas. Em primeiro lugar, esclarecem que a definição de homicídio de alguns países pode não incluir outros crimes de morte como latrocínio, infanticídio, lesão corporal seguida de morte, execuções judiciais e confrontos entre forças de segurança e criminosos. Também advertem que a letalidade das agressões sofre a influência da variável qualidade do atendimento médico. Além disso, ocorre subnotificação por dificuldades de comunicação e por motivo político[27]. Dificuldades como essas podem ocorrer também na notificação de homicídios em países desenvolvidos e levaram as autoridades norte-americanas dos *Centers for Disease Control* (CDC) a empreender um sistema integrado de registro da violência – *National Violent Death Reporting System* – a partir de 2003. Neste sistema são cruzados dados das declarações de óbito, dos serviços médico-legais, do foro penal de cada estado e dos registros hospitalares[28].

Tabela 8.3 – Regiões metropolitanas com maiores taxas de mortalidade por causas externas no ano de 2006[26].

Regiões metropolitanas mais violentas	Taxas de mortalidade por 100 mil habitantes			
	Total	Homicídio	Acidente de trânsito	Suicídio
Vitória	120,8	75,2	21,8	3,9
Recife	104,9	69,2	14,3	2,6
Rio de Janeiro	90,7	47,2	17,3	2,1
Curitiba	86,1	41,5	23,8	5,1
Belo Horizonte	85,4	44,7	20,6	4,0

Tabela 8.4 – Taxas de mortalidade por homicídios de alguns países nos últimos anos[27].

País	Taxa (ano)	Colocação	País	Taxa (ano)	Colocação
Honduras	58 (2008)	1º	Belize	33 (2008)	11º
Venezuela	52 (2008)	2º	Somália	33 (2002)	12º
Serra Leoa	50 (2007)	3º	Libéria	33 (2002)	13º
El Salvador	49 (2006)	4º	Brasil	26 (2006)	14º
Jamaica	49 (2006)	5º	República Dominicana	24 (2006)	15º
Guatemala	48 (2008)	6º	Iraque	21 (2008)	16º
Trinidad y Tobago	42 (2008)	7º	Equador	19 (2008)	17º
Angola	40 (2002)	8º	Porto Rico	19 (2006)	18º
África do Sul	37 (2008)	9º	Rússia	15 (2008)	19º
Colômbia	36 (2008)	10º	Suazilândia	14 (2004)	20º

A análise das taxas de mortalidade por homicídios no Brasil evidencia de modo mais nítido as disparidades regionais. Comparando as taxas das regiões metropolitanas listadas na Tabela 8.3 com a taxa média brasileira, que foi de 26 no mesmo ano, percebe-se a concentração dos homicídios naquelas regiões.

A população jovem é a mais afetada pela violência. Se forem consideradas apenas as vítimas entre 15 e 24 anos, veremos que as taxas são muito mais elevadas do que as da população em geral. Enquanto estas oscilaram entre 25 e 28 de 1997 a 2007, aquelas variaram entre 45 e 56. Houve grande aumento entre 1997 e 2003, com recuo importante até 2007 (Figura 8.15). Entre as causas da redução das taxas de homicídio a partir de 2003, a principal talvez seja a promulgação do Estatuto do Desarmamento (Lei n. 10.826 de 22/12/2003).

Com relação ao sexo, observamos predominância esmagadora dos homicídios no sexo masculino. Em 2006, no Brasil, a proporção foi de 49,7 para 4,2 no total da população[26]. Em 2010, Weiselfisz[29] publicou um estudo sobre a distribuição dos homicídios no território brasileiro, com base em dados dos anos de 1997 a 2007. Nesse trabalho, o autor analisa os fatores implicados na disparidade regional e estuda a evolução dos números ao longo da década. Confirmou a tendência de migração da violência dos grandes centros para o interior dos estados mais populosos, o que já tinha verificado em trabalho anterior[30]. Em ambos os trabalhos, mais de 90% das vítimas foram homens. Em seus dados, podemos destacar os municípios brasileiros com mais de 50 mil habitantes, que, em 2007, tiveram as maiores taxas de homicídio (Tabela 8.5).

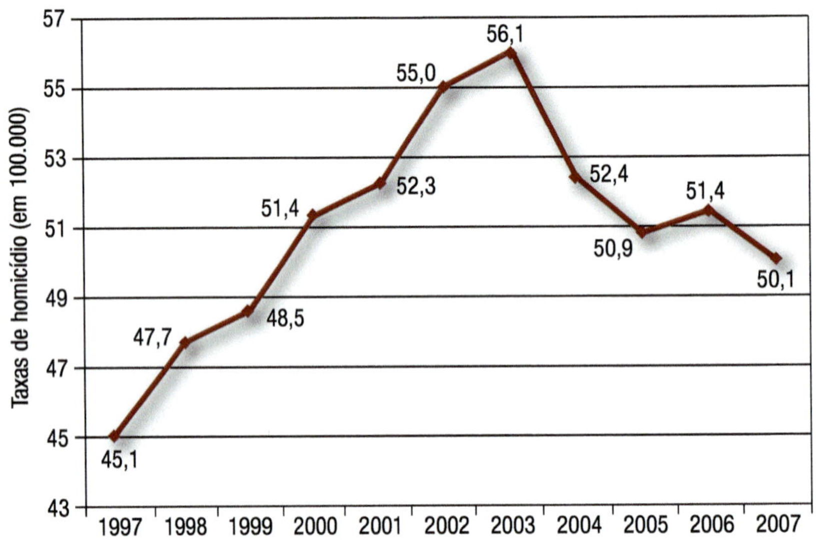

Figura 8.15 – Taxas de homicídio de jovens brasileiros na década de 1997 a 2007.
Fonte: Adaptada de Weiselfisz[29].

Tabela 8.5 – **Municípios com mais de 50 mil habitantes que apresentam as maiores taxas de homicídio – ano 2007[29].**

Município	Estado	Taxa média por 100 mil habitantes
Tailândia	Pará	128,4
Viana	Espírito Santo	99,0
Maceió	Alagoas	97,4
Arapiraca	Alagoas	96,7
Linhares	Espírito Santo	96,3
Serra	Espírito Santo	95,5
Foz do Iguaçu	Paraná	92,2
Marabá	Pará	90,4
Itaguaí	Rio de Janeiro	88,9
Limoeiro	Pernambuco	88,6

Embora a violência relacionada ao tráfico de drogas nos grandes centros atraia mais a atenção, a ocupação progressiva da Amazônia Legal tem causado conflitos agrários importantes, com elevação dos indicadores de violência nos estados da Região Centro-Oeste e da Região Norte. Alguns municípios com população abaixo de 10 mil habitantes nestas regiões mostraram taxas de homicídio muito altas, como Juruena (MT), com taxa média de mortalidade por homicídios de 139 de 2003 a 2007[29].

Se fizermos a pesquisa filtrando os dados para a população jovem (15 a 24 anos) do sexo masculino, residente nas capitais, chegaremos a números verdadeiramente assustadores (Tabela 8.6).

Chama a atenção a escalada da violência em Maceió, Belo Horizonte e Curitiba. Convém lembrar que a última já foi símbolo de qualidade de vida no País. Recife, Vitória, Porto Velho e Rio de Janeiro mantiveram taxas elevadas e em crescimento[24].

Weiselfisz[29] destaca que a maioria das vítimas de homicídio no Brasil estão na população negra, com proporção bem maior do que seria de se esperar pela distribuição de cor da pele, principalmente entre os jovens. Considerando as diferenças entre as taxas de homicídios de brancos e de negros, no ano de 2007, houve uma proporção de 107% a mais de negros assassinados do que brancos. Distribuindo essa diferença nos 27 estados da federação, nota-se a absurda diferença de 1.189% na Paraíba. Quer dizer, os paraibanos negros são 12 vezes mais mortos do que os brancos. Tal tendência se repete em outros estados nordestinos, como Pernambuco e Alagoas.

Quanto ao meio utilizado, não paira dúvida quanto à enorme preferência pelas armas de fogo. Houve mais de 550 mil mortes por projéteis de arma de fogo entre 1979 e 2003[30]. Dados preliminares do ano de 2008 referem 37.476 mortes por projéteis de arma de fogo no Brasil, sendo 92,54% causados por homicídios, 2,92% por suicídios e 4,54% de causa jurídica indeterminada[24].

Acidentes

A morte por acidentes ocupa lugar de destaque nas estatísticas consultadas. Vimos, no início desta seção, que a taxa de mortalidade mundial por acidentes é de 60 por 100 mil habitantes. Neste grupo predominam as vítimas de acidentes de transporte. Rodrigues refere que a cada 50 segundos uma pessoa morre no mundo, vítima de acidente de trânsito[31]. Dados do ano de 2006 revelam que, nos EUA, ocorreram 121.599 mortes acidentais, com taxa de 40,6, sendo a quinta maior causa de morte da população. Destas, 43.664 (36%) ocorreram pelos meios de transporte[23].

No Brasil, temos observado um aumento gradual do número absoluto de mortes acidentais ao longo da última década. Foram 52.830 no ano de 2000 e 60.370 em 2008. Em todos estes anos, predominaram as mortes por acidentes de transporte, mas a sua proporção no total tem aumentado. Assim, no ano de 2000, era de 56,1% mas cresceu para 62,2% em 2008[24]. O coeficiente de mortalidade por acidentes de transporte no Brasil foi, em 1990, de 16,11, subindo para 18,4 por 100 mil habitantes em 1998. Dados mais recentes evidenciam aumento das taxas, atingindo 19,8 em 2008[24]. Estudo do Departamento Nacional de Estradas de Rodagem mostrou que, nas rodovias federais, entre 1960 e 1994, o número de acidentes cresceu 20 vezes, e o de mortes, 18 vezes. O número de mortes no Brasil, quando feita a correção para o tamanho da frota de veículos, é dez vezes maior do que nos EUA[31].

Analisando os tipos de acidentes de trânsito, podemos separar de um lado os atropelamentos e, de outro, colisões, capotagens e outros tipos. Porém, na verdade, quando as nossas estatísticas se referem a acidentes de trânsito, na maioria das ocorrências, o que houve foi crime de homicídio culposo por imprudência, negligência ou imperícia. Além disso, quando nos referimos a atropelamento é preciso alertar que, conforme a CID-10, há um subgrupo para pedestres, outro para ciclistas e, por fim, outro para motociclistas. Mas a maioria dos ciclistas e dos motociclistas, quando morrem no acidente, foram vítimas de atropelamento. Feita essa ressalva, podemos gerar o gráfico da Figura 8.16 com os números relativos ao ano de 2008, cujo total foi de 37.585 mortos em acidentes de transporte[24].

Tabela 8.6 – Evolução das taxas de homicídios em homens jovens (15 a 24 anos) das capitais mais violentas[24].

Capital	1991	2001	2006
Maceió	70,4	218,0	425,3
Recife	178,6	333,8	339,8
Vitória	168,8	265,2	285,0
Rio de Janeiro	128,3	229,3	239,6
Porto Velho	199,3	185,5	216,1
Cuiabá	27,4	246,7	196,0
Belo Horizonte	45,9	120,3	194,3
Salvador	9,3	79,1	190,5
Curitiba	39,2	90,0	173,4
Macapá	81,0	199,5	164,3

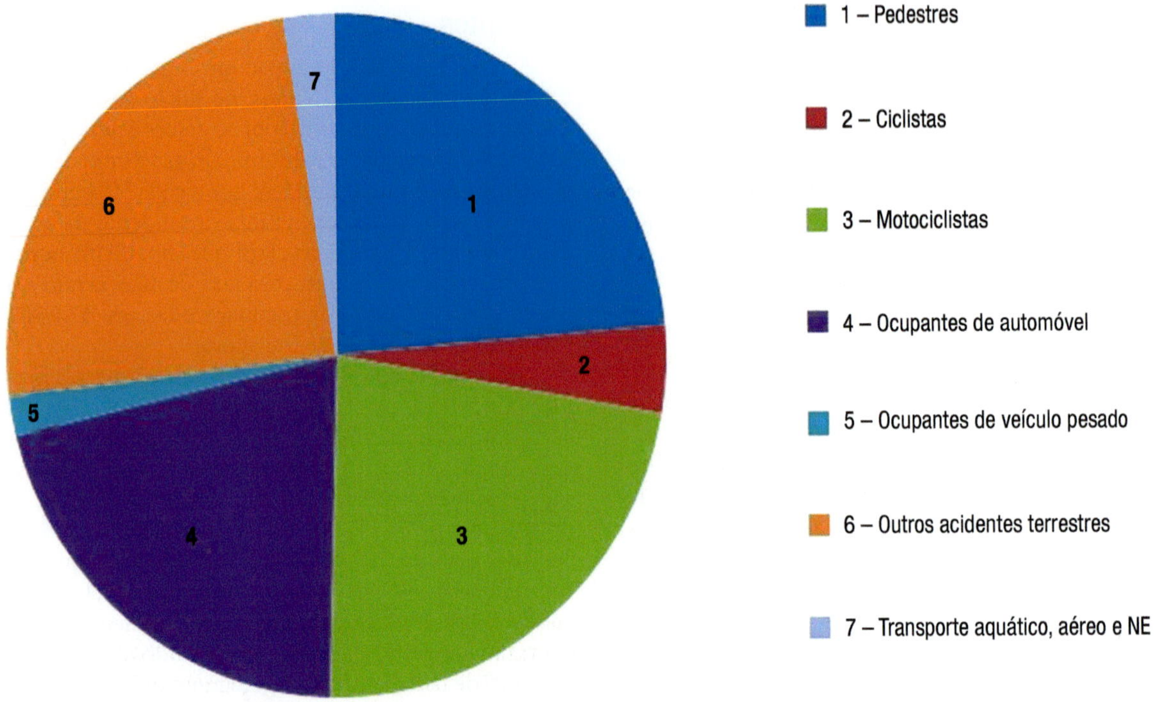

Figura 8.16 – Proporção de mortos em acidentes de transporte no ano de 2008, no Brasil.
1. 24%; **2.** 4%; **3.** 23%; **4.** 21%; **5.** 2%; **6.** 24% e **7.** 2%. A soma dos setores 1, 2 e 3 ultrapassa a metade do total dos mortos no trânsito brasileiro em 2008[24].
NE: não especificado.

Se tomarmos para estudo os dois estados com maiores frotas de veículos, São Paulo e Rio de Janeiro, veremos que a taxa de mortalidade por acidentes de transporte é quase igual à do país como um todo - em torno de 19 por 100 mil habitantes. Mas a discriminação dos componentes evidencia uma proporção maior de atropelamentos de pedestres, ciclistas e motociclistas com relação às outras ocorrências. Tal fato é mais relevante no Estado do Rio de Janeiro, onde a proporção de atropelados no total de mortos no trânsito cresceu de 56,3% no ano 2000 para 62,7% em 2007. Além disso, ao longo da atual década, a proporção de motociclistas vitimados vem crescendo tanto no Brasil como nesses dois estados, principalmente nas regiões metropolitanas das capitais (Tabela 8.7). Nota-se que o número de motociclistas mortos nas duas Regiões Metropolitanas referidas aumentou quase oito vezes entre 2000 e 2007. No Brasil, o aumento foi menor - pouco mais de três vezes[24]. A causa mais provável é o grande aumento de veículos em circulação, que tornou as motos mais procuradas para o deslocamento rápido no trânsito engarrafado dos grandes centros. Dados de países como Itália, Áustria e EUA revelam que os atropelamentos representam menos de 20% no total dos acidentes de transporte.

Suicídio

Entre as causas jurídicas de morte violenta, o suicídio é a menos frequente. As taxas de mortalidade por suicídios variam entre um máximo de 35 e menos de um para cada 100 mil habitantes numa lista de 94[32] a 104[33] países. Em ambas as fontes, há dez países com taxas superiores a 20 (Tabela 8.8). Nenhum destes tem taxa de homicídios alta, com exceção da Rússia, que é o 19º país na Tabela 8.4, referente aos homicídios. Outro dado interessante na Tabela 8.8 é a concentração das maiores taxas em países da antiga União Soviética - Bielorrússia, Rússia, Casaquistão e Ucrânia. No Brasil, o coeficiente de mortalidade por suicídios foi de 4,00 em 1984; 3,62 em 1990; 4,52 em 2001 e 4,71 em 2007[24].

Tabela 8.7 – Motociclistas vitimados em acidentes de trânsito[24].

Local	2000	2004	2007
Brasil	2.465	5.042	8.078
Estado de São Paulo	250	573	1.321
Região Metropolitana de São Paulo	65	222	509
Estado do Rio de Janeiro	120	337	525
Região Metropolitana do Rio de Janeiro	29	146	224

Tabela 8.8 – Países com maiores taxas de mortalidade por suicídio[32,33].

País	Homens	Mulheres	Total	Ano
Bielorrússia	63,3	10,3	35,1	2003
Lituânia	55,9	9,1	30,7	2008
Rússia	53,9	9,5	30,1	2008
Casaquistão	46,2	9,0	26,9	2007
Japão	35,8	13,7	24,4	2007
Guiana	33,8	11,6	22,9	2005
Ucrânia	40,9	7,0	22,6	2005
Coreia do Sul	29,6	14,1	21,9	2006
Sri Lanka	–	–	21,6	1996
Hungria	37,1	8,6	21,5	2008

Em geral, quando as taxas de homicídio são muito altas, como na Venezuela, Colômbia e Brasil, as de suicídio tendem a ser baixas. Pode-se especular que as pessoas atemorizadas pela violência tendam a valorizar mais a própria vida. Por exemplo, a Região Metropolitana do Rio de Janeiro teve coeficiente de homicídios de 47,2, enquanto o de suicídios ficou em 2,1 no ano de 2006[24].

Comparando as taxas de homicídio e as de suicídio nos vários estados brasileiros, observamos o mesmo fenômeno, com poucas exceções. Assim, se construirmos uma tabela com base nos dados de 2006, partindo dos cinco estados com maiores taxas de homicídio e aqueles com as menores taxas, podemos confrontar com os números referentes aos suicídios (Tabela 8.9).

A leitura da Tabela 8.8 deixa muito clara a maior incidência do suicídio entre os homens. A amplitude dessa disparidade varia muito conforme o país, mas chega a oito vezes mais no Belize e no Panamá. O único país, de uma lista de 104, em que a taxa é maior no sexo feminino é a República Popular da China, com 14,8 contra 13,0 do masculino[32,33]. No Brasil, a proporção é de 3,78 vezes a mais para os homens, com base no período de 2000 a 2007[24].

O suicídio no Brasil é praticado com maior frequência por pessoas maduras que estão caminhando para a terceira idade. Os dados demonstram que as taxas crescem conforme se fica mais velho. No período que vai do ano 2000 a 2006, a maior incidência foi na sexta década da vida (Figura 8.17)[24].

No que tange ao agente utilizado pelo suicida, dados brasileiros do ano de 2007 evidenciam maior incidência da asfixia por enforcamento sem diferenças relacionadas com o sexo. Em segundo lugar, os homens optam pelas armas de fogo e as mulheres por substâncias tóxicas como inseticidas, pesticidas ou medicamentos psicotrópicos. Estes mesmos agentes são a terceira opção, mas no sexo oposto. O quarto método de cometer suicídio para ambos os sexos é a precipitação de um local elevado, seguido pelo fogo nas mulheres e pelas armas brancas nos homens[24].

Trabalhos de revisão feitos independentemente em Porto Alegre[34] e em Londrina, entre 1994 e 1997[35], confirmaram a maior proporção do sexo masculino e a preferência pelo enforcamento e pelas armas de fogo. Em Salvador, porém, revisão feita no Instituto Médico-Legal, Nina Rodrigues revelou como método mais comum a defenestração, embora confirmasse a predominância do sexo masculino e apontasse a faixa etária entre 30 e 40 anos como a de maior incidência[36]. No Rio de Janeiro, uma revisão por amostragem quinquenal, abrangendo do ano de 1966 até 1993, no IMLAP, confirmou a maior incidência no sexo masculino e a mesma faixa etária dos baianos, mas as causas de morte mais frequentes foram envenenamento, defenestração e enforcamento, nessa ordem[37]. As armas brancas são cada vez menos utilizadas.

Tabela 8.9 – Comparação entre as taxas de homicídio e de suicídio do ano de 2006 nos estados brasileiros mais e nos menos violentos[24].

Estado	Taxa de homicídios	Taxa de suicídios
AL	53,1	2,9
PE	52,6	3,5
ES	50,9	4,2
RJ	47,5	2,8
RO	37,4	4,3
BRASIL	26,6	4,6
RS	18,1	10,5
TO	17,2	4,7
MA	15,7	1,9
RN	14,9	4,3
PI	13,8	4,5
SC	11,2	6,4

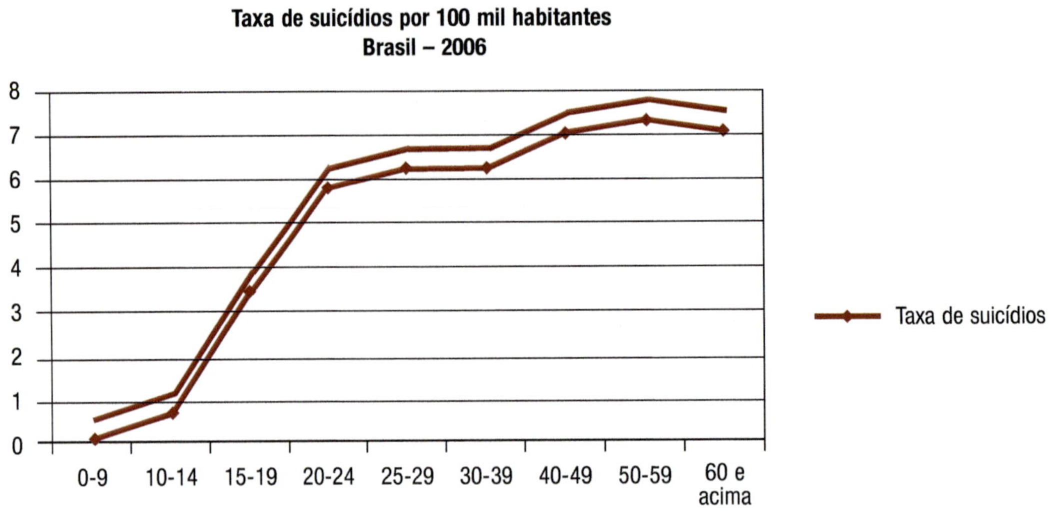

Figura 8.17 – A curva mostra maior tendência ao suicídio nas pessoas mais velhas.

REAÇÃO VITAL: DIAGNÓSTICO DIFERENCIAL ENTRE AS LESÕES PRODUZIDAS EM VIDA E AS FEITAS APÓS A MORTE

Um dos dados importantes no diagnóstico da causa jurídica da morte é a determinação se uma ferida foi feita em vida ou após a morte. Quando a lesão é produzida certo tempo antes ou depois da morte, geralmente não há maiores dificuldades no diagnóstico diferencial. Contudo, quanto mais próximo do momento da morte, maior deve ser o cuidado do perito ao se pronunciar. Tal dificuldade levou Tourdes, citado por Thoinot, a chamar esse intervalo próximo da morte de *período de incerteza*[10].

Lesões *post mortem*

Descreveremos, inicialmente, certas lesões feitas após a morte, que são encontradas com frequência na rotina das necrópsias forenses. São elas: lesões por animais necrófagos, lesões acidentais e lesões intencionais.

• Lesões por animais necrófagos

Por vezes, tal diagnóstico é fácil porque a lesão difere das outras por não apresentar qualquer infiltração hemorrágica visível, quer macroscópica, quer microscopicamente. Além do mais, sua forma e distribuição são características. As formigas costumam arrancar minúsculos pedaços da epiderme, deixando áreas expostas de derme com a coloração amarelada e aspecto apergaminhado pela desidratação (Figura 8.18). Sua forma varia bastante, tendo contorno irregular e tamanho variado que dependem da confluência de lesões elementares. Quando situadas em regiões onde os livores cadavéricos são intensos, podem assumir coloração avermelhada e sugerir escoriações produzidas em vida. O aspecto do conjunto das lesões, sua relação com os livores e a eventual presença das formigas permitem fazer o diagnóstico.

Cadáveres que ficam no interior de residências podem sofrer lesões parecidas, porém formadas por unidades lesionais maiores e um pouco mais profundas, produzidas por baratas, em virtude da maior dimensão das peças bucais destes insetos. Por vezes, o corpo é atacado por roedores, como camundongos e ratos, em comunidades carentes, que destroem grande parte dos tecidos nos diversos segmentos, deixando as margens crenadas pela ação dos seus dentes e pequenas escoriações satélites causadas pelas unhas do animal ao segurar a pele. O achado de fezes e pelos desses animais deve ser valorizado neste contexto. Pessoas que moram sós, tendo a companhia de cães, se tiverem morte súbita, podem ter o corpo parcialmente consumido pelos animais quando sentirem fome, por não lhes ter sido dada a ração usual. Raras vezes, pode haver um mal súbito que leve apenas a um período de inconsciência. O animal estranha a imobilidade do dono, tenta acordá-lo lambendo e, estressado, passa a mordê-lo. Feridas feitas em vida podem ser modificadas pela ação desses animais domésticos[12].

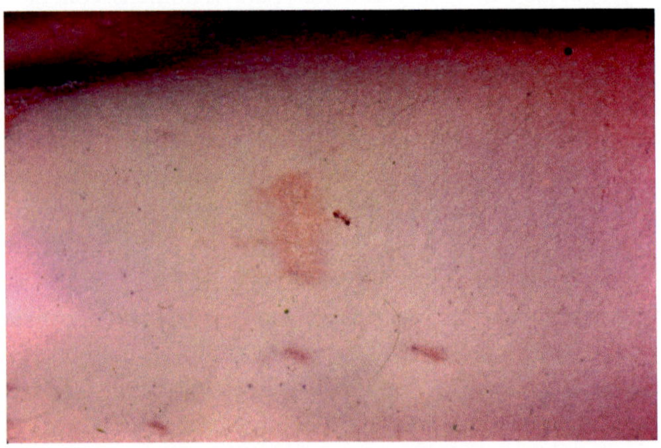

Figura 8.18 – Placas apergaminhadas de arrancamento da epiderme do cadáver causadas por formigas.
Fonte: Caso examinado pelo autor.

Nos corpos expostos ao ar livre, podem ocorrer maiores perdas de tecido pela ação de urubus, cães e outros animais (Figura 8.19). Os corpos de afogados podem sofrer destruição parcial pela ação de peixes e, principalmente, de crustáceos, como os siris. Geralmente, as regiões atingidas são as pálpebras, os lábios, as orelhas e o nariz, sempre com as bordas caracteristicamente crenadas no caso dos siris (Figura 8.20). Em alguns casos, é muito difícil estabelecer se a morte foi devida a ataque de peixes grandes ou se trata de lesões *post mortem*.

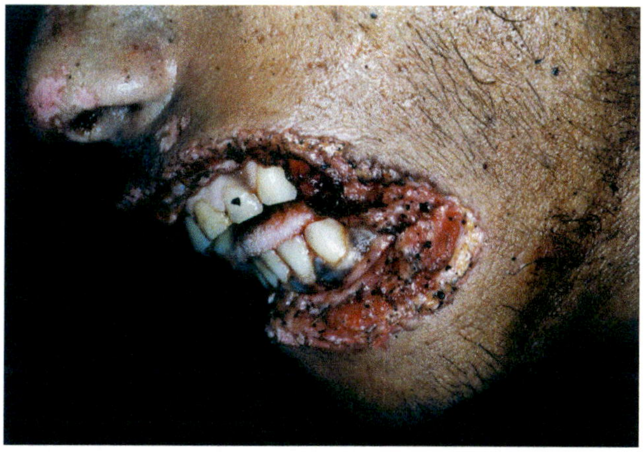

Figura 8.19 – Detalhe da face de um cadáver que foi encontrado, em dia de muita chuva, no meio do mato. Há destruição total dos lábios. As lesões não mostram infiltração hemorrágica e apresentam bordas crenadas. Faltam as escoriações satélites comumente deixadas pelos ratos.

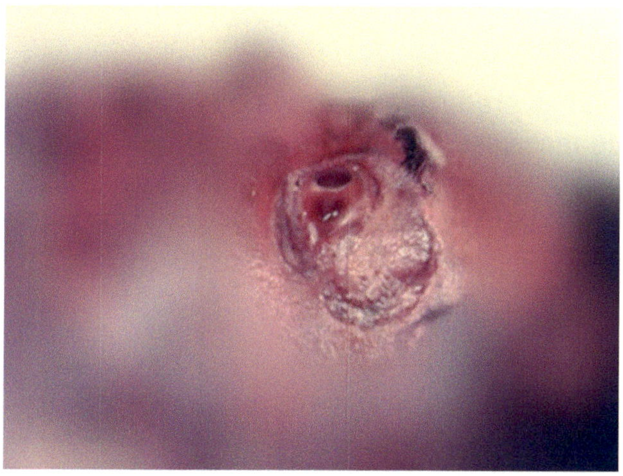

Figura 8.20 – Áreas de destruição da pele na região orbitária esquerda, no cadáver de um afogado já em putrefação. O aspecto crenado das bordas lembra a ação de crustáceos, como os siris.

• Lesões acidentais

O corpo de indivíduos afogados pode ser lesado por embarcações, levando à produção de ferimentos de profundidade e extensão variadas, na dependência de ter sido atingido pela hélice do motor ou apenas pelo casco. Por vezes, ocorrem mutilações extensas (Figura 26.11). A correnteza do mar, ou a dos rios, pode provocar lesões de arrastamento, semelhantes a escoriações de raspão, mas de aspecto apergaminhado. O transporte do corpo e mesmo o seu resgate em locais de difícil acesso podem deixar marcas importantes pela ação de ganchos, cordas e atrito com o meio no momento do recolhimento.

Durante a realização da necrópsia podem ocorrer lesões acidentais. A mobilização brusca dos membros e do pescoço para desfazer a rigidez cadavérica pode causar fraturas caso se trate de pessoa idosa e portadora de osteoporose. Ao ser feita a desarticulação da clavícula com o esterno, é possível que sejam seccionados os vasos subclávios, levando a escorrimento de sangue para dentro das cavidades pleurais. O uso do raquítomo para a remoção da calota craniana, depois de parcialmente serrada, pode causar fratura ao se acabar de desprendê-la.

• Lesões intencionais

Podem resultar de ato médico ou de ato criminoso. Os médicos podem ter feito manobras de reanimação com massagem cardíaca externa e fraturas costais. Tais fraturas podem causar sangramento para dentro da cavidade pleural ou abdominal, em decorrência da própria eficiência da massagem. É comum que o patologista encontre embolia de medula óssea nos ramos das artérias pulmonares por causa do bombeamento desse tecido para dentro das veias costais durante os movimentos forçados pelo médico. Segundo Mason[38], isso ocorre em 25% dos casos de massagem cardíaca externa. Mas essa embolização *post mortem* pode ser distinguida de uma ocorrida em vida, pelo fato de que há maior número de êmbolos de gordura do que de medula óssea nos casos em que a fratura se deu em vida e não por manobras de reanimação. O mais comum, no entanto, é que as lesões intencionais sejam de origem criminosa. Ora são feitas com o intuito de dissimular um homicídio (p. ex., colocando um cadáver dentro de um carro e empurrando-o para dentro de um rio ou um precipício), ora procuram ocultar a identidade da vítima. Há exemplos de decapitação e de amputação das mãos com tal finalidade (Figura 8.21).

Alguns criminosos tentam destruir o corpo de suas vítimas por meio do fogo. A caracterização da reação vital em queimaduras pode-se tornar difícil se for superficial e feita logo após a morte. Bouchut[39], já em meados do século XIX, alertava que é possível encontrar bolhas em áreas de queimaduras feitas em cadáveres se a região queimada estiver pendente e sujeita a intensos livores, ou se já estiver edemaciada por processo patológico prévio. Ele narra experiências feitas nessas condições em que a epiderme se descolava, formava-se a bolha, mas não aparecia hiperemia ao redor. No entanto, Spitz[40] afirma que pode ocorrer halo de hiperemia ao redor de queimadura intensa feita em cadáver, com cocção dos tecidos, porque estes se retraem e espremem o sangue dos vasos para os tecidos vizinhos, que ficam ingurgitados.

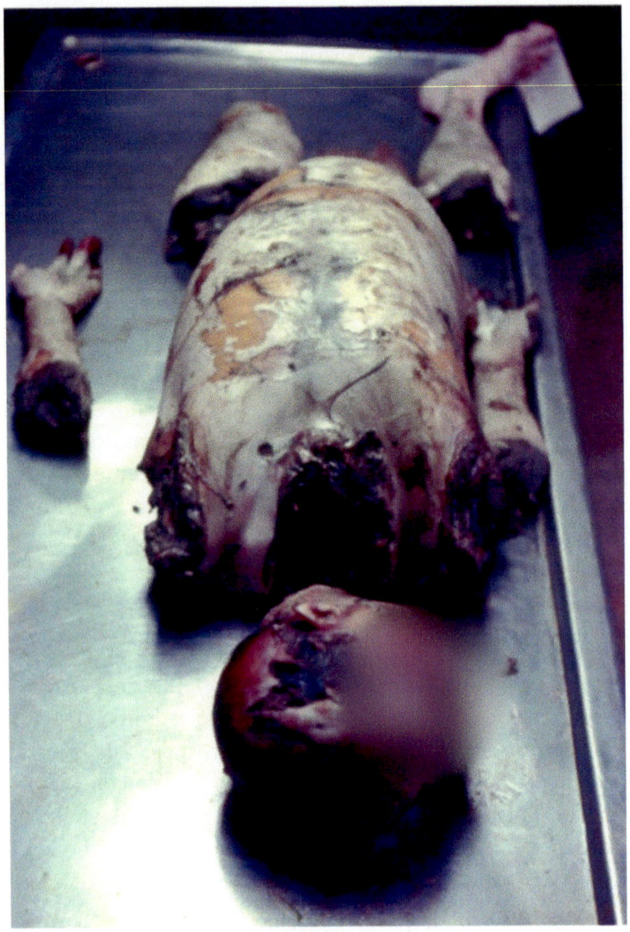

Figura 8.21 – Cadáver esquartejado e em avançado estado de putrefação. Nota-se que o corpo está incompleto.
Fonte: Caso examinado pelo autor.

Lesões produzidas algum tempo antes da morte

Alguns elementos permitem afirmar com segurança que uma lesão foi feita em vida. São eles: a reação inflamatória e o processo de reparação e de regeneração. Havendo sobrevida suficiente, instala-se a reação inflamatória aguda. Esta é desencadeada pela agressão aos tecidos, seja por agentes físicos, como os mecânicos, o calor, a eletricidade, seja por agentes químicos ou agentes biológicos. A reação inflamatória é um mecanismo de defesa pelo qual o organismo tenta conter o agente agressor e limitar o dano causado. Só ocorre em vida. Consta de fenômenos vasculares e afluxo ao local de elementos celulares do sangue e dos tecidos, sob a influência de substâncias conhecidas como mediadores químicos. Nos *primeiros minutos* após a agressão, a região atingida aparece pálida por causa de uma vasoconstrição, que dura tanto mais quanto maior tenha sido a intensidade da energia vulnerante. Segue-se uma vasodilatação local causada pela abertura dos esfíncteres das arteríolas pré-capilares, que faz com que se abram outros grupos de capilares da mesma região. Essa vasodilatação faz com que a pele fique vermelha e quente. A circulação fica mais lenta, dando oportunidade a que maior número de glóbulos brancos passe a ter contato direto com a parede dos capilares.

A marginação dos glóbulos brancos permite sua aderência ao endotélio (célula de revestimento dos capilares) e ulterior migração para fora dos vasos, em direção à área conflagrada. Mas esses fenômenos levam *algumas horas* para atingir proporções que os tornem perceptíveis[41]. Assim, a infiltração por células inflamatórias só serve para diagnosticar como *in vitam* lesões feitas pelo menos algumas horas antes da morte.

Sendo bem-sucedida a reação inflamatória, o agente agressor é neutralizado, as células mortas durante o processo são removidas e se inicia a proliferação das células próprias do tecido lesado para reparar o defeito causado pela agressão. Nas feridas cirúrgicas, que evoluem mais rápido do que as feridas incisas comuns, a migração de células epiteliais das bordas para cobrir a interrupção do revestimento começa cerca de 18 a 24 horas depois da lesão. Mas os capilares da região lesada só começam a crescer em direção ao coágulo que a cobre após 2 a 3 dias, e com uma velocidade de 0,6 mm por dia[42].

Quando a destruição dos tecidos é grande, o preenchimento do espaço deixado pelas células mortas é feito por um tecido cicatricial. Lesões menores não deixam cicatriz. De qualquer modo, embora sejam sinal seguro de reação vital, a utilidade da reação inflamatória e do processo reparador é limitada na Medicina Legal, pois precisa de muito tempo de sobrevida para que se instale.

Outro elemento importante, que depende da circulação linfática, é a presença de partículas estranhas nas células dos linfonodos de drenagem da região lesada. Às vezes, os macrófagos dos linfonodos apresentam tais elementos dentro do seu citoplasma (partículas fagocitadas). Isso indica que a lesão foi feita em vida.

Lesões produzidas durante o Período de Incerteza de Tourdes

Atenção especial devemos dar às hemorragias, à coagulação do sangue, à retração das bordas de uma ferida e a alguns sinais especiais.

• Hemorragias

Podem ser externas, internas ou mistas. As hemorragias externas, quando intensas, não deixam dúvida quanto a terem sido produzidas em vida. As decorrentes de lesão arterial, além de serem profusas, atingem locais afastados do corpo, onde se podem ver os respingos do sangue ejetado.

Quando a agressão produz lesão da aorta, do ventrículo esquerdo ou de outro vaso arterial calibroso, a pressão arterial cai a zero rapidamente, de modo que feridas superficiais feitas logo após podem se apresentar sem infiltração hemorrágica de suas bordas e vertentes.

Nos casos em que uma ferida tenha sido feita embaixo d'água, as suas bordas podem parecer livres de hemorragia, como se tivesse sido realizada após a morte. Tal fato pode ser agravado sobremodo quando o corpo só é resgatado depois de ter entrado em putrefação.

Por outro lado, é possível observar hemorragia externa em lesões produzidas *post mortem*. É o que se vê em membros pendentes de uma cama e em enforcados, quando a pele é lesada e o sangue começa a sair passivamente pela ação da gravidade. Algumas lesões por animais podem sangrar por esse mecanismo. Cortes feitos na pele logo após a morte podem produzir sangramento se interessarem alguma veia superficial de médio calibre, mas sempre será de pequena monta. Thoinot[10] refere os estudos de Taylor, que provocava hemorragia de pequena monta seccionando os vasos venosos de membros recentemente amputados.

As hemorragias internas podem-se fazer para as grandes cavidades, para os espaços meníngeos, para o parênquima das vísceras ou para o tecido conjuntivo intersticial. Para que se valorize uma hemorragia para a cavidade pleural, ou abdominal, é preciso que não tenha havido lesão acidental durante a necrópsia e que se possa identificar a origem do sangue. Hemotórax ou hemoperitônio volumoso só pode ter resultado de lesão produzida em vida[43]. Nesses casos, com frequência, o sangue está parcialmente coagulado (Figura 8.22).

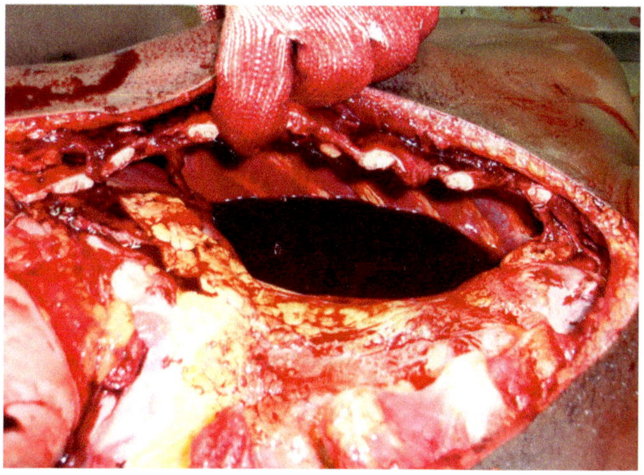

Figura 8.22 – Volumoso hemotórax por contusão torácica com fraturas costais e lesão pulmonar.
Fonte: Caso do IMLAP.

Coleções sanguíneas nos espaços meníngeos indicam reação vital, mas não podemos esquecer a possibilidade de impregnação sanguínea *post mortem*, seja do couro cabeludo, seja das meninges, quando o corpo fica com a cabeça em plano muito mais baixo do que o tórax, situação em que os livores se acumulam nesse segmento. É o que ocorre, por exemplo, com o corpo dos afogados. Com a hemólise, o pigmento sanguíneo tinge os tecidos, imitando infiltração hemorrágica. Convém lembrar a experiência feita por Hofmann, que pendurou um cão recentemente morto com a cabeça para baixo e o golpeou de modo a fazer uma fratura de crânio. Formou-se um hematoma no couro cabeludo e por baixo da calota óssea, visualizados à necrópsia horas depois[10]. Em carbonizados, pode ocorrer hematoma epidural *post mortem* (Figura 19.16).

Não se deve confundir a infiltração hemorrágica decorrente de minúsculas roturas capilares, formando pequenas petéquias nos locais de maior intensidade dos livores de hipóstase, com hemorragia ocorrida em vida. É o que ocorre, por exemplo, nos membros inferiores de indivíduos mortos por enforcamento, quando o corpo permanece pendurado por várias horas antes de ser cortado o laço (Figura 8.23). Às vezes, é possível observar tal fenômeno na região dorsal de corpos mantidos em decúbito dorsal por várias horas e de modo tão intenso a ponto de formar, pela confluência das petéquias, verdadeiros lençóis hemorrágicos (Figura 8.24).

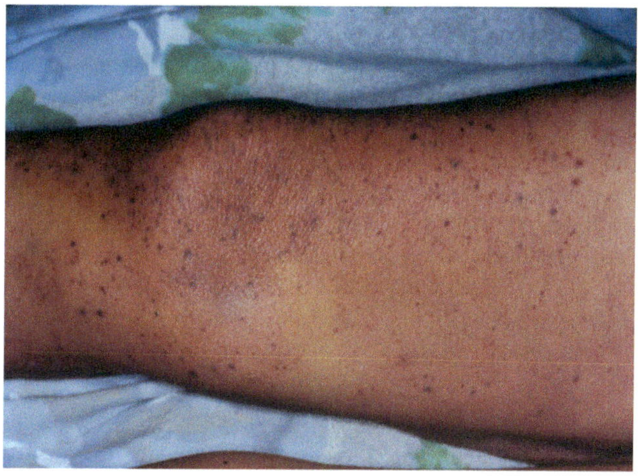

Figura 8.23 – Presença de várias petéquias violáceas no membro inferior direito de indivíduo que se enforcou e ficou suspenso por várias horas.

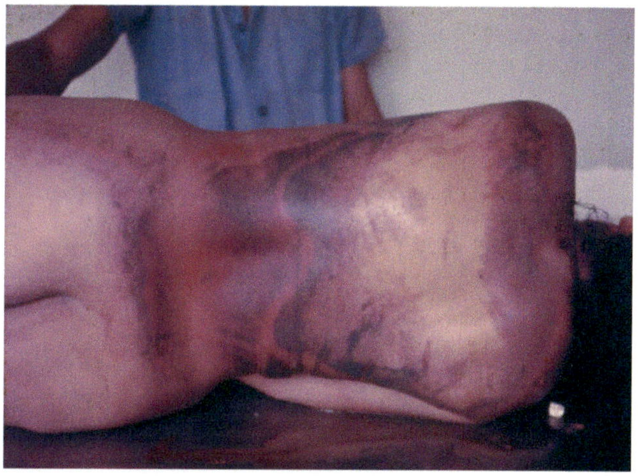

Figura 8.24 – Extensas áreas de hemorragia *post mortem* no dorso, nas regiões de maior intensidade dos livores.
Fonte: Caso examinado pelo autor.

É sabido pelos patologistas forenses que deixar o sangue extravasado das veias do cadáver sobre os tecidos durante algum tempo torna difícil esclarecer se é artefato ou se já havia a infiltração hemorrágica. É por isso que se recomenda fazer a dissecção do pescoço somente após a abertura das grandes cavidades e a retirada das vísceras e do cérebro. Assim se impedem o sangramento artefatual e o mascaramento de pequenas equimoses porventura existentes.

As roturas viscerais levam a hemorragia para dentro das cavidades onde se encontrem, mas pode não haver infiltração significativa por sangue em suas próprias bordas. Isso não quer dizer que tenham sido feitas após a morte. Aconselha-se fazer cortes perpendiculares a essas bordas e observar o parênquima vizinho onde se acha, em geral, infiltração por sangue. Na dúvida, colher fragmentos para exame histológico.

O tecido conjuntivo de áreas traumatizadas em vida costuma se mostrar infiltrado por sangue. A extensão da hemorragia pode ser muito pequena quando a lesão tiver sido feita pouco antes da morte. É o que ocorre nos casos de morte muito rápida, como, por exemplo, nos esmagamentos. Recomenda-se cautela redobrada no caso de cadáveres encontrados em leito de via férrea e em vítimas de defenestração. Pode-se tratar de dissimulação de homicídio por outra causa. A autópsia deve ser dirigida para a busca de outra causa de morte violenta. Não sendo capaz de encontrar lesão de outra natureza, impõe-se a pesquisa detalhada de hemorragia nas lesões cutâneas, nos focos de fratura e nas lesões viscerais. Um dado importante nesses casos é medir a quantidade de sangue colecionado nas grandes cavidades.

• Coagulação do sangue

Embora se considere a coagulação do sangue um fenômeno vital, os patologistas forenses sabem que pode ocorrer na mesa de necrópsia. Basta que a abertura do corpo se faça com pequeno intervalo após a morte. Já tivemos a ocasião de ver coagular o sangue drenado pela secção dos vasos calibrosos em cadáver de pessoas mortas cerca de 4 horas antes. Por outro lado, sabe-se que o coágulo *post mortem* é dissolvido depois de formado quando a morte se processa rapidamente, principalmente nas asfixias. Isso se deve à liberação de um sistema fibrinolítico que não é ativado nos casos de morte agônica[44,45]. Mas o maior valor da coagulação como sinal de reação vital é a aderência dos coágulos às bordas das lesões. Sabe-se, hoje, que isso se deve à ação de uma glicoproteína, a fibronectina[42]. Nas lesões vitais, a lavagem com água não consegue retirar o sangue aderido aos tecidos.

• Retração das bordas de uma ferida

Os tecidos vivos apresentam elasticidade muito maior que os do cadáver. Assim, as feridas feitas no vivo têm as bordas bastante separadas pelas tensões decorrentes das linhas de força da pele e dos planos musculares. Conforme vai passando o tempo após a morte, vai havendo uma desidratação da pele, com perda gradual da elasticidade. Por outro lado, a instalação da rigidez muscular faz com que os planos profundos permaneçam fixos, tirando a possibilidade de encurtamento das fibras musculares após sua secção. O grau de retração das bordas de uma ferida também varia de acordo com a região anatômica. Algumas regiões, como o pescoço, costumam apresentar intensa retração, mesmo em cadáver, mas nunca com a exuberância da que ocorre em vida. No dorso, as feridas tendem a ter menor retração das suas bordas.

• Sinais especiais

Conforme o mecanismo da morte, podem ser achados alguns sinais que demonstram a reação vital. Nas feridas torácicas que interessem a árvore brônquica, o sangue extravasado pode penetrar nas vias aéreas e ser aspirado para a periferia dos pulmões, onde aparece salpicado em áreas de aspecto normal (Figura 8.25).

O mesmo pode ocorrer quando lesões da face interessem a faringe e nas lesões penetrantes da laringe, como nos esgorjamentos. Parte do sangue pode ser deglutida e encontrada no interior do estômago, o que também confirma sua produção em vida.

Nos casos de afogamento, a presença de corpos estranhos aspirados para as vias respiratórias pode indicar a reação vital quando estiverem alojados nos brônquios segmentares ou mais perifericamente[46] (Figura 26.12). Mas alguns autores lhe negam esse valor[44]. Para maiores detalhes, ver o Capítulo 26 – Asfixias por Modificações do Meio Ambiente. Em cadáveres encontrados em local de incêndio, a presença de fuligem nas vias aéreas indica ter a vítima respirado durante o sinistro[38] (Figura 19.9). Em carbonizados, dosagem elevada de carboxiemoglobina traduz respiração no ambiente em combustão[38,44].

Só pode ocorrer embolia quando há circulação. Assim, fraturas extensas e lesões de largas áreas do tecido subcutâneo podem provocar embolia gordurosa dos pulmões, pelo deslocamento de gotículas de gordura, que penetram nas veias locais abertas pela lesão. Essas gotículas vão para o lado direito do coração, e daí para os ramos menores das artérias pulmonares (Figura 8.26). Mas a embolia pode ser gasosa, como nos acidentes de mergulho em que ocorra embolia traumática pelo ar, e nas mortes maternas devidas a aborto criminoso feito pelo descolamento das membranas por meio de clisteres[47].

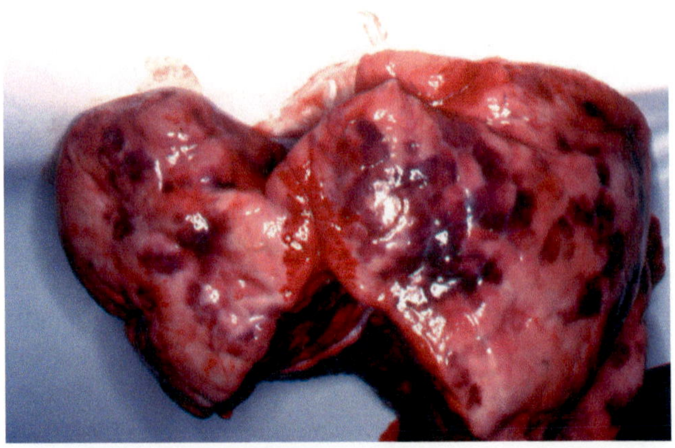

Figura 8.25 – As áreas mais escuras são focos de aspiração de sangue com distribuição lobular no pulmão esquerdo.

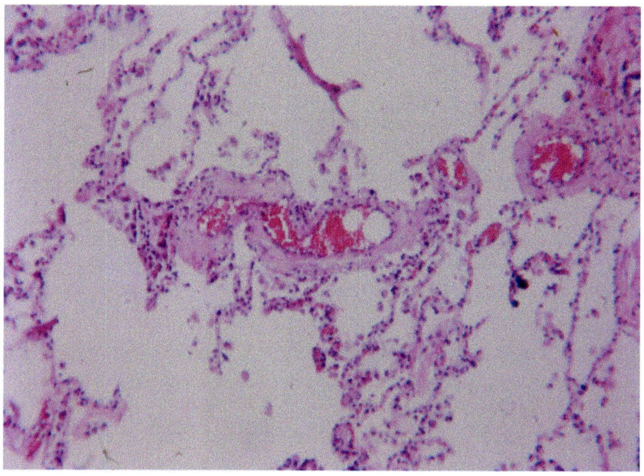

Figura 8.26 – Corte de pulmão apresentando, no centro do campo microscópico, uma artéria que contém êmbolos de gordura representados pelas imagens circulares vazias. Coloração HE, objetiva 10×.

• Histopatologia

Ao contrário do que se possa pensar, a histopatologia não é tão esclarecedora nesse contexto. Conforme referido com relação à reação inflamatória, os eventos só podem ser visualizados após período de sobrevida superior a uma hora, situando-se fora do período de incerteza de Tourdes. A presença de edema e de hemorragia sugere lesão feita em vida, mas é preciso afastar a possibilidade de se tratar de hemorragia *post mortem* dos locais com intensa hipóstase.

Vários trabalhos têm sido feitos com a finalidade de estabelecer o diagnóstico de lesões feitas em vida e de estabelecer a cronologia lesional, dados muito importantes no esclarecimento da causa jurídica das lesões[48].

Knight cita algumas alterações que podem ser úteis na determinação da reação vital, embora faça restrições ao seu uso. Nas feridas cutâneas, refere que existe uma faixa central de tecido na vertente da lesão onde as feridas feitas em vida estão desprovidas de enzimas importantes ao metabolismo celular, por exemplo, esterases e adenosina-fosfatases. Imediatamente por fora dessa faixa, portanto mais afastada das vertentes da ferida, encontra-se outra faixa em que a atividade dessas enzimas está, ao contrário, acima dos níveis habituais nos tecidos vivos normais. A primeira seria uma zona de reação vital negativa e a segunda, de reação vital positiva. Nenhuma das duas estaria presente nas lesões feitas após a morte. Mas a existência das alterações enzimáticas precisaria de, pelo menos, uma hora de sobrevida para se expressar. Além do mais, essas reações estão sujeitas a variações individuais e a dificuldades de ordem técnica no processo de tratamento dos tecidos. Mais precoce seria o aumento do teor de serotonina e de histamina nas áreas lesionadas em vida. O aumento da serotonina precisaria apenas de 10 minutos e o da histamina, de 20 a 30 minutos de sobrevida[49].

REFERÊNCIAS BIBLIOGRÁFICAS

1. Krug EG, Dahlberg LL, Mercy JA et al. World report on violence and health. Geneva: World Health Organization; 2002.
2. Di Maio DJ, Di Maio VJ. Medicolegal investigative systems. In: Forensic pathology. Boca Ratón: CRC Press Inc.; 1993. Capítulo 1, p. 1-19.
3. Eckert WG. Homicidal and suicidal deaths. In: Tedeschi CG, Eckert WG, Tedeschi LG (ed.). Forensic medicine. Philadelphia: W.B. Saunders Company; 1977. Capítulo 43, p. 1004-1014.
4. França GV. Causa jurídica de morte. Homicídio, suicídio e acidente. Exame do local de morte. In: Medicina legal. 11.ed. Rio de Janeiro: Guanabara Koogan; 2017. Capítulo 17.
5. Vibert C. Précis de Médecine légale. 5.ed. Paris: Librairie JB Baillière et Fils; 1900.
6. Knight B. Suicide or accident? In: Simpson's forensic medicine. 10.ed. Londres: Edward Arnold; 1991. Capítulo 9.
7. Johnson H, Cameron JM. Examination of the body at the scene and precautions on its removal. In: Gradwohl's legal medicine. 2.ed. Francis e Camps. Baltimore: The Williams & Wilkins Company; 1968. Capítulo 6.
8. Freeman S. How bloodstain pattern analysis works. Disponível em: www.science.howstuffworks.com/bloodstain-pattern. Acesso em: 26 fev. 2010.
9. Harris T. How luminol works. Disponível em: www.science.howstuffworks.com/luminol2.htm. Acesso em: 27 fev. 2010.
10. Thoinot L. Diagnostic géneral médico-legal des blessures. In: Précis de médecine légale. Paris: O. Doin et Cie.; 1913. Tomo I, p. 450.
11. Fonseca NM, Silva OP. Doença de Gaucher e lesão corporal seguida de morte. Rev IML da GB. 1970;1(5):17-24.
12. Shkrum MJ, Ramsay DA. Post mortem changes. In: Forensic pathology of trauma. Totowa, New Jersey: Editora Humana Press; 2007. Capítulo 2, p. 23-64.
13. Horowitz M, Pounder DJ. Gastric emptying – forensic implications of current concepts. Med Sci Law. 1985;25:201-214.
14. Almeida Jr A, Costa Jr JBO. Lições de medicina legal. 18.ed. São Paulo: Cia. Editora Nacional; 1985. p. 252-66.
15. Gibbs N. Dr. Death's suicide machine. Time. 18 jun. 1990; p. 39.
16. Gibbs N. Mercy's friend or foe? Time. 28 dez. 1992; p. 36.
17. Henry WA. Do it yourself death lessons. Time. 19 ago. 1991; p. 39.
18. Lemonick MD. Defining the right to die. Time. 15 abr. 1996; p. 43.
19. Wikipedia. List of countries by suicide rate. Disponível em: http://en.wikipedia.org/wiki/List_of_countries_by_suicide_rate. Acesso em: 4 jun. 2010.
20. Almeida AM. Suicídio assistido. Eutanásia e cuidados paliativos. Capítulo de Suicídio: estudos fundamentais. Meleiro AMAS. Teng CT, Wang YP (ed.). São Paulo: Segmento Farma; 2004. p. 207-215.
21. World Health Organization. The global burden of disease_2004 Update. Genebra, Suiça. Disponível em: www.who.int/healthinfo/global_burden_disease/2004_report_ update/en/index.html. Acesso em: 6 jul. 2011.
22. Population Reference Bureau. World Population Datasheet; 2009.
23. Heron M, Hoyert DL, Murphy SL et al. Deaths. Final data for 2006. National Vital Statistics Report. 2009;57 (14). Disponível em: www.cdc.gov/nchs/data/nvsr/nvsr57_14. Acessado em: 17 maio 2010.
24. DataSUS. Disponível em: www.datasus.gov.br. Acessado em: 23 maio 2010.
25. DataSUS. Óbitos segundo a causa, em 2021. Disponível em: http://tabnet.datasus.gov.br/cgi/deftohtm.exe?sim/cnv/obt10uf.def. Acesso em: 24 dez. 2023.
26. RIPSA. Indicadores de mortalidade, ano 2006. Disponível em: htpp://tabnet.datasus.gov.br/c09.def. Acessado em: 23 maio 2010.
27. Wikipedia. List of countries by intentional homicide rate. Disponível em: http://en.wikipedia.org/wiki/List_of_countris_by_intentional_homicide_rate. Acesso em: 16 fev. 2010.

28. Medical News Today. Disponível em: www.medicalnewstoday.com/ articles/46822.php com a entrada “violent deaths”. Acesso em: 16 maio 2010.
29. Weiselfisz JJ. Mapa da violência 2010. Anatomia dos homicídios no Brasil. São Paulo: Instituto Sangari; 2010.
30. Weiselfisz JJ. Mapa da violência nos municípios brasileiros. Organização dos Estados Ibero-Americanos para a Educação, a Ciência e a Cultura. Brasília; 2007.
31. Rodrigues LA, Miller ELC. Trauma por acidentes de veículos em rodovias. In: Evandro Freire (ed.). Trauma: a doença dos séculos. Rio de Janeiro: Atheneu; 2001. Capítulo 21, p. 349-372.
32. Mathers C, Boerma T e Fat DM. The global burden of disease. 2004 Update. World Health Organization. Genebra; 2008.
33. Wikipedia. List of countries by suicide rate. Disponível em: http://en.wikipedia.org/wiki/List_of_countries_by_suicide_rate. Acessado em: 4 jun. 2010.
34. Benfica FS, Vaz M. Suicídio: aspectos epidemiológicos na grande Porto Alegre-RS. Anais do XV Congresso Brasileiro de Medicina Legal, Salvador, 1998.
35. Eisele RL, Godoi FP, Mocelin LC. Estudo dos casos de suicídio em Londrina (1994-1997). Resumo n. 36 nos Anais do XV Congresso Brasileiro de Medicina Legal, Salvador, Bahia; 1998.
36. Silva JAS, Silva CN, Silva Jr. JAS, Silva LN, Silva DN. Epidemiologia do suicídio na Região Metropolitana de Salvador. Anais do Congresso Brasileiro de Medicina Legal, Salvador; 1998.
37. Guerra Netto NGM, Esperança JCP, Panisset AG, Jáuregui GF, Caracas JAF, Vilela LL et al. Statistical analysis of the suicides in IMLAP RJ. Abstract’s Book do XIV Congresso Brasileiro de Medicina Legal, São Paulo; 1996.
38. Mason JK. Some specific injuries and their results. In: Forensic medicine. An illustrated reference. Londres: Chapman & Hall Medical; 1993. Capítulo 7.
39. Bouchut E. Les signes de la mort. 3.ed. Paris: Librairie JB. Ballière et Fils; 1883.
40. Spitz WU. Thermal injuries. In: Werner Spitz, Russel S Fisher (ed.). Medicolegal investigation of death. Springfield: Charles C. Thomas Publisher; 1973. Capítulo XI.
41. Turner NC. Acute inflammation. The response to injury. In: McGee JOD, Isaacson PG e Wright NA (ed.). Oxford’s textbook of pathology. Oxford: Oxford University Press; 1992. Capítulo 5.
42. Alison MR. Repair and regenerative responses. In: James O’D. McGee, Peter G Isaacson, Nicholas A Wright (ed.). Oxford textbook of pathology. Oxford: Oxford University Press; 1992. Capítulo 5.3, p. 365-388.
43. Di Maio DJ, Di Maio VJ. Wounds due to pointed and sharp, edged weapons. In: Forensic pathology. Boca Ratón: CRC Press Inc.; 1993. Capítulo 7, p. 171-206.
44. Camps FE. Wounds and trauma. In: Gradwohl’s legal medicine. 2.ed. Baltimore: The Williams & Wilkins Company; 1968. Capítulo 16.
45. Rezek PR, Millard M. Autopsy pathology. A guide for pathologists and clinicians. Springfield: Charles C. Thomas Publisher; 1963.
46. Simonin C. Medicina legal judicial. Tradução da 3.ed. francesa para o espanhol por Sánchez Maldonado GL et al. Barcelona: Editorial JIMS; 1966.
47. Woolf N. Embolism. In: McGee JOD, Isaacson PG e Wright NA (ed.). Circulatory disorders. Oxford’s Textbook of pathology. Oxford: Oxford University Press; 1992. Capítulo 7.
48. Carvalho HV. Forensic histology. São Paulo: Universidade de São Paulo; 1966.
49. Knight B. Histochemical changes in injured tissues. The pathology of wounds. In: Bernard Knight (ed.). Forensic pathology. 2.ed. Londres: Editora Arnold; 1998. Capítulo 4, p. 133-169.

CAPÍTULO 9

Morte Súbita e Morte Suspeita

Hygino de Carvalho Hercules

Conforme já referimos no capítulo anterior, a morte pode ser natural ou violenta. Mas há casos em que a origem violenta só pode ser afastada depois de minucioso exame do local, complementado por cuidadosa necrópsia. Constituem o que se convencionou chamar de *morte suspeita*. Assim, a morte é considerada suspeita sempre que houver a possibilidade de não ter sido natural a sua causa. Os motivos da suspeição ora decorrem de circunstâncias do local, ora dependem de características próprias do cadáver. Os elementos relativos ao local já foram abordados quando estudamos as causas jurídicas da morte. No que diz respeito à pessoa encontrada morta, o fato que mais provoca desconfiança quanto à possibilidade de se tratar de morte violenta é a surpresa causada pela notícia da sua morte. Seu caráter inesperado logo suscita desconfianças de que algo estranho aconteceu. Assim, o conceito de *morte súbita* prende-se mais à inexistência de uma patologia prévia que pudesse explicá-la do que ao tempo de evolução rápido da causa da morte. Mas é preciso não esquecer que determinadas pessoas cuidam tão pouco de si ou são tão estoicas que não valorizam sinais que levariam outras diretamente ao médico. Às vezes, tais indivíduos fazem automedicação errada, por interpretarem equivocadamente seus padecimentos. Assim, alguns confundem as dores retroesternais de um infarto do miocárdio com azia decorrente de esofagite. Em todos esses casos, parentes e amigos não percebem os sinais da doença.

O critério temporal para a delimitação do que seria uma morte súbita é muito relativo e difícil de se estabelecer. Mas uma certeza pode-se ter: não é sinônimo de *morte fulminante*. Não é necessário que o indivíduo adoeça e morra em menos de uma hora. A chamada morte súbita tanto inclui a morte fulminante, em que a pessoa aparentemente normal sofre uma crise repentina, cai e morre, como os casos em que a doença se instala em indivíduo considerado sadio e evolui para o óbito em torno de um dia. A morte rápida, e mesmo a fulminante, de indivíduo que já apresentava uma doença com possibilidade de causá-la não deve ser considerada, a nosso ver, morte súbita. Muito menos morte suspeita. Isso não significa, porém, que tais pessoas não possam ser vítimas de violência. O bom senso recomenda cautela e aconselha aos médicos que se informem de detalhes quanto ao modo de morte antes de dar a declaração de óbito.

Para nós, toda morte súbita é suspeita. E deve ser esclarecida por necrópsia forense. Achamos que a verificação da causa de mortes súbitas deve ser feita nos Institutos Médico-Legais, onde há médicos afeitos à patologia das diversas formas de violência. Isso evita que cheguem a esses institutos já em estado de decomposição e com evidente prejuízo da perícia, casos de morte violenta necropsiados inicialmente na rede hospitalar. Todos que lidam em patologia forense sabem o tempo que se perde nos trâmites legais desde a interrupção de uma necrópsia clínica até a remoção do corpo para um Instituto Médico-Legal, o que leva, geralmente, ao exame de um corpo já em putrefação. Outra vantagem na realização dessas necrópsias pelos médicos-legistas é mantê-los em dia com os aspectos anatomopatológicos das principais doenças capazes de causar morte súbita. Quando só examinam casos de morte violenta indiscutível, acabam por ficar afastados dos colegas que realizam necrópsias clinicopatológicas e, por isso, destreinados no diagnóstico macroscópico dessas doenças[1].

Alguns relatos podem ratificar a necessidade de necropsiar todos os casos de morte súbita. Adelson e Hirsch[2] referem o caso de um homem que foi preso porque sua mulher, que costumava se embriagar, foi encontrada caída em meio a uma poça de sangue, com várias equimoses pelo corpo, levantando a suspeita de que tivesse sido agredida durante uma discussão ouvida por vizinhos. A autópsia revelou cirrose hepática e rotura de varizes de esôfago. Já tivemos ocasião de autopsiar indivíduos encontrados na via pública e removidos para o IML, por apresentarem ferida contusa na região occipital, cujo exame demonstrou volumosa hemorragia cerebral, que fora a origem da queda causadora da ferida do couro cabeludo. Se essa pessoa estivesse dirigindo um veículo, poderia ter causado um acidente de trânsito e sofrido lesões traumáticas por si só capazes de levar à morte. Por outro lado, casos de real morte violenta podem ocorrer em que tudo leva a crer em morte súbita de causa natural. Um jovem estava jogando futebol em um campo de várzea quando, de repente, caiu passando mal e morreu logo após. Seu corpo foi removido para o IML do Rio de Janeiro para verificação de óbito, sem suspeita de violência. Lá, a autópsia revelou sufocação por goma de mascar presa nas cordas vocais[3]. Atualmente, com o uso frequente de drogas proibidas, é preciso estar atento para a possibilidade de acidente de *overdose* nos casos rotulados como morte súbita. Também têm sido referidos casos de morte pela ação de drogas colocadas dentro de embalagens plásticas deglutidas pelo traficante. Tais casos são referidos como "síndrome do corpo embalagem"[4,5].

As consequências de se declarar natural uma morte violenta são de ordem penal e civil. Quanto ao aspecto penal, um criminoso pode ficar impune, pois o delegado encerra a investigação policial diante de um laudo que ateste morte natural. Já no foro civil, havendo seguro de vida, a família do morto deixa de receber a indenização maior que corresponderia à morte violenta.

Apesar do tempo transcorrido, podemos ilustrar a discussão com um levantamento que fizemos do movimento do necrotério do Instituto Médico-Legal do Rio de Janeiro, em 1971, a fim de analisar a precisão das informações contidas nas guias de remoção dos cadáveres, quando comparadas ao resultado das necrópsias. Na amostragem, que não incluiu todo o ano, estudamos um total de 2.207 casos. Desses, 1.425 (64,57%) já vieram com indicação de morte violenta e não foram apreciados. No entanto, 20 desses casos eram de morte natural, não violenta. Os 782 restantes foram divididos de acordo com os dados da guia policial de remoção. A listagem dos tipos de informação contidos nas guias, por si só, revela a dificuldade de ordem prática que se encontra quando se quer estudar as mortes súbitas. A Tabela 9.1 faz a listagem.

A observação atenta da tabela evidencia que quase 1% dos casos foi enviado como morte violenta, mas, na realidade, tratava-se de morte natural (20/2.207). Por outro lado, feita a especificação de cada rubrica de acordo com o resultado final da necrópsia, foi observado que a proporção de mortes violentas nos que vieram como *morte súbita* (2/273) foi bem menor que a encontrada nos que foram rotulados como *doença sem assistência médica* (4/125). Isso significa que a informação prestada nas guias de remoção é pouco fidedigna.

A expressão *morte súbita* da guia policial pode não corresponder ao conceito que expusemos inicialmente, adotado pela maioria dos autores[1,7-9]. Por outro lado, a falta de maiores detalhes impediu que se soubesse quantos casos rotulados como *doença sem assistência médica* (125) deveriam ser considerados *morte súbita*. Encontramos nos 2.207 iniciais, 60 casos de *morte suspeita*, dos quais 15 óbitos foram por causa violenta. Nessa rubrica, costumam ser incluídos casos em que a violência estava oculta, como em intoxicações acidentais, e outros de difícil avaliação da causa jurídica da morte. Entre outras possibilidades, podemos citar aqueles em que houve uma altercação entre o falecido e alguma outra pessoa pouco antes da morte, podendo mesmo ter chegado às vias de fato ou a lesões corporais leves.

Alguns tipos de doença podem descompensar de modo repentino e levar à morte por influência de violenta emoção ou de traumatismos pouco intensos. Do mesmo modo, os esforços físicos e até o ato sexual. Serão analisados mais adiante.

Podemos agrupar sob a rubrica *verificação de óbito* todos os casos que não tenham sido enviados como morte violenta ou com suspeita inicial de violência. Em alguns estados brasileiros, existem serviços especializados para esse fim, geralmente situados em local próximo, ou mesmo nas dependências do Instituto Médico-Legal. No material que estudamos em 1971, as mortes naturais constituíram cerca de 1/3 do movimento do necrotério. Em 1995, com o aumento da violência urbana, correspondia somente a 12,88% do movimento do necrotério. A Figura 9.1 dá uma ideia da mudança. É interessante comparar esses números com os encontrados por outros autores. Na Inglaterra e no País de Gales, cerca de 80% do movimento nos necrotérios policiais é de morte natural súbita[1]. Dados coletados em San Antonio, na Califórnia, revelam que houve 45,5% de mortes naturais no total de casos examinados pelo Serviço Médico-Legal no período de 1983 a 1987[8]. A proporção é um pouco menor no Serviço Médico-Legal que atende aos casos da área metropolitana de Buenos Aires, onde houve 38% de mortes naturais diagnosticadas entre março de 1991 e março de 1992[10].

Tabela 9.1 – Informações das guias de remoção de 2.207 corpos.

Morte violenta*	1.401
Morte suspeita	60
Morte súbita	273
Encontrado morto	45
Morte a esclarecer	124
Doença sem assistência médica	125
Casos com diagnóstico provável	45
Morte natural referida como violenta	20
Indeterminados	8
Fetos	106
Total	2.207

*Desses, 20 eram de morte natural e 4, indeterminada.

Fonte: Adaptada do Instituto Médico-Legal do Rio de Janeiro – Hercules HC, 1971[6].

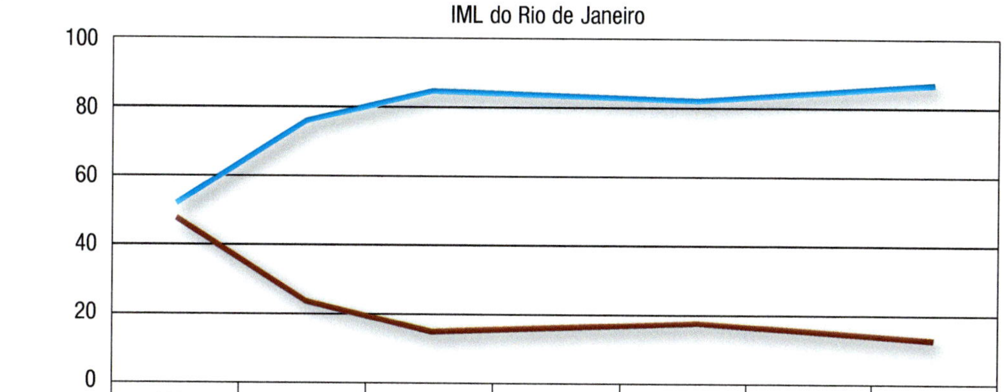

	1973	1990	1991	1992	1993	1994	1995
M. violenta	51,9	75,98	84,44	83,68	82,3	84,84	87,12
M. natural	48,1	24,02	15,56	16,32	17,7	15,16	12,88

M. violenta — M. natural

Figura 9.1 – O gráfico mostra que, entre as décadas de 1970 e 1990, houve acentuado aumento da percentagem de mortes violentas e redução equivalente das mortes naturais no serviço de necrópsias do IMLAP.

À guisa de maior esclarecimento, é preciso lembrar que houve, além do aumento absoluto e relativo dos casos de morte violenta, determinação da Secretaria de Estado de Saúde (Resolução n. 550, de 23 jan. 1990) para que não fossem encaminhados para o Instituto Médico-Legal Afranio Peixoto os casos de verificação de óbito procedentes da rede hospitalar. No mesmo sentido, o Boletim de Serviço 208 da Secretaria de Estado de Polícia Civil determinava a devolução desses casos aos hospitais de origem.

CAUSAS DE MORTE SÚBITA

As causas de morte súbita variam conforme a idade do indivíduo. Entre 1 ano e a fase adulta jovem é rara sua ocorrência. Abaixo de 1 ano, principalmente nos primeiros meses de vida, existe um quadro clínico denominado *síndrome da morte súbita infantil*, que tem causado grandes problemas judiciais pela suspeição de morte violenta por asfixia[11]. Sua causa ainda é muito discutida, não havendo consenso. Como o quadro anatomopatológico é superponível ao encontrado nas asfixias em geral, mas sem elementos para a determinação da causa da asfixia, desperta a suspeita de morte violenta. Compete aos patologistas forenses esgotar todos os recursos à mão, dando o diagnóstico da síndrome na base de exclusão de qualquer forma de asfixia violenta. Voltaremos ao tema no Capítulo 24 - Asfixias por Sufocação.

Na maturidade, a morte súbita se torna mais frequente. Na maioria das vezes, resulta de arteriosclerose dos vasos cardíacos ou cerebrais, principalmente nos homens. Apresentamos no Quadro 9.1 um quadro sinóptico das doenças que podem causá-la com maior frequência, de acordo com dados da literatura[1,2,7-9,12].

Quadro 9.1 – **Causas de morte súbita em adultos.**

Aparelho circulatório	Aparelho respiratório	Aparelho digestivo	Sistema nervoso central	Miscelânea
Cardiopatia aterosclerótica	Epiglotite	Úlcera péptica	Epilepsia	Sepse por meningococo
Cardiopatia hipertensiva	Asma	Varizes esofágicas	Aneurisma	Diabetes
Cardiopatia valvular	Tuberculose	Pancreatite aguda	Hemorragia intracerebral	Rotura de prenhez tubária
Cardiomiopatias	Embolias	Malária	Meningite	Choque anafilático
Aneurismas	Pneumonias		Neoplasia maligna	Anemia falciforme
Arritmias				

Doenças do aparelho circulatório

• Cardiopatia aterosclerótica

A causa mais comum de morte súbita em adultos é a coronariosclerose – formação de *placas de ateroma* na túnica interna das artérias coronárias. Placas de ateroma são depósitos de lipídios que se infiltram no tecido conjuntivo da túnica interna das grandes artérias e fazem saliência para a luz vascular, estreitando-a. São o substrato anatomopatológico da aterosclerose. A *cardiopatia aterosclerótica* é responsável por cerca de 300 mil a 400 mil casos de morte súbita nos Estados Unidos, anualmente[13]. Representam 75% do total das mortes súbitas examinadas pelos médicos-legistas[8]. Na maioria das vezes, ocorre em pessoas que já apresentavam sintomas de lesão do músculo cardíaco por circulação deficiente, mas em 25% dos casos é a manifestação inicial da doença coronariana[8]. Ao contrário do que se acredita, em cerca de 3/4 dos casos[1,13], ou mais[8], não é possível fazer o diagnóstico morfológico do infarto do miocárdio por faltarem elementos macro e mesmo microscópicos. Como já referimos no Capítulo 7 – Conceito de Morte. Estudo Médico-Legal dos Transplantes, para que se possa fazer o diagnóstico do infarto do miocárdio tem que haver uma sobrevida do paciente por algumas horas após a ocorrência da lesão. O que se encontra em 80% a 90% dos casos é o comprometimento das artérias coronárias por um processo de esclerose, com estreitamento de mais de 75% da sua luz, localizado em um ou mais de um dos seus ramos principais[8,13] (Figuras 9.2 e 9.3).

Porém, o diagnóstico do grau de estreitamento arterial na mesa de necrópsias é dificultado por detalhes de ordem técnica, já que a abertura dos vasos com uma tesoura impede de apreciar seu diâmetro antes da secção. Alguns patologistas preferem fazer cortes transversais paralelos com 1 mm de espaçamento ao longo dos trajetos arteriais coronários. Mas, mesmo assim, persiste a dificuldade, pois os vasos seccionados estão vazios e com diâmetro diferente do que tinham submetidos à pressão do sangue em seu interior quando em vida[1].

O estreitamento da luz das artérias pode acentuar-se agudamente caso ocorra hemorragia por baixo da placa de ateroma, ou se houver aderência de plaquetas sobre ela e posterior trombose do vaso, o que é menos comum. Em ambos os casos, essas alterações podem ser o único achado em necrópsias sem sinais morfológicos de infarto. Isso sugere que houve um infarto de evolução fulminante, sem tempo para que a lesão necrótica se traduzisse em alterações visíveis. Há que se considerar também a possibilidade de espasmo das artérias coronárias, o que é observado, às vezes, quando se faz cateterismo cardíaco. Mas tal distúrbio funcional não pode ser visualizado nas mesas de necrópsia[8].

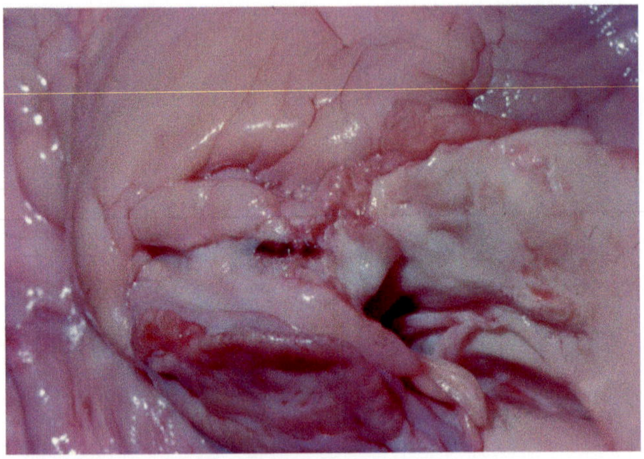

Figura 9.2 – Artéria coronária aberta, na qual se nota um coágulo sanguíneo aderido a uma placa de ateroma.
Fonte: IMLAP.

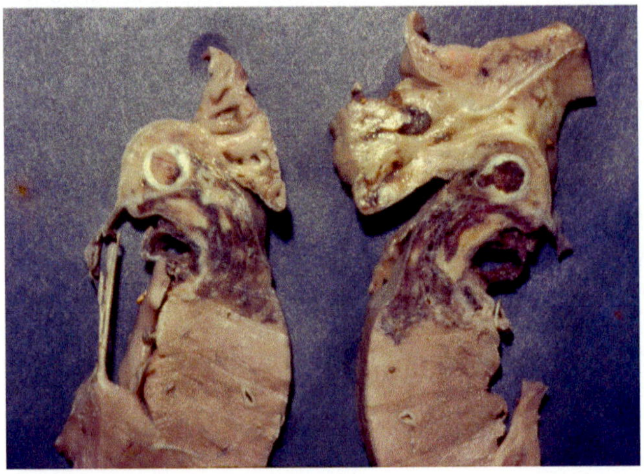

Figura 9.3 – Superfície de corte da parede das cavidades esquerdas do coração, na qual se vê área mais escura de infarto e obstrução por trombose da artéria coronária.
Fonte: Serviço de Patologia do IMLAP.

O mecanismo de morte é, em geral, uma arritmia cardíaca incompatível com a vida (taquicardia intensa, fibrilação ventricular, ausência de contração). Essa arritmia é causada pelo aparecimento de focos de irritação miocárdica em áreas de perfusão sanguínea deficiente não relacionadas com as fibras musculares do sistema de condução do impulso elétrico. Desses focos, nascem impulsos desordenados que levam à arritmia[13]. Nos infartos do miocárdio que cursam silenciosamente, sem sintomatologia suficiente para levar o paciente ao médico, como pode ocorrer em diabéticos, a morte pode sobrevir por rotura do ventrículo esquerdo e consequente tamponamento cardíaco pelo hemopericárdio (Figuras 9.4 e 9.5).

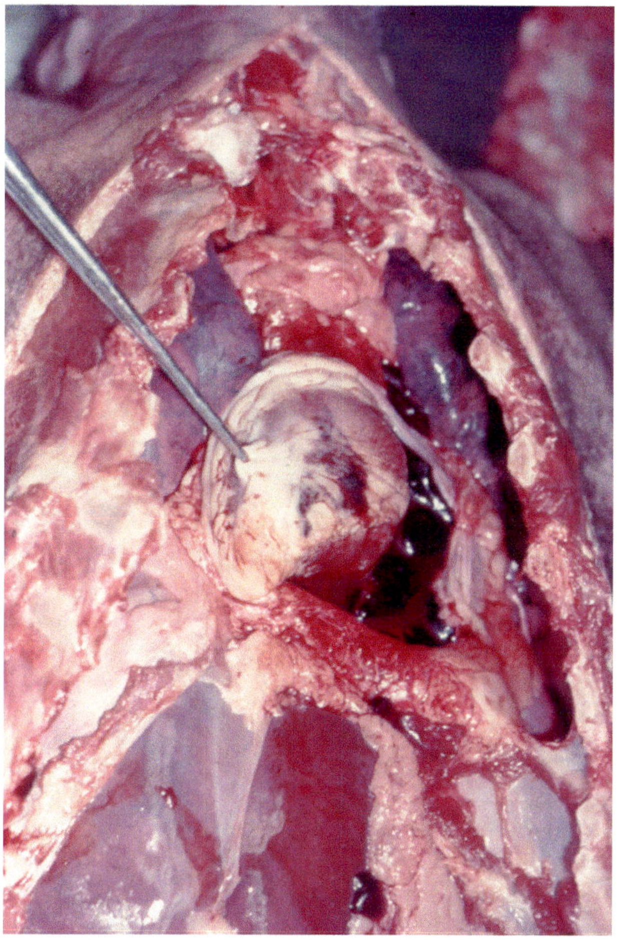

Figura 9.4 – Presença de volumoso coágulo sanguíneo no saco pericárdico. O miocárdio da ponta do coração está rompido e infiltrado por sangue.
Fonte: IMLAP.

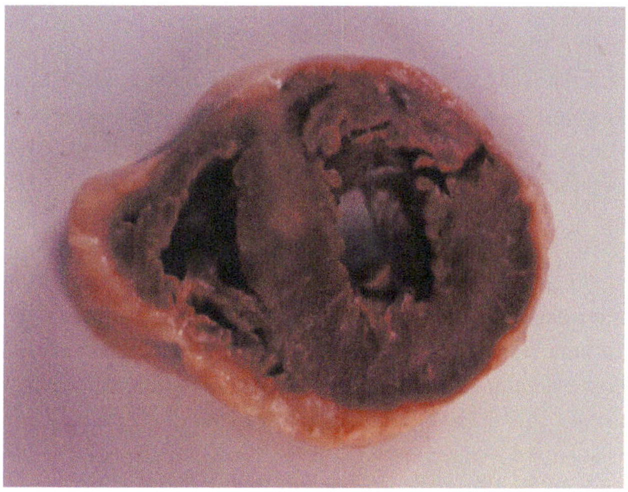

Figura 9.5 – Superfície de corte transversal do coração, apresentando área de infarto e rotura da parede do ventrículo esquerdo (parte superior da figura). Há hipertrofia intensa do ventrículo esquerdo.
Fonte: IMLAP.

• Cardiopatia hipertensiva

A *cardiopatia hipertensiva* resulta do esforço que a bomba cardíaca tem que fazer para vencer a maior resistência à passagem do sangue pelas artérias. Para vencê-la, o esforço do músculo cardíaco aumenta, o que estimula a hipertrofia das suas fibras (aumento do diâmetro e da quantidade de fibrilas contráteis de cada fibra muscular). Mas há um limite para essa hipertrofia. Ela não é infinita. À medida que a massa muscular aumenta, também cresce o consumo de energia. Chega a um ponto em que os vasos nutridores do músculo cardíaco não conseguem mais levar a quantidade de nutrientes e de oxigênio de que ele precisa. Ultrapassado esse limite, começa a haver sofrimento e lesão de fibras miocárdicas, e insuficiência da bomba cardíaca. Além das consequências hemodinâmicas, como a possibilidade de edema pulmonar agudo, pode haver formação de focos de excitação elétrica capazes de provocar uma arritmia fatal. É comum a associação da cardiopatia hipertensiva com a de origem coronariana, pois a hipertensão acelera o curso da coronariosclerose. Mas não é raro se acharem alterações próprias da hipertensão arterial no coração de vítimas de morte súbita, sem lesões importantes de coronariosclerose (Figura 9.5).

• Valvulopatias (cardiopatias valvulares)

De modo semelhante, as doenças valvulares e as doenças primárias do músculo cardíaco podem levar à morte súbita. Entre as *valvulopatias*, o achado mais comum em casos de morte súbita é a estenose calcificada da válvula aórtica. Pode ocorrer tanto em válvulas normais como naquelas com anomalia congênita (presença de duas cúspides em vez de três). Não se deve confundi-la com a estenose aórtica da cardiopatia reumática, hoje muito pouco frequente. A calcificação resulta de alteração degenerativa dos tecidos que formam a válvula e evolui lentamente, de modo que os sintomas só vão aparecer em idade avançada, mais ainda nos indivíduos que tinham previamente válvula normal (oitava e nona décadas da vida). Os depósitos calcários projetam-se para dentro, de modo que o diâmetro útil da válvula fica muito reduzido. Além do mais, a elasticidade valvular diminui muito[8,13]. As massas calcárias também podem obstruir, em grau variado, o orifício das artérias coronárias[13] (Figura 9.6).

Cerca de 3% dos adultos apresentam uma degeneração mixomatosa do tecido conjuntivo da válvula mitral que faz com que ela se dilate e passe a ter o orifício e a superfície maiores – é o *prolapso da válvula mitral*[13]. Por isso, quando o ventrículo esquerdo se contrai, a válvula estufa na direção da aurícula, como se fosse um paraquedas aberto. Pessoas com essa alteração valvular podem ter morte súbita pelo aparecimento de arritmias ventriculares, mas tal ocorrência não é comum[8] (Figura 9.7).

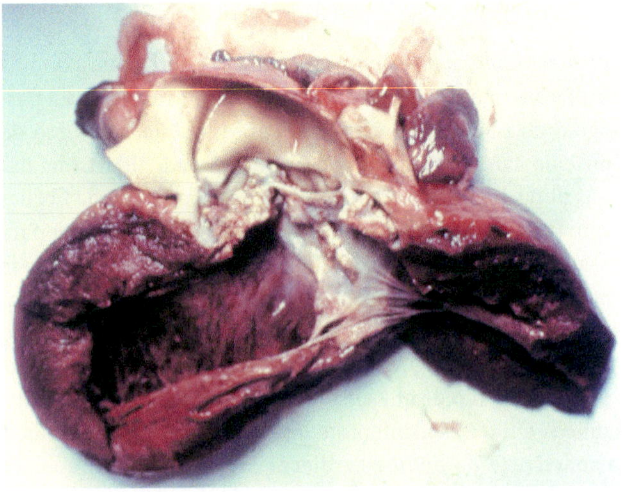

Figura 9.6 – A válvula aórtica está muito deformada e endurecida por intensa calcificação. A parede do ventrículo esquerdo está hipertrofiada por causa da estenose valvular.
Fonte: IMLAP.

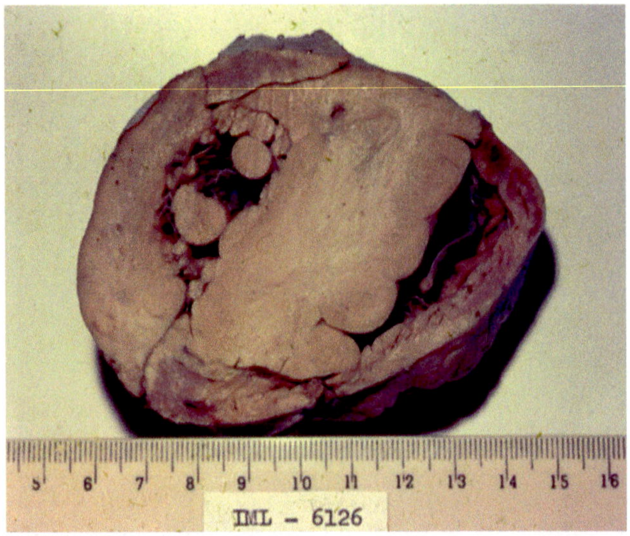

Figura 9.8 – Superfície de corte transversal do coração, na qual se nota grande hipertrofia do septo interventricular por cardiomiopatia hipertrófica obstrutiva.
Fonte: Serviço de Patologia do IMLAP.

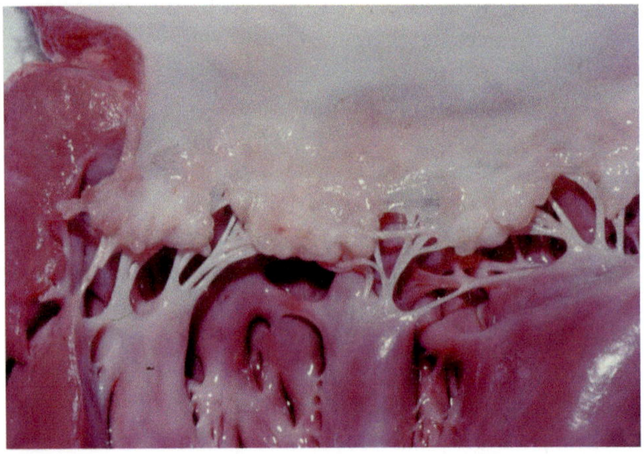

Figura 9.7 – Degeneração gelatinosa da válvula mitral.
Fonte: Serviço de Patologia do IMLAP.

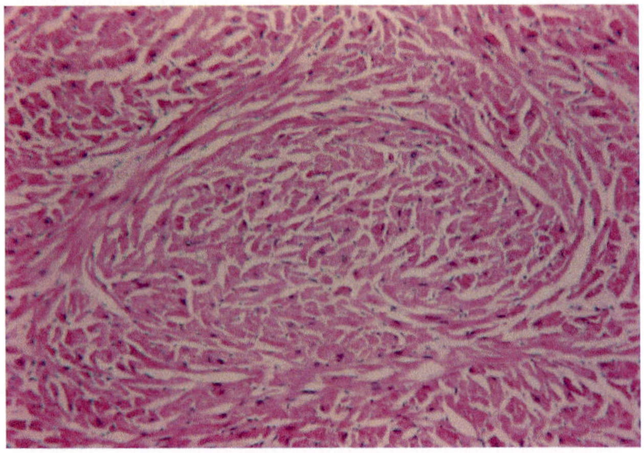

Figura 9.9 – Corte histológico do miocárdio em que as fibras musculares se dispõem em arranjo turbilhonado. Mesmo caso da Figura 9.8. Coloração de HE. Objetiva 10×.

• Cardiomiopatias

Outra causa cardíaca de morte súbita são as lesões primárias do músculo cardíaco. São as chamadas *cardiomiopatias*. Os autores em geral as dividem em três grupos: congestivas, hipertróficas obstrutivas e restritivas. O que pode causar morte súbita com mais frequência é o tipo hipertrófico obstrutivo. O coração revela grande aumento da massa muscular, principalmente no septo interventricular, que se projeta para a luz do ventrículo esquerdo de tal forma que diminui o canal de escoamento do sangue logo abaixo da válvula aórtica. O peso da víscera varia entre 400 e 800 g, quando o normal é até 320 g[1]. O exame microscópico revela fibras de calibre bem aumentado, dispostas de modo irregular como um emaranhado. É uma doença transmissível geneticamente[13] e uma das causas cardíacas de morte súbita mais frequentes em indivíduos jovens[8] (Figuras 9.8 e 9.9).

O grupo das cardiomiopatias congestivas, também referidas como dilatadas, engloba várias doenças, de etiologia variada, desde tóxicas, como o alcoolismo, até inflamatórias, como as miocardites crônicas. No Brasil, a doença de Chagas serve como exemplo típico. Os distúrbios do ritmo cardíaco nessa doença explicam por que é de se esperar que os pacientes tenham, por vezes, morte súbita (Figura 9.10).

Miocardites agudas, primárias ou secundárias a infecções sistêmicas, podem causar morte inesperada, principalmente em indivíduos jovens. Na maioria das vezes são causadas por vírus. Em um grupo razoável de casos, a etiologia permanece não esclarecida. Em 1972, examinamos o coração de um menino de 6 anos que apresentou quadro clínico infeccioso de evolução fulminante em cerca de um dia. Houve alegação de toxi-infecção alimentar, já que começara a passar mal pouco tempo depois de ter participado de uma festa de aniversário, na qual comera um tipo de chocolate industrializado. Os exames bromatológicos, porém, não evidenciaram agentes patogênicos nem suas toxinas em tabletes do mesmo lote de fabricação. O laudo do exame toxicológico de suas vísceras foi negativo. Mas o exame do miocárdio evidenciou focos de degeneração e necrose de suas fibras associados a infiltrado inflamatório formado por neutrófilos e mononucleares[14] (Figura 9.11).

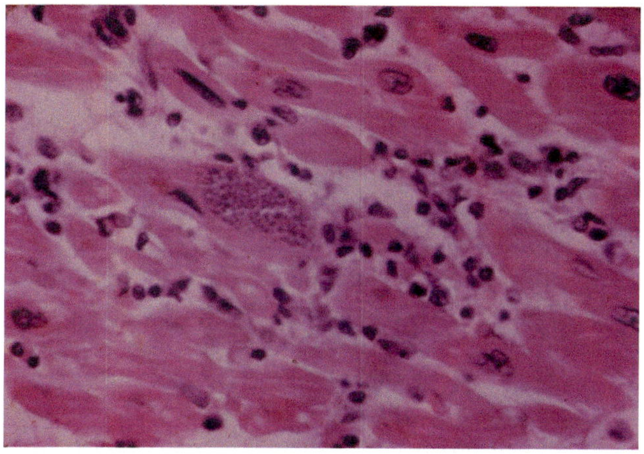

Figura 9.10 – Corte histológico do coração, no qual se notam um ninho de leishmanias do *T. Cruzi* no interior de uma fibra miocárdica e infiltração inflamatória mononuclear. Coloração HE. Objetiva 40×.
Fonte: Coleção didática de Patologia da Universidade Gama Filho.

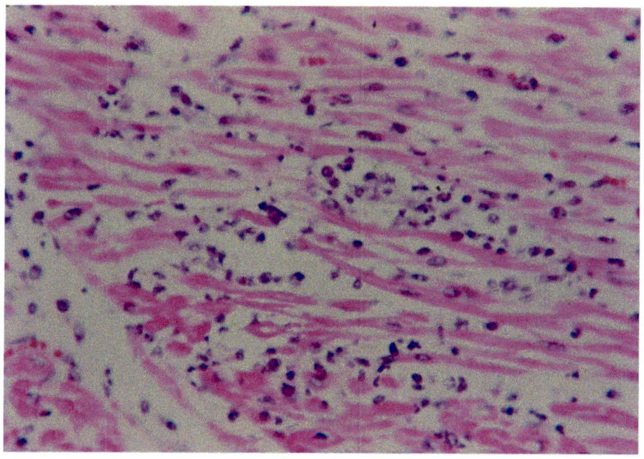

Figura 9.11 – Corte histológico do miocárdio, no qual se notam áreas de infiltração por células inflamatórias e edema. Coloração HE. Objetiva 10×.
Fonte: Serviço de Patologia do IMLAP.

O grupo restritivo é formado por doenças que não costumam causar morte súbita[8]. Entretanto, tivemos oportunidade de examinar um caso no IML do Rio de Janeiro (Figura 9.12).

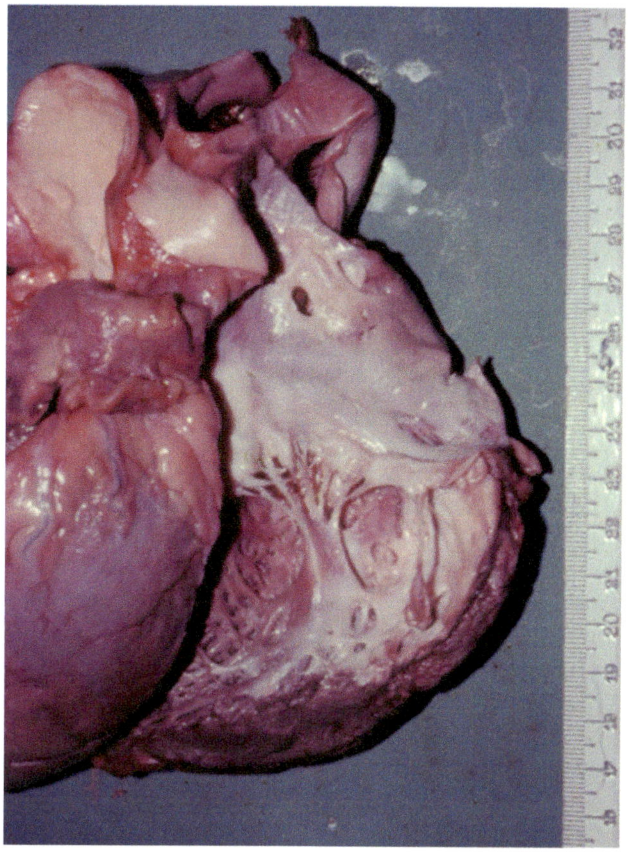

Figura 9.12 – Coração aberto para mostrar fibrose que ocupa uma faixa do endocárdio e do miocárdio subjacente na parede do ventrículo esquerdo, interessando a válvula mitral. Caso de endomiocardiofibrose do tipo Davies.
Fonte: IMLAP.

• Aneurisma dissecante

Os patologistas forenses, com frequência, deparam-se com casos de tamponamento cardíaco causados por rotura de *aneurisma dissecante* da porção inicial da aorta. É uma lesão decorrente do enfraquecimento da parede da artéria por degeneração da sua túnica média, caracterizada por perda de fibras elásticas e acúmulo de matriz conjuntiva alterada em substituição ao tecido elástico. Como os espaços sem fibras elásticas assumem, por vezes, aspecto cístico, a lesão é chamada de degeneração cística da média. Esse enfraquecimento da túnica média permite que haja roturas transversais da túnica interna da aorta, por onde o sangue penetra e disseca a parede arterial em duas camadas concêntricas ao longo de uma distância variável. A aorta fica como se fosse formada por dois tubos, um dentro do outro, separados pelo hematoma. O sangue que disseca a parede arterial pode romper o tubo externo em qualquer ponto da dissecção. É mais comum que isso ocorra na porção ascendente da aorta, o que explica o hemopericárdio e o tamponamento cardíaco. Mas podemos achar casos em que a rotura foi feita para uma cavidade pleural ou para a cavidade peritoneal[15].

O aneurisma dissecante afeta, na maioria das vezes, homens entre 40 e 60 anos, portadores de hipertensão arterial, mas é interessante notar que, nos casos de morte súbita por tamponamento cardíaco, a túnica interna da aorta não costuma mostrar sinais de aterosclerose. Essa catástrofe costuma vir sem aviso prévio. Não há dilatação da aorta, daí a impropriedade da denominação *aneurisma*. A vítima não tem a menor ideia da ameaça que paira sobre si[15]. As outras formas de aneurisma aórtico são diagnosticadas muito antes da sua rotura em função dos sintomas causados pela dilatação progressiva do vaso. Assim, a morte destes pacientes não preenche os requisitos para ser enquadrada como morte súbita.

• Arritmias primárias

Em casos raros, a morte súbita resulta de distúrbios primários do sistema de excitação e controle das contrações do coração. O distúrbio puramente funcional não pode ser documentado pelo exame cadavérico. Em geral, o que ocorre é uma fibrilação ventricular sem prévia patologia quer do aparelho valvular, quer do miocárdio ou das artérias coronárias. As alterações funcionais podem, no entanto, já ter sido observadas em vida por exames eletrocardiográficos feitos com outra finalidade. São exemplos a síndrome do QT longo e as relacionadas com pré-excitação, como a de Wolff-Parkinson-White. Nesta, um feixe anômalo de condução do estímulo elétrico (feixe de Kent) causa excitação retrógrada das aurículas e nova descarga para os ventrículos. Isso gera taquicardias ventriculares de alta frequência que podem evoluir para fibrilação ventricular e morte[16]. Em outros casos, há um bloqueio total da estimulação ventricular normal, com redução muito drástica da frequência dos batimentos, ou mesmo a parada cardíaca por tempo suficiente para matar, como na síndrome de Stokes-Adams[16]. Casos de morte súbita de indivíduos jovens empenhados em intensa atividade muscular (esportes, treinamento militar), com informações fidedignas de que não eram usuários de drogas nem de que teriam sofrido algum trauma, podem ser explicados por arritmias cardíacas sem substrato anatomopatológico[17] (ver mais adiante).

• Parada cardíaca reflexa (morte por inibição)

Em alguns casos, a morte súbita ocorre, no máximo, 2 minutos após traumatismo mínimo que não chega a provocar lesão. Adelson e Hirsch[2] chamam-na de *morte instantânea fisiológica* por admitirem que seu mecanismo seja estimulação nervosa periférica, desencadeando resposta vagal com bloqueio cardíaco e/ou vasodilatação generalizada, com queda da pressão arterial, isquemia cerebral e choque. Narram o caso de um menino de 8 anos que estava brincando com seus coleguinhas e levou uma bolada no peito, caindo fulminado. Várias pessoas testemunharam o acidente. A autópsia completa não revelou qualquer lesão, mesmo à microscopia, assim como foram negativos os exames laboratoriais[2]. Outros casos têm sido relatados em que o estímulo foi pancada na bolsa escrotal, no epigástrio, na laringe, pressão no seio carotídeo ou dilatação do colo uterino[2,12,18]. Para que se firme o diagnóstico de morte por inibição, é indispensável que haja uma história compatível e que a necrópsia seja branca, inclusive com exames toxicológico, microbiológico e histopatológico negativos. É um diagnóstico de exclusão. Mas não é sinônimo de morte de causa indeterminada. Particularmente, somos muito resistentes a este último diagnóstico.

Doenças do sistema nervoso central

• Aneurisma cerebral

Uma das doenças em que a morte mais suscita dúvidas quanto à causa jurídica é a *rotura de aneurisma cerebral*. Em primeiro lugar, porque o diagnóstico não é feito antes da rotura arterial. Cerca de 12% dos aneurismas têm a morte súbita como manifestação inicial. Dentre os que chegam aos Necrotérios Médico-Legais, metade não tinham qualquer sintomatologia[19]. Em segundo lugar, porque não é incomum que a rotura seja imediatamente precedida por um esforço inusitado, uma briga, uma emoção intensa ou mesmo uma relação sexual. Mas há, também, numerosos casos sem relação com esforços físicos e outros que ocorrem durante o sono[20].

Os aneurismas cerebrais são estruturas saculares formadas pela herniação da túnica interna (íntima) das artérias da base do cérebro, através de falhas da túnica média, que fazem projeção para fora da artéria. A incidência geral na população adulta é de cerca de 2%. Em idosos vai para 5%. São mais frequentes em pacientes adultos hipertensos e pouco comuns em crianças[8,20,21]. Sua incidência é um pouco maior no sexo feminino[19,20]. Mas a taxa varia com o denodo com que são procurados pelos patologistas.

O exame inicial do encéfalo mostra hemorragia subaracnoidea em sua face inferior, predominando ora na metade anterior, ora na posterior, podendo estender-se até a convexidade cerebral (Figura 9.13). Aconselhamos a lavagem cuidadosa com água corrente e a remoção dos coágulos com pequenas pinças de dissecção. De preferência, evitar o uso de tesouras de ponta aguda. É um trabalho que exige paciência. Não sendo achados aneurismas, pode-se injetar um corante pelas artérias carótidas internas e pelas vertebrais para localizar o ponto de sangramento, pois alguns aneurismas são muito pequenos e podem passar despercebidos ao primeiro exame.

A localização mais comum desses aneurismas é mostrada na Figura 9.14, mas, conforme a origem dos casos relatados, pode ser diferente. Quando os casos são provenientes tanto de estudos clínicos por imagem como de necrotérios, predominam nas artérias cerebrais anteriores (Figura 9.15) e médias. Mas, se computados apenas os casos dos serviços de verificação de óbito, prevalecem os de localização posterior. Tal diferença pode ser explicada de dois modos: ou os aneurismas dos vasos posteriores do círculo arterial cerebral se rompem mais facilmente, ou são mais letais quando se rompem[19].

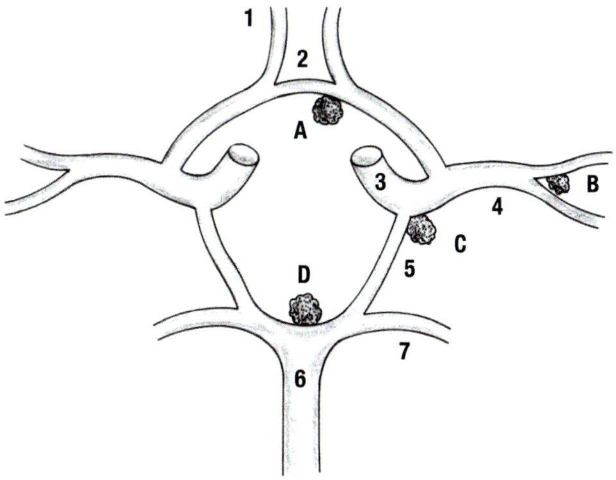

Figura 9.13 – Esquema com a localização mais frequente dos aneurismas cerebrais no polígono de Willis (círculo arterial cerebral). **A.** 40% na união da cerebral anterior com a comunicante anterior; **B.** 34% na bifurcação da cerebral média; **C.** 20% na união da carótida interna com a comunicante posterior; **D.** 4% na bifurcação do tronco basilar. **1.** artéria cerebral anterior; **2.** artéria comunicante anterior; **3.** artéria carótida interna; **4.** artéria cerebral média; **5.** artéria comunicante posterior; **6.** tronco basilar ou artéria basilar; **7.** artéria cerebral posterior.
Fonte: Robbins Pathologic Basis of Disease, 6. ed. Cotran RS, Kumar V e Collins T, eds. Philadelphia: W.B. Saunders; 1999.

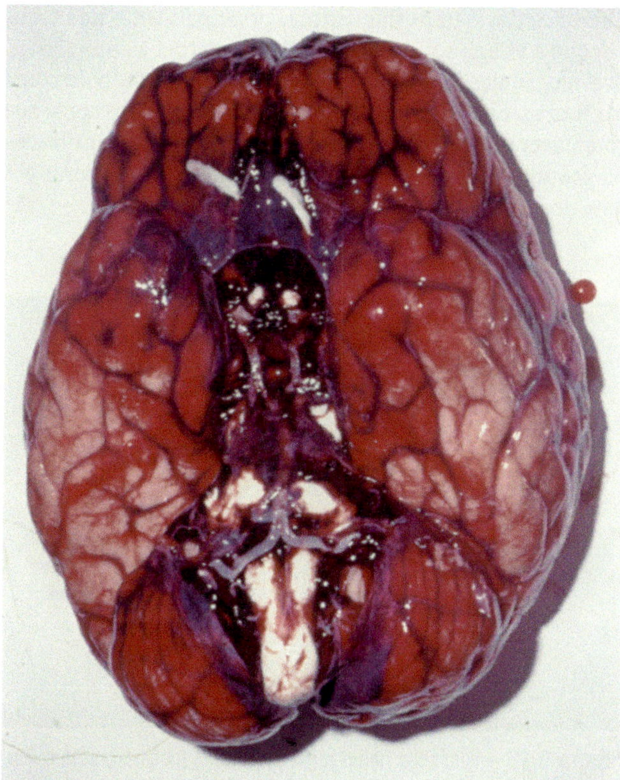

Figura 9.14 – Extensa hemorragia subaracnoidea na base do cérebro.
Fonte: IMLAP.

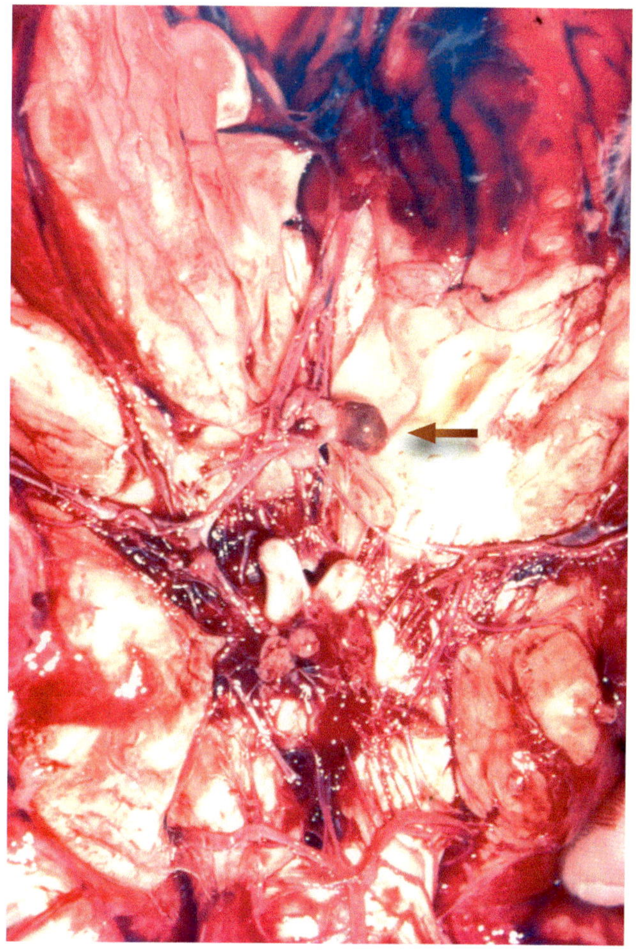

Figura 9.15 – A remoção dos coágulos sanguíneos do espaço subaracnoideo revela, na maioria das vezes, o aneurisma rompido. Nesse caso, é o pequeno saco preso à artéria comunicante anterior no centro da figura, indicado pela *seta*. Mesmo caso da Figura 9.14.

A relação anatômica quase que exclusiva em bifurcações vasculares sugere uma falha na formação da túnica muscular dessas áreas. Seu tamanho varia desde quase imperceptível até 2,5 cm de diâmetro[21]. Não é raro que sejam múltiplos, podendo variar essa incidência de 12% a 31% dos casos[8,20]. Com frequência, a multiplicidade está associada a outras alterações hereditárias como rim policístico, síndrome de Marfan, coarctação da aorta e displasia fibromuscular, o que indica sua origem hereditária[20].

O episódio de rotura do aneurisma é anunciado por dor de cabeça lancinante seguida por rigidez da nuca, vômitos e rápida perda da consciência. Cerca de 50% dos pacientes morrem em consequência do primeiro episódio de rotura. O sangue invade o espaço subaracnoideo e envolve os outros ramos do círculo arterial da base cerebral (polígono de Willis). Por vezes, penetra no tecido nervoso adjacente ou nos ventrículos cerebrais. Cortes do encéfalo em planos coronais evidenciam a hemorragia para essas cavidades em 63% dos casos, principalmente o quarto ventrículo[20].

Discute-se qual o mecanismo da morte. Alguns autores admitem que seja por espasmo dos outros ramos do círculo arterial em resposta à liberação de mediadores químicos a partir da interação com o sangue extravasado[19,22]. A maioria, porém, acredita que esteja a morte relacionada com a hipertensão intracraniana causada pela hemorragia, com ou sem a inundação ventricular, uma vez que ocorre edema cerebral associado. A hipertensão intracraniana causa um intenso edema pulmonar neurogênico, cujo mecanismo não está plenamente conhecido. O que se sabe é que se acha edema pulmonar agudo em mais de 90% dos casos de morte súbita por rotura de aneurisma cerebral. E a incidência aumenta proporcionalmente ao volume da hemorragia[20]. A hipertensão intracraniana causa grande elevação da resistência ao fluxo sanguíneo vascular e hipertensão arterial tanto sistêmica como pulmonar, acompanhados de redução intensa da frequência dos batimentos. Além disso, estudos do coração por ecocardiografia e eletrocardiograma têm demonstrado distúrbios do movimento cardíaco e da excitação e ritmo das suas contrações, causando insuficiência do ventrículo esquerdo e consequente congestão e edema pulmonares[20].

O grande problema médico-legal relacionado com a rotura desses aneurismas é saber até que ponto um pequeno traumatismo na cabeça, um esforço ou uma emoção violenta poderiam tê-la causado. Em se tratando de aneurismas volumosos, pode-se admitir que um trauma de intensidade média possa causar sua rotura, mas não daqueles aneurismas pequeninos. Por outro lado, a súbita elevação da pressão arterial relacionada com o estresse de uma luta corporal, de uma discussão acirrada, ou resultante de um assalto, pode levar ao rompimento de um aneurisma quiescente, que ainda permaneceria como tal por muito tempo. Cada caso deve ser estudado minuciosamente para esclarecer o grau de participação dessa concausa preexistente[1]. Ao se admitir o nexo causal entre a rotura do aneurisma e a ocorrência policial, está se caracterizando a lesão corporal seguida de morte (§ 3º do art. 129 do CP).

Há hemorragias subaracnoideas não traumáticas em que não se consegue identificar qualquer formação aneurismática nas artérias da base cerebral. Representam de 10% a 15% dos casos, nos quais são achadas outras alterações vasculares congênitas ou inflamatórias. Também podem causá-las processos infecciosos localizados nas artérias ou nas meninges[8,19]. É possível, ainda, que o sangramento tenha se originado em pontos fracos da parede vascular, nos quais surgiriam aneurismas com o passar dos anos. É sabido que a incidência de aneurismas em crianças é muito mais baixa que em adultos, o que justifica essa suposição[1]. Outra possibilidade é que se tratasse de aneurisma muito pequeno, que teria explodido totalmente no momento da rotura sem deixar vestígios[8].

• Hemorragia cerebral

Outra causa frequente de morte súbita é a *hemorragia intracerebral espontânea*, também chamada simplesmente de hemorragia cerebral. É a segunda causa mais frequente de hemorragias intracranianas não traumáticas[8]. É própria de adultos maduros e rara em jovens[8,20]. Cocainômanos constituem um grupo de grande risco[20]. Em 85% dos casos, é uma complicação da doença hipertensiva, mas também pode ocorrer em pacientes não hipertensos[19,20]. Na ausência de informações clínicas, como é a regra em verificações de óbito, a necrópsia evidencia os estigmas da hipertensão arterial – hipertrofia do ventrículo esquerdo do coração e nefrosclerose. Sua localização em mais da metade dos casos é na área dos núcleos lenticulares e do tálamo, seguindo-se a protuberância e o cerebelo[8,19,21] (Figura 9.16). O exame macroscópico do cérebro nas hemorragias dos núcleos da base revela achatamento das circunvoluções, principalmente do lado onde houve a hemorragia. Visto pela base, apresenta herniação do giro do cíngulo por baixo da foice cerebral e do *úncus* por entre o tronco cerebral e a tenda do cerebelo. É comum que a hemorragia se estenda pelo espaço subaracnoideo adjacente e para o interior dos ventrículos cerebrais. As de pequeno porte costumam ficar restritas ao parênquima cerebral. Quando o sangramento situa-se no cerebelo, costuma haver herniação das amígdalas cerebelares entre o bulbo, que é comprimido, e o anel do buraco occipital. As hemorragias da protuberância podem ascender e comprometer o tronco cerebral.

Em alguns casos pode surgir dificuldade no diagnóstico diferencial entre as hemorragias espontâneas e as de origem traumática. O elemento principal é a existência de focos de hemorragia cortical nestas. Mas é preciso atentar para a possibilidade de comprometimento do córtex vizinho às hemorragias espontâneas. Nas traumáticas, a distribuição dos focos corticais de hemorragia guarda relação com as zonas de contusão do couro cabeludo (lesões de golpe e de contragolpe). Essa diferenciação é importantíssima, principalmente nos casos em que a vítima sofreu queda antes de perder a consciência. A evolução das hemorragias é rápida para o estado de coma e a morte. Em apenas 10% dos casos, o paciente consegue sobreviver por 3 dias no pronto-socorro. Quando localizadas na protuberância, a morte se dá em menos de 24 horas em 95% dos casos[8].

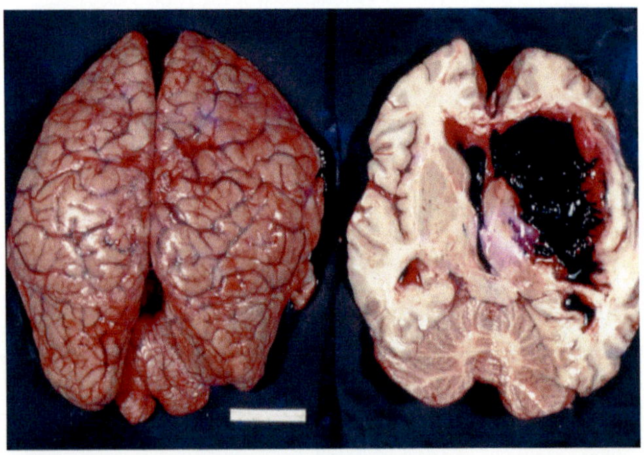

Figura 9.16 – Volumosa hemorragia cerebral que compromete o ventrículo lateral direito e os núcleos da base cerebral do mesmo lado. Os giros cerebrais estão achatados.
Fonte: Coleção de ensino da Faculdade de Medicina da UFRJ.

O sangramento das hemorragias espontâneas resulta da rotura de minúsculas dilatações arteriolares, que são muito mais frequentes nos hipertensos, mas que têm sido encontradas pelos patologistas em necrópsias de pessoas normotensas[21,22].

As outras causas de hemorragia cerebral, que não a hipertensão arterial, são pouco frequentes. Dentre elas, destacam-se malformações vasculares arteriovenosas, vasculites, doenças do sangue com tendência hemorrágica e a amiloidose primária. Entre as doenças do sangue estão leucemias, púrpuras, coagulação intravascular disseminada, iatrogenia por anticoagulantes e, inclusive, a anemia falciforme[19,20].

• Epilepsia

A causa neurológica de morte súbita mais controvertida é a *epilepsia*. Surges e colaboradores[23] referem que uma irmã de 17 anos do presidente norte-americano George Washington morreu logo após uma crise convulsiva por ele presenciada. Até meados do século XX, havia a convicção entre os médicos de que não havendo um estado de mal epiléptico, uma crise convulsiva seria incapaz de matar. Nas últimas décadas, porém, a observação pessoal de neurologistas e peritos legistas, assim como a realização de estudos prospectivos, acabou por firmar o conceito internacionalmente aceito da morte súbita e inesperada em epilépticos: "casos em que o epiléptico morre inesperadamente, com ou sem testemunhas, sem ter sido envolvido em acidentes, com ou sem sinais de crise convulsiva, excluindo o estado de mal epiléptico, nos quais a necrópsia é branca e o exame toxicológico negativo"[24]. Di Maio[8] afirma que é a causa mais comum de morte súbita de origem nervosa encontrada pelos médicos-legistas, podendo chegar a 2% de todas as mortes naturais examinadas nos serviços de patologia forense. A chance de morte súbita entre os epilépticos é 24 vezes maior do que no resto da população[25]. São descritos vários fatores de risco para os epilépticos, porém os mais importantes são doença de duração mais prolongada e severa, idade adulta jovem e dificuldade de controle das crises[19,26].

Na maioria das vezes, a pessoa é encontrada morta ao amanhecer. Admite-se que o sono predisponha à ocorrência das crises[8]. A morte, geralmente, ocorre durante ou logo após a crise convulsiva. Pequena proporção de casos são presenciados e as testemunhas relatam a ocorrência de convulsões tônico-clônicas generalizadas na maioria das vezes. Nos que não são presenciados, é comum o achado de sinais da crise, como contusões e feridas na língua, ou desordem dos objetos próximos ao corpo do indivíduo[1,8,23]. No caso de epiléptico em tratamento por anticonvulsivantes, é preciso fazer a dosagem da medicação nos tecidos da vítima de modo a se documentar uma parada no uso do remédio[8,17]. Há, também, a possibilidade de morte súbita de epilépticos por crises do sistema nervoso vegetativo[17].

O cérebro das vítimas desse tipo de morte súbita revela alterações em 50% a 70% dos casos. Além das patologias causadoras das crises convulsivas, como lesões traumáticas corticais antigas, neoplasias do tecido nervoso ou das meninges e processos inflamatórios, são descritas lesões atribuídas às sucessivas crises convulsivas[19,27]. Entre estas são descritas esclerose da amígdala cerebral e atrofia progressiva com redução do número de neurônios no hipocampo, mas sem diferenças entre os epilépticos mortos subitamente e aqueles vitimados por acidentes ou outras causas naturais[19,27,28]. Têm sido descritas lesões cardíacas, como aumento do peso e fibrose pouco intensa a moderada do miocárdio. Todas essas lesões têm sido atribuídas à hipoxia intensa que acompanha as crises epilépticas, tanto no cérebro como no coração[19]. A favor dessa afirmação fala o achado de lesões neuronais isquêmicas recentes no hipocampo de algumas vítimas desse mal[23]. Os pulmões revelam edema de intensidade variada, porém constante.

A maioria dos autores concorda que a morte seja causada por arritmia cardíaca, que tanto pode ser por taquicardia evoluindo para fibrilação, como por assistolia[19,23]. Os mecanismos fisiopatológicos desses distúrbios do ritmo cardíaco estão propostos na revisão feita por Surges e colaboradores[23].

Doenças do aparelho respiratório

• Infecções

Algumas formas de pneumonia podem evoluir de modo tão rápido a ponto de causar uma morte suspeita, mas não é a regra. Tal evolução, contudo, é mais comum em pessoas com resistência diminuída por quimioterapia ou outras formas de comprometimento do sistema imunológico.

A aspiração de esporos do *Bacillus anthracis* pode provocar uma infecção de curso fulminante, dependendo da quantidade aspirada. Em ataques terroristas, a quantidade pode ser tão grande que mate a vítima em menos de 2 dias. Em outubro de 2001, um mês após o atentado contra as Torres Gêmeas de Nova York, foram enviadas correspondências contaminadas por esses esporos a membros da mídia e do senado norte-americano, em um ataque bioterrorista. Cinco pessoas morreram e 17 adoeceram, mas conseguiram se recuperar por meio de tratamento com antibióticos. Os esporos inalados vão aos alvéolos pulmonares, são fagocitados e drenados para os linfonodos do hilo pulmonar. Aí proliferam, causam inflamação hemorrágica e disseminam-se rapidamente pelo organismo. O que leva à morte é a ação das toxinas que produzem[29]. No ataque por cartas em Nova York e Washington, o responsável foi um biólogo de um laboratório de biossegurança do exército, que tinha problemas mentais graves e cometeu suicídio em 2008, pouco antes de ser formalmente acusado[30].

Entre as infecções do aparelho respiratório, há uma condição que pode causar morte extremamente rápida por sufocação: é a epiglotite aguda, geralmente decorrente de infecção pelo *Haemophilus influenzae*. É mais comum em crianças, mas também pode acometer adultos. Os sintomas iniciais podem ser escassos e sugerir uma laringite banal. De repente, ocorre obstrução do trato respiratório, impondo medidas de emergência para salvar a vida, como intubação ou traqueostomia[8]. Nos casos fatais, a autópsia revela intenso edema da mucosa que reveste a epiglote, a laringe e a parte adjacente da hipofaringe[1].

A tuberculose pulmonar escavada (forma ulcerocaseosa) pode passar despercebida pelo paciente e só ser diagnosticada após um episódio de hemoptise. Nesses casos, quando não se sabe ainda que o indivíduo está doente, a hemoptise pode ocorrer sem que lhe seja prestado o devido socorro por morar só ou por estar longe da família. Resulta daí o achado de um corpo caído na via pública ou em um quarto em que morava sozinho, com sangue vivo sujando-lhe o rosto e as vestes. A suspeição de morte violenta é comum diante desse quadro. E só é desfeita quando o patologista do serviço de verificação de óbitos ou do Necrotério Médico-Legal faz o diagnóstico. A necrópsia revela ora uma caverna cheia de sangue parcialmente coagulado, com paredes infiltradas por material caseoso, sem disseminação; ora o processo é mais extenso e formado, além da lesão escavada, por macro e micronódulos distribuídos principalmente nos lobos superiores dos pulmões.

• Asma

A asma é uma doença que acomete crianças e adultos, com prevalência geral de 10% naquelas e de 8% nestes. Até o início do século XX, a maioria dos médicos não admitia que pudesse matar[31]. Porém a observação mais apurada pelos clínicos demonstrou que, em raros casos, poderia ser a causa da morte. A taxa de mortalidade por asma oscilou nos países industrializados entre 1,5 e 8,5 por 100 mil habitantes nas três últimas décadas do século passado[32]. Nos Estados Unidos, a taxa aumentou de 1,3 para 1,9[32]. Autores da Nova Zelândia mostram taxas entre 3 e 4,2[33]. No Brasil, entre os anos de 2000 e 2007, a mortalidade pela asma variou entre 1,1 e 1,7. A região Nordeste foi a que apresentou as maiores taxas no ano de 2007 , com 2,3[34]. No universo dos asmáticos, a morte incide na proporção de 1 por 2 mil casos (0,05%)[32,35,36], mas em crianças é muito menor, 1 por 10 mil[37]. Sob o ponto de vista dos serviços de verificação de óbito, a proporção das mortes causadas pela asma pode chegar a 7% das autópsias[8].

Atualmente, sabe-se que a morte pela asma pode ocorrer pelo agravamento do quadro clínico, com crises mais intensas e mais frequentes, em que o estado do paciente vai se deteriorando ao longo de dias ou semanas, ou de modo muito mais rápido e inesperado em intervalo de menos de 12 horas entre o início da crise e o óbito, o que atende ao critério de morte súbita[32,35,36]. Estes são os casos chamados de asma súbita fatal ou asma aguda asfíxica, que correspondem a 15% a 20% dos óbitos pela asma[32,35,36]. Há relato de casos com evolução ao óbito em meia hora[8].

Na asma asfíxica, se a vítima estiver só, em lugar em que sua doença seja desconhecida, o diagnóstico da causa da morte pode ficar difícil. Em mais da metade dos casos, a morte ocorre fora de ambiente hospitalar[31,32,38]. Mas o achado de remédios ou bombinhas de aerossol para o tratamento das crises nos seus bolsos fornece uma boa pista para a investigação. Existem fatores de risco que indicam os asmáticos com maior probabilidade de terem uma crise fatal. Os principais são o fato de já terem sofrido crises que os obrigaram a sofrer internações em serviços de emergência hospitalar, intubação traqueal[32,33,36], assim como a baixa percepção da gravidade da obstrução respiratória[32,36,39]. Tais fatores podem ser indagados a parentes ou pessoas conhecidas da vítima, embora sua ausência não traga imunidade quanto à crise fatal[32]. Sem esses elementos, o patologista forense tem que se valer apenas da morfologia pulmonar.

Os pulmões dos asmáticos costumam ocupar todo o espaço nas cavidades pleurais e recobrir parte da área cardíaca, o que se nota pela remoção do plastrão condroesternal. Há um enfisema agudo, os alvéolos estão muito distendidos e o órgão não colapsa ao ser retirado. A abertura dos ramos brônquicos revela a presença de muco muito espesso e pegajoso tamponando vários segmentos. A microscopia confirma os aspectos macroscópicos. Evidencia membrana basal do epitélio respiratório espessada e ondulada, hipertrofia das fibras musculares lisas e das glândulas mucoprodutoras dos brônquios. Há infiltração do tecido conjuntivo brônquico e intersticial por eosinófilos e mononucleares[8,40] (Figuras 9.17 a 9.19).

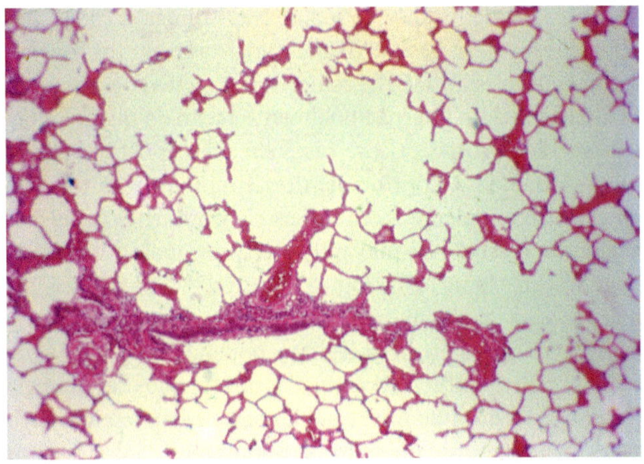

Figura 9.17 – Corte histológico de pulmão de pessoa asmática. Há distensão difusa dos sacos alveolares. Coloração de HE. Objetiva de 2,5×. **Fonte:** IMLAP.

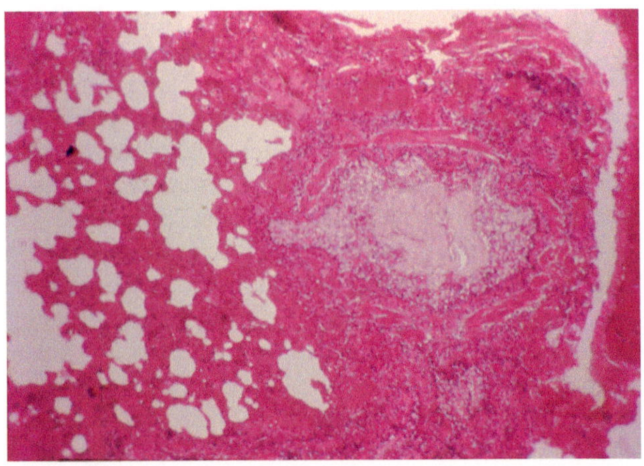

Figura 9.18 – Bronquíolo obstruído por tampão de muco espesso. Mesmo caso da Figura 9.17. Coloração de HE. Objetiva de 2,5×. **Fonte:** IMLAP.

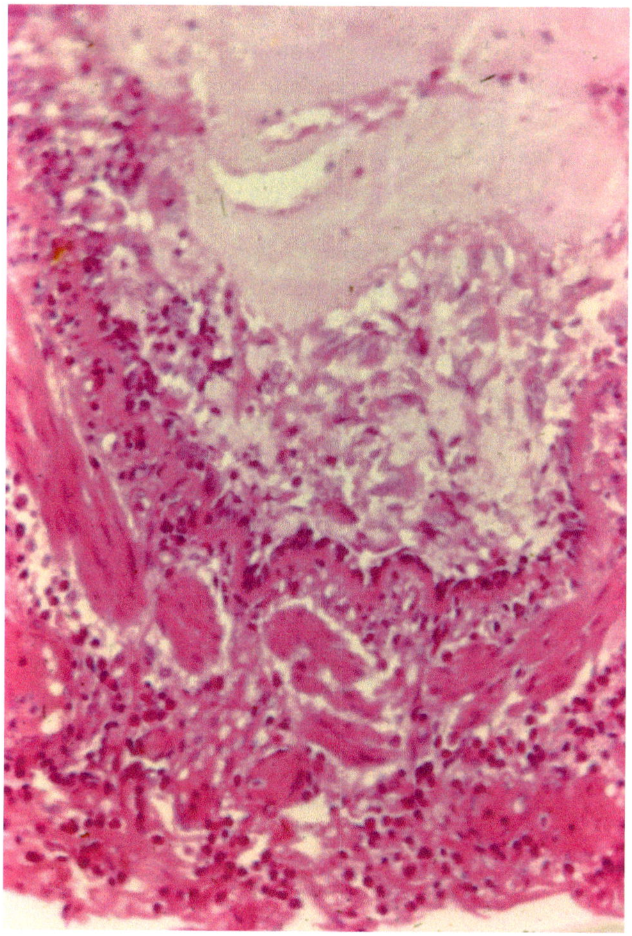

Figura 9.19 – Detalhe da parede bronquiolar, mostrando espessamento da membrana basal do epitélio respiratório e hipertrofia das fibras musculares lisas. Notam-se células inflamatórias permeando os diversos tecidos. Mesmo caso das Figuras 9.17 e 9.18. Coloração HE. Objetiva de aumento médio.

Trabalhos mais recentes revelaram algumas diferenças na histopatologia entre as vítimas da forma lenta com as das formas mais agudas e rápidas. Nestas, faltam os tampões de muco nos brônquios e o infiltrado inflamatório tem predomínio de neutrófilos em vez de eosinófilos[32,36]. Outros autores identificaram uma relação entre a concentração dos subtipos de linfócitos T (com marcadores CD4 ou CD8) no infiltrado inflamatório presente no tecido conjuntivo dos brônquios e o tipo de asma. Nos casos de evolução muito rápida predominam os linfócitos $CD8^+$, enquanto os $CD4^+$ são os mais numerosos nos casos de evolução mais prolongada[41]. Convém lembrar que é preciso estabelecer o diagnóstico diferencial entre a asma asfíxica e os casos de choque anafilático com predominância de sinais respiratórios[32,37].

Não há consenso quanto ao mecanismo de morte durante a crise asmática. A maior dificuldade é a diferença entre a morte por crises graves que ocorre por falha do tratamento hospitalar e a evolução dos casos não assistidos, em que a crise evolui naturalmente para o desfecho fatal sem assistência médica. Nos casos que chegam aos hospitais, alguns formularam a hipótese de que está relacionado com arritmia cardíaca desencadeada por efeito colateral dos broncodilatadores usados pelo paciente, potencializados pela baixa da concentração sanguínea de oxigênio. A obstrução ao fluxo respiratório por si só não seria capaz de matar, já que não acharam concentrações muito elevadas de CO[1,17]. Outros admitem que a morte seja pela asfixia decorrente do enfisema agudo dos pulmões. Este é causado por um mecanismo valvular nos brônquios, em que o ar entra durante a inspiração, que é ativa e o dilata, mas não sai na mesma quantidade na expiração por causa do espasmo bronquiolar. O tampão de muco obstrui a luz quando cessa o esforço dos músculos inspiratórios[8,32,35]. Por fim, também se sugere que haja uma parada respiratória final possivelmente pelo cansaço da musculatura respiratória[32,35].

• Embolia

A morte mais súbita no sentido cronológico é a que ocorre quando há uma *embolia maciça* para os ramos principais da artéria pulmonar. Isso se deve ao deslocamento de coágulos sanguíneos alojados em veias calibrosas, geralmente nos membros inferiores, que seguem pela veia cava inferior, aurícula direita, ventrículo direito e terminam por encalhar na artéria pulmonar. É a ocorrência mais frequente em pacientes em pós-operatório de cirurgias mais amplas, ou traumatizados, quando voltam a deambular. Também ocorre no pós-parto imediato, razão pela qual se deve fazer com que a puérpera deixe o leito o mais precocemente possível, a fim de evitar a flebotrombose (Figura 9.20).

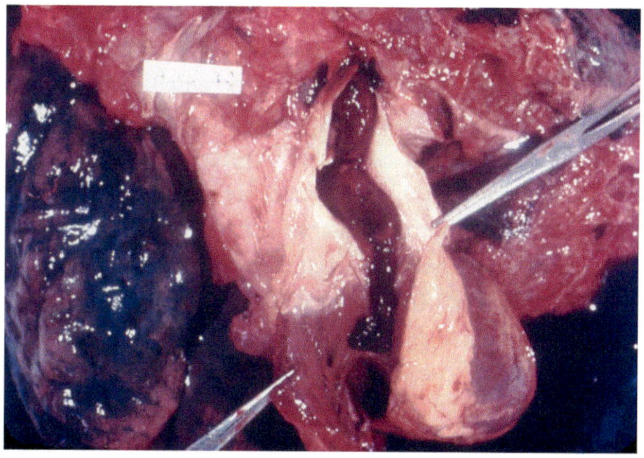

Figura 9.20 – Embolia pulmonar maciça. O tronco da artéria pulmonar está obstruído por volumoso êmbolo.
Fonte: Autópsia do Laboratório de Patologia do Hospital Geral da Santa Casa de Misericórdia do Rio de Janeiro.

Doenças do aparelho digestivo

• Hemorragia digestiva alta

Em cerca da metade dos casos, esta hemorragia é causada por sangramento de uma úlcera péptica. A segunda causa mais comum é a síndrome de Mallory-Weiss, com incidência de 5% a 15%, conforme o autor citado. A hemorragia da gastrite erosiva aguda, causada com maior frequência pelo uso continuado de anti-inflamatórios não esteroides, costuma ser de pequena monta e raramente ameaça a vida do paciente, pois as erosões da mucosa só atingem vasos muito pequenos[42].

- **Úlcera péptica**[43]: é uma doença que atinge de 10% a 12% da população, respectivamente, feminina e masculina. A lesão característica é uma ulceração de diâmetro superior a 5 mm de diâmetro, localizada ora no estômago, ora no duodeno. Estudos de necrópsia não têm mostrado preferência para um ou outro órgão, mas as duodenais são mais diagnosticadas em vida pela maior frequência dos sintomas dolorosos. Em cerca de 15% dos casos ocorre sangramento da úlcera para o interior do tubo digestivo. Quando o volume é grande, o paciente vomita e o material eliminado ora é representado por sangue parcialmente digerido (escuro e semelhante a borra de café), ora mais vermelho dependendo da velocidade do sangramento. Alguns pacientes portadores de úlcera péptica ainda não diagnosticada podem ter como primeiro sintoma claro um sangramento intenso para o estômago. Por vezes, não são socorridos a tempo e morrem de modo inesperado. Quando necropsiados, a causa da morte é descoberta. Indivíduos que moram sozinhos podem ser vistos mortos em meio a sangue vomitado, o que pode levar à suspeição de envenenamento. O diagnóstico da úlcera péptica nesses casos é fácil. A abertura do estômago ao longo da sua grande curvatura permite visualizar a lesão ulcerada que se localiza preferencialmente na pequena curvatura, em geral no antro gástrico, tem bordas lisas e talhadas a pique, um pouco atenuadas na metade distal. Costuma haver uma certa convergência de pregas da mucosa adjacente para as margens da lesão. No fundo da úlcera, acha-se o vaso sanguíneo que originou a hemorragia. As úlceras duodenais têm aspecto semelhante e localizam-se na primeira porção do órgão, logo depois do piloro[44].

Outra complicação das úlceras pépticas é a perfuração do tubo digestivo e consequente peritonite. A incidência de perfuração varia de 2% a 10% conforme os autores consultados[43,45]. É mais comum nos homens e nas pessoas mais idosas. Sua localização mais frequente é na face anterior do antro gástrico e da primeira porção do duodeno[45]. A tendência maior de perfuração nas pessoas idosas está relacionada com o uso mais intenso de anti-inflamatórios não esteroides por esse grupo de pacientes. Quando o indivíduo não procura atendimento hospitalar nas primeiras 24 horas, a mortalidade é de mais de 10%. Não sendo atendido, evolui para peritonite generalizada e morte por sepse[45]. Esses são os que chegam aos serviços de verificação de óbito.

- **Síndrome de Mallory-Weiss**[46]**:** é outra patologia capaz de levantar suspeita de morte violenta. São lacerações e mesmo rotura do terço inferior do esôfago relacionadas com vômitos repetidos, mais comuns em alcoólatras em estado de etilismo agudo. A maioria dos pacientes apresentam hérnia de hiato (deslocamento da junção esofagogástrica para nível acima do diafragma). Menos de 10% dos pacientes vão a óbito por causa da hemorragia. Os casos mais graves podem ser de evolução fulminante, com rotura total da parede do esôfago na sua transição para o estômago (Figura 9.21).

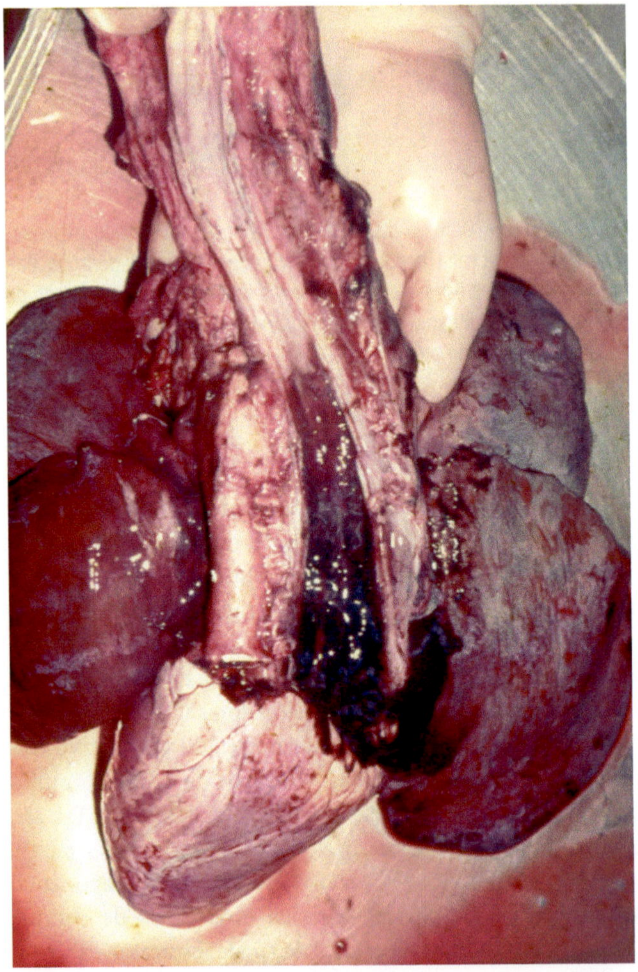

Figura 9.21 – Extensa hemorragia no terço inferior do esôfago em caso de morte súbita por hematêmese. Síndrome de Mallory-Weiss. **Fonte:** IML-RJ.

• Pancreatite aguda

A pancreatite aguda é uma doença grave que atinge, com mais frequência, pessoas na sexta década de vida e costuma eclodir após excessos do comer e do beber[47]. Sua incidência geral no mundo ocidental varia de acordo com o autor pesquisado, mas fica em torno de 10 a 20 por 100 mil habitantes[48]. O fator predisponente mais importante no homem é o abuso do álcool e na mulher, a existência de cálculos biliares[48,49].

A maioria dos casos de pancreatite aguda evolui bem e caracteriza-se por simples edema do órgão. Mas, em cerca de 15% a 20% dos pacientes, a doença é muito mais grave e está associada à necrose extensa e à hemorragia do pâncreas[49,50]. A mortalidade nesse contingente de pacientes tem sido avaliada em 20% a 60%, conforme o autor consultado. São mencionados dois picos de mortalidade para a forma grave da pancreatite aguda, um precoce e outro tardio. O primeiro ocorre durante a primeira semana e o segundo após 2 semanas. Cerca de 23% morrem nos 3 primeiros dias. Mas, ao fim da primeira semana, a taxa de mortalidade chega a 53%. O segundo pico de mortalidade não costuma chegar aos serviços de verificação de óbito. Ocorre cerca de 2 semanas após o surgimento da dor abdominal e resulta de infecção dos focos de necrose do pâncreas[49].

O mecanismo patológico inicia-se com a ativação das enzimas digestivas do pâncreas, principalmente a tripsina, ainda dentro das células secretoras, o que leva à autodestruição das organelas e das membranas celulares. A tripsina liberada ativa uma outra enzima, a lipase, e libera numerosas substâncias que agem na reação inflamatória aguda. Esta atrai grande quantidade de neutrófilos e altera intensamente a permeabilidade dos vasos da microcirculação. Segue-se edema intenso e hemorragia no interior do órgão. A exportação dos mediadores químicos da inflamação e das enzimas ativadas para locais distantes, através da corrente sanguínea, desencadeia a chamada síndrome da resposta inflamatória sistêmica, seguida pela síndrome de disfunção múltipla de órgãos. A morte resulta de insuficiência respiratória, cardíaca ou renal, de modo isolado ou associado[49,50].

Algumas vezes, uma pessoa em aparente bom estado de saúde, sem sinais prévios de qualquer doença, começa a sentir dor abdominal, cada vez mais intensa, entra em choque e morre sem que se possa fazer o diagnóstico clínico. Pode-se suspeitar até de envenenamento. A necrópsia revela *pancreatite aguda necrosante*, que é o substrato anatômico da pancreatite aguda grave. O diagnóstico necroscópico da pancreatite aguda necrosante tem como base o aumento de volume do órgão pelo edema e pelos focos de hemorragia de coloração escura. Pode ser suspeitado já no exame externo pela presença de infiltração equimótica periumbilical (sinal de Cullen) ou dos flancos (sinal de Turner). A ativação das lipases pancreáticas produz digestão da gordura e tecido adiposo adjacentes ao pâncreas com liberação dos ácidos graxos, que se combinam com os íons de cálcio do plasma para formar pequenas massas branco-amareladas semelhantes a pingos de vela (esteatonecrose) (Figura 9.22). Tais lesões podem ser visualizadas nos epíplons, no retroperitônio e na parede abdominal[48]. É comum encontrar líquido turvo, por vezes com gotículas de gordura, em quantidade variada, livre na cavidade peritoneal. Também se acha derrame pleural à esquerda. Os pulmões costumam mostrar edema intra-alveolar, com ou sem membrana hialina, e edema intersticial, que representam o quadro anatômico da síndrome de estresse respiratório do adulto.

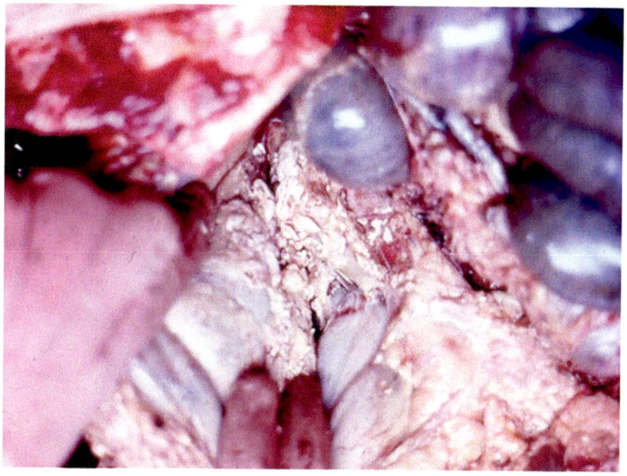

Figura 9.22 – Numerosos focos de esteatonecrose na retrocavidade epiplóica e em vários pontos do peritônio visceral. São de cor amarela-clara, diâmetro médio de 0,5 cm e, em algumas áreas, formam agregados visíveis no mesentério e nos epíplons. As alças intestinais são de cor violácea-escura.
Fonte: Caso de pancreatite aguda cedido gentilmente pelo Dr. Elias Freitas, do IMLAP.

Outras causas

Há doenças que costumam ter evolução muito rápida para a morte, e outras cujas complicações podem ser inesperadas e fatais. Em alguns casos, o diagnóstico pode ser feito em bases puramente morfológicas; mas, em outros, não é possível se chegar à causa da morte sem o auxílio de informações clínicas. Estão no primeiro grupo condições como a síndrome de Waterhouse-Friderichsen e a rotura de uma gravidez tubária. No segundo, condições como o choque anafilático e o diabetes.

• Síndrome de Waterhouse-Friderichsen

É causada por infecção fulminante, na maioria dos casos pelo meningococo; mas há também aqueles por outras bactérias como, por exemplo, o pneumococo e o *Haemophilus influenzae*. Pessoas em bom estado de saúde, geralmente crianças, adoecem com febre alta e aparecimento de petéquias generalizadas, que tendem a confluir, formando um quadro de púrpura. Evoluem para estado de choque em algumas horas, ocorrendo a morte em pouquíssimos dias, por vezes menos de um. Há relatos com menos de 10 horas de duração dos sintomas[8]. Os exames de laboratório confirmam septicemia e coagulação intravascular disseminada.

No caso de ter sido o corpo refrigerado, a hemocultura pode dar resultado negativo se for por meningococo[8]. A necrópsia revela alterações compatíveis com o distúrbio da coagulação e o estado de choque, não sendo observadas alterações de meningite purulenta, apenas congestão da leptomeninge. Em geral, não há tempo para que se forme pus nas meninges. As glândulas suprarrenais estão bilateralmente aumentadas por infiltração hemorrágica de intensidade variada, por vezes maciça, principalmente na camada medular, onde se origina o sangramento[51]. A causa principal dessas lesões é a vasculite devida às toxinas bacterianas[17] (Figuras 9.23 e 9.24).

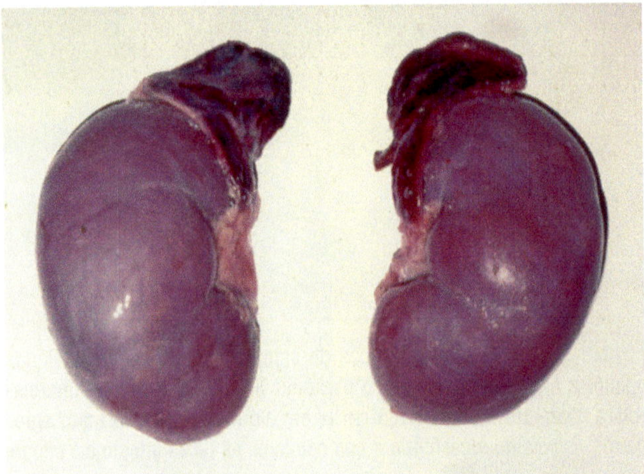

Figura 9.23 – Grande infiltração hemorrágica nas glândulas suprarrenais de uma criança morta por septicemia (síndrome de Waterhouse-Friderichsen).
Fonte: Caso do IML-RJ.

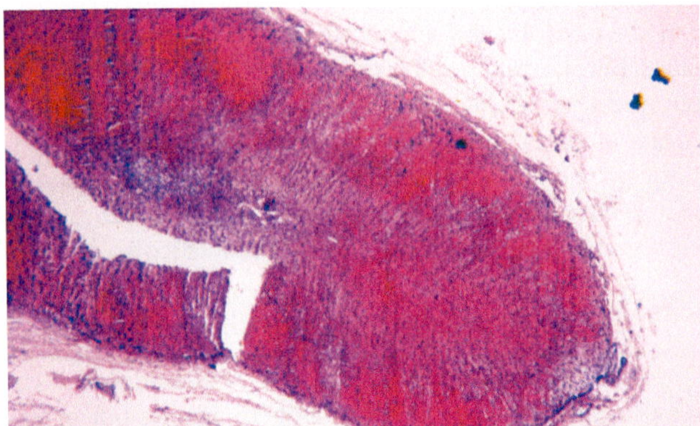

Figura 9.24 – Corte histológico de glândula suprarrenal, na qual se vê intensa infiltração hemorrágica. Coloração de HE. Objetiva de 2,5×.
Fonte: IMLAP.

• Gravidez tubária

A implantação do ovo humano em uma das trompas produz sua dilatação e enfraquecimento da sua parede pelo trofoblasto invasor. Com o passar das semanas, vai havendo distensão da parede tubária, que acaba por se romper por volta do segundo para o terceiro mês[52]. A prenhez tubária ocorre em cerca de 1% das gestações e em mais da metade dos casos está associada à patologia inflamatória ou à ligadura prévia das trompas. Mas um número elevado de casos se assesta em trompas normais. O episódio de rotura desencadeia um quadro abdominal agudo que pode ser confundido com outras patologias da região, como salpingite aguda ou apendicite aguda, se à direita. Causa hemorragia intensa para a cavidade abdominal, podendo ser fatal se a mulher não for socorrida a tempo. Por isso, só resulta em morte súbita se não houver recursos disponíveis no local onde se encontra a paciente (Figura 9.25). A necrópsia revela hemoperitônio de intensidade variada, trompa dilatada e infiltrada por sangue, rompida no seu terço médio, que corresponde à ampola. O ovo é encontrado, geralmente, solto em meio aos coágulos sanguíneos ou preso a fragmentos da placenta. Às vezes, é muito difícil encontrá-lo[53].

• Choque anafilático

Entre as doenças capazes de causar morte súbita, algumas só podem ser diagnosticadas com o auxílio de informações clínicas, pois não há alterações morfológicas suficientes para explicar o óbito. Uma dessas é o *choque anafilático*. Resulta de uma reação alérgica imediata que ocorre quando uma pessoa, previamente sensibilizada, entra em contato novamente com a mesma substância que a sensibilizara. Essa substância, conhecida como *antígeno* ou *alérgeno*, pode estar presente em um alimento, na picada de um inseto ou em um remédio. Essa patologia é conhecida como *reação anafilática* (RA) ou *anafilaxia*[54].

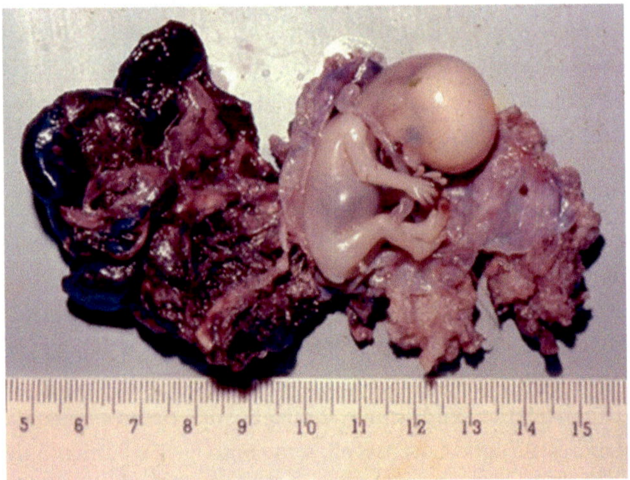

Figura 9.25 – Peça cirúrgica formada por um embrião de aproximadamente 2 meses, sua placenta e coágulos sanguíneos. A paciente teve rotura tubária devido à gravidez ectópica.
Fonte: Laboratório de Patologia do Hospital Escola São Francisco de Assis, da UFRJ.

É difícil estabelecer a incidência da RA. Em primeiro lugar, porque os casos mais leves, e também os fatais, não costumam ser registrados pelos serviços de emergência. Os primeiros porque o paciente não se sente ameaçado o suficiente para procurar um hospital; os fulminantes, porque a morte é muito rápida, cerca de 5 a 15 minutos, sem tempo para a chegada do socorro médico[55]. Tais casos fogem às estatísticas estabelecidas com bases clínicas porque o cadáver é levado diretamente para os Institutos Médico-Legais ou os serviços de verificação de óbito. Em segundo, por causa da falta de padronização do conceito e dos critérios de diagnóstico[56]. Em 2006, houve um simpósio internacional que estabeleceu o conceito que deve ser adotado para a RA: "é uma reação alérgica grave que tem início rápido e pode causar a morte"[56,57]. Devemos lembrar que os relatos também diferem quanto à origem dos casos computados. Alguns autores revisam os arquivos de serviços de emergência ou de hospitais gerais. Outros, por meio de pesquisa telefônica, buscam aprofundar as pesquisas para incluir também os casos que não chegam aos hospitais. Fica, portanto, muito precário comparar os diversos trabalhos[56]. Apesar dessas dificuldades, há avaliações de que a incidência de RA durante a vida das pessoas varia de 0,05% a 2% da população[56]. Nos Estados Unidos, foi calculada prevalência de RA entre 1,21% e 15,04% da população, com mortalidade estimada de 0,002%[56].

Nessa forma de alergia, o organismo, ao entrar em contato com o alérgeno pela primeira vez, produz anticorpos do tipo IgE (imunoglobulina E). Esse anticorpo se fixa em receptores localizados na superfície de dois tipos das células envolvidas nas reações de hipersensibilidade: os mastócitos, localizados nos tecidos em geral, e os basófilos, presentes no sangue. Essas duas linhagens de células têm funções semelhantes. Seu citoplasma alberga pequenos grânulos, que contêm substâncias biologicamente muito ativas – mediadores químicos – como histamina, heparina e algumas enzimas. Quando o antígeno se acopla com a IgE fixada na membrana dos mastócitos e basófilos, eles são ativados, liberam aqueles mediadores e produzem outros que, como esses, atuam nas reações inflamatórias, de causa alérgica ou não. À guisa de ilustração, citamos: prostaglandina D2, leucotrienos C4, D4 e E4, fator de ativação plaquetária, fator de necrose tumoral etc. A RA, conforme vai se desenvolvendo, mobiliza também outras células, tais como eosinófilos, plaquetas, macrófagos e células endoteliais, todas comumente envolvidas nas reações de hipersensibilidade[55,58].

O resultado da RA pode ser apenas uma urticária, na qual o paciente evidencia coceiras espalhadas pelo corpo; ou quadros mais graves. A gravidade do quadro tende a ser maior quando a dose do antígeno for grande, mas não há como se prever o resultado. Sabe-se que cada indivíduo tem o seu órgão de choque, no qual a reação é mais intensa[55]. Com o agravamento do quadro, a tendência é o comprometimento progressivo de outros setores nobres do organismo, pois os mastócitos estão espalhados pelo tecido conjuntivo de todo o corpo. Como consequência, no aparelho respiratório pode ocorrer edema da mucosa da laringe e espasmo dos bronquíolos (Figura 9.26). Ambos podem levar à asfixia. Nos casos mais graves, surge o comprometimento cardiovascular, que é o que desencadeia o estado de choque, no caso o *choque anafilático*[55,58].

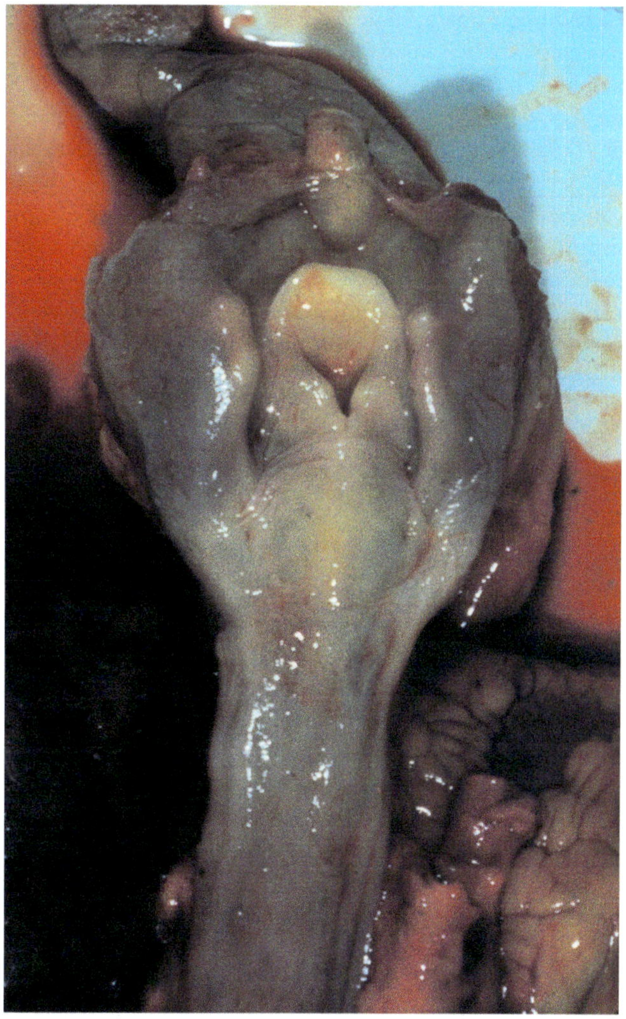

Figura 9.26 – Intenso edema da mucosa da laringe causado por choque anafilático.

O choque anafilático caracteriza-se por intensa hipotensão arterial causada pela atuação daquelas substâncias liberadas inicialmente pelos mastócitos e pelos basófilos. Seu mecanismo é multifatorial. Tem-se como certo que ocorre aumento intenso da permeabilidade da microcirculação, com escape de fluido em grande quantidade do setor intravascular para o interstício em quase todos os tecidos e órgãos. Associa-se grande dilatação das vênulas de modo generalizado, com retenção do sangue na periferia do corpo. Essas duas alterações circulatórias reduzem rapidamente o retorno de sangue venoso ao coração, produzindo, por consequência, diminuição do débito cardíaco. Com a redução do débito, a pressão arterial começa a cair rapidamente. Para compensar, o coração acelera a sua frequência, o que, no início, chega a compensar o distúrbio. Mas, com a continuação da reação e a liberação de novos contingentes de substâncias vasodilatadoras a pressão arterial despenca[55,59].

Admite-se que haja um componente miocárdico primário que diminui a força contrátil do coração independentemente da redução do fluxo sanguíneo pelas artérias coronárias. Seria causado pela liberação de mediadores químicos no próprio músculo cardíaco a partir dos mastócitos localizados principalmente na bainha dos ramos das artérias e arteríolas coronárias[58]. Outro fator que prejudica ainda mais o enchimento do coração é um aumento da resistência nas artérias pulmonares, que diminuiria o fluxo sanguíneo intrapulmonar e, como consequência, o enchimento do ventrículo esquerdo[55,60]. Por fim, ocorre a parada cardíaca por arritmia desencadeada pela redução intensa da irrigação do próprio miocárdio. É por essa razão que não se encontram alterações significativas das vísceras à necrópsia, visto se tratar de distúrbios funcionais que matam sem tempo para que se instalem lesões identificáveis.

• Diabetes

Por fim, devemos acrescentar que pacientes diabéticos podem vir a falecer subitamente tanto por falta quanto por excesso de medicação. Isso é mais comum na forma juvenil do diabetes, que é mais grave e de início mais súbito. Um terço desses pacientes não evolui com os sintomas clássicos e abre o quadro clínico com estado de coma a esclarecer[8]. A falta de tratamento adequado com insulina pode levar alguns desses pacientes à morte quando o diagnóstico não é feito a tempo. Tal situação é de caracterização muito difícil numa sala de necrópsias, por não haver informação clínica dada por parentes ou amigos. Contudo, o perito deve pensar nessa possibilidade diante de pacientes jovens sem qualquer lesão das mencionadas nos parágrafos anteriores. A melhor conduta é colher material para exame toxicológico e realizar testes para a detecção de glicose na urina e dosá-la no humor vítreo[17]. O humor vítreo é especialmente valioso, pois estudos recentes mostraram que sua quantidade de glicose reflete de modo adequado o distúrbio presente no diabetes. Dosagens acima de 200 mg/dL são de valor diagnóstico[8]. A presença de glicogênio no epitélio tubular proximal dos rins é considerada diagnóstica de diabetes não controlado[8].

O oposto, isto é, o coma hipoglicêmico, pode ser causado por superdosagem insulínica em pacientes muito sensíveis, e naqueles que apresentam tumores pancreáticos chamados de insulinomas. Nesses, a necrópsia revela um tumor localizado no pâncreas cujo aspecto histológico é suficientemente sugestivo para que se faça coloração especial para confirmação do diagnóstico[17].

Morte por esforço físico exagerado

Sabe-se que a realização de esforços físicos pode descompensar doentes cardíacos ou respiratórios, levando-os à morte. Mas não é o que nos interessa no momento. Aqui, referimo-nos à morte de pessoa aparentemente sadia, geralmente jovem, que ocorre de modo inesperado quando da realização de exercício intenso, seja no esporte, seja no trabalho. A maioria dos autores a relaciona com cardiopatia prévia desconhecida[8,11]. Nos mais maduros, de meia-idade, predominam os casos de coronariosclerose, enquanto nos adultos jovens e adolescentes é mais frequente o achado de estenose aórtica, miocardiopatia hipertrófica, miocardite e outra causas[2,7-9].

Morte por emoção violenta

Em indivíduos maduros, aparentemente sadios, é possível que ocorra morte súbita como resultado de aborrecimentos ou recebimento de notícia capaz de provocar grande emoção. Geralmente, a morte decorre de infarto miocárdico causado por espasmo arterial em paciente com prévia aterosclerose coronária. A autópsia dessas pessoas pouco esclarece se não forem feitos testes para a detecção de áreas de necrose do miocárdio por meio de corantes sensíveis às enzimas liberadas nessas áreas[7]. Mas há casos de indivíduos jovens que sucumbem ao receberem uma notícia muito triste, tal como a morte de um irmão.

Na década de 1970, registramos o caso de uma adolescente que caiu morta na entrada do necrotério do IMLAP ao saber da morte do seu noivo (caso não publicado). A necrópsia nada revelou de significativo, e os exames toxicológicos foram negativos. Byard[61] refere alguns casos semelhantes. Mas, na maioria das vezes, trata-se de cardiopatia latente, não diagnosticada. Para alguns, pode-se tratar de arritmia cardíaca causada por síndrome do QT prolongado ou por casos de síndrome de Wolff-Parkinson-White[8]. Nessas condições, o coração para em fibrilação ventricular ou desenvolve taquicardia incompatível com a circulação do sangue.

REFERÊNCIAS BIBLIOGRÁFICAS

1. Knight B. The pathology of sudden death. In: Knight B. (ed.). 2.ed. Forensic pathology. Londres: Arnold; 1996. Capítulo 25, p. 487-515.
2. Adelson L, Hirsch CS. Sudden and unexpected death from natural causes in adults. In: Werner U Spitz, Russel S Fisher (ed.). Medicolegal investigation of death. Springfield: Charles C Thomas Publisher; 1973. Capítulo V.
3. Figueiredo JG. Oclusão da laringe por goma de mascar. Rev IML Gb. 1970;1(2):29-31.
4. Campos Neto, MF, Santana SCBF, Santana ARCMBF. "Human mules" radiologic aspects of capsules of cocaine ingested for the drug traffic between the borders of San Matias (Bolívia) and Cáceres – Mato Grosso – Brasil. Poster G32 no XXI Congress of the International Academy of Legal Medicine, Lisboa; 2009.
5. Paiva LAS, Romano PB. Síndrome do corpo embalagem – aspectos característicos de uma nova realidade médico-legal no Brasil. Anais do XIII Congresso Brasileiro de Medicina Legal, Brasília; 1994.
6. Hercules HC. Morte súbita em medicina legal. Tema livre no III Congresso Brasileiro de Medicina Legal, Belém; 1971.
7. Camps FE, Knight B. Sudden and unexpected death due to natural disease. In: Francis E. Camps (ed.). Gradwohl's legal medicine. 2. ed. Baltimore: Williams & Wilkins; 1968. Capítulo 15.
8. Di Maio DJ, Di Maio VJ. Deaths due to natural disease. In: Forensic pathology. Boca Ratón: C.R.C. Press Inc.; 1993. Capítulo 3.
9. Knight B. Unexpected and sudden death from natural causes. In: Simpson's forensic medicine. 10.ed. Londres: Edward Arnold; 1991. Capítulo 14.
10. Sotelo Lago RA, Eleta G, Odzak, Navari C. Violent death. Forense 96 Abstracts Book; 1996. p. 20.

11. Byard RW. Sudden death – an overview. In: Roger W. Byard, Stephen D. Cohle (ed.). Sudden death in infancy, childhood and adolescence. Cambridge: Cambridge University Press; 1994. Capítulo 1.
12. Alvarado EV. Morte natural. In: Medicina legal. 3.ed. San José: Lehmann Editors; 1983. Capítulo 10.
13. Schoen FJ. The heart. In: Cotran RS, Kumar V, Collins T (ed.). Robbin's pathologic basis of disease. 6.ed. Philadelphia: WB. Saunders Company; 1999. Capítulo 13, p. 564.
14. Hercules HC. Um caso rumoroso de morte suspeita infantil. Arq Soc Bras Med Legal. 2000;3:77-84.
15. Schoen FJ, Cotran RS. Blood vessels. In: Robbin's pathologic basis of disease. 6.ed. Philadelphia: W.B. Saunders Company; 1999. Capítulo 12, p. 493-541.
16. Dubin D. Interpretação rápida do ECG. Tradução brasileira de Ismar Chaves da Silveira e Rosane Orofino Costa da 3.ed. inglesa. Rio de Janeiro: Editora de Publicações Científicas; 2004.
17. Hirsch CS, Adams VI. Sudden and unexpected death from natural causes in adults. In: Werner U. Spitz (ed.). Medicolegal investigation of death. 3.ed. Springfield: Charles C. Thomas Publishers; 1993. Capítulo V, p. 137-174.
18. Rezek PR, Millard M. Of death and dying. In: Autopsy pathology. Springfield: Charles C. Thomas Publisher; 1963. Capítulo 1.
19. Rubio A. Sudden death of central nervous system origin in adults. In: Troncoso JC, Rubio A, Fowler D (ed.). Essential forensic neuropathology. Baltimore: Lippincott Williams & Wilkins; 2010. Capítulo 14, p. 156-171.
20. Troncoso JC. Vascular diseases in forensic neuropathology. In: Troncoso JC, Rubio A, Fowler D (ed.). Essential forensic neuropathology. Baltimore: Lippincott Williams & Wilkins; 2010. Capítulo 10, p. 105-121.
21. Cole G. Cerebrovascular disease. In: McGee JD, Isaacson PG, Wright NA (ed.). Oxford textbook of pathology. New York: Oxford University Press; 1992. Capítulo 25.4, v. 2b, p. 1850-6.
22. De Girolami U, Anthony DC, Frosch MP. The central nervous system. In: Robbin's pathologic basis of disease. 6.ed. Philadelphia: W.B. Saunders Company; 1999. Capítulo 30, p. 1293-357.
23. Surges R, Thijs RD, Tan HL, Sander JW. Sudden unexpected death in epilepsy: risk factors and potential pathomechanisms. Nature Reviews Neurology; 2009.5:492-504. Disponível em: Continuous Medical Education Online. https://pubmed.ncbi.nlm.nih.gov/19668244/. Acesso em: 22 abr. 2010.
24. Nashef L. Sudden unexpected death in epilepsy: terminology and definitions. Epilepsia. 1997;38(Suppl 11):S6-S8.
25. Ficker DM, So EL, Shen WK et al. Population-based study of the incidence of sudden unexplained death in epilepsy. Neurology. 1998;51:1270-1274.
26. Opeskin K, Berkovic S. Risk factors for sudden unexpected death in epilepsy: a controlled prospective study based on coroners cases. Seizure. 2003;12:456-464.
27. Shields LBE, Hunsaker DM, Hunsaker JC, Parker JC. Sudden unexpected death in epilepsy. Neuropathologic findings. Amer J For Med Path. 2002;23(4):307-314.
28. Thom M, Griffin B, Sander JW, Scaravilli F. Amígdala sclerosis in sudden and unexpected death in epilepsy. Epilepsy Research. 1999;37:53-62.
29. Spencer RC. Bacillus anthracis. Revisão. J Clin Pathol. 2003;56:182-187.
30. Warrick J. FBI investigation of 2001 attacks concluded; U.S. releases details. The Washington Post. Disponível em: http://www.washingtonpost.com/wp-dyn/content/article/2010/02/19/AR2010021902369.html. Acesso em: 19 fev. 2010.
31. Cushley MJ, Tattersfield AE. Sudden death in asthma: discussion paper. J Roy Soc Med. 1983;76:662-666.
32. McFadden Jr ER, Warren EL. Observations on asthma mortality. Ann Int Med. 1997;127:142-147.
33. Richards GN, Kolbe J, Fenwick J, Rea HH. Demographic characteristics of patients with severe life threatening asthma: comparison with asthma deaths. Thorax. 1993;48:1105-1109.
34. DATASUS. Mortalidade pela asma entre os anos de 2000-2007. Disponível em: www.tabnet.datasus.gov.br. Acesso em: 27 jul. 2010.
35. Higgins JC. The "crashing asthmatic". Am Fam Physician. 2003.67: 997-1004.
36. Papiris S, Kotanidou A, Malagari K, Roussos C. Clinical review: Severe asthma. Critical Care. 2002;6:30-44.
37. Rainbow J, Brawne GJ. Fatal asthma or anaphylaxis? Emerg Med J. 2002;19:415-417.
38. Beasley R, Pearce N, Crane J. Use of near fatal asthma for investigating asthma deaths. Editorial. Thorax. 1993;48:1093-1094.
39. Souza-Machado A, Alcoforado G, Cruz AA. Dispneia aguda e morte súbita em paciente com má percepção da intensidade da obstrução brônquica. J Pneumol. 2001;27(6):341-343.
40. Roche WR. The pathology of bronchial asthma. In: Philip S. Hasleton (ed.). Spencer's pathology of lung. 5.ed. New York: McGrawHill; 1996. Capítulo 22, p. 695-706.
41. Faul JL, Tormey VJ, Leonard C et al. Lung immunopathology in cases of sudden asthma death. Eur Respir J. 1997;10:301-307.
42. Laine L. Gastrointestinal bleeding. In: Kasper DL, Fauci AS, Longo DL, Braunwald E, Hauser SL e Jameson JL (ed.). Harrison's principles of internal medicine. 16.ed. New York: McGraw-Hill; 2005. Capítulo 37, p. 235-238.
43. Del Valle J. Peptic ulcer disease and related disorders. In: Harrison's principles of internal medicine. Kasper DL, Fauci AS, Longo DL, Braunwald E, Hauser SL, Jameson JL (ed.). 16.ed. New York: McGrawHill; 2005. Capítulo 274.
44. Crawford JM. The gastrointestinal tract. In: Robbin's pathologic basis of disease. 6.ed. Philadelphia: W.B. Saunders Company; 1999. Capítulo 18, p. 775-843.
45. Lohsiriwat V, Prapasrivorakul S, Lohsiriwat D. Perforated peptic ulcer: clinical presentation, surgical outcomes, and the accuracy of the Boey scoring system in predicting postoperative morbidity and mortality. World J Surg. 2009.33(1):80-85.
46. Song LMWK. Mallory-Weiss tear. Disponível em: www.emedicine. medscape.com/article/187134-overview. Acesso em: 26 mar. 2013.
47. Tonsi AF, Bacchion M, Crippa S, Malleo G, Bassi C. Acute pancreatitis at the beginning of the 21st century: The state of the art. World J Gastroenterol. 2009;15(24):2945-2959.
48. Crawford JM, Cotran RS. The pancreas. In: Robbin's pathologic basis of disease. 6.ed. Philadelphia: W.B. Saunders Company; 1999. Capítulo 20, p. 902-29.
49. Al Mofleh IA. Severe acute pancreatitis: pathogenetic aspects and prognostic factors. World J Gastroenterol. 2008;14(5):675-684.
50. Greenberger NJ, Toskes P. Acute and chronic pancreatitis. In: Harrison's principles of internal medicine. Kasper DL, Fauci AS, Longo DL, Braunwald E, Hauser SL, Jameson JL (ed.). 16.ed. New York: Mc Graw-Hill; 2005. Capítulo 294, p. 1895-1906.
51. Cotran RS, Kumar V, Collins T The endocrine system. In: Robbin's pathologic basis of disease. 6.ed. Philadelphia: W.B. Saunders Company; 1999. Capítulo 26, p. 1160.
52. Rosai J. Female reproductive system. Fallopian tubes. In: Juan Rosai (ed.). Ackerman's surgical pathology. 6.ed. St. Louis: The C.V. Mosby Company; 1981. Capítulo 18, p. 914-1086.
53. Fox H, Buckley CH. The female genital tract and ovaries. In: McGee JD, Isaacson, PG, Wright NA (ed.). Oxford textbook of pathology. New York: Oxford University Press; 1992. v. 2b. Capítulo 21, p. 1565-639.

54. Cotran RS, Kumar V, Collins T. Diseases of immunity. In: Robbin's pathologic basis of disease. 6.ed. Philadelphia: W.B. Saunders Company; 1999. Capítulo 7, p. 188-259.
55. Brown SGA. The pathophysiology of shock in anaphylaxis. Immunology and Allergy Clinics of North America. 2007;27:165-175.
56. Clark S, Camargo CA. Epidemiology of anaphylaxis. Immunology and Allergy Clinics of North America. 2007;27:145-163.
57. Sampson HA et al. Second symposium on the definition and management of anaphylaxis: summary report – Second National Institute of Allergy and Infectious Disease/Food Allergy and Anaphylaxis Network symposium. J Allergy Clin Immunol; 2006. 117(2):391-397.
58. Triggiani M, Patella V, Staiano RI, Granata F, Marone G. Allergy and the cardiovascular system. Clinical and Experimental Immunology. 2008;153(suppl. 1):7-11.
59. Kasperska-Zajac A, Rogala B. Platelet function in anaphylaxis. J Investig Allergol Clin Immunol. 2006;16(1):1-4.
60. Brown SGA. Cardiovascular aspects of anaphylaxis: implications for treatment and diagnosis. Current Opinion in Allergy and Clinical Immunology. 2005;5:359-364.
61. Byard RW. Sudden death – an overview. In: Roger W. Byard, Stephen D. Cohle (ed.). Sudden death in infancy, childhood and adolescence. Cambridge: Cambridge University Press; 1994. Capítulo 1.

CAPÍTULO 10

Cronotanatognose

Hygino de Carvalho Hercules

Não é surpresa, ao assistirmos a filmes policiais, ver o investigador perguntar ao legista a que horas ocorreu a morte. Essa informação é necessária para orientar a investigação num sentido ou noutro, de acordo com os últimos passos da vítima. Para saber por onde andou e com quem poderia ter estado antes de morrer, a polícia precisa de uma estimativa da hora da morte. E esse problema parece ser tão antigo quanto a humanidade, já que homicídios não são atributos dos tempos modernos. No pensar de Knight[1,2], o que mudou desde os tempos primitivos até hoje foram o saber e o instrumental disponível para a cronotanatognose, pois o perito passou a contar com tabelas de esfriamento do corpo, avaliação da excitabilidade muscular, dosagens bioquímicas nos humores do corpo, além do que sempre esteve à sua disposição – visão, olfato, tato.

Apesar das técnicas mais modernas, ainda não pode o perito consciente de suas responsabilidades estabelecer com precisão determinada hora como aquela em que ocorreu a morte. No máximo, deve fazer uma aproximação em uma faixa de tempo tão segura quanto possível, de modo que inclua o real momento da morte. Nesse aspecto, é melhor ampliar a faixa e aderir à verdade do que ser vítima de um preciosismo irresponsável. Dessa informação pode resultar a prisão de um inocente ou a liberação de um culpado, cujo álibi o coloque fora daquela estreita faixa garantida pelo "competente" perito. Além disso, o perito não pode esquecer que poderá vir a ser questionado severamente em um tribunal e que só poderá resistir e manter sua avaliação se estiver bem fundamentado. É imperioso que a interpretação dos resultados seja feita com parcimônia porque, apesar da tecnologia disponível, são muitas as variáveis que interferem na evolução dos fenômenos cadavéricos[1,2].

Denomina-se intervalo *post mortem* (IPM) o tempo decorrido desde a morte de um indivíduo. Quando a hora da morte não é conhecida, o IPM pode ser estimado com um marco mínimo e um máximo.

A determinação da hora da morte não é importante apenas no foro criminal. Nas Varas de Órfãos e Sucessões, não são raros os casos em que é preciso estabelecer quem morreu primeiro, se o pai ou o filho. Dependendo da ordem de falecimento, a herança pode ir para uma ou outra família. Em seu art. 8º, o Código Civil estabelece que: *Se dois ou mais indivíduos falecerem na mesma ocasião, não se podendo averiguar se algum dos comorientes precedeu aos outros, presumir-se-ão simultaneamente mortos.*

FENÔMENOS CADAVÉRICOS

Alguns autores costumam incluir no estudo dos fenômenos cadavéricos os sinais precoces resultantes da parada cardiorrespiratória[1,3]. A nosso ver, o estudo dessas alterações não cabe na rubrica de fenômenos cadavéricos, mas, sim, no capítulo do diagnóstico da realidade da morte. Thoinot[4] chamava de fenômenos cadavéricos apenas as alterações passivas, de ordem física, decorrentes daquela parada. Mas, ao listá-los, incluía a rigidez muscular, sabidamente de ordem química. Fávero[3] os divide em fenômenos abióticos, ou vitais negativos, e fenômenos transformativos. Os abióticos são por ele divididos em imediatos (decorrentes da parada cardiorrespiratória) e os consecutivos (mais tardios); os transformativos, em destrutivos (putrefação e maceração) e conservadores (mumificação e saponificação).

Estudaremos aqui as alterações que, embora começando logo após a morte, só se tornam perceptíveis transcorrido algum tempo. Simonin[5] as classifica conforme se devam a mecanismo físico, químico ou biológico. Como os biológicos, em última análise, devem-se a processos químicos, nós os agruparemos apenas em fenômenos de ordem física e fenômenos de ordem química. Os de ordem física são a desidratação, o esfriamento do corpo e os livores hipostáticos; os de ordem química, a autólise, a rigidez muscular, a putrefação, a maceração e os fenômenos conservadores do cadáver (saponificação e mumificação).

FENÔMENOS CADAVÉRICOS DE ORDEM FÍSICA

Desidratação

A perda de água, que nos vivos é compensada pela ingestão, segue no cadáver de modo contínuo, mas sem reposição. Sua rapidez depende das condições que favorecem a evaporação, são elas: baixa umidade do ar, temperatura elevada, boa ventilação e superfície ampla. Nos climas quentes e úmidos, como na maioria dos países tropicais, a umidade alta dificulta e retarda o aparecimento dos sinais que dependem da desidratação. Assim, a adoção de parâmetros propostos por autores norte-americanos e europeus deve ser feita com reservas.

A desidratação causa perda de peso, apergaminhamento da pele, dessecamento das mucosas e fenômenos oculares no cadáver. A perda de peso é tanto mais importante quanto maior a proporção de água no corpo, como nos recém-nascidos. O apergaminhamento da pele ocorre nas áreas de arrancamento *post mortem* da epiderme e na pele fina da bolsa escrotal e dos grandes e pequenos lábios da genitália feminina, quando desnudas. A pele fica endurecida ao toque, semelhante a couro dessecado, e com coloração amarelada. É possível encontrar aspecto semelhante na pele submetida a uma compressão intensa e contínua, como no sulco do enforcamento. Mas o que ocorre aí é uma expulsão dos líquidos orgânicos para as áreas vizinhas, não uma evaporação. O dessecamento das mucosas aumenta-lhes a consistência e modifica sua cor para uma tonalidade pardo-avermelhada. Por vezes, tal aspecto é confundido com a ação de substâncias cáusticas, principalmente se houver história de envenenamento.

São considerados *fenômenos oculares*: a tela viscosa, a opacificação da córnea, a mancha negra da esclerótica e a hipotonia do globo ocular. A *tela viscosa* é uma película que substitui o brilho da córnea e que resulta da evaporação da lágrima. É reversível, pois desaparece se pingarmos soro fisiológico, ou mesmo água. Aparece após alguns minutos da morte, quando o olho permanece aberto.

Com o passar das horas, a córnea vai se tornando opaca e leitosa, não importando se os olhos estão abertos ou fechados. Marshall[6] refere que, após 10 a 12 horas, já não é possível ver o fundo do olho com o oftalmoscópio (Figura 10.1A).

A *mancha negra da esclerótica* também é referida como *sinal de Sommer*, autor que a descreveu em 1833[6]. É uma modificação da cor que se observa pela fenda palpebral quando os olhos permanecem entreabertos após a morte. Surge, inicialmente, na metade temporal da fenda, tem forma quase circular e coloração amarelada que vai se tornando azulada e mais escura à medida que aumenta, depois fica enegrecida. Enquanto cresce na metade temporal começa a surgir também na metade nasal da fenda. Por fim, chega a ocupar toda a porção exposta da esclera (parte branca do olho). Resulta da sua maior transparência, que permite ver o pigmento escuro da camada coroide, que fica mais interiormente no olho. Segundo Sommer, citado por Thoinot[4], aparece em 1 a 3 horas, quando as condições de evaporação são muito favoráveis, tornando-se negra em 6 horas (Figura 10.1B).

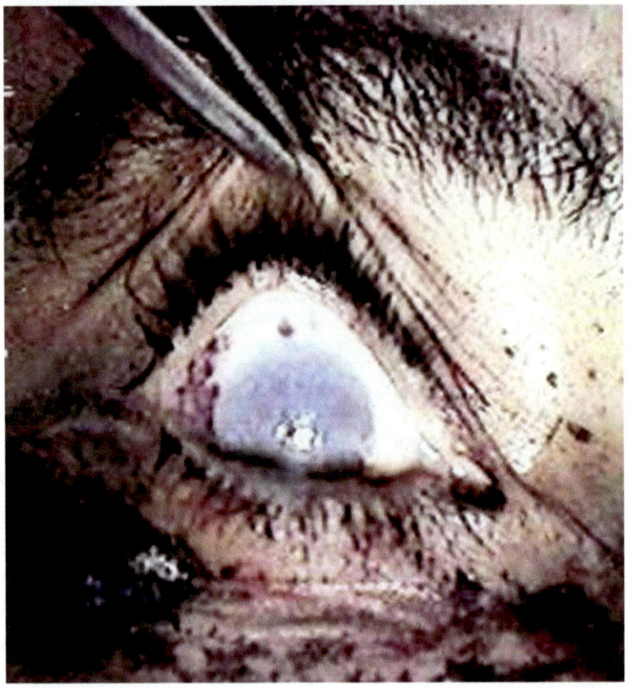

Figura 10.1A – A córnea está tão turva que não é possível discernir nem a cor da íris.

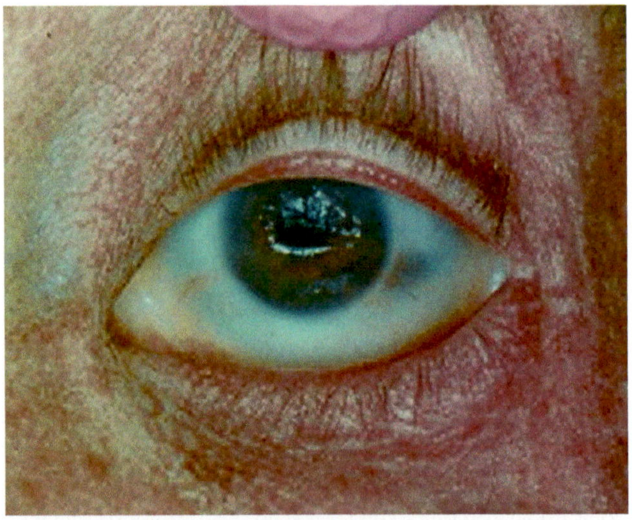

Figura 10.1B – Nota-se depressão da córnea, cujo brilho foi substituído pela tela viscosa, por perda de líquidos intraoculares. Na metade temporal da esclera há uma mancha escura (sinal de Sommer-Larcher).

A *hipotensão do globo ocular* é um dado que pode ser observado inclusive no vivo, quando acometido de grave estado de desidratação (Figura 10.1B). Por isso, não é de admirar sua ocorrência em cadáveres.

Outras alterações oculares que não dependem da desidratação já foram descritas quando abordamos o diagnóstico da realidade da morte no Capítulo 7 – Conceito de Morte. Estudo Médico-Legal dos Transplantes.

Esfriamento do corpo (algidez cadavérica)

Todos sabemos que a temperatura corporal é mantida pelo equilíbrio entre a produção interna de calor, decorrente das reações químicas que constituem a essência da vida, e as perdas para o meio ambiente. Não existindo o metabolismo e suas reações químicas exotérmicas, a nossa temperatura seria sempre semelhante à do meio ambiente. Continuamente, estamos perdendo calor por irradiação, convexão e condução. Com a morte, o corpo humano tende a estabelecer um equilíbrio térmico com o ambiente. Embora possa causar espanto, a temperatura corporal interna não se reduz, e até aumenta um pouco no período imediato após a morte. Se fizer um registro gráfico da temperatura retal, começando logo após a morte, resultará uma curva sigmoide, com um platô inicial seguido por fase de queda rápida e outra final de queda lenta (Figura 10.2).

Esse fenômeno não é difícil de explicar. Sabemos que um dos principais mecanismos de perda de calor de nosso corpo é a irradiação a partir da superfície cutânea, fato usado para se visualizar pessoas no escuro usando-se óculos sensíveis aos raios infravermelhos (radiação calorífica). Mas o que mantém a pele aquecida e irradiando calor é a circulação do sangue. Com a morte, cessa a circulação e desaparece o principal mecanismo de aquecimento da pele. A partir daí, ela passa a se comportar como a superfície de um cilindro de matéria inerte, obedecendo às leis da termodinâmica. Mas as partes mais profundas do cilindro demoram mais a se esfriar, pois estão insuladas pelas partes mais superficiais. Por outro lado, a produção de calor pelo metabolismo não para de imediato, pois, como vimos ao abordarmos o diagnóstico da morte, os tecidos permanecem vivos e só vão morrendo aos poucos. Assim, continua a produção e se perde o principal modo de eliminação do calor. Por isso, a temperatura retal logo após a morte pode, inclusive, aumentar e demorar até 4 horas para voltar ao valor da hora da morte[7]. Conforme o local em que se faça a medida da temperatura do cadáver, é possível encontrar curvas de esfriamento diferentes. A temperatura retal custa mais a abaixar do que a temperatura axilar.

Vários autores têm proposto fórmulas para calcular a hora da morte construídas com base no registro da temperatura a intervalos preestabelecidos, em numerosos casos conhecidos. Alguns usam fórmulas matemáticas complexas e outros, regras bem mais simples. James e Knight, citados por Knight e Nokes[7], estudaram 110 casos alternadamente, durante um ano, sem que soubessem o real tempo de morte de cada indivíduo, e calcularam a hora por meio da medida da temperatura retal uma ou duas vezes com intervalos conhecidos, tendo ciência de outros dados como temperatura ambiente, rigidez muscular, livores e dados do morto como peso, estatura e vestuário. Seus resultados foram corretos em apenas 11% dos casos. O tempo calculado ficou abaixo do verdadeiro em 57% e acima, em 32%.

Para testar a fidelidade dos diversos procedimentos, Nokes aplicou oito métodos diferentes a oito cadáveres nos quais foi medida a temperatura retal após 10 horas da morte. Seus resultados, paradoxalmente, evidenciaram que as fórmulas mais complexas foram as que deram resultados mais afastados do tempo verdadeiro. O método que teve melhor desempenho foi o de Moritz, que manda subtrair de 37 °C a temperatura retal e somar mais 3 ao resultado. O número achado é o tempo em horas após a morte. Mas parte do princípio de que a temperatura do corpo na hora da morte era 37 °C, o que pode não ser verdadeiro[7].

Os clínicos sabem que, ao acordarmos, temos uma temperatura corporal menor do que na parte da tarde; durante exercício físico, nossa temperatura aumenta um pouco; as mulheres têm uma elevação da temperatura relacionada com o ciclo menstrual. Várias são as condições clínicas que causam alteração da temperatura para mais (estados febris, hemorragia cerebral, certos remédios) ou para menos (hipotireoidismo, anemia aguda). Assim, não há como saber a temperatura verdadeira do indivíduo ao morrer. Sempre haverá a possibilidade de erro para mais ou para menos. É por isso que as estimativas devem sempre estabelecer uma margem ampla de segurança em cujo centro fica a temperatura calculada.

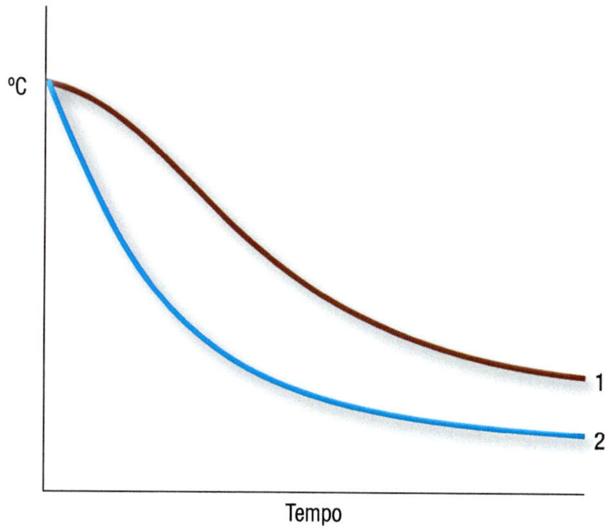

Figura 10.2 – Curva de esfriamento do corpo humano comparada com uma curva teórica ideal. A curva real corresponde ao corpo humano e apresenta um pequeno platô antes de entrar na fase de esfriamento rápido.

A *velocidade do esfriamento do corpo* pode ser influenciada por vários fatores. A *posição* em que morreu é importante, pois um corpo encolhido e com os segmentos superpostos tem menor superfície de irradiação de calor do que um estendido. O *estado de nutrição* também importa. Os magros representam um cilindro com raio menor e têm proporcionalmente maior superfície para irradiação. Além disso, um panículo adiposo espesso representa uma camada isolante térmica. O *vestuário* pode fazer com que o corpo perca calor mais devagar. A *idade* é outro fator importante. As crianças apresentam maior área de irradiação do que os adultos, pois sua relação superfície/massa corporal é maior.

A velocidade e o ritmo de esfriamento estão sujeitos a fatores ambientais que são muito difíceis de aferir. Se o corpo está ao ar livre, as condições climáticas são da máxima importância. O vento facilita o resfriamento, aumentando as perdas de calor por convexão. A chuva aumenta muito a sua velocidade, mas a umidade alta a diminui por reduzir a evaporação ao nível da pele, já que cada grama de água consome 0,54 cal ao se evaporar. Corpos que jazem em locais com temperatura mais alta que 37 °C serão aquecidos. É importante saber se houve, ou não, exposição direta ao sol e por quanto tempo.

Nos ambientes fechados, o local onde jaz o corpo pode representar uma proteção contra as perdas de calor, como uma cama, ou facilitar a condução térmica como uma mesa de necrópsia metálica. A existência de refrigeração ou aquecimento do ambiente pode modificar o cálculo da hora da morte se for desligado por algum tempo[8].

Resumindo, podemos afirmar que a determinação da temperatura retal ajuda a avaliar a hora da morte quando tomada nas primeiras 18 horas. Mas é preciso muita cautela em face das numerosas causas de erro apontadas, principalmente o desconhecimento da temperatura do indivíduo ao morrer e a variabilidade dos fatores ambientais. O mais prudente é cotejar o cálculo feito a partir da temperatura com os outros fenômenos cadavéricos e adotar uma margem grande de segurança.

Livores hipostáticos

A pressão intravascular cai a zero tão logo se dá a parada da circulação sanguínea. Assim, a única força que continua a atuar sobre o sangue é a de gravidade, atraindo-o para as partes mais baixas do corpo, ou seja, aquelas que se situam mais próximas do solo. A velocidade com que se produz o deslocamento do sangue dentro dos vasos, após a morte, pela ação da força de gravidade, depende dos mesmos fatores que modificam o fluxo de qualquer líquido em um sistema de vasos comunicantes.

Os fatores mais importantes, aqui, são o diâmetro dos vasos e a viscosidade do sangue. O diâmetro dos vasos cutâneos pode estar aumentado pela exposição ao calor, ocorrendo o contrário no frio. Quando os vasos sanguíneos estão dilatados e o sangue tem viscosidade diminuída, a migração para as regiões em mais declive se faz mais rapidamente.

Essa migração do sangue leva ao aparecimento de pequenas áreas circulares de tonalidade mais avermelhada, em zonas separadas, os livores de hipóstase, que vão aumentando e confluindo até constituírem uma mancha extensa que ocupa toda a face do corpo voltada para o solo[2,4,6] (Figuras 10.3 e 10.4).

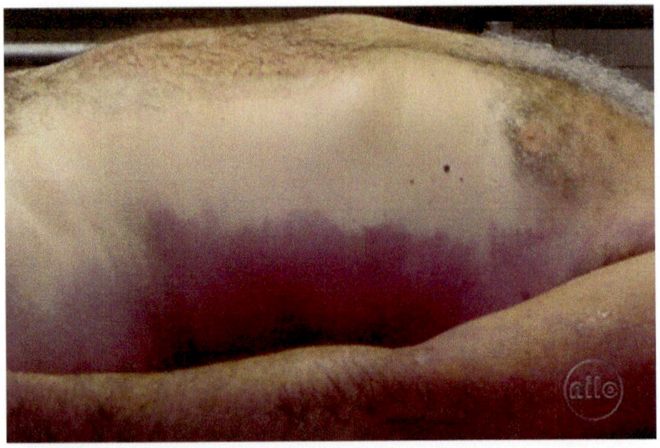

Figura 10.3 – Livores de hipóstase vistos na metade inferior da face lateral do tronco, com coloração vermelho-violácea.
Fonte: Corpo periciado por Nilo Jorge, no IMLAP.

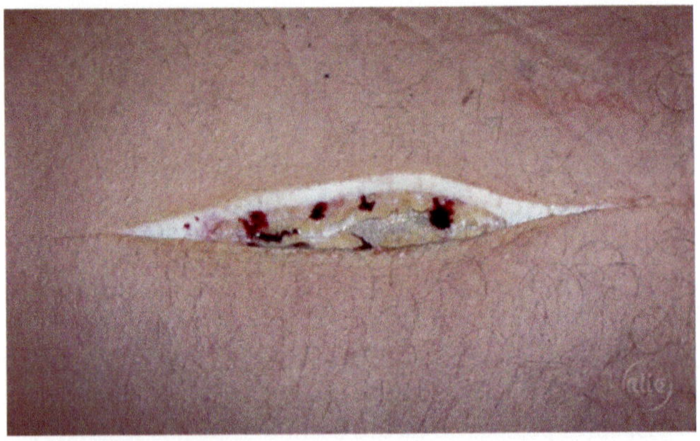

Figura 10.4 – Área de livores hipostáticos, na qual foi feita uma incisão na pele. Notam-se pequenos pontos vermelhos e escuros que correspondem a sangue que sai de pequenas veias. Ao contrário das equimoses, o sangue não infiltra a malha dos tecidos.
Fonte: Corpo necropsiado por Nilo Jorge, no IMLAP.

Tal coloração só não aparece nos pontos de apoio do corpo, pelo fato de a compressão exercida sobre os capilares e vênulas locais bloquear o seu enchimento (Figura 10.5).

Desse modo, se o indivíduo morrer e ficar apoiado sobre uma grade, por exemplo, o desenho da grade ficará impresso como faixas claras no território dos livores. É interessante notar que costumam ser muito mais fracos, ou mesmo inexistentes, nas cicatrizes, em função da sua pouca vascularização[9]. Com o passar do tempo, intensificam-se e a pressão do sangue vai aumentando dentro dos vasos até que alguns capilares e vênulas são rompidos[6]. Isso leva ao aparecimento de petéquias (minúsculos focos hemorrágicos) nas zonas de maior intensidade dos livores. Segundo Di Maio[8], aparecem nos membros inferiores dos enforcados após cerca de 2 a 4 horas de suspensão do corpo (Figuras 10.6A e 10.6B). O médico-legista precisa estar atento a essa possibilidade para não as confundir com equimoses produzidas em vida. Podem ser tão extensas a ponto de formarem sufusões hemorrágicas (ver Figura 8.24).

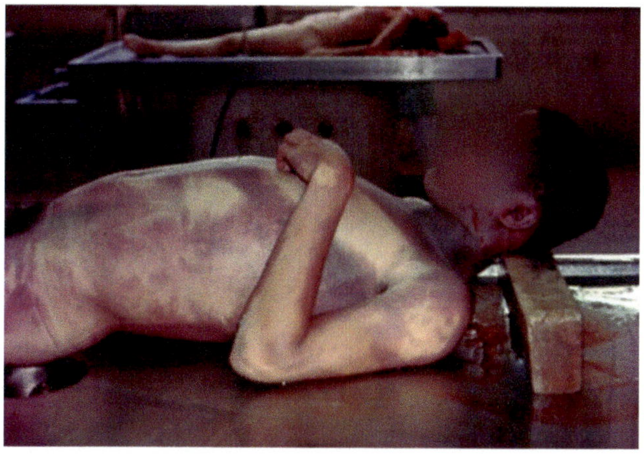

Figura 10.5 – Intensos livores de hipóstase nas faces anterior e esquerda do corpo, notando-se faixa pálida que corresponde à pressão exercida por este sobre o braço esquerdo, que estava entre ele e o solo.
Fonte: Caso do IMLAP.

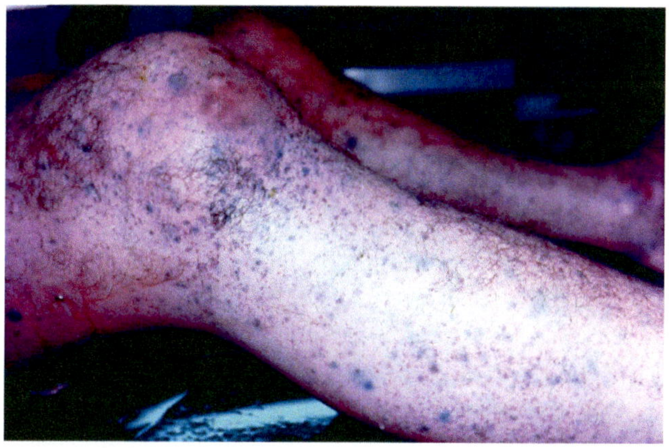

Figura 10.6A – Numerosas petéquias nas pernas de um suicida por enforcamento, que ficou várias horas pendurado antes de ser encontrado. São alterações pós-morte.

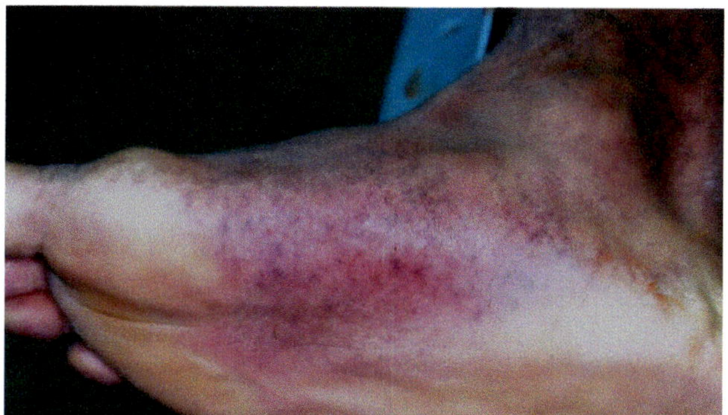

Figura 10.6B – Numerosas petéquias na área côncava da região plantar e intensa palidez nos pontos de apoio do pé. Caso de enforcamento incompleto em que os pés da vítima estavam apoiados no solo.

Se o corpo for mudado de posição depois da formação dos livores, a gravidade passa a atuar em outra direção e o sangue se desloca para as regiões que se voltaram para a parte mais próxima do solo, desaparecendo gradualmente das áreas onde se haviam formado primitivamente. Diz-se que ainda não estavam fixados. Uma manobra fácil de fazer para saber se os livores já estão fixados, isto é, se não vão desaparecer com a mudança de decúbito do corpo, é exercer sobre a mancha pequena compressão digital, ou com qualquer corpo rígido. Se a área comprimida clarear, ainda não houve fixação. Os autores têm dado explicação diversa para esse conhecido fenômeno. Outrora, a mais aceita era a coagulação intravascular do sangue, que alguns autores modernos ainda advogam[5,9]. Mas é sabido que os coágulos formados após a morte são dissolvidos por um sistema fibrinolítico, principalmente nas mortes de evolução rápida, que constituem a maioria dos casos de interesse médico-legal. Alguns alegam que a fixação decorre da impregnação dos tecidos pela hemoglobina liberada das hemácias pela hemólise que se inicia pouco antes da putrefação, ou com o início dela[5,6,8]. Nos corpos de afogados, a hemólise pode ser tão intensa a ponto de simular extensas hemorragias na face profunda do couro cabeludo[8,9]. Há os que falam em passagem das hemácias por rotura[8] ou através das paredes vasculares para infiltrar os tecidos de modo difuso. Mais recentemente, foi proposto que a fixação dos livores ocorre por causa da passagem da parte líquida do sangue (plasma) para os tecidos, deixando as hemácias muito aglomeradas dentro dos vasos, o que impediria seu deslocamento para outras regiões[10].

Um dado de importância médico-legal é a cor dos livores, que pode variar de acordo com a causa da morte. Como o que lhe confere a cor é a hemoglobina, alterações na cor desse pigmento refletem-se nos livores. Assim, nos casos de intoxicação pelo monóxido de carbono, assumem coloração vermelho-carmim por causa da formação da carboxiemoglobina, que tem cor vermelho-cereja (Figura 10.7). Marshall[6] refere que essa mudança de cor é nítida quando se atinge concentração de 30% de carboxiemoglobina.

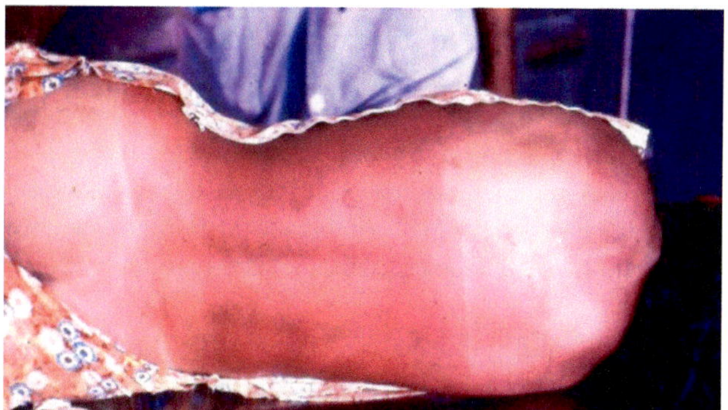

Figura 10.7 – Livores de tonalidade vermelho-carmim em um caso de morte por intoxicação por monóxido de carbono.
Fonte: Caso do autor.

Nas intoxicações pelo cianeto e pelo fluoroacetato, há bloqueio da respiração celular e do consumo de oxigênio, o que leva à manutenção de altos teores de oxiemoglobina no sangue, tornando os livores de cor vermelha mais intensa, mais viva[9]. Contudo, há quem afirme que essa cor resulta da formação de cianoemoglobina[6]. Quando a morte resulta de asfixia, seja qual for a causa, a proporção de hemoglobina reduzida é muito grande, e os livores assumem coloração violácea-escura, mais ou menos intensa, dependendo do teor de hemoglobina no sangue. Nas intoxicações por agentes oxidantes enérgicos, como os cloratos, nitratos, nitrobenzeno e anilinas, forma-se metemoglobina, que é de cor muito escura, o que torna os livores pardo-avermelhados[2,5,6]. Cadáveres mantidos em ambientes muito frios, como em geladeiras, costumam mudar a cor dos livores para uma tonalidade vermelha mais clara[6]. O mesmo ocorre em corpos expostos ao ar livre em regiões de inverno rigoroso. Alguns autores explicam-no pela retenção de oxigênio nos tecidos[8], pela falta de dissociação da Hb[2] ou pela maior pressão de difusão do oxigênio da atmosfera através da pele. Não há qualquer dificuldade no reconhecimento dos livores quando já estão difundidos. Mas, no início de sua formação, pode ser difícil distingui-los de focos de hiperemia. Nas pessoas que morrem por anemia aguda ou que apresentavam intensa anemia no curso de outra doença, os livores são muito pálidos, quase imperceptíveis, e demoram mais a se evidenciar. Nos indivíduos de pele bem pigmentada, torna-se impossível reconhecê-los, mas, fazendo-se cortes na pele, é possível ver o sangue brotar dos pequenos vasos das áreas dos livores.

Os vasos viscerais também sofrem a ação da força de gravidade. Isso produz a hipóstase visceral. A redistribuição do sangue nas vísceras modifica sua coloração conforme a posição do cadáver e pode levar os peritos menos experientes a erros de interpretação[11]. Assim, não é raro que necropsistas interpretem como infarto do miocárdio a coloração vermelha mais escura da metade posterior do septo interventricular e porção adjacente do ventrículo esquerdo. As porções posteriores dos lobos pulmonares costumam ficar mais escuras e congestas do que as anteriores quando o corpo fica muito tempo em decúbito dorsal. Mas a distribuição dessa congestão, que não obedece a um padrão de segmentação dos brônquios nem dos vasos, auxilia a confirmar que se trata de hipóstase. No couro cabeludo, a parte tomada pelos livores mostra-se muito congesta e sangra bastante quando dos cortes feitos durante a necrópsia. A mesma congestão pode ser evidenciada nos vasos da pia-aracnoide, que envolve a metade posterior do cérebro, o cerebelo e a medula, e nos seios venosos da dura-máter.

• Valor médico-legal dos livores

Os livores hipostáticos são sinal tardio da realidade da morte. Mas há referências a seu aparecimento um pouco antes da morte nos casos de agonia[6,8] ou de coma prolongados[2]. Há autores que atribuem o fenômeno à ocorrência de colapso circulatório periférico anterior à morte, e outros, à dificuldade de retorno venoso associado à flacidez muscular dos membros paralisados[2]. Pela cor dos livores, é possível ter uma ideia da causa da morte em alguns casos. A mudança de posição de um corpo pode ser denunciada pela fixação dos livores, pois eles não desaparecem onde estiverem fixados e formam-se em outras áreas que tenham sido colocadas em posição mais próxima do solo. Assim, o achado de um indivíduo debruçado sobre uma mesa, com um revólver na mão, uma ferida de entrada na região temporal do mesmo lado e livores hipostáticos nas regiões dorsais indica seguramente que ele não morreu naquela posição. Deve-se pesquisar a possibilidade de tentativa de dissimulação de homicídio.

Quanto à cronologia da morte, seu valor é relativo. Como é um fenômeno progressivo, que depende da atuação de uma força constante, sua evolução é previsível. Contudo, depende de avaliação subjetiva visual, o que pode explicar as discrepâncias encontradas entre os autores clássicos e modernos. Quando um autor se refere a início dos livores, pode estar pensando nas pequenas manchas iniciais ou nas manchas maiores e resultantes da confluência daquelas mais elementares.

Do mesmo modo, a fixação depende de um critério subjetivo, como, por exemplo, o tempo esperado para que desapareça de uma face do corpo para se formar de novo na face oposta. Além do mais, ora os livores mudam de posição completamente, ora parcialmente, ou até não se formam na nova posição de declive. Suzutani e colaboradores, citados por Knight[11], estudaram 430 corpos comprimindo a área de livores com o lado de uma pinça, a intervalos de tempo conhecidos, para ver se já estavam fixados. Acharam que com 6 a 12 horas, a fixação ocorrera em 30% dos casos; com 12 a 24 horas, em 50%; e entre 1 e 3 dias, em 70%. Knight[11] afirma que o que podemos esclarecer quanto à hora da morte pelos livores é que se iniciam de 30 minutos a 4 horas, atingem o máximo com cerca de 12 horas e persistem até à putrefação[11].

Com base nesses parâmetros, é possível traçar uma curva que represente – de modo muito simplificado, porquanto não considerados os diversos fatores influentes – a evolução aproximada do *livor mortis* (Figura 10.8)[12].

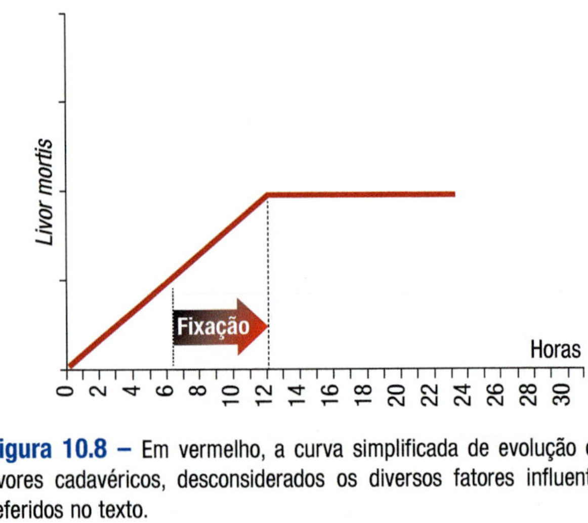

Figura 10.8 – Em vermelho, a curva simplificada de evolução dos livores cadavéricos, desconsiderados os diversos fatores influentes, referidos no texto.

De acordo com os mecanismos descritos, não nos deve causar surpresa que as condições que antecipam a formação e difusão dos livores sejam: temperatura ambiente alta, morte rápida sem perda sanguínea, asfixias e certas intoxicações; e as que tendem a retardá-los: frio, anemias, morte lenta, diarreias, vômitos e outras causas de desidratação.

FENÔMENOS CADAVÉRICOS DE ORDEM QUÍMICA

Autólise

É a destruição das células pela ação descontrolada das suas próprias enzimas. Assim que ocorre a parada circulatória, cessa o aporte de oxigênio aos tecidos. Por isso, as reações químicas dependentes de um bom nível de oxigenação dão lugar a outras de natureza anaeróbica. Por exemplo, a queima da glicose para na fase de produção de ácido lático, sem chegar a produzir gás carbônico e água. Esse desvio metabólico leva a um acúmulo de radicais ácidos, com baixa do pH do sangue e liberação das enzimas até então contidas nos lisossomos. As células afetadas mais rapidamente pela autólise são aquelas mais ricas em enzimas proteolíticas, pelo simples fato de que essas enzimas passam a destruir as proteínas constituintes das estruturas celulares. Assim, as células da mucosa gástrica, da mucosa intestinal e do pâncreas são as que primeiro sofrem a destruição autolítica. Os neurônios, embora mais carentes de oxigênio e, por isso, mais vulneráveis a uma parada cardíaca, não sofrem autólise tão rápida porque não contêm lisossomos cheios de enzimas. É interessante, nesse aspecto, saber que a autólise do tecido nervoso pode ser diminuída se, antes da parada circulatória, houver um período prolongado de má oxigenação. Durante esse período, a quantidade de enzimas é reduzida, sobrando menos delas para efetuar a autólise.

As modificações histológicas de cada tecido pela autólise fogem ao escopo desta obra. Mas é preciso que se diga que costumam atrapalhar muito o exame histopatológico, por vezes impedindo que se chegue a um diagnóstico (Figura 10.9).

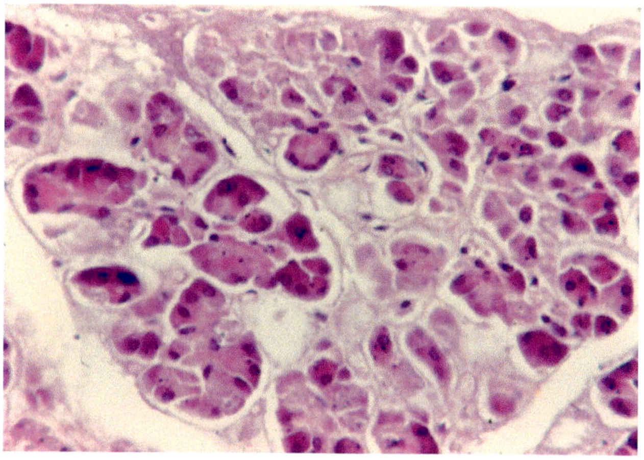

Figura 10.9 – Corte de pâncreas em que os ácinos são de cor variada, alguns com separação individual de suas células, outros totalmente autolisados.
Fonte: Caso do Serviço de Patologia do IMLAP.

Rigidez muscular

É facilmente reconhecida, tanto por médicos como por leigos, já que leva a um aumento da consistência muscular que torna os segmentos do corpo de difícil manuseio. Quem já tentou vestir um ente querido morto, já em rigidez, sabe a que nos referimos. Mas a compreensão dos mecanismos bioquímicos que levam à sua instalação ainda não é completa. Sabe-se que ocorre tanto nos músculos esqueléticos como no cardíaco e na musculatura lisa. Esta última é formada por células musculares pequenas, providas de apenas um núcleo, que se associam em feixes encontrados na parede das vísceras ocas, nos vasos sanguíneos e em outras estruturas sólidas do organismo.

É preciso ter uma ideia de como se dá a contração de qualquer fibra muscular para tentar compreender o fenômeno da rigidez. Tomaremos como exemplo uma fibra de músculo estriado esquelético. Os músculos esqueléticos são formados por feixes de *fibras musculares*, os fascículos, separados por septos de tecido conjuntivo. Cada fibra muscular é formada por 1.000 a 2.000 fibrilas (Figura 10.10).

Cada fibrila muscular é formada por milhares de *miofilamentos*. Existem dois tipos de miofilamentos: um fino, formado pela *actina*, e um espesso, pela *miosina*. Esses miofilamentos estão arranjados paralelamente ao longo das miofibrilas, mas de modo entremeado, como os pelos de duas escovas que fizéssemos se interpenetrar, conforme a Figura 10.11.

O comprimento entre duas linhas Z corresponde a uma unidade funcional da fibrila e, como consequência, da fibra muscular – o *sarcômero*. A contração faz com que haja uma aproximação das linhas Z entre si porque elas estão presas aos filamentos de actina, e esses são puxados pela miosina, no momento da contração, na direção do centro do sarcômero. Isso ocorre porque a molécula da miosina tem uma cadeia proteica central pesada, à qual se prendem cadeias laterais mais leves, com a propriedade de se combinar com a molécula do ATP (***a**denosin-**tri**phosfate*). Depois dessa combinação, as cadeias leves formam um complexo com a actina – *complexo actina-miosina*. Quando se forma esse complexo, realiza-se um movimento de pivô no sentido do centro do sarcômero, como se fosse uma remada, puxando a actina. Após esse deslocamento, há degradação do ATP por uma enzima, a ATPase, o que fornece energia para liberar a actina. As fibrilas podem encurtar seu comprimento em até 50%, uma vez que o deslocamento de cada linha Z corresponde a 1/4 do comprimento do sarcômero (Figura 10.11). Como há cerca de 4.000 sarcômeros por centímetro de fibrila, a amplitude do movimento muscular é bem grande[13].

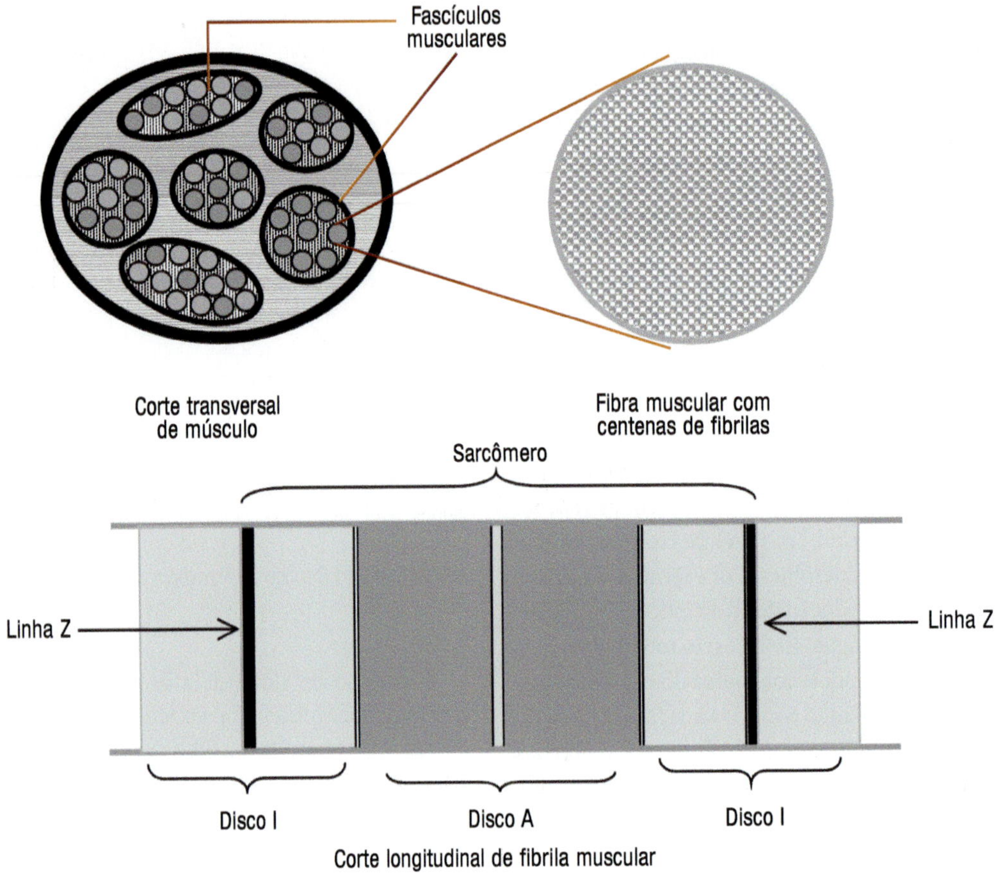

Figura 10.10 – Esquema de corte transversal de um músculo. É formado por vários fascículos de fibras musculares, cada um revestido por tecido conjuntivo próprio. Cada fascículo é constituído por numerosas fibras musculares. Estas, por sua vez, constam de centenas de miofibrilas que correm ao longo do seu citoplasma. Quando a fibrila muscular é vista em corte longitudinal, sob grande aumento, revela estriações transversais de cores diferentes, umas claras (disco I) e outras escuras (disco A). As linhas Z têm densidade maior e delimitam um sarcômero, unidade funcional da fibrila muscular. Como as fibrilas são paralelas e alinhadas, as fibras musculares também são estriadas.

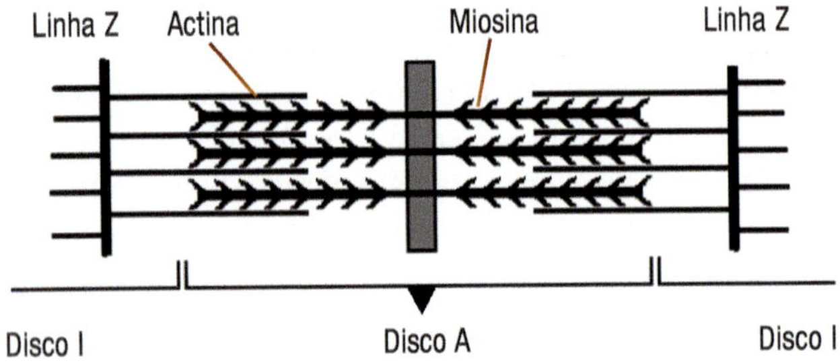

Figura 10.11 – Esquema de um conjunto de miofilamentos de actina e miosina de uma fibrila muscular relaxada. Na contração, as linhas Z são puxadas na direção do centro do disco A pelas cadeias laterais da miosina, que aderem aos filamentos de actina e executam um movimento de remada, deslocando-os para o centro. O disco A fica do mesmo tamanho, mas os discos I ficam muito mais estreitos.

Logo em seguida, o ATP tem que ser regenerado. A energia necessária para a renovação do ATP provém da queima da glicose, ou da fosfocreatina. Mas a queima da glicose pode ser por via aeróbica, na presença de oxigênio, com produção de CO_2 e água; ou por via anaeróbica, com produção de ácido lático. A via aeróbica é lenta e pode manter a contração muscular por muito tempo, desde que haja oxigênio disponível, mas a outra via esgota-se rapidamente, em menos de 1 minuto[8]. Com a renovação do ATP, o ciclo de formação do complexo actina-miosina pode se repetir para aumentar ou manter a contração muscular.

O que determina o comportamento metabólico da fibrila, isto é, se vai usar a via aeróbica ou não, é o tipo de miosina que constitui a maioria dos seus filamentos. Se a cadeia central da miosina for do tipo 1, a fibrila será aeróbica; se for do tipo 2, será anaeróbica[14]. Assim, há dois tipos de fibras musculares, dependendo do tipo de fibrila que predomine: tipo 1 – que refaz o ATP por via aeróbica e, por isso, tem resposta lenta aos estímulos, sendo mais avermelhada por possuir mais mioglobina; e tipo 2 – que depende da via anaeróbica para restaurar o ATP, contrai-se rapidamente e é mais clara. Cada músculo tem os dois tipos de fibras misturadas de modo irregular, dependendo do tipo de inervação que possuam. O tipo de neurônio que a estimula é que determina a velocidade de reação da fibra muscular[14,15].

A rigidez nada mais é do que uma variante da contração muscular provocada pela escassez de oxigênio nos tecidos.

Resulta da diminuição da renovação do ATP após a morte porque ela passa a depender apenas da via anaeróbica, com aumento do teor de ácido lático e consequente acidificação (diminuição do pH) do tecido muscular. Assim, os complexos actina-miosina não se desfazem. Isso torna o músculo enrijecido na posição em que estava no momento da morte (Figura 10.11). É interessante salientar que não ocorre encurtamento da fibra durante a rigidez, pelo menos de modo perceptível[6]. A instalação da rigidez não fará disparar uma arma de fogo colocada na mão de pessoa recentemente morta. Cessa o deslizamento dos miofilamentos de actina e miosina, o que torna a fibra muscular muito resistente à distensão. É isso que dificulta o desfazimento manual da rigidez cadavérica.

A instalação da rigidez dependerá do número total de fibras musculares e da predominância de fibras rápidas ou lentas. Quanto maior o número de fibras, e consequentemente a massa muscular, maior será o tempo para que se perceba a rigidez, embora ela já tenha começado a se instalar em várias fibras. A clássica regra de Nysten de que a rigidez evolui de forma descendente, ou seja, principia na mandíbula e nuca e atinge, sucessivamente, membros superiores e inferiores, poderia ser assim explicada.

O fato de as fibras não entrarem em rigidez a um só tempo tem outra consequência. Durante o período inicial de sua instalação, quando ainda é incompleta, voltará a se instalar se for desfeita, embora com intensidade menor. Depois de atingido seu máximo de intensidade, se desfeita, não se refaz.

• Intensidade da rigidez

Varia de acordo com condições relacionadas ao cadáver e à causa da morte. Costuma ser pouco intensa, por vezes imperceptível, em recém-nascidos, crianças pequenas e indivíduos idosos ou depauperados por doença consumptiva[4,6,8]. Nas pessoas robustas, bem-nutridas, pode atingir grau tão intenso que só pode ser desfeita manualmente, nos membros inferiores, à custa de muito esforço. Quando completa, permite que um corpo seja levantado por força aplicada apenas na cabeça, com apoio dos pés no solo[6]. Como uma regra geral, já diziam antigos autores do início do século XX que, nos indivíduos sadios, vítimas de morte súbita, ela tende a se instalar mais tarde, sendo forte e duradoura[4] (Figura 10.12).

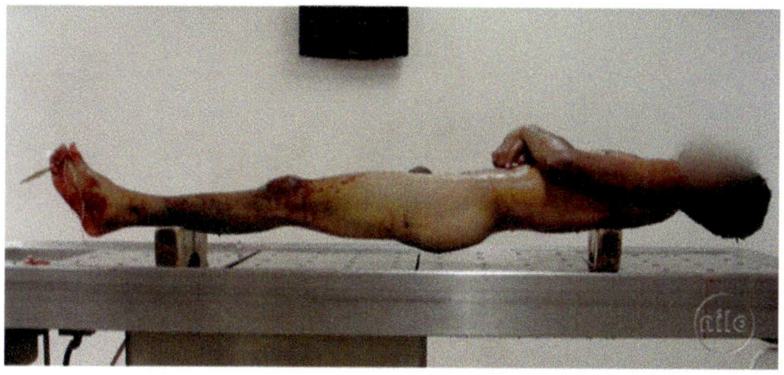

Figura 10.12 – Corpo em intensa rigidez muscular que permitiu mantê-lo sustentado horizontalmente apenas com apoio nas pernas e no dorso, sem que as articulações cedessem à gravidade, inclusive no pescoço.
Fonte: Caso periciado por Nilo Jorge no IMLAP.

A causa da morte influencia tanto na intensidade quanto na duração da rigidez. Assim, nos casos de morte rápida, natural ou violenta, demora um pouco mais para se instalar e atingir o máximo de intensidade, persistindo por mais tempo. Mas nas asfixias e anemias agudas, tende a aparecer mais cedo e a durar menos. O fator que determina esta diferença de comportamento é o teor de ATP muscular no momento da morte.

Qualquer condição que determine redução do oxigênio no tecido muscular (anemias, asfixias, intoxicação por monóxido de carbono), dificuldade de sua utilização (intoxicação por cianetos) ou excesso de consumo (exercício muscular intenso, convulsões, hipertermia) reduz a concentração do ATP muscular, dificultando a separação do complexo actina-miosina, responsável pela rigidez. Animais sacrificados por choque insulínico apresentam rigidez muito precoce e intensa[6]. Trabalhos experimentais demonstraram que quanto menor o teor de ATP, maior a intensidade da rigidez muscular[13]. Mesmo sem conhecerem a teoria, as donas de casa sabem que não se deve cansar uma galinha pouco antes de matá-la, porque sua carne fica dura.

• Evolução da rigidez muscular

A rigidez obedece a uma sequência de instalação, generalização, máxima intensidade e desfazimento. A cronologia dessas etapas será analisada mais adiante. Na fase de generalização, podem ocorrer variações na sucessão dos segmentos atingidos, fugindo à lei de Nysten, conforme já fora descrito por Niderkorn, segundo Thoinot[4]. Em certas situações, a musculatura de um segmento corporal pode sofrer influências capazes de favorecer a instalação antecipada da rigidez. A passagem da corrente elétrica em um membro faz com que a rigidez nele se instale antes dos demais, fato que já havia sido relatado por outros autores na literatura[13]. Por outro lado, a secção do nervo ciático de um dos membros posteriores de animais de experimentação retarda o aparecimento da sua rigidez[13]. A maioria dos autores afirma que o frio ambiental retarda o aparecimento e prolonga a duração da rigidez e que ocorre o contrário na vigência de temperaturas elevadas[2,6,8,13]. Isso já foi verificado experimentalmente pelo estudo da musculatura da pata posterior de coelhos[13].

• Cronologia

"A rigidez muscular é o evento *post mortem* mais conhecido, porém o mais incerto e menos confiável." Essa frase de Keith Simpson traduz toda a cautela que deve ser exercida por quem quiser avaliar a hora da morte pela rigidez muscular[13]. É a opinião da maioria dos autores modernos[2,13].

Mallach, segundo Krompecher[13], fez uma revisão da literatura abrangendo os anos de 1811 a 1960 quanto à cronologia da rigidez muscular. Embora se reconheça que há muita subjetividade na interpretação do que se compreenda como início, máxima intensidade e desfazimento, e não se possa comparar de modo estatístico os valores dos diversos autores, sua tabela merece ser reproduzida (Tabela 10.1).

Tabela 10.1 – **Cronologia da rigidez muscular (segundo Mallach).**

		Horas após a morte				
		Limites de confiança (95,5%)		Limites das variações		
Fase da rigidez	Média (desvio)	Inferior	Superior	Inferior	Superior	Número de publicações
Início	3 (2)	–	7	< ½	7	26
Pode ser restabelecida	até 5	–	–	2	8	–
Completa	8 (1)	6	10	2	20	28
Duração	57 (4)	29	85	24	96	27
Desaparece	76 (32)	12	140	24	192	27

Conforme é possível notar, o desvio padrão dos valores pesquisados na literatura por Mallach foi muito grande, o que demonstra a insegurança da rigidez como critério único para calcular a hora da morte. Se quisermos usá-lo em um caso concreto, o mais prudente é nos valermos dos valores limites.

• Espasmo cadavérico

É um fenômeno muito discutido e raro. Significa a manutenção da última atitude tomada pelo indivíduo antes de morrer, fixada até à instalação da rigidez muscular. É como se os músculos pudessem se manter contraídos após a morte sem a fase de relaxamento que antecede a rigidez. Thoinot[4] refere que ocorre mais frequentemente nos campos de batalha e faz citações de outros autores que o precederam, como no caso de um soldado sulista da Guerra Civil americana, que foi encontrado em atitude que lembrava a tentativa de montar seu cavalo para fugir da carga inimiga, ainda mantendo o fuzil na mão - fora atingido por duas balas, uma na cabeça e outra no peito. Outros relatos descrevem soldados em atitude de prece. Ou, ainda, como se estivessem levando uma xícara de chá à boca, nesse caso um indivíduo com o crânio esfacelado por uma granada. Etienne Martin, citado por Thoinot[4], relatou o caso de um soldado que foi ferido mortalmente nas ruas de Paris por um tiro na cabeça e caiu em atitude de defesa, ficando imediatamente tão rígido que seu corpo podia ser rolado para um e outro lado sem desfazer a postura. São descritos casos em que a fisionomia do cadáver demonstrava expressão emotiva de pavor, de raiva, de alegria[4]. São tantas as histórias, e descritas por autores tão conceituados, que é difícil descartá-las como pura fantasia de tempos difíceis.

Autores modernos reconhecem a sua existência[2,6,8,9]. Marshall[6] acha que o encontro de folhas e pequenos galhos fortemente presos na mão cerrada de um afogado indica que o indivíduo estava vivo ao cair na água e que sofreu espasmo cadavérico. Por vezes, vítimas de homicídio são encontradas com a mão crispada segurando cabelos do agressor[9]. Krompecher[13] refere que procurou conversar com colegas médicos que atuaram na Segunda Guerra Mundial e não conseguiu colher um único relato de espasmo cadavérico.

Em nossa experiência de vários anos no necrotério do IMLAP, pudemos observar que os corpos de indivíduos com graves lesões cerebrais ou meningite tinham, frequentemente, os pés muito esticados na direção da região plantar por contratura da musculatura da panturrilha. Tal correlação era tão frequente que passamos a iniciar a necrópsia pelo exame da cavidade craniana sempre que o cadáver se apresentava nessa atitude. A bem da verdade, nem sempre acertávamos. Como essas condições patológicas cursam com convulsões, que esticam fortemente os membros, admitimos que tal atitude do corpo ocorra por espasmo cadavérico (Figura 10.13).

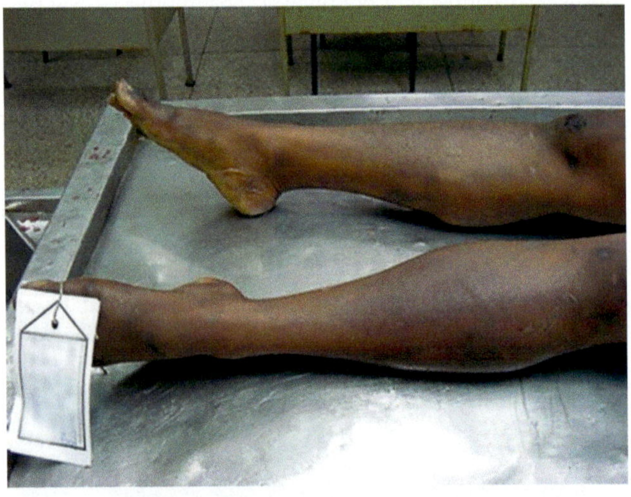

Figura 10.13 – Acentuada extensão plantar no corpo de uma mulher que morreu por ação contundente e instrumento perfurocortante.

Putrefação

É a decomposição do corpo pela ação de bactérias saprófitas que o invadem passado algum tempo da morte. Começa a partir das espécies que se acham normalmente no intestino grosso, como o *Clostridium welchii*[6], principalmente no ceco. Podemos dizer que, do ponto de vista biológico, inicia-se assim que o indivíduo morre, pois o meio interno vai ser modificado pela falta de oxigênio e pela autólise dos tecidos, o que favorece a proliferação da flora saprófita. As enzimas bacterianas decompõem protídios, lipídios e glicídios, com produção de grande quantidade de gases, entre os quais metano, gás sulfídrico, gás carbônico, amônia e mercaptanos. Vários desses gases são inflamáveis, o que pode ser demonstrado furando-se a bolsa escrotal de um cadáver putrefeito e aproximando-se um fósforo aceso. O odor nauseabundo que exala dos corpos em decomposição resulta desses gases e de outros produtos voláteis derivados das moléculas proteicas. Estas são decompostas em aminoácidos elementares. O triptofano, por exemplo, sob a ação bacteriana, transforma-se em indol e escatol, de odor muito desagradável.

Diversos fatores relacionados com o indivíduo e com o meio ambiente interferem na instalação e evolução da putrefação, pois é um processo bioquímico causado pela ação de enzimas bacterianas. É imprescindível que a temperatura esteja numa faixa ideal entre 30 e 40 °C, como é comum nos países tropicais. No Brasil, com variações de temperatura muito significativas de uma região para outra e num mesmo local, tanto ao longo do ano como de um dia para o outro, torna-se muito difícil estabelecer prazos para as sucessivas fases da putrefação. No Rio de Janeiro, durante o verão, já vimos putrefação inicial em menos de 24 horas após a morte. Já nos meses de inverno, com temperatura ambiente média em torno de 18 a 24 °C, o ritmo tende a ser semelhante ao descrito nos tratados de autores europeus e norte-americanos. Nesse período, a fase inicial é observada em torno de 36 horas após a morte.

A umidade alta do ar também auxilia a instalação da putrefação, enquanto nos ambientes quentes e secos, principalmente em locais bem ventilados, a putrefação pode começar, mas a rápida desidratação do cadáver modifica sua marcha pela mumificação do corpo. É interessante salientar que pode haver diferenças entre o grau de putrefação de distintos segmentos de um mesmo corpo em função da quantidade de líquido. Já observamos um caso em que o membro inferior esquerdo apresentava putrefação mais avançada que o direito por ter ficado pendente e com maior quantidade de sangue pela ação da gravidade (Figura 10.14).

A velocidade de evolução da putrefação varia de acordo com o meio em que se acha o cadáver: ao ar livre, enterrado no solo ou sob uma coleção líquida. Há quem diga que 1 semana no ar equivale a 2 na água e a 8 no solo[9]. Contudo, acreditamos que são muitos os fatores que podem modificar tal influência do meio. A ação da fauna cadavérica é uma das mais importantes nesse contexto. No caso de submersão, torna-se muito importante o grau de poluição bacteriana da água pela ação de esgotos. Em águas assim contaminadas, a putrefação pode ser muito antecipada.

Fatores individuais podem acelerar muito a sua instalação e evolução. Qualquer condição que cause hipertermia antes da morte, ou que dificulte o esfriamento do corpo, como o uso de agasalhos, pode precipitá-la. Na década de 1970, examinamos o corpo de uma mulher e de seu filho, mortos na mesma ocasião, e notamos que o rapaz, que veio envolto em um cobertor, já estava em início de putrefação, enquanto a mãe estava em rigidez generalizada, sem sinais de decomposição. Perper[9] relata caso muito parecido, ocorrido com um casal morto pelo próprio filho, doente mental.

Indivíduos gordos, ou edemaciados, putrefazem mais rapidamente do que os magros e as crianças[8]. Quando a morte é causada por sepse, a instalação e a evolução da putrefação são muito mais rápidas. Se a bactéria for do tipo anaeróbio, a putrefação é extremamente rápida e evolui a olhos vistos[9]. Tivemos ocasião de necropsiar uma mulher de meia-idade que deu entrada no Serviço de Emergência do Hospital Universitário Clementino Fraga Filho, na década de 1980, que se queixava de dor abdominal e em cuja região glútea foi aplicada uma injeção analgésica. Em poucas horas, instalou-se uma infecção local de disseminação rápida e produção de enfisema. Foi ao óbito ao amanhecer. No momento da realização da necrópsia, cerca das 9 horas da manhã, já estava em estado avançado de enfisema de putrefação. O exame bacteriológico do fígado demonstrou infecção por *Clostridium perfringens*.

Para fins didáticos, podemos dividir a putrefação em quatro fases ou períodos: coloração, enfisema, coliquação e esqueletização.

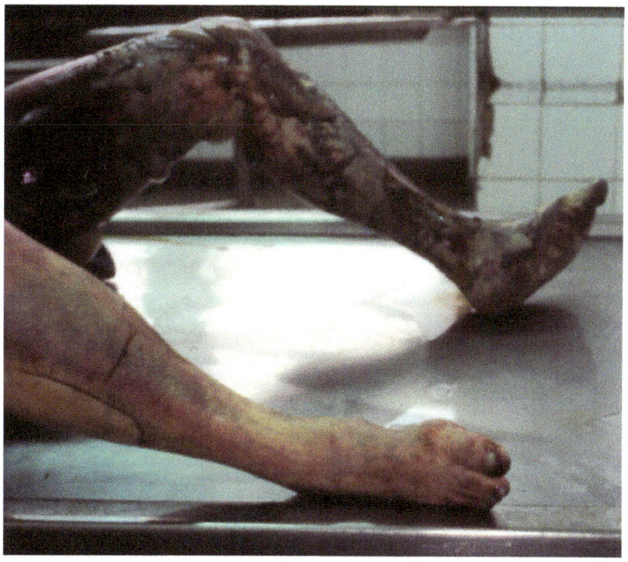

Figura 10.14 – O membro inferior esquerdo está em estado de putrefação mais avançado do que o direito, caracterizado por coloração mais escura e numerosas bolhas de conteúdo pardo-escuro.

• Fase de coloração

Começa com a chamada mancha verde abdominal, que se forma primeiro na fossa ilíaca direita por causa da proximidade do ceco com a pele. O gás sulfídrico produzido pelas bactérias difunde-se pelos tecidos e combina-se com a hemoglobina, formando a sulfoemoglobina[16] ou sulfometemoglobina[3], que tem cor verde (Figura 10.15).

Há quem afirme que a cor verde depende de prévia transformação da hemoglobina em biliverdina, que seria modificada pela ação do gás sulfídrico[9]. Aparece em cerca de 18 a 24 horas após a morte, nos meses do nosso verão, e pode só aparecer depois de 36 a 48 horas em nosso inverno, desde que o corpo não fique sob a ação direta do sol nem esteja agasalhado. Com o passar do tempo, a cor verde espalha-se por todo o abdome, tórax, cabeça e membros. A cor da cabeça pode ficar tão escura que faz nítido contraste com o resto do corpo nas pessoas de tez clara (Figura 10.16). Nos recém-nascidos e nos afogados, a mancha verde começa no tórax.

Enquanto se difunde a mancha verde, vai ocorrendo intensa hemólise, que modifica a cor de vários tecidos, principalmente a parede interna do coração e dos vasos sanguíneos, e a mucosa da árvore traqueobrônquica, que assumem coloração avermelhada-escura. Nesse mesmo período, já há produção de gás suficiente para distender o abdome e espremer os grandes vasos e o coração, empurrando o sangue para as veias superficiais, que se tornam mais visíveis e de cor pardo-esverdeada-escura, desenhando uma rede. É a circulação póstuma de Brouardel (Figura 10.17).

Na cavidade abdominal, observa-se que o pigmento biliar atravessa a parede da vesícula e se impregna nas vísceras vizinhas, tornando-as esverdeadas. Os gases do intestino grosso atravessam sua parede e, penetrando nas vísceras maciças, conferem-lhes cor anegrada nos pontos de contato (Figura 10.18).

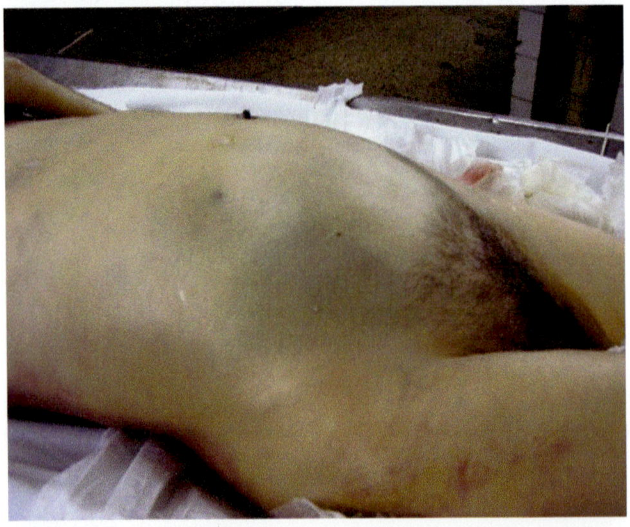

Figura 10.15 – Grande mancha esverdeada que ocupa a fossa ilíaca direita.
Fonte: Foto cedida gentilmente pela Dra. Virgínia Rosa Rodrigues Dias, do IMLAP.

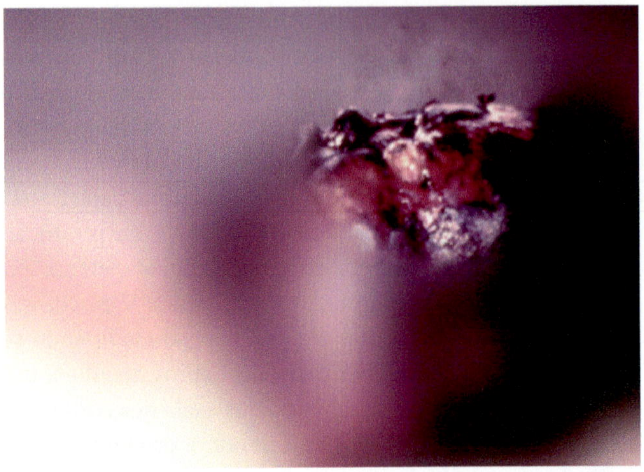

Figura 10.16 – Período gasoso da putrefação. As partes moles estão insufladas pelos gases; a cabeça tem cor anegrada; os olhos estão protrusos.

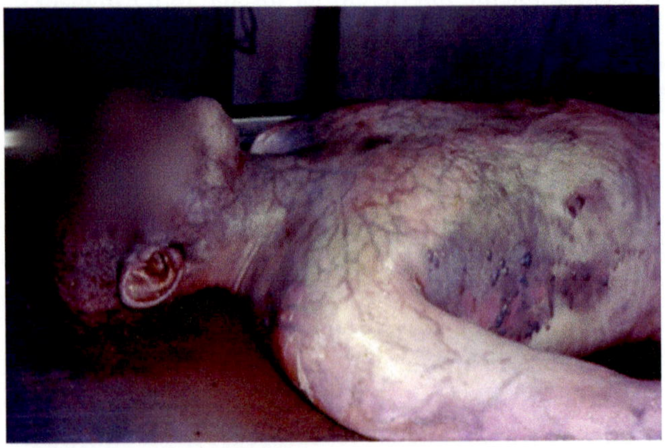

Figura 10.17 – Período gasoso da putrefação. Além da coloração escura da cabeça, destaca-se intensa acentuação do desenho venoso (circulação póstuma de Brouardel).

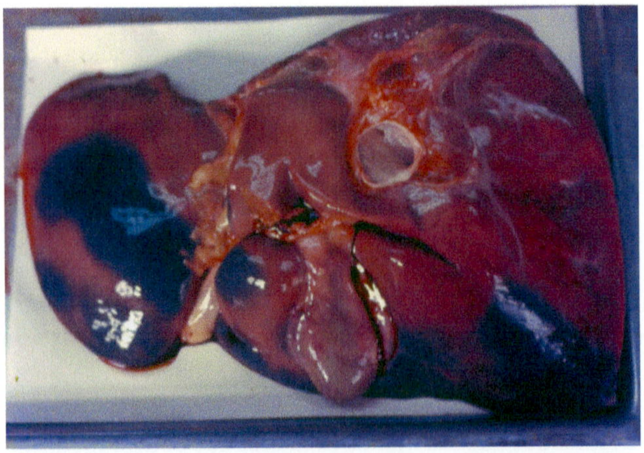

Figura 10.18 – Fígado visto por baixo. As áreas escuras correspondem às relações com o cólon. Os gases produzidos no intestino grosso impregnam as vísceras vizinhas.

• Fase de enfisema

Também é chamada de período gasoso. Resulta do aumento progressivo e rápido da produção dos gases pela flora saprófita, agora já disseminada por todos os tecidos. Mas, para se notar o enfisema das partes moles (tecido subcutâneo e músculos), é necessário que se passem 2 a 3 dias. O máximo de intensidade pode ser atingido antes de 1 semana, sempre dependendo da temperatura e umidade do ambiente. A decomposição proteica é máxima durante esse período, com grande desprendimento de compostos nitrogenados de odor repulsivo e formação de substâncias semelhantes a alcaloides, as ptomaínas. Os fenômenos observados nesse período são causados principalmente pela força dos gases nas grandes cavidades. O aumento da pressão abdominal produz prolapso do útero e do reto e elevação do diafragma (Figura 10.19).

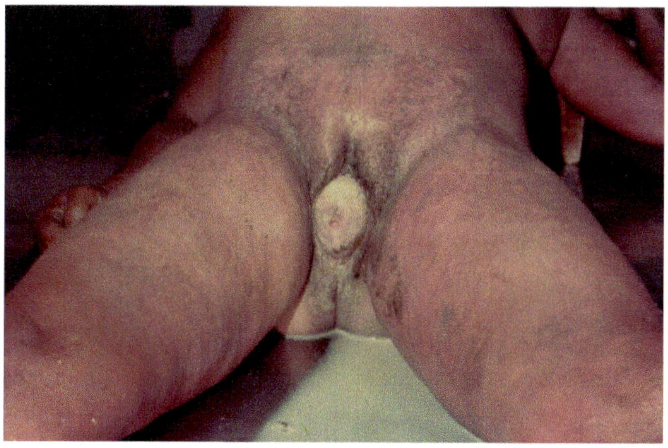

Figura 10.19 – Prolapso uterino após a morte por aumento da pressão abdominal à custa dos gases da putrefação.
Fonte: Caso do IMLAP, examinado pelo autor.

As bases pulmonares são espremidas, havendo eliminação de líquido pardo-avermelhado-escuro pelas narinas e boca. É formado por líquido intersticial, água resultante das reações de decomposição e sangue que escapa de pequenos vasos pulmonares, cujas paredes são destruídas tanto pela ação das enzimas bacterianas como pela penetração passiva de conteúdo gástrico nas vias respiratórias, em decorrência da expressão do estômago. Pelo mesmo motivo, pode haver eliminação de fezes, urina ou esperma. Estando grávida a mulher, pode o concepto ser expelido em um parto *post mortem*. A bolsa escrotal aumenta muito de volume, assim como há pseudoereção do pênis pela distensão dos corpos cavernosos e esponjoso pelos gases (Figura 10.20). O aumento de volume do conteúdo orbitário faz a protrusão dos globos oculares (Figura 10.16). A língua aumenta e se projeta para fora do limite das arcadas dentárias (Figura 10.21).

A epiderme descola-se pela grande produção de líquidos que migram para a superfície e formam bolhas de tamanho variado, por vezes grandes, de conteúdo pardo-avermelhado-escuro (Figuras 10.22 e 10.23). Ao contrário das flictenas de origem inflamatória, essas apresentam escasso teor proteico. Com o passar dos dias, há destacamento total da epiderme e perda dos fâneros (pelos, unhas e cabelos).

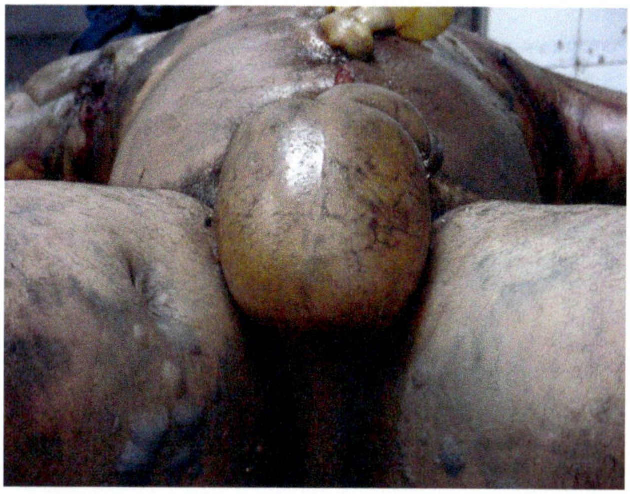

Figura 10.20 – Grande distensão da bolsa escrotal pelos gases da putrefação.

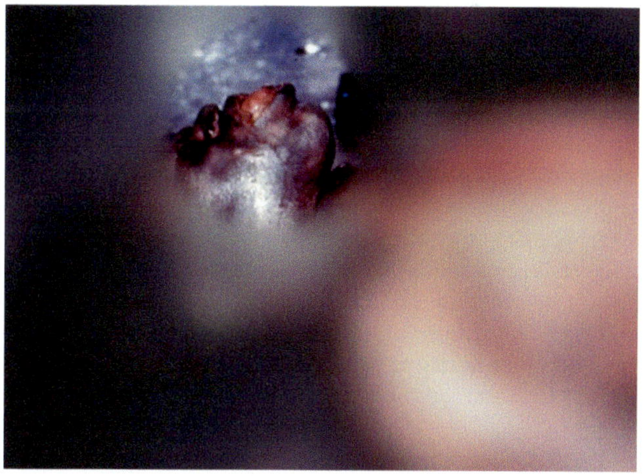

Figura 10.21 – Protrusão da língua, tumefação das partes moles e destacamento da epiderme em cadáver no período gasoso da putrefação.
Fonte: Caso do IMLAP.

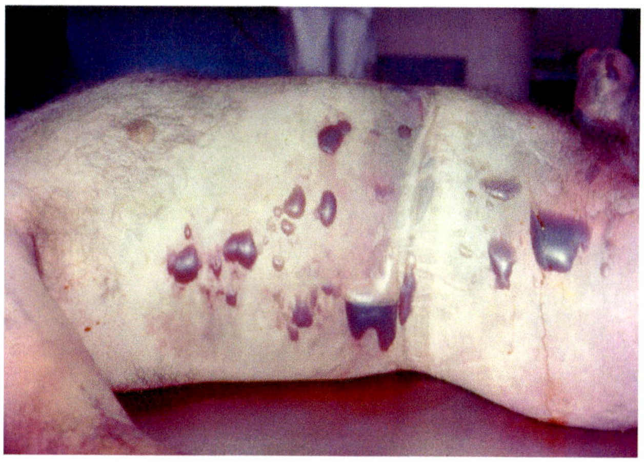

Figura 10.22 – Presença de numerosas bolhas de conteúdo pardo-avermelhado-escuro, percebendo-se nível líquido em seu interior.

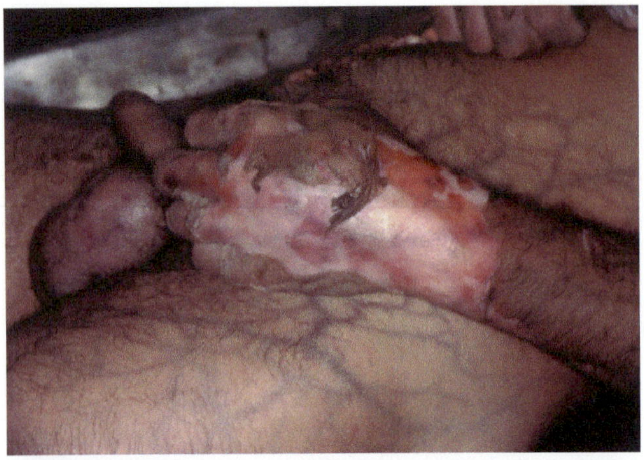

Figura 10.23 – O rompimento das bolhas mostra a derme, que tem cor bem mais clara porque se trata de homem de cor parda. Percebe-se, ainda, a circulação póstuma de Brouardel.

A pele das mãos sofre um processo de destacamento da epiderme, imitando uma luva no caso de afogados, que pode ser utilizada para registro da individual dactiloscopia. As vísceras maciças sofrem um processo de amolecimento, e a sua superfície de corte exibe numerosas cavidades de pequeno porte, de modo semelhante a queijo suíço. Isso é muito bem observado no fígado e, de modo menos intenso, nos rins. O coração mostra-se amolecido e formado por miocárdio pardo com alguma crepitação à palpação. Os pulmões estão muito colapsados por causa da compressão e têm cor parda muito escura ou cinza-enegrecida. As cavidades pleurais chegam a conter 200 mL de líquido pardo-escuro. O cérebro fica reduzido a uma massa acinzentada, pegajosa, que se escoa da cavidade craniana assim que aberta.

• Fase de coliquação

É aquela em que se dá a deliquescência geral dos tecidos, com desaparecimento paulatino do enfisema e grandes perdas líquidas. Inicia-se cerca de 3 semanas após a morte. Sua duração é extremamente variável conforme as condições ambientais. Nesse período, sucedem-se os animais que constituem os chamados trabalhadores da morte até a completa destruição das partes moles e a esqueletização do corpo.

• Fase de esqueletização

É o resultado final do processo destrutivo do cadáver, qualquer que seja o ambiente. Pelo que foi exposto anteriormente, pode-se concluir que o tempo necessário para a esqueletização é extremamente variável conforme as condições climáticas e do ambiente – ar livre, solo ou água (Figura 10.24). Conforme passam-se os anos, os ossos vão ficando mais desidratados e alterados pelos processos tafonômicos (Figura 10.25).

Fauna cadavérica

Ainda no início do período de coloração, certas espécies de moscas procuram o cadáver para depositar seus ovos, principalmente nas fendas palpebrais, narinas, boca, condutos auditivos e orifícios provocados por traumas (Figuras 10.26 e 10.27). As larvas penetram nestes orifícios em busca de alimento e crescem rapidamente. Como são muito numerosas, destroem prontamente as partes moles e vísceras do cadáver. Orifícios de projéteis de armas de fogo e feridas por instrumentos perfurocortantes podem ser rapidamente descaracterizados[9].

Não são apenas os dípteros (moscas) que afluem ao cadáver. Outros insetos, como coleópteros (besouros), lepidópteros (mariposas e borboletas), ortópteros (baratas) e himenópteros (formigas), também se servem dos corpos em decomposição. Também os predadores dos insetos e animais carniceiros se aproximam para buscar alimento. Assim, o conceito de fauna cadavérica pode ser estendido para incluir insetos, ácaros, aves e mamíferos que de algum modo se servem dos cadáveres. Num sentido mais estrito, Oscar Freire considera fauna cadavérica os insetos e ácaros "que têm uma fase de sua vida ligada ao cadáver, ou que são necrófagos frequentes na idade adulta, produzindo alterações de certa importância médico-legal nos corpos, ou que concorrem de modo eficaz para a sua destruição"[3].

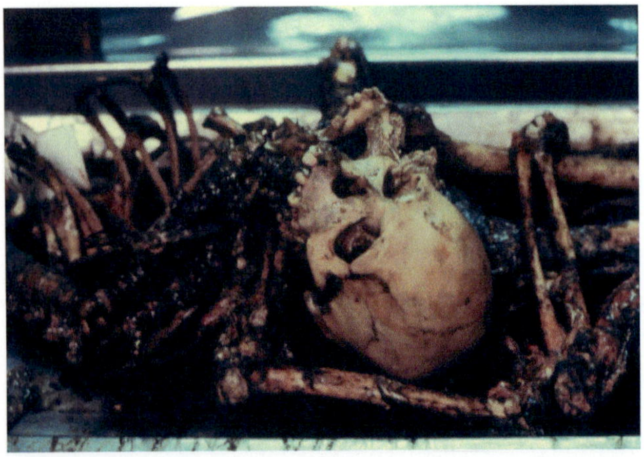

Figura 10.24 – Cadáver esqueletizado.
Fonte: Removido da floresta da Tijuca para o IMLAP.

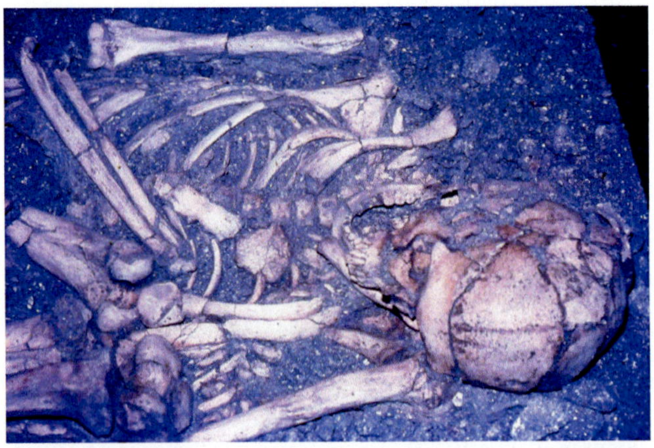

Figura 10.25 – Esqueleto removido de sambaquis e localizado no Museu de Paranaguá.
Fonte: Foto feita pelo autor em 1969.

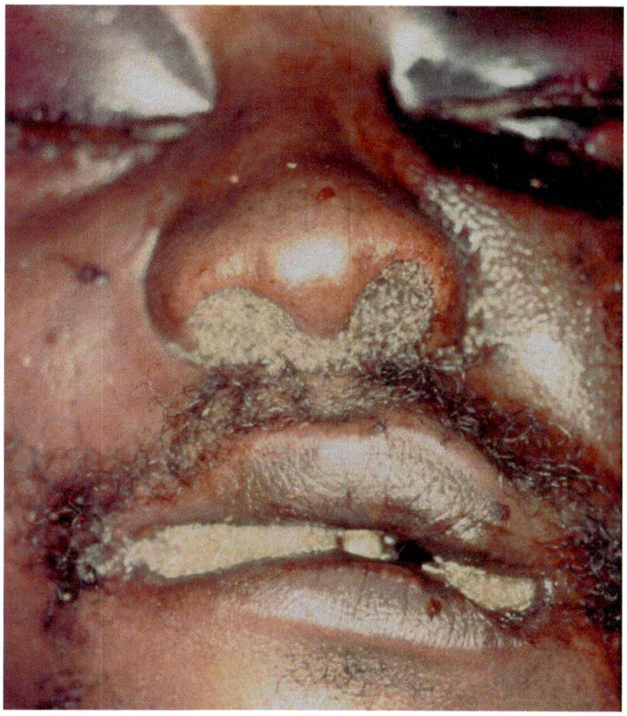

Figura 10.26 – Numerosas larvas de moscas em fase inicial de evolução nas narinas e na boca do cadáver.

Segundo Mégnin, citado por Fávero[3], o conhecimento do ciclo evolutivo desses animais pode ajudar muito na determinação aproximada da data da morte. O achado de larvas em fase inicial, já crescidas ou se transformando em pupas permite fazer o cálculo, desde que se saiba em quanto tempo evoluem e em que fase da putrefação são atraídas pelo cadáver. A ideia de Mégnin de que esses animais chegavam em hordas sucessivas o levou a chamá-los de trabalhadores da morte, propondo a existência de oito esquadrões.

Oscar Freire, citado por Fávero[3], aceita uma certa ordem na chegada dos insetos e ácaros ao cadáver: moscas, besouros, ácaros, baratas, formigas e mariposas. Contudo, mesmo essa ordem pode apresentar variações. Por exemplo, é comum ver formigas consumindo a epiderme de corpos frescos encontrados no mato.

O estudo dos artrópodes que têm importância na cronologia da morte está detalhado no Capítulo 11 - Entomologia Forense para Estimativa do Intervalo Pós-Morte (IPM) desta obra.

Maceração

Alguns autores estendem o conceito de maceração aos fenômenos putrefativos que ocorrem nos corpos submersos, modificados pelo excesso de umidade. Fávero[3] dá a essa forma o nome de maceração séptica. Mas a maceração que estudaremos aqui é a que ocorre com o feto que morre dentro do útero a partir do quinto mês e não é expelido. Os conceptos menos desenvolvidos costumam ser mumificados

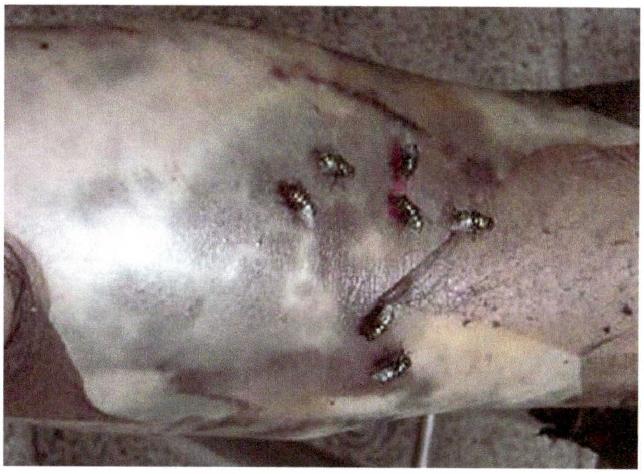

Figura 10.27 – Várias moscas verdes sobre a pele do antebraço de um cadáver em decomposição.

ou totalmente reabsorvidos. Poucas horas após a morte, o feto retido já apresenta menor aderência da epiderme, que pode ser descolada pela pressão feita obliquamente com o dedo[17]. Permanecendo no ambiente líquido da cavidade amniótica por mais 3 a 5 dias, a epiderme passa pela formação de bolhas de tamanho cada vez maior, confluentes, que, por fim, se rompem, vertem seu líquido avermelhado na cavidade amniótica e deixam a derme à mostra. Ao ser expulso, o feto apresenta coloração róseo-avermelhada universal, tem os cabelos destacados e o couro cabeludo muito frouxo, deslizando amplamente sobre os ossos da calota (Figura 10.28). Esses mostram-se frouxos, por vezes soltos uns dos outros se a retenção durar mais alguns dias.

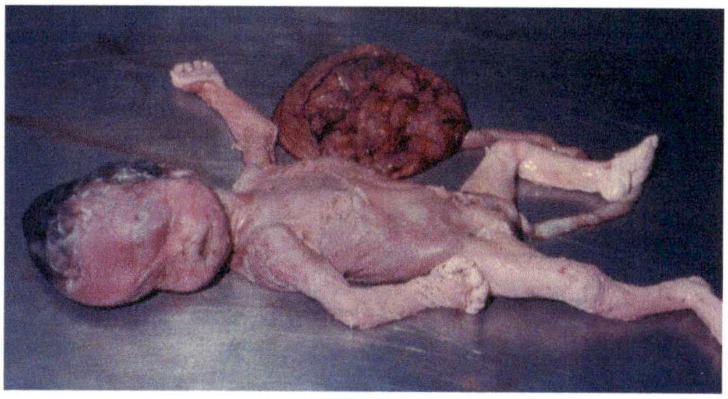

Figura 10.28 – Feto natimorto macerado. A pele tem cor róseo-parda na derme desnuda. Os segmentos do corpo se amoldam à mesa e a face se mostra deformada por disjunção parcial de seus ossos. A placenta tem cor bem mais escura do que o normal.
Fonte: Caso examinado pelo autor no IMLAP.

A flacidez exagerada das partes moles deforma a face. O tronco, principalmente no abdome, achata-se sobre a superfície da mesa como um saco plástico contendo água. Os membros revelam flacidez extrema, com tal mobilidade que têm aspecto de polichinelo. O cordão umbilical, de aspecto suculento, tem coloração róseo-parda devido à infiltração hemoglobínica. As cavidades pleurais e abdominal contêm moderada quantidade de líquido róseo-pardo semitransparente, e as vísceras evidenciam parênquima amolecido e de cor igualmente alterada pela hemoglobina liberada pela hemólise. A velocidade dessas transformações varia bastante de um caso para outro, de modo que não é seguro utilizá-las para determinar a data da morte fetal[4].

Saponificação

Alguns autores criticam o termo *saponificação* porque, na realidade, são formados compostos mais semelhantes às ceras do que aos sabões[6]. É um fenômeno raro, que produz material esbranquiçado, mole e um pouco friável, de aspecto céreo, que aparece nas partes moles gordurosas de um cadáver quando certas condições ambientais estão presentes, chamado de *adipocera*. Tem cheiro rançoso adocicado, e sua cor varia de matiz entre o amarelado, o róseo e o acinzentado. Para que se forme, há necessidade de que se inicie a putrefação, pois as enzimas bacterianas, principalmente do gênero *Clostridium*, têm que começar a hidrólise das gorduras neutras (triglicerídios) para que os ácidos graxos sejam liberados[6]. Perper[9] cita trabalho recente em que foi demonstrada a ação de bactérias desse gênero transformando o ácido oleico em hidroxiesteárico e oxiesteárico.

Sob temperatura ambiente abaixo de 21 °C, esse fenômeno não ocorre, ou é muito retardado, pois a putrefação demora mais para se instalar[6,8]. Locais de difícil acesso ao ar atmosférico, com baixa oxigenação e calor úmido, como ocorre em terrenos argilosos, são necessários à sua formação. Embora não percebida, a adipocera já começa a se formar após a primeira semana. Mas só a vemos quando o teor de ácidos graxos atinge 70%, ao cabo de 3 meses. Os ácidos mais importantes para sua formação são o palmítico e o esteárico. A adipocera é insolúvel na água, solúvel no éter e, a quente, no álcool. Como tem densidade menor do que a da água, facilita a flutuação do corpo dos afogados. Queima com chama amarelada e desprende odor amoniacal[6]. Reage com o sulfato de cobre diluído, produzindo uma cor azul-esverdeada (reação de Benda)[18].

Como é formada a partir das gorduras do corpo, é muito mais frequente em indivíduos gordos. Pode ocorrer com pessoas grandes e bem-nutridas, mesmo em túmulos sem grande umidade local, pois a quantidade de água do próprio corpo prepara o ambiente. Pode ser encontrada em recém-nascidos, mas não aparece nos prematuros.

Por ser um produto de difícil degradação no processo da putrefação, a formação da adipocera funciona como fenômeno conservador do cadáver. Além do mais, a produção de ácidos modifica o pH e inibe a ação das bactérias de putrefação. As feições e as formas do corpo podem ser preservadas por meses e anos a fio. Aí reside seu valor médico-legal. Além de permitir o reconhecimento do indivíduo após todo este tempo, mantendo a forma, favorece o exame de lesões porventura existentes. No entanto, é mais comum que se note a adipocera apenas em alguns segmentos do corpo.

Mumificação

É um processo de conservação do cadáver que depende de condições que facilitem uma evaporação rápida, de modo a sustar o processo de putrefação. Ocorre em ambientes de temperatura elevada, secos e muito bem ventilados, como em solos arenosos de áreas com pouca chuva. Alguns locais ficaram conhecidos pela frequência com que se dava a mumificação dos corpos. Em um deles, Tolosa, eram enterrados frades franciscanos previamente expostos no campanário das igrejas, onde sofriam intensa evaporação, dadas as condições climáticas[19]. Entre nós, Euclides da Cunha encontrou corpos mumificados no sertão nordestino, quando de sua expedição a Canudos.

Na década de 1970, participamos do exame do corpo de uma menina de cerca de 8 anos que fora morta em outro estado da Federação e que chegou mumificada ao IML-RJ. Tinha sido examinada no local de origem, mas o envolvimento de pessoas muito influentes levou as autoridades locais a colocarem o corpo no frigorífico por algumas semanas, para a realização de novos exames pela equipe do Rio de Janeiro[20] (Figuras 10.29 e 10.30).

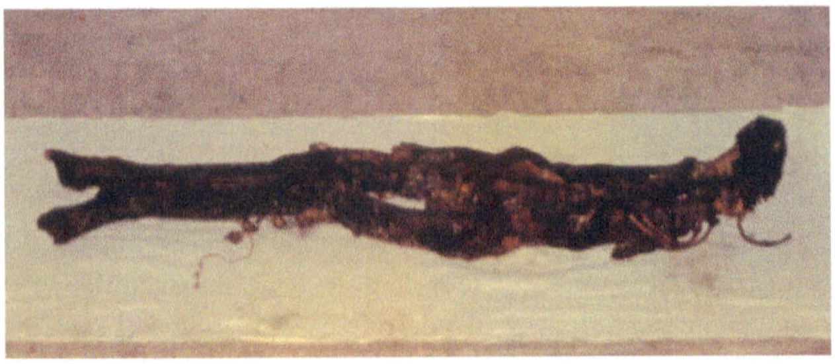

Figura 10.29 – Cadáver mumificado de menina de 8 anos que foi necropsiada e guardada em geladeira por meses. Os tecidos têm cor parda, apesar de ser de ancestralidade branca.

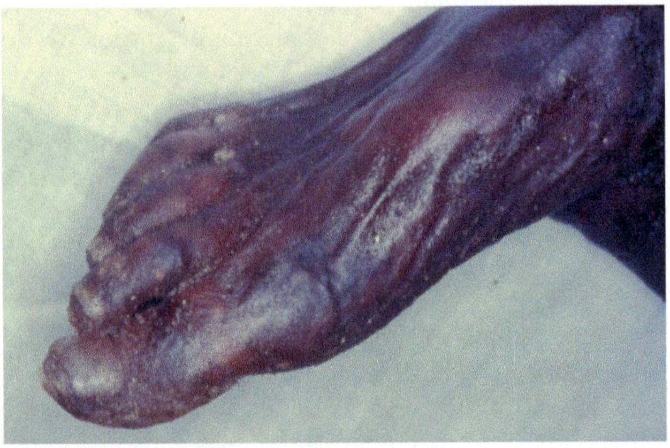

Figura 10.30 – Detalhe do pé do cadáver mostrado na figura anterior. A pele tem aspecto de couro, consistência dura e está pregueada por causa da desidratação do corpo.

A mumificação é muito mais comum em indivíduos magros, e mais fácil de ocorrer em corpos de crianças, pela menor quantidade de água e maior superfície de evaporação. O corpo mumificado tem seu peso e volume muito reduzidos. A pele torna-se ondulada pela redução das partes moles, endurecida, com aspecto de couro, de coloração parda e soa como cartão ao toque. Os músculos e tendões transformam-se em fibras quebradiças. Por vezes, acomete apenas alguns segmentos do corpo, em geral os de menor diâmetro, como mãos e pés. Pode afetar os segmentos superiores de vítimas de enforcamento, cujo corpo fique suspenso por vários dias em local quente e seco.

A mumificação pode ocorrer como resultado de *embalsamamento*, que é o tratamento do cadáver por meio da substituição do sangue por injeção de mistura fixadora, geralmente à base de formol e álcool. Os corpos embalsamados têm o processo de putrefação impedido pela ação antisséptica dos agentes fixadores e podem permanecer por muitos anos sem serem destruídos. Se ficarem em ambiente que permita a evaporação de sua água, fatalmente se transformarão em múmias. Como todo processo de conservação do cadáver, a mumificação favorece o patologista forense por preservar lesões e, guardadas as devidas proporções, viabilizar a identificação mesmo depois de anos.

EXAMES LABORATORIAIS

Vários autores, por meio de numerosos trabalhos, têm procurado estabelecer critérios precisos para avaliação da hora da morte com base na dosagem de eletrólitos e substâncias normalmente presentes nos líquidos orgânicos. O fundamento dessas técnicas vem da mudança brusca do metabolismo dos tecidos resultante da falta de oxigênio por causa da parada circulatória. Com a perda da sua fonte de energia, as células sofrem desintegração das suas membranas e consequente perda de sua capacidade de selecionar ativamente as substâncias e os eletrólitos que devem entrar ou sair da célula. Com isso, ela torna-se passiva e permite a difusão desses elementos de acordo com os seus gradientes de concentração intra e extracelular. A presunção de haver proporção entre a intensidade dos desvios da concentração e o tempo levou alguns autores a propor a dosagem dessas substâncias para avaliação da hora da morte.

Outros têm procurado apoio na continuação de certos processos fisiológicos por algum tempo após a morte, durante um período chamado de *supravital*, no qual o indivíduo morreu, mas ainda vivem alguns tecidos. Entre esses, destacam-se os dados relativos à excitabilidade muscular *post mortem* e à pesquisa da atividade de algumas enzimas em células de metabolismo muito ativo, como os hepatócitos e as fibras musculares cardíacas.

Bioquímica do sangue

Uma das melhores revisões da literatura foi realizada por Coe[21]. Nokes e Madea[22] analisaram os dados referentes a glicose, ácido lático, ureia, creatinina, amônia, enzimas e eletrólitos. De todos os tópicos abordados, achamos mais interessante um trabalho realizado com ratos, em que o autor encontrou forte correlação do tempo de morte entre 6 e 96 horas com o número que expressa a relação entre as concentrações plasmáticas de sódio e potássio. Mas não aplicou o método a cadáveres humanos. A vantagem dessa pesquisa é que, por ser um dado relativo, independe dos valores absolutos do sódio e do potássio vigentes no momento da morte.

Bioquímica do líquido cefalorraquidiano

As modificações da concentração de eletrólitos no líquido cefalorraquidiano (LCR) decorrem de alterações anóxicas das células do plexo coroide, estrutura responsável pela formação do liquor, formada por vasos sanguíneos, tecido conjuntivo e epitélio. Alguns autores têm afirmado que há correlação entre o aumento da concentração do potássio no LCR e o tempo após a morte. Mas a repetição do mesmo trabalho por outros autores chegou a resultados discrepantes. Por ora, não é um método confiável[22].

Dosagem do potássio no humor vítreo

Não há dúvida de que a concentração do potássio no humor vítreo aumenta com o passar do tempo após a morte. Mas a correlação desse aumento com o tempo tem sido muito criticada por vários autores, principalmente pela dispersão dos resultados encontrados quando são avaliadas amostras amplas. Foram identificados vários fatores que influem nos valores achados, tais como a duração do período agônico, a temperatura ambiente, a idade, a distribuição dos casos no período *post mortem* e outros aspectos técnicos. Uma das maiores dificuldades é a falta de um outro parâmetro bioquímico que possa informar se havia, no momento da morte, grande distúrbio eletrolítico[23].

Excitação muscular

Os músculos esqueléticos, se excitados, continuam a responder por contração durante algum tempo após a morte. A excitação tanto pode ser mecânica como por ação elétrica.

• Excitação mecânica

A resposta muscular depende tanto da intensidade do estímulo quanto do músculo excitado e do tempo transcorrido desde a morte. Assim, para poder haver comparação dos resultados obtidos por autores diferentes, é preciso que haja padronização do local e dos estímulos. A resposta se modifica com o passar do tempo[24].

Os autores descrevem três fases de acordo com o tipo de resposta. Logo após a morte, e até 2 horas e meia, nota-se uma contração que envolve todo o músculo, conhecida como fenômeno de Zsako. Conforme se avança no tempo, passa-se a observar uma contração localizada significativa, que produz elevação da massa muscular no local da percussão, que se dispersa mais lentamente e desaparece em menos de 1 segundo. Pode ser evocada no período de 4 a 5 horas após a morte. Na terceira fase, a contração localizada é fraca, mas persiste por várias horas. Pode ser obtida no período de 8 a 12 horas após a morte. Parece não haver interferência da temperatura ambiente no tipo de resposta, pelo menos nos climas temperados[24].

• Excitação por ação elétrica

A capacidade dos músculos esqueléticos de um cadáver de responderem a estímulos elétricos por contração já era conhecida dos fisiologistas do início do século XIX. A princípio, era pesquisada com a intenção de evitar inumações precipitadas. Mais tarde, passou a ser pesquisada com a finalidade de determinação da hora da morte. De modo semelhante ao que ocorre com a excitação mecânica, para que se possa comparar os resultados, é necessário que o tipo de estímulo e a avaliação da resposta sejam padronizados. Madea[25], um dos maiores estudiosos do assunto na atualidade, idealizou um aparelho que aplica uma corrente constante de 30 mA, durante 10 ms, com uma frequência de 50 por segundo. Esse dispositivo pode ser levado para os locais de morte suspeita por ser leve e de fácil transporte. Os eletrodos em forma de agulha devem ser introduzidos no tecido subcutâneo da metade nasal da pálpebra superior, afastados entre si de 15 a 20 mm. A resposta é graduada de acordo com a extensão da contração realizada pelos músculos da face. Alguns a dividem em seis, outros em quatro, ou mesmo em três graus. Quanto mais detalhada a descrição desses graus, melhor a avaliação do tempo após a morte, pois há uma redução da intensidade da resposta conforme passa o tempo. Madea[25] divide a extensão das respostas em seis graus conforme os grupos musculares que respondam por contração. Quanto mais extensa a onda de contração, menor o tempo após a morte.

Estimulação química da íris

Os músculos lisos, tal como os esqueléticos, conservam sua excitabilidade por longo tempo após a morte. Por isso, a musculatura lisa da íris pode ser estimulada, respondendo com contração ou dilatação. Além da excitação feita por eletrodos, é possível obter resposta a agentes farmacológicos. De modo semelhante ao que ocorre em vida, a adrenalina e a atropina provocam dilatação da pupila (midríase) e a acetilcolina, uma redução do seu diâmetro (miose). Convém medir o diâmetro pupilar antes da aplicação dessas substâncias, que deve ser feita por baixo da membrana conjuntiva do olho junto ao contorno da córnea ou diretamente dentro da câmara anterior do olho. A resposta costuma demorar 5 a 30 minutos e persistir por aproximadamente 1 hora. Conforme passa o tempo após a morte, a reação demora mais para se instalar e se torna mais fraca. A concentração das drogas pode ser menor do que a necessária para se obter o mesmo efeito no vivo porque é como se o músculo da íris estivesse desnervado. Estudos feitos em grande número de casos demonstraram que é possível se obter resposta até um máximo de 14 a 46 horas após a morte[26].

Atividade enzimática dos tecidos

A virada do metabolismo aeróbio para o anaeróbio pela parada da circulação leva a alterações do pH intracelular e a modificações da atividade das enzimas. Partindo dessa premissa, pesquisadores têm tentado avaliar o tempo de morte com base na redução do teor de algumas enzimas importantes em células de grande atividade metabólica como no fígado. Na Faculdade de Medicina de Ribeirão Preto, Martin[27] realizou pesquisas nesse campo com resultados animadores.

CRONOTANATOGNOSE

A avaliação aproximada da hora e data da morte, como referimos no início deste capítulo, é de fundamental importância na elucidação da maioria dos homicídios. Mas, apesar de todos os elementos técnicos apresentados aqui como fenômenos cadavéricos, ainda não foi possível se chegar à acuidade pretendida e desejada pelas autoridades. O uso de mais de um método simultaneamente tem a vantagem de estreitar os limites superior e inferior do cálculo aproximado da hora da morte, desde que sejam tomados de cada método, não a média, mas os seus limites de confiança com 95% de probabilidade (avaliação correta de 95 em 100 casos). Por exemplo, a associação da temperatura retal com o método de excitação elétrica dos músculos da face e a reação pupilar a agentes farmacológicos pode diminuir a faixa de tempo calculada para a morte, desde que sejam levadas em consideração as limitações de cada método e as suas causas de erro.

É impróprio afirmar que tal ou qual método é melhor ou pior que outro. Conforme as circunstâncias particulares de cada caso como, por exemplo, o tempo aproximado após a morte em que o corpo foi encontrado, os peritos escolherão o processo mais indicado. Não é razoável tentar avaliar a hora da morte partindo da temperatura retal em um corpo que já demonstra sinais iniciais de putrefação. Do mesmo modo, é quase impossível fazer uma avaliação, mesmo aproximada, em corpos carbonizados. É importante reconhecer que não se pode comparar os resultados obtidos por uma equipe bem treinada, e familiarizada com os métodos aplicados, com aqueles obtidos por um perito do interior, cuja vivência se restringe a ocasionais casos e à leitura de uns poucos manuais.

É imprescindível a colaboração entre os policiais que primeiro chegarem ao local da morte suspeita e os peritos para uma boa avaliação da hora da morte. Um dos dados de grande valor – a temperatura ambiente – pode ser registrado pela autoridade policial assim que chegar ao local. É comum haver mudança da temperatura de um recinto fechado, após o achado de um corpo, por vários fatores: acionamento ou desligamento de condicionador de ar, abertura de portas ou janelas, ou a penetração de várias pessoas, elevando a temperatura do cômodo. Em locais ao ar livre, os policiais poderão registrar se o corpo estava exposto ao sol, se havia ventilação, se a temperatura oscilou entre o tempo de encontro do corpo e a chegada dos peritos. Estes devem pesquisar sinais cadavéricos como livores, rigidez muscular e, se possível, a temperatura retal ou axilar. Toda a equipe, incluindo policiais e peritos, deve-se esforçar para que a necrópsia seja feita com a maior brevidade possível a fim de que a permanência do corpo em outros ambientes (viatura, antessala do necrotério) seja a menor possível.

Infelizmente, em nosso meio, a regra é a não observação dos cuidados devidos. Os peritos recebem um corpo cuja rigidez já foi parcialmente desfeita pelos serventes que despem o cadáver, ou que permaneceu por várias horas no local à espera da perícia, e mesmo na antessala do necrotério, por vezes por um dia inteiro. Além do mais, nem sempre há o cuidado de se registrar no laudo a hora em que foi iniciada a necrópsia. Nunca vimos, mesmo em instituições de renome, o registro da temperatura do corpo, quer no momento da necrópsia, quer antes. Enquanto não houver condições de trabalho que permitam aos nossos legistas aplicar os métodos descritos anteriormente, a fim de confrontar de modo científico os dados colhidos com os registrados por autores europeus e norte-americanos, a avaliação da hora da morte feita em nossos Institutos Médico-Legais continuará a requerer margens muito amplas, prejudicando as investigações.

Por fim, cumpre destacar que determinados fatos de observação nada técnicos podem ajudar na determinação da data da morte. O encontro de jornais e revistas não recolhidos em uma caixa de correio, de recibos nos bolsos da roupa, de esquemas de programação de TV, de arquivos de computador com a data e hora da última modificação, de registro das últimas chamadas telefônicas ou mensagens emitidas através de *smartphones* é de grande proveito. Luzes acesas ou apagadas no cômodo em que o corpo é encontrado também podem ajudar.

REFERÊNCIAS BIBLIOGRÁFICAS

1. Knight B. General introduction. In: Bernard Knight (ed.). The estimation of the time since death in the early postmortem period. Londres: Edward Arnold; 1995. Capítulo 1.
2. Knight B. Changes after death. In: Simpson's forensic medicine. 10.ed. Londres: Edward Arnold; 1991. Capítulo 3.
3. Fávero F. Diagnóstico da realidade da morte. Medicina legal. 8.ed. São Paulo: Editora Martins; 1966. v. 2. Capítulo 25.
4. Thoinot L. La mort. Livro I. In: Précis de médecine légale. Paris: O. Doin et Cie.; 1913. p. 53.
5. Simonin C. Medicina legal tanatológica. In: Medicina legal judicial. Tradução para o espanhol Sánchez Maldonado GL et al. Barcelona: Editorial JIMS; 1966. Capítulo V.
6. Marshall TK. Changes after death. In: Gradwohl's legal medicine. Francis E. Camps (ed.). Baltimore: The Williams & Wilkins Company; 1968. Capítulo 8.
7. Knight B, Nokes L. Temperature-based methods I. In: Bernard Knight (ed.). The estimation of the time since death in the early postmortem period. Londres: Edward Arnold; 1995. Capítulo 2, p. 3-45.
8. Di Maio DJ, Di Maio VJ. Time of death. In: Forensic pathology. Boca Ratón: CRC Press; 1993. Capítulo 2.
9. Perper JA. Anatomical considerations. Time of death and changes after death. In: Werner U. Spitz (ed.). Medicolegal investigation of death. Springfield: Charles C. Thomas Publisher, 1993. Parte I do Capítulo II.
10. Henssge C, Madea B, Knight B. Practical casework. In: Bernard Knight (ed.). The estimation of the time since death in the early postmortem period. Londres: Edward Arnold; 1995. Capítulo 7, p. 239-256.
11. Knight B. Hypostasis and timing of death. Muscle and tissue changes after death. In: Bernard Knight (ed.). The estimation of the time since death in the early postmortem period. Londres: Edward Arnold; 1995. Capítulo 5, p. 138-220.
12. Gonçalves NJG. Livor mortis na prática médico-legal. Perspectiva. 2018;2(8):40-46.
13. Krompecher T. Rigor mortis: estimation of the time since death by evaluation of the cadaveric rigidity. In Muscle and tissue changes after death. In: Bernard Knight (ed.). The estimation of the time since death in the early postmortem period. Londres: Edward Arnold; 1995. Capítulo 5, p. 138-220.
14. Andersen JL, Schjerling P, Saltin B. Muscle, genes and athletic performance. Scientific American. 2000;283(3):30-37.
15. Franks AJ. Muscle. In: McGee JD, Isaacson PG, Wright NA (ed.). The locomotor system. Oxford textbook of pathology. Oxford: Oxford University Press; 1992. Capítulo 27.
16. Watanabe T. Atlas of legal medicine. Philadelphia: J. B. Lippincot Company; 1968.
17. Potter EL. Pathology of the fetus and the newborn. Chicago: The Year Book Publishers; 1952.
18. Alvarado EV. Tanatologia em medicina legal. 3.ed. San José: Lehmann Editores; 1983. Capítulo 7.
19. França GV. Tanatologia médico-legal. In: França GV (ed.). Medicina legal. 5.ed. Rio de Janeiro: Guanabara Koogan; 1998. Capítulo 17, p. 313.
20. Sant'Anna NA. Controvérsias em medicina legal. Rio de Janeiro: Freitas Bastos; 1988.
21. Coe JI. Post-mortem chemistry: practical considerations and a review of the literature. J For Sci. 1974;19:13-42.
22. Nokes L, Madea B. Changes after death. In: Bernand Knight (ed.). The estimation of the time since death in the early postmortem period. Londres: Edward Arnold; 1995. Capítulo 6, p. 221-238.
23. Madea B, Henssge C. Eye changes after death. In: Bernard Knight (ed.). The estimation of the time since death in the early postmortem period. Londres: Edward Arnold; 1995. Capítulo 4, p. 106-137.
24. Madea B. Postmortem mechanical excitation of skeletal muscle. In Muscle and tissue changes after death. Capítulo 5, p. 138-220. In: Bernard Knight (ed.). The estimation of the time since death in the early postmortem period. Londres: Edward Arnold; 1995.
25. Madea B. Postmortem electrical excitability of skeletal muscle in casework. In Muscle and tissue changes after death. Capítulo 5, p. 138-220. In: Bernard Knight (ed.). The estimation of the time since death in the early postmortem period. Londres: Edward Arnold; 1995.
26. Madea B. Supravitality in tissues. In Muscle and tissue changes after death. Capítulo 5, p. 138-220. In: Bernard Knight (ed.). The estimation of the time since death in the early postmortem period. Londres: Edward Arnold; 1995.
27. Martin CSS. Cronotanatognose: a possível contribuição de métodos histoenzimológicos. Mesa-redonda. Avanços em Patologia Forense. III Congresso Mundial de Medicina Legal, São Paulo, 1996.

CAPÍTULO 11

Entomologia Forense para Estimativa do Intervalo Pós-Morte (IPM)

Janyra Oliveira-Costa

"Quando o corpo já está em adiantada putrefação é indispensável ao médico-legista, em uma perícia, o auxílio de profissionais diversos e, pelo menos, um entomologista conhecedor dos insetos da região."

Favero[1] (*apud* Carrera).

As análises periciais relativas a cadáveres putrefeitos sempre foram complexas. Apesar do ceticismo inicial com relação à Entomologia, desde há muito tempo, alguns autores já reconheciam a preciosa contribuição trazida pelos insetos, conforme podemos perceber na afirmação antes citada.

No Brasil, o ceticismo torna-se evidente ao perceber que, ainda hoje, em pleno século XXI, os poucos livros de medicina legal que citam essa ciência, referem-se ao trabalho realizado por Mégnin (1894)[2] no livro denominado "A Fauna dos Cadáveres" com suas legiões de trabalhadores da morte. Indubitavelmente, o autor apresentou uma grande contribuição para o desenvolvimento da área. Porém, obviamente, ao longo de mais de um século, muitas outras pesquisas foram realizadas e essa área de aplicação forense se desenvolveu a ponto de ser aceita como prova cabal nos tribunais de júri da Europa e dos Estados Unidos, especialmente, para as estimativas de intervalo pós-morte (IPM)[3].

As pesquisas em Entomologia Forense são feitas desde 1850 e, nas últimas décadas, vêm obtendo progressos. A princípio, mesmo mundialmente, existia um grande ceticismo quanto a sua aplicação, porém, paulatinamente, passou a ser um exame pericial rotineiro. Os principais centros de investigação do mundo, como, por exemplo, o Federal Bureau Investigation (FBI), já contam com auxílio de entomologistas[3].

Por muito tempo acreditava-se que as larvas dos insetos surgiam no cadáver por geração espontânea, até que Francisco Redi demonstrou que as larvas eram filhotes de insetos que depositavam seus ovos na matéria orgânica em decomposição[4]. Em 1831, Orfila observou que os corpos eram frequentados por diversos insetos e ressaltou o importante papel das larvas na decomposição cadavérica[5].

A medicina legal atribui a primeira aplicação da entomologia como ocorrida em 1235, na China, conforme descrito no manual chinês, escrito por Sung Tz'u (*apud* McKnight, 1981)[6]. Porém, os acadêmicos da entomologia atribuem a primeira aplicação dessa ciência a Bergeret, em 1855, na França, pois ele foi o primeiro a utilizar, conscientemente, insetos como indicadores forenses. Estimou o IPM de uma criança, cujo corpo foi encontrado oculto no piso, indicando um IPM extenso através da associação da fauna encontrada com o estágio de decomposição do cadáver.

Essa ciência só se tornou mundialmente conhecida com o livro de Mégnin[2], que descreveu as legiões de insetos que se sucedem de modo previsível no processo de decomposição, com duração de cerca de 3 anos, nas condições climáticas da França. Naturalmente, nosso clima tropical conduz a um processo de decomposição muito mais veloz do que o europeu. No início do século passado, alguns brasileiros tentaram aplicar a entomologia às análises periciais[7-9]. Oscar Freire, médico-legista de Salvador e discípulo de Nina Rodrigues, foi o primeiro perito brasileiro a se interessar pela entomologia forense, tendo publicado uma lista de moscas frequentes no processo de decomposição cadavérica e alertando sobre as dificuldades para aplicação forense em nosso país.

Após essas contribuições, a entomologia ficou esquecida no Brasil por anos, ressurgindo academicamente em 1987, com o trabalho de Monteiro-Filho e Penereiro[10], em São Paulo. A partir desse trabalho, alguns grupos de pesquisa relacionados a instituições acadêmicas foram consolidados: São Paulo (Unicamp e Unesp), Rio de Janeiro (MN e Fiocruz), Paraná (UFPR), Bahia (UFBA) e Pernambuco (UFPE). Nas instituições periciais ressurgiu em 2000, quando foram retomadas as pesquisas e aplicações periciais[11]. Inicialmente, o Laboratório de Entomologia Forense do Rio de Janeiro funcionava no Instituto de Criminalística Carlos Éboli, mas desde 2016 passou para o Instituto Médico-Legal Afranio Peixoto. Infelizmente, ainda há poucos laboratórios de Entomologia Forense nas instituições periciais além do nosso. Há um laboratório em Salvador (BA) e outro em João Pessoa (PB). Os laboratórios do Distrito Federal e de Santa Catarina estão sendo montados.

A divulgação dessa ciência no âmbito policial nacional ainda é muito pequena, fazendo com que dados entomológicos importantíssimos para elucidação de casos envolvendo cadáveres putrefatos sejam completamente ignorados. Podemos dizer que até agora a Perícia Médico-Legal baseia-se, quase exclusivamente, na observação das alterações macroscópicas que se sucedem na decomposição dos corpos, que são sujeitas à influência de inúmeros fatores[12].

BASE BIOLÓGICA DA UTILIZAÇÃO DOS INSETOS

Os insetos estão entre os primeiros e mais importantes invertebrados que colonizam corpos em decomposição. Os insetos necrófagos estão associados à matéria orgânica em decomposição, alimentando-se e reproduzindo-se. Consequentemente, esses hábitos possibilitam sua aplicação em investigações de litígios. Essa aplicação busca solucionar pleitos judiciais por meio da identificação taxonômica dos espécimes coletados, de suas interações ecológicas e de sua biologia, estando a sua maior contribuição relacionada aos exames periciais de locais de morte violenta[12].

Os insetos são rapidamente atraídos ao cadáver devido aos odores exalados, à umidade dos tecidos, à presença de componentes ricos em amônia, feromônios e estímulos táteis. Os dípteros e coleópteros (moscas e besouros) são as Ordens de maior importância forense[13].

As moscas são mais atraídas no início da decomposição cadavérica, quando os tecidos moles ainda estão presentes e os odores resultantes da decomposição das proteínas são exalados. Quando a decomposição avança e esses odores se tornam mais discretos, a atração para as moscas diminui e temos a atração dos besouros[13]. As fêmeas não grávidas requerem proteína para completar a vitelogênese. Depois do desenvolvimento das gônadas, são fecundadas e estimuladas a realizar postura, colocando seus ovos ou larvas no cadáver[13].

Tanto as moscas quanto os besouros, que constituem as ordens de maior importância forense, têm um ciclo de vida com metamorfose completa, ou seja, os imaturos são muito diferentes dos adultos. Os dípteros tendem a colocar ovos aglomerados (cerca de 150 a 200) em locais que sejam protegidos e que tenham umidade e alimentos. O ovo das moscas-varejeiras é geralmente muito brilhante e branco, com tamanho variando de 0,9 a mais de 1,50 mm de comprimento e 0,3 a 0,4 mm de diâmetro, dependendo da espécie.

Greenberg[14] (1991) estimou em 40 mil ovos a capacidade de postura de uma mosca. Normalmente, os ovos são colocados em "massas de ovos" (Figura 11.1), em uma estratégia de defesa. Depois da primeira postura, várias moscas são atraídas ao corpo para colocar ovos no mesmo local[15]. Os ovos eclodem dando origem às larvas (Figuras 11.2 e 11.3) que constituem a fase alimentar, quando o inseto consome os tecidos cadavéricos. As larvas sofrem "muda", ou seja, trocam o exoesqueleto para permitir o crescimento corporal. O período compreendido entre uma muda e outra é denominado *instar*. O número de *instares* varia conforme a espécie considerada. Após passar por todos os *instares* larvais e acumular reservas energéticas, a larva abandona o corpo, sendo denominada de *larva errante*, migrando à procura de um local protegido. Nesse local, o inseto assume a forma de *pupa* (Figuras 11.4 e 11.5), fechando-se no interior de um invólucro denominado *pupário*, no interior do qual sofrerá a metamorfose, transformando-se em um inseto adulto (Figura 11.6)[3].

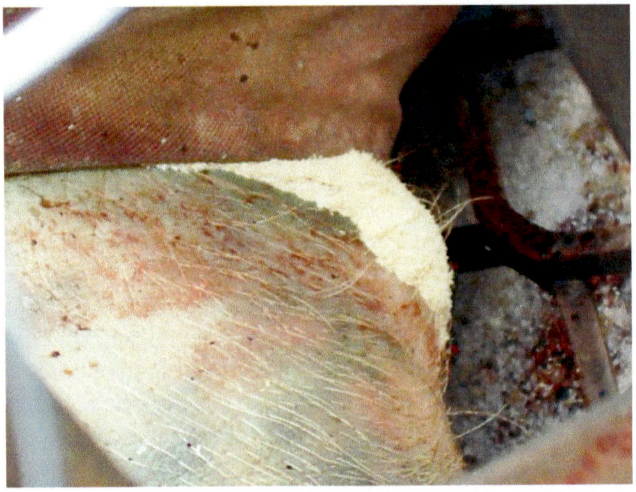

Figura 11.1 – A parte branca central constitui uma *massa de ovos* em uma carcaça.

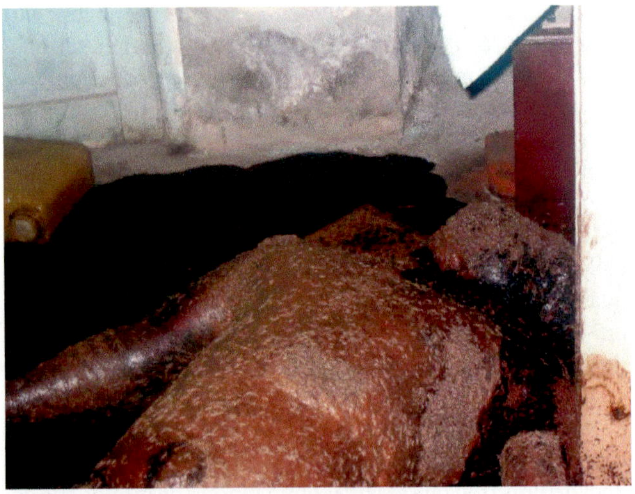

Figura 11.2 – *Massas de larvas* no cadáver.
Fonte: Gentileza do Dr. Marco Villacorta.

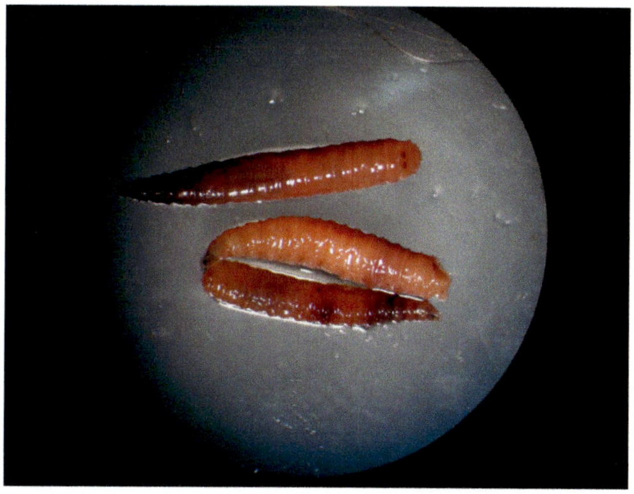

Figura 11.3 – Larvas vistas através do microscópio.

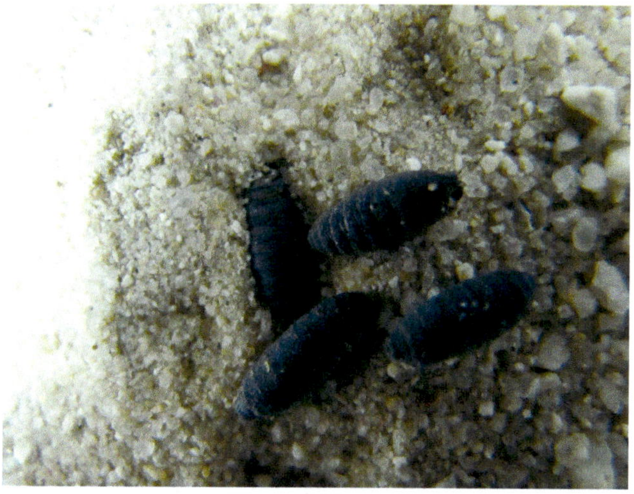

Figura 11.4 – Pupas observadas no local. Notar a segmentação transversal, mais bem vista na figura seguinte.

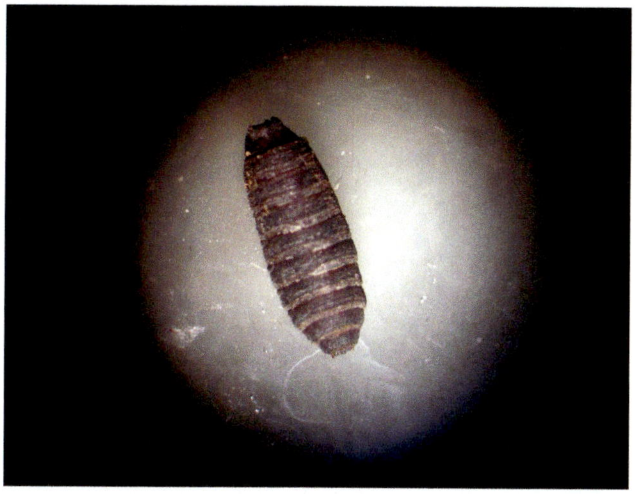

Figura 11.5 – Pupa vista pelo microscópio.

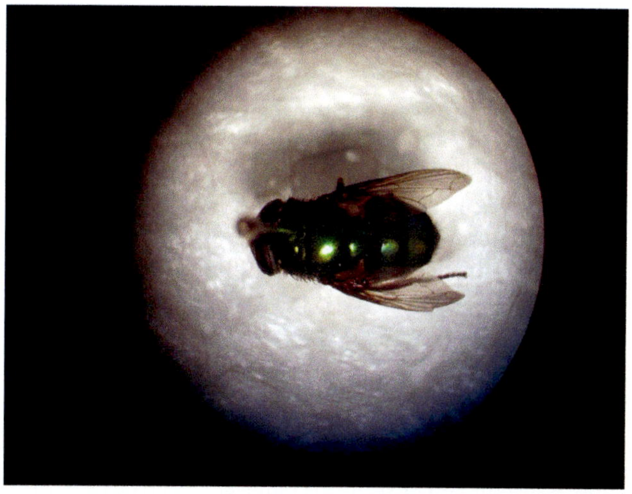

Figura 11.6 – Forma adulta vista pelo microscópio.

O pupário escurece ao longo do tempo, tomando uma coloração entre marrom-avermelhado e um mogno-escuro ou preto. A emergência do adulto, no final do ciclo de vida, é conseguida pela pressão que uma região inflada da cabeça faz na tampa (opérculo) para fora do pupário[3].

OS INSETOS E AS INVESTIGAÇÕES DE MORTE VIOLENTA

Evidências entomológicas encontradas em uma cena de crime podem ter valor inestimável, especialmente quando o estado de decomposição do corpo está adiantado, impossibilitando que o patologista forense faça inferências para a confecção de seus laudos. Quando a vida cessa, os fenômenos putrefativos provocam gradativas mudanças físico-químicas nos corpos, que oferecem, cada uma de forma mais eficaz, o micro-*habitat* favorável à atração e proliferação de diferentes grupos de insetos[13]. Assim, os variados grupos se sucedem nos corpos, desde o primeiro momento após a morte até o final da degradação da matéria, "testemunhando" todo o processo de decomposição.

Desta forma, os insetos podem contribuir nas respostas aos questionamentos das investigações de homicídio, começando com a causa jurídica da morte, cuja diagnose diferencial não é tarefa fácil, especialmente quando o exame do cadáver é dificultado pelo adiantado estado de decomposição, pela falta de luminosidade ou pela dificuldade de acesso.

Os conhecimentos entomológicos não apontam o diagnóstico categoricamente. Porém, podem auxiliar médicos-legistas e peritos criminais a deduzir o caminho a seguir. Campobasso e Introna[16] discutiram a utilização do padrão de alimentação das larvas para indicar ferimentos em corpos em adiantado estado de decomposição. Por exemplo, se larvas são encontradas sempre ao longo de retas pode ser indício de uma ferida incisa ou outro tipo de ferimento com características similares.

Os insetos necrófagos preferem realizar postura em lugares abrigados, como orifícios naturais do corpo ou bordas de ferimentos[3,13]. Portanto, se imaturos são encontrados somente em torno dos ductos naturais, é bem provável que o cadáver não tenha ferimentos externos[12].

Como exemplo dessa aplicação, podemos citar um caso de exame pericial de um corpo de uma mulher em adiantado estado de decomposição e sem ferimentos externos aparentes. O local examinado era constituído pela edificação de uma indústria desativada, ladeada por áreas ermas e baldias. O prédio tinha como acesso um lance de escadas e uma porta sem sistemas de trancamento (Figura 11.7), que conduzia a uma plataforma, cujo interior possuía um pavimento subterrâneo onde foi encontrado o corpo (Figuras 11.8 e 11.9). No exame, foi possível notar que pupários vazios de moscas dispunham-se de forma radial em torno das aberturas naturais do corpo (Figura 11.10), corroborando as conclusões do auto de exame cadavérico, que pontuou a falta de sinais de violência e concluiu por morte com causa indeterminada devido ao adiantado estado de decomposição. Os exames de perinecroscopia indicaram ausência de ferimentos externos e morte natural como causa jurídica. Com base nas provas técnicas, a investigação foi suspensa.

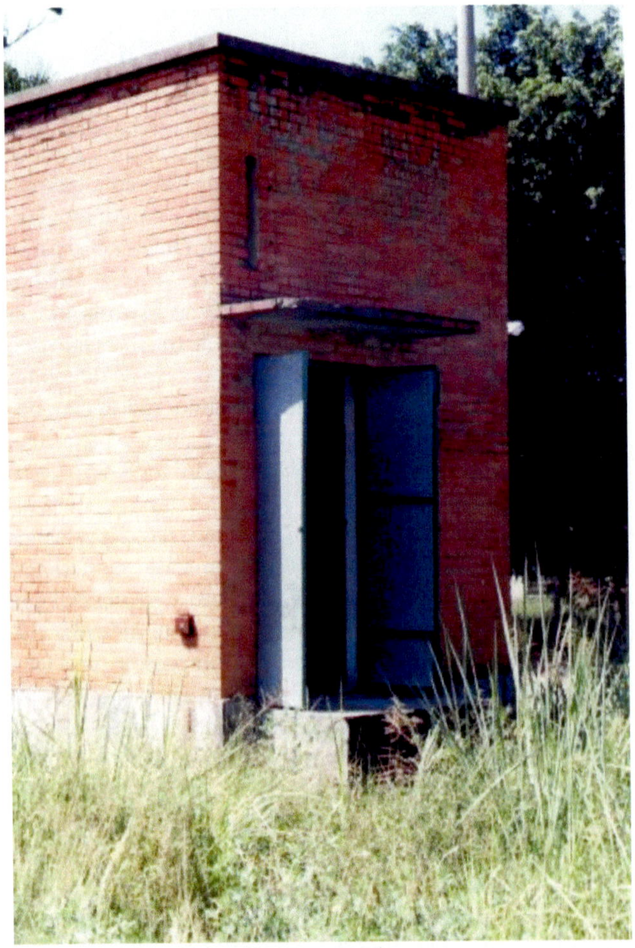

Figura 11.7 – Visão externa do local suspeito.

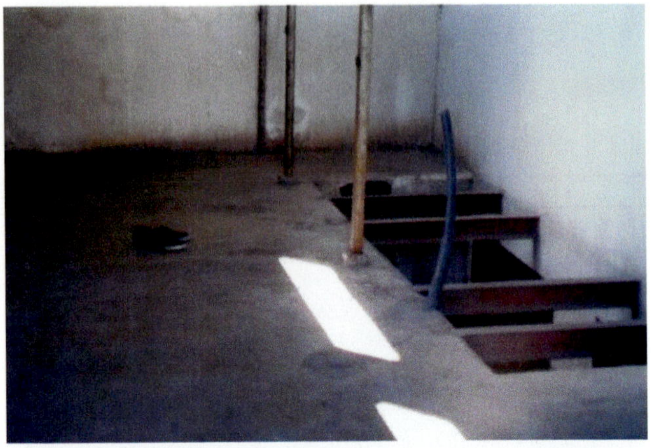

Figura 11.8 – Visão interna do local suspeito.

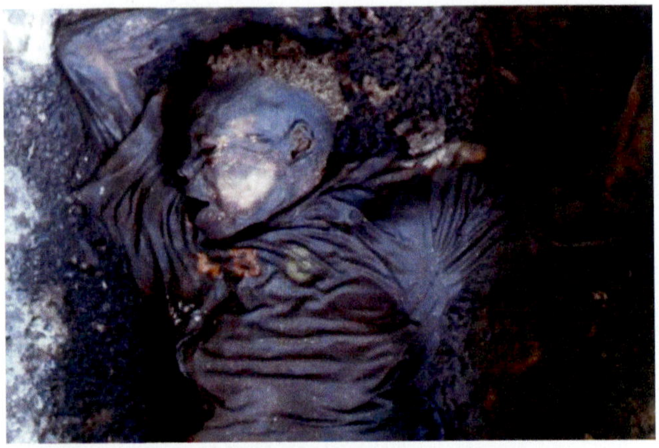

Figura 11.9 – Posição em que o corpo foi encontrado.

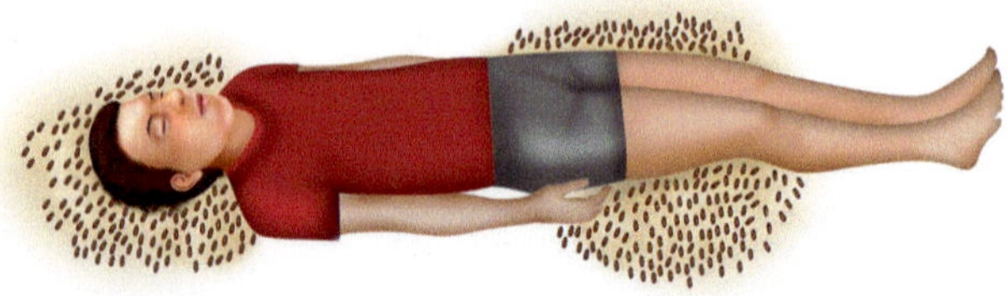

Figura 11.10 – Distribuição dos pupários ao redor do corpo.

Outro ramo da entomologia que pode contribuir com preciosas informações é a entomogenética, que resulta da associação dessa ciência com a genética. Essa aplicação pode auxiliar na identificação molecular de suspeitos e vítimas nos exames de *fingerprint* de DNA. A viabilidade de obtenção de material genético humano de insetos hematófagos foi demonstrada por Kreike e Kampfer (1999)[17]. Os autores obtiveram DNA humano a partir de sangue ingerido por quatro mosquitos coletados num quarto de hotel compartilhado por quatro pessoas. Os autores obtiveram os perfis genéticos das quatro pessoas, identificando não só perfis individuais, como também mistura de perfis de duas pessoas que serviram de alimento ao mesmo mosquito.

Mumcuoglu e colaboradores[18] testaram piolhos como fonte de DNA humano, coletados de crianças infestadas e criados em laboratório, tendo sido obtidos os perfis genéticos tanto individuais, quanto mistura de perfis dos doadores, de cada inseto separadamente, mesmo depois de 20 horas após a ingestão de sangue. A mistura de perfis em um único inseto fornece prova de que houve contato direto entre autor/vítima, pois para que a infestação por piolhos ocorra há necessidade de contato direto e aproximação entre hospedeiros. Percevejos-de-cama também podem ser usados como obtenção de fonte de DNA humano. Schal e colaboradores[19] alimentaram percevejos-de-cama adultos e obtiveram os perfis dos doadores até 72 horas após a ingestão do sangue. Essas pesquisas que utilizaram insetos hematófagos demonstraram que é possível associar pessoas a locais de crime como, por exemplo, locais de cárcere privado ou sequestro, pois insetos sinantrópicos são encontrados comumente em ambientes residenciais.

As moscas necrófagas também são importantes fontes de DNA humano passível de recuperação. A análise genética do conteúdo digestório também pode associar um suspeito à vítima ou à cena de crime. O conteúdo concentra-se no inglúvio, que é a porção anterior do trato digestório, na qual o alimento ingerido é armazenado e preservado[20]. Esse tipo de análise genética de material humano foi pioneiramente realizado por Clery[21]. Larvas de moscas foram criadas ingerindo fígado acrescido de diferentes volumes de sêmen e a análise do conteúdo intestinal obteve perfis genéticos humanos.

De acordo com Powers e colaboradores[22], larvas em segundo e terceiro *instares* e em pupas recentes são as fases em que é possível obter melhor material para recuperar material genético humano em qualidade e em quantidade detectável para análises moleculares. Após o terceiro *instar*, o inglúvio esvazia-se e a quantidade de material ingerido cai devido à digestão. No entanto, a fase de larva errante ainda pode conter resquícios do material ingerido[23].

Kondakci e colaboradores[24] utilizaram os marcadores STR (*Short Tanden Repeat*) e SNP (*Single Nucleotide Polymorphism*) para análise do material obtido do inglúvio de larvas de terceiro *instar* de moscas-varejeiras que se alimentaram de tecido humano, mostrando que o método SNP pode ser utilizado como método alternativo, se não forem obtidos resultados pelo método STR. Zehner e colaboradores[25] coletaram imaturos de moscas de cadáveres, durante autópsias, para análise pelo método STR e DNA mitocondrial. Na maioria dos casos, os perfis obtidos pelo método STR corresponderam aos perfis dos cadáveres e quando não corresponderam, os resultados das análises de DNA mitocondrial foram satisfatórios, indicando que esse tipo de análise também pode ser utilizado como um método alternativo.

No Brasil, Chamoun e colaboradores[26,27] utilizaram o marcador Y-STR para análise do material obtido do inglúvio de larvas de moscas e houve obtenção de perfis, demonstrando o potencial do método na área forense, haja vista que na prática pericial quanto mais o tempo passa maior é a exiguidade dos vestígios. Visando o aperfeiçoamento da aplicação da técnica, a autora desse capítulo, juntamente com pesquisadores associados, manteve a pesquisa de obtenção de material genético humano proveniente de larvas de moscas utilizando STR autossômico. No trabalho de Chamoun, orientado pela autora desse capítulo, só Y-STR foi avaliado. Esse marcador, por um lado, é útil na identificação do doador do cromossomo Y na amostra analisada; porém, por outro lado, devido às baixas taxas de mutação do cromossomo Y, tem limitações em diferenciar a linhagem patrilinear. Então, esse marcador tipicamente falha em diferenciar homens que pertencem a uma mesma linhagem patrilinear, não permitindo, assim, identificação individual[28]. A análise do STR autossômicos permite a identificação individual inequívoca do doador de material masculino, o que não se consegue somente com o cromossomo Y. Na pesquisa atual, logramos êxito em obter o perfil genético do doador em larvas de primeiro ao terceiro *instar*.

Outro uso potencial das moscas-varejeiras na aplicabilidade forense é a capacidade de colonização em cadáveres carbonizados[29]. Ao ser submetido a altas temperaturas, o DNA pode ser degradado e, consequentemente, a identificação da vítima pode ser difícil. Chávez-Briones e colaboradores atuaram em um caso em que foi impossível determinar o gênero e a identificação do cadáver carbonizado pelos métodos médico-legais tradicionais. O conteúdo intestinal das larvas de moscas, que se alimentavam do corpo, foi submetido a análise pelo método STR, possibilitando a identificação da vítima.

Campobasso e Introna[16] discutiram a possibilidade de utilizar as larvas encontradas em locais de onde o cadáver tenha sido removido (cena do crime). Nesse caso, seria possível inferir que o cadáver tivesse estado naquele local e sido utilizado pela larva como fonte de alimento, visto que insetos necrófagos não se alimentam de tecido vivo.

Muitas vezes, as análises toxicológicas também são dificultadas pelo estado de conservação do corpo, visto que os fluidos e substâncias necessárias aos exames desaparecem devido à voracidade das larvas. A solução está nas próprias larvas, pois há estudos que comprovam que diversas substâncias tóxicas (cocaína, heroína, anfetamina, ópio e outras) podem ser detectadas no corpo dos insetos que se alimentaram desses cadáveres contaminados, indicando a possível causa da morte por ingestão de dose letal dessas substâncias[30-39,43,44]. Devemos estar alerta que drogas presentes nos corpos também podem afetar a velocidade do desenvolvimento de insetos necrófagos; podendo a presença de certas substâncias, como o arseniato de chumbo e o carbamato, até mesmo impedir a colonização do cadáver por insetos necrófagos[11,45]. A autora deste capítulo examinou um local de morte violenta, no qual a vítima teria se suicidado utilizando carbamato (chumbinho) e, apesar de a morte ter ocorrido 5 dias antes do exame, o corpo não havia sido colonizado por insetos e as moscas adultas foram encontradas mortas, possivelmente por terem sido intoxicadas com a alta dose de chumbinho ingerida pela vítima.

Diversas substâncias têm mostrado efeito tanto no desenvolvimento das larvas quanto no processo de decomposição, o que pode induzir a erro na estimativa de IPM. Portanto, para uma estimativa mais acurada é necessário detectar, *a priori*, a influência de substâncias químicas no ciclo de vida dos espécimes[40,41]. Recentemente, a autora desse capítulo trabalhou em um caso cuja estimativa de IPM estava dando um período incompatível. Posteriormente foi verificado que as larvas tiveram o ciclo de vida acelerado pelo efeito da cocaína ingerida pela vítima.

A presença de substâncias químicas pode indicar um caso de morte por ingestão de dose letal (*overdose*). Em cadáveres esqueletizados é extremamente difícil detectar a causa da morte, mesmo com auxílio da entomologia, pois nesta fase não encontramos larvas. Mas Miller e colaboradores[46] detectaram e isolaram substâncias de restos quitinizados de pupários de mosca. No Brasil, as pesquisas na área começaram com Carvalho e colaboradores[42].

Algumas vezes, o corpo pode estar tão decomposto que não conseguimos identificar o tipo de ferimento. Por exemplo, não há como distinguir uma ferida perfurocontusa, provocada por projétil de arma de fogo, de uma perfuroincisa provocada por faca. Atualmente é possível isolar elementos constituintes da munição, como chumbo, bário e antimônio do trato digestório de larvas necrófagas que se alimentaram desses tecidos lesados[47].

Por realizarem postura em bordas de ferimentos, os insetos podem alterar as características de uma lesão dificultando o exame para identificação da ação. Da mesma forma, Benecke e Barksdale[48] alertaram para a produção de artefatos em locais de crime provenientes da atividade dos insetos que podem dificultar as análises de manchas de sangue atrapalhando a construção da dinâmica do evento.

O local onde a morte ocorreu pode ser verificado pela distribuição geográfica, *habitat* natural e biologia das espécies coletadas no corpo[12]. Por exemplo, certas espécies de moscas-varejeiras são típicas de zona rural. Carvalho e Linhares[49] caracterizaram a espécie *Hemilucilia semidiaphana* como típica de áreas florestadas. Portanto, a associação dessas espécies com corpos encontrados em meio urbano sugere que a vítima tenha sido morta em área florestada e levada para o ponto onde foi encontrada após a fêmea adulta ter feito postura.

Como vimos, os insetos podem ser utilizados para esclarecer vários quesitos relacionados à investigação da morte. Porém, essa ciência tem sido mais frequentemente utilizada na determinação da cronologia da morte (intervalo pós-morte – IPM). A entomologia, utilizada com essa finalidade, vem sendo valorizada devido à sua exatidão. Normalmente, nos métodos tradicionais de cronologia, o IPM real é inversamente proporcional ao momento de sua estimativa, ou seja, quanto maior for o IPM, menor é a possibilidade de acurada determinação. Contudo, no método entomológico quanto maior o intervalo, mais segura é a estimativa[50].

MÉTODOS TRADICIONAIS DE ESTIMATIVA DE INTERVALO PÓS-MORTE

Como foi possível verificar no Capítulo 10 – Cronotanatognose, a cronologia da morte em Medicina Legal é, usualmente, estimada por meio da marcha evolutiva dos fenômenos cadavéricos. Essa marcha é influenciada por diferentes circunstâncias, tipos de morte e fatores extrínsecos, especialmente temperatura e umidade. Portanto, seu diagnóstico é duvidoso, mesmo porque a própria morte é um processo gradativo. Por exemplo, os espermatozoides podem apresentar mobilidade até 36 horas após o óbito, fenômeno denominado vida residual ou período supravital[51].

O estudo dos fenômenos cadavéricos é complicado e não temos a pretensão de tratar o assunto com a mesma propriedade com que foi tratado no capítulo próprio. Porém, visando ressaltar as vantagens da utilização da metodologia entomológica na estimativa de IPM, faremos uma breve explanação dos fatores de influência a que estão sujeitos os parâmetros médico-legais utilizados com essa finalidade.

Como vimos, para aplicação de grande parte dos métodos de cronotanatognose, precisaríamos conhecer alguns dados da vítima antes da morte, o que é muito difícil. Por exemplo, para utilizar os fenômenos relacionados à desidratação tegumentar, seria necessário saber o peso da vítima quando em vida, além de considerar o tipo de morte e as condições ambientais que fazem variar a massa perdida. Para utilizarmos a evolução da queda da temperatura corporal de forma eficaz, teríamos que considerar o platô de temperatura[52]. Adicionalmente, precisaríamos saber a temperatura exata da vítima no momento da morte, visto que, de acordo com Baden e Hennesse[53], apesar da homeotermia da espécie humana, há uma pequena variação normal de temperatura; por exemplo, seus valores podem aumentar durante um exercício físico ou quando as mulheres ovulam, sem citar as alterações da temperatura devidas a condições clínicas variadas, circunstâncias da morte, condições ambientais, idade, compleição física, se a vítima foi drogada, se lutou antes de morrer etc. Além disso, não podemos esquecer que a queda de temperatura é um fenômeno físico de transferência de calor entre dois corpos, no qual a passagem é feita de onde há mais calor para onde há menos calor. Assim, o local da morte e/ou as vestes poderão alterar o ritmo da irradiação, condução e convecção térmica (ver Capítulo 10 – Cronotanatognose).

O valor da fixação dos livores na cronologia da morte também é relativo. Os autores divergem quanto ao tempo necessário para a completa fixação. Da mesma forma, já foi discutido nesse livro que a intensidade e a duração da rigidez cadavérica podem ser influenciadas por uma série de fatores como, por exemplo, a causa da morte e as condições de temperatura do ar (ver Capítulo 10 – Cronotanatognose). Desta forma, a análise da evolução do *rigor mortis* também não é um método perfeito de estimativa. Certa ocasião, ao examinar um local de duplo homicídio, foi verificada flacidez total em uma das vítimas, enquanto a outra estava totalmente rígida. As investigações, por meio da prova testemunhal, indicaram que as mortes foram perpetradas em sequência. A primeira vítima estava com os punhos amarrados e voltados para trás e ferimentos que indicavam tortura. A segunda vítima, o filho de 13 anos de idade da primeira vítima, teria assistido à tortura. Nós concluímos que a tensão nervosa possa ter provocado rigidez precoce no corpo do menino (espasmo cadavérico)[54].

A divisão do processo de decomposição em estágios também é meramente descritiva e pode variar de acordo com o número de fases e a nomenclatura correspondente, conforme o autor[12], especialmente nos artigos de Entomologia Forense. O primeiro estágio, precedente a putrefação, foi denominado *fresco* na maioria das classificações[55,59]. Porém, Bornemissza[60] o denominou *deterioração inicial*. Nos países da América Latina, a classificação é feita como no presente livro. O período fresco é sucedido pela putrefação com os estágios de coloração ou cromático, gasoso ou enfisematoso; coliquativo ou massa; e, redutivo ou restos[58].

Contudo, nos países de clima temperado, como os da Europa e os Estados Unidos, essa classificação difere. Bornemissza[60] dividiu o processo de decomposição em cinco estágios: a deterioração inicial já citada, putrefação, putrefação negra, fermentação butírica e seco. Reed[55] dividiu o processo em apenas quatro estágios: fresco, já citado, gasoso, deterioração e restos. Payne[56] fez a divisão em seis estágios: fresco, já citado, inchado, deterioração ativa, deterioração avançada, seco e restos. Nuorteva[57] concluiu que o estágio fresco permanece até o inchaço inicial do corpo (gasoso), seguido de um murchamento na deflação, desintegração e esqueletização. Goff[59] caracterizou os estágios como fresco, gasoso, deterioração, pós-deterioração e esqueletização. Desta forma, podemos verificar que, como Early e Goff[61] preconizaram, a quantidade de estágios de decomposição, sua duração e sua nomenclatura podem diferir, mas sua ordem de ocorrência é constante.

De acordo com Polson e colaboradores[62], a temperatura ótima de putrefação está entre 21 °C e 38 °C, sendo muito difícil estabelecer a duração dos seus estágios nos países de clima tropical. Como já visto em outros capítulos, no Brasil, por exemplo, que apresenta variações de temperatura muito significativas de uma região para outra e ao longo do ano, é quase impossível estabelecer prazos para os sucessivos estágios da putrefação. No verão do Rio de Janeiro, a putrefação inicia-se mais rapidamente que no inverno, que tem temperatura em torno de 18 °C a 24 °C, e assemelha-se ao descrito nos tratados americanos e europeus.

A autora desse capítulo ministrou aulas de Entomologia Forense para alunos do curso de pós-graduação em Biologia e Genética Forense da Pontifícia Universidade Católica (PUC) do Rio Grande do Sul. Nessa disciplina, os alunos têm aula teórica seguida por uma prática de coleta e estimativa do IPM, utilizando um modelo animal (porco doméstico). Durante a primeira edição do curso, em julho de 2008, a coordenação questionou a signatária sobre quanto tempo, antes da aula, o porco deveria morrer, a fim de que fosse infestado por insetos, possibilitando a coleta. Foi respondido que 4 dias seriam suficientes. Porém, por precaução, os coordenadores resolveram sacrificar o animal 15 dias antes e, surpreendentemente, o animal continuava fresco, sem infestação de insetos e sem, sequer, mancha verde abdominal no dia marcado para a coleta. A temperatura anal foi mensurada em −1,7 °C. Um porco de mesmo tamanho, sob as condições climáticas do Rio de Janeiro, no segundo dia já estaria em estágio gasoso de decomposição[54].

Na verdade, as variações relacionadas aos estágios de decomposição podem ocorrer na mesma região geográfica. A autora do capítulo tem treinado peritos criminais e médicos-legistas do Rio de Janeiro para a coleta de evidências entomológicas. Nesse treinamento, um porco doméstico também é sacrificado para a coleta. Os porcos utilizados normalmente têm o mesmo peso, ficam expostos no mesmo local e durante o mesmo intervalo de tempo. Porém, dentre esses modelos já tivemos porcos em estágio gasoso, coliquativo e de restos, apesar dos cálculos de estimativa de IPM pelos métodos entomológicos indicarem sempre o dia correto da morte[54].

No campo da antropologia forense, os profissionais se esforçam para fazer estimativas de IPM com base na progressão da decomposição dos restos mortais. Os antropólogos forenses desenvolveram um método de estimativa de IPM por quantificação da decomposição dos tecidos, denominado pontuação corporal total, proveniente do inglês *Total Body Score* (TBS). A base do método foi criada por Galloway e colaboradores[63], que distinguiram cinco estágios de decomposição como categorias principais, contendo várias categorias secundárias. Essas categorias principais e secundárias foram usadas por Megyesi e colaboradores[64] para desenvolver o método para estimativa de IPM utilizando a escala do TBS e temperatura. Os autores dividiram um cadáver em três áreas (cabeça com pescoço, tronco e membros), para as quais desenvolveram listas separadas de categorias secundárias de decomposição. A sequência de categorias na escala reflete a sequência de decomposição, permitindo atribuir pontos a categorias específicas e, eventualmente, pontuar a decomposição. O método inclui a determinação do grau de decomposição em cada uma das áreas pré-especificadas, atribuindo pontos de acordo com a escala e, finalmente, adicionando os pontos para o cálculo do TBS visando fornecer um valor numérico que representa a decomposição. O método TBS se baseia em alterações morfológicas visuais e um modelo de regressão linear para produzir estimativas que incorporam tempo e temperatura (graus-dias acumulados)[65], assumindo que a decomposição é uma variável semicontínua que está diretamente correlacionada com a temperatura.

No entanto, a escala ainda não foi submetida ao escrutínio científico rígido. Para determinar a utilidade de um novo método para a ampla aplicação forense, é necessário, entre outras coisas, testar se o método é confiável. A confiabilidade deste método para produzir estimativas de IPM precisas tem sido questionada[66,67], levando ao desenvolvimento de modelos TBS mais complexos[68,69]. Embora o método TBS reflita com mais precisão o progresso da decomposição do que quando são comparados seus estágios, ainda é uma medida indireta de decomposição, baseando-se em alterações morfológicas em vez de características quantificáveis, como alterações químicas, microbianas ou fisiológicas no cadáver[70].

Estimativa de intervalo pós-morte pelo método entomológico

Evidências entomológicas, associadas aos outros métodos mencionados, podem ser utilizadas para estimar o intervalo pós-morte (IPM). Em casos criminais, o IPM é o tempo entre a morte e a descoberta do corpo. Devemos preferir essa expressão ao "tempo da morte", visto que o tempo exato da morte é difícil ou impossível de se aferir[71]. Além disso, ao invés de estimar tempo de morte, um entomologista calcula a idade dos insetos coletados ou o período compatível com o grupo de insetos encontrado, ou seja, o tempo em que a comunidade de insetos está utilizando o corpo[12]. Ultimamente, a entomologia forense deixou de usar o IPM e passou a usar termos mais neutros, como período de atividade de insetos (PAI) e tempo de colonização (do inglês *time on colonization* – TOC). Essa mudança na terminologia reflete uma tendência de boa-fé na comunidade de ser transparente sobre o que as evidências de insetos podem fornecer ao sistema legal, pois o valor probatório das informações da entomologia forense depende de uma correlação entre o que os insetos indicam sobre uma morte e o IPM real[72].

Há dois métodos para estimativa de IPM por entomologia: o *padrão de sucessão entomológica previsível* (tempo da comunidade), que reflete a estimava do limite máximo de IPM, e os *dados bionômicos* (idade do inseto) das espécies pioneiras na sucessão, que refletem a estimava do limite mínimo de IPM[3,73].

Para a determinação do padrão de sucessão esperado, é necessário criar um banco de dados da entomofauna associada por meio da observação de carcaças e corpos desde o início até o fim do processo de decomposição. Esse limite máximo de IPM é dado pela comparação entre a combinação de espécies coletadas associadas ao cadáver, cujo IPM se pretende estimar, com a distribuição de frequência das espécies observadas naqueles experimentos, cujas informações alimentaram o banco de dados[73]. Funciona como se fosse análise combinatória, se foi encontrada uma combinação de espécies, por exemplo, A, M e X, verificamos no padrão previsível até, no máximo, quanto tempo as três espécies se mantém concomitantemente no ambiente cadavérico.

Os dados bionômicos dos táxons pioneiros no processo de decomposição podem indicar o limite mínimo de tempo decorrido desde a morte até o dia em que o cadáver foi encontrado, pois o tempo de desenvolvimento do inseto imaturo mais velho que for coletado corresponderá à primeira postura ocorrida logo após a morte, já que insetos necrófagos não costumam pôr ovos em pessoa viva[13]. Esse método usa a determinação de idade, com base em dados publicados sobre a taxa de desenvolvimento específica da espécie, visando estimar uma possível janela de tempo na qual os indivíduos imaturos coletados poderiam ter começado seu ciclo de vida no corpo da vítima (tempo de colonização)[74].

A estimativa de tempo de colonização pode ser usada para inferir o IPM (IPMmín). Sob as nossas condições de temperatura, esse método de estimativa é válido apenas para os primeiros 30 dias, no máximo, uma vez que apenas a primeira geração de insetos corresponderá ao IPMmín. Portanto, essa metodologia é utilizada para estimativa de IPMmín nos estágios iniciais de decomposição.

Higley e Haskell[75] consideraram que as aproximações baseadas no limite mínimo e máximo de IPM são complementares. Para Wells e Lamote[76], o melhor modelo de sucessão é aquele no qual se estima a idade de uma larva associando essa estimativa ao tempo que aquela espécie demorou a chegar ao corpo (período de pré-colonização), ou seja, seu tempo de chegada no padrão de sucessão. Seja o limite mínimo, seja o limite máximo de IPM, é preciso aplicar análises estatísticas que validem os resultados.

Na verdade, estimativas de IPM por entomologia não são tão simples como nos faz supor as legiões de Mégnin[2]. Essa estimativa, para que seja feita com acurácia, requer um treinamento específico em entomologia básica, biologia e taxonomia das espécies.

Costumo dizer que não tenho pretensões de transformar peritos em entomologistas. Para que esse exame se torne rotina, basta que os peritos conheçam as diferentes aplicações da técnica e como os entomologistas realizam os cálculos, a fim de que possam coletar e encaminhar, corretamente, todos os dados necessários às análises. Para identificação taxonômica e os cálculos, é aconselhável realizar convênios com especialistas de instituições acadêmicas ou criar um laboratório no Instituto de Criminalística ou Instituto Médico-Legal, com um perito entomologista, como é o caso do Rio de Janeiro.

RECONHECENDO OS INSETOS DE INTERESSE FORENSE

Em certa ocasião, um médico-legista me questionou sobre a possibilidade de disponibilizar um tipo de guia ilustrativo com as espécies de interesse forense a fim de que, exposto no necrotério, possibilitasse ao médico-legista realizar a estimativa de IPM por entomologia. Porém, infelizmente, isso não é possível, pois algumas espécies se diferenciam uma das outras por apenas uma pequena cerda que não pode ser visualizada sem o auxílio de um microscópio, como é o caso de *Chrysomya albiceps* e *Chrysomya putoria* (Figuras 11.11 a 11.13).

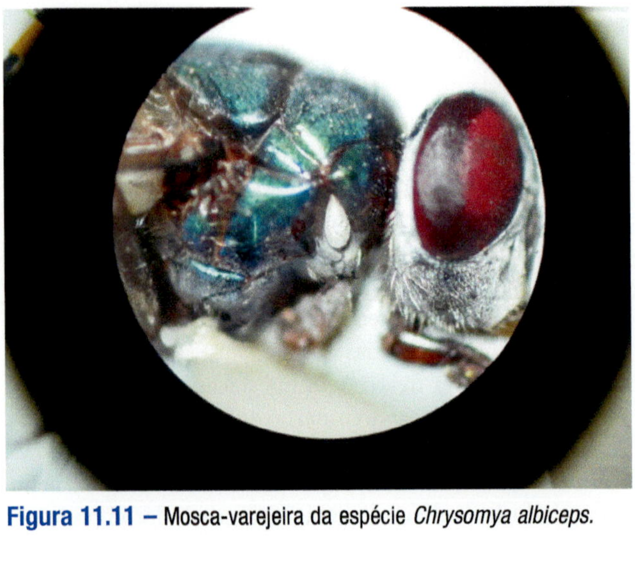

Figura 11.11 – Mosca-varejeira da espécie *Chrysomya albiceps*.

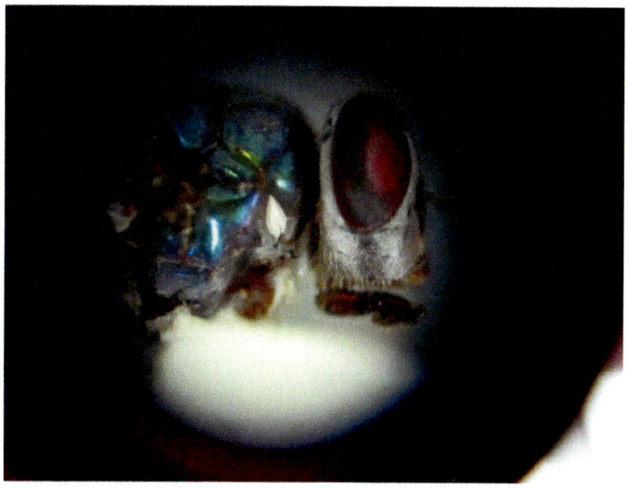

Figura 11.12 – Mosca-varejeira da espécie *Chrysomya putoria*.

Portanto, não é possível uma identificação taxonômica em nível de espécie apenas por observação macroscópica e/ou sem um treinamento adequado. Porém, algumas características de fácil visualização distinguem os principais grupos de interesse forense. Dentre as Ordens de insetos, Diptera, Coleoptera e Hymenoptera são as de maior importância[12].

Os dípteros são caracterizados por apresentarem apenas um par de asas funcionais. As famílias mais importantes são: Calliphoridae (moscas-varejeiras de cor metálica); Sarcophagidae (moscas, geralmente de grande porte, com três listras escuras no tórax e abdome quadriculado) (Figura 11.14); Muscidae (moscas mais delicadas) (Figura 11.15). Dentre os califorídeos (família de maior frequência em cadáveres), além das duas espécies descritas anteriormente, podemos citar: *Chrysomya megacephala* (Figura 11.16), *Cochliomyia macellaria* (Figura 11.17), *Hemilucilia* sp. (Figura 11.18) e *Lucilia eximia* (Figura 11.19).

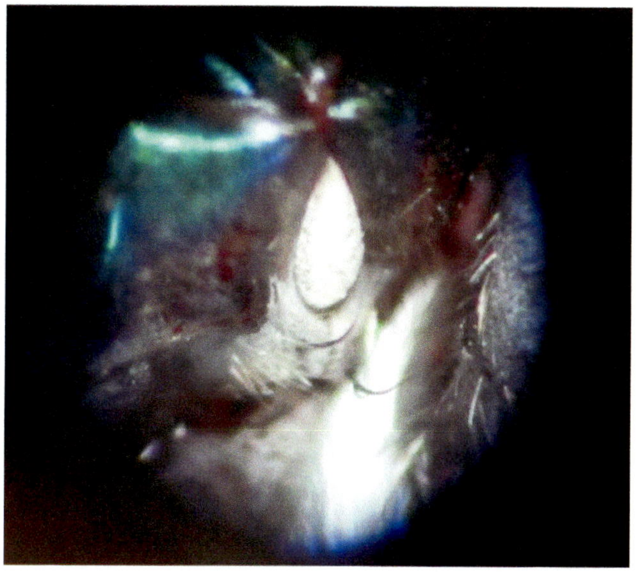

Figura 11.13 – Cerda da espécie *Chrysomya putoria* em visão aumentada.

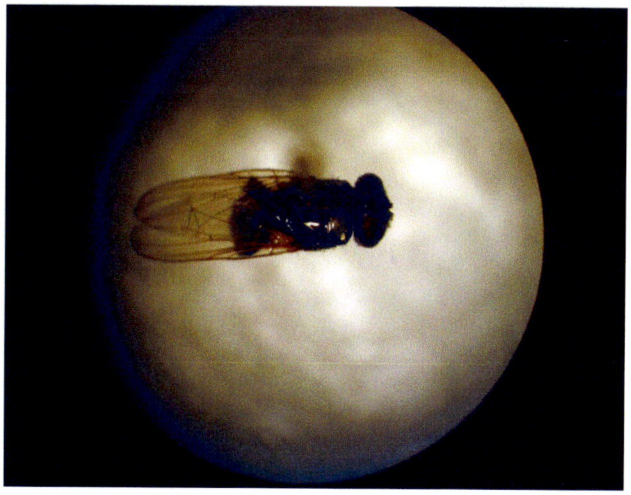

Figura 11.15 – Muscídeo *Ophyra aenescens*.

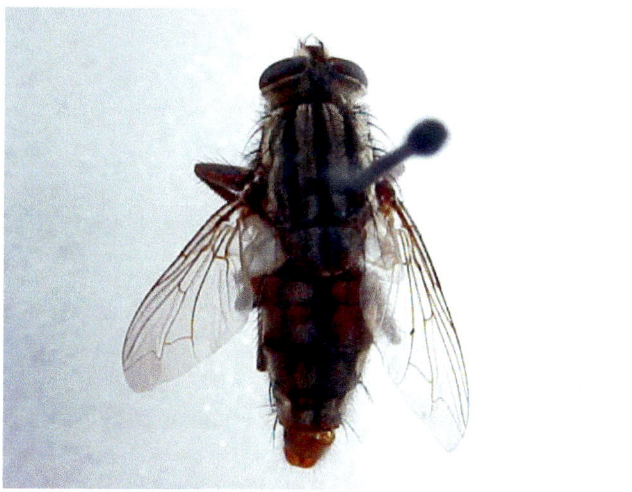

Figura 11.14 – Mosca sarcofagídea.

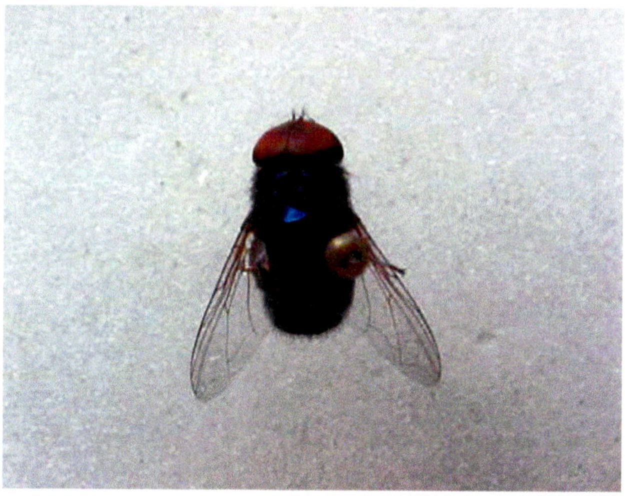

Figura 11.16 – *Chrysomya megacephala*.

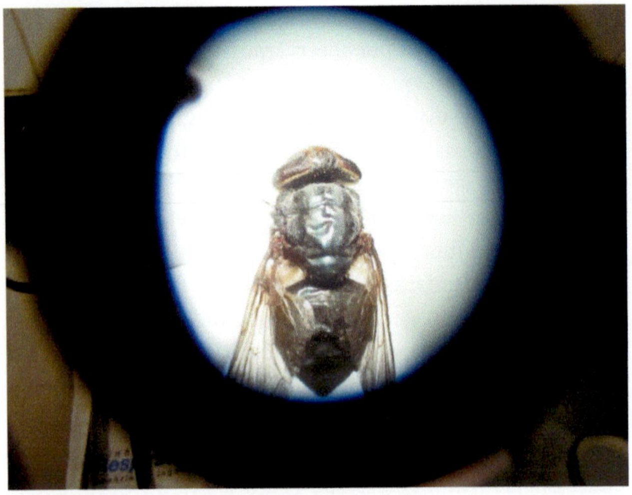

Figura 11.17 – *Cochliomyia macellaria.*

Os coleópteros são caracterizados por apresentarem o último par de asas de consistência rígida como um estojo de proteção chamado élitro. As famílias de importância forense são: Dermestidae (besouros pilosos que comem o periósteo) (Figura 11.20), Cleridae (besourinhos verdes associados aos dermestídeos) (Figura 11.21), Scarabaeidae (besouros similares ao escaravelho) (Figura 11.22), Trogidae (besouros com élitro ornamentado) (Figura 11.23); Staphylinidae (besouros com o élitro curto) (Figura 11.24), Histeridae (besouros pequenos) (Figura 11.25); Silphidae (besouros com uma mancha no tórax) (Figura 11.26).

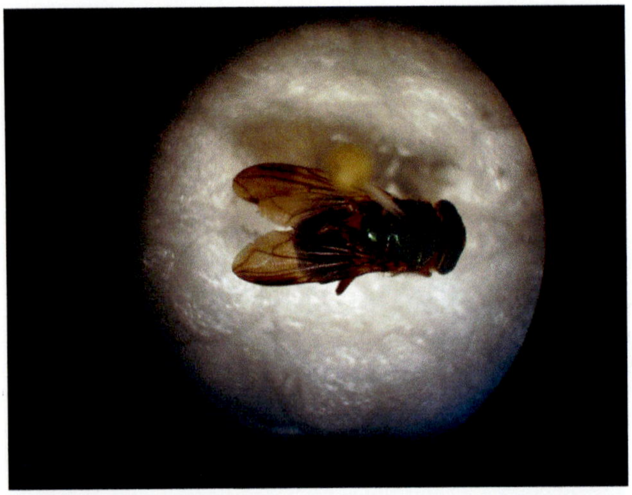

Figura 11.18 – *Hemilucilia* sp.

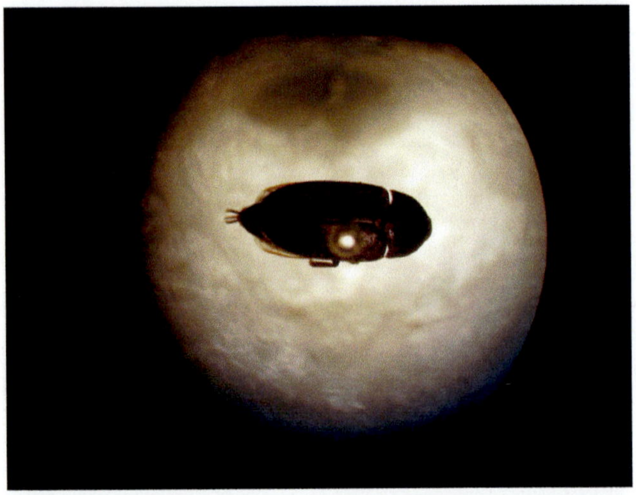

Figura 11.20 – Dermestídeo *Dermestes maculatus.*

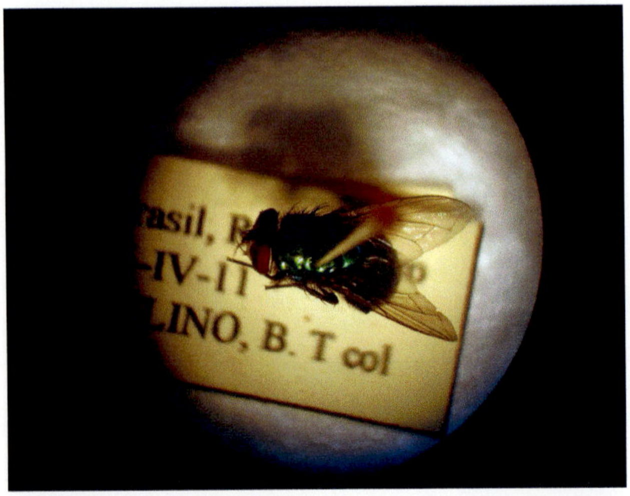

Figura 11.19 – *Lucilia eximia.*

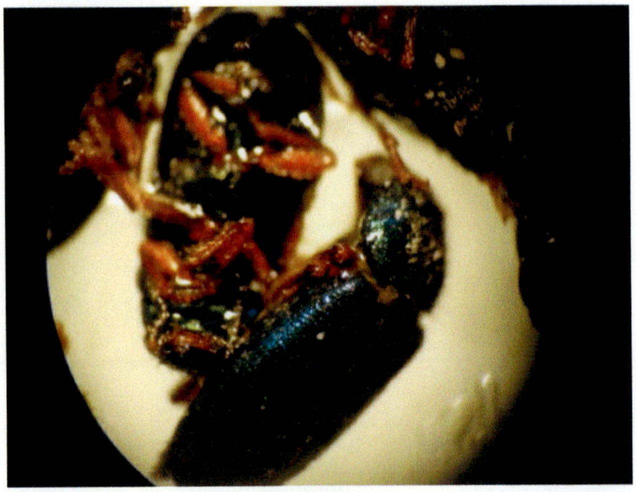

Figura 11.21 – Clerídeo *Necrobia rufipes.*

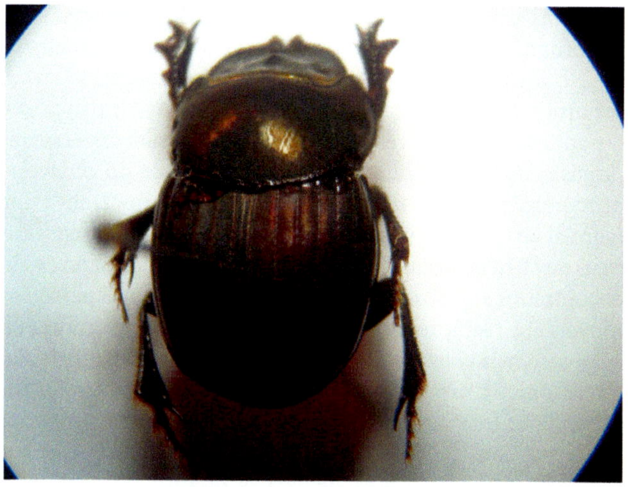

Figura 11.22 – Escarabeídeo *Dichotomius* sp.

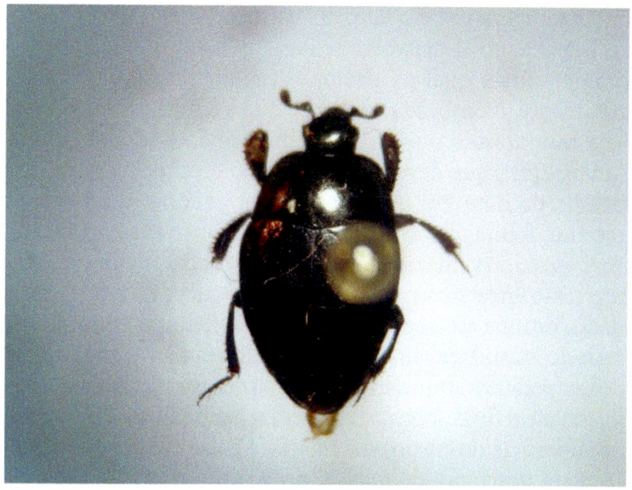

Figura 11.25 – Histerídeo *Saprinus* sp.

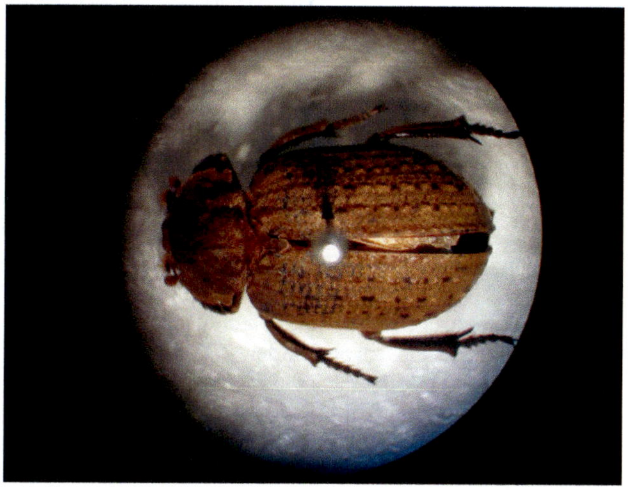

Figura 11.23 – Trogídeo *Omorgus* sp.

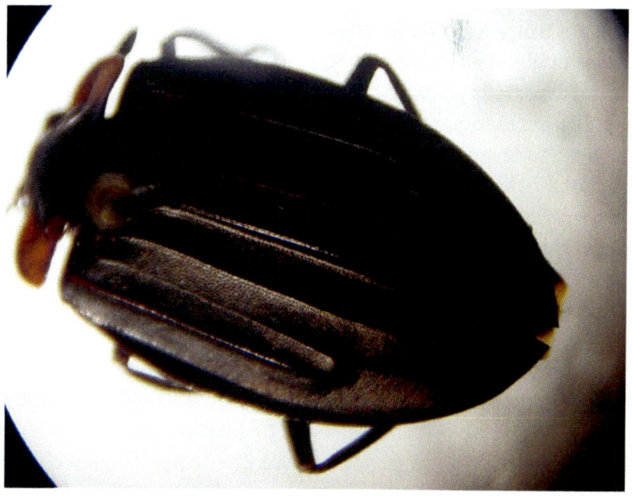

Figura 11.26 – Silfídeo *Oxelytrum* sp.

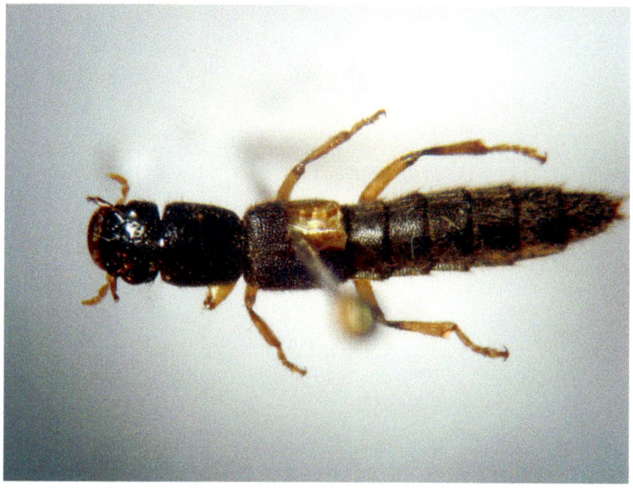

Figura 11.24 – Estafilinídeo *Phinophilus* sp.

Os himenópteros são caracterizados por apresentarem dois pares de asas finas do tipo membranoso e, geralmente, uma constricção entre o tórax e o abdome. As famílias de maior importância são Formicidae (formigas), Vespidae (vespas) e outras famílias de micro-himenópteros parasitoides (parasitam imaturos de outros insetos).

COMO COLETAR VESTÍGIOS ENTOMOLÓGICOS

Como descrito antes, todo o sucesso dos laudos de aplicação entomológica depende de uma coleta bem-feita, sem que nenhum dado seja desprezado. O objetivo principal deve ser coletar os insetos imaturos mais velhos que se criaram junto ao cadáver. Desta forma, a coleta deve começar no local suspeito de crime e terminar no necrotério. O material necessário para coleta é simples e será descrito ao longo do texto.

A temperatura é o fator abiótico capaz de exercer maior influência no desenvolvimento dos insetos[5]. Portanto, a temperatura à qual os insetos estão sujeitos deve ser, rigorosamente, mensurada. O ideal é que a temperatura do local seja monitorada por um aparelho armazenador de dados (*datalogger*), que deve permanecer no local por alguns dias depois da data em que o corpo foi encontrado, visando retratar, fielmente, as condições de temperatura do local[77]. Esse aparelho vem com um programa de computador que faz regressão linear e compara os dados climáticos do local com os dados de uma estação meteorológica, refletindo as condições reais do local. Também é importante ligar um medidor digital de temperatura atmosférica no início dos exames, deixando-o ligado até o final. Registre também a temperatura do cadáver na superfície do corpo e na interface entre o corpo e o solo.

Para descrição do local, é necessário informar o acesso dos insetos e qualquer fator que possa influenciar a infestação do corpo ou o desenvolvimento dos animais. O perito deve procurar por pupários vazios (Figura 11.27), invólucro no interior do qual o inseto sofre metamorfose, transformando-se em um adulto ou insetos adultos recém-emergidos, pois essas evidências indicam que, pelo menos, uma geração já se criou associada ao cadáver[3]. Insetos recém-emergidos (Figura 11.28) apresentam as asas encolhidas[5]. Caso esses estágios sejam encontrados, devem ser transportados submersos em álcool a 70% dentro de potes plásticos etiquetados, com dados em grafite. A presença de pupários vazios e adultos recém-emergidos impossibilitará que as estimativas sejam feitas somente com base na idade do imaturo mais velho, sendo necessário recorrer a análise do padrão de sucessão.

O perito deve realizar documentação fotográfica dos espécimes adultos, larvas em dispersão/larva errante, pupas e pupários vazios utilizando escalas, bem como massas de larvas. A fim de priorizar a coleta de imaturos mais velhos, o perito deverá coletar pupas e larvas em dispersão visíveis no solo, anotando sua cor. Pupas recentes são claras e escurecem em torno de 24 horas (Figura 11.29). Busque esses espécimes até o raio de 6 m de distância do corpo e profundidade de cerca de 10 cm. Caso não seja possível localizá-los, coletar amostras aleatórias de serapilheira e solo na mesma distância e profundidade, utilizando peneiras e colher de jardineiro[12].

No local suspeito de crime, os insetos imaturos devem ser procurados desde a área em torno (circunvizinhança) até o ponto onde o cadáver se encontrar, pois as larvas errantes (aquelas que já pararam de comer) afastam-se do cadáver e procuram um local abrigado para se transformar em pupa (similar ao casulo de borboleta)[3] e essa dispersão pode chegar a mais de 10 m de distância[78]. Em edificações, esses imaturos são encontrados embaixo de tapetes, frestas de piso, rodapé, sob os móveis etc. (sempre escondidos). Registrar a temperatura do solo, caso haja coleta de pupas ou larvas enterradas, utilizando o termômetro espeto na profundidade do estrato em que os exemplares foram coletados (Figura 11.30)[12].

Se pupas e larvas em dispersão não estiverem presentes, escolha tipos diferentes de larvas quanto ao tamanho, morfologia e região de concentração no corpo, de forma a coletar uma amostra de cada tipo (morfótipo). Cuidado, pois o tamanho da larva não reflete sua idade, espécies diferentes têm tamanhos diferentes, assim, às vezes, a larva menor é mais velha que a larva maior (Figura 11.31). Tanto no local quanto no necrotério, as larvas devem ser procuradas nas bordas de orifícios naturais e ferimentos. Se as larvas estiverem agrupadas em massa de larvas, meça o diâmetro e registre a temperatura da massa de larvas com auxílio de um termômetro espeto, antes da coleta (Figura 11.32). Colete com o auxílio de pinças (Figura 11.33) ou com os dedos indicador e polegar, com as mãos calçadas de luvas. Registre a localização das larvas em um esquema ilustrativo. A quantidade de imaturos coletada deve ser em proporção inversa à sua abundância. Quando há menos de 100, todos devem ser coletados; mas acima desse valor, a coleta deverá corresponder a uma quantidade que varie entre 1% e 10% do total, relativos a milhares ou centenas, respectivamente (1% de milhares e 10% de mil). Coletar ovos somente quando não houver larvas ou pupas. Nesse caso, utilize um pincel umedecido em água[78].

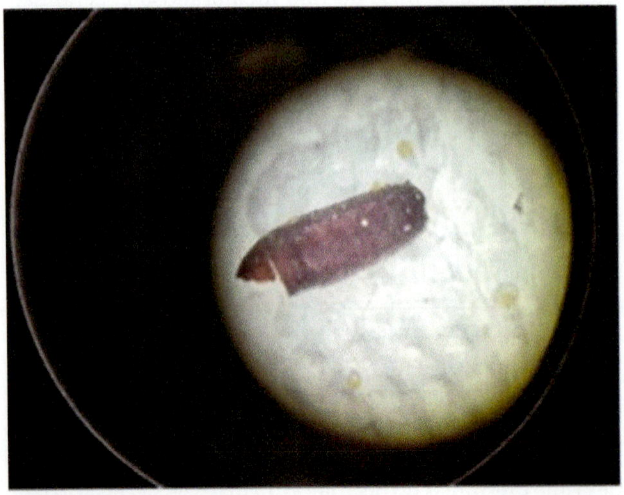

Figura 11.27 – Pupário de muscoide vazio.

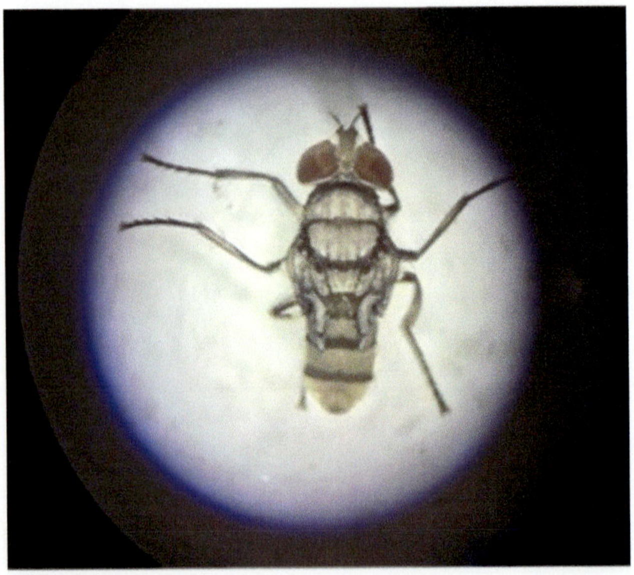

Figura 11.28 – Mosca califorídea recém-emergida.

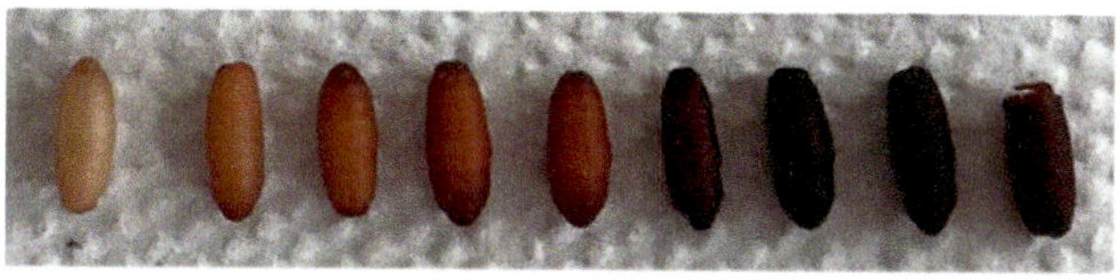

Figura 11.29 – Evolução da cor do pupário.

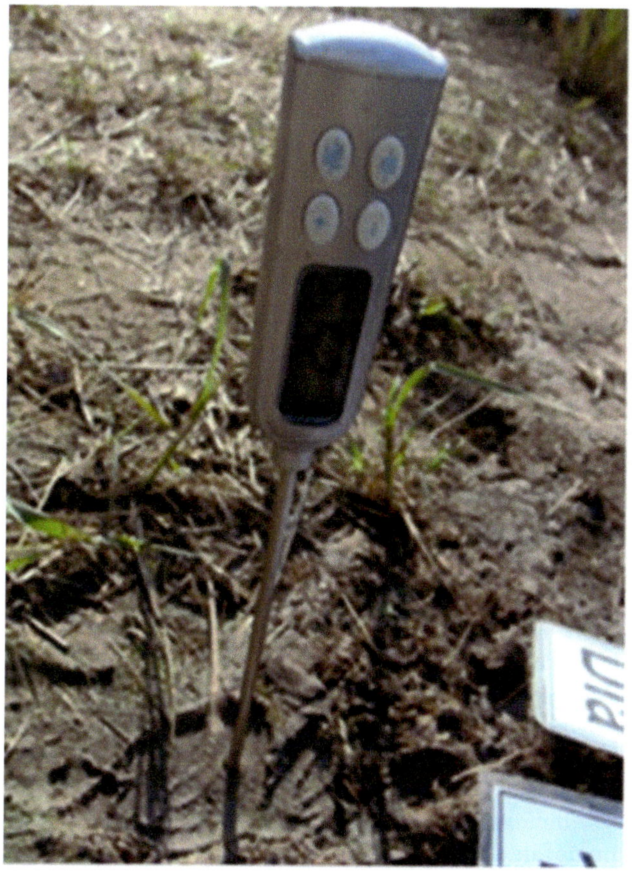

Figura 11.30 – Medida da temperatura do solo com termômetro espeto.

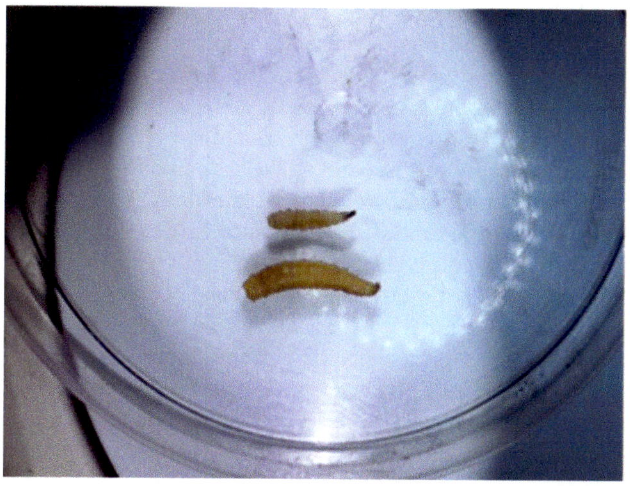

Figura 11.31 – Larvas de espécies diferentes com tamanhos diferentes.

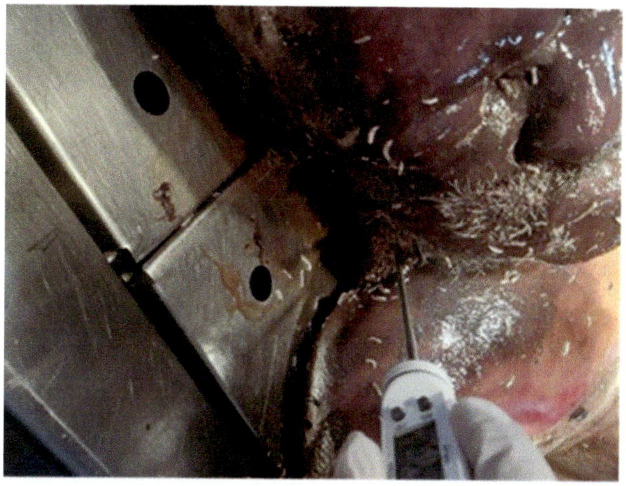

Figura 11.32 – Medida da temperatura da massa de larvas.

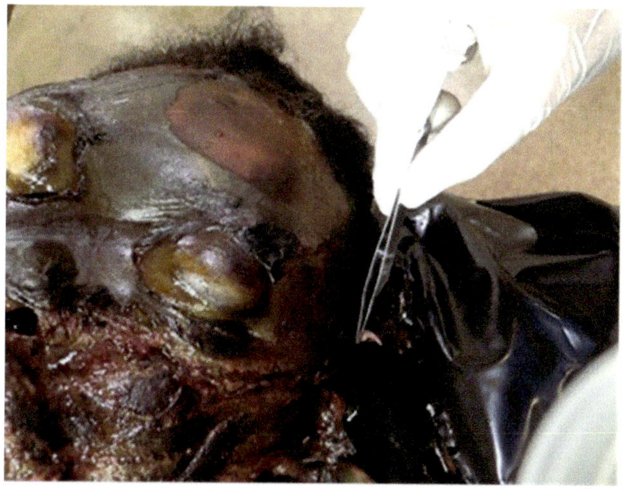

Figura 11.33 – Coleta de larva com auxílio de pinça.

Coletar insetos adultos somente quando uma geração de insetos já se criou completamente no cadáver (caracterizado pelo encontro de pupários abertos e adultos recém-emergidos). Desta forma, uma amostragem dos insetos adultos associados ao corpo deve ser coletada no local visando à análise do padrão de sucessão. Os adultos de voo ativo podem ser coletados com redes entomológicas ou câmara letal e os menos ágeis com pinças[5].

A maior parte das larvas coletadas deve ser transportada viva, separadas por morfótipos (Figura 11.34), em recipientes plásticos que possuam um papel absorvente umedecido no fundo e uma tampa fechada por rosqueamento. Cada pote deve conter apenas uma quantidade de larvas que cubra o fundo, evitando asfixia (Figura 11.35). Cerca de 20% das larvas coletadas devem ser colocados em microtubos plásticos tipo Eppendorf® com álcool 70%, servindo de material testemunho (Figura 11.36). O microtubo Eppendorf® é um tubo provido de tampa de vedação, comumente utilizado para o armazenamento de amostras biológicas. O Eppendorf® deve ser colocado no interior do pote, com larvas vivas correspondentes àquela amostragem. Deve ser confeccionada uma etiqueta com dados em grafite da ocorrência, local de coleta e temperatura. A etiqueta também deve ser colocada dentro do pote com as larvas vivas. Esses recipientes devem ser acondicionados em bolsa térmica com gelo em gel[78].

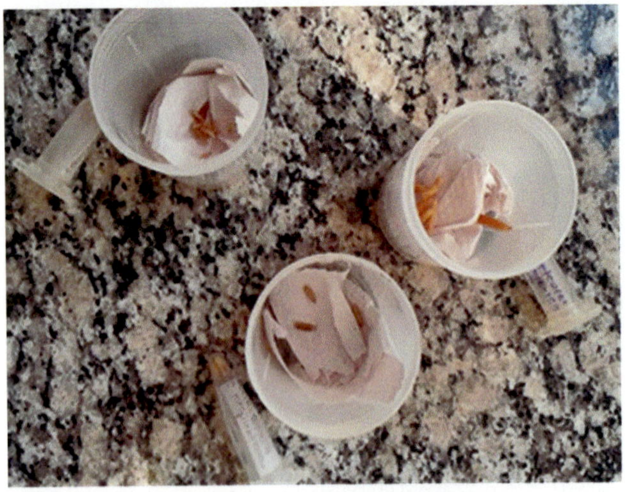

Figura 11.34 – Larvas separadas por morfótipos.

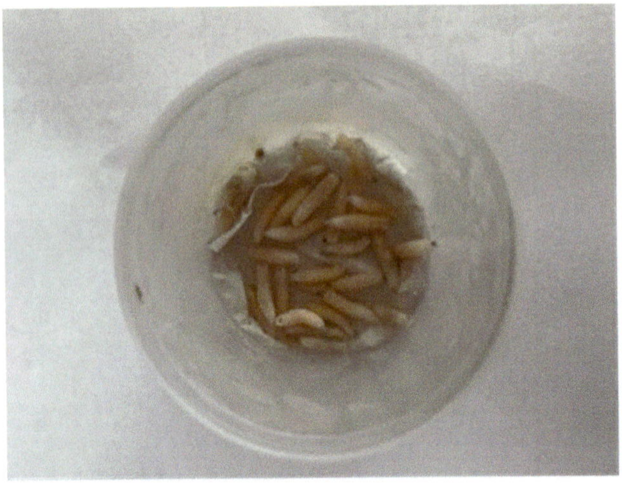

Figura 11.35 – Quantidade de larvas cobrindo o fundo do pote coletor.

Todo material vivo deverá ser enviado ao Laboratório de Entomologia Forense Médico-Legal (LEFML) imediatamente após a coleta. Caso isso não seja possível (nos casos de postos em cidades distantes da sede), é necessário transportar as larvas em carne moída putrefata, sob temperatura ambiente, visando garantir sua sobrevivência até a chegada ao laboratório para análise. Nesses casos, é desejável que se tome nota da temperatura média diária a que os insetos estejam submetidos e quando os animais mudam de fase de vida (a data que abandonaram a dieta, que empuparam, que emergiram os adultos)[79].

Pupas e larvas em dispersão devem ser transportadas no interior de frascos ou sacos plásticos contendo um pouco do solo do local, serragem ou areia, sob a temperatura ambiente, pois nessa fase não suportam a incidência de luz. Ovos

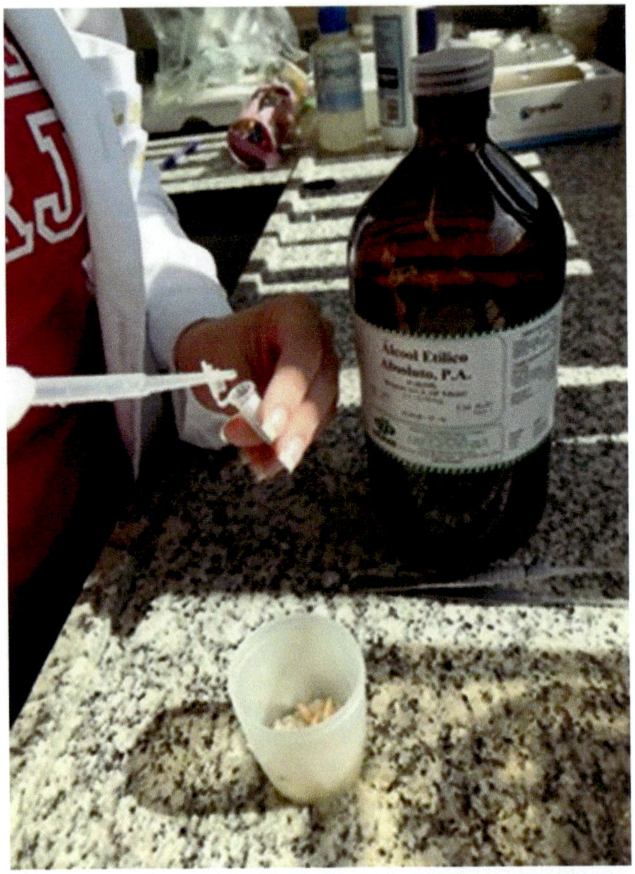

Figura 11.36 – Larvas preservadas como material testemunho.

devem ser transportados sobre papel filtro umedecido e sob temperatura ambiente, em pote com tampa e etiquetado com dados em grafite[77].

Adultos devem ser transportados em álcool 70% ou no interior de frascos plásticos dentro de bolsas térmicas com gelo reciclável. Pupários vazios e adultos recém-emergidos devem ser transportados em álcool 70%, no interior de frascos plásticos com tampa de pressão tipo Eppendorf® .

Insira os frascos em um saco de acondicionamento maior (embalagem externa), transcrevendo as informações sobre fase de desenvolvimento, presença de pupário aberto, cor da pupa, número de amostras preservadas, número de amostras vivas e temperatura aferida na ficha de acompanhamento de vestígios (FAV). Colar sobre as embalagens externas a etiqueta adesiva de "risco biológico". As embalagens a serem transportadas sob temperatura ambiente devem ser separadas daquelas a serem conduzidas com unidades de gelo reciclável.

Quando o corpo chegar ao necrotério, os dados sobre o tempo transcorrido durante o transporte desde o local e as condições de temperatura do veículo devem ser anotados. Caso o cadáver permaneça na geladeira antes dos exames, registrar o tempo de permanência e a temperatura da geladeira. A coleta entomológica deve ser realizada antes do corpo ser lavado. O saco de remoção e as roupas da vítima devem ser revistados à procura de pupas e larvas em dispersão (larva errante). Esses estágios, tanto no necrotério quanto no local suspeito de crime, devem ser transportados sob temperatura ambiente, em recipientes contendo areia no fundo e uma tampa de rosqueamento[78, 79].

No necrotério, devem ser priorizados insetos escondidos em cavidades e no interior do corpo e, especialmente nesses casos, a temperatura do fígado ou anal deve ser aferida e informada. Dar prioridade à coleta de imaturos mais velhos (pupa, larva em dispersão (larva errante), larva). Colete todos os morfótipos na quantidade já indicada. Caso as larvas estejam agrupadas, registrar a temperatura da massa das mesmas com auxílio de um termômetro espeto, antes da coleta, e registrar na FAV. O transporte e etiquetagem devem seguir o procedimento já descrito. Ovos só devem ser coletados se não existirem imaturos mais velhos. Coletar pupários vazios, caso existam. Anotar as coletas na FAV. Os insetos adultos devem ser ignorados, pois pode se tratar de contaminação cruzada, exceto aqueles adultos que forem encontrados associados ao corpo em cavidades ou ossos, como é o caso de alguns besouros.

No caso de pesquisa em crimes sexuais, colete o maior número possível de larvas das regiões de potencial ejaculação, mantendo 20% vivas em potes com o fundo forrado por papel umedecido. Coletar larvas presentes na região vaginal e anal em maior quantidade para uma possível pesquisa de material genético em casos de crimes sexuais. Priorize larvas que estejam dentro do canal vaginal ou anal e preserve em álcool no interior de frascos plásticos com tampa de rosqueamento. Quando a finalidade do exame for realizar exame toxicológico nas larvas, é necessário que seja coletado, pelo menos, 50 g de larvas. Numere as amostras de acordo com o recipiente de coleta, indicando sua localização nas silhuetas existentes no esquema de localização das amostras.

Insetos vivos devem ser enviados ao LEFML imediatamente, podendo ser mantidos na bolsa térmica com gelo químico (gel) por até 24 horas, no máximo. Larvas para análise toxicológica devem ser mantidas congeladas, em sacos plásticos, sem conservantes. Insetos mortos devem ser mantidos a temperatura ambiente.

ESTIMATIVA DO INTERVALO PÓS-MORTE MÁXIMO

Ao longo dos anos, as pesquisas relacionadas ao padrão de sucessão dos insetos nos corpos seguiram duas linhas metodológicas:

- correlação dos insetos coletados aos estágios de decomposição cadavérica;
- análise de associação entre os táxons coletados.

Para aplicar a técnica entomológica, é imprescindível a formação de uma base de dados que contenha os táxons que frequentam corpos em decomposição, bem como a maneira pela qual eles se sucedem durante esse processo. Portanto, a identificação da fauna cadavérica de uma região baseia-se na coleta sistemática dos insetos e na aplicação dos seus dados taxonômicos, biológicos e etológicos. Tanto a sucessão dos táxons nos corpos, quanto o seu processo biológico de desenvolvimento são influenciados, especialmente, pela temperatura e umidade relativa do ar[5]. Assim, as características climáticas da região onde os exames são realizados acarretam um padrão de sucessão peculiar[80]. A sucessão das espécies, seu tempo de chegada e colonização dos restos pode variar de região para região[81]. Isso ocorre tanto porque as espécies não são, necessariamente, as mesmas nas diferentes regiões, quanto porque, mesmo quando a espécie é cosmopolita, podem existir diferenças entre populações provenientes de diferentes lugares[82].

Desta forma, a cada diferente região geográfica e circunstância, teremos uma comunidade cadavérica específica e um diferente padrão de sucessão. Portanto, para uma aplicação eficaz da Entomologia Forense Médico-Legal em uma determinada região é necessário ter o conhecimento prévio das particularidades de sua fauna cadavérica para, consequentemente, utilizarmos esses conhecimentos como indicadores do IPM. Wells e Lamotte[76] aconselharam ter cuidado com variações geográficas do padrão de sucessão, pois há pouca informação sobre a variação regional em entomologia forense.

Esse método de estimativa de IPM tornou-se uma ferramenta de aplicação criminalística, principalmente depois da publicação do livro de Mégnin[2]. Desde então, especialistas espalhados pelo mundo procuram relacionar os estágios de decomposição aos insetos necrófagos que frequentam a carcaça.

Em 1908, Roquete-Pinto[7], professor do Museu Nacional no Rio de Janeiro, calculou que, por meio da análise do padrão de sucessão sugerido por Mégnin[2], o IPM de um cadáver encontrado na Floresta da Tijuca deveria ser de vários meses quando, na realidade, o intervalo era de apenas 20 dias. Devido à divergência de datas, esse autor refutou essa técnica, afirmando que sua aplicação não poderia auxiliar os médicos-legistas que trabalhavam em regiões tropicais. Porém, devido às extensas diferenças biogeoclimáticas existentes entre o Brasil e a França, o padrão de sucessão de Mégnin não se aplicaria e que seria necessário pesquisar as nossas particularidades. Apenas alguns anos depois, Freire[8,9] começou a perceber que o padrão de sucessão era regional, mesmo porque verificou que o processo de decomposição transcorria mais rapidamente ou mais lentamente, dependendo das condições a que o cadáver estava sujeito.

As alterações sofridas pelos corpos são influenciadas pelo tempo e pelas diferentes condições biogeoclimáticas às quais ele está submetido. Assim, dois corpos em um mesmo estágio de decomposição, dependendo das condições a que estão sujeitos, podem manter as características morfológicas típicas desse estágio por períodos de tempo diferentes. Enquanto um deles ainda está em determinado estágio, o outro já passou para o estágio seguinte, acarretando uma fauna associada distinta. Desta forma, a utilização da relação entre os insetos e os estágios de decomposição para estimativa de IPM sugerida em inúmeros artigos científicos não tem valor prático. De que adiantaria a um perito saber que as espécies A, B e C ocorrem associadas ao estágio fresco, se ele não sabe se esse período teria um dia apenas de duração (como normalmente ocorre no Rio de Janeiro) ou 15 dias, como para o modelo animal exposto pela PUC-RS, referido anteriormente.

Por isso, temos reservas quanto a essa correlação inseto/estágio de decomposição, método de estimativa que já foi questionado por Schoenly e Reid[83], que não encontraram diferenças estatísticas significativas no que tange à fauna associada a cada estágio de decomposição. Assim, esses autores admitiram que a divisão do processo de decomposição em estágios possui valor meramente didático, sendo inapropriada para caracterizar um padrão de sucessão.

Devido às variações que ocorrem nos estágios de decomposição e na fauna associada, seu uso na estimativa de IPM aumenta a incerteza na determinação. Por essa razão, preferimos empregar a técnica de *análise de associação*, usada anteriormente em estudos de sucessão vegetal. Esse método baseia-se em unidades de tempo que relacionam dados de frequência das espécies coletadas ao tempo real de IPM. Para isso, as espécies coletadas associadas a cadáveres humanos ou modelos animais, cujo IPM é conhecido *a priori*, são relacionadas aos dias de IPM, por meio de uma matriz binária em que é marcada a ausência ou a presença de cada táxon. O programa de análise de associação reduz a heterogeneidade dos grupos, formando subgrupos de espécies, denominadas divisoras, que caracterizam um determinado período.

A técnica tem como base um tipo de análise combinatória das espécies de maior importância forense, indicando os intervalos. As espécies coletadas em experimentos devem ser catalogadas em um banco de dados de acordo com a sua frequência no processo de decomposição. Assim, hipoteticamente, se associado a um cadáver periciado, fossem coletadas as espécies A e C, não sendo encontradas as espécies B e D, o banco de dados seria consultado sendo verificado que, quando há presença concomitante de A e C com ausência das demais espécies, o cadáver teria um IPM máximo estimado de 5 dias porque, após esse período, essas espécies não apresentam mais frequência isolada (sem as demais espécies) e conjunta (ao mesmo tempo)[4].

Schoenly e colaboradores[84] desenvolveram um programa de computador para calcular o IPM por meio da sucessão dos artrópodes. Esse programa requer a identificação dos táxons descobertos no corpo, padrões de sucessão bem conhecidos (banco de dados) e dados de duração do desenvolvimento dos estágios imaturos. Esses autores também introduziram o conceito de táxon recorrente, que é aquele que pode visitar e deixar o corpo várias vezes, durante a sucessão. Alertaram que esses táxons não devem ser utilizados como indicadores de IPM, pois um período de ausência em que o táxon ainda não atingiu a carcaça pode ser confundido com um período de ausência após ter permanecido associado à carcaça por um tempo. Por exemplo, uma determinada espécie alcança a carcaça no segundo dia de IPM, permanece até o quarto dia, abandona a carcaça e recorre do sétimo ao décimo dia. Desta forma, se ela não está presente não podemos saber se o IPM é inferior a 2 dias ou está entre o quinto e sexto dia[4].

Limite mínimo de intervalo pós-morte

O IPM mínimo é dado pela estimativa da idade de um inseto que se alimenta do corpo em decomposição, desde que seja relacionado seu grau de desenvolvimento às condições do local suspeito de crime. É conveniente lembrar que o entomologista estima a idade do inseto imaturo mais velho que, na maioria das vezes, corresponderá ao limite mínimo de morte. Há diversos fatores que podem afetar a velocidade de desenvolvimento desses organismos. Alguns são bióticos, como estado nutricional e orgânico, outros abióticos, como temperatura, fotoperíodo e umidade[85,86,88]. Em razão disso, para uma estimativa de desenvolvimento acurada, as condições às quais esse imaturo esteve sujeito devem ser consideradas.

Os métodos de estimativa de desenvolvimento dos insetos baseiam-se em três modelos: o *fisiológico*, o *curvilíneo* e o *linear* (método do grau-hora ou grau-dia)[89].

No modelo *fisiológico*, os indicadores intrínsecos de desenvolvimento são dosados como, por exemplo, a concentração dos seus hormônios e a atividade enzimática envolvida nesse processo de amadurecimento[85]. Desta forma, a taxa dessas substâncias estabelece o nível de desenvolvimento e, consequentemente, a idade estimada do inseto. O fato de analisar todos os fatores envolvidos no processo torna esse método vantajoso, pois as outras técnicas consideram apenas a temperatura como um fator de influência quando, na verdade, o processo é muito mais complexo. Contudo, o problema desse método é a falta de acuidade dos indicadores, que apontam para um determinado estágio (ovo, larva, pupa, adulto) sem especificar o grau exato de desenvolvimento.

O modelo *curvilíneo* baseia-se em curvas de crescimento que podem ser construídas em laboratório por meio do registro das modificações do peso e do tamanho de larvas de interesse forense, criadas em condições experimentais. Essas curvas de crescimento podem ser usadas para estimar a idade de um inseto da mesma espécie coletado no local suspeito de crime, comparando os pesos e tamanhos[76]. Por exemplo, se for coletada uma larva de *Chrysomya albiceps* com 6,0 mm de comprimento, procura-se na literatura um artigo científico que tenha publicado um diagrama isomorfo da espécie (Figura 11.37) e compara-se a medida achada com aquela da curva em que a temperatura corresponda à vigente no local de coleta[66]. A Figura 11.37 indica que a 20 °C de temperatura a larva teria 5 dias de idade; a 25 °C, um pouco mais de 2 dias; enquanto a 30 e 35 °C, teria entre 1 e 2 dias.

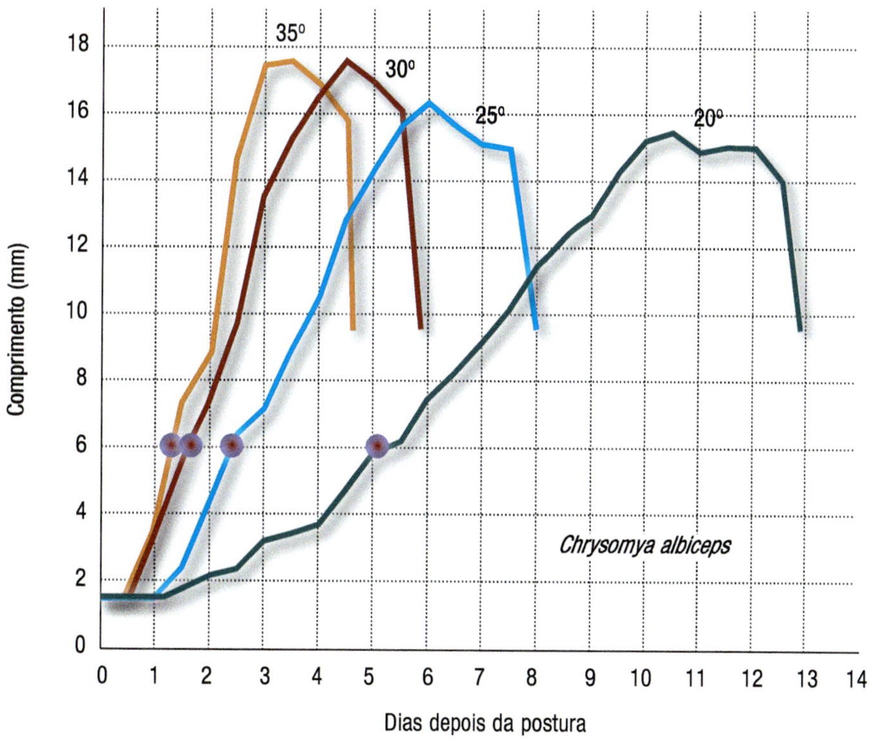

Figura 11.37 – Diagrama isomorfo de *C. albiceps* submetida a diferentes temperaturas de criação (20, 25, 30 e 35 °C). A linha –●– corresponde à medida de coleta (6,0 mm) e os respectivos dias depois da postura.
Fonte: Adaptada de Grassberger *et al.*[90].

Um dos problemas práticos desse método é replicá-lo. Por exemplo, a larva coletada deve ser mensurada da mesma forma que o autor original, minimizando erros. Uma alternativa consiste em realizar o experimento de criação no laboratório forense, em condições similares ao caso estudado, visando estimar a idade do inseto coletado. Harvey e colaboradores[91] alertaram que, embora as medidas de duração do desenvolvimento com base no comprimento e no peso sejam valiosas, o estágio do ciclo de vida é um marco preferido para a estimativa da idade devido às questões confusas de dieta, competição e aplicação de diferentes métodos de preservação para espécimes forenses. Outro problema nesse método de estimativa é que, geralmente, essas curvas são feitas em temperatura constante e o inseto, na cena do crime, está sujeito a variações da temperatura ambiente[92]. Um outro problema é que, constantemente, são usadas as médias de tamanho das larvas criadas para construção das curvas de crescimento e, na prática, verificamos que, mesmo sob condições similares, nem todas as larvas atingem o mesmo tamanho. Além disso, o coletor pode recolher as larvas de tamanhos extremos. Sendo assim, essa metodologia só deve ser utilizada em locais situados no interior de imóveis, onde a estabilidade da temperatura cria um ambiente similar ao do laboratório.

Para Higley e Peterson[89], teoricamente, a relação entre a temperatura e o desenvolvimento do inseto é descrita por uma "curva" que só se comporta como curvilínea em temperaturas extremas (próximas aos limiares mínimo e máximo de desenvolvimento), comportando-se como linear nos valores intermediários de temperatura (Figura 11.38).

Isso ocorre porque o processo de desenvolvimento de um inseto é primariamente dependente da temperatura, visto que esses animais são ectotérmicos, dependendo de fontes de calor externas para viabilizar suas reações enzimáticas[93]. Assim, os insetos, bem como os outros animais, possuem uma temperatura ideal de desenvolvimento. Quando a temperatura diminui, o metabolismo também diminui e retarda o desenvolvimento, até atingir um limiar mínimo onde o crescimento para. Se a temperatura diminuir além desse limiar mínimo, eles começam a morrer. Por outro lado, se a temperatura aumentar, o metabolismo também aumenta e acelera o desenvolvimento até atingir o limiar máximo a partir do qual o ritmo será constante. Além desse limite, o aumento da temperatura será letal para a espécie, fazendo com que o desenvolvimento diminua e pare. A mais baixa temperatura na qual o inseto pode se desenvolver é denominada *limiar mínimo* de desenvolvimento, enquanto a mais alta é denominada *limiar máximo*. Normalmente, o limiar letal está bem próximo dos limiares mínimo e máximo de desenvolvimento.

De acordo com Higley e Haskell[75], o método de estimativa com base no modelo curvilíneo apresenta um nível de complexidade elevado demais para seus resultados, que não têm se mostrado tão mais eficazes que os dos modelos lineares. Por outro lado, o modelo linear jamais pode ser usado em temperaturas extremas (próximas aos limiares), pois, como foi relatado antes, o ritmo de desenvolvimento assume aí uma relação curvilínea[94].

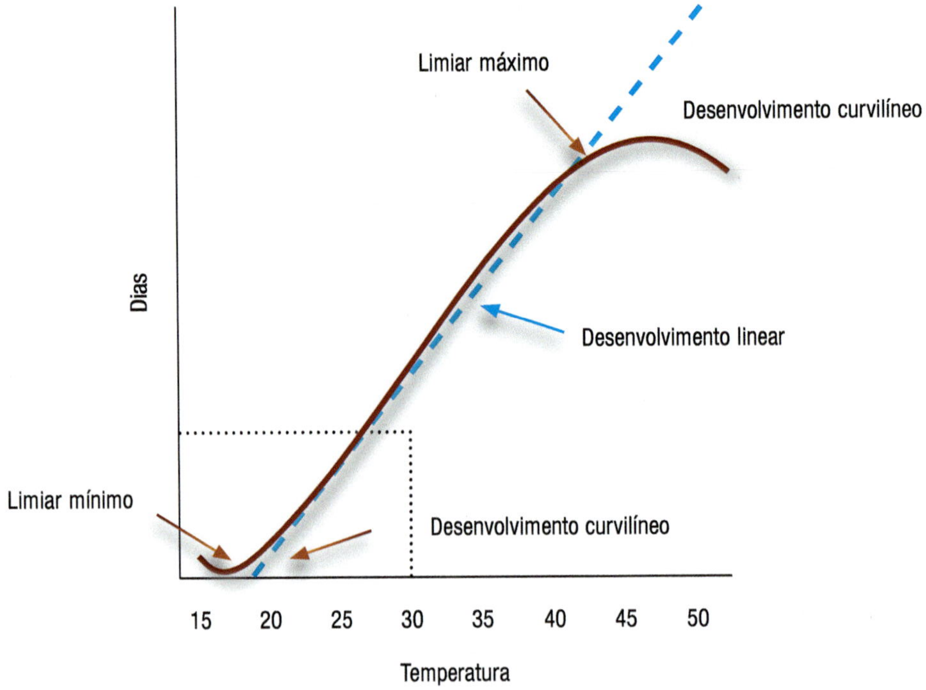

Figura 11.38 – Desenvolvimento curvilíneo próximo às temperaturas limiares e linear nas temperaturas intermediárias.

O método com base no *modelo linear* é chamado de *grau-dia* ou *grau-hora acumulado*, por considerar o desenvolvimento como o produto da multiplicação da temperatura à qual o indivíduo está submetido (entre os limiares mínimo e máximo) pelo tempo[75].

Cada espécie tem seu próprio requerimento total de calor, que varia de acordo com os seus estágios de desenvolvimento. Assim, cada espécie requer um definido número de graus-dia para completar seu desenvolvimento e acredita-se que esse valor seja constante para a maioria dos táxons. Desta forma, é calculado o calor que uma determinada espécie necessita acumular para atingir os diferentes graus de desenvolvimento pós-embrionário em um dado intervalo de tempo. Consequentemente, as temperaturas às quais os imaturos dos insetos estão sujeitos na cena da morte determinam o tempo necessário para completarem seu desenvolvimento[75]. Assim, os dados de temperatura devem ser cuidadosamente coletados a fim de possibilitar as estimativas de IPM[4]. Como o desenvolvimento do inseto é governado principalmente pela temperatura, a estimativa da idade de um espécime deve estar baseada no nível de desenvolvimento e na história térmica em que esse espécime se desenvolveu[94]. Portanto, as condições ambientais do local suspeito de crime devem ser consideradas, qualquer que seja o método de estimativa escolhido.

Cálculo do grau-dia acumulado (método com base no modelo linear)

• Estimativa dos limiares

A determinação dos limiares de desenvolvimento é fundamental para o cálculo do grau-dia. Esses limiares têm sido estabelecidos para alguns organismos por meio de experimentos controlados feitos no campo e no laboratório. Diferem de um para outro organismo. Os valores do limiar de desenvolvimento das espécies de interesse forense, já determinados e descritos na literatura, foram compilados em Oliveira-Costa[12].

Quando os valores não estão publicados na literatura, Higley e Haskell[75] aconselharam usar um limiar mínimo de 6 °C para as espécies de regiões temperadas e de 10 °C para as espécies de regiões tropicais. Porém, como o limiar inferior depende da fisiologia do organismo, varia de acordo com as diferentes espécies. Portanto, na prática, essas aproximações podem estar muito aquém dos limiares reais, induzindo a erros graves na estimativa do IPM. Freitas[95], utilizando o limiar de 10 °C para a mosca-varejeira *Chrysomya albiceps*, encontrou um IPM com 3 dias de atraso, ao passo que os mesmos cálculos, utilizando o limiar de 15 °C, sugerido por Grassberger e colaboradores[90], produziram um valor coincidente com o IPM real.

• Cálculo do grau-dia acumulado esperado

Quando um imaturo é coletado em uma cena de crime, deve ser feita a sua identificação taxonômica e, de acordo com a espécie, uma compilação dos seus dados de desenvolvimento publicados na literatura, preferencialmente em temperatura similar àquela encontrada no local examinado[96].

Deve ser utilizado o imaturo mais velho encontrado, visto que os insetos são atraídos aos corpos rapidamente para colocar seus ovos e larvas. Assim, as primeiras posturas corresponderão ao tempo que o corpo se encontra exposto à atividade de insetos[3].

Esses dados de desenvolvimento devem ser utilizados para calcular o valor do grau-dia acumulado esperado, ou seja, a quantidade de calor que aquela espécie precisa acumular para atingir aquela fase de desenvolvimento. Se os valores da literatura forem fornecidos em horas, calcula-se o grau-hora acumulado (GHA) esperado e, em seguida, transforma-se este valor para GDA (grau-dia acumulado), utilizando as equações abaixo[65]:

GHA esperado = (temperatura de criação da literatura – limiar mínimo) × tempo de desenvolvimento da literatura

$$\text{GDA esperado} = \frac{\text{GHA esperado}}{24}$$

Exemplo:

Uma pupa recente foi coletada em um local de crime cuja temperatura média era de 25 °C. Conduzida para o laboratório, dias depois emergiu uma mosca-varejeira (califorídeo) da espécie *Cochliomyia macellaria*. Consultando o trabalho de Byrd e Butler[97], que criaram essa espécie em laboratório, verificamos que o táxon demorou 124 horas para pupar, sob uma temperatura de 25 °C. Os autores não indicaram limiar mínimo de desenvolvimento. Assim, seguindo o proposto por Higley e Haskell[75], consideramos 10 °C como limiar mínimo e calculamos o GHA e o GDA esperados de acordo com a fórmula fornecida anteriormente:

GHA esperado = (25 °C – 10 °C) × 124 h =
GHA esperado = 15 °C × 124 h = 1.860 °C/h
GDA esperado = 1.860 : 24 = 77,5 °C/dia

• Cálculo da acumulação diária de grau-dia

Depois de calculado o grau-dia acumulado esperado, devemos relacioná-lo às condições ambientais a que os exemplares daquela espécie estiveram expostos no local suspeito de crime, a fim de inferir sua taxa de desenvolvimento e, consequentemente, possibilitar a estimativa de IPM[4]. A limitação principal desse tipo de cálculo está relacionada com as temperaturas constantes utilizadas em experimentos controlados de laboratório, que não refletem as condições naturais de campo, pois calcular o grau-dia acumulado considerando as flutuações de temperatura que ocorrem na natureza é muito mais difícil[85,87-98].

Há inúmeros métodos de cálculo com base no modelo linear que diferem em complexidade matemática: retângulo (máxima e mínima), triângulo simples, triângulo duplo, seno simples, seno duplo e Huber. A escolha do método mais apropriado a ser utilizado varia de acordo com a área de estudo e a espécie considerada[99]. Apresentaremos aqui o método do retângulo descrito por Arnold[94], que é a forma mais simples de cálculo. Nessa técnica, a área do retângulo é medida indiretamente pela medida da temperatura a que a espécie considerada estava sujeita no local. Graficamente, o grau-dia é a área de um retângulo na extensão de um dia (24 horas). Apesar de ser menos acurado, o método promove resultados adequados, além de poder ser calculado sem o auxílio de um computador, devido a sua simplicidade matemática.

Nessa fórmula, o limiar superior é ignorado, sob a alegação de que a temperatura mais alta raramente alcança níveis altos o bastante para produzir efeito letal. Porém, nos países tropicais, que é o caso do Brasil, não é possível negligenciá-lo, pois as temperaturas podem ser muito altas. Desta forma, é preciso que outras pesquisas de base sejam feitas a fim de estimar o limite máximo de desenvolvimento para as espécies de importância em locais de clima tropical[4].

A acumulação diária do grau-dia dependerá das condições de temperatura a que o inseto estava sujeito. Assim, deve ser considerada na fórmula. Quando a temperatura atmosférica a que o inseto coletado estava sujeito se encontrava situada entre os limiares de desenvolvimento, sua fórmula deve ser:

$$\begin{matrix}\text{GDA}\\\text{obtido}\end{matrix} = \frac{\begin{matrix}\text{(temperatura máxima}\\\text{+ temperatura mínima)}\end{matrix}}{2} - \begin{matrix}\text{(limiar}\\\text{mínimo)}\end{matrix}$$

Porém, se a temperatura atmosférica mínima do dia considerado for menor que o limiar inferior de desenvolvimento da espécie, Higley e Peterson[89] aconselharam substituir o valor da temperatura mínima registrada pelo valor do limiar mínimo para aquela espécie.

$$\begin{matrix}\text{GDA}\\\text{obtido}\end{matrix} = \frac{\begin{matrix}\text{(temperatura máxima}\\\text{+ limiar mínimo)}\end{matrix}}{2} - \begin{matrix}\text{(limiar}\\\text{mínimo)}\end{matrix}$$

Por exemplo, considerando 10 °C e 30 °C como limiares mínimo e máximo, respectivamente, se a temperatura atmosférica mínima do dia foi de 4,4 °C e a máxima de 15,5 °C, consequentemente, a mínima é menor que 10 °C e a máxima não é maior que 30 °C, a fórmula acima deverá ser adaptada:

$$\frac{(15{,}5 + 10)}{2} - 10 = 2{,}75\ °\text{C/dia}$$

No caso de a temperatura atmosférica máxima ser maior que o limiar superior, esses autores aconselharam substituir o valor relativo à temperatura máxima pelo valor do limiar máximo de desenvolvimento para aquela espécie, adaptando a fórmula:

$$\begin{matrix}\text{GDA}\\\text{obtido}\end{matrix} = \frac{\begin{matrix}\text{(limiar máximo}\\\text{+ temperatura mínima)}\end{matrix}}{2} - \begin{matrix}\text{(limiar}\\\text{mínimo)}\end{matrix}$$

Por exemplo, se a temperatura atmosférica máxima for de 32,2 °C, o valor estará acima de 30 °C, que foi considerado o limiar máximo da atividade biológica. Sendo a temperatura atmosférica mínima de 22 °C, teremos:

$$\frac{(30 + 22)}{2} - 10 = 16\ °\text{C/dia}$$

• Estimativa do intervalo pós-morte em retrospectiva (grau-dia esperado – grau-dia obtido)

Para calcular o IPM mínimo, é importante usar o cálculo de forma retroativa, desde o último estágio de desenvolvimento coletado até o dia da postura[75]. O grau-dia obtido pelo exemplar imaturo mais velho coletado deve ser calculado a cada dia, começando pelo dia da coleta. Depois de calculado, esse valor deve ser deduzido do valor total esperado, de forma a inferir o grau-dia esperado para o dia anterior. A subtração deve ser feita até que se alcance a data da postura, que será evidenciada quando o resultado do valor obtido for igual ou menor que o valor esperado[96].

Exemplo:

Uma larva em segundo *instar* foi coletada em um local suspeito de crime, cuja temperatura média era de 25 °C, no dia 6 de maio. Conduzida para o laboratório, dias depois, emergiu uma mosca-varejeira (califorídeo) da espécie *Cochliomyia macellaria*. Consultando o trabalho de Byrd e Butler[97] e o limiar mínimo proposto por Higley e Haskell[75], os cálculos foram:

$$\text{GHA esperado} = (25\ °C - 10\ °C) \times 42\ h =$$
$$\text{GHA esperado} = 15\ °C \times 42\ h = 630\ °C/h$$
$$\text{GDA esperado} = 630 : 24 = 26{,}25\ °C/\text{dia}$$

No dia 6 de maio, as temperaturas máxima e mínima registradas foram de 27 °C e 12 °C, respectivamente. Assim, o grau-dia acumulado para o dia 6 foi:

$$\text{Grau-dia obtido} = \frac{(27\ °C + 12\ °C)}{2} - 10\ °C =$$

$$\text{Grau-dia obtido} = 19{,}5\ °C - 10\ °C = 9{,}5\ °C/\text{dia 6}$$

Quantos graus-dia esse inseto tinha acumulado até o dia 5 de maio (dia anterior à coleta)? Para deduzir esse valor, subtraímos do valor do grau-dia esperado o grau-dia obtido para o dia 6:

Grau-dia acumulado esperado total – grau-dia obtido para o dia da coleta

$$\text{Grau-dia acumulado esperado até o dia 5} = 26{,}25\ °C - 9{,}5\ °C = 16{,}75\ °C$$

No dia 5 de maio, as temperaturas máxima e mínima registradas foram de 28 °C e 14 °C, respectivamente. Assim, o grau-dia acumulado para o dia 5 foi:

$$\text{Grau-dia obtido} = \frac{(28\ °C + 14\ °C)}{2} - 10\ °C =$$

$$\text{Grau-dia obtido} = 21\ °C - 10\ °C = 11\ °C/\text{dia 5}$$

Quantos graus-dia esse inseto tinha acumulado no dia 4 de maio? Para deduzir esse valor, subtraímos do valor do grau-dia esperado até o dia 5 o grau-dia obtido para o dia 5:

Grau-dia acumulado esperado até o dia 5 – grau-dia obtido para o dia 5

$$\text{Grau-dia acumulado esperado até o dia 4} = 16{,}75\ °C - 11\ °C = 5{,}75\ °C$$

No dia 4 de maio, as temperaturas máxima e mínima registradas foram de 26 °C e 12 °C, respectivamente. Assim, o grau-dia acumulado para o dia 4 foi:

$$\text{Grau-dia obtido} = \frac{(26\ °C + 12\ °C)}{2} - 10\ °C =$$

$$\text{Grau-dia obtido} = 19\ °C - 10\ °C = 9\ °C/\text{dia 4}$$

Quantos graus-dia esse inseto tinha acumulado no dia 3 de maio? Para deduzir esse valor, subtraímos do valor do grau-dia esperado até o dia 4 o grau-dia obtido para o dia 4:

Grau-dia acumulado esperado até o dia 4 – grau-dia obtido para o dia 4

$$\text{Grau-dia acumulado esperado até o dia 4} = 5{,}75\ °C - 9\ °C = -3{,}25\ °C$$

No momento em que o resultado da subtração for negativo ou igual a zero, esse é o dia da postura. No exemplo acima, o dia 4 de maio.

Para que o cálculo seja mais eficaz, devemos relacionar o imaturo coletado às temperaturas às quais ele estava sujeito no local suspeito. Higley e Haskell[75] aconselharam utilizar a temperatura de acordo com o estágio de desenvolvimento do inseto coletado.

Os valores das temperaturas atmosféricas diárias (mínima e máxima), obtidos em uma estação meteorológica próxima, devem ser utilizados para os primeiros *instares* que ainda não formaram massa de larvas, conforme verificado no exemplo anterior. Porém, como nem sempre os dados da estação meteorológica refletem o microclima do local onde o corpo foi encontrado, é ideal que possamos deixar um aparelho registrador de dados de temperatura no local (*Tiny Tag datalogger*) por alguns dias. De posse desses dados, o *software* do aparelho compara-os com aqueles obtidos na estação meteorológica, por regressão linear, informando a temperatura exata à qual o inseto estava exposto no local suspeito[75].

$$\text{GDA obtido} = \frac{(\text{temperatura máxima} + \text{temperatura mínima})}{2} - (\text{limiar mínimo})$$

Exemplo de cálculo:
Temperatura atmosférica: máxima – 26 °C e mínima – 17 °C
Limiar mínimo = 10 °C

$$\text{GDA obtido} = \frac{(26\ °C + 17\ °C)}{2} - 10\ °C =$$

$$\text{GDA obtido} = 21{,}5\ °C - 10\ °C = 11{,}5\ °C/\text{dia}$$

Para os últimos *instares* larvais é importante considerar a temperatura da massa de larvas, pois o agrupamento dos insetos gera calor metabólico que, muitas vezes, atinge uma temperatura superior à do ambiente. Se no dia da coleta o imaturo estava em massa de larvas, essa temperatura deve ser mensurada e utilizada nos cálculos. Porém, larvas em terceiro *instar* se mantém em massa por alguns dias. Desta forma, o coletor não pode medir a temperatura inerente aos dias anteriores ao dia em que o cadáver foi encontrado. Como alternativa, Higley e Haskell[75] aconselharam usar um valor constante de temperatura da massa de larvas em torno de 32 a 35 °C, alegando que esse valor seria correspondente a um crescimento mais rápido das larvas, evitando superestimar o IPM.

GDA obtido = temperatura da massa – (limiar mínimo)

Exemplo de cálculo:
Temperatura da massa de larvas = 32 °C
Limiar mínimo = 10 °C

GDA obtido = 32 °C – 10 °C = 22 °C/dia

Quanto às larvas errantes e pupas, a temperatura do solo deve ser utilizada, pois ambas as formas são coletadas nesse substrato[96]. Por esse motivo, basta trocar a média da temperatura atmosférica pela temperatura do solo:

GDA obtido = temperatura do solo – (limiar mínimo)

Exemplo de cálculo:
Temperatura do solo = 25 °C
Limiar mínimo = 10 °C

GDA obtido = (25 °C – 10 °C) = 15 °C/dia

Estudo de caso

No dia 5 de julho de 2005, um corpo, já em decomposição, foi encontrado dentro de um imóvel abandonado na cidade de Duque de Caxias/RJ. A vítima estava enforcada (Figura 11.39). Seu corpo encontrava-se em uma fase de transição do estágio gasoso para o coliquativo da decomposição. De acordo com os fenômenos cadavéricos destrutivos, o IPM foi estimado pelos patologistas em uma semana e pela prova testemunhal foi estimado em 15 dias.

Como em qualquer exame de local, os procedimentos de praxe foram adotados, especialmente quanto à descrição do ambiente e dos vestígios. Antes de iniciar as coletas, os dados de temperatura e umidade relativa do ar foram anotados. Não foram encontradas massas de larvas nem as larvas puderam se enterrar, pois o piso era confeccionado em cerâmica. Os valores da temperatura do ar relativos aos dias anteriores foram obtidos em uma estação meteorológica próxima.

Foram coletadas larvas de moscas em terceiro *instar* nas pernas da vítima e no piso, além de pupas escuras no rodapé. Moscas recém-emergidas ou pupários vazios não foram encontrados. Na mesma noite da data da coleta, espécimes da mosca-varejeira *Chrysomya albiceps* (Calliphoridae) emergiram.

Após a espécie ter sido identificada, seus dados bionômicos foram pesquisados na literatura especializada. Para o cálculo do grau-dia acumulado esperado foram utilizados os dados publicados por Marchenko[100], pois esse trabalho criou essa espécie em regime de temperatura similar à média de temperatura encontrada no local suspeito (25 °C) durante as coletas. O autor forneceu o limiar mínimo de desenvolvimento de 13 °C, com tempo de desenvolvimento de ovo a adulto de 12,5 dias.

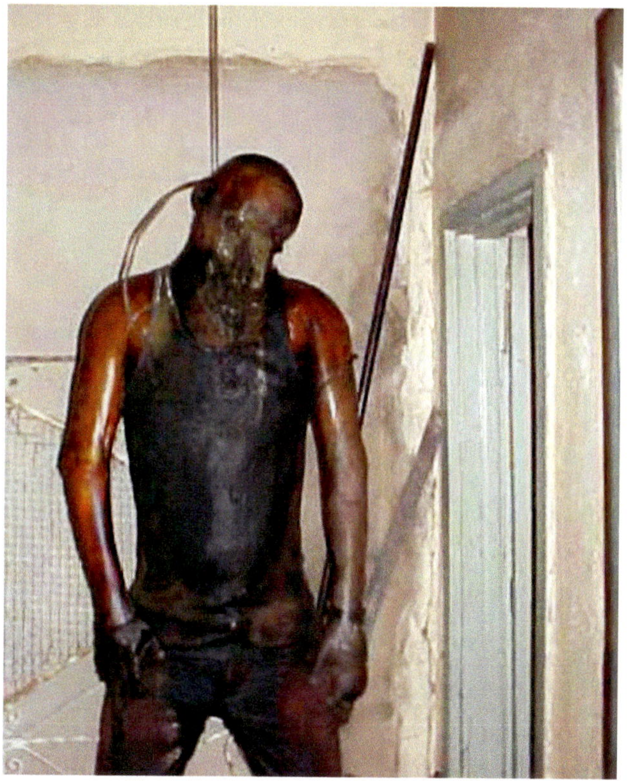

Figura 11.39 – Posição em que o corpo foi encontrado.

Cálculo do grau-dia acumulado esperado:

GDA esperado = (temperatura de criação – limiar mínimo) × dias de desenvolvimento

GDA esperado = (25 °C – 13 °C) × 12,5 dias = 150 °C/dias

Foi construída uma tabela (Tabela 11.1) com o valor do grau-dia acumulado esperado e os valores de temperatura aos quais os espécimes estavam sujeitos no local, temperatura do ar (mínima e máxima) e temperatura da massa de larvas. Não foi utilizada a temperatura do solo porque os pupários foram encontrados próximos ao rodapé. Com base nos dados de temperatura aos quais os insetos estavam sujeitos, o calor acumulado a cada dia (grau-dia acumulado/dia) foi estimado. Para estimá-lo, solicitamos a uma estação meteorológica, próxima ao local, os valores das temperaturas máxima e mínima do dia da coleta (dia 5: 25 °C e 18 °C, respectivamente) e os valores relativos aos 20 dias anteriores ao dia em que o cadáver foi encontrado. Todos esses valores, citados nos cálculos a seguir, estavam entre os limiares de desenvolvimento. De posse desses dados, calculamos a média da temperatura de cada dia e diminuímos esse valor do limiar mínimo de desenvolvimento da espécie.

Tabela 11.1 – Cálculo do intervalo pós-morte através do grau-dia acumulado retroativo até a data da postura para *Chrysomya albiceps*.

Dia	Temp. máxima	Temp. mínima	Temp. massa	GD	GDA
5/7	25 °C	18 °C		8,5	150
4/7	26 °C	16 °C		8	141,5
3/7	25 °C	18 °C		9	133,5
2/7	26 °C	18 °C		8,5	124,5
1/7			34 °C	21	116
30/6			34 °C	21	95
29/6	25 °C	16 °C		11,5	74
28/6	25 °C	17 °C		8	62,5
27/6	25 °C	18 °C		8,5	54,5
26/6	24 °C	15 °C		6,5	46
25/6	24 °C	14 °C		6	39,5
24/6	25 °C	16 °C		8	33,5
23/6	25 °C	18 °C		8,5	25,5
22/6	26 °C	17 °C		8,5	17
21/6	25 °C	18 °C		8,5	8,5

Temp. = temperatura; GD = grau-dia obtido para o dia; GDA = grau-dia acumulado.

Nos dias 1 de julho e 30 de junho utilizamos o valor da temperatura da massa de larvas, pois as larvas em terceiro *instar* costumam se agrupar e o seu atrito gera calor metabólico. De acordo com a literatura, larvas dessa espécie, sob esse regime de temperatura, deveriam estar no terceiro *instar* de desenvolvimento nesse período. Como não estávamos no local suspeito nesses dias, para mensurar o valor dessa temperatura, 34 °C foi utilizado, conforme recomendação de Higley e Haskell[75].

O valor do grau-dia acumulado esperado foi progressivamente subtraído do calor acumulado a cada dia, resultando no grau-dia acumulado até o dia anterior, de forma que os valores se aproximassem e se tornassem equivalentes, correspondendo ao dia da postura, permitindo avaliar o tempo que o corpo se encontrava exposto à atividade dos insetos (IPM).

Como os cálculos são feitos:

Qual o grau-dia obtido para o dia 5?

Dados:

Temperatura máxima = 25 °C

Temperatura mínima = 18 °C

Limiar de desenvolvimento para a espécie = 13 °C

$$\text{GD obtido para dia 5} = \frac{(25\,°C + 18\,°C)}{2} - 13\,°C =$$

GD obtido para dia 5 = 21,5 °C – 13 °C = 8,5 °C/dia 5

Grau-dia acumulado até o dia 4 = grau-dia acumulado esperado total – grau-dia obtido para o dia da coleta

GDA esperado para o dia 4 = 150 °C/dia – 8,5 °C/dia 5

GDA esperado para o dia 4 = 141,5 °C/até dia 4

Qual o grau-dia obtido par o dia 4?

Dados:

Temperatura máxima = 26 °C

Temperatura mínima = 16 °C

Limiar de desenvolvimento para a espécie = 13 °C

$$\text{GD obtido para dia 4} = \frac{(26\,°C + 16\,°C)}{2} = 13\,°C =$$

GD obtido para dia 4 = 21 °C – 13 °C = 8 °C/dia 4

Grau-dia acumulado até dia 3 = grau-dia acumulado até o dia 4 – grau-dia obtido para o dia 4

GDA esperado para o dia 3 = 141,5 °C/ até dia 4 – 8 °C/dia 4

GDA esperado para o dia 3 = 133,5 °C/ até dia 3

Os cálculos devem ser repetidos a cada dia retroativo até que o valor de grau-dia (GD) calculado para o dia seja igual ou maior que o grau-acumulado esperado até aquele dia (GDA), de forma que a subtração dê um valor nulo ou negativo. Esse dia corresponderá ao dia que o inseto adulto fez postura no corpo. Nesse exemplo, no dia 21 de junho, como pode ser observado abaixo:

Dia 21

Dados:

Temperatura máxima = 25 °C

Temperatura mínima = 18 °C

Limiar de desenvolvimento para a espécie = 13 °C

$$\text{GD obtido para dia 21} = \frac{(25\ °C + 18\ °C)}{2} - 13\ °C =$$

$$\text{GD obtido para dia 21} = 21{,}5\ °C - 13\ °C = 8{,}5\ °C/\text{dia 21}$$

Grau-dia acumulado até dia 20 = grau-dia acumulado até o dia 21 – grau-dia obtido para o dia 21

GDA esperado para o dia 20 = 8,5 °C/ acumulado até dia 21 – 8,5 °C/obtido para dia 21 = zero

Se não há mais calor a ser acumulado, esse foi o dia em que a mosca adulta fez a postura no cadáver (Tabela 11.1).

A idade das moscas coletadas foi de 15 dias, concordando com o IPM relatado pela prova testemunhal e contrariando o resultado estimado pelas características físicas do corpo.

No estudo do caso apresentado, verificamos a eficácia do método entomológico, pois por meio da análise dos fenômenos destrutivos cadavéricos o IPM seria subestimado. Por que o corpo tinha aparência de estar exposto apenas durante 1 semana? Geralmente, as larvas são vorazes e aceleram a decomposição; porém, devido ao fato de o cadáver estar pendurado (enforcamento), havia poucos imaturos sobre o corpo, consequentemente é muito provável que a deterioração tenha se processado mais lentamente, fazendo com que os restos mortais tivessem aparência que indicasse um IPM menor.

CONSIDERAÇÕES FINAIS

Os exames periciais relacionados a crimes passíveis de apuração em ações públicas penais decorrentes dos atentados contra a vida humana são rotineiros nos institutos de criminalística do país, compondo um dos mais importantes tipos de trabalho da Perícia Oficial. A demanda crescente desse tipo de exame decorre do fato de que, nos últimos anos, tem aumentado a incidência de homicídios nas grandes cidades.

Uma pesquisa do Núcleo de Estudos da Cidadania, Conflito e Violência Urbana, feita pela Universidade Federal do Rio de Janeiro (UFRJ), denominada "O inquérito policial no Brasil: uma pesquisa empírica", mostra que a polícia soluciona apenas 15% dos homicídios ocorridos na cidade[101]. Esse tipo de delito repercute na sociedade como um todo, seja na esfera política, seja na esfera social, e acarreta transtornos para a segurança pública.

Assim, para lograr êxito na formação da prova técnica, novas tecnologias devem ser fomentadas. Nos últimos anos, a perícia tem se desenvolvido bastante nos centros de pesquisa espalhados pelo mundo, surgindo aplicações forenses em áreas ainda pouco utilizadas, seja por meio da genética, na identificação dos corpos; da toxicologia, na identificação da causa da morte; ou por outros meios como, por exemplo, a entomologia forense.

Como vimos, o estudo dos insetos pode ter valiosas aplicações forenses para respostas a questionamentos variados. Sua potencial contribuição é tão vasta e eficaz que renomados centros de investigação como, por exemplo, o *Federal Bureau of Investigation* (FBI), já contam com análises entomológicas como parte de sua rotina[10]. Em todo o mundo, especialmente nos Estados Unidos e na Europa, o vestígio entomológico é valorizado e coletado para formar a prova material[4]. Infelizmente, no Brasil esses vestígios ainda são ignorados, de forma a contribuir para a baixa estatística de homicídios solucionados. Devemos reverter essa situação deixando que os insetos contêm a estória do crime!

REFERÊNCIAS BIBLIOGRÁFICAS

1. Carrera M. Insetos de interesse médico e veterinário. Paraná: Editora da Universidade Federal do Paraná; 1991. 228p.
2. Mégnin JP. La fauna des cadavres: application de la entomologie a la medecin legale. Encyclopedie Scientifique des Aide-Memories., Viullars. Paris: Masson et Gauthiers; 1894.
3. Catts EP, Haskell NH. Entomology and death: a procedural guide. Clemson, SC: Joyce's Print shop; 1991. 180p.
4. Magaña C. La entomología forense y su aplicación a la medicina legal. Data de la muerte. Aracnet, [s.l.], v. 28, p. 49-57, 2001.
5. Cainé LSRM. Entomologia forense: identificação genética de espécies. Tese de doutorado, Portugal; 2010.
6. Mcknight BE. The washing away of wrongs: forensic medicine in thirteenth-century China. Ann Arbor: Univ. Michigan (from chinese); 1981.
7. Roquete-Pinto E. Nota sobre a fauna cadavérica do Rio de Janeiro. A Tribuna Médica. 1908;21(1-11):413-417.
8. Freire O. Algumas notas para o estudo da fauna cadavérica da Bahia. Gazeta Médica da Bahia. 1914;46:110-125.
9. Freire O. Fauna cadavérica brasileira. Revista de Medicina. 1923;24(4):27-41.
10. Monteiro-Filho EL, Penereiro JL 1987. Estudo da decomposição e sucessão sobre uma carcaça animal numa área do estado de São Paulo, Brasil. Rev Bras Biol. 47:289-295.
11. Oliveira Costa J, Lopes SM. A relevância da entomologia forense para a perícia criminal na elucidação de um caso de suicídio. Entomologia y Vectores. 2000;7(2):203-209.
12. Oliveira Costa J. Entomologia forense – quando os insetos são vestígios. 3.ed. Campinas: Millennium; 2011a.
13. Smith KGV. A manual of forensic entomology. Ithaca, NY: Cornell University Press; 1986.
14. Greenberg B. Flies as forensic indicators. J Med Entomol. 1991;28:565-577.
15. Anderson GS, Cervenka VJ. Insects associated with the body: their use and analyses. In: Haglund WD, Sorg MH (ed.). Advances in forensic taphonomy: method, theory and archaeological perspectives. Boca Raton: CRC Press; 2002. p. 174-195.
16. Campobasso C, Introna F. The forensic entomologist in the context of the forensic pathologist role. In: Congresso Internacional de Entomologia. Foz do Iguaçu; 2001. p.745.
17. Kreike J, Kamper S. Isolation and characterization of human DNA from mosquitoes (Culicidae). International Journal of Legal Medicine. 1999;112:380-382.
18. Mumcuoglu KY, Gallili N, Reshef A, Brauner P, Grant H. Use of human lice in forensic entomology. J. Med. Entomol. 2004;41:803-806.
19. Schal C, Czado N, Gamble R, Barrett A, Weathers K, Lodhi KM. Isolation, identification, and time course of human DNA typing from bed bugs. Cimex Lectularius, Forensic Science International. 2018;293:1-6.
20. Campobasso CPG, Linville JG, Wells JD, Introna F. Forensic genetic analysis of insect gut contents. The American Jorunal of Forensic Medicine and Pathology. 2055;26:161-165.

21. Clery JM. Stability of prostate specific antigen (PSA), and subsequent Y-STR typing, of Lucilia (Phaenicia) sericata (Meigen) (Diptera: Calliphoridae) maggots reared from a stimulated postmortem sexual assault. F. Sc. International. 2001;120:72-76.
22. Powers J, van Oorschot RAH, Durdle A. Investigation into the presence of human DNA in the various life stages of forensically relevant Calliphorid species. Australian Journal of Forensic Sciences. 2019;1:S234-S237.
23. Carvalho F, Dadour IR, Groth DM, Harvey ML. Isolation and detection of ingested DNA from the immature stages of Calliphora dubia (Diptera: Calliphoridae) – a forensically important blowfly. Forensic Sci. Med. Pathol. 2005;1:261.
24. Kondakci GO, Bulbul O, Shahzad MS, Polat E, Cakan H. Altuncul, H Filoglu, G. STR and SNP analysis of human DNA from Lucilia sericata larvae's gut contents. Forensic Science International: Genetics Supplement Series. 2009;2:178-179.
25. Zehner R, Amendt J, Krettek R. STR Typing of Human DNA from fly larvae fed on decomposing bodies. J Forensic Sci. 2004;49.
26. Chamoun CA, Couri MS, Louro ID, Garrido RG, Moura Neto RS, Oliveira Costa J. In vitro recovery and identification of Y-STR DNA from chrysomya albiceps (Diptera, calliphoridae) larvae fed a decomposing mixture of human semen and ground beef. Genetics and Molecular Research. 2018;18.
27. Chamoun CA, Couri MS, Garrido RG, Moura Neto RS, Oliveira Costa J. Recovery & identification of human Y-STR DNA from immatures of chrysomya albiceps (Diptera: Calliphoridae). Simulation of sexual crime investigation involving victim corpse in state of decay, Forensic Science International. 2020;310.
28. Kayser, M. Forensic use of Y-chromosome DNA: a general overview, Human Genetics. 2017;136:621-635.
29. Chávez-Briones M L, Hernández-Cortés R, Díaz-Torres P, Niderhauser-García A, Ancer-Rodríguez J, Jaramillo-Rangel G, Ortega-Martínez M. Identification of human remains by dna analysis of the gastrointestinal contents of fly larvae. Journal of Forensic Sciences. 2013;58:248-250.
30. Gunatilake K, Goff ML. Detection of organophosphate poisoning in a putrefying body by analyzing arthropod larvae. Journal of Forensic Sciences. 1989;34(3):714-716.
31. Introna F, Lodico C, Caplan YH, Smialek JE, Opiates analysis in cadaveric blowfly larvae as an indicator of narcotic intoxication. Journal of Forensic Sciences. 1990;35(1):118-122.
32. Goff ML, Brown WA, Hewdikaram KA, Omori AI. Effect of heroin in decomposing tissues on the development rate of Boettcherisca peregrina (Diptera: Sarcophagidae) and implications to the estimation of postmortem intervals using arthropod developmental patterns. Journal of Forensic Sciences. 1991;36(2):537-542.
33. Goff ML, Brown WA, Omori AI. Preliminary observations of the effect of methamphetamine in decomposing tissues on the development rate of Parasarcophaga ruficornis (Diptera: Sarcophagidae) and implications to this effect to estimation of postmortem intervals. Journal of Forensic Sciences. 1992;37:867-872.
34. Goff ML, Brown WA, Omori AI, La Pointe da. Preliminary observations of the effect of amitriptyline in decomposing tissues on the development rate of Parasarcophaga ruficornis (Diptera: Sarcophagidae) and implications to this effect to estimation of postmortem interval. Journal of Forensic Sciences. 1993;38:316-322.
35. Goff LM, Brown, WA, Omori AI, La Pointer da. Preliminary observation of the effect of Phencyclidine in decomposing tissues on the development rate of Parasarcophaga ruficornis (Díptero: Sarcophagidae). Journal of Forensic Sciences. 1994;39(1):123-128.
36. Goff LM, Miller ML, Paulson JD, Lord WD, Richards E, Omori AI, Effect of 3,4-methylenedioxymethamphetamine in decomposing tissues on the development of Parasarcophaga peregrine (Díptero: Sarcophagidae) and detection of the drug in postmortem blood, liver tissues, larvae and puparium. Journal of Forensic Sciences. 1997;42(2):276-280.
37. Sadler DW, Robertson L, Brown G, Fuke C, Pounder DJ, Barbitures and analgesics in Calliphora vicine larvae. Journal of Forensic Sciences. 1997;42(3):481-485.
38. Carvalho LML, Linhares AX, Trigo JR, Determination of drug level and effect of Diazepam on the growth of Necrophagous flies of forensic importance in Southeastern Brazil. Forensic Science International. 2001;120:140-144.
39. Goff LM, Bourel B, Tournel G, Hedouin V, Deveaux M, Gosset D, morfine extraction in necrophagous insects remais for determining ante-mortem opiate intoxication. Forensic Science International. 2001;120:127-131.
40. Introna F, Campobasso CP, Goff LM, Entomotoxicology. Forensic Science International. 2001;120:42-47.
41. Campobasso C, Gherardi M, Caligara M, Sironi L, Introna F. Drugs analyses in blowfly larvae and in human tissues: A comparative study analysis forensic entomology. Section Legal Medicine, University of Bari (Italy); 2003.
42. Carvalho LML, Thyssen PJ, Goff ML, Linhares AX. Observations on the succession patterns of necrophagous insects onto a pig carcass in an urban area of Souteastern Brazil. Journal of Forensic Medicine and Toxicology, revista eletrônica, 2004;5(1):33-39.
43. Amparo DE, Thyssen PJ, Linhares AX, Efeitos do Fenobarbitol no desenvolvimento de Chrysomya putoria (Díptero: Calliphoridae) e sua importância para a estimativa do intervalo pós-morte. Campinas-SP. Artigo experimental, Departamento de Parasitologia, IB, Unicamp. 2005.
44. Cury TL. Determinação dos efeitos da Anfetamina e da Metanfetamina na taxa de desenvolvimento de Chrysomya megacephala (Díptero: Calliphoridae). Campinas-SP. Artigo experimental. Departamento de Parasitologia, IB, Unicamp. (Resumo). 2005.
45. Leclerq J, Vaillant F. Entomologie et médecine légale: une observation inédite. Annales de la Société Entomologique de France. 1992;28(1):3-8.
46. Miller ML, Lord WD, Goff ML, Donnelly B, Mcdonough ET, Alexis JC. Isolation of amitriptyline and nortriptyline from fly puparia (Phoridae) and beetle exuviae (Dermestidae) associated with mummified human remains. Journal of the Forensic Science Society. 1994;39(5):1.305-1.313.
47. Dadour IR et al. Gunshot residue detection in Calliphorids. 2nd North American Forensic Entomology Conference, 12 presentation, 2004.
48. Benecke M, Barksdale L. Distinction of bloodstain patterns from fly artifacts. Forensic Science International. 2003;137:152-159.
49. Carvalho LML, Linhares A. Seasonality os insect succession and pig carcass decomposition in a natural forest area in southeastern Brazil. J. Forensic Sci. 2001;46(3):604-608.
50. Goff LM, Odom BC. Forensic entomology in the Hawaiian Islands. American Journal of Forensic Medicine & Pathology. 1987;8(1):45-50.
51. França GV. Medicina legal. 6.ed. Rio de Janeiro: Guanabara Koogan; 2001. 576p.
52. Jaffe A. A guide to pathological evidence: for lawers and police officers. 2.ed. Toronto: Carswell Criminal Law Series. Carswell; 1983.
53. Baden MM, Hennesse J. Unnatural death: confessions of a medical examiner. Toronto: Random House of Canada, 1989.
54. Oliveira Costa, observações pessoais.
55. Reed HB Jr. A study dog carcass communities in Tennessee, with special reference to the insects. The American Midland Naturalist. 1958;59:213-245.
56. Payne JA. A summer carrion study of the baby pig Sus scrofa Linaeus. Ecology. 1965;46:592-602.
57. Nuorteva P. Sarcosaprophagous insects as forensic indicators. In: Tedeschi CG, Eckert WG, Tedeschi LG (ed.). Forensic medicine: a study in trauma and environmental hazards. WB Saunders Company: London, 1977. Volume 2: Physical Trauma, p. 1072-1095.
58. Bonnet P. Lecciones de medicina legal. 3.ed. Buenos Aires. Argentina: Editorial Lopez Libreros; 1978.

59. Goff ML. A fly for the prosecution. Cambridge, Mass.: Harvard University Press; 2000.
60. Bornemissza GF. An analysis of arthropod succession in carrion and the effect of its decomposition on the soil fauna. Aust J Zool. 1957;5:1-12.
61. Early M, Goff ML. Arthropod succession patterns in exposed carrion on the island of O'ahu, Hawaiian Islands, USA. Journal of Medical Entomology. 1986;23:520-531.
62. Polson CJ, Gee DJ, Knight B. The essencials of forensic medicine. 4.ed. Oxford: Pergamon Press; 1985.
63. Galloway A, Birkby WH, Jones AM, Henry TE, Parks BO. Decay rates ofhuman remains in an arid environment. J Forensic Sci. 1989;34(3):607-16.
64. Megyesi MS, Nawrocki SP, Haskell NH. Using accumulated degree-daysto estimate the postmortem interval from decomposed human remains. JForensic Sci. 2005;50(3):618-26.
65. Franceschetti L, Pradelli J, Tuccia F, Giordani G, Cattaneo C, Vanin S. Comparison of accumulated degree-days and entomological approaches in post mortem interval estimation. Insects. 2021;12:264.
66. Suckling JK, Spradley MK, Godde K. A longitudinal study on human outdoor decomposition in Central Texas. J Forensic Sci. 2016;61:19-25.
67. Wescott DJ, Steadman DW, Miller N, Sauerwein K, Clemmons CM, Gleiber DS, McDaneld C, Meckel L, Bytheway JA. Validation of the total body score/accumulated degree-day model at three human decomposition facilities. Forensic Anthropol. 2018;1:143-9.
68. Connor M, Baigent C, Hansen ES. Measuring desiccation using qualitative changes: a step toward determining regional decomposition sequences. J Forensic Sci. 2019;64:1004-11.
69. Mofatt C, Simmons T, Lynch-Aird J. An improved equation for TBS and ADD: establishing a reliable postmortem interval framework for casework and experimental studies. J Forensic Sci. 2016;61:S201-7.
70. Gill-King H. Chemical and ultrastructural aspects of decomposition. In: Sorg MH, Haglund WD (ed.). Forensic taphonomy: the postmortem fate of human remains. Boca Raton, FL: CRC Press; 1996. p. 93-108.
71. Erzinclioglu ZY. Maggots, Murder and Men. New York, N.Y.: St. Martin's Press; 2000.
72. Tarone AM e MR Sanford. Is PMI the hypothesis or the null hypothesis? J. Med. Entomol. 2017;54:1109-1115.
73. Lamotte LR, Wells JD. P-values for postmortem interval from arthropod succession data. J Agric Biol Envirom Stat. 2000;5:58-68.
74. Tomberlin JK, Benbow ME, Tarone AM, Mohr R M. Basic research in evolution and ecology enhances forensics. Trends Ecol. Evol. 2011;26:53-55.
75. Higley LG, Haskell NH. Insect development and forensic entomology. In: Byrd JA, Castner JL. Forensic Entomology – The utility of Arthropods in legal investigations. Boca Raton: CRCD Press; 2001.
76. Wells & Lamotte Estimating the postmortem interval. In: Byrd JA, Castner JL. Forensic entomology – The utility of arthropods in legal investigations. Boca Raton: CRCD Press; 2001.
77. Amendt J, Campobasso CP, Gaudry E, Reiter C, Leblanc HN, Hall MJR. Best practice in forensic entomology – standards and guidelines. International Journal of Legal Medicine. 2007; 121:90-104.
78. Gomes L, Zuben CJV, Godoy WAC. A review of post-feeding larval dispersal in blowflies: implications for forensic entomology. Naturwissenschaften. 2006;93:207-215.
79. Oliveira-Costa J. Procedimento operacional padrão para coleta de vestígios entomológicos. In: XXI Congresso Nacional de Criminalística. Gramado-RS. 2011b.
80. Oliveira-Costa J. Entomologia Forense – quando os insetos são vestígios. Campinas: Millennium; 2003.
81. Anderson GS. Insect succession on carrion and its relationship to determining time of death. In: Byrd JM, Castner JL (ed.). Forensic entomology: the utility of arthropods in legal investigations. Boca Raton: CRC Press; 2001. p. 143-175.
82. Byrne AL, Camann MA, Cyr TL, Catts EP, Espelie KE. Forensic implications of biochemical fifferences among geographic populations of black blow fly. Phormia regina (Meigen). Journal Forensic Sciences. 1995;40(3):372-377.
83. Schoenly K, Reid W. Dynamics of heterotrophic succession in carrion arthropod assemblages: discrete seres or a continuum of change? Oecologia. 1987;73:193-202.
84. Schoenly K, Goff ML, Early M. A basic algorithm for calculating the postmortem interval from arthropod succession data. Journal of Forensic Sciences. 1992;37:808-823.
85. Sharpe PJH, Demichele DW. Reaction kinetics of poikilotherm development. Journal of Theoretical Biology. 1977;64:649-670.
86. Taylor F. Ecology and evolution of physiological time in insects. American Naturalist. 1981;117-123.
87. Wagner TL, Wu H, Sharpe PJH, Schoolfield RH, Coulson RN. Modeling insect development rates: a literature review and application of a biophysical model. Annals of the Entomological Society of America. 1984;77:208-225.
88. Higley LG, Pedigo LP, Ostile KR. Degday: a program for calculating degree-days, and assumptions behind the degree-day approach. Environmental Entomology. 1986;15:999-1016.
89. Higley LG, Peterson RKD. Initiating sampling programs. In: Pedigo LP, Buntin GD (eds.). Handbook pf sampling methods for arthropods in agriculture. Boca Raton: CRC Press LLC; 1994.
90. Grassberger M, Friedrich E, Reiter EFC. The blowfly Chrysomya albiceps (Wiedemann) (Diptera: Calliphoridae) as a new foerensic indicator in Central Europe. International Jounal of Legal Medicine. 2003;117:75-81.
91. Harvey ML, Dadour IR, Gaudieri S. Mitochondrial DNA cytochrome oxidase I gene: potential for distinction between immature stages of some forensically important fly species (Diptera) in western Australia. Forensic Science International. 2003;131:134-139.
92. Williams H. A model for the aging of fly larvae in forensic entomology. Foren Sci Int. 1984;25:191-199.
93. Edwards R, Chaney B, Bergman M. Temperature developmental units for insects.Pest & Crop Newsletter. 1987;2:5-6.
94. Arnold CY. Maximum-minimum temperatures as a basis for computing heat units. Proc. Am. Soc. Horticult. Sci. 1960;76:682-692.
95. Freitas JCC. Análise da aplicabilidade da estimativa de intervalo pós-morte através do conceito de grau-dia acumulado de Diptera Calliphoridae de interesse forense no município do Rio de Janeiro. Monografia de conclusão de curso de Ciências Biológicas. Universidade Castelo Branco. 2006. 40 p.
96. Oliveira-Costa J, Mello-Patiu CM. Estimation of PMI in homicide investigation by the Rio de Janeiro Police. Anil Aggrawal's Internet Journal Forensic Medical. Toxicology. 2004;5:40-44.
97. Byrd JH, Butler JF. Effects of temperature on Cochliomyia macellaria (Diptera: Calliphoridae) development. Journal of Medical Entomology. 1996;33:901-905.
98. Arnold CY. The determination and significance of the base temperature in a linear heat unit system. Proceedings of the American Society of Horticultural Science. 1959;74:430-435.
99. Wilson LT, Barnet WW. Degree-days: an aid in crop and pest management. California Agriculture. 1983;jan-feb:4-7.
100. Marchenko MI. Medicolegal relevance of cadaver entomofauna for the determination of the time of death. Forensic Sciences International. 2001;120: 89-109.
101. Misse 2009. Disponível em: http://noticias.terra.com.br/brasil/interna/0,,OI3950914-EI5030,00-Rio+tem+aumento+de+no+numero+de+homicidios+em+junho.html. Acesso em: 12 dez. 2012.

PARTE 4

TRAUMATOLOGIA FORENSE

CAPÍTULO 12

Traumatologia Forense Geral

Hygino de Carvalho Hercules

A parte da Medicina Legal que se ocupa das implicações jurídicas dos traumatismos é a Traumatologia Forense. Como a Traumatologia, ela é extensa e abrange enorme gama de agentes vulnerantes, capazes de lesar o organismo ou de prejudicar, de algum modo, seu perfeito funcionamento. Neste capítulo, faremos uma sistematização desses agentes e analisaremos as implicações legais de sua atuação.

É preciso, em primeiro lugar, conceituar trauma e lesão. Considera-se *trauma* a atuação de uma energia externa sobre o corpo da pessoa, com intensidade suficiente para provocar desvio da normalidade, com ou sem expressão morfológica. Isso quer dizer que um trauma pode ser insuficiente para causar lesão perceptível, mas alterar de modo importante a função. De um modo geral, admite-se que *lesão* seja a alteração estrutural proveniente de uma agressão ao organismo. Pode ser visível macroscopicamente, como, por exemplo, uma fratura, apenas microscopicamente, como nas roturas de axônios pelas contusões do encéfalo, ou somente ao microscópio eletrônico, como nas alterações iniciais das alças dos capilares dos glomérulos renais, em casos de diabetes. Há autores que se referem a lesões bioquímicas. Seriam as primeiras a aparecer, antes mesmo das ultraestruturais reveladas pelo microscópio eletrônico. Em nossa opinião, só devemos chamar de lesão as alterações demonstráveis morfologicamente. À Medicina Legal interessam mais as lesões violentas, quer dizer, aquelas causadas por traumatismos.

As energias vulnerantes devem ser classificadas, para melhor compreensão, de acordo com o tipo de fenômeno desencadeante. Fávero[1] adota a classificação de Borri, que divide os agentes lesivos em várias ordens: mecânica, física, química, físico-química, bioquímica, biodinâmica e mista.

Estudando atentamente sua classificação, notaremos que, à guisa de melhor dividir o assunto, o autor separa as energias mecânicas das de ordem física, representadas pelo calor e pela eletricidade, o que não nos parece razoável, já que as três formas resultam de fenômenos físicos. As energias de ordem bioquímica, de ordem biodinâmica e de ordem mista são representadas nessa classificação pelas doenças em geral (infecciosas, parasitárias, carenciais), pelos estados de esgotamento do organismo por esforço exagerado e por distúrbios de ordem emocional que ocorrem em seguida a outras formas de agressão por energias de ordem física ou química. Não concordamos em que se incluam as doenças em geral numa classificação de agentes traumatizantes. Muito menos achamos que se deva misturar causa com efeito. Borri chamava de energia de ordem biodinâmica os efeitos gerais dos grandes traumatismos, como o estado de choque por anemia aguda, por exemplo, e os distúrbios neuropsíquicos que costumam acompanhar formas graves de lesões traumáticas A nosso ver, trata-se, aqui, de consequências de traumas; e não de agentes vulnerantes. Mas é preciso compreender que o mestre italiano não dispunha dos conhecimentos de fisiopatologia que temos hoje sobre a evolução das lesões traumáticas e sobre as doenças infecciosas e parasitárias.

Os traumatismos, na realidade, resultam da ação de energias estranhas ao organismo, que nele atuam modificando o seu estado de equilíbrio fisiológico, de modo reversível ou não. Uma bactéria que venha a agredir o organismo não pode ser incluída nessa conceituação. Do mesmo modo, os estados carenciais e os distúrbios do metabolismo não devem ser estudados na traumatologia.

Em função dessas divergências, resolvemos modificar a classificação de Borri. Assim, dividimos as energias traumatizantes em apenas três ordens:

- *física*;
- *química*;
- *físico-química*.

As de ordem física incluem as seguintes formas de manifestação energética:

- cinética;
- barométrica, que é um caso especial da primeira;
- térmica;
- elétrica;
- radiante.

Na energia *cinética*, abordamos as lesões e morte causadas por instrumentos e ações contundentes, perfurantes, cortantes, perfurocortantes, cortocontundentes e perfurocontundentes.

Na *barométrica*, estudamos as baropatias, que incluem os distúrbios causados por variações bruscas da pressão ambiente, conforme se observam nos mineiros, aviadores e, principalmente, mergulhadores. Mas também as alterações produzidas pela permanência em locais de pressão muito alta, muito baixa e por explosões.

No estudo dos efeitos da energia *térmica*, devem ser considerados aqueles que se devem ao calor, ao excesso de energia e os decorrentes do frio, ambos de forma difusa ou localizada. Além ou aquém de certas temperaturas, ocorrem alterações de tal ordem que as funções orgânicas são comprometidas irreversivelmente ou surgem lesões nos pontos de contato.

Quanto à ação da energia *elétrica*, inclui tanto os fenômenos e lesões causados pela eletricidade industrial (eletroplessão) como os devidos à energia natural ou cósmica (fulguração).

A forma *radiante* de energia é rara como causadora de lesões, incapacidades ou morte, a não ser nos ambientes de trabalho especializado. Inclui os efeitos no ser humano das radiações ionizantes e da radiação solar.

As energias de ordem *química* incluem a ação das *substâncias cáusticas* e a ação sistêmica de todas as substâncias tóxicas que podem ser chamadas genericamente de *venenos*. Damos o nome de cáusticos àquelas substâncias que têm ação intensa e destrutiva sobre os tecidos com que sejam postas em contato.

As diversas formas de *asfixia* constituem o grupo das energias de ordem físico-química. A expressão "físico-química" não é das mais felizes, pois traz à lembrança as reações químicas dependentes da concentração de eletrólitos e suas leis. Mas, em nosso estudo, refere-se a ações mecânicas que desencadeiam graves perturbações do metabolismo, pelo bloqueio da respiração. Por serem de causa física e determinarem alterações da química do organismo, preferimos manter a designação original de Borri. As asfixias são estados anormais do organismo em que, no sangue arterial, a concentração do oxigênio está diminuída e a de gás carbônico, aumentada. Tanto podem ser de causa violenta como decorrentes de doenças que interfiram no processo normal de captação e distribuição dos gases respiratórios. As violentas, pois que de origem traumática, são as que interessam à Medicina Legal.

INCIDÊNCIA GERAL

As lesões traumáticas, quanto à gravidade, podem ser divididas em lesões leves, as que precisam de assistência médica, e as mortais. São leves a imensa maioria. São aquelas que sofremos no dia a dia e, com frequência, nem nos apercebemos. Podem ser exemplificadas por pequenas equimoses e escoriações resultantes de uma queda sem maiores consequências, pequenos choques elétricos que apenas nos causam um susto, queimaduras leves sofridas ao preparar algo na cozinha. Enfim, são tão insignificantes que não procuramos atendimento médico e, por isso mesmo, não podem ser contabilizadas. As demais costumam levar as vítimas aos hospitais e clínicas. Dentre estas, cerca de 10% evoluem para o óbito diretamente ou em decorrência de complicações supervenientes. Segundo registros da Organização Mundial de Saúde para o ano de 2004, foram registradas no mundo cerca de 3,9 milhões de mortes não intencionais (acidentais) e 1,6 milhão provocadas intencionalmente (homicídios e suicídios). Considerando a população global do mesmo ano, isto dá uma taxa de mortalidade de 60 por 100 mil e 25 por 100 mil, respectivamente. As mortes violentas, que englobam ambos os tipos, correspondiam a cerca de 10% do obituário em geral[2].

REAÇÃO AOS TRAUMAS

O organismo reage a qualquer forma de traumatismo, independentemente de sua natureza ou intensidade. A resposta, porém, depende da capacidade de adaptação do organismo e consta de uma reação local e outra geral, que o envolve como um todo.

Reação local

As lesões locais resultam da transferência de qualquer forma de energia em um fluxo tal que supere a capacidade do organismo de neutralizá-la e/ou removê-la. Estabelecida uma lesão traumática, é comum se pensar que o mal já está feito. Ledo engano. A lesão inicial pode ser de tal ordem que provoque fenômenos, como destruição de tecidos, perda sanguínea e infecção, que a ampliem consideravelmente. Além disso, pode ter causado comprometimento dos vasos que nutrem a região atingida, o que impede a atuação dos mecanismos de defesa[3].

O mecanismo de defesa mais importante é a *reação inflamatória*. Inicia-se por uma resposta circulatória que aumenta o aporte de sangue ao local por meio de vasodilatação. Além disso, esse aumento do fluxo sanguíneo favorece a liberação dos glóbulos brancos para a região comprometida. No processo inflamatório, ocorre aumento da permeabilidade vascular, o que leva à passagem de proteínas do interior dos vasos para o interstício do foco lesional. O aumento do fluxo sanguíneo e o da permeabilidade vascular produzem o edema – aumento da quantidade de líquido no espaço intersticial.

Embora constituam mecanismos de defesa, os fenômenos inflamatórios podem se transformar num tiro pela culatra. O edema pode comprimir os vasos, desde que seja muito intenso e situado em área delimitada por paredes pouco distensíveis. O aumento da pressão nos tecidos bloqueia a microcirculação e, por isso, prejudica os mecanismos de defesa, com o agravamento da lesão inicial. É o que se chama de *síndrome compartimental*, que ocorre, por exemplo, nos traumatismos musculares graves[3,4].

Quando a lesão não é contaminada, como no caso de uma ferida cirúrgica, a reação inflamatória é menos intensa e dura menos tempo. Mas os traumas de interesse médico-legal resultam de condições muito diversas das encontradas numa sala de operações. As lesões traumáticas, em geral, são contaminadas por bactérias, corpos estranhos, substâncias tóxicas e pelos restos do tecido necrosado pela agressão inicial. Todos esses fatores atrapalham a reação do organismo, que visa a neutralizar os efeitos do trauma.

Reação geral ou sistêmica

Assim como há gradação entre as lesões locais, também existe uma escala na gravidade do envolvimento sistêmico do organismo. Na fase inicial, há o aumento da liberação de adrenalina, com elevação da pressão arterial, taquicardia e hiperglicemia. O paciente sente-se intranquilo e agitado. Nessa fase, há um balanço nitrogenado negativo, que significa uma predominância do catabolismo (perda de substância corporal) sobre o anabolismo (ganho ponderal). A causa principal do catabolismo é o aumento da concentração das catecolaminas, que levam a um grande aumento do consumo de energia do organismo. A imobilização dos indivíduos com traumatismo grave acentua esse aspecto e leva também a maiores perdas de potássio e de cálcio. Nos casos em que a agressão inicial é muito grave, o indivíduo pode sofrer intensa queda da pressão arterial, apesar do teor elevado das catecolaminas, e acentuada redução da perfusão e oxigenação dos tecidos, o que se denomina *estado de choque*[5].

A fase de equilíbrio é alcançada em tempo maior ou menor, de acordo com a intensidade do traumatismo, mas o retorno à normalidade é mais lento que o desvio inicial. É caracterizada por sensação subjetiva de melhora e pelo desaparecimento dos sinais de hiperatividade suprarrenal. A retenção de sódio e de água da fase inicial vai sendo substituída por diminuição da perda de potássio e por aumento gradual da diurese. A perda de peso pode persistir por algum tempo, principalmente se a ingestão alimentar ainda estiver restringida. Assim que o indivíduo volta a se alimentar normalmente, o balanço nitrogenado passa a ser positivo[5].

A fase de recuperação caracteriza-se por sensação de bem-estar, aumento da força física e do vigor, e ganho ponderal lento e continuado. Convém lembrar que o efeito geral dos traumas depende ainda de fatores pessoais, como idade, estado nutricional, doenças prévias e outras intercorrências. De qualquer modo, o tempo de recuperação é sempre bem maior do que o período de deterioração da saúde. Progressivamente, a pessoa volta a ganhar peso, aumentam o apetite e a disposição para o trabalho, o que anuncia a recuperação total[5].

Em longo prazo, pode ocorrer, em cerca de 35% das pessoas submetidas a violências marcantes, a chamada *síndrome de estresse pós-traumático*. É uma desordem mental caracterizada por vários sintomas de ordem emocional e física, em que predomina uma maior suscetibilidade a ameaças à sua integridade física, desassossego, irritabilidade e pouca sociabilidade. A par disso, há distúrbios físicos como palpitações, tremores e dificuldade respiratória pela simples evocação da violência sofrida. Alguns indivíduos chegam a mudar sua rotina de vida[6].

PROBLEMAS MÉDICO-LEGAIS RELATIVOS AOS TRAUMAS

As lesões de natureza traumática constituem, por sua frequência, um problema social grave. A análise dos índices de mortalidade por causas violentas já foi feita no Capítulo 10 – Cronotanatognose. Mas o problema ressalta com impacto bem maior se forem considerados não apenas os casos fatais, mas também os que sobreviveram, com ou sem incapacidades. Conforme já assinalado, apenas 10% das vítimas de violência vão a óbito. Isso significa que um número enorme de pessoas ficou incapacitada, pelo menos por algum tempo, de exercer suas atividades. É fácil imaginar o prejuízo causado à produção nacional pelas lesões traumáticas, visto que a maioria das vítimas são pessoas em plena idade produtiva.

Na realidade, os traumatismos constituem a terceira maior causa de mortes. No Brasil, em 2010, corresponderam a 12,58% do total de 1.136.947 óbitos. Ficaram atrás das mortes causadas por distúrbios cardiovasculares (28,67%) e das por neoplasias (15,74%)[7].

Sendo tão reiteradas e envolvendo aspectos jurídicos como a responsabilidade penal e a civil, as lesões violentas ensejam, por força de lei, a atuação de peritos criminais e legistas. Estes podem ajudar a resolver questões como a gravidade das lesões, sua cronologia, a causa jurídica e a responsabilidade.

A gravidade, ou quantidade do dano, será estudada quando forem discutidas as lesões corporais elencadas no art. 129 do Código Penal, no Capítulo 22 – Lesões Corporais. Perícia e Quantificação do Dano.

Causa jurídica

A das lesões mortais já foi exaustivamente analisada no Capítulo 10 – Cronotanatognose.

Quanto às outras, pode-se tratar de crime, autolesão ou acidente. As lesões de origem criminosa podem ser dolosas ou culposas e, geralmente, ajustam-se ao tipo do art. 129 do Código Penal[8]. Mas há crimes praticados sob violência, dos quais pode resultar lesão corporal como elemento subsidiário.

São exemplos o roubo (art. 157) e o estupro (art. 213), e outros em que a violência agrava a pena, como no constrangimento ilegal (art. 146, § 2º) e no aborto (art. 127)[8].

A autolesão não constitui crime por si só, mas pode ser elemento do crime de estelionato (art. 171, § 2º, inciso V) quando for praticada para obtenção de vantagem ilícita, como para receber seguro ou para se furtar ao cumprimento do dever[8]. Nesses casos, a perícia pode fornecer elementos de valor, pois a sede das lesões, geralmente, é sugestiva. São mais observadas na face anterior do antebraço, face superior ou interna da coxa, regiões palmar ou plantar, todas facilmente acessíveis ao próprio indivíduo. É importante que o perito não se esqueça de valorizar, nessa avaliação, o fato de ser a pessoa destra ou não.

As lesões acidentais constituem a maioria. Em geral, são leves e relacionadas com a atividade diária das pessoas. Com frequência, estão ligadas ao trabalho e causam incapacidade temporária, já que o trabalhador deve ficar afastado das funções enquanto durar o tratamento. Após a alta, deve ser feita uma avaliação para se determinar se restou, ou não, uma incapacidade permanente. No lar, são muito comuns, embora não se faça um registro oficial.

O problema da autoria está intimamente relacionado com o da causa jurídica. É importante, nesse contexto, estabelecer primeiro se trata-se de lesão provocada por terceiros. Em segundo lugar, afastar a hipótese de acidente. Sabendo-se que alguém foi responsável pela lesão, resta esclarecer se houve dolo ou culpa na ação ou omissão que a provocou. A perícia pode ajudar nas investigações, principalmente se for possível determinar que houve um padrão lesional. Algumas alterações costumam ser tão características que são chamadas de *lesão com assinatura*. É o caso das mordidas, por exemplo. O confronto entre a equimose deixada e a arcada dentária do suspeito pode estabelecer a autoria, principalmente se faltar um dos elementos dentários.

Cronologia

As lesões podem ser classificadas como *recentes*, *intermediárias* e *consolidadas*. É preciso, porém, que desde já se faça uma crítica a essa divisão, um tanto ou quanto arbitrária. O limite entre lesão recente e lesão intermediária é abstrato e subjetivo, não havendo um padrão consensual. O critério cronológico, inclusive, é falho, já que uma equimose de contorno amarelado é considerada antiga e não tem mais do que 10 dias de evolução. Mas uma ferida penetrante de qualquer das grandes cavidades do corpo deve ser encarada como recente transcorrido o mesmo tempo. A gravidade, assim, é decisiva na conceituação.

São ditas intermediárias aquelas lesões que, não mais sendo recentes, ainda não chegaram a um estágio de consolidação. É o caso das inflamações crônicas, das fístulas, do período de formação de um calo ósseo e das feridas em fase de reparação.

Contudo, a consolidação não quer dizer cura. Uma lesão consolidada é aquela que parou de evoluir. Tanto pode ter parado porque houve a cicatrização, como pode ter cessado de evoluir sem ter cicatrizado. Um exemplo dessa condição é a pseudoartrose, que resulta de fraturas em que o tratamento não foi bem-sucedido e nas quais as extremidades ósseas não se uniram. A pseudoartrose permanecerá como tal por tempo ilimitado, se não for instituído um tratamento cirúrgico. Ou seja, está consolidada a lesão porque parou de evoluir, mas não houve a cura da fratura.

A cicatrização, por sua vez, pode-se fazer com a cura ou não. Uma ferida incisa na região plantar, que tenha evoluído bem, sem infecção, para a formação de uma cicatriz comum, sem redução da função do pé, está curada. Mas uma cicatriz de queimadura que estabeleça aderência entre dois dedos da mão está cicatrizada, mas com grande prejuízo da função. Uma amputação bem-sucedida leva à formação de um coto bem cicatrizado, mas a função do segmento perdido jamais será recuperada. Outro parâmetro complicador é a existência de processos de cicatrização muito exuberantes, causadores de prejuízo estético – os queloides.

As aderências de alças intestinais entre si e a outras vísceras por tecido fibroso cicatricial, após cirurgia abdominal, podem passar despercebidas, mas também são capazes de gerar quadros de obstrução intestinal de consequências graves. Assim, podemos dizer que são lesões consolidadas e cicatrizadas, mas não curadas, uma vez que o conceito de cura deve incluir a restituição plena das funções.

O diagnóstico da idade de uma lesão só pode ser feito nas recentes e nas intermediárias. As consolidadas são de avaliação cronológica extremamente difícil. Vejamos.

• Rotura de hímen

No primeiro dia, as bordas estão infiltradas por sangue, edemaciadas, e são muito sensíveis ao toque. Conforme se passam os dias, as bordas ficam recobertas por uma pequena membrana de fibrina, o edema se reduz progressivamente, a infiltração sanguínea é reabsorvida e a fenda que corresponde à rotura se torna mais abrupta. Com 1 semana, a rotura pode já estar completamente reepitelizada, sem edema, mas com coloração um pouco diferente do restante da orla. Depois desse tempo, torna-se muito difícil afirmar que se trata de rotura recente ou antiga. Tanto é assim que o nosso Código Civil antigo dava um prazo de 10 dias para que o marido iludido denunciasse o defloramento anterior da mulher para propor anulação do casamento (arts. 219, IV e 178, § 1º)[9]. O novo Código Civil[10], contudo, não reconheceu mais o defloramento da mulher ignorado pelo marido como uma forma de erro essencial.

• Espectro equimótico de Legrand du Saulle

As equimoses sofrem mudanças de cor com o passar dos dias. É o que se denomina espectro equimótico de Legrand du Saulle. Inicialmente violáceas, passam pelo azulado, esverdeado e amarelado antes de sumir. A transição é gradual, mas admite-se que a evolução total de uma equimose de cerca de 5 cm de diâmetro termine em mais ou menos 15 dias. Entretanto, pode variar para mais ou para menos, de acordo com a circulação local.

• Consolidação de fraturas

Uma fratura do rádio, por exemplo, pode se consolidar com formação de um bom calo ósseo em cerca de 30 dias. A evolução pode ser registrada radiologicamente nos vivos e demonstrada histologicamente em cadáveres e em animais de experimentação. Contudo, o tempo necessário à consolidação varia com o osso e o tipo de fratura[4], assim como com a idade e as condições gerais do indivíduo[11].

Responsabilidade

Sempre que ocorre uma lesão violenta, cria-se um fato social que demanda investigação para apuração das responsabilidades. Mesmo que se trate de acidente, as medidas necessárias à sua prevenção podem não ter sido tomadas, o que transforma o acidente em um crime de natureza culposa por negligência. É o que ocorre quando os freios de um veículo malcuidado falham e causam uma colisão. Assim, sempre há necessidade de atuação da autoridade competente para o esclarecimento da causa jurídica e atribuição das responsabilidades.

A responsabilidade penal deve ser apurada pelo poder público por meio do indiciamento do suspeito e abertura do inquérito policial. Se o agente deu causa à lesão intencionalmente, responde por crime doloso; se manifestou imprudência, imperícia ou descuidou-se e foi negligente, por crime culposo. A noção de dolo está descrita no art. 18, inciso I, do Código Penal[8]:

> Diz-se o crime doloso quando o agente quis o resultado ou assumiu o risco de produzi-lo.

Age dolosamente quem pratica a ação, ou se omite, consciente e voluntariamente. É necessário para a sua existência a consciência da conduta e do resultado. E que o agente a pratique voluntariamente. O *dolo* é a vontade dirigida para a realização da conduta prevista no código[12].

Mas também age dolosamente aquele que, embora não querendo o resultado típico, prevê que é bastante provável que ele ocorra e não se refreia diante desta previsão, assumindo o risco de produzi-lo. Nesse caso, há o chamado *dolo eventual* ou *dolo indireto*. Por exemplo, seria o caso de um motorista que, vendo o sinal fechar, põe a mão na buzina e acelera quando os pedestres já estão atravessando. Ele sabe que, agindo assim, corre o risco de atropelar alguém, mas prefere dar curso à ação[12].

A noção de culpa está contida no mesmo art. 18, inciso II:

> Diz-se o crime culposo quando o agente deu causa ao resultado por imprudência, negligência ou imperícia.

Segundo Mirabete[12], "Tem-se conceituado na doutrina o crime culposo como a conduta voluntária (ação ou omissão) que produz resultado antijurídico não querido, mas previsível, e excepcionalmente previsto, que podia, com a devida atenção, ser evitado". Doutrinariamente, podem se distinguir dois tipos de culpa: *consciente* e *inconsciente*.

Na culpa consciente, o resultado foi previsto, mas o agente acreditava que pudesse evitá-lo por sua habilidade ao se conduzir. Exemplo: dirigir veículo em alta velocidade.

Na culpa inconsciente, o resultado não foi previsto, mas o agente poderia tê-lo antecipado se fosse mais cuidadoso. Exemplo: o cirurgião que esquece uma compressa no abdome do paciente. A previsibilidade a que se refere a doutrina é aquela do homem médio, não a do extremamente cauteloso. Há, portanto, um aspecto subjetivo da culpa[12].

A outra faceta da responsabilidade é o seu aspecto civil, ou seja, aquele que causou o dano tem a obrigação de repará-lo. Está no Código Civil[10,13]:

> Art. 927. Aquele que, por ato ilícito (arts. 186 e 187), causar dano a outrem fica obrigado a repará-lo.
> Parágrafo único. Haverá obrigação de reparar o dano, independentemente de culpa, nos casos especificados em lei, ou quando a atividade normalmente desenvolvida pelo autor do dano implicar, por sua natureza, risco para os direitos de outrem.

A reparação deve ser feita mediante o pagamento de quantia que satisfaça o montante das perdas decorrentes da inatividade (lucros cessantes), das despesas com o tratamento e de incapacidades que porventura sobrevenham à lesão.

> Art. 948. No caso de homicídio, a indenização consiste, sem excluir outras reparações:
> I – no pagamento das despesas com o tratamento da vítima, seu funeral e o luto da família;
> II – na prestação de alimentos às pessoas a quem o morto os devia, levando-se em conta a duração provável da vida da vítima.
> Art. 949. No caso de lesão ou outra ofensa à saúde, o ofensor indenizará o ofendido das despesas do tratamento e dos lucros cessantes até o fim da convalescença, além de algum outro prejuízo que o ofendido prove haver sofrido.
> Art. 950. Se da ofensa resultar defeito pelo qual o ofendido não possa exercer o seu ofício ou profissão, ou se lhe diminua a capacidade de trabalho, a indenização, além das despesas do tratamento e lucros cessantes até o fim da convalescença, incluirá pensão correspondente à importância do trabalho para que se inabilitou, ou da depreciação que ele sofreu.
> Parágrafo único. O prejudicado, se preferir, poderá exigir que a indenização seja arbitrada e paga de uma só vez.

Não cumprindo a obrigação de reparar, o devedor responde por perdas e danos (art. 389 do Código Civil[10,13]).

> Art. 389. Não cumprida a obrigação, responde o devedor por perdas e danos, mais juros e atualização monetária segundo índices oficiais regularmente estabelecidos, e honorários de advogado.

A responsabilidade civil é independente da criminal. Contudo, se houver condenação no foro penal, não mais se cogitará da existência do fato ou de quem seja o seu autor (art. 935 do Código Civil)[10,13].

> Art. 935. A responsabilidade civil é independente da criminal, não se podendo questionar mais sobre a existência do fato, ou sobre quem seja o seu autor, quando estas questões se acharem decididas no juízo criminal.

Um caso particular da responsabilidade civil é o dos profissionais de saúde, que são obrigados a indenizar seus pacientes sempre que lhes causarem lesão, incapacidades ou a morte por ato culposo (art. 951 do novo Código Civil).

> Art. 951. O disposto nos artigos 948, 949 e 950 aplica-se ainda no caso de indenização devida por aquele que, no exercício de atividade profissional, por negligência, imprudência ou imperícia, causar a morte do paciente, agravar-lhe o mal, causar-lhe lesão ou inabilitá-lo para o trabalho.

Esses profissionais também estão sujeitos a processo ético-disciplinar nos respectivos Conselhos Regionais de Medicina e a processo administrativo quando forem funcionários públicos. Em qualquer desses foros, torna-se necessário exame pericial para constatação da lesão e estabelecimento do nexo de causalidade com o evento alegado[10,13].

Nos Capítulos 13 – Lesões e Morte por Ação Contundente a 21 – Ação Química. Toxicologia Forense desta parte, serão estudados os principais agentes vulnerantes.

REFERÊNCIAS BIBLIOGRÁFICAS

1. Fávero F. Traumatologia. Medicina legal. 12.ed. Belo Horizonte: Villa Rica; 1991.
2. Mathers C, Boerma T, Fat DM. The global burden of disease. 2004 update. WHO Genebra; 2008. Disponível em: www.who.int/evidence/bod.
3. Hercules HC. Mecanismos do trauma. In: Freire A. Trauma: a doença dos séculos. Rio de Janeiro: Atheneu; 2001. Cap. 4, p. 77-102.
4. Kaplan RF, Dorn BC, Hood JS et al. Musculoskeletal system. In: Tedeschi CG, Eckert WG, Tedeschi LG (ed.). Forensic medicine. Philadelphia: WB Saunders; 1977. Capítulo XIII.
5. Rutherford RB. The pathophisiology of trauma and shock. In: Ballinger WE, Rutherford RB, Zuidema GD (ed.). Management of trauma. Philadelphia: WB Saunders Company; 1968. Capítulo 2.
6. Yehuda R. Post-traumatic stress disorder. New England Journal of Medicine. 2002;346(2):108-114.
7. DATASUS. Estatísticas Vitais. Ministério da Saúde. Departamento de Informática do SUS. Informações de Saúde (TABNET). Disponível em: o www.tabnet.datasus.gov.br. Acesso em: 3 abr. 2013.
8. Brasil. Decreto-Lei n. 2.848, de 07 de dezembro de 1940 (Código Penal).
9. Brasil. Lei n. 3.071, de 1º de janeiro de 1916 (Código Civil revogado).
10. Brasil. Lei 10.406, de 10 de janeiro de 2002 (Código Civil).
11. Athanasou NA, Woods CG. Bone. In: McGee JD, Isaacson PG, Wright NA (eds.). Locomotor system. Oxford textbook of pathology. Oxford: Oxford University Press; 1992. Capítulo 27.
12. Mirabete JF, Fabbrini RN. Manual de direito penal. 27.ed. São Paulo: Atlas; 2011. v. 1, capítulo 3, p. 79.
13. Rodrigues S. Direito civil. 32.ed. São Paulo: Saraiva; 2002. v. 1: Parte Geral.

CAPÍTULO 13

Lesões e Morte por Ação Contundente

Hygino de Carvalho Hercules

INTRODUÇÃO

É possível distinguir três tipos gerais de fenômenos na natureza: físicos, químicos e biológicos. Dizemos que é físico quando a composição química dos participantes não se altera do início ao fim do fenômeno. Nos químicos ocorrem transformações que alteram a composição dos corpos envolvidos, de modo que as substâncias presentes no início não são as mesmas ao final. Os biológicos dependem essencialmente da participação de seres vivos para se realizarem.

A produção dos fenômenos físicos depende da existência de uma diferença de potencial energético entre dois corpos, o que torna possível o escoamento de energia e, através dele, o aparecimento do fenômeno. O movimento, o calor, a eletricidade, a pressão e as radiações são manifestações das diversas modalidades de energias de ordem física. Outras formas de energia, como a química e a atômica, produzem alterações mais complexas e fogem ao nosso objetivo no momento.

O corpo humano pode sofrer lesões, perturbações funcionais ou doenças, quando submetido à ação das energias de ordem física, dependendo da extensão do dano da quantidade de energia que lhes seja cedida em cada unidade de tempo – *fluxo de energia*. Desse modo, as alterações bruscas são mais perigosas do que as de ritmo lento, por não permitirem que haja adaptação do organismo. De acordo com a forma atuante, a ação dos agressores físicos poderá ser pelas energias cinética, térmica, elétrica ou radiante.

A energia cinética produz uma ação mecânica que decorre de modificação do estado de repouso ou de movimento do nosso corpo. Encontramos, aqui, alterações produzidas pelo choque com os agentes mecânicos, de um modo geral, como também as perturbações funcionais e lesões consequentes a grandes acelerações, positivas ou negativas.

AGENTES MECÂNICOS

Os agentes mecânicos são capazes de lesar porque transferem toda a sua energia cinética, ou parte dela, à área da superfície corporal com que entram em contato. A energia cinética é expressa pela equação: $E = mv^2/2$, em que E é a energia; m, a massa do agente; e v, a sua velocidade. Como se nota, varia com a massa do agente e com o quadrado da sua velocidade.

A quantidade de energia antes do choque de dois corpos tem que ser igual à energia presente após a colisão, pelo princípio geral da conservação da energia. Mesmo que o corpo atingido não se ponha em movimento, tal princípio continua a ser verdadeiro, uma vez que a energia trazida pelo móvel será utilizada na realização de trabalho mecânico (deformação dos corpos postos em contato) e no desprendimento de certa quantidade de calor gerada pelo atrito.

O choque pode ser unidirecional ou oblíquo, conforme os corpos mantenham a mesma direção após a colisão ou sofram desvio da trajetória, respectivamente. No choque oblíquo, os efeitos de deformação são menores, já que apenas parte do movimento é transformada em trabalho. Por isso, se um automóvel atropela um indivíduo e o apanha de raspão com o para-lama, provoca menor dano do que se o atingir com o para-choque dianteiro.

Os efeitos do choque, seja ele unidirecional, seja ele oblíquo, são semelhantes tanto na forma ativa, como na passiva. Assim, as lesões decorrentes de queda sobre o solo dependem da altura de que cai o corpo e são parecidas com as provenientes da atuação de veículos, desde que a energia cinética seja a mesma. Naturalmente, a dinâmica da colisão é que determina o resultado final. Este independe da forma de atuação, se ativa ou passiva. O mais importante é a quantidade de energia cinética transferida na unidade de tempo. Um projétil de arma de fogo, apesar da pequena massa, possui energia suficiente para penetrar os tecidos mais resistentes por causa de sua velocidade. Um machado, atuando com a mesma velocidade de uma faca, produz lesão muito mais importante, por ser dotado de maior massa.

A produção de lesões depende também da extensão da área sobre a qual atua um agente mecânico. A pressão exercida por um corpo sobre uma superfície é diretamente proporcional à sua força e inversamente à extensão da área com que entre em contato (P = F/S). Por isso, um alfinete precisa de pouca força para penetrar na pele.

Quando um objeto incide sobre a superfície do corpo, a força com que pressiona a pele é contrariada pela resistência que ela oferece para não ser deformada. Como a resistência à deformação é aproximadamente igual numa mesma região do corpo humano, quanto maior a área de impacto, maior terá que ser a energia disponível para realizar a mesma compressão e o mesmo deslocamento da pele.

A extensão e a intensidade das lesões produzidas pelos agentes mecânicos dependem ainda do tempo de contato entre eles e o nosso corpo. Sabemos que o impulso provocado por uma força depende do tempo durante o qual ela atua (I = Ft). Além disso, sabe-se que o impulso adquirido por um corpo é igual à variação de sua quantidade de movimento, ou seja, o produto da massa pela velocidade (mv). Assim, um corpo em movimento, ao se chocar com outro menos veloz, tem sua velocidade reduzida, enquanto o outro tem sua velocidade aumentada de modo proporcional a suas massas. A soma da quantidade de movimento de ambos é igual antes e depois do choque, já que a massa é uma constante. Portanto, o impulso que um corpo pode fornecer a outro é sempre igual à mesma velocidade de colisão.

Por outro lado, para um mesmo impulso, se o tempo aumentar, a força de colisão tem que diminuir na mesma proporção para que o produto Ft se mantenha constante. Isso quer dizer que, se um indivíduo cair de uma certa altura e se agachar lentamente ao tocar o solo, estará aumentando o tempo de transmissão do impulso e reduzindo a força do impacto. O corpo flácido das crianças faz com que, ao caírem, entrem em contato com o solo mais lentamente, um segmento após o outro. Pela mesma razão, os pugilistas sabem que devem recuar a cabeça ao serem atingidos, para dissipar com esse movimento parte da energia trazida pelo golpe. Esse princípio tem orientado a construção de equipamentos de segurança em veículos automotores (*air bags*).

Outros fatores podem, também, modificar o resultado da atuação dos agentes agressores mecânicos. A formação de alavancas pela aplicação de forças externas sobre determinados pontos do esqueleto pode provocar fraturas à distância do ponto de incidência do impacto. Flexões bruscas e forçadas dos dedos da mão podem causar pequenos arrancamentos ósseos na face dorsal da base da falange distal, pela formação de um braço de alavanca por essa falange com ponto fixo na superfície articular (Figura 13.1). As torções de ossos longos podem improvisar um sarilho e consequente multiplicação da força, levando à fratura da diáfise. É o que ocorre na tíbia quando o corpo gira, estando o pé preso.

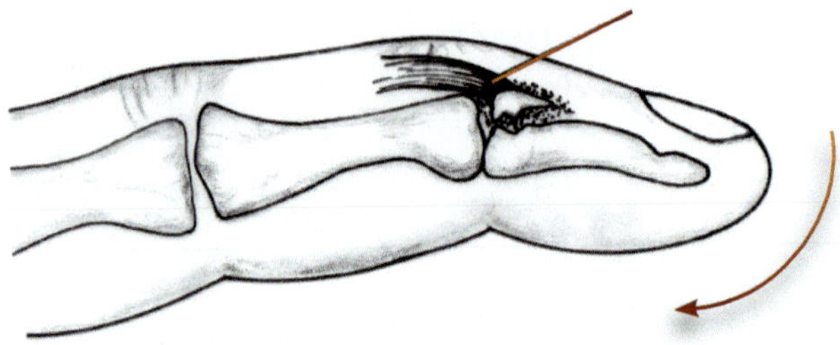

Figura 13.1 – O movimento brusco e forçado da falange distal produz um estiramento do tendão extensor, que arranca parte do osso na sua base.

Quando uma víscera oca, como o estômago, sofre um impacto, a força pode não ser suficiente para romper sua parede, mas ser capaz de alargar seus orifícios o bastante para produzir fissuras longitudinais, principalmente quando a víscera contém razoável quantidade de líquido, pois os líquidos são quase incompressíveis e tendem a forçar o esvaziamento pelo aumento da pressão no interior do órgão. No caso de a víscera oca estar cheia de ar, a compressão da parede produz aumento de pressão e redução do volume aéreo, sem grande alargamento dos orifícios.

A transferência da energia de um agente mecânico para o nosso corpo pode ser feita por contatos distintos, de acordo com a sua forma. O tipo de contato permite classificá-los. Assim, temos:

- contato por meio de uma superfície – agente contundente;
- por uma ponta – instrumento perfurante;
- por uma borda aguçada – instrumento cortante;
- por uma ponta e uma borda, simultaneamente – instrumento perfurocortante;
- por uma borda aguçada, tendo grande massa – cortocontundente;
- por uma ponta romba – perfurocontundente.

Neste capítulo, estudaremos os agentes contundentes.

AÇÃO CONTUNDENTE

Resulta da atuação de agentes que transferem sua energia cinética para o nosso corpo por meio de uma superfície, uma área. Há que se estabelecer, primeiramente, a conceituação do que se deve entender por *instrumento contundente*. O instrumento tem forma e volume definidos, podendo ser manuseado para provocar a lesão. Por vezes, deixa sinais característicos e denunciadores de sua atuação, como as arcadas dentárias e os cassetetes. Mas, em geral, lesões produzidas por uma pedra, um pedaço de pau e outros não permitem que se diga, pelo seu exame, que tipo de instrumento as causou. Mas foram causadas por um corpo de forma e volume definidos. Diferentemente, quando o corpo colide com o solo, ou uma parede, não se pode falar em lesão por instrumento contundente. Mas as lesões são muito semelhantes às provocadas pelos instrumentos que não deixam assinatura. Assim, não havendo um padrão lesional, o perito responderá que o meio que provocou a lesão foi uma *ação contundente*, pois estará correto quer se trate de um agente que não determine um padrão lesional característico ou de algo que não possa ser brandido como um instrumento. Em ambos os casos, trata-se de agentes contundentes.

Os agentes contundentes, em geral, podem atuar de modo ativo, quando estão em movimento e incidem sobre o nosso corpo, ou passivo, quando somos nós que nos precipitamos de encontro a eles.

As lesões produzidas pelos agentes contundentes podem se situar no próprio local do impacto ou aparecer em regiões mais ou menos afastadas. Na primeira hipótese, a ação é direta; na segunda, indireta. Um tipo especial de lesão indireta é a lesão por contragolpe que ocorre no encéfalo em certas formas de traumatismo craniano. São hemorragias subaracnoideas e corticais que ocorrem no lado oposto ao de incidência do agente contundente. Devem-se ao deslocamento do cérebro dentro do crânio. Sabemos que o cérebro não está em contato direto com o crânio, mas, sim, através das meninges, onde circula o líquido cefalorraquidiano. Durante uma fração de segundo após o impacto, o cérebro fica parado enquanto a caixa craniana se desloca na direção do movimento causado pelo choque. Isso cria, no polo oposto ao da colisão, forças de tensão que rompem vasos das meninges e podem lesar o tecido nervoso dos giros cerebrais (Figura 13.2).

Quando o agente contundente que atinge o corpo humano tiver energia suficiente para deslocá-lo bruscamente, poderão ocorrer lesões por mecanismo indireto. Elas resultam de forças de tração entre os diversos órgãos e segmentos, cada qual com massa e densidade diferentes. Os deslocamentos relativos desses órgãos, decorrentes da inércia, geram forças de tração em seus pontos de fixação às cavidades que os contêm. Já tivemos oportunidade de observar arrancamento da aorta na sua origem como resultado de colisão de veículos em alta velocidade.

Algumas lesões podem aparecer longe do ponto de impacto após algum tempo. As equimoses tardias decorrentes da migração do sangue extravasado em focos de fratura e as necroses isquêmicas por secção ou compressão arterial constituem dois exemplos. As fraturas de teto orbitário costumam manifestar-se, clinicamente, pelo aparecimento de equimose tardia na pálpebra superior (Figura 13.3).

A transmissão da energia cinética de um agente contundente para o corpo humano pode ser feita por *compressão*, *tração* ou *deslizamento* sobre os tecidos. A forma mais comum é a compressão, em que o agente incide diretamente sobre a superfície corporal e comprime os tecidos (soco, martelada, pedrada). A tração ocorre quando uma parte do corpo, por exemplo os cabelos, é presa e puxada por alguma engrenagem. Nesses casos, pode ocorrer o *escalpe*, que é o arrancamento do couro cabeludo. As torções articulares provocam lesões por causa da força de tração exercida sobre os ligamentos da face oposta à flexão ou extensão exageradas. As lesões por deslizamento devem-se ao atrito entre o agente e a pele. O exemplo mais comum são as escoriações. De qualquer modo, dificilmente o agente contundente atua apenas por um desses mecanismos básicos. Na maioria das vezes, o que se observa, na prática, é a combinação de lesões produzidas por mais de um dos três mecanismos no momento do choque.

Para fins didáticos, podemos dividir as lesões produzidas pelos agentes contundentes em *fechadas* e *abertas*, conforme esteja rompida, ou não, a pele. São lesões fechadas: rubefação, tumefação, equimose, hematoma, bossas sanguínea e serosa, entorse, luxação, fratura e roturas (visceral ou das partes moles). As abertas são: escoriação e ferida contusa, podendo-se incluir as fraturas e luxações expostas. Quando há verdadeira trituração dos diversos planos do segmento atingido, com ou sem abertura da pele, a lesão é chamada de *esmagamento*.

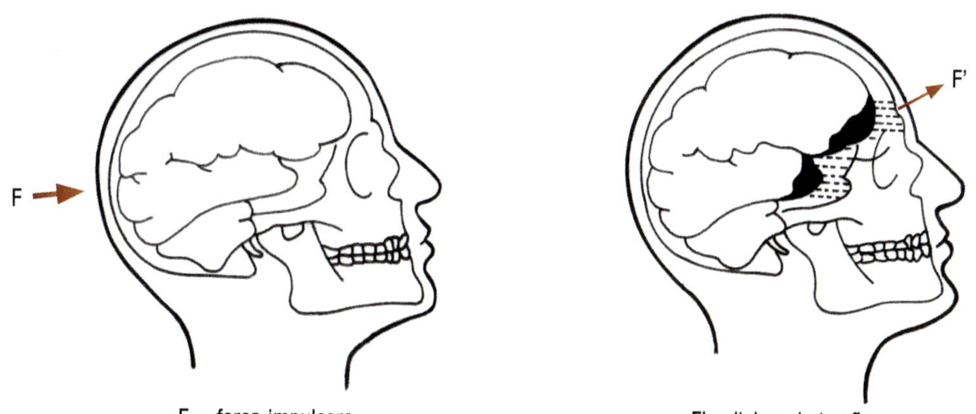

F = força impulsora

F' = linhas de tração

Figura 13.2 – O esquema da esquerda mostra o ponto de aplicação da força (F). O da direita indica as forças de tensão e de tração geradas pela inércia do cérebro (F').

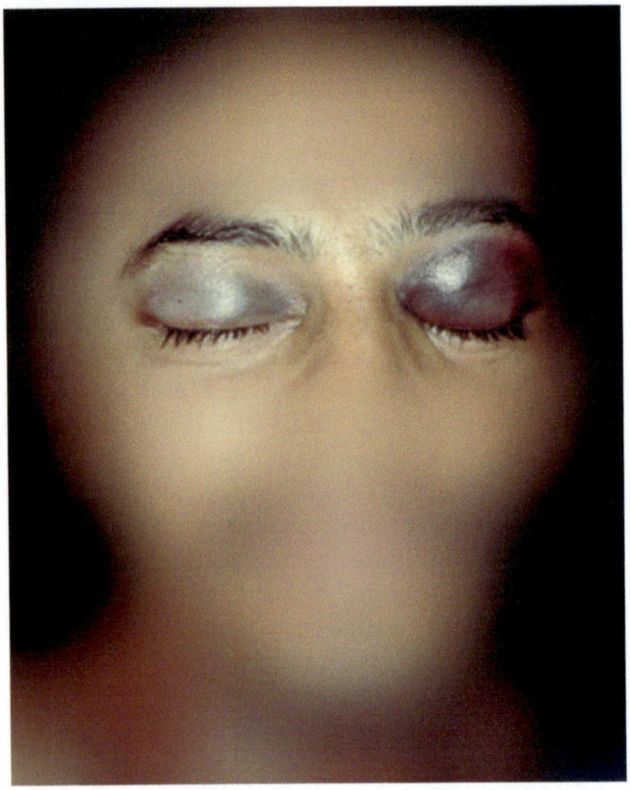

Figura 13.3 – Grande infiltração equimótica das pálpebras superiores, principalmente à esquerda, causada por fratura dos tetos orbitários por projétil de arma de fogo que penetrou na região temporal direita.

Lesões fechadas

• Rubefação

É a lesão mais simples das produzidas por ação contundente. É constituída por hiperemia observada no local de impacto de um agente contundente que não tinha energia para causar mal maior. Resulta da dilatação de capilares e vênulas locais desencadeada pela liberação de mediadores químicos como a histamina. Aparece nos primeiros instantes e alcança o máximo em 1 minuto. Após esse tempo, a hiperemia pode estender-se à pequena faixa dos tecidos vizinhos de modo irregular. Nessa área, a hiperemia resulta de vasodilatação arteriolar decorrente de reflexo axônico. Persiste por cerca de 10 minutos. Seu valor médico-legal reside em poder caracterizar que houve uma ação contundente. Como é fugaz, sua comprovação pericial é quase impossível, e a vítima de uma agressão que lhe tenha produzido apenas uma rubefação, como no caso de uma bofetada, se for a exame de corpo de delito, receberá um laudo negativo.

• Tumefação

O trauma que a produz é um pouco mais intenso. Consta de elevação da pele na área do impacto, surgindo depois de 1 a 3 minutos, pouco depois da rubefação, que sempre a acompanha. Ambas fazem parte da *tríplice reação de Lewis*, que consta de hiperemia do ponto de impacto, extensão da hiperemia para pequena área ao redor e, depois, palidez da zona central causada por edema. O valor médico-legal da tumefação é o mesmo da rubefação, com a vantagem de demorar mais a desaparecer.

• Equimose

É a infiltração do sangue nas malhas dos tecidos. Em geral, deve-se à rotura de capilares, vênulas e arteríolas, mas pode se formar também por diapedese (passagem das hemácias pelas paredes vasculares). De acordo com a sua forma, é chamada de petéquia, sugilação ou sufusão. A *petéquia* tem tamanho de um ponto a uma cabeça de alfinete. A *sugilação* é formada por confluência de numerosas lesões puntiformes em uma área bem delineada. A *sufusão* representa hemorragia mais extensa, de tamanho variado (Figuras 13.4 e 13.5).

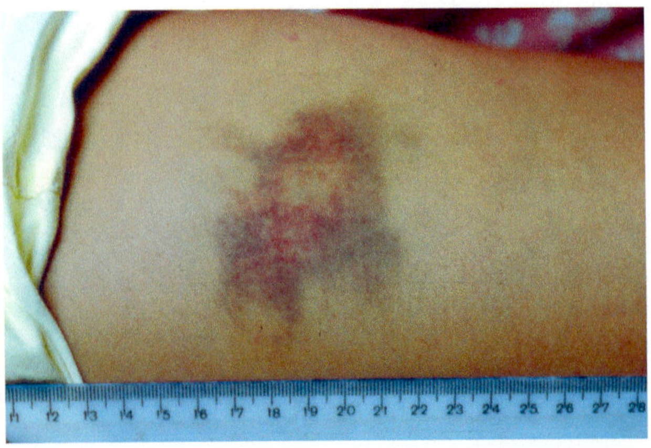

Figura 13.4 – Equimose de uma semana de evolução na face externa da coxa.

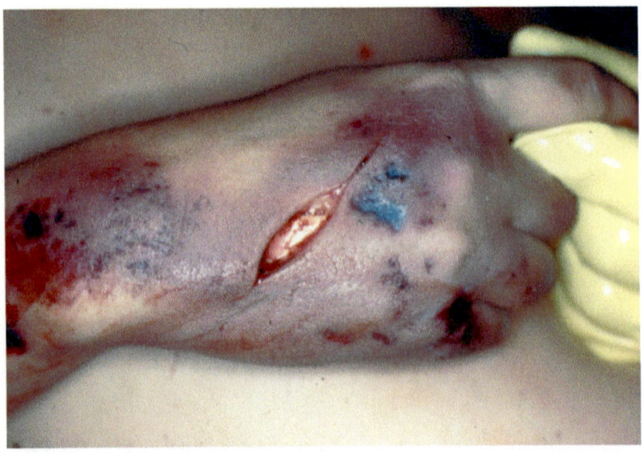

Figura 13.5 – Equimose no dorso da mão, onde também existem escoriações de cor pardo-avermelhada irregulares. Foi feita uma incisão para mostrar o tecido subcutâneo infiltrado por sangue.

De acordo com o plano anatômico em que se situam, as equimoses podem ser superficiais ou profundas, e mesmo viscerais. Podem resultar de traumas que atuaram no local ou longe do ponto em que são vistas.

Mecanismos de produção

As equimoses que aparecem no local da ação do agente decorrem de *compressão*, *tração* ou *sucção* exercidas sobre a pele. A compressão violenta da pele provoca rotura de pequenos vasos do subcutâneo e infiltração hemorrágica da região. A tração produz rotura dos vasos da região por estiramento. É o que ocorre quando se dá um puxão na pele, ou quando ela é esticada intensamente pela ação de correias ou outro agente que exerça a mesma ação. Em alguns casos de atropelamento, a roda do veículo pode passar tangenciando um segmento do corpo de modo a tracionar a pele, puxando-a na direção do solo. As equimoses por sucção, ou sugilações, estão geralmente associadas a atos libidinosos. Os lábios aplicados contra a pele provocam sucção como se fossem ventosas, diminuindo muito a pressão nos tecidos, de modo que os vasos capilares e venosos ficam ingurgitados e o sangue tende a passar ao interstício por diapedese. Apresentam-se sob a forma de numerosas petéquias confluentes que, vistas de longe, dão uma ideia de continuidade. São vulgarmente chamadas de "chupão".

As equimoses que surgem à distância resultam de migração do sangue extravasado em outras contusões, por exemplo fraturas, ou do aumento da pressão venosa por compressão das veias de drenagem da região. Fraturas do colo do úmero costumam apresentar, após alguns dias, equimose na região do cotovelo por causa da queda do sangue derramado no foco de fratura pela ação da força de gravidade.

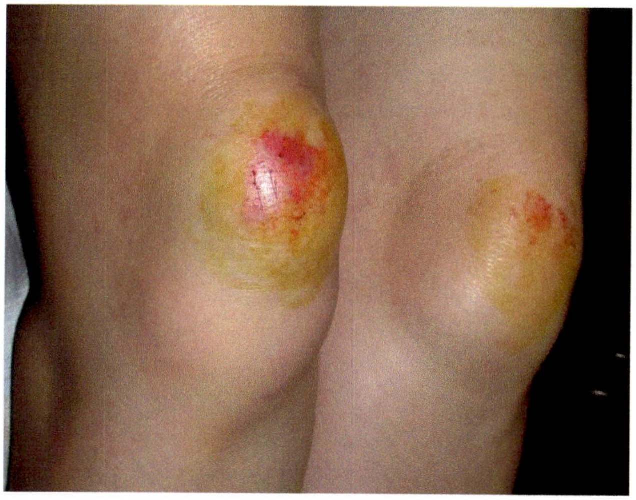

Figura 13.6 – Intensa tumefação de ambos os joelhos, principalmente no direito, que apresenta um hematoma por sobre a patela e abaulamento da pele logo abaixo da área tingida por solução antisséptica amarelada, também visível no esquerdo. A paciente sofreu queda de joelhos no dia 12 de abril de 2012 ao tropeçar. Suspeita de fratura da patela não confirmada pelo exame radiológico.

Quando uma contusão produz rotura de vasos profundos, a equimose só se torna visível depois de 2 a 4 dias. Durante esse período, o sangue extravasado faz a migração para os planos superficiais, aflorando ora no mesmo local, ora distante do contundido (Figuras 13.6 a 13.9). As constrições cervicais por estrangulamento podem causar o aparecimento de petéquias nas conjuntivas oculares, por obstrução total das veias jugulares e apenas parcial das artérias carótidas. Com isso, o sangue vai para a cabeça e não retorna, causando intensa pletora no setor venoso (Figura 13.10). O mesmo mecanismo explica equimoses semelhantes que ocorrem nos acessos violentos de tosse da coqueluche e nos esforços intensos que algumas pessoas fazem ao vomitar.

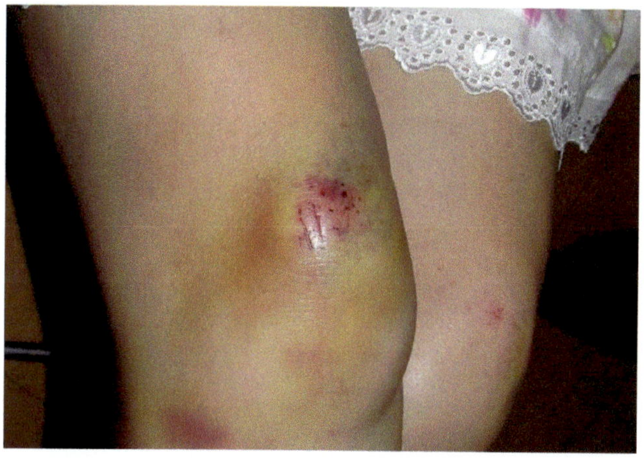

Figura 13.7 – Aspecto da lesão da figura anterior depois de 5 dias. O volume do hematoma diminuiu, mas surgiu infiltração equimótica ao redor da tumefação sobre a patela e em parte da face lateral do joelho. O sangue do hematoma começou a se espalhar.

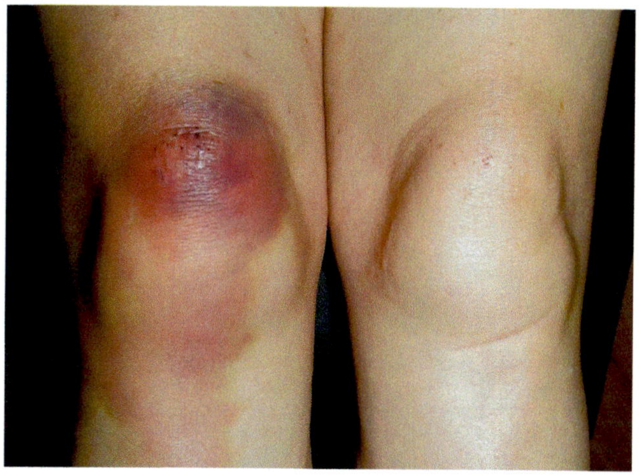

Figura 13.8 – Aspecto dos joelhos no 9º dia de evolução. A tumefação ainda é intensa em ambos. O volume do hematoma regrediu um pouco mais, porém a pele suprajacente revela equimose violácea-escura que, agora, estende-se nitidamente pela face anterior do terço superior da face anterior da perna. Não se nota equimose do lado esquerdo.

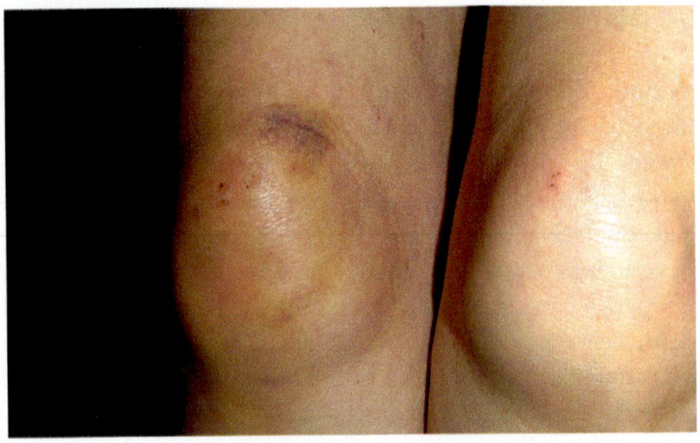

Figura 13.9 – No 18º dia de evolução ainda há tumefação das duas articulações, um pouco mais intensa à esquerda. A equimose foi quase que completamente reabsorvida e tem coloração um tanto parda onde ainda é bem visível. Caso acompanhado e documentado pelo autor.

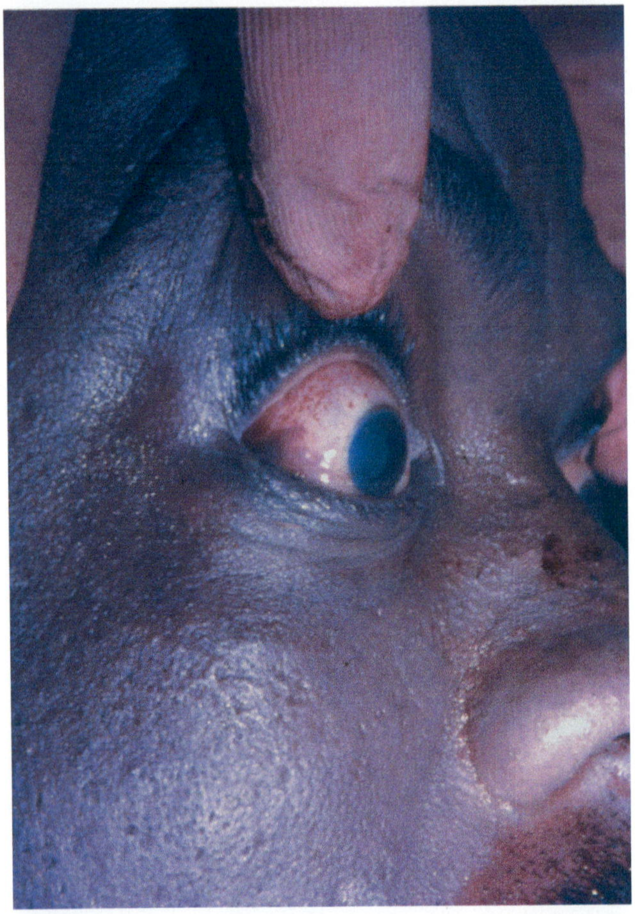

Figura 13.10 – Petéquias na conjuntiva ocular causadas por estrangulamento.

Forma

As equimoses costumam ter forma pouco definida, na maioria das vezes irregular, em geral arredondada. Eventualmente, podem denunciar o instrumento que as causou. São as *lesões com assinatura.* Estas equimoses, causadas por compressão rápida e intensa da pele pelo instrumento contundente, resultam de pequenas roturas vasculares nas áreas adjacentes. A compressão dos vasos da área de contato provoca uma onda de esvaziamento brusco, com fluxo rápido do sangue para os capilares das regiões vizinhas que se comunicam com eles. Quando esse aumento de pressão nos vasos vizinhos, causado pelo afluxo súbito de sangue, ultrapassa o limiar de resistência de suas paredes, dá-se a rotura. As lesões deixadas por golpes de cassetete exemplificam esse mecanismo. A área de contato continua clara, mas fica guarnecida por duas faixas de tecido, uma de cada lado, em que há numerosas petéquias confluentes. O mesmo mecanismo explica o desenho deixado por palmatórias, chicotes, cintos e cordas, todos fazendo surgir sugilações nas áreas vizinhas às de compressão pelo agente (Figuras 13.11 a 13.14). Outra alternativa para explicar o aparecimento dessas equimoses seria o estiramento súbito dos vasos vizinhos no momento do impacto do instrumento, com rotura dos capilares. Uma vez aliviada a pressão, o sangue extravasa nessa linha de contorno que traduz a forma do instrumento, mas não o faz na parte central porque seus vasos são apenas comprimidos, não rompidos[1]. As mordidas produzem equimoses individuais que, em conjunto, reproduzem o desenho das duas arcadas (Figura 13.15).

Diagnóstico diferencial das equimoses traumáticas

Para que se afirme que uma equimose é traumática, deve-se afastar a possibilidade de que sejam espontâneas por se tratar de doenças hemorrágicas (púrpuras) ou de que se tenham formado após a morte, nos locais de livores intensos. As petéquias causadas por asfixia, embora também traumáticas, não se confundem com as por ação contundente em função de sua localização preferencial nas pleuras e no pericárdio. Também há de se fazer o diagnóstico diferencial com a mancha verde abdominal, causada pela putrefação, e com o nevo azul.

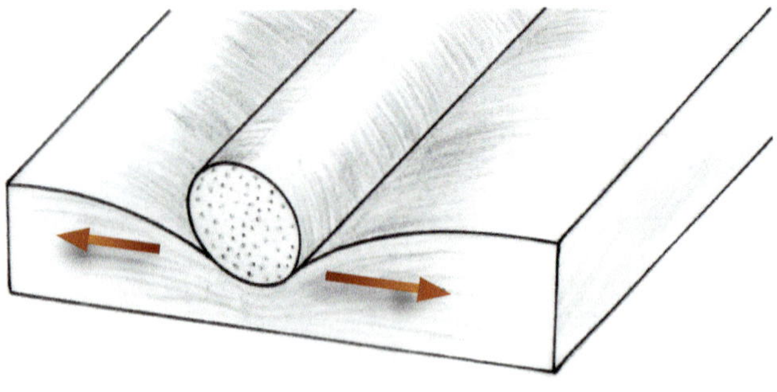

Figura 13.11 – As setas indicam a fuga do sangue para os vasos vizinhos à área comprimida pelo agente contundente.

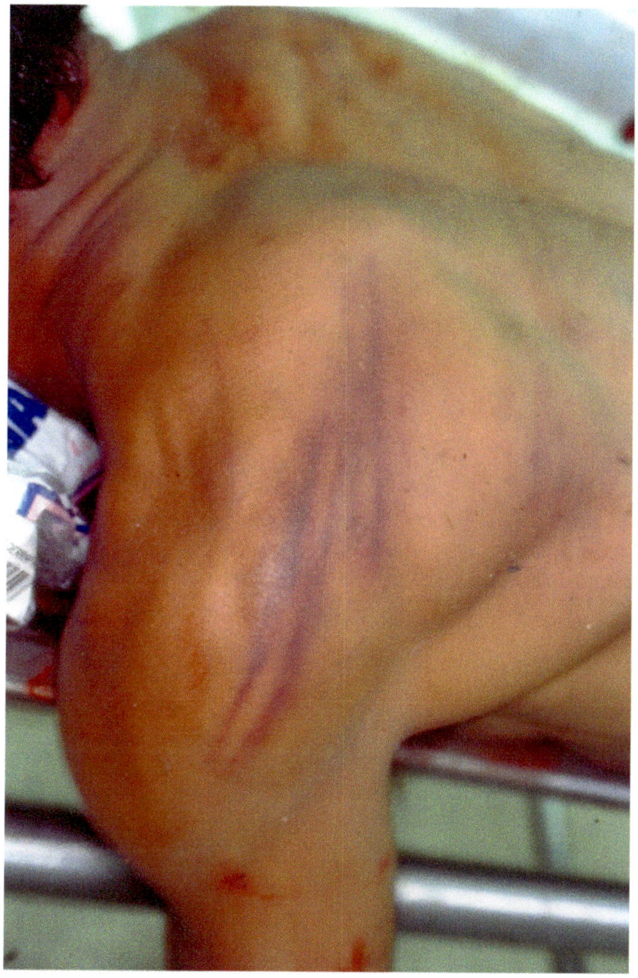

Figura 13.12 – Duas equimoses em forma de faixa dupla separadas por tecido normal, situadas transversalmente na região escapular esquerda. Costumam ser também chamadas de equimoses em crescentes paralelos.

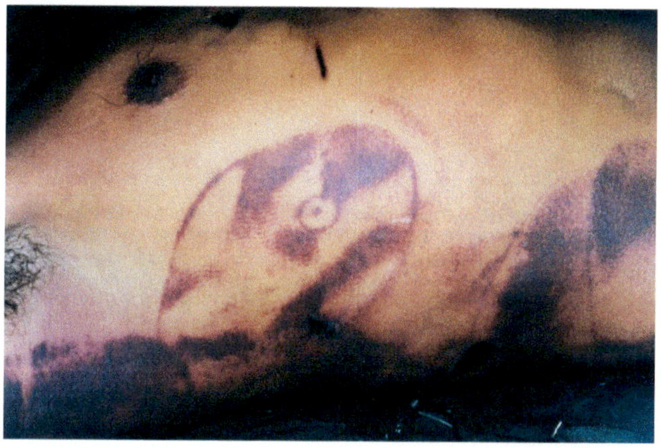

Figura 13.13 – Equimoses que podem identificar o calçado do agressor pelo desenho. A forma é compatível com algumas solas de borracha mais comuns em tênis. Há, à direita da marca principal, mais duas outras superpostas, também causadas por pisão. Todas apresentam estriação fina ondulada.

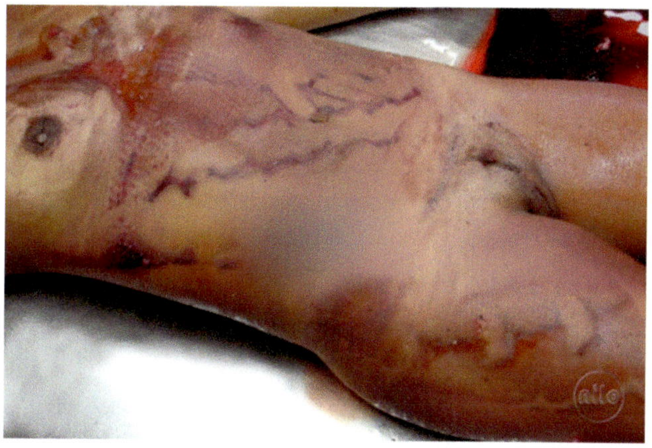

Figura 13.14 – Marcas de bandagem de pneu, por atropelamento.
Fonte: Caso periciado por Nilo Jorge Gonçalves no IMLAP.

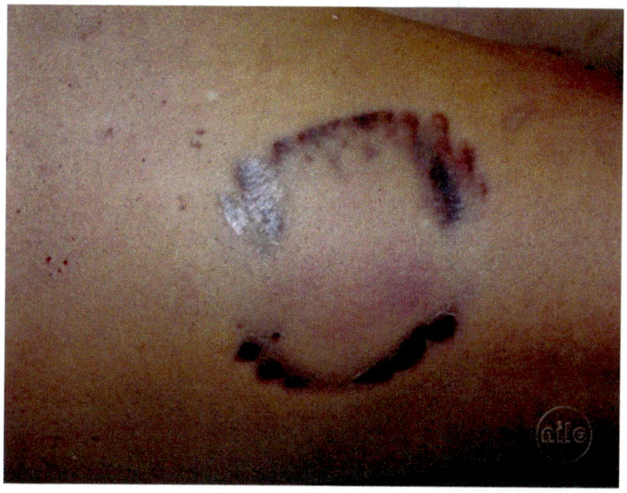

Figura 13.15 – Marca de mordedura típica caracterizada por duas lesões arciformes geminadas, pareadas pela concavidade, de modo semelhante aos sinais de pontuação usados para delimitar um parêntese.
Fonte: Caso periciado por Nilo Jorge Gonçalves no IMLAP.

As *equimoses espontâneas* aparecem em qualquer região do corpo, desde os locais mais expostos até os de difícil acesso, como a face interna dos braços, as axilas, face posterior do joelho, dentro de um quadro geral em que costumam ser de distribuição simétrica nas duas metades do corpo. Além do mais, são acompanhadas por outros sinais próprios das doenças do sangue (anemia, aumento de linfonodos e alterações do hemograma).

Em pessoas idosas, a pele atrófica tem resistência muito diminuída aos pequenos traumatismos. Contusões que passariam despercebidas em pessoas mais novas podem levar ao aparecimento de equimoses de forma irregular. Com frequência, os pacientes se surpreendem com o aparecimento das lesões e não conseguem correlacioná-las ao traumatismo (Figura 13.16).

Em indivíduos de pele muito pigmentada, há dificuldade na visualização das equimoses. Em alguns casos, justifica-se a realização, no cadáver, de incisões da pele nas regiões mais suspeitas para confirmar, ou não, a sua existência.

As *equimoses post mortem* já foram abordadas no estudo da tanatologia, onde também descrevemos a mancha verde abdominal. Basta referir, aqui, que as que surgem após a morte as fazem nas regiões de livores intensos, por exemplo nos membros inferiores dos enforcados (Figura 10.6).

O nevo azul é uma lesão de cor azulada, geralmente congênita, que costuma situar-se nas imediações da região sacra, sendo formada por deposição do pigmento melanina por entre as fibras conjuntivas da derme profunda e hipoderme[2]. No cadáver, a secção da pele permite fazer o diagnóstico diferencial, pois o tecido tem cor pardo-escura e não vermelha, como nas equimoses.

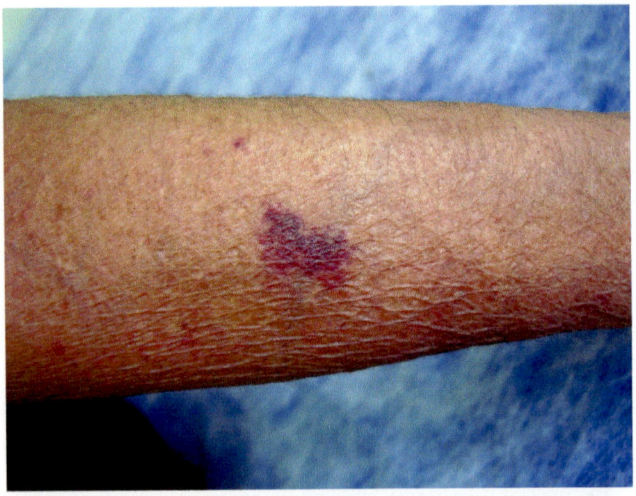

Figura 13.16 – Equimose de cor vermelho-escura, forma irregular, na face dorsal do antebraço em pele muito enrugada, característica da senilidade. **Fonte:** Gentileza do Dr. Flávio Marcondes Hercules.

Evolução cromática das equimoses

A tonalidade violácea, mais bem-vista nas pessoas de tez clara, resulta de fenômenos da absorção da luz. A luz branca, cujo espectro vai do vermelho ao violeta, penetra até o foco de hemorragia. Quanto mais profundo for esse foco, mais luz vermelha refletida pelo sangue será absorvida pelos tecidos mais superficiais. Como a luz violeta tem menor comprimento de onda, é menos absorvida e consegue atravessar a pele, sendo percebida pelos nossos olhos. Por isso, as equimoses mais superficiais são de cor mais avermelhada. Exemplo disso são as equimoses que constituem a púrpura senil, a qual é caracterizada por equimoses avermelhadas de forma variada e surgem na face dorsal das mãos e dos antebraços de pessoas idosas aos menores traumatismos. Resultam de alterações regressivas da pele, como elastose solar e degeneração do colágeno mais profundamente situado[2] (Figura 13.16).

Com o passar dos dias, as equimoses superficiais mudam de cor. Inicialmente, são de cor vermelho-violácea, seguida, sucessivamente, pelo azulado, esverdeado e o amarelado antes de desaparecerem. Uma equimose de tamanho médio(cerca de 4 a 5 cm) costuma desaparecer em 15 a 20 dias. Ao longo desse período, as cores vão se sucedendo na referida ordem (Figuras 13.17 e 13.18). É o *espectro equimótico de Legrand du Saulle*. Mas não se pode ser dogmático com relação à cronologia desse espectro. Há variações amplas o bastante para invalidar os diagnósticos pretensamente mais apurados. Conforme a vascularização da região e a idade do indivíduo, a velocidade na mudança das cores pode ser acelerada ou retardada. É mais rápida nas regiões da face e nos indivíduos jovens. Já nos membros inferiores de pessoas idosas custam mais a desaparecer.

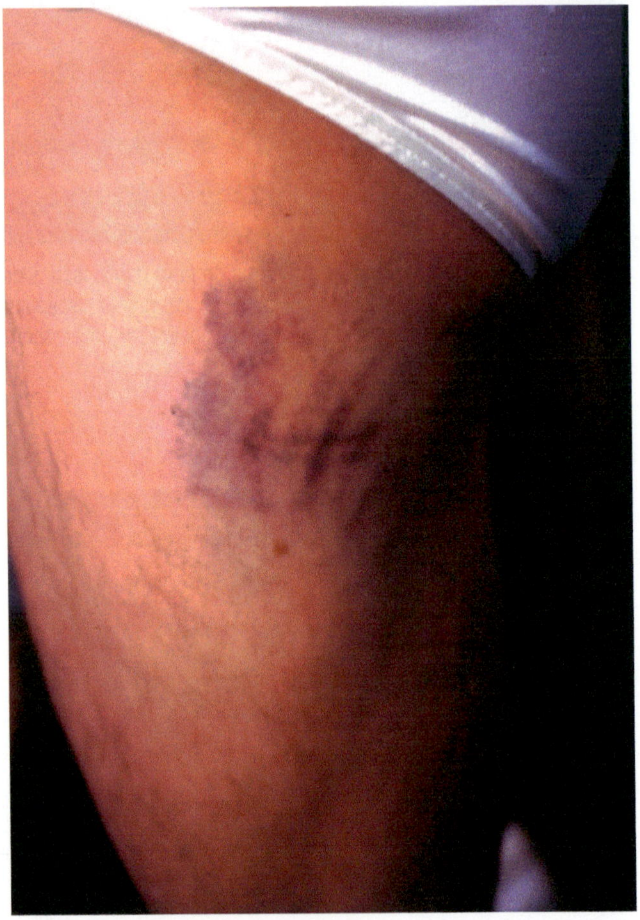

Figura 13.17 – Grande equimose na face externa da coxa esquerda, causada por queda da própria altura sobre piso de pedras, aos 5 dias de evolução. Acidente doméstico do autor em 02/06/2000.

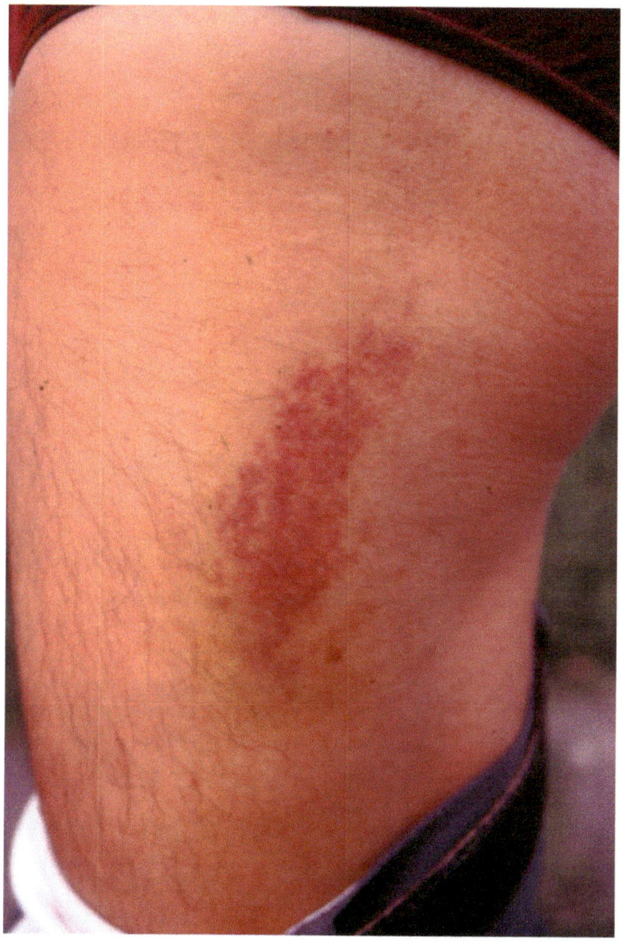

Figura 13.18 – Mesma lesão depois de 14 dias. Observe a tonalidade amarelada do terço inferior e a reabsorção parcial da metade superior. O centro, porém, mantém a tonalidade violácea.

A causa da mudança de cor é a progressiva reabsorção da hemorragia pela ação dos macrófagos (células de limpeza do tecido conjuntivo local). O sangue extravasado passa a ser considerado corpo estranho ao tecido e desperta reação de defesa com a finalidade de removê-lo. Logo nos primeiros dias, as hemácias extravasadas são fagocitadas pelos macrófagos, em cujo interior sua membrana é destruída e a hemoglobina digerida. Ela tem a porção proteica (globina) separada do núcleo heme, que contém o ferro. O núcleo heme, por sua vez, perde o ferro, que é agrupado em moléculas complexas, as ferritinas, para formar grãos de hemossiderina. O resto da heme é transformado em biliverdina, de cor esverdeada, e bilirrubina, de cor amarelada. Assim, entende-se por que a coloração final da equimose é amarelada[3]. Quando há equimoses recentes no couro cabeludo, a sua visualização pela face profunda revela uma cor vermelho-escura. Com o passar dos dias, o contorno dessas equimoses vai ficando amarelado. Fenômeno semelhante ocorre com as equimoses situadas no córtex cerebral. Mas há exceções. As equimoses conjuntivais permanecem vermelhas do início ao fim de sua evolução. Alguns autores dizem que isso se dá porque se trata de tecido muito oxigenado[4]. Não cremos que seja por isso. Na realidade, não temos uma explicação aceitável.

Como é óbvio, equimoses petequiais desaparecem mais rapidamente e equimoses com grandes sufusões hemorrágicas excedem o prazo das de tamanho médio e mantêm o centro violáceo enquanto as mudanças de cor se processam na sua periferia (Figura 13.18).

Localização

Casos com localização preferencial das equimoses nas regiões erógenas sugerem atentado sexual. A presença de equimoses em regiões mamárias, glúteos, coxas e pescoço pode confirmá-lo. Quando nas faces anterior e laterais do pescoço, ajudam na caracterização da esganadura ou do estrangulamento (Figura 13.19). Por vezes, podem atestar que houve luta. Em casos de agressão com bastões de madeira ou barras de ferro, podemos encontrar lesões de defesa sob a forma de equimoses na borda cubital e face posterior dos antebraços e dorso das mãos (Figuras 13.20 e 13.21). Seu aparecimento tardio em certas regiões ajuda a diagnosticar fraturas.

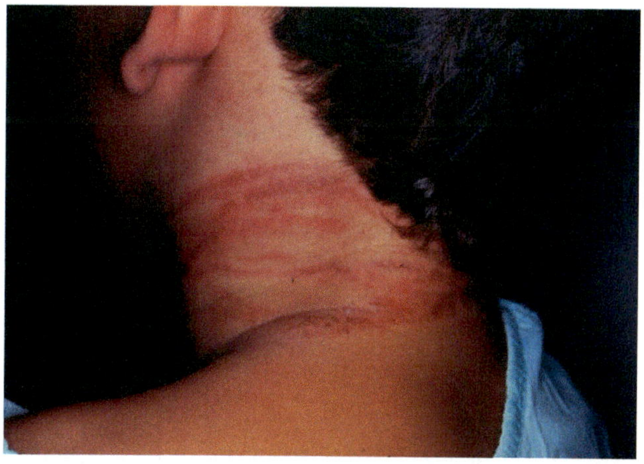

Figura 13.19 – Equimoses em faixas transversais ao redor do pescoço de um menino de cerca de 8 anos que sofreu tentativa de homicídio por estrangulamento.
Fonte: Caso do IPPMG da UFRJ.

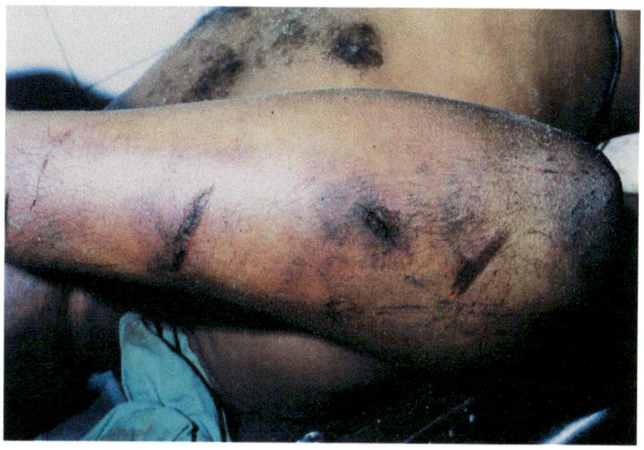

Figura 13.20 – Lesões de defesa representadas por equimoses alongadas e centralizadas por escoriação pardo-avermelhada no terço médio da borda cubital do antebraço. A vítima foi espancada e depois estrangulada.

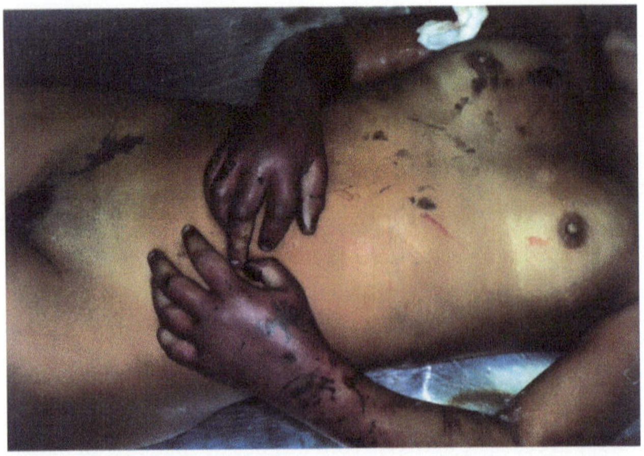

Figura 13.21 – Grande infiltração equimótica violácea e tumefação de ambas as mãos e terço inferior dos antebraços em mulher morta por golpes de instrumento contundente em forma de bastão. As lesões tanto podem ser de defesa como forma de castigo por golpes desferidos diretamente sobre as mãos.
Fonte: Caso da Dra. Virgínia R.R. Dias, do IMLAP.

Valor médico-legal das equimoses

As equimoses, quando bem avaliadas, auxiliam o médico-legista por vários motivos. Atestam que houve uma ação contundente; demonstram que havia vida no momento da sua produção; podem identificar o agente traumatizante; e, pela localização e distribuição, podem sugerir o tipo de agressão. Pela sua cor, permitem saber a época da agressão.

• Hematoma

É hemorragia que, pelo seu volume e velocidade de formação, afasta os tecidos vizinhos e ocupa um espaço próprio, formando uma neocavidade. Não há, como nas equimoses, uma infiltração do sangue nas malhas dos tecidos, a não ser, em pequena extensão, na sua periferia. Os tecidos vizinhos são deslocados e comprimidos (Figuras 13.6 a 13.9).

Os hematomas podem passar despercebidos e não se constituírem em agravo à saúde, ou comprimir estruturas vitais, levando o indivíduo à morte. Depende de sua localização. Hematomas subperiósticos, localizados na face anterointerna da perna, são comuns, principalmente em jogadores de futebol, e não chegam a causar maiores problemas, a menos que sejam infectados. Já os de localização intracraniana tornam-se mais graves porque, além de comprimirem o tecido nervoso vizinho, aumentam a pressão dentro do crânio, provocando herniação de partes do tecido nervoso do cérebro e do cerebelo através de buracos e fendas das estruturas anatômicas. Por exemplo, as amígdalas cerebelares podem insinuar-se no buraco occipital, e parte do lobo temporal pode insinuar-se entre a membrana tentorial e o tronco cerebral. Os hematomas intracranianos podem se localizar nos espaços epidural, subdural, subaracnoideo, ou no próprio tecido nervoso (Figuras 13.22 a 13.24). Serão analisados com mais detalhes no Capítulo 14 – Estudo Médico-Legal dos Traumatismos Cranioencefálicos, dedicado aos traumatismos de crânio.

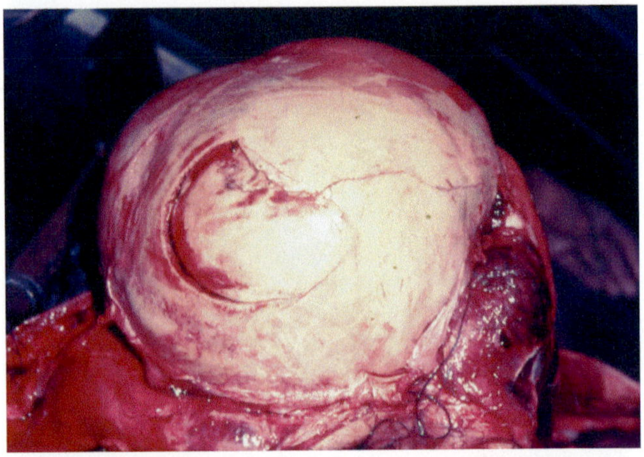

Figura 13.22 – Fratura de crânio com afundamento da calota.

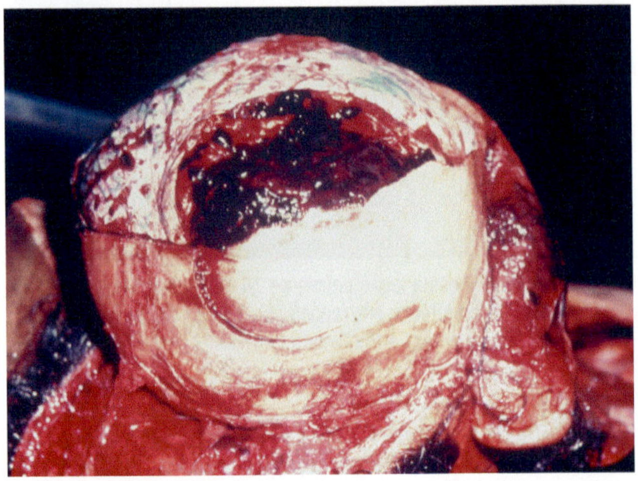

Figura 13.23 – Hematoma epidural volumoso relacionado com a fratura da Figura 13.22.

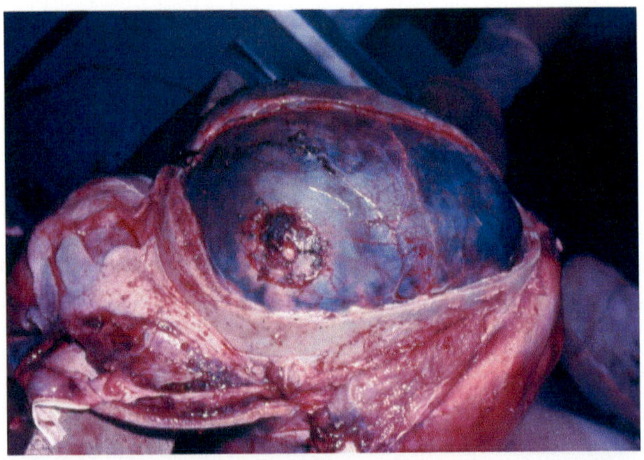

Figura 13.24 – Coloração azulada por transparência da dura-máter, causada por hemorragia subdural sobre os dois hemisférios cerebrais.

Hematomas resultantes de contusão abdominal podem evoluir com dor localizada, como os subcapsulares do baço ou do fígado. Podem romper-se e causar hemoperitônio importante. O paciente experimenta alívio da dor, mas começa a apresentar quadro clínico de anemia aguda, pois o sangramento, até então contido pela cápsula do órgão, aumenta de intensidade (Figuras 13.25 e 13.26).

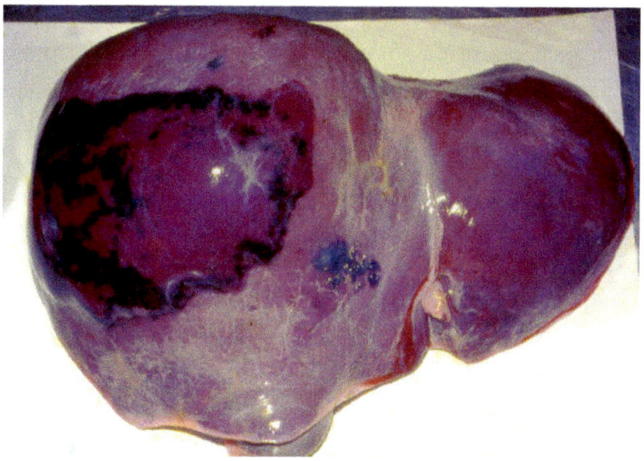

Figura 13.25 – Hematoma subcapsular hepático no lobo direito.
Fonte: Caso do IMLAP.

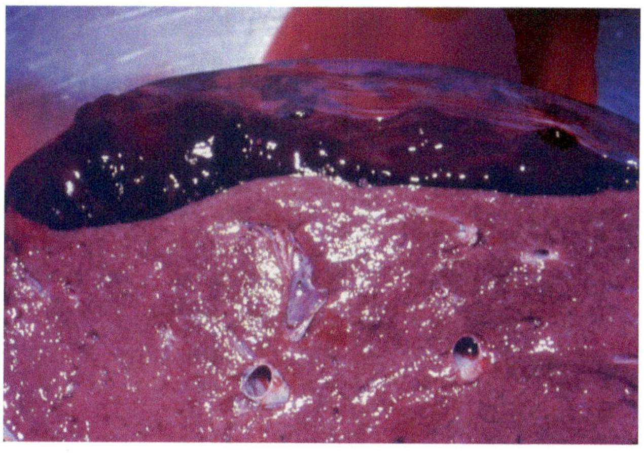

Figura 13.26 – Superfície de corte do fígado mostrado na Figura 13.25, em que se nota o volume ocupado pelo hematoma.

• Bossas sanguínea e serosa

É um aumento de volume dos tecidos por coleção de líquido que os infiltra intensamente, decorrente de distúrbio circulatório localizado. Pode ser apenas serosa ou apresentar mistura de quantidade variada de sangue. É mais comum no setor occipital do couro cabeludo de recém-nascidos cujo parto foi com apresentação cefálica. A pressão exercida pela cabeça sobre o orifício interno do colo uterino é acompanhada por uma reação igual e contrária deste, conforme as leis da física. À medida que se vão sucedendo as grandes contrações uterinas, a cabeça vai aflorando na cavidade vaginal, aparecendo primeiro o setor occipital. Assim, a porção do couro cabeludo que está já insinuada fica voltada para a cavidade vaginal e não recebe pressão. No anel que circunscreve essa porção, a pressão é forte o suficiente para barrar o retorno do sangue venoso, mas não o fluxo de sangue arterial para aquela porção circular do couro cabeludo. Por isso, o sangue venoso fica sob pressão aumentada, o que desequilibra a microcirculação. Assim, forma-se edema nesta porção do couro cabeludo, fazendo com que surja a bossa. Quanto mais demorar o parto, maior será o volume da bossa. O aumento de volume do setor occipital do couro cabeludo é chamado vulgarmente de tumor do parto, ou *caput succedaneum*. Seu valor médico-legal é atestar que o feto estava vivo durante o trabalho de parto (Figura 13.27).

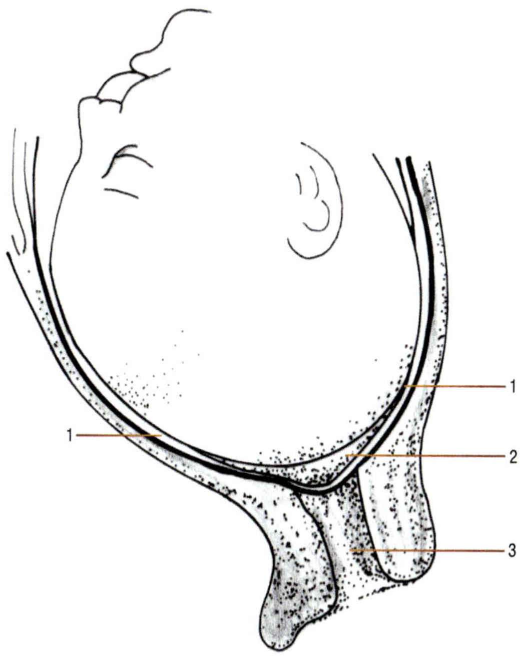

Figura 13.27 – Formação da bossa occipital. Em 1 está o limite entre as zonas de compressão com e sem reação da parede uterina; em 2 está a área em que não há resistência sobre os tecidos do couro cabeludo; em 3 está o canal cervical, que será dilatado pelas contrações uterinas. O sangue arterial atinge a área 2, mas não retorna pelas veias, que estão comprimidas em 1.
Fonte: Modificada da Figura 98 de Atlas de Anatomia Humana, de Sobotta, 18. ed., tradução para o espanhol. Buenos Aires: Editorial Médica Panamericana; 1985.

• Entorse

É o estiramento da cápsula de uma articulação, com ou sem rotura ligamentar. Aparece sempre que a amplitude normal dos movimentos articulares é ultrapassada, em decorrência de forças externas. É mais comum na articulação tibiotársica e, nessa articulação, afeta com grande frequência feixes do ligamento talofibular. Decorre de movimento brusco e forçado de adução do pé. Na entorse, pode haver lesão da cápsula articular, dos ligamentos e dos tecidos periarticulares. A cápsula pode ser rompida em um ou vários pontos, com hemorragia para a cavidade articular. Os ligamentos podem sofrer arrancamento, rotura ou alongamento, o que é mais frequente. Como são pouco vascularizados, têm escassa capacidade de regeneração e permanecem alongados após a fase aguda. Os tecidos periarticulares ficam infiltrados por sangue, e, às vezes, observa-se estiramento ou arrancamento dos tendões. Como os tecidos articulares são ricamente inervados, as lesões da entorse provocam muita dor. A reação inflamatória leva a edema e infiltração celular para remover o sangue extravasado[5]. O sangue porventura derramado na cavidade articular é rapidamente reabsorvido sem sequelas. Os edemas periarticulares pós-traumáticos parecem depender de fenômenos vasomotores desencadeados pela disfunção das terminações nervosas simpáticas e parassimpáticas[5].

As entorses têm interesse médico-legal porque causam incapacidade funcional. No caso de ser provocada por agressão e a vítima ficar por mais de 30 dias sem poder realizar suas atividades costumeiras, serve para caracterizar lesão corporal de natureza grave.

• Luxação

É o deslocamento permanente das superfícies articulares. É mais comum nos homens e nos membros superiores, principalmente na articulação escapuloumeral. As crianças são menos vulneráveis porque têm articulações bastante móveis, com reserva funcional maior. Nelas, são mais comuns os descolamentos epifisários. Por outro lado, são pouco frequentes nos idosos porque seus ossos, enfraquecidos pela osteoporose, não resistem ao esforço e fraturam-se antes de haver a luxação[5].

As luxações costumam ser provocadas por uma ação à distância do agente contundente. As causadas por trauma direto sobre a articulação são pouco comuns. De acordo com a posição final dos ossos articulados, as luxações são chamadas de *completas* quando as superfícies articulares perdem totalmente as relações anatômicas, e de *incompletas* – *subluxação* – quando ainda resta algum contato entre as duas peças.

O esforço a que é submetida a cápsula articular pode produzir rotura em seus pontos fracos ou desinserção. Através do pertuito formado, insinua-se uma das epífises, que é mantida na posição viciosa pela retração da própria cápsula e pela ação da musculatura que atua sobre os ossos deslocados. Como, nos diversos indivíduos, os pontos fracos de cada articulação são em geral os mesmos, a posição anormal assumida pelo segmento luxado tende a ser constante – *luxação regular*[5].

Outra consequência da rotura da cápsula articular é o derramamento de líquido sinovial nos tecidos periarticulares de permeio ao sangue extravasado. A reação inflamatória despertada por esse derrame e pela própria laceração dos tecidos evolui nos moldes clássicos e, se não for feita a redução da luxação, termina por estabelecer aderências fibrosas das superfícies articulares em suas novas relações anatômicas. A partir do momento em que se estabeleçam essas aderências, a luxação deverá ser considerada *antiga*.

A tração exercida sobre ossos, músculos e tendões é capaz de gerar lesões nessas estruturas. São relativamente comuns o arrancamento de pequenas tuberosidades ósseas e desinserções, ou roturas, de músculos e tendões. Por vezes, ocorrem compressões vasculares e/ou nervosas em decorrência do deslocamento dos ossos articulados.

Não é comum a ocorrência de luxações expostas. A abertura para o exterior, através dos planos superficiais, é pouco comum nas luxações. As grandes articulações, protegidas por massas musculares robustas e possantes ligamentos, estão isentas dessa complicação grave. Mas as luxações de pequenas articulações, como as interfalangianas, podem romper a pele nos traumatismos mais violentos.

As luxações são lesões mais graves do que as entorses e constituem, quase sempre, lesão corporal de natureza grave.

• Fratura

É uma solução de continuidade do osso. Na maioria dos casos tem origem traumática, mas pode ocorrer espontaneamente quando o osso está enfraquecido por alguma doença. Nesses casos, é chamada de *fratura patológica*.

O mecanismo de produção das fraturas pode ser direto, quando o agente contundente incide sobre o osso e o rompe no local do impacto. São exemplos algumas fraturas da clavícula e da tíbia. Mas podem ocorrer de modo indireto por flexão exagerada (fratura da diáfise umeral), por torção (ossos da perna), por arrancamento (tuberosidade posterior do calcâneo) ou por esmagamento (extremidade inferior do rádio, falanges distais) (Figura 13.28).

Diz-se que uma fratura é *completa* quando o seu traço separa uma parte do osso ou o divide em mais de um segmento. Os arrancamentos ósseos que ocorrem na zona de inserção de tendões e ligamentos não chegam a dividir o osso, são fraturas parciais, mas destacam completamente pequenos fragmentos. As que chegam a dividir o osso são referidas como fraturas totais (Figura 13.29).

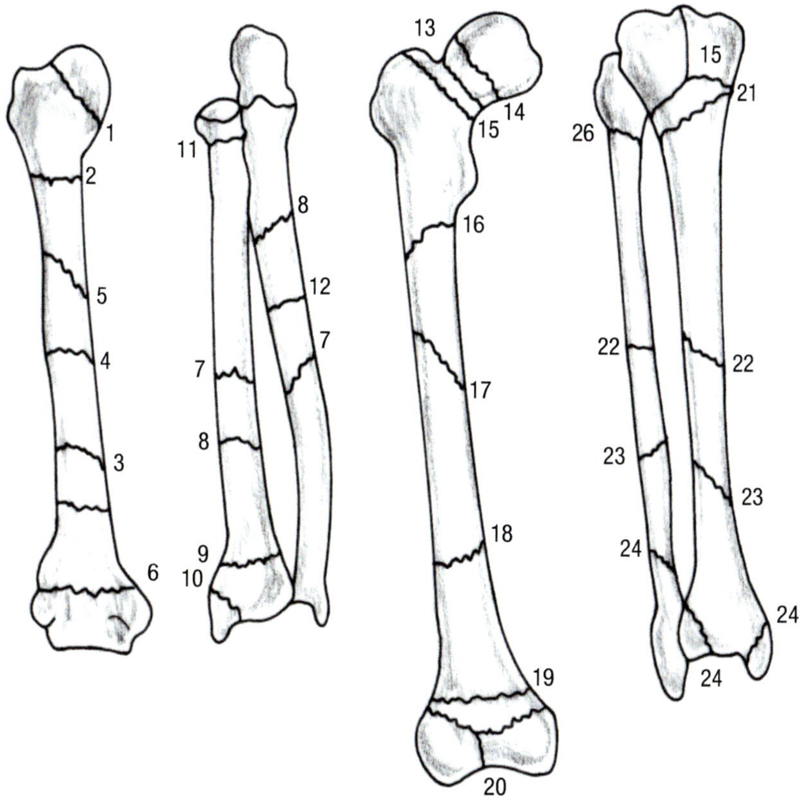

Figura 13.28 – Mecanismos de fraturas. As de números 4, 7, 12, 14, 15, 16, 18, 21, 22 e 26 são diretas na maioria das vezes. Com exceção da de número 4, todas podem ser indiretas, mas isso é raro nas de números 7, 12, 21 e 22.
Fonte: Adaptada da Figura 118 de Simonin[6].

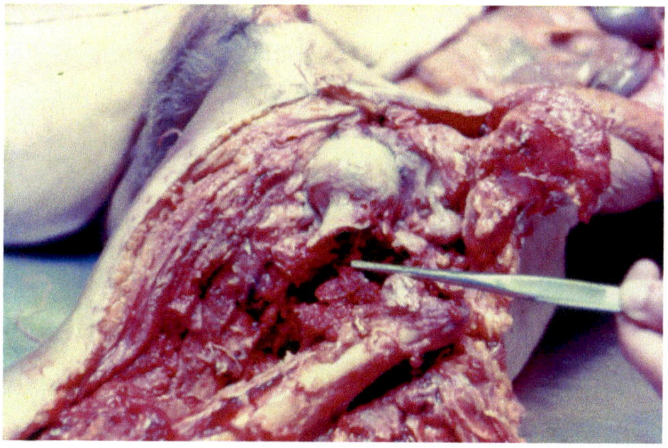

Figura 13.29 – Fratura completa do colo do fêmur em pessoa idosa atroplelada. Tais fraturas são comuns por causa da osteoporose própria da idade.
Fonte: Caso autopsiado pelo autor no IML-RJ, em 1968.

As fraturas são chamadas de *incompletas* quando não chegam a dividir o osso. É o caso dos afundamentos de ossos esponjosos, como a díploe da calota craniana (Figura 13.30), das fissuras e das fraturas em ramo verde das crianças. Nestas, o estojo perióstico é bastante espesso e só se rompe com dificuldade. Por isso, os ossos são protegidos e não costumam sofrer fratura completa[5].

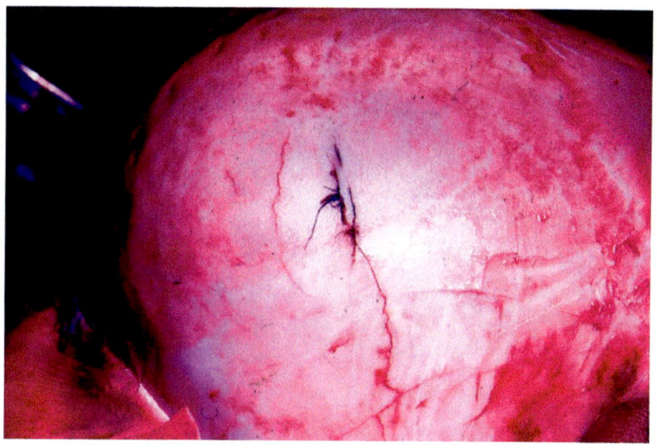

Figura 13.30 – Pequeno afundamento da tábua externa da díploe, com alguns cabelos aderidos, em vítima de agressão com instrumento contundente.
Fonte: Caso autopsiado pelo autor em 1969, no IML-RJ.

De acordo com a intensidade do traumatismo, pode haver mais de um foco de fratura no mesmo osso. Nesse caso, ela é *múltipla*; do contrário, *única*. Em cada foco, porém, o traço pode ser simples ou ramificado. Se houver divisão do osso em vários fragmentos, estaremos diante de uma fratura *cominutiva*. Se o agente atuar mais de uma vez e provocar mais de uma fratura, sucessivamente, os traços da segunda se interrompem ao atingirem os traços da primeira. Isso ocorre na calota craniana quando alguém é morto a pauladas.

O traço de fratura pode estar localizado na haste do osso (diáfise) ou nas extremidades (epífises), interessando alguma cavidade articular. As fraturas articulares são mais graves porque a possibilidade de prejuízo funcional é maior após a consolidação. O sangue derramado na cavidade articular em grande volume e a lesão da cartilagem favorecem o estabelecimento de aderências fibrosas entre as duas superfícies articulares[5].

As fraturas completas dos ossos longos costumam complicar-se pelo deslocamento dos segmentos ósseos, tanto por serem tracionados pelos músculos como pela própria força do agente contundente. Esses deslocamentos podem se realizar ao longo de vários planos (Figura 13.31).

As extremidades ósseas fraturadas podem lesar os tecidos vizinhos ao se deslocarem, tanto no momento da lesão como, mais tarde, pela sua mobilização. É por isso que a redução das fraturas só deve ser tentada pelo médico experiente. Podem apresentar pontas ou bordas agudas, capazes de causar lesões musculares, nervosas, vasculares, viscerais, ou mesmo a abertura do foco de fratura (Figuras 13.32 e 13.33). Por exemplo, o nervo radial pode ser rompido nas fraturas diafisárias do úmero. As lesões arteriais, pouco frequentes, manifestam-se por formação de hematoma pulsátil e por fenômenos isquêmicos distais ao foco de fratura.

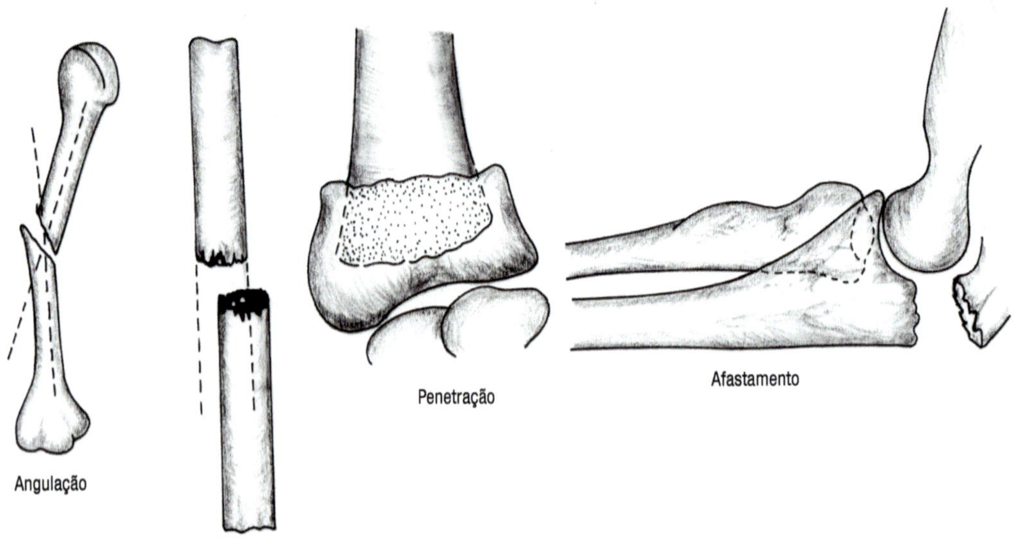

Figura 13.31 – Formas possíveis de deslocamentos dos fragmentos de ossos que sofrem fratura completa.

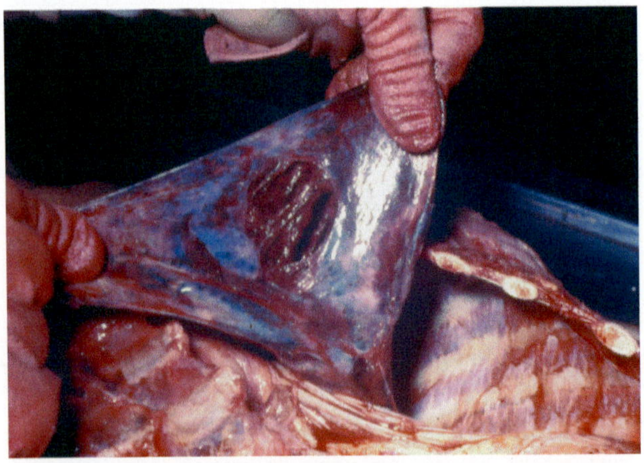

Figura 13.32 – Rotura do lobo inferior do pulmão esquerdo relacionada com fraturas costais não visíveis na foto. O tecido adjacente está bastante infiltrado por sangue.
Fonte: Coleção de ensino da Faculdade de Medicina da UFRJ.

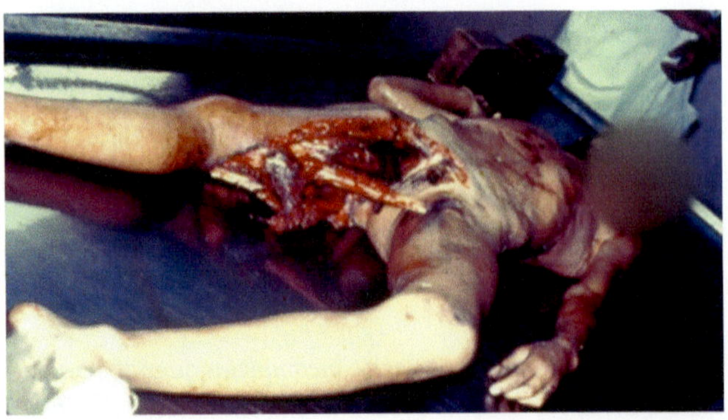

Figura 13.33 – Fratura exposta do terço superior do fêmur através de ampla ferida que vai do púbis à face posterior do joelho.
Fonte: Caso autopsiado pelo autor no IMLAP.

A abertura do foco de fratura para o exterior, mais comum nas fraturas diafisárias da tíbia, constitui séria ameaça à consolidação, pelo risco de contaminação (Figura 13.34).

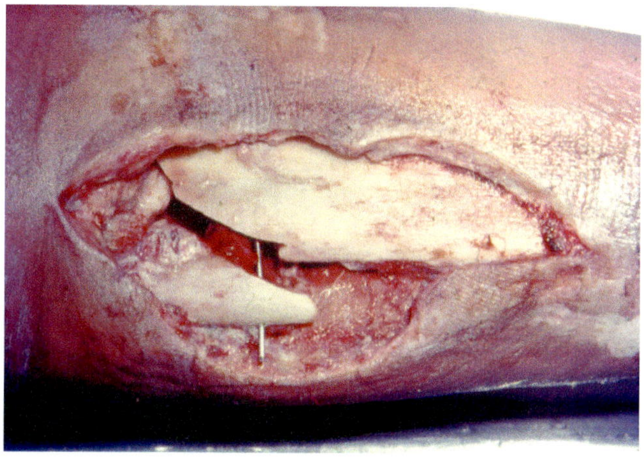

Figura 13.34 – Foco de fratura da tíbia em que a cirurgia não logrou êxito por causa de infecção.

Quando ocorre em decorrência do próprio impacto que a produziu, pela ação direta do agente contundente, a ferida cutânea tem bordas escoriadas e irregulares. Se resulta de atuação do fragmento ósseo de dentro para fora, como nas fraturas por flexão, nas manobras intempestivas de redução ou na tentativa de andar, a ferida é mais regular e não apresenta escoriação nas bordas. Nesse caso, o risco de infecção é um pouco menor.

A consolidação de uma fratura de osso longo costuma fazer-se em 20 a 30 dias aproximadamente. Após esse tempo, os dois fragmentos já estão reunidos por um tecido ósseo formado a partir da organização do hematoma do foco de fratura - o *calo ósseo*. Contudo, a capacidade para suportar carga depende de um amadurecimento do calo que só é atingido com maior tempo. Por isso, a remoção da imobilização não deve ser precoce, pois se corre o risco de romper um calo ainda pouco consistente. Há variações individuais quanto ao tempo necessário à cura completa em função da idade e do estado geral do paciente. Os jovens reparam uma fratura em menor tempo do que uma pessoa idosa, em que os ossos apresentem osteoporose. Da mesma forma, carência de cálcio, de fósforo e insuficiências hormonais podem retardar a consolidação de uma fratura[7,8]

A princípio, durante a primeira semana, as células osteogênicas que se acham no revestimento externo e interno do osso, respectivamente periósteo e endósteo, multiplicam-se e invadem o hematoma do foco de fratura. Na verdade, elas não estão presentes normalmente. São o resultado da diferenciação de células pluripotenciais capazes de se transformar em osteoblastos quando adequadamente estimuladas[7,8]. Ao mesmo tempo, entram em atividade as células destruidoras de osso, os osteoclastos, que reabsorvem o tecido ósseo lesado e liberam substâncias no foco de fratura que estimulam a ação dos osteoblastos[8]. Conforme passam os dias, elas vão depositando material osteoide sob a forma de trabéculas, que se espessam e sofrem posterior calcificação, constituindo uma massa que excede os limites externos e internos do osso fraturado.

Com 2 para 3 semanas, a massa de tecidos do foco de fratura já tem consistência suficiente para manter as extremidades do osso unidas, mas a densidade do calo, decorrente da calcificação das trabéculas, só atinge o máximo em cerca de 1 mês. Depois, o calo tem que ser remodelado, havendo reabsorção do excesso de osso e reorientação das trabéculas de acordo com as linhas de força próprias do osso fraturado[7].

Esse processo leva vários dias e o resultado final é a reconstituição do canal medular do osso, mas o local fica permanentemente marcado por uma saliência da superfície do osso onde ocorreu a fratura. Tal fato, a persistência do calo ósseo, é muito importante como elemento de identificação de despojos humanos e em catástrofes com grande número de vítimas, como nos naufrágios e desastres aéreos. Contudo, fraturas lineares incompletas podem não deixar vestígios[8].

Para que uma fratura se consolide de modo satisfatório, é necessário que os fragmentos sejam realinhados sem interposição de partes moles e, depois, imobilizados. A não observância desses princípios pode impedir que os segmentos se soldem ou causar a formação de um calo em posição viciosa, não funcional. Quando não ocorre a união dos ossos fraturados, forma-se o que se denomina *pseudoartrose* (Figura 13.35). As pseudoartroses são lesões incapacitantes, pois impedem a movimentação normal do osso, que se dobra onde ela se situa, quando os músculos se contraem.

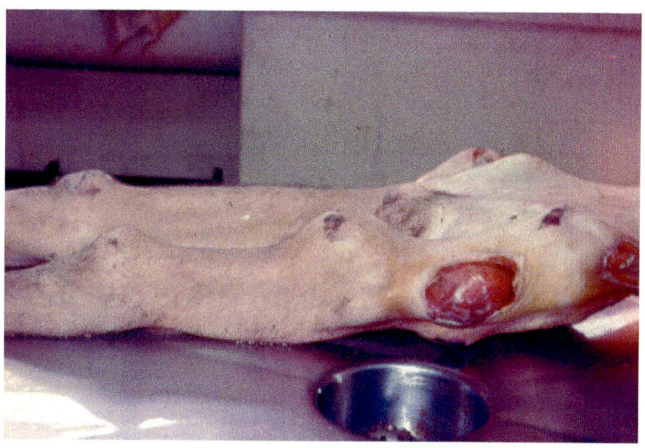

Figura 13.35 – O membro inferior esquerdo está encurtado por apresentar uma tumoração no terço superior do fêmur, onde há pseudoartrose. A pele sobre o grande trocanter revela uma escara.
Fonte: Caso do autor, do IML-RJ, em 1968.

• Roturas viscerais

As vísceras abdominais e torácicas podem ser rompidas como resultado de um impacto sobre o tronco ou por compressão forte e progressiva desse segmento. A diferença de consistência entre a parede abdominal e a caixa torácica, bem como a natureza e a textura dos respectivos órgãos, faz com que seja preciso maior energia cinética em um agente contundente para que ele produza lesões intratorácicas, quando comparada com a necessária para produzir lesão nas vísceras abdominais. Por isso, analisaremos separadamente as roturas dos órgãos torácicos e dos abdominais.

O gradil costal e o esterno tornam a parede torácica menos compressível que a abdominal. A resistência é ainda maior na face posterior, à custa da coluna e dos músculos paravertebrais. Assim, para que haja rotura pulmonar, cardíaca ou dos vasos da base, tem que haver fratura do estojo ósseo ou grande modificação da inércia de todo o corpo.

As roturas pulmonares estão, em geral, relacionadas a fraturas costais com superposição dos fragmentos. Um dos segmentos ósseos perfura a pleura e penetra na face costal do pulmão (Figura 13.32). Isso produz um hemopneumotórax. A menor elasticidade das costelas em pessoas idosas torna-as mais propensas às fraturas costais e às lesões pulmonares. Em alguns casos, as roturas pulmonares situam-se no interior do órgão, em geral relacionadas a brônquios intermediários. O ar proveniente do brônquio rompido e o sangue extravasado formam uma cavidade que pode ser ocupada tanto por um quanto por outro, em proporção variada, podendo haver apenas hematoma ou somente cavidade aérea. A presença do sangue dentro dos alvéolos desperta uma reação inflamatória que atrai macrófagos para removê-lo. Se o indivíduo não morrer em decorrência de outras lesões, após algum tempo, a lesão cura, deixando pequena cicatriz fibrosa. Por vezes, o ar infiltra-se no tecido intersticial do pulmão e espalha-se pelo mediastino e pelo resto do corpo sob a forma de enfisema (Figura 13.36).

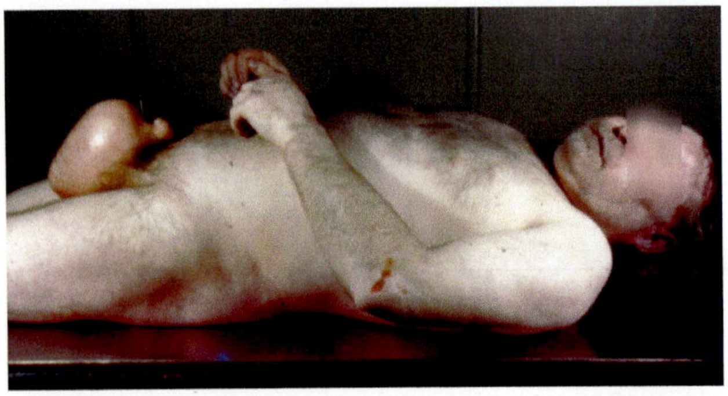

Figura 13.36 – Enfisema subcutâneo generalizado em caso de compressão do tórax e rotura do pulmão.
Fonte: Coleção de ensino da Faculdade de Medicina da UFRJ.

A compressão do tórax no sentido anteroposterior, por uma força suficiente para levar o esterno de encontro à coluna vertebral, provoca roturas irregulares no coração e nos vasos da base. Nos indivíduos adultos, os arcos costais são fraturados por causa da grande acentuação de sua curvatura no terço médio. A mesma força pode causar fratura do esterno, embora ela seja mais frequente nos impactos rápidos e potentes, como os que resultam da projeção do corpo de motoristas de encontro ao volante de carros, durante colisões frontais.

Nas compressões lentas, por exemplo quando uma roda de caminhão passa por cima do tórax, a rotura pode atingir qualquer das cavidades cardíacas. Mas, nas causadas por choques violentos, as cavidades direitas são rompidas com maior frequência, por terem paredes menos resistentes, que não suportam a elevação súbita da pressão em seu interior. A necessidade de rápido escoamento explica a ocorrência de pequenas roturas na entrada das veias pulmonares, na ausência de outras lesões. O aumento brusco da pressão intra-auricular força a saída do sangue pelos seus orifícios, que não têm diâmetro suficiente para lhe dar vazão, rompendo-se por alargamento[5].

A aorta pode ser rompida tanto nas compressões bruscas e nos esmagamentos, como nas grandes desacelerações resultantes de colisões ou de quedas. O local de maior incidência da rotura situa-se logo abaixo da emergência da artéria subclávia nas colisões e nos esmagamentos. Nas quedas, porém, tem sido referida como mais frequente na porção ascendente da croça, junto à sua origem. Estudos de colisões frontais a cerca de 95 km/h, feitos por Cammack (1959)[9], demonstraram grande aumento da pressão intra-aórtica, chegando a 1.250 mmHg, o que seria, para esse autor, suficiente para romper a parede do vaso. Mas Zehnder (1956)[10] já havia referido que a aorta torácica pode resistir à pressão de 2.000 mmHg sem se romper.

Parece que, na realidade, o efeito do aumento da pressão intraluminal é agravado pela fixação da aorta à parede torácica pela artéria subclávia esquerda, que, assim, exerceria tração em seu local de origem, explicando a maior incidência das roturas naquele segmento. O mesmo mecanismo explicaria a rotura da aorta ascendente nas quedas de grandes alturas. A rotura se faz de dentro para fora e, por vezes, não chega a interessar toda a espessura da parede vascular. Nesses casos, a sua túnica externa, a pleura e o mediastino podem conter por algum tempo o extravasamento do sangue, permitindo que a vítima sobreviva o suficiente para ser socorrida. Há relato de sobrevida prolongada com aneurismas formados após roturas incompletas da parede aórtica[5].

Os impactos sobre o abdome provocam súbita elevação da pressão em seu interior. As vísceras em conjunto são comprimidas e tendem a se insinuar em brechas da parede, se houver. É o caso das hérnias traumáticas, que são o agravamento brusco de condições preexistentes (Figura 13.37).

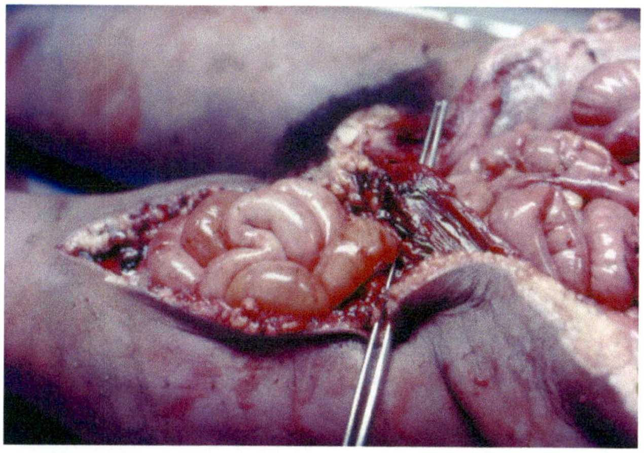

Figura 13.37 – Hérnia traumática, com passagem de alças intestinais para a face anterior da coxa esquerda, por baixo da arcada crural.

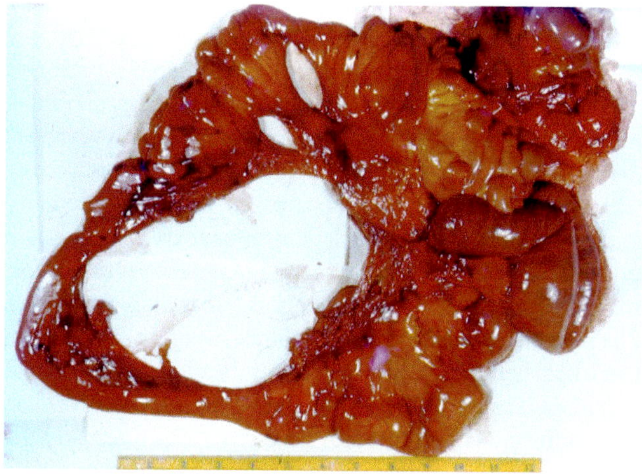

Figura 13.38 – Três roturas mesentéricas, a maior ocupando a porção central da figura.
Fonte: Coleção de ensino da UFRJ.

O diafragma é empurrado para cima e distendido violentamente nas contusões abdominais. Essa distensão pode provocar sua rotura, principalmente do lado esquerdo, já que o direito está protegido pela presença do fígado. A rotura, de direção quase sempre radial, ocorre, geralmente, entre a porção tendinosa e os feixes posteriores, o ponto mais fraco. Pode estender-se até o hiato ou ao pericárdio. Quando extensas, são acompanhadas por herniação do conteúdo abdominal, principalmente o estômago, para dentro da cavidade pleural esquerda[5].

As vísceras abdominais maciças tendem a ser lesadas com frequência tanto nos impactos quanto nas compressões lentas. Com maior frequência, observam-se roturas hepáticas ou esplênicas, seguidas pelas renais e as pancreáticas. A extensão das lesões varia com a violência do traumatismo e com a consistência do órgão. Estados patológicos que aumentem o seu volume e a sua friabilidade fazem com que traumatismos não muito intensos sejam fatais. Fonseca e Silva (1970)[11] descreveram um caso de rotura de baço e morte por hemoperitônio em um garçom portador de doença de Gaucher, um distúrbio do metabolismo dos lipídios. Ele havia levado um soco de um freguês no flanco esquerdo. Após o trauma começou a sentir dores abdominais, foi para casa e na manhã seguinte foi encontrado morto em seu leito.

As roturas de vísceras maciças podem ser superficiais, apenas subcapsulares, ou extensas, interessando todo o órgão. Alguns autores afirmam que as vísceras se rompem porque há um aumento da sua curvatura. Outros admitem que a rotura se deva a uma forma de explosão, pelo fato de conterem muito sangue. É mais provável que os dois mecanismos sejam reais.

As lesões pancreáticas, em geral, costumam ser acompanhadas de outras em órgãos vizinhos, como o duodeno e as vias biliares. Relativamente frequentes são as fissuras e os pequenos esmagamentos mesentéricos (Figura 13.38).

As lesões de vísceras ocas são mais comuns nos impactos violentos, principalmente se o órgão estiver parcialmente cheio de líquido ou de alimentos. Mas também podem ser lesadas por compressão de encontro à coluna vertebral, principalmente o duodeno. Contudo, pelo volume e a extensão que ocupa na cavidade abdominal, o jejunoíleo é a víscera atingida com maior frequência, quando computadas também as lesões penetrantes. Segundo Campos e Ferraz, mais de 90% dessas lesões são causadas pelas feridas penetrantes do abdome, embora essa proporção possa não ser tão grande em estudos realizados por autores estrangeiros[12].

O aumento súbito da pressão no interior do estômago, nos traumatismos do andar superior do abdome, pode provocar lacerações e rotura do terço inferior do esôfago, no seu trajeto intra-abdominal. Tais lesões, em geral, têm direção longitudinal[5].

As roturas viscerais devem ser consideradas lesões graves nos exames de lesão corporal dolosa. Qualquer que seja sua sede, constituem, a nosso ver, perigo de vida. Como nas demais lesões por agentes contundentes, os acidentes e os crimes culposos são suas causas jurídicas mais frequentes.

Lesões abertas

• Escoriação

É o arrancamento traumático da epiderme. Não deve ser confundida com os descolamentos causados por outros tipos de agentes, como as queimaduras, ou doenças bolhosas da pele. Nela, o agente contundente desliza sobre a pele e, devido ao atrito, arranca as camadas celulares da epiderme em profundidade variada, expondo a derme. Os efeitos dependem da pressão exercida sobre a pele e do grau de aspereza da superfície do agente. Quando a energia trazida pelo agente é pequena, são arrancadas apenas as camadas superficiais do epitélio. Camadas cada vez mais profundas serão atingidas à medida que se aumentar a ação abrasiva.

As escoriações que desgastem apenas o terço superior da camada espinhosa da epiderme traduzem-se macroscopicamente por exsudação de líquido seroso incolor, que evapora deixando pequeno coágulo amarelado que produz uma crosta sérica por evaporação. As que passem em plano intermediário entre o ápice e a base das papilas dérmicas aparecem como um pontilhado hemorrágico em meio à exsudação serosa e formam crosta serossanguinolenta. Já as lesões mais profundas, que passem em plena derme por toda a sua extensão, formam um lençol hemorrágico uniforme que dá origem a uma crosta hemática (Figura 13.39).

Conforme já descrevemos ao estudarmos a reação vital no Capítulo 10 - Cronotanatognose, as células do epitélio vizinho à lesão levam 18 a 24 horas para começar a cobrir a zona lesada, por baixo da crosta, nos casos de feridas assépticas como as cirúrgicas. Acreditamos que o tempo necessário nas escoriações seja mais prolongado em face da irregularidade da lesão e do fato de ser contaminada. Como é natural, o tempo necessário para a reparação de uma escoriação depende da profundidade que atingiu. As mais superficiais, que produzem apenas crosta sérica, evoluem muito mais rapidamente que as profundas, de crosta hemática.

O tempo necessário ao descolamento da crosta depende de fatores locais do tecido como a sua vascularização e a velocidade de renovação normal do epitélio. Assim, as escoriações da face evoluem mais rapidamente que outra de mesma profundidade, situada na perna. Se houver dificuldade circulatória, como varicosidades e edema, a diferença torna-se ainda maior. Isto tem importância médico-legal, já que é possível encontrar escoriações em fase evolutiva diferente conforme a região do corpo, por exemplo, uma semana após uma agressão a socos e pontapés. A ignorância dessa particularidade pode fazer com que o perito admita a ocorrência de mais de uma agressão em datas diferentes.

A crosta das escoriações profundas fica fortemente aderida e tem cor pardo-avermelhada. Com uma semana de evolução apresenta consistência bem firme, contorno nítido e começa a esboçar um levantamento na periferia (Figuras 13.40 a 13.42). Com 2 semanas, pode já ter sido totalmente eliminada. A evolução costuma sofrer retardo se houver novo traumatismo na área ou infecção e consequente formação de pus sob a crosta.

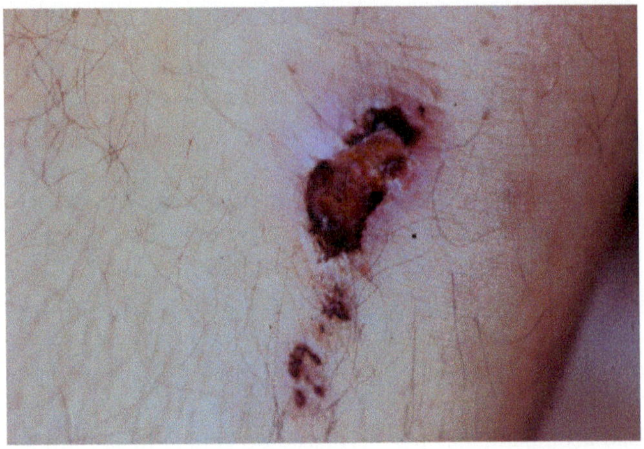

Figura 13.40 – Escoriação de uma semana de evolução na face anterior do joelho causada por queda da própria altura sobre piso de pedras. Observe a crosta hemática de cor parda com retração no centro, discreta retração da periferia e hiperemia dos tecidos vizinhos. Lesão ocorrida em 25 de fevereiro de 1998 na residência e fotografada aos 6 dias de evolução.

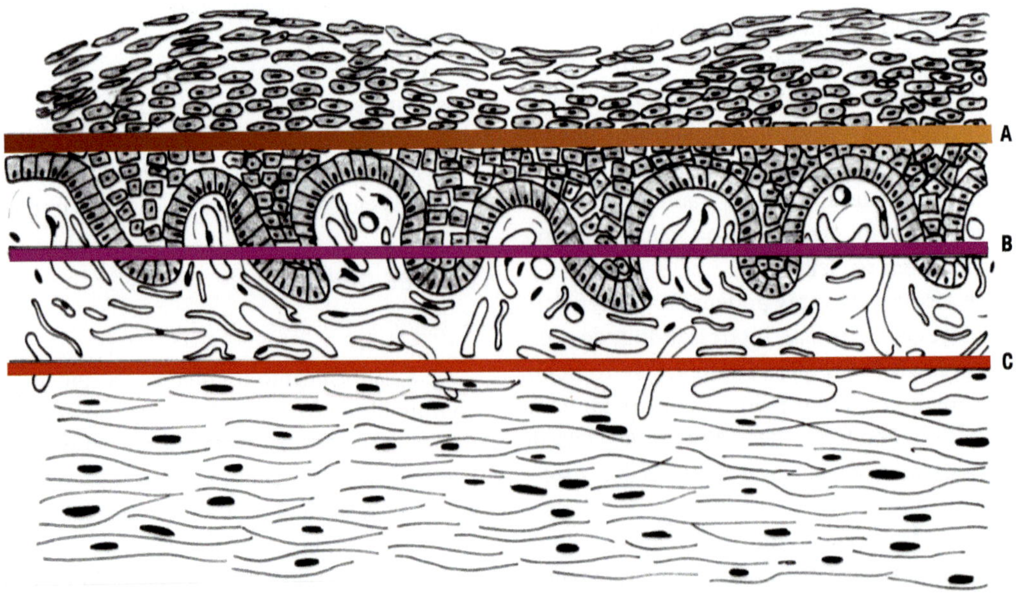

Figura 13.39 – Conforme a profundidade, as escoriações formam crosta sérica (**A**), serossanguinolenta (**B**) ou totalmente sanguinolenta (**C**).

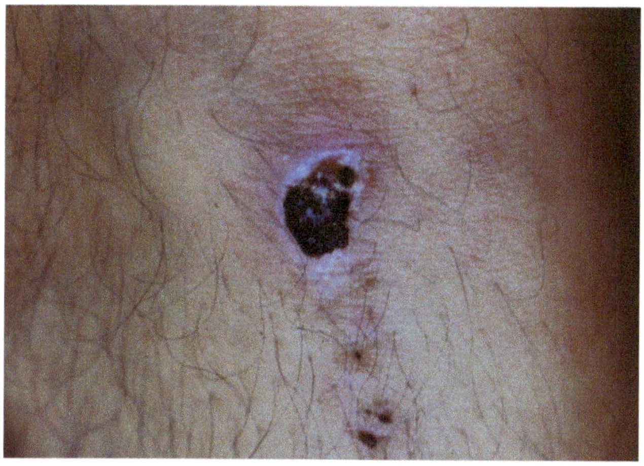

Figura 13.41 – Mesma lesão da Figura 13.40 aos 10 dias de evolução. Nota-se que já houve descolamento do terço superior da crosta principal e das pequenas crostas satélites do terço inferior. A área onde houve o descolamento tem tonalidade rósea, e o halo esbranquiçado, que representa a reepitalização, aumentou de largura.

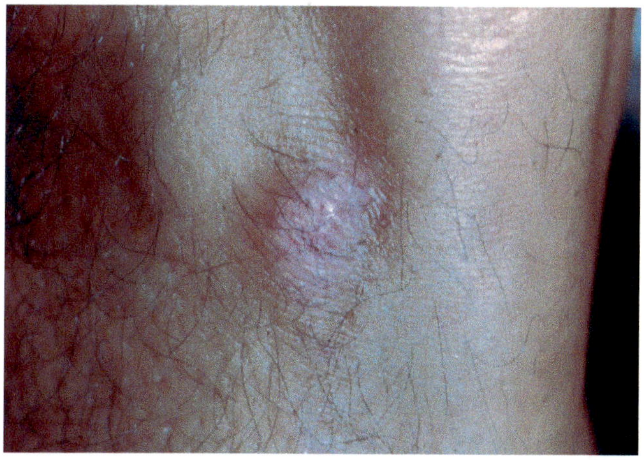

Figura 13.42 – Marca de escoriação resultante da lesão mostrada nas duas figuras anteriores, 2 semanas após o trauma. A pele tem cor rósea devido à escassa pigmentação do epitélio e do maior número de capilares sanguíneos da área lesada.

O descolamento da crosta deixa ver uma superfície de cor rósea, muito mais clara que a pele vizinha, resultado da ausência de pigmento de melanina no epitélio jovem e da presença de maior número de capilares. Essa zona hipocrômica é chamada de *marca de escoriação* e tende a desaparecer com o tempo, sem deixar cicatriz. Por isso, marcas extensas de escoriações no rosto devem ser avaliadas com cautela. Geralmente, não autorizam o perito a afirmar que a lesão corporal deixou deformidade permanente, a não ser que sejam muito fibrosas. Nesses casos, impõe-se novo exame após 6 meses e outro após 1 ano. Algumas vezes, a área passa por uma fase de hiperpigmentação temporária, mas que também desaparece em médio ou longo prazos. Contudo, nas escoriações mais profundas infectadas pode haver formação de tecido fibroso que persiste no local por tempo indeterminado.

Quando o arrancamento da epiderme é feito em cadáver, o desnudamento da derme não produz a exsudação que ocorreria em vida, por falta de pressão dos líquidos teciduais. A evaporação da umidade da superfície da derme exposta gera uma placa amarelada, de consistência firme ao toque, semelhante a couro, que se chama *placa pergaminhada* (Figura 13.43). Por vezes, aparecem em vários trechos da pele pela ação de formigas (Figura 8.18).

Algumas escoriações têm forma característica e permitem reconhecer o agente contundente que as produziu. As unhas deixam escoriações de forma côncavo-convexa, semelhante à lua crescente, que permitem determinar inclusive a posição dos dedos do agressor – *estigmas ungueais*. São importantes nos casos de esganadura (ver Capítulo 25 – Asfixias por Constrição Cervical). Por vezes, o deslizamento da unha produz faixas de escoriação com início convexo e final côncavo. Unhas de felinos produzem três ou quatro escoriações lineares paralelas. Os arrastamentos produzem escoriações formadas por estrias paralelas, compactamente distribuídas, com a mesma direção do deslocamento do agente. São chamadas de *escoriação de raspão* (Figura 13.44). Além de equimoses, as arcadas dentárias podem produzir escoriações com a mesma forma. Nos acidentes de trânsito, certos componentes do veículo podem causar escoriações cujo desenho imita perfeitamente a sua forma, como a porção central do volante de alguns automóveis, nas colisões frontais. Indivíduos manietados, ou presos e algemados, podem apresentar escoriações lineares paralelas ao redor dos punhos. O afastamento das linhas é igual à espessura do aro no caso de algemas. Escoriações em forma de sulco ao redor do pescoço sugerem fortemente estrangulamento, desde que horizontais e de profundidade uniforme (Figura 13.45).

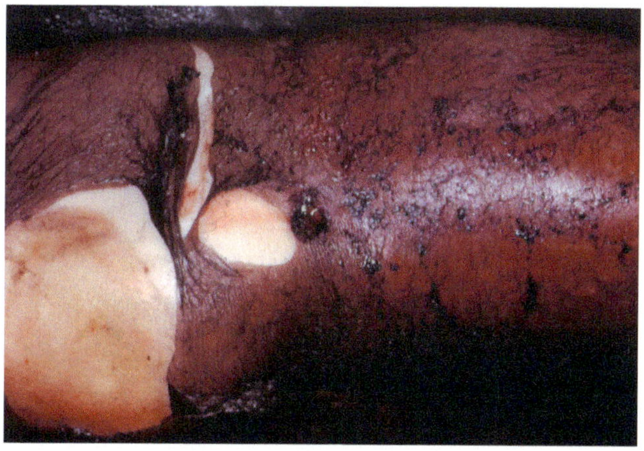

Figura 13.43 – Área de arrancamento da epiderme do cadáver. Notam-se duas áreas claras: uma amarelada, que já sofreu desidratação, e outra branca, feita durante a necrópsia, pouco antes de ser fotografada.

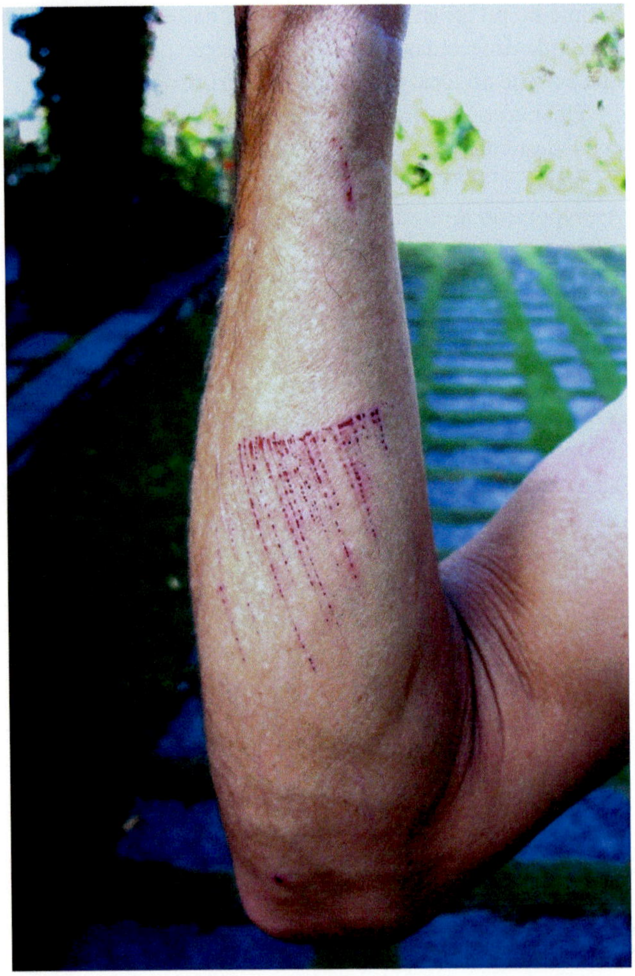

Figura 13.44 – Escoriação de raspão cujos componentes lineares são paralelos e se iniciam numa linha reta imaginária transversal ao eixo do antebraço. Pequeno acidente do trabalho por queda de sobre um muro de pouca altura. O aspecto resultou da ação da aresta do muro na tentativa de se apoiar para não cair.

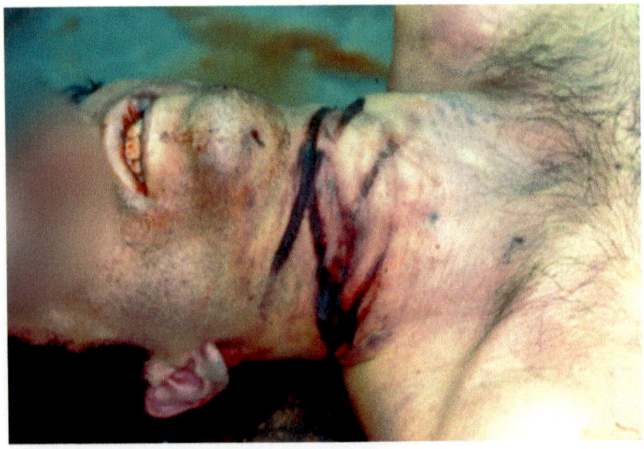

Figura 13.45 – Faixas de escoriação em forma de sulcos entrecruzados nas faces anterior e lateral direita do pescoço, de cor pardo-avermelhada-escura.

Fonte: Gentileza do Dr. Nereu G.M. Guerra-Neto.

Valor médico-legal das escoriações

As escoriações podem fornecer importantes informações ao perito legista. Em primeiro lugar, confirmam a existência de reação vital e que houve atuação de um agente contundente. Pelo aspecto de sua crosta, podem dar ideia do tempo em que foram produzidas. Pela sua localização e forma, sugerem certos tipos de agressão, como:

- em forma de sulco, no pescoço, estrangulamento;
- em forma ungueal, no pescoço, esganadura;
- imitando arcada dentária, mordeduras;
- nos braços, antebraços e pernas, contenção;
- nas regiões erógenas, crime de natureza sexual;
- lineares ao redor dos punhos, algemas.

• Ferida contusa

É a solução de continuidade, causada por ação contundente, que interessa todos os planos da pele, inclusive o subcutâneo. Sua forma e demais características variam de acordo com o mecanismo de produção. Um desses mecanismos é a compressão da pele entre duas superfícies rijas, uma delas o agente contundente (Figura 13.46). A superfície do agente força, inicialmente, a epiderme de encontro à derme e esta de encontro ao plano subjacente, geralmente um osso.

A epiderme é arrancada e as fibras da derme são deslocadas lateralmente e se rompem quando a pressão ultrapassa seu limite de resistência. Assim sendo, as bordas apresentam-se escoriadas, as vertentes anfractuosas e infiltradas por sangue, e o fundo irregular e sujo. Notam-se pontes de tecido unindo as vertentes opostas próximo às suas extremidades (Figura 13.47).

As feridas por compressão são mais frequentes no couro cabeludo. Quando decorrentes de queda sobre superfície plana, situam-se próximo ao equador do crânio e mais no setor occipital. Nesses casos, assumem uma forma estrelada irregular, com as bordas solapadas, e ocupam o centro de uma escoriação circular. Instrumentos aproximadamente esféricos, por exemplo um martelo de bola, também causam feridas estreladas irregulares, mas a escoriação é menor e não acompanha as fissuras do couro cabeludo que se irradiam do centro da lesão. Tais prolongamentos devem-se à distensão e ao afastamento da pele na região adjacente à do impacto[13].

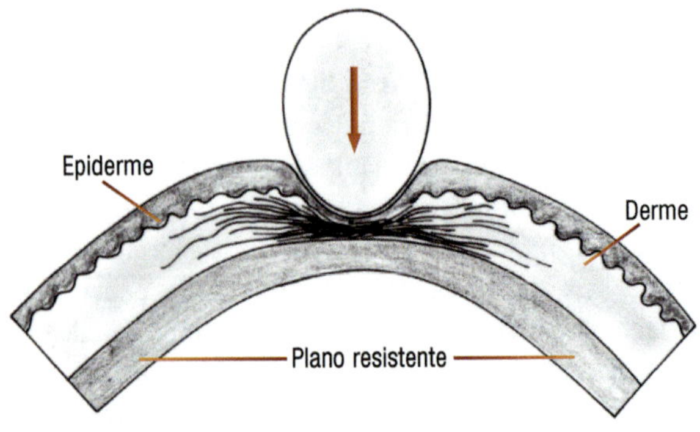

Figura 13.46 – Esquema de ferida por compressão. O instrumento contundente esmaga as camadas da pele contra os planos mais profundos, por exemplo, o muscular ou o esquelético.

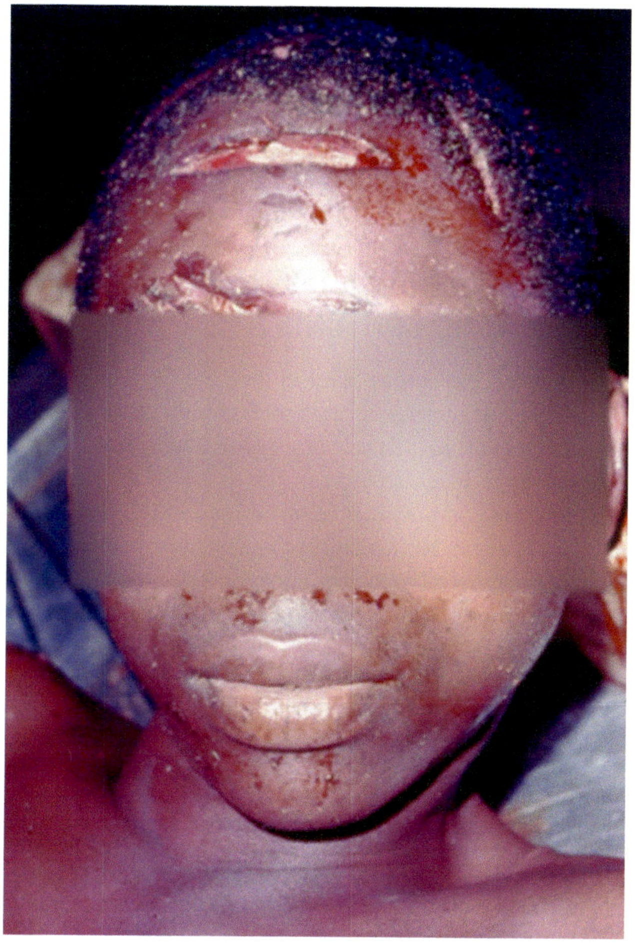

Figura 13.47 – Feridas de bordas irregulares e escoriadas na face e no couro cabeludo causadas por agressão com cano de ferro, o que explica sua forma linear.
Fonte: Caso periciado pelo autor no IML-RJ, em 1969.

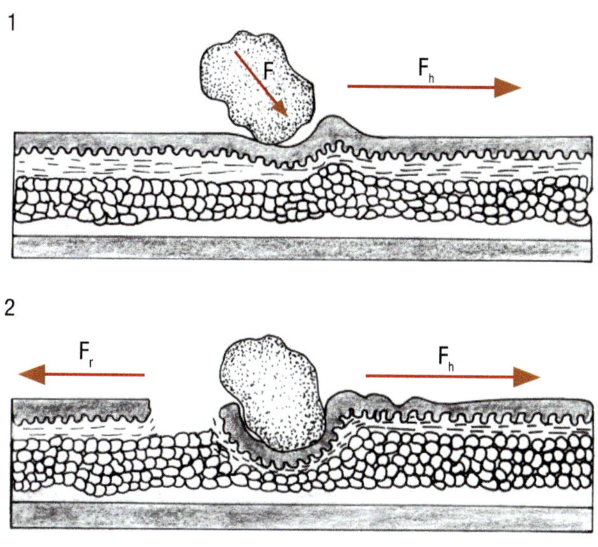

Figura 13.48 – No esquema 1, o agente contundente traciona a pele obliquamente e o vetor horizontal F_h da decomposição da força F faz com que ela seja esticada até a sua rotura, visível no esquema 2. A seta para a esquerda representa a força de resistência elástica da pele, F_r.

Pedaços de madeira usados na construção civil, tipo perna de três, causam lesão linear com ramificação em "Y" quando incidem pela extremidade. As ramificações devem-se ao afastamento brusco das margens, não são solapadas e revelam numerosas pontes de tecido unindo as bordas. Quando essa peça de madeira incide pela aresta, age como intrumento cortocontundente.

A direção de deslocamento do instrumento causador da lesão pode ser reconhecida nas incidências oblíquas pelo grau de solapamento das margens da ferida. Depois de rompida a pele, o instrumento tende a empurrar a margem da ferida que corresponde ao prosseguimento do seu deslocamento, a qual fica mais solapada. Se o golpe for muito oblíquo, pode ocorrer descolamento dessa margem por uma extensão variada (Figura 13.48).

O outro mecanismo de produção das feridas contusas é a tração. O agente contundente traciona a pele fortemente, de modo continuado e lento, ou faz movimento de deslizamento sobre o segmento. O atrito faz com que a pele seja puxada até o limite de sua elasticidade e comece a se romper aos poucos em várias fendas irregulares e paralelas, até que uma delas interessa toda a espessura e a pele é rompida (Figura 13.49). As margens da lesão podem não ser escoriadas, estão parcialmente descoladas do tecido subcutâneo, apresentam fissuras paralelas na área contígua e um pouco à distância, e estão unidas por extensas traves de tecido íntegro. São exemplos desse mecanismo o escalpe produzido por correias que prendam os cabelos e os tracionem de modo violento e o estiramento da pele por pneu de viatura que passe sobre um segmento corporal.

Valor médico-legal das feridas contusas

Servem para atestar a ação contundente e, em alguns casos, por sua forma *sui generis*, indicar o agente vulnerante.

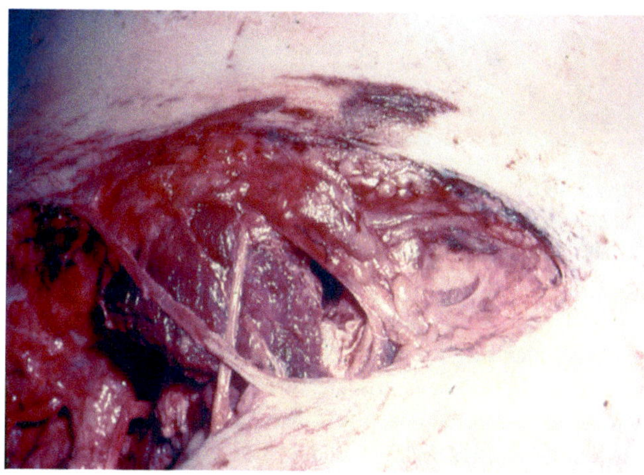

Figura 13.49 – Ferida contusa por forte tração da pele. Notam-se pontes de tecido íntegro unindo as vertentes, ausência de escoriação nas bordas e fissuras paralelas na pele adjacente, principalmente junto da borda inferior.
Fonte: Caso autopsiado pelo autor no IML-RJ, em 1969.

• Esmagamentos

São lesões em que todos os planos anatômicos de um segmento do corpo são comprimidos e triturados pelo agente contundente. Podem interessar apenas parte de uma extremidade, a cabeça, o tronco ou a totalidade do corpo (Figuras 13.50 e 13.51).

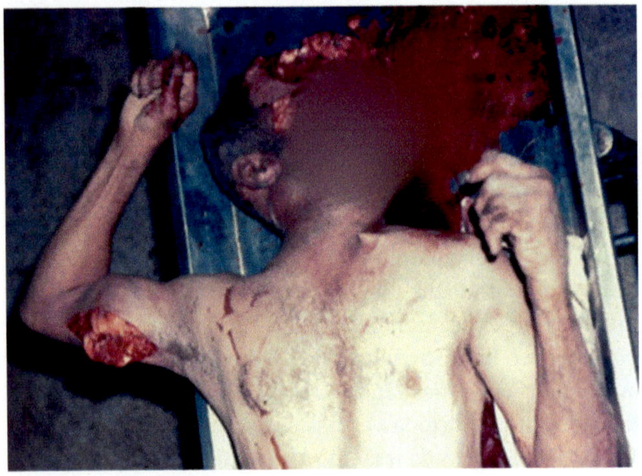

Figura 13.50 – Esmagamento de cabeça e tórax em vítima de atropelamento por ônibus. As marcas do pneu podem ser vistas como equimoses em linha quebrada na face anterior do tórax.

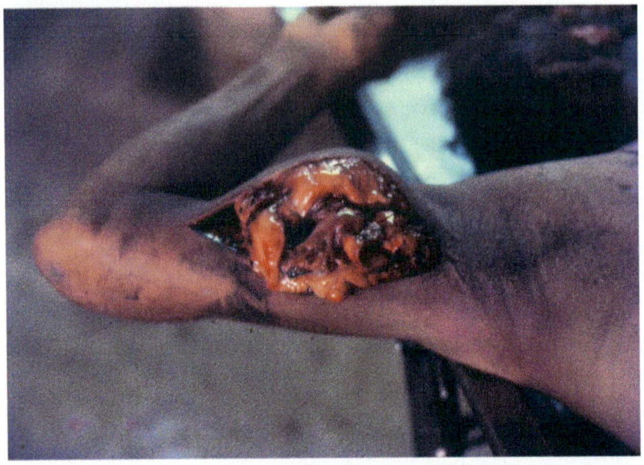

Figura 13.51 – A violenta compressão arrancou o coração e o deslocou através de um espaço intercostal e do oco axilar para a face anterior do braço direito. Mesmo caso da Figura 13.50.

O agente causador dos esmagamentos é, sempre, um agente dotado de excessiva energia cinética, em geral de grande massa. Prensas, veículos, polias de máquinas em movimento, marretas, martelos, todos podem causar esmagamento dependendo do segmento lesado. As partes moles são extensamente laceradas e os ossos sofrem fratura do tipo cominutivo. No esmagamento, estão reunidas quase todas as lesões por agentes contundentes.

A destruição extensa de tecidos, além de provocar perda sanguínea importante, excita as terminações nervosas e libera substâncias nocivas na circulação. Se o indivíduo não morrer nos primeiros dias, pode desenvolver quadro clínico de insuficiência renal aguda, que faz parte da chamada "síndrome de esmagamento".

CAUSA JURÍDICA DAS LESÕES POR AÇÃO CONTUNDENTE

A maioria das lesões, leves ou fatais, é causada por acidente. Entre as mortais, a causa mais comum são os atropelamentos e as colisões de veículos. Seguem-se os suicídios por defenestração. Mas não são raros os casos de agressão com instrumentos contundentes como barras de ferro, pedaços de madeira e pedras. Nas agressões com instrumentos em forma de bastão, é possível encontrar lesões de defesa representadas por equimoses e escoriações situadas na borda cubital do antebraço e nas mãos (Figuras 13.20 e 13.21).

REFERÊNCIAS BIBLIOGRÁFICAS

1. Knight B. The pathology of wounds. In: Bernard Knight (ed.). 2.ed. Forensic pathology. Londres: Editora Arnold; 1998. Capítulo 4, p. 133-169.
2. Lever WF, Schaumburg-Lever G. Vascular diseases. In: Histopathology of the skin. 5.ed. Philadelphia: J.B. Lippincott Company; 1975. Capítulo 9, p. 57.
3. Crawford JM. The liver and the biliary tract. In: Cotran RS, Kumar V, Collins T (ed.). Robbin's pathologic basis of disease. 6.ed. Philadelphia: WB Saunders; 1999. Capítulo 19.
4. Fávero E. Traumatologia. In: Medicina legal. 8.ed. São Paulo: Livraria Martins; 1966.
5. Hercules HC. Agressores físicos. Introdução à patologia forense. In: Domingos de Paola (ed.). Mecanismos básicos de doença. Rio de Janeiro: Atheneu; 1977. Capítulo XX.
6. Simonin C. Medicina legal judicial. Tradução para o Espanhol da 3.ed. francesa por Sánchez-Maldonado GL et al. Barcelona: Editorial JIMS; 1966.
7. Athanasou NA, Woods CG. Bone. In: McGee JD, Isaacson PG, Wright NA (ed.). Oxford textbook of pathology. Oxford: Oxford University Press; 1992.
8. Rosenberg A. Bones, joints and soft tissues tumors. In: Ramzi S. Cotran, Vinay Kumar, Tuker Collins (ed.). Pathologic basis of disease. 6.ed. Philadelphia: WB Saunders; 1999. Capítulo 28, p. 1215-1268.
9. Cammack K, Rapport RL, Paul J, Baird WC. Deceleration injuries of the thoracic aorta. Arch Surg. 1959;79:244.
10. Zehnder MA. Delayed posttraumatic rupture of the aorta in a young healthy individual after closed injury. Angiology. 1956;7:252.
11. Fonseca NM, Silva OP. Doença de Gaucher e lesão corporal seguida de morte. Rev IML Gb. 1970;1(5):17-24.
12. Campos JM, Ferraz EM. Trauma do jejunoíleo. In: Freire, Evandro (ed.). Trauma: a doença dos séculos. Rio de Janeiro: Atheneu; 2001. Capítulo 118, p. 1577-1590.
13. Spitz WU. Blunt forces injuries. In: Werner U. Spitz (ed.). Spitz and fisher's medicolegal investigation of death. 3.ed. Springfield: Charles C. Thomas Publisher; 1993. Capítulo VII.

CAPÍTULO 14

Estudo Médico-Legal dos Traumatismos Cranioencefálicos

José Carlos Pando Esperança

INTRODUÇÃO

Várias estatísticas nacionais e internacionais apontam que a principal causa de morte violenta são os acidentes de trânsito. Todavia, análise estatística recente feita por nosso grupo no Instituto Médico-Legal Afranio Peixoto (IMLAP), do Rio de Janeiro, revelou que cerca de 60% das mortes violentas são causadas por projétil de arma de fogo (PAF), seguidas, em ordem de frequência, das mortes por atropelamentos e colisões. Nessas modalidades, em mais de 70% dos casos, há lesões cranioencefálicas, muitas vezes relacionadas diretamente com a morte.

Portanto, é fundamental para os profissionais da área de saúde conhecer os tipos, a terminologia e os principais mecanismos de lesão. Antes de entrar no assunto propriamente dito, é necessário tecer alguns comentários superficiais, mas importantes, referentes à anatomia e à histologia do sistema nervoso central (SNC).

CONSIDERAÇÕES GERAIS ANATÔMICAS E HISTOLÓGICAS

O SNC é a mais complexa e especializada estrutura do nosso organismo, do ponto de vista anatômico, fisiológico e histológico. Por essa razão, o encéfalo apresenta algumas particularidades em relação aos outros órgãos, a começar pelo local onde se situa.

A caixa craniana é uma estrutura óssea resistente que tem como finalidade a proteção contra traumatismos por agentes mecânicos. Entretanto, em razão desse fato, lesões expansivas podem elevar a pressão intracraniana, clinicamente caracterizada por cefaleia intensa, vômitos e edema de papila. A hipertensão intracraniana prolongada é uma condição grave, sendo causa comum de morte por causar danos irreversíveis ao tecido.

Outra característica importante com relação à caixa craniana é que a face interna apresenta vários acidentes ósseos. Alguns funcionam com instrumentos cortantes, em particular os situados nos andares anterior e médio da base.

As meninges são estruturas membranáceas que recobrem o encéfalo, contribuindo assim para a sua proteção. A dura-máter é espessa, opaca e contém os seios venosos. O prolongamento mediano chamado "foice" separa os hemisférios cerebrais. A aracnoide e a pia-máter, também chamadas de "leptomeninges", são finas e transparentes, e a última é que tem contato direto com o tecido nervoso. Entre essas duas membranas (espaço subaracnoideo), circula o liquor. Diferentemente do que ocorre com o tecido nervoso, o processo de restauração das meninges é pelo reparo cicatricial por fibrose.

Outro aspecto anatômico importante refere-se à consistência do tecido encefálico. Geralmente as pessoas têm a impressão de que o encéfalo tem consistência algo firme, visto que as peças anatômicas de estudo são fixadas pela solução de formol. A fresco, o encéfalo tem consistência algo amolecida, semelhante a gelatina. A comparação é tão perfeita que existem estudos experimentais utilizando esse produto. Em meio à massa gelatinosa, vasos e fibras axonais se entrecruzam. Notam-se pontos mais fixos principalmente no nível do tronco, onde estão situados vasos sanguíneos mais calibrosos e nervos cranianos. Esse fato é de suma importância para o entendimento da patogenia de certas lesões de etiologia traumática.

Diferentemente do que se dá nos outros tecidos, a drenagem é realizada pelo sistema liquórico. O liquor é produzido pelo plexo coroide dentro dos ventrículos e circula pelas leptomeninges. Uma de suas funções é a proteção, por amortecimento, dos impactos causados por diversos agentes.

Cabe ressaltar que o SNC é todo mapeado, existindo perfeita correlação entre a topografia das lesões com sinais e sintomas neurológicos. As manifestações clínicas vão depender principalmente do tipo, da extensão, do número e do local das lesões. Exemplificando, um ponto hemorrágico situado na substância branca do lobo frontal pode não ter tradução clínica; entretanto, o mesmo ponto no tronco encefálico pode provocar a morte. Esse raciocínio serve para qualquer tipo de lesão, traumática ou não, constituindo o princípio básico da correlação clinicomorfológica.

A histologia do tecido nervoso é bastante complexa, formada por um emaranhado de células com origens diferentes e por uma matriz bem peculiar. O neurônio é a principal célula do SNC e a mais especializada do nosso organismo. Em decorrência de sua alta especialização, essas células têm baixa capacidade de divisão. Em casos de destruição neuronal, o local é restaurado por meio da hiperplasia e da hipertrofia de astrócitos, processo denominado "astrocitose" ou "gliose".

São consideradas células de linhagem glial os astrócitos, os oligodendrócitos e as células ependimárias. A micróglia não faz parte das células da glia, tendo a mesma origem e função dos macrófagos, com papel importante no processo de restauração. Os astrócitos têm como função a restauração dos tecidos e contribuem para a formação da barreira hematoencefálica. Os oligodendrócitos são células pequenas com prolongamentos curtos, responsáveis pela produção de mielina no SNC. As células ependimárias revestem as cavidades ventriculares, o canal medular, o aqueduto de Sylvius e o filamento terminal. Têm a função de modular a passagem de líquido e substâncias entre as células do SNC e o liquor.

NEUROPATOLOGIA FORENSE

Exame externo e interno da cabeça

• Inspeção externa da cabeça

O exame externo deve ser minucioso, a começar pela descrição fisionômica. Faz parte da rotina o relato das características dos cabelos, olhos, presença de material estranho nos orifícios externos da face, arcadas dentárias, além de outros sinais significativos para identificação. Lesões de natureza violenta, recentes ou antigas, devem ser detalhadamente descritas e medidas, bem como as feridas cirúrgicas. Atenção especial deve ser dada ao couro cabeludo que, por vezes, pode mascarar algumas lesões, como escoriações, equimoses ou mesmo pequenas feridas produzidas por projéteis de arma de fogo (PAF).

• Inspeção interna da cabeça

Retirada do encéfalo

O encéfalo deve ser retirado e examinado morfologicamente em todos os casos. A técnica de retirada é bastante trabalhosa e tem que ser realizada com certos cuidados. Em primeiro lugar, é feita uma incisão bimastóidea perpendicular ao plano sagital, rebatendo-se o couro cabeludo em dois retalhos (anterior e posterior). É importante observar a face profunda do couro cabeludo. A presença de infiltrações hemorrágicas indica que ocorreu trauma, ajudando no diagnóstico diferencial com entidades de etiologia não traumática. Logo após, são feitos o rebatimento dos músculos temporais e a raspagem da fina membrana que recobre parcialmente a calota (periósteo), procedimento importante para detectar pequenas fraturas. A calota craniana é seccionada com uma serra acoplada a um arco. Segundo recomendação do Ministério da Saúde, a serra elétrica não deve ser utilizada para esse fim, em razão da geração de partículas e aerossóis. De preferência, a dura-máter é retirada com uma tesoura de ponta curva, seguindo o plano de corte da serra. O encéfalo é removido com cautela em virtude da sua consistência, devendo-se segurá-lo com uma das mãos e, com a outra, cortar os pares cranianos bem rente às estruturas ósseas. Por fim, são cortados os vasos e nervos que ficam adjacentes ao tronco encefálico. A medula é seccionada na porção superior, que a une ao bulbo, se possível com uma faca de ponta fina (Figura 14.1).

Exame da superfície de corte do encéfalo

Nas autópsias hospitalares, logo após a retirada, o encéfalo é pesado e examinado externamente, sendo imediatamente colocado em uma cuba contendo solução de formol (ideal a 30% e cerca de 10 vezes o volume do órgão). O órgão deve ficar pendurado por um barbante que passa através dos vasos da base, de modo que não encoste no fundo, para se evitar a deformação pela fixação. O exame interno é feito após 15 dias de fixação, pois isso possibilita análise macroscópica de melhor qualidade. Os cortes podem ser realizados por diferentes técnicas, porém atualmente se prefere a clivagem no plano tomográfico para melhor correlação com os métodos de imagem.

Geralmente, nas autópsias médico-legais, o encéfalo é clivado na hora. Esse procedimento eventualmente prejudica a visualização das lesões e das estruturas anatômicas, em vista da consistência amolecida do tecido. Não há qualquer impedimento em adotar a rotina das autópsias hospitalares, se o legista julgar que o diagnóstico morfológico da lesão é fundamental para a conclusão do laudo. Nesse caso, o perito pode colocar no atestado de óbito "aguarda exame anatomopatológico".

Em certas situações, o legista terá que enviar fragmentos do encéfalo para exame histopatológico. Caso não haja lesão visível para orientar a clivagem, a rotina é retirar as seguintes áreas, em ordem de importância: núcleos da base, hipocampo, tronco encefálico, córtex motor, núcleo denteado do cerebelo e córtex cerebelar.

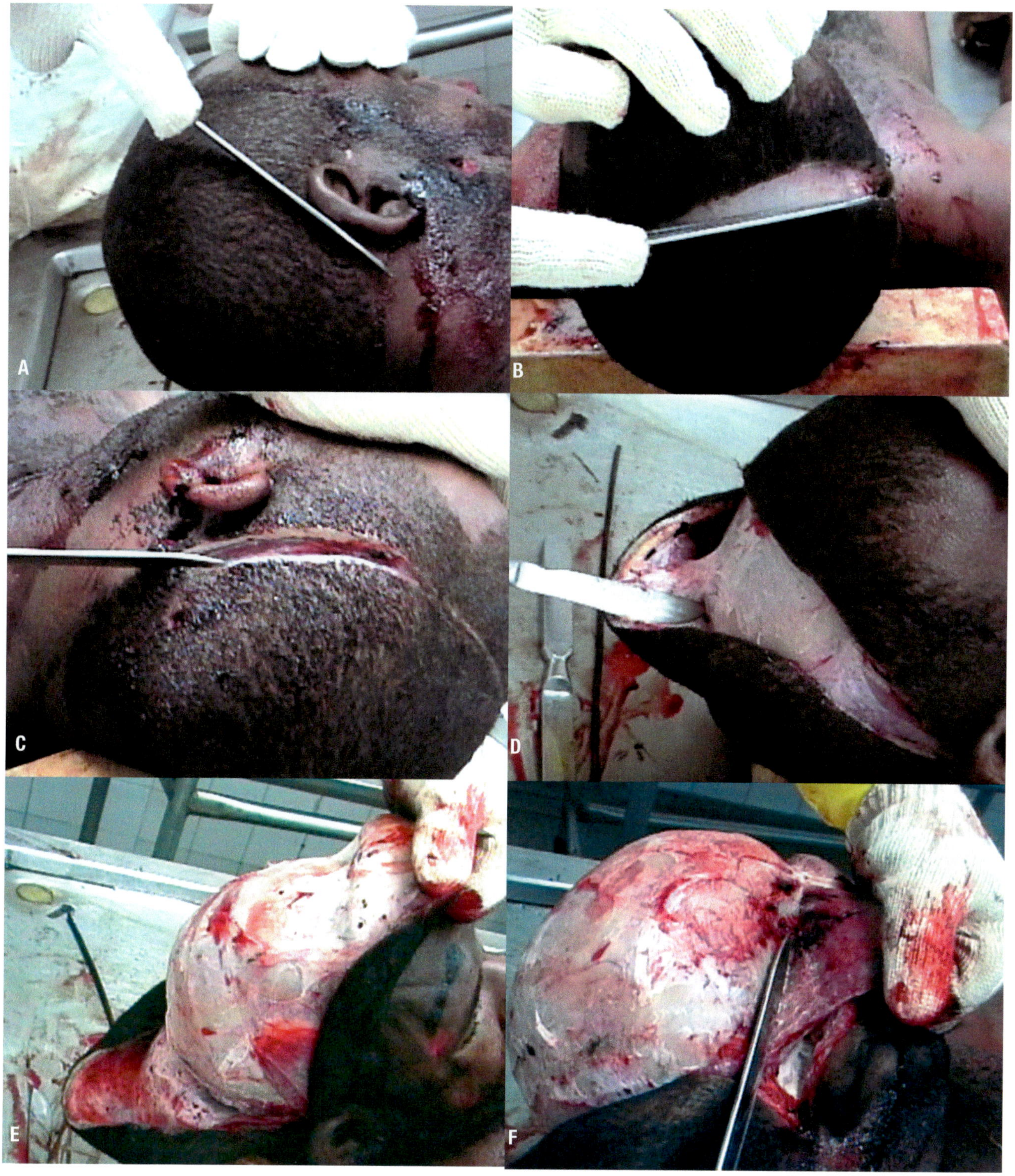

Figura 14.1 – Principais etapas da técnica de retirada do encéfalo, empregada no IMLAP.

(*Continua*)

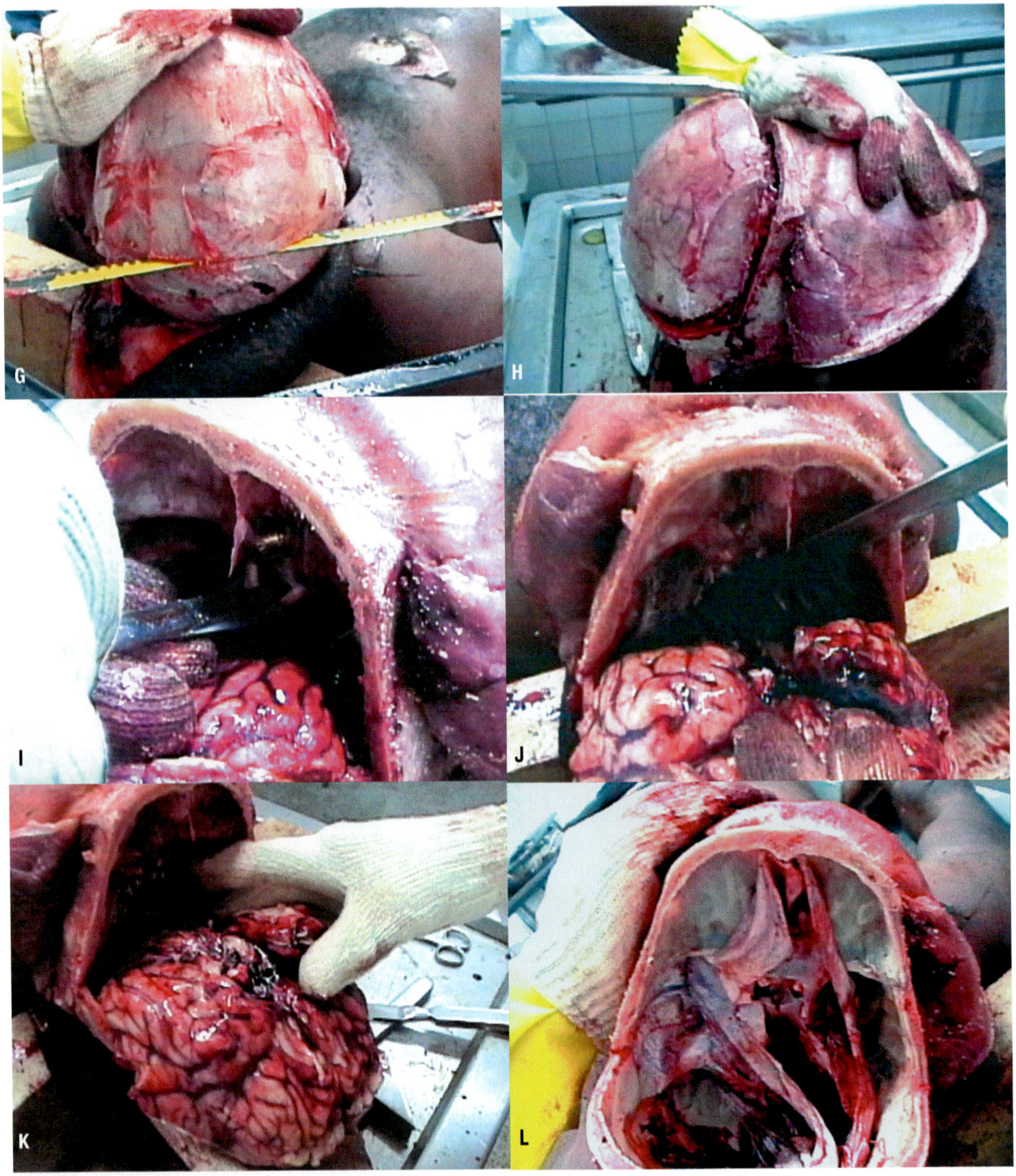

Figura 14.1 – Principais etapas da técnica de retirada do encéfalo, empregada no IMLAP. (*Continuação*)

ASPECTOS GERAIS DAS LESÕES E MECANISMOS DOS TRAUMATISMOS CRANIOENCEFÁLICOS

Apesar de a palavra "trauma" significar a ação de alguma forma de energia externa sobre o organismo, abordaremos neste capítulo as alterações morfofuncionais decorrentes apenas da ação mecânica. Didaticamente, os traumatismos cranioencefálicos são divididos em duas categorias: os causados e os não causados por PAF. Na categoria dos não causados por PAF, os acidentes de trânsito são a modalidade mais comum, observando-se principalmente lesões produzidas por ação contundente. Com relação aos PAF, a maioria exerce ação perfurocontundente, resultando em feridas bem características, abordadas com mais detalhes no Capítulo 16 - Lesões e Morte por Instrumentos Perfurocontundentes. Armas de Fogo e no Capítulo 17 - Lesões e Morte por Projéteis de Alta Energia.

As lesões cranioencefálicas encontradas dependem de vários fatores e podem ser divididas, segundo Adams e colaboradores, em primárias e secundárias ao trauma. As lesões primárias ocorrem imediatamente após a agressão, como lesão axonal difusa, contusões, lacerações e fraturas. São consideradas lesões secundárias a tumefação encefálica, os hematomas intracranianos, a hipertensão intracraniana e a lesão encefálica isquêmica difusa. Em primeiro lugar, vamos discutir os traumatismos não causados por PAF, lembrando que algumas lesões e mecanismos são comuns aos encontrados nos traumas causados pelos projéteis.

Traumatismos cranioencefálicos não causados por projétil de arma de fogo

• Mecanismos de lesão

As forças mecânicas que atuam sobre a cabeça dividem-se basicamente em dois tipos: estática e dinâmica.

A força estática, menos comum, ocorre em situações como terremotos e desabamentos de terra, em que há uma agressão gradual, lenta e contínua sobre a caixa craniana. As vibrações podem resultar em fraturas graves e danos severos teciduais.

As forças dinâmicas são bem mais frequentes, compreendendo basicamente dois tipos: o *impulso* (*inércia*) e o *impacto direto* sobre a cabeça. Um fenômeno físico importante para entendimento das lesões é o da aceleração/desaceleração rápida da cabeça, em que se observa o rechaço (deslocamento brusco) do encéfalo no interior da cavidade. Em certas ocasiões, observa-se a associação do impulso com impacto, o que agrava ainda mais as lesões.

O encéfalo pode sofrer deformações tanto na força impulsiva quanto no impacto direto. Os tipos de deformação são: por compressão; por tensão (referente à viscoelasticidade do tecido); por cisalhamento (deformação por ação de forças opostas) (Figura 14.2).

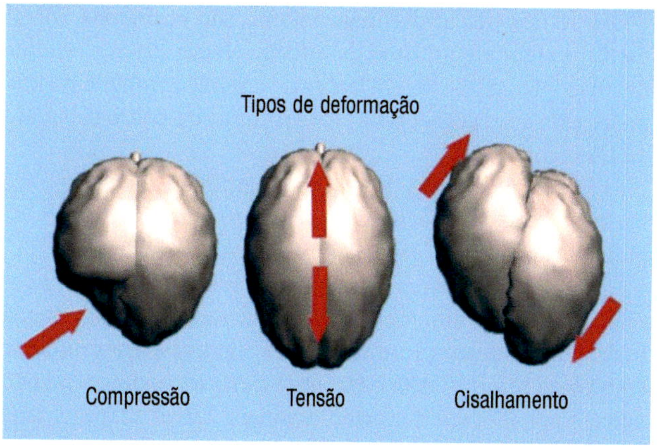

Figura 14.2 – Possíveis mecanismos de deformação do encéfalo por agentes mecânicos.

Esse fato justifica o aparecimento e a patogenia de lesões comuns importantes, comentadas adiante. É preciso salientar que cada tecido tem a sua "taxa de deformação". Por exemplo, o osso é bem mais resistente às forças mecânicas que o vaso sanguíneo, que, por sua vez, resiste mais que as fibras axonais. Isso é fundamental para o conhecimento dos tipos de lesão e da sequência de aparecimento.

Impulso

A força impulsiva ou inercial ocorre quando o corpo está em movimento e bruscamente para, sem haver impacto direto sobre a cabeça, fenômeno comum nas colisões. Quando há desaceleração brusca, a cabeça pode deslocar-se em vários sentidos. A massa encefálica "gelatinosa" rechaça dentro da cavidade e pode ser arremessada violentamente contra as partes ósseas do crânio (Figura 14.3).

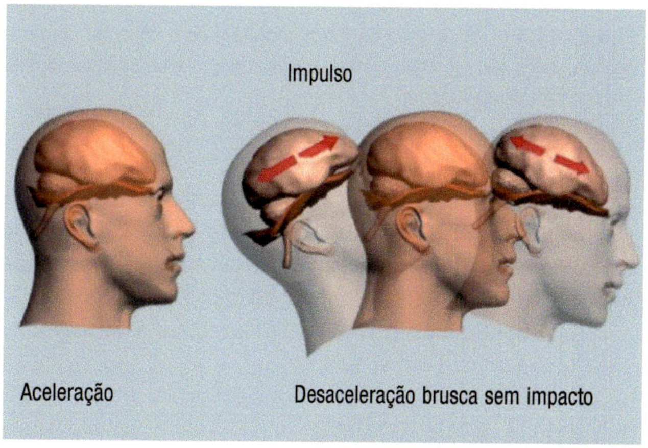

Figura 14.3 – Mecanismo de lesão por força impulsiva (inércia). Reparar o rechaço do órgão dentro da cavidade (setas em direções opostas) quando ocorre a desaceleração brusca sem impacto da cabeça.

As lesões, discutidas mais adiante, são atribuídas unicamente ao fenômeno físico de inércia. Nesses casos, o exame necroscópico não revelará lesões de natureza violenta na inspeção externa da cabeça, na face profunda do couro cabeludo ou no crânio.

Em colisões graves, o cinto de segurança, o *air bag* e até mesmo o capacete (acidentes de moto) não são capazes de prevenir essas lesões, já que esses dispositivos protegem apenas do impacto direto. É comum a dúvida sobre as atividades recreativas como montanha-russa (aceleração angular), queda livre com desaceleração amortecida e alguns esportes radicais, como *bungee jump* (salto com corda elástica), poderem ou não determinar alterações morfofuncionais. Talvez a cronicidade da atividade, comum nesses esportes, seja um fator relevante. A realização de estudos experimentais poderia confirmar essas hipóteses.

Impacto direto

É caracterizado pelo impacto da cabeça contra um instrumento, ou vice-versa, constituindo um dos mecanismos mais comuns de trauma. Como dito anteriormente, é frequente a associação com a inércia, como nas colisões, nos atropelamentos, nas quedas e agressões com rápida desaceleração (Figura 14.4).

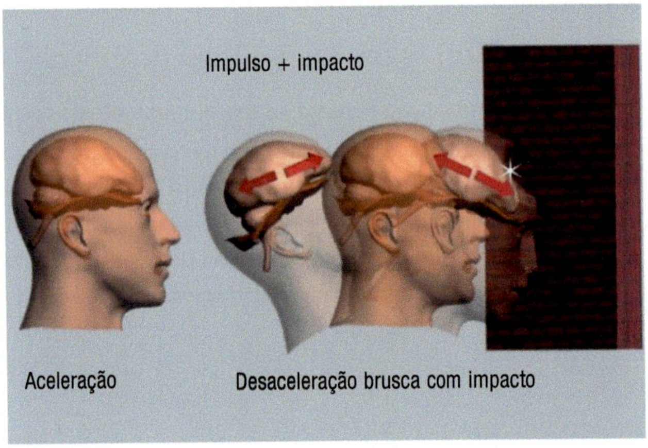

Figura 14.4 – Associação da força impulsiva com impacto. Lembrar que a cabeça e o encéfalo podem sofrer vários deslocamentos (setas) quando há desaceleração.

Características específicas do instrumento de impacto (forma, massa, área e consistência), bem como a velocidade do golpe, determinam o grau de energia cinética transferida para o segmento cranioencefálico. Além das lesões encefálicas pela inércia, podemos encontrar danos referentes ao impacto, principalmente na ectoscopia.

• Lesões cranioencefálicas

Concussão

A concussão não tem substrato morfológico específico. Trata-se de um termo clínico genérico utilizado comumente por profissionais da área de saúde. Conceitua-se como déficit neurológico temporário e reversível causado por trauma cranioencefálico, resultando em perda da consciência. Amnésia retrógrada e pós-traumática pode fazer parte do quadro. A duração das manifestações clínicas está relacionada à gravidade do processo. As alterações neuropatológicas são mínimas e inespecíficas, porém estados prolongados de inconsciência podem determinar danos teciduais difusos. Algumas vítimas têm o chamado "intervalo lúcido" entre a concussão e a perda de consciência. Essa manifestação pode ser decorrente da herniação transtentorial ou do dano irreversível do tronco encefálico. A concussão pode estar relacionada a qualquer uma das lesões descritas a seguir.

Contusão e laceração

O termo "contusão" é amplamente aplicado em processos traumáticos; porém, a expressão "contusão encefálica" é bem definida, constituindo um dos achados morfológicos mais frequentes.

É caracterizada pela rotura de pequenos vasos nas partes mais profundas do córtex, com ou sem comprometimento da substância branca. O tecido encefálico subjacente não mostra solução de continuidade.

Foram descritos vários tipos de contusões, a saber: por fratura, por golpe e contragolpe, por herniação, ocorrendo principalmente nas hérnias do giro para-hipocampal e das amígdalas cerebelares. Nas contusões por golpe, a lesão encefálica está abaixo da área de impacto (p. ex., uma agressão na região frontal com contusões no lobo frontal). As contusões por contragolpe ocorrem no lado oposto ao trauma, explicadas pelo rechaço da massa encefálica contra o crânio.

A distribuição topográfica está relacionada a fatores como mecanismo do trauma, tipo de deslocamento da cabeça e efeito abrasivo da base do crânio. Os locais mais comuns são, em ordem de frequência: face inferior dos lobos frontais e temporais, face lateral dos parietais, face anterior do lobo frontal e lobo occipital (Figura 14.5).

As contusões recentes aparecem na macroscopia como um pontilhado hemorrágico, por vezes confluente, na crista dos giros. O diagnóstico é feito facilmente durante o exame externo do órgão. A microscopia óptica independe do tipo de trauma. Nos estágios iniciais, observam-se áreas hemorrágicas e edema em torno de vasos corticais, podendo estender-se para a substância branca adjacente (Figura 14.6).

Eventualmente, pode existir necrose neuronal do tipo coagulativa, em vista da hipóxia, em geral cerca de 24 horas após a agressão, embora a alteração funcional apareça mais cedo. Edema axonal surge em 24 a 48 horas, em torno dos neurônios lesados ou em fibras mielínicas que atravessam a área comprometida.

O processo de restauração se faz basicamente por micróglia e astrócitos, com pequena participação dos fibroblastos perivasculares. Macroscopicamente, observa-se uma lesão algo retraída de cor amarelo-acastanhada chamada de "placa amarelada", decorrente do acúmulo de pigmento hemossiderínico característico de hemorragia antiga (Figura 14.7).

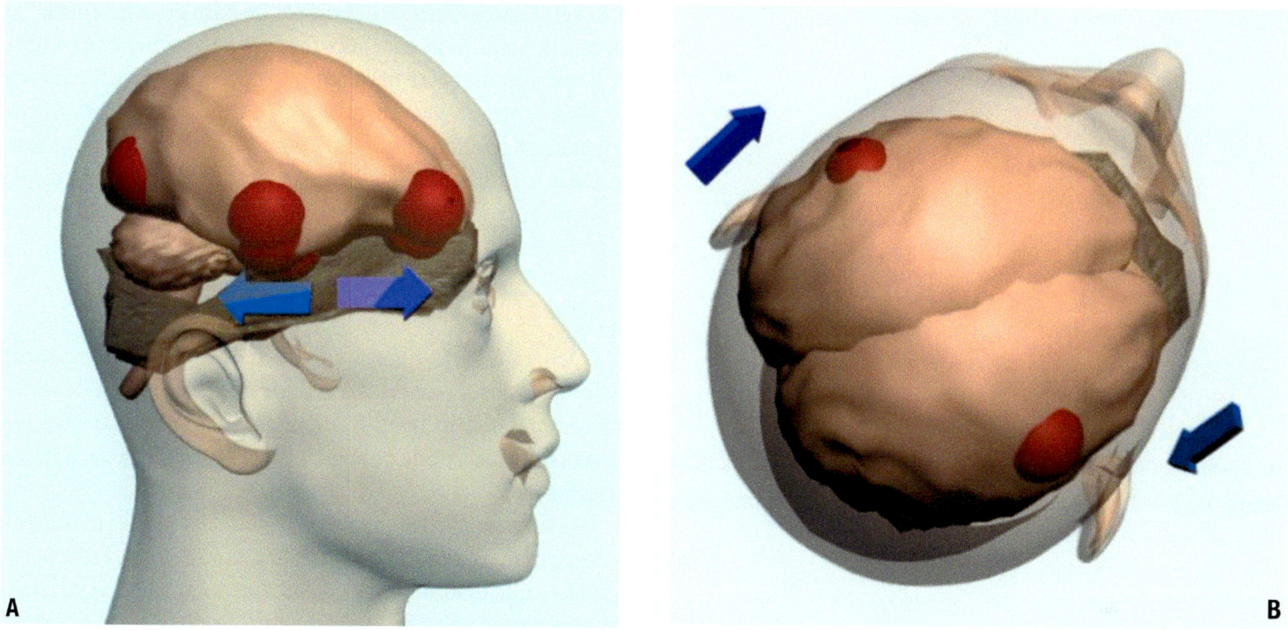

Figura 14.5 – Um dos mecanismos de contusão encefálica, com os locais mais comumente afetados. Em **A**, o encéfalo rechaça sobre a face abrasiva da base do crânio; em **B**, as faces laterais dos hemisférios se chocam contra as partes ósseas pela rotação da cabeça.

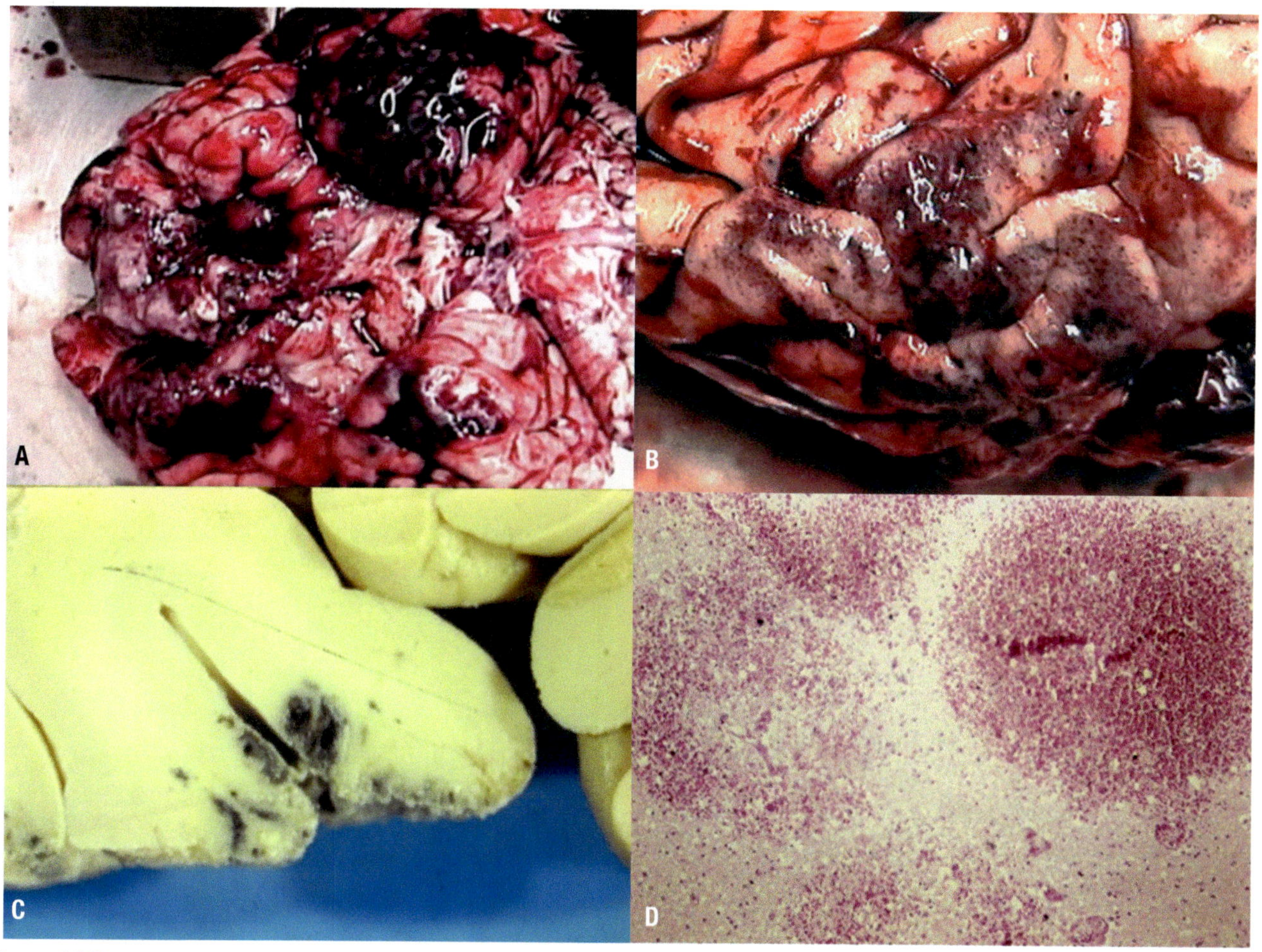

Figura 14.6 – A. Face inferior do encéfalo com contusões recentes nos lobos frontais e temporais em decorrência de acidentes ósseos da base do crânio (colisão – IMLAP); **B.** Detalhe mostrando pontilhado hemorrágico característico; **C.** Superfície de corte com pontos hemorrágicos no córtex; **D.** Microscopia óptica revelando áreas de hemorragia e edema circunjacente (HE 250×).

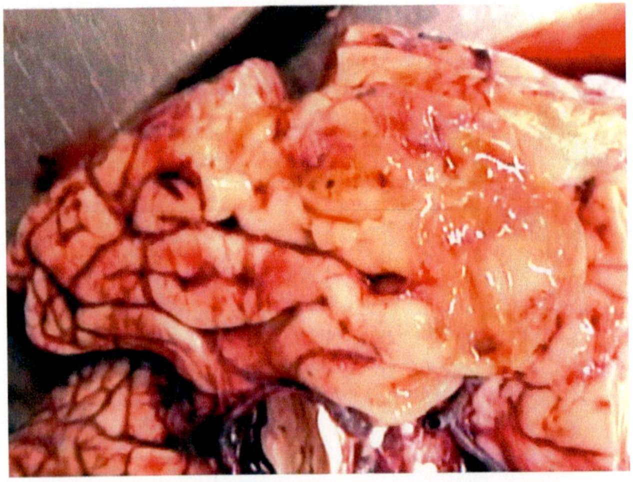

Figura 14.7 – Contusão antiga no lobo temporal, caracterizada pela coloração amarelo-acastanhada.

Lacerações significam roturas do tecido encefálico. Estão associadas comumente às fraturas com afundamento e ferimentos penetrantes, produzidos principalmente por PAF. Em geral, aparecem nos locais de contusões, principalmente quando há aceleração/desaceleração da cabeça (Figura 14.8).

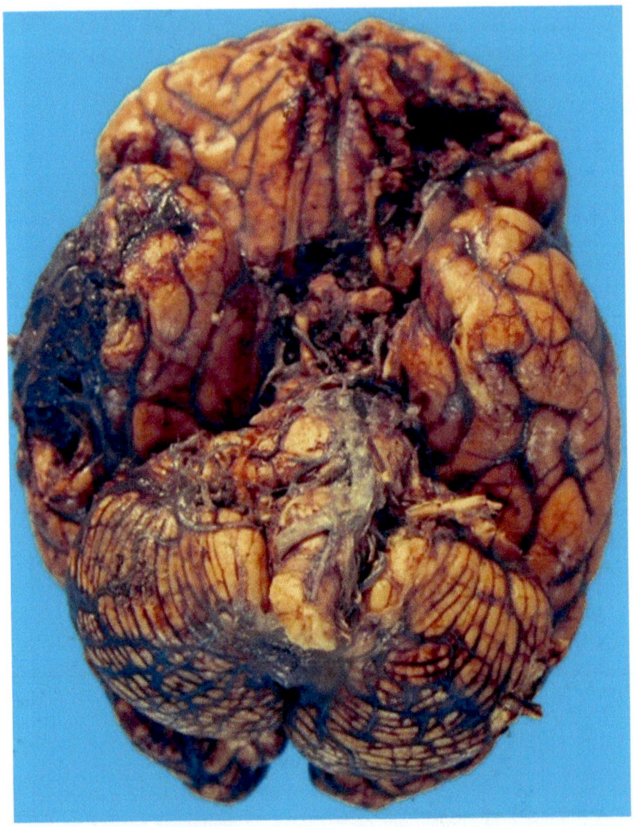

Figura 14.8 – Laceração na parte inferior do lobo frontal esquerdo (atropelamento – IMLAP).

Nesse caso, os acidentes ósseos da base podem "cortar" as partes inferiores do encéfalo, mesmo na ausência de fratura. A aceleração angular também pode provocar lacerações por cisalhamento de estruturas fixas, como corpo caloso, fórnix e tronco encefálico, resultando em rompimento de vasos sanguíneos e de fibras axonais. Pelo mesmo mecanismo, a própria foice pode contundir e lacerar o tecido, especialmente na face interna dos lobos frontais.

Fraturas do crânio

Ocorre fratura quando a resistência do osso é vencida pelo impacto. Na maior parte dos casos, a presença de fratura craniana tem origem traumática. Cabe ressaltar que, em certas situações, pode ocorrer fratura sem associação a lesões encefálicas.

As fraturas são frequentes e estão relacionadas à causa da morte em mais de 70% dos casos, segundo Adams. Entretanto, Pittella e Gusmão, analisando somente os acidentes de trânsito, viram uma baixa frequência, concluindo que um dos principais mecanismos de lesão é a inércia. Em nossa experiência, o baixo número de fraturas em colisões pode ser resultado da obrigatoriedade da utilização do cinto de segurança e do número considerável de veículos dotados de *air bag*.

Podemos classificá-las em: linear, diastática, cominutiva, em dobradiça, com afundamento e exposta.

A fratura linear é a mais comumente encontrada, geralmente em decorrência de traumatismos cranianos fechados ou não penetrantes, estando relacionada ao impacto direto, e não aos mecanismos de deslocamento da cabeça ou inércia (Figura 14.9).

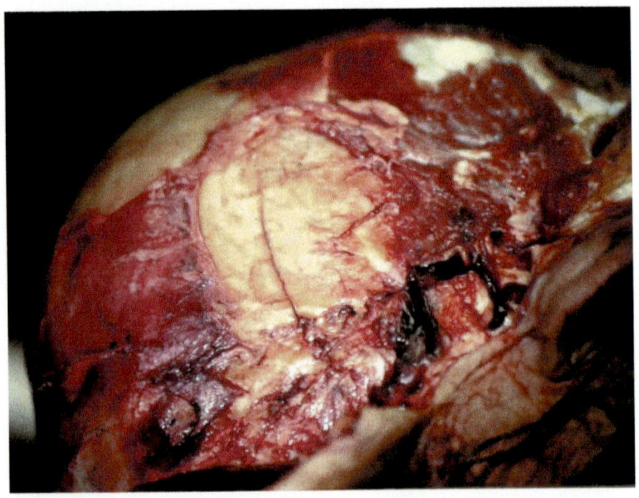

Figura 14.9 – Discreta fratura linear no osso temporal direito (atropelamento – IMLAP).

A fratura diastática se caracteriza pela disjunção (separação) das suturas, geralmente produzida por uma força intensa sobre o crânio.

A cominutiva é decorrente de uma força intensa e mais localizada sobre o crânio, provocando fragmentação dos ossos. É comumente encontrada em acidentes de trânsito com impacto da cabeça e quedas de grandes alturas (Figura 14.10).

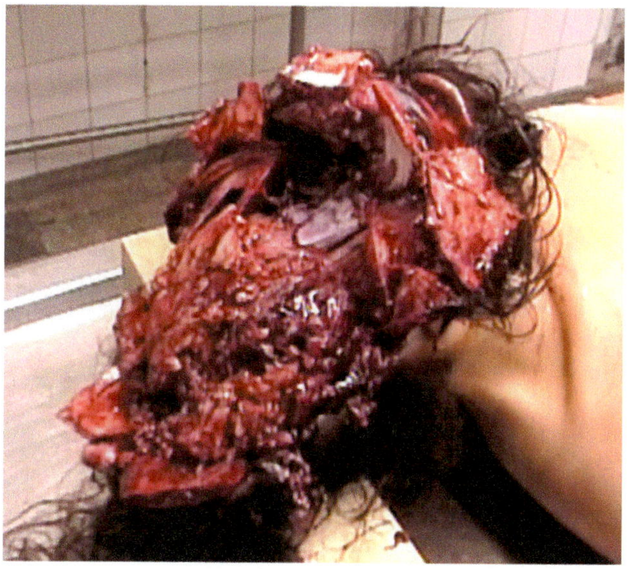

Figura 14.10 – Fratura cominutiva difusa do crânio, com extensa laceração do encéfalo (queda de grande altura; suicídio – IMLAP).

A fratura em dobradiça (*hinge fracture*) é resultante de impacto intenso sobre o crânio, comprometendo todo o andar médio da base. É comum nos atropelamentos e nas quedas de grande altura (Figura 14.11).

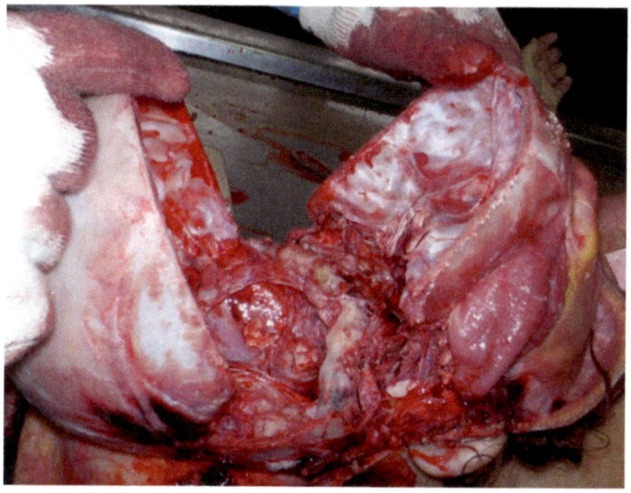

Figura 14.11 – Fratura de todo o andar médio da base, caracterizando o aspecto em dobradiça (atropelamento – IMLAP).

O afundamento do crânio é uma fratura com depressão do segmento ósseo decorrente de uma força intensa, comumente localizada, podendo resultar em hemorragia extradural, subdural e laceração encefálica (Figura 14.12).

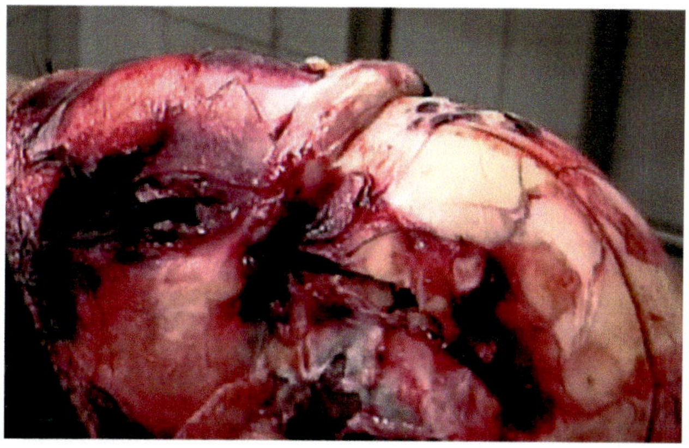

Figura 14.12 – Fratura com afundamento do osso temporal esquerdo causada por queda de penhasco.

O termo "esmagamento da cabeça" é empregado quando grande parte do segmento está achatada. É comum nos atropelamentos por ônibus ou caminhão, notando-se múltiplas fraturas cominutivas e lacerações do tecido (Figura 14.13).

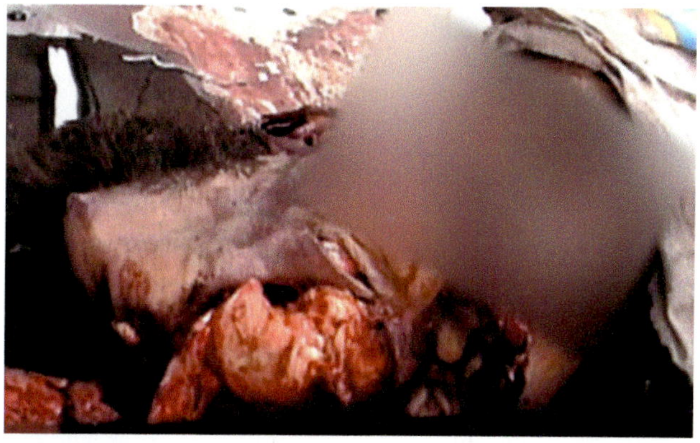

Figura 14.13 – Esmagamento do crânio resultante de atropelamento por ônibus.

As fraturas expostas são caracterizadas pela visualização do osso fraturado através de uma ferida existente no couro cabeludo. Vários tipos de fratura citados anteriormente, sobretudo a cominutiva, podem resultar em fratura exposta.

Na maior parte das vezes, a visualização das fraturas é fácil. Procura-se raspar bem a calota craniana com instrumento específico e *sempre* descolar a dura-máter da base do crânio, para não deixar passar fraturas lineares pequenas.

As fraturas da base do crânio são importantes e geralmente cursam com saída de sangue ou de liquor pelas narinas e orelhas externas. As do andar anterior, interessando o teto da órbita, podem determinar equimose ou hematoma nas regiões orbitárias. Quando a lâmina crivosa é atingida, pode resultar em epistaxe (sangramento pelas narinas). As do andar médio que comprometem a orelha interna podem causar otorragia (Figura 14.14).

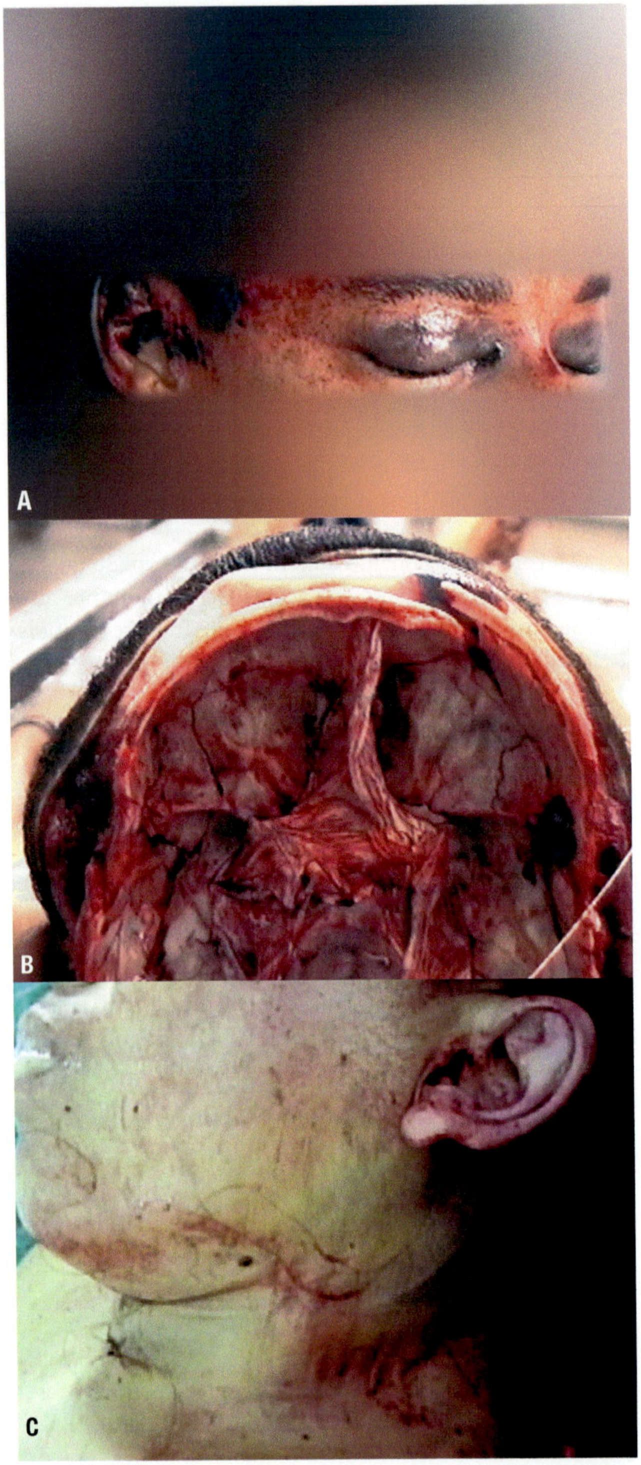

Figura 14.14 – A. Hematoma orbitário bilateral, epistaxe e otorragia (acidente de moto – IMLAP); **B.** Fratura do andar anterior, interessando a lâmina crivosa, e de todo o andar médio (mesmo caso); **C.** Equimose violácea na região mastoide esquerda com otorragia, presente em fraturas do andar médio da base (atropelamento – IMLAP).

A presença de fratura em crianças associada a dano encefálico severo, principalmente junto com infiltrações hemorrágicas focais na face profunda do couro cabeludo, significa, na maioria das vezes, espancamento. É frequente o fato de pais e babás alegarem que a criança caiu do berço para esconder os maus-tratos (Figura 14.15).

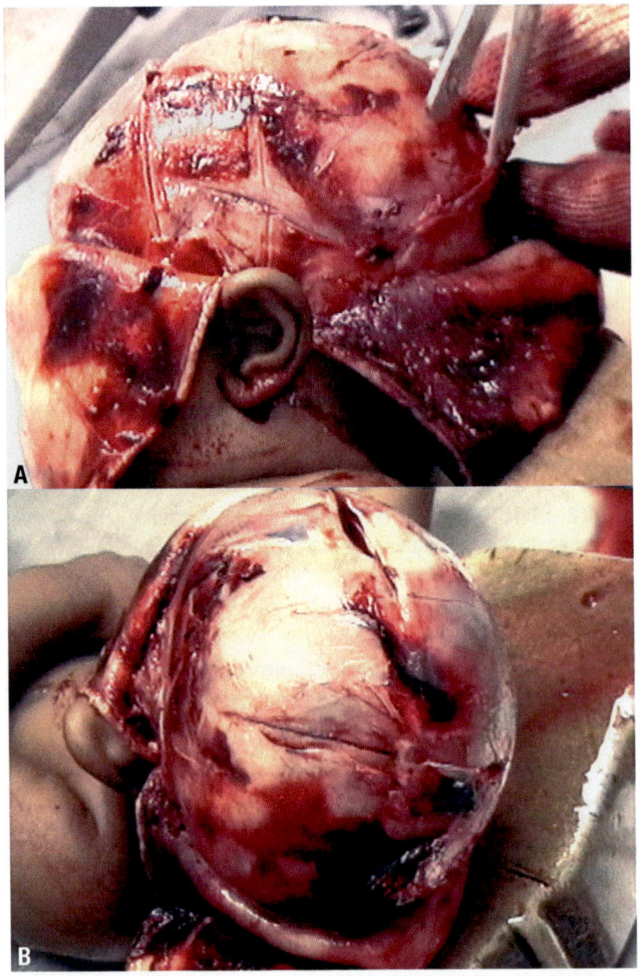

Figura 14.15 – A. Face profunda do couro cabeludo de um lactente com várias infiltrações hemorrágicas; **B.** Fratura linear ampla do osso parietal esquerdo (o pai alegou que a criança tinha caído do berço, porém essas lesões são muito compatíveis com espancamento – IMLAP).

Podem ocorrer várias complicações decorrentes de fratura. As espículas ósseas podem seccionar vasos sanguíneos e também lacerar o tecido encefálico. É comum a fratura do osso temporal determinar lesão da artéria meníngea média e consequente hemorragia intracraniana. As fraturas do andar anterior e médio da base do crânio podem causar fístulas liquóricas, respectivamente rinorreia e otorreia. Funcionam como porta de entrada para micro-organismos e desenvolvimento de infecções (meningites e abscessos) recorrentes, causadas principalmente por pneumococos (Figura 14.16).

Hemorragias

As hemorragias intracranianas são muito comuns e frequentemente estão relacionadas com a causa de morte. São classificadas, segundo a topografia, em extradural ou epidural, subdural, subaracnoidea, e intraparenquimatosa ou intraencefálica (Figura 14.17).

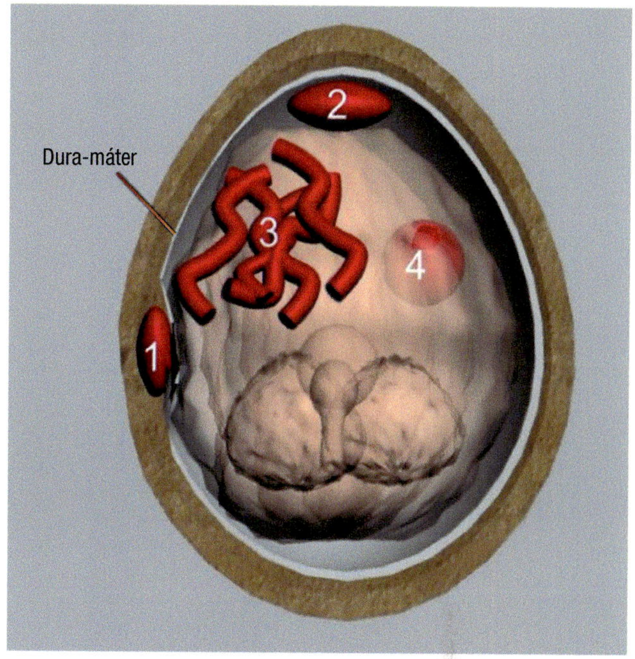

Figura 14.17 – Classificação topográfica das hemorragias intracranianas: **1.** extradural ou epidural; **2.** subdural; **3.** subaracnoidea; **4.** intraparenquimatosa ou intraencefálica.

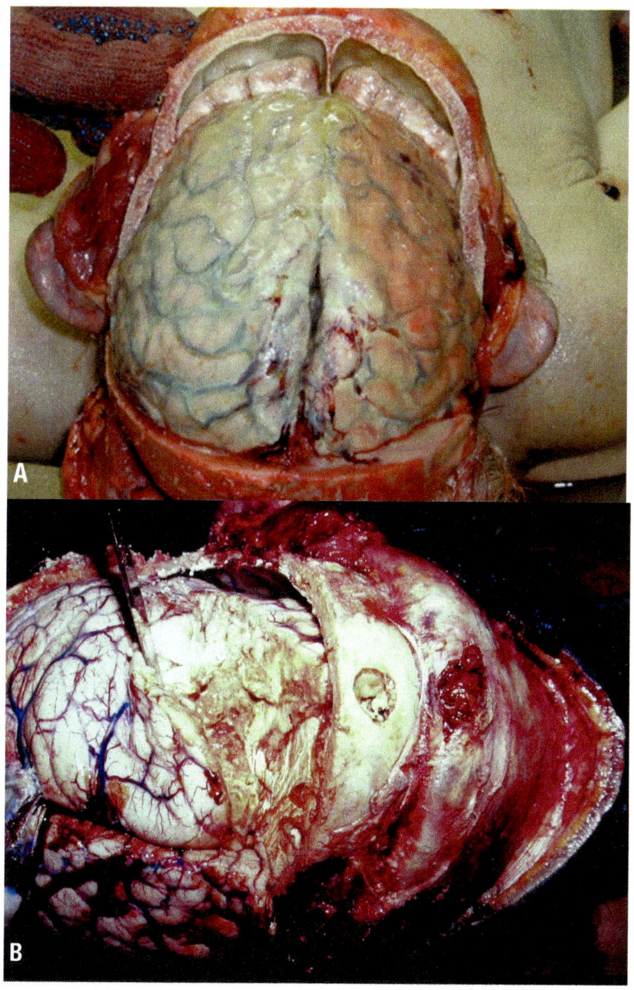

Figura 14.16 – A. Meningite pós-traumática decorrente de fratura do andar anterior da base; **B.** Extenso abscesso intraparenquimatoso por fratura do osso frontal. Reparar que a fratura reproduz a forma do instrumento (agressão com martelo – IMLAP).

O conhecimento dessa classificação é extremamente necessário para se entender os aspectos etiopatogênicos, clínicos e imaginológicos dos processos. Sabe-se que as hemorragias extradural e subdural são tipicamente de etiologia traumática. Já as hemorragias subaracnoidea e intraparenquimatosa decorrem mais comumente de processos patológicos.

Hemorragia extradural

O extravasamento de sangue ocorre entre a calota e a dura-máter. Esse tipo está comumente associado a processos traumáticos. O mecanismo de formação se dá pela fratura do osso temporal, geralmente com afundamento do segmento, e consequente rotura da artéria meníngea média. A espessura óssea nesse local é fina; e a dura-máter, menos aderente.

A massa de sangue (hematoma) provoca efeito de massa elevando a pressão intracraniana, além de colabamento dos ventrículos e compressão de estruturas internas. Podem surgir herniações do giro do cíngulo (subfalcina), do úncus e das amígdalas cerebelares, essa última de curso fatal e causa comum de morte súbita (Figura 14.18).

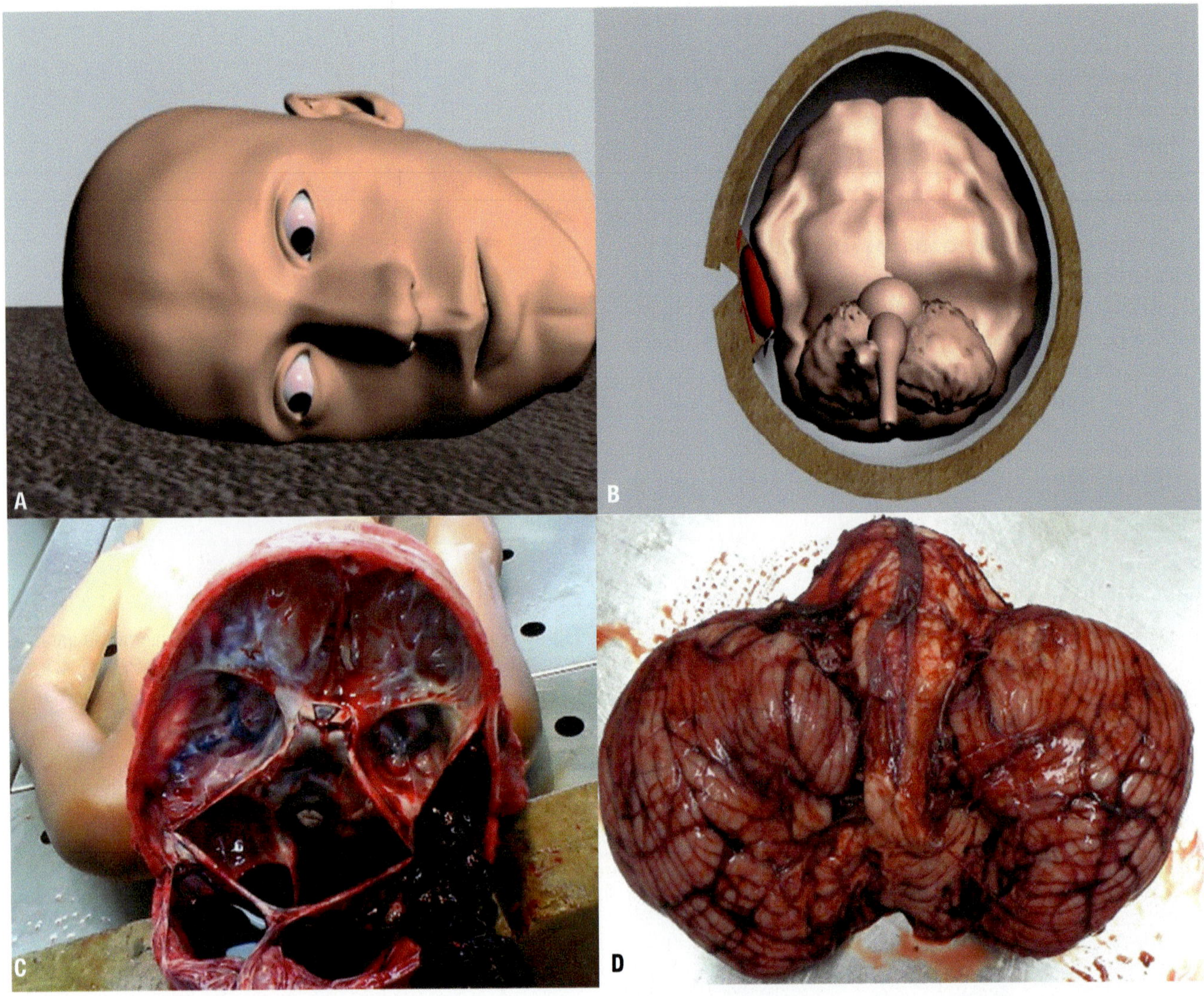

Figura 14.18 – Patogenia da hemorragia extradural. **A.** Esquema mostrando forte impacto da cabeça contra o chão em caso de atropelamento. **B.** Fratura do osso temporal, com rotura da artéria meníngea média e formação do hematoma. Notar o efeito de massa e herniação da amígdala cerebelar. **C.** Grande massa de sangue coagulado, com compressão da área subjacente (atropelamento – IMLAP). **D.** Herniação da amígdala cerebelar direita, com compressão do tronco cerebral.

O sangue parcialmente coagulado no espaço extradural raramente se liquefaz. O processo de organização é semelhante ao observado nos hematomas subdurais; e será detalhado mais adiante.

Eventualmente, fraturas lineares pequenas podem acarretar esse tipo de hemorragia. Mais raramente, a hemorragia nesse espaço pode ocorrer em outros locais, associada ou não às fraturas.

O sangramento rápido e volumoso traz repercussões clínicas imediatas. Por vezes, as vítimas apresentam "intervalo lúcido" que pode durar horas entre o trauma e o aparecimento das manifestações neurológicas.

Hemorragia subdural

A coleção de sangue está situada entre a dura-máter e a aracnoide. O mecanismo principal ocorre pelo deslocamento brusco rotacional ou linear da cabeça (aceleração/desaceleração). O rechaço do encéfalo nos dois sentidos permite o deslizamento da aracnoide em relação à dura-máter, que se encontra aderida ao crânio, resultando em estiramento e rotura das veias-pontes (Figura 14.19).

Experimentalmente, a hemorragia subdural foi reproduzida por meio da aceleração angular da cabeça em primatas. Ocorre, frequentemente, em traumatismos fechados da cabeça, como nas colisões, quedas e lutas de boxe.

Nos nossos casos, é comum a hemorragia subdural em pessoas idosas que sofrem queda da própria altura. Isso pode ser explicado por fatores como atrofia senil (maior mobilidade do encéfalo na caixa craniana), fragilidade vascular (comum nessa faixa etária) e firme aderência da dura-máter à calota. O sangue coagulado forma uma massa (hematoma) que tem as mesmas consequências da hemorragia extradural.

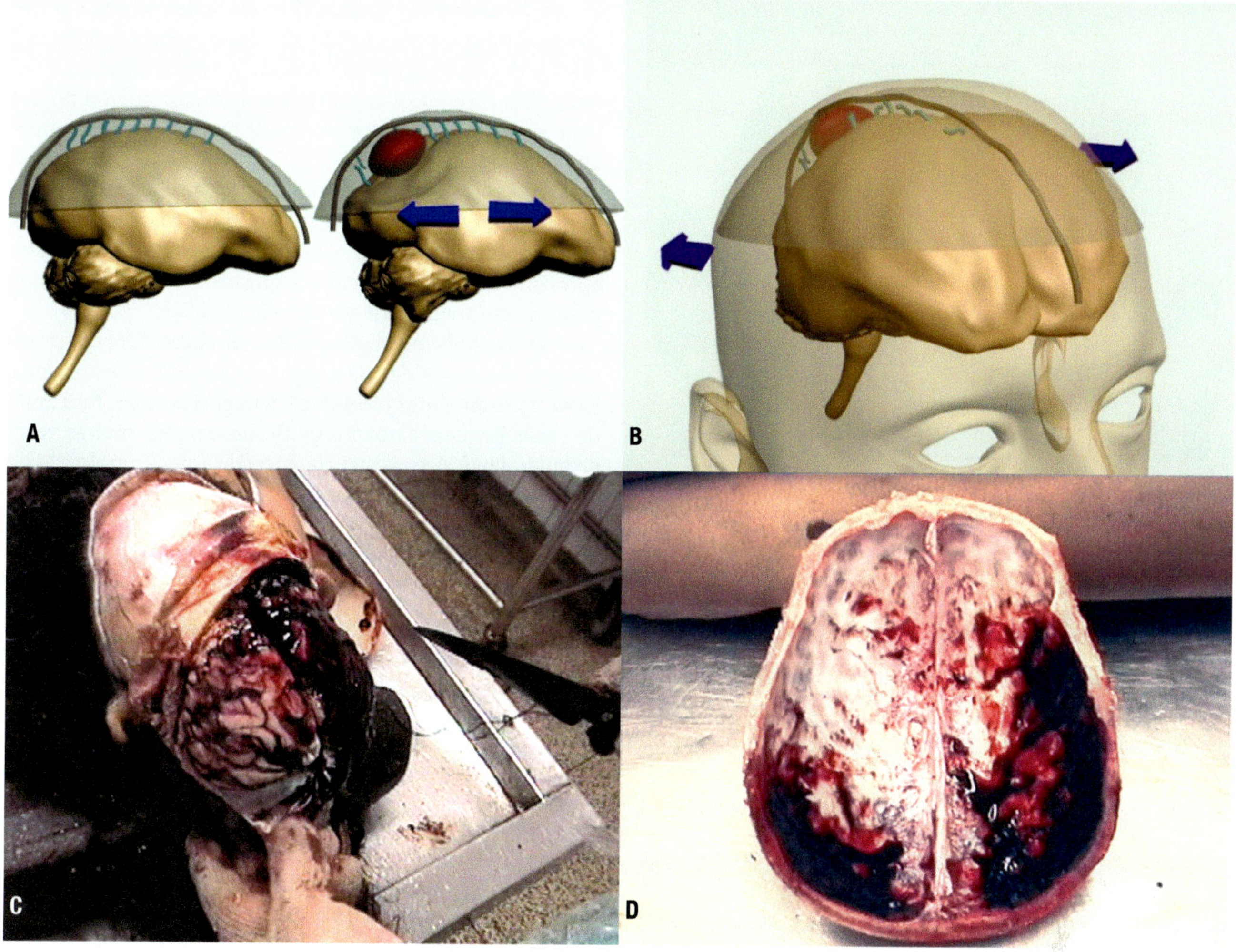

Figura 14.19 – Patogenia da hemorragia subdural – rotura das veias-pontes por deslocamento linear do encéfalo (**A**) ou pela rotação da cabeça (**B**); hematoma subdural por colisão (**C**) e por queda da própria altura em vítima idosa (**D**). Notar que a dura-máter está aderida ao osso da calota, e os coágulos, presos à sua face profunda (IMLAP).

Clinicamente, o hematoma é dividido em agudo, subagudo e crônico. O estudo histopatológico é bastante relevante, visto que, a partir dos achados morfológicos, pode-se determinar a patocronia da lesão.

Entre 24 e 48 horas ocorre infiltrado inflamatório com predomínio de neutrófilos em meio ao coágulo. Posteriormente (2 a 5 dias), a população neutrofílica é gradativamente substituída por macrófagos e linfócitos. Os macrófagos fagocitam hemácias, fibrina e restos celulares, assumindo aspecto espumoso em razão do acúmulo citoplasmático de hemossiderina e lipídios. Há, então, estímulo quimiotático, que determinará a migração e a proliferação de fibroblastos no nível da junção da dura com a aracnoide. Começa a se formar tecido de granulação em torno do 5º dia, iniciando-se a deposição de matriz pelos fibroblastos. A cápsula fibrosa do lado dural e do lado da aracnoide torna-se espessada em torno da 2ª semana.

A maioria das hemorragias se organiza deixando um material algo pastoso, de coloração amarelo-acastanhada, em virtude da presença de hemossiderina acumulada em macrófagos. No final da 4ª semana, pode ocorrer fusão do tecido fibroso com a dura-máter normal. O tecido encefálico subjacente pode apresentar atrofia em decorrência da compressão.

Um fato comum nos hematomas é o aparecimento de episódios repetidos de sangramento devido à neoformação vascular característica do tecido de granulação. Em decorrência dos múltiplos sangramentos e reorganizações, às vezes fica difícil estabelecer histologicamente com precisão a idade dos hematomas.

Hemorragia subaracnoidea

A infiltração sanguínea pode ser localizada ou difusa, ficando presa no espaço liquórico (Figura 14.20).

Clinicamente, as vítimas podem apresentar meningite asséptica, com sinais de irritação. Um diagnóstico diferencial importante é com as meningites bacterianas agudas. Grandes hemorragias podem evoluir para fibrose das leptomeninges. Isso dificultará a circulação e a reabsorção do fluxo liquórico, resultando em dilatação dos ventrículos (hidrocéfalo pós-traumático).

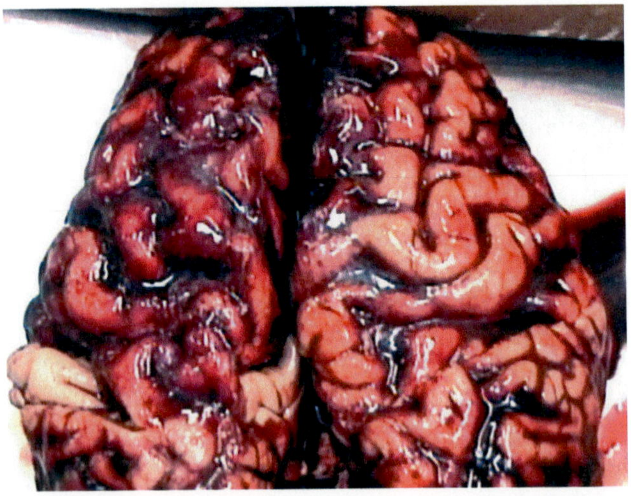

Figura 14.20 – Hemorragia difusa ocupando o espaço subaracnoideo. Notar a atrofia global do órgão pela idade avançada da vítima (atropelamento – IMLAP).

Hemorragia intraparenquimatosa

As hemorragias intracerebrais são provocadas, na maioria das vezes, por doenças, mas também podem ser causadas por traumas fechados ou ferimentos penetrantes do crânio (Figura 14.21).

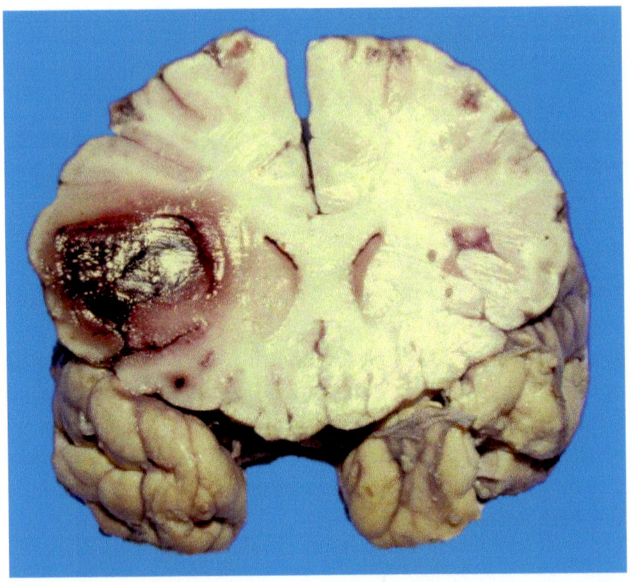

Figura 14.21 – Hemorragia intraparenquimatosa extensa de etiologia traumática na substância branca. Notar que a massa de sangue (hematoma) tem limites precisos.
Fonte: Cortesia do Prof. Francisco Duarte.

Podem ocorrer associadas a hemorragias em outros locais do crânio, principalmente no espaço subdural. Um dos mecanismos de lesão é a rotação rápida da cabeça com efeito de cisalhamento, determinando rotura de vasos sanguíneos.

Na casuística de Pittella e Gusmão, o hematoma intraparenquimatoso ocorre em 9,2% dos casos e quase sempre está associado à lesão axonal. Gennarelli e Adams sugerem que a força para romper os vasos tem de ser mais intensa do que para os axônios. É rara a presença de hemorragia intraparenquimatosa isolada.

O alcoolismo constitui importante causa de hemorragia intracerebral, já que favorece distúrbios na coagulação, como a disfunção plaquetária. Além disso, o paciente alcoólatra apresenta fragilidade vascular, o que torna mais fácil a rotura mesmo com traumas de pequena intensidade.

Diminutas hemorragias podem ser observadas em crianças que são sacudidas de maneira mais intensa e contínua. Esses deslocamentos bruscos podem provocar a rotura tanto de vasos pequenos quanto de fibras axonais, muitas vezes de curso fatal. A consistência encefálica mais amolecida do recém-nascido também contribui para isso.

Hemorragia intraventricular

Alguns autores não incluem essa hemorragia na classificação. Está frequentemente associada a outras hemorragias e tem prognóstico muito ruim. Um dos mecanismos de formação é a rotação rápida da cabeça, determinando rotura do corpo caloso, do septo pelúcido ou do fórnix.

Diagnóstico diferencial das hemorragias

O diagnóstico diferencial entre hemorragias traumáticas e não traumáticas constitui uma das situações mais difíceis em autópsia médico-legal e hospitalar. Tem implicação importante no que se refere às respostas aos quesitos, principalmente ao terceiro (qual o meio ou instrumento que produziu a morte). Uma situação comum é quando a vítima cai da própria altura e há dúvida sobre a morte ter sido causada pelo trauma ou por doença. Nesses casos, é fundamental que o legista estabeleça o nexo causal e temporal. Ajudam na definição diagnóstica a história clínica, a ectoscopia bastante minuciosa e o exame interno apurado com conhecimentos anatomopatológicos.

A presença de infiltração hemorrágica na face profunda do couro cabeludo e/ou fratura no crânio indica processo traumático, porém pode não ter relação com a morte. O sítio da hemorragia também pode ajudar no diagnóstico etiológico, como já foi referido. As principais causas de hemorragia intracraniana de origem não traumática estão relacionadas a seguir.

Hipertensão arterial

É a causa mais comum de hemorragia intraparenquimatosa não traumática, frequentemente localizada na face lateral do putâmen e no tálamo (Figura 14.22).

O mecanismo de hemorragia se dá pela rotura de aneurismas de pequenos vasos (microaneurismas de Charcot-Bouchard), podendo ocasionar hematomas volumosos. Diferenciá-la de hematoma intraparenquimatoso traumático é extremamente difícil sem história. O exame morfológico de outros órgãos, principalmente coração e rim, é importante, visto que pode revelar alterações características da doença hipertensiva.

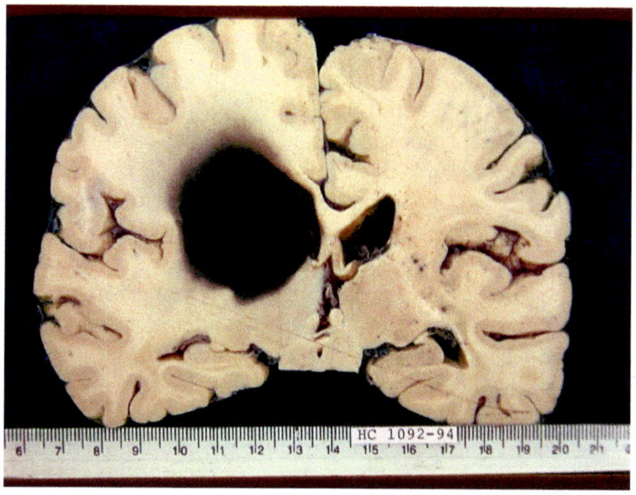

Figura 14.22 – Hemorragia intraparenquimatosa volumosa por hipertensão arterial, nos núcleos da base, indistinguível macroscopicamente de hematoma traumático.
Fonte: Cortesia da Profa. Leila Chimelli.

Infarto hemorrágico

A hemorragia na área de infarto pode surgir em decorrência da dissolução de um êmbolo arterial proveniente de um trombo ou quando há trombose venosa. Geralmente se localiza no córtex sob a forma de pontilhado hemorrágico, por vezes confluente, podendo ser confundido com focos de contusão (Figura 14.23).

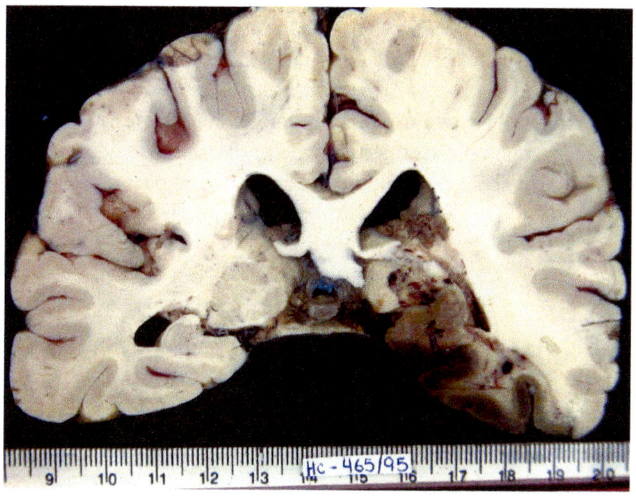

Figura 14.23 – Infarto hemorrágico interessando principalmente a região cortical no lobo temporal, podendo ser confundido com uma contusão.
Fonte: Cortesia da Profa. Leila Chimelli.

É importante para o diagnóstico o aspecto amolecido do tecido, com infiltração sanguínea na periferia, diferentemente da cavidade bem delimitada formada por um hematoma (Figura 14.24).

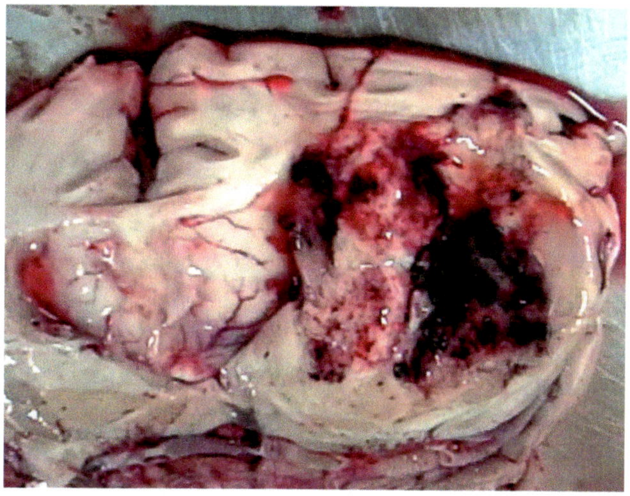

Figura 14.24 – Infarto hemorrágico em região insular. Notar o amolecimento do tecido característico de necrose. A hemorragia infiltra as áreas circunjacentes, diferentemente da cavidade bem delimitada dos hematomas. Comparar com a Figura 14.21 (IMLAP).

Na falta de história ou na ausência de outras lesões violentas, o exame microscópico também pode auxiliar no diagnóstico diferencial. A histopatologia do infarto pode demonstrar neurônios vermelhos (necrose de coagulação), indicando processo isquêmico, além de trombos e êmbolos. Contudo, essas alterações não afastam por completo o diagnóstico de trauma.

Rotura de aneurisma sacular

É mais frequente em jovens e raro em crianças e idosos. As localizações mais comuns são na junção da cerebral anterior com a comunicante anterior e na junção da carótida interna com a comunicante posterior. A rotura resulta em hemorragia subaracnoidea ou intraparenquimatosa (Figura 14.25).

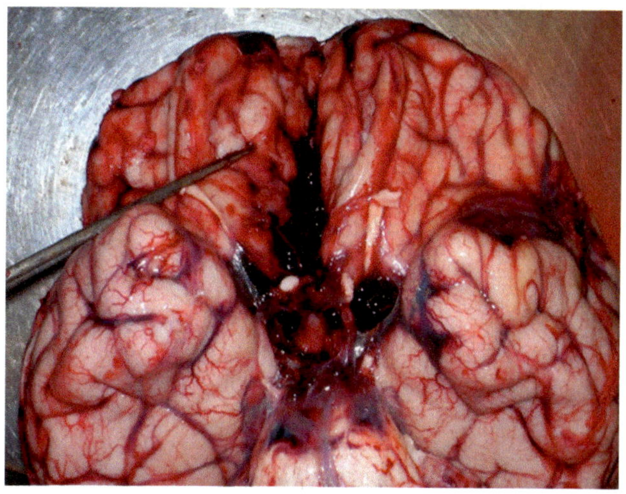

Figura 14.25 – Rotura de aneurisma sacular com hemorragia intraparenquimatosa se estendendo para o espaço subaracnoideo.
Fonte: Departamento de Patologia da Universidade Federal do Rio de Janeiro (UFRJ).

Constitui um dos mais difíceis diagnósticos macroscópicos de autópsia, sendo praticamente impossível identificar a dilatação aneurismática rota, em razão do grande sangramento. É necessário dissecar o polígono com muito cuidado e paciência, visando aos pontos mais comuns de lesão para identificação da área rompida.

Malformações vasculares

São divididas em malformação arteriovenosa, angioma venoso e hemangioma cavernoso (Figura 14.26).

Entre elas, o angioma venoso é mais comum, acometendo indivíduos jovens. A histopatologia mostra um aglomerado de pequenos vasos venosos separados por tecido nervoso íntegro. A malformação arteriovenosa é caracterizada pela presença de um emaranhado de veias e artérias malformadas, com localização preferencial nos hemisférios cerebrais estendendo-se até as leptomeninges. Para diagnóstico diferencial, é imprescindível o exame histopatológico.

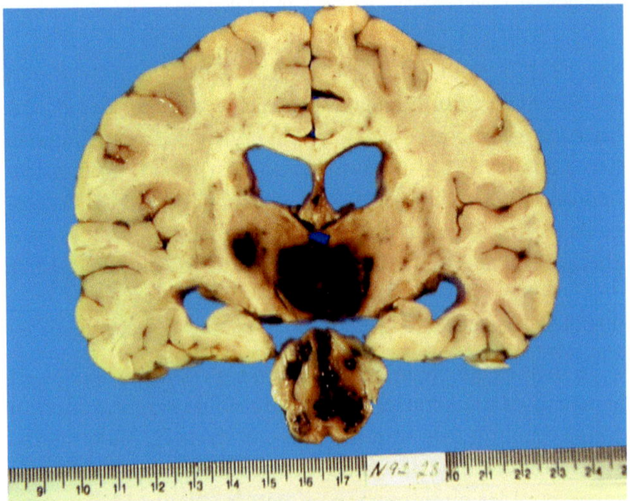

Figura 14.26 – Angioma cavernoso comprometendo as regiões talâmica e hipotalâmica, além do tronco encefálico.
Fonte: Cortesia da Profa. Leila Chimelli.

Discrasia sanguínea

Em pacientes com trombocitopenia grave de qualquer etiologia, podem existir episódios hemorrágicos sob a forma de petéquias difusas ou mesmo hematomas volumosos. A correlação clínica é fundamental para o diagnóstico.

Higroma subdural

É o acúmulo de líquido no espaço subdural, que pode ser de aspecto serossanguinolento, xantocrômico, ou de aparência semelhante à do liquor. Ocorre por uma comunicação entre a aracnoide e o espaço subdural, geralmente ocasionada por uma rotura na leptomeninge decorrente do processo traumático.

Lesão axonal difusa

Em 1956, Strich descreveu, pela primeira vez, o quadro de degeneração difusa da substância branca em uma série de pacientes com demência pós-traumática. Atualmente, "lesão axonal difusa" (LAD) é um termo consagrado, sendo encontrada comumente nos acidentes de trânsito. É considerada uma das principais lesões responsáveis pelo estado comatoso com evolução para a morte.

O principal mecanismo de lesão é a aceleração angular (rotacional) da cabeça, com ou sem impacto. A rotura de fibras axonais e eventualmente dos vasos sanguíneos ocorre preferencialmente pelo cisalhamento mencionado anteriormente (Figura 14.27).

Na aceleração angular de curta duração (p. ex., quedas e socos), é raro o encontro de lesão axonal. Nesses casos, nota-se frequentemente rotura das veias-pontes com hematoma subdural e contusões na superfície do tecido.

Os sítios mais comuns de acometimento são, em ordem de frequência: tronco encefálico, corpo caloso, cápsula interna, substância branca cerebral, fórnix, comissura anterior e substância branca cerebelar. Esses locais são considerados pontos de consistência mais firme do parênquima, sendo mais suscetíveis ao cisalhamento.

Estudos experimentais e neuropatológicos, realizados principalmente por Thomas Gennarelli e colaboradores, definiram três graus de lesão axonal, a saber: 1) apenas alterações microscópicas esparsas na substância branca dos hemisférios, corpo caloso e tronco encefálico; 2) lesões focais no corpo caloso caracterizadas por lacerações e pontilhado hemorrágico; 3) lesões hemorrágicas e lacerações no rostro do quadrante dorsolateral do tronco encefálico (Figura 14.28).

Cabe ressaltar que as alterações macroscópicas só são evidentes no segundo e no terceiro graus. O aspecto morfológico vai depender também do tempo da lesão após o trauma.

À luz da microscopia óptica com a coloração de rotina (hematoxilina-eosina), só é possível detectar lesão axonal após 15 horas do trauma. Marcadores imuno-histoquímicos recentemente desenvolvidos (p. ex., Beta APP) podem ser aplicados para o diagnóstico mais precoce. Edema axonal aparece logo no início, seguido da fagocitose de axônios destruídos pela micróglia. A lesão histológica clássica é caracterizada pela presença de esférulas de retração que se coram intensamente pela eosina. Esses esferoides, por vezes com forma de "torpedo", traduzem o acúmulo de proteínas no coto de amputação do cilindro eixo (Figura 14.29).

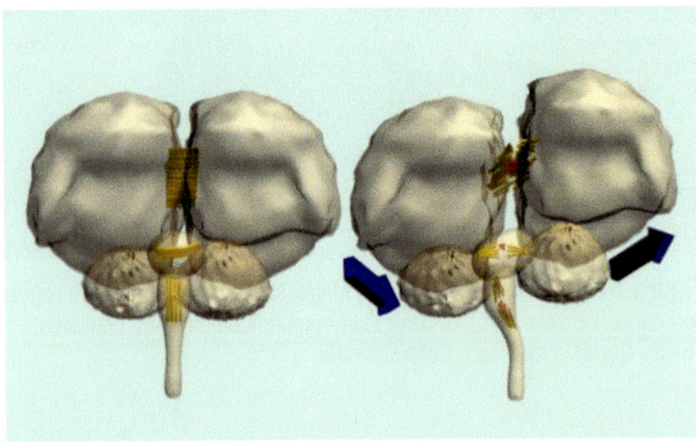

Figura 14.27 – Esquema mostrando o principal mecanismo de lesão axonal difusa. A rotação da cabeça provoca efeito de cisalhamento, rompendo fibras axonais no corpo caloso e tronco. Dependendo da força, pode ocorrer também rotura de vasos sanguíneos.

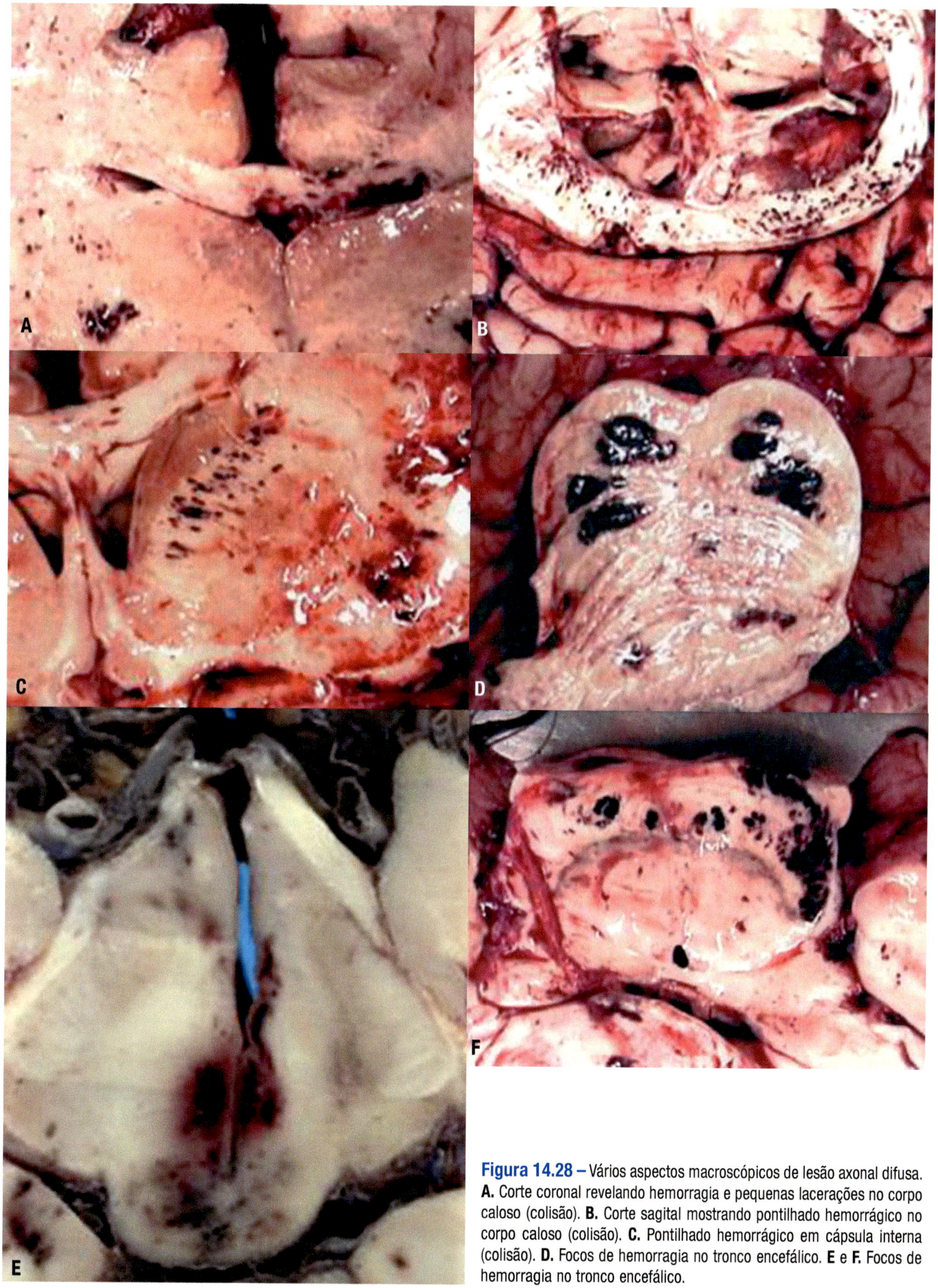

Figura 14.28 – Vários aspectos macroscópicos de lesão axonal difusa. **A.** Corte coronal revelando hemorragia e pequenas lacerações no corpo caloso (colisão). **B.** Corte sagital mostrando pontilhado hemorrágico no corpo caloso (colisão). **C.** Pontilhado hemorrágico em cápsula interna (colisão). **D.** Focos de hemorragia no tronco encefálico. **E** e **F.** Focos de hemorragia no tronco encefálico.

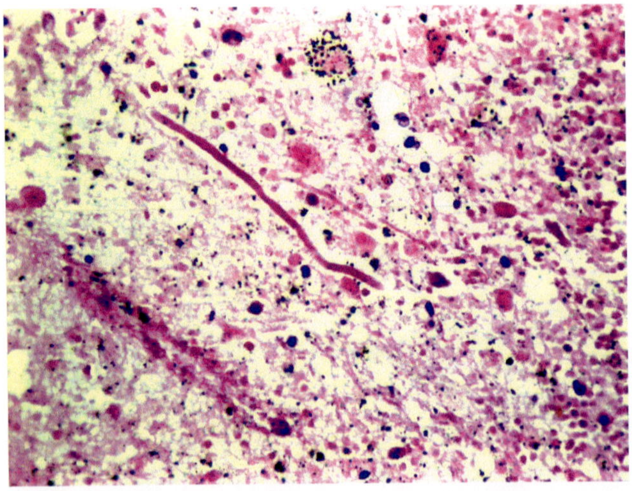

Figura 14.29 – Microscopia óptica revelando esférulas eosinófilas de retração, por vezes com forma de torpedo, características da lesão axonal difusa. Notar ainda presença de edema e hemorragia de permeio (hematoxilina-eosina 400×), IMLAP.

Degeneração walleriana pode aparecer após 1 mês da agressão, sendo possível detectá-la por meio de colorações especiais.

Um estudo experimental realizado por Gennarelli e colaboradores, em 1982, revelou que a intensidade da aceleração está relacionada aos diferentes graus e ao quadro clínico neurológico. Esse feito é considerado um marco para a correlação morfofuncional. De modo geral, as vítimas com lesão do grau 1 podem ser assintomáticas ou apresentar moderada incapacidade clínica, com perda da consciência. Nos graus 2 e 3, o quadro neurológico foi bastante grave, observando-se que no último todas as vítimas evoluíam para o estado comatoso e o óbito. A presença de intervalo lúcido completo (fala de forma orientada e racional) pôde ser observada em lesões de grau 1. Intervalo lúcido parcial (fala de forma não orientada e racional) foi detectado nas lesões dos graus 1 e 2. Todas as vítimas com lesão do grau 3 não apresentaram intervalo lúcido.

Lesão encefálica hipóxica

A diminuição de oxigênio por hipóxia ou isquemia é considerada lesão secundária ao trauma bastante frequente, estando presente em boa parte dos casos associada à LAD.

Recentes estudos experimentais sugerem que o encéfalo seja mais suscetível à hipóxia após os traumatismos.

Existem vários fatores que podem contribuir para lesão hipóxica no paciente com TCE, entre eles a hipotensão arterial, a hipertensão intracraniana por diminuição do fluxo sanguíneo, além das perdas sanguíneas por outras lesões traumáticas. Outras possíveis causas de isquemia são: a aceleração da cabeça com rechaço e deformação encefálica; o estiramento e a distorção dos vasos sanguíneos; herniações com compressão de vasos; alterações pós-traumáticas na microcirculação e vasoespasmo.

É importante lembrar que, quando existe diminuição global de O_2 no encéfalo, ocorre o fenômeno de seletividade lesional. Essa situação é caracterizada pela lesão inicial de certas zonas normalmente pouco oxigenadas. São exemplos a zona de transição entre a vascularizada pela cerebral anterior e pela cerebral média (infarto de zona limítrofe) e as camadas profundas do córtex (necrose laminar). Sabe-se que esse conceito se aplica também às células do SNC. Os neurônios são as células mais sensíveis, por apresentarem alto metabolismo. Todavia, existe uma sensibilidade individual de acordo com o local anatômico. Os neurônios mais vulneráveis se situam no hipocampo (setor de Sommer) e no cerebelo (células de Purkinje).

Já está estabelecido que o prognóstico dos traumatismos cranioencefálicos em geral depende fundamentalmente das lesões secundárias causadas pela hipóxia. Quanto mais tempo durar a agressão hipóxica, maior será a probabilidade de ocorrerem lesões irreversíveis neuronais (necrose), culminando em estado vegetativo e morte.

Tumefação encefálica

Esse termo, que vem do inglês *brain swelling*, é utilizado quando há associação de edema e hiperemia cerebrovascular. A hiperemia ocorre por processo ativo, causando a vasodilatação e aumento do fluxo sanguíneo. Uma simples hiperemia difusa pode resultar em aumento da pressão intracraniana. Cabe ressaltar que essas duas alterações são consideradas fenômenos vitais, sendo importantes no diagnóstico diferencial entre lesões *in vitam* e *post mortem*.

Conceitualmente, edema significa acúmulo anormal de líquido no espaço intersticial ou nas cavidades corpóreas. Constitui frequente causa de morte e em geral tem etiologia traumática. O edema relacionado ao trauma craniano é causado principalmente por mecanismo vasogênico e citotóxico. Um terceiro tipo, denominado "hidrocefálico", pode surgir por obstrução do fluxo liquórico.

Edema vasogênico

É o tipo de edema secundário a um aumento na permeabilidade vascular. A barreira hematoencefálica, que é composta por junções compactas de células endoteliais, regula a transferência de líquido e de outras substâncias no SNC. O comprometimento da barreira permite o extravasamento de constituintes do plasma para a matriz extracelular.

As causas mais comuns de edema vasogênico incluem os processos traumáticos, as infecções (encefalites, meningites e abscessos), os infartos e as hemorragias.

O diagnóstico macroscópico é facilmente feito no exame externo, chamando atenção para os giros alargados e achatados, além do apagamento dos sulcos (Figura 14.30).

Pode-se graduar subjetivamente em leve, moderado e acentuado, comparando-se com o normal. A superfície interna pode revelar substância branca brilhante, além de pequena diminuição da espessura do córtex. A microscopia óptica mostra presença de vacuolização entre as fibras mielinizadas, configurando aspecto frouxo e tornando a coloração pela eosina mais pálida.

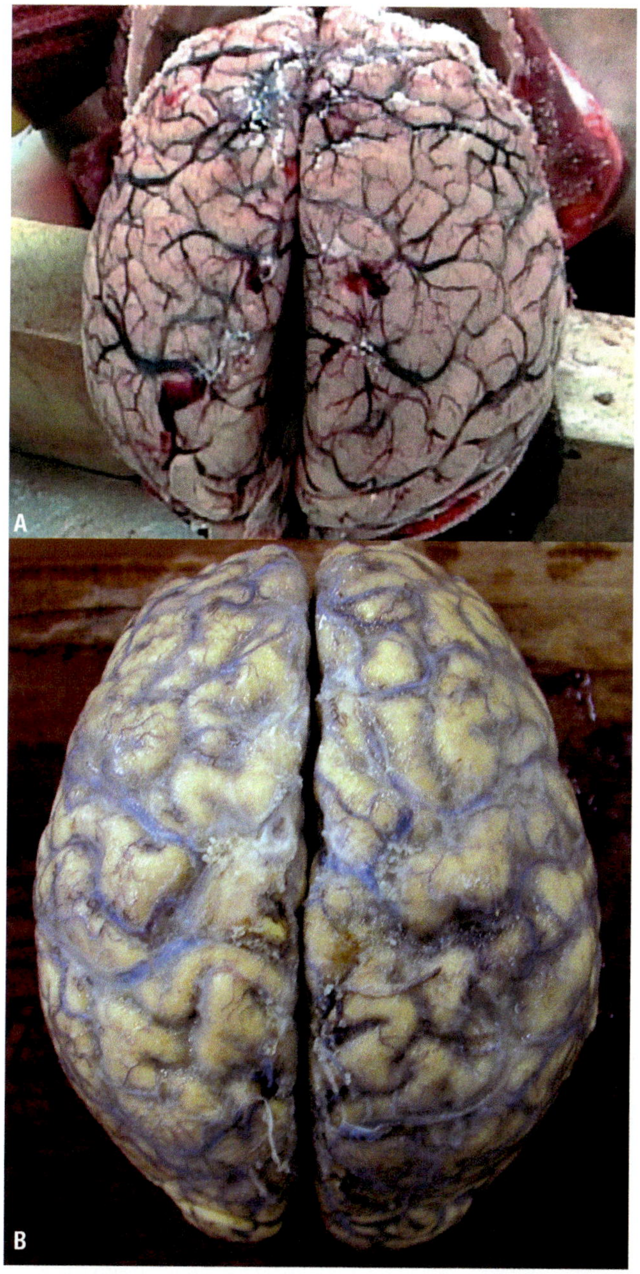

Figura 14.30 – A. Edema encefálico difuso intenso, caracterizado por giros alargados e achatados, além de apagamento dos sulcos (colisão), IMLAP. **B.** Encéfalo normal para comparação.

Edema citotóxico

É um dos tipos mais frequentes relacionados aos processos traumáticos. O mecanismo de formação se dá pela alteração da permeabilidade da membrana celular decorrente de um estímulo agressivo, permitindo a entrada de líquido na célula. Na lesão isquêmica difusa, comumente observada nos traumas, há um distúrbio da permeabilidade na fase inicial reversível da lesão. Essas alterações são mais evidentes na substância cinzenta, onde podem ser visualizados neurônios tumefeitos com citoplasma vacuolizado.

De maneira geral, é importante também para o diagnóstico etiológico definir o padrão de distribuição, se local ou difuso. O edema pode ser: localizado (circunjacente às áreas de contusão e laceração); difuso, mas restrito a um hemisfério (p. ex., hemorragias e abscessos); difuso, comprometendo ambos os hemisférios (p. ex., citotóxico e meningites agudas).

A tumefação cerebral difusa compromete frequentemente crianças e adolescentes. O mecanismo de lesão ainda não foi bem esclarecido; porém, postula-se que, após o trauma com rechaço violento do órgão, há um estímulo do tronco encefálico produzindo uma paralisia vasomotora. A partir de então, ocorre uma cascata de eventos, começando com vasodilatação difusa, aumento do volume sanguíneo cerebral (hiperemia), aumento da pressão intracraniana, compressão das veias cerebrais, aumento da resistência vascular cerebral, diminuição do fluxo sanguíneo cerebral e isquemia, culminando com edema do tipo citotóxico. Torna-se, então, um círculo vicioso grave, visto que perpetua o aumento da pressão intracraniana e a hipóxia, resultando em necrose de células neuronais, obedecendo à seletividade lesional.

Traumatismos causados por projéteis de arma de fogo

As mortes por PAF atualmente são muito frequentes, constituindo cerca de 60% das mortes violentas da nossa série, acometendo principalmente homens jovens de classe média baixa ligados ao tráfico de drogas.

As características dos projéteis e a descrição detalhada das feridas são estudadas no Capítulo 16 – Lesões e Morte por Instrumentos Perfurocontundentes. Armas de Fogo e no Capítulo 17 – Lesões e Morte por Projéteis de Alta Energia. De maneira sumária, para entendimento dos mecanismos das lesões cranioencefálicas, classificamos os projéteis em de baixa e de alta velocidade. Os tipos mais comuns são os de baixa velocidade (p. ex., calibres 38 e 45). Os de alta velocidade ou alta energia são os projéteis de fuzil (p. ex., AR-15), considerados armamentos de guerra, usados em larga escala por traficantes e policiais no Rio de Janeiro.

O mecanismo de lesão encefálica depende de fatores como tipo e forma do projétil, além da distância e do número de disparos. As feridas podem ser divididas em transfixantes e penetrantes.

• Feridas transfixantes

Os ferimentos transfixantes atravessam totalmente a cabeça, sendo causados com mais frequência pelos projéteis de alta velocidade. Na superfície de corte do órgão, pode-se observar uma laceração em forma de túnel ou canal, que será comentada mais adiante. Um mecanismo de morte importante, também observado com projéteis de baixa velocidade, ocorre pela passagem da bala através da caixa craniana, provocando expansão tecidual (ondas de pressão). A pressão intracraniana aumenta de forma súbita, podendo resultar em herniação imediata das amígdalas cerebelares (Figura 14.31).

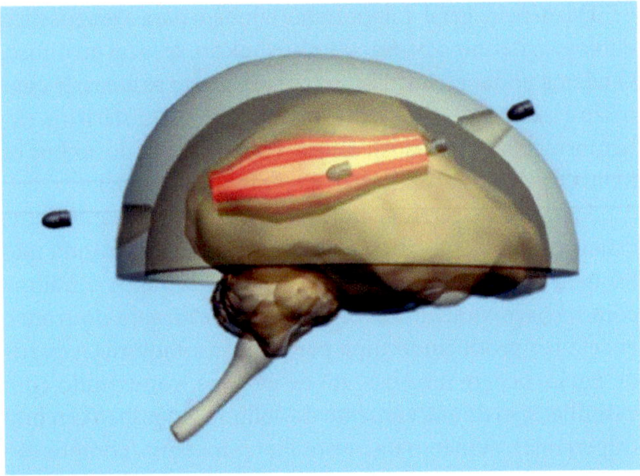

Figura 14.31 – Representação de ferimento transfixante da cabeça por projétil de arma de fogo. Observar o efeito das ondas de pressão pela passagem do projétil e a consequente herniação de amígdala cerebelar homolateral.

Na saída dos projéteis de alta energia, frequentemente se observa fratura cominutiva, além de extensas áreas de laceração e grande perda de massa encefálica. Por vezes, é muito difícil identificar as lesões produzidas por eles, dada a grande destruição cranioencefálica. Raramente, pode-se visualizar orifício típico em tronco de cone, como nos ferimentos por PAF de baixa velocidade. Eventualmente, é comum a confusão com feridas produzidas por outros instrumentos. Um aspecto importante é que a ferida de saída tem formato estrelado, devido ao efeito tipo explosão na cavidade craniana, característico desses projéteis (Figura 14.32).

É extremamente difícil encontrar o projétil ou fragmentos sem o auxílio do exame radioscópico. Raramente a vítima atingida na cabeça chega viva ao hospital.

• Feridas penetrantes

A maioria dos ferimentos penetrantes costuma ser causada por PAF de velocidade baixa ou média. Mas esses projéteis

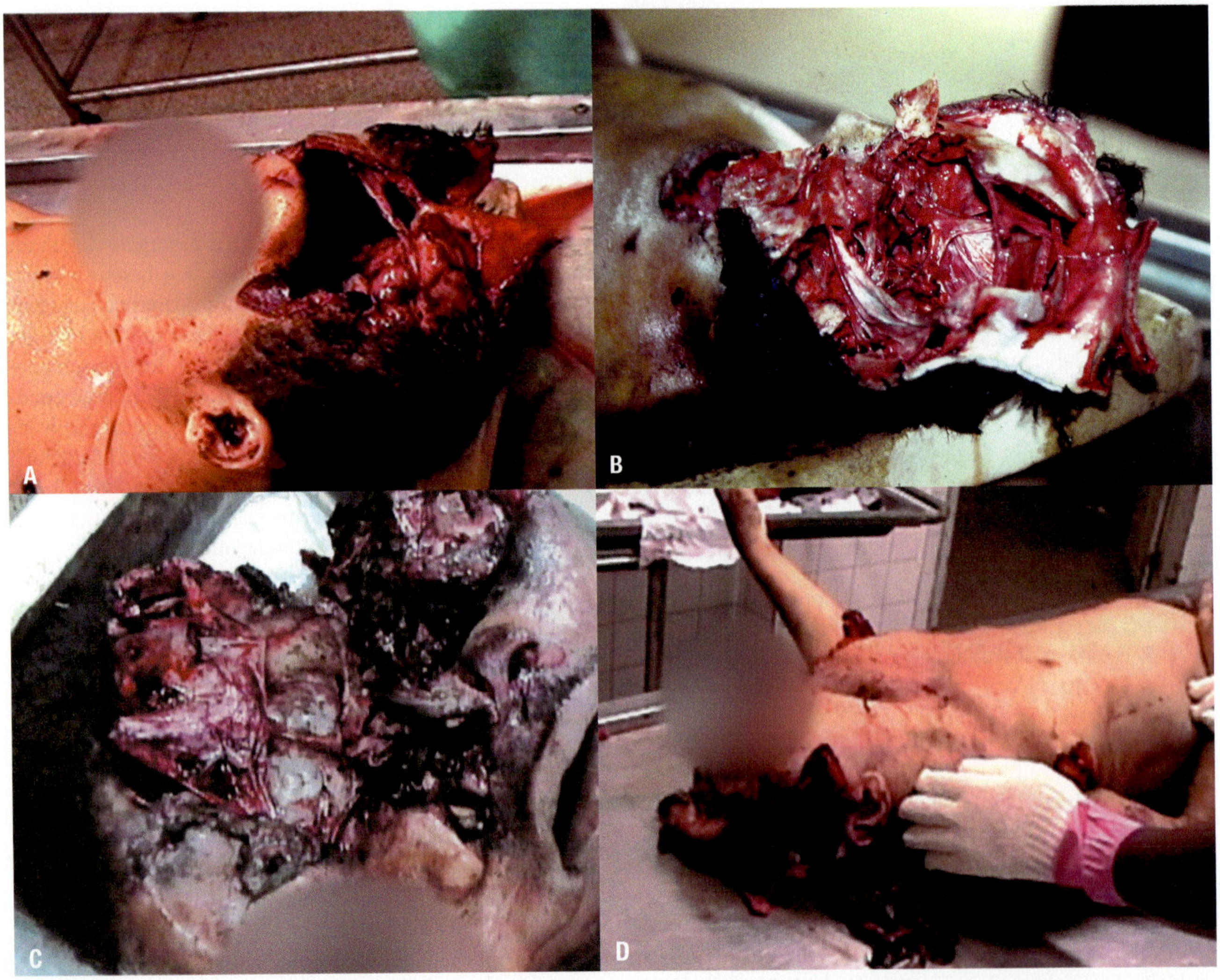

Figura 14.32 – Ferimentos causados por projéteis de fuzil. **A** a **C**. Todas as feridas de saída são amplas e têm formato estrelado. **D.** Nesse caso não foi possível identificar a ferida de entrada. Notar a grande deformação da cabeça por fratura cominutiva de praticamente todos os ossos do crânio e da face. Recebemos depois a informação de tratar-se de suicídio com fuzil e queda de grande altura – IMLAP.

podem também transfixar o crânio, na dependência das áreas da entrada e de saída. Se não incidirem em ossos resistentes como o rochedo e não forem deformáveis (p. ex., PAF de pistola 9 mm), causarão ferida transfixante.

Os ferimentos penetrantes geralmente são causados por projéteis de baixa velocidade, pois estes não têm força suficiente para transfixar a cabeça. Esses projéteis causam laceração do parênquima, com rotura de vasos sanguíneos e grandes hemorragias, provocando aumento mais gradual da pressão intracraniana. A partir desse ponto, o mecanismo de morte é o mesmo descrito para os projéteis de alta velocidade.

Na análise macroscópica dos dois tipos de lesões, transfixantes e penetrantes, notam-se três zonas nítidas que podem ser observadas na superfície de corte. Observa-se um canal central, denominado "cavidade permanente", igual ou algo maior que o diâmetro do projétil. Em torno dessa área, aparece uma zona intermediária de necrose infiltrada por sangue, que por sua vez é envolta por uma área de coloração róseo-acinzentada, chamada de "marginal" (Figura 14.33).

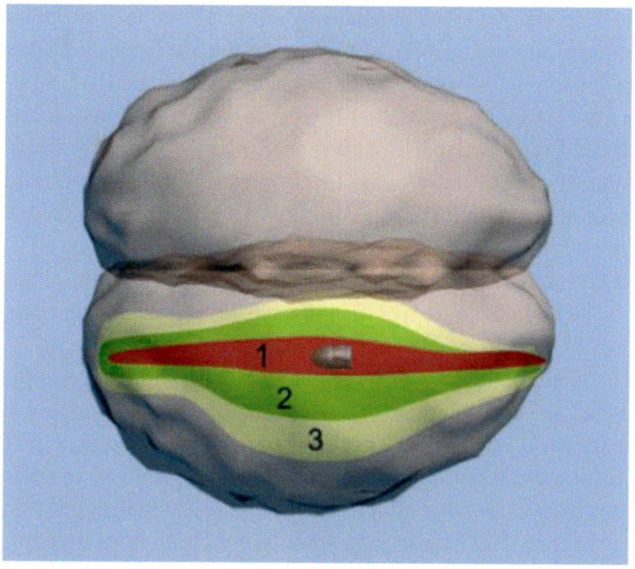

Figura 14.33 – Esquema mostrando as três zonas formadas pela passagem do projétil: **1.** canal permanente; **2.** zona intermediária; **3.** zona marginal.

As duas últimas zonas surgem após o desaparecimento da cavidade temporária. Como o próprio nome diz, essa cavidade some rapidamente após a transfixação e geralmente é maior que o projétil. A cavidade temporária tende a ser muito grande nas lesões por projéteis de alta energia. Ondas de pressão intensas, formadas principalmente nas feridas por PAF de alta velocidade, podem resultar em contusões distantes do local de penetração. Não há relatos na literatura sobre a deformidade do órgão causada pela entrada do projétil poder ou não determinar lesão axonal em zonas adjacentes.

Se a vítima sobreviver ao trauma inicial, podem ocorrer sequelas como déficit neurológico residual (dependendo da área atingida), fístulas cerebroespinhais, infecções secundárias de repetição e epilepsia pós-traumática.

PRINCIPAIS SEQUELAS DOS TRAUMATISMOS CRANIOENCEFÁLICOS

É fundamental o reconhecimento das repercussões clínicas pós-traumáticas relacionadas às lesões cranioencefálicas.

O espectro cliniconeurológico é bem variado e depende fundamentalmente dos diversos aspectos já abordados neste capítulo. Hoje em dia, com o avanço da tecnologia e dos conhecimentos na área médica, há maior sobrevida das vítimas de traumatismos cranioencefálicos. Por esse fato, implicações médico-legais e éticas tornam-se bastante relevantes.

Fatores diversos podem influenciar na recuperação da vítima, como duração do estado comatoso, resolução da amnésia pós-traumática e melhora da função cognitiva, incluindo a memória. Apesar da falta de estudos relacionados aos aspectos morfofuncionais, já está estabelecido que as sequelas por trauma são causadas por lesões teciduais reversíveis e irreversíveis. A amnésia retrógrada é uma manifestação comumente encontrada, em virtude de lesões no hipocampo, região preferencialmente atingida em casos de hipóxia global.

O estudo mais detalhado das sequelas neurológicas pós-traumáticas deve ser realizado em livros específicos de neurologia e neurocirurgia. Contudo, cabe aqui fazer algumas considerações sobre as principais manifestações.

Disfunção neurológica grave e estado vegetativo

Os danos encefálicos que causam uma disfunção grave podem ser tanto pelos efeitos primários quanto pelas lesões secundárias ao trauma, como lesões no tronco, herniação transtentorial, hematoma intracraniano, tumefação cerebral e distúrbios cardiorrespiratórios. O estado vegetativo é atribuído mais comumente à lesão axonal difusa e à lesão cerebral isquêmica difusa, ambas consideradas secundárias ao trauma. Portanto, a gravidade do quadro neurológico deve-se mais a essas lesões do que ao comprometimento do tronco encefálico.

Epilepsia pós-traumática

É importante distinguir epilepsia pós-traumática precoce e tardia.

A *epilepsia precoce* se caracteriza pelo aparecimento de convulsões, geralmente dentro de 1 semana após a agressão. Raramente ocorre epilepsia precoce em adultos sem associação com amnésia pós-traumática, hematoma intracraniano ou fratura com afundamento. É interessante ressaltar que epilepsia precoce em adolescentes pode evoluir rapidamente para o chamado "estado epilético", o qual, não controlado adequadamente, evolui para lesões encefálicas isquêmicas irreversíveis.

A *epilepsia tardia* é uma manifestação bastante comum, principalmente associada aos traumatismos por PAF. A expressão morfológica mais frequente relacionada é a cicatriz formada por astrócitos (cicatriz astrocitária), que funciona como um foco estimulador, presente no tecido encefálico ou nas meninges. A lesão cicatricial se forma quando há destruição tecidual significativa por qualquer tipo de lesão vista anteriormente.

Outras situações também comuns que podem deflagrar esse quadro são: episódio de epilepsia precoce, hematoma intracraniano crônico, fraturas compostas, presença de corpos estranhos e infecções.

As primeiras convulsões podem aparecer 1 ano ou mais depois do trauma. Há uma boa correlação entre o grau de lesão encefálica focal e o risco de epilepsia.

Doenças degenerativas

Já é conhecido que os traumatismos cranianos crônicos podem desencadear diretamente um processo degenerativo neuronal, doença denominada "encefalopatia traumática crônica" (ETC), que será discutida a seguir. Existem evidências ainda relacionando trauma como agente causador de algumas doenças neurológicas degenerativas, como a doença de Alzheimer, a doença de Pick, a doença de Parkinson e a doença de Creutzfeldt-Jakob (encefalopatia espongiforme relacionada a príon). Talvez o traumatismo cranioencefálico seja apenas um cofator para deflagrar essas entidades.

Encefalopatia traumática crônica

A encefalopatia traumática crônica (ETC) é uma doença neurodegenerativa progressiva, caracterizada principalmente pela alteração da proteína **tau**, compondo atualmente o grupo das chamadas "taupatias". Identificada inicialmente no século passado em pugilistas, passou a ser observada também em praticantes de outros esportes de contato, assim como em situações de traumatismos cranianos de repetição de moderada intensidade, por exemplo o futebol americano, o *rugby*, o *hockey* no gelo e o futebol como praticado no Brasil. Por essa razão, ganhou destaque na mídia, sendo tema do filme "Um homem entre os gigantes", que conta a história do neuropatologista Dr. Bennet Omalu, primeiro a contrapor a liga americana de futebol em prol da saúde dos atletas.

As manifestações clínicas são variadas e se relacionam à degeneração neuronal progressiva, sendo observados, em especial, distúrbios psiquiátricos, labilidade emocional, alteração comportamental, demência, síndrome piramidal/extrapiramidal e disfunção cerebelar. Por muito tempo, em razão da semelhança com outros quadros demenciais, foi denominada "demência pugilística".

A patogenia da ETC está relacionada à hiperfosforilação da proteína tau (p-tau), responsável pela estabilização dos microtúbulos que compõem o citoesqueleto neuronal. A p-tau hiperfosforilada resulta na formação de emaranhados neurofibrilares (EN), principais responsáveis pela desestruturação microtubular. Além disso, a secreção extracelular da p-tau alterada deflagra uma reação inflamatória tecidual importante (neurite), com ativação microglial e astrocitária, contribuindo ainda mais para a lesão celular.

Os critérios para o diagnóstico neuropatológico e a correlação clínica foram primeiramente estabelecidos por Ann McKee, em 2015. Com base na evolução das alterações morfológicas, a ETC é dividida em quatro estágios.

No estágio I, o encéfalo está macroscopicamente normal, porém, à microscopia óptica, particularmente no estudo imuno-histoquímico, são identificados esparsos EN da p-tau, principalmente na profundidade dos sulcos dos lobos frontais e temporais com distribuição perivascular predominante. Podem ser notadas também neurite no neurópilo e gliose reativa.

No estágio II, já são identificadas alterações macroscópicas, como alargamento dos ventrículos laterais e despigmentação da substância negra (responsável pelo parkinsonismo secundário) e do *locus coeruleus*. À microscopia, são observados múltiplos focos de EN perivascular na profundidade dos sulcos, nos lobos referidos anteriormente.

No estágio III, o encéfalo já apresenta redução do peso, com moderada atrofia frontotemporal e alterações no *septo pellucidum*. Os principais achados microscópicos são EN perivasculares em maior quantidade, comprometendo os lobos frontal, temporal, parietal e córtex insular. Podem ser também identificadas placas neuríticas compostas por acúmulo da proteína beta-amiloide, assim como aquelas observadas na doença de Alzheimer. A distribuição irregular dos EN na ETC, interessando inicialmente a região perivascular nos sulcos corticais, bem como o padrão diverso da expressão molecular, auxilia no diagnóstico diferencial (entre as duas doenças).

O estágio IV revela importante redução do peso encefálico, com acentuada atrofia frontotemporal, região talâmica anterior e corpos mamilares. As anormalidades do septo, como *cavum septum pellucidum*, estão presentes na maioria dos casos, além de palidez evidente da substância negra e do *locus coeruleus*. Microscopicamente, observam-se desmielinização difusa, perda neuronal e astrocitose no córtex cerebral. As alterações da p-tau são proeminentes no tecido cerebral, tálamo, hipotálamo, tronco encefálico, sulco calcarino e núcleo denteado cerebelar. Anormalidades da proteína TDP-43 (*43 KDa TAR DNA binding protein*) podem ser notadas na maioria dos casos e estão presentes em todos os pacientes do estágio IV.

Novos estudos devem ser realizados para o melhor entendimento dos mecanismos de lesão da ETC. Com o avanço da patologia molecular, alguns pontos ainda obscuros da patogenia deverão ser esclarecidos. Além disso, biomarcadores, especificamente da p-tau, estão sendo analisados, com o objetivo de se estabelecer um perfil prognóstico desses pacientes. Por fim, a redução da p-tau como alvo terapêutico também está sendo aventada e, provavelmente, poderá reduzir os efeitos deletérios clinicamente observados.

REFERÊNCIAS BIBLIOGRÁFICAS

1. Adams JH. Head injury. In: Adams JH, Duchen LW (ed.). Greenfield's neuropathology. 5.ed. Oxford: Oxford University Press; 1992. p. 106-152.
2. Contran RS, Robins SL, Kumar V. Inflammation and repair. In: Robins pathologic basis of disease. 5.ed. Philadelphia: W. B. Saunders; 1999. p. 51-92.
3. Graham DI, Gennarelli TA. Trauma. In: Graham DI, Lantos PL (ed.). Greensfield's neuropathology. 6.ed. Oxford: Oxford University Press; 1997. p. 197-248.
4. Guerra NGM, Esperança JCP. Análise estatística de 10.000 necropsias realizadas no IMLAP-RJ. Anais da I Jornada de Odontologia e Medicina Legal da Bahia. 29 a 01 de junho, 1996. p. 1.
5. Hardman JM. Cerebrospinal trauma. In: Davis RL, Robertson DM (ed.). Textbook of neuropathology. 2.ed. Baltimore: Williams & Wilkins; 1991. p. 962-1003.
6. Leestma JE. Forensic neuropathology. In: Garcia JH (ed.). Neuropathology: the diagnostic approach. St. Louis: Mosby; 1997. p. 475-527.
7. Pittella JEH, Gusmão SNS. Patologia do trauma cranioencefálico. Rio de Janeiro: Revinter; 1995. p. 1-137.
8. Rowbotham GF. Acute injuries of the head. 3.ed. Edinburgh: E. & S. Livingstone; 1949.
9. Vogel FS. The nervous system. In: Rubin E, Farber JL (ed.). Pathology. 2.ed. Philadelphia: Lippincott; 1994. p. 1373-1455.
10. McKee AC, Stein TD, Kiernan PT, Alvarez VE. The neuropathology of chronic traumatic encephalopathy. Brain Pathol. 2015;25:350-64. doi: 10.1111/bpa.12248.
11. Fesharaki-Zadeh A. Chronic traumatic encephalopathy: A Brief Overview. Front. Neurol. 2019;10:713. doi: 10.3389/fneur.2019.00713.
12. Katsumoto A, Takeuchi H and Tanaka F. Tau. Pathology in chronic traumatic encephalopathy and alzheimer's disease: similarities and differences. Front. Neurol. 2019;10:980. doi: 10.3389/fneur.2019.00980.

CAPÍTULO 15

Lesões e Morte por Armas Brancas

Hygino de Carvalho Hercules

Todo objeto concebido e executado com a finalidade específica ou predominante de ser utilizado pelo homem para o ataque ou para a defesa é considerado uma arma[1]. As armas podem ser classificadas em manuais ou de arremesso, conforme sejam brandidas ou lançadas sobre o adversário. As armas de arremesso ora são simples, porque totalmente jogadas contra o oponente, por exemplo, uma lança, ora complexas, por dispararem projéteis contra ele[1]. Os instrumentos perfurantes, cortantes, perfurocortantes e cortocontundentes devem ser considerados armas manuais, embora eventualmente possam ser arremessados. Recebem a denominação genérica de armas brancas, talvez em anteposição às armas de fogo, que são armas de arremesso. Mas parece que essa denominação se refere mais ao brilho do aço, que lhes confere uma coloração esbranquiçada quando sobre eles incide a luz[2,3]. Estudaremos cada um dos tipos de arma branca separadamente, neste capítulo, e as armas de fogo no Capítulo 16 – Lesões e Morte por Instrumentos Perfurocontundentes. Armas de Fogo.

INSTRUMENTOS PERFURANTES

São instrumentos perfurantes aqueles que transferem sua energia cinética por meio de uma ponta, pressionando e afastando os elementos dos tecidos. São formados por uma ponta continuada por uma haste cilíndrica. Conforme o diâmetro dessa haste, são considerados de calibre pequeno, como os alfinetes, agulhas e espinhos (Figura 15.1), ou de calibre médio, como o furador de gelo e a sovela (Figura 15.2). Quanto aos pregos, podem ser considerados de calibre pequeno ou de calibre médio, de acordo com a impressão subjetiva do perito.

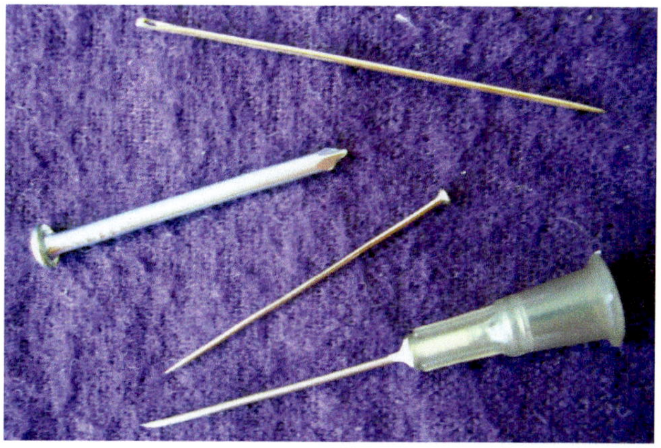

Figura 15.1 – Exemplos de instrumentos perfurantes de calibre pequeno.

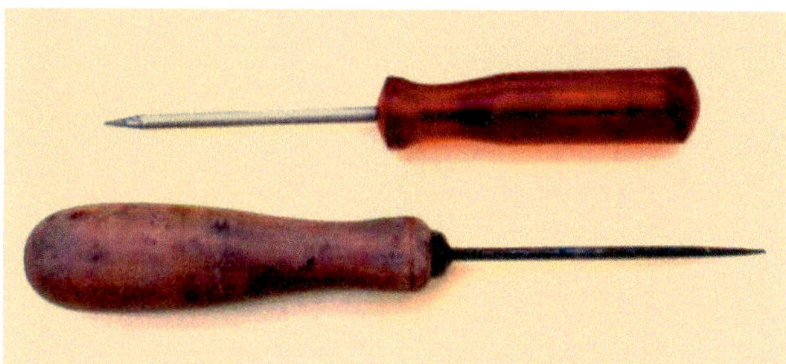

Figura 15.2 – Exemplos de instrumentos perfurantes de calibre médio.

A ação dos instrumentos perfurantes pode ser ativa ou passiva. Será ativa quando o instrumento atingir o corpo em repouso ou quase em repouso. É o caso das picadas por agulha de injeção, agressão com furador de gelo ou mesmo certas flechas dos índios. Será considerada passiva quando o corpo em movimento se chocar com o instrumento localizado em um anteparo. Por exemplo, pisar em um prego ou cair sobre grade com elementos pontiagudos. O modo de ação dos instrumentos perfurantes está implícito em sua conceituação: a ponta atua por pressão e vai afastando as fibras dos tecidos à medida que se faz a penetração da haste.

Instrumentos de calibre pequeno

Os instrumentos de calibre pequeno produzem feridas que são chamadas de *punctórias* (Figura 15.3). Têm forma aproximadamente circular e diâmetro muito pequeno, em geral menor que 1 mm. Apresentam-se recobertas por crosta hemática e podem passar despercebidas em exames pouco minuciosos. Sua característica essencial é o grande predomínio da profundidade em comparação com o aspecto externo. A profundidade será tanto maior quanto maior for o grau de penetração da haste nos tecidos (Figura 15.4).

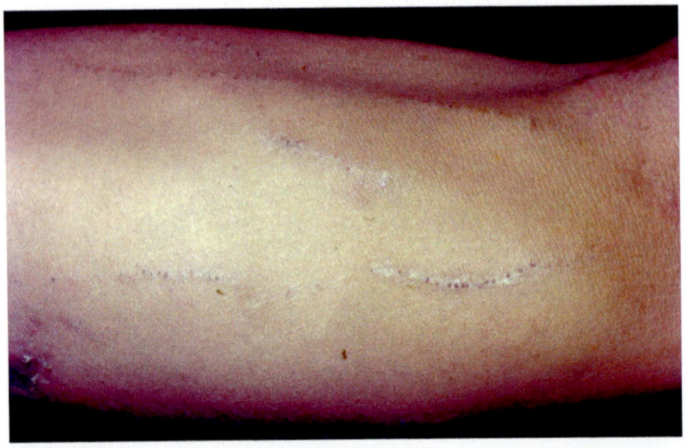

Figura 15.3 – Feridas punctórias recobertas por crostas pardas ao longo das veias superficiais do antebraço de usuário de drogas injetáveis. A maior visibilidade dos trajetos venosos deve-se à esclerose das veias em função de repetidas flebites.

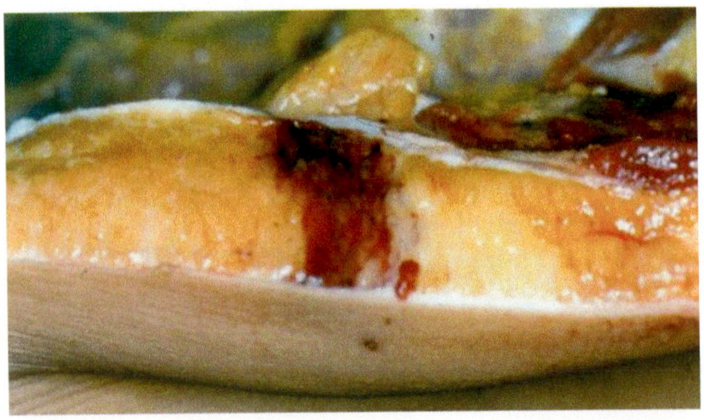

Figura 15.4 – Corte da parede abdominal de pessoa que sofreu uma punção exploratória com fins diagnósticos. O ponto mais escuro na superfície é a ferida punctória enquanto que a grande infiltração hemorrágica que atravessa o plano subcutâneo revela o trajeto da agulha no tecido adiposo.
Fonte: Caso do IMLAP.

Geralmente não ocorre sangramento capaz de prejudicar a vítima. Mesmo nos casos em que se atinja uma veia ou uma artéria, a elasticidade da parede desses vasos promoverá rápido estancamento da hemorragia. Como exemplo, temos a flebocentese para colheita de amostra de sangue, em que basta pequena compressão local para cessar o sangramento. Injeções intracardíacas de adrenalina são feitas nas tentativas de reanimação dos batimentos, e a hemorragia que provoca não aumenta a probabilidade de morte dos pacientes.

A gravidade dessas feridas resulta dos processos de infecção causados pela penetração de bactérias com o instrumento. A dificuldade de limpeza e drenagem dos líquidos extravasados e a exsudação criam condições favoráveis para a instalação da infecção. O tétano é a complicação mais temível. Em injeções com agulhas mal esterilizadas, o paciente corre o risco de contrair doenças como hepatites e outras infecções. A troca de seringas entre parceiros usuários de drogas injetáveis é um dos mecanismos importantes de transmissão da síndrome da imunodeficiência adquirida.

A falta de cuidados de antissepsia na aplicação de injeções, com formação de abscessos, fleimões e até septicemia, gera responsabilidade penal por crime culposo e civil para reparação do dano. Se a lesão for intencional, o agente responde por lesão corporal dolosa. Havendo infecção de evolução fatal, incide no crime de homicídio preterdoloso, previsto no § 3º do art. 129 do nosso Código Penal:

> **Código Penal**
> Art. 129. Ofender a integridade corporal ou a saúde de outrem.
> § 3º Se da lesão resulta morte e as circunstâncias indicam que o agente não quis o resultado nem assumiu o risco de produzi-lo.

As lesões por esses instrumentos são frequentes no trabalho e podem causar incapacidade temporária ou permanente, dependendo das complicações supervenientes.

Instrumentos de calibre médio

Causam lesões diferentes das feridas punctórias quando penetram nos tecidos. Sua forma e direção, segundo Thoinot[4], foram estudadas de modo minucioso por Filhos, em 1833, ao produzir lesões experimentais em cadáveres. Ele notou que as feridas tinham forma biconvexa alongada (em botoeira), com bordas regulares e simétricas, que eram providas de ângulos agudos e conservavam a mesma direção na mesma região anatômica do corpo dos diversos indivíduos examinados. Observou que eram tanto mais extensas quanto maior fosse o diâmetro da haste. Atribuiu esse aspecto à elasticidade da pele. Hoje, sabe-se que a derme está formada por fibras colágenas, reticulares e elásticas, que assumem direção preferencial conforme as linhas de força a que a pele está submetida nas diversas regiões do corpo. Como o instrumento perfurante apenas afasta e separa as fibras, penetrando entre elas, produz vetores de força que são contrariados por uma reação igual e contrária dos tecidos. Enquanto ele está dentro da ferida, ela tem forma circular, pois as forças envolvidas estão em equilíbrio. Assim que o instrumento é retirado, atuam os vetores de resistência decorrentes da elasticidade da derme, que tende a restaurar a posição primitiva das fibras (Figura 15.5).

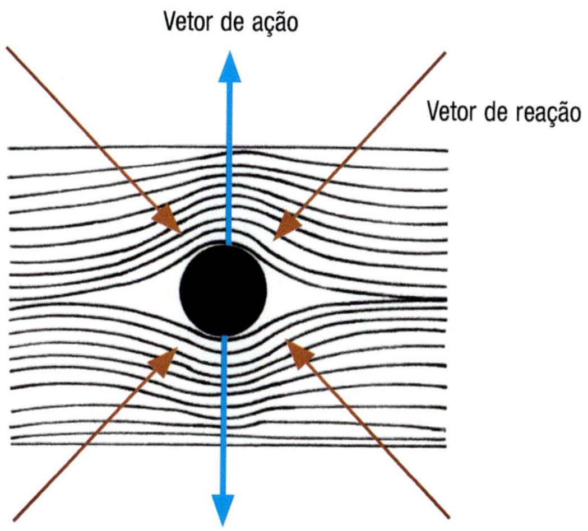

Figura 15.5 – A penetração da haste do instrumento afasta as fibras dos tecidos, tal qual um pente nos cabelos. A elasticidade tecidual cria vetores de reação que contrabalançam a força de afastamento enquanto o objeto está presente. Quando de sua retirada, cessa a força de ação e os vetores de reação predominam e aproximam as bordas da ferida, deixando uma lesão em botoeira.

Mais tarde, em 1861, Langer repetiu os estudos de Filhos e observou que essas feridas podiam ter a forma de uma ponta de seta, um triângulo ou algo parecido, quando localizadas em um local de encontro de linhas de força[4]. Enfim, o aspecto das feridas causadas pelos instrumentos perfurantes de calibre médio obedece a três princípios:

- têm aspecto semelhante às produzidas por instrumentos perfurocortantes de dois gumes – princípio ou lei da semelhança de Filhos;
- têm sempre a mesma direção numa mesma região do corpo – princípio ou lei do paralelismo de Filhos;
- podem ter forma diferente, bizarra, nos pontos de encontro de linhas de força – lei de Langer.

As feridas pelos instrumentos perfurantes de calibre médio podem ser classificadas em superficiais, penetrantes e transfixantes, conforme não penetrem qualquer segmento do corpo, penetrem-nos ou atravessem-nos de uma face à outra. A profundidade varia de acordo com o grau de penetração da haste. Pode ser igual, maior ou menor do que ela. Será menor se houver penetração parcial. Mas pode ser maior, se houver compressão dos planos superficiais pela empunhadura do instrumento, como nos golpes mais violentos desferidos no abdome. Isso, por vezes, causa escoriação das bordas, de modo a lembrar um pouco lesão por instrumento perfurocontundente.

Quando atuam em vísceras ocas do tubo digestivo, apresentam forma de fenda com direção paralela às fibras musculares. Como essas vísceras têm duas camadas musculares, uma longitudinal externa, paralela à direção do tubo, e outra subjacente a essa, interna, de disposição circular, a direção da ferida é longitudinal na túnica externa e transversal na interna, o que permite firmar o diagnóstico do tipo de instrumento. No caso dos perfurocortantes, as duas camadas apresentariam fendas superpostas e com a mesma direção.

Quando interessam um plano ósseo, deixam a marca do instrumento sob a forma de um baixo-relevo em forma de cone invertido, o que é mais comum nos ossos esponjosos como costelas, crista ilíaca, esterno e corpos vertebrais.

Problemas médico-legais dos instrumentos perfurantes

• Diagnóstico

Baseia-se no conhecimento da morfologia das lesões e das leis de Filhos e Langer. Quando se observar um grupo de feridas em forma de botoeira tendo a mesma direção, numa mesma região do corpo, ou em várias regiões, mas sempre acompanhando as linhas de força, a conclusão será de lesões por instrumento perfurante de calibre médio. No caso de se tratar de lesão única, o perito não poderá fazer o diagnóstico diferencial com uma lesão por instrumento perfurocortante, a menos que a lesão tenha direção diferente daquela das linhas de força da região atingida. Nesse caso, terá sido produzida por um instrumento perfurocortante. O trajeto, por sua vez, mostrará sempre dissociação das fibras dos planos mais profundos, e não secção, se causada por instrumento perfurante.

• Gravidade

Varia conforme o instrumento tenha causado ferida penetrante, ou não, e os órgãos atingidos. Mesmo que não sejam atingidas vísceras, a penetração do instrumento contamina a cavidade e enseja a instalação de infecções, o que justifica sua abertura exploratória para diagnóstico e limpeza profilática.

• Causa jurídica

Mesmo não levando em conta as lesões produzidas por instrumentos de calibre pequeno, podemos afirmar que são mais comuns as de origem acidental. Apenas eventualmente são esses instrumentos utilizados em agressões. Realmente, não são instrumentos apropriados para fins criminosos. Os crimes cometidos são perpetrados no local de trabalho, onde esses instrumentos podem ser encontrados, geralmente durante uma briga. Deve-se mencionar um caso de suicídio, necropsiado no IML-RJ pelo professor Nilton Salles[5], em que a vítima usou um prego de grosso calibre e enterrou-o no ápice da calota craniana. Já tivemos oportunidade de examinar o corpo de uma menina de cerca de 1 ano, morta por meningite purulenta causada por penetração acidental de uma farpa de madeira com cerca de 4 cm de comprimento por 0,3 cm de diâmetro na haste, no setor frontal do crânio. A calota pouco resistente da criança permite a penetração desse tipo de instrumentos sem maior dificuldade. Esse tipo de lesão é chamado de *encravamento* por alguns autores[6].

INSTRUMENTOS CORTANTES

São os que transferem a energia cinética por deslizamento e leve pressão através de uma borda aguçada a que se dá o nome de *gume* ou *fio*. O exemplo típico desses instrumentos é a navalha. Porém, qualquer objeto provido de gume pode atuar como instrumento cortante. Podem ser instrumentos cortantes: cacos de vidro, pedaços de folhas metálicas e até mesmo folhas de papel. Devemos referir aqui o cerol. Consta de uma linha de algodão ou náilon em que se passa cola misturada com vidro moído. O cerol assim preparado é utilizado por soltadores de pipas com o fim de cortar a linha de outros aficionados pela brincadeira quando as pipas estão no ar. Tem causado acidentes graves em motoqueiros que passam velozmente nos locais em que a linha cortante tenha sido muito abaixada.

O gume dos instrumentos cortantes, por definição, atua mais por deslizamento que por pressão. As fibras dos tecidos são seccionadas e os vasos permanecem abertos, com intenso sangramento nas vertentes das feridas.

Tipos de lesões

As feridas produzidas pelos instrumentos cortantes revelam nítido predomínio da extensão sobre a profundidade. São feridas, em geral, superficiais. Mas, dependendo da região do corpo atingida e da força do golpe, bem como do estado do gume, é possível observar feridas que penetram nas grandes cavidades, com evisceração parcial. Certos golpes de navalha no abdome podem produzir evisceração (Figura 15.6).

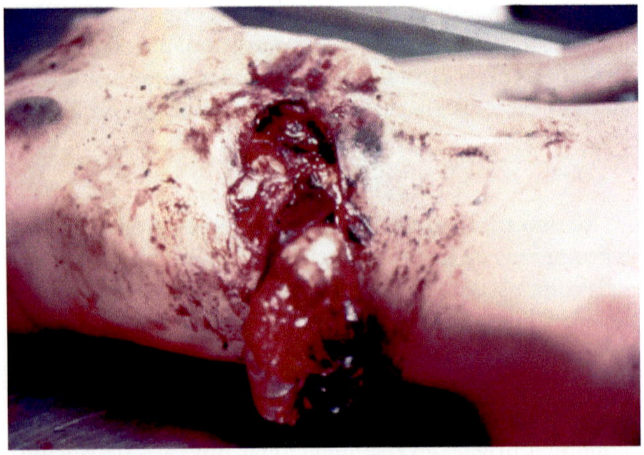

Figura 15.6 – Evisceração por ferida incisa no abdome.
Fonte: Caso do IMLAP.

Quando agem de modo típico, os instrumentos cortantes produzem feridas que apresentam bordas regulares, vertentes planas e ângulos muito agudos. Sua profundidade é maior na porção correspondente ao terço inicial. A partir daí, superficializam-se gradualmente para terminar em uma escoriação linear que as continua ao longo da epiderme. A essa escoriação linear que indica a saída do instrumento dá-se o nome de *cauda de escoriação* (Figura 15.7). Resulta do afastamento da epiderme ao longo do trajeto dérmico por causa da obliquidade do gume. Quando essas feridas são observadas em secção transversal e perpendicular à superfície, revelam forma triangular de base externa, devida ao afastamento das vertentes a partir do fundo (Figura 15.8).

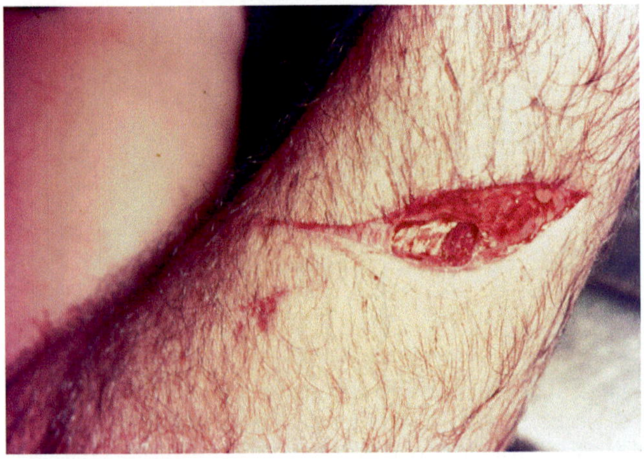

Figura 15.7 – Ferida incisa de defesa na face posterior do antebraço, com cauda de escoriação voltada para a esquerda do observador.

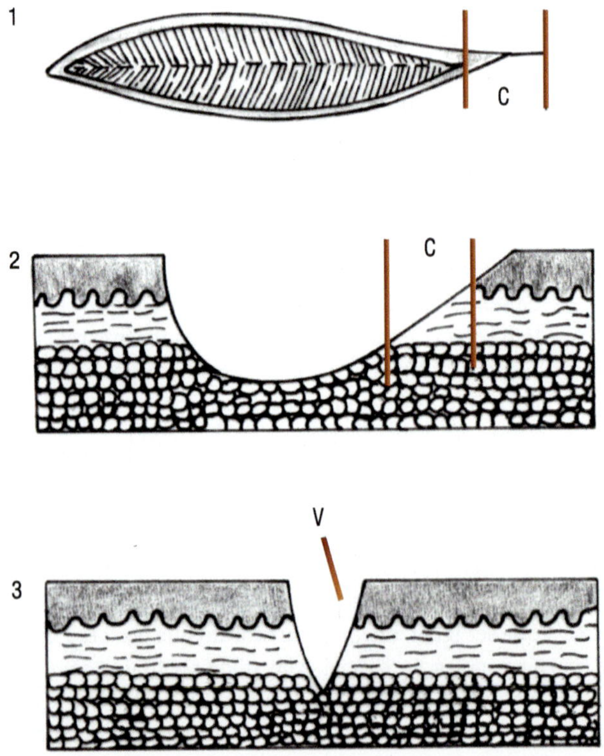

Figura 15.8 – O desenho **1** representa uma ferida incisa vista de cima; o número **2** mostra um corte longitudinal da ferida, notando-se o aprofundamento rápido e a saída gradual do instrumento; o número **3** representa um corte perpendicular e transversal às suas bordas. **C** é a cauda de escoriação e **V**, a vertente.

Há um tipo especial de feridas praticadas com instrumentos cortantes. São as feridas praticadas por médicos, em atos cirúrgicos. Apresentam características próprias. Têm maior regularidade, profundidade uniforme e o seu ângulo de saída não apresenta cauda de escoriação. Por esse motivo, Nilton Salles[5] preferia chamá-las de feridas incisas, denominando o conjunto das demais de feridas por instrumentos cortantes. Infelizmente, não há um termo próprio em português para designar esse último grupo de lesões, que é o mais importante do ponto de vista médico-legal. A expressão "ferida cortada" não soa bem nem dá uma ideia real, pois é passível de confusão com qualquer outra ferida à qual se tenha sobreposto a ação de um instrumento cortante. Preferimos chamar as feridas feitas por médicos de *ferida cirúrgica* e guardar a expressão *ferida incisa* para as de maior interesse médico-legal. A forma e a localização das feridas cirúrgicas são típicas e familiares a qualquer médico, mesmo os não especializados em cirurgia (Figura 15.9).

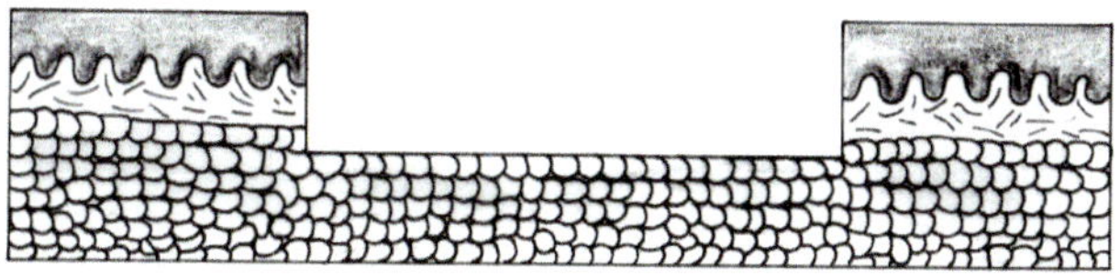

Figura 15.9 – Esquema de uma ferida cirúrgica vista de lado. A penetração e saída perpendiculares do bisturi respondem pela ausência da cauda de escoriação.

Em condições excepcionais, as feridas incisas podem apresentar aspecto diferente do usualmente descrito. Se o instrumento atuar de modo oblíquo em relação à pele, pode produzir ferida em bisel, por vezes com retalho cutâneo abundante, tanto mais extenso quanto menor for o ângulo de incidência. Mas, se o gume atuar de modo extremamente oblíquo, ou por deslocamento lateral, produzirá apenas uma escoriação e, portanto, agirá como um instrumento contundente.

Os instrumentos cortantes também podem causar mutilação se atingirem extremidades sem esqueleto, como o nariz, as orelhas, a ponta de dedos, o pênis etc.

Algumas feridas incisas recebem nomes especiais de acordo com a sua localização no corpo. As profundas e localizadas no pescoço são chamadas de *esgorjamento* quando nas faces laterais ou anterior (Figuras 15.10 e 15.11) e *degola* se situadas na face posterior. A secção dos vasos calibrosos da região carotídea pode levar o indivíduo à morte tanto por anemia aguda quanto por asfixia provocada pela aspiração do sangue extravasado pela laringe ou da traqueia seccionados. Alguns autores admitem também a possibilidade de morte por embolia gasosa através das grandes veias jugulares[7].

As feridas incisas localizadas na mão ou no antebraço, principalmente na borda cubital, são chamadas de *lesões de defesa* (Figura 15.12) e têm grande valor no esclarecimento da causa jurídica da lesão. As situadas na palma da mão traduzem a tentativa de a vítima segurar a arma do agressor. Tais feridas podem não ser regulares devido aos movimentos da mão e ao deslocamento da pele com relação às pregas naturais.

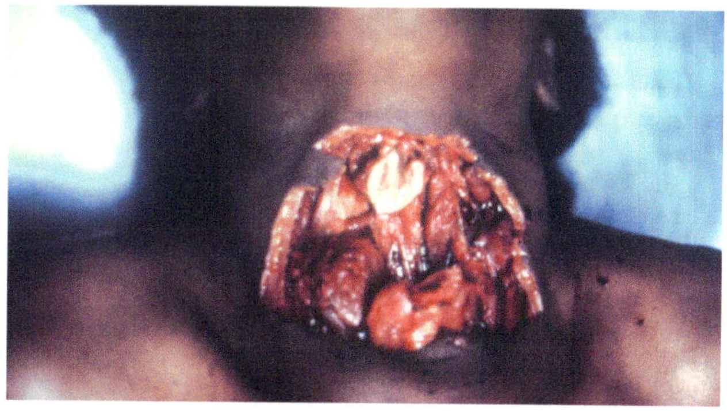

Figura 15.10 – Esgorjamento suicida. As bordas da ferida são plenas de entalhes por ser feita em vários pequenos golpes sucessivos.
Fonte: Caso autopsiado pelo autor no IMLAP.

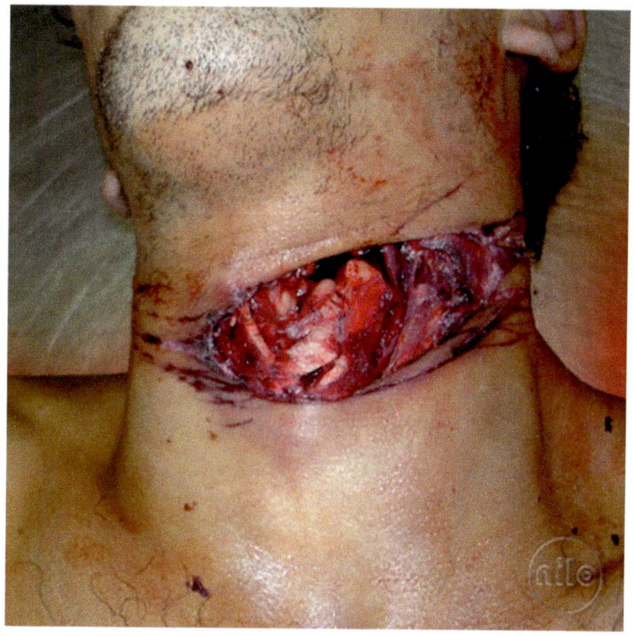

Figura 15.11 – Esgorjamento. Disposição oblíqua descendente de trás para diante, na lateral esquerda. Múltiplas lesões de hesitação.
Fonte: Caso periciado por Nilo Jorge Gonçalves no IMLAP.

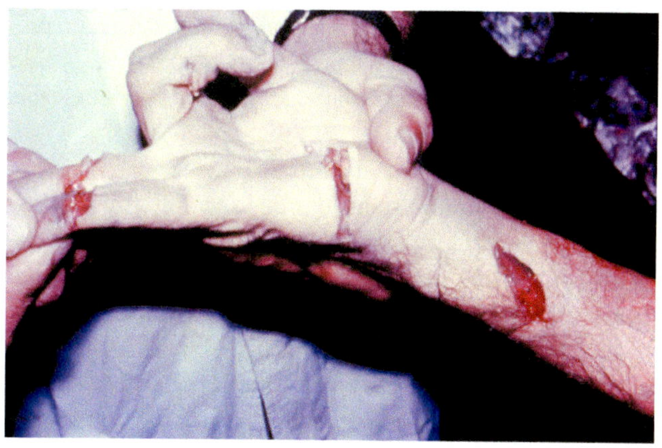

Figura 15.12 – Feridas de defesa na mão e no antebraço. Ao se fechar a mão, as feridas dos dedos e da região hipotenar se antepõem, o que indica que a vítima segurou a arma do agressor.
Fonte: Coleção de ensino da Faculdade de Medicina da UFRJ.

Problemas médico-legais

Algumas questões podem surgir diante de lesões produzidas por esse grupo de instrumentos mecânicos.

• Diagnóstico do tipo de instrumento

Inicialmente, o perito deve determinar o tipo de instrumento que produziu a lesão, o que é fácil na maioria dos casos, dadas a regularidade e as características já descritas das feridas. Se o gume estiver pouco afiado, as bordas da ferida podem apresentar-se um pouco escoriadas. É interessante lembrar que as feridas causadas pela arcada supraorbitária na região do supercílio por vezes são difíceis de distinguir das produzidas por instrumentos cortantes.

• Reação vital

As feridas produzidas em vida são caracterizadas, em parte, pelo grau de afastamento das suas bordas e vertentes. A retração é mais acentuada quando a ferida interessa o plano muscular, principalmente se a secção for com direção transversal às fibras musculares. No cadáver, as feridas incisas ficam menos abertas porque a pele sofre desidratação e torna-se um pouco menos elástica. Além do mais, a retração dos planos musculares é muito diminuída por causa da rigidez cadavérica. Há regiões em que a retração é muito grande, como no pescoço, e outras em que é mínima, como nas regiões palmares e plantares. Por outro lado, a embebição de sangue nas malhas dos tecidos é de tal intensidade que, mesmo após lavagem com água, as vertentes permanecem infiltradas, o que não é comum nas feridas feitas em cadáveres. Contudo, se o corte no vivo for feito embaixo da água, a infiltração poderá ser muito discreta.

• Sentido e ordem de produção

O sentido do deslocamento do instrumento no momento do golpe pode ser avaliado pela posição da cauda de escoriação, que mostra a saída do gume. Em alguns casos, na reprodução simulada de crimes, a posição da cauda de escoriação pode contradizer a versão do agressor, sendo importante saber se ele é destro ou canhoto.

Quando há entrecruzamento de duas feridas incisas, a ordem em que foram produzidas pode ser determinada. Na segunda ferida, o instrumento incide sobre tecido já seccionado e que já sofreu a ação das linhas de força geradas pelas fibras colágenas e elásticas, que repuxam as bordas da primeira lesão. Para sabermos qual foi feita em primeiro lugar, devemos tentar a coaptação das bordas de uma delas. Se a escolha tiver sido correta, poderemos suturar as bordas da segunda ferida ao longo de duas direções defasadas, mas paralelas. Se escolhermos para coaptar em primeiro lugar a segunda ferida, não conseguiremos boa confrontação na primeira, que terá excesso de tecido em uma das metades (Figura 15.13).

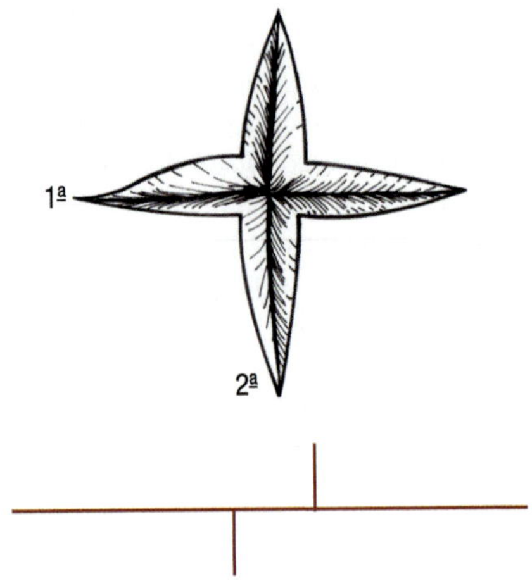

Figura 15.13 – A ferida horizontal foi feita antes da vertical porque ambas estão bem coaptadas ao serem aproximadas as suas bordas (ver explicação no texto).

• Gravidade

Varia de acordo com a região atingida e a profundidade da lesão. As lesões de esgorjamento são as mais graves e as que produzem a morte com maior frequência. Mas, por vezes, a intenção do agressor não é matar e, sim, deformar a vítima. As deformidades podem decorrer de amputação parcial ou total de orelha, nariz, ou mesmo da genitália masculina. Neste caso, o motivo pode ser vingança por adultério ou por crime de estupro. Ou ciúme, quando praticada pela parceira sexual, como tem sido referido na mídia mais frequentemente, na atualidade. Em alguns casos, uma ferida que não seria deformante pode sofrer hipertrofia por excesso de produção de tecido fibroso – *queloide* – e causar deformidade.

• Causa jurídica

No caso de a vítima morrer, a causa jurídica pode ser orientada pela disposição, pelo número e pela localização das lesões. São típicas de suicídio as feridas incisas situadas na face anterior do punho, embora possam fazer parte de uma dissimulação de homicídio. A existência de lesões já cicatrizadas de outras tentativas contribui para a caracterização do suicídio.

A existência de lesões de defesa é de grande importância no diagnóstico dos homicídios, pois elas atestam ter havido luta e resistência por parte da vítima. Além de servirem para caracterizar o homicídio, podem ser usadas pela defesa do acusado para afastar a qualificação do crime, já que a vítima não teria sido atacada de surpresa e ficado sem chance de se defender. Localizam-se, como já referimos, de preferência nas regiões palmares e na borda cubital do antebraço, podendo ser encontradas nos joelhos, nas pernas e nos pés. No entanto, a existência de ferida incisa na face palmar dos dedos não exclui totalmente a possibilidade de suicídio, pois o suicida pode cortar as mãos acidentalmente com o instrumento, em função de seu estado emocional. A multiplicidade de golpes é um dado importante e frequente nos homicídios.

No caso particular do esgorjamento, o suicídio é caracterizado pela presença de múltiplos entalhes nos lábios da ferida e pela existência de escoriações lineares, ou mesmo feridas menores e mais superficiais paralelas à ferida principal – *lesões de hesitação* (Figura 15.11). Traduzem as tentativas do suicida de testar a sua sensibilidade à dor. Os entalhes das bordas devem-se ao fato de ser a ferida feita em sucessivos pequenos golpes, aos poucos. Nos homicídios, costumam faltar. Mas pode haver casos de homicídio em que se achem lesões paralelas ao corte principal, decorrentes de tortura e sadismo do agressor. A lesão do homicídio costuma ser feita de um só golpe, é profunda e tem as bordas regulares, sem entalhes. Levando-se em consideração a totalidade das lesões por instrumentos cortantes, inclusive as leves e superficiais, predominam de modo absoluto as acidentais, principalmente as decorrentes de atividades profissionais. Os acidentes do trabalho por instrumentos cortantes são extremamente frequentes. Mas, quando se trata de lesões mortais, a causa jurídica mais frequente é o homicídio, depois o suicídio.

INSTRUMENTOS PERFUROCORTANTES

São os que possuem uma ponta e um ou mais gumes. Transferem sua energia cinética por pressão, através da ponta, e por deslizamento dos gumes, que seccionam as fibras dos tecidos. Entre os que possuem apenas um gume, podemos tomar como exemplos a faca de cozinha e o canivete; entre os de dois gumes, o punhal, a baioneta e a espada (Figura 15.14). Os de mais de dois gumes são representados, em geral, por instrumentos especiais de trabalho, como certos tipos de lima, e estoques feitos de vergalhões de construção por presidiários, em que a haste é facetada em uma das pontas. Conforme as faces sejam lisas ou ásperas, as bordas das feridas podem apresentar-se normais ou escoriadas.

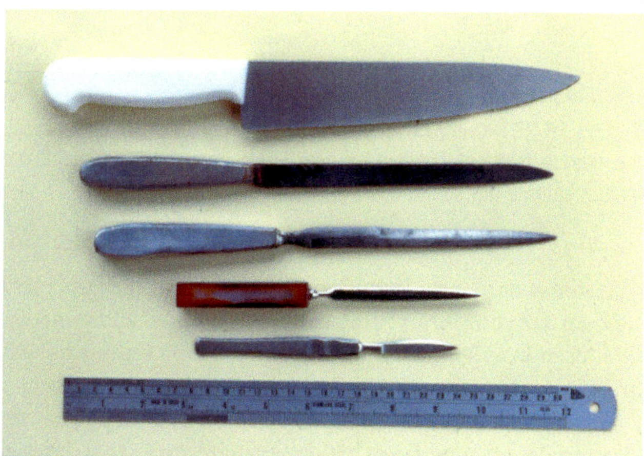

Figura 15.14 – Instrumentos perfurocortantes de um e de dois gumes. O terceiro e o quarto, de cima para baixo, têm dois gumes.

Tipos de lesões

Os instrumentos perfurocortantes produzem lesões que evidenciam predomínio nítido da profundidade sobre a extensão, de modo semelhante ao que ocorre com os instrumentos perfurantes. Mas sua forma varia de acordo com o número de gumes. Os que apresentam apenas um gume causam lesões em forma de botoeira, com um dos ângulos bem mais agudo que o outro, podendo exibir exígua cauda de escoriação que corresponde ao gume (Figuras 15.15 e 15.16). São lesões semelhantes às dos de dois gumes, principalmente se o dorso do instrumento não entrar em contato com a pele após a penetração da ponta.

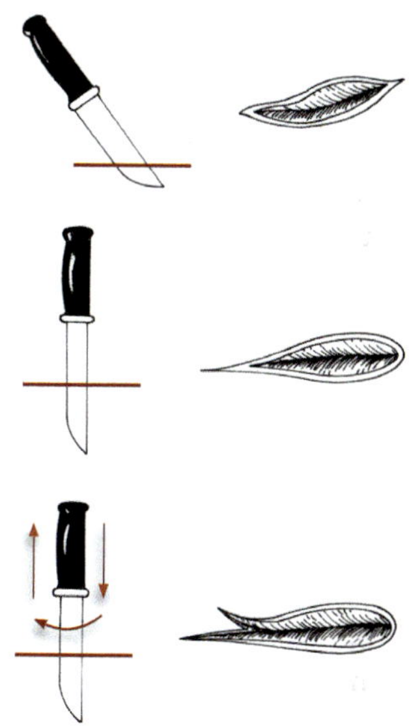

Figura 15.15 – Esquemas de lesões produzidas por instrumentos perfurocortantes de um gume. No superior, o instrumento penetrou deslizando a ponta e fez dois ângulos muito agudos. No do meio, o dorso da faca forçou a pele e o ângulo ficou menos agudo. No inferior, houve torção da faca ao sair, causando um terceiro ângulo.

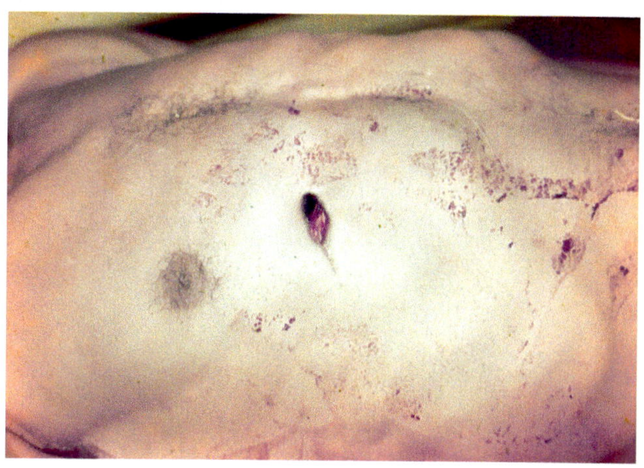

Figura 15.16 – Ferida perfuroincisa por instrumento de um gume. No ângulo inferior, bem mais agudo, existe pequena cauda de escoriação causada pelo gume.

As feridas por instrumentos de dois gumes têm forma de fenda e ângulos bastante agudos e semelhantes. Na porção central, o afastamento das bordas é máximo, atenuando-se gradualmente em direção aos ângulos. Os de mais de dois gumes deixam lesão de forma estrelada, com tantas pontas quantas forem as arestas do instrumento. Suas bordas são curvas e convexas em direção ao centro da ferida. Tal peculiaridade da forma das lesões causadas pelos instrumentos poligumes resulta da elasticidade da pele, que oferece resistência ao ser empurrada pelas faces do instrumento. Enquanto ele estiver enfiado nos tecidos, a força de suas faces é contrariada e equilibrada pela elasticidade da pele; e a ferida tem a forma da secção da haste do instrumento. Ao ser retirado o instrumento, a força de resistência elástica da pele é liberada para levar as bordas da ferida em direção ao seu ponto central, ficando, porém, a meio caminho (Figuras 15.17 e 15.18).

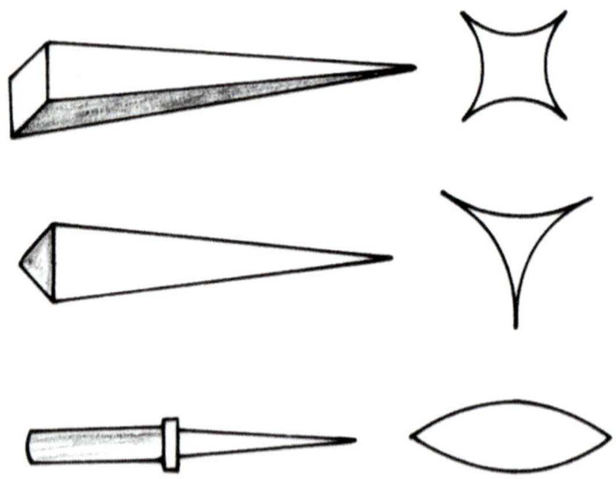

Figura 15.17 – Esquemas de lesões por instrumentos perfurocortantes de dois, três e quatro gumes. As bordas das feridas causadas pelos que possuem mais de dois gumes tendem a se aproximar do centro por causa dos vetores de reação gerados pela elasticidade dos tecidos assim que o instrumento é retirado.

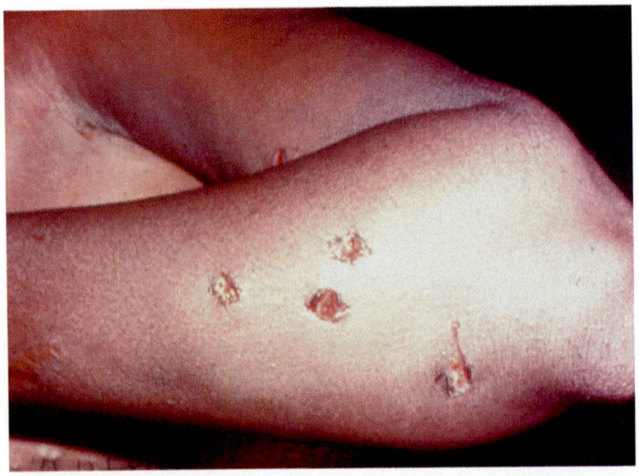

Figura 15.18 – Feridas de defesa no antebraço de um presidiário que foi morto por instrumento perfurocortante de quatro gumes feito dentro da prisão.

As lesões podem apresentar ângulos acessórios relacionados com cada um dos gumes se o instrumento for torcido no momento da saída, representados por pequenos entalhes localizados na borda da ferida em direção à qual se deu a torção (Figuras 15.19 e 15.20). A não ser nesses casos, as bordas e as vertentes da ferida serão sempre regulares.

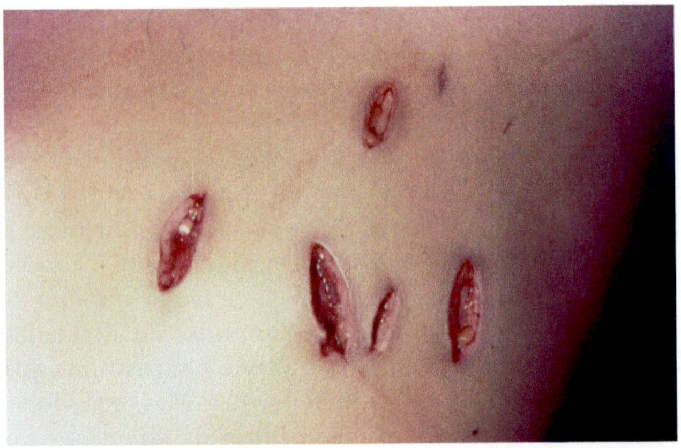

Figura 15.19 – Grupo de cinco feridas por instrumento perfurocortante de um gume. O diagnóstico é possível porque uma delas apresenta um ângulo acessório por torção na sua saída.

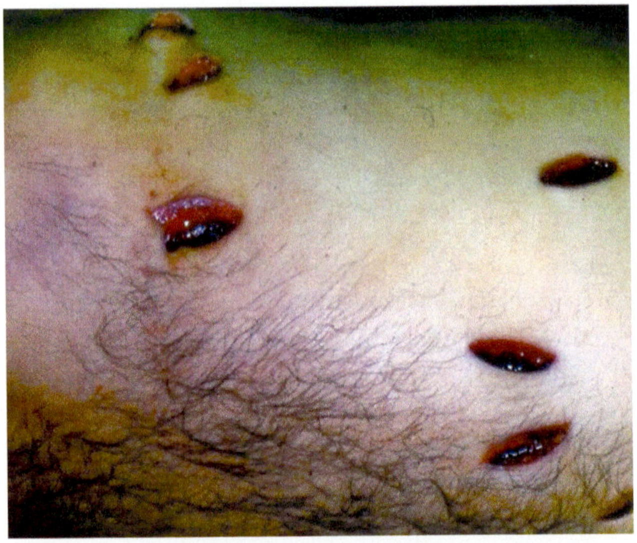

Figura 15.20 – Grupo de feridas em forma de botoeira em que a maior, à esquerda, tem dois ângulos em uma das extremidades, causadas por instrumento de um só gume.

Com o aumento do número de gumes, os instrumentos tendem a se comportar como os perfurantes de calibre médio, obedecendo às leis de Filhos e de Langer, uma vez que as suas arestas já não cortam mais os tecidos, apenas os deslocam.

As lesões pelos instrumentos perfurocortantes podem ser classificadas em superficiais, penetrantes e transfixantes, da mesma maneira que nos instrumentos perfurantes. As superficiais podem tornar-se atípicas por predomínio da ação cortante do instrumento, de modo a produzir feridas incisas. Se a ponta do instrumento deslizar sobre a pele sem que o gume atue, far-se-á uma escoriação linear. Quando essas escoriações são achadas no corpo de vítimas de crimes, traduzem luta; se paralelas, situadas em regiões outras que não as de defesa, ou esboçando desenhos, podem indicar tortura por crueldade do criminoso.

As mais graves são as feridas penetrantes, não só pela contaminação bacteriana das cavidades como pela possibilidade de lesões de vísceras e de vasos calibrosos. Sua profundidade não imita, necessariamente, o comprimento da lâmina do instrumento. Tanto pode ter havido penetração apenas parcial como ter sido o golpe muito violento, de modo que a mão do agressor empurre as partes moles superficiais, produzindo trajeto maior do que o comprimento da lâmina. Aqui, o batente da empunhadura da arma pode deixar uma escoriação nas bordas da ferida. Pelo seu formato, essa escoriação pode ajudar a identificar a arma do crime[8].

O trajeto é constituído por um túnel em forma de fenda nas feridas por instrumentos de um ou de dois gumes. O mais comum é haver um trajeto para cada lesão superficial. Mas é possível que o agressor execute movimentos de vaivém sem retirar o instrumento do corpo da vítima, com o objetivo de ampliar e multiplicar as lesões viscerais. Tal conduta caracteriza plenamente o *animus necandi*.

Ao longo do trajeto observa-se retração dos tecidos, de modo que a fenda tem suas bordas um pouco afastadas de modo desigual, principalmente nos planos musculares, mais ainda se cortados transversalmente.

É importante atentar para o fato de que a posição dos órgãos muda conforme esteja o indivíduo em pé ou deitado. A inobservância desse fato pode levar a falsas conclusões quanto à direção do instrumento no corpo da vítima e, por conseguinte, com relação à posição do agressor e da vítima.

A penetração do instrumento em superfície óssea pode deixar sua forma impressa em baixo-relevo. Às vezes, a própria lâmina pode quebrar e ficar parcialmente encravada. Em outubro de 1996, o noticiário dos telejornais mostrou o caso de um rapaz de uma cidade do interior que fora golpeado com uma faca na face. A equipe médica que o atendeu só descobriu que a lâmina ficara cravada na base do crânio quando notaram sinais de comprometimento neurológico e submeteram-no a exame radiológico.

Problemas médico-legais

• Diagnóstico do tipo e da arma

A forma da ferida e a sua direção podem atestar que foi provocada por instrumento perfurocortante. O número de gumes pode ser avaliado pelo número de ângulos das feridas, e a dificuldade maior surge na distinção das feridas por armas de um e de dois gumes. São muito parecidas e, na prática pericial, pode ficar muito difícil o diagnóstico diferencial. O fato descrito de que o ângulo que corresponde ao dorso do instrumento é menos agudo que o oposto pode não ser muito nítido, principalmente quando a lâmina é pouco espessa, a menos que haja pequena cauda de escoriação denunciadora da posição do gume. A dificuldade diminui quando há torção do instrumento no momento de ser retirado, seja por manobra intencional do agressor, seja por movimentação da vítima (Figuras 15.19 e 15.20). Nesse caso, a borda da ferida para onde girou o gume vai apresentar um entalhe. Tratando-se de instrumento de dois gumes, ambas as bordas apresentarão o entalhe. Camps[3] refere a possibilidade de se diagnosticar a posição do dorso do instrumento na lesão por meio do exame histológico em cortes paralelos à superfície cutânea. No ângulo correspondente ao dorso, as fibras mostrar-se-iam empurradas, e não seccionadas.

A avaliação da largura máxima da lâmina de um instrumento perfurocortante pode ser feita grosseiramente pelo cálculo da média do comprimento das feridas maiores. Contudo, nessa avaliação não devem ser computadas as feridas em que a ação do instrumento foi predominantemente cortante. Caso haja apenas uma ferida, não é possível afirmar com segurança, pois a lâmina pode ter penetrado parcialmente.

• Gravidade

Depende de ter havido penetração das grandes cavidades do organismo e de se ter atingido alguma víscera ou vaso sanguíneo calibroso. Mas as feridas superficiais também podem interessar vasos arteriais, nervos e tendões, principalmente se predominar a ação cortante.

• Reação vital

Lesões feitas em vida evidenciam afastamento das bordas, infiltração sanguínea das vertentes e grande acúmulo de sangue dentro das cavidades, principalmente se as feridas externas forem pequenas ou tamponadas de algum modo. Certas feridas na região escapular, se feitas com a escápula afastada para fora, podem ser completamente tamponadas pela volta do ombro à posição natural anatômica. Por outro lado, grande quantidade de sangue nas roupas e no local em que o corpo foi encontrado denota que a lesão foi produzida em vida. Convém lembrar, como foi referido no Capítulo 8 – Causa Jurídica da Morte, que lesões produzidas logo após a morte, em regiões de formação de livores, podem apresentar infiltração hemorrágica, mas nunca levam a sangramento intenso como o observado naquelas feitas antes da morte.

• Causa jurídica

Consideradas todas as lesões, inclusive as superficiais em que predomina a ação cortante, a causa mais comum são os acidentes. Mas, tratando-se de lesões fatais, a maioria é de origem homicida. Nesses casos, costuma haver várias lesões, com distribuição aleatória, em geral no tórax. O mais importante para o diagnóstico é a presença daquelas próprias de defesa (Figura 15.21). Porém, a existência de apenas uma lesão não permite excluir a hipótese de homicídio, mesmo quando localizada no precórdio ou na região epigástrica. A vítima pode ter sido atingida quando incapaz de reagir, durante o sono, em estado de embriaguez, em coma etc.

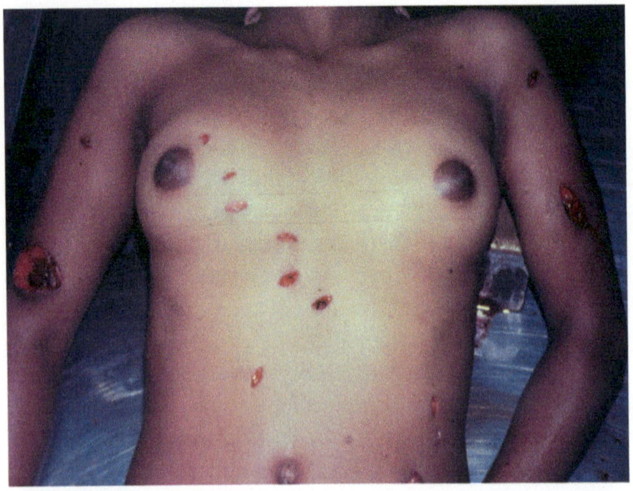

Figura 15.21 – Homicídio por instrumento perfurocortante. Notam-se várias lesões no tronco e lesões de defesa no braço esquerdo e cotovelo direito.

Nos casos de suicídio, as lesões estão situadas, geralmente, na região precordial. É comum que o indivíduo afaste a camisa para desferir o golpe na pele desnuda (Figura 8.7). Pode haver mais de uma lesão na mesma região, o que não afasta o diagnóstico, e outras por ação cortante do instrumento no punho ou no pescoço. O mais importante, nesses casos, é a ausência de lesões de defesa (Figura 15.22). Os orientais, principalmente os japoneses tradicionais, preferem a região epigástrica na prática do haraquiri.

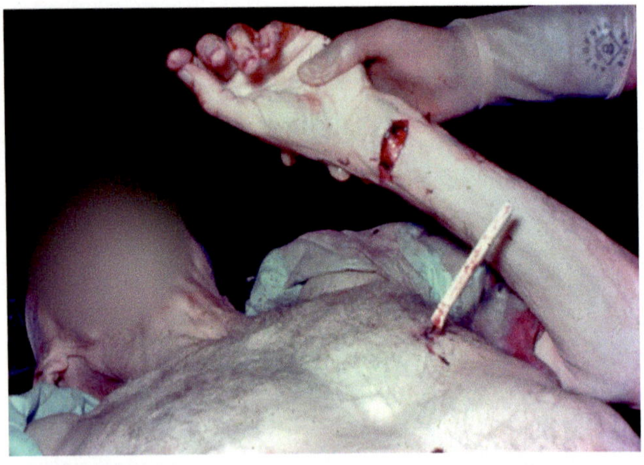

Figura 15.22 – Caso de suicídio com faca de cozinha. Nota-se uma lesão na face anterior do punho esquerdo e a lesão mortal na região precordial, onde ainda está cravado o instrumento.
Fonte: Gentileza do Prof. Ivan Nogueira Bastos.

INSTRUMENTOS CORTOCONTUNDENTES

São considerados cortocontundentes os instrumentos que, dotados de grande massa, transferem sua energia por meio de um gume. A forma geral dos instrumentos desse grupo pode variar, mas consta de uma empunhadura de tamanho variado à qual se prende a espessa lâmina que atua como cunha. São exemplos desse grupo: cutelos, machados, enxadas, foices, facões, alfanjes e, inclusive, rodas de trem (Figura 15.23).

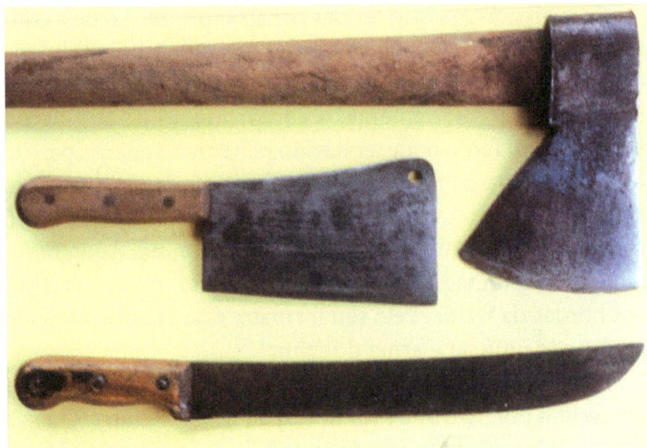

Figura 15.23 – Três instrumentos cortocontundentes: machado, cutelo e facão.

Ao contrário dos instrumentos cortantes, que atuam mais por deslizamento, os cortocontundentes agem principalmente por pressão. O gume força os tecidos perpendicular ou obliquamente, penetra e abre caminho para a cunha que constitui o instrumento. Como regra geral, atravessam com facilidade as partes moles do corpo e não se detêm mesmo no plano esquelético (Figuras 15.24 e 15.25), mas podem agir como instrumento cortante desde que tenham gume afiado e predomine a ação de deslizamento em vez da pressão. A ação dos dentes incisivos pode ser considerada cortocontundente. Um instrumento desse grupo tornou-se famoso – a guilhotina. Seu uso foi advogado pelo Dr. J. I. Guillotin para as execuções judiciais, durante a Revolução Francesa, dizendo ser um método rápido e eficiente[9]. Contudo, o rei Luís XVI, que era forte e corpulento, ao ser executado em 21 de janeiro de 1793, teve que receber mais de um golpe, porque o primeiro não foi suficiente para decapitá-lo[10]. Na indústria, existem guilhotinas que servem para aparar folhas de metal nas estamparias e blocos de papel nas gráficas. Vez por outra, causam acidentes graves no trabalho.

Tipos de lesões

A maior característica das lesões causadas por esse grupo é a frequência com que são encontradas mutilações. Devido à inércia, os instrumentos cortocontundentes incidem violentamente sobre o corpo, o que se traduz por lesões muito profundas e graves. Denominam-se *feridas cortocontusas*. São comuns as amputações de segmentos dos membros. Quando incidem sobre a cabeça ou o pescoço, podem produzir tanto fratura exposta de crânio como decapitação. As feridas produzidas por esses instrumentos são, em geral, retas e apresentam bordas afastadas, regulares, porém escoriadas. Suas vertentes são planas, mas deixam ver certo grau de laceração dos diversos planos, principalmente os musculares. A abertura de seus lábios varia com o grau de penetração da cunha. No plano esquelético, podem produzir fraturas tanto na área de impacto como à distância. Na área atingida diretamente, a fratura apresenta bordas regulares e vertentes em geral impregnadas por resíduos de ferrugem ou outros materiais presentes nas faces do instrumento. Não havendo secção completa do osso, a abertura interrompe-se abruptamente ou é prolongada por traços de fratura irregulares (Figuras 15.24 e 15.25).

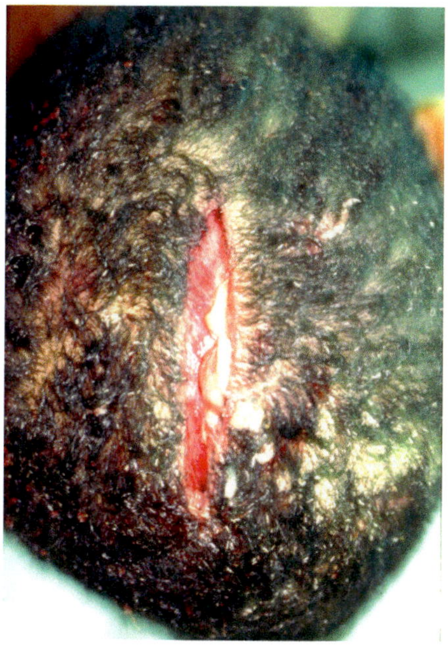

Figura 15.24 – Ferida cortocontusa no setor parietal esquerdo, junto à linha mediana.

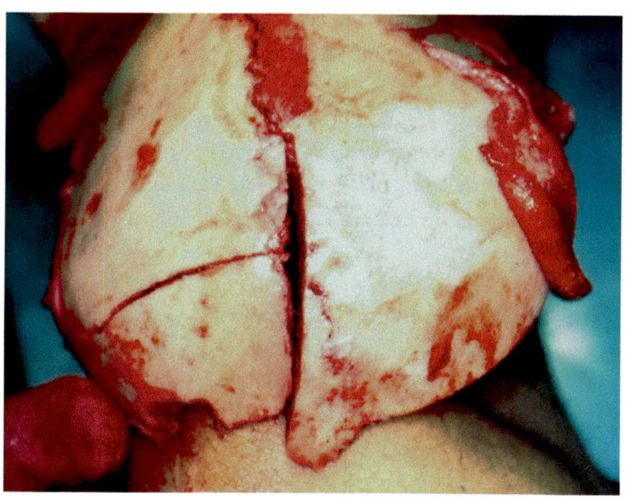

Figura 15.25 – Fratura linear regular que acompanha obliquamente a sutura sagital, encontrada ao se rebater o couro cabeludo. Há uma fratura transversal que se interrompe ao encontrar a maior. Mesmo caso da figura anterior.

Problemas médico-legais

• Diagnóstico

O diagnóstico de lesões por esse tipo de instrumentos tem como base a presença de mutilações e perdas de substância, que indicam atuação de instrumento dotado de grande força viva. As amputações e as lesões do plano ósseo chamam a atenção do perito no sentido de identificar o tipo de instrumento. Por outro lado, as circunstâncias que envolvem o caso geralmente são bastante claras e sugestivas da atuação de instrumentos cortocontundentes. Ora se trata de ocorrência na zona rural, onde são mais utilizados esses instrumentos, ora de acidentes do trabalho, ou ainda de atropelamento por trem. Por vezes, são vistas mutilações causadas por mordidas em casos de luta corporal e de atentado sexual. As margens da lesão imitam o desenho das arcadas dentárias, podendo mostrar escoriação das bordas e infiltração equimótica da pele vizinha (Figura 13.15).

• Reação vital

Seu diagnóstico baseia-se nos mesmos parâmetros já analisados para os outros grupos de instrumentos.

• Causa jurídica

A distribuição das formas de causa jurídica difere conforme consideremos todas as lesões ou apenas as graves e mortais. Como regra geral, pode-se afirmar que os casos fatais são o resultado de homicídio ou de acidente. Raramente, pessoas em desespero ou em crise de depressão suicidam-se pulando na frente de um trem.

Os homicídios são mais comuns no campo do que nas áreas urbanas. Na zona rural, ocorrem tanto no local de trabalho como nas residências. Em geral, resultam de rixas em que o ofendido lava sua honra em sangue. É comum que haja multiplicidade de golpes e graves mutilações relacionadas com as lesões de defesa. Os segmentos corporais mais visados são a cabeça e o pescoço. Os instrumentos mais usados são a foice e o facão. O corpo mutilado da vítima ora é deixado no mesmo local, ora é arrastado para dentro do mato. Por vezes, são os abutres que indicam seu local ao sobrevoarem a área, atraídos pelo odor emanado do cadáver já em decomposição.

A causa mais comum de acidentes fatais no meio urbano são os atropelamentos por trem. As lesões são extremamente mutilantes, ocorrendo um misto de ação cortocontundente e contundente. Há segmentação do corpo e esmagamento de várias partes. Nas feridas que promovem a segmentação, as bordas são escoriadas e acompanhadas da deposição de detritos dos trilhos e das rodas dos vagões, como graxa e ferrugem. No Rio de Janeiro, ocorrem mais com passageiros que viajam como pingentes dos trens urbanos e com os chamados "surfistas ferroviários", que costumam ficar no teto dos vagões. É preciso cautela ao se examinar os corpos desses indivíduos, pois é possível que se queira dissimular homicídio por outros meios jogando o cadáver no leito da via férrea. Certa vez houve um atropelamento em que a pessoa teria se jogado da plataforma do metrô do Rio de Janeiro na frente da composição que chegava à estação, tendo sofrido esmagamento parcial do tronco, que quase ficou dividido em dois segmentos na transição toracoabdominal (Figuras 15.26 e 15.27). Em outras ocasiões, o que ocorre é uma decapitação (Figura 15.28).

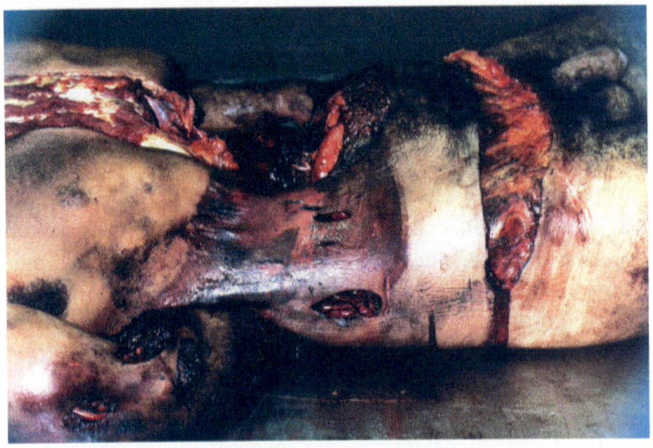

Figura 15.26 – Corpo de indivíduo atropelado por trem do metrô do Rio de Janeiro. O terço inferior do tórax e o superior do abdome estão exageradamente afastados, onde há uma larga faixa escura transversal com abertura da cavidade abdominal para o exterior. Notam-se algumas feridas menores de direção longitudinal no meio da faixa escura. A ferida situada transversalmente ao hipogástrio, pouco acima do pênis, tem bordas irregulares, porém limpas, continuando por faixa de escoriação larga para o dorso. O membro superior direito revela várias lesões e fratura dos ossos do cotovelo.

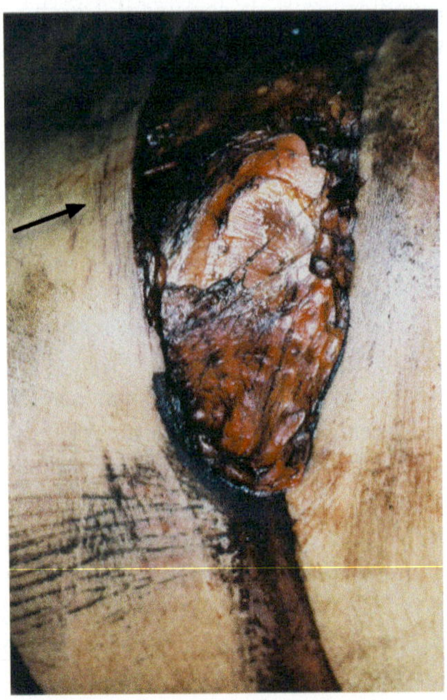

Figura 15.27 – Detalhe da Figura 15.26 para mostrar a irregularidade das bordas da ferida suprapubiana, pontes de tecido unindo as vertentes nos planos profundos e discretas fissuras paralelas à borda superior (seta), atestando que ela foi feita por tração da pele no momento em que as rodas do trem fizeram a lesão principal.

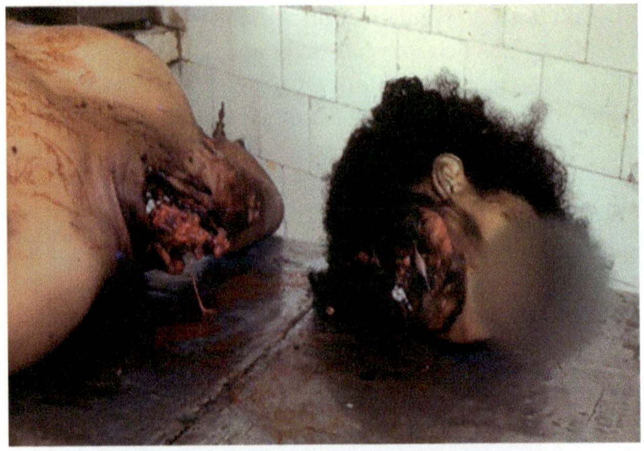

Figura 15.28 – Decapitação por ação de roda de trem. As bordas da lesão estão escurecidas por impregnação de sujeira das rodas e do trilho, principalmente na parte contígua à cabeça.
Fonte: Coleção de ensino da Faculdade de Medicina da UFRJ.

As lesões mutilantes não fatais são causadas principalmente por acidentes do trabalho. Na zona rural, acontecem acidentes com cortadores de cana e outros trabalhadores braçais. O cansaço pela longa jornada de trabalho faz com que a atenção seja reduzida, ocorrendo assim os acidentes. O mesmo fato propicia acidentes em guilhotinas de estamparias e de gráficas no ambiente urbano.

OUTROS INSTRUMENTOS

A classificação de alguns instrumentos que podem ser usados como arma branca é difícil por causa de sua forma, que não se ajusta de modo simples aos grupos anteriormente analisados. As serras e os serrotes causam lesões de forma linear regular, porém com bordas escoriadas e margens discretamente laceradas que, quando examinadas mais atentamente, evidenciam minúsculas roturas de fibras ao longo da linha de atuação da lâmina. Dependendo da velocidade de deslizamento e do tamanho dos dentes da serra, bem como do travamento desses dentes, a irregularidade das margens varia. Quanto mais veloz, mais regulares a borda e as vertentes da ferida; quanto maiores e mais travados os dentes, mais irregulares. Se um serrote atuar por deslizamento lateral, provocará uma série de escoriações lineares e paralelas, cujo espaçamento permite confronto para identificação do instrumento.

As serras e os serrotes, para fim de estudo de seu mecanismo de ação, podem ser considerados uma sucessão de instrumentos perfurocortantes ao longo de uma linha, onde agem sucessivamente. A serra circular, utilizada em marcenarias, é responsável por grande número de amputações em acidentes do trabalho (Figura 15.29). As chamadas motosserras são formadas por uma corrente que prende numerosas peças de aço enfileiradas de forma complexa, que se projetam para fora. As lesões produzidas têm largura igual à dessas peças (Figuras 15.30 e 15.31).

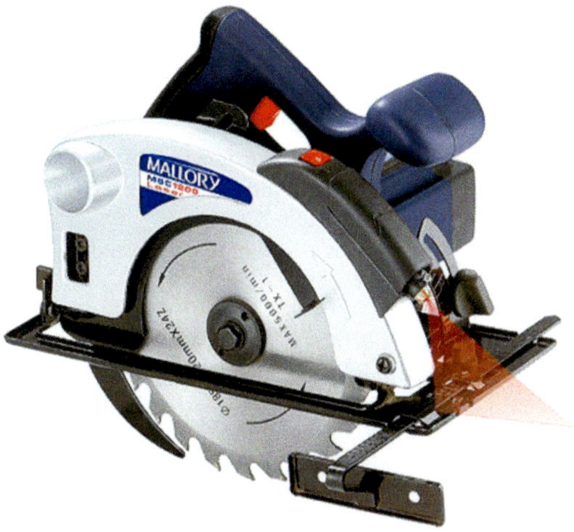

Figura 15.29 – Serra circular elétrica portátil. Cada dente pode ser considerado como um instrumento perfurocortante. Quando a serra gira, eles se sucedem rapidamente. Cada um amplia a lesão produzida pelo anterior.

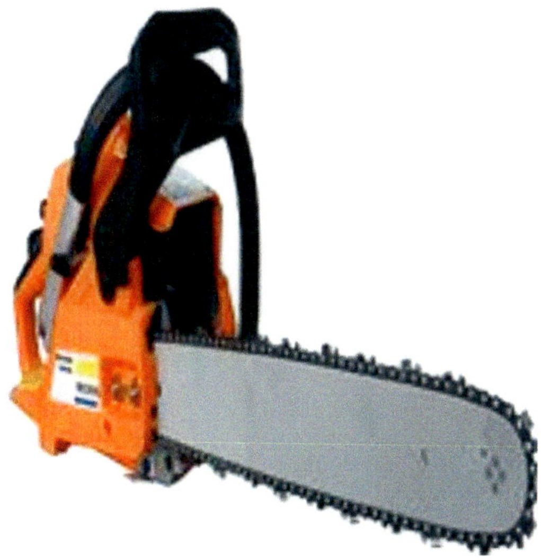

Figura 15.30 – Motosserra. Os dentes são formados por peças de aço enfileiradas e presas em uma corrente. Tais peças têm forma complexa. Conforme o seu tamanho, o corte tem sulco de largura proporcional. A força motriz costuma ser por motor a explosão.

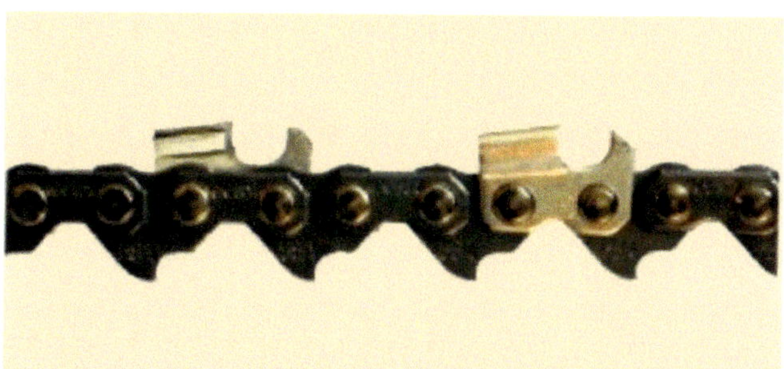

Figura 15.31 – Os elementos são complexos nesta corrente, com uma parte em canaleta e outra como um gancho, tendo espaçamento entre si maior do que cada peça.

Ainda na marcenaria, existem outras máquinas, como a desempenadeira e a tupia. A primeira é um cilindro de metal provido de lâminas paralelas entre si e ao seu eixo que servem para desbastar as partes empenadas da madeira, ou tornar sua superfície mais regular (madeira aparelhada). Atuam como se fossem instrumentos cortocontundentes, agindo sucessivamente em função do giro da máquina. Pela sua velocidade e gume afiado, se atuar sobre algum segmento do operário, provoca perda de substância tanto de partes moles como do esqueleto. Causa mutilações importantes. A tupia, utilizada para modelar a madeira, tem princípio de atuação semelhante, mas é mais perigosa porque tem lâminas mais salientes e de forma muito variada.

Por fim, achamos difícil enquadrar nas categorias que estudamos até aqui as goivas, os formões e as chaves de fenda. São todos instrumentos alongados que podem penetrar no corpo humano se utilizados em agressões. Assim, possuem características dos instrumentos perfurantes ao atuarem por pressão, mas não têm ponta. As goivas e os formões apresentam uma lâmina afiada que pode atuar como instrumento cortante se deslizar sobre a pele. Seriam instrumentos perfurocortantes sem ponta? Ou cortocontundentes? A sua ação típica exercida sob golpes de um malho que os fazem atuar por impacto de grande pressão sugere que a última hipótese esteja mais correta (Figura 15.32).

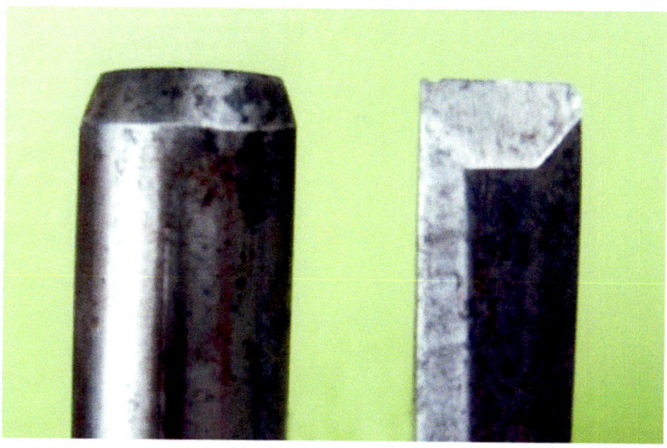

Figura 15.32 – Porção distal de uma goiva (à esquerda) e de um formão (à direita).

Sem ponta nem gume, as chaves de fenda apresentam a extremidade da haste terminando por uma borda reta de largura e espessura variadas. Ao atuarem por pressão sobre a pele, podem causar uma ferida superficial de bordas escoriadas, mas que não acompanha as linhas de força da região. Assim, não podem ser enquadradas como instrumentos perfurantes, mesmo porque não têm ponta. Ao longo do túnel que produzem ao penetrar, as fibras dos tecidos são rompidas. Seriam instrumentos perfurocontundentes?

Por isso, esses instrumentos de trabalho podem causar muita dor de cabeça a peritos que tenham a necessidade de examinar o corpo de alguém que tenha sido morto por golpes de formão, goiva ou chave de fenda sem que se tenha surpreendido o agressor em flagrante ou encontrado a arma do crime. O problema principal a que nos referimos é a maneira de responder ao terceiro quesito do exame cadavérico: "Qual o instrumento ou meio que causou a morte?". A resposta deve ser cautelosa e precedida de uma boa discussão das lesões. Conforme o aspecto predominante, o perito poderá definir por um tipo de ação ou deixar em aberto a possibilidade de se tratar de um instrumento especial e diferente dos geralmente usados.

REFERÊNCIAS BIBLIOGRÁFICAS

1. Alvarado EV. Heridas por arma blanca. In: Medicina legal. 3.ed. Costa Rica, San José: Lehmann Editores; 1983. Capítulo 17.
2. Caldwell RG. Guillotine. In: Encyclopedia Britannica. Chicago: William Benton Publisher; 1964. v. 10.
3. Camps FE. Wounds and trauma. In: Gradwohl's legal medicine. 2.ed. Baltimore: The Williams & Wilkins Company; 1968. Capítulo 16.
4. Thoinot L. Les atteintes a la vie ou a la santé. In: Précis de médecine légale. Paris: Octave Doin et Fils Éditeurs; 1913. Livro III.
5. Salles N. Comunicação pessoal.
6. Hércules HC. Agressores físicos: introdução à patologia forense. In: Domingos de Paola (ed.). Mecanismos básicos de doença. Rio de Janeiro: Atheneu; 1977. Capítulo XX.
7. Hércules HC. Mecanismos do trauma. In: Evandro Freire (ed.). Trauma: a doença dos séculos. Rio de Janeiro: Atheneu; 2001. Capítulo 4, p. 77-102.
8. Rabello E. Armas em geral. In: Balística forense. 3.ed. Sagra DC. Porto Alegre: Luzzatto Editores; 1995. Capítulo II.
9. Godechot J. French revolution. In: Encyclopaedia Britannica. Chicago: William Benton Publisher; 1964. v. 9.
10. Spitz WU. Sharp force injury. In: Werner U. Spitz (ed.). Medicolegal investigation of death. Springfield: Charles C. Thomas Publisher; 1993. Capítulo VIII.

CAPÍTULO 16

Lesões e Morte por Instrumentos Perfurocontundentes. Armas de Fogo

Hygino de Carvalho Hercules

Instrumentos perfurocontundentes são aqueles que atuam por meio de uma ponta romba, por pressão, e produzem lesões em forma de túnel. Estão representados, na maioria dos casos, pelos projéteis de arma de fogo (PAF), mas incluem também qualquer instrumento formado por qualquer haste que não termine como uma ponta afilada, como acontece com os perfurantes. Aqui, situam-se os vergalhões de construção civil, certas grades e flechas, e pedaços de madeira alongados. Os PAF, por serem responsáveis pela quase totalidade das lesões provocadas por esse tipo de instrumento, receberão atenção especial ao longo deste capítulo.

ESTUDO DAS ARMAS DE FOGO

As armas de fogo são máquinas construídas com a finalidade de arremessar projéteis por meio da força expansiva dos gases liberados pela queima de certa quantidade de pólvora. Devem ser consideradas armas de arremesso complexas[1]. São formadas basicamente por um mecanismo desencadeador da queima da pólvora, uma câmara de combustão onde se aloja o cartucho e um cano que deve ser percorrido pelo projétil antes de atravessar o ar que o separa do alvo. De acordo com as variedades desses elementos básicos, as armas de fogo podem ser classificadas segundo vários critérios.

CLASSIFICAÇÃO DAS ARMAS DE FOGO

Quanto ao porte

As armas podem ser *fixas, móveis, semiportáteis* e *portáteis*[1]. São *fixas* as peças de artilharia montadas em uma construção ou em navios de guerra. Sua mobilidade é muito restrita, dispondo apenas de deslocamentos verticais e horizontais limitados. São *móveis* aquelas montadas em carros de combate ou sobre dispositivos com rodas, que podem ser deslocadas de acordo com as conveniências de combate. *Semiportáteis* são as que podem ser montadas e desmontadas do suporte com facilidade, para uso, mas que não podem ser carregadas por um só homem.

As de maior interesse médico-legal são as *portáteis*, que podem ser longas ou curtas. São *armas longas* o fuzil, a carabina, o mosquetão e a espingarda. São *curtas* as pistolas e os revólveres (Figuras 16.1 a 16.4).

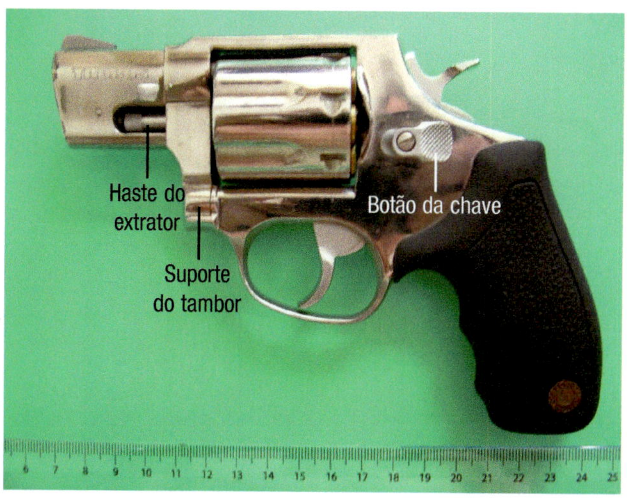

Figura 16.1 – Revólver Taurus, calibre .38 SPL, com indicação das partes principais.

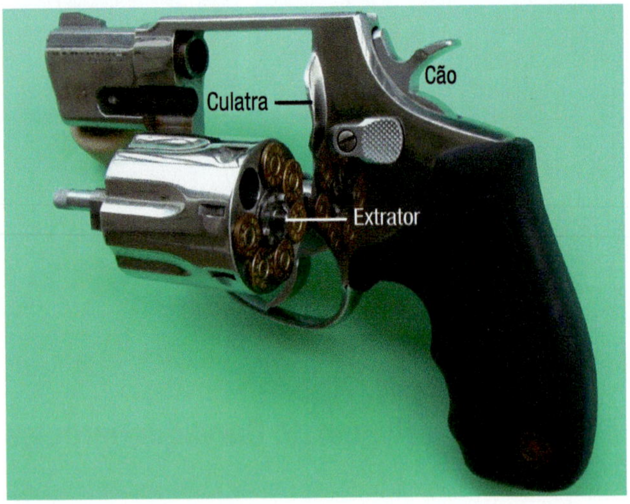

Figura 16.2 – Mesmo revólver da figura anterior com o tambor rebatido. Este contém seis cartuchos alojados nas câmaras de combustão, menos uma que está vazia.

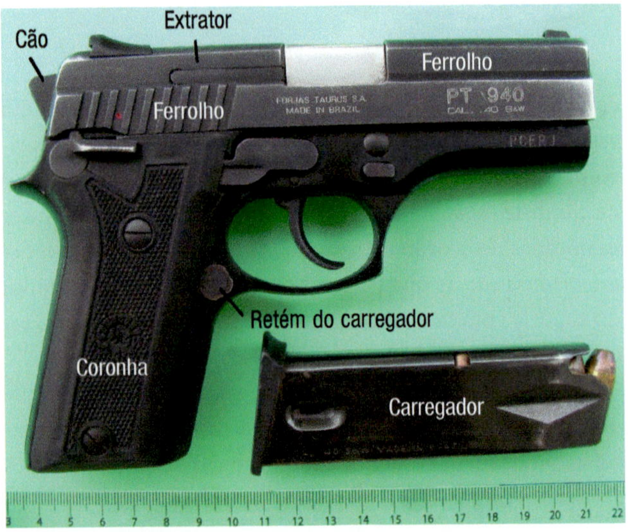

Figura 16.3 – Pistola Taurus .PT 940, com o carregador separado e indicação das partes principais.

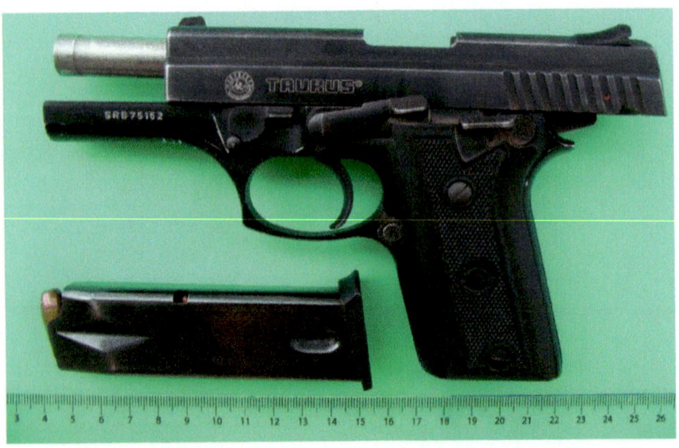

Figura 16.4 – Mesma pistola da figura anterior com o ferrolho retraído de modo a deixar aberta a janela de ejeção do estojo do cartucho deflagrado.

Na literatura de língua inglesa, o termo *pistol* inclui também os revólveres, sendo definida como a arma de fogo que pode ser utilizada com apenas uma das mãos. O revólver é, por isso, considerado como um tipo de pistola. Entre nós, pistolas são, em geral, armas modernas semiautomáticas ou armas antigas tipo garrucha, não incluindo as que usam um tambor para alojar os cartuchos. O Decreto n. 11.615/2023, que regulamenta a Lei n. 10.826/2003, considera *de porte as armas de fogo de dimensões e peso reduzidos que podem ser disparadas pelo atirador com apenas uma de suas mãos, como pistolas, revólveres e garruchas.*

Quanto à alma do cano

A face interna do cano das armas de fogo (que limita a alma) pode ser lisa ou provida de raias. As *raias* são sulcos, depressões com disposição helicoidal cavadas ao longo do cano, separadas por cristas paralelas em que o metal não está rebaixado, os *cheios*. A raiação do cano serve para imprimir um movimento de rotação ao projétil, tornando seu deslocamento através das camadas do ar mais regular e estável. Conforme a direção do movimento de rotação, as raias são chamadas de *destrógiras*, quando fazem o projétil girar da esquerda para a direita em torno do seu eixo longitudinal, ou de *sinistrógiras*, quando o fazem em sentido contrário. O número de raias varia conforme o modelo e o fabricante da arma, sendo muito comum 5 e 6. E pode ser par ou ímpar. Nas raias, a distância necessária para um giro de 360° é chamada de *passo*. Essa medida é de tal ordem importante que não pode ser reduzida além da conta, sob pena de promover verdadeiro descascamento do projétil. A velocidade angular do movimento de rotação do projétil depende do passo e da carga propelente.

As armas longas podem ter o cano de alma raiada ou lisa. As de alma raiada são denominadas genericamente de rifles, seguindo a nomenclatura anglo-saxônica. Entre nós, são denominadas de fuzis, mosquetões ou carabinas. O fuzil e o mosquetão são armas para a guerra ou a caça de animais de grande porte, com o cano medindo mais de 20 polegadas no comprimento. Já as carabinas são providas de cano cujo comprimento não ultrapassa essa medida. Além disso, o fuzil de guerra tem funcionamento automático, ao passo que o mosquetão e a carabina, não[2]. Os fuzis de caça não têm mecanismo automático. Outra diferença entre o fuzil e o mosquetão por um lado, e a carabina, por outro, é o tipo de munição utilizada. Esta usa cartuchos de armas curtas; aqueles, munição fabricada especialmente para eles. Há carabinas em que os projéteis são arremessados por meio de ar comprimido ou ação expansora de uma mola. As metralhadoras podem ser armas semiportáteis ou portáteis e utilizam munição semelhante à dos fuzis, também especialmente fabricada. Existem, ainda, as chamadas submetralhadoras (Figura 16.5), como a Uzi israelense, que utilizam munição semelhante à empregada em pistolas[3]. As armas longas com alma lisa são as espingardas.

As armas de guerra, que disparam projéteis de alta energia, serão estudadas no Capítulo 17 – Lesões e Morte por Projéteis de Alta Energia.

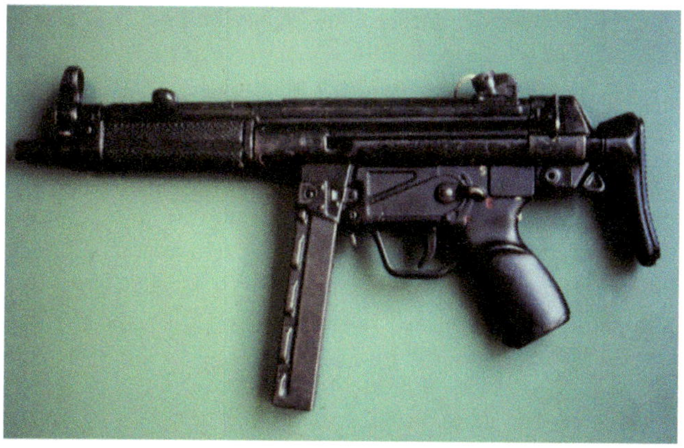

Figura 16.5 – Submetralhadora HKMP5, calibre 9 mm. É capaz de disparar em rajadas.

Quanto ao calibre

Há muito, importantes tratadistas definem *calibre real* como o diâmetro da boca das armas de fogo raiadas, medido entre dois cheios opostos. Mas em seu Anexo III, o Decreto n. 10.030/2019, em vigor ao término da revisão do presente capítulo (abril de 2024), define *calibre* como a *medida do diâmetro interno do cano de uma arma, tomada entre os fundos do raiamento*; e, ainda, a *medida do diâmetro externo de um projétil sem cinta* (Figura 16.6). Quando o calibre é referido de acordo com a denominação dada pelo fabricante dos cartuchos, é dito *calibre nominal*. Mais de um calibre nominal podem corresponder a um mesmo calibre real, seja da arma, seja do projétil. O calibre nominal é um referencial necessário, pois cartuchos de calibre nominal diferente destinam-se a armas distintas, em função de suas qualidades balísticas díspares, embora os projéteis possam ter o mesmo diâmetro. Por exemplo, o cartucho Magnum .357 tem projétil com o mesmo diâmetro e peso do .38 SPL, mas seu estojo mais longo contém maior quantidade de pólvora, o que torna perigoso seu uso nos revólveres .38 longo comuns[1,4].

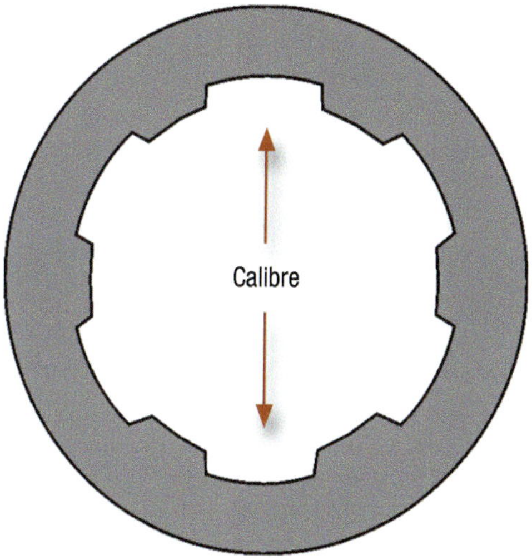

Figura 16.6 – Determinação do calibre real de uma arma raiada.

O calibre das armas raiadas pode ser designado de acordo com dois sistemas de medida. Um deles é o europeu, que se vale de uma escala em milímetros (7,65 mm; 9 mm). O outro é o anglo-americano, que se vale de frações de polegada, em centésimos, americano (.22; .32; .38), ou em milésimos, inglês (.220; .320; .360; .375; .380). Pode ocorrer confusão porque, às vezes, cartuchos idênticos são designados por números diferentes, conforme a sua origem europeia ou americana. Por exemplo: 7,65 mm Browning = .32 ACP/AUTO; 9 mm curto = .380/ACP[1,5].

A designação do calibre nominal das espingardas segue referencial diferente, medido pelo cartucho, e não pela boca da arma. O calibre da espingarda é igual ao número de esferas maciças de chumbo com o mesmo diâmetro da alma do cano na câmara de combustão, necessário para formar a massa de uma libra (1 libra = 453,6 g). Os calibres encontrados no comércio são, do menor para o maior: 36; 32; 28; 24; 20; 16; e 12. A espingarda calibre 12, quando tem o cano amputado em cerca de 1/3 do seu comprimento, por exemplo para transporte clandestino mais fácil, é vulgarmente chamada de *escopeta*.

Quanto à legislação

Todas as atividades relacionadas à produção, comercialização, importação, exportação, cadastro, registro, posse e porte de armas de fogo e de munição estão reguladas pela Lei n. 10.826/2003 (conhecida como Estatuto do Desarmamento), com suas alterações, e pelos Decretos n. 9.847/2019, que regulamenta a Lei n. 10.826/2003; Lei n. 10.030/2019, que aprova o regulamento de produtos controlados; e Lei n. 11.615/2023, que também regulamenta a Lei n. 10.826/2003[6].

O Estatuto do Desarmamento consolidou o cadastro geral das armas de fogo através do *Sinarm* e do *Sigma*. O *Sinarm – Sistema Nacional de Armas* – instituído no Ministério da Justiça e no âmbito do Departamento de Polícia Federal, tem a missão de cadastrar as armas de fogo dos seguintes órgãos e instituições: Polícias Civis dos Estados e DF, Polícia Federal, Polícia Rodoviária Federal, Guardas Municipais, Guarda do Senado e Guarda da Câmara dos Deputados, bem como do cidadão comum, certas categorias profissionais, agentes prisionais, guardas portuárias, escoltas de presos e caçadores de subsistência[6].

O *Sigma – Sistema de Gerenciamento Militar de Armas* – instituído no Comando do Exército, faz o cadastro das armas de fogo das Forças Armadas, das Forças Auxiliares diversas, Polícias Militares e Corpos de Bombeiros Militares, ABIN (Agência Brasileira de Informações), GSI (Gabinete de Segurança Institucional da Presidência da República), Representações Diplomáticas oficiais, fábricas de armas, colecionadores, atiradores e caçadores. Quando nos referimos às armas institucionais, falamos daquelas que constam em seus registros próprios, mas também devem ser cadastradas no respectivo sistema (Sinarm ou Sigma) e as armas particulares dos integrantes daquelas instituições.

Como se depreende, o maior acervo de cadastro está no Sinarm, que tem um banco de dados de base mais ampla.

Entretanto, o armamento mais letal e perigoso é o que consta do Sigma. Por isso, pode-se afirmar que a preocupação maior do Sinarm é a segurança pública, enquanto a do Sigma é a defesa do Estado.

É importante fazer a distinção entre cadastro e registro de uma arma de fogo. O *cadastro* é uma informação que indica a existência física da arma, enquanto o *registro* corresponde ao seu estado legal. É documento oficial emitido pelo órgão competente da administração pública que legaliza a arma, como se fosse um registro de nascimento. Após o cadastramento, a arma deve ser registrada para que o seu proprietário possa ter a sua guarda ou porte. *Guarda* é a permissão para ter a arma em sua residência ou em seu local de trabalho. *Porte* é a licença oficial para portar a arma fora desses locais em função de características particulares da profissão exercida ou da situação atual de exposição a perigo da pessoa[6].

A separação do cadastro das armas em dois sistemas, com preocupações voltadas ora para a segurança pública, ora para a defesa do estado, também está fundamentada no poder de destruição e maior letalidade daquelas cadastradas no Sigma. O Decreto n. 11.615/2023, que regulamenta o Estatuto do Desarmamento, ratificou a divisão legal das armas, que já vinha de legislação anterior, em armas de uso permitido e armas de uso restrito, assim:

> **Art. 11.** São de uso permitido as armas de fogo e munições cujo uso seja autorizado a pessoas físicas e a pessoas jurídicas, especificadas em ato conjunto do Comando do Exército e da Polícia Federal, incluídas:
> I – armas de fogo de porte, de repetição ou semiautomáticas, cuja munição comum tenha, na saída do cano de prova, energia de até trezentas libras-pé ou quatrocentos e sete joules, e suas munições;
> II – armas de fogo portáteis, longas, de alma raiada, de repetição, cuja munição comum não atinja, na saída do cano de prova, energia cinética superior a mil e duzentas libras-pé ou mil seiscentos e vinte joules; e
> III – armas de fogo portáteis, longas, de alma lisa, de repetição, de calibre doze ou inferior.
> Parágrafo único. É permitido o uso de armas de pressão por ação de gás comprimido ou por ação de mola, com calibre igual ou inferior a seis milímetros, e das que lançam esferas de plástico com tinta, como os lançadores de *paintball*.
> **Art. 12.** São de uso restrito as armas de fogo e munições especificadas em ato conjunto do Comando do Exército e da Polícia Federal, incluídas:
> I – armas de fogo automáticas, independentemente do tipo ou calibre;
> II – armas de pressão por gás comprimido ou por ação de mola, com calibre superior a seis milímetros, que disparem projéteis de qualquer natureza, exceto as que lancem esferas de plástico com tinta, como os lançadores de *paintball*;
> III – armas de fogo de porte, cuja munição comum tenha, na saída do cano de prova, energia superior a trezentas libras-pé ou quatrocentos e sete joules, e suas munições;
> IV – armas de fogo portáteis, longas, de alma raiada, cuja munição comum tenha, na saída do cano de prova, energia superior a mil e duzentas libras-pé ou mil seiscentos e vinte joules, e suas munições;
> V – armas de fogo portáteis, longas, de alma lisa:
> a) de calibre superior a doze; e
> b) semiautomáticas de qualquer calibre; e
> VI – armas de fogo não portáteis.

O Estatuto do Desarmamento introduziu novos avanços no controle das armas ao estabelecer que os fabricantes de armas de fogo raiadas façam, obrigatoriamente, antes de colocá-las no mercado, identificação do cano e tiro com a finalidade de ter o registro da estriação fina impressa no corpo do projétil expelido:

> **Art. 2º.** Ao Sinarm compete:
> X – cadastrar a identificação do cano da arma, as características das impressões de raiamento e de microestriamento de projétil disparado, conforme marcação e testes obrigatoriamente realizados pelo fabricante;

Mas, na prática, o cumprimento dessa exigência é inviável do ponto de vista econômico. A despesa com a realização do tiro de prova em cada arma fabricada, a documentação microfotográfica e sua digitalização elevam o preço das armas a um nível não condizente com sua comercialização. Acresce que é preciso o escrutínio das imagens por peritos em balística para selecionar aquelas que deveriam ser processadas pelo equipamento armazenador e codificador. Fazer tal exame levaria um tempo colossal, incompatível com a produção industrial. Outra dificuldade é que existe apenas um equipamento que atende a essa necessidade no mundo inteiro, fabricado pela *Forensic Technology Inc.*, no Canadá. Além disso, os canos das armas são feitos a partir de um tubo de aço de cerca de 2 m, que são cortados e geram de 10 a 15 para cada tubo, com estriação fina semelhante. Logo, não há a identidade do cano[6].

O porte de arma por pessoa não autorizada deixou de ser apenas contravenção e passou a ser considerado crime pelo novo Estatuto. Será inafiançável se o portador não for o dono registrado da arma. Para poder portar uma arma, o cidadão comum tem que obter, na Polícia Federal, após autorização do Sinarm, o documento que o autoriza ao porte. Mas tal autorização pode ter restrições territoriais e temporais, conforme o caso. Além disso, o cidadão pode perder a autorização se for encontrado embriagado ou sob o efeito de substâncias controladas. Profissionais das Forças Armadas, das diversas polícias federais e estaduais, bombeiros militares, agentes de outros serviços de segurança e pessoas em outras situações explicitadas por lei estão autorizadas ao porte de arma, conforme o art. 6º da Lei n. 10.826/2003.

O Decreto n. 11.615/2023, suspendeu os registros para a aquisição e transferência de armas e de munições de uso restrito por caçadores, colecionadores, atiradores e particulares, restringiu os quantitativos de aquisição de armas e de munições de uso permitido, suspendeu a concessão de novos registros de clubes e de escolas de tiro, suspendeu a concessão de novos registros de colecionadores, de atiradores e de caçadores, e instituiu grupo de trabalho para apresentar nova regulamentação à Lei n. 10.826/2003.

As normas relativas a armas de fogo são alteradas frequentemente por portarias do Comando do Exército e do Ministério da Justiça, bem como por leis e por decretos presidenciais. Mais detalhes podem ser encontrados em publicações especializadas, como, por exemplo, a obra de Ângelo Facciolli[6] e a de Domingos Tocchetto[2].

Munição

As armas de fogo usam cartuchos que compreendem o projétil, o estojo, a carga de pólvora, a espoleta e, no caso das espingardas, a bucha. Vejamos cada uma dessas partes (Figuras 16.7A e B).

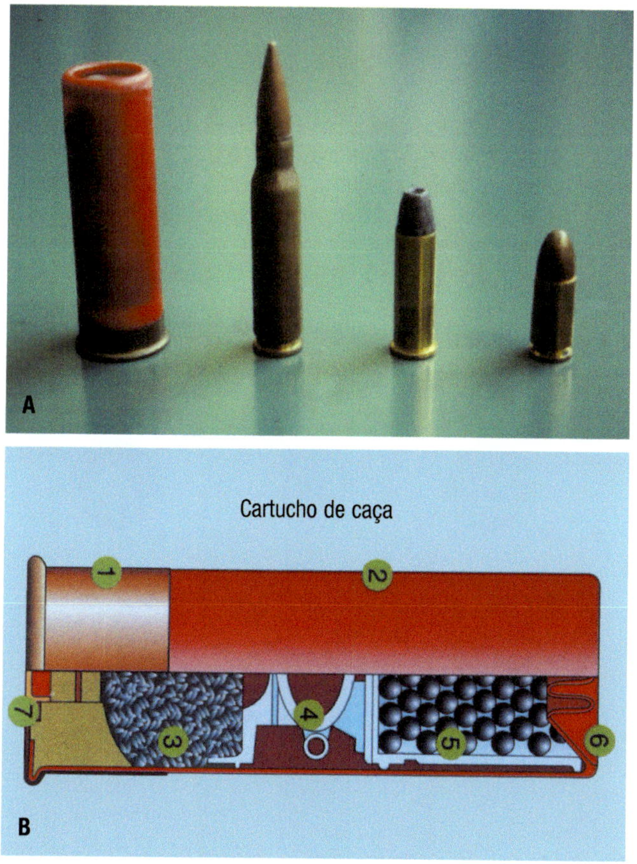

Figura 16.7 – A. Quatro cartuchos para armas de fogo. Da esquerda para a direita: espingarda calibre 12, fuzil calibre 7,62 mm, revólver calibre .38 e pistola calibre 9 mm. **B.** Esquema de cartucho de caça para espingarda: **1.** base metálica, **2.** estojo de cartão, **3.** carga de pólvora, **4.** bucha plástica, **5.** bagos de chumbo, **6.** fechamento tipo estrela do estojo e **7.** espoleta.
Fonte: Livreto de propaganda da Companhia Brasileira de Cartuchos.

• Projétil

Todas as armas raiadas usam cartuchos com projétil único, enquanto as espingardas usam preferencialmente cartuchos com projéteis múltiplos, embora possam usar cartucho de projétil único (Figura 16.8). Os cartuchos de espingarda são mais utilizados para a caça, já que seus projéteis costumam formar um cone de dispersão à medida que se afastam da boca da arma e, assim, é possível atingir alvos móveis mais facilmente do que se daria se o projétil fosse único. Mas nada impede que sejam utilizados com fins criminosos, e isso ocorre com certa frequência.

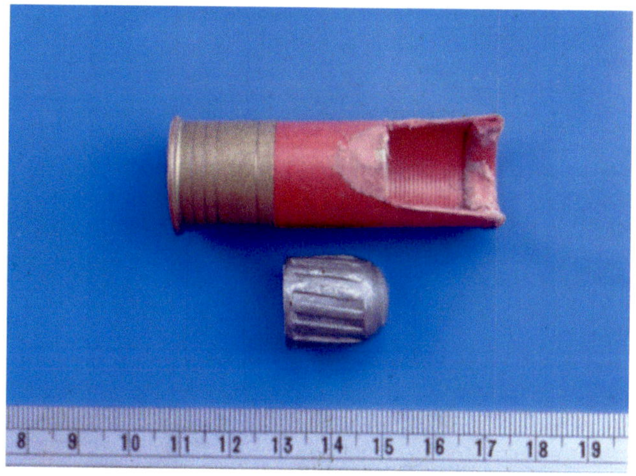

Figura 16.8 – Cartucho com balote para espingarda 12, com o estojo aberto. Como o cano da espingarda não tem raiação, o projétil tem o seu corpo cavado para adquirir movimento de rotação.

Conforme o tipo de arma raiada, os projéteis têm características diferentes, dependendo da finalidade para a qual foram construídas. As armas de guerra, que são desenhadas para longo alcance e para causar baixas, antes que para matar, usam projéteis de ponta afilada, aerodinâmicos, formados por um núcleo de chumbo revestido por uma jaqueta de latão ou outra liga à base de cobre bem mais dura (blindagem). Serão estudados no Capítulo 17 – Lesões e Morte por Projéteis de Alta Energia.

Estudando apenas as armas de uso civil, verificamos que os revólveres costumam usar projéteis de chumbo nu, sem jaqueta. Seu corpo é cilíndrico e apresenta, a alguma distância da base, um ou mais sulcos transversais ao seu eixo, em toda sua circunferência, preenchidos por graxa para facilitar seu deslocamento por dentro do cano da arma. A ponta desses projéteis pode ser do tipo ogival, truncada (cilindro-tronco-cônico) ou plana (canto vivo) (Figura 16.9). As mais comuns são as ogivais, mas as truncadas também são muito usadas. As do tipo canto vivo são desenhadas para uso em competições porque cortam o cartão da pontuação com maior precisão, facilitando a identificação das perfurações e, consequentemente, a contagem dos pontos. Nada impede que sejam usadas para matar. É interessante destacar que quanto mais plana a extremidade do projétil, menos ele penetra e mais transfere sua energia cinética para o alvo. Mais recentemente, têm sido produzidos projéteis de revólveres com revestimento por liga de cobre ou de alumínio, de modo a torná-los mais duros e facilitar a construção dos de ponta oca[7].

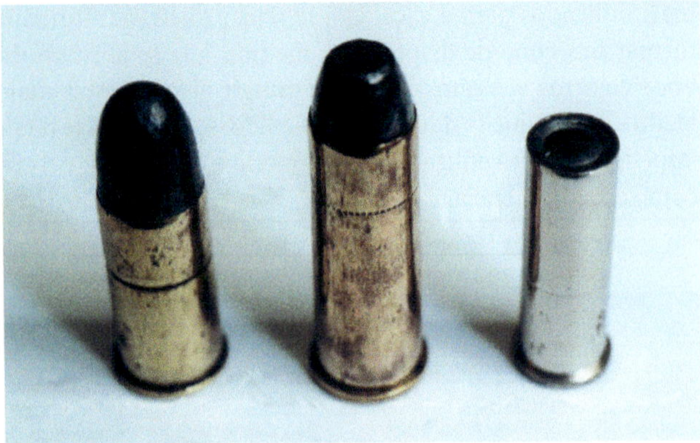

Figura 16.9 – Três cartuchos para revólver, todos de chumbo nu. A forma é cilíndrica com ponta ogival, plana truncada e do tipo canto vivo, da esquerda para a direita. O último é empregado em competições de tiro ao alvo.

As armas semiautomáticas e as automáticas, como regra, utilizam projéteis jaquetados. Não usam os de chumbo nu para evitar que, com a sequência de tiros, o mecanismo de reposição dos cartuchos na câmara de combustão e as ranhuras da raiação fiquem prejudicados por minúsculas lascas de chumbo. Poderia ocorrer a obstrução do cano por algum projétil impactado, uma vez que a sequência de tiros costuma ser bem mais rápida que nos revólveres. A jaqueta pode ser completa, ou aberta na ponta ou na base. A interrupção da jaqueta na ponta serve para construí-la oca ou de metal mais mole[7].

Chama-se de *poder de parada* (*stopping power*) a capacidade teórica que um projétil teria de incapacitar um oponente ao atingi-lo. Assim, os projéteis que transferem sua energia cinética rapidamente teriam maior poder de parada do que os que penetram mais rápido e chegam a transfixar o alvo. Os chamados tiros defensivos devem ser dados com projéteis capazes de impedir resposta do pretenso agressor assim que for alvejado. Desse modo, os de maior calibre são preferíveis aos de calibre pequeno. E, quanto maior a velocidade, maior o poder de parada.

Existem modificações introduzidas pelos fabricantes de cartuchos para aumentar a capacidade de o projétil transferir a sua energia ao atravessar o alvo. Em primeiro lugar, isso é conseguido construindo projéteis que se deformem e se expandam ao entrarem em contato com os tecidos do corpo humano, ampliando o diâmetro da área de contato. Outro modo é fazê-los fragmentar-se.

Os projéteis deformáveis são chamados popularmente de *bala dundum*. O nome deve-se ao fato de terem sido usados pela primeira vez pelos ingleses, durante a guerra de independência da Índia, na localidade de Dum-Dum. Para aumentar a deformabilidade dos projéteis, os fabricantes ora os fazem com a ponta formada por liga de chumbo mais mole, truncada (*soft nose*) ou não (*soft point*), ora são construídos com a ponta escavada (*hollow point*) com a mesma finalidade. Os projéteis deformáveis costumam ser parcialmente blindados, tendo a parte apical nua. Sua blindagem, com frequência, é serrilhada longitudinalmente na metade próxima da ponta para que se abra como aletas no momento do impacto, de modo a ampliar muito a transferência de energia e a destruição dos tecidos. Alguns tipos são totalmente blindados, mas revelam fendas na ponta ou nas laterais da blindagem com o mesmo intuito[1] (Figuras 16.10 e 16.11).

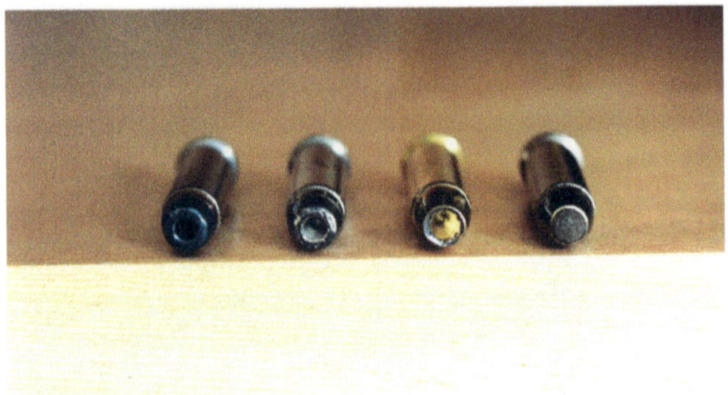

Figura 16.10 – Quatro cartuchos para revólver .38 SPL. Da esquerda para a direita: o primeiro, com projétil de chumbo nu, tem cavidade escavada na sua ponta; o segundo, de chumbo nu, com cavidade na ponta, é mais claro e conhecido como *silver point* (não confundir com o Silvertip da fábrica Winchester); o terceiro tem camisa de latão escavada amplamente na ponta, onde é serrilhada; o quarto é de forma cilindro--cônica truncada, com ponta plana, de chumbo nu.

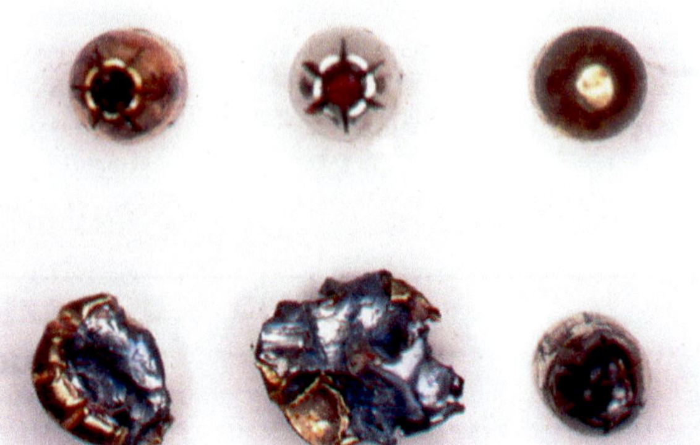

Figura 16.11 – Projéteis deformáveis retirados de um cadáver necropsiado no IMLAP. Na fileira superior, há dois do tipo *hollow point*, com jaqueta fendida, e outro com jaqueta ogival não deformada; na fileira inferior, três projéteis deformados, sendo os dois da esquerda providos de jaqueta fendida.

Sempre com a intenção de melhor transferir a energia cinética para o alvo, foram desenvolvidos alguns tipos especiais de projéteis deformáveis – Silvertip, Hydra-Shock – e fragmentáveis – Exploder e Glaser (Figura 16.12). O Silvertip é um projétil de ponta oca revestido por uma jaqueta de alumínio de espessura variada de acordo com a velocidade a ser atingida, menos espessa que as de latão, que reveste também a cavidade da ponta, de modo que se deforme rapidamente, mesmo contra superfícies mais macias. Expande-se três vezes mais rápido do que os de ponta oca com blindagem de latão[8]. A produção desse projétil, fabricado pela empresa Winchester, foi descontinuada porque tinha baixo poder de penetração e, em raros casos, não chegava a atingir órgãos vitais. Produzia cavidade permanente muito ampla em trajeto curto.

O Hydra-Shock é um tipo de projétil de ponta oca que apresenta uma haste mais dura presa no centro da cavidade frontal com a finalidade de facilitar a sua expansão, que, por vezes, chega a causar sua fragmentação. Quando atinge o alvo, os tecidos entram na cavidade frontal e são desviados, centrifugamente, na direção das paredes dessa cavidade e da blindagem pela ação da haste. O Exploder é um ponta oca que apresenta uma carga de pólvora e uma espoleta muito sensível ocupando a cavidade frontal. Essa pólvora é de queima muito rápida. Ao penetrar no alvo, a espoleta detona a carga de pólvora, o que provoca a fragmentação do projétil dentro do alvo. Apesar da sensibilidade da espoleta, é um projétil seguro, que não detona mesmo se sofrer queda de 2,5 m de altura, de ponta para baixo, no chão[8]. O Glaser é formado por uma jaqueta de liga de cobre oca, que tem no seu interior balins de chumbo n. 12, tamponados por pequena bucha plástica na ponta. Quando atingem o corpo, penetram menos que os outros porque se abrem e liberam as esferas de chumbo, com grande estrago nos tecidos. Sua capacidade de dano é maior do que a do tipo *hollow point*, não só pela dispersão dos balins, como pelo fato de serem mais leves e adquirirem maior velocidade. Seja qual for o segmento do corpo atingido, não são transfixantes[4,8] (Figura 16.12).

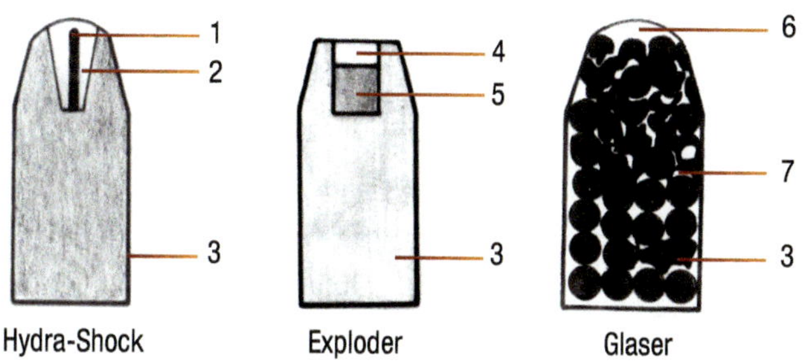

Figura 16.12 – Esquema de três projéteis especiais: **1.** haste; **2.** cavidade; **3.** jaqueta; **4.** espoleta; **5.** carga de pólvora; **6.** tampa de plástico; **7.** bagos de chumbo.

Na prática, porém, as coisas não funcionam exatamente assim. Em primeiro lugar, a probabilidade de um único tiro derrubar uma pessoa é muito baixa. Isso só ocorreria se o indivíduo fosse atingido na cabeça ou na coluna cervical, com lesão, respectivamente, cerebral ou medular. E aí tanto faz ser o projétil sólido, deformável ou fragmentável. Fora destas lesões, a probabilidade de incapacitação do oponente com apenas um tiro é quase nula. Mesmo com o uso de projéteis de grosso calibre. Aquela cena de filme em que a vítima é puxada violentamente para trás por tiro frontal de escopeta é fantasiosa. Para que tal ocorra é preciso um tiro de canhão. A energia cinética dos projéteis de armas portáteis de grosso calibre, mesmo que rapidamente transferida para o baleado, não é suficiente para vencer a inércia do seu corpo como um todo. Além disso, o tiro certeiro na aorta ainda deixa um tempo de 10 a 15 segundos de consciência na vítima antes que ela caia sem ação. Nesse tempo, o cérebro usa suas reservas de oxigênio para comandar a ação de responder ao tiroteio[9,10]. Lesões letais no fígado ou em outras vísceras importantes deixam lapso ainda maior, pois é preciso que o sangue extravase pelas lesões durante algum tempo para que ocorra a anemia aguda que levará à isquemia cerebral. Outro aspecto pouco lembrado é que a reação do oponente depois de baleado não depende somente da gravidade do ferimento. Também está subordinada a seu modo de reagir às agressões. Indivíduos valentes continuam a atirar até perderem a consciência, enquanto os mais sensíveis desistem da luta mesmo que baleados superficialmente[10].

Os projéteis de espingardas são chamados de *balins* ou *bagos*. Seu formato é esférico e o seu diâmetro não tem muita relação com o calibre da arma. Uma espingarda 12 pode usar cartuchos com qualquer tipo de bagos, dependendo do fabricante. Existem, contudo, projéteis de espingarda únicos, que apresentam forma cilindro-ogival, sulcos cavados de modo helicoidal na face externa e corpo escavado pela base. São chamados de *balote* ou de bala ideal. A forma de sua ponta varia de um fabricante para outro. Quando atirados sobre o ser humano, penetram menos que os projéteis comuns de revólver, mas levam energia muito maior (Figura 16.8).

• Estojo

É a parte do cartucho que recebe e acomoda as demais partes. Na munição de armas raiadas, é formado por latão. Apresenta um orifício pequeno na base, onde se aloja a espoleta. A base ou culote difere conforme se trate de munição para revólver ou para pistola. Nos cartuchos para revólver, existe uma orla saliente (*rimmed*) onde se encaixa o extrator para removê-los das câmaras de combustão do tambor (Figura 16.9). No caso das pistolas, não há orla (*rimless*), e sim um sulco, também chamado de *trilho*, onde o extrator atua. Algumas pistolas adotam munição com trilho e discreta orla (*semirimmed*)[5]. Ao se dar a explosão da carga, o estojo sofre pequena distensão que sela qualquer espaço porventura existente entre sua superfície e a parede da câmara de combustão[9]. Ao mesmo tempo, a base do estojo bate violentamente contra a culatra da arma. Desse choque resultam impressões no culote, que podem servir para identificar a arma que atirou o projétil[1]. Algumas armas automáticas ou semiautomáticas têm câmaras de combustão providas de pequenos sulcos longitudinais para permitirem pequena vazão dos gases e facilitar a remoção do estojo. Esse estojo retirado mostra discretas cristas longitudinais que correspondem aos sulcos[7].

• Carga de pólvora

Inicialmente, é preciso esclarecer o significado dos termos combustão, deflagração e detonação. *Combustão* é uma reação química exotérmica em que há queima da substância de modo lento, ao ar livre, na qual o calor desprendido pode dissipar-se e os gases produzidos não exercem pressão sobre o combustível. A *deflagração* consiste numa combustão rápida, de modo que haja aquecimento progressivo do combustível e aumento da pressão ambiente pelo desprendimento dos gases. É o que ocorre com as pólvoras balísticas. Já a *detonação* resulta de um processo extremamente rápido que se propaga quase que instantaneamente a toda a massa de combustível, como uma onda de choque explosiva. É o caso das espoletas e da dinamite[11].

Antigamente, a pólvora usada nos cartuchos era a chamada *pólvora negra*, ou pólvora com fumaça, que é uma mistura de 75 partes de salitre (nitrato de potássio), 15 de carvão e 10 de enxofre. O salitre é o comburente e os outros componentes, o combustível. Queima rapidamente, desprendendo muita fumaça. Dos gases produzidos, cerca da metade é representada pelo gás carbônico e 30%, pelo nitrogênio. Deixa resíduos sólidos formados principalmente por carbonato de potássio (quase a metade do total), sulfito (25%), sulfato (16%), sulfocianetos, tiossulfatos, carbonato de amônia e escassas sobras dos componentes iniciais[1]. Desde sua invenção, por volta do século XIV até meados do século XIX, foi o propulsor usado em todos os tipos de cartuchos. Mas, com a descoberta das pólvoras de base química, a pólvora negra foi caindo em desuso.

Atualmente, os cartuchos usam a chamada pólvora sem fumaça, obtida a partir da nitrocelulose. Ora ela é misturada com nitroglicerina e dissolvida com álcool e éter, de modo a fazer uma solução coloidal gelatinosa (pólvora de base dupla), ora apenas a nitrocelulose coloidal (pólvora de base simples). Esta tem a vantagem de poder ser moldada em minúsculos grãos, discos, flocos, tubos ou bastões, pela evaporação desses solventes, de modo a se poder regular sua velocidade de queima[1]. Destas formas, os grãos esféricos são os que queimam mais lentamente, sobretudo os de maior diâmetro, pois queimam da superfície para o interior do grão. Uma das características importantes da pólvora à base de nitrocelulose é que ela queima de modo lento se ao ar livre mas, se confinada como nos cartuchos, sua queima é progressiva e acelerada pelo aumento da pressão dentro do estojo. À medida que queima e libera gases, o aumento da pressão acelera sua combustão[7]. Os cartuchos para armas curtas usam pólvora formada, em geral, por minúsculos discos ou flocos de nitrocelulose, que queimam de modo mais rápido que os bastonetes e tubos utilizados nos cartuchos de armas longas. Nestas, há necessidade de continuar a combustão e, assim, a produção de gases por todo o tempo em que o projétil transita dentro do cano, de modo a manter uma força de aceleração crescente sobre o projétil[1,11]. A forma e a quantidade da pólvora de um cartucho são calculadas de acordo com a arma para que se destinam. Por isso, não é aconselhável usar cartuchos de Magnum .357 em revólveres .38 especial. Há o risco de explosão do tambor.

• Espoleta

Qualquer que seja o tipo de pólvora de um cartucho, sua queima tem que ser iniciada a partir de um dispositivo com material que se inflame e transmita sua chama à carga principal. Ao longo da história das armas de fogo, já foram usados pavios, pederneiras e, por fim, cápsulas que se inflamam ao toque. As cápsulas de espoletamento são formadas por uma taça de metal em forma de disco, que contém a mistura iniciadora. São colocadas no furo central que existe na base do estojo metálico em quase todos os cartuchos, com exceção dos de calibre .22. Nestes, a mistura iniciadora ocupa um sulco que existe na margem do culote do estojo e fica em contato direto com a carga de propulsão. As espoletas centrais são providas de um ou dois furos (eventos) que estabelecem continuidade de seu conteúdo com a carga propulsora e contêm um sal que se inflama pelo toque do percussor da arma (Figura 16.13). As espoletas de cartuchos de armas longas são revestidas por folha de metal mais espessa e têm diâmetro maior do que as usadas em cartuchos de armas curtas[9].

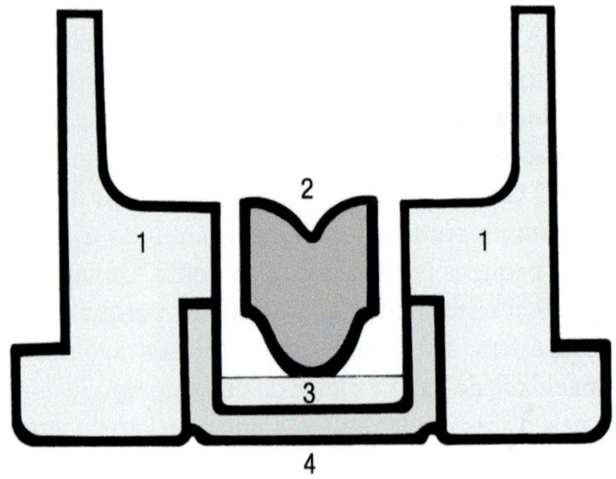

Figura 16.13 – Esquema de uma espoleta: **1.** estojo do cartucho; **2.** bigorna; **3.** carga da espoleta; **4.** cápsula da espoleta.

Inicialmente, a substância utilizada nas espoletas foi o clorato de potássio. Mas seu uso foi abandonado porque causava uma corrosão intensa das partes de aço com que seus resíduos entravam em contato. Seguiu-se o fulminato de mercúrio, que não ataca o aço. Mas, com cerca de 1 a 2 anos, começava a se decompor e a liberar o mercúrio, que atacava o latão do estojo, inutilizando-o. Alguns fabricantes procuraram evitar esse inconveniente misturando o fulminato com outras substâncias, como sulfeto de antimônio, sulfocianeto de chumbo, nitrato e carbonato de bário, sílica e trinitrotoluol. As munições modernas usam misturas com estifinato de chumbo, nitrato de bário, trissulfeto de antimônio, tetrazeno e alumínio atomizado[11]. Em 1998, a Companhia Brasileira de Cartuchos lançou no mercado uma espoleta chamada de *clean range*, formada por diazol, nitrato de estrôncio, pólvora e tetrazeno. Como o nome sugere, a pesquisa de resíduos à base de chumbo, antimônio e bário é negativa[2].

• Bucha

É uma espécie de disco de cartão, cortiça ou de serragem prensada, que separa a carga de pólvora dos balins, nos cartuchos para espingardas. Em geral, há uma bucha nessa posição e outra distal aos balins, que os mantém separados do fechamento do cartucho. Nos mais modernos, a bucha é de plástico, em forma de copo, e tem também a função de manter os balins juntos durante pequena porção inicial da trajetória no ar. São construídas de tal modo que a resistência do ar faz com que se abram em pétalas e fiquem a meio caminho do alvo nos tiros de meia distância (Figura 16.14). Nos tiros de curta distância, a bucha, principalmente a de cartão, também atinge o alvo, podendo ser encontrada no interior da ferida. Quanto mais denso o material do qual ela seja feita, maior a distância que ela atinge. Sendo encontrada, serve para caracterizar o calibre da espingarda[12].

Balística

É a parte da mecânica que estuda o movimento dos projéteis e as forças envolvidas na sua impulsão, trajetória e efeitos finais. No caso particular dos PAF, abrange o conhecimento dos propelentes e do mecanismo das armas (balística interna), das trajetórias (balística externa) e dos efeitos produzidos no alvo (balística terminal).

O impulso dado a um PAF depende da potência da carga, que determina a velocidade com que sai da boca da arma. Por sua vez, a velocidade é o elemento mais importante na fórmula da energia cinética, conforme já vimos no Capítulo 14 – Estudo Médico-Legal dos Traumatismos Cranioencefálicos. A Tabela 16.1 demonstra a velocidade e a energia dos PAF de algumas das armas curtas mais comuns.

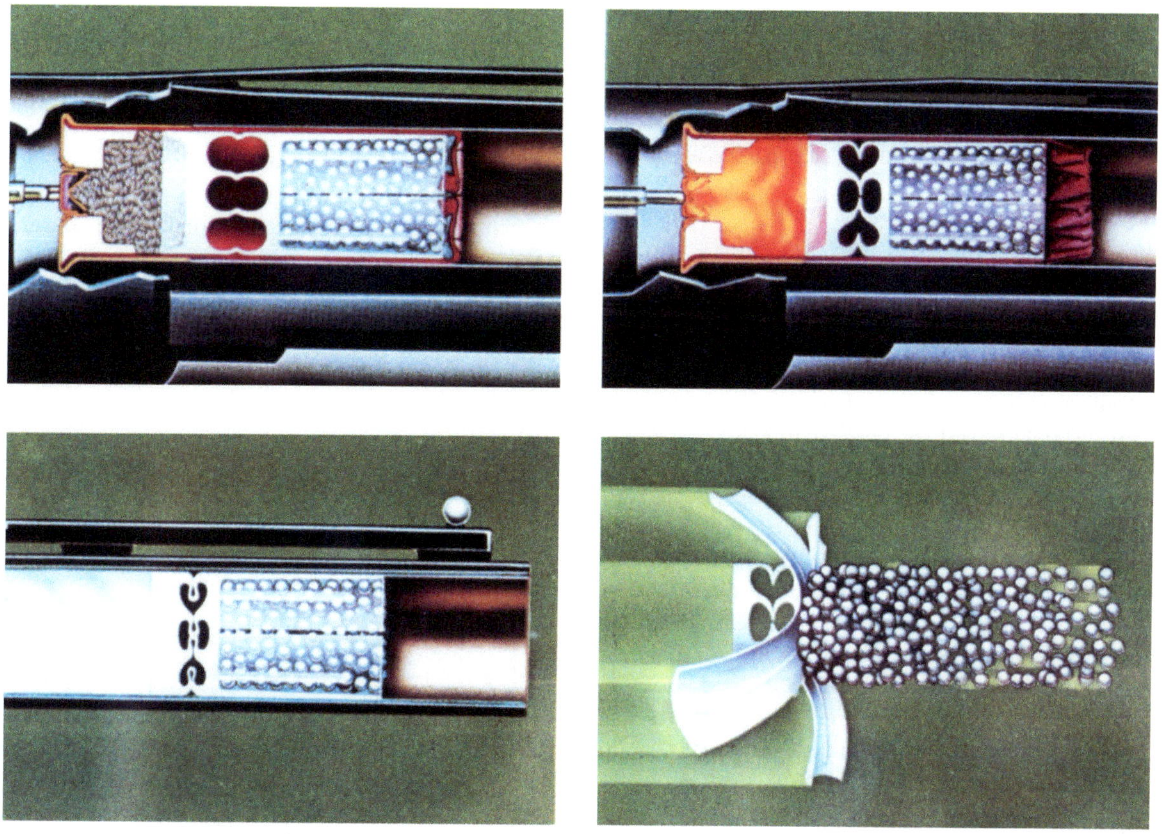

Figura 16.14 – Funcionamento da bucha plástica. A deflagração da carga propelente empurra a bucha para fora do cano da espingarda. A pressão dos gases faz com que se abram as dobras do cartão do estojo, que fica preso na câmara de combustão. Nas figuras da parte inferior, a bucha desliza em direção à boca da arma e, quando no ar, abre-se e libera os bagos de chumbo.
Fonte: Livreto de propaganda da Companhia Brasileira de Cartuchos.

Tabela 16.1 – Energia cinética dos projéteis de armas curtas comuns.[1]

Cartucho	Peso do projétil (g)	Velocidade inicial (m/s)	Energia cinética (kgm)
7,65 mm autom.	4,6	298,7	20,02
32 S&WL	6,35	242,3	19,08
38 S&WL	10,24	265,1	36,78
9 mm Luger	8,035	350,5	50,47
45 Colt	16,2	265,1	58,82
357 Magnum	10,24	441,9	95,42

Iniciada a deflagração, os gases forçam o estojo em todos os sentidos. Por trás, ele é projetado sobre a culatra; lateralmente, distende-se um pouco de modo a vedar qualquer via de passagem de quase todo o gás produzido, mas não explode por causa da resistência da câmara de combustão, restando para o escape dos gases a base do projétil. Pequena parcela de gases encontra passagem na junção entre o tambor e o orifício posterior do cano, no caso dos revólveres (Figura 16.15).

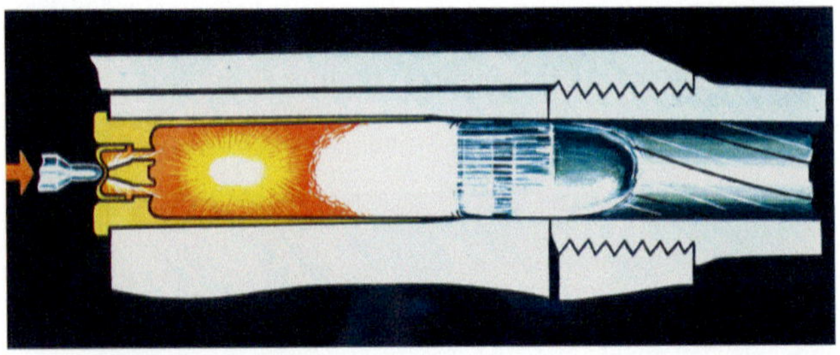

Figura 16.15 – Desenho demonstrando o momento da deflagração da carga propelente.
Fonte: Livreto de propaganda da Companhia Brasileira de Cartuchos.

O projétil é forçado a girar em torno do seu eixo longitudinal pelos cheios da raiação, ao ser empurrado ao longo do cano da arma, já que o seu diâmetro externo é ligeiramente superior ao calibre real da arma. Assim, os cheios fazem um sulco oblíquo no corpo do projétil. A rotação é fundamental para a estabilidade do projétil ao longo da trajetória em direção ao alvo. Não fosse por ela, a resistência do ar faria desviar seu eixo com relação à trajetória, de modo que, a meio caminho entre a boca da arma e o alvo, o projétil ficaria de lado ou mesmo com a base para diante. Além do mais, isso reduziria o seu alcance.

Durante a translação, que é o movimento em direção ao alvo, o projétil sofre a influência da força de gravidade. Por isso, quando o atirador faz pontaria com a arma, a direção do cano aponta para um ponto um pouco acima do local onde se situa o alvo. Essa compensação é calculada pelo fabricante quando constrói o aparelho de pontaria da arma. Existem revólveres em que a alça de mira é ajustável conforme a distância do tiro.

Os elementos de balística externa serão mais bem estudados no Capítulo 17 – Lesões e Morte por Projéteis de Alta Energia. A balística terminal, ou de efeitos, estuda o trabalho mecânico realizado pelo projétil ao se chocar com o alvo. No caso de ser o corpo humano o alvo, ela se restringe ao estudo das lesões.

LESÕES PRODUZIDAS PELOS PROJÉTEIS DE ARMA DE FOGO DE USO CIVIL

Os projéteis de arma de fogo (PAF) lesam os tecidos por onde passam por dois mecanismos distintos: esmagamento e estiramento. O esmagamento rompe as fibras e as células e forma um túnel com diâmetro um pouco menor que o calibre do projétil devido à elasticidade tecidual, chamado de *cavidade permanente*. O estiramento resulta do deslocamento centrífugo que os tecidos vizinhos ao túnel sofrem impulsionados pelo contato com o projétil. É a *cavidade temporária*. A força atuante são as ondas de pressão geradas pela passagem do projétil, que promovem o deslocamento das paredes desse túnel de modo semelhante ao que se observa ao deixar cair uma pedra em uma poça d'água. No caso das armas de uso civil, com projéteis de baixa velocidade, menos de 300 m/s[13], o mecanismo mais importante é o esmagamento. O estiramento e a distensão dos tecidos vizinhos formam cavidade temporária de pequena monta, incapaz de ampliar de modo significativo as lesões. Contudo, nos projéteis de alta energia, tem grande importância, como veremos no Capítulo 17 – Lesões e Morte por Projéteis de Alta Energia. Da interação do projétil com o corpo humano resultam a lesão de entrada, o trajeto e a lesão de saída, se houver.

Entradas

Inicialmente, estudaremos as entradas dos projéteis de armas raiadas. Por ser um instrumento perfurocontundente, o PAF comum atua por pressão sobre uma superfície aproximadamente circular em que a sua ponta romba penetra. O primeiro plano com que entra em contato é a epiderme, depois a derme. A epiderme é arrancada por sua ação contundente, resultando numa *orla de escoriação* ao redor do orifício de entrada. A derme, por ser mais elástica, é esticada em forma de dedo de luva por invaginação e só se rompe quando o limite de sua elasticidade é ultrapassado. Por isso, o diâmetro da entrada é menor que o calibre do projétil (Figura 16.16).

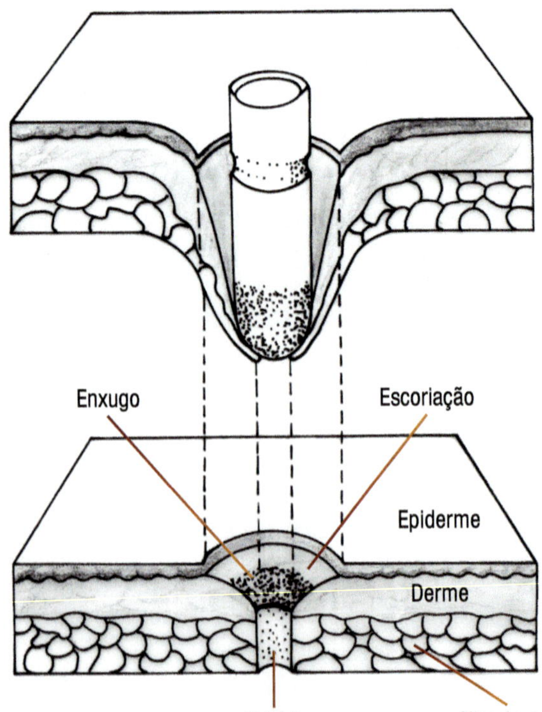

Figura 16.16 – O projétil força a pele para dentro, arranca a epiderme e se limpa na derme. De dentro para fora vemos: orifício, orla de enxugo, orla de escoriação.

O projétil sofre grande atrito com as fibras conjuntivas da derme durante a penetração e transfere-lhe as impurezas que carregou ao deslizar pelo cano da arma. Assim, forma-se uma orla que guarnece o orifício, situada interiormente com relação à orla de escoriação, chamada de *orla de enxugo* ou de *limpadura*. Tem esse nome porque é como se o projétil se enxugasse, ou se limpasse, na derme, nela deixando sujidades como o sarro da pólvora, material de oxidação do cano, óleo de limpeza da arma e mesmo certa porção de graxa ou cera que alguns deles trazem de fábrica para melhor deslizarem pelo cano. Por vezes, a orla de enxugo só é observada nas roupas da vítima. É orla exclusiva dos orifícios de entrada. O mesmo, no entanto, não se pode dizer com relação à escoriação, que pode estar presente no orifício de saída quando a pele for espremida pelo projétil contra algum anteparo, por exemplo, um cinto de couro ou o encosto de uma cadeira.

A forma do orifício e a das orlas de escoriação e de enxugo dependem do ângulo de incidência do projétil. Quando incide perpendicularmente à superfície da pele, as forças de ação e de reação distribuem-se uniformemente ao redor da circunferência, resultando uma forma circular tanto do orifício como das orlas. De dentro para fora, temos o orifício, a orla de enxugo e a orla de escoriação, todos concêntricos. O mesmo não ocorre nos tiros de incidência oblíqua. Aqui, o projétil produz maior contato e maior atrito com a pele, do lado em que o ângulo é agudo, justamente o que indica a sua procedência. Assim, o orifício apresenta forma elíptica, fica excêntrico e circunscrito por orlas de enxugo e de escoriação mais largas no polo de onde incidiu o projétil. A largura dessas orlas aumenta conforme diminui o ângulo de incidência do projétil (Figuras 16.17 e 16.18).

É possível haver lesão de entrada sem orla de escoriação. Isto pode ocorrer quando se tratar de projéteis de velocidade média, superior à dos cartuchos comuns, como se observa nos do Magnum .357 jaquetados e no Silvertip da Winchester (Figura 16.19). As bordas do orifício são talhadas a pique e, por vezes, apresentam minúsculas lacerações radiadas. Di Maio refere um caso de ferida transfixante na panturrilha, em que tanto a entrada como a saída não apresentavam orla de escoriação, no qual a direção do tiro foi revelada pelo deslocamento dos fragmentos ósseos da fratura causada pelo mesmo projétil[14].

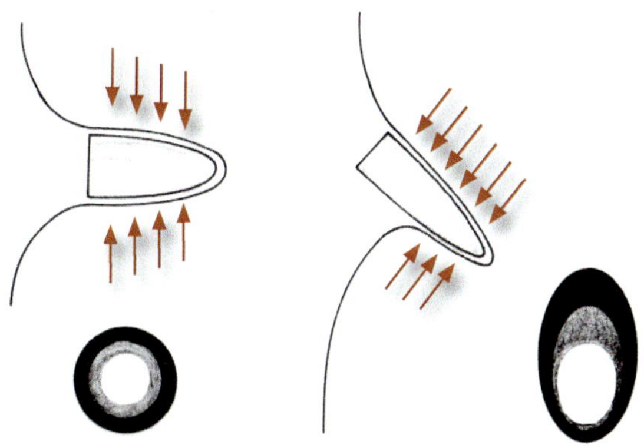

Figura 16.17 – Esquema das forças que interagem nos tiros oblíquos. Onde o ângulo é agudo, o atrito é maior. O orifício é circundado por orla de enxugo, em cinza, e orla de escoriação, em preto. As setas indicam as forças de atrito do projétil com a pele.

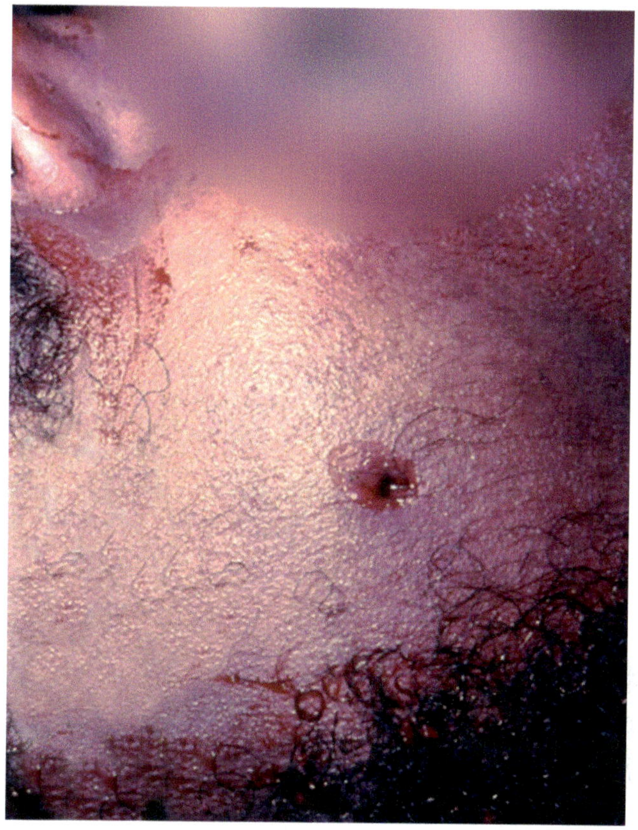

Figura 16.18 – Ferida de entrada oblíqua na região masseterina esquerda. A orla de escoriação é mais larga na metade anterior da lesão, indicando que o tiro foi feito por diante e pela esquerda.

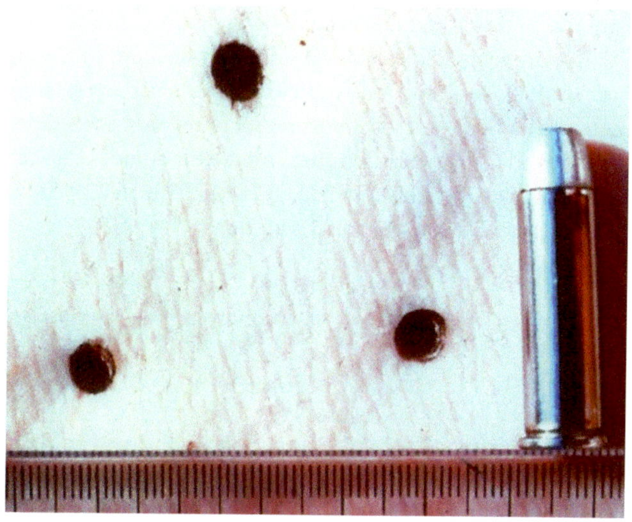

Figura 16.19 – Três entradas de projétil calibre .38 do tipo Silvertip da Winchester. Todas apresentam bordas a pique, sem orla de escoriação ou de enxugo visível. Estudo experimental feito pelo autor e colaboradores[15].

Em algumas regiões do corpo, em que a camada córnea da epiderme é muito espessa, como as palmares e plantares, as lesões de entrada, além de não apresentarem orla de escoriação, têm forma estrelada irregular (Figura 16.20).

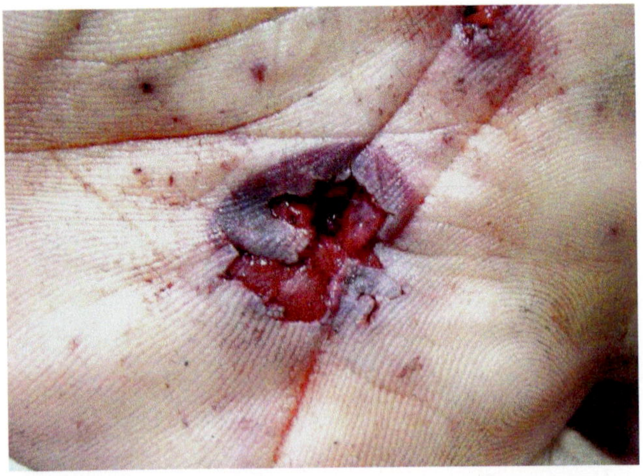

Figura 16.20 – Entrada na região palmar, na qual a epiderme foi fragmentada de forma irregular, dando aspecto estrelado ao orifício. Nota-se um halo roxo circular que corresponde à hemorragia por baixo da epiderme.
Fonte: Gentileza da Dra. Zuleika Kubrusly, do IMLAP.

A morfologia dos orifícios de entrada interessa tanto aos peritos como aos cirurgiões que tenham que socorrer a vítima e avaliar o trajeto do projétil no interior do corpo. Os primeiros, interessados em recolher o projétil, os últimos, para planejar a tática operatória. Assim, a presença de um orifício elíptico com orlas de escoriação e de enxugo mais largas no polo inferior, localizado no hipocôndrio direito, deve ter lesado o fígado, subido para o tórax e atravessado o diafragma e o pulmão direito. No trajeto pelo tecido subcutâneo, o projétil rompe vasos de calibres médio e pequeno, o que provoca infiltração hemorrágica que se traduz externamente por uma *orla equimótica* ao redor do orifício. Essa orla não é constante nem exclusiva da entrada, podendo ser observada nos tecidos vizinhos ao orifício de saída e, mesmo, servir como indicação para a localização do projétil (Figuras 16.21 e 16.22). Serve para caracterizar a reação vital na ferida.

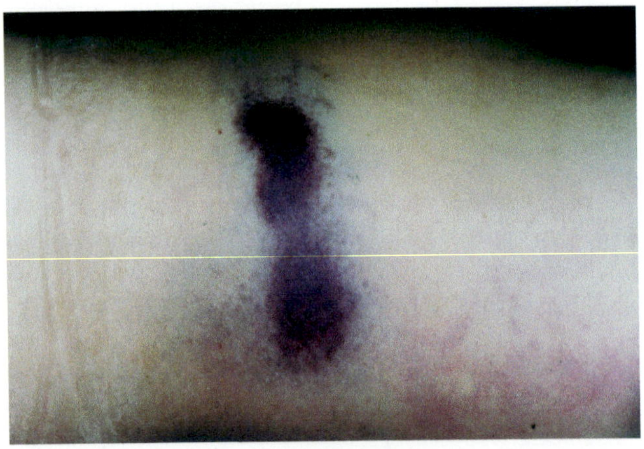

Figura 16.21 – Duas equimoses violáceas situadas na transição do flanco com o dorso de uma mulher grávida de 7/8 meses.

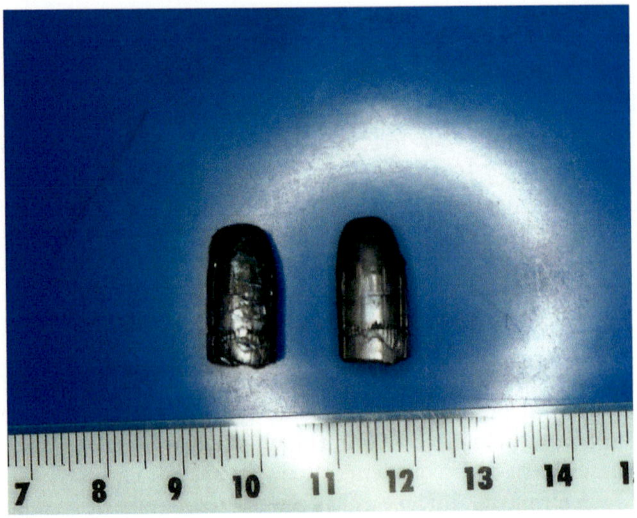

Figura 16.22 – Dois PAF retirados do tecido subcutâneo em correspondência com cada uma das equimoses mostradas na Figura 16.21. A palpação da pele nesse tipo de equimoses permitiu sentir o projétil sob a forma de um nódulo duro e móvel no plano subcutâneo, o que facilita muito a determinação dos trajetos mesmo antes de se abrir o corpo.

• Entradas atípicas

Há fatores que podem alterar a forma do orifício de entrada e de suas orlas de contorno. Em primeiro lugar, o projétil pode não penetrar pela ponta. É o que se vê quando o tiro é efetuado de distância muito longa ou quando se faz um tiro para o alto. Nesse último caso, há duas possibilidades. Quando o tiro é inclinado, a tendência é que o projétil percorra uma trajetória parabólica na qual o atrito com o ar vai diminuindo sua velocidade e a força de gravidade vai freando sua ascensão. A partir de certo ponto, ele passa a cair de modo gradual até atingir um ponto distante no horizonte, animado de escassa energia cinética. Se atingir alguém o fará pela base, ponta ou de lado. O mesmo não ocorre se o tiro for a prumo. Aqui, o projétil sofre retardo pela força da gravidade até parar no alto. A partir daí, inicia-se a queda. Como se sabe da física, a velocidade de queda é a mesma que a de subida. Assim, a energia com que o projétil atinge alguém no solo é suficiente para causar graves lesões.

Mas é preciso ponderar que ele não cai na mesma posição com que subiu. Seu centro de massa está mais próximo da base do que da ponta. Por isso, ele desce com a base voltada para baixo e sofre maior resistência do ar. Di Maio[16] cita dados experimentais que referem a velocidade de chegada de vários tipos de projéteis arremessados nessas condições. Para um .38 especial, a velocidade de chegada é de cerca de 72,3 m/s, bem acima da velocidade mínima necessária para o mesmo atravessar a pele humana, que é de aproximadamente 58 m/s.

Há ocasiões em que o projétil sofre deformação por ricochetear em alguma superfície antes de entrar no indivíduo. A forma da ferida de entrada, nesses casos, depende da modificação produzida no projétil e da parte dele que entra em contato com a pele. Por isso, um projétil que colida com uma chapa de aço, pilastra ou asfalto, e fique achatado de modo a exibir uma borda quase cortante poderá causar uma ferida em forma de fenda se incidir por essa borda, ou elíptica irregular se incidir pela face achatada (Figura 16.23). O ângulo de saída após o choque com uma superfície plana e sólida é cerca de duas a três vezes menor que o de incidência. A partir do choque, a trajetória é imprevisível[17]. Parte da energia com que incide é perdida no trabalho de deformação que o projétil sofre. Já se calculou que essa perda é diretamente proporcional ao ângulo de incidência. Para um ângulo de incidência de 10º a perda é de mais ou menos 25%, para um de 50º, 80%. Quanto maior o ângulo de incidência também é maior a deformidade do projétil, que tende a se fragmentar[17]. Os projéteis encamisados tendem a ter o núcleo de chumbo separado da jaqueta, principalmente os semijaquetados que têm a ponta descoberta. Na década de 1990, durante uma aula sobre lesões por projéteis de armas de fogo no anfiteatro do IMLAP, houve um tiro acidental de um revólver .38 que, apesar da remoção dos cartuchos do tambor, ficara com um em uma das câmaras de combustão. Por felicidade, o tiro foi perpendicular e o projétil fragmentou-se completamente, espalhando-se pelo chão sem ricochetear (Figura 16.24).

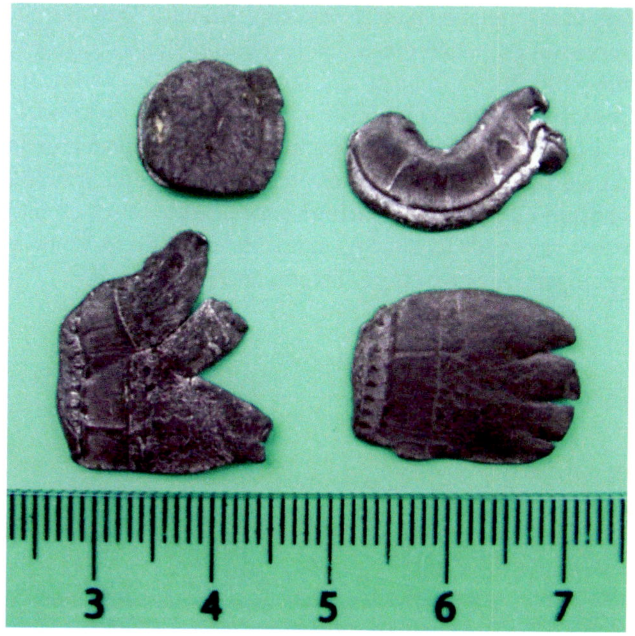

Figura 16.24 – Fragmentos de um projétil de chumbo nu atirado perpendicularmente e de modo acidental contra o piso de marmorite do anfiteatro do IMLAP. Não houve ricochete, apenas fragmentação múltipla. Ninguém ficou ferido.

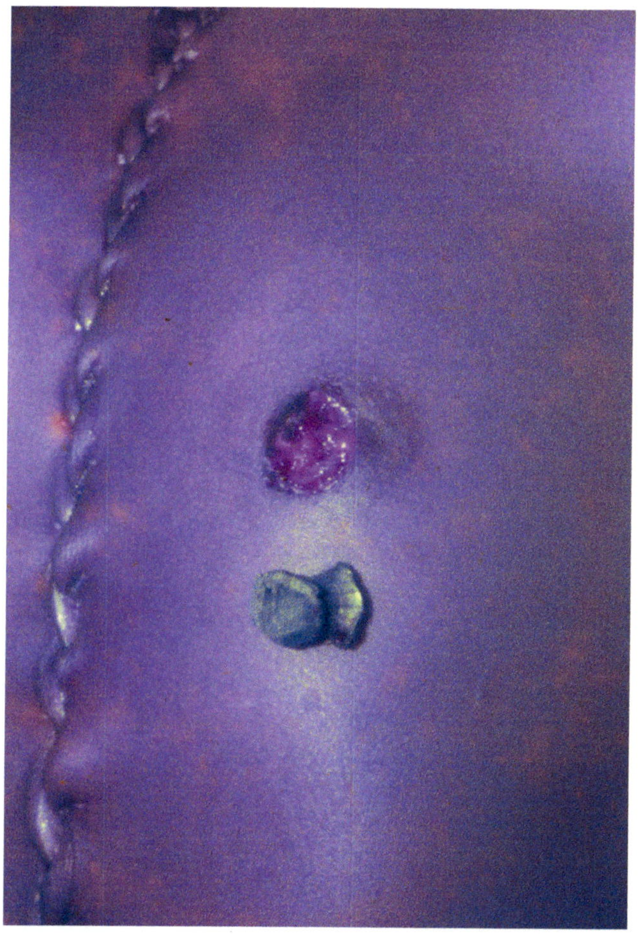

Figura 16.23 – Projétil que ricocheteou em superfície plana, dura e áspera ao lado da lesão de entrada. A borda direita da ferida, sobre a papila mamária, não apresenta escoriação porque o projétil se achatou, ficou com uma borda cortante, por meio da qual entrou.
Fonte: Caso necropsiado pelo autor no IMLAP.

Em 28 de março de 1968, o Rio de Janeiro foi palco de um fato histórico que poderia ter evoluído de modo ainda mais trágico do que foi se não tivessem os protagonistas e líderes estudantis usado de bom senso. Os governantes haviam proibido a realização de uma passeata de protesto com receio de que apedrejassem a embaixada americana, mas os estudantes, reunidos no Restaurante do Calabouço, resolveram não acatar a proibição. Houve confronto com a polícia militar, à distância, sem que os dois grupos entrassem em contato direto. Segundo depoimentos de jornalistas da época, foram ouvidos tiros e um dos estudantes caiu ferido no peito para morrer instantes depois. Seu corpo foi levado pelos colegas para o prédio da Assembleia Legislativa do Estado da Guanabara, de onde disseram que não sairia para se fazer a necrópsia. Diante do impasse, o Governador do Estado, o diplomata Negrão de Lima, determinou que uma equipe do IML fosse para o local e lá realizasse o exame cadavérico. A equipe, formada pelos Drs. Ivan Nogueira Bastos e Nilo Ramos de Assis, na presença de representantes dos estudantes e de parlamentares de partidos de esquerda, como o médico e deputado Jamil Haddad, encontrou uma ferida atípica de entrada na região precordial e um projétil deformado de chumbo nu que havia transfixado o coração. Em uma das faces, o projétil apresentava marcas da trama do tecido grosso da túnica que o rapaz vestia[18,19].

O uso de uma roupa de textura grossa, por si, é capaz de modificar o aspecto da ferida de entrada. O pano pode ser empurrado para dentro da ferida e ampliar a orla de escoriação, tornando-a muito irregular. Se a roupa tiver algum material resistente dentro dos bolsos, a ferida pode ser muito modificada, tanto pela deformação do projétil quanto pela penetração total ou parcial do corpo estranho. Foi o que observamos na região precordial de um indivíduo morto por um projétil de chumbo nu que, antes de penetrar, acertou um rosário de alumínio que a vítima portava dentro do bolso de sua camisa. A princípio, pensamos que a ferida poderia não ter sido causada por PAF, mas o exame da roupa permitiu concluir que o rosário penetrara parcialmente com o projétil e fora arrancado da lesão no momento em que o servente de necrópsia despira o corpo (Figuras 16.25 e 16.26).

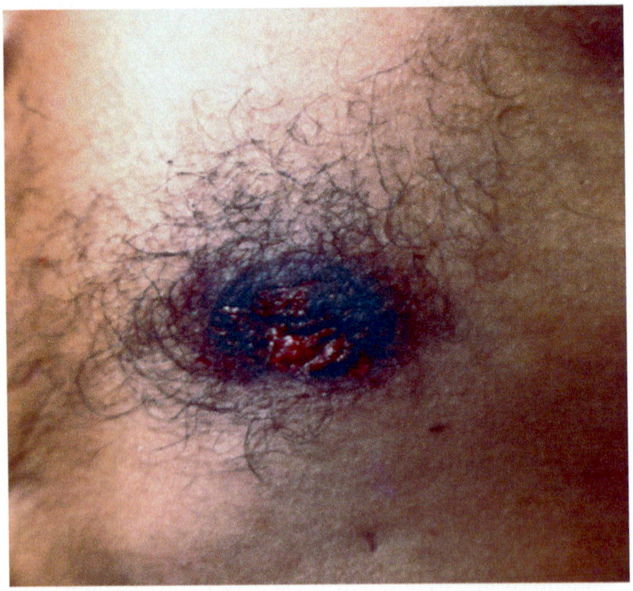

Figura 16.25 – Entrada atípica com forma e bordas irregulares.

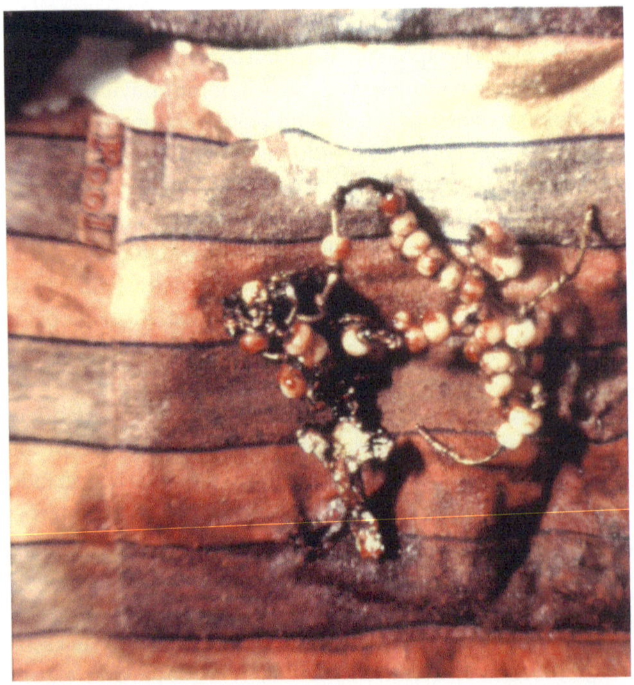

Figura 16.26 – Mesmo caso da Figura 16.25, mostrando a camisa e o crucifixo amassado que estava dentro do bolso.

Mesmo sem interposição das roupas, em regiões de pregas naturais, o projétil pode raspar os dois lados da pele antes de penetrar na sua linha de união e modificar o aspecto da entrada. É o que acontece no cotovelo, axila, pescoço etc. (Figura 16.27).

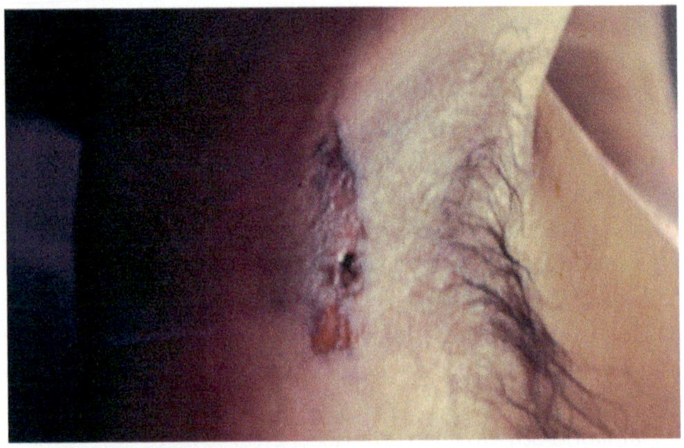

Figura 16.27 – Ferida de entrada na axila direita provida de duas escoriações amplas, uma em cada vertente dos limites da região.

Nas regiões anatômicas em que a pele está sobre eminências ósseas, a lesão pode ter forma estrelada e ser confundida com saída, como, por exemplo, no dorso do cotovelo, na glabela e na borda mandibular[17]. O mesmo pode ocorrer em regiões com escasso tecido subcutâneo[20]. Quando no couro cabeludo, podemos encontrar lesões de forma estrelada irregular, providas de roturas da pele irradiadas do centro, mas sem queimadura das bordas nem resíduos do tiro no tecido subcutâneo, o que permite afastar a possibilidade de tiro encostado. Quando a entrada é oblíqua, essas lacerações saem da metade do orifício oposta à origem do projétil. A outra metade, que indica o contato inicial, mostra uma orla de escoriação nítida (Figura 16.28). Por vezes, a ferida toma o aspecto de um pé de pássaro[20] (Figura 16.29).

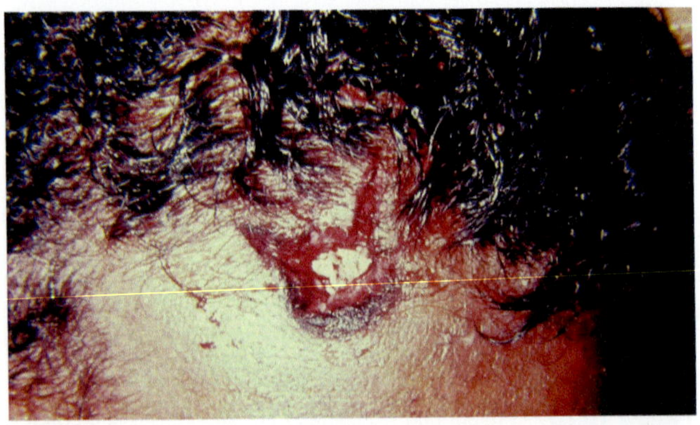

Figura 16.28 – Orifício de entrada localizado na metade direita do setor frontal com orla de escoriação larga na metade inferior do contorno e duas roturas da pele, sem escoriação, dirigidas para cima e para trás.
Fonte: Caso necropsiado pelo autor.

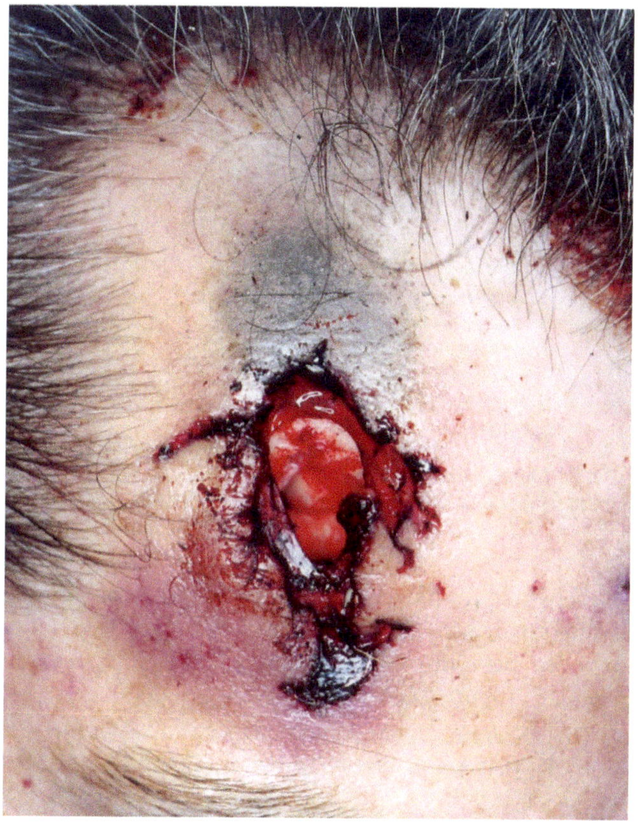

Figura 16.29 – Orifício de entrada atípico, localizado na metade direita do setor frontal do couro cabeludo, que apresenta roturas irregulares irradiadas para os lados e para baixo. Há zona de esfumaçamento na pele acima da lesão e infiltração equimótica violácea na pele situada abaixo da entrada. O projétil era de chumbo nu, tipo canto vivo.
Fonte: Gentileza do Dr. Abrão Lincoln de Oliveira, do IMLAP.

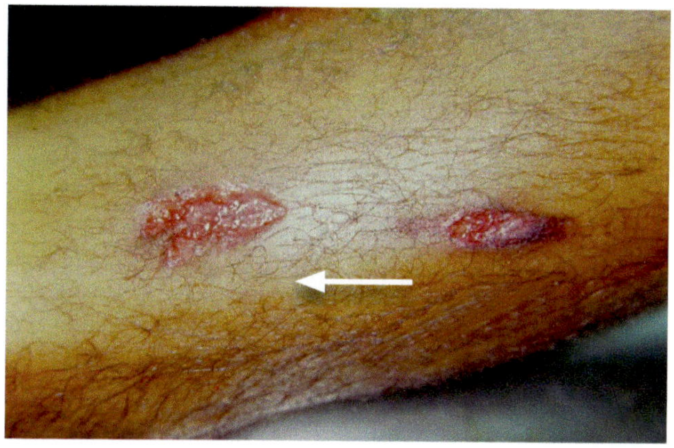

Figura 16.30 – Ferida em sedenho. É o conjunto de entrada, trajeto subcutâneo e saída que vemos nesta figura situada na perna. A lesão da direita é a entrada, a qual tem orla de escoriação alongada e mais escura. A seta indica a direção do projétil.

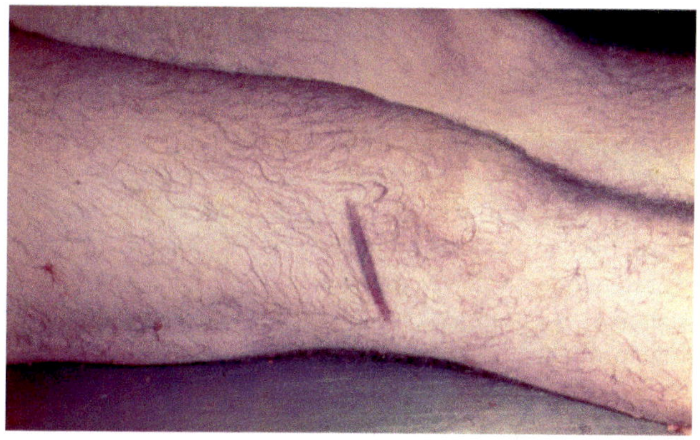

Figura 16.31 – Escoriação em forma de faixa regular na face externa do joelho, com direção oblíqua, quase horizontal, provocada por projétil em tiro de raspão.

Nos casos em que incide de modo muito oblíquo, a orla de escoriação tem forma de faixa extensa com a mesma direção do projétil. O trajeto subcutâneo pode ser de extensão variada, até a saída, dependendo da região anatômica, e é chamado de *ferida em sedenho*. Tal palavra era usada para os fios que eram passados nos planos de feridas infectadas que se queria drenar (Figura 16.30). Aumentando ainda mais a obliquidade, o projétil não mais penetra e causa uma ferida de bordas irregulares e escoriadas, sem orifício, em forma de canaleta, com lacerações oblíquas e de tamanho variado nas margens, convergindo para o centro da abertura e para o ponto inicial, onde se nota escoriação em crescente. Se o contato for um pouco mais superficial, ele deixa apenas uma faixa de escoriação. As duas últimas são chamadas de *lesões de raspão* (Figura 16.31).

Alguns tipos de projéteis podem causar lesões diferentes das convencionais. O autor viu um caso, necropsiado pelo Dr. Abrão Lincoln de Oliveira, em que o crime foi praticado com projéteis de chumbo nu do tipo canto vivo. As lesões de entrada, situadas na face, apresentavam forma um tanto irregular, com amplas lacerações das bordas com direção radiada. Outra lesão (Figura 16.29), localizada na metade direita do setor frontal, com incidência oblíqua, era bem mais irregular. Todas as entradas mostravam orla de esfumaçamento (Figuras 16.32 e 16.33).

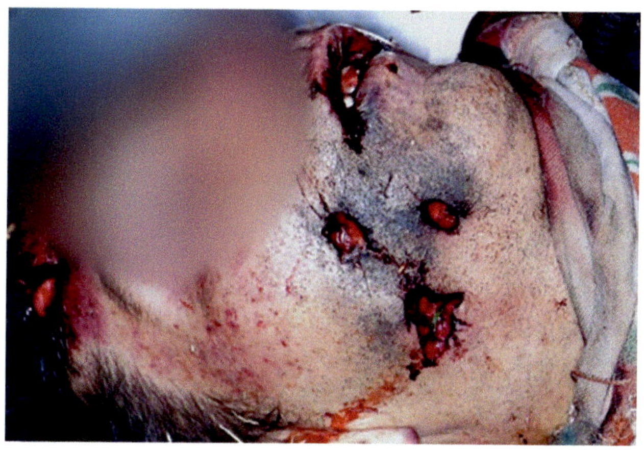

Figura 16.32 – Três orifícios de entrada de PAF localizados na hemiface direita, regiões masseterina e parotídea, providos de orla de esfumaçamento. O mais inferior tem orla de escoriação muito estreita. Os outros revelam forma um tanto irregular por apresentarem roturas das bordas de modo radiado, com tendência divergente da frente para trás. Mesmo caso da Figura 16.29.

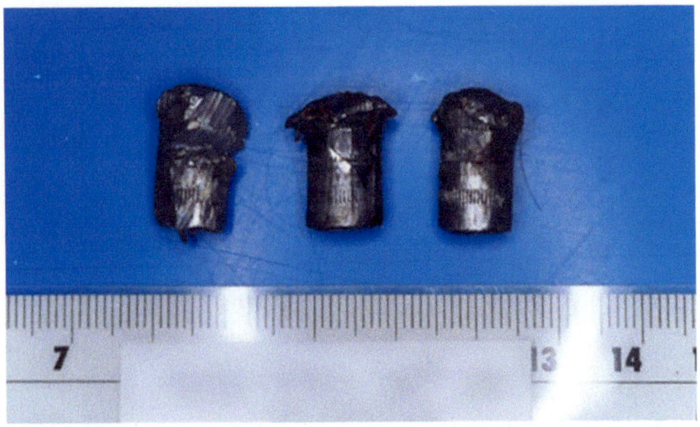

Figura 16.33 – Três PAF, tipo canto vivo, de chumbo nu, um pouco deformados, recolhidos do mesmo cadáver da Figura 16.32.

• Entradas a curta distância (à queima-roupa)

Quando o tiro é dado a curta distância, ou à queima-roupa, somam-se às lesões produzidas pelo projétil as alterações causadas pelo chamado cone de explosão, ou de dispersão, que é o conjunto dos gases superaquecidos (chama), dos grãos de pólvora incombusta e dos resíduos da deflagração. Esse cone tem o vértice na boca da arma e a base voltada para o alvo (Figura 16.34 e Vídeo 16.1 - Animação simplificada do momento do tiro). Os elementos do cone de explosão vão desaparecendo à medida que se afastam da boca da arma, de modo que, conforme a distância, os três alcançam o alvo, apenas dois ou somente um. O que tem menor alcance é a chama, que produz a *orla* ou *zona de queimadura*. Os resíduos da deflagração, representados pela fuligem, têm pouca possibilidade de atravessar o ar por serem pouco densos, mas vão um pouco mais longe que a chama e causam a *orla* ou *zona de esfumaçamento* ou de *tisnado* (Figura 16.35). Essa orla tem cor acinzentada mais ou menos escura, conforme a pólvora, sendo negra naquelas com muita fumaça. Pode ser removida lavando-se a pele com água e sabão. É tanto mais densa quanto mais próximo for o tiro.

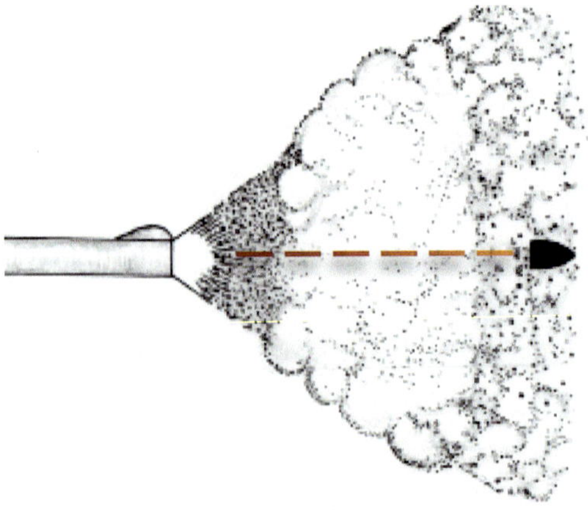

Figura 16.34 – Esquema do cone de explosão, ou de dispersão, que tem o vértice na boca da arma e a base voltada para o alvo.

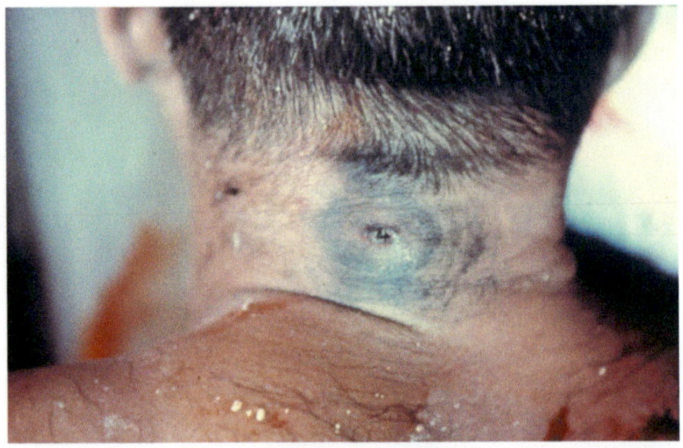

Figura 16.35 – Ferida de entrada a curta distância, mostrando nítida zona de esfumaçamento ou de tisnado.
Fonte: Gentileza do Dr. Ivan Nogueira Bastos, do IMLAP.

Já os grãos de pólvora em combustão ou ainda não queimados são de maior alcance e podem constituir-se na única prova de que o tiro foi dado a curta distância. Atravessam a epiderme e incrustam-se na derme, formando uma *zona* ou *orla de tatuagem*, que só pode ser removida por meio de cirurgia plástica, se a vítima sobreviver (Figura 16.36).

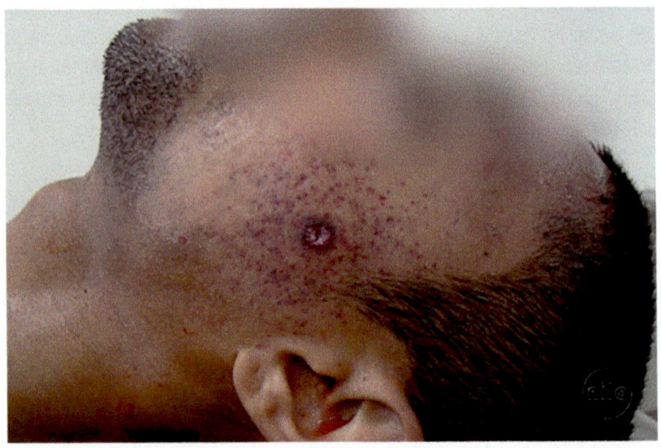

Figura 16.36 – Ferida de entrada a curta distância no limite entre as regiões masseterina e parotídea esquerdas. Nota-se nítida orla de tatuagem ao redor do orifício.
Fonte: Caso periciado por Nilo Jorge Gonçalves no IMLAP.

À medida que o alvo fica mais distante, a densidade da orla de tatuagem diminui, pois os grãos seguem uma trajetória dispersiva no cone de explosão. A maior distância em que os grãos ainda conseguem atingir a pele depende de fatores como o comprimento do cano, a forma desses grãos e o calibre da arma. Conforme já referimos, os canos mais longos permitem queima de maior quantidade de grãos, sobrando menos para penetrar na pele. Os grãos esféricos vão mais longe que aqueles em flocos ou em cilindros. Mas, nos casos concretos, é imperioso realizar tiros de prova contra anteparos de cartão, de preferência usando o mesmo lote de munição com a mesma arma do crime, se apreendida[14].

Nos tiros oblíquos, o cone de dispersão é interceptado em um plano não perpendicular à sua altura. A figura geométrica gerada pela interseção é uma elipse. O orifício de entrada fica excêntrico nessa elipse e mais próximo do polo de onde veio o tiro. A concentração dos componentes das orlas é maior desse mesmo lado, em função de sua maior proximidade da boca da arma (Figura 16.37).

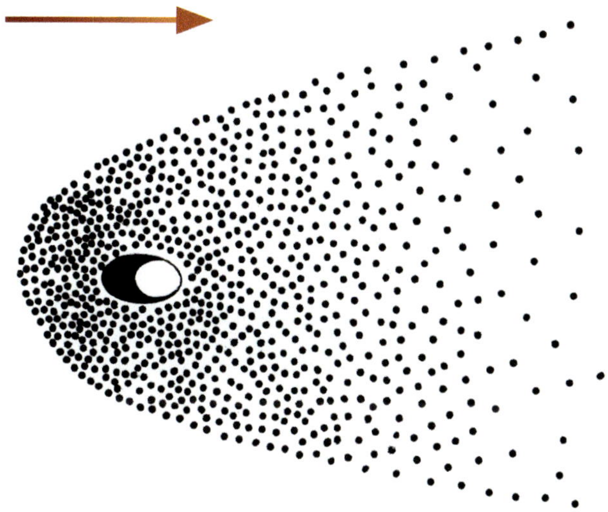

Figura 16.37 – Esquema da orla de tatuagem de um tiro dado com direção inclinada a curta distância. A concentração dos resíduos é maior do lado de onde veio o projétil e o orifício de entrada é excêntrico.

É importante notar que as orlas características dos tiros de curta distância (queimadura, esfumaçamento e tatuagem) podem estar presentes apenas na roupa, não sendo percebidas ao redor do orifício de entrada (Figura 16.38). Mas isso depende da trama do tecido e da forma dos grãos de pólvora.

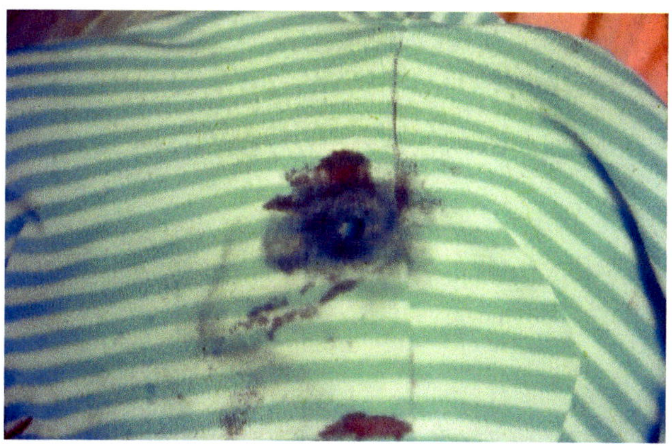

Figura 16.38 – Blusa de malha de lã que reteve toda a zona de esfumaçamento.
Fonte: Caso examinado pelo autor no IMLAP.

Tecidos mais finos e de fibras menos aglomeradas são mais permeáveis. E grãos esféricos atravessam um mesmo tecido com mais facilidade do que aqueles em flocos ou em cilindros. A chama dos tiros muito próximos pode chamuscar a roupa, mas o resultado depende do tipo de fibra do tecido. Já examinamos o corpo de um jovem que cometera suicídio, estando vestido com uma camisa de fio sintético (Ban-Lon), que não acompanhou o corpo ao necrotério. O ferimento, situado na região precordial, não apresentava qualquer orla sugestiva de tiro a curta distância, o que tornaria descartável a hipótese de suicídio.

Algumas armas apresentam orifícios de alívio da pressão junto à boca do cano, como forma de compensar o recuo durante o tiro. Nesses casos, os resíduos que saem por esses orifícios mancham a pele ao redor da entrada do projétil, formando um desenho radiado intercalado por zonas mais claras (Figura 16.39).

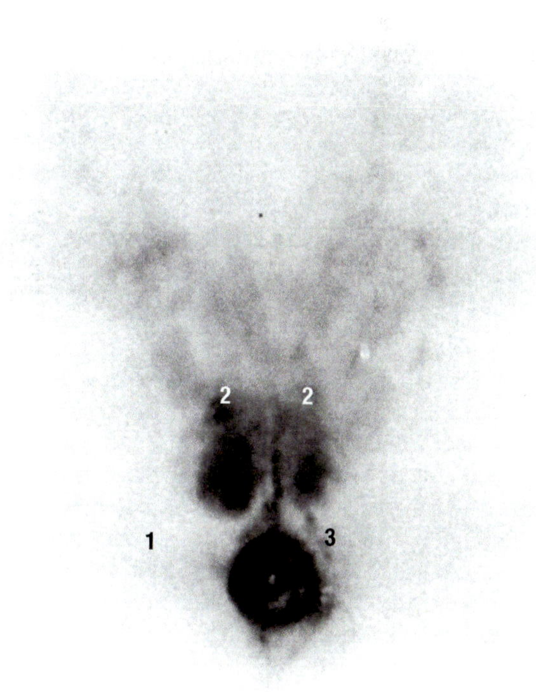

Figura 16.39 – Esquema do residuograma de um tiro feito a curta distância com arma provida de compensador de recuo: **1.** orla de esfumaçamento; **2.** acentuação do esfumaçamento pelo escape através do compensador de recuo; **3.** orlas de escoriação e de enxugo.

A caracterização do tiro a curta distância pode ser feita também a partir do escape de gases entre o tambor e o cano de um revólver. Em casos de luta entre a vítima e o agressor pela posse da arma, o tiro pode ocorrer quando a mão ou outra parte do corpo daquela esteja em contato ou muito próximo do espaço entre o tambor e o cano (Figura 16.40). Quando esse espaço é grande, pode haver até lesão da pele pela força dos gases.

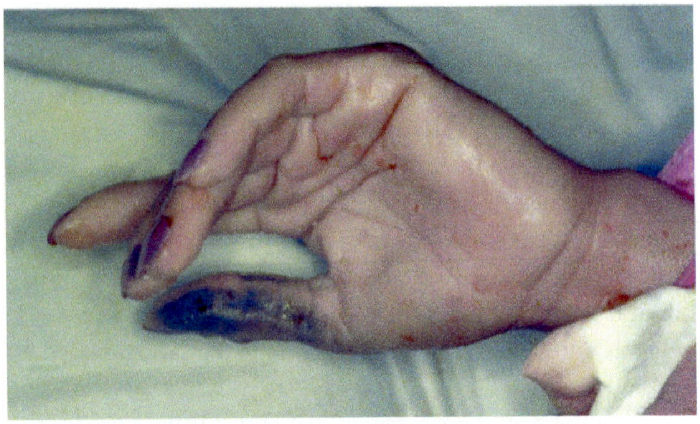

Figura 16.40 – Mancha acinzentada de esfumaçamento na mão de uma mulher que lutou com o agressor antes de morrer com vários tiros na face.
Fonte: Caso necropsiado pelo autor no IMLAP.

• Entradas com a arma encostada na pele

Entre os fatores mais importantes que interferem na dinâmica de produção das lesões de entrada com a arma encostada na pele, devemos ressaltar a consistência do tecido subjacente e a força com que a boca da arma a pressiona. Nos tiros contra o crânio, a arma pressiona o couro cabeludo, que é sustentado pela calota craniana. Em regiões de partes moles, porém, o plano subcutâneo cede com maior facilidade, o que torna o aspecto da lesão bem diferente. Analisaremos, em primeiro lugar, o que ocorre quando a entrada se localiza no crânio.

Tiro encostado no crânio

Nos tiros efetuados em contato com o crânio, o projétil perfura a pele e abre caminho para os elementos do cone de dispersão. Prossegue seu caminho e perfura a calota craniana, mas os gases e demais elementos do tiro não são capazes de atravessar o osso e refletem-se lateralmente e para trás, entre o periósteo e o couro cabeludo. Como o desenvolvimento da pressão é muito rápido, a pele não resiste e estoura de dentro para fora, causando uma ferida de forma estrelada irregular, com as bordas solapadas e delimitando uma câmara de paredes escurecidas pelo depósito dos resíduos da pólvora. É chamada de lesão em "buraco de mina"[21] ou em "boca de mina"[22], cujo nome é atribuído a Hofmann, que a descreveu e explicou seu mecanismo de formação[23] (Figura 16.41).

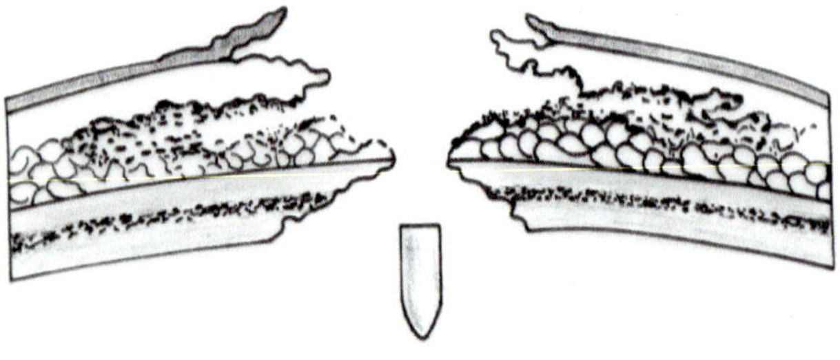

Figura 16.41 – Esquema que mostra o solapamento das bordas de uma ferida de entrada com a arma encostada no crânio. A "explosão" ocorre por baixo do couro cabeludo, onde se depositam os resíduos do tiro.

Observada por fora, a ferida tem uma porção central circular em que a pele está escura e queimada numa área com diâmetro semelhante ao da boca da arma. A partir dessa porção central, irradiam-se fendas radiais e irregulares em que as bordas não estão escoriadas, pois resultaram de uma rotura por distensão dos tecidos de dentro para fora (Figura 16.42). O tamanho desta ferida varia com o calibre da arma e com a força com que foi pressionada contra a pele no momento do tiro. Cartuchos mais potentes, como os do Magnum.357 podem simular, pelas dimensões da ferida, lesão por arma de cano longo. Por outro lado, projéteis de revólver calibre .32 curto ou .22 podem não ter energia suficiente para fazer a clássica lesão em boca de mina. Nesses casos, o diagnóstico da distância de tiro fica dificultado pela ausência das orlas características dos tiros de curta distância. Mas o exame minucioso do orifício de entrada mostra suas bordas queimadas e a inspeção do subcutâneo com uma lupa revela grãos de pólvora. Tem-se recomendado fazer a dosagem de monóxido de carbono nesses tecidos. Se estiver em concentração alta, atestam o tiro encostado[14].

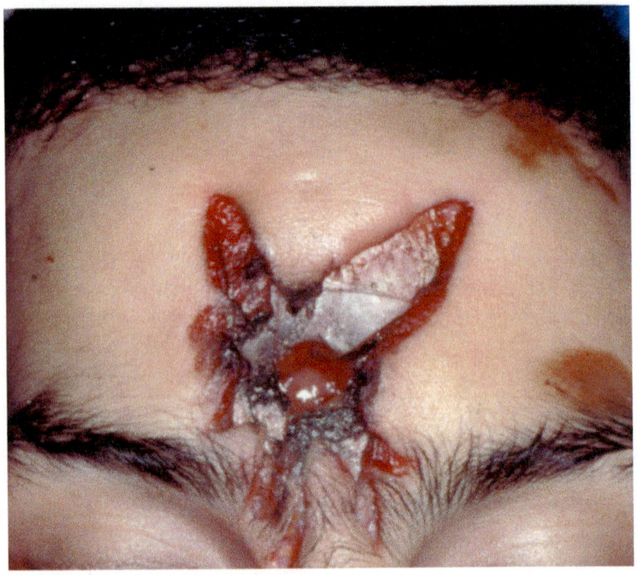

Figura 16.42 – Lesão de entrada em tiro com a arma encostada no setor frontal do couro cabeludo. A pele está estourada de dentro para fora, com lacerações radiadas, cujas bordas não têm escoriação. A parte central da ferida tem cor cinza-escura por impregnação dos resíduos do tiro e ação térmica dos gases incandescentes. A aderência desses resíduos no osso é conhecida como sinal de Benassi.
Fonte: Gentileza da Dra. Virgínia Rosa R. Dias, do IMLAP.

Adjacente ao orifício de entrada, nas feridas produzidas por tiro encostado, costuma existir uma marca cuja forma imita a da boca da arma, às vezes acrescida das marcas da massa de mira e, caso se trate de pistola, da guia da mola recuperadora e do perfil frontal da armação. Consiste em uma escoriação a que pode se somar um discreto efeito térmico, e resulta do choque da pele com a boca da arma a ela aplicada no momento em que os gases se expandem no plano subcutâneo[22,24,25]. Essa marca é conhecida como sinal de Werkgartner (Figuras 16.43 a 16.45).

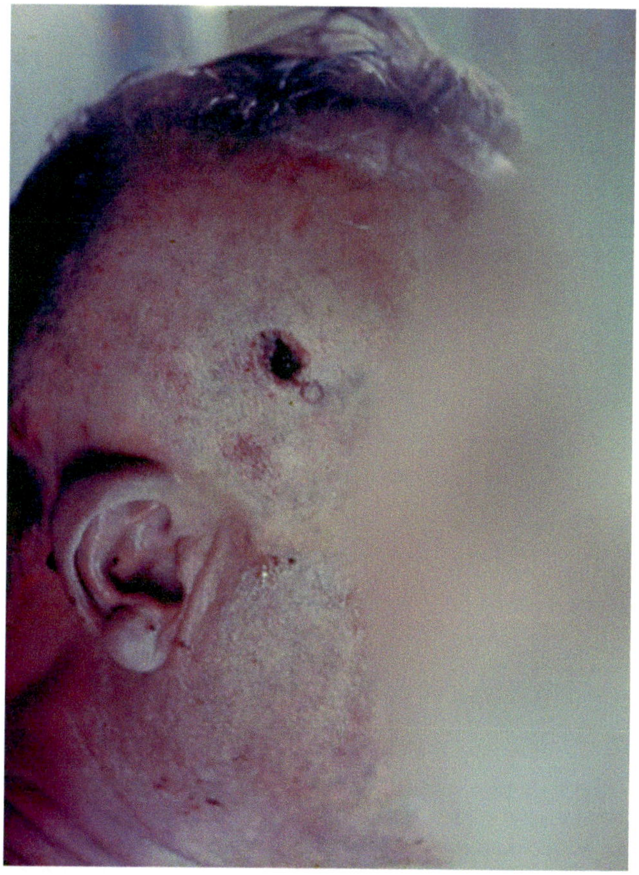

Figura 16.43 – Ferida de entrada de projétil de pistola 7,65 mm, expelido com a boca da arma aplicada à pele. É o sinal de Werkgartner. A escoriação circular situada pouco abaixo do orifício foi feita pelo pino da mola recuperadora da pistola. O couro cabeludo está raspado porque a vítima ainda chegou a ser hospitalizada.

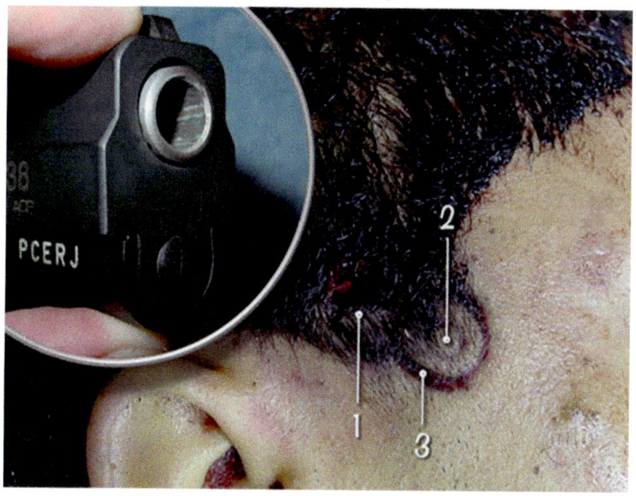

Figura 16.44 – Lesão de entrada por tiro encostado na região temporal direita, com o sinal de Werkgartner. Em **1**, a marca da boca do cano, algo prejudicada pela presença dos cabelos; em **2**, a marca da guia da mola recuperadora; e em **3**, a marca do perfil frontal da armação. No balão, detalhes frontais de uma pistola Taurus, com as partes que costumam deixar suas marcas nessa modalidade de tiro.
Fonte: Caso periciado por Nilo Jorge Gonçalves no IMLAP.

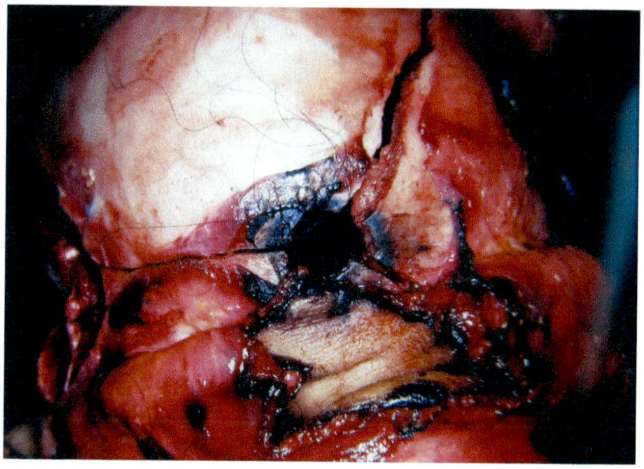

Figura 16.45 – Tiro com a arma encostada no setor occipital do couro cabeludo. A orla escura ao redor do orifício no osso é o sinal de Benassi. Mesmo com o retalho posterior do couro cabeludo rebatido, dá para ver a ampla ferida estrelada de entrada na pele.

O orifício de entrada no osso da calota craniana tem forma circular e apresenta um contorno com as bordas talhadas em bisel pela face interior, de modo a formar um vazio em forma de tronco de cone com a base maior voltada para dentro (sinal do funil, de Bonnet). Isso ocorre porque o crânio é formado por duas camadas compactas separadas por uma de osso esponjoso – a díploe. O projétil atravessa primeiro a tábua externa, destacando fragmentos que são lançados para dentro do crânio e aumentam o buraco da tábua interna (Figuras 16.41 e 16.46, e Vídeo 16.2 – Animação simplificada da passagem do projétil em osso laminar). É comum observarem-se traços de fratura irradiados das suas bordas. Os resíduos da combustão produzem, em alguns casos, um anel acinzentado no osso que delimita a face externa desse orifício. É conhecido como sinal de Benassi[22] (Figura 16.45).

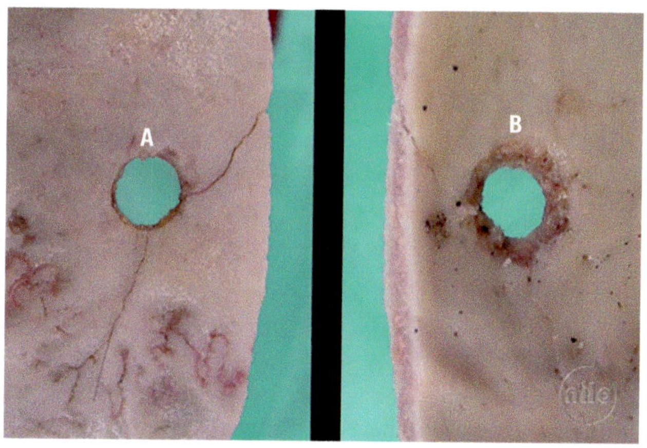

Figura 16.46 – Orifício de entrada, em tronco de cone, na calota craniana (sinal do funil, de Bonnet), talhado em bisel para dentro. Em **A**, visto através da lâmina óssea externa. Em **B**, através da lâmina interna. Traços de fratura irradiam-se a partir do orifício.
Fonte: Caso periciado por Nilo Jorge Gonçalves no IMLAP.

A formação do tronco de cone na perfuração de saída do crânio tem sentido contrário, ou seja, a base mais larga fica do lado externo da díploe, porque o bisel é feito à custa da tábua externa.

Quando a pressão exercida pela boca da arma é leve, abre-se um exíguo espaço entre ela e a pele, que recua um pouco, empurrada pela pequena quantidade de gases que vão na frente do projétil e pelo próprio recuo da arma (coice). Parte dos gases que vêm por trás impulsionando o projétil consegue escapar por essa fenda assim formada. Nesses casos, ocorre esfumaçamento da pele ao redor da ferida, com aspecto um tanto radiado, semelhante ao que veremos se o tiro for em partes moles.

Tiro encostado em partes moles

Nos casos em que o tiro encostado é efetuado em região de partes moles, como no abdome ou no pescoço, ocorre um recuo da pele com escape de quantidade de gases que é inversamente proporcional à pressão exercida pela boca da arma. Do mesmo modo, a impregnação da pele adjacente pela orla de esfumaçamento, que revela aspecto radiado (Figura 16.47).

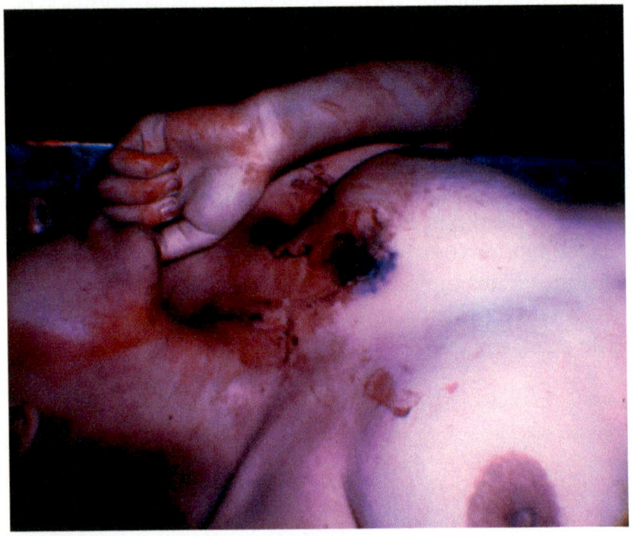

Figura 16.47 – Orla de esfumaçamento radiada ao redor de orifício de entrada com o cano encostado sob pressão de média intensidade.
Fonte: Caso do autor.

Com a perfuração da pele pelo projétil, os gases propulsores penetram e expandem-se violentamente nos planos subcutâneo e muscular. A pele é jogada de volta, de encontro à boca da arma, mas não se rompe como acontece no couro cabeludo, pois a resistência dos planos profundos é bem menor. Podemos encontrar, adjacente ao orifício, escoriações que imitam a massa de mira, o pino da mola recuperadora ou o suporte do extrator nos revólveres de cano curto, como o da Figura 16.1 (Figura 16.48). O orifício é circular e tem as margens carbonizadas. Por vezes, vê-se um halo de escoriação ao seu redor, fora da área carbonizada, que resulta do contato forçado com a boca da arma. Seu diâmetro costuma ser um pouco maior que o desta[14]. Se houver sobrevida, forma-se um halo avermelhado de hiperemia ao seu redor (Figura 16.49). Independentemente da pressão da arma na pele, os planos subcutâneo e muscular apresentam um espaço neoformado cujas paredes hemorrágicas são impregnadas pelos resíduos da combustão e pelos grãos da pólvora que não se queimou.

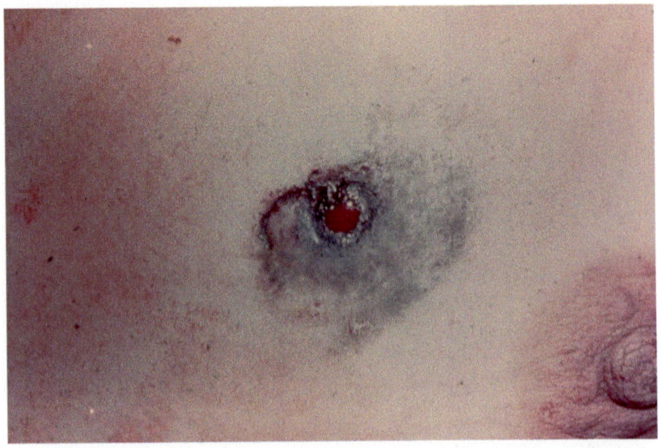

Figura 16.48 – Ferida de entrada com o cano encostado na região precordial, na qual se nota o sinal de Werkgartner representado por escoriação parda em curva, que toca o orifício, e zona de esfumaçamento com aspecto um tanto radiado. O orifício contém sangue e tem as bordas parcialmente carbonizadas.

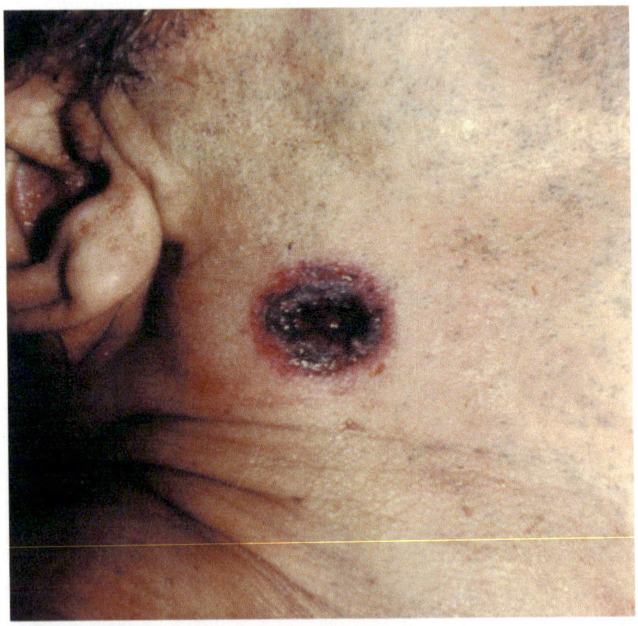

Figura 16.49 – Ferida de entrada com a arma encostada na região carotídea direita. O orifício é delimitado por pele parcialmente carbonizada, escura, com um halo de hiperemia na periferia da lesão. Essa hiperemia resulta da reação inflamatória pela ação térmica dos gases e indica sobrevivência por vários minutos.

Trajeto

Começa na entrada do projétil. Constitui um túnel lesional feito pelo deslocamento do projétil dentro do corpo, que termina no seu ponto de repouso ou de saída. Ao longo do trajeto, os tecidos são rompidos de modo semelhante ao que acontece com a pele, diferindo o resultado lesional de acordo com a textura de cada um.

Quando o projétil atinge um osso, produz fratura esquirolada, cujos fragmentos se comportam como projéteis secundários. Sua posição com relação à entrada e ao foco de fratura é sinal excelente na determinação do sentido do tiro. Em imagem radiológica, constitui o denominado "sinal da cauda de cometa". No crânio, aos efeitos diretos e hidrodinâmicos do projétil somam-se os devidos aos fragmentos da calota que acompanham sua direção, formando um cone de dispersão. Os ossos longos mais fortes, como o fêmur, quando fraturados por um projétil, apresentam um foco lesional muito extenso. Além disso, o projétil que toca um osso pode se desviar, mudando a direção do trajeto. Depende da massa do projétil e da robustez do osso. Vimos um caso em que um adolescente foi encontrado morto na via pública, apresentando uma equimose violácea nas pálpebras esquerdas. Tinha sido atingido no olho. O projétil atravessou o teto orbitário, fraturou o rochedo homolateral, mudou de direção e foi se alojar na escama do osso occipital, próximo da linha mediana (Figuras 16.50 e 16.51). O próprio projétil pode fragmentar-se e ampliar a lesão. Ora a fragmentação é causada pelo impacto em um osso, ora depende de características da própria construção do projétil.

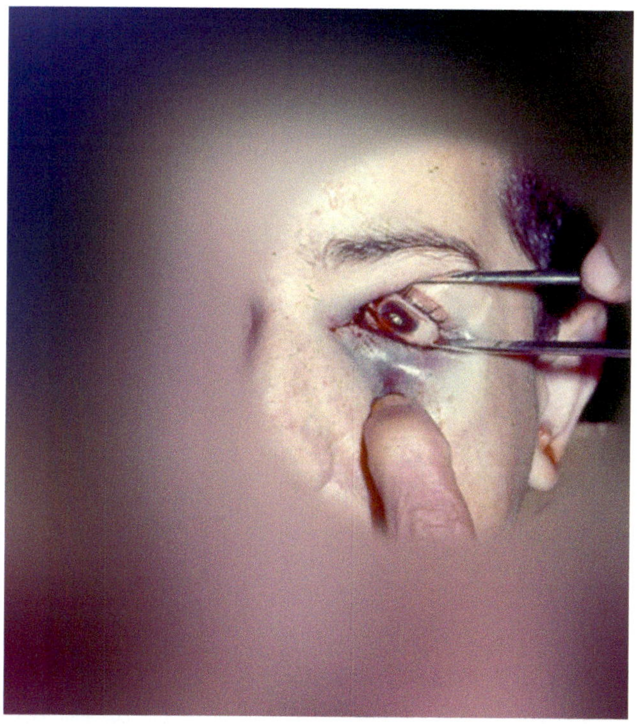

Figura 16.50 – Ferida de entrada no olho esquerdo, cujas pálpebras apresentam tumefação e equimose.

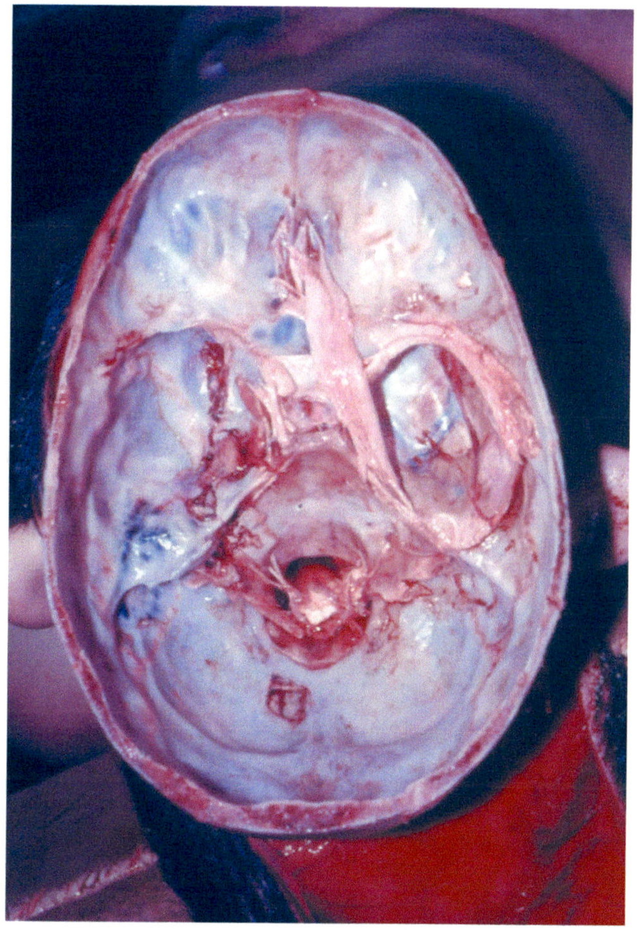

Figura 16.51 – Aspecto da base do crânio do mesmo indivíduo da Figura 16.50. Nota-se perfuração do teto orbitário, do rochedo e do quadrante inferior esquerdo da escama do osso occipital, de onde foi removido.

Ao atingir as partes moles e as vísceras, a extensão e a gravidade das lesões vai depender, enfatizamos, do tipo de tecido atravessado. Vísceras maciças como o fígado e os rins costumam apresentar cavidade permanente cercada por paredes constituídas por tecidos bastante lacerados por ação da cavidade temporária que, embora de pequena monta, produz lesões significativas por causa da friabilidade do parênquima desses órgãos. São formados por muito tecido epitelial, grande quantidade de vasos sanguíneos e pouco conjuntivo. Tanto o sangue contido nos vasos como o tecido epitelial são praticamente inelásticos. Já nos pulmões ocorre o inverso. São formados por alvéolos cujas paredes apresentam grande elasticidade e contêm o ar, que é de grande compressibilidade. Os trajetos pulmonares são formados pela cavidade permanente, de diâmetro bem menor que o do projétil, com paredes pouco laceradas (Figura 16.52).

O cérebro é um caso à parte. O tecido nervoso tem grande teor de água, que é quase incompressível, e está contido em continente rígido – o crânio – que dificulta muito a expansão da cavidade temporária. Assim, as ondas de pressão geradas pela passagem do projétil produzem compressão intensa do tecido nervoso a partir do túnel lesional.

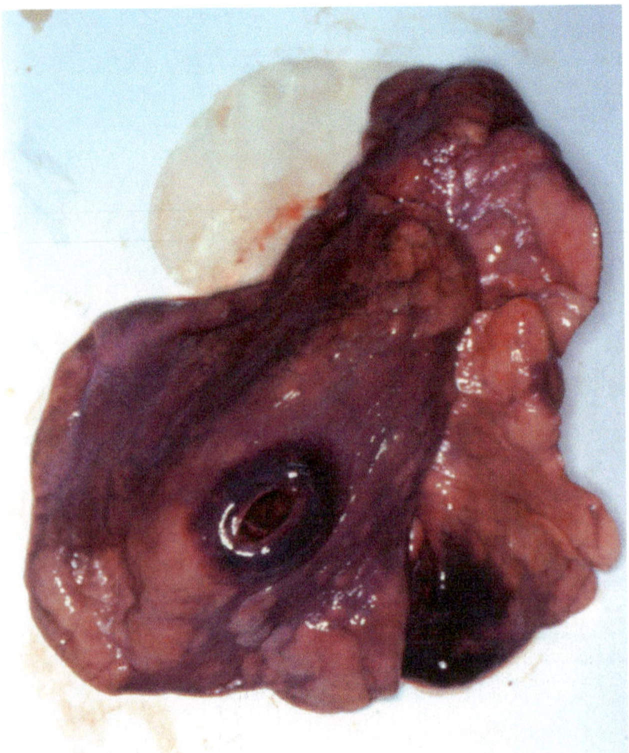

Figura 16.52 – Perfuração do lobo inferior do pulmão direito com halo hemorrágico intenso. Nota-se que o orifício parece estar em baixo-relevo por causa da elevação dos tecidos vizinhos pela infiltração hemorrágica.

Quando se procura determinar um trajeto, é preciso estar atento para o fato de que a posição relativa dos segmentos corporais e das vísceras depende da postura (Figura 16.53). Além disso, há vísceras móveis, cuja topografia muda com os movimentos respiratórios. Assim, não se pode esperar encontrar trajetos sempre retilíneos, sendo tarefa bastante árdua estabelecer o caminho seguido por projéteis dentro do corpo humano. A dificuldade aumenta muito em se tratando de indivíduos atingidos por vários projéteis, situação em que os trajetos se cruzam e, por vezes, impossibilitam uma avaliação precisa. O mais aconselhável nesses casos é mapear as entradas e as saídas antes de iniciar a autópsia.

As lesões de entrada e de saída nas artérias de grosso calibre têm forma estrelada irregular quando observadas pela túnica interna. Se o projétil passar de raspão no vaso, a lesão terá forma de fenda irregular, com pequenas roturas que se estendem perpendicularmente à direção da lesão principal (Figura 16.54). As artérias e veias de médio calibre são completamente rompidas pela ação contundente do projétil e retraem-se, principalmente as artérias.

No coração, a entrada tem forma circular ou elíptica, com as bordas esgarçadas e formadas pelo tecido muscular destruído, apresentando um halo hemorrágico no epicárdio. Vista pela face luminal, a lesão mostra-se mais irregular, com feixes de fibras rotas nas margens (Figuras 16.55 e 16.56). Além do perigo de hemorragia para o saco pericárdico e de tamponamento, o trajeto no coração pode interessar estruturas nobres como válvulas, músculos papilares ou feixes de condução (estruturas especializadas que comandam o ritmo dos batimentos).

Em casos excepcionais, o projétil perde a força ao cair no interior do coração. Pode lá permanecer e ser encontrado durante uma cirurgia ou necrópsia. Mas pode seguir a corrente sanguínea e funcionar como um êmbolo arterial. No caso de a vítima sobreviver, os sintomas da obstrução arterial denunciarão sua localização. Quanto menor o projétil, maior a probabilidade de que isso ocorra. Pode acontecer fato parecido quando um projétil ficar livre no canal raquiano. Com a movimentação do corpo, ele se desloca e ilude o necropsista que o havia visualizado através de radioscopia. Já tivemos experiência semelhante.

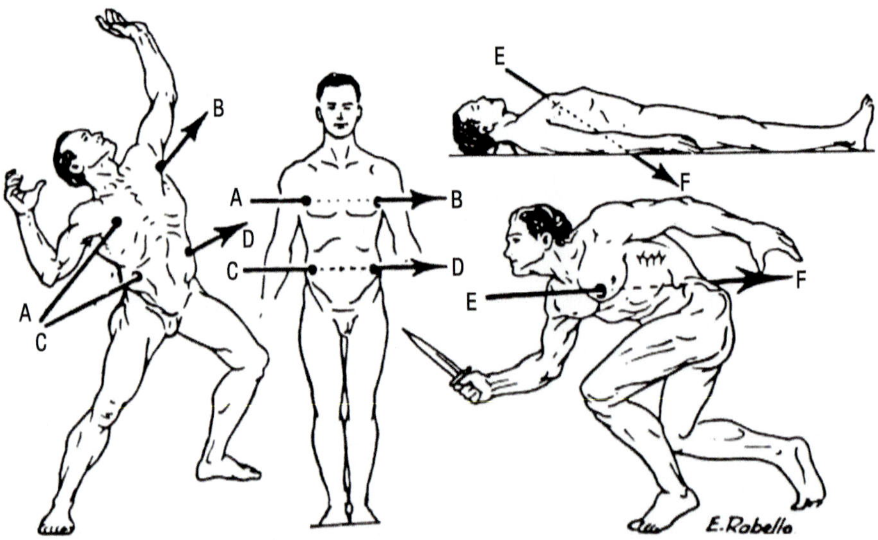

Figura 16.53 – Esquemas para mostrar possíveis trajetos de projéteis que pareceriam anômalos não fosse a mudança de posição dos segmentos do corpo.
Fonte: Reproduzido de Rabello[1].

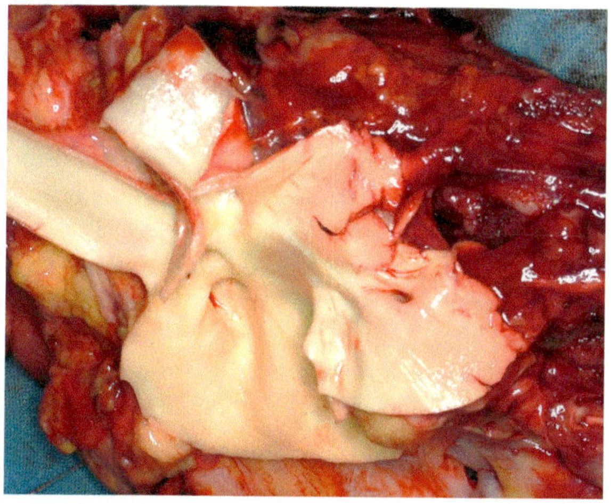

Figura 16.54 – Rotura ampla da crossa da aorta, de bordas irregulares e com prolongamentos perpendiculares, causada por projétil que incidiu tangencialmente.
Fonte: Caso do IMLAP.

Saídas

Dependendo da quantidade de energia com que penetrem e da resistência dos tecidos atravessados, os projéteis podem ficar retidos no corpo humano ou sair em qualquer região. Assim, as saídas são lesões produzidas de dentro para fora, o que por si já explica por que são diferentes das entradas. Quando o projétil atinge a pele no local de saída, já vem com menor quantidade de energia, por vezes deformado, ou em posição diferente daquela com que entrou. Pode, inclusive, estar acompanhado por fragmentos de tecido a ele aderidos. Por isso, o orifício de saída costuma ser maior e tem forma variada, podendo ser uma ferida estrelada, uma fenda ou outro padrão qualquer (Figuras 16.57 e 16.58). Pode, inclusive, ser circular e escoriada se o projétil imprensar a pele contra algum anteparo (Figura 16.59). No caso dos projéteis de alta velocidade, outros fatores entram em jogo para modificar seu aspecto.

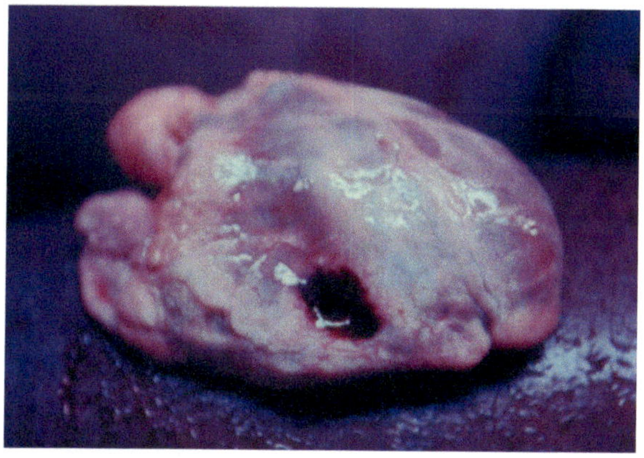

Figura 16.55 – Ferida penetrante do ventrículo direito. Nota-se um halo de hemorragia ao redor do orifício.
Fonte: Caso do IMLAP, necropsiado pelo autor.

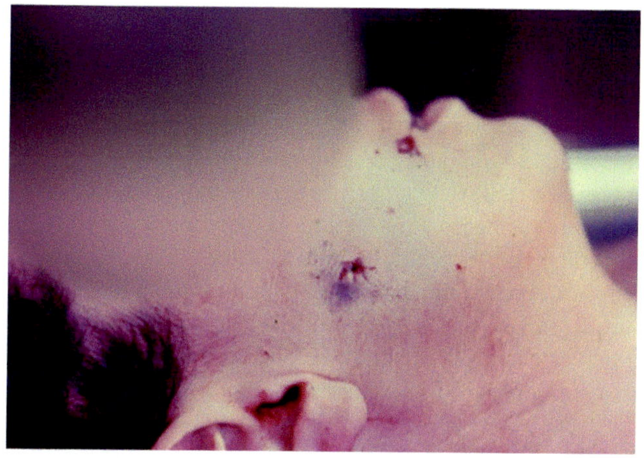

Figura 16.57 – Ferida de saída na região masseterina direita, de forma estrelada, com orla equimótica. Mesmo caso da Figura 16.38.

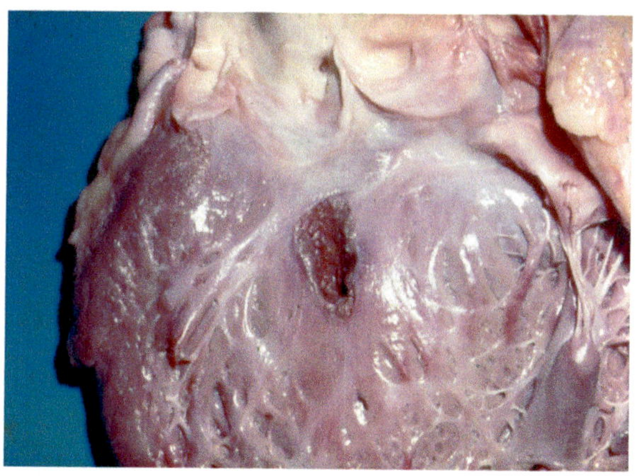

Figura 16.56 – Ferida transfixante do septo interventricular. As bordas mostram fibras musculares rompidas e voltadas para dentro da cavidade ventricular.
Fonte: Caso do IMLAP, necropsiado pelo autor.

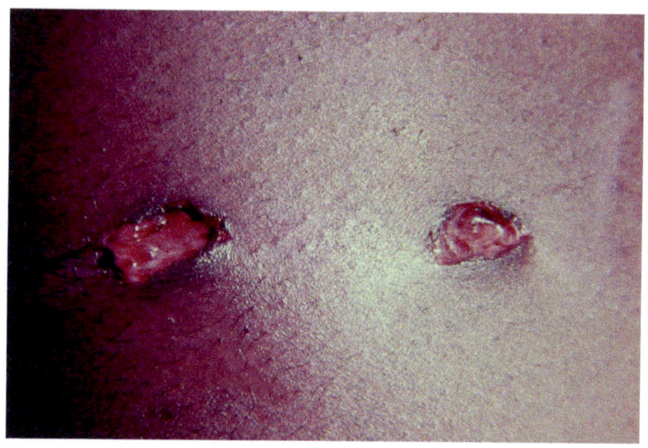

Figura 16.58 – Duas feridas de saída de projéteis de pistola .45, localizadas no dorso de um homem. São de forma irregular e uma delas tem as bordas nitidamente evertidas. Foi encontrado morto em estrada deserta da zona rural do município do Rio de Janeiro. Fora executado por estrangulamento e tiros de pistola .45. Mesmo caso da Figura 8.6.

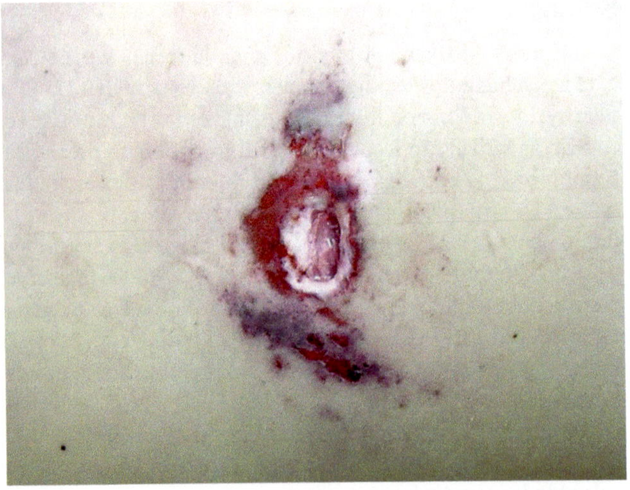

Figura 16.59 – Ferida de saída atípica na região dorsal, de forma elíptica, bordas providas de grande orla de escoriação de forma muito desigual e irregular.

É comum dizer-se que as bordas do orifício de saída são evertidas, enquanto as dos de entrada são voltadas para dentro. Já no início do século XX, Thoinot[21] afirmava que isso é mais teórico do que real. Em nossa prática de 26 anos no necrotério do IMLAP, pudemos perceber o quanto de verdade há nessa afirmação do autor francês. Nas feridas transfixantes do crânio, por exemplo, tanto o orifício de saída quanto o de entrada revelam bordas evertidas em função da hipertensão intracraniana e da eliminação de tecido nervoso lacerado e sangue por ambos. Quando o orifício de saída fica pressionado por um anteparo sob o peso do corpo da vítima, as bordas também não se apresentam evertidas. Raramente, o projétil fica preso à pele no orifício de saída. É o que ocorre quando a vítima está encostada em um anteparo resistente ou quando o projétil já não tem mais força para sair completamente (Figura 16.60).

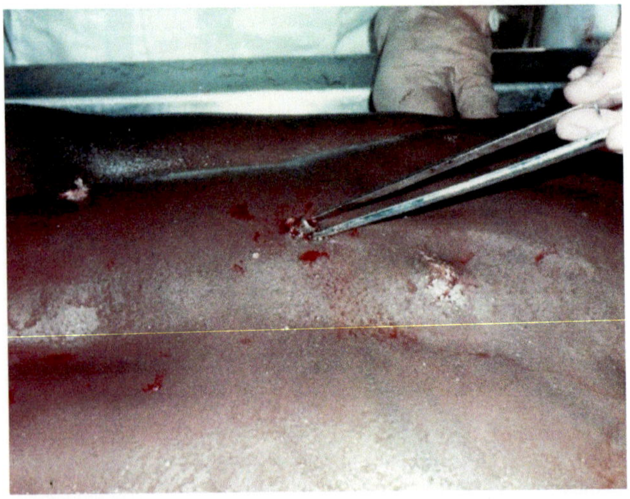

Figura 16.60 – A pinça remove um projétil que não chegou a sair na região dorsal, embora tenha perfurado a pele.

O número de saídas pode ser maior que o de projéteis que penetraram no corpo. A explicação dessa discrepância pode ser a fragmentação do projétil ou a formação de projéteis secundários ao longo do trajeto. Em alguns casos, o projétil incide obliquamente sobre a pele que recobre um osso e se fragmenta. Uma parte penetra e outra sai por um orifício de saída próximo do de entrada e ligado a ele por um trajeto subcutâneo. Outras vezes, o projétil fratura um osso no local de saída e esquírolas ósseas podem fazer orifício de saída próprio. Na Figura 16.61, notam-se dois orifícios de saída na face interna do braço. Um dos orifícios corresponde ao projétil e o outro pode ter sido causado por fragmento do úmero.

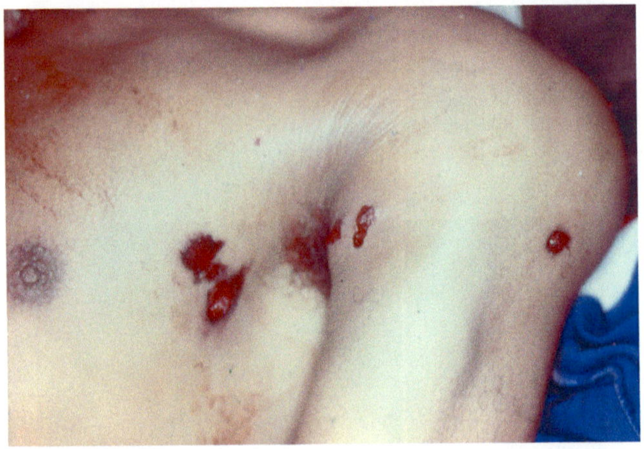

Figura 16.61 – Ferida transfixante do braço esquerdo com entrada na região deltóidea, saída na face interna, próximo da axila, e penetração na região costal um pouco abaixo de escoriação parda irregular. A deformação do braço deve-se à fratura do úmero.

PROBLEMAS MÉDICO-LEGAIS

Esta discussão versará tanto sobre as questões clássicas da perícia médico-legal como sobre algumas de ordem criminalística, mas que lhes são pertinentes. Inicialmente, examinaremos aspectos da perícia criminal que o médico-legista pode auxiliar a resolver.

Identificação do atirador

Quando alguém efetua um tiro com arma de fogo, recebe uma parte da descarga dos gases que escapam da câmara de combustão por minúsculas brechas, que variam de uma arma para outra. A presença e distribuição dos resíduos depende do tipo de arma, da munição, do tamanho da mão e da maneira de empunhar a arma[1]. Nos revólveres, os principais pontos de escape são o espaço entre o tambor e a antecâmara do cano e entre o tambor e a culatra. Nas pistolas, o escape para a mão do atirador é muito menor e se faz pela janela de ejeção e a culatra[1,2]. Esses gases resultam tanto da queima da carga propulsora quanto da carga de espoletamento. Assim, as diversas técnicas desenvolvidas para tentar esclarecer o problema, isto é, se a pessoa atirou ou não, estão fundamentadas na detecção dos resíduos da combustão da espoleta e da pólvora, principalmente da primeira. As regiões da mão do atirador atingidas com maior frequência pelos resíduos são as faces radial e palmar do indicador, a prega entre esse e o polegar, as faces dorsal e interdigital do polegar e o resto do dorso da mão (Figuras 16.62 e 16.63).

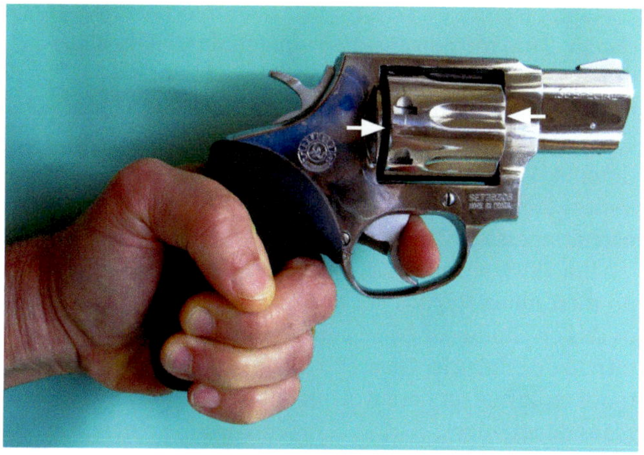

Figura 16.62 – Nessa forma de empunhar a arma, o escape pelos pontos assinalados (setas) atinge principalmente o dorso do polegar, do indicador e do espaço entre ambos.

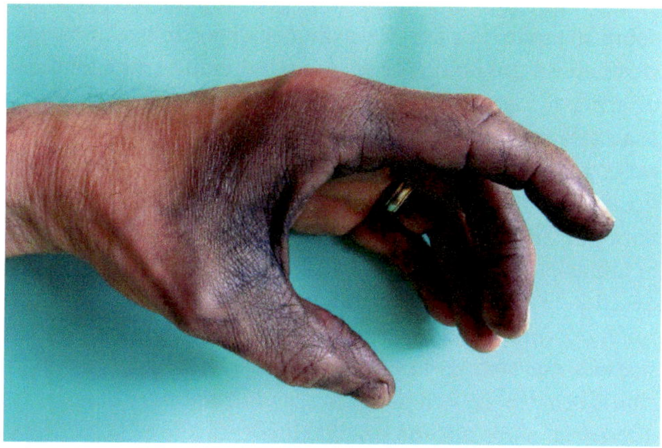

Figura 16.63 – As áreas pintadas com pó de grafite são as que recebem maior quantidade de resíduos quando se atira com um revólver. É nessas áreas, preferencialmente, que os peritos devem recolher amostras para exame.

Quando se suspeita de suicídio, a pesquisa deve abranger também a face palmar vizinha dessas zonas e a outra mão. O caso da Figura 16.64 mostra distribuição compatível com acionamento da arma com a mão esquerda, semelhante à da Figura 16.63. O tiro foi efetuado dentro da boca (Figuras 16.65 e 16.66). Mas é preciso não confundir esse tipo de impregnação com o decorrente de luta da vítima contra o agressor pela posse da arma. Já vimos marcas de pólvora nas mãos de uma mulher assassinada com vários tiros à queima-roupa na face (Figura 16.40).

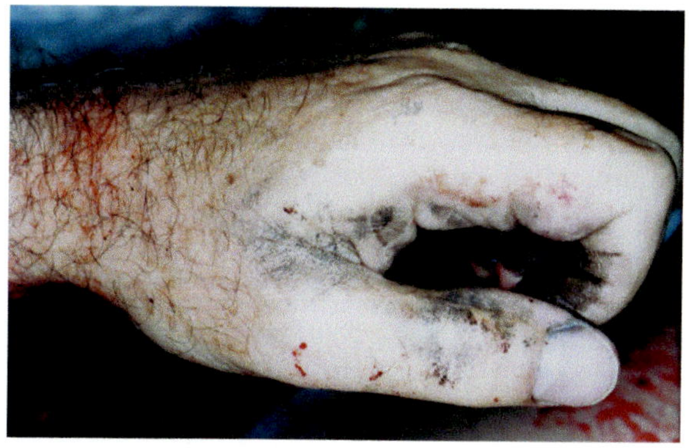

Figura 16.64 – Manchas de resíduos do tiro na mão esquerda de vítima de suicídio, que acionou a arma com o cano dentro da boca.

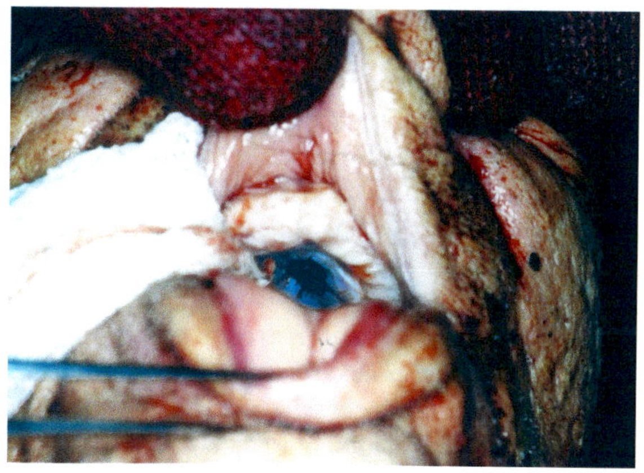

Figura 16.65 – Orifício de entrada no teto da boca. A mucosa ao redor tem coloração acinzentada-escura. Mesmo caso da Figura 16.64.

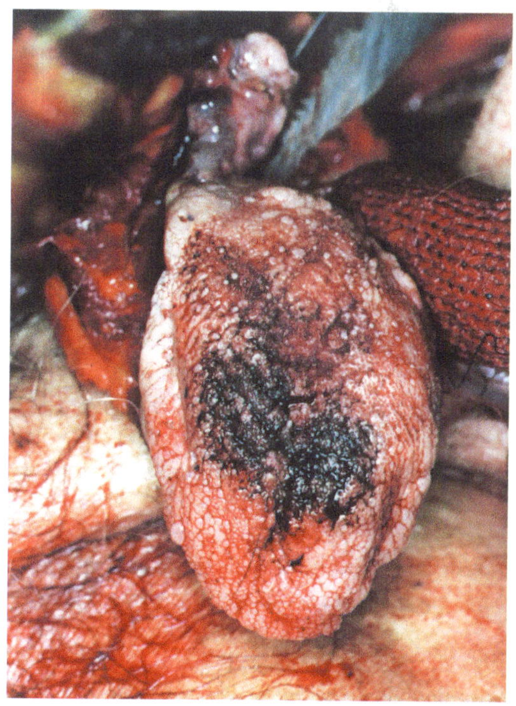

Figura 16.66 – Presença de resíduos do tiro na mucosa da língua. Mesmo caso da Figura 16.64.

Antes do advento da pólvora sem fumaça, os testes visavam apenas os nitritos resultantes da combustão. O reagente usado era o de Griess, à base de ácido parassulfanílico[26]. Mas seu valor foi contestado em função da grande possibilidade de falso-positivos causados por contaminação prévia da mão por substâncias sem qualquer tipo de relação com tiro de arma de fogo, como, por exemplo, urina, cinza de cigarro, fertilizantes ou alimentos em conserva. Já se demonstrou, inclusive, que tanto a saliva quanto o suor contêm nitritos[2,6]. Além disso, como o teste é feito para nitritos, que podem ser oxidados a nitratos pelo oxigênio do ar, é possível que ocorra falso-negativo após algum tempo[2]. Já foi muito usado o teste da parafina, de Iturrioz, com a finalidade de detectar nitritos profundamente situados na pele e, assim, resistentes à lavagem. Foi abandonado pelas mesmas razões[2,27].

Mais recentemente, são mais valorizados os *resíduos produzidos pela queima da espoleta*. Na maioria das vezes, as incrustações na pele são invisíveis a olho nu, mas se situam na mesma topografia já referida. Se a folga entre o tambor e as outras partes da armação for maior, notam-se manchas acinzentadas, de contorno pouco preciso e intensidade variada, nas áreas mais próximas ao escape. A pesquisa desses resíduos da espoleta pode ser feita pela chamada *via úmida*, que se vale de reações químicas para os metais presentes nos sais da mistura iniciadora, ou pela *microscopia eletrônica de varredura*[2,26].

O material a ser examinado deve ser colhido com fita adesiva comum, à qual ficam aderidas as partículas contendo os sais de chumbo, bário e antimônio da espoleta. O chumbo e o bário podem ser identificados com o rodizonato de sódio; o antimônio, com o trifenilarsênio[2,26]. Aqui, a especificidade é para os referidos metais. Por isso, procede a crítica de que pode haver falso-positivos. Assim, pessoas que trabalhem como mecânico de motor a explosão, motorista, frentista, soldador, bombeiro hidráulico, pintor etc. podem ter resíduos de chumbo nas mãos sem terem usado uma arma de fogo. O bário e o antimônio também podem contaminar a mão de outros profissionais, por exemplo, de fabricação de papéis no caso do bário e de fabricação de fios sintéticos no do antimônio[2,26].

O método mais prestigiado pelos cientistas forenses, porém, é a *microscopia eletrônica de varredura* complementada pela espectrometria da dispersão de raios X. A coleta do material para exame deve ser feita por meio de fita adesiva tipo dupla face. A fita é presa a um suporte móvel do microscópio por uma das faces, de modo que se possa fazer a outra face entrar em contato com a pele das áreas a serem pesquisadas. Com isso, as partículas contendo chumbo, bário e/ou antimônio, porventura existentes, são removidas e levadas no mesmo suporte ao microscópio. Sua morfologia denuncia sua composição, que deve ser confirmada pela espectrometria aos raios X. Os autores em geral são acordes em considerar a presença de partículas que contenham os três elementos como diagnósticas de realização do tiro de arma de fogo. Se forem encontradas partículas formadas por apenas dois desses elementos, a conclusão será de indicativo de tiro. Mas se as partículas encontradas forem compostas cada uma por apenas um dos elementos, nada se concluirá, pois deve ser contaminação. A grande vantagem desse exame é que se pode fazer a documentação fotográfica dos achados, bem como repeti-lo mais tarde, se houver necessidade, já que não destrói o resíduo. Além disso, é muito mais sensível do que os testes químicos[2]. Dá resultados positivos em 90% das pessoas pesquisadas que efetuaram tiro de arma de fogo. Como é um método apenas qualitativo, que não dosa os elementos encontrados, tem sofrido críticas. Mas a concentração de partículas na pele pode suprir essa falha[26].

Outra técnica é a *espectrometria de absorção atômica sem chama*. É um método analítico e quantitativo. Tem baixo custo e detecta chumbo, bário, antimônio e cobre se o projétil for jaquetado. Tem sensibilidade na faixa dos nanogramas. Considera-se positivo quando houver mais de 35 ng de antimônio, 150 ng de bário e 800 ng de chumbo. Mas ocorrem muitos falso-negativos. Nos tiros de pistola, a positividade não ultrapassa os 32%[26].

Em 1998, a Companhia Brasileira de Cartuchos colocou no mercado cartuchos em que a espoleta não contém mais os sais de chumbo, bário e antimônio. É formada por diazol, nitrato de estrôncio, tetrazeno e pólvora. Por isso, novos métodos terão que ser desenvolvidos para a sua identificação nas mãos do atirador[2].

Apesar de todo esse progresso, as questões básicas suscitadas historicamente continuam presentes. Em primeiro lugar, a demonstração de que alguém efetuou um tiro com arma de fogo não indica que foi a autora do tiro incriminado. Em segundo, a reação positiva pode ser encontrada em quem tenha ficado muito próximo do atirador, por projeção das partículas sobre sua mão. Por fim, a reação negativa não exclui categoricamente a possibilidade de que o indivíduo tenha feito uso de arma de fogo. O resultado do exame deve ser valorizado na sua exata medida, dentro das circunstâncias que envolvem o suspeito nos fatos. Os testes devem ser mais um dado dentro dos indícios encontrados. Cabe, aqui, transcrever a citação feita por Tocchetto[2] de uma das deliberações tomadas no I Seminário Nacional de Balística Forense, em Porto Alegre, de 20 a 25 de outubro de 1996: *"A presença ou ausência de resíduos compatíveis com os provenientes do tiro, na mão de um suspeito, não pode ser usada como único elemento de vinculação com a ocorrência, não devendo ser utilizada para diagnóstico diferencial entre suicídio e homicídio."*

Quando o projétil penetra no corpo da vítima ocorre um refluxo de sangue e, em menor escala, de tecidos através do orifício de entrada. A quantidade de material regurgitado depende da região anatômica atingida, do calibre do projétil e de sua velocidade. Projéteis mais calibrosos e de maior velocidade de impacto produzem refluxo mais intenso. Esse material espalha-se em todas as direções com sentido retrógrado a partir do orifício de entrada. O alcance desse salpico de sangue depende do tamanho das gotículas expelidas. Em geral, os tiros que mais produzem essa regurgitação são os realizados com a boca do cano da arma aplicada na cabeça. Formam-se gotículas grosseiras e microgotículas. As maiores percorrem maior distância em direção à arma. A maioria fica nos primeiros 50 cm, mas algumas podem alcançar mais de 1 m[17]. Testes realizados com bezerros mostraram que podem ser encontrados na mão do atirador e na arma situados a 10 cm de distância da cabeça alvejada[17]. Assim, em casos de suicídio, principalmente os com tiro na cabeça, deve-se procurar identificar os salpicos de sangue e de tecido nervoso na mão que tenha, possivelmente, disparado a arma. O mesmo deve ser feito em outros casos, mesmo que a entrada não seja na cabeça.

Determinação de que a arma foi utilizada recentemente

Qualquer pessoa que já tenha realizado algum tiro com arma de fogo sabe que as partes expostas aos gases da combustão ficam sujas de seus resíduos, o que pode ser verificado a olho nu sem maiores problemas. Armas com o cano recoberto por óxidos ao longo de sua face interior não foram utilizadas recentemente. Por outro lado, armas utilizadas há pouco podem ter sido objeto de limpeza e demonstrar resíduos do material utilizado ao longo da alma do cano. Os peritos criminais estão de acordo em que se pode afirmar que a arma foi utilizada, mas acham temerário afirmar há quanto tempo[2]. Em função do refluxo já descrito, devem ser procuradas marcas de sangue na arma suspeita sempre que se tratar de tiros de curta distância. Em um estudo de revisão de centenas de armas usadas em suicídios foi possível mostrar presença de gotículas de sangue nas proximidades da boca da arma em mais de 75% dos casos[26].

Identificação da arma

Caso não se tenha apreendido uma arma no local ou com algum suspeito, será possível fazer uma determinação genérica do seu tipo com base em projéteis recolhidos do corpo, ou pelo exame de estojos e projéteis recolhidos da cena da ocorrência. Projéteis recolhidos do corpo podem informar imediatamente se houve uso de mais de um tipo de arma, bastando que sejam de calibres diferentes ou de construção característica de armas diversas; por exemplo, projéteis de chumbo nu ao lado de outros blindados. Pela inspeção do corpo desses projéteis, é possível distinguir o sentido de disposição das raias da arma. O exame do estojo permite determinar o modelo de arma, se automática ou semiautomática, pela posição relativa das marcas do extrator e do ejetor.

A tentativa de identificação da arma que atirou os projéteis recolhidos só pode ser feita se alguma houver sido apreendida. Identificar é estabelecer uma igualdade, e toda igualdade tem dois membros. Devem-se fazer tiros de prova com a arma suspeita em dispositivos apropriados, de modo a se poder recolher o projétil arremessado. Assim, os peritos procurarão comparar a estriação fina deixada pelos cheios da raiamento no projétil recolhido do corpo com os encontrados no projétil expelido pela arma suspeita durante os testes (Figura 16.67). Isso é feito sob microscópio comparador. Os detalhes da mossa deixada pelo pino percussor na espoleta também devem ser comparados, caso se disponha de estojos recolhidos do local do crime. O culote do estojo, ao ser jogado para trás pela deflagração, choca-se com a culatra e sofre gravação de seus relevos, o que também pode ser pesquisado ao microscópio esteroscópico.

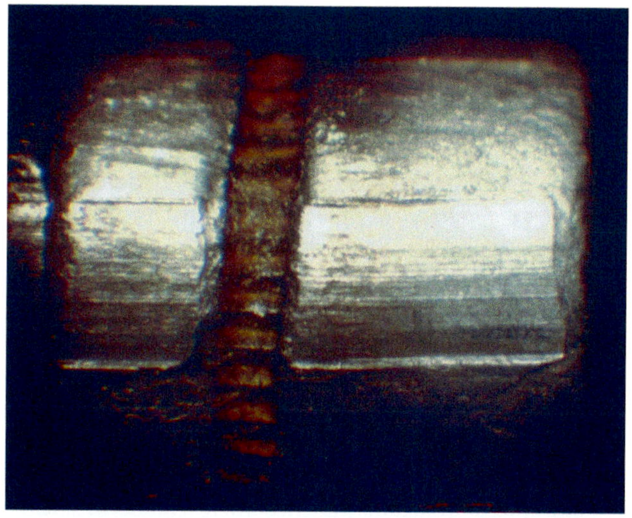

Figura 16.67 – Comparação de dois projéteis em microscópio de balística. A identidade é feita pela coincidência das estriações finas. É como comparar dois códigos de barras.
Fonte: Foto feita pelo autor no Laboratório de Balística do Instituto de Criminalística Carlos Éboli em julho de 1991, assistido pelo Dr. Nelson Pereira da Silva.

Número de projéteis que atingiram a vítima

O número de entradas costuma ser igual ao de projéteis que atingem o corpo, mas pode ser maior, ou ainda, raramente, menor. Por vezes, um mesmo projétil transfixa um segmento do corpo e, a seguir, penetra em outra região. Isso sucede com frequência em tiros que atravessam um membro superior e depois penetram no tórax (Figura 16.68). A segunda entrada pode ser irregular em função de deformação do projétil, ao atravessar o primeiro segmento ou por estar em contato íntimo com a primeira saída (Figura 16.61).

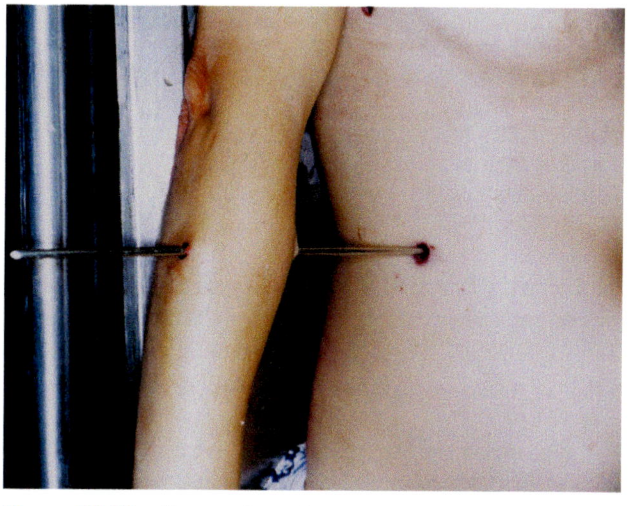

Figura 16.68 – No caso ilustrado nesta foto, o projétil atravessou o antebraço e, em seguida, penetrou no tórax. Mesmo caso das Figuras 16.21 e 16.22.

Em alguns casos ocorre sucessão de entradas cuja possibilidade é remota, mas possível. Tivemos que responder a uma consulta da promotoria em um caso de homicídio em que a vítima apresentava uma ferida transfixante do joelho com entrada na face anterior, ao lado da rótula, e saída na face anterior da parte mais baixa da coxa, que voltou a penetrar no corpo ao nível do abdome. Tal situação seria possível desde que a vítima estivesse deitada com as costas na cama e o membro inferior flexionado, e o atirador de pé.

Raramente ocorre o inverso, ou seja, são achados mais projéteis no corpo do que o número de entradas. Duas possibilidades existem. Uma é a penetração de um projétil em algum orifício natural do corpo. Outra, mais remota, é a penetração de dois projéteis pelo mesmo orifício. Foi o que aconteceu em um crime passional, em que o homem traído tentou matar a amante infiel desfechando-lhe cinco tiros e tentando o suicídio com o último cartucho. A amante sobreviveu aos quatro projéteis que a atingiram, enquanto o atirador suicida teve o crânio perfurado pelos dois últimos projéteis, que penetraram pelo mesmo orifício de entrada. O quinto projétil não foi expelido pela arma; ficou retino dentro do cano, sendo desalojado pelo projétil acionado em seguida, no sexto tiro (Figura 16.69).

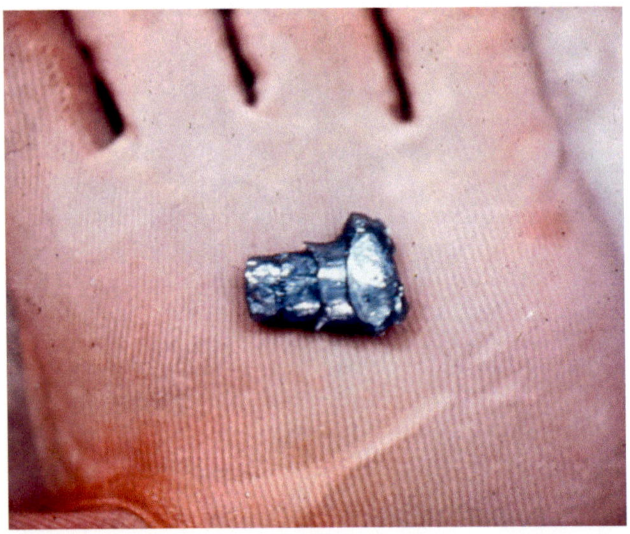

Figura 16.69 – Dois projéteis acoplados. Um deles ficou retido no cano e foi desalojado pelo outro, acionado em seguida.
Fonte: Gentileza do Prof. Ivan Nogueira Bastos.

Por vezes, é possível encontrar entrada em orifício natural que estivesse aberto no momento do tiro como, por exemplo, a boca. Mesmo que não haja fratura de qualquer dente, os peritos devem examinar toda a cavidade bucal (Figuras 16.65 e 16.66).

As roupas costumam estar perfuradas em correspondência com os orifícios de entrada, a não ser nas partes desnudas do corpo. De qualquer modo, é importante pesquisar minuciosamente as perfurações das vestes, tendo em mente que o pano podia estar dobrado quando da incidência do projétil, por exemplo em golas de camisas. Além disso, há projéteis que transfixam apenas a roupa, sem penetrarem em qualquer segmento corporal. Por isso, o estabelecimento do número de tiros que foram desferidos contra o indivíduo só pode ser feito após exame minucioso tanto do corpo quanto da roupa. O número de tiros conjugado com o local do corpo atingido pode dar uma ideia quanto à intenção do autor dos tiros. A repetição de tiros depois de atingida a vítima no tórax, no pescoço ou na cabeça ultrapassa o que seria razoável para uma alegação de legítima defesa e indica um comportamento homicida.

Ordem dos tiros

É tarefa muito difícil dizer em que ordem penetraram os projéteis no corpo de uma vítima de homicídio, principalmente se forem vários os tiros. Mas, em situações especiais, há possibilidade de acrescentar alguma informação. Quando um trajeto tem reação vital e os outros não, a dúvida fica dirimida. Se um projétil tem entrada de média distância, por exemplo na coluna vertebral, e outro penetrou por tiro de curta distância na nuca, tudo leva a crer que esse foi o último. Cada caso oferece possibilidades e dificuldades distintas que devem ser analisadas com bom senso.

Distância dos tiros

Deve ser avaliada com base na morfologia dos orifícios de entrada e das suas orlas de contorno, derivadas do cone de dispersão. Na ausência de qualquer das orlas dependentes da explosão da carga propelente e das marcas características do tiro com a arma encostada, a presunção é de se tratar de tiro a distância. Contudo, os peritos não podem deixar de examinar as vestes, pois as zonas de esfumaçamento, tatuagem e queimadura podem ter sido barradas no plano do vestuário (Figura 16.38).

Para se medir de modo aproximado a distância, será preciso fazer tiros de prova com a arma do crime, municiada com o mesmo tipo de cartucho. O mais comum é o uso de placas de papelão de cor clara sobre as quais são dados os tiros a distâncias conhecidas. A figura produzida é chamada de *residuograma*. Desse modo, é possível conhecer as distâncias em que deixam de existir as orlas de queimadura, de esfumaçamento e de tatuagem, pela repetição dos tiros em placas diferentes. Efetuando tiros de prova com pistola Walther 7,65 mm em folhas de cartolina branca, é possível verificar que a chama atinge apenas 3 a 4 cm; a zona de esfumaçamento é muito densa nessa distância, tem aspecto um pouco radiado e obscurece a de enxugo e a de escoriação; dos 5 aos 10 cm ela vai aumentando de diâmetro e diminuindo de densidade, para sumir aos 20 a 30 cm. A zona de tatuagem é imperceptível aos 5 cm porque seus elementos formadores estão muito agrupados e projetam-se no interior do orifício ou nas suas margens. À medida que o plano de impacto se afasta, o diâmetro aumenta e a concentração diminui, de modo que, com 60 a 70 cm, já não é mais visível. Ela desaparece porque os grãos de pólvora perdem o impulso e/ou se queimam no trajeto[1].

Neste ponto, é interessante lembrar que a forma da área de cada zona de contorno pode variar de acordo com a direção do tiro ser, ou não, perpendicular ao plano de impacto. Nos tiros de incidência oblíqua, o orifício é excêntrico com relação ao contorno de cada zona, notando-se maior concentração do lado de onde veio o projétil (Figura 16.37). O mesmo efeito existe quando o tiro é feito contra superfície curva, como costuma ser nos segmentos do corpo humano. Se a curvatura é do tipo convexa, como é a mais comum, a porção periférica das zonas de contorno fica mais afastada da boca da arma, exagerando a dispersão dos seus elementos formadores. Os grãos de pólvora incombusta ficam mais afastados entre si, sugerindo uma distância de tiro maior do que a real. Se a superfície é côncava, o efeito é o oposto.

Os mesmos testes preconizados para a determinação da mão que atirou podem ser aplicados no sentido de se descobrir se o tiro foi a curta distância, podendo ser feitos em material colhido da pele onde está o orifício de entrada ou da roupa que a recobria.

Direção dos tiros

De uma maneira simplista, podemos dizer que a direção de um tiro pode ser determinada pela reta que une o orifício de entrada ao de saída ou ao ponto do corpo onde foi encontrado o projétil. Mas há causas de erro. Em primeiro lugar, o projétil pode sofrer desvios dentro do corpo humano, por tocar em algum osso (Figura 16.51) ou por se deslocar do seu lugar de repouso por causa de contrações musculares ou falta de sustentação. Projéteis soltos nas cavidades pleurais e abdominal mudam de posição com o decúbito e pela ação da gravidade. Quando nas cavidades cardíacas, a corrente sanguínea também pode movimentá-los.

Outro fator de erro na avaliação da direção é a mudança das relações anatômicas dos órgãos de acordo com a posição do corpo e até os movimentos respiratórios (Figura 16.53). É necessário, muitas vezes, anotar os orifícios de entrada e de saída em esquemas das regiões anatômicas e realizar um esforço de compreensão imaginando as posições possíveis dos diversos segmentos. Um projétil com direção horizontal no espaço pode percorrer o corpo da cabeça ao abdome se o indivíduo estiver deitado quando for atingido. Pela mesma razão, um projétil de direção a prumo pode atravessar a vítima com entrada na face anterior do tórax e saída na região dorsal. Os movimentos de torção da coluna são suscetíveis de causar muito embaraço no momento de se reconstituir uma trajetória de projétil. Sem auxílio dos dados levantados no local do crime, o perito deve evitar um compromisso com a direção do tiro no espaço e se referir sempre ao trajeto com o corpo na posição anatômica clássica.

Reação vital e tempo de sobrevivência

A presença de sinais que caracterizam a reação vital depende diretamente do tempo de sobrevivência. Como foi visto no Capítulo 8 – Causa Jurídica da Morte, a presença de hemorragia não tem valor absoluto para indicar que as lesões tenham sido feitas em vida. No chamado período de incerteza de Tourdes, momento um pouco antes e um pouco depois da morte, é preciso muito cuidado ao valorizar as áreas de hemorragia relacionadas com as lesões violentas. No caso dos PAF, a presença de nítida infiltração hemorrágica nas margens do trajeto significa que foi feito em vida. As coleções de sangue volumosas em cavidades pleurais e abdominal têm franca origem vital. Os hematomas colecionados nos espaços meníngeos indicam o mesmo. Um bom sinal de reação vital é a aspiração de sangue para o parênquima pulmonar nos ferimentos que interessam as vias aéreas (Figura 8.25); outro é a existência de volumoso coágulo sanguíneo tamponando o coração na cavidade pericárdica.

A coagulação do sangue, como já foi estudada, pode ocorrer após a morte. No entanto, sua aderência aos tecidos lesados depende de uma glicoproteína produzida em vida, a *fibronectina*[28]. O encontro de sinais de reação inflamatória como congestão, edema e afluxo leucocitário só se consegue depois de algumas horas de sobrevida.

O exame do local pode demonstrar a realização de certos atos pela vítima depois de atingida. Manchas de sangue em rastros pelo chão, pingos seguindo uma direção indicam o deslocamento da vítima por seus próprios meios. Agentes que tivessem o cuidado de mover o corpo depois de morto, provavelmente, descaracterizariam as manchas.

Admite-se que uma pessoa possa permanecer consciente por 10 a 15 segundos após o bloqueio completo da circulação pelas artérias carótidas primitivas[16]. Lesões penetrantes do coração ou da aorta por projéteis reduzem muito o fluxo de sangue para o cérebro, mas não o bloqueiam de imediato. Assim, a capacidade de agir ainda pode ser mantida por cerca de meio minuto com essas lesões. Di Maio[16] relata o caso de um jovem de 17 anos que foi atingido na metade esquerda do dorso e teve ferida transfixante do coração e da artéria pulmonar esquerda. Foi capaz de permanecer consciente por mais de 1 hora, ocasião em que ficou agitado e entrou em choque hipovolêmico. É possível manter-se consciente mesmo depois de perder cerca de 25% do volume sanguíneo. A vida fica em perigo aos 40% de perda. Mas a velocidade com que se progride nessa rota para a morte depende do calibre do projétil causador das lesões. No caso relatado por Di Maio, era um projétil de pistola 6,35 mm, que produz furos de pequeno diâmetro por onde o sangramento é mais lento.

De acordo com a gravidade das lesões, é possível imaginar o tempo de sobrevida da vítima. Mas pessoas alvejadas na cabeça podem, excepcionalmente, não perder a consciência e realizar atos bem coordenados. Vários são os relatos de suicídio em que a vítima sobreviveu mais de 1 hora depois de alvejar o próprio crânio. Isso é mais comum nos casos em que o projétil lese apenas os lobos frontais. Em um desses casos, tratava-se de um revólver Magnum .357 e a vítima sobreviveu por mais de 1 hora. Em outro relato, houve lesão da ponta dos dois núcleos caudados e a vítima sobreviveu tempo suficiente para conversar com a esposa e a equipe médica chamada para lhe prestar socorro[16].

Causa jurídica

A causa mais comum é o homicídio, seguida pelo suicídio e o acidente. Em função dos índices calamitosos de violência das nossas metrópoles, a proporção de suicídios caiu muito diante da frequência dos crimes de morte. Dados numéricos podem ser vistos no Capítulo 9 – Morte Súbita e Morte Suspeita.

O diagnóstico da causa jurídica da morte depende da comparação e análise racional dos dados já apresentados. O primeiro elemento a ser procurado é o laudo de exame do local do crime. Não cabe, como algumas autoridades parecem admitir, ao médico-legista determinar a causa jurídica. É o perito do local, com os dados lá recolhidos, o técnico mais indicado para dar uma orientação inicial. Partindo desse ponto, e de posse do laudo do local, o médico-legista pode orientar sua necrópsia forense e melhor contribuir para esse diagnóstico.

A necrópsia forense deve começar pelo exame das vestes. O médico-legista deve verificar quantas são as perfurações e se suas características indicam terem sido produzidas recentemente, qual a direção do deslocamento dos fios do tecido, se há orla de enxugo, se apresentam sinais de luta como rasgões, bolsos ou pregas descosturados, sujidades. As manchas de sangue que não tenham correspondência com as regiões de entrada e de saída dos projéteis devem ser recolhidas para tipagem do grupo sanguíneo. É interessante pesquisar resíduos dos tiros na roupa, ainda que pouco visíveis, ou mesmo invisíveis a olho nu. As técnicas para tal já foram discutidas.

Uma boa abordagem para iniciar a necrópsia é mapear todas as lesões com aspecto de entrada e de saída em esquemas do corpo humano e imaginar os possíveis trajetos. A localização e o número das entradas são os mais importantes quando associados com a distância dos tiros. Os suicidas têm pontos de eleição: região temporal, conduto auditivo, cavidade oral, região precordial (Figuras 16.43, 16.47, 16.48, 16.65 e 16.70).

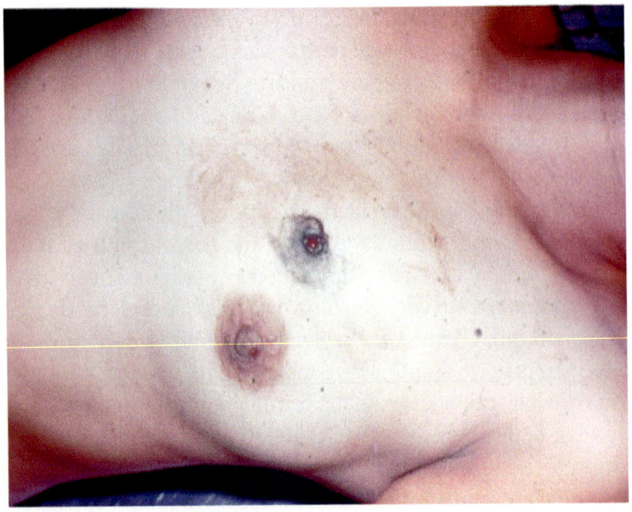

Figura 16.70 – Ferida de entrada com a arma encostada na região precordial. Mesmo caso da Figura 16.48.

É importante, nesse contexto, o lado do corpo atingido quando se sabe qual o membro dominante da vítima. Outras regiões de fácil acesso à mão armada também podem ser alvejadas com menor frequência, como o epigástrio. Por outro lado, regiões da face posterior do corpo, e dos flancos, e na testa e alto da cabeça são muito suspeitas, quase exclusivas de homicídio, mesmo com tiros encostados (Figuras 16.35 e 16.42).

O número de tiros é importante. Em regra, o suicídio costuma ser efetuado com tiro único. Mas tivemos a oportunidade de examinar o corpo de um suicida que deu dois tiros na região precordial com revólver de calibre .22 (Figura 16.71).

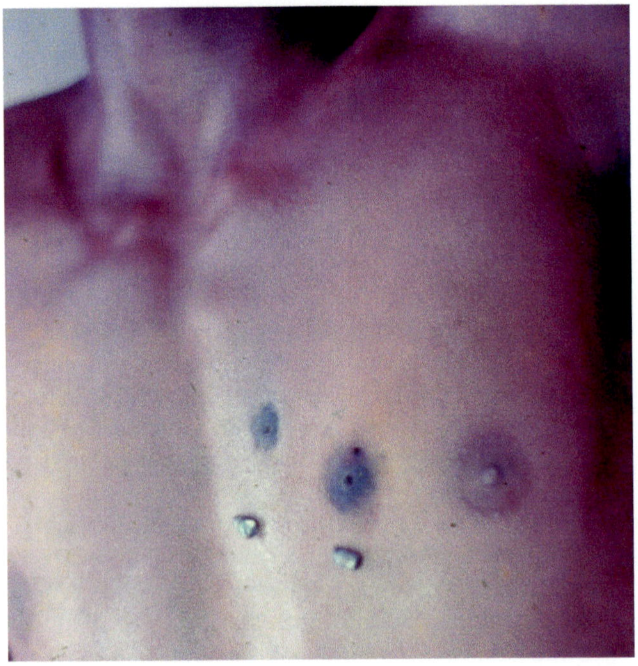

Figura 16.71 – Suicídio com dois tiros de revólver calibre .22 na região precordial.
Fonte: Caso do IMLAP examinado pelo autor.

Isso é mais fácil de acontecer com armas automáticas. Naturalmente, é muito mais difícil que isso ocorra nos suicídios com a arma encostada na cabeça. A pesquisa de resíduos nas mãos do cadáver sempre deve ser feita. Os prós e contras já foram analisados.

LESÕES POR TIROS DE ESPINGARDA

As lesões causadas por armas que utilizam cartuchos de projéteis múltiplos diferem das causadas por projéteis únicos. Em primeiro lugar, cada bago produz sua própria entrada e trajeto. Em segundo lugar, a concentração das lesões é inversamente proporcional à distância do tiro. Mas o grau de dispersão dos bagos ao longo do trajeto depende das condições de fabricação e de artefatos produzidos deliberadamente na arma para aumentá-lo ou diminuí-lo.

As espingardas modernas apresentam uma redução progressiva da luz do cano, em direção à boca da arma. Essa redução é chamada de choque (do inglês *choke*) e serve para concentrar os bagos de modo a mantê-los agrupados pela maior distância possível ao longo da trajetória. O grau de *choke* pode ser medido pela porcentagem de bagos que fica dentro de um círculo com diâmetro de 30 polegadas (cerca de 76 cm) quando atirados a 40 jardas (cerca de 36,6 m). Assim, o cano pode ser: cilíndrico, de 35% a 45%; cilíndrico melhorado, de 45% a 55%; modificado, de 55% a 65%; ou choque total ou pleno, de 65% a 75%[20] (Figura 16.72).

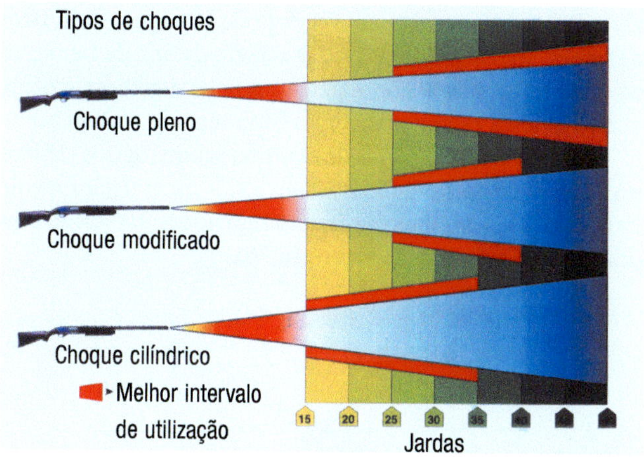

Figura 16.72 – Tipos de choque: o esquema mostra que a dispersão dos bagos é protelada nos canos com choque pleno. O cone vermelho indica a distância mais eficiente do tiro em função dessa dispersão.
Fonte: Livreto de propaganda da Companhia Brasileira de Cartuchos.

Contrariamente, se o cano de uma espingarda for serrado, a dispersão dos bagos dar-se-á precocemente. É o que se faz nas chamadas escopetas, espingardas de grosso calibre em que o cano foi encurtado, em geral, para 9 a 10 polegadas.

O grupamento dos orifícios produzidos pelos bagos é chamado de *rosa de tiro* (Figura 16.73). Pelo diâmetro externo do grupamento, é possível calcular de modo aproximado a distância do tiro, desde que se saiba qual foi o modelo de espingarda. Grosseiramente, *o diâmetro em centímetros corresponde ao dobro ou triplo da distância em metros*. Mas isso pode variar bastante por vários fatores: comprimento do cano, grau do choque, tipo de bucha, diâmetro dos bagos, calibre da arma e tipo de pólvora. Quanto mais longo for o cano, mais alto o grau do choque e maior o diâmetro dos bagos, maior sua tendência a se manterem juntos por maior distância. Alguns tipos de bucha tendem a diminuir a dispersão dos bagos, como as formadas por um estojo de plástico com quatro aletas que se abrem ao encontrarem a resistência do ar no início do trajeto (Figura 16.14).

A interposição de um anteparo entre a arma e o alvo faz com que os bagos colidam uns com os outros e se dispersem precocemente, de modo que a rosa de tiro tem um diâmetro muito maior do que o esperado pela distância do tiro[20] (Figura 16.74).

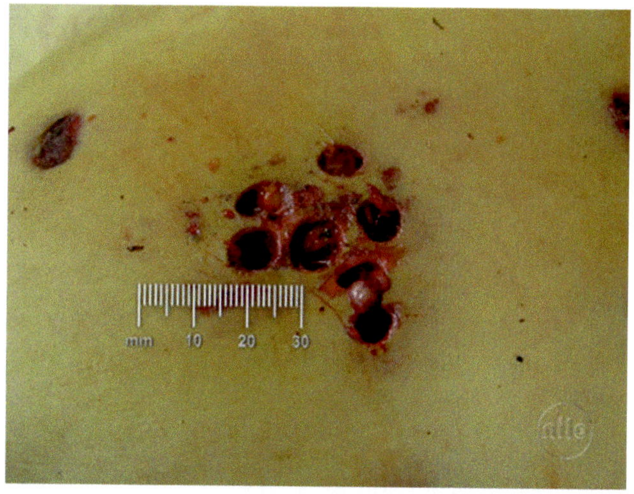

Figura 16.73 – Lesão em rosa de tiro, produzida por uma carga de balins em início de dispersão. Os orifícios de entrada são providos de orla de escoriação, mas os balins – arremessados através de cano com alma lisa – não são dotados de rotação.
Fonte: Caso periciado por Nilo Jorge Gonçalves no IMLAP.

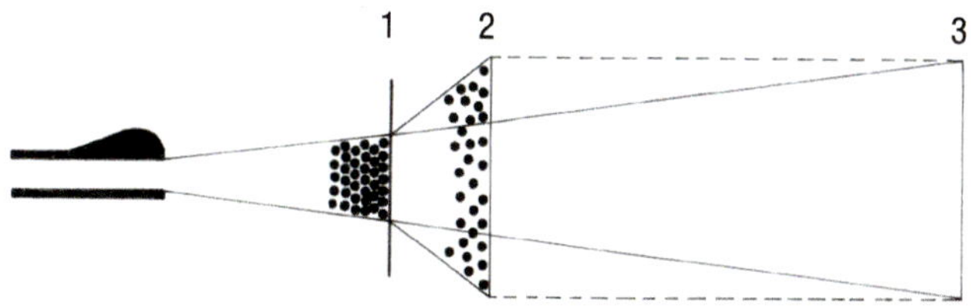

Figura 16.74 – Efeito bola de bilhar. O cone de dispersão dos bagos tem sua base alargada quando encontra um anteparo transfixável antes de atingir o alvo. O retardo que os bagos que vão na frente sofrem ao colidirem com o anteparo **1** faz com que os que vêm mais atrás os toquem, provocando uma maior dispersão. O resultado é que o alvo no plano **2** fica com uma rosa de tiro com diâmetro máximo maior do que o esperado. Tal diâmetro teria ocorrido no plano **3** se não houvesse o anteparo **1**.

Os cartuchos usados nas espingardas contêm bagos esféricos de diâmetro uniforme. Mas cada calibre de espingarda pode ter cartuchos com bagos de qualquer tamanho. Assim, um cartucho para espingarda 12 pode conter nove bagos SG, cada um com 8,4 mm de diâmetro e massa semelhante à de um projétil calibre .32, como é mais utilizado pela polícia, ou um número maior de bagos menores. A numeração dos bagos pelo seu diâmetro varia muito de um país para outro e mesmo entre diversos fabricantes num mesmo país.

Nos tiros dados a distâncias inferiores a 7 m, costuma haver uma lesão acessória causada pela bucha, mas certos tipos de cartuchos apresentam buchas com alcance muito maior, chegando a cerca de 17 m. Como é natural, a forma dessa lesão varia com o tipo de bucha. As buchas em forma de disco deixam uma escoriação circular (Figura 16.75), enquanto as plásticas produzem escoriações de aspecto variado conforme o seu modelo.

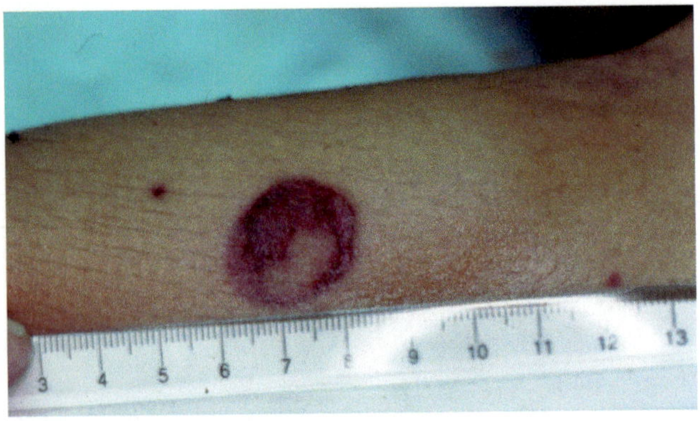

Figura 16.75 – Escoriação em forma de disco ou anel deixada por bucha de cartão na pele de uma vítima de homicídio por tiros de espingarda.
Fonte: Gentileza do Dr. Celso Lara, do IMLAP.

Se a distância for suficiente, elas podem abrir as suas aletas e essas deixarem faixas largas de escoriação irradiando-se do orifício principal. Nos tiros de curta distância, muito próximos ao alvo, os bagos de chumbo abrem um buraco por onde entra a bucha nos tecidos da vítima. Acima de 4 m de distância isso não costuma ocorrer mais. O achado da bucha dá informações preciosas quanto ao calibre da espingarda e ao fabricante da munição[20].

A quantidade de gases produzida pelos cartuchos das espingardas é comparável à dos cartuchos de rifles. Quando o tiro é realizado com o cano encostado, ou a distância muito curta, a sua penetração no corpo pelo orifício de entrada da massa constituída pelos bagos agrupados provoca enorme distensão dos tecidos. A pressão é tão grande que a pele ao redor do orifício de entrada mostra pequeninas lacerações devidas à hiperdistensão[20].

Nos tiros dados com a arma encostada contra o couro cabeludo, a força expansiva dos gases provoca fratura cominutiva dos ossos do crânio e da face. Em alguns casos, fica difícil determinar o orifício de entrada, uma vez que a cabeça como que explode, com eliminação parcial ou total do cérebro. Lacerações superficiais por distensão são observadas na pele adjacente à entrada e nas regiões vizinhas da boca e das fendas palpebrais quando a entrada está na face. Os elementos do tiro, como a fuligem e os grãos de pólvora, vão ser encontrados nos tecidos subjacentes ao orifício de entrada.

A lesão em "boca de mina", observada nos tiros de pistola e de revólver com o cano encostado no crânio, não é vista em função do aspecto devastador das feridas.

Os tiros efetuados com o cano encostado em partes moles produzem grande distensão dos planos subjacentes à pele, que é jogada de volta contra a arma, o que produz escoriações características, imitando a forma da boca do cano. Se o contato não for muito firme, há escape de gases e de resíduos da combustão da pólvora, que se impregnam na pele adjacente, tornando-a enegrecida. Além disso, os pelos da região ficam crestados. Isso pode ocorrer mesmo que a boca da arma fique a pouco mais de 2 cm da pele[20]. A roupa em contato com a boca da arma é queimada, fica suja pelos resíduos da pólvora combusta e pode produzir escoriações com a impressão da sua textura na pele quando essa é jogada para fora pela distensão dos gases nos planos mais profundos.

Nos tiros de curta distância é preciso considerar o alcance do cone de explosão e o início de dispersão dos bagos de chumbo. O orifício de entrada é único. Suas bordas são escoriadas e tanto mais regulares quanto mais próximo o tiro. À medida que os bagos começam a se dispersar, o orifício de entrada passa a apresentar contorno cada vez mais crenado. A dispersão inicial dos bagos depende muito da forma do cano, se cilíndrica ou com choque total. No primeiro, com 1,5 m já começa a haver dispersão; mas, no último, eles permanecem juntos ao longo de cerca de 6m de trajetória em direção ao alvo. Em média, é possível ver orla de tatuagem com tiros dados à distância de até 1,5 m. O achado de orla de tatuagem em meio a entradas distintas para cada bago sugere fortemente que se trate de espingarda com o cano serrado (escopeta)[20].

A penetração dos bagos de chumbo produz vários trajetos no interior do corpo humano, com lesão visceral geralmente múltipla. Esse é o motivo da extrema gravidade dos ferimentos por tiros de espingarda (Figura 16.76).

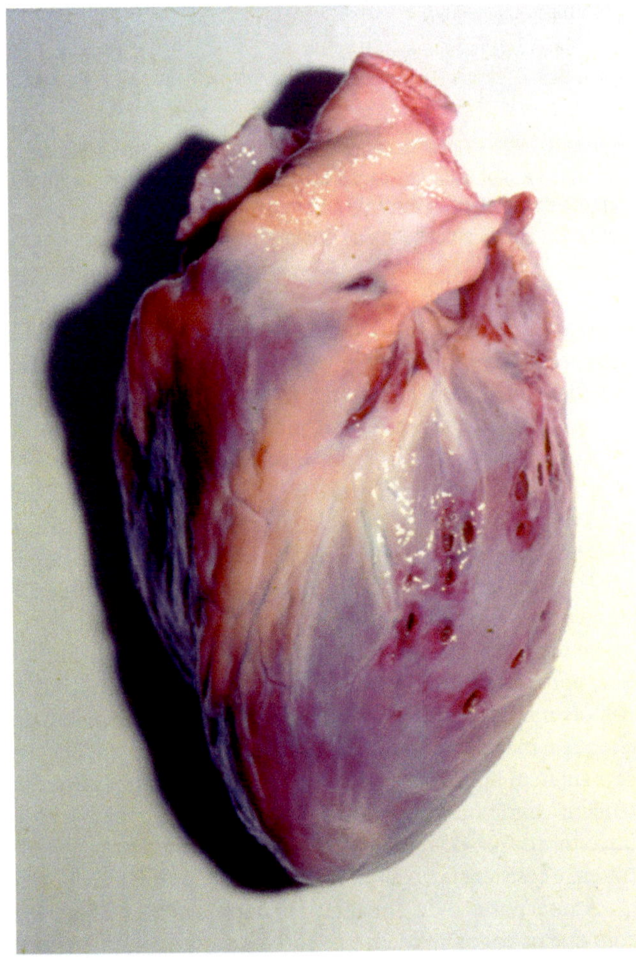

Figura 16.76 – Várias perfurações no coração, principalmente no ventrículo esquerdo, por bagos de chumbo.
Fonte: Caso examinado pelo autor no IMLAP.

O diagnóstico da causa jurídica da morte em lesões por tiro de espingardas leva em consideração, além dos elementos já discutidos com relação às armas raiadas, o tamanho do cano da arma. O acionamento do gatilho com a mão nos casos de suicídio requer que o membro superior da vítima o alcance. Há casos em que a vítima pressiona o gatilho com o primeiro pododáctilo e apoia o cano da arma na boca ou por baixo do queixo. Em algumas vezes, o pé utilizado está descalço e o outro calçado. Por vezes, o gatilho é acionado com a mão por meio de um bastão rígido. Os suicídios com espingardas não são comuns em nosso meio.

OUTROS INSTRUMENTOS PERFUROCONTUNDENTES

Como assinalamos na introdução deste capítulo, há outros instrumentos que podem ser enquadrados como perfurocontundentes. Mais comumente, as lesões são causadas por vergalhões em acidentes do trabalho. Em geral, são acidentes que causam lesões leves, mas que obrigam o trabalhador a passar alguns dias parado para cicatrização da lesão. Esta tem as mesmas características das entradas de PAF disparados à distância, com forma circular ou elíptica e orlas de escoriação e de enxugo. A diferença é que a orla de enxugo está representada por marcas de ferrugem, de terra ou de cimento. Na maioria das vezes, as lesões são pouco profundas, atingindo partes moles dos pés, das mãos ou outras partes dos membros. Mas, em quedas, já vimos penetração do instrumento nas grandes cavidades. Pode haver lesões transfixantes de segmentos corporais pouco espessos, mas são raras.

REFERÊNCIAS BIBLIOGRÁFICAS

1. Rabello E. Balística forense. 3.ed. Porto Alegre: Sagra D.C. Luzzatto Editores; 1995.
2. Tocchetto D. Balística forense: aspectos técnicos e jurídicos. 11.ed. Campinas: Millennium; 2021.
3. Myatt E. Small arms. An Illustrated Encyclopaedia of Famous Military Firearms from 1873 to the Present Day. London: Tiger Books International; 1978.
4. Barach E, Tomlanovich M, Nowak R. Ballistics: a pathophysiologic examination of the wounding mechanisms of firearms: Part II. J Trauma. 1986;26(4):374-83.
5. Pereira NJS. Generalidades sobre armas, munições. Publicação n. 026 da Acadepol. Secretaria Estadual de Polícia Civil, Governo do Estado do Rio de Janeiro.
6. Facciolli AF. Lei das armas de fogo. 12.ed. Curitiba: Juruá; 2022.
7. Di Maio VJM. Firearms and ammunition. In: Gunshot wounds. 2.ed. Boca Ratón: CRC Press; 1999. Capítulo 1, p. 1-31.
8. Fauri JCC. Poder de parada. In: Domingos Tocchetto (ed.). Balística forense. Porto Alegre: Sagra-Luzzatto; 1999. Capítulo VIII.
9. Di Maio VJM. "Stopping power" and hollow-point pistol ammunition: myths and facts. Appendix A. In: Gunshot wounds. 2.ed. Boca Raton: CRC Press; 1999.
10. Patrick UW. Handgun wounding factors and effectiveness. Firearms Training Unit, FBI Academy, US Department of Justice, Quantico VA; 1989.
11. Tocchetto D. O cartucho de munição das armas de fogo. In: Domingos Tocchetto (ed.). Balística forense. Porto Alegre: Sagra-Luzzatto; 1999. Capítulo VI, p. 127-152.
12. Pereira NJS. Elementos de balística. Publicação n. 028 da Acadepol. Secretaria Estadual de Polícia Civil, Governo do Estado do Rio de Janeiro.
13. Swan KG, Swan RC. Principles of ballistics applicable to the treatment of gunshot wounds. Surgical Clinics of North America. 1991;71(2):221-39.
14. Di Maio VJM. Wounds due to handgun. Capítulo 5, p. 123-151. In: Vincent J Di Maio (ed.). Gunshot wounds. 2.ed. Boca Ratón: Editora CRC Press; 1999.
15. Hercules HC, Dias VRR, Oliveira AL. Investigação preliminar sobre variações morfológicas de orifícios de entrada determinadas por modificações da forma e da consistência dos projéteis de arma de fogo. Poster apresentado no XVII Congresso Brasileiro de Medicina Legal em Porto Alegre/RS, de 8 a 12 de outubro de 2002.
16. Di Maio VJM. Bloody bodies and bloody scenes. Capítulo 9, p. 253-276. In: Vincent J Di Maio (ed.). Gunshot wounds. 2.ed. Boca Ratón: Editora CRC Press; 1999.
17. Di Maio VJM. An introduction to the classification of gunshot wounds. Capítulo 4, p. 65-122. In: Vincent J Di Maio (ed.). Gunshot wounds. 2.ed. Boca Ratón: Editora CRC Press; 1999.
18. Bastos IN, Assis NR. Comunicação pessoal. Rio de Janeiro, 1968.
19. Ventura, ZC. 1968 – O ano que não terminou. 10.ed. Rio de Janeiro: Nova Fronteira; 1988. p. 104-105.
20. Spitz WU. Injury by gunfire. Capítulo IX, p. 311-412. In: Werner U. Spitz (ed.). Medicolegal investigation of death. Springfield: Charles C. Thomas Publisher; 1993.
21. Thoinot L. Blessures par armes a feu. In: Étude spéciale des blessures. Capítulo 1º do Livro III de Précis de Médecine Légale. Paris: G. Doin et Cie. Éditeurs; 1913.
22. Alvarado EV. Heridas por arma de fuego. In: Medicina legal. 3.ed. San José: Lehmann; 1983. Capítulo 18, p. 176-191.
23. Hofmann E. Nouveaux éléments de médecine légale. Tradução do alemão para o francês por Emmanuel Levy. Paris: Librairie JB Ballière et Fils; 1881.
24. Werkgartner A. Eigenartige Hautverletzungen durch Schüsse aus angesetzten Selbstladepistolen. Beitr Gerichtl Med. 1924;6:148-166.
25. Werkgartner A. Schürfungsund Stanzverletzungen der Haut am Einschuß durch die Mündung der Waffe. Dtsch Z Ges Gerichtl Med. 1928;11(1):154-168.
26. Di Maio VJM. Detection of gunshot residues. Capítulo 12, p. 327-345. In: Vincent J Di Maio (ed.). Gunshot wounds. 2.ed. Boca Ratón: Editora CRC Press; 1999.
27. Rabello E. O problema da identificação do autor do tiro incriminado. Capítulo XVIII, p. 316-329. In: Eraldo Rabello (ed.). Balística forense. Porto Alegre: Sagra-Luzzatto; 1995.
28. Alison MR. Repair and regenerative responses. In: McGee JD, Isaacson PG, Wright NA (ed.). The response to injury. Oxford Textbook of Pathology. Oxford: Oxford University Press; 1992. Capítulo 5.

CAPÍTULO 17

Lesões e Morte por Projéteis de Alta Energia

Hygino de Carvalho Hercules

No Capítulo 16 – Lesões e Morte por Instrumentos Perfurocontundentes. Armas de Fogo, classificamos as armas de fogo de acordo com vários critérios, mas não o fizemos quanto à energia do projétil ao sair da boca da arma. Vimos que as armas de fogo portáteis, isto é, as que são transportadas com facilidade por apenas um homem, podem ser curtas e de mão, ou longas e destinadas a tiros mais precisos com apoio no ombro. As longas, quando providas de cano com alma lisa, são chamadas de "espingardas"; mas, se apresentarem raiação, serão referidas como carabina, mosquetão e fuzil (Figura 17.1). As carabinas usam a mesma munição que as armas de mão; já o mosquetão e os fuzis são municiados com cartuchos para eles especialmente desenvolvidos e podem ser de guerra ou de caça. O mosquetão é um fuzil um pouco mais curto, cujo mecanismo de repetição é um ferrolho acionado pelo atirador.

Existem fuzis usados por caçadores, mas os de guerra diferem deles por apresentarem mecanismo automático, em que a pressão continuada no gatilho permite disparar rajadas, de modo semelhante ao das metralhadoras. Os de caça são de ação semiautomática ou de repetição e não podem imitá-las. Além do mais, a sua munição não está sujeita às convenções internacionais de guerra, podendo ser do tipo dundum, com projéteis expansivos ou explosivos. Já os projéteis dos fuzis de guerra têm que ser totalmente revestidos por jaqueta de metal duro, de modo a não se deformarem facilmente ao atingirem o corpo humano[1,2]. São construídos para provocar feridas transfixantes (Figuras 17.2 e 17.3).

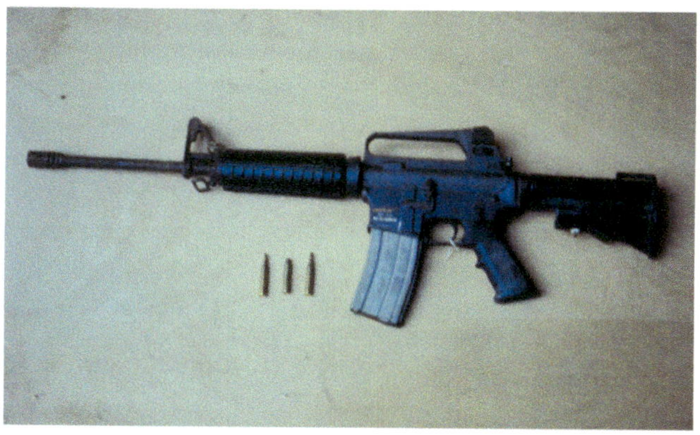

Figura 17.1 – Fuzil AR-15 apreendido pela polícia do Rio de Janeiro. Logo abaixo dele, há três unidades de munição. A do meio foi deflagrada e consta apenas do estojo.

Fonte: Foto feita com autorização da direção do Departamento de Fiscalização de Armas e Explosivos da Polícia Civil do Estado do Rio de Janeiro.

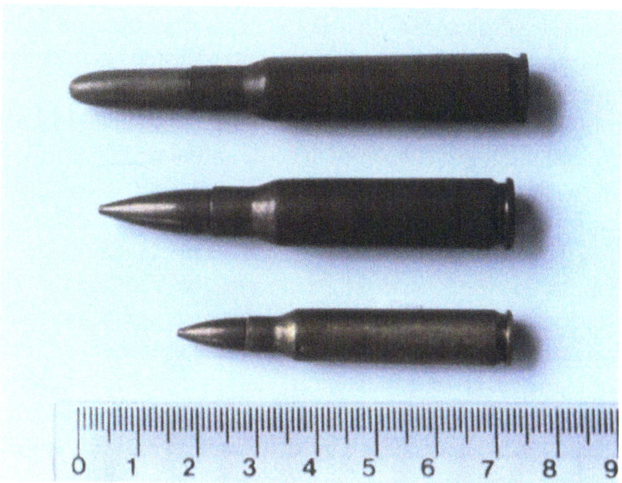

Figura 17.2 – Três cartuchos de fuzis. O maior é de uma arma obsoleta da Primeira Guerra Mundial; o do meio é munição de 7,62 mm do fuzil FAL; o menor é um cartucho do fuzil AR-15.

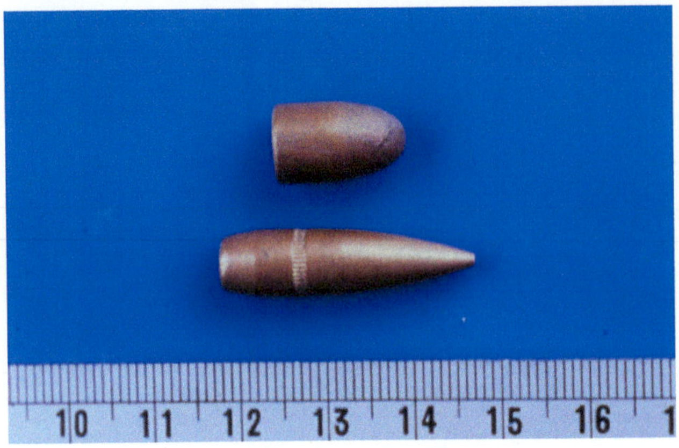

Figura 17.3 – Projétil de fuzil 7,62 mm abaixo de outro usado por pistola 9 mm. O 7,62 mm tem forma de bote, de modo a ter um comportamento aerodinâmico mais eficiente. Ambos são do tipo encamisado total.

Os projéteis arremessados tanto pelos fuzis de guerra quanto pelos de caça alcançam velocidades muito altas e, por isso, são dotados de alta energia. Em termos numéricos, a velocidade dos projéteis de arma de fogo (PAF) deve ser considerada baixa quando inferior a 300 m/s, média daí até 600 m/s, e alta acima desse limite[3]. Assim, quando nos referirmos a projéteis de alta energia, estaremos nos reportando aos dos fuzis.

DADOS HISTÓRICOS

A história das modernas armas de guerra é longa, podendo-se dizer que vem desde a invenção da pólvora. As armas de fogo longas eram todas, a princípio, desprovidas de raiação. Seu aperfeiçoamento pela introdução da raiação do cano não correspondeu, de início, a um aumento do poder de fogo, pois em geral eram alimentadas pela boca do cano, e essa raiação aumentava em preciosos minutos a operação de carga. Mas o aumento do alcance efetivo de 100 m para aproximadamente 800 m fez com que esses fuzis fossem indicados para determinadas situações de combate.

Em meados do século XIX, um capitão chamado Minié inventou um projétil cônico, feito de chumbo mole, cujo calibre era discretamente menor que o da arma e tinha a base côncava, de modo a que se alargasse ao receber o impacto dos gases e se ajustasse firmemente à raiação. Com isso, o tempo de alimentação da arma tornou-se bem menor, e a repetição dos tiros, mais rápida[1,4]. Naquela época, também foi criado um dispositivo de retrocarga. Os alemães foram os pioneiros ao inventarem um fuzil carregável pela culatra, dotado de um dispositivo em agulha que atravessava a base do cartucho para tocar uma espoleta situada na base do projétil. O aperfeiçoamento desse mecanismo e a adoção de projéteis cilíndrico-ogivais, pois até então eram esféricos, foram outros passos importantes na evolução do rifle ao seu papel de arma ideal para a infantaria[4]. A velocidade dos projéteis foi aumentada em cerca de 50% ao findar o século XIX, quando foram criados os de forma cilíndrico-cônica revestidos por uma liga dura de cobre. Eram mais leves, menos calibrosos e de forma aerodinâmica, sofrendo menor resistência do ar[5]. Os projéteis esféricos de chumbo tinham de 31,5 a 37,7 g, e os de Minié, entre 36 e 45 g. Já os novos projéteis pesavam em torno de 9 a 10 g[1]. A primeira convenção a proibir o uso dos projéteis expansivos em guerra foi realizada em 1899, na cidade de Haia.

A maior eficiência dos cartuchos modernos deve-se à descoberta da nitrocelulose, que gera menos fumaça e muito mais força expansiva, além de ser possível dosar sua velocidade de queima pelo tamanho e pela forma de seus grãos[3,5,6]. Esse aumento da velocidade não seria possível sem o revestimento dos projéteis por uma liga dura de cobre. Sem esse reforço, simplesmente, os cheios da raiação da arma descascariam a parte superficial do corpo do projétil se o chumbo entrasse em contato direto com ela, dada a grande velocidade[1].

Os fuzis de guerra modernos, conforme a finalidade de seu uso, podem ser fabricados para tiros de longo alcance, com calibre de 7,62 mm, e para combates a distâncias mais curtas, em torno de 100 m ou menos, geralmente com projéteis de 5,56 mm. Os primeiros são mais pesados, usam cartuchos maiores, e seus projéteis de quase 8 g atingem velocidades em torno de 700 a 800 m/s. Os outros são mais leves, alguns feitos parcialmente em alumínio, em vez de madeira, municiados com cartuchos menores, mas que expelem projéteis de 3,6 g a velocidades superiores a 900 m/s. Como são mais leves e menores, tornam-se fáceis de transportar, e, além disso, o carregador pode conter maior número de cartuchos[7,8].

Assim que houve o colapso do bloco de nações socialistas, acabou a Guerra Fria e a humanidade julgou estar entrando numa era de paz e prosperidade, na qual seria proscrito o uso de armas de guerra. Mas, de lá para cá, já houve duas guerras na região do Golfo Pérsico patrocinadas pela única superpotência que restou e outra na região da antiga Iugoslávia. Na realidade, continuaram a existir conflitos localizados e também intenso contrabando dessas armas para guerrilheiros, terroristas e organizações mafiosas. Além do mais, a substituição dos fuzis militares por versões mais modernas, conforme evolui a indústria bélica, faz com que os tornados obsoletos sejam vendidos para nações subdesenvolvidas ou para organizações civis de segurança. Mas, ao venderem para uso paramilitar, os fabricantes alteram o mecanismo de tiro, de modo a transformar a ação automática em semiautomática, para que possam atender às exigências legais regionais[7].

O uso dessas armas em tempos de paz é excepcional. Alguns países que fazem face a insurreições e levantes armados presenciam seu efeito funesto. Em algumas comunidades, a população é apanhada em meio a tiroteios nos quais são empregadas armas tradicionalmente usadas apenas em cenários de guerra.

Infelizmente, em regiões metropolitanas brasileiras, como no Rio de Janeiro, é frequente traficantes disputarem territórios para venda de drogas proibidas, travando batalhas em que são usados vários tipos de armas, inclusive fuzis e granadas. As favelas, geralmente situadas em morros, por vezes densamente povoadas, são o seu teatro de operações. Os moradores das vizinhanças desses morros são acordados em plena madrugada pelo som repetitivo dos tiros desses fuzis e pelas rajadas dos modelos automáticos contrabandeados dessas armas. Vez por outra, vítimas de balas perdidas acorrem aos hospitais, ou são recolhidas pelos rabecões do Corpo de Bombeiros. No dia 13 de dezembro de 1995, torcedores do Santos Futebol Clube, que haviam vindo ao Estádio do Maracanã ver o seu clube disputar uma das semifinais do campeonato brasileiro, erraram o caminho na Avenida Brasil, rumo a São Paulo, e foram recebidos a bala ao penetrarem inocentemente nas favelas do Complexo da Maré, situado nas proximidades da Penha e da Ilha do Fundão, onde fica a Cidade Universitária. Resultaram em um morto e três feridos. O que morreu recebera um tiro de fuzil AR-15 na cabeça.

Desde então, as ocorrências relacionadas com a guerra entre quadrilhas organizadas de traficantes, ou entre estas e a Polícia Militar, têm transformado o dia a dia dos habitantes das grandes áreas metropolitanas em verdadeiro inferno. Já são incontáveis as vítimas inocentes desse conflito. Em meados de 2001, a Praça Saenz Peña, tradicional ponto cultural da Zona Norte do Rio de Janeiro, teve o comércio fechado por ordem dos traficantes de drogas dos morros vizinhos. A audácia dos marginais chegou ao ponto de atacar rotineiramente as viaturas da Polícia Militar. Contudo, sob os auspícios da escolha da cidade para sediar a Copa do Mundo de 2014 e as Olimpíadas de 2016, o Governo do Estado do Rio de Janeiro ocupou militarmente as favelas da Zona Norte com o auxílio de carros de combate dos fuzileiros navais. Nessas comunidades foram instaladas unidades especiais de polícia. Como consequência, os índices de criminalidade no Município do Rio de Janeiro caíram de modo significativo por alguns anos.

ELEMENTOS DE BALÍSTICA

A balística é a parte da mecânica que estuda o movimento dos projéteis e as forças envolvidas na sua impulsão, trajetória e efeitos finais[6,9]. O termo deriva da palavra "balista", uma máquina militar romana destinada a lançar pedras e outros projéteis[9,10]. No estudo dos projéteis e das armas de fogo, pode ser dividida em *balística interna, balística externa* e *balística terminal*. A balística interna, ou interior, é a que estuda a estrutura e os mecanismos das armas e abrange o conhecimento dos propelentes. A externa ocupa-se das trajetórias, dos movimentos do projétil e dos fatores que interferem na sua estabilidade, direção e alcance desde que sai do cano até encontrar o alvo. A terminal, ou dos efeitos, é a que mais interessa ao médico-legista, pois os efeitos dos projéteis no ser humano são as lesões[11,12].

A velocidade de queima da carga propelente de um cartucho para arma de fogo pode ser regulada por meio do tamanho e da forma dos grânulos da pólvora. Por isso, a pólvora para os cartuchos usados em armas curtas queima mais rapidamente, de modo a se poder aproveitar ao máximo a produção e a força expansiva dos gases. Nas armas de cano longo, deve ser menos rápida, de modo a que continue a exercer forte pressão por trás do projétil, ao longo do cano, mantendo-se a aceleração por mais tempo, a fim de obter uma velocidade maior. Isso favorece a construção dos fuzis, já que a pressão necessária à obtenção de grandes velocidades não precisa ser desenvolvida instantaneamente. Consequentemente, o reforço da câmara de combustão pode ser menor. A redução do comprimento do cano diminui a velocidade do projétil em cerca de 2 a 12 m/s para cada polegada amputada[9].

Conforme já visto no Capítulo 13 – Lesões e Morte por Ação Contundente, o potencial lesivo dos agentes mecânicos depende basicamente da sua energia cinética, que é expressa pela fórmula:

$$E = mv^2/2$$

Desse modo, os projéteis que estamos estudando apresentam grande energia justamente porque ela é uma função exponencial da velocidade. Contudo, para que esse potencial se realize, é necessário que o projétil transfira sua energia, realizando um trabalho mecânico que se constata pelas deformações produzidas no alvo. Pequena fração da energia cinética é transformada em calor, mas em quantidade insuficiente para causar qualquer tipo de lesão[13]. A energia cinética de que são dotados alguns projéteis está expressa na Tabela 17.1. Segundo Barach[9], o rifle mais poderoso é o .475, de caça, que arremessa projéteis de 32,5 g a uma velocidade de 908 m/s (Ec de 13.424 J).

Tabela 17.1 – Energia cinética média de alguns projéteis na boca da arma[1,4,5,9,14-16].

Projétil	m (g)	v (m/s)	Ec (Joule)
38 Sp	10,2	245	307,32
357 Mag	10,2	376	723,84
7,62 mm (AK-47)	7,9	710	1.991,19
5,56 mm (AR-15)	3,6	977	1.718,15

Ao atravessar a distância que o separa do alvo, o projétil sofre a influência de duas forças principais: a ação da gravidade e a resistência do ar. A força de gravidade atua puxando o projétil para baixo, fazendo com que a sua trajetória não seja retilínea. Desde o momento em que sai da boca da arma, ele tende a se desviar da linha que representa o prolongamento do cano, em direção ao solo. Desprezando a resistência do ar, o cálculo por meio de modelos teóricos descreve uma trajetória parabólica simétrica. Na realidade, porém, a resistência do ar faz com que ela seja um segmento de elipse[17]. É por causa da influência dessas duas forças que a linha de mira não pode ser paralela à reta que prolonga a direção do cano até o alvo. Tem que assumir uma direção que, se percorrida pelo projétil, acertaria um local mais acima com relação ao alvo. Quanto mais distante o tiro, maior tem que ser a elevação da linha de pontaria (Figura 17.4).

A resistência ao deslocamento do projétil no ar é influenciada por diversos fatores, os mesmos envolvidos na resistência que nossos tecidos oferecem à sua penetração no corpo humano. O principal fator que faz a diferença de resultado entre uma e outra interação é a densidade do meio atravessado. A densidade do tecido muscular é cerca de 800 vezes maior que a do ar[9]. Alguns desses fatores serão analisados a seguir.

COEFICIENTE BALÍSTICO

O coeficiente balístico (CB) representa o poder de penetração do projétil. É expresso pela fórmula:

$$CB = m/I\ d^2$$

em que:

m = massa, I = fator de forma, d = calibre

O fator de forma é um número que expressa o quão pontiagudo é um projétil. Seu valor é menor nos projéteis com ponta afilada, tornando-se maior nos de ponta truncada e máximo nos de ponta plana, tipo canto vivo. A Figura 17.5 dá dois exemplos.

Figura 17.5 – O fator de forma **I** é menor nos projéteis pontiagudos.

A equação do CB mostra-nos a importância do calibre do projétil para a avaliação da sua capacidade de penetração, pois é uma função exponencial. Sendo constantes os outros parâmetros, ao dobrarmos o calibre de um projétil estaremos reduzindo seu poder de penetração à quarta parte do que possuía antes ($2^2 = 4$). Entretanto, quanto maior a massa do projétil, maior a sua inércia e maior a sua capacidade de atravessar o alvo. O projétil penetrante por excelência deve ser delgado, pontiagudo e pesado. Esferas de alumínio ou de madeira teriam poder de penetração muito menor[9].

ARRASTO

Representa a força que oferece resistência ao deslocamento do projétil. Seu valor depende, por sua vez, de vários outros fatores. É diretamente proporcional à densidade do meio atravessado, ao valor do fator de forma e ao quadrado tanto da velocidade quanto do calibre do projétil. Desvios do eixo do projétil em relação à sua direção de voo aumentam o arrasto por oferecerem maior área de contato com o meio. A frenagem, ou *retardo*, que um projétil sofre ao atravessar um meio é diretamente proporcional ao arrasto e inversamente proporcional à sua massa. Quanto maior o retardo do projétil, maior a quantidade de energia transferida. Desse modo, um projétil que não transfixe o alvo terá transferido toda a energia que trazia ao penetrá-lo. Uma comparação entre os projéteis 7,62 mm do fuzil M-14 e 5,56 mm do M-16 (AR-15) pode ilustrá-lo. A 270 m de distância da boca da arma, a velocidade do 7,62 mm já foi reduzida em 198 m/s (de 823 para 625) e a do 5,56 mm, em 321 m/s (de 987 para 666). Isso faz uma redução da energia cinética de 2.675 para 1.543 J no M-14 e de 1.753

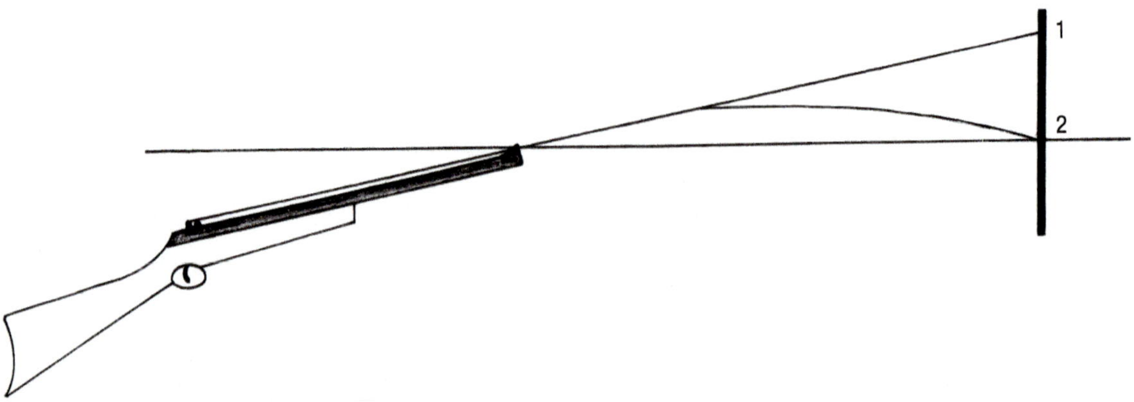

Figura 17.4 – Esquema da linha de pontaria (**1**) e da trajetória do projétil (**2**).

para 798 J no caso do M-16, menor que a energia do projétil do Magnum .357 na boca da arma. A 900 m de distância, o M-14 ainda é letal, mas o M-16 é incapaz de perfurar a pele[7]. O fator mais importante nesse caso é a massa muito menor do projétil do AR-15: 3,6 g contra 7,9 g.

Estabilidade

Um projétil tem estabilidade na trajetória quando o seu centro de massa e o seu centro de pressão estão alinhados com a trajetória. Centro de pressão é o ponto de aplicação das forças de arrasto. Alguns fatores tendem a estabilizar o projétil, como a rotação em torno do seu eixo, a sua massa elevada, a posição anterior do centro de massa com relação ao centro de pressão e uma densidade baixa do meio atravessado. Quando o centro de pressão está situado próximo à base do projétil e o de massa junto à ponta, ele tende a ser muito estável, como nas flechas com ponta metálica e haste de madeira. No caso dos projéteis de fuzil, o centro de pressão fica mais próximo à ponta do que o centro de massa (Figura 17.6). Com isso, há uma tendência a que a turbulência provocada pelo atrito com as moléculas do meio faça o projétil desviar-se da linha da trajetória, inclinando-se. O que o impede de ficar de lado é o movimento de rotação que lhe é conferido pelo raiamento da arma. Quanto maior a distância entre o centro de massa e o centro de pressão, mais estável é o projétil. Assim, os mais curtos tendem a tombar mais superficialmente ao longo do trajeto dentro do alvo[9,13,18].

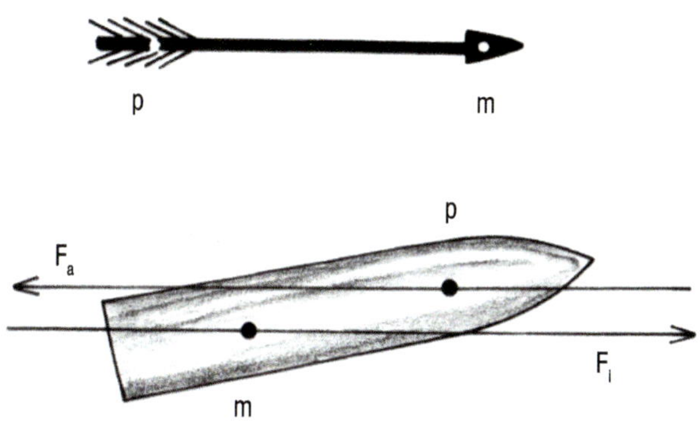

Figura 17.6 – **p** é o centro de pressão; **m** é o centro de massa. As setas reversas formam um binário, representado pelas forças de arrasto (**F_a**) e de inércia (**F_i**). Tendem a desviar o projétil da trajetória estável.

Os projéteis de fuzil têm uma velocidade angular em torno de 3.500 rotações por minuto. Apesar disso, quando o projétil penetra em um meio muito mais denso que o ar, como a água, que tem densidade cerca de 900 vezes maior, essa rotação não o impede de tombar. Para que não tombe, é preciso um aumento da velocidade de rotação que se expresse pela raiz quadrada da relação entre as densidades dos dois meios. Assim, no caso da água em relação ao ar, teria que ser, no mínimo, 30 vezes mais rápida[18].

O alinhamento do eixo do projétil com a direção do seu deslocamento no ar, que caracteriza sua estabilidade, só é atingido depois de cerca de 100 m de percurso[9]. Segundo Wood (1964), citado por Hopkinson, a distância da arma em que o projétil se estabiliza é de cerca de 6 mil vezes o seu calibre[18]. Por exemplo, o projétil de 7,62 mm ficaria estável a 45,72 m.

Enquanto não adquire estabilidade, ao longo desse espaço, o desvio do eixo do projétil, contrabalançado pelo movimento de rotação, faz com que ele execute movimentos periódicos, como o de *precessão* e o de *nutação*. Ambos se assemelham aos movimentos que observamos em um pião de brinquedo quando o tocamos lateralmente tentando tombá-lo ou quando sua velocidade angular diminui muito. O movimento de precessão é realizado de modo semelhante ao de um lápis sustentado por seu ponto médio, cuja ponta seja deslocada em círculos. No caso do projétil, o fulcro do movimento é o seu centro de massa. Se, dentro desse movimento, a ponta do projétil descrever círculos menores e mais frequentes, o desenho dos dois movimentos vistos de frente assumirá uma forma de roseta. Chama-se de "nutação" o segundo movimento descrito, o que se insere dentro do maior, que é o de precessão[6,9,13,18] (Figura 17.7).

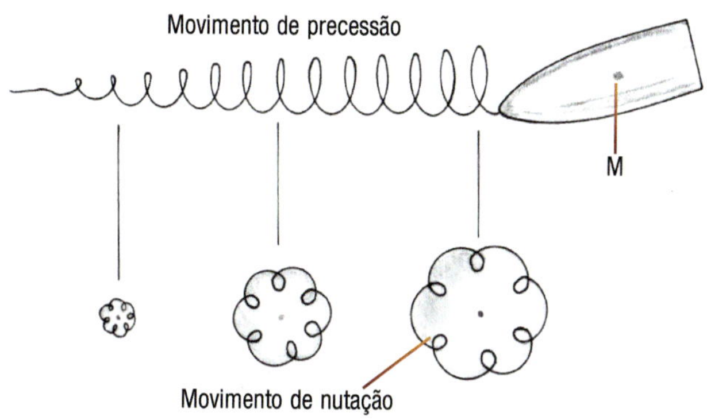

Figura 17.7 – Análise dos movimentos dos projéteis de armas raiadas. O movimento de precessão é o mais amplo; o de nutação é o menor, inscrito nas voltas do maior. **M** é o centro de massa do projétil.

Barach refere que o ângulo formado pelos projéteis de fuzil com a direção de sua trajetória ao longo dos primeiros 100 m de percurso não chega a ultrapassar 3°. Ao cobrir essa distância, o projétil executa um ciclo completo de nutação em 3,5 a 6,5 m[9]. Mas, na realidade, são mais complexos os movimentos do projétil, já que outros fatores desestabilizadores também atuam no início do seu deslocamento. Quando ainda no interior do cano, o movimento do projétil não é perfeitamente alinhado com o seu eixo. E isso se dá porque não há coincidência absoluta do centro de massa com o seu centro de gravidade. Embora pareça simétrico, o projétil tem discretas irregularidades na distribuição da massa, que são realçadas pela deformação da sua base no momento da explosão do cartucho. O não alinhamento do centro de massa com o eixo do projétil, associado à rotação, faz com que se produza um movimento helicoidal ao longo do cano. E mais, no momento que o projétil sai da boca da arma, os gases que o empurram ao longo do cano, e que estavam por este contidos, expandem-se com violência, imediatamente por trás do projétil, ultrapassando-o por pequena fração de segundo. Forma-se, assim, uma força na base do projétil que tende a empurrá-lo de modo não axial e a desestabilizá-lo. Acresce-se que a vibração do cano pelo tiro e a pressão decorrente do impacto com as primeiras camadas de ar tendem a desviar o seu eixo com relação à direção do seu voo[18].

O estudo desses aspectos balísticos é indispensável para a compreensão do comportamento do projétil ao penetrar nos tecidos animais. Os movimentos descritos são extremamente ampliados ao atravessar o corpo humano, resultando em perda de estabilidade e tombamento precoce do projétil, o que se traduz, na prática, por uma aceleração da transferência de energia para o corpo da vítima.

ONDAS DE CHOQUE E ONDAS DE PRESSÃO

Ao ultrapassar a velocidade do som, a interação de um avião com o ar provoca a formação de ondas de choque que são ouvidas como um estrondo e resultam da incapacidade das moléculas gasosas de transmitirem as vibrações com a mesma velocidade com que chegam, o que gera um acúmulo de energia, que depois é liberada de modo abrupto. Para que esse fenômeno ocorra em meio líquido, é preciso que a velocidade do corpo em movimento seja maior que a propagação do som nesse líquido. O mesmo ocorre nos tecidos humanos ao serem atingidos por projéteis que se desloquem a mais de 1.500 m/s (velocidade aproximada do som no tecido muscular)[5,19].

Para Berlin[13], projéteis de ponta romba, ou truncada, podem gerar ondas de choque a velocidades um pouco menores. A pressão desenvolvida por essas ondas pode chegar a 60 ou 100 atmosferas, mas não produz danos aos tecidos porque sua duração é extremamente curta, da ordem de 2 microssegundos[5] a 15 ou 25 microssegundos[9,18]. As ondas de choque são geradas quando o projétil supersônico toca a pele e se deslocam adiante dele[5,13,19] (Figura 17.8). A inocuidade das ondas de choque é atestada pelo seu uso em urologia para destruir cálculos renais sem a necessidade de cirurgia[19].

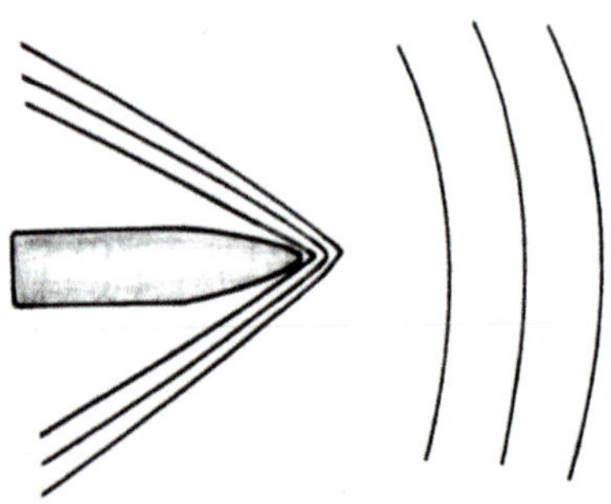

Figura 17.8 – As ondas de choque vão adiante do projétil, e as de pressão o seguem e deslocam os tecidos de modo centrífugo.

As ondas de pressão, porém, são diferentes. Resultam do deslocamento dos tecidos percutidos pelo projétil. O deslizamento de partículas do meio ao longo do projétil tende a ser paralelo à sua direção, mas, quando elas esbarram em uma curva da sua superfície, afastam-se de modo centrífugo. Isso provoca a formação de uma zona de vazio e de baixa pressão atrás do projétil, embora o deslocamento dos tecidos se deva a ondas de pressão positivas que chegam a 4 atm[9,13,19]. Assim, a cavidade permanente representada pelos tecidos lacerados e esmagados pelo contato direto com o projétil é ampliada temporariamente pelo afastamento de suas paredes.

A duração das ondas de pressão é medida em milissegundos, pois é muito maior que a das ondas de choque referidas anteriormente. Essas ondas de pressão se formam a reboque do projétil[5,9,19], e sua velocidade de propagação é de cerca de um décimo da do projétil[9,10]. A Tabela 17.2 resume os dados referentes aos dois tipos de ondas descritas.

Tabela 17.2 – Comparação entre as ondas de choque e as ondas de pressão.

Característica	Onda de pressão	Onda de choque
Duração	ms	μs
Velocidade (v)	v/10	1.500 m/s
Pressão	4 atm	60 atm
Posição em relação ao projétil de arma de fogo	Atrás e ao lado	Adiante

LESÕES PRODUZIDAS PELOS PROJÉTEIS DE ALTA ENERGIA

Têm sido os cirurgiões militares, ao longo da história, os responsáveis pela descrição dos efeitos lesivos dos projéteis das armas de guerra. Desde o advento das armas de fogo e do seu uso em combates, eles têm registrado em seus relatos o progressivo aumento da sua capacidade destrutiva. Não por acaso, o *Traittant des Rapports*, de Ambroise Paré, brilhante cirurgião do exército francês, de 1575, é considerado o primeiro livro ocidental de Medicina Legal. Nele, o autor descreve minuciosamente as lesões produzidas pelos projéteis esféricos usados pelas armas da época[4,20].

Os relatos cirúrgicos e a descrição minuciosa feita pelos patologistas forenses das forças armadas que atuaram nas diversas guerras que afligiram a humanidade documentaram a evolução das armas e do efeito cada vez mais devastador dos seus projéteis. Mas diversos fatores dos campos de batalha prejudicam a análise do efeito terminal dos projéteis. Em primeiro lugar, não se sabe que tipo de projétil causou a lesão nem se ele ricocheteou em algum anteparo. E elementos do uniforme, inclusive, podem modificar as lesões, como capacetes, botas e fivelas. Em segundo lugar, o grande número de atendimentos pode resultar em erros no registro das lesões e da evolução dos casos, gerando, mais tarde, falsas conclusões[5]. Para determinar, com certa precisão, os efeitos lesivos de determinado projétil, é necessário elaborar um protocolo rígido de pesquisa em que as diferentes variáveis envolvidas sejam controladas e analisadas cientificamente. Só assim, poder-se-á atribuir certos efeitos a determinadas características do projétil e da arma investigada. Esses estudos são úteis tanto à balística militar quanto à balística forense, em que pese o objetivo diferente de ambas: a primeira, aperfeiçoando a arte de destruir; e a segunda, visando a identificar a arma usada, no sentido de punir o responsável[6].

Estudo experimental

A balística terminal dos projéteis de alta energia tem sido investigada por cientistas forenses e militares, ora usando material inerte, ora se valendo de animais de porte médio. Entre os diversos materiais inertes disponíveis, alguns são inelásticos, como barro[21,22], sabão[23-27] e resinas[28,29]. Outros meios se comportam de modo mais próximo ao que ocorre com os tecidos animais. A gelatina é um bom exemplo[15,19,30-32].

Os simuladores inelásticos têm a vantagem de demonstrar de modo permanente o grau máximo de deslocamento das partes tocadas pelo projétil em seu trajeto no interior do alvo. Por se manterem fixos na posição de distensão, os limites da cavidade deixada expressam a quantidade de energia cinética transferida ao longo do trajeto e permitem comparar os efeitos de vários tipos de projétil. Já a gelatina, que tem certa elasticidade e é transparente e friável, mantém o registro da cavidade permanente que corresponde ao trajeto e indica, por meio de fissuras radiadas, o grau de expansão temporária dessa cavidade permanente sob a influência das ondas de pressão. A filmagem por câmeras ultrarrápidas proporciona uma visão dinâmica da formação e da evolução dessas cavidades[18,30-32]. Mas é preciso cautela ao aceitar as conclusões desses estudos como válidas para tecidos animais. Os resultados devem imitar da maneira mais fiel o grau de penetração e a deformação dos projéteis que ocorrem no vivo[5].

Alguns grupos de pesquisadores valem-se de animais de porte médio, como cães, carneiros e porcos, nos estudos de balística terminal. Alguns autores usam cães pequenos e amarram os dois membros posteriores de modo que o projétil atravesse as duas coxas de um só golpe, o que lhes permite atingir trajeto um pouco maior, mas ainda insuficiente para simular de modo adequado uma coxa humana[33-35]. Os porcos, usados com frequência pelos pesquisadores escandinavos, ora são pequenos[13,36-38], ora de tamanho médio[23,39]. Mas o grupo americano de Fackler, que tem usado suínos com cerca de 90 kg, ainda prolongou o trajeto por meio de blocos de gelatina a fim de não se perderem os projéteis[40]. Carneiros com peso médio de 55 kg foram usados por um grupo polonês[41]. Pesquisas que utilizam modelos animais esbarram atualmente em importantes conflitos éticos.

A avaliação da transferência de energia é feita, no entanto, de modo diferente pelos diversos grupos de pesquisadores. Alguns medem a velocidade de ingresso e a de saída do projétil, calculam a diferença e, assim, a energia cedida para o alvo[13,27,33,34,37,38,42]. Outros optam por avaliação indireta e qualitativa, por meio do registro das cavidades deixadas no alvo e das deformações produzidas no projétil[2,15,19,30]. O modelo que utiliza a diferença de velocidade ao entrar e sair do alvo não pode ser aplicado aos casos em que ocorre fragmentação do projétil, pois ele sairá mais leve e, portanto, com menor energia cinética[2]. Além do mais, a fragmentação, como veremos adiante, aumenta o volume das cavidades e consome parte da energia.

As mudanças de forma e de trajeto sofridas pelo projétil no interior do alvo podem ser documentadas com o auxílio de fontes de raios X que emitem feixes com intervalos de milionésimos de segundo[11,13,27,33,36,37,39], ou com o uso de meios transparentes, como a gelatina, associados a câmeras cinematográficas extremamente velozes[11,18,30-32]. Tanto em um quanto em outro caso, o registro é feito em duas chapas colocadas em posição ortogonal, de modo a darem uma noção espacial dos possíveis desvios e/ou fragmentações do projétil. Entre os métodos e técnicas descritos nos trabalhos que revimos, achamos mais barato e mais completo o descrito por Fackler, em 1985[19]. Seu grupo utiliza blocos de gelatina a 10%, medindo 25 × 25 × 50 cm, a uma temperatura de 4 °C, colocados alinhados, de modo a cobrirem todo o trajeto do projétil. Depois do tiro, os blocos são cortados ao longo do seu maior eixo, passando pelo centro do trajeto. No caso de haver fragmentação, o projétil é recolhido e pesado, e os seus fragmentos facilmente localizados. Nessa temperatura e concentração, a gelatina tem comportamento muito próximo do que ocorre com o tecido muscular. A transparência da gelatina permite filmagem ultrarrápida, que mostra as mudanças de posição do projétil ao longo do trajeto. Além disso, o autor faz gráficos em que são plotadas, em escala de centímetros, a profundidade em que se dão as alterações do projétil ao longo do trajeto e suas relações com as cavidades geradas[15,19].

Lesões de entrada

Ao longo dos últimos anos, pudemos observar numerosos casos de morte por projéteis de alta energia, por causa da chamada "guerra do tráfico". Na maioria das vezes, as lesões são semelhantes às deixadas pelos projéteis comuns de uso civil, tanto em entradas perpendiculares como em entradas oblíquas (Figura 17.9). Mas Di Maio[1] descreve as entradas de projéteis de fuzil como lesões circulares ou elípticas, conforme a incidência do projétil seja perpendicular ou oblíqua, com bordas talhadas a pique, com ou sem orla de escoriação, apresentando, com frequência, microlacerações de até 1 mm, dispostas radialmente em toda a sua circunferência ou em apenas um setor (Figura 17.10). Não se sabe a que atribuir a ausência de orla de escoriação em algumas dessas feridas.

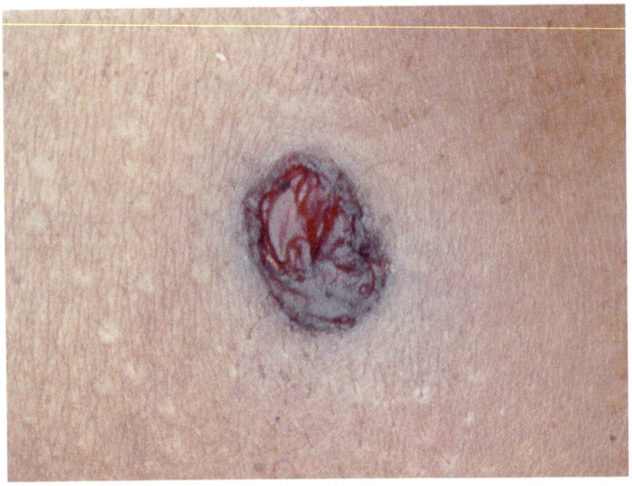

Figura 17.9 – Entrada oblíqua de projétil de fuzil, na qual se observa a orla de escoriação excêntrica, semelhante às observadas com os projéteis de uso civil.

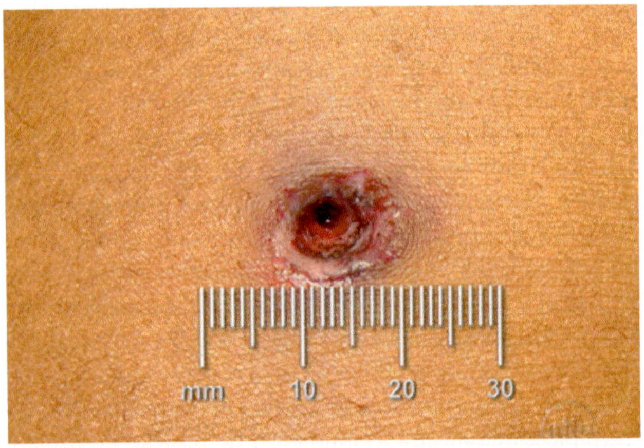

Figura 17.10 – Entrada de projétil de fuzil 5,56 na região escapular esquerda. Notar as microlacerações radiais, conforme descrito por Di Maio[1].

Fonte: Caso periciado por Nilo Jorge Gonçalves, no IMLAP.

A forma pontiaguda do projétil faz com que o orifício de entrada seja menor que o projétil, na maioria dos casos. Mas há fatores que podem torná-lo maior. A velocidade de impacto é um dos principais. Estudos feitos por Wang[34] e Liu[33] em cães de 15 a 20 kg, alvejados a uma distância de 10 m com projéteis de 7,62 mm e 5,56 mm, demonstraram que o aumento da velocidade do 7,62 correspondia a um aumento do diâmetro do orifício de entrada que chegava a ultrapassar o do projétil, enquanto a redução da velocidade do 5,56 fazia com que diminuísse o diâmetro da entrada até valores bem menores que o do projétil. Fackler[28] efetuou tiros com projéteis maciços de latão com a mesma forma dos de 5,56 mm contra a coxa de carcaças de porcos de 90 kg, a fim de estudar os efeitos do aumento da velocidade, e verificou que o diâmetro da entrada era de 5 mm a 963 m/s e de 7 mm a 1.585 m/s.

A distância do tiro também influencia o diâmetro da ferida de entrada. Tikka[38], estudando os efeitos locais dos projéteis de três fuzis diferentes (7,62 mm M-62 finlandês, 7,62 mm AK-47 russo e 5,56 mm M-16 americano), a distâncias de 30 e 100 m, encontrou diâmetros maiores nas feridas causadas pelos tiros a distância mais curta. Atribuiu a diferença ao efeito da maior estabilidade dos projéteis aos 100 m de trajetória. Nos tiros a 30 m, o projétil atingiria o alvo com uma discreta inclinação do seu eixo, em razão dos movimentos de precessão e de nutação.

O tamanho e a forma das lesões de entrada desses projéteis podem variar de acordo com a região do corpo atingida. Nas regiões anatômicas em que se encontra osso no plano subcutâneo, como no crânio e na região esternal, a resistência óssea faz com que o projétil tenha grande parte da sua energia transferida de modo abrupto logo na entrada. Di Maio[1] afirma que qualquer coisa que altere a estabilidade do projétil na sua entrada tende a ampliar muito a ferida. Exemplifica com o fato de que entradas no setor occipital são muito mais amplas e estreladas do que as que ocorrem na região temporal, por causa da espessura maior da calota craniana no occipital. Para esse autor, as lesões do crânio podem ser tão intensas a ponto de serem chamadas de "explosivas". Nos tiros dados nessas regiões com osso, há uma transferência muito rápida da energia, que vem a distender a pele do orifício de entrada, promovendo uma ferida "explosiva", lacerada, por vezes estrelada. As feridas por projéteis de fuzil na cabeça podem ser tão ampliadas por esse fenômeno que impossibilitam a distinção entre a entrada e a saída[1] (Figura 17.11).

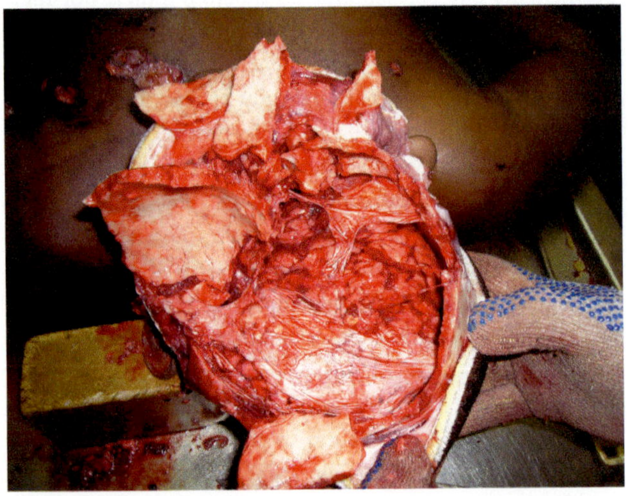

Figura 17.11 – Explosão do crânio por ferida transfixante por tiro de fuzil. Não é possível reconhecer o ponto de entrada nem o de saída.

No Rio de Janeiro, o perito legista José Carlos Esperança documentou uma entrada de projétil 5,56 mm no terço superior da região esternal, com aspecto semelhante ao de uma saída. O projétil foi encontrado deformado e fragmentado na região dorsal (Figuras 17.12 e 17.13).

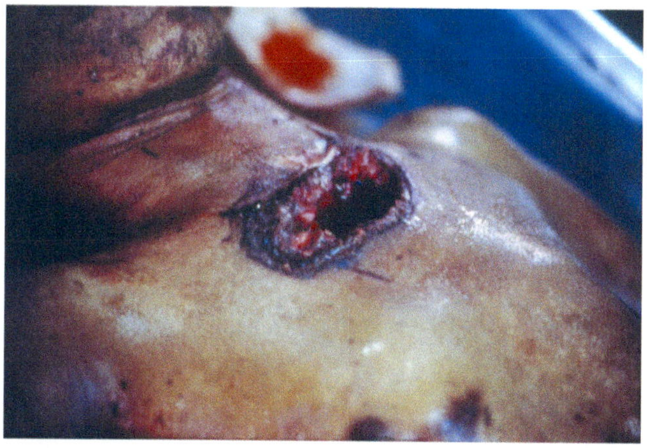

Figura 17.12 – Ampla entrada de projétil de fuzil AR-15 no terço superior da região esternal. O aspecto lembra uma lesão de saída, mas não havia entrada que a justificasse.
Fonte: Gentileza do Dr. José Carlos Pando Esperança, do IMLAP.

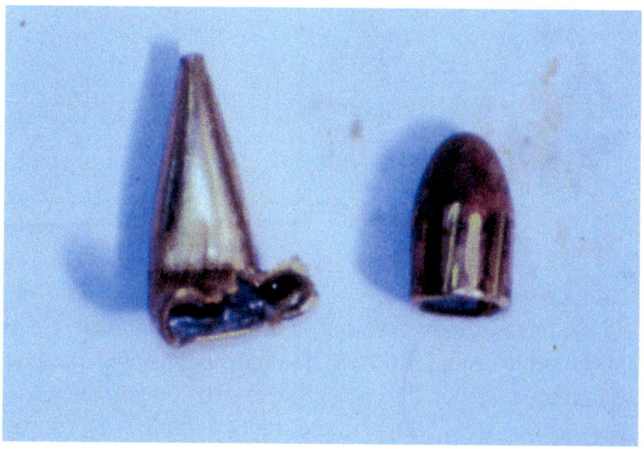

Figura 17.13 – O projétil à esquerda foi encontrado no dorso do cadáver que apresentava a ferida da Figura 17.12. A seu lado está um projétil de pistola 9 mm para comparação. É comum que projéteis de fuzil calibre 5,56 mm sejam encontrados assim deformados quando não abandonam o corpo, mesmo que não tenham atingido qualquer osso.

Projéteis de alta velocidade com a ponta romba, truncada ou deformável, como os usados por rifles de caça, interagem de modo diferente com os tecidos animais, ao contrário do que acontece com os usados em armas de guerra, que são cilíndrico-cônicos e totalmente encamisados. Essas pontas fazem com que o coeficiente balístico seja menor, reduzindo o seu poder de penetração. Entretanto, aumentando a área de contato, fazem com que a transferência de energia se torne muito maior desde a entrada. O resultado disso é semelhante ao que ocorre quando o aumento da transferência de energia se deve à presença de osso sob a pele. Em ambas as situações, a ferida de entrada é ampliada pelo enorme fluxo de transferência de energia que antecipa a formação de uma *cavidade temporária*. Conforme veremos mais adiante, no estudo do trajeto dos projéteis de alta energia, os tecidos são deslocados violentamente pelas ondas de pressão e formam essa cavidade nos planos mais profundos.

Para se estudar a influência da área de contato entre o projétil e o corpo, é preciso ter certeza da extensão dessa área em cada projétil pesquisado. Para isso, o melhor é o emprego de projéteis esféricos, que sempre tocam uma área circular igual ao seu diâmetro. Além disso, essa área não se modifica com os movimentos do projétil ao longo da trajetória. Vários autores têm adotado esse modelo, usando como alvo blocos de gelatina[15,18,30,43] ou animais[10,28,35,36,44]. Os trabalhos feitos com gelatina prestam-se mais ao estudo da cavidade temporária e serão apreciados mais adiante. Os realizados em animais permitem visualizar os efeitos das mudanças de diâmetro e de velocidade dos projéteis sobre a forma das entradas. Pesquisadores chineses[10,44] efetuaram tiros com esferas de aço de 3,175 mm, 4,763 mm, 5,56 mm e 6,35 mm de diâmetro contra as coxas de cães de 15 a 20 kg, a velocidades diferentes, chegando próximo à do som nos tecidos (1.500 m/s). Observaram que os diâmetros da entrada e da saída eram semelhantes entre si e iguais ao diâmetro da esfera quando a velocidade ficava em torno de 500 m/s. Conforme aumentavam a velocidade, havia um aumento do diâmetro da entrada, que se tornava maior que o da saída. Nas velocidades mais altas, a ferida de entrada tornava-se estrelada, de bordas serrilhadas, e bem maior que o projétil (esferas de 6,35 mm a 1.285 m/s produziram entradas de 31 × 28 mm). Com mesma quantidade de energia cinética de impacto, as esferas menores causaram dano maior, embora com menor penetração, em função da sua velocidade. Como já vimos, o poder de penetração (coeficiente balístico) é diretamente proporcional à massa do projétil. Tian-Shun[44] explica o fato com base na frenagem que a esfera sofre logo no início do trajeto tecidual, o que lhe reduz drasticamente a energia cinética. O trajeto deixado assume a forma de um cone alongado, com a base voltada para a entrada e a ponta para a saída. Quanto maior a velocidade, mais larga e rasa é a lesão de entrada. Esferas de 3,2 mm a 1.000 m/s produziram entradas maiores que a dos projéteis de 7,62 mm cilíndrico-cônicos. Fackler[28] demonstrou a importância da forma dos projéteis de alta velocidade na morfologia das lesões produzidas em carcaças de porcos. Efetuou tiros a 3 m de distância, usando três tipos de projéteis: esferas de 6 mm, cilindros de 5,56 mm de altura e 5,56 mm de diâmetro, ambos de aço, e projéteis de latão maciço feitos em torno, com forma idêntica à dos de calibre 5,56 mm do fuzil M-16, atuando ora pela ponta, ora pela base. No caso das esferas, a velocidade foi crucial. A 764 m/s, o orifício de entrada foi puntiforme; a 1.147 m/s, uma elipse de 15 × 8 mm; a velocidades acima de 1.420 m/s, a ferida tornou-se estrelada, até atingir 100 × 75 mm a 1.639 m/s. O cilindro teve comportamento semelhante. Já os projéteis de latão, ao incidirem pela base, produziram lesões estreladas irregulares, com diâmetro máximo de 80 mm a 960 m/s e de 180 mm a 1.556 m/s. Contudo, ao penetrarem de ponta, conforme o uso convencional dos projéteis de fuzil, produziram lesões de 5 a 7 mm de diâmetro.

A Tabela 17.3 resume os dados referentes às entradas de projéteis de alta energia.

Tabela 17.3 – Resumo das entradas de projéteis de alta energia.

Projétil	Velocidade (m/s)	Animal (kg)	Entrada (mm)	Distância (m)	Autor (ano)
7,62 mm	959	Cães (15 a 20)	10,9	20	Wang (1982)
	955	Idem	9,44	20	Liu (1982)
	884	Cães (?)	7,5	?	DeMuth (1966)
	725	Cães (15 a 20)	7,23	20	Wang (1982)
	721	Idem	6,18	20	Liu (1982)
	Usual	Porcos (25 a 30)	7,28	30	Tikka (1982)
	Usual	Idem	6,25	100	Idem
	Usual	Cadáver	7	Longa	Di Maio (1983)
	517	Cães (15 a 20)	6,28	20	Wang (1982)
	513	Idem	6,18	20	Liu (1982)
5,56 mm	1.585	Porcos (90)	7	3	Fackler (1988)
	940	Cães (15 a 20)	5,97	20	Wang (1982)
	929	Idem	5,41	20	Liu (1982)
	Usual	Porcos (25 a 30)	6,04	30	Tikka (1982)
	Usual	Idem	5,78	100	Idem
	963	Porcos (90)	5	3	Fackler (1988)
	711	Porcos (15 a 20)	5~41	20	Wang (1982)
	716	Idem	5,05	20	Liu (1982)

Trajeto: o fenômeno da cavitação

O trajeto dos projéteis de alta energia difere do deixado pelos projéteis comuns por causa da maior potência das ondas de pressão que produzem. Como já referimos, os projéteis em geral rompem os tecidos e formam um túnel cujas paredes são deslocadas por essas ondas em direção radial e sentido centrífugo. Quanto maior a energia transmitida aos tecidos, maior a potência das ondas de pressão. No caso dos projéteis de alta velocidade, o fluxo de energia pode ser tão intenso que as paredes da cavidade em túnel são de tal modo deslocadas que o resultado simula o efeito de uma explosão do projétil dentro do corpo. Amato relata que Huguier, em 1848, examinando soldados feridos, foi o primeiro a chamar a atenção para esse aspecto nas lesões por certos projéteis de fuzil[11]. Isso desencadeou protestos de combatentes que julgavam estar sendo vitimados por projéteis fabricados com carga explosiva. Mas o primeiro autor a atribuir o fenômeno à formação de uma *cavidade temporária* foi Woodruff, em 1898[3,11,30].

A cavidade temporária é o resultado do alargamento da cavidade permanente sob a influência das ondas de pressão. É tanto maior quanto maior o fluxo de energia. Mas logo se retrai sob a influência da elasticidade dos tecidos. Tem sido associada exclusivamente aos projéteis de alta energia. O que é um erro. Qualquer projétil pode produzir as ondas de pressão responsáveis pela sua formação, dependendo apenas da velocidade de transferência da energia aos tecidos[5,8,9,11,18]. Quanto mais rápido o fluxo de energia cinética, maior o impulso dado aos tecidos vizinhos à cavidade permanente e, consequentemente, maior o volume da cavidade temporária. Desse modo, projéteis deformáveis, que transferem rapidamente a sua energia aos tecidos, são capazes de produzir cavidades temporárias significativas, que podem ampliar o dano representado pela cavidade permanente, mesmo sem penetrar em alta velocidade. Os diversos fabricantes de munição têm desenvolvido projéteis construídos exatamente com esse fim, ou seja, ampliar o fluxo de energia para aumentar o seu "poder de parada". Conforme a velocidade de expansão do projétil, seu poder de penetração pode diminuir. Alguns tipos de projéteis se expandem, ou se fragmentam, tão rapidamente que penetram menos, em função do esgotamento precoce de sua energia cinética. Ajustes técnicos podem equilibrar o grau de penetração e de expansão dos projéteis. Entre os projéteis com grande capacidade expansiva, podemos incluir o Glaser Safety Slug, o Hydra-Shock e o Silvertip. O último, na versão fabricada na década de 1980, é capaz de causar uma grande cavidade temporária, em prejuízo da penetração. Essa particularidade fazia parte do conceito de tiro defensivo da polícia.

Contudo, em 1986, agentes do FBI usaram cartuchos Silvertip 9 mm Parabellum ao trocarem tiros com dois assaltantes de banco fortemente armados. Apesar de cercados, os bandidos conseguiram matar dois policiais e ferir outros antes de serem mortos. O exame do corpo de um deles mostrou que um projétil desse tipo havia atravessado o seu braço e penetrado no tórax, parando no pulmão. Grande parte da energia do projétil fora desperdiçada na musculatura do braço, o que impediu que atingisse o coração, segundo Oliveira JAV, em http://www.geocities.comltiropoliciaVstopwer/fbi.html (acesso em 27 jun. 2002).

Pudemos comprovar a formação da cavidade temporária pelo projétil Silvertip da Winchester em trabalho experimental feito no Campo de Provas da Marambaia, no Rio de Janeiro, em 2002, autorizados pelo seu comandante, General Fernando Veloso Manguinho (Figuras 17.14 e 17.15).

A distensão dos tecidos pela cavidade temporária, entretanto, só deixa lesões visíveis à macroscopia quando a velocidade dos projéteis é média ou alta (acima de 300 m/s). O sinal mais importante é a infiltração hemorrágica dos tecidos adjacentes ao trajeto. É causada pela rotura de vasos de pequeno calibre. Essas lesões representam, na realidade, o resultado da ação contundente das ondas de pressão. No caso dos projéteis de alta velocidade, as ondas de pressão, como vimos, são muito mais potentes. Dependendo do órgão e dos tecidos atingidos, a cavidade temporária pode ser devastadora.

• Estudo experimental da cavidade temporária

Vários grupos de pesquisadores têm-se ocupado do estudo experimental da cavidade temporária, ora em material inerte[2,13,15,18,19,22,37,39,46], ora em modelos animais[13,33,34,36-42,47]. Entre os estudos realizados com material inerte, os que usam meios inelásticos, como o sabão[13,24-27,37,39], demonstram bem a forma e o volume máximo que ela atinge. Já o método do perfil lesional, criado por Fackler[15,28], evidencia muito bem a formação, a evolução, a posição e as dimensões da cavidade temporária em blocos de gelatina.

A dinâmica das cavidades tem sido documentada em animais por meio de chapas radiográficas obtidas em posições ortogonais, impressionadas por fontes de raios X emitidos a intervalos regulares de 10^{-6} s. A repetição rápida dos emissores de raios permite acompanhar o comportamento do projétil no trajeto intramuscular e registrar a cavitação[13,18,27,33,34,36,37,42]. Recentemente, foi proposta a associação do estudo em blocos de parafina, conforme proposto por Fackler[15], com o emprego de material opaco aos raios X (sulfato de bário). A área a ser alvejada pelo projétil recebe um pequeno tubo que contém o contraste. Ao ser atravessado pelo projétil e se formar a cavidade temporária na gelatina, o meio de contraste penetra nas fendas produzidas na gelatina, o que permite registrar nos filmes toda a distensão gerada pela cavitação e visualizar sua forma em 3D, ao se fazer o exame radiológico por tomografia computadorizada[48].

Os autores que usam animais valem-se de meios indiretos para determinar a extensão atingida pela cavidade temporária. Alguns fazem a remoção cirúrgica e pesam os tecidos considerados desvitalizados[13,23,24,26,33,34,36,39,42]. Mas a avaliação quantitativa por esse método é passível de severa objeção, em face do aspecto subjetivo da observação feita pelo cirurgião[5,40]. A fim de reduzir a subjetividade, alguns autores injetam tinta nanquim nos vasos nutridores dos tecidos para auxiliá-los na delimitação das margens de ressecção. E removem apenas os tecidos que não captam a tinta[34,42].

Por meio desses métodos, foi possível analisar a cavidade temporária sob vários aspectos e descrever suas características principais.

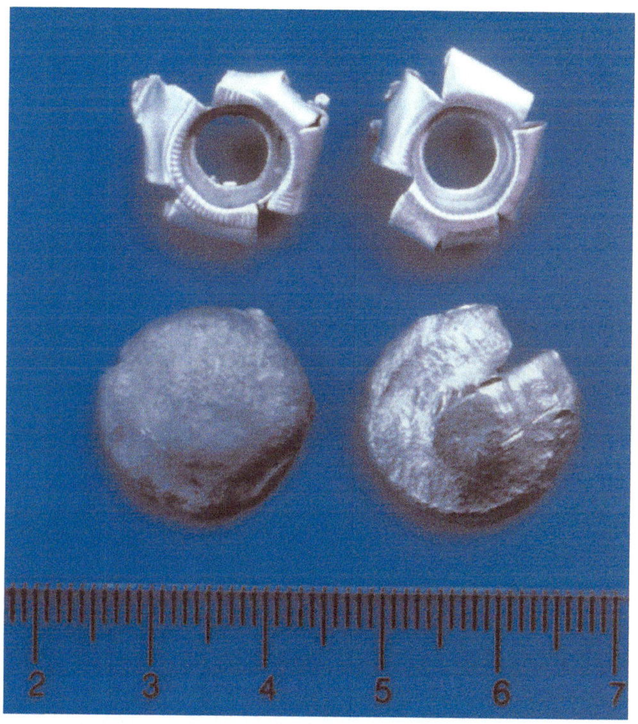

Figura 17.14 – Dois projéteis .38 SPL+P Silvertip recolhidos de massa plástica balística. As jaquetas de alumínio apresentam abertura em pétalas e os núcleos de chumbo expandidos são vistos abaixo.
Fonte: Foto proveniente de trabalho experimental realizado pelo autor deste capítulo e colaboradores no Laboratório de Balística do Campo de Provas da Marambaia, do Ministério da Defesa, no Estado do Rio de Janeiro[45].

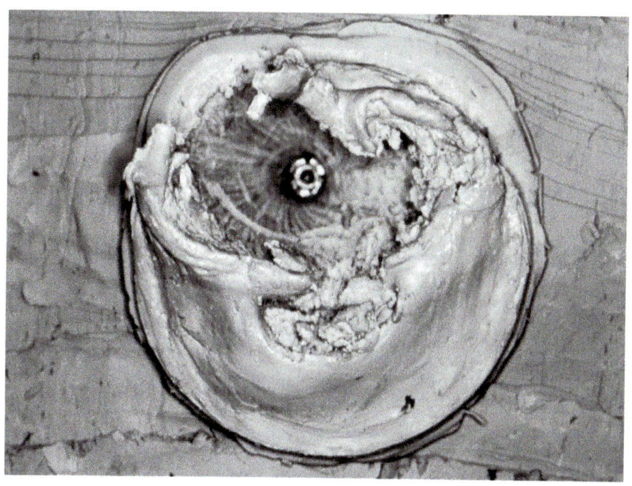

Figura 17.15 – Visão da cavidade deixada na massa plástica pelo projétil .38 SPL+P Silvertip. Percebem-se, nas paredes da cavidade, sulcos helicoidais que vão da sua borda até o fundo, onde está um projétil expandido. Esses sulcos são decorrentes da rotação do projétil.
Fonte: Mesmo trabalho referido na Figura 17.14.

Forma e volume

Conforme já referimos, o tamanho e a localização da cavidade temporária dependem, basicamente, do fluxo de energia cinética para os tecidos, ao longo do trajeto. Projéteis pontiagudos e totalmente revestidos por ligas duras de cobre, como os de guerra, penetram bem alinhados com a trajetória. Como são estáveis, costumam produzir um trecho inicial do trajeto, chamado de "colo", em que há pouca transferência de energia e no qual a cavidade temporária é pouco nítida. Esse colo é mais longo nos projéteis de 7,62 mm do que nos de 5,56 mm, em função da maior estabilidade do primeiro[9,13,15,19,27,49]. Isso é importante quando se examina ferida transfixante de braço ou de perna e se acha pouca destruição dos tecidos[19].

Depois do colo, o projétil começa a tombar, oferece aos tecidos uma superfície de contato maior, sofre grande aumento do arrasto e transfere quantidades enormes de energia. Nesse trecho do percurso, ocorre um alargamento da cavidade permanente, que acompanha o grau de tombamento. Mas é a cavidade temporária que sofre o maior alargamento. Seu diâmetro é máximo no ponto em que o projétil assume posição perpendicular ao trajeto. Logo depois, com a redução da velocidade e o realinhamento do projétil, há diminuição gradual da transferência de energia e, assim, do diâmetro da cavidade[9,13,15,19]. O fato de poderem girar até 180° nesse realinhamento explica a deformação da base de projéteis que percutem o osso[19]. Esse fato é relevante do ponto de vista pericial. Vista de lado, a forma mais comum da cavidade temporária é representada na Figura 17.16 e no Vídeo 17.1 – Fenômeno da cavitação, ressaltando as cavidades permanente e temporária, bem como a extrusão de tecidos. Animação montada sobre ilustração de Bryan Christie.

A forma da cavidade tem sido visualizada tanto nos estudos feitos com material inerte, como barro[16,21,22], sabão[13,24,26,27,37,39], gelatina[2,15,18,19,29,31,46] e água[49], como nos realizados em animais[13,33,34,36-42,47].

Em geral, os autores calculam o diâmetro da cavidade temporária a partir das fissuras da gelatina que se irradiam perpendicularmente a partir da cavidade permanente. Mas Ragsdale[32], usando vários tipos de munição, verificou que os dados não eram muito confiáveis, ao comparar as previsões feitas e as medições diretas obtidas a partir de filmagem com câmera ultrarrápida (cerca de 8 mil quadros por segundo). Alguns autores admitem que a cavidade temporária possa ter diâmetro que ultrapasse 30 vezes o calibre do projétil[1,30], outros são mais restritivos e calculam que não chegue a 13 vezes[23]. O diâmetro máximo atingido varia em função da velocidade e da resistência tecidual à distensão. Para um mesmo projétil, num mesmo meio, é proporcional à velocidade[21,47]. A distensão, por sua vez, depende da quantidade de tecido ao redor da cavidade permanente[17,23,26], bem como de sua complacência[1]. Mas isso não quer dizer, necessariamente, que quanto maior a distensão, por conseguinte o volume da cavidade temporária, maior o dano aos tecidos. Há tecidos muito elásticos, como os dos pulmões, que absorvem bem a energia sem grandes roturas (Figura 17.17).Já os do fígado e dos rins, por serem mais friáveis, são gravemente lacerados[5,8,9,11,15] (Figuras 17.18 a 17.22). O coração pode ser estourado pela passagem do projétil, principalmente se estiver no fim da diástole (Figura 17.23). As feridas no crânio costumam apresentar aspecto explosivo por causa da formação da cavidade temporária dentro de um estojo rígido[1] (Figuras 17.24 e 17.25).

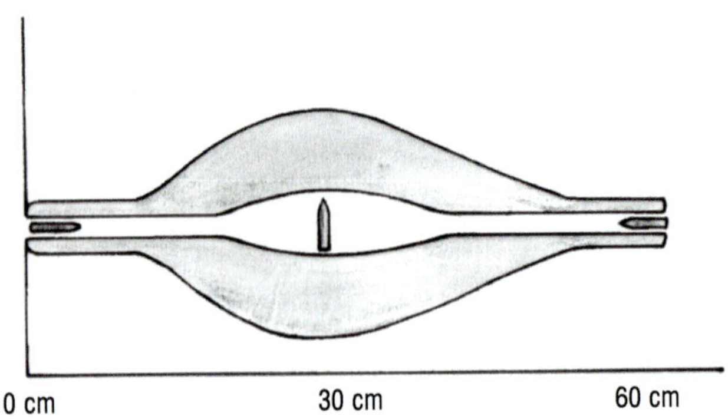

Figura 17.16 – Perfil da lesão por projétil de fuzil 7,62 mm NATO em bloco de gelatina. A cavidade temporária é de cor acinzentada; e a permanente, de cor branca, a que contém o projétil. Há uma porção inicial, o colo, em que ambas as cavidades são discretas. Quando o projétil começa a tombar, alarga a cavidade permanente e libera quantidades enormes de energia, ampliando consideravelmente a cavidade temporária.
Fonte: Adaptada de Fackler *et al.*, 1988[15].

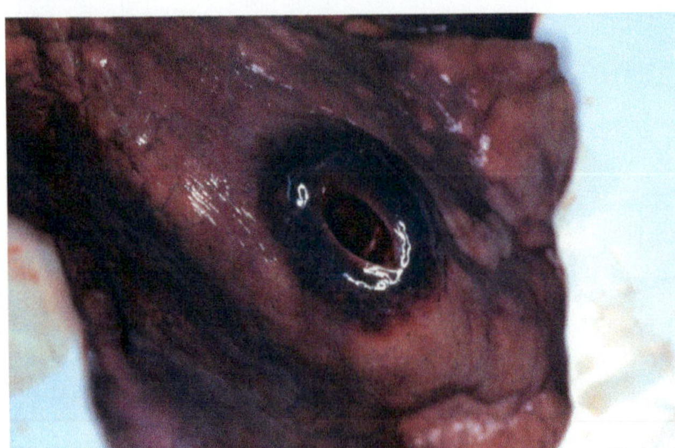

Figura 17.17 – Perfuração pulmonar por projétil de alta energia. A lesão é semelhante às deixadas por projéteis comuns. Forma-se um túnel de paredes infiltradas por sangue, com entrada e saída delimitadas por tecido hemorrágico em relevo.

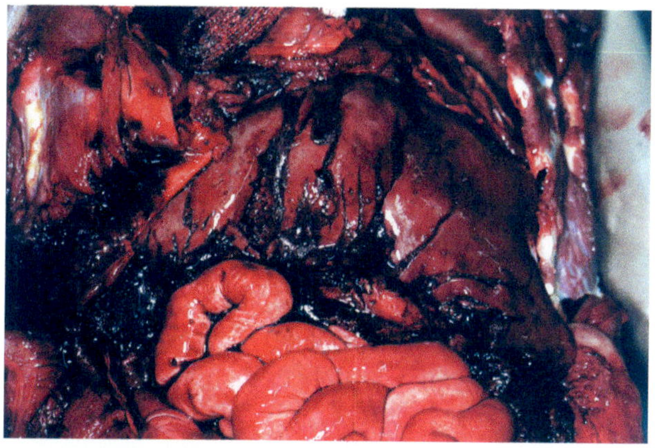

Figura 17.18 – Fígado com numerosas roturas de direção perpendicular à sua borda, em ambos os lobos. Há intensa infiltração hemorrágica e coágulos sanguíneos ao redor das alças intestinais.

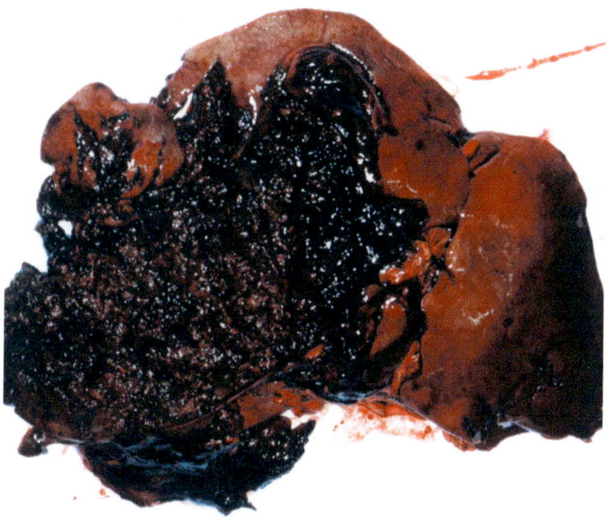

Figura 17.19 – Aspecto do fígado da Figura 17.18 depois de removido da cavidade abdominal. A cavidade temporária como que explodiu o lobo direito e rompeu alguns setores do lobo esquerdo.

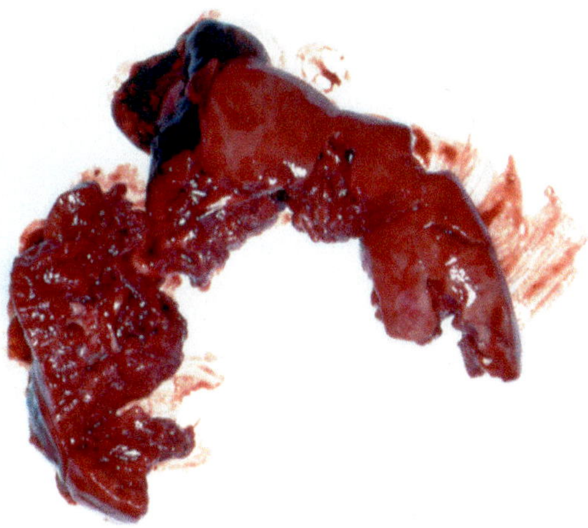

Figura 17.20 – Outro fígado lesado por projétil de alta energia. O órgão está totalmente estraçalhado, como se houvesse explodido uma bomba em seu interior.

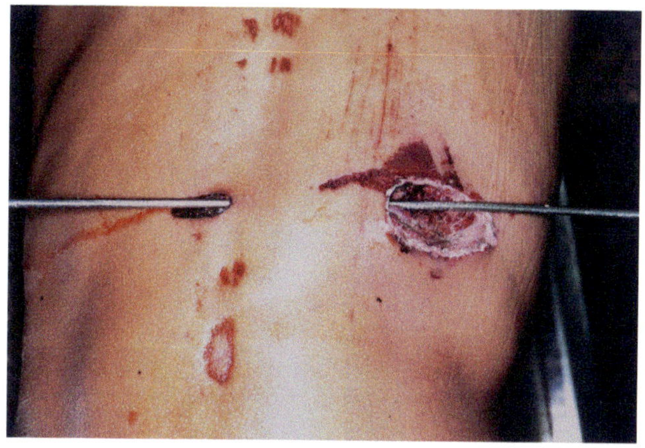

Figura 17.21 – Ferida transfixante por projétil de alta energia na região lombar direita. A entrada está situada na região raquiana e a saída na altura da loja renal. O maior diâmetro da saída acompanha as linhas de força da região. A escoriação irregular relacionada com a borda superior da lesão não tem explicação precisa. Mesmo caso da Figura 17.18.

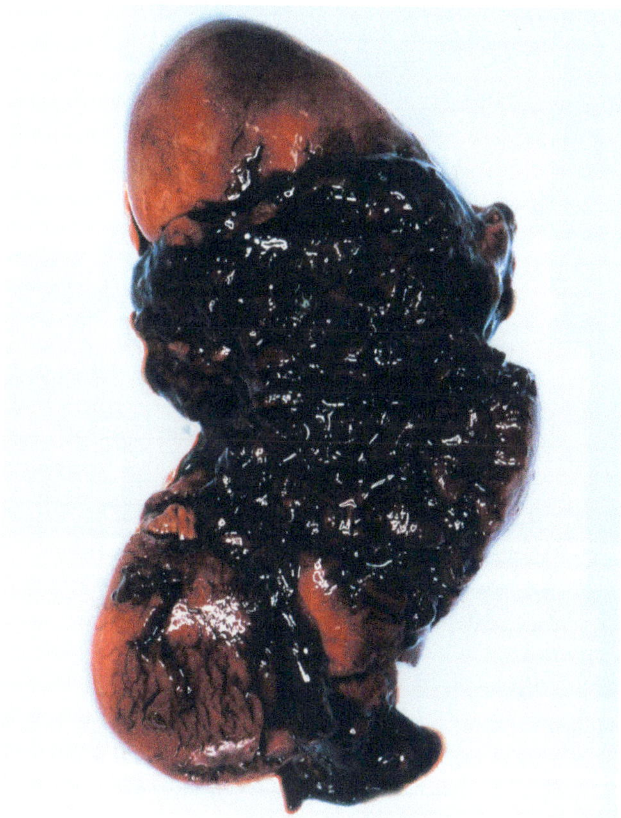

Figura 17.22 – Aspecto do rim do mesmo indivíduo da Figura 17.18. O órgão está explodido no seu terço médio. No polo inferior, há numerosas lacerações superficiais que lembram um mecanismo de distensão. É possível que tanto as lesões hepáticas como as renais tenham sido produzidas pelo mesmo projétil.

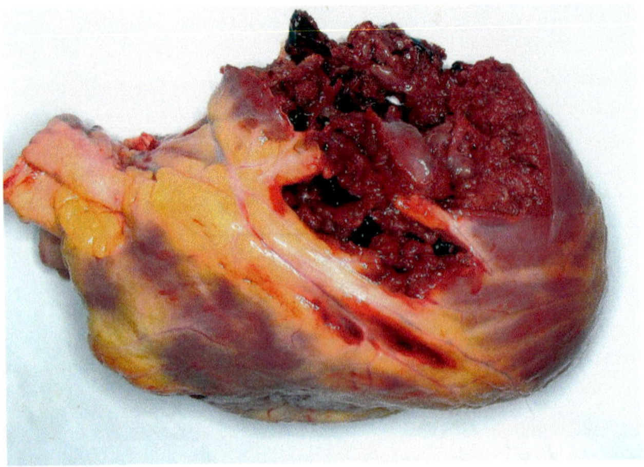

Figura 17.23 – Coração do mesmo indivíduo cujo fígado foi mostrado na Figura 17.18. Visto pela face anterior, revela ampla rotura do ventrículo esquerdo, que interessa o septo interventricular.

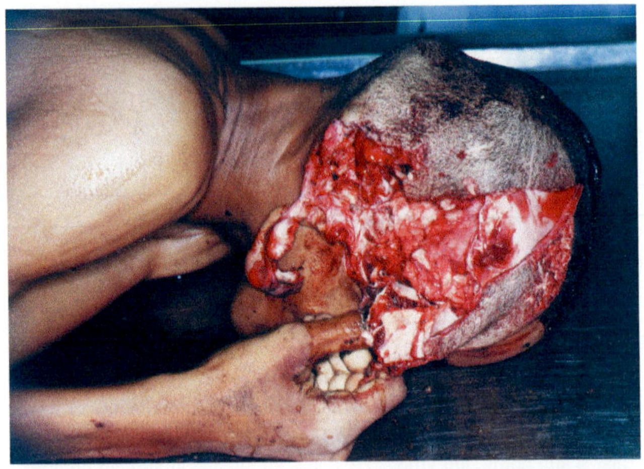

Figura 17.25 – Aspecto da saída do projétil que penetrou pela ferida da Figura 17.24. A ferida tem forma irregular, vai da linha sagital do couro cabeludo até a implantação da orelha direita, e por ela saem fragmentos ósseos, tecido nervoso e retalhos das meninges. Houve como que uma explosão do crânio.

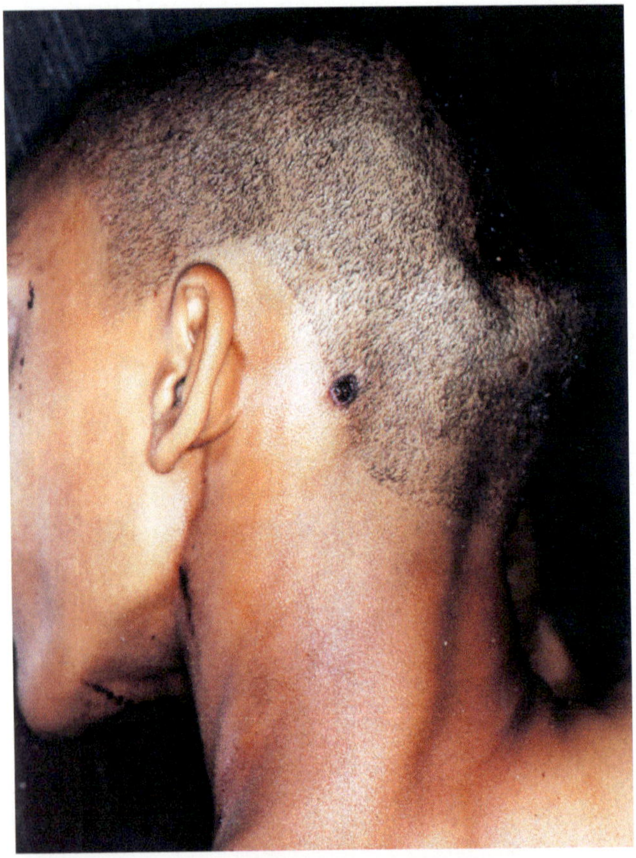

Figura 17.24 – Ferida de entrada de projétil de alta energia na transição entre as regiões mastóidea esquerda e occipital. O crânio apresenta depressão irregular. Pela palpação, percebia-se fratura cominutiva. Mesmo caso das figuras precedentes.

A fragmentação do projétil aumenta o volume da cavidade temporária. Ocorre quando ele é construído para esse fim, ou quando penetra com velocidade muito alta. Os de guerra, em geral, não se fragmentam. Mas os de calibre 5,56 mm podem vir a se fragmentar. O usado pelo fuzil AR-15 tem uma tendência a tombar precocemente ao longo do trajeto, sofrendo maior estresse mecânico, que o faz dobrar-se transversalmente e expelir o seu núcleo de chumbo. Quando recolhidos, mostram ponta intacta e a base rompida[1,2,5,9]. O projétil do fuzil russo AK-47 costuma fragmentar-se ao longo do trajeto e mudar de direção. Esse fato pode ser atribuído à sua construção, já que apresenta um espaço interior vazio entre o seu núcleo de aço e a ponta do revestimento de latão. Com o impacto no alvo, o núcleo desloca-se para a frente, deforma o projétil e o desestabiliza. O trecho do trajeto em que isso ocorre é aquele no qual as cavidades permanente e temporária têm maior diâmetro[30].

Em meados da década de 1970, a fábrica Remington criou uma munição de calibre .30 chamada de *accelerator*. É formada por um projétil de calibre 5,56 mm, de ponta mole, envolvido por uma bucha plástica, de calibre maior, que se ajusta ao cano e ao raiamento do fuzil 7,62 mm. Assim, a velocidade atingida pode chegar a mais de 1.200 m/s e o projétil tende a se fragmentar ao atravessar as partes moles, ampliando as lesões[1,23].

Barach refere que DeMuth (1966) comparou as cavidades deixadas por projéteis de mesmo calibre e peso, arremessados pela mesma arma, que diferiam apenas pela ponta, que era deformável ou não. Verificou que o volume da cavidade deixada pelos deformáveis chegava a 40 vezes o da causada pelos de uso militar[9]. A cavidade permanente acompanha o alargamento da cavidade temporária resultante da fragmentação[15,19]. Fackler admite que os fragmentos metálicos seccionam as fibras musculares perpendicularmente ao trajeto. Segundo afirma, quando se dá a distensão dos tecidos pela cavidade temporária, são sequestrados segmentos de tecido que se destacam dos feixes musculares e caem para dentro da cavidade permanente, que, por isso, fica ampliada[2,19].

A localização da cavidade temporária ao longo do trajeto pode ajudar a determinar o sentido de um tiro transfixante, desde que se tenha conhecimento do tipo de projétil que causou a lesão. Quando situada logo no início do trajeto, sem o colo, como costuma ocorrer com os projéteis expansivos, pode servir para indicar de onde veio o tiro[15,19].

Duração e pulsação

Como já referimos, os tecidos deslocados pelas ondas de pressão são comprimidos e acumulam parte da energia como se fossem uma mola, na dependência da sua elasticidade. Quanto maior a elasticidade, maior a capacidade de reação. Assim, logo após a distensão máxima da cavidade temporária, que se dá cerca de 2 a 4 ms após a passagem do projétil, ocorre uma retração[8,18]. A esta, segue-se nova distensão, porém um pouco menor, de modo que o resultado é uma cavitação pulsátil de amplitude decrescente[3,9,13,16,18]. Para alguns autores, a duração total do ciclo é de menos de 10 ms[8,31]; para outros, atinge de 20 a 30 ms[11,18]. Se o meio for a água, pode chegar a 90 ms[49]. É claro que isso não se dá em meios inelásticos.

As variações da pressão intracavitária agem como um sistema de fole com relação ao ar exterior. Filmagens ultrarrápidas demonstram tanto a expulsão de fragmentos de tecido pelos orifícios da ferida como aspiração de materiais contaminantes para dentro do espaço cavitário. Hopkinson e Marshall[18] transfixaram a coxa de um membro inferior humano amputado, com um projétil de alta velocidade, e filmaram a sequência de eventos desde a penetração até pouco depois da saída. Descreveram uma invaginação da pele no ponto de penetração até se dar a perfuração. Assim que o projétil atravessa os planos musculares, a cavidade temporária neles formada faz uma tumefação das partes moles, que formam um anel elevado ao redor do orifício, de modo que este fica em zona de relativa depressão. O deslocamento centrípeto dessa tumefação faz com que as bordas do orifício sejam, a seguir, elevadas e, logo após, evertidas. Nesse momento, o colapso da cavidade temporária ejeta partes de tecido e líquidos para o exterior através dos orifícios de entrada e de saída (Figura 17.26).

No momento que ocorre a distensão dos tecidos que formam a cavidade temporária, verifica-se uma queda da pressão intracavitária, o que produz evaporação da água do meio e aspiração de ar para o interior da ferida pelos orifícios de entrada e, se houver, de saída. A cavidade vem a ser ocupada pela mistura do ar que entra com o vapor de água[3,13,18]. Isso faz com que as feridas por projéteis de alta energia sejam contaminadas por fragmentos de roupa e outros elementos relacionados com a pele[3,13,18,44,47].

Os projéteis de arma de fogo, seja qual for sua velocidade, não se aquecem muito ao atravessarem o ar e os tecidos. Assim, não há uma esterilização de sua superfície. As bactérias presentes são semeadas ao longo do trajeto. Esse fato ficou demonstrado em um trabalho no qual se pincelou suspensão de bactérias na ponta de projéteis que foram atirados contra blocos de gelatina esterilizada própria para cultura. Apareceram colônias bacterianas ao longo do trajeto[18].

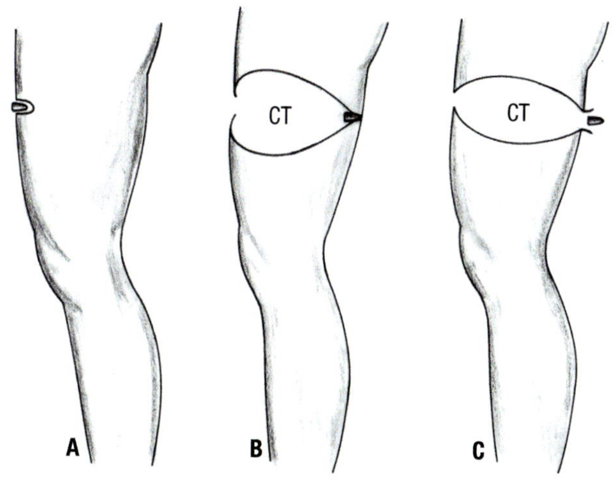

Figura 17.26 – Em **A**, o projétil começa a penetrar. Em **B**, já atravessou quase todo o membro, deixando uma cavidade temporária atrás de si. Nesse instante, forma-se um anel de elevação da pele ao redor do orifício de entrada. Em **C**, o projétil já saiu e a cavidade começa a colapsar, expulsando material do seu interior. Logo após, torna a se expandir e aspira material do exterior para dentro da ferida, repetindo o ciclo várias vezes, com amplitudes decrescentes.
Fonte: Adaptada de Hopkins & Marshall[18].

Saídas

Os projéteis de fuzil são construídos para transfixar o segmento do corpo humano que for atingido, a menos que se fragmentem por se chocarem com algum osso, ou espontaneamente, como é possível acontecer com os de 5,56 mm. Segundo Hopkinson, se os projéteis mantivessem a sua estabilidade ao longo do trajeto, produziriam saídas um pouco menores que as entradas[18]. Entretanto, não é isso o que acontece. Ao longo do trajeto, como já vimos, os projéteis, por sofrerem desvios de eixo e de trajetória, costumam sair de lado ou de base, o que amplia o tamanho da lesão de saída.

A forma e o tamanho das saídas variam sob a influência de vários fatores. Talvez o mais importante seja o comprimento do trajeto. O exame da Figura 17.16 mostra que, nos primeiros 10 cm do trajeto, ainda não há uma cavidade temporária significativa. Aos 30 cm, porém, ela tem diâmetro máximo, para ir diminuindo à medida que o projétil prossegue em sua trajetória, até desaparecer. Swan[3], observando os trajetos produzidos em suas experiências, chegou à mesma conclusão que o leitor já deve ter imaginado. O tamanho das lesões de saída depende do plano em que ela se situe no trajeto. Se o segmento do corpo for muito delgado, por exemplo o braço, e o projétil não tocar no esqueleto, não há tempo para que tombe e produza uma cavidade temporária importante (Figura 17.26). Mas, se o segmento atravessado for como a coxa, pode ser muito grande, pois o plano da pele na saída pode coincidir com o de maior diâmetro da cavidade temporária (Figuras 17.27 a 17.29). O mesmo pode acontecer nas feridas cervicais (Figuras 17.30 a 17.32). As saídas situadas no tronco podem ter diâmetros variados, na dependência do trajeto do projétil antes de sair (Figuras 17.33 a 17.35).

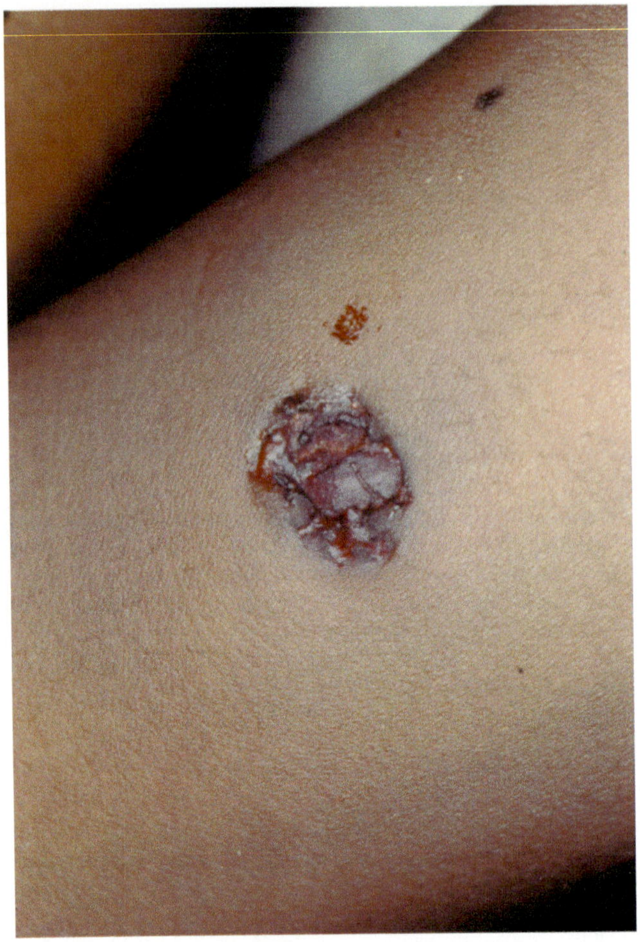

Figura 17.27 – Saída de projétil de alta energia representada por ferida estrelada irregular, na face externa do braço.

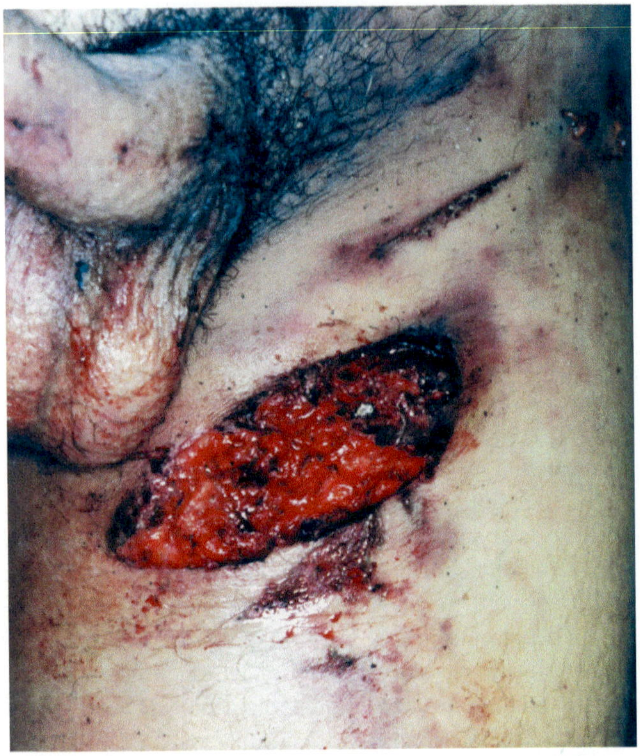

Figura 17.29 – Ferida biconvexa, provida de dois ângulos arredondados nas extremidades, com bordas um pouco rasgadas, que dá saída a tecido adiposo. Há outra bem menor, de direção paralela à maior e às linhas de força da região. Mesmo caso da Figura 17.18.

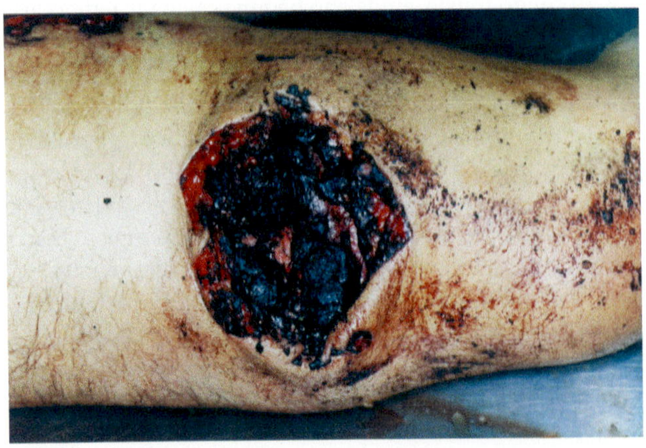

Figura 17.28 – Ampla ferida de forma irregular, que dá saída a fragmentos de músculo e tecido adiposo, localizada na face interna da coxa direita.

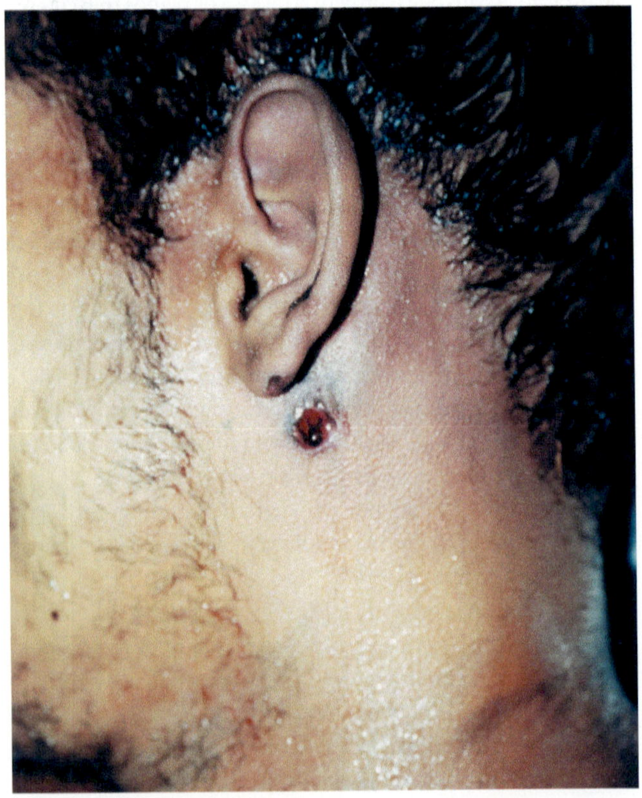

Figura 17.30 – Entrada de projétil de alta energia na região mastóidea esquerda. As bordas do orifício apresentam microlacerações.

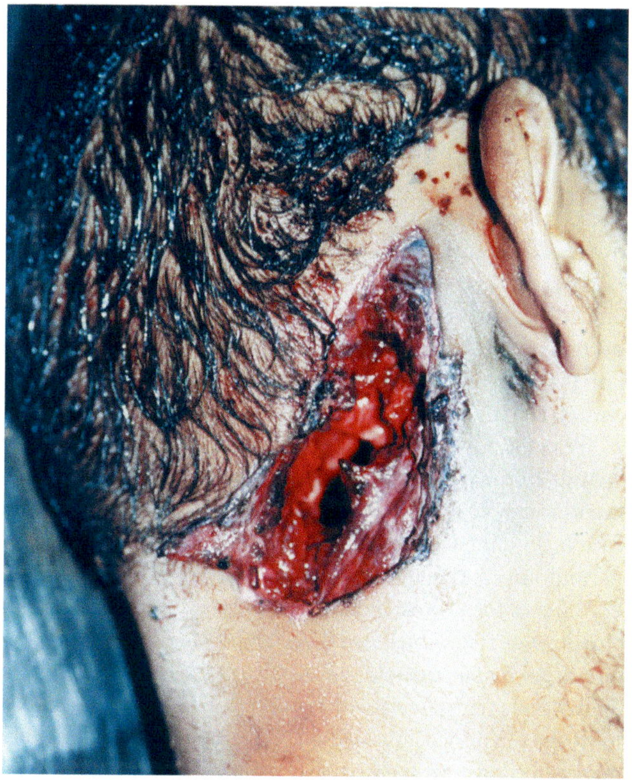

Figura 17.31 – Saída do projétil que entrou na ferida mostrada na Figura 17.30. Tem forma biconvexa, com dois ângulos agudos e bordas um pouco laceradas perpendicularmente.

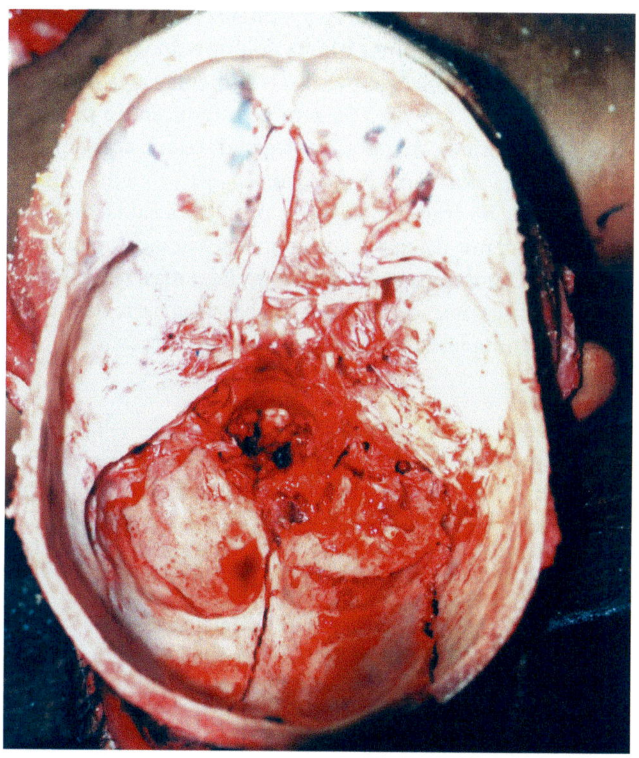

Figura 17.32 – Base do crânio atravessada pelo projétil que causou as lesões das Figuras 17.30 e 17.31. Nota-se fratura do andar posterior, cujos traços interessam a escama do osso occipital e a parte inferior do temporal direito.

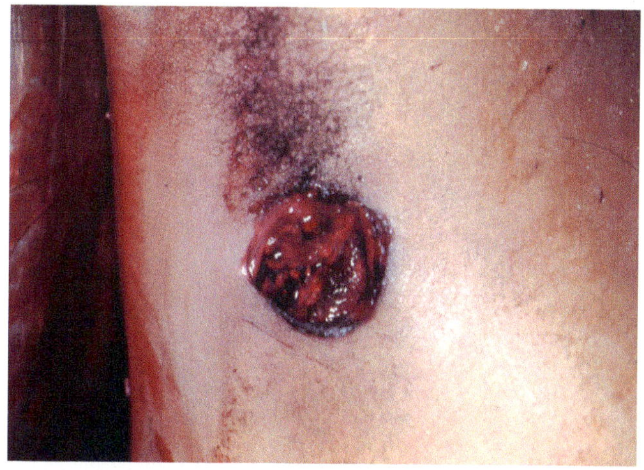

Figura 17.33 – Ferida biconvexa na axila direita, com direção quase horizontal, lembrando a figura de uma "boca aberta". As bordas estão escoriadas no terço médio.

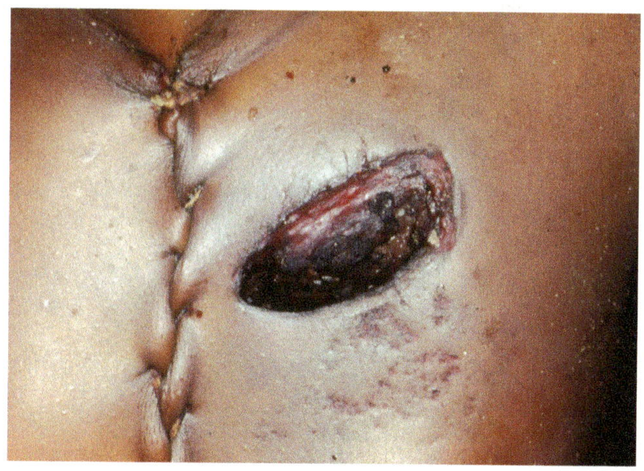

Figura 17.34 – Ferida de saída biconvexa, com dois ângulos arredondados, na região peitoral esquerda. As bordas apresentam pequenas lacerações perpendiculares ao maior diâmetro.

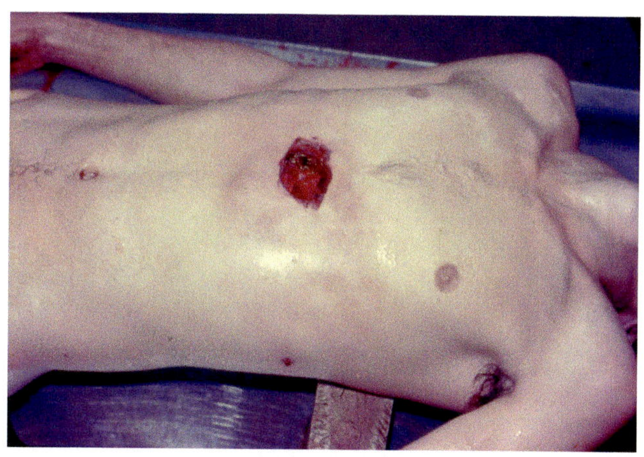

Figura 17.35 – Ferida transfixante do tórax, com entrada na região costal esquerda e saída na altura do apêndice xifoide do esterno. A ferida de saída tem direção transversal e forma biconvexa, com um ângulo agudo em cada extremidade. Parte das cartilagens costais aflora do interior da lesão.

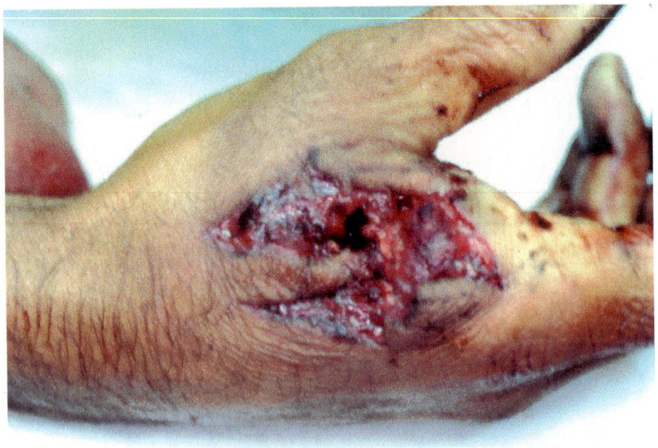

Figura 17.36 – Ferida estrelada irregular de saída de projétil de alta energia que transfixou a mão direita. No centro da lesão, notam-se fragmentos ósseos fraturados.

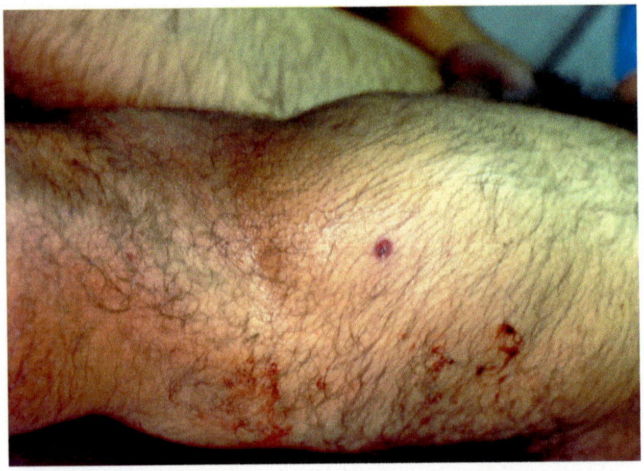

Figura 17.37 – Deformidade da coxa esquerda relacionada com ferida de entrada de projétil de alta energia, localizada na face externa da união do terço médio com o inferior.
Fonte: Gentileza do Dr. Celso Lara.

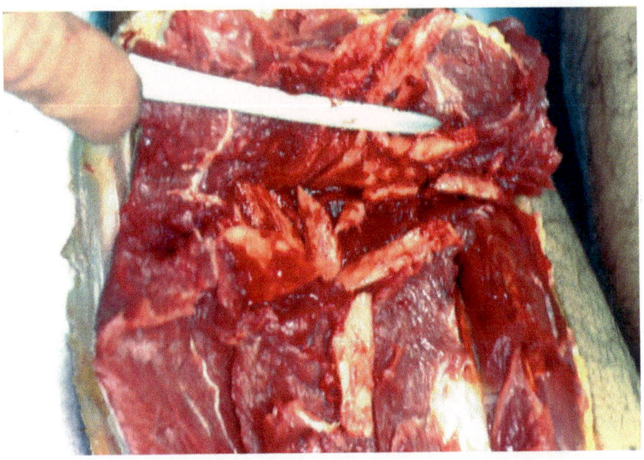

Figura 17.38 – A abertura dos planos profundos da coxa mostrada na Figura 17.37 revela fratura cominutiva do fêmur e infiltração hemorrágica dos planos musculares.

Quando os segmentos mais delgados têm o esqueleto atingido pelo projétil, a saída vem a ser maior do que seria caso os ossos não fossem lesados (Figura 17.36). O alargamento da lesão decorre dos projéteis secundários, formados por esquírolas ósseas e pela antecipação do surgimento da cavidade temporária. Mas, quando o segmento corporal é mais robusto, o projétil pode causar fratura cominutiva, fragmentar-se e ficar retido na musculatura adjacente (Figuras 17.37 e 17.38). A observação atenta das feridas de saída ilustradas mostra que costumam ter forma biconvexa, com dois ângulos mais ou menos nítidos, e que sua direção tende a ser paralela às linhas de força da pele da região, o que não é de se estranhar, dado o seu mecanismo de formação.

Pesquisadores chineses[33,34] observaram aumento da relação área da saída/área da entrada nas coxas de cães quando aumentavam a velocidade de impacto dos projéteis de 7,62 mm e redução quando diminuíam a velocidade dos de 5,56 mm. Atribuíram esse efeito às mudanças na estabilidade de ambos. O 7,62 mm tornava-se menos estável com o aumento da velocidade, ocorrendo melhora da estabilidade do 5,56 mm com a redução de sua velocidade. Assim, havia uma antecipação da cavidade temporária ao longo do trajeto do 7,62 mm, que tombava um pouco antes de sair. Com o outro, a mudança era no sentido oposto. Fosse o alvo mais volumoso, não teriam registrado essas alterações, pois a cavidade temporária teria ficado completamente contida pelos tecidos do trajeto.

O aumento da distância de tiro, permitindo que o projétil fique mais estável, faz com que a saída seja menor nos alvos de pouca espessura, já que isso aumenta o colo do trajeto e pospõe a cavidade temporária[38]. O mesmo tipo de influência foi registrado por Scepanovic[37], ao aumentar a estabilidade dos projéteis SS 109 de 5,56 mm pela redução do passo da raiação da arma de 12 para 7 polegadas, com o consequente aumento da velocidade de rotação.

Quando há fragmentação do projétil, a saída pode ser maior ou menor do que a entrada. Se a saída coincidir com a cavidade temporária, será muito grande; mas, se ficar além do plano da cavitação, a saída de apenas uma parte do projétil produzirá uma lesão de área inferior à da entrada.

REFERÊNCIAS BIBLIOGRÁFICAS

1. Di Maio VJM. Wounds caused by centerfire rifles. Clinics in Laboratory Medicine. 1983;3(2):257-71.
2. Fackler ML, Surinchak JS, Malinowski JA, Bowen RE. Bullet fragmentation: a major cause of tissue disruption. J Trauma. 1984;24(1):35-9.
3. Swan KG, Swan RC. Principles of ballistics applicable to the treatment of gunshot wounds. Surgical Clinics of North America. 1991;71(2):221-39.
4. Myatt E. Small arms. An illustrated encyclopedia of famous military firearms from 1873 to the present day. Londres: Tiger Books International; 1989.
5. Fackler ML. Wound ballistics. A review of common misconceptions. JAMA. 1988;259(18):2730-6.
6. Rabello E. Balística forense. 3.ed. Porto Alegre: Sagra-DC Luzzatto Editores; 1995.

7. Barach E, Tomlanovich M, Nowak R. Ballistics: a pathophysiologic examination of the wounding mechanisms of firearms. Part II. Trauma. 1986;26(4):374-83.
8. Scott R. Pathology of injuries caused by high-velocity missiles. Clinics in Laboratory Medicine. 1983;3(2):273-94.
9. Barach E, Tomlanovich M, Nowak R. Ballistics: a pathophysiologic examination of the wounding mechanisms of firearms. Part I. J Trauma. 1986;26(3):225-35.
10. Cheng XY, Feng TS, Liu YQ et al. Wounding properties of steel pellets with different velocities and quality on soft tissue of dogs. J Trauma. 1988;28(1):s33-6.
11. Amato JJ, Billy LJ, Lawson NS, Rich NM. High velocity missile injury. An experimental study of the retentive forces of tissue. Amer J Surgery. 1974;127(4):454-9.
12. Tochetto D. Balística forense. Aspectos técnicos e jurídicos. Porto Alegre: Sagra Luzzatto; 1999.
13. Berlin RH, Gelin LE, Janzon B et al. Local effects of assault rifle bullets in live tissues. Acta Chir Scand Suppl. 1976;459:5-84.
14. CBC. Companhia Brasileira de Cartuchos.
15. Fackler ML, Bellamy RF, Malinowski JA. The wound profile: illustration of the missile-tissue interaction. J Trauma. 1988;28(Suppl. 1):S21-9.
16. Swan KG, Swan RG, Levine MG, Rocko JM. The U.S. M-16 rifle versus the Russian AK-47 rifle. A comparison of terminal ballistics. Amer Surg. 1983;49(9):472-6.
17. Fackler ML. Carta ao editor. J Trauma. 1989;29(5):703-4.
18. Hopkinson DAW, Marshall TK. Firearms injuries. Brit J Surg. 1967;54(5):344-53.
19. Kahnoski RJ, Lingemen JE, Coury TA et al. Combined percutaneous and extracorporeal shock wave lithotripsy for staghorn calculi: an alternative to anatrophic nephrolithotomy. J Urol. 1986;135: 679-81.
20. Hércules H de C. História da medicina legal. Rev Acad. 1988; 2(2):538.
21. Callender GR. Wound ballistics mechanism of production of wounds by small arms bullets and shell fragments. War Med. 1943;3:337-50.
22. Callender GR, French RW. Wound ballistics studies in the mechanism of wound production by rifle bullets. Mil Surg. 1935;77:177-201.
23. Berlin RH, Janzon B, Lidén E et al. Terminal behaviour of deforming bullets. J Trauma. 1988;28(1)Suppl:s58-62.
24. Berlin RH, Janzon B, Rybeck B et al. A proposed standard methodology for estimating the wound capacity of small calibre projectiles or other missiles. Acta Chir Scand Suppl. 1982;508:11-29.
25. Janzon B. Edge, size and temperature effects in soft soap block simulant targets used for wound ballistic studies. Acta Chir Scand Suppl. 1982;508:105-22.
26. Scepanovic D, Alberht M, Erdeljan D. A method for predicting effects of military rifles. Acta Chir Scand Suppl. 1982;508:29-37.
27. Tikka S, Lotjonen V, Cederberg A, Rokkanen P. The behaviour of three standard small calibre projectiles in soap block. Acta Chir Scand Suppl. 1982;508:89-99.
28. Fackler ML, Bellamy RE, Malinowsky JA. A reconsideration of the wounding mechanism of very high velocity projectiles. Importance of projectile shape. J Trauma. 1988;28(Suppl.1):63-7.
29. Wilber CG. Ballistic science for the law enforcement officer. (citado por Fackler ML em 7). Springfield. Illinois: Thomas; 1977. p. 127.
30. Charters ACIll, Charters AC. Wounding mechanism of very high velocity projectiles. J Trauma. 1976;16(6):464-70.
31. Orlowsky T, Piecuch T, Domaniecki J, Badowsky A. Mechanisms of development of shot wounds caused by missiles of different initial velocity. Acta Chir Scand Suppl. 1982;508:123-7.
32. Ragsdale BD, Josselson A. Predicting temporary cavity size from radial fissure measurements in ordnance gelatin. J Trauma. 1988;28(Suppl.1):S5-9.
33. Liu YQ, Wu BJ, Xie GP, Chen ZC, Tang CG, Wang ZG. Wounding effects of two types of bullets on soft tissue of dogs. Acta Chir Scand Suppl. 1982;508:197-210.
34. Wang ZG, Feng JX, Liu YQ. Pathomorphological observations of gunshot wounds. Acta Chir Scand Suppl. 1982;508:185-95.
35. Zhang D, Qian C, Liu Y et al. Morphopathologic observations on high-velocity steel bullet wounds at various intervals after wounding. J Trauma. 1988;28(1):s98-104.
36. Janzon B, Seeman T. Muscle devitalization in high energy missile wounds, and its dependence on energy transfer. J Trauma. 1985;25(2):138-44.
37. Scepanovic D, Alberht M, Erdeijan D et al. Evaluation of the new type of military bullet and rifling. J Trauma. 1988;28(Suppl.1):s68-72.
38. Tikka S, Cederberg A, Levanen J, Lotjonen V, Rokkanen P. Local effects of three standard assault rifle projectiles in live tissue. Acta Chir Scand Suppl. 1982;508:61-77.
39. Berlin RH, Janzon B, Lidén E et al. Wound ballistics of Sweddish 5.56rnrn assault rifle AK 5. J Trauma. 1988;28(1)Suppl:S75-83.
40. Fackler ML, Breteau JPL, Courbil LJ, Taxit R, Glas J, Fievet JP. Open wound drainage versus wound excision in treating the modem assault rifle wound. Surgery. 1989;105(5):576-84.
41. Orlowsky T, Domaniecki J, Badowsky A. Effect of missile velocity on the pathophysiology of injuries. Acta Chir Scand Suppl. 1982;508:315-21.
42. Wang ZG, Qian CW, Zhan DC et al. Pathological changes of gunshot wounds at various intervals after wounding. Acta Chir Scand Suppl. 1982;508:197-210.
43. Fackler ML, Bellamy RF, Malinowsky JA. Wounding mechanism of projectiles striking at more than 1,5 km/sec. J Trauma. 1986;26(3):250.
44. Tian-Shun F, Yuyuan M, Rong-Xiang F, Ming L. The wounding characteristics of spherical steel fragments in live tissues. J Trauma. 1988;28(1):s37-40.
45. Hercules H de C, Dias VRR e Oliveira AL. Investigação preliminar sobre variações morfológicas de orifícios de entrada determinadas por modificações da forma e da consistência dos PAF. Poster apresentado no XVII Congresso Brasileiro de Medicina Legal em Porto Alegre, RS, de 8 a 12 de outubro de 2002.
46. Fackler ML, Malinowsky IA. Internal deformation of the AK74; a possible cause for its erratic path in tissue. J Trauma. 1988;28 (Suppl.1):s72-5.
47. Tian HM, Huang MJ, Liu YQ, Wang ZA. Primary bacterial contamination of wound track. Acta Chir Scand Suppl. 1982;508:2659.
48. Schyma C, Hagemeier L, Greschus S, Schild H, Mades B. Visualisation of the temporary cavity by computed tomography using contrast material. Int J Leg Med. Disponível em: edição online. Acesso em: 25 mar. 2011.
49. Liu Y, Li S, Wu B et al. Characteristics of cavities trailing different projectiles penetrating water. J Trauma. 1988;28(1):sI3-6.

CAPÍTULO 18

Estudo Médico-Legal das Baropatias

Hygino de Carvalho Hercules

O ser humano está adaptado para viver em uma mistura gasosa, a atmosfera, que exerce sobre seu corpo uma pressão de 760 mmHg ao nível do mar. Apesar de seus aparelhos respiratório e circulatório estarem preparados para dar o máximo de rendimento nessas condições, guardam certa reserva funcional, que permite ao indivíduo suportar pressões um pouco maiores, ou menores, sem prejuízos para o organismo. Ultrapassado o limiar de tolerância, surgem distúrbios hemodinâmicos e ventilatórios, a princípio reversíveis. Aumentando a variação barométrica ainda mais, aparecem, então, alterações funcionais e estruturais em diversos tecidos. Podemos chamar o conjunto dessas alterações de *baropatias*, ou seja, doenças causadas pela pressão atmosférica. O elemento de composição antepositivo *baro* e o elemento pospositivo *patia* são de origem grega e significam, respectivamente, pressão atmosférica e mal, doença, conforme Houaiss[1].

Para compreender os mecanismos que atuam nas diversas síndromes decorrentes de alterações da pressão ambiental, é necessário recordar alguns princípios da cinética dos gases, que é um capítulo particular da Mecânica.

NOÇÕES BÁSICAS DE CINÉTICA DOS GASES

Várias são as leis que determinam o comportamento dos gases nos diversos fenômenos físicos. A lei de Boyle-Mariotte enuncia: "Sob temperatura constante, o volume ocupado por uma massa de gás é inversamente proporcional à pressão suportada". Assim, quando dobramos a pressão sobre uma massa gasosa, seu volume se reduz à metade, desde que se mantenha a mesma temperatura. Dalton provou que "a pressão exercida por uma mistura gasosa é igual à soma das pressões parciais de cada componente da mistura". A pressão parcial corresponde à pressão que exerceria qualquer dos componentes se estivesse disperso sozinho por todo o espaço ocupado pela mistura. Além do mais, importa saber que "a concentração de um gás dissolvido em uma massa líquida é diretamente proporcional à pressão exercida pela fase gasosa da mistura líquido-gás". É a chamada lei de Henry. Isso significa que, se aumentar a pressão parcial de um dos gases do ar inspirado, sua quantidade dissolvida no sangue aumentará na mesma proporção; e que variações para menos também serão acompanhadas com a mesma intensidade.

BAROPATIAS

As alterações provocadas no organismo pela permanência em ambientes de pressão muito alta, ou muito baixa, bem como as decorrentes de variações bruscas da pressão ambiental, podem ser englobadas sob a denominação genérica de *baropatias*.

Estão preferencialmente sujeitos a baropatias os indivíduos que precisam trabalhar em ambientes pressurizados, como mergulhadores e mineiros, bem como os que correm o risco de descompressão de ambientes artificialmente mantidos a pressão normal, como aviadores. Mas há efeitos maléficos advindos da pressão atmosférica normalmente baixa, vigentes nas grandes altitudes. Dentro das baropatias também são incluídas as alterações produzidas pelas ondas de choque das explosões.

Na imensa maioria dos casos, as baropatias são de causa acidental e relacionadas ao trabalho. Mas as causadas por explosões tanto podem ser acidentais como decorrentes de ação criminosa terrorista em tempos de paz. Em conflitos armados, as lesões por explosões chegam a causar maior número de baixas do que os tiros de fuzil ou metralhadora.

BAROPATIAS DECORRENTES DA PERMANÊNCIA SOB PRESSÕES MUITO BAIXAS[2]

A pressão atmosférica normal resulta do peso das diversas camadas de ar sobre a superfície terrestre. Ao nível do mar, corresponde ao peso de uma coluna de mercúrio com 760 mm de altura, ou seja, 1 atm (atmosfera). Isso significa que, à medida que se atinge altitude maior, diminui proporcionalmente a pressão exercida pelo ar. Em seu livro sobre Medicina das Grandes Altitudes, Heath e Williams[2] reconhecem que não há consenso quanto ao que se deve considerar como grande altitude, mas estabelecem o limite de 3.000 m, pois é o nível em que indivíduos normais passam a apresentar sintomatologia relacionada à queda da tensão do O_2 no ar inspirado. A uma altitude superior a 5.800 m, o organismo já não consegue mais se adaptar, pois a pressão atmosférica está reduzida a pouco menos da metade de seu valor normal. É o que esses autores chamam de altitudes extremas.

De acordo com a lei de Dalton, a pressão parcial do oxigênio (pO_2) também está reduzida na mesma proporção. Ao nível do mar, ela é de 159 mmHg (20,93% de 760 mm). A 3.500 m de altitude, com pressão atmosférica de 493 mmHg, reduz-se para cerca de 103 mmHg (20,93% de 493), o que é insuficiente para manter a oxigenação do sangue e dos tecidos em nível satisfatório sem a interferência de mecanismos de ajuste do organismo. Mas o mais importante para a oxigenação do sangue é a pressão parcial do oxigênio no ar alveolar. E esta é ainda menor, pois que se tem que subtrair a pressão exercida pelo vapor d'água dentro do espaço alveolar, que é de 47 mmHg. Assim, ao nível do mar, a pO_2 alveolar é, na realidade, de 149 mmHg (20,93% de 713 mm).

Conforme aumenta a altitude, reduz-se ainda mais a quantidade de oxigênio do ar inspirado. Além disso, como a tensão do vapor de água no ar alveolar não sofre variação, já que depende apenas da temperatura do corpo, grande parte da pressão interalveolar passa a ser exercida por esse vapor. A 12.800 m, é necessário respirar oxigênio puro para manter em nível satisfatório a pressão parcial desse gás no ar alveolar.

A concentração do O_2 no sangue que chega aos tecidos depende, sucessivamente, do teor desse gás no ar inspirado, da ventilação pulmonar, da difusão dele para o sangue através da barreira alveolocapilar e da capacidade de transporte do sangue arterial. Chegando aos tecidos, o aproveitamento do O_2 pelas células fica na dependência da sua difusão através da parede dos capilares, do interstício e das membranas celulares. Só depois disso é que alcança as mitocôndrias, organelas celulares em que será utilizado. Ao longo desse caminho, o O_2 perde pressão cada vez que tem que ultrapassar uma barreira – é a cascata do O_2.

Quando o indivíduo é exposto a atmosferas rarefeitas, como as vigentes em grandes altitudes, seu organismo tem que otimizar o transporte do O_2 ao longo desse caminho. Os ajustes fisiológicos são feitos em cada uma das etapas. Assim, a renovação do ar alveolar é acentuada pelo aumento da amplitude dos movimentos respiratórios. O estímulo para isso vem da excitação de quimiorreceptores localizados em células dos corpúsculos carotídeos e aórticos, que são sensíveis à diminuição do teor de O_2, ao aumento do teor de CO_2 e à diminuição do pH do sangue arterial. Esses corpúsculos são pequeninos nódulos de tecido neuroendócrino de 2 a 3 mm de diâmetro, muito vascularizados, localizados na túnica adventícia da bifurcação das artérias carótidas e na adventícia da porção ascendente da aorta. No caso, respondem à hipóxia, pois a eliminação do CO_2 não está dificultada nas grandes altitudes.

A difusão do O_2 dos alvéolos para o sangue dos capilares alveolares depende da espessura das membranas a serem atravessadas. Estas são representadas pelo epitélio alveolar, pelo endotélio do capilar, por suas respectivas membranas basais, bem como pelo teor de líquido do interstício alveolar (espaço entre uma e outra membrana basal). Se houver algum grau de edema da parede alveolar, aumenta o espaço a ser atravessado e fica prejudicada a difusão do O_2 (Figura 18.1).

Quando se é exposto a redução do O_2 no ar alveolar por tempo prolongado, a hipóxia do sangue que passa pelos rins estimula a produção de um hormônio – a *eritropoietina* – a partir das células justaglomerulares (células especializadas, com capacidade de secretar hormônios, situadas no polo vascular dos glomérulos renais). Esse hormônio atua na medula óssea, fazendo com que haja maior produção de glóbulos vermelhos para o sangue. A partir daí, ocorre aumento da dosagem da Hb, do número das hemácias e do hematócrito (percentagem ocupada pelas hemácias em um tubo calibrado, depois da centrifugação do sangue). Com isso, o sangue passa a captar e a transportar maior quantidade de O_2 para os tecidos. Astrônomos levados ao alto do vulcão Mauna Kea, no Havaí (4.500 m), já mostravam elevações significativas desses parâmetros do sangue após 5 dias de permanência no local. Com o retorno ao nível do mar, em cerca de 20 dias tudo volta ao normal. É interessante notar que indivíduos que moram em altitudes em torno de 3.000 m desde o nascimento não apresentam essa resposta hematológica. O ajuste é feito principalmente por um aumento da capacidade funcional dos pulmões e por um aumento do fluxo sanguíneo alveolar. Mas os que habitam locais a mais de 4.300 m apresentam hematócrito muito elevado, chegando a 70%, quando o normal ao nível do mar é de 40% a 45%.

Na vigência de hipóxia, o transporte e a difusão do O_2 nos tecidos são favorecidos pelo aumento do número de capilares que se abrem. Além do mais, principalmente nas células musculares, existe uma proteína – a mioglobina – que ajuda molecularmente o deslocamento do oxigênio para o interior das células. Os habitantes das grandes altitudes têm teor bem maior de mioglobina nos tecidos do que os do nível do mar.

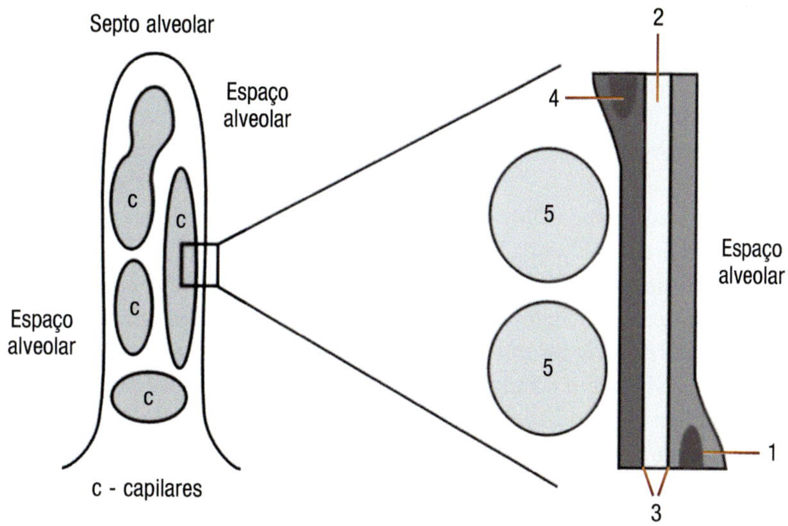

Figura 18.1 – À esquerda, esquema de um septo alveolar. A parte realçada por um quadrado é a membrana alveolocapilar, que aparece muito ampliada à direita: **1.** epitélio alveolar; **2.** interstício; **3.** membranas basais; **4.** endotélio do capilar alveolar; **5.** hemácias. O oxigênio tem que se difundir do espaço alveolar para a luz dos capilares alveolares, onde estão as hemácias.

Outro ajuste fisiológico à hipóxia é um maior tônus das artérias e arteríolas pulmonares, aumentando a resistência ao esvaziamento do sangue das cavidades do lado direito do coração. Isso promove distensão do átrio direito, o que propicia estímulo para a liberação do chamado *hormônio natriurético atrial*, presente nas suas células musculares. Esse hormônio tem ação diurética, fazendo o indivíduo perder líquido.

Apesar de todos esses mecanismos fisiológicos de defesa, a possibilidade de o organismo se reequilibrar depende da altitude atingida, do tempo gasto na subida e do tempo de permanência lá. A velocidade ascensional é muito importante no aparecimento dos sintomas agudos da hipóxia. Por exemplo, voos em aviões providos de cabines não pressurizadas expõem o piloto a hipóxias de evolução rápida, sem tempo para acomodação. Nesses casos, costuma-se observar excitação mental, euforia, tagarelice, crises de riso ou de choro, irritabilidade e aparecimento de ideias fixas. Usando-se cabines de descompressão construídas para fins experimentais, tem sido notada dificuldade em obedecer a ordens mais complexas, efetuar cálculos, executar testes de memória ou analisar dados. São efeitos semelhantes aos da embriaguez alcoólica leve. A uma altitude simulada de 8.000 m, durante 15 minutos, nenhum indivíduo foi capaz de manter estado de consciência útil para as tarefas mais simples. Mas a escalada de montanhas provê tempo suficiente para que o indivíduo acione seus mecanismos de regulação. Contudo, a conquista do Monte Everest (8.800 m), em 1952, só foi possível graças ao uso de oxigênio suplementar pelos alpinistas.

A incapacidade de adaptação dos recém-chegados às grandes altitudes, ou a perda dessa adaptação por parte dos seus habitantes, provoca o aparecimento de sintomatologia de gravidade variada conforme as condições enfrentadas. Esses distúrbios são conhecidos como “mal das montanhas” ou “doença das montanhas” (DM).

Doença das montanhas

Costuma aparecer nos recém-chegados, em média, depois de 12 horas, mas o tempo pode variar entre 6 e 96 horas, na dependência da suscetibilidade individual. O mais comum é que apareça quando se chega aos 3.000 m, mas pode ocorrer também em altitudes menores, como pouco mais de 2.000 m. Heath e Williams[2] a dividem, conforme o quadro clínico, em formas agudas e na forma crônica, conhecida como doença de Monge. Entre as agudas, a mais comum é a forma clássica benigna. São muito menos frequentes as formas agudas malignas, com edema pulmonar, edema cerebral ou ambos. A diferença fundamental entre as formas benigna e maligna é a existência de importante distúrbio da coagulação sanguínea, com forte tendência para a ocorrência de tromboses vasculares na forma maligna. Além disso, a primeira pode ser tratada no local em que se acha o paciente, mas a remoção para locais mais baixos é imperiosa nas formas malignas, sob pena de se o perder.

• Forma clássica

Quando se faz uma ascensão a 4.000 m de modo rápido, sua incidência sobe para até 75% das pessoas expostas. O sintoma principal é a dor de cabeça. Geralmente de localização frontal, é intensa ao ponto de tornar o indivíduo improdutivo, podendo ser, ou não, associada a embotamento cerebral. Não se sabe a sua causa, mas já foi verificado que há um aumento do fluxo sanguíneo cerebral. Melhora com a hiperventilação pulmonar. Outros sintomas comuns são insônia, fotofobia, anorexia, tonteiras, náuseas e dispneia. Costuma desaparecer com o repouso após 2 a 5 dias. A realização de esforços físicos é causa desencadeante. Por mais paradoxal que pareça, não se pode prever quem apresentará o quadro clínico. Exames prévios denotando bom estado de saúde não são garantia de imunidade, sendo mais comuns em jovens do que em pessoas idosas.

Não se sabe o mecanismo desencadeador da DM. Contudo, parece que há interferência de fatores distintos da hipóxia, pois que há um período de latência entre a chegada à altitude e o surgimento dos sintomas. Uma tendência maior do indivíduo a reter líquidos no organismo poderia ter influência, por aumentar a distância entre o ar alveolar e o sangue dos capilares alveolares (Figura 18.1) por causa do aumento do espaço intersticial, o que dificultaria o transporte do O_2 para o sangue, com agravamento da hipóxia. Em apoio a essa teoria está o fato de que foi constatado que pessoas com atividade menor do hormônio natriurético atrial ao nível do mar têm incidência maior da DM quando expostas à hipóxia hipobárica das grandes altitudes. Além disso, as células justaglomerulares renais, já citadas anteriormente, produzem outra substância, a *renina*, que é capaz de aumentar a atividade da aldosterona, cuja ação é oposta à do hormônio natriurético atrial, retendo sódio e água. Esses indivíduos costumam reter maior quantidade de líquidos. Outro argumento é a eficácia de diuréticos como a acetazolamida no tratamento da DM.

• Edema pulmonar das grandes altitudes

É um quadro agudo, de aparecimento brusco, que pode não ter sintomas prévios de alerta. Em alguns casos, é tão rápido que o indivíduo parece estar sendo afogado em seus próprios líquidos, com sons que lembram gargarejo. É mais comum em jovens sadios da segunda ou terceira décadas sem qualquer patologia pulmonar ou cardíaca.

O início dos sintomas aparece 1 a 3 dias depois da chegada à altitude, podendo demorar até 10 dias. Costuma ocorrer em subidas rápidas a níveis superiores a 3.000 m. Na maioria das vezes, ocorre quando a subida rápida é seguida de imediato por trabalho físico intenso. Mesmo os habitantes (*highlanders*) são acometidos, bastando para isso que passem um período ao nível do mar, de duração que varia entre 1 dia e até 6 meses. Na verdade, é mais comum nesse grupo de indivíduos do que nos recém-chegados. Um estudo feito em Leadville, Colorado, em local a 3.100 m, mostrou que apenas 2 em 39 casos diagnosticados eram de recém-chegados, o restante era de *highlanders*. Ficou demonstrado o maior risco para essas pessoas, assim como uma tendência familiar nítida na distribuição dos casos.

Se forem computados todos os casos, incluindo alpinistas, soldados, turistas, a incidência fica em torno de 1,5%. Incluindo os casos mais leves, diagnosticados apenas quando se faz radiografia do tórax, sobe para 6% dos indivíduos expostos ao risco. Quando se faz a contagem apenas entre aqueles que já tiveram um episódio desse edema, a incidência sobe para 66%.

Os pacientes queixam-se de moleza, falta de ar, cefaleia e tosse seca. O exame físico revela cianose acentuada, estertores de intensidade crescente à ausculta pulmonar, seguidos de eliminação de uma espuma rósea densa pelas narinas e pela boca. Há aumento do som de fechamento da válvula pulmonar à ausculta cardíaca, aumento da frequência respiratória, que pode chegar a 40/min, taquicardia e diminuição da pressão arterial. Por vezes, há febre de pequena intensidade, sem alterações sugestivas de infecção no hemograma. Os exames revelam aumento acentuado do hematócrito e da densidade urinária, sugerindo uma hemoconcentração. A radiografia de tórax evidencia imagens nodulares hipotransparentes, distribuídas de modo irregular nos campos pleuropulmonares, sem o predomínio para-hilar que se nota no edema causado por insuficiência cardíaca esquerda. A artéria pulmonar e seus ramos principais estão dilatados. Com a regressão do quadro clínico, uma nova radiografia mostra aspecto normal após 6 a 48 horas, podendo persistir imagens residuais dos infiltrados nodulares por até 2 semanas.

É comum a associação de sintomas relacionados a trombose de ramos das artérias pulmonares com ou sem infarto pulmonar[2,3]. A tendência à trombose não fica restrita à artéria pulmonar e seus ramos. Pode ocorrer em veias periféricas como as das panturrilhas e as que atravessam o espaço subaracnoideo. Também são vistas nos seios da dura-máter.

O exame anatomopatológico dos pulmões revela aumento de volume e de consistência, congestão e eliminação de líquido espumoso arejado, róseo, da superfície de corte. Os brônquios estão preenchidos por essa espuma. Não é raro acharem-se focos de broncopneumonia. Ao microscópio, os alvéolos estão ocupados por material proteico de composição e forma semelhantes às do que se encontra em recém-nascidos com membrana hialina. Isso sugere que o edema se deva a um aumento da permeabilidade da parede dos capilares alveolares, que deixam passar as macromoléculas proteicas por entre suas células endoteliais. O aspecto das artérias e arteríolas pulmonares depende de se tratar de *highlanders* ou de recém-chegados. No caso dos habitantes antigos da região, os vasos arteriais revelam espessamento das paredes, conforme se observa em qualquer indivíduo do grupo; nos recém-chegados, não há alterações. Trabalhos feitos com cateterismo cardíaco demonstraram que a pressão sanguínea nas veias pulmonares e no átrio esquerdo não está aumentada.

A explicação para esse aumento da permeabilidade da microcirculação pulmonar pode ser a súbita elevação da pressão arterial pulmonar em função da hipóxia. Como as artérias pulmonares dos *highlanders* são mais ricas em fibras musculares e o seu coração tem hipertrofia do ventrículo direito, a hipóxia, ao promover o espasmo das artérias e arteríolas pulmonares, produz uma brusca hipertensão pulmonar. Como, de acordo com alguns autores, nem todas as arteríolas são contraídas, os capilares alimentados pelas não contraídas ficam mais expostos ao trauma mecânico de uma pressão exagerada e deixam escapar as proteínas do plasma para o setor extravascular, ocasionando o edema.

Outro fator a ser considerado é que o sangue dos *highlanders*, que tem uma quantidade bem maior de hemácias que o dos habitantes do nível do mar, sofre uma redução do número de glóbulos vermelhos quando eles vão para regiões baixas, mas mantém o volume plasmático elevado. Essa quantidade maior de volume plasmático, quando eles retornam às grandes altitudes, favorece o acúmulo de líquido nos septos alveolares, agravando a hipóxia por dificultar a difusão do O_2 do ar alveolar para o sangue (Figura 18.2).

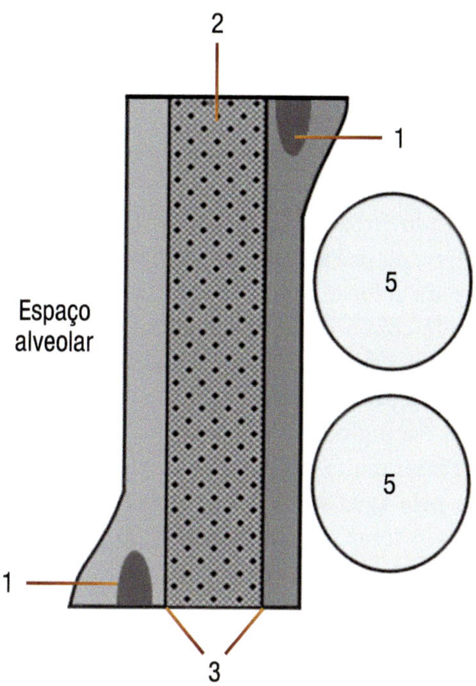

Figura 18.2 – Esquema da membrana alveolocapilar. Nota-se o alargamento do interstício (**3**), que contém muitas macromoléculas (pontos escuros). Comparar com a Figura 18.1.

• Edema cerebral

É uma forma rara da DM. Na série de 1.925 casos indianos relatados por Singh, citado por Heath, houve apenas 25 com a forma maligna cerebral, associados, ou não, ao edema pulmonar. O diagnóstico dessa forma clínica não é fácil, pois sintomas como cefaleia e alterações hemorrágicas focais ao exame de fundo de olho também são observados na forma clássica da DM. O que conduz ao diagnóstico da forma cerebral é o aparecimento de alterações da consciência, ataxia, reflexo de Babinski e disfunção vesical. O fundo de olho revela edema da papila óptica de grau variado. A pressão do líquido cefalorraquidiano está aumentada, mas sua composição química é normal. Se for feita tomografia por computador, observar-se-ão compressão dos ventrículos, diminuição da profundidade dos sulcos cerebrais e alargamento da substância branca, principalmente do corpo caloso. É um quadro gravíssimo, de evolução rápida, que requer imediata remoção do paciente para locais bem mais baixos.

O mecanismo de formação desse edema cerebral não está bem esclarecido, mas se supõe que resulte dos mesmos fatores responsáveis pela retenção líquida que produz o edema pulmonar. Não é por acaso que os dois quadros estão frequentemente associados. Além do mais, verificou-se que o fluxo sanguíneo cerebral está aumentado na fase de instalação do edema. Com o aumento progressivo da pressão intracraniana, contudo, tende a diminuir e a agravar a hipóxia cerebral. Como consequência dessa hipertensão intracraniana, ocorre herniamento do úncus e das amígdalas cerebelares nos casos mais graves. Isso contraindica a realização de punção lombar para colheita do líquido cefalorraquidiano para exame.

Ao lado do edema, ocorre trombose dos seios venosos e das veias da aracnoide, bem como focos de hemorragia subaracnoidea, subcortical, nos núcleos da base e em outras áreas da substância branca cerebral. São lesões irreversíveis, capazes de deixar sequelas incapacitantes se o indivíduo sobreviver.

• Doença de Monge

É a forma crônica da DM. É própria de indivíduos já maduros que habitam há muito tempo nas grandes altitudes. Caracteristicamente, apresentam lábios enegrecidos, mucosas de cor vinhosa muito escura, ambos em função do hematócrito muito elevado dessas pessoas. Os dedos apresentam extremidades em baqueta de tambor. Há diminuição da aptidão aos esforços físicos e sintomas de ordem neurológica, como cefaleia, tonteiras, parestesias e sonolência. São comuns alterações do psiquismo, como irritabilidade, depressão e, até mesmo, alucinações. O fator básico na patogenia é a diminuição da ventilação pulmonar e o consequente prejuízo da oxigenação do sangue, o que estimula ainda mais a produção de glóbulos vermelhos pela medula óssea, em função do aumento da liberação da eritropoietina. A hipertensão pulmonar leve dos *highlanders* agrava-se e torna-se um fator de sobrecarga ao trabalho do coração. Radiografias do tórax revelam alargamento da área cardíaca, com predominância do lado direito e dilatação da sombra da artéria pulmonar. Como é de ocorrência esporádica na população das montanhas, deve haver um fator individual na sua gênese.

Para Heath e Williams[2], os *highlanders* em geral podem ser acometidos de qualquer tipo de patologia pulmonar, de modo semelhante ao que ocorre com os habitantes do nível do mar, por exemplo enfisema. A redução da capacidade vital pulmonar que vai se instalando com o passar dos anos nos que vivem ao nível do mar também acomete os habitantes das montanhas. Quando isso ocorre, dadas as condições ambientais em que vivem, respirando ar rarefeito, a hipóxia torna-se mais intensa, ocorrendo a descompensação dos seus ajustes fisiológicos. Por essa razão, a doença de Monge não é observada em *highlanders* jovens.

Aspectos periciais

A possibilidade de intervenção pericial para avaliar lesões ou doenças decorrentes da permanência em locais de pressão subatmosférica existe quando um trabalhador é deslocado para região montanhosa. Para fazer o diagnóstico da DM, o perito precisa saber se houve exposição de indivíduo não aclimatado, o tempo de permanência na região alta, bem como contar com a ajuda de um bom laboratório para os exames complementares. No Brasil, essa possibilidade é bastante remota, já que não temos montanhas muito altas.

BAROPATIAS DECORRENTES DA AÇÃO DE PRESSÕES ALTAS

Algumas atividades humanas submetem o indivíduo a pressões ambientes superiores à que ele está acostumado ao nível do mar, ou seja, 1 atm. Essa situação ocorre principalmente com mergulhadores, mas também existe no ambiente de trabalho de mineiros que retiram matérias-primas do subsolo. Além do mais, há que se considerar ainda a compressão sofrida por pessoas que passam de um ambiente subatmosférico para a pressão normal ao nível do mar, como na descida abrupta de aeronaves comerciais ou militares.

Se o corpo humano fosse constituído apenas por tecidos incompressíveis, não haveria perigo em se aumentar a pressão ambiente em larga escala. Mas, como há diferenças de elasticidade e de dureza entre os diversos tecidos que o constituem, bem como cavidades pneumáticas naturais, os aumentos da pressão externa levam a compressões que podem traduzir-se por alterações funcionais e orgânicas se não forem contrabalançadas.

Entretanto, o aumento da pressão parcial dos componentes do ar inspirado, por si, é capaz de causar distúrbios relacionados ao aumento da sua concentração no sangue.

Seja qual for o fluido no qual esteja o corpo, gasoso ou líquido, o aumento de sua pressão faz-se de modo igual sobre toda a superfície exposta do organismo, e isso pode trazer consequências prejudiciais ao seu bom desempenho se os mecanismos compensatórios falharem ou forem insuficientes. Aqui, é importante distinguir os efeitos hemodinâmicos, os efeitos tóxicos dos gases respirados e os desequilíbrios de pressão que ocorrem entre o ambiente hiperbárico e alguns setores do organismo, como as cavidades naturais que contêm ar, como a orelha e os seios da face, as vísceras ocas e os pulmões. A incapacidade de igualar as pressões pode causar lesões nessas estruturas. É o que se denomina *barotrauma*.

Barotrauma

O barotrauma é muito mais comum entre mergulhadores, uma vez que, a cada 10 m de profundidade, a pressão ambiente eleva-se de 1 kg/cm^2 (mais ou menos 1 atm). Corresponde ao peso de uma coluna de água com 10 m de altura e 1 cm^2 de base. Assim, a 10 m, o corpo do mergulhador está submetido a 2 atm de pressão (uma do ar e outra dos 10 m de água); a 20 m, está sob 3 atm; e assim por diante.

Se o aumento da pressão ambiente não for contrabalançado por elevação da pressão no interior das cavidades e órgãos que contêm ar, podem ocorrer roturas de membranas de separação, ou alterações circulatórias locais com aparecimento de edema e de equimoses.

Conforme o local do desequilíbrio barométrico, o barotrauma pode ocorrer na orelha, média ou interna, nos seios da face, nos pulmões, na parede do tórax, no tubo digestivo, na região da máscara, ou em dentes que apresentem bolsas de ar no canal radicular. O denominador comum a essas alterações é a obstrução das vias de passagem do ar, o que causa o desequilíbrio entre as pressões vigentes no interior dessas estruturas e a presente no exterior.

No estudo do barotrauma, é importante saber se o mergulho é livre ou se é feito com o auxílio de aparelhos. Estes servem para colocar a mistura respiratória a uma pressão equilibrada com a do meio aquático. Para isso, eles dispõem de um sistema valvular de dupla ação, pelo qual o ajuste entre a pressão ambiente e a da mistura respiratória fornecida é atingido. Se não fosse assim, o mergulhador teria que fazer muito esforço para inspirar contra a pressão exercida pela água sobre o seu tórax. No mergulho sem aparelhos, o tórax do mergulhador vai sendo espremido pela pressão da água.

• Barotrauma auditivo

A orelha média consta de uma cavidade óssea cheia de ar, localizada no osso temporal, ao nível do rochedo, delimitada por fora pelo tímpano e, pela face interior, pela orelha interna. Contém três pequeninos ossos, o martelo, a bigorna e o estribo, que conduzem as vibrações sonoras aos elementos sensitivos da orelha interna. Esta é formada por duas estruturas, a cóclea e o labirinto, responsáveis pela audição e pelo equilíbrio postural, respectivamente. Essas estruturas contêm um líquido que fica separado da orelha média por uma membrana que fecha dois buracos situados na interface óssea entre a orelha média e a orelha interna – as janelas circular e oval. A membrana da janela oval dá inserção ao osso estribo e transmite suas vibrações ao líquido do ouvido interno. A orelha média se comunica com a faringe por meio de um conduto membranoso, a tuba auditiva (trompa de Eustáquio), que serve de passagem para o ar de modo a igualar as pressões nesses dois locais[4] (Figura 18.3A).

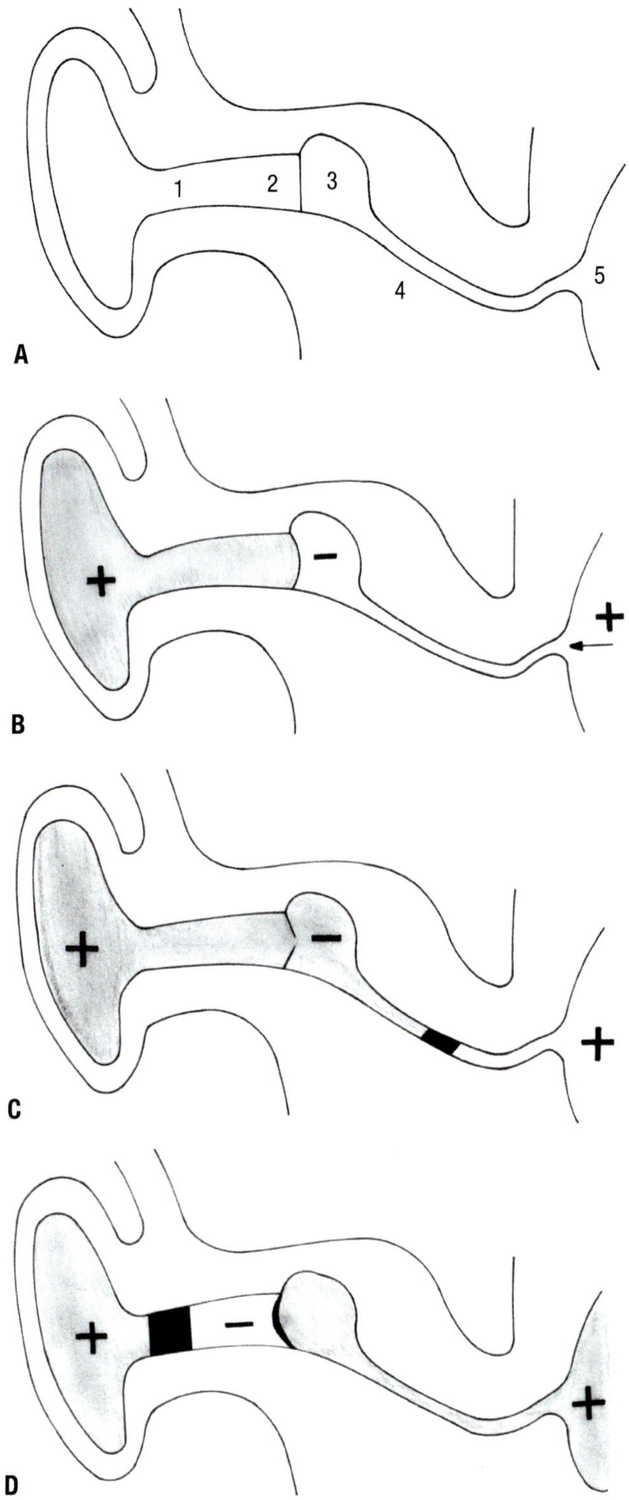

Figura 18.3 – Em **A**, vê-se um esquema da orelha externa, orelha média e da tuba auditiva: **1.** meato acústico externo; **2.** tímpano; **3.** orelha média; **4.** tuba auditiva; **5.** faringe. Em **B**, a pressão externa atua sobre o tímpano e comprime o ar contido na orelha média, que é expulso pela tuba auditiva. Em **C**, a obstrução da tuba não permite equilibrar as pressões e a distensão do tímpano pode chegar à sua rotura, com invasão da orelha média pela água. Em **D**, o meato acústico externo fica com pressão relativamente negativa por causa do tampão, sofrendo pressão positiva de dentro para fora através da tuba auditiva.

Quando o indivíduo mergulha, a pressão da água empurra o tímpano para dentro. Como a pressão também aumenta na faringe, em função do sistema valvular do equipamento, o equilíbrio se faz através da tuba auditiva (Figura 18.3B). A abertura da tuba pode ser facilitada pelo mergulhador por meio de manobras que ele aprende a fazer durante o seu treinamento. Uma delas é a de *Toynbee*, que consiste em tapar o nariz e deglutir. Outra é a de *Valsalva*, em que o indivíduo sopra com força contra nariz e boca fechados[5]. Nas descidas de aeronaves, os passageiros sentem o mesmo incômodo, já que as cabines costumam ser mantidas com pressão interior aproximadamente igual à que existe a 2.440 m de altitude, durante o cruzeiro[5]. Quem já viajou de avião sabe que é bom deglutir, bocejar ou mascar chicletes durante a descida, a fim de aliviar o desconforto auditivo.

Em caso de obstrução da tuba auditiva, a pressão externa força o tímpano cada vez mais para dentro, chegando a rompê-lo nos casos mais graves (Figura 18.3C). Inicialmente, o mergulhador sente dor, que vai se tornando mais intensa à medida que atinge maiores profundidades. No momento da rotura, há alívio da dor, mas ocorre sensação vertiginosa intensa, pela excitação dos elementos da orelha interna pelo ingresso da água fria. É acidente muito grave, já que o mergulhador perde a orientação e pode se afogar. Como norma, são treinados para saber que as bolhas de ar sempre sobem e indicam o caminho a seguir.

O exame otoscópico revela grau variado de lesão do tímpano, desde a simples hiperemia, passando pelo edema, a hemorragia e a rotura. Antes de se dar a rotura, pode haver inundação da cavidade da orelha média por líquido seroso ou hemorragia, o que alivia a diferença de pressão e pode até evitar que o tímpano se rompa. A rotura do tímpano costuma curar espontaneamente na maioria dos casos[5].

A sobrecarga de pressão na orelha média pode causar a rotura da membrana que fecha a janela redonda e separa o ar nele contido do líquido da orelha interna. É o barotrauma da orelha interna, que também produz sintomas vertiginosos, surdez e zumbido.

Diante do exposto, torna-se óbvio que há contraindicação ao mergulho de pessoas portadoras de qualquer tipo de inflamação das vias aéreas superiores, por exemplo resfriados, capazes de entupir a tuba auditiva com secreções mucosas.

No caso de aviadores, é importante comentar também a possibilidade de barotrauma na subida. Nas aeronaves não pressurizadas, a redução rápida da pressão atmosférica durante a subida faz com que a pressão do ar contido na cavidade timpânica fique maior do que a do ambiente. Nessas circunstâncias, o tímpano fica estufado para fora, em direção à orelha externa. Quando a diferença de pressão atinge 15 mmHg, a tuba se abre e deixa escapar o ar da orelha média para a faringe, igualando as pressões[5]. Qualquer um de nós já sentiu estalidos no ouvido ao viajar de automóvel para as regiões serranas.

No caso de haver obstrução unilateral das tubas auditivas, ao subir, o mergulhador experimenta uma diferença de pressão de uma orelha média com relação à outra. Isso produz sensação vertiginosa que é chamada de *vertigem alternobárica*[6].

Situação semelhante pode surgir quando um mergulhador usa tampões auditivos. O meato acústico externo fica fechado por fora pelo tampão e, por dentro, pelo tímpano. Assim, como o aumento da pressão exterior não pode ser comunicado a esse espaço, ele fica com pressão relativamente baixa. O tímpano, então, fica abaulado para fora por causa da pressão que vem pela tuba. É o que se chama de *ouvido reverso* (Figura 18.3D). O resultado é congestão, edema e, às vezes, derrame seroso ou hemorrágico para o meato acústico externo, a partir do tímpano e da pele do meato[38].

Como o barotrauma auditivo é inerente a certas atividades profissionais, além de ocorrer no mergulho esportivo, constitui motivo para lides em ações trabalhistas. Os peritos são chamados a examinar os casos agudos e a reconhecer as possíveis sequelas, como perfuração consolidada do tímpano, graus variados de surdez e, raramente, morte por afogamento, resultante de barotrauma auditivo grave com perda da orientação. Na maioria dos casos, um otorrinolaringologista deve ser consultado para avaliar o grau de incapacidade. O exame do paciente deve incluir a otoscopia. Nesse particular, é interessante lembrar que a permeabilidade das tubas pode ser verificada pela realização da manobra de Toynbee durante a otoscopia para ver se ocorre movimentação do tímpano.

• Barotrauma sinusal

Sua ocorrência depende de haver obstrução do orifício de comunicação de qualquer cavidade sinusal com a cavidade nasal. Os seios paranasais se abrem no espaço formado pelos cornetos, projeções ósseas em forma de concha que partem da parede lateral das fossas nasais. Como os cornetos são revestidos pela mucosa nasal, os processos inflamatórios dessa membrana reduzem o espaço por eles delimitado, podendo chegar a fechar os meatos (orifícios de drenagem dos seios). A impossibilidade de equalização das pressões dentro dos seios e na cavidade nasal cria condições para a instalação do barotrauma. Na descida, o ar contido nos seios mantém-se à pressão vigente ao nível do mar, uma vez que sua cavidade não se comunica mais com a cavidade nasal. Isso cria uma diferença de pressão em que a vigente no ambiente de mergulho é superior à sinusal. Como esta fica relativamente negativa, os vasos da mucosa sinusal ficam congestos e, com o aumento da diferença tensional, ocorrem edema, derrame seroso e mesmo hemorragia para o interior da cavidade. Essas alterações são acompanhadas de dor intensa, que inviabiliza a continuação do mergulho. Quando o mergulhador sobe, as pressões dentro e fora das cavidades paranasais tornam a se equilibrar, mas a inflamação e os derrames líquidos persistem e podem ser complicados por infecção secundária. O exame radiológico demonstra a presença do derrame sinusal, se for o caso.

• Barotrauma dental

Mergulhadores que tenham dentes submetidos a tratamento do canal radicular, em que parte dele contenha ar, podem acusar dor tanto na descida como na subida. Ao descerem, a pressão relativamente maior nos vasos dos alvéolos dentários e na raiz produz inundação do espaço livre do canal por líquido seroso, ou mesmo sangue. Ao subir, a expansão do ar do canal empurra esses líquidos contra o ápice dentário, causando dor intensa por compressão dos filetes nervosos apicais.

• Barotrauma digestivo

É raro. Resulta de distensão aguda de uma víscera oca pela diminuição da pressão ambiental. Ocorre no estômago por falhas no equipamento de mergulho ou por causa de deglutição de ar por mergulhadores inexperientes, no meio hiperbárico. Durante a subida, o ar deglutido expande-se e distende o estômago. Se a subida for muito rápida, como em casos de pânico, ou a partir de razoável profundidade, a parede gástrica não resiste e se rompe. O ar é expelido para a cavidade peritoneal, causando um pneumoperitônio. Um exame radiológico confirma a suspeita clínica diante da dor e da distensão abdominal. O tratamento baseia-se na punção abdominal para esvaziar o gás e, em seguida, cirurgia para suturar o estômago[7].

Como a produção de gás continua no intestino grosso, durante a permanência no ambiente profundo, o mergulhador continua a acumular gases intestinais. Quando da subida, esses gases se dilatam e tendem a ser expelidos, causando flatulência, por vezes embaraçosa. Não sendo expelidos, podem causar distensão e cólica abdominais.

• Barotrauma torácico

A caixa torácica, com suas paredes semirrígidas, é pouco compressível, e, quando o indivíduo se submete a pressões crescentes, reduz seu volume dentro de certos limites. Nos casos de mergulho livre, sem o auxílio de aparelhos, a massa de ar contida nos pulmões não varia, mas vai reduzindo seu volume à medida que aumenta a profundidade. A 10 m (2 atm de pressão), reduz-se à metade o volume pulmonar, de acordo com a lei de Boyle-Mariotte; a 50 m, a redução volumétrica deveria atingir cerca de 1/6 do normal. Isso provoca grande aumento da curvatura costal, com possibilidade de fratura. Entretanto, a existência de mecanismos compensatórios, como a elevação diafragmática e o deslocamento de sangue para os vasos intratorácicos, permite ao homem descer, impunemente, a profundidades ainda maiores. O aumento do volume sanguíneo nos vasos torácicos e pulmonares pode atingir mais de 1 L e, por sua relativa incompressibilidade, compensa a redução do volume dos gases alveolares.

Havendo-se ultrapassado os limites referidos anteriormente, a pressão intra-alveolar não aumenta mais na mesma proporção da pressão ambiente. Os alvéolos, então, não podendo mais reduzir seu volume, passam a ter pressão menor que a intravascular e são inundados por líquido de edema.

Nos casos em que o mergulhador usa roupas especiais de proteção, a pressão no interior da roupa deve contrabalançar a do meio ambiente. Isso se consegue pressurizando-se o ar no interior da roupa por meio de bombas. Havendo defeito do equipamento e escapamento do ar da roupa, a água comprime a pele e os tecidos superficiais e espreme-os como no mergulho livre, mas com pressões bem maiores.

O barotrauma pulmonar será estudado na seção seguinte, relativa à descompressão.

Intoxicação pelos gases hiperbáricos

Conforme expusemos no início do capítulo, a pressão exercida por cada componente de uma mistura gasosa é proporcional à sua quantidade relativa nessa mistura. Assim, quando aumenta a pressão do ar inspirado, também aumenta, proporcionalmente, a pressão parcial de cada componente. Isso provoca um aumento da concentração de cada gás no sangue, respeitando a sua maior ou menor solubilidade na água.

• Toxidez do nitrogênio (N_2)

Mergulhadores que descem e permanecem por cerca de 1 hora a mais de 40 m de profundidade começam a sentir seus efeitos. São muito semelhantes aos da embriaguez alcoólica, inclusive na sua evolução. Inicialmente, o indivíduo experimenta uma desinibição, certa loquacidade e diminuição do senso crítico. Aos 80 m, há grande diminuição da atenção, da capacidade de trabalho e percepção e da coordenação psicomotora. Aos 120 m, surgem manifestações psicóticas que podem evoluir para um estado maníaco de grande euforia. À fase de excitação, seguem-se depressão e incapacidade de buscar socorro, entorpecimento progressivo e perda da consciência. O nitrogênio hiperbárico atua de modo semelhante aos anestésicos, alterando a polaridade da membrana celular dos neurônios[8]. A substituição do nitrogênio pelo hélio impede a instalação desse quadro clínico por três motivos: 1) seu efeito narcótico é 5 vezes menor; 2) sua solubilidade no sangue é a metade da do nitrogênio e, por ter menor afinidade, elimina-se com mais rapidez; 3) sua densidade é 7 vezes menor, o que reduz a resistência aos esforços respiratórios[8].

• Toxidez do oxigênio (O_2)

Como já vimos no estudo dos distúrbios causados pela redução da pressão ambiente, existe uma cascata decrescente da pressão do O_2 desde o ar inspirado até o que chega às células dissolvido no plasma. Por isso, a sua pressão normal nos tecidos é de apenas 20 a 40 mmHg para uma pressão de 160 mmHg no ar inspirado ao nível do mar (21% de 760 mmHg). Se, porém, o indivíduo respirar O_2 puro, ele já se torna irritante, pois passa a ter uma pressão de 760 mmHg. A uma profundidade de 90 m (10 atm), respirando uma mistura com 50% de O_2, sua pressão sobe para 5 atm.

Cabe lembrar que, normalmente, são produzidos no organismo radicais livres com oxigênio ativo, capazes de lesar as células e de desestabilizar o metabolismo. Contudo, esses radicais são inativados por enzimas como as peroxidases, as catalases e as dismutases. Sob tensões de O_2 maiores, a quantidade desses radicais aumenta proporcionalmente e supera a capacidade do organismo de os inativar. Experiências realizadas fazendo-se o indivíduo respirar oxigênio puro a 4 atm produziram uma tensão desse gás no plasma superior a 1.200 mmHg[8]. Com essa concentração de O_2 nos tecidos, a quantidade de radicais ativos aumenta tanto que passa a haver desintegração das membranas celulares e inibição de enzimas importantes para o metabolismo.

Os neurônios são as células mais sensíveis a esse efeito tóxico. A exposição por meia hora a essas concentrações provoca sérios distúrbios neurológicos, que culminam com convulsões e estado de coma[8]. Camundongos expostos a ambiente de oxigênio puro sob 8 atm morrem em cerca de 20 a 25 minutos. A necrópsia desses animais revelou necrose em núcleos da substância cinzenta cerebral[9].

A fim de se utilizar o potencial destrutivo dos radicais livres em benefício dos pacientes, tem-se utilizado a chamada oxigenoterapia hiperbárica. Está indicada como tratamento principal ou coadjuvante em doenças agudas ou crônicas, de natureza isquêmica, traumática (como as causadas por descompressão intempestiva) ou infecciosa. A listagem das indicações cientificamente reconhecidas para a oxigenoterapia hiperbárica está na Resolução n. 1.457/1995 do CFM. Conforme o caso, o paciente é submetido diariamente a uma ou duas sessões de 60 a 120 minutos dentro de câmaras a 2,5 atm, inalando O_2 puro[10].

• Toxidez do gás carbônico (CO_2)

Os aparelhos do tipo **S**elf-**C**ontained **U**nderwater **B**reathing **A**pparatus (SCUBA) não permitem que a concentração do CO_2 aumente, porque seu sistema de válvulas comporta a expiração para o meio líquido. No entanto, alguns outros equipamentos de circuito fechado fazem a captação desse gás por meio químico. Havendo falha nesse mecanismo, o gás vai se acumulando. Quando a pressão parcial do CO_2 atinge 80 mmHg no ar alveolar, alguns mergulhadores começam a apresentar sintomas de intoxicação. Sentem necessidade de maior esforço respiratório, com aumento do volume por minuto que chega a mais de 10 vezes o valor normal. A partir daí, continuando a aumentar a concentração do gás, começa a se instalar uma acidose respiratória, acompanhada de aumento da pressão arterial. Chega um ponto em que a concentração mais elevada, em vez de excitar, passa a inibir o centro respiratório, porque o acúmulo de acidez deprime a atividade neuronal. O quadro se agrava por depressão das funções cerebrais, sonolência e, por fim, perda da consciência. É interessante notar que, por ter ação vasodilatadora sobre a circulação cerebral, o CO_2 potencializa o efeito tóxico do nitrogênio e do oxigênio[8].

Aspectos periciais

Os acidentes decorrentes da permanência em ambientes de pressão muito alta acontecem com mergulhadores e, às vezes, mineiros. Os aspectos periciais serão estudados mais adiante, ao tratarmos da perícia em acidentes de mergulho.

BAROPATIAS DECORRENTES DE DESCOMPRESSÃO RÁPIDA

As descompressões podem realizar-se da pressão normal para pressões menores ou de ambientes hiperbáricos para o nível do mar. Na primeira hipótese, ora se trata de subida rápida em aeronaves não pressurizadas, ora de acidentes de descompressão explosiva em aviões civis ou militares, decorrentes de combate, atos de sabotagem, de terrorismo, ou qualquer outra causa de rompimento da fuselagem. Na segunda, os profissionais atingidos são mergulhadores e trabalhadores em escavações profundas, como os mineiros.

Quaisquer que sejam os valores barométricos, porém, os fatores que mais importam são a velocidade da descompressão, o gradiente entre os valores inicial e final e o tempo de permanência do indivíduo no ambiente de pressão maior.

Na vigência de descompressão intempestiva, podem ocorrer dois quadros clínicos diferentes, tanto na gravidade e no prognóstico como no mecanismo determinante. São eles: a doença de descompressão; e a embolia traumática pelo ar.

Doença de descompressão

Por volta da metade do século XIX, o desenvolvimento industrial criou a necessidade de se construírem os pilares de pontes e as bases de portos em locais submersos e de difícil acesso. Assim, os engenheiros imaginaram diversos dispositivos de contenção (os caixões) para os operários poderem trabalhar nas profundezas sem que as operações fossem prejudicadas pela água do ambiente. À medida que foram sendo atingidas profundidades maiores e o tempo de permanência submerso foi aumentando, os mergulhadores começaram a apresentar sintomas de uma doença desconhecida até então, apelidada de "mal dos caixões".

Coube ao engenheiro francês Triger, em 1841, fazer a primeira descrição do quadro clínico em operários de uma mina de carvão pressurizada[11]. Paul Bert foi o primeiro a sugerir, em 1878, que o quadro clínico decorria da formação de bolhas gasosas no interior do organismo dos mergulhadores durante e após a subida ao nível do mar[6,11,12]. Mas consta que Robert Boyle, um dos enunciadores da lei de Boyle-Mariotte, já em 1670, havia notado o aparecimento de bolhas no humor aquoso do olho de uma cobra colocada em uma câmara de vácuo[11,13]. Realmente, o elemento fundamental na gênese da doença descompressiva é o aparecimento de bolhas no interior dos líquidos orgânicos. A prova maior, contudo, foi dada por um engenheiro inglês, Moir, que decidiu instalar uma câmara hiperbárica para recomprimir os operários que apresentassem os sintomas da doença e, depois, descomprimi-los gradualmente. Com isso, reduziu o índice de mortalidade de 25% para 1,6% e introduziu, de modo empírico, um tratamento até hoje adotado[11].

Contudo, nas primeiras décadas do século XX, o desenvolvimento da aviação tornou evidente que a descompressão para ambientes de pressão subatmosférica também era capaz de desencadear a mesma sintomatologia, o que obrigou a indústria aeronáutica a vedar os aviões, de modo a permitir que pudessem alcançar maiores altitudes sem inconvenientes para a tripulação e os passageiros. Não sendo tomadas medidas profiláticas, os sintomas da doença de descompressão costumam instalar-se em aviadores quando tenham alcançado e permanecido 20 a 30 minutos a cerca de 11.000 m de altitude. Se a tarefa do piloto incluir exercícios físicos cansativos, o quadro clínico pode começar em níveis mais baixos (8.500 m) em cerca de 43% dos indivíduos[13].

Pela lei de Henry, sabemos que os aumentos da pressão intra-alveolar tendem a forçar os gases do ar a se dissolverem mais intensamente no plasma. Sendo levados aos tecidos em concentração elevada, deslocam-se para o líquido intercelular, também chamado de intersticial, e daí para o setor intracelular, sempre em concentração superior e proporcional à profundidade. O gás mais importante nesse contexto é o nitrogênio, uma vez que não é metabolizado e, por estar presente na atmosfera em grande quantidade, é o principal responsável pelo surgimento das bolhas na doença de descompressão. Mas, na realidade, também participam o oxigênio, o gás carbônico e até o vapor d'água, embora em proporções bem menores em função de sua maior solubilidade e menor pressão parcial[14]. Essas bolhas aparecem em todos os líquidos do organismo, tanto no sangue como no líquido intersticial e no intracelular[14-16].

As bolhas intravasculares são revestidas por uma capa de lipoproteína e, por confluência, vão crescendo e distendendo os vasos. Sabe-se, atualmente, que há aderência de plaquetas sobre essa capa, provocando a liberação de adrenalina, serotonina e do fator III da coagulação[17]. Outros acham que o que desencadeia a agregação plaquetária é a lesão do endotélio vascular pelas pequeninas bolhas[6]. A presença de bolhas no sistema arterial provoca fenômenos isquêmicos localizados, que são agravados pela constrição vascular induzida por aquelas aminas e pela tendência a microtromboses decorrente da liberação dos fatores da coagulação.

Embora de observação e demonstração microscópicas difíceis, tem sido possível constatar a formação de bolhas intracelulares, principalmente em adipócitos, hepatócitos e células da medula espinal.

Alguns fatores tendem a facilitar o aparecimento das bolhas nos tecidos. A maior solubilidade do nitrogênio na gordura faz com que elas apareçam de preferência nos tecidos ricos em lipídios, como o nervoso. As contrações musculares criam locais de redução da pressão tecidual nos seus pontos de inserção, o que tende a formar bolhas nas áreas periarticulares. Tem-se observado, na prática, que a execução de trabalhos árduos predispõe o mergulhador ao aparecimento dos sintomas. Além disso, mesmo seguindo as tabelas de descompressão, algumas pessoas apresentam a doença de descompressão[16].

O quadro clínico da doença de descompressão é polimorfo e de gravidade variável conforme a profundidade e o tempo de permanência submerso. Assim, existem: o tipo 1, com predominância de sintomas musculoesqueléticos, cutâneos e os relacionados a linfonodos; e o tipo 2, mais grave, com sintomatologia cardiorrespiratória, neurológica e a relacionada à orelha interna. Mas há casos em que os sintomas dos dois tipos estão misturados. Como a atitude terapêutica é diferente, conforme o tipo, o diagnóstico diferencial é muito importante[16].

• Tipo 1

O início pode ser insidioso. Começa cerca de meia hora depois da emersão, mas pode ocorrer mesmo após 24 horas[6,16,18]. Se a ascensão for muito rápida e a partir de grande profundidade, pode-se iniciar já durante a subida. Dados da marinha americana informam que 48% dos casos de doença de descompressão começam já na primeira hora após a emersão[16]. A princípio, é uma dor surda, mal localizada, profunda, que se vai agravando com o passar do tempo, podendo tornar-se insuportável. As formas mais leves caracterizam-se por dores nos tecidos relacionados às articulações do cotovelo, do pulso, da mão, do joelho e do quadril. Pode começar com pequena intensidade em pontos ao redor dos joelhos, geralmente próximo de inserções tendinosas que se mostram sensíveis à palpação[6,13,16]. A movimentação dos membros pode aumentar ou não sua intensidade. Com o agravamento da dor, os pacientes assumem atitude antálgica com os membros fletidos, encolhidos, a fim de obter melhora. Por isso, essa forma é chamada pelos autores de língua inglesa de *bends*, que significa "dobras". A melhora das dores nessa posição deve-se ao aumento da pressão nos tecidos periarticulares, que faz diminuir o tamanho das bolhas[12]. Acredita-se que as bolhas comprimem terminações nervosas locais. O exame objetivo mostra que não há bloqueio das articulações, com mobilidade passiva normal. Um problema diagnóstico é que essa dor pode mascarar ou ser confundida com dores decorrentes de traumas sobre os membros. Quando sua localização é torácica ou abdominal, pode resultar de acometimento das articulações costovertebrais, com irradiação em forma de faixa ao redor do segmento afetado. Nesses casos, tem que ser afastada a forma grave com lesão medular[16].

A forma cutânea mais comum caracteriza-se por sensação de picadas esparsas e prurido, seguidos de vermelhidão da pele. Nas formas mais intensas, alternam-se áreas vermelhas com outras pálidas, e mesmo cianóticas, chegando a produzir um aspecto malhado – *cutis marmorata* –, com sensação de espessamento da pele. Essas lesões costumam aparecer primeiro no tórax e no abdome e espalhar-se para os membros[13,16]. Acredita-se que resulta de espasmo dos vasos nutridores causado por bolhas no tecido subcutâneo. Outros admitem embolia gasosa para vasos da microcirculação cutânea[6].

Os linfonodos estão, por vezes, aumentados e doloridos. Os tecidos drenados por eles apresentam edema moderado. Essas alterações resultam de obstrução dos canais e dutos de drenagem por pequeninas bolhas. A recompressão alivia a tumefação e a dor, mas o edema demora um pouco mais para desaparecer[16].

• Tipo 2

É a grave. Pode começar de forma branda, com uma sensação de cansaço que não passa após a emersão, e tende a se agravar, em geral acompanhada por cefaleia. O quadro neurológico afeta ora as funções motoras, ou sensitivas, ora as funções superiores do cérebro. Assim, pode-se perceber: diminuição da força dos membros, que o mergulhador sente pesados; paralisias; incoordenação motora; perturbação do equilíbrio; distúrbios sensitivos, como formigamentos; picadas; sensação de choques elétricos. Outras vezes, o indivíduo sente como se a cabeça estivesse vazia, ou predominam distúrbios do comportamento, até mesmo alucinações, amnésia ou perturbações visuais, como vista turva[16].

Segundo Méliet[6], a forma medular é a mais frequente (50% dos casos). Por vezes, começa com uma dor em forma de punhalada no dorso, mas o mais comum é o início com parestesias nos membros inferiores seguidas de paraplegia. A sintomatologia, no entanto, é variável e depende do setor medular atingido.

Os sintomas respiratórios são tosse, dispneia, taquipneia, sensação de queimação retroesternal e dor que se agrava com a inspiração forçada. A ausculta pulmonar revela estertores subcrepitantes. São acompanhados por taquicardia e, nos casos mais graves, hipotensão e choque. A causa desses sintomas é a formação de numerosas bolhas no interior dos vasos pulmonares[6,16].

Quando as bolhas se formam no líquido dos canais semicirculares e da cóclea, na orelha interna, o indivíduo apresenta um quadro clínico com perda da audição, vertigem, náuseas, vômitos e nistagmo (movimento conjugado de vaivém dos olhos para um dos lados). Essa forma da doença de descompressão tem que ser distinguida do barotrauma da orelha interna e da forma neurológica com predomínio de sintomas cerebelares. Nesta última, porém, não há nistagmo[16].

Cerca de 75% dos indivíduos que trabalham em condições hiperbáricas há longo tempo apresentam alterações ósseas ao exame radiológico. Apresentam-se como imagens de hipotransparência, alternadas com zonas de reação e condensação óssea. Localizam-se preferencialmente na cabeça do fêmur e do úmero e na extremidade superior da fíbula. Parece haver proporção definida entre a gravidade das lesões e o tempo de permanência em condições hiperbáricas. Tem sido encontrada em trabalhadores que nunca sofreram doença de descompressão. A lesão óssea é uma necrose asséptica provocada, ao que tudo indica, pela obstrução de pequenos ramos das artérias nutridoras do osso. A zona de infarto ósseo sofre calcificação por causa da degeneração da gordura da medula óssea, o que torna a imagem radiológica mais densa, hipotransparente. Em geral, não são percebidas pelo paciente, a não ser que haja comprometimento da cartilagem articular. Nesses casos, há dor e manifestações de osteoartrose.

Tanto a doença de descompressão em si como a osteonecrose constam da Lista de Doenças Relacionadas ao Trabalho, atualizada pela Portaria GM/MS n. 1.999, de 27 de novembro de 2023, do Ministério da Saúde[19].

Embolia traumática pelo ar (barotrauma pulmonar)

O barotrauma pulmonar da subida é um dos acidentes mais graves do mergulho. Mas pode ocorrer situação semelhante em Centros de Terapia Intensiva por uma distensão exagerada do pulmão por causa de respiração assistida com pressão positiva exagerada (barotrauma pulmonar iatrogênico). Ocupar-nos-emos basicamente do que resulta da atividade submarina.

É um acidente que acontece na subida. É de instalação súbita e constitui a segunda causa mais frequente de morte nos mergulhos autônomos, superada apenas pelo afogamento[20]. Apresenta diferentes graus de gravidade, dependendo da velocidade da subida, da quantidade de ar contida inicialmente nos pulmões e da proximidade da superfície. Pode surgir inclusive em mergulhos realizados em piscinas com mais de 2 m de profundidade[16,21]. Nos casos mais graves, o mergulhador chega inconsciente à superfície e entra em choque rapidamente. Pode também ocorrer quando a roupa especial pressurizada se romper por acidente em ambiente de pressão bem menor que a vigente em seu interior[22].

Conforme já referimos ao estudar o barotrauma em geral, à medida que o mergulhador afunda, vai encontrando pressões cada vez maiores. A cada 10 m de profundidade, temos mais 1 atm de pressão. No mergulho livre, o tórax vai sendo comprimido, mas quando o mergulhador desce provido de aparelho tipo SCUBA, que lhe forneça o gás à pressão ambiente, isso não ocorre. A massa de ar vai aumentando para manter constante o volume pulmonar, conforme a lei de Boyle-Mariotte. Numa profundidade de 30 m, o volume alveolar teria que diminuir a ¼ do normal por causa da compressão de 4 atm. Assim, mantendo o volume normal, cada alvéolo contém 4 vezes o ar que conteria na superfície[23].

Se o mergulhador subir rápido e não eliminar o ar em excesso, haverá uma hiperdistensão alveolar que poderá chegar ao ponto de romper as suas paredes. Ocorrida a rotura, a pressão do ar forçará sua penetração no tecido conjuntivo de sustentação pulmonar e na rede vascular. Pelo tecido de sustentação, o ar atinge o mediastino, seguindo pela bainha conjuntiva dos brônquios e dos vasos. Alcança a pleura, a partir dos alvéolos mais periféricos. Penetrando nos capilares e nas veias pulmonares, alcança o lado esquerdo do coração e, através dele, os grandes troncos arteriais[16,23]. Assim, o barotrauma pulmonar de subida pode causar pneumotórax, enfisema do mediastino e embolia traumática pelo ar.

A incidência exata da ocorrência do barotrauma pulmonar é muito difícil de ser avaliada se forem considerados os casos mais leves, que passam despercebidos. Mas, considerados os que levam o paciente aos serviços de emergência, nota-se que não são muito comuns. Raymond[24] descreveu nove casos atendidos em um serviço de pneumologia especializado, num período de 6 anos, na cidade de Greenville, Carolina do Norte.

As formas leves de barotrauma causam enfisema do mediastino, que pode estender-se às partes moles do pescoço e da face. Nesses casos, é comum haver dor local e aos movimentos de deglutição. Esse quadro clínico é patognomônico[6]. Os sintomas ora aparecem logo após a subida, ora só são percebidos várias horas depois, como em um dos casos de Raymond, em que o enfisema do pescoço só apareceu na manhã do dia seguinte, associado a disfagia.

Os casos de pneumotórax podem ser acompanhados, ou não, de enfisema do mediastino ou de embolia traumática pelo ar. O volume de ar liberado para a cavidade pleural pode ser pequeno nas profundezas, mas se tornar importante pela sua expansão durante a subida. Aqui, os últimos metros são os mais importantes. Basta recordar que o aumento de volume do ar é de 100% de 10 m até a superfície. Na maioria das vezes, o mergulhador já apresentava bolhas de enfisema, cistos pulmonares ou aderências fibrosas pleurais[25].

A *embolia traumática pelo ar* é, sem dúvida, a forma mais grave do barotrauma pulmonar. Os sintomas começam no fim da subida ou até 10 segundos após a emersão. O mergulhador refere dor torácica e relata uma sensação como se tivesse sofrido um golpe no peito. Como regra, qualquer mergulhador que chegue à superfície inconsciente ou que perca a consciência poucos minutos após a emersão é suspeito de ter embolia gasosa. Contudo, se subir inconsciente, mas recuperar os sentidos após respirar o ar normalmente, não deve estar com embolia[16].

O aparecimento de sinais neurológicos logo após a emersão, como perturbações motoras, sensitivas ou mentais, é indício de embolia traumática pelo ar. No aspecto motor, são descritas sensação de membros pesados, paresias, paralisias, convulsões e parada respiratória; na esfera sensitiva, descrevem-se visão turva, vertigem e dormência nos membros; na parte mental, agitação, estado confusional, torpor e coma. O exame físico revela estertores intensos na ausculta pulmonar, escarros com sangue ou espuma rósea saindo pelas narinas e pela boca. Os sinais circulatórios são taquicardia e acentuada hipotensão arterial que evolui rapidamente para o choque. Mas os sintomas neurológicos variam conforme as áreas cerebrais irrigadas pelas artérias mais comprometidas. Por vezes, o indivíduo perde a consciência sem sintomas prévios[16]. A morte costuma ser atribuída a arritmias cardíacas decorrentes de lesão do tronco cerebral ou de obstrução das artérias coronárias[26].

Como a hiperdistensão pulmonar que causa o barotrauma resulta, em última análise, da não expiração do excesso de ar, qualquer condição que impeça ou reduza muito o fluxo expiratório pode desencadear o quadro. Por isso, pessoas que tenham qualquer tipo de patologia pulmonar que aumente o ar residual não devem mergulhar, a menos que um pneumologista as libere para isso. A asma tem sido considerada uma contraindicação aos mergulhos, mas, recentemente, há uma tendência para liberar os pacientes que tenham asma estável, sob controle[20,27,28]. O mais importante fator de risco tem sido considerado a redução do fluxo máximo expiratório medido no meio e no final da expiração forçada[20,27]. Por isso, o enfisema pulmonar é contraindicação absoluta ao mergulho com aparelhos do tipo SCUBA.

• Anatomia patológica da embolia traumática pelo ar[23]

Os sinais encontrados podem ser alterados pelo tempo transcorrido entre a morte e a necrópsia, bem como pelas condições do mergulho. Nos casos em que a permanência na profundidade tenha sido curta, não se acham alterações decorrentes de um excesso de nitrogênio nos líquidos orgânicos, por não ter havido tempo para isso. Assim, faltam as bolhas nas veias da grande circulação, como ocorre na doença de descompressão. Mas, se o mergulho foi prolongado e a uma profundidade com pressões elevadas, a subida intempestiva não dá tempo para a eliminação do gás dissolvido nos líquidos do organismo. Por isso, após a morte, o corpo trazido para o nível do mar tende a sofrer a influência da descompressão e a formar bolhas de modo difuso, numa verdadeira "doença de descompressão pós-morte".

Ao exame externo, nota-se eliminação de líquido róseo e espumoso pelas narinas e pela boca. Como os casos fatais evoluem rapidamente, pode-se não notar o enfisema das partes moles do pescoço e da face, a menos que faça parte da descompressão generalizada. O ideal é que o corpo seja mantido até o momento da necrópsia sob a mesma pressão a que estava submetido antes do acidente. Dessa forma, evita-se a formação de bolhas indesejáveis nas grandes veias e nos tecidos em geral. A cavidade peritoneal pode revelar distensão do estômago, de alças intestinais e do intestino grosso pela descompressão dos gases que já continham. O exame deve concentrar-se na pesquisa de bolhas de gás no interior das principais artérias, como aorta e seus ramos. Em um caso que examinamos em 1970, pudemos documentar a presença de colunas de ar no interior das artérias gastroepiploica (Figura 18.4), radial (Figura 18.5) e cerebrais (Figura 18.6)[23].

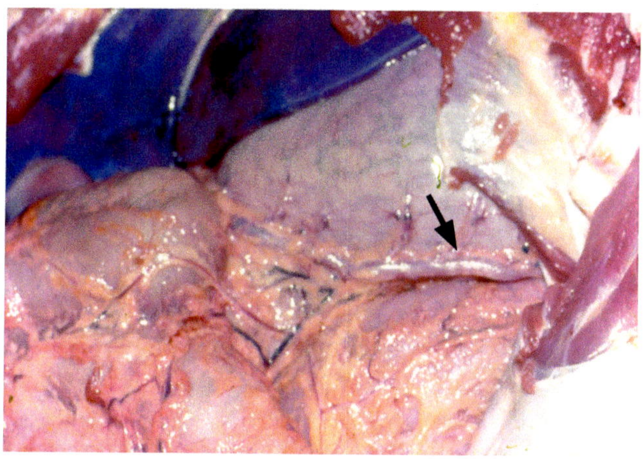

Figura 18.4 – Detalhe da cavidade abdominal, vendo-se a artéria gastroepiploica ocupada por uma coluna de ar (seta).
Fonte: Caso autopsiado pelo autor no IMLAP[23].

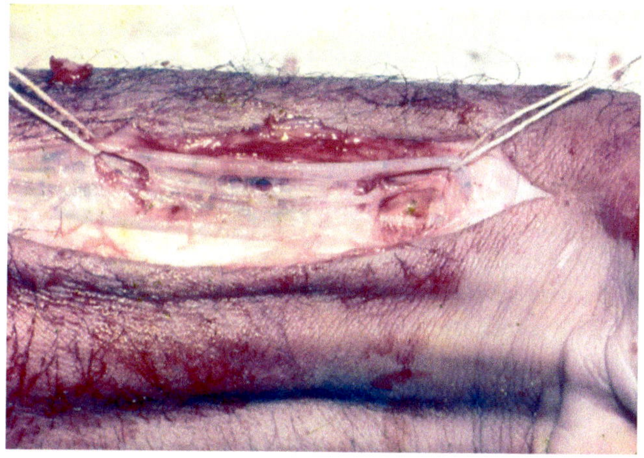

Figura 18.5 – Artéria radial esquerda bloqueada pelo ar. Mesmo caso da Figura 18.4.
Fonte: Caso autopsiado pelo autor no IMLAP[23].

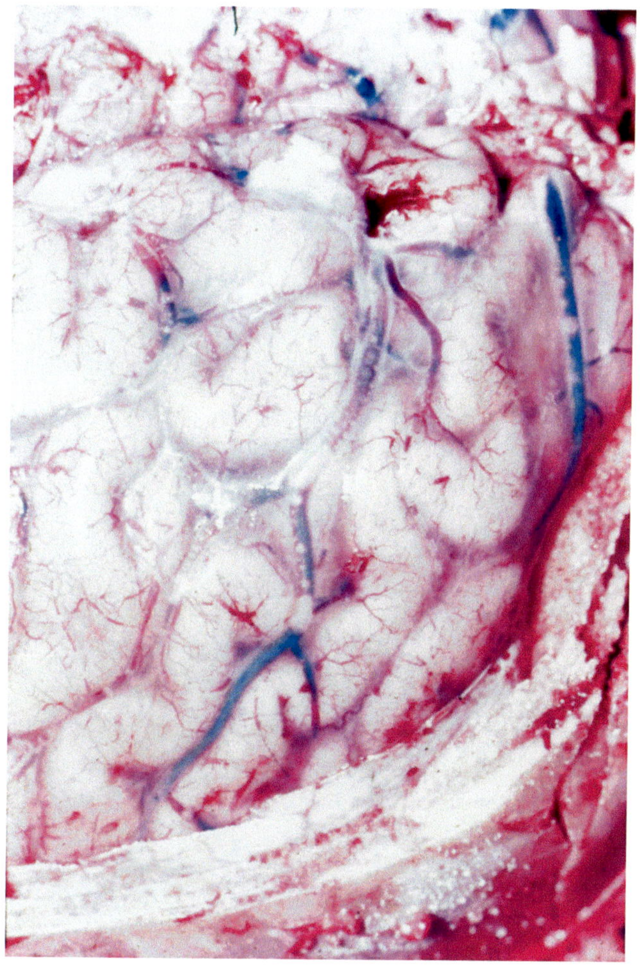

Figura 18.6 – Artérias cerebrais contendo êmbolos gasosos.
Fonte: Caso autopsiado pelo autor no IMLAP[23].

A presença de bolhas nas veias pulmonares e nas cavidades esquerdas do coração (átrio e ventrículo) deve ser procurada, com o cuidado de abri-las sob água, que se coloca dentro do saco pericárdico, de modo a cobrir o coração. Desse modo, se houver ar misturado com o sangue, as bolhas vêm à superfície do nível líquido.

Os pulmões em geral estão distendidos, a menos que tenha havido simultaneamente um pneumotórax. Apresentam desenho lobular salientado através da pleura, com alternância de áreas hemorrágicas e áreas mais claras, percebendo-se aspecto enfisematoso difuso e pequenas bolhas subpleurais (Figura 18.7). Aos cortes, revela áreas de cor vermelho-escura, principalmente nos lobos inferiores, por vezes confluentes, mas alternadas com zonas um pouco mais claras, mormente nos lobos superiores (Figura 18.8). Esse aspecto se deve às roturas dos septos alveolares. A árvore brônquica revela mucosa congesta e está ocupada por espuma rósea abundante (Figura 18.9).

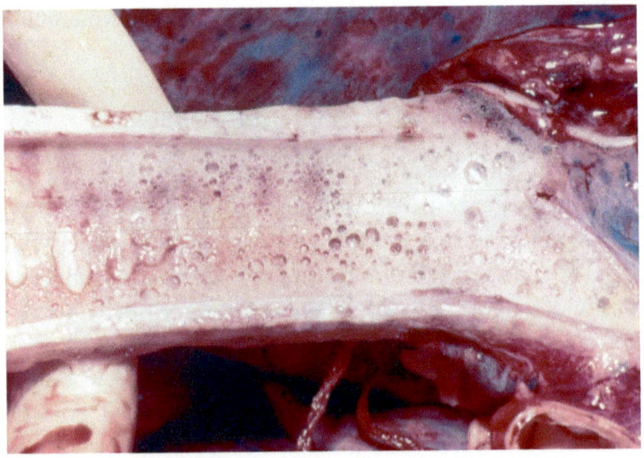

Figura 18.9 – Presença de grande quantidade de espuma na luz traqueal.
Fonte: Caso autopsiado pelo autor no IMLAP[23].

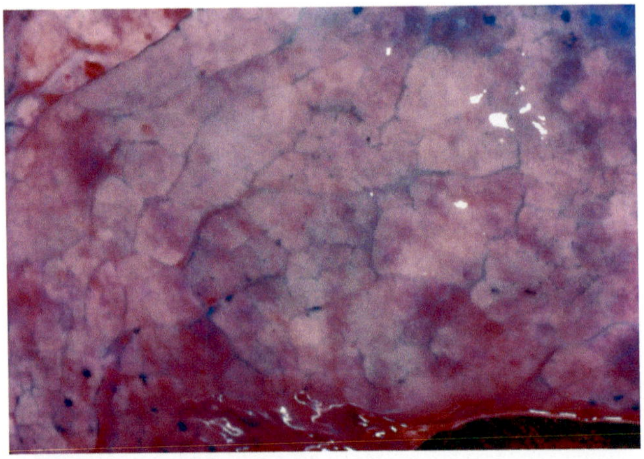

Figura 18.7 – Visão da superfície pulmonar, notando-se distensão difusa do parênquima, realce da lobulação e focos de hemorragia (áreas mais escuras).
Fonte: Caso autopsiado pelo autor no IMLAP[23].

A microscopia dos pulmões evidencia septos interlobulares em que o conjuntivo perivascular e peribrônquico está desgarrado, com rotura de suas fibras (Figura 18.10). Os sacos alveolares estão distendidos e ocupados por líquido de edema, ou sangue, com numerosas imagens circulares vazias que correspondem às bolhas de ar, uma vez que dão reação negativa para gordura. Notam-se septos alveolares rompidos, o que se põe em evidência corando suas fibras elásticas pela orceína (Figura 18.11).

As lesões cerebrais decorrentes da obstrução arterial não costumam ser visualizadas ao exame microscópico por falta de tempo de sobrevida para que o tecido morto exiba o aspecto necrótico. Mas são descritos pequenos focos de hemorragia anular em qualquer parte, inclusive na medula espinhal[2]. Pela mesma razão, não se costuma achar focos de infarto do miocárdio.

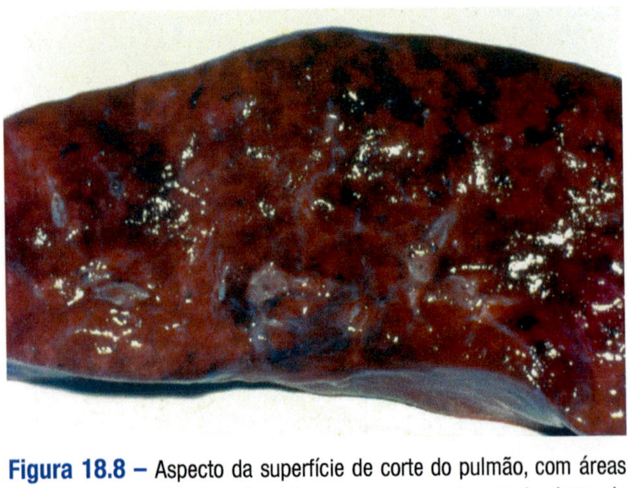

Figura 18.8 – Aspecto da superfície de corte do pulmão, com áreas mais escuras de hemorragia entremeadas com outras mais claras de distensão.
Fonte: Caso autopsiado pelo autor no IMLAP[23].

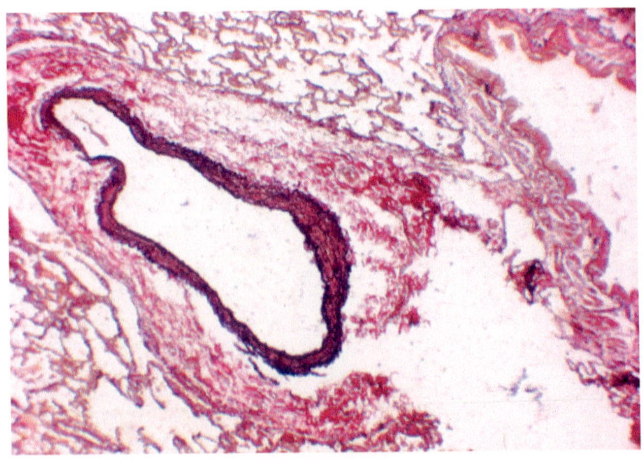

Figura 18.10 – Corte histológico do pulmão que mostra amplo desgarro do tecido conjuntivo perivascular pelo ar sob pressão. O ramo arterial é realçado pela coloração das fibras elásticas de sua parede em cor pardo-escura. Coloração pela técnica da orceína de Weigert. Pequeno aumento.
Fonte: Caso autopsiado pelo autor no IMLAP[23].

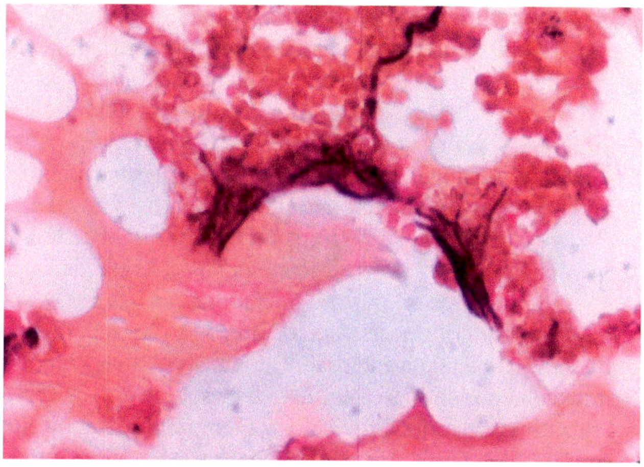

Figura 18.11 – Rotura de um septo alveolar indicada pela interrupção abrupta das fibras elásticas. Coloração pela técnica da orceína de Weigert. Grande aumento.

ASPECTOS PERICIAIS DOS ACIDENTES DE MERGULHO[22,29,30]

O levantamento das causas e consequências dos acidentes de mergulho, bem como a sua prevenção, constituem um capítulo especial da medicina do trabalho. Só nos deteremos nas partes cujo conhecimento poderá ser útil ao perito não especialista. O ideal para esclarecimento de um acidente de mergulho é que os exames sejam deixados a cargo de um grupo especialmente treinado para isso. A equipe mínima deve ser composta por um mergulhador experiente, um médico especializado em medicina submarina, um patologista forense com bom conhecimento dos efeitos das baropatias e um oficial bombeiro ou naval para conexão com as autoridades locais.

Algumas medidas iniciais devem ser tomadas, quando possível, antes que o local do acidente seja modificado. Tudo deve ser fotografado na posição em que for encontrado. Nos casos fatais, a vítima deve ser removida com todo o equipamento que usava para uma câmara hiperbárica mantida na mesma pressão do ambiente em que se deu o acidente. Devem ser anotados os elementos do ambiente, como profundidade, visibilidade, temperatura da água, correntezas, presença de animais potencialmente agressivos, presença de algas e alterações em materiais de suporte, como gaiolas, sinos etc.

No histórico do caso, é importante saber a experiência prévia do mergulhador, se já sofrera acidentes anteriores, qual o tipo de trabalho que estava realizando, por quanto tempo permaneceu submerso e se subiu por suas próprias forças ou foi resgatado da profundidade.

Ainda com relação ao mergulhador, devem-se fazer anotações quanto a seu uniforme e seu equipamento e fotografar as alterações encontradas antes de despir o corpo. É interessante verificar se estava equipado com medidor de profundidade, relógio, lastro de chumbo, faca, meio de comunicação com os outros membros da equipe. A posição da máscara deve ser anotada, bem como o conteúdo de seu espaço. Às vezes, encontram-se água, vômito ou alterações faciais que denotam desequilíbrio de pressão entre esse espaço e o meio ambiente, como no barotrauma, que se acompanha de congestão intensa e edema das conjuntivas oculares e mesmo da pele. A peça bucal deve ser examinada com cuidado, para verificar marcas de mordida que poderiam denunciar a ocorrência de convulsões. O estado geral da roupa deve ser anotado, principalmente se houver rasgos.

Uma parte que não compete ao perito médico, mas é muito importante, é a análise química dos gases contidos nos tubos e no sistema de aeração do equipamento para verificar a proporção de oxigênio e dos outros gases da mistura fornecida.

Nos casos com sobrevivência, que correspondem à maioria, a evolução clínica permitirá fazer o diagnóstico do tipo de barotrauma e de sua extensão. É necessário avaliar se as lesões têm nexo de causalidade com o mergulho, se não foram precipitadas por patologia preexistente ou se se trata apenas de manifestação de doenças prévias, sem relação causal. Conforme já vimos, indivíduos com sinusite, ou otite, são muito mais suscetíveis ao barotrauma.

As sequelas deixadas dependem do tipo de patologia e podem ser detectadas em pouco tempo após o acidente, ou só se manifestar bem mais tarde. Indivíduos que sofreram doença de descompressão podem vir a apresentar infarto ósseo que só trará sintomatologia se houver acometimento do osso subcondral das articulações. As incapacidades porventura persistentes têm que ser avaliadas para fins de indenização. A lista que acompanha a Portaria GM/MS n. 1.999, de 27 de novembro de 2023, do Ministério da Saúde, estabelece os transtornos decorrentes da variação de pressão ambiental no trabalho[19].

Nos casos de morte, a necrópsia tem que ser feita e, de preferência, em ambiente de pressão semelhante à existente no local do acidente, quando isso for possível. O tempo entre o óbito e a necrópsia deve ser abreviado para que não haja uma "doença de descompressão *post mortem*" nem formação de bolhas por putrefação. Além disso, as alterações cadavéricas podem inviabilizar a dosagem de eletrólitos no sangue das cavidades cardíacas para diagnóstico de afogamento.

A inspeção externa vai procurar marcas de elementos da água sobre o corpo, como mordida por animais, escoriações por recifes ou rochas, algas presas nas mãos, lesões de arrastamento, lesões do resgate e alterações próprias das baropatias, inclusive por meio de otoscopia. Deve ser complementada pela medida da temperatura retal o mais breve possível, no sentido de diagnosticar uma possível hipotermia. A hipotermia pode modificar a cor da pele, tornando-a rósea, de modo semelhante ao que se observa em corpos mantidos em refrigeradores.

O exame interno requer cuidados especiais para que se possa detectar a presença de bolhas de gás dentro de veias, artérias e do coração. Alguns patologistas advogam a abertura do tórax dentro da água e a utilização de aparelhos e técnicas requintadas. Achamos que é possível detectar a presença de bolhas nas cavidades cardíacas pela introdução de uma agulha grossa unida a uma seringa com água dentro das aurículas. Se houver gás, surgirão borbulhas dentro da água da seringa. A pesquisa de gás nos ramos arteriais, que é diagnóstica de embolia traumática pelo ar, pode ser feita pela dissecção de artérias periféricas e pela inspeção pura e simples das artérias gastroepiploicas. As artérias da base do cérebro podem ser visualizadas pela abertura do crânio da maneira usual antes de se abrir o tórax. Basta afastar os lobos frontais para inspecionar as cerebrais anteriores e deslocar o lobo da ínsula para visualizar as artérias cerebrais médias.

A presença de bolhas nas veias não serve para fazer o diagnóstico diferencial entre a doença de descompressão e a embolia traumática pelo ar, pois elas aparecem em ambas. Além do mais, a doença de descompressão não costuma ser mortal, a menos que se trate de uma descompressão explosiva.

Como meio subsidiário de valor, pode-se usar a radiologia tanto nos vivos como nos cadáveres. A maior transparência do ar à radiografia permite diagnosticar pneumotórax, enfisema em vários planos do corpo, presença de ar nas cavidades cardíacas etc.

Havendo suspeita de morte por afogamento, os testes apropriados devem ser feitos.

BAROPATIAS POR EXPLOSÕES[31-53]

Explosões, em tempos de paz, costumam ocorrer com finalidade pacífica definida, como abrir túneis, demolir prédios, ou produzir efeitos pirotécnicos em comemorações. Mas também podem ser produzidas com propósitos criminosos, como nos atos de terrorismo, raros em nosso país, e nos atentados contra o patrimônio da rede bancária, cada vez mais frequentes. Além dessas causas, ocorrem as explosões inesperadas, acidentais. Na guerra, são as bombas o meio de combate que mais causa baixas.

Desconsiderando-se as duas Grandes Guerras, a história do século XX registra inúmeros atentados a bomba, principalmente na segunda metade, desde os praticados pelo Irish Republican Army (IRA) contra as forças inglesas de ocupação na Irlanda do Norte até os decorrentes do conflito político-religioso do Oriente Médio.

Ao longo desses anos, a tecnologia tem modificado os explosivos, razão pela qual começaremos por pequeno resumo dos materiais utilizados.

Tipos de explosivos[31,42,48,50]

Em primeiro lugar, cabe recordar os conceitos já expostos no Capítulo 16 – Lesões e Morte por Instrumentos Perfurocontundentes. Armas de Fogo, ao descrevermos a carga de pólvora dos cartuchos das armas de fogo. *Combustão* é uma reação química em que um corpo é queimado com desprendimento de grande quantidade de calor e de gases. Quando a combustão é muito rápida, como na queima da pólvora negra, dá-se o nome de *deflagração* ao processo. Mas, quando a combustão de toda a massa do combustível é praticamente instantânea, fala-se em *detonação*. Uma *explosão* pode resultar tanto de uma detonação como de uma deflagração contida em espaço confinado. Os materiais que queimam lentamente não têm a capacidade de explodir. Desse modo, os explosivos podem ser classificados em *explosivos de alta potência* e *explosivos de baixa potência*.

Explosivos de alta potência detonam mesmo quando não confinados. O primeiro deles surgiu quando foi sintetizada a nitroglicerina, em 1864. Como era um líquido muito instável, e por isso perigoso, sua manipulação requeria cuidados extremos e seu transporte tinha que ser altamente cuidadoso porque explodia com pequenos abalos. Em 1867, Nobel a modificou pela mistura com materiais inertes, o que a tornou mais segura para o uso industrial. Surgia a *dinamite*[50]. Ao longo do século XX, surgiram novos compostos com características de explosivos de alta potência. Atualmente, são divididos em primários e secundários. Os *primários* são detonados tanto por choque mecânico como pelo calor. São exemplos sais de chumbo, como o estifinato e a azida, e o fulminato de mercúrio[48,50], aos quais já nos referimos no Capítulo 16 – Lesões e Morte por Instrumentos Perfurocontundentes. Armas de Fogo, quando descrevemos a mistura iniciadora contida nas espoletas. Os *secundários* necessitam de uma ação iniciadora, que pode ser uma pequena explosão. Ora são substâncias simples (trinitrotolueno – TNT, tetranitrato de pentaeritritol – PETN), ora misturas (dinamite, C4, ciclonita, óleo combustível-nitrato de amônio)[48,50]. Entre esses explosivos, o C4 é o protótipo do explosivo plástico. É feito à base de ciclotrimetilenotrinitramina (RDX) misturado a pequena proporção de borracha, óleo e um plastificador[48]. Como tem consistência semelhante à do barro, pode ser moldado como se quiser para colocar em locais difíceis e para disfarçar sua presença em atentados a bomba.

Explosivos de baixa potência, quando queimam ao ar livre, sofrem deflagração. Mas, quando queimam em espaço confinado, explodem de modo mais lento que os de alta potência. Enquanto os de alta potência geram uma onda de choque supersônica com velocidade aproximada de 4.500 m/s, nos de baixa potência a onda de choque só chega a 1.000 m/s[50]. Isso é importante porque a onda de choque produzida pelos de alta potência tem pico mais alto e duração menor, o que interfere no potencial lesivo do *blast*. São explosivos de baixa potência a nitrocelulose e a pólvora negra, usadas como propelentes dos projéteis de arma de fogo. Também é de baixa potência o combustível dos foguetes balísticos.

Quanto a *modificações dos explosivos*, a evolução tecnológica e os objetivos terroristas de aumentar o número de vítimas em atentados trouxeram inovações que merecem registro. Em primeiro lugar, devemos citar as chamadas *bombas sujas*, que consistem geralmente no uso de munição de artilharia pesada à qual são agregadas outras peças de metal das mais variadas formas (pregos, parafusos, peças de máquinas), material biológico (bactérias), produtos químicos que geram gases tóxicos, ou material radioativo. Sempre com a intenção de aumentar o número de vítimas. Merece destaque o uso do *fósforo branco*, um alótropo do fósforo amarelo, que tem a propriedade de entrar em combustão espontânea em contato com o oxigênio do ar[39]. A explosão espalha o fósforo branco, que gruda na pele e continua queimando, o que causa queimaduras profundas. Enquanto não se cobre o local com ataduras embebidas em soro fisiológico, impedindo o contato com o ar, a combustão continua e o dano aos tecidos vai aumentando. Além disso, a combustão produz pentóxido de fósforo, que é um gás irritante das vias respiratórias e dos pulmões[39]. As bombas sujas são apenas um dos vários tipos de *bombas improvisadas*, que são preparadas pelos terroristas. Outros tipos usam explosivos de alta potência disfarçados dentro de malas, mochilas ou, quando a quantidade tem que ser maior, dentro de automóveis e caminhões, podendo chegar a centenas de quilos de explosivos. Na Guerra do Iraque, esses artefatos causaram mais de 2/3 das mortes de soldados das forças invasoras[33,50].

Outro aperfeiçoamento foi a invenção das *bombas termobáricas*[34,45,50]. São engenhos em que há uma carga central que explode e espalha outro combustível por extensa área no ar, que explode a seguir com uma onda de choque um pouco menos potente, mas de duração bem maior do que as convencionais. Por isso, também são chamadas de bombas com *blast* ampliado. São usadas em guerras para limpar campos minados, lesar inimigos em trincheiras, atrás de rochas ou em cavernas. Na Guerra do Yom Kippur, foram usadas pelo Egito para tirar de ação radares israelenses[44].

Dados históricos

Segundo Frykberg[35], a explosão não nuclear mais potente da história ocorreu no porto da cidade de Halifax, Canadá, em 6 de dezembro de 1917. Foi provocada pela colisão de dois navios, um belga e um francês, o Mont Blanc, que carregava combustíveis e munição. As 35 toneladas de benzeno que estavam no deque superior produziram um grande incêndio que, 15 minutos depois, fez detonar o equivalente a 200 toneladas de TNT em munição. Como consequência, o navio francês foi alçado a mais de 1.600 m de altura. Destruiu prédios num círculo de 2,5 km^2. Morreram cerca de 2 mil pessoas, inclusive todos os bombeiros que já estavam a combater o fogo, e ficaram feridas outras 9 mil. Janelas foram quebradas a mais de 100 km de distância.

Dados da literatura especializada confirmam que entre 1968 e 1980 houve um aumento de 10 vezes no número de atentados terroristas[35]; e que, de 1999 a 2006, a prática desses atos com bombas aumentou 4 vezes, enquanto o número de vítimas cresceu 8 vezes[50]. Dois aspectos devem ser realçados nesse contexto: em primeiro lugar, a colocação de duas bombas no mesmo local, em pontos diferentes, preparadas para explodir com intervalo de menos de meia hora, a fim de vitimar os profissionais que atuam no socorro às vítimas; em segundo lugar, para burlar os sistemas de segurança, o uso dos chamados homens-bomba, muito presentes nos conflitos do Iraque e entre palestinos e israelenses[33,35,37,43].

A explosão terrorista mais forte de que se tem notícia foi a do atentado contra o quartel dos fuzileiros navais norte-americanos em Beirute, no ano de 1983. Equivaleu a 6 toneladas de TNT. Parte do edifício de oito andares desabou. Houve 346 vítimas, das quais 234 (68%) morreram no mesmo instante da explosão. Em 1995, na cidade de Oklahoma, foi detonada uma bomba amplificada de nitrato de amônio, com poder equivalente a 2 toneladas de TNT, em frente a um prédio federal norte-americano. Parte do prédio veio abaixo. Houve 759 vítimas, com 162 mortes imediatas. A proporção de mortos na área que desabou foi muito maior do que nas áreas que permaneceram firmes (87% e 5%, respectivamente). Nesse incidente, foi possível constatar a importância do desabamento do prédio como variável mais relevante na taxa de mortalidade[35]. O mesmo se deduz da estimativa de que 99% das pessoas que estavam nas torres gêmeas de Manhattan morreram no atentado do dia 11 de setembro de 2001, no qual o total de mortes chegou a cerca de 3 mil. Calcula-se que o colapso das torres tenha liberado uma energia equivalente a 900 toneladas de TNT[35].

Até países tradicionalmente tranquilos, como os da Escandinávia, não estão isentos. No dia 22 de julho de 2011, um fanático de tendências radicais, neonazista, praticou um atentado com um carro-bomba contra o prédio do governo da Noruega e, em seguida, dirigiu-se a um acampamento de verão em que se realizava um encontro de militantes políticos governistas, no qual fuzilou covardemente cerca de 80 pessoas.

Felizmente, a nossa realidade não é essa. As explosões que fazem vítimas em nosso meio são produto de acidentes que resultam, na maioria das vezes, da inobservância de mínimos cuidados de prevenção. Em 21 de agosto de 1958, houve uma série de explosões de intensidade variada no Depósito Central de Armamento e Munição do Exército, em Deodoro, Rio de Janeiro. O fato ocorreu de madrugada e os moradores das imediações saíram de casa apavorados, mesmo em trajes de dormir. Conta-se que o som das explosões foi ouvido a vários quilômetros de distância, onde vidraças foram quebradas. Não houve relato de mortes[51]. Mas não ocorreu o mesmo em 11 de junho de 1996, quando houve uma explosão no Osasco Plaza Shopping, na Grande São Paulo, causada por vazamento de gás da tubulação que passava por baixo da praça de alimentação. Segundo jornais da época, circulavam pelo *shopping* naquele momento cerca de 2 mil pessoas, porque era véspera do Dia dos Namorados. Resultaram 42 mortos e 372 feridos, vitimados pelo desabamento do piso[52]. Raramente, a pobreza faz com que pessoas carentes arrisquem a vida na tentativa de reciclar metais de projéteis de canhões em campos de prova, como ocorreu em abril de 1974 em Gericinó, um local de treinamento de tiro do Exército brasileiro, no Rio de Janeiro. Geralmente, são indivíduos leigos que manipulam os petardos, não tendo a técnica necessária para trabalho tão arriscado (Figuras 18.12 a 18.15).

Em maio de 2002, no Rio de Janeiro, em função da ousadia cada vez maior dos traficantes de drogas que infestavam as favelas e as comunidades carentes, impondo leis e regras próprias, desafiando o poder constituído e estabelecendo um poder paralelo, um dos seus elementos, ao lidar de modo atabalhoado com explosivos, foi vítima do próprio engenho. A bomba que jogaria nos carros da polícia militar explodiu ao ser manipulada (Figuras 18.16 a 18.18).

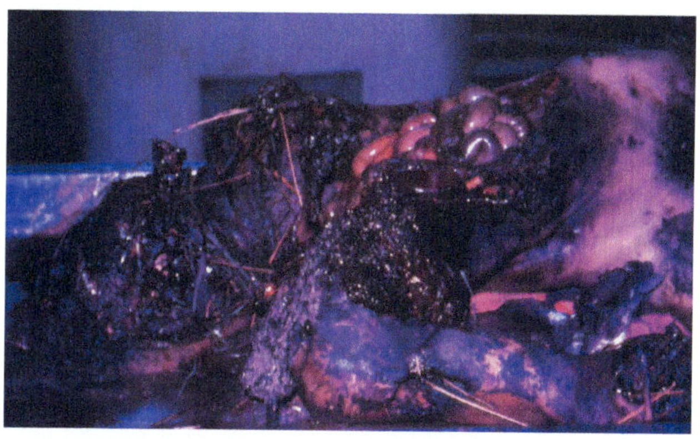

Figura 18.12 – Acidente de explosão de obus. A vítima costumava desmontar as peças para vender o metal do petardo. Seu corpo apresenta arrancamento do braço esquerdo e de partes da face e do tórax. A cor escura deve-se a resíduos de pólvora e a queimadura da pele.

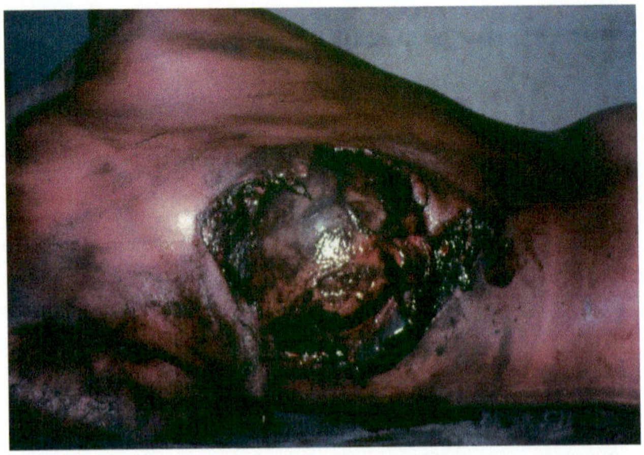

Figura 18.13 – Outra vítima do mesmo acidente da figura anterior. Notar rotura posterior do tórax e os retalhos de pele nas bordas da ferida.

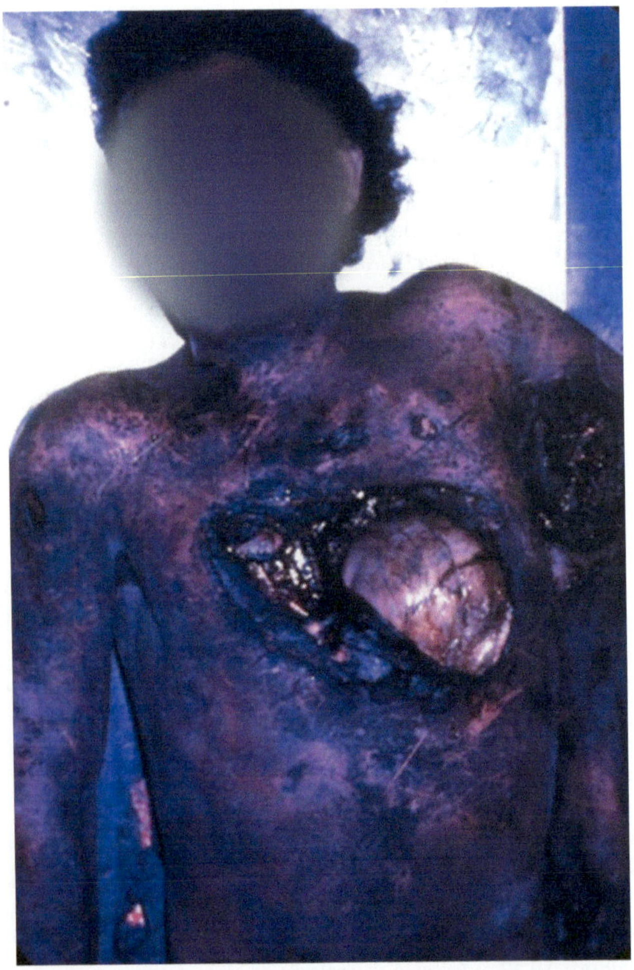

Figura 18.14 – Visão da face anterior do corpo da mesma pessoa da Figura 18.13. A pele está escurecida pelos resíduos da pólvora e revela extensa ferida que dá acesso à cavidade torácica e à abdominal.

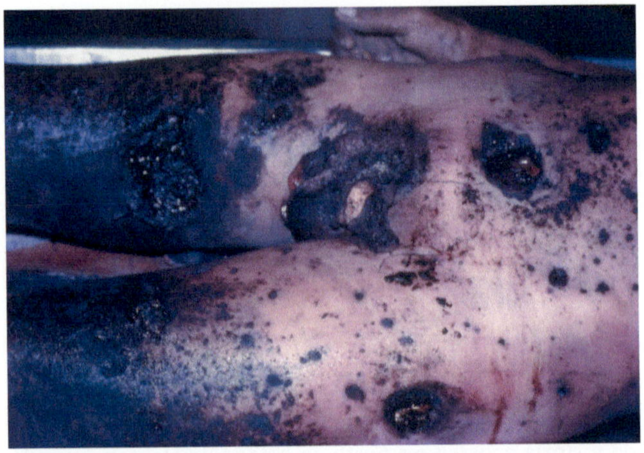

Figura 18.15 – Extensas lesões nos membros inferiores, genitália e terço inferior do abdome em outra vítima do mesmo acidente das fotos anteriores. Reparar o arrancamento parcial da genitália e o grande número de lesões pequenas e escuras, salpicadas e de forma quase circular.

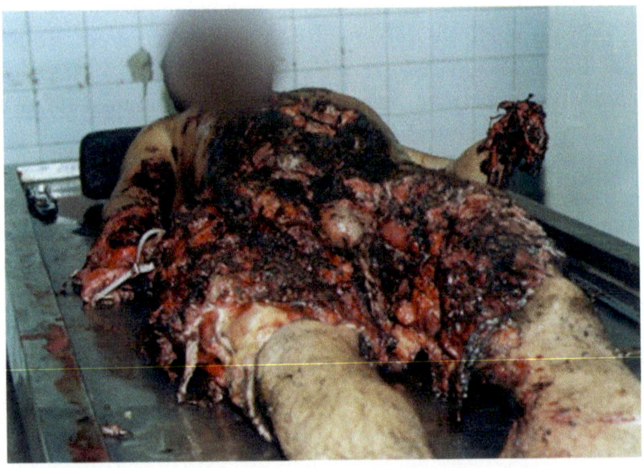

Figura 18.16 – Destruição das partes moles da parede abdominal anterior, da face anterior do tórax, da genitália externa e da faces anterior e interna da metade superior das coxas, bem como amputação de ambas as mãos. **Fonte:** Gentileza da Dra. Virgínia Rosa R. Dias, do IMLAP.

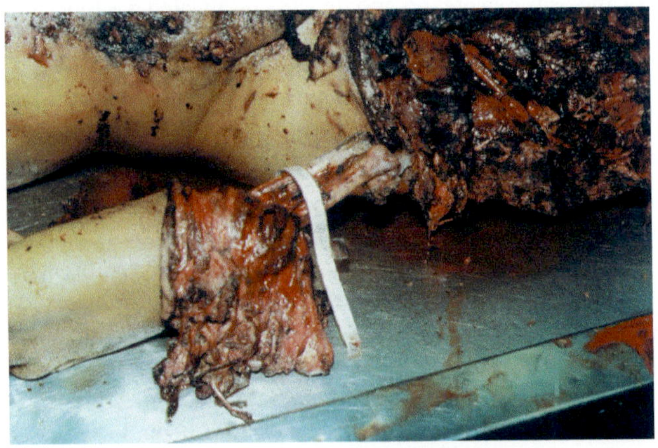

Figura 18.17 – Perda da mão e do punho direitos, restando os ossos do antebraço sem as partes moles de sua metade distal.
Fonte: Gentileza da Dra. Virgínia Rosa R. Dias, do IMLAP.

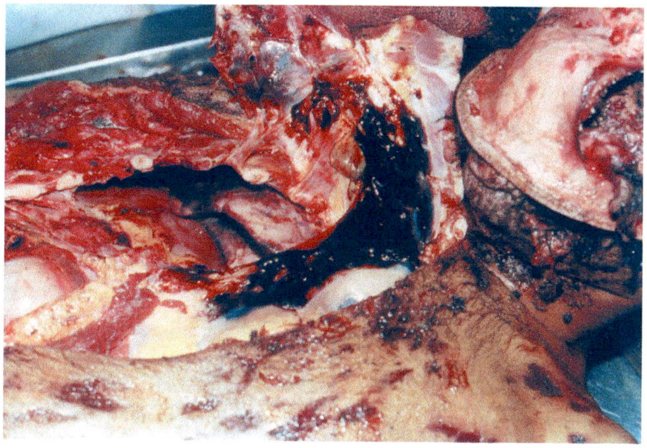

Figura 18.18 – A abertura da cavidade torácica mostra intensa infiltração hemorrágica na parede torácica e no mediastino, além de hemotórax. **Fonte:** Gentileza da Dra. Virgínia Rosa R. Dias, do IMLAP.

Patogenia

Qualquer explosão decorre de uma reação química em que o material explosivo, líquido ou sólido, é transformado quase imediatamente em grande volume de gases que se expandem de maneira violenta. O aumento de volume pode atingir até 100 mil vezes o original[48]. O resultado imediato é a compressão súbita do ar circundante e o seu deslocamento a velocidades supersônicas. Há uma onda de aumento da pressão ao redor do foco, que tende a diminuir com a distância. A potência dessa onda cai exponencialmente à medida que se afasta do foco. Já se verificou que a diminuição é proporcional ao cubo da distância do foco (regra de Hopkinson)[48]. Por exemplo, um aumento de 3 vezes na distância proporciona uma redução da pressão da ordem de 27 vezes ($3 \times 3 \times 3 = 27$).

Forma-se uma onda sonora de alta amplitude que se irradia do foco da explosão com velocidade inicial de 3.000 a 5.000 m/s[45], tanto maior quanto mais próxima dele, uma vez que o ar comprimido conduz o som mais rapidamente. É a chamada *onda de choque* – o *blast*. Se a explosão for na água, a velocidade dessa onda mantém-se por grande distância, pois que o som na água se propaga com muito mais facilidade.

Assim que passa o pico de aumento de pressão, há uma queda, que é tão intensa que torna a pressão negativa, ou seja, subatmosférica. O gráfico da variação da pressão pode ser visto na Figura 18.19. Essas variações da pressão atmosférica ao redor do foco geram também um deslocamento de ar proporcional à intensidade da explosão. É o *vento explosivo*. Pode ter velocidade superior a várias centenas de quilômetros por hora[50].

O *blast*, considerado como o conjunto de efeitos lesivos da explosão, tem sido dividido em primário, secundário, terciário e quaternário[33-35,38,42,43,46,50]. O *primário* é a onda de choque propriamente dita, ou seja, a propagação do som através do meio onde se deu a explosão, pois que ela pode ser no ar, na água, ou mesmo subterrânea. O *secundário* resulta de projéteis originados tanto do estilhaçamento do invólucro do material explosivo como da fragmentação dos corpos que estejam suficientemente próximos do foco. O *terciário* decorre do deslocamento súbito do indivíduo pelo vento explosivo, de modo que ele pode ser lançado às alturas e cair, ou ser jogado de encontro às estruturas sólidas do ambiente circundante. Alguns autores incluem como efeito terciário a ação contundente do desabamento de construções[17,34,42]. O *quaternário* varia, em seu conteúdo, de um para outro autor. De modo geral, há acordo de que inclui todas as lesões não decorrentes dos anteriores, como queimaduras, intoxicações por gases e produtos químicos, e irradiação. Recentemente, um grupo de autores israelenses descreveu o que chamam de *blast* quinário. Seria um estado hiperinflamatório persistente que evolui com sudorese intensa, hipertermia e retenção hídrica[38,42,50].

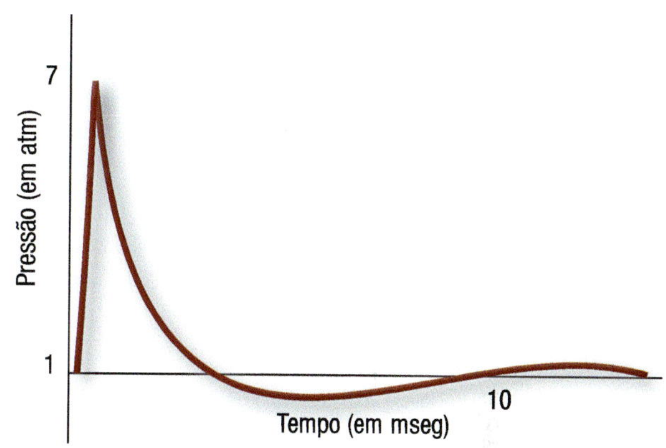

Figura 18.19 – Representação gráfica de um *blast*. O pico de pressão ocorre nos microssegundos iniciais e é seguido por uma queda tão brusca que chega a causar pequena fase de pressão subatmosférica (negativa) aos 10 mseg.

Mecanismo de ação do *blast* primário

O interesse pelo estudo da onda de choque veio da observação da morte de soldados atingidos por explosões que não apresentavam lesões externas significativas, como visto na Guerra Civil Espanhola e nas duas Grandes Guerras Mundiais[38,47]. Os estudos iniciais mais importantes foram feitos por pesquisadores alemães durante a Segunda Guerra Mundial e foram seguidos por outros autores no pós-guerra. Atualmente, os conhecimentos sobre o modo de ação da onda de choque e as lesões por ela provocadas decorrem tanto de trabalhos de pesquisa como da observação clínica civil e militar.

Vimos que a onda de choque tem um pico de pressão imediato que logo diminui e chega ao nível subatmosférico ao longo de aproximadamente 10 ms. Durante a fase positiva, ela promove uma forte agitação das moléculas dos corpos alcançados, de modo semelhante ao que ocorre quando da condução do som, seja no ar, seja na água ou num sólido. Assim como a velocidade do som é muito diferente conforme a densidade do meio, o mesmo se dá com o *blast* primário. Como a maior diferença de densidade é entre o ar, por um lado, e a água e os sólidos, por outro, os efeitos fazem-se sentir justamente na interface entre o ar e esses elementos. É semelhante ao que vemos quando observamos um bastão reto sofrer o fenômeno da refração e apresentar uma inclinação a partir do ponto de entrada, ao ser colocado na água (Figura 18.20).

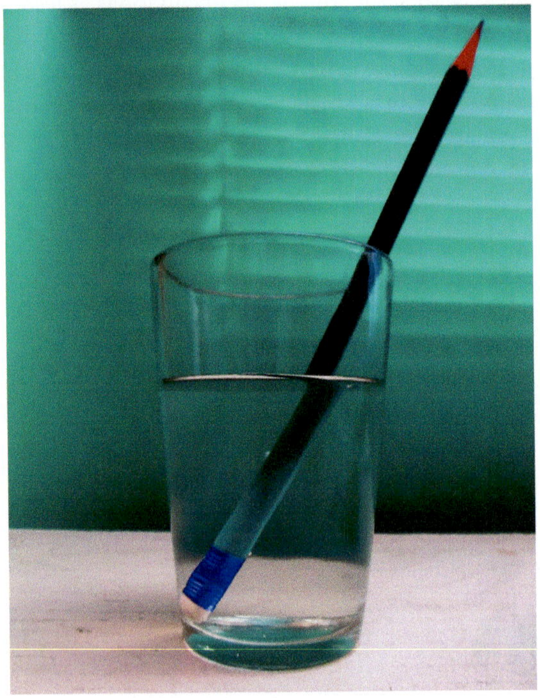

Figura 18.20 – A imagem do lápis sofre deslocamento brusco na interface entre o ar e a água por causa da grande diferença entre os índices de refração de ambos. Do mesmo modo, a grande diferença entre as densidades do ar e dos tecidos distorce a interface quando atravessada pelo *blast*.

A onda de choque lesa preferencialmente os órgãos e as cavidades que contêm ar (orelha, pulmão, tubo digestivo). Ao entrar em contato com nosso corpo, ela se propaga através da pele e dos tecidos subjacentes com grande velocidade, mas, ao atravessar a parede de um espaço que contenha ar, provoca deslocamento e rotura da parede que delimita esse espaço para o interior da cavidade[47,48,50]. É semelhante ao que se observa na superfície da água em seguida a uma explosão de carga submersa. Segundo Schardin, citado por Stuhmiller[48], o *blast* primário atua por meio de três tipos de forças: de *fragmentação*, de *implosão* e de *inércia*. A de *fragmentação* é a que lasca e rompe as estruturas da parede do espaço aéreo; a de *implosão* resulta da reexpansão do ar que foi comprimido; a de *inércia* representa a resistência dos diversos tecidos dos órgãos ao deslocamento, que é maior naqueles mais densos, o que causa forças de tração entre uns e outros[44,50].

Estudos experimentais mostraram que a duração do pico de pressão positiva é muito importante na extensão do dano provocado. Quanto maior sua duração, mais intensas são as lesões. A integração das duas variáveis (pico de pressão e duração) constitui o *impulso*. Mas, acima de 30 ms, a duração não mais tem grande importância, sendo a intensidade das lesões dependente apenas da intensidade do pico de pressão[44,48].

Outros fatores importantes na patogenia do *blast* são a *posição do indivíduo* com relação à direção de propagação da onda de choque e a *repetição da ação*. Quando deitado com os pés ou a cabeça voltados para o foco da explosão, as lesões são menos intensas do que se estiver em pé, perpendicularmente à direção do *blast*[48]. A repetição do *blast* é capaz de aumentar muito o resultado lesivo. Experiências feitas com animais de médio porte evidenciaram que um *blast* capaz de matar 1% deles, se repetido depois de 1 minuto, matava 20% e, se aplicado pela terceira vez após mais 1 minuto, liquidava com todos. Mas também é importante o intervalo entre uma e outra onda de choque. Quando cresce o tempo entre as explosões, diminui a letalidade[48].

A onda de choque pode ser refletida por paredes, pelo solo e até pela superfície da água. Quando a explosão ocorre em recinto fechado, gera um *blast* complexo. As ondas se refletem várias vezes e multiplicam o efeito lesivo. A onda refletida tem efeito máximo para quem estiver encostado na parede ou outro anteparo similar, independentemente da posição do indivíduo. O máximo de reflexão ocorre quando o obstáculo for perpendicular à direção da onda de choque. Há uma somação dos efeitos da onda incidente e da refletida[48] (Figura 18.21).

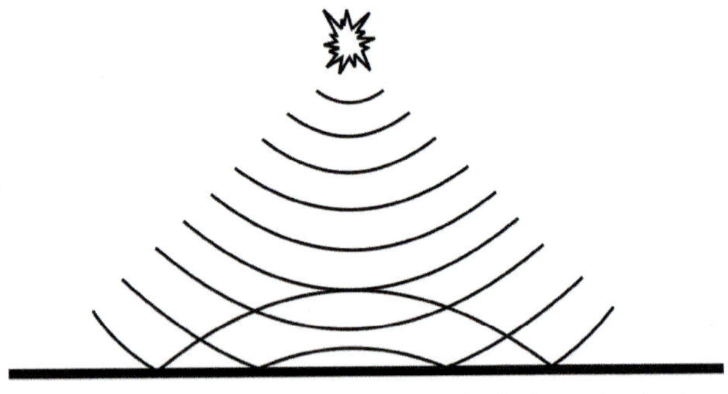

Figura 18.21 – Esquema para mostrar a reflexão das ondas de choque no solo a partir de uma explosão aérea.

Blast primário submarino

A onda de choque decorrente de explosões submarinas não costuma ser observada em tempos de paz. Fica mais ou menos restrita à guerra no mar. Resulta tanto do torpedeamento de navios como da detonação de cargas de profundidade na caça aos submarinos.

Quando uma bomba explode dentro d'água, produz um *blast* que se propaga, como de costume, em todas as direções, mas com velocidade maior, pois que a água conduz melhor do que o ar. Ao chegar à tona, ocorre uma reflexão ao mesmo tempo que a superfície líquida se fragmenta e produz uma pulverização para o ar adjacente. A onda refletida tem sentido descendente e interfere com a original. Admite-se que um náufrago com colete salva-vidas (obviamente em posição de pé) tem maior chance de sofrer lesões abdominais do que torácicas, porque a onda original age por tempo um pouco maior quanto mais baixo e profundamente estiver o segmento corporal[48]. É como se a onda refletida da superfície atenuasse os efeitos da original. Como a refletida custa um pouco mais a chegar nas partes mais baixas, a original tem mais tempo para atuar com total intensidade nesses segmentos (Figura 18.22).

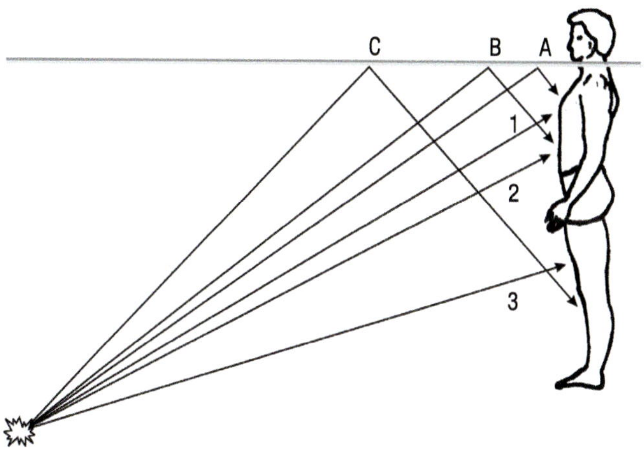

Figura 18.22 – As ondas de choque **A**, **B** e **C** são refletidas da superfície e vão interferir com a ação das ondas **1**, **2** e **3**, que vão diretamente ao corpo. As ondas **1**, **2** e **3** atuam sem atenuação por tempo que é maior na onda **3**, porque o segmento do corpo que ela atinge está mais distante da superfície e, por isso, a onda **C** demora mais a chegar.
Fonte: Adaptada de Stuhmiller et al., 2011[48].

Lesões causadas pelo *blast* primário

Algumas variáveis são muito importantes na produção de lesões pela onda de choque. Em primeiro lugar, e mais importante, está a potência da carga explosiva. É aferida em termos da pressão máxima atingida pelo pico da onda de choque. As unidades de medida mais usadas nas publicações internacionais podem ser vistas na Tabela 18.1.

Tabela 18.1 – **Unidades de medida da pressão.**

Unidade	Equivalência em pascal
pa (pascal)*	1
psi (libra por polegada quadrada)	~ 6.895 pa
atm (atmosfera)#	~ 101.325 pa

* Pascal = N/m^2 (Newton por metro quadrado); # 1 atm = 14,7 psi.

Em segundo lugar, está a distância da vítima do foco da explosão. Como já vimos, a intensidade do *blast* diminui exponencialmente à medida que a pessoa fica mais distante da explosão. Para uma mesma carga, conforme já vimos, triplicando-se a distância, sua intensidade diminui 27 vezes. A seguir, interfere o meio, se aéreo ou aquático. E sendo aéreo, como é a regra, o fato de ser em ambiente aberto ou fechado. Nos ambientes fechados, como num ônibus ou trem, ocorre o fenômeno da reflexão, formando-se um *blast* complexo, que amplia bastante o potencial de dano. Em ambientes abertos, se a vítima estiver posicionada com o corpo paralelo ao deslocamento da onda de choque, por exemplo, de pé abaixo de uma explosão no ar acima de sua cabeça, sofrerá menor dano do que se estiver posicionada frontalmente ao *blast*. No último caso, estaria deitada sobre o solo e sofreria também a ação das ondas por ele refletidas[35,43,44,48].

Conforme já mencionado, são os órgãos e as cavidades que contêm ar os mais afetados pelo *blast* primário. Pela ordem de frequência, a orelha média, os pulmões e o tubo digestivo. Mas, direta ou indiretamente, qualquer setor do corpo pode ser lesado, na dependência de todos os fatores referidos anteriormente.

• Lesão do aparelho auditivo[34,42,45,47,50]

O tímpano é o ponto mais sensível ao *blast* primário em nosso corpo. Para que haja rotura, basta um pico de pressão de apenas 5 psi acima da pressão atmosférica. E não poderia ser de outra forma, pois é a parte especialmente preparada para sentir as vibrações sonoras. Sua lesão já foi considerada como um marcador indicativo da presença de lesões internas viscerais, mas já não desfruta desse conceito. Atualmente, é certo que pode ocorrer sua rotura isoladamente sem que outros órgãos tenham sido lesionados, ou haver lesão pulmonar sem lesão do tímpano.

O exame rotineiro de vítimas de explosão tem demonstrado que as lesões do tímpano podem alcançar até 94% dessas pessoas[50]. Os sintomas que indicam ter havido lesão do tímpano são dor, sensação de zumbido intenso e surdez transitória. As lesões vão desde a simples infiltração hemorrágica até as roturas extensas e irregulares. Mas, na maioria das vezes, as roturas são pequenas e ocorrem na parte mais fibrosa e tensa da membrana. Podem, nos casos mais graves, acompanhar-se de deslocamento dos ossículos da orelha média e de contusão das janelas oval ou circular da orelha interna, com lesão do órgão de Corti[47]. As roturas pequenas costumam curar espontaneamente em cerca de 92% dos casos, e as grandes, em 20%[45]; 30%, evoluem para surdez relativa às altas frequências[45]. As roturas maiores podem dar origem à formação de um cisto epidérmico ou de um colesteatoma durante o processo de reparação, com destruição parcial dos ossos adjacentes e surdez definitiva.

• Lesão pulmonar[36,44-47,50]

O pulmão é a víscera mais frequentemente lesada pelo *blast* primário. Nos pacientes vitimados por explosões que são internados nos hospitais, há lesão pulmonar em 44% dos casos. Mas, se considerados apenas os de maior gravidade, a incidência sobe para 71%[50]. A causa de morte mais frequente nos sobreviventes iniciais é a lesão pulmonar[42]. Admite-se que começa a ocorrer lesão pulmonar quando o pico de pressão atinge 15 psi. Mas não se pode esquecer que a duração do *blast* é extremamente importante nesse contexto. As explosões em locais fechados e as submarinas são mais perigosas.

Os sintomas e sinais clínicos que indicam a possibilidade de lesão dos pulmões são taquipneia, dispneia, tosse e dor torácica; nos casos mais graves, hemoptise e/ou sinais de pneumotórax. Um dos exames mais importantes para a comprovação do comprometimento pulmonar é o radiológico. Nos pacientes que necessitam observação hospitalar, a radiografia simples de tórax mostra zona de infiltração dos campos pleuropulmonares de distribuição para-hilar que lembra uma borboleta ou as asas de um morcego[45,46,50]. É interessante realçar que há um visível descompasso entre a gravidade das alterações pulmonares e a escassez de lesões da parede torácica.

Ho[36] propôs um mecanismo lesional com base nos efeitos da passagem da onda de choque através dos septos e espaços alveolares. Conforme passa o pico de pressão positiva do *blast*, ocorre compressão da unidade alveolocapilar. Como o sangue dos capilares é incompressível, a compressão dessa unidade faz-se à custa da redução de volume do ar alveolar. As forças de fragmentação do *blast* rompem vários pontos das membranas que separam o sangue contido nos capilares, do ar alveolar, pois o conjunto dessas membranas é a interface entre esses dois meios de densidades muito diferentes. Assim que cessa o pico de pressão, vem a fase negativa da onda de choque (força de implosão), e o ar alveolar reexpande-se violentamente e invade o sangue através das roturas deixadas pelo pico positivo (Figura 18.23).

De acordo com a intensidade e a duração do *blast*, os focos de rotura das paredes alveolares são ocasionais e esparsos, ou mais densamente agrupados por todo o parênquima pulmonar. As hemorragias vão desde petéquias vistas por transparência da pleura, passando por lesões confluentes, até sufusões hemorrágicas extensas[44]. Experiências feitas com animais de médio porte demonstraram que a distribuição das lesões é preferencial para o pulmão voltado para o foco da explosão, quando em campo aberto, e que as costelas protegem o parênquima pulmonar. Assim, nas agressões mais intensas, são encontradas faixas hemorrágicas ao longo dos espaços intercostais, vistas através da pleura. A inspeção da superfície de corte do pulmão confirma que os focos de hemorragia se concentram mais nessas áreas, mas também são vistos em pontos afastados delas[47].

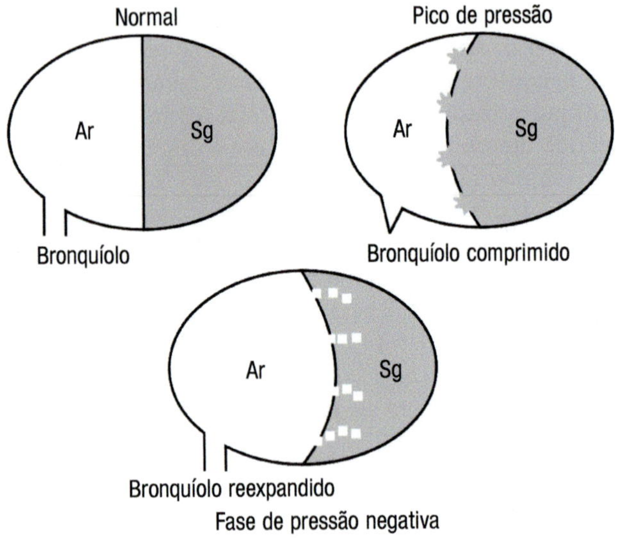

Figura 18.23 – Hipótese de Ho[36] para explicar a hemorragia e a embolia gasosa causadas pelo *blast* primário. Quando o pico da onda de choque atravessa o pulmão, há uma compressão das unidades alveolocapilares, que diminuem de volume à custa da redução dos espaços alveolares, uma vez que o sangue (**Sg**), sendo líquido, é incompressível (esquema superior direito). Desse modo, as camadas de tecido entre o sangue e o ar são rompidas em alguns pontos pela força de fragmentação do *blast*. Ao mesmo tempo, o bronquíolo respiratório é fechado pela mesma força de compressão. Assim que vem, logo em seguida, a negativação da pressão, o ar reexpande-se e várias bolhas penetram na luz vascular, originando a embolia gasosa (esquema inferior).

O exame histopatológico em pequeno aumento revela distensão irregular dos sacos alveolares, com rotura ocasional de septos. Comprova as áreas de infiltração hemorrágica visualizadas à macroscopia e evidencia outras no conjuntivo que engloba os ramos broncovasculares[45,47]. Alguns autores propõem uma explicação mecânica para essa localização. Como os tecidos das paredes brônquicas e vasculares são mais densos do que o conjuntivo adjacente, teriam maior inércia e resistiriam por mais tempo do que o conjuntivo frouxo circundante ao impulso dado pela onda de choque. O conjuntivo deslocar-se-ia um pouco antes. Isso criaria forças de tração e distorção dos vasos capilares e vênulas dessa interface[44]. As forças de tração geradas pelo *blast* também rompem os alvéolos vizinhos a essas áreas, o que permite a entrada de ar no próprio interstício do parênquima pulmonar. Esse enfisema intersticial invade o mediastino, o conjuntivo pleural e pode atingir o tecido subcutâneo do pescoço e de outros segmentos do corpo. Onde houver rotura da pleura, contribui para formar o pneumotórax. Nos casos graves, é preciso muito cuidado se houver necessidade de ventilação assistida. O uso de pressão positiva no respirador pode agravar os fenômenos embólicos.

Houve época em que se acreditava que o vento explosivo poderia penetrar as vias respiratórias de modo a expandir os sacos alveolares até a sua rotura. Contudo, experiências feitas com cães traqueostomizados mostraram que, protegendo o tórax do animal, mas, deixando a cabeça e o pescoço, provido de uma cânula na traqueia, do lado de fora da proteção, não eram observadas as lesões pulmonares[44].

• Lesões do tubo digestivo[34,42,45,47,50]

Pelo fato de conter gases, o tubo digestivo torna-se vulnerável aos efeitos do *blast* primário, mas com incidência bem menor do que a do pulmão. Havendo apenas uma explosão ao ar livre, a incidência de lesões intestinais varia entre 0,3% e 1,2% dos sobreviventes[42,45]. Em ambientes fechados e embaixo d'água, a incidência é 2 a 4 vezes maior[50]. A localização mais frequente é no cólon e na junção ileocecal[34,42,45,47,50]. O mecanismo de lesão resulta das forças de implosão e de inércia (tração entre os planos da parede intestinal). Os vasos sanguíneos são estirados. Alguns se rompem e outros não chegam a tanto, mas sofrem microtromboses. Resultam hemorragias, edema e isquemia do segmento intestinal afetado[50]. Esse comprometimento vascular responde pelas roturas tardias que são observadas com frequência nesses pacientes.

As hemorragias vão desde petéquias até hematomas localizados na parede intestinal. Podem ser observadas por transparência da serosa. Além das hemorragias, podemos encontrar roturas intestinais, imediatas ou tardias, e lacerações do mesentério e de seus vasos. Equimoses com mais de 10 mm de diâmetro têm potencial de evoluir para rotura tardia do segmento intestinal[34,42,45,47,50].

Clinicamente, tem-se que pensar em lesão do tubo digestivo quando houver dor abdominal, náuseas, vômitos, hematêmese, melena, dor retal, tenesmo, dor testicular ou outros sinais de irritação peritoneal. Esses sintomas podem demorar alguns dias para se manifestar[42,45]. O exame por imagens permite visualizar pneumoperitônio e a presença de líquido livre na cavidade abdominal, além de coágulos aderidos tanto à parede intestinal como ao mesentério[45].

• Outras lesões pelo *blast* primário[32,34,45,47,50]

Sistema nervoso central

A possibilidade de lesão direta do tecido nervoso cerebral e medular pelo *blast* primário é muito controvertida. O mais aceito é o dano causado pela embolia gasosa proveniente de lesão grave dos pulmões[32,34,42,47]. A comprovação experimental foi feita num estudo com cães que eram submetidos a explosões embaixo d'água, mas com a cabeça acima da superfície. A necrópsia mostrou a presença de bolhas no interior dos vasos da base cerebral. A quantidade de ar embolizado é proporcional ao grau de lesão pulmonar[47]. A embolia gasosa compromete, além do cérebro, a medula.

Outras alterações cerebrais descritas são: lesão axonal difusa (LAD); focos de hemorragia; e cromatólise em diversos neurônios[32,45]. Recentemente, tem sido correlacionada a presença da síndrome de estresse pós-traumático (SEPT) a essas lesões cerebrais difusas. Estudo feito com 1.303 sobreviventes de explosões, que foram divididos em um grupo com sinais de *blast* primário e outro sem essa possibilidade, mostrou que a SEPT incidiu em 30% do primeiro grupo contra apenas 4% no segundo[45].

Cardiovasculares

Acredita-se que parte das vítimas que morrem poucos minutos após o impacto da onda de choque tenha sofrido uma parada cardíaca precedida de um quadro de bradicardia, redução do débito cardíaco e hipotensão, com ou sem apneia[42-45]. Parece que a resposta reflexa de aumento da resistência periférica na vigência de débito cardíaco diminuído fica abolida[42], havendo ação de um reflexo vagal[45]. Essa síndrome se instala em segundos após a explosão e pode matar sem deixar outras alterações importantes. Nos que sobrevivem, dura de 15 a 30 minutos antes de reverter à normalidade[42,43]. Phillips[44] cita um relato no qual 13 marinheiros nadavam por diversão quando foi detonada uma carga explosiva muito próximo a eles, na água. Todos fugiram logo. Seis deles sofreram parada cardíaca: dois no primeiro minuto; dois aos 10; e mais dois aos 30 minutos após a explosão. Apenas três sobreviveram ao acidente. Experiências feitas com animais de médio porte, mortos por ação explosiva, revelaram a presença de embolia para as artérias coronárias naqueles com lesão pulmonar importante[47].

Lesões pelo *blast* secundário[33,34,38,42,43,50]

Constitui a principal causa de lesões por explosões e, se não houver desabamento de prédios, a causa de morte mais comum[34,38,42]. Conforme já referimos, compreende as lesões produzidas pelos estilhaços do invólucro da bomba, pelos pedaços de metal porventura colocados em seu interior, bem como pelos decorrentes da fragmentação dos corpos circundantes. A fragmentação desses elementos ocorre pelo *blast* primário, mas os pedaços são propelidos pelo vento explosivo. Transformados em projéteis supersônicos, esses fragmentos penetram no corpo da vítima com uma ação perfurocontundente. Se mais volumosos, provocam ação contundente, de intensidade variada, de acordo com a carga detonada. No caso de vidraças, alguns atuam como cortantes e mesmo perfurocortantes. Um exemplo histórico é o da fragmentação das vidraças do Alfred P. Murrah Federal Building no atentado de Oklahoma, em 1995[43].

O raio de alcance desses projéteis é muito maior do que os efeitos do *blast* primário. A detonação de um obus de 155 mm produz *blast* primário cujos efeitos lesivos ao ar livre atingem, no máximo, 40 m. Mas seus fragmentos são capazes de lesar quem esteja a mais de 500 m da explosão[33].

Como as bombas terroristas têm a finalidade de causar o maior número possível de vítimas, seus autores costumam colocá-las em locais de aglomeração popular, como estações de trem, e botar objetos metálicos, como parafusos, pregos etc., em seu interior para aumentar seu potencial de lesar[42].

Lesões pelo *blast* terciário

A maioria dos autores considera o *blast* terciário como a ação do vento explosivo que lança as vítimas para o ar e de encontro a objetos fixos[33,38,43,45,49]. Mas outros acrescentam os efeitos do desabamento de prédios e outras construções bombardeadas[34,42,50]. De qualquer modo, o resultado é a produção de lesões por ação contundente passiva e ativa. Convém realçar aqui a ocorrência da síndrome de esmagamento e da síndrome compartimental[50].

Em uma manhã de 2011, o vazamento de gás na cozinha de um conhecido restaurante situado na Praça Tiradentes, no centro do Rio de Janeiro, ocasionou uma grande explosão. Um funcionário do estabelecimento se encontrava em pé na porta e foi arremessado pelo vento explosivo ao outro lado da via pública, tendo morte imediata. Sua necrópsia constatou lesões decorrentes do *blast* primário, secundário e terciário. O acontecimento foi registrado em detalhes por uma câmera da Prefeitura instalada na esquina próxima.

Lesões pelo *blast* quaternário

A tendência geral na literatura especializada é considerar como *blast* quaternário todas as alterações não causadas pelos tipos anteriores, ou seja, tudo que não puder ser enquadrado como primário, secundário ou terciário[33,34,38,46,49,50]. Stuhmiller[49] considera quaternário tudo que não for causado pela pressão e pelo vento explosivo. Pennardt[43] inclui como quaternários os efeitos dos desabamentos.

Seguindo a maioria, podemos incluir aqui as queimaduras, a ação química cáustica, os efeitos de gases tóxicos, a radioatividade e o agravamento de lesões e doenças preexistentes[34,38,42,50]. Distúrbios psíquicos nos sobreviventes também devem ser enquadrados aqui[50]. O uso de bombas incendiárias, como as de *napalm*, aumenta muito a incidência de queimaduras[34,42]. As queimaduras decorrentes de bombas costumam abranger menos de 20% da superfície corporal[32]. Em ambientes fechados, ocorre lesão por inalação em cerca de 18% das vítimas por causa dos gases (monóxido de carbono, gás cianídrico) e outros produtos tóxicos liberados pela explosão[32].

Merecem menção especial as chamadas bombas sujas. São artefatos que, com a explosão, espalham materiais nocivos à saúde, como o fósforo branco, material infectado de lixo hospitalar e resíduos radioativos descartados por clínicas de medicina nuclear.

O fósforo branco é um alótropo do fósforo amarelo. Tem a propriedade de entrar em combustão espontânea em contato com o oxigênio do ar numa reação química exotérmica que produz o pentóxido de fósforo, gás muito irritante das vias aéreas. É utilizado em guerra química. Quando faz contato com a pele, fica aderido e em combustão, de modo que a queimadura vai se aprofundando. Para interromper a agressão, aconselha-se remover o material aderido visível e tratar a região com solução de sulfato de cobre a 1% para neutralizar a reação química. O sulfato reage com o fósforo para produzir fosfato de cobre, que tem cor azul-escura[39].

Amputações

Quando as pessoas estão muito próximas do foco de explosão, podem ter segmentos do corpo amputados, principalmente nos membros. Sua incidência em vítimas de explosões varia de 1% a 7%. Particularmente mutilantes são as minas terrestres, que fazem vítimas sobretudo em tempos de guerra, mas podem ficar como armadilhas para os tempos de paz se não forem desativadas ao término dos conflitos. As forças atuantes são complexas, mas os elementos mais importantes são o vento explosivo e o *blast* primário[50].

Dois casos que ocorreram no Rio de Janeiro merecem ser lembrados. Pouco antes do fim da ditadura militar, em 30 de abril de 1981, houve uma tentativa de ato terrorista por parte das forças radicais de repressão, que não queriam o prosseguimento da abertura política. Havia uma comemoração no Riocentro pelo Dia do Trabalho e, durante o *show*, ouviu-se uma explosão no estacionamento. Explodira uma bomba dentro de um carro Puma, onde estavam um sargento e um capitão do exército, que pretendiam colocá-la em algum ponto do prédio onde estava em curso uma apresentação de artistas populares, com a finalidade de culpar os esquerdistas pelo ato. O sargento, que morreu, teve a genitália destruída pela bomba que estava em seu colo. O outro caso, ao qual já nos referimos, está ilustrado nas Figuras 18.16 a 18.18.

Aspectos periciais em explosões

O que nos interessa aqui são os aspectos relativos às vítimas de explosões. O exame do local é assunto para peritos especialistas que trabalham junto a esquadrões de desmonte de bombas.

Nos acidentes de massa, em que várias pessoas são vitimadas, as que estavam junto ao foco de explosão podem ser literalmente destroçadas pela onda de choque, restando pouco de seus corpos para uma tentativa de identificação. É o que ocorre com os homens-bomba do Oriente Médio. Além disso, os fragmentos dos corpos atingidos e desintegrados misturam-se e espalham-se em área com um raio geralmente maior do que 100 m. É preciso um trabalho paciente para recolher e juntar todos os despojos humanos encontrados nas proximidades de uma explosão violenta. A triagem dos fragmentos deve ser feita de modo a que se possa contar quantas mãos, pés, bacias, mandíbulas ou crânios foram encontrados, enfim, quantas teriam sido as vítimas da explosão. Em seguida, a determinação do sexo, da idade e da estatura. Nesse particular, é muito importante o achado do útero ou da próstata porque caracterizam o sexo das vítimas. Um elemento que se tem que considerar e que pode atrapalhar a contagem dos corpos é a presença de segmentos de animais, o que não é raro (para mais detalhes, ver o Capítulo 5 – Antropologia Forense. Identificação de Remanescentes Humanos). Informações quanto às pessoas que deveriam estar no local e quanto às desaparecidas devem ser buscadas com parentes e amigos e confrontadas com os dados obtidos nesse levantamento. Havendo disponibilidade técnica, a identificação pelo material genético (DNA) é definitiva.

O corpo das vítimas fica impregnado de resíduos da combustão, fuligem e, por vezes, fragmentos do envoltório da bomba. É muito comum que se achem numerosas lesões tipo escoriação, pequenas perfurações da pele ou lacerações de bordas escoriadas, resultado do impacto dos fragmentos e resíduos da bomba. Em geral, as lesões são muito próximas entre si e de forma circular ou elíptica. As mais alongadas guardam certa coerência na direção do seu maior eixo, sugerindo seu ponto de origem.

A distribuição das lesões mais graves, concentradas em certos segmentos do corpo, juntamente com a orientação das escoriações mais alongadas, pode informar a posição relativa da vítima e da bomba. Mason[53] apresenta algumas fotos de indivíduos atingidos por bombas terroristas em que essa distribuição é característica, como no caso de um indivíduo vitimado por uma bomba colocada sob o assento do banco do motorista, acionada por um contato de mercúrio. Ao arrancar com o carro, o metal líquido fechou o circuito e causou a detonação. As lesões mais graves foram nos membros inferiores e na bacia[53].

Nas explosões em ambientes fechados, o efeito do *blast* é mais intenso por causa das ondas refletidas e pela projeção de materiais da própria construção, como vigas, janelas, portas, que funcionam como projéteis e instrumentos contundentes (*blast* secundário).

A busca de substâncias radioativas é necessária nos casos de ações terroristas, tanto para evitar a contaminação de outros ambientes como para se determinar o tipo de material utilizado, o que é um passo importante para o esclarecimento da autoria.

Conforme o tipo de explosivo, são produzidos gases tóxicos, cuja ação nociva é muito ampliada nos recintos fechados. A pesquisa de monóxido de carbono e de cianetos no sangue das vítimas deve ser feita. O monóxido de carbono costuma acumular-se em minas de carvão, podendo intoxicar as pessoas situadas nas galerias e ser, ele próprio, o combustível da explosão. Os cianetos são liberados pela combustão de materiais plásticos, que também produzem óxidos ácidos de enxofre e de nitrogênio capazes de se combinar com a água presente nas vias aéreas, produzindo a lesão de inalação (ver Capítulo 19 – Lesões e Morte por Ação Térmica).

Os acidentes com fogos de artifício, como cabeças de negro, rojões e bombinhas, lesam preferencialmente as mãos, que podem ser inutilizadas. Resultam de imprudência na manipulação ou de defeitos de fabricação. O exame de outros fogos da mesma partida comercial é imperioso para que se avalie a margem de segurança de sua fabricação. O próprio autor deste capítulo quase foi vítima de um rojão de três tiros por ocasião de uma das vitórias do Brasil no campeonato mundial de futebol de 1986. O terceiro tiro, que deveria subir e estourar no ar, desceu para a haste que deveria estar presa pela mão do usuário. Por sorte, o autor segurava essa haste com medo, na ponta dos dedos, não tendo sido atingido. Mas ficou com zumbido auditivo por algumas horas.

Os sobreviventes podem apresentar apenas lesões leves ou ser gravemente feridos e internados em serviços de emergência dos hospitais vizinhos. O exame para avaliação inicial da gravidade é feito pelo próprio corpo clínico dessas instituições. Mas, passado o impacto inicial, capaz de saturar o sistema de saúde local, cada vítima deve ser reavaliada em médio e em longo prazo para ver ser restaram sequelas incapacitantes, por exemplo amputações. É necessário esse exame para fins de indenização pelos responsáveis ou pelas companhias de seguro. Por vezes, a sequela que resta é apenas de fundo psiquiátrico ou neurológico, como na síndrome de estresse pós-traumático e na síndrome comocional pós-traumática, respectivamente.

REFERÊNCIAS BIBLIOGRÁFICAS

1. Houaiss A. Dicionário Houaiss da língua portuguesa. Rio de Janeiro: Editora Objetiva; 2001.
2. Heath D, Williams DR. High altitude medicine and pathology. New York: Oxford Medical Publications; 1995.
3. Bachofen H, Weibel ER. Pulmonary edema. In: Philip S. Hasleton (ed.). Spencer's pathology of the lung. 3.ed. New York: McGraw-Hill; 1996. Capítulo 23, p. 707-722.
4. Gardner E, Gray DJ, O'Rahilly R. The ear. In: Anatomy. a regional study of human structure. Philadelphia: W.B. Saunders; 1963. Capítulo 70, p. 778-793.
5. Newbegin C, Ell S. Ear barotrauma after flying and diving. Practitioner. 2000;244(1607):96/9,102/2, 105.
6. Méliet JL. Conséquences physiopathologiques de la plongée subaquatique et prise en charge médicale des plongeurs. Bull Acad Natle Méd. 1996;180(5):985-1002.
7. Molenat FA, Boussuges AH. Rupture of the stomach complicating diving accidents. Undersea Hyperb Med. 1995;22(1):87-96 (abstract).
8. Guyton AC, Hall JE. Physiology of deep sea diving and other hyperbaric conditions. In: Textbook of medical physiology. 9.ed. Philadelphia: W.B. Saunders; 1996. Capítulo 44, p. 557-562.
9. Balentine JD. Pathogenesis of central nervous system lesions induced by exposure to hyperbaric oxygen. Amer J Pathol. 1968;53(6): 1097-110.
10. Brito T. Medicina hiperbárica/oxigenioterapia hiperbárica. Medicina/Conselho Federal de Medicina; 2002. 134(maio/junho):15-6.
11. OHB – Rio Medicina Hiperbárica. A história do mergulho e a medicina hiperbárica. Disponível em: www.ohb-rio.med.br/mergulho.html. Acesso em: 30 abr. 2013.
12. Davis RH, Taillez PM. Diving apparatus. Chicago: Encyclopaedia Britannica; 1964. v. 7, p. 507-11.
13. Fulton JF. Decompression sickness. Philadelphia: W.B. Saunders; 1951.
14. Kane AB, Kumar V. Environmental and nutritional pathology. In: Pathologic basis of disease. 6.ed. Philadelphia: W.B. Saunders; 1999. Capítulo 10, p. 403-457.
15. US Navy Diving Manual. Revisão 6 – Volume 1: Diving principles and policies. Capítulo 3: Underwater physiology an diving disorders, p. 3-1 a 3-64. Disponível em: www.usu.edu/scuba/navy_manual6.pdf. Acesso em: 3 maio 2013.
16. US Navy Diving Manual. Revisão 6 – Volume 5: Diving Medicine & Recompression Chambers Operation. Capítulo 20: Diagnosis and Treatment of Decompression Sickness and Arterial Gas Embolism, p. 20-1 a 20-50. Disponível em: www.usu.edu/scuba/navy_manual6.pdf. Acesso em: 3 maio 2013.
17. Woolf N. Embolism. Capítulo 7-4, p. 521-524. In: McGee JD, Isaacson PG, Wright NA (ed.). Oxford textbook of pathology. Oxford: Oxford University Press; 1992.
18. Matos A. Emergências em medicina submarina. Marinha do Brasil. Rio de Janeiro: Força de Submarinos; 1973.
19. Brasil. Ministério da Saúde. Portaria GM/MS 1.999/2023 (Atualiza a Lista de Doenças Relacionadas ao Trabalho).

20. Tetzlaff K, Reuter M, Leplow B et al. Risk factors for pulmonary barotrauma in divers. Chest. 1997;112(3):654-9.
21. Weiss LD, Van Meter KW. Cerebral air embolism in asthmatic scuba divers in a swimming pool. Chest. 1995;107(6):1653-4.
22. Eckert W. Injuries from increased atmospheric pressure. Capítulo 15, p. 636-640 In: Tedeschi CG, Eckert WG, Tedeschi LG (ed.). Forensic medicine. Philadelphia: W. B. Saunders; 1977.
23. Hercules HC. Embolia pelo ar na emersão rápida. Rev IMLGb. 1970;1(4):11-26.
24. Raymond LW. Pulmonary barotrauma and related events in divers. Chest. 1995;107(6):1648-52.
25. Hirsch CS, Adams VI. Sudden and unexpected death from natural causes in adults. Capítulo V, p. 137-174. In: Werner U Spitz (ed.). Medicolegal investigation of death. Springfield: Charles C. Thomas Publisher; 1993.
26. Neuman TS, Jacoby I, Bove AA. Fatal pulmonary barotrauma due to obstruction of the central circulation with air. J Emerg Med. 1998;16(3):413-7.
27. Krieger BP. Diving: What to tell the patient with asthma and why? Curr Opin Pulm Med. 2001;7(1):32-8.
28. Wurzinger G. Asthma and diving. Wien Med Wochenschrift. 1999;151(5-6):138-41.
29. Edmonds C. Investigation of diving accidents. Capítulo 23. In: Richard H. Strauss (ed.). Diving medicine. New York: Grune & Stratton; 1978.
30. Knight B. Dysbarism and barotrauma. In: Forensic pathology. 2.ed. Londres: Arnold; 1996. Capítulo 24, p. 484-5.
31. Centers for Disease Control and Prevention. Explosions and blast injuries. A primer for clinicians. Disponível em: www.cdc.gov/masstrauma/preparedness/primer.pdf. Acesso em: 7 mar. 2005.
32. Centers for Disease Control and Prevention. Blast injuries. Disponível em: www.amtrauma.org/data/files/gallery/BlastInjuryRe-sourcesFileGallery. Acesso em: 28 jul. 2011.
33. Champion HR, Holcomb JB. Injuries from explosions: Physics, Biophysics, Pathology and Required Research Focus. J Trauma. 2009;66(5):1468-1477.
34. De Palma RG, Burris DG, Champion HR, Hodgson MJ. Current concepts: Blast injuries. New Engl J Med. 2005;352(13):1335-1342.
35. Frykberg ER. Medical management of disasters and mass casualties from terrorist bombings: How can we cope? J Trauma. 2002;53(2):201-212.
36. Ho AMH. A simple conceptual model of primary pulmonary blast injury. Medical Hypotheses. 2002;59(5):611-613.
37. Katz A, Boaz O, Adler J, Abramowitz HB, Krausz MM. Primary blast injury after a bomb explosion in a civilian bus. Ann Surg. 1989;209(4):484-488.
38. Kumar WCM. Symposium: Combat Casualty Care. Blast Injuries. MJAFI. 2010;66(4):309-311.
39. Irizarry L. White phosphorus exposure. Disponível em: www.emedicine.medscape.com/article/833585-overview#a0101. Acesso em: 1º maio 2013.
40. Leibovic D, Gofrit O, Stein M et al. Blast injuries: bus versus open-air bombings: a comparative study of injuries in survivors of open-air versus confined-spaces explosions. J Trauma. 1996;41:1030-1035.
41. Marshall TK. Explosion injuries. Capítulo 14, p. 612-635 In: Tedeschi CG, Eckert WG, Tedeschi LG (ed.). Forensic medicine. Philadelphia: W.B. Saunders; 1977.
42. Mayo A, Kluger Y. Blast-induced injury of air-containing organs. ADF Health. 2006;7:40-44. Disponível em: www. defence.gov.au/health/infocentre/journals/ADFH_apr06/ADFHHealth_7_1_40-44 pdf. Acesso em: 25 jul. 2011.
43. Pennardt A, Lavonas EJ. Blast injuries. Disponível em: www.emedicine.medscape.com/article/822587-print. Acesso em: 19 set. 2010.
44. Phillips III YY. Primary blast injury and basic research: a brief history. Capítulo 6, p. 221-240. In: Conventional Warfare: ballistic, blast and burn injuries. Disponível em: www.bordeninstitute.army.mil/publishe_volumes/conventional_warfare/ch06.pdf. Acesso em: 28 jul. 2011.
45. Ritenour AE, Baskin TW. Primary blast injury: update on diagnosis and treatment. Crit Care Med. 2008;36(suppl):s311-s317.
46. Segal E. Pulmonary complications of blast injury. Disponível em: www.chestnet.org/accp/pccsu/pulmonary_complications_blast_injury?page=0,3. Acesso em: 22 jul. 2011.
47. Sharpnack DD, Johnson AJ, Phillips YY. The pathology of primary blast injury. Capítulo 8, p. 271-294. In: Conventional Warfare: ballistic, blast and burn injuries. Disponível em: www.bordeninstitute.army.mil/publishe_volumes/conventional_warfare/ch08.pdf. Acesso em: 28 jul. 2011.
48. Stuhmiller JH, Phyllips YY, Richmond DR. The physics and mechanisms of primary blast injuries. Capítulo 7, p. 241-270. In: Conventional Warfare: ballistic, blast and burn injuries. Disponível em: www.bordeninstitute.army/mil/published_volumes/conventional_warfare/ch07.pdf. Acesso em: 28 jul. 2011.
49. Stuhmiller JH. Blast injury: Translating research into operational medicine. Capítulo 10, p. 1-21. In: Conventional Warfare: ballistic, blast and burn injuries. Disponível em: www.bordeninstitute.army.mil/published_volumes/conventional_warfare/ch10.pdf. Acesso em: 28 jul. 2011.
50. Wolf SJ, Bebarta VS, Bonnett CJ, Pons PT, Cantrill SV. Blast injuries. Seminar. Lancet online. 2009;374:405-415. Disponível em: www.thelancet.com. Acesso em: 3 ago. 2011.
51. Amorim AP. Explosão em Deodoro. Disponível em: www.jblog.com.br/hojenahistoria.php?itemid=9493. Acesso em: 30 abr. 2013.
52. Estadão on line. Há 15 anos, explosão do Osasco Plaza Shopping. Disponível em: www.blogs.estadao.com.br/arquivo/2011/06/11/ha-15-anos-explosao-do-osasco-plaza-shopping/. Acesso em: 30 abr. 2013.
53. Mason JK. Explosions. Capítulo 9, p. 103-107. In: Forensic medicine. An illustrated reference. Londres: Chapman & Hall Medical; 1993.

CAPÍTULO 19

Lesões e Morte por Ação Térmica

Hygino de Carvalho Hercules

A energia térmica é percebida por nossos sentidos tanto pelo calor como pelo frio, que são, respectivamente, excesso e falta de energia. Tanto um quanto o outro podem alterar de tal maneira o organismo, que chegam a provocar modificações irreversíveis, traduzidas por lesões de maior ou menor intensidade. A exposição de um ser vivo a temperaturas extremas acarreta modificações de sua matéria que variam da congelação à carbonização. Contudo, as doenças e os acidentes pelo calor são muito mais frequentes, em virtude do clima tropical de nosso país e do uso da energia térmica para fins domésticos e industriais. Os acidentes pelo frio limitam-se às regiões geográficas de inverno rigoroso e às indústrias de refrigeração.

Tanto o calor como o frio podem lesar o organismo, quer atuando de modo difuso ou concentrando-se em determinado ponto de sua superfície. Para entender os mecanismos lesionais da ação térmica, é preciso conhecer algo dos princípios da termodinâmica.

NOÇÕES BÁSICAS DE TERMOLOGIA[1]

A energia térmica de que um corpo é dotado é medida em unidades chamadas *calorias*. Uma pequena caloria é a quantidade de calor necessária para elevar de 1 °C a temperatura de 1 g de água sob pressão constante. A temperatura de um corpo qualquer depende da quantidade de calor que possua no momento da aferição. É a expressão do estado de aquecimento de determinado corpo, mas não diz exatamente se possui grande ou pequena quantidade de calor.

Certos corpos se aquecem muito mais rapidamente que outros e, por isso, requerem menor quantidade de calor para atingir temperaturas elevadas. Tal fenômeno se deve a uma constante física de cada substância, que se convencionou chamar de *calor específico*. Quanto maior o calor específico de um corpo, maior o número de calorias que se necessita para elevar sua temperatura em 1°. Ainda por convenção, diz-se que a água tem calor específico igual a 1. O calor específico das outras substâncias é medido por comparação com o da água. Os metais são aquecidos e se resfriam rapidamente porque têm calor específico muito baixo.

De acordo com a quantidade de calor que possua, cada substância pode estar no estado sólido, líquido ou gasoso. Sempre se apresenta no mesmo estado físico à mesma temperatura, desde que não varie a pressão exercida sobre sua superfície. Assim, por exemplo, a água é líquida acima de 0 °C e sólida abaixo desse limite. Diz-se, portanto, que o ponto de fusão da água é 0 °C. Mas a pressão pode modificar para mais ou para menos o ponto de fusão de uma substância, desde que o seu volume sofra modificação do estado sólido para o líquido. Assim, as substâncias que diminuam de volume ao se fundirem terão seu ponto de fusão abaixado pelo aumento da pressão sobre sua massa. Fundir-se-ão a temperaturas menores.

Porém, o próprio fenômeno da fusão consome calor. Se precisarmos fundir alguns gramas de enxofre, teremos que aquecê-lo até que atinja sua temperatura de fusão. Enquanto ainda houver qualquer quantidade de enxofre não fundido, a temperatura se manterá constante por mais que aqueçamos o frasco que o contém. Isso só ocorre porque todo calor fornecido ao frasco é usado no processo da fusão. Terminada a fusão, a temperatura voltará a se elevar no mesmo ritmo. Por outro lado, a recíproca é verdadeira. O resfriamento da substância fundida provoca diminuição de sua temperatura, que vai caindo até atingir o ponto de solidificação, que é igual ao de fusão. Nesse momento, não mais haverá abaixamento da temperatura, até que toda a massa da substância esteja solidificada. Durante o fenômeno da solidificação, a substância devolve todo o calor que usou para se fundir.

O calor também provoca a passagem de uma substância do estado líquido para o gasoso. O aquecimento continuado de uma substância líquida faz com que ela passe ao estado de vapor, consumindo para esse fenômeno algumas calorias que constituem o *calor latente de evaporação*, assim como no exemplo anterior há o *calor latente de fusão*. O calor necessário para passar 1 g do estado líquido para o gasoso varia de uma substância para outra. Um grama de água consome 0,58 cal para se evaporar[2]. O calor latente de evaporação é 7 vezes maior do que o de fusão. Certas substâncias que se evaporam muito rapidamente provocam resfriamento brusco da superfície com que estejam em contato. Esse princípio é utilizado na construção de refrigeradores e pode ser sentido quando molhamos a mão com éter.

Sempre que dois corpos entram em contato, o mais aquecido cede calorias ao de menor temperatura. Esse fenômeno, ao qual se dá o nome de *troca de calor*, é a base da termodinâmica. Mas a dissipação do calor de um corpo não se faz apenas quando ele entra em contato com outro menos aquecido. Ocorre também sob a forma de energia radiante, com ondas de maior comprimento que as da luz, ou por meio da convecção, que é o arrastamento do calor de um corpo através de uma corrente líquida ou gasosa, posta em contato com sua superfície. Embora pareça supérfluo, o conhecimento desses conceitos básicos é imprescindível para a compreensão dos fenômenos que passaremos a estudar.

AJUSTE DA TEMPERATURA CORPORAL

A vida resulta de numerosas e complexas reações químicas, catalisadas por substâncias especiais, geralmente proteínas, chamadas *enzimas*. As enzimas formam sistemas que constituem verdadeiros centros de construção e de demolição do edifício orgânico da matéria viva. Para que os sistemas enzimáticos possam funcionar eficientemente, necessitam de ótimas condições, entre elas uma temperatura adequada a cada um. É por isso que cada espécie precisa manter a temperatura de suas células dentro de certos limites, fora dos quais os sistemas enzimáticos se tornam inoperantes, sobrevindo a morte.

O calor corporal provém das reações oxidativas que ocorrem no interior celular, principalmente a oxidação aeróbica da glicose, transformada em água e gás carbônico. Em repouso, mais da metade desse calor resulta da incapacidade de os processos bioquímicos armazenarem sob a forma de adenosina trifosfato (ATP) toda a energia gerada pela queima dos alimentos[3]. A molécula do ATP possui ligações químicas ricas em energia que, quando rompidas, liberam-na. O restante do calor do indivíduo em repouso é produzido pelas reações químicas necessárias à manutenção das funções normais do organismo – *metabolismo básico*. Um acréscimo de 70 kcal, se não for dissipado, vai elevar a temperatura corporal de um homem médio em 0,8 °C[4]. Alguns hormônios são capazes de acelerar esse metabolismo e, por consequência, aumentar a produção basal de calor, como a tiroxina (da tireoide), o hormônio hipofisário do crescimento, a testosterona e a adrenalina. Como veremos mais adiante, a própria elevação da temperatura corporal também acelera o ritmo do metabolismo.

Se considerarmos cada tipo de célula por si, teremos de reconhecer o hepatócito como a que tem o maior potencial de produção, seguida pelos neurônios e pelas fibras musculares esqueléticas. Mas, no conjunto, o tecido muscular é o que mais calor produz devido a sua grande massa[5]. A Tabela 19.1 mostra o calor produzido pelo corpo de um homem de 70 kg em algumas situações rotineiras.

Tabela 19.1 – Gasto de energia durante diferentes atividades[5].

Tipo de atividade	Calorias (kcal por hora)
Dormir	65
Ficar de pé relaxado	105
Andar devagar	200
Exercitar-se intensamente	450
Nadar	500
Correr a quase 10 km por hora	570
Andar muito rápido	650
Subir escada	1.100

A temperatura normal do ser humano varia, conforme a pessoa, de 36 a 37,5 °C. Já em 1868, Wunderlich afirmava que não há uma temperatura que se possa chamar de normal, sim um intervalo, pois ocorrem variações ao longo do dia e conforme a atividade física desenvolvida[3]. O valor mais baixo ocorre nas primeiras horas da manhã e o mais alto, ao final da tarde[3,6,7]. A diferença média é de 0,5 °C[7]. Há, inclusive, uma correlação funcional entre a curva térmica ao longo do dia e do sono. Sabe-se, hoje, que tal relação é muito mais estreita do que se supunha algum tempo atrás. Os neurônios que regulam o sono estão localizados na mesma região do cérebro que os encarregados da manutenção da temperatura normal[8]. Além disso, a temperatura corporal varia com o ciclo menstrual. No período de ovulação há um aumento de cerca de 0,3 a 0,5 °C, sob a influência da progesterona[9].

Recém-nascidos tendem a um comportamento pecilotérmico, ou seja, têm a temperatura central (Tc) desviada para mais ou para menos conforme o ambiente. Isso ocorre porque a relação da sua superfície corporal com o peso é, em média, 3 vezes maior do que a dos adultos[10], seu sistema de termorregulação ainda não está maduro, sua capacidade de produção de calor é pequena, pois têm massa muscular escassa, e sua capacidade de suar ainda é baixa[4].

Durante a prática de exercícios físicos intensos, a produção de calor chega a aumentar 20 vezes[11], e a temperatura interna pode atingir 40 °C sem que isso signifique anormalidade[5].

Medições feitas em maratonistas mostraram que sua temperatura pode chegar a 41 °C quando correm sob clima temperado, a 25 °C. Quando medida no reto, tem cerca de 1 °C a mais do que a registrada na cavidade oral. Mas é preciso referir que, conforme o local escolhido para a aferição, a diferença pode ser ainda maior. Por isso, os autores costumam especificar se a medida foi realizada na superfície cutânea ou no interior do corpo, quando publicam estudos a respeito da influência do calor e do frio sobre o nosso organismo. A temperatura interior, ou temperatura central, pode ser medida no esôfago, na cavidade timpânica, no cérebro, ou por meio de termômetro colocado no interior de uma grande cavidade corporal. Qualquer que seja a temperatura, porém, seu valor sempre será o resultado do balanço entre a produção de calor pelas reações energéticas do metabolismo e a sua dissipação.

Para que seja mantida a faixa de temperatura normal, é preciso que haja um sistema de detecção de aumento da produção ou da perda de calor de modo a restabelecer o equilíbrio sempre que houver uma alteração de qualquer dessas duas variáveis. Isto é feito pelo sistema nervoso por meio de sensores periféricos e centrais, de centros de termorregulação e de mecanismos efetores. Tal sistema é tão eficiente que a Tc se mantém na faixa entre 36,1 e 37,7 °C, mesmo quando um indivíduo de porte médio é mantido nu por várias horas em ambiente de ar parado e seco sob temperaturas baixas como 13 °C ou altas como 55 °C[5].

Sensores

São estruturas nervosas especializadas, capazes de responder a estímulos de aumento e de baixa da temperatura do sangue e dos tecidos vizinhos. Estão localizadas tanto na pele como no sistema nervoso central, nas vísceras e paredes das grandes veias[12]. No sistema nervoso central, os sensores são neurônios especializados localizados principalmente na área pré-óptica do hipotálamo. Cerca de 3/4 deles são sensíveis ao calor e 1/4 é sensível ao frio. Também participam neurônios medulares. Na pele, são terminações de fibras dos nervos periféricos em que predominam os sensíveis ao frio, que chegam a atingir proporções de até 10:1 em algumas regiões do corpo, como nos lábios. Os corpúsculos de Ruffini e os bulbos de Krause, tidos outrora como receptores térmicos, na realidade parecem ser mecanorreceptores[12,13]. Ainda não foram identificados histologicamente os receptores ao calor, mas os sensores cutâneos ao frio são ramificações terminais de fibras sensitivas que fazem protrusão para a base das células da camada basal da epiderme[12].

Centros reguladores

A parte do sistema nervoso que regula a temperatura é um conjunto complexo de vias e centros nervosos. Fazem parte feixes de fibras ascendentes medulares que conduzem os impulsos nervosos dos sensores periféricos, os gânglios simpáticos do sistema nervoso autônomo, a substância reticular do tronco cerebral, o sistema límbico e o hipotálamo[3].

A área pré-óptica do hipotálamo anterior tem os neurônios sensíveis ao calor e ao frio que comandam as respostas reflexas e comportamentais do indivíduo. No hipotálamo posterior, há grupos de neurônios, próximos aos corpos mamilares, um à esquerda e outro à direita, que recebem as informações dos sensores periféricos e estímulos provenientes dos neurônios pré-ópticos. A maioria dos neurônios posteriores comanda a retenção e o aumento da produção de calor, que são respostas ao frio. Normalmente, a resposta hipotalâmica pode ser antecipada pela temperatura da pele. Se ela subir, os termorreceptores cutâneos enviam sinais que iniciam a resposta apropriada antes mesmo de ser atingido o ponto de ajuste. É como se o organismo prevenisse a subida da Tc. Quando a temperatura da pele desce, ocorre o inverso, ou seja, entram em ação os mecanismos de ajuste ao frio[5].

Na realidade, a resposta dos núcleos posteriores é modulada pelos estímulos inibitórios provenientes dos neurônios sensíveis ao calor da área pré-óptica. Assim, quando o sangue que passa pela área anterior está mais quente do que o tolerável, os neurônios sensíveis ao calor, que são a maioria nessa área, emitem sinais que vão inibir os neurônios conservadores de calor dos núcleos posteriores. Essa via de comunicação neuronal é mediada pela dopamina. Os neurônios hipotalâmicos responsáveis pela perda de calor são dopaminérgicos[14,15]. Sua sensibilidade pode ser aumentada pela ação de uma substância, a bombesina[3]. Os responsáveis pelo aumento da Tc são serotoninérgicos[15]. Se o sangue estiver mais frio do que o conveniente, cessa a ação inibitória da área pré-óptica e os centros posteriores aumentam suas descargas que comandam a conservação do calor[3,5]. A maioria dos fisiologistas atuais acredita que o sistema termorregulador integra as diversas informações e trabalha como um termostato que tem uma faixa de temperatura de ± 0,2 °C, cujo limite superior é o ponto de início da resposta ao calor, sendo o limite inferior o de início da resposta ao frio. Dentro dessa faixa está o *ponto de ajuste*[3,5,16], que é a temperatura máxima que os neurônios da área pré-óptica podem aceitar sem comandarem a resposta necessária de redução da produção e aumento da eliminação do calor. Há, porém, doenças em que o ponto de ajuste é deslocado para cima, como na febre dos processos infecciosos, e outras em que é rebaixado, como na hipotermia periódica espontânea[7].

Efetores

São os processos orientados para a correção dos desvios da Tc. Podem ser abordados como mecanismos de abaixamento e de elevação da Tc. Ao lado desses mecanismos, ocorrem ajustes gerais da fisiologia do organismo nos sistemas cardiovascular, respiratório e endócrino, que discutiremos a propósito da exposição das pessoas ao frio ou ao calor. Por exemplo, a proporção de plasma no sangue costuma aumentar no início da exposição ao calor (hemodiluição) e diminuir pela ação do frio (hemoconcentração)[17].

Mecanismos de abaixamento da Tc

Baseiam-se tanto no transporte do calor gerado no interior do corpo para a pele e dela para o meio ambiente como na diminuição da sua produção. Tal transporte tem uma via ativa e outra passiva. A ativa é a circulação sanguínea. A passiva resulta da transferência por contiguidade das camadas profundas para as superficiais. Como, normalmente, a pele tem temperatura menor que a do interior do corpo, o sangue a aquece em ritmo diretamente proporcional à diferença. Conforme a temperatura do meio ambiente, a perda se dará de modo mais ou menos rápido, podendo até não ocorrer se o ambiente estiver mais aquecido do que a pele. O fluxo sanguíneo da pele pode ser ajustado às necessidades da regulação térmica pelos centros nervosos.

As perdas de calor para o ambiente resultam de mecanismos distintos: irradiação, condução, convecção e evaporação.

• Irradiação

O calor é uma manifestação de energia radiante com comprimento de onda maior do que o extremo visível da luz vermelha. Nessa faixa, ficam os raios infravermelhos. Sistemas ópticos sensíveis a essa radiação permitem ver pessoas e animais de sangue quente na escuridão. Aparelhos desse tipo são usados na patrulha de fronteiras e em operações militares durante a noite. Sendo a temperatura da pele superior à do ambiente, ocorre perda de calor por irradiação, podendo corresponder a mais de 60% do total das perdas. Caso contrário, o corpo humano absorve energia calorífica do meio, o que não é raro em nosso clima tropical.

• Condução

Resulta da transferência de calor por contato direto da pele com outros materiais. O mais comum é com o ar. As camadas de ar em contato com a pele são aquecidas e transferem o calor para as camadas vizinhas superpostas, formando uma corrente de energia calorífica. Mas, como a condutibilidade térmica do ar é muito baixa, sem haver a renovação das camadas em contato com a pele, tal mecanismo torna-se pouco eficiente, podendo chegar apenas a 15%. Roupas que mantenham uma camada de ar ao redor da pele são mais eficientes na proteção contra o frio do que as que ficam mais justas no corpo.

• Convecção

Ocorre quando um fluido se desloca sobre a pele. Assim, a renovação das moléculas em contato com o nosso corpo faz com que a remoção do calor seja muito acelerada. Os ventiladores servem como meio de refrigeração por esse mecanismo. Mas é preciso que o ar esteja com temperatura inferior à da pele. Se o fluido for a água, a capacidade de refrigeração será muito maior. Os banhos frios durante o verão são muito salutares. O corpo imerso em água fria perde calor muito mais rapidamente do que exposto ao ar em movimento por causa do maior calor específico da água e da sua maior condutibilidade. Aqui é importante lembrar que o tecido subcutâneo, rico em gordura, exerce papel fundamental na proteção individual contra as perdas de calor. Assim, os indivíduos gordos resistem por mais tempo em águas frias do que os magros.

• Evaporação

Em condições habituais, há uma evaporação imperceptível de água na pele e nas vias respiratórias, com um consumo de 12 a 16 calorias por hora. Mas, quando os mecanismos descritos anteriormente são ineficazes, o organismo lança mão da sudorese para aumentar a evaporação a fim de dissipar o calor endógeno e mesmo para resistir aos ganhos de calor provenientes do meio ambiente.

Em função dessas formas de dissipação do calor, o nosso organismo consegue diminuir a tendência de elevação da Tc por vias distintas mas sincronizadas. São elas:

- **Vasodilatação:** tem a finalidade de oferecer mais sangue aos tecidos da pele, de modo a haver maior irradiação do calor para o meio ambiente. A pele tem duas redes vasculares importantes nessa função (Figura 19.1): um plexo papilar, localizado nas papilas dérmicas, e uma rede venosa importante situada no limite entre a derme e a hipoderme. O calibre das arteríolas e vênulas que irrigam essas redes vasculares pode sofrer grandes variações, de modo que o fluxo sanguíneo pode ser controlado, de acordo com as necessidades, por impulsos nervosos do setor simpático do sistema nervoso autônomo em resposta a comandos hipotalâmicos. O plexo venoso que fica entre a derme e a hipoderme é suprido pelo sangue dos capilares do plexo papilar e por anastomoses arteriovenosas localizadas na hipoderme vizinha e presentes em maior número nas mãos, pés e orelhas. A abertura e o fechamento dessas anastomoses são regulados pelo grau de contração de esfíncteres de músculo liso ali situados. Quando o fluxo é máximo, pode representar até 30% do débito cardíaco, tornando o poder de condução do calor para o meio ambiente cerca de 8 vezes maior[5].

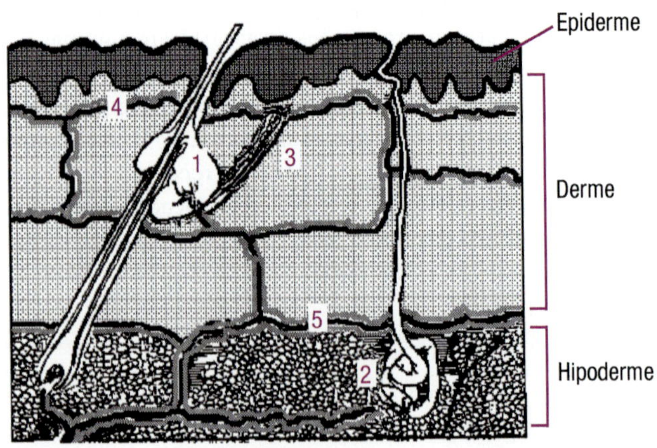

Figura 19.1 – Desenho esquemático de um corte histológico de pele, mostrando a epiderme, a derme e a hipoderme: **1.** haste de pelo com glândula sebácea; **2.** glândula sudorípara; **3.** músculo piloeretor; **4.** plexo vascular subpapilar; **5.** plexo vascular profundo.

- **Sudorese:** o estímulo à sudorese vem por via do sistema nervoso autônomo simpático, cujas fibras terminais liberam a acetilcolina, não a noradrenalina, como mediador químico. Aumenta quando a Tc ultrapassa 37 °C como consequência de atividade muscular mais intensa ou de sobrecarga externa[5]. Sob temperaturas superiores a 20 °C, a evaporação do suor é a forma maior de dissipação do calor[11,18]. Sabendo-se que cada grama de água consome 0,58 cal para se evaporar, concluímos que cada litro de suor evaporado elimina do corpo 580 cal. Um grau a mais na Tc produz aumento da perda de calor por evaporação equivalente a 10 vezes a produção basal do organismo[5]. O início do aumento da sudorese em ambientes de temperatura elevada depende da atividade física exercida e da umidade relativa do ar. Como veremos mais adiante, a resultante da temperatura ambiente e da umidade do ar é o que se chama de *temperatura efetiva*[18,19]. As glândulas sudoríparas também respondem à adrenalina circulante, mas com suor de composição diversa da habitual. É o que ocorre nos estados de medo e de tensão.
  Habitualmente, as células secretoras das glândulas sudoríparas produzem um suor que tem composição muito parecida com a do plasma, mas sem as proteínas. Contudo, ao longo dos dutos excretores glandulares, ocorre uma absorção dos íons de sódio e de cloro. Tal absorção, porém, depende da velocidade da secreção. Se for lenta, quase a totalidade é reabsorvida, de modo que a concentração do sódio, por exemplo, reduz-se a apenas 5 mEq/L, quando no plasma o normal é de 142 mEq/L. Por isso, a água também é reabsorvida, o que, no final, aumenta a concentração dos outros solutos, e do próprio cloreto de sódio. Se a velocidade da sudação for mais rápida, não dá tempo de haver muita reabsorção ao longo dos dutos, e a concentração do sódio no suor eliminado chega a 65 mEq/L, como ocorre em atletas malcondicionados[18]. Isso leva a pessoa não acostumada ao calor a perder 15 a 30 g de cloreto de sódio por dia quando exposta ao clima tropical. A adaptação vem em 4 a 6 semanas pelo aumento da reabsorção nos dutos e da produção de maior quantidade de aldosterona pelas glândulas suprarrenais, reduzindo a perda de sal a apenas 3 a 5 g por dia[5]. Esquemas de carga de trabalho muscular crescente dia após dia permitem encurtar o tempo de aclimatação para 1 a 2 semanas[19]. Atletas bem-condicionados e aclimatados chegam a suar 4 L por hora, mas com concentração de apenas 5 mEq/L, o que impede a hiponatremia[18].
- **Inibição da produção de calor:** a velocidade das reações químicas metabólicas pode diminuir por influências hormonais. Além disso, há uma redução do tônus muscular.

Mecanismos de aumento da Tc

Quando há necessidade, sempre que for detectada uma tendência de diminuição da Tc, o organismo executa algumas manobras para reduzir a perda de calor e aumentar a sua produção pelo metabolismo. São elas:

- **Vasoconstrição:** tem a finalidade de reduzir o fluxo sanguíneo cutâneo de modo a reter o calor interior. Ocorre como resposta dos esfíncteres das anastomoses arteriovenosas e da musculatura lisa das paredes vasculares a estímulos provenientes do hipotálamo posterior através do sistema nervoso autônomo simpático.
- **Ereção dos pelos:** a pele fica arrepiada. É um mecanismo vestigial no ser humano, mas eficiente na maioria dos outros mamíferos. Os pelos eriçados conservam uma camada de ar não renovado e aquecido em contato com a pele. A ereção dos pelos deve-se à contração dos músculos piloeretores.
- **Tremores:** ao contrário dos dois anteriores, que reduzem as perdas, os tremores visam a aumentar a produção do calor. Resultam de descargas de um núcleo nervoso situado na parede lateral do terceiro ventrículo cerebral, que entra em atividade quando a Tc cai, mesmo que por menos de 1 °C. Essas descargas excitam os neurônios medulares responsáveis pelo tônus muscular. O aumento do tônus distende certas estruturas, os fusos musculares, que comandam o seu relaxamento. Como os estímulos continuam, o tônus volta a aumentar, criando-se, assim, uma sequência rápida de contrações e relaxamentos sucessivos. Quando o tremor está no auge, a produção de calor aumenta cerca de 4 a 5 vezes o valor normal[5].
- **Aumento do metabolismo:** os neurônios do hipotálamo anterior, quando resfriados, liberam um neuro-hormônio que age na adeno-hipófise, fazendo-a liberar o hormônio tireoestimulante (TSH, do inglês *thyroid stimulating hormone)*. Por sua vez, o estímulo da glândula tireoide libera outros hormônios que aceleram o ritmo do metabolismo[5]. Mas esse ajuste é lento e não resolve o problema de imediato. Mais eficaz é o estímulo à queima da chamada gordura marrom, presente nos animais hibernantes e nos infantes humanos sob a ação da adrenalina. Essa queima produz energia que não é armazenada como ATP, e sim eliminada sob a forma de calor. Além disso, admite-se que os núcleos posteriores do hipotálamo possam intervir diretamente no metabolismo quando houver um desvio para menos da Tc[7]. Mas essa ação pode ser anulada quando a Tc descer exageradamente, como na hipotermia. Aqui, ocorrerá redução do metabolismo pelo abaixamento da temperatura das células em geral. É o contrário do que acontece quando a Tc se eleva, qualquer que seja a causa. O metabolismo celular basal aumenta em 10% para cada 0,6 °C de elevação da Tc acima do valor normal[18].

Controle local

Além do controle central pelo hipotálamo, existem reações de ajuste locais. A dilatação ou a constrição dos vasos sanguíneos e a sudorese podem ser ativadas diretamente pela temperatura do segmento e por via reflexa medular. Mas a intensidade dessas respostas também depende de um controle superior exercido pelo hipotálamo. Interrompendo-se a conexão com os núcleos hipotalâmicos, as respostas segmentar e local não são suficientes para corrigir distorções mais amplas[5].

Controle voluntário

Apesar da sintonia fina do sistema de controle da Tc, o ajuste mais eficiente é exercido pelo próprio indivíduo. Instado pelo desconforto causado pelo calor ou pelo frio, ele procura ambiente que lhe reduza o mal-estar. No calor, procura ambiente mais fresco e ventilado, diminui sua atividade física e procura ingerir maior quantidade de água. No ambiente frio, procura um abrigo, veste agasalhos e procura ingerir bebidas mais quentes. Como veremos mais adiante, as modificações nesse padrão de comportamento em idosos e em doentes mentais são fatores predisponentes às patologias ambientais causadas tanto pelo calor como pelo frio.

AÇÃO DO CALOR DIFUSO

A exposição de um indivíduo a ambiente de temperatura elevada pode levar ao aparecimento de distúrbios que são chamados genericamente de *doenças relacionadas ao calor*. Resultam da incapacidade de o organismo eliminar o calor a mais recebido do meio ambiente, que vem se somar ao calor endógeno. Como, pelo efeito estufa, tem-se notado um aumento da temperatura global, que é agravado periodicamente pelo fenômeno *El Niño*, é de se esperar um aumento da incidência dessas doenças. Chama-se de *intolerância ao calor* o fato de algumas pessoas apresentarem aumento da Tc mais rápido do que a maioria sob condições semelhantes[15].

A par dos elementos climáticos, fatores individuais constitucionais e/ou ocasionais podem favorecer o desajuste da regulação térmica. A idade modifica a capacidade de ajuste térmico. Crianças e idosos são os grupos mais suscetíveis.

Conforme já assinalamos, os recém-nascidos são muito vulneráveis ao estresse térmico, tanto positivo como negativo. Lidam mal com o calor e com o frio ambientais. Seu excesso de superfície corporal, contudo, favorece mais as perdas térmicas. Entretanto, se deixados em ambientes quentes, sua Tc pode subir rapidamente. Durante os primeiros anos de vida, as crianças continuam mais sensíveis porque seu metabolismo é mais intenso que o dos adultos, e sua Tc costuma subir mais rapidamente, sobretudo quando se associa certo grau de desidratação. A observação atenta é fundamental, pois quadros graves, e mesmo fatais, de hipertermia podem-se instalar em crianças muito ativas sob estresse térmico em menos de 1 hora[18].

Os idosos costumam ter menor capacidade de ajuste porque não conseguem aumentar seu débito cardíaco por causa de sua baixa reserva de função, ou mesmo insuficiência cardíaca. Assim, a vasodilatação cutânea não é tão eficiente por causa do fluxo baixo. A sudorese costuma estar prejudicada, uma vez que só sentem sede em fases de desidratação mais avançada. Conforme o grau de aterosclerose, podem ter comprometimento dos centros termorreguladores do hipotálamo, patologias neurológicas como o mal de Parkinson, ou estar em uso de substâncias que favorecem a hipertermia (Quadros 19.1 e 19.2). Além disso, outros estados mórbidos podem mantê-los no leito, com prejuízo das perdas calóricas por irradiação[20].

A manutenção de uma boa hidratação é fundamental para impedir a instalação das doenças mais graves relacionadas ao calor. A falta de líquido no organismo dificulta a sudorese e o aumento do débito cardíaco necessários aos mecanismos de ajuste. Desidratações da ordem de 1% do peso corporal já prejudicam o desempenho de atletas que realizam provas de resistência[19]. Nas finais do Campeonato Brasileiro de Futebol de 2002, o horário estabelecido para os jogos foi postergado por 1 hora, de modo que os atletas não tivessem que enfrentar temperatura superior a 40 °C dentro de campo.

Como já referimos, o efeito do calor ambiente sobre as pessoas é mais intenso naquelas não aclimatizadas. A fase de aclimatização costuma ser acompanhada por alterações na composição e no volume do suor durante atividade física intensa. Em regiões quentes como o Rio de Janeiro, as doenças relacionadas ao calor são mais comuns em turistas provenientes de locais de clima temperado ou frio do que nos seus habitantes. Em particular, é preciso que se esclareça que a agressão de um dia de calor muito intenso é menos prejudicial do que ondas de calor com dias seguidos de temperaturas altas, mesmo que um pouco menos elevadas[21,22]. A sequência ininterrupta de sobrecarga térmica acaba esgotando a capacidade de resistência do organismo não adaptado.

A ocorrência de doenças relacionadas ao calor depende também das condições de habitação de cada pessoa. Em primeiro lugar, o ambiente urbano é mais agressivo do que o rural. Nas cidades, a proximidade das construções entre si faz com que haja maior retenção do calor atmosférico pelo concreto e pelo asfalto, bem como interceptação da ventilação. No bairro de Copacabana, no Rio de Janeiro, os moradores de apartamentos localizados em edifícios de quadras mais afastadas da praia sentem maior desconforto térmico, pois não recebem a brisa do mar. De um modo geral, apartamentos desprovidos de ar-condicionado são menos confortáveis do que uma casa situada em local mais ventilado. É o que se nota, por exemplo, nos bairros pobres de Nova York[23]. Semenza e colaboradores[22] verificaram maior mortalidade entre os moradores desses tipos de apartamentos na onda de calor que assolou a cidade de Chicago no verão de 1995. No Rio de Janeiro, as favelas formadas por casas de alvenaria e laje, sem cobertura por telhado, muito próximas entre si, separadas por estreitas vielas, são altamente insalubres. Mas seus moradores já estão aclimatizados.

Mesmo pessoas acostumadas podem se ver em situações de acentuado estresse pelo calor, seja por causa da profissão, como bombeiros, caldeireiros e foguistas, seja por não estarem vestindo roupas leves e adequadas ao ambiente quente. Sterner[24] refere a ocorrência de síncopes em soldados e em integrantes de bandas de música perfilados em cerimônias militares, ou civis, ao sol e sob temperaturas muito elevadas.

Em outras, a dificuldade decorre de estarem sob o efeito de medicamentos que interferem no ajuste térmico. O Quadro 19.1 sintetiza os fatores de risco para doenças relacionadas ao calor e o Quadro 19.2, os medicamentos e as drogas predisponentes.

Atualmente, a maioria dos autores afirma que as chamadas "doenças pelo calor" constituem um largo espectro de síndromes, sem que haja limite preciso entre uma e outra[4,18,27]. Vão desde o simples edema à insolação. A maioria dos trabalhos de conceituação das doenças pelo calor descreve a câimbra, a exaustão e a insolação[4,18,24,36], mas alguns autores descrevem outras variantes, como a síncope e a miliária[11,27,37]. Estudaremos a seguir, com base nas noções já expostas, as diversas formas clínicas de apresentação, partindo dos quadros mais simples e benignos para os mais graves.

Edema

Decorre da permanência de um indivíduo não aclimatizado por tempo demorado em posição ortostática, de pé ou sentado, sem adequada movimentação. Há vasodilatação intensa na pele, assim como retenção de sódio e água. É mais comum em mulheres e a localização mais frequente é nos pés, nos tornozelos e nas mãos. Costuma aparecer nos primeiros dias de exposição ao ambiente quente, mas desaparece assim que a pessoa se adapta[11,27].

Miliária

Muito mais comum em crianças pequenas, resulta da obstrução do fluxo do suor ao longo dos dutos excretores das glândulas sudoríparas écrinas (comuns). O suor retido rompe os limites dutais e infiltra-se nos tecidos vizinhos. Como é irritante, pode causar uma reação inflamatória de intensidade variada. Conforme o nível da obstrução, o aspecto macroscópico é diferente. Nas obstruções muito superficiais, na camada córnea da epiderme, formam-se vesículas pequeninas, de conteúdo muito claro e incolor, muito próximas entre si, sem reação inflamatória local. Também é chamada de *sudâmina* ou de *miliária cristalina*. Quando a obstrução está no seio da camada intermediária da epiderme (ou camada espinhosa), o suor retido escapa para o espaço intercelular e exerce ação irritativa local que desperta reação inflamatória caracterizada por intensa hiperemia e prurido, com formação de pápulas e vesículas. Essa forma é chamada de *miliária rubra* ou *brotoeja*. Menos frequentes são a *miliária pustulosa* e a *miliária profunda*, que decorrem de obstruções em níveis mais baixos do duto glandular, ao nível da camada basal ou na junção dermoepidérmica[37,38].

A causa da obstrução é o desenvolvimento de um tampão de ceratina que se forma no interior dos dutos glandulares sudoríparos em qualquer desses níveis. As áreas cutâneas mais atingidas são as que ficam cobertas pelo vestuário e as regiões de dobras naturais[38].

Quadro 19.1 – Fatores que aumentam o risco para doenças pelo calor[11,18,25-30].

Fatores	Descrição e exemplos
Pessoais fisiológicos	
Aclimatação	Necessária para pessoas de clima frio expostas ao calor
Desidratação	Dificulta ou impede mecanismos de ajuste (sudorese, aumento do volume plasmático)
Idade	Os extremos são mais vulneráveis (crianças e idosos)
Índice de massa corporal*	Quanto mais alto, maior o risco
Privação de sono	Aumenta a produção de IL-1 e de TNF[8]
Patológicos (doenças)	
Cardiovasculares	Insuficiência cardíaca, coronariosclerose, hipertensão
Mentais	Psicoses, oligofrenias graves, demências
Nervosas e musculares	Parkinsonismo, paralisia espástica
Da pele	Ictiose, esclerodermia
Endócrinas e metabólicas	Hipertireoidismo, feocromocitoma, diabetes
Infecciosas	Todas as febris
Fibrose cística	Dificulta a sudorese
Sociais e ambientais	
Alcoolismo	Deprime os centros hipotalâmicos e tem efeito diurético
Profissão	Foguistas, bombeiros, atletas de provas de resistência
Vestuário	Uniformes pesados, excesso de agasalhos (crianças recém-nascidas)
Habitação	Teto com laje sem telhado, pouca ventilação, aglomeração de casebres, local sem árvores
Umidade do ar	Se alta, dificulta a evaporação do suor

*Peso em kg/quadrado da estatura em metros.

Quadro 19.2 – Medicamentos e drogas predisponentes às doenças pelo calor[4,11,18,26,27,31,32].

Tipo	Exemplos	Observações
De uso psiquiátrico		
Neurolépticos (antipsicóticos)	Fenotiazinas (clorpromazina)	Os neurolépticos favorecem a hipertermia por ação anticolinérgica (bloqueio da sudorese) e por aumento do tônus e da atividade muscular via extrapiramidal
Butirofenonas (haldol)		
Dibenzodiazepínicos (clozapina)		
Benzisoxazol (risperidona)		
Antidepressivos	Tricíclicos (amitriptilina)	Bloqueiam a recaptação da serotonina e da adrenalina[15]
Antiparkinsonianos	Fluoxetina	Inibem a recaptação da serotonina
	Fenelzina	Inibe a ação das monoamina-oxidases; síndrome da serotonina[33]
	Lítio	Inibe a liberação da dopamina no hipotálamo e potencializa a ação da fluoxetina[34]
	Benzotropina (Cogentina)	Ação anticolinérgica[31]
De uso clínico geral		
Bloqueadores β-adrenérgicos	Propanolol	Diminuem a frequência e potência cardíacas[35]
Bloqueadores de canais de Ca^{++}	Nifedipina	Diminuem a contratilidade do miocárdio[35]
Simpaticomiméticos	Adrenalina	Reduzem a circulação cutânea e aumentam o metabolismo
Anti-histamínicos	Prometazina (Fenergan)	É uma fenotiazina
	Clorfeniramina (Descon)	Possível ação como os antidepressivos tricíclicos
Diuréticos	Furosemida (Lasix), tiazida	Reduzem o volume plasmático
Drogas proibidas		
Excitantes	Cocaína	Ação simpaticomimética[23]
	Anfetaminas: MDMA (*ecstasy*)	Ação no hipotálamo; hiperatividade muscular[4]
Alucinógenos	Fenciclidina: PCP	Hipertonia muscular; convulsões[33]
	Dietilamida do ácido lisérgico (LSD)	Ação térmica no hipotálamo[4]

Síncope

Pessoas não aclimatizadas podem sentir vertigens, zumbido auditivo, visão escura e desmaio quando são obrigadas a permanecer de pé, em posição ortostática por tempo prolongado sob temperatura ambiente alta, mesmo que não estejam expostas diretamente ao sol. Em geral, ficam pálidas e muito suadas. O mesmo pode ocorrer quando estão deitadas e levantam-se rapidamente. A causa desse mal-estar é uma queda brusca da pressão arterial, com diminuição do retorno venoso e do débito cardíaco e consequente redução da circulação cerebral. São fatores predisponentes a desidratação e a realização de esforços físicos sem pausa para descanso. Em formaturas militares, sob sol intenso, a queda de um soldado pode como que contagiar a tropa e desencadear uma sucessão de outros casos[11,24,27].

Câimbras

São contrações espasmódicas e muito dolorosas da musculatura esquelética das pernas, do abdome ou do braço que ocorrem ao final ou logo após o término de esforços musculares intensos realizados sob temperatura ambiente elevada. São precedidas de sudorese abundante durante o exercício[11,18,19,24,27]. Já foram descritos casos de câimbras tardias, acompanhadas de náuseas e vômitos várias horas após o término da atividade física[36]. Certas atividades profissionais (câimbra dos foguistas, caldeireiros) e esportivas (maratonistas, futebolistas) predispõem às câimbras. A maioria dos autores afirma que se devem a uma hiponatremia causada pela ingestão apenas de água para repor as perdas hídricas pelo suor[11,24]. Wexler[18] afirma que ocorrem tanto em pessoas que repõem o suor com água como naquelas que não fazem qualquer tipo de reposição. Mas reconhece a hiponatremia como a causa básica. Nos indivíduos que não repõem a água perdida pelo suor, ocorre hiponatremia quando o esforço é intenso e prolongado por muitas horas em função da perda lenta e contínua de sódio. Barrow e Clark[11] consideram como predisponentes a falta de aclimatização ao calor e o uso de diuréticos. Mas outros autores consideram que a maior incidência é em pessoas aclimatizadas[18,27]. As câimbras são consideradas por alguns autores como um prenúncio de síndromes mais graves pelo calor[11,18]. A correção do distúrbio é feita pela distensão do músculo contraído. Para evitar que se repita, urge remover a pessoa para ambiente mais fresco e fazer a reposição eletrolítica de modo adequado ao caso[11,18,19,24,27].

Exaustão térmica

Também é conhecida como prostração térmica ou intermação. É um quadro clínico grave, que pode vir a ser fatal diretamente ou evoluir para outro bem mais agressivo, que é a insolação. Atualmente, a maioria dos autores admite que representa uma fase inicial da descompensação dos ajustes do organismo ao calor ambiente, e a insolação é a fase final do descontrole térmico[4,18,24,27]. Apesar disso, manteremos a separação na descrição dos quadros clínicos.

Os sintomas da exaustão térmica são cansaço, sudorese profusa, palidez, fraqueza muscular, mialgias, dor de cabeça, vertigens, náuseas e vômitos, anorexia, taquicardia e hipotensão arterial. Caracteristicamente, não há manifestações de ordem neurológica[4,11]. Mas Wexler[18] admite formas graves da exaustão com sinais neurológicos como irritabilidade, confusão mental e incoordenação. Esse autor distingue dois grupos de pacientes, um com depleção de água (desidratado) e outro com depleção de sódio (hiponatremia). Os desidratados podem apresentar-se com hipernatremia, o que complica a reposição hídrica pelo risco de se causar um edema cerebral iatrogênico. É que as células em geral, e particularmente as do sistema nervoso, retraem-se por causa da maior concentração salina do plasma. No momento da reposição, podem aumentar rapidamente de volume devido à entrada de água para o interior celular em função da volta da osmolaridade do plasma aos valores normais, causando o edema cerebral[18]. A descompensação resulta da impossibilidade de aumentar o débito cardíaco no volume necessário à manutenção da pressão arterial diante da redução da resistência periférica promovida pela vasodilatação intensa comandada pelos centros hipotalâmicos. O débito cardíaco não pode aumentar, seja por incapacidade de o coração arcar com maior trabalho por não dispor de reservas funcionais, seja pela desidratação, ou por ambas as coisas. Por isso, é mais comum em pessoas idosas ou debilitadas por outras causas.

O diagnóstico diferencial entre a exaustão e a insolação é, por vezes, muito difícil[27], havendo discordância entre os autores quanto aos limites clínicos. Waters[4] adota a presença de sintomas neurológicos como divisor de águas. Se presentes, já se deve falar em insolação, mesmo que o paciente ainda esteja suando. O nível da Tc não serve como fator importante de separação entre as duas síndromes. Em primeiro lugar porque, embora esteja normal nos casos leves de exaustão, pode estar muito elevada nos casos mais graves. Em segundo lugar, o limite é muito controvertido. Hales[39] admite casos de insolação com Tc mesmo um pouco abaixo dos 39 °C. Mas a maioria considera que para que se fale em insolação a Tc tem que ultrapassar 40 °C[11,18,21] ou 41 °C[4,15,36].

Se não há consenso quanto aos limites clínicos da exaustão térmica, há com relação ao tratamento. Todos estão de acordo que o fundamental é remover o paciente para um lugar mais fresco, reduzir sua Tc, se estiver elevada, e reidratá-lo de maneira adequada à gravidade do caso. Os mais graves devem ser internados e submetidos à reidratação por via endovenosa com solução salina normal, 0,5 N, ou solução de Ringer, acrescidas de dextrose a 5%, conforme as necessidades.

Insolação

É a forma mais grave das síndromes causadas pela exposição ao calor ambiente. Há que se distinguir as mortes por insolação das mortes relacionadas ao calor. O Comitê *ad hoc* da Sociedade de Médicos-legistas dos Estados Unidos tentou estabelecer critérios para se considerar a morte relacionada ao calor. Seria aquela em que a exposição prolongada ao calor em ambiente natural ou artificial causaria a morte por si só ou ajudaria muito no êxito letal[40]. No caso de ser diretamente responsável pela morte, o diagnóstico deve ser o de insolação. Mas, quando o calor promove a descompensação de uma patologia prévia cardiovascular, cerebrovascular ou respiratória e leva ao óbito, sua ação é indireta. A relação direta pode ser atestada quando a Tc no momento do quadro final for de 40,6 °C e se puder afastar outras causas de hipertermia. Diante de temperaturas um pouco menores, ainda é possível firmar esse diagnóstico quando tiver havido alterações do estado mental, elevação das enzimas hepáticas e/ou musculares, ou a morte tenha sido precedida de tentativa de resfriamento do paciente[22,40]. A maior dificuldade no diagnóstico de morte causada pelo calor é nas verificações de óbito em que não se tem informações clínicas, pois o quadro anatomopatológico é inespecífico. Contudo, havendo informação de ocorrência do óbito após 2 a 3 dias de início de uma onda de calor, é possível admitir o diagnóstico desde que se excluam outras patologias[26]. Convém lembrar, porém, que o conceito de onda de calor usado nos países temperados é o de 3 dias seguidos de temperaturas superiores a 32,2 °C[27]. Não é o que ocorre nos países tropicais como o nosso. Em janeiro de 2024, no Rio de Janeiro, enfrentamos uma onda de calor com temperaturas de 5 °C acima da média, durante mais de 5 dias.

Infelizmente, não dispomos de dados relativos à mortalidade pelo calor em nosso meio. Cremos que a população tropical está acostumada ao calor úmido, de modo que a incidência seja menor diante de mesmos níveis de temperatura ambiente. Em favor dessa hipótese está a constatação do grupo europeu liderado por Keatinge e colaboradores[41] de que o nível de temperatura ambiente capaz de desencadear aumento de mortes por ação do calor nos países frios é mais baixo do que o necessário para aumentar esse número nos países europeus mais quentes.

A mortalidade por insolação depende de vários fatores, o que explica as diferenças referidas pelos diversos autores[25,29]. Barrow e Clark[11] relatam 10% de óbitos no total de casos e uma cifra anual de 240 óbitos nos Estados Unidos. Outros referem 25%[27], 33%[20], 50%[18] e até 80% no caso de bombeiros[4]. A faixa etária mais afetada é a dos indivíduos com mais de 65 anos, tanto pela ação direta como pela indireta do calor. O risco dos idosos de morte pelo calor chega a ser de 3[42] a 5 vezes[43] o do resto da população. O uso de cocaína durante períodos de onda de calor aumenta bastante a possibilidade de morte pela ação térmica[23,44]. Semenza e colaboradores[22] analisaram os fatores de maior risco para os idosos na onda de calor que assolou Chicago, em 1995, e concluiu que a falta de ar-condicionado na moradia, depender de cuidados de enfermagem, estar acamado, viver só, não costumar sair de casa ou ser doente mental são os fatos mais importantes. Não se deve esquecer de todos os outros fatores de risco referidos no Quadro 19.1.

• Patogenia

O reconhecimento de que a insolação resulta do agravamento da exaustão térmica desloca as pesquisas sobre sua patogenia do enfoque concentrado na parada da sudorese. A sobrecarga térmica mobiliza os mecanismos de dissipação de calor, de modo a impedir que a temperatura suba de modo descontrolado. Como vimos ao estudarmos a fisiologia da regulação térmica, os principais mecanismos de eliminação do calor são a vasodilatação superficial e a sudorese. Ambas tendem a diminuir o retorno de sangue ao coração, de modo que o aumento do débito cardíaco, indispensável ao equilíbrio, fica comprometido. O desvio do sangue para o leito vascular superficial causa um sequestro do volume circulante, que vem a ser agravado pela desidratação causada pela sudorese. Inicia-se um círculo vicioso em que o retorno venoso diminui, cai o débito cardíaco, reduz-se o fluxo sanguíneo periférico e, assim, a eliminação de calor. A insolação começa desse modo, passando por uma fase prévia de exaustão térmica, que pode ser muito curta, mesmo imperceptível, na forma relacionada aos esforços físicos. Até aqui, os autores estão de acordo.

Mas o agravamento do quadro, de modo a se tornar irreversível, depende de numerosos fatores, enfatizados por teorias diversas conforme o grupo de pesquisadores. Assim é que a vasoconstrição superficial que indica uma descompensação do ajuste é explicada pela existência de barorreceptores localizados nas vísceras e nos vasos profundos, que captam a diminuição da pressão venosa central. Sob sua influência, o sangue é desviado da superfície para as vísceras nobres, como o coração, o cérebro, o fígado e os rins[39,45]. Mas Romanovsky e Blatters[46] admitem que tal alteração hemodinâmica se deve à ação de opioides internos (endorfinas), pois conseguiram tornar porquinhos-da-índia mais resistentes ao calor pelo uso de bloqueadores dos receptores dos opiáceos.

Observando semelhanças entre os sinais e sintomas da insolação e do choque endotóxico (presença de hipotensão arterial, coagulação intravascular disseminada (CID), diarreia, hipertermia e acidose), Hales[39] propôs que a descompensação fosse favorecida pela liberação para o sangue de endotoxinas a partir dos intestinos em função da diminuição do aporte sanguíneo vigente na fase em que o débito cardíaco está muito diminuído. As endotoxinas promovem a liberação no sangue de mediadores químicos, como a interleucina 1 (IL-1) e o fator de necrose tumoral (TNF), que atuam nos centros termorreguladores. Barrow e Clark[11] referem que citocinas como a IL-6 e o TNF atuam no agravamento da insolação.

Outros grupos propõem que a descompensação esteja na dependência da temperatura atingida, o que tem respaldo clínico, pois quanto mais intensa a hipertermia, menores as chances de recuperação. A partir de 42 °C, haveria inativação de várias enzimas com ação no metabolismo, desnaturação de proteínas e, principalmente, comprometimento da oxidação fosforilativa nas mitocôndrias, com redução da restauração do ATP[4,43]. A deficiência de ATP reduz a atividade da enzima responsável pela manutenção de concentrações altas do potássio no interior e do sódio extracelular. Na falha desse sistema, as membranas celulares tornam-se menos polarizadas, com aumento de sua permeabilidade[15,43,47].

É possível ainda que estejam envolvidas as chamadas "proteínas do choque térmico". São famílias de proteínas que aparecem nos seres vivos, em geral, na vigência de estresse térmico. Sua produção é proporcional à intensidade e à duração da exposição ao calor. Parecem atuar por se ligarem a polipeptídios liberados pelas células agredidas. Nos mamíferos, é preciso um aumento da Tc em torno de 4 °C para que sua síntese aumente de modo significativo[48].

Diante de tantas possibilidades, é forçoso admitir que a insolação tem mecanismo inicial conhecido, mas ainda não se sabe por que se torna irreversível a partir de determinado ponto. Devem estar em jogo simultaneamente diversos fatores.

• Quadro clínico

Há duas formas clínicas de insolação[11,18,24,27,43]. Uma está relacionada à atividade física intensa, na prática de esportes ou no ambiente de trabalho, e acomete pessoas sadias e jovens; a outra – forma clássica – é a que atinge pessoas idosas ou debilitadas por doenças crônicas e crianças pequenas. Há sinais e sintomas comuns às duas formas, como: temperatura muito elevada, distúrbios mentais e neurológicos, taquicardia, taquipneia, pressão arterial normal ou hipotensão.

Há diferenças quanto ao nível de Tc a partir da qual se deva falar de insolação. Alguns propõem acima de 41 °C[4,15,36], outros chegam a aceitar níveis em torno de 39 a 39,5 °C[39,49]. O melhor local para registrá-la é o reto. O quadro neurológico é dominado por incoordenação, convulsões e coma. O mental começa por irritabilidade, podendo evoluir para delírios e alucinações. Há relato de casos que começaram com sintomas psiquiátricos sem hipertermia significativa[50].

A forma clássica, própria dos debilitados, costuma ocorrer durante ondas de calor, é de instalação lenta, com comprometimento mental e neurológico progressivo. A sudorese cessa e o paciente apresenta pele quente, seca[11] e, por vezes, avermelhada[49]. Pode haver CID, mas não é comum nessa forma[11].

A forma relacionada aos esforços físicos pode ocorrer em ambiente de temperatura não muito elevada[15]. Sua instalação rápida, por vezes fulminante, difere da forma clássica. Em função de o distúrbio ser causado por excesso de produção de calor pelo trabalho muscular, são mais comuns nessa forma a rabdomiólise (morte de fibras musculares esqueléticas) e suas consequências, como mioglobinúria e depósito dessa proteína nos túbulos renais distais, o que pode causar insuficiência renal.

O paciente ainda apresenta sudorese, mas insuficiente para dissipar o calor produzido. Também é mais frequente a CID[11].

• Anatomia patológica

A insolação não tem um quadro morfológico característico, o que dificulta muito o diagnóstico anatômico nos serviços de verificação de óbito quando não há informações sobre a clínica. As alterações dependem do tempo de sobrevida e da intensidade da hipertermia[26]. Se o paciente sobreviver por mais de 1 ou 2 dias, é possível encontrar focos de rabdomiólise[4,18,24,26,36], necrose tubular aguda renal, com depósito de mioglobina nos túbulos distais[4,18,24,26], os pulmões estão congestos, com edema, podendo apresentar depósito de material proteico sobre as paredes dos septos alveolares (síndrome da angústia respiratória do adulto – SARA)[27,36]; há edema cerebral[15,26,36], degeneração e necrose cerebelar, principalmente das células de Purkinje[15], o que causa a ataxia; pancreatite aguda[26]; necrose centrolobular hepática é muito comum[11,15]. Em 10% dos pacientes que sobrevivem aos 3 primeiros dias, a lesão hepática pode agravar-se e matar por insuficiência hepática[51]. É comum encontrar alterações de depósito de fibrina em pequenos vasos como consequência da CID[4,11,27].

• Diagnóstico diferencial

Inicialmente, é importante deixar claro que a hipertermia da insolação não é o mesmo que febre. Febre é um estado de elevação da Tc que é parte dos mecanismos de defesa de que os organismos multicelulares se valem para reagir à invasão por matéria viva ou inanimada. Depende da ação de substâncias chamadas pirógenas liberadas pelos microrganismos invasores ou pelas células do próprio organismo invadido, que agem nos centros da termorregulação elevando o seu ponto de ajuste (*set point*). Já a elevação da Tc na insolação depende de desequilíbrio entre o aporte e a eliminação do calor, sem alteração do ponto de ajuste[3].

Como a hipertermia da insolação é superior, na maioria dos casos, a 40 °C, o diagnóstico exclui as doenças febris que cursam com temperaturas mais baixas. Contudo, casos de sepse podem apresentar temperaturas tão altas como a insolação, mas não há história de exposição ao calor ambiente, a não ser por coincidência. Além do mais, as infecções na maioria das vezes cursam com sintomatologia local típica.

Um dos quadros mais difíceis de separar da insolação é a síndrome neuroléptica maligna (SNM). Esse é um quadro de hipertermia intensa acompanhado de grande aumento do tônus muscular que surge em cerca de 1%[24] a 3%[43] dos doentes mentais sob tratamento com neurolépticos e não depende da dose nem da duração do tratamento[14,24,43]. Embora não haja história de estresse térmico, pode instalar-se durante ondas de calor, o que dificulta o diagnóstico. Além do mais, por sua ação anticolinérgica, a maioria dos neurolépticos inibe a sudorese e, por ação antidopaminérgica, prejudica a dissipação de calor pelos centros hipotalâmicos[14]. Por isso, pode haver insolação genuína nesses pacientes, que, como vimos, têm risco bem maior do que o resto da população. Tanto na insolação como na SNM pode haver rabdomiólise e elevação da enzima fosfocreatina quinase; contudo, são muito mais intensas nessa que naquela. Mas não se nota rigidez da musculatura nos casos de insolação e, sim, flacidez[15]. A rigidez muscular da SNM pode ser intensa a ponto de causar disartria, dificuldade respiratória e parkinsonismo[14]. Ademais, as alterações mentais da insolação estão ausentes na SNM, que se restringe à redução do nível de consciência.

Outro quadro que deve ser separado da insolação é a hipertermia maligna. Ocorre em anestesias, apresenta temperatura muito elevada, mas os comemorativos do caso são diferentes[14,36].

Também podem causar hipertermia intensa a tireotoxicose (tempestade tireóidea), a síndrome da serotonina e intoxicações por certas drogas, inclusive ilícitas[11,43]. O uso da cocaína tem sido responsabilizado por aumento do número de mortes relacionadas ao calor. Em Nova York, Marzuk e colaboradores[23] encontraram teste positivo para cocaína em 25% dos casos de morte relacionada ao calor analisados no serviço médico-legal de 1990 a 1995.

• Tratamento

A forma mais eficiente de combater os males do calor, em especial a insolação, é a prevenção[52]. A identificação dos fatores de risco referidos no Quadro 19.1 permite traçar a estratégia conforme o caso.

Sem ter a pretensão de ensinar como tratar pessoas com insolação, cumpre assinalar que a pedra angular do tratamento é o rápido abaixamento da Tc, sempre com cuidado para não resfriar demais[27]. Entre os métodos de resfriamento externos, a evaporação forçada é a melhor opção[4,18,24,39,43]. Deve-se cobrir o paciente com panos molhados e fazer incidir sobre ele corrente de ar proveniente de ventiladores possantes. O consumo de calor para a evaporação de 1 g de água é 7 vezes maior do que o necessário para a fusão da mesma massa de gelo[43]. Assim, esse método é superior aos banhos de imersão em água gelada, podendo chegar a reduzir a Tc num ritmo de 0,31 °C por minuto[18]. Pode-se acelerar o resfriamento colocando-se sacos de gelo sobre regiões da pele onde passam artérias calibrosas como a virilha, a axila e o pescoço[18,39,43]. Além do mais, a imersão dificulta o manuseio do paciente e produz vasoconstrição superficial, que, por sua vez, impede o aporte de sangue para os tecidos superficiais, dificultando o resfriamento[4,11,43]. Acresce ainda a possibilidade de bradicardia por estímulo vagal[11]. A evaporação é usada com frequência nos peregrinos que vão a Meca nos meses de verão e são acometidos de mal-estar pelo calor. Como são muitos para pouco espaço, a capacidade de eliminar calor do corpo fica prejudicada pelo chamado "efeito pinguim". Sabe-se que essas aves ficam aglomeradas no frio do ambiente antártico de modo a reterem calor e poderem enfrentar temperaturas baixíssimas[18,39,43]. Se houver calafrios ou tremores, podem-se administrar relaxantes musculares[4,11], opiáceos[4] ou neurolépticos[11,18].

• Prognóstico

As taxas de mortalidade já foram analisadas. São fatores de mau prognóstico: Tc muito alta, demora no resfriamento do paciente, duração do coma superior a 2 horas, hipotensão, aumento do tempo de protrombina, grande elevação das enzimas hepáticas e da fosfocreatina quinase, insuficiência renal e CID[11,15].

Aspectos periciais

As doenças causadas pelo calor ambiental apresentam interesse médico-legal quando resultam de condições especiais de trabalho, como é o caso de bombeiros, usineiros que trabalham junto às fornalhas de siderúrgicas, caldeireiros de máquinas a vapor, em minas etc. As incapacidades são, em geral, temporárias e o trabalhador volta à plenitude de suas atividades em pouco tempo. Nos casos mais graves, o comprometimento neurológico sério e as sequelas podem acarretar incapacidades permanentes de grau variado, exigindo uma readaptação profissional[15,34]. A sequela mais comum é a síndrome pancerebelar[15,53]. Indivíduos que já sofreram uma crise de insolação são mais propensos a outra que os demais[39]. Por isso, é recomendável que aqueles que já apresentaram um quadro grave devido ao calor sejam postos a trabalhar em ambientes menos quentes.

Por vezes, o perito é chamado a vistoriar o local de trabalho a fim de constatar ou não as condições particularmente nocivas do ambiente. É importante considerar aí a chamada temperatura efetiva, que tem relação com a umidade do ambiente e a renovação do ar, conforme já analisamos ao discorrermos sobre os mecanismos de dissipação do calor.

O exame da vítima visa afastar a possibilidade de outras patologias não relacionadas com os fatores ambientais do trabalho na fase aguda e constatar o grau de incapacidade residual porventura existente após a alta.

AÇÃO LOCAL DO CALOR (QUEIMADURAS)

Este tópico tem por finalidade estudar as queimaduras resultantes da ação térmica. Não serão abordados aqui os efeitos térmicos da corrente elétrica nem as queimaduras decorrentes da ação cáustica.

As situações capazes de provocar lesão da pele pela ação térmica ocorrem de várias maneiras: ação de chamas, de jatos de vapor, de líquidos quentes, de sólidos aquecidos e de explosões. A lesão particular por líquidos quentes é chamada de *escaldadura*. As chamas podem resultar de incêndios ou de acidentes domésticos ou industriais pelo fogo. A intensa onda térmica resultante de explosões, como no caso de vazamento de botijões de gás, é capaz de causar extensas lesões, mas de profundidade não muito grande, enquanto a combustão de líquidos inflamáveis sobre o corpo da vítima acarreta lesões não só extensas como profundas.

A incidência de queimaduras em geral é muito grande, mesmo que se contabilizem apenas aquelas que chegam às salas de emergência dos hospitais. Seu número real, no entanto, é muito maior em face da subnotificação. A incidência de atendimentos em cinco hospitais com Centro de Tratamento de Queimados da rede pública do Rio de Janeiro chegou a 1.339 entre os anos de 1998 e 1999[54]. Nos Estados Unidos, a incidência anual de atendimentos por queimaduras em geral varia, segundo os autores, entre 1 e 2,5 milhões por ano[55,56], incluindo as causadas por cáusticos e pela eletricidade. No Reino Unido, são atendidos cerca de 250 mil[57], e na França, aproximadamente 500 mil[58].

O número de mortes e as taxas de mortalidade variam de um país para outro. Nos Estados Unidos, morrem cerca de 12 mil pessoas por ano vítimas de queimaduras, em geral[56]. Marshall e colaboradores[59] referem que, lá, a taxa de mortalidade em incêndios é de 2,3 por 100 mil habitantes e que só em 1996 houve 417 mil sinistros, com 19 mil feridos e 4.035 mortes. Três quartos desses incêndios foram residenciais. Estudando os incêndios com vítimas fatais que ocorreram no Estado da Carolina do Norte, de fevereiro de 1988 a janeiro de 1989, esse autor confirmou que crianças menores de 5 anos, idosos maiores de 64 anos, deficientes físicos ou mentais e pessoas intoxicadas pelo álcool ou por drogas de abuso têm 4 vezes mais chances de morrer, a menos que haja outra pessoa apta a resgatá-los.

Uma estatística feita no IMLAP, em 1973, revelou que houve 302 mortes por ação térmica (6,8%) no total de 4.413 necrópsias realizadas. Nos 302 casos, 272 foram por acidentes (90%).

Noções de anatomia e fisiologia da pele

Em condições normais, a pele sadia é capaz de dissipar 0,04 cal/s/cm^2. Além desse limite, o calor em excesso pode causar alteração irreversível de suas células, constituindo lesões chamadas de queimaduras[2].

O calor que agride a pele pode alcançá-la a partir de objetos próximos, por irradiação, ou pelo contato direto do corpo aquecido com sua superfície. Para que se compreendam os efeitos lesivos ao organismo causados pelas queimaduras, é necessário que se conheçam as funções da pele e sua importância.

A pele é um órgão vital que representa, em peso e tamanho, o maior do corpo humano. Apresenta, em um indivíduo adulto, superfície de 1,5 a 1,9 m^2 e corresponde a 14% a 17% do peso total do corpo humano[2]. É formada por duas camadas distintas – a *epiderme* e a *derme*.

A epiderme é a parte que está em contato com o meio ambiente; é constituída por tecido epitelial pavimentoso estratificado, no qual podem ser distinguidas cinco camadas: basal, espinhosa, granulosa, lúcida e córnea. A basal é representada pela parte proliferativa e dá origem às células das outras camadas. Essas últimas representam etapas sucessivas de maturação e de transformação até atingirem a camada córnea, que constitui um envoltório de substância especialmente elaborada para maior proteção contra a desidratação e as trocas de calor (Figura 19.2).

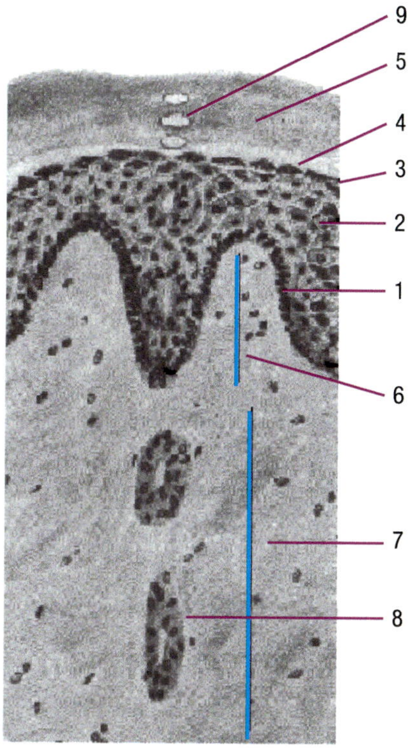

Figura 19.2 – Corte histológico da pele: **1.** camada basal; **2.** camada espinhosa; **3.** camada granulosa; **4.** camada lúcida; **5.** camada córnea (queratina); **6.** derme papilar; **7.** derme profunda; **8** e **9.** duto excretor de glândula sudorípara.

A derme é formada por tecido conjuntivo com as funções de oferecer sustentação e nutrir a epiderme. Está dividida funcional e anatomicamente em duas camadas distintas: derme superficial, ou papilar, e derme profunda. A derme superficial é constituída por tecido pouco denso, provido de vascularização e inervação abundantes. A derme profunda é formada por tecido mais denso, mais resistente às trações, por seu maior teor em fibras elásticas e colágenas. Nessa camada, estão os músculos eretores dos pelos e suas hastes com as glândulas sebáceas. Além dessas camadas de tecido, a pele apresenta estruturas importantes chamadas de anexos cutâneos, que são constituídos pelas glândulas sudoríparas, sebáceas e os pelos (Figuras 19.1 e 19.2).

Esse órgão importante tem as seguintes funções: sensibilidade, regulação térmica e proteção. Os fenômenos relacionados com a perda das funções da pele, como consequência de sua destruição, constituem o aspecto mais importante do estudo das queimaduras. Antes de analisarmos os aspectos legais, estudaremos o mecanismo de produção e a reação local e geral do organismo às queimaduras.

Produção do dano e reação local às queimaduras

Como vimos anteriormente, a velocidade de remoção de calorias da pele tem um limite máximo de 0,04 cal/s/cm^2. Ultrapassado o limite, vai se elevando a temperatura local. A colocação da mão, por alguns minutos, em água a 44 °C provoca apenas sensação de desconforto, mas a sua permanência ali por 5 horas acaba provocando uma queimadura. Por outro lado, bastam 3 segundos para que se queime a pele na água a 60 °C[60]. Temperaturas mais altas necessitarão de tempo cada vez menor para causar o mesmo dano. Assim, basta um contato rápido com um corpo a 70 °C para que se faça uma queimadura.

As queimaduras provocam morte instantânea de algumas células, tardia de outras e lesões reversíveis em outro grupo. As células localizadas no ponto de maior elevação da temperatura sofrem necrose coagulativa, ou seja, suas proteínas são desnaturadas pela ação do calor. A morte dessas células libera substâncias que têm o poder de desencadear a resposta inflamatória. Substâncias como endotelina, histamina, bradicinina, serotonina, catecolaminas, vasopressina, prostaglandinas, monóxido de nitrogênio e citocinas são liberadas e atuam como mediadores químicos tanto no local como à distância[61]. A reação local às queimaduras é semelhante à desencadeada por outros agentes vulnerantes, mas de intensidade maior. Tem uma vertente vascular e outra celular, ambas dependentes daqueles mediadores químicos.

• Resposta vascular

Primeiro, há uma constrição arteriolar imediata que dura muito pouco, menos de meio minuto nas lesões leves. Em seguida, essas arteríolas se dilatam e promovem a abertura de novos grupos de capilares, tornando a região vermelha e quente. As vênulas permanecem contraídas, o que ajuda a manter abertos os capilares e causa edema da pele lesada. A permeabilidade dos capilares e vênulas pós-capilares aumenta, havendo a passagem de proteínas para o interstício através do alargamento dos poros e fendas endoteliais[62]. A concentração proteica no interstício chega a ser 20 a 40 vezes o valor normal, de modo que se instala edema mesmo em tecidos de regiões afastadas do local lesado diretamente. A esse tempo, nota-se estagnação da circulação local, com hemácias aglomerando-se no interior dos vasos. A fase de estase custa a aparecer nas lesões mais leves, mas é vista em poucos minutos nas lesões graves[62]. O aumento da permeabilidade capilar dura 24 a 48 horas, mas cede, deixando no interstício as proteínas que escaparam do sangue[63]. Na periferia das áreas mais lesadas, tudo se passa como nas lesões mais brandas.

• Resposta celular

Normalmente, há pequeno número de neutrófilos que migram dos vasos para o interstício. Para atravessarem a parede endotelial, os neutrófilos a ela aderem e emitem pseudópodos, insinuando-se através das fendas intercelulares. Em condições especiais, como nas inflamações agudas das queimaduras, sua velocidade de migração aumenta em cerca de 50 a 100 vezes a normal devido à quimiotaxia exercida pelos mediadores químicos liberados no tecido lesado. Isso faz com que se acumulem no espaço intersticial. Sua permanência nesse espaço, porém, é curta, pois logo se degeneram. Mais tarde, são substituídos pelos macrófagos, já que esses se acumulam paulatinamente desde a agressão e têm meia-vida muito mais longa que a dos neutrófilos[62].

Reação geral às queimaduras

Dependendo da gravidade das queimaduras, a vítima pode sofrer alterações gerais em seu organismo como parte da resposta à agressão e à destruição maciça de tecidos pelo agente térmico. Ocorre uma resposta humoral, na qual tomam parte hormônios e mediadores químicos liberados tanto pela necrose tecidual quanto pela reação inflamatória. Nas primeiras horas, há uma hipovolemia grave em função da passagem de líquido do setor intravascular para o intersticial e deste para o exterior pelas áreas lesadas. Esta queda do volume de sangue circulante reduz o retorno venoso e, consequentemente, o débito cardíaco. A perda de líquido intravascular é agravada pela estagnação na microcirculação e pela formação de edema fora das áreas diretamente lesadas pelo agente térmico. Além disso, a saída de líquidos causa hemoconcentração e aumento da viscosidade do sangue, o que aumenta a dificuldade do escoamento nos capilares. Tal dificuldade de perfusão dos tecidos em geral caracteriza um quadro de *choque hipovolêmico* grave, que pode tornar-se irreversível rapidamente se não for tratado[61]. Felizmente, hoje em dia, o choque dos grandes queimados pode ser controlado e revertido prontamente pela infusão de soluções hipertônicas à base de cloreto de sódio a 7,5% associado a soluções eletrolíticas balanceadas e à glicose. É interessante realçar que a medição da pressão arterial não é um bom guia para o diagnóstico da hipovolemia, pois pode não estar muito baixa em função da grande quantidade de catecolaminas circulantes, liberadas pela resposta ao estresse agudo[63].

Durante o choque, em função do prejuízo à oxigenação dos tecidos, o metabolismo fica diminuído. Assim que se consegue controlar o choque, o que é comum nos centros de tratamento de queimados, inicia-se uma outra fase, em que há aceleração do metabolismo em até 250%[63]. Nessa fase, há grande consumo de energia. O paciente entra em processo de intenso catabolismo, com perda acentuada de massa corporal magra (principalmente tecido muscular). Clinicamente, isso se traduz por intensa perda de peso e aumento da excreção de nitrogênio não proteico[58,63-65]. Para suprir a demanda de energia, a queima da glicose aumenta muito e chega a 400 g por dia[63]. Para obter glicose, o organismo lança mão de proteínas estruturais dos tecidos (gliconeogênese) e da gordura. As perdas proteicas são agravadas pela exsudação que ocorre na pele queimada. Ao todo, pode chegar a 200 g por dia[63]. Esse processo de balanço metabólico negativo deve-se à ação das catecolaminas, é proporcional à gravidade da agressão e pode persistir por até 9 meses[66]. É o principal fator de morbidade e mortalidade dessa fase. Causa diminuição da resistência em geral, prejuízo notável da resposta imune e retarda o processo de cura e reparação das lesões[63,64]. Para combater tal estado, têm-se feito tratamento com reposição nutricional precoce e intensa, e uso de anabolizantes e hormônio do crescimento[63,64]. Com base nas pesquisas que indicam que a causa maior desse intenso catabolismo é a ação das catecolaminas, Herndon[65] experimentou tratá-lo com bloqueadores β-adrenérgicos, como o propranolol, e foi bem-sucedido.

Classificações das queimaduras

Quase todas as classificações das queimaduras apoiam-se na profundidade atingida pela lesão inicial, variando apenas o plano que limita os diversos graus. Mas é preciso não perder de vista que cada região queimada pode apresentar áreas cuja profundidade é diferente. Além disso, devemos lembrar a ponderação de Krizek[2] de que o que importa mais na conduta diante de uma queimadura não é o que foi destruído, e sim o que permanece indene. Modernamente, as lesões são classificadas em superficiais, parciais e totais, correspondendo, respectivamente, ao 1º, 2º e 3º graus antigos[2,55].

• Queimaduras superficiais

Consistem na hiperemia que se instala na área atingida pelo agente térmico que traz pouca energia ou estabelece contato muito fugaz. A vermelhidão desaparece se a área for comprimida, mas retorna assim que se desfaz a pressão. Destrói apenas as células mais superficiais da epiderme, que descamam totalmente em menos de 1 semana. O indivíduo sente dor espontânea no local, que fica mais sensível ao toque. A dor cede em poucas horas, mas a hipersensibilidade perdura bem mais conforme a extensão. Não deixam cicatriz. A radiação solar ultravioleta pode causar lesão difusa em áreas não protegidas da pele com as mesmas características[55].

• Queimaduras parciais

São lesões que comprometem toda a epiderme e a parte superficial da derme, mas poupam os anexos cutâneos, como a matriz dos pelos e os ácinos das glândulas sebáceas e sudoríparas. Devem ser divididas em *superficiais* e *profundas*, conforme o nível atingido. As queimaduras *parciais superficiais* destroem a epiderme até a camada basal, provocando intenso edema da derme superficial, que se traduz pelo acúmulo de líquido sob a epiderme de modo a constituir bolhas de conteúdo seroso límpido. Ao redor das bolhas, a pele está hiperemiada por queimaduras superficiais. São muito dolorosas, sensíveis ao ar e ao calor. Costumam evoluir sem complicações se as bolhas permanecerem intactas. O rompimento das bolhas favorece a instalação de processo infeccioso. No exame de cadáveres, devem ser distinguidas das bolhas de putrefação. Estas têm conteúdo escuro, são mais frágeis, e seu conteúdo é muito pobre em proteínas. Há controvérsia quanto à conduta diante de bolhas intactas, havendo autores que aconselham sua rotura e limpeza do local e outros que recomendam que sejam apenas protegidas contra traumatismos mecânicos para que não se rompam. Não havendo complicações, costumam curar em 1 a 3 semanas, dependendo do tamanho. A única sequela que deixam, nesses casos, é distúrbio da pigmentação do local, o que regride com o tempo[55] (Figura 19.3).

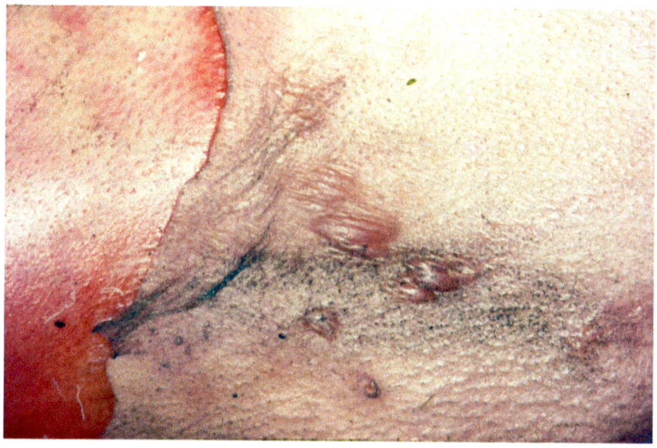

Figura 19.3 – Queimadura parcial superficial com algumas bolhas ainda intactas.
Fonte: Caso do IMLAP.

As queimaduras *parciais profundas* destroem, além da epiderme, a derme superficial e parte da derme profunda, mas deixam preservados os anexos cutâneos, localizados no limite entre a derme profunda e a hipoderme, onde está a gordura. As bolhas rompem-se com facilidade, deixando exposto o conjuntivo da derme, que tem aspecto céreo, de cor amarelada ou avermelhada e que não clareia pela compressão. Ao contrário da parcial superficial, não é sensível à picada com uma agulha, pois as terminações nervosas da camada basal da epiderme são totalmente destruídas. Mas são sensíveis ao toque superficial e à pressão profunda. Se não houver infecção, evoluem para cicatrização em mais de 3 semanas (Figura 19.4). A epiderme restaurada, geralmente, não forma as cunhas interpapilares da pele normal, o que concorre para uma maior vulnerabilidade aos traumas mecânicos por atrito[2]. Dependendo da predisposição genética individual, o processo de reparação pode gerar uma cicatriz hipertrófica, conhecida como *queloide*. A retração cicatricial pode causar danos posteriores se a queimadura for circunferencial. Assim, é possível haver prejuízo circulatório de segmentos de membros ou da expansão torácica. É comum observar alterações na pigmentação da zona queimada. No centro, perda dos melanócitos e coloração muito esbranquiçada; na periferia, em função da retração cicatricial, hiperpigmentação intensa que contrasta tanto com a zona central quanto com a pele normal (Figura 19.5).

• Queimaduras totais

Destroem todos os planos da pele, inclusive os anexos cutâneos e a vascularização. São lesões pálidas, com aspecto e consistência semelhante a couro, sem elasticidade, que não exsudam, uma vez que o sangue não consegue chegar aos tecidos queimados por causa do fechamento da rede vascular profunda (Figura 19.6).

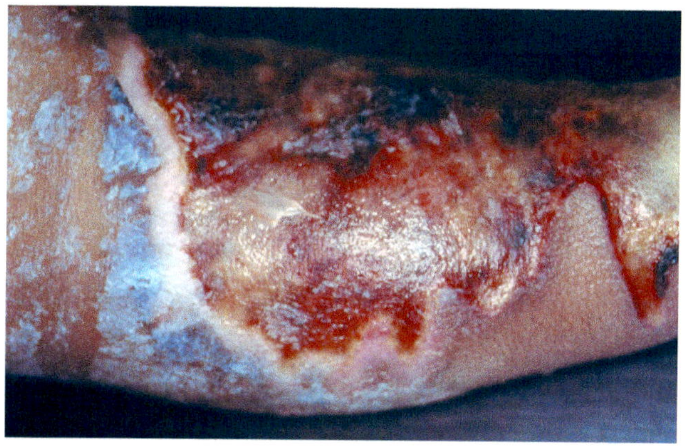

Figura 19.4 – Membro inferior de criança de 1 ano e 7 meses, que fora queimada 13 dias antes por água fervente. Morreu de sepse. Nota-se extensa área pardo-avermelhada de queimadura parcial profunda ou total, cercada de pele indene. A linha mais clara corresponde à reepitelização em curso.

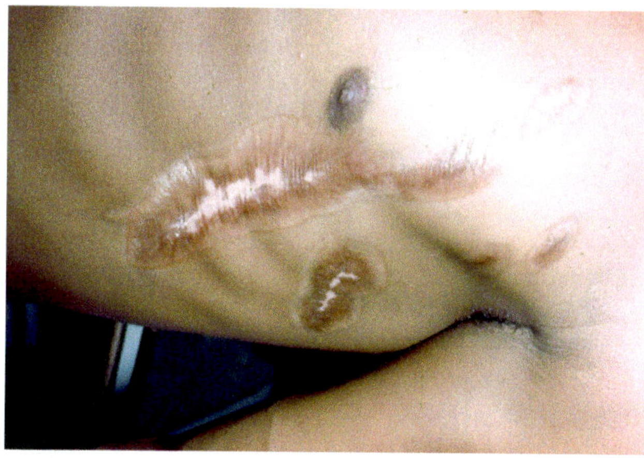

Figura 19.5 – Cicatrizes retraídas na região costal esquerda, com o centro pálido e as bordas hiperpigmentadas.
Fonte: Coleção de ensino da FM da UFRJ.

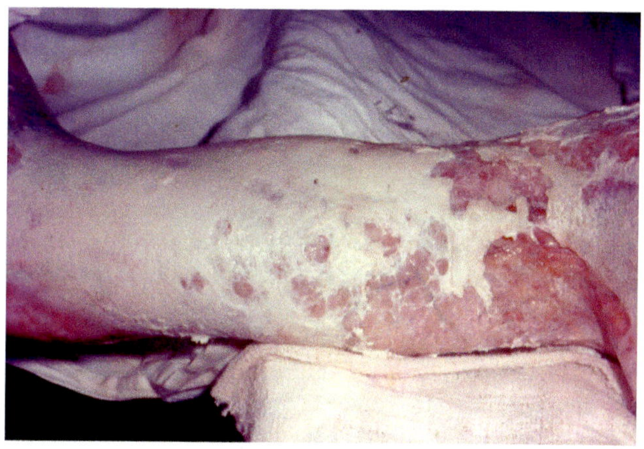

Figura 19.6 – Queimadura total em membro superior, com exposição da gordura do tecido subcutâneo. A parte esbranquiçada corresponde à derme profunda.
Fonte: Caso do IMLAP.

Estudos experimentais verificaram que enxertos cutâneos parciais não sobrevivem nessas áreas, só os totais, com vascularização própria. O nível atingido pode incluir os planos situados abaixo do panículo adiposo, como a musculatura subjacente. Há quem classifique essas lesões mais profundas como queimaduras de 4º grau[2]. Mas, em vista de a fisiopatologia ser também dominada pelo comprometimento vascular, a maioria dispensa tal separação[55]. Em alguns casos, a intensidade da agressão é tão grande, que pode haver carbonização superficial. As queimaduras totais são insensíveis. O paciente só percebe a pressão profunda. A evolução se faz no sentido da eliminação do tecido necrótico sob a forma de uma escara. Com o passar do tempo, vai se formando uma linha de contorno mais avermelhada na periferia, delimitando o tecido morto, que se transforma numa placa escura cercada por pele em que a lesão foi menos profunda. Mais tarde, a escara é eliminada, deixando uma perda de substância no local. A cicatriz resultante, mesmo sem formação de queloide, é deformante, a menos que se faça a correção com cirurgia plástica. As queimaduras totais podem levar até 2 anos para a cura completa, incluindo aí o período de reabilitação[55].

O diagnóstico diferencial entre as queimaduras parciais profundas e as totais é muito difícil nos primeiros instantes. Com frequência, só é feito com a evolução do caso, em que se constata o prejuízo da rede vascular local. Além disso, as queimaduras totais por escaldadura podem apresentar-se avermelhadas desde o início, confundindo-se com as parciais profundas. Outro ponto de dificuldade é a presença ocasional de bolhas sobre áreas de queimadura total, mas de conteúdo turvo. A presença de bolhas que não se reabsorvem por várias semanas indica certamente queimadura mais profunda[55].

Aspectos periciais

A perícia em casos de queimadura pode ser feita em vivos e em cadáveres. Há aspectos que são comuns a ambos e outros que dizem respeito apenas à necrópsia forense. Por exemplo, o diagnóstico da reação vital.

• Diagnóstico do agente térmico

De acordo com a forma e a distribuição das lesões, é possível saber o estado físico do agente e, em alguns casos, identificá-lo.

Quando as queimaduras são produzidas por fogo, é comum que sejam encontradas partes da roupa carbonizadas e, o mais importante, pelos crestados. Mesmo que se trate de chama de curta duração, se atingir alguma área do corpo provida de pelos, eles serão queimados e apresentarão a extremidade distal retorcida e friável, com aspecto e cheiro característicos.

Há sempre uma tendência de propagação do fogo nas vestes de baixo para cima. Conforme o tipo de tecido da roupa, ele próprio pode funcionar como combustível rápido e agravar as lesões da chama inicial. Uma faixa da população particularmente exposta a esse risco são mulheres idosas, que têm as vestes incendiadas pelo contato com a chama das bocas do fogão ao prepararem comida[67]. Por outro lado, certos profissionais com risco elevado de queimadura por fogo costumam ser protegidos por roupas especialmente construídas. É sabido que os pilotos de Fórmula-1 usam macacões feitos de tecido especial que resiste ao fogo por alguns minutos, tempo suficiente para que ele saia de um carro em chamas ou seja retirado pelas equipes de resgate. Militares em campanha costumam usar uniformes adaptados ao clima do teatro de operações. Os mais pesados e grossos costumam proteger contra chamas de curta duração, principalmente porque são formados por diversas camadas de tecido separadas por camadas de ar. As roupas mais leves, usadas em ambientes tropicais, protegem contra *flashes*, mas não contra chamas[68]. O fogo é a causa mais frequente de queimaduras graves em adultos[58].

Gases ou vapores muito aquecidos, mas não inflamados, são capazes de provocar lesão nas partes desnudas do corpo (Figura 19.7). A quantidade do jato e a sua temperatura podem ser suficientes para causar queimaduras parciais profundas. Acidentes com panelas de pressão, autoclaves e, às vezes, saunas podem servir de exemplo.

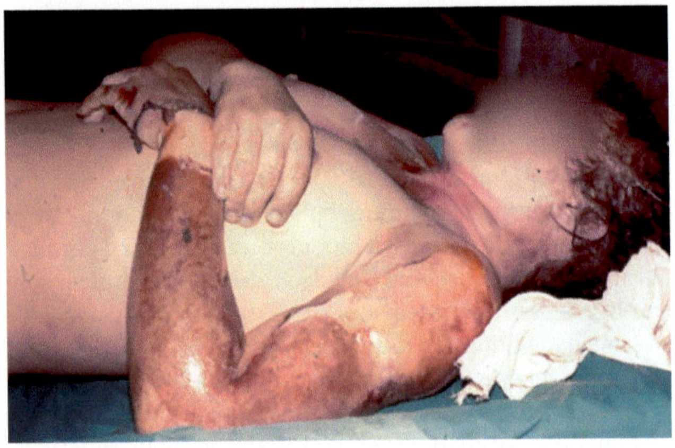

Figura 19.7 – Vítima de queimadura por gás inflamado. O tronco não está queimado por ter sido protegido pela camiseta.

Líquidos escaldantes costumam produzir queimaduras descendentes de acordo com a força de gravidade. Nos acidentes em que o líquido é jogado ou cai sobre a vítima, há uma área de maior intensidade, situada em plano superior com relação ao solo, da qual surgem prolongamentos escorridos, de intensidade cada vez menor conforme se afastam da sua origem. É possível também agressão enquanto a vítima está dormindo. Nesse caso, o lado voltado para o colchão costuma ser poupado. Em casas onde há crianças pequenas que têm acesso à cozinha, podem ocorrer acidentes em que elas puxam o cabo das panelas que estão no fogo. Em outras ocasiões, a criança pode ser colocada em água muito quente para o banho, daí resultando queimaduras características nas nádegas, genitália e pés. Tais descuidos são passíveis de enquadramento do responsável no Estatuto da Criança e do Adolescente por negligência. Os líquidos quentes são a maior causa de queimaduras em crianças[58]. Analisando os casos atendidos entre janeiro de 1996 e março de 2001 no Centro de Tratamento de Queimados do Hospital do Andaraí, no Rio de Janeiro, Barbosa e colaboradores[69] verificaram que

34,75% (1.302) eram crianças e adolescentes e que 51,22% desses foram causados por líquidos.

Há muito que são usados metais em brasa para marcar de modo indelével o logotipo do dono em gado e outros animais. Durante o período colonial, os ladrões; mais tarde, até a Constituição de 1824, os escravos fujões eram marcados a ferro, de modo que se pudesse saber seu comportamento à primeira vista[70]. As queimaduras assim produzidas costumam ser profundas, de contorno nítido e forma bem definida. Acidentes domésticos com ferros de engomar costumam deixar lesões triangulares que imitam a ponta do utensílio.

• Diagnóstico da gravidade

A avaliação da gravidade das queimaduras, embora pareça ser um problema afeito apenas aos clínicos, também interessa à Medicina Legal. Em primeiro lugar, se a lesão é dolosa, a sua gravidade tem importância na caracterização de certos itens dos §§ 1º e 2º do art. 129 do Código Penal (lesões corporais) e, por consequência, na aplicação da pena. Como possibilidades, temos a caracterização do perigo de vida, a redução da capacidade funcional de um membro, a incapacidade por mais de 30 dias para as ocupações habituais ou a deformidade permanente. Em segundo lugar, para fins civis, a quantidade de dano tem importância na avaliação do quanto a ser arbitrado pelo juiz como indenização devida, seja o crime doloso, seja culposo.

A gravidade das queimaduras depende de vários fatores: extensão, profundidade, localização, idade da vítima e agente causal. A Associação Americana de Queimaduras distingue três grupos de pacientes de acordo com a intensidade da agressão: discreta, moderada e grave. A maioria dos pacientes atendidos, 95%, apresenta-se com lesões discretas[55]. Os critérios para inclusão nesses três grupos estão na Tabela 19.2.

Tabela 19.2 – Gravidade das queimaduras.

Critérios	Discreta	Moderada	Grave
% SCQ em adultos	< 10	10 a 20	> 20
% SCQ em crianças	< 5	5 a 10	> 10
% SCQ com lesão total	< 2	2 a 5	> 5
Lesão de inalação	Não	Suspeita	Presente
Queimadura circunferencial	Não	Sim	Independe
Outros*	Não	Tendência à infecção**	Localização***

SCQ: superfície corporal com queimadura parcial ou total.
*Se for por ação elétrica de alta voltagem, nunca será discreta.
**Diabetes, anemia falciforme, deficiência imunológica etc.
***Queimaduras importantes em face, olhos, orelhas, genitália, articulações.

Para chegar ao diagnóstico da gravidade do caso usando essa tabela, é preciso, em primeiro lugar, reconhecer o grau da queimadura, como já referido anteriormente, e avaliar a sua extensão. A avaliação da extensão pode ser feita de modo prático usando-se a regra dos nove para adultos, ou a regra dos cinco para crianças. A Tabela 19.3 as resume.

Tabela 19.3 – Regras para avaliar a porcentagem de SCQ[71].

Segmentos	Porcentagem da superfície corporal		
	Adultos	Infantes	Pré-escolares
Cabeça e pescoço	9	20	15
Dois membros superiores	18	20	20
Dois membros inferiores	36	20	30
Todo o tronco	36	40	40
Períneo e genitália	1	Desprezível	Desprezível
Total	100	100	~ 100

A porcentagem queimada de lesões pequenas pode ser estimada aproximadamente comparando-a com a área ocupada pela mão da vítima aberta. Até pouco tempo atrás, havia discrepância entre os autores, variando o cálculo entre 1% e 2,5%. Recentemente, Perry e colaboradores[72] reavaliaram os cálculos e chegaram à conclusão por meio de análise por computação gráfica de que é válido considerar que a área de uma das mãos estendida representa 0,8% da superfície corporal.

Outro fator que deve ser levado em consideração nessa avaliação é a espessura da pele na região anatômica afetada. Em crianças abaixo dos 5 anos e em adultos acima de 55 anos, a pele é sempre mais fina do que a das outras pessoas. Estas, porém, apresentam áreas em que a pele também é muito fina – face anterior dos braços, interna das coxas, períneo e orelhas. Nas áreas de pele mais fina, o aspecto inicial pode iludir os menos experientes, de modo a subestimarem a profundidade das lesões[55].

O local da queimadura também é muito importante. Queimaduras na face, na genitália, nas mãos e nos pés devem sempre ser consideradas potencialmente graves. Cada uma dessas regiões oferece riscos diferentes, e só a evolução do caso concreto vai dizer se houve gravidade ou não da lesão. As queimaduras da face podem deixar um dano estético de vulto. As de mãos e pés podem comprometer os tendões, formando aderências, com redução da função própria desses segmentos corporais. As lesões da genitália trazem grande risco de infecção, com dano ao órgão genital masculino, menos frequentemente ao feminino, causando impotência instrumental. Foi publicado o caso de um menino que se submeteu a uma cirurgia de fimose e teve o pênis queimado porque o termocautério usado inflamou o mertiolate usado na antissepsia. Sobreveio infecção que culminou com a castração do garoto[73]. Além disso, há possibilidade de infecção ascendente pelas vias urinárias e instalação de pielonefrite aguda.

As queimaduras profundas que interessam toda a circunferência de um segmento – *queimaduras circunferenciais* – podem causar constrição na fase aguda, por edema, e na de cicatrização, pela retração dos tecidos. Quando for o tórax ou o pescoço, é possível que haja dificuldade respiratória. Se em um membro, pode-se instalar a chamada síndrome compartimental, em que os tecidos são comprimidos a tal ponto que há prejuízo da circulação e dano aos planos mais profundos. Em qualquer dos casos, a correção tem que ser feita por cirurgia - escarotomia - para aliviar a pressão[55,63].

• Prognóstico quanto à vida

Graças ao estudo da fisiopatologia dos grandes queimados e à aplicação dos novos conhecimentos nas técnicas de tratamento, a mortalidade tem diminuído significativamente nos últimos 25 anos[67]. As complicações hemodinâmicas dos primeiros momentos, como referimos anteriormente, já não matam como outrora. Mas as lesões pulmonares ainda acentuam muito a mortalidade, principalmente no grupo de pessoas vitimadas em lugares fechados, como apartamentos, salas comerciais e casas de espetáculos. Nessas vítimas, a aspiração da fumaça, com os gases exalados na combustão, causa grave prejuízo da função respiratória, como veremos a seguir. É a *lesão de inalação*. Na ausência de lesão por inalação, as alterações pulmonares resultam da exportação dos fatores da inflamação, que vão causar edema intersticial e intra-alveolar[74,75].

A inalação de fumaça pelas vítimas de incêndios representa, provavelmente, o maior fator de aumento da mortalidade, juntamente com a porcentagem da superfície corporal queimada e a idade do paciente[56,58]. Ryan e colaboradores[67] procurou, em estudo retrospectivo conduzido no *Shriners Burns Institute* e no *Massachusetts General Hospital*, envolvendo 1.665 pacientes, entre 1990 e 1994, avaliar a influência desses três fatores na mortalidade. Concluiu que, na ausência dos três, a mortalidade foi de 0,2%; na presença de um, 5%; na presença de dois, 30%, e na presença dos três, 95%. Smith e colaboradores[56] analisaram os mesmos fatores em 1.447 pacientes internados no único centro de tratamento de queimados do Estado da Carolina do Norte, entre 1988 e 1993, e acharam que o mais importante era a porcentagem queimada da superfície corporal. Mas suas tabelas mostram claramente que havia um paralelismo entre o aumento da superfície queimada, a incidência de lesão de inalação e a idade. Herndon e colaboradores[75], em revisão feita com 1.018 pacientes, mostram tabelas em que a mortalidade dos pacientes com lesão de inalação era claramente superior à do grupo sem tal comprometimento das vias respiratórias. Nos que tinham até 20% de pele queimada, a mortalidade foi de 36% quando havia lesão de inalação e 1% se ausente; naqueles com 81% a 100% de superfície queimada as taxas foram, respectivamente, de 47% e 83%. A Tabela 19.4 resume as relações entre a lesão de inalação e a mortalidade dos grandes queimados hospitalizados.

A fumaça produzida em incêndios contém substâncias tóxicas e irritantes sob a forma gasosa ou adsorvidas à superfície das partículas de carvão em suspensão. Para se ter uma ideia geral é interessante observar o Quadro 19.3. A lesão de inalação resulta da ação irritante dessas substâncias sobre a mucosa das vias aéreas, e não do efeito térmico dos gases inalados[71,75]. A capacidade de a mucosa respiratória dissipar o calor é muito alta e impede a queimadura da traqueia e dos brônquios. Mesmo que as chamas causem queimaduras na face, o que se pode diagnosticar pela presença de pelos crestados, inclusive nas fossas nasais, o calor é absorvido pela mucosa das vias superiores. Nesses casos, é possível que ocorra queimadura nas fossas nasais, faringe e laringe. A vítima apresenta ruídos respiratórios decorrentes do edema da mucosa, como estridor ("tosse de cachorro"), chiado e barulho de cornagem na laringe. O exame direto por laringoscopia faz o diagnóstico[71]. Raramente, quando se trata de vapor d'água muito aquecido, é possível haver queimadura térmica da mucosa do terço inferior da traqueia. A capacidade calorífica do vapor é cerca de 4 mil vezes a do ar. A lesão de inalação é reconhecida hoje como devida à ação química daquelas substâncias[75].

Tabela 19.4 – Relação entre a lesão de inalação (LI) e a mortalidade.

Autores (ano)			Mortalidade		
	Pacientes (período)	Com LI (%)	Geral (%)	Com LI (%)	Sem LI (%)
Ryan et al. (1998)	1.665 (5 anos)	244 (15)	67 (4)	59 (24,2)	8 (0,5)
Smith et al. (1994)	1.447 (5 anos)	284 (19,6)	138 (9,5)	88 (30,9)	50 (4,3)
Tredget et al. (1990)	1.705 (10 anos)	124 (7,3)	–	43 (34,7)	–
Herndon et al. (1987)	1.018	88 (8,6)	120 (11,8)	51 (57,6)	69 (7,4)
Shirani et al. (1987)	1.058 (5 anos)	370 (35)	–	173 (46,6)	–

Quadro 19.3 – Produtos tóxicos de combustão.

Material queimado	Substâncias tóxicas
Madeira, papel ou algodão	Aldeídos (acroleína, formol), ácidos acético, fórmico, NO_2, CO
Cloreto de polivinil (acrílicos)	Ácido clorídrico, cloro, fosgênio
Poliuretano	Ácido cianídrico, isocianatos, CO
Derivados de petróleo	Acroleína, ácido acético, ácido fórmico

Fonte: Baseado em Meyer AA e Salber PR[71].

A existência de lesão de inalação deve ser suspeitada em toda vítima de incêndio em recinto fechado, nas que apresentem queimaduras faciais, nas que tenham muita secreção fluida nos brônquios ou que eliminem escarros com carvão ou cinza[75]. Cerca de 70% dos pacientes com lesão de inalação apresentam queimadura de face, mas 70% dos que têm queimadura de face não a têm[75] (Figura 19.8).

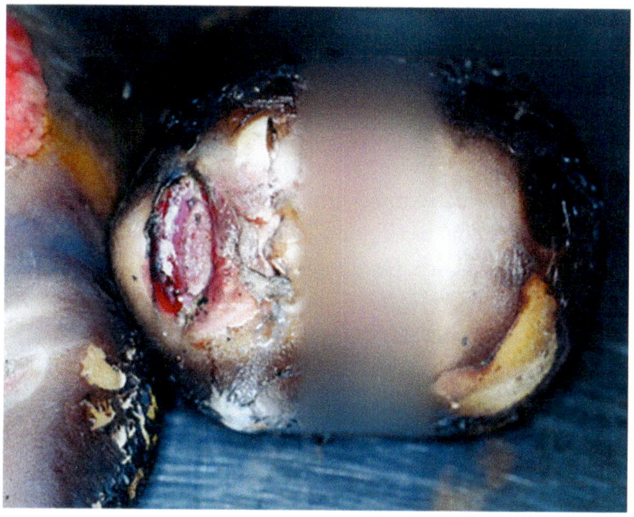

Figura 19.8 – Criança de poucos meses com queimaduras de quase todas as regiões da face, notando-se destruição dos cabelos no setor frontal. As bolhas palpebrais e o edema labial indicam reação vital. Quando presentes, estas lesões indicam a possibilidade de haver lesão de inalação.

A maioria dos pacientes com lesão de inalação demora 24 a 48 horas para apresentar dificuldade respiratória e chiados. Se presentes quando da admissão ao hospital, a lesão é muito grave. Concentração elevada de monóxido de carbono no sangue é um indicador seguro da lesão, mas não é muito frequente[75].

O diagnóstico de certeza depende de broncoscopia. Se for negativa, deve ser repetida nas primeiras 24 horas se houver fortes razões para crer que a lesão exista. As alterações mais características da mucosa lesada são intensa congestão e edema, focos de descamação e necrose, e a presença de secreção contendo restos de carvão e cinza. O exame radiológico do tórax não é suficiente, pois revela apenas aumento da trama vascular e edema pulmonar. Às vezes, permanece normal ao longo de 1 semana[71,75].

Mecanismos de morte dos grandes queimados

A causa da morte depende das circunstâncias da ocorrência, do agente térmico e de fatores pessoais. A vítima pode morrer no próprio local do sinistro ou durante o tempo de hospitalização. No local, depende de se tratar de recinto fechado ou de ocorrência ao ar livre. Os incêndios em edifícios, residências, casas de espetáculos, igrejas e em veículos expõem o indivíduo à ação direta do fogo e dos produtos de combustão inalados. Aqui, a causa mais precoce de morte é a intoxicação pelo monóxido de carbono. A concentração de monóxido de carbono no ar em incêndios de locais fechados chega a 571.400 partes por milhão (ppm), enquanto em locais abertos só vai a 35.700 ppm[75]. Além disso, outros fatores agravam a insuficiência respiratória, como o consumo do oxigênio do ambiente pela combustão dos materiais e o espasmo dos bronquíolos em decorrência da ação irritante das substâncias inaladas.

Nas primeiras 24 horas, as alterações hemodinâmicas, como o choque, podem levar à morte diretamente, ou por meio de complicações como a insuficiência renal e o chamado *pulmão de choque*. A insuficiência renal decorre da intensa redução da filtração glomerular ou de necrose tubular aguda. O pulmão de choque resulta de congestão e intenso edema que atinge tanto o espaço alveolar como os septos e o tecido intersticial de sustentação. É comum, à necrópsia, observar grande aumento do peso dos pulmões, que têm superfície de cor vermelho-vinhosa e redução ou abolição da crepitação à palpação. Mais tarde, depois de 48 horas, o exame microscópico revela depósito de membranas hialinas sobre as paredes septais e frequente obliteração de pequenos vasos por trombos de fibrina[76]. Obviamente, o paciente com tal comprometimento pulmonar não pode sobreviver.

Superado o choque hipovolêmico, o que é o mais comum se o tratamento for bem orientado, a lesão de inalação, quando presente, cobra o seu preço. Durante a primeira semana, a insuficiência respiratória por ela causada tem que ser combatida por adequada assistência ventilatória.

A maior causa de morte, porém, é a infecção. Cerca de 75% dos grandes queimados morrem de infecção generalizada (sepse)[63]. A ocorrência de infecção nos tecidos queimados era tão comum que chegou a ser considerada por Krizek[2] como inevitável, parte da evolução natural do processo inflamatório dos grandes queimados. Atualmente, com intervenção precoce e mais agressiva do cirurgião, removendo os tecidos necrosados já no primeiro dia, e com o tratamento antibacteriano local, sua incidência diminuiu muito.

A tendência à infecção das áreas queimadas resulta de fatores locais e de alterações gerais do organismo, causadas pelas queimaduras, ou preexistentes. Localmente, a área queimada representa um ótimo meio de cultura para as bactérias porque elimina os mecanismos normais de defesa – queratinização e descamação das células superficiais, produção de substâncias lipídicas antibacterianas e concorrência da flora normal[63].

Além disso, conforme o grau da queimadura, os tecidos necróticos não são alcançados pelas células de defesa nem por antibióticos dados por via sistêmica, pois o comprometimento da circulação local pelo edema e a trombose dos pequenos vasos o impedem. Entre as alterações gerais, favorecem a infecção a depressão imunológica decorrente do hipermetabolismo e a insuficiência circulatória a que já aludimos. Doenças preexistentes, como o diabetes, pioram o prognóstico[55,58,63].

Diagnóstico da causa jurídica das queimaduras

A maior causa de queimaduras são os acidentes. Entre esses, os mais frequentes são os que ocorrem no lar, principalmente com crianças e idosos. Os acidentes com crianças resultam de uma vigilância descuidada, quando os adultos permitem que brinquem com fósforos, substâncias inflamáveis como álcool, querosene e outros. Na maioria das vezes, felizmente, os acidentes não são fatais, causando queimaduras de pequena monta.

A falta de atenção dos idosos e a sua lentidão de reflexos são causa frequente de acidentes domésticos com fogo e com líquidos escaldantes. A deficiência de visão colabora para aumentar as estatísticas.

O hábito de fumar aumenta o risco de acidentes, pois sabemos que os idosos costumam adormecer inadvertidamente e às vezes o fazem com um cigarro aceso, num sofá ou numa cama. Di Maio e Di Maio[77] recomendam a pesquisa de nicotina na urina para apurar se uma vítima de incêndio estava fumando. O hábito de fumar é a maior causa de incêndios nos países em que esse dado é computado. Ora é o cigarro em si, ora o dispositivo usado para acendê-lo. Responde por 30% das mortes em incêndios nos Estados Unidos. Estima-se que 100 mil incêndios são causados por crianças que brincam com fósforos ou isqueiros, anualmente, nos Estados Unidos. O prejuízo causado chegou a 6,95 bilhões de dólares em 1998[78].

Outro fator que aumenta o risco de acidentes pelo fogo é o uso de drogas. Pessoas embriagadas ou drogadas correm maior risco porque têm a coordenação motora muito diminuída. Mais de 50% dos casos relatados por Marshall e colaboradores[59] apresentavam alcoolemia superior a 100 mg/dL. Além disso, é comum que bêbados também sejam fumantes.

Não é comum que se achem autolesões pelos agentes térmicos. Mas a ocorrência de lesões criminosas não é rara. Em geral, estão relacionadas com a prática de tortura para a obtenção de confissões ou de informações sobre atividades criminosas. São atribuídas com frequência à polícia, mas grupos rivais de marginais também usam esse método com a mesma intenção. Ora são usados isqueiros de automóveis, que deixam marcas características, ora usam-se pontas acesas de cigarro ou de charuto.

As lesões por agentes térmicos também são infligidas a crianças como forma de castigo corporal. Às vezes, são sentadas à força em bacias com água quase fervente; outras são queimadas com ferro quente nas mãos para aprenderem a não mexer no que não devem. Em 1987, foi publicado um caso norte-americano em que duas crianças foram colocadas num forno de micro-ondas e sofreram queimaduras pela ação térmica. Por causa do mecanismo da ação das micro-ondas, que esquentam preferencialmente os tecidos que contêm mais água, havia queimadura intensa da pele e do plano muscular, com menor grau de lesão no tecido adiposo[79].

A segunda causa de morte pela ação térmica direta é o suicídio. Em 1971, foi publicado um estudo retrospectivo do material registrado na década de 1960 no IMLAP sobre o suicídio, em que a causa mais comum entre as mulheres foi a ação do fogo[80]. Delas, a maioria era formada por jovens de cor parda. Entre os homens, essa foi a quinta causa mais frequente. Mais recentemente, foi feito outro estudo, com amostragem de casos nos meses de janeiro e julho, ao longo dos anos de 1966 a 1993, de 5 em 5 anos. De um total de 8.843 casos de necrópsia forense, 256 foram de suicídio, e apenas 7,8% destes foram por meio do fogo[81].

O suicídio como forma de protesto político ou religioso cometido pelo fogo é mais comum entre membros de religiões orientais. A vítima usa líquido inflamável e ateia fogo ao corpo riscando um fósforo. Geralmente, no local em que cometem o suicídio é possível achar o vasilhame em que transportaram o líquido e a caixa de fósforos. Na maioria das vezes, não morrem no local. São transportados para um hospital, onde morrem por complicações após sofrimento atroz. O homicídio pela ação térmica já foi muito raro. No Brasil, infelizmente, os casos estão deixando de ser esporádicos. Os jornais têm noticiado alguns casos. No Rio de Janeiro, um mendigo que dormia ao relento e uma mulher incendiada com gasolina, pelo genro; em Brasília, mais de um caso, incluindo o de um índio pataxó. E, mais recente, o caso ocorrido na Região Metropolitana de São Paulo, em 25 de abril de 2013. Uma dentista foi queimada viva, durante um assalto a seu consultório, porque dispunha de apenas R$ 30,00 em sua conta bancária[82]. Não incluímos aí os vários casos em que a vítima é baleada e depois queimada dentro de um barril ou de uma pilha de pneus, por vezes ainda viva. Fora das mortes dolosas diretas pelo fogo, devemos lembrar a possibilidade de morte em incêndios criminosos. Estes podem ser praticados para fraudar seguros, por motivo de vingança, por irresponsabilidade de piromaníacos ou para ocultar outro crime. Nesses casos, o mais importante é a caracterização da reação vital nas queimaduras.

O suplício pelo fogo já foi um modo de execução. É clássica a história de Santa Joana D'Arc, heroína francesa que foi acusada de bruxaria e queimada viva em 1431.

Diagnóstico da reação vital

Saber se uma lesão pelo calor foi provocada em vida pode ser muito difícil, dependendo do tempo transcorrido entre a produção da lesão e a morte. Nos indivíduos que sobrevivem por algumas horas, é possível caracterizar a reação vital através da reação inflamatória. As bolhas das queimaduras parciais superficiais aparecem em menos de 1 hora. A presença de um halo de hiperemia ao redor de áreas de carbonização parcial ou de cocção dos tecidos superficiais não serve para atestar a reação vital. É uma falsa reação inflamatória que resulta da migração do sangue das áreas cozidas para a pele da vizinhança porque os vasos sanguíneos daquelas são espremidos pela retração dos tecidos[83].

Como vimos em outra parte, a causa da morte em ambientes de incêndio pode não ter sido a ação térmica diretamente, mas a inalação de gases tóxicos, dos quais o principal é o monóxido de carbono. Assim, a dosagem do monóxido de carbono no sangue das vítimas de incêndio impõe-se como uma rotina. Em geral, os teores de carboxiemoglobina estão acima de 50%, mas pode haver casos genuínos de morte em incêndios, em que a concentração esteja muito aquém desse nível. Isso pode dever-se à produção de outros produtos tóxicos, por exemplo os cianetos, durante a combustão dos materiais presentes no ambiente, ou às condições precárias de saúde da vítima[77].

Juntamente com os gases tóxicos, são aspiradas partículas de carvão, fuligem, cinza, que podem ser vistas pela abertura das vias respiratórias (Figura 19.9).

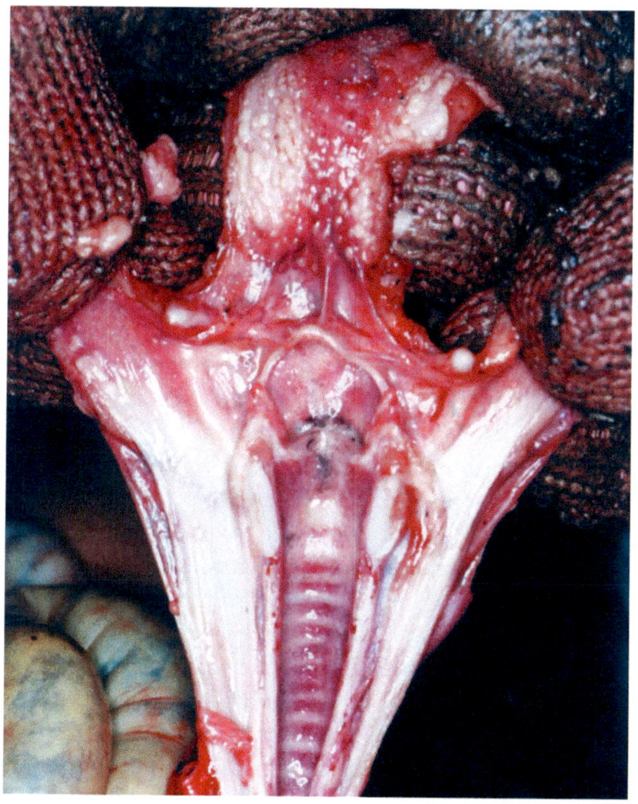

Figura 19.9 – Mesmo caso da Figura 19.8. A laringe apresenta mucosa congesta e recoberta por secreção serosa com resíduos de combustão.

Nos casos de dissimulação de homicídio praticado por outros meios, tentada pela carbonização do corpo, geralmente as vísceras estão preservadas e podem servir de fonte para colheita de sangue para exame. A quantidade de calor e o tempo exigidos para consumir um corpo humano por cremação são muito maiores do que os decorrentes de tentativas com gasolina ou outros combustíveis. Além do mais, a face do corpo voltada para o solo fica bem preservada (Figura 19.10).

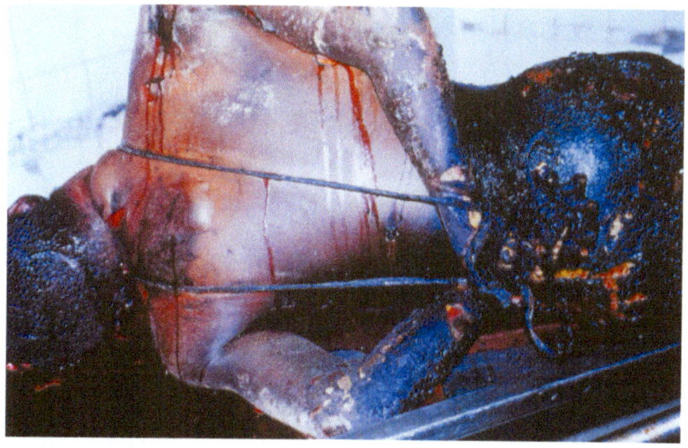

Figura 19.10 – Cadáver de indivíduo morto a tiros e, em seguida, incendiado. O corpo está parcialmente carbonizado, com as mãos amarradas por trás do tronco.

CARBONIZAÇÃO

A carbonização pode ser completa, como ocorre nos crematórios, mas em geral não chega a esse termo. A temperatura necessária e o tempo exigido para tal não costumam ser atingidos na maioria dos incêndios. Além do mais, ela pode ser apenas superficial, interessando apenas a epiderme (Figura 19.11).

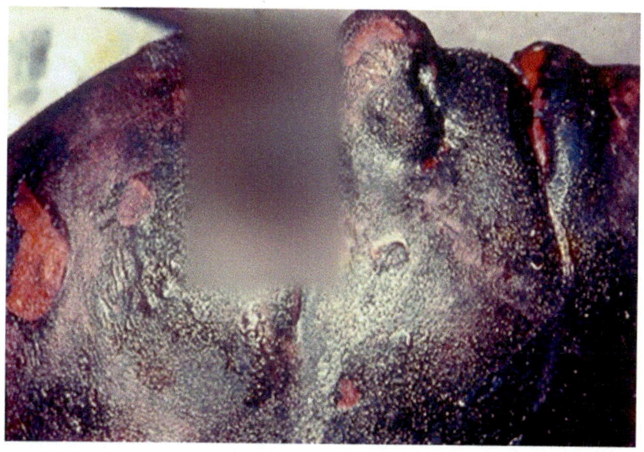

Figura 19.11 – Carbonização superficial da face em caso de explosão de botijão de gás liquefeito de petróleo. Nota-se destruição dos pelos da face e do couro cabeludo.
Fonte: Caso do IMLAP.

Nas formas mais comuns, encontramos transformação das partes moles superficiais, incluindo pele, subcutâneo e musculatura, em material duro, friável, preto, com uma diminuição do volume corporal e a apresentação de uma postura com membros semifletidos (de lutador de boxe) como resultado da retração muscular. Notam-se roturas irregulares desses planos em várias regiões anatômicas, predominando nos membros. Em um grau mais avançado, podemos encontrar destruição completa das extremidades dos membros e fraturas espontâneas dos seus ossos (Figuras 19.12 a 19.15).

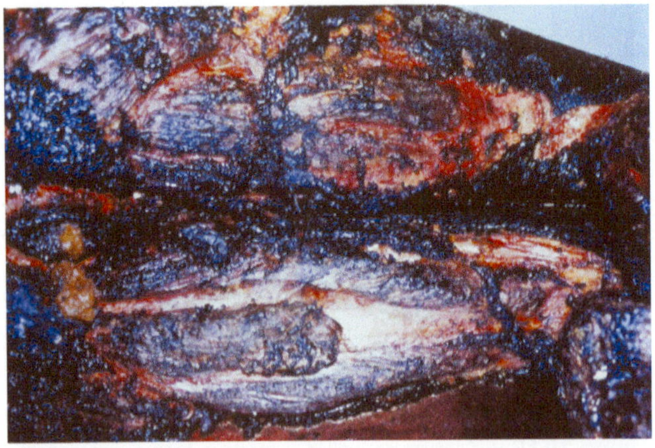

Figura 19.12 – Face posterior das coxas e dos joelhos de corpo parcialmente carbonizado. Nota-se a musculatura muito bem delineada e formada por tecido torrado e rompido em alguns pontos. É possível ver a flexão dos joelhos. Mesmo caso da Figura 19.10.

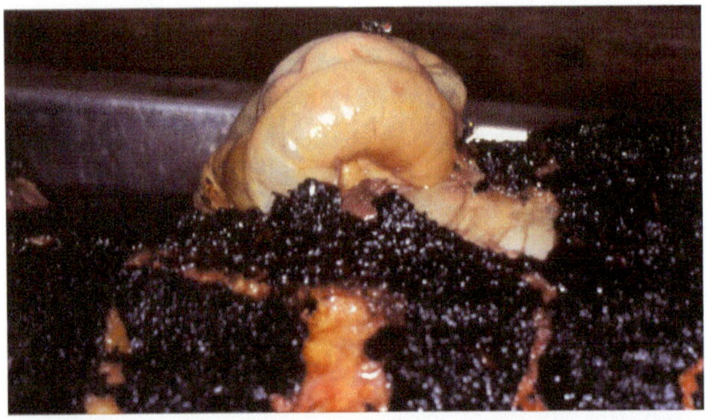

Figura 19.13 – Rotura da parede abdominal por carbonização, com evisceração.

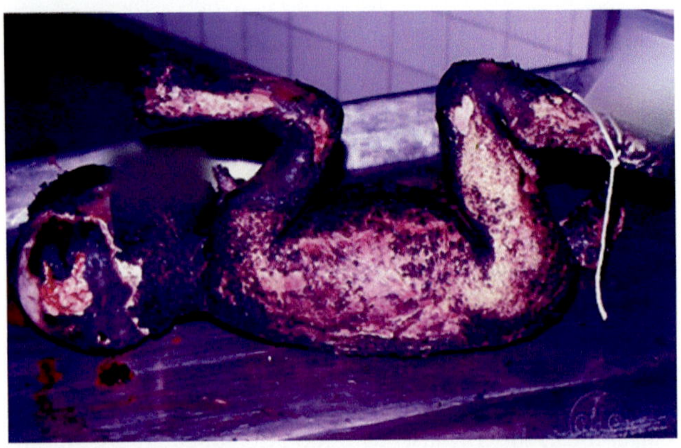

Figura 19.14 – Corpo de criança intensamente carbonizado superficial. Notar a fenda no crânio e a característica atitude de boxeador, que não traduzem ação térmica *intra vitam*.
Fonte: Caso periciado por Nilo Jorge Gonçalves no IMLAP.

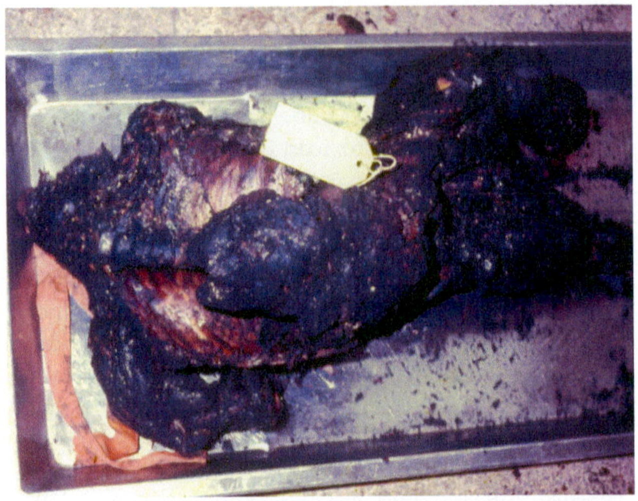

Figura 19.15 – Intensa carbonização do corpo de vítima de acidente aéreo. Foram destruídos pelo fogo as pernas, os pés, o membro superior direito e parte do superior esquerdo e do crânio.
Fonte: Perícia realizada pelo autor.

Os corpos carbonizados oferecem problemas particulares, por vezes impossíveis de resolver. Um dos maiores problemas é a determinação da identidade. Apesar do grau avançado de destruição superficial, na maioria das vezes, as vísceras mostram-se bem preservadas, podendo ser examinadas sem dificuldade. Tornam possível o exame do DNA. Mesmo que haja destruição da genitália externa, pode-se reconhecer o sexo do cadáver pelo achado do útero ou da próstata. Contudo, é o exame dos dentes o melhor processo de identificação quando se dispõe de um registro prévio da arcada dentária do falecido. É uma tarefa para o odontolegista. Outro método que pode ser utilizado, quando as alterações do esqueleto não são muito pronunciadas, é o radiológico. Podem ser pesquisados calos ósseos de fraturas antigas, bem como aspectos particulares, como a forma dos seios paranasais, principalmente os frontais[84].

O exame interno dos carbonizados deve incluir a coleta de sangue para dosagem do monóxido de carbono e a inspeção da árvore respiratória e do conteúdo gástrico para pesquisa de fuligem. É preciso cautela para não interpretar as fraturas pela ação do calor como lesões por ação contundente. Nesse particular, é importante saber que é possível encontrar hematoma intracraniano de formação após a morte, no setor epidural, devido à rotura de veias da dura-máter quando ocorrem fraturas do crânio pela ação do fogo[30] (Figura 19.16). Além disso, o cérebro ferve e expulsa o sangue para as meninges. Pela retração da dura-máter, os vasos de drenagem se rompem e o sangue pode colecionar-se, inclusive no espaço subdural[85] (Figura 19.17).

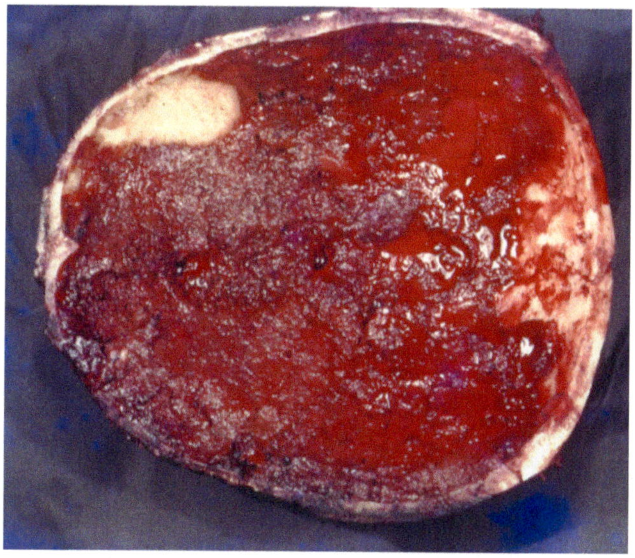

Figura 19.16 – Coleção de sangue parcialmente cozido no espaço epidural, em crânio de indivíduo carbonizado. Tal alteração não traduz reação vital. É um artefato pelo grande aquecimento do cérebro e das meninges. As veias da dura-máter se rompem e a fervura do sangue faz com que ele migre para o espaço sob o osso da calota.
Fonte: Coleção de ensino da FM da UFRJ.

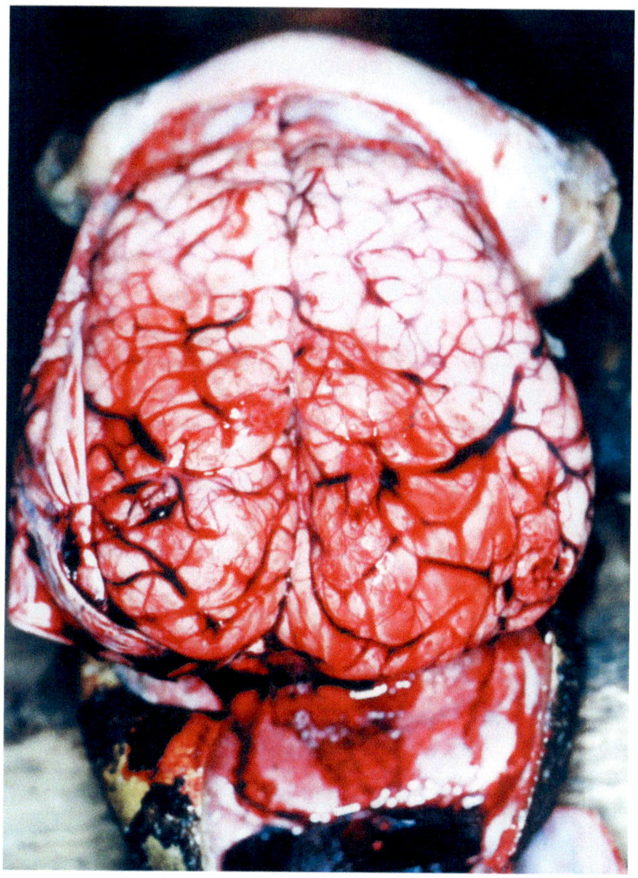

Figura 19.17 – Presença de sangue em pequena quantidade no espaço subdural, sobre os lobos occipitais, sem qualquer lesão cortical. Mesmo caso das Figuras 19.8 e 19.9.

AÇÃO DO FRIO DIFUSO – HIPOTERMIA

A incidência de casos de hipotermia tende a aumentar em função da prática de esportes do gelo como esqui, alpinismo e *snowboard*. Mas, em países tropicais como o Brasil, em que não há montanhas geladas, a tendência é que os casos sejam raros. Contudo, embora vivamos em um país tropical, a possibilidade de efeitos adversos do frio existe, uma vez que a extensão de nosso território é tão grande que, durante o inverno, vemos os jornais e noticiários televisivos mostrarem neve caindo nas serras catarinense e gaúcha. Além disso, os trabalhadores em frigoríficos e em indústrias de sorvetes estão expostos diariamente ao frio de seu local de trabalho. Estatísticas nacionais indicam registro de quatro mortes por frio excessivo durante o ano de 1992 no Brasil[86].

Nos países de clima frio, como no Norte da Europa e no Canadá, a incidência não é tão grande como era de se prever porque a população já está aclimatizada e sabe como se proteger. A esse respeito, é interessante a conclusão a que chegou um grupo europeu que analisou as taxas de mortalidade pelo frio em países de inverno rigoroso e em outros com clima mais ameno. O aumento da mortalidade nos países menos frios, como a Grécia, foi desencadeado por temperaturas ambientais menos baixas do que as necessárias para o mesmo efeito nos de clima mais frio[87].

A maioria dos trabalhos a que tivemos acesso não refere a incidência de casos de hipotermia atendidos nas redes hospitalares. Cingem-se à mortalidade[25]. Mas Hislop e colaboradores[88] estudaram 93 pacientes durante o inverno 1993 a 1994 da Escócia, com uma incidência de 1 por 14 mil habitantes, constatando 29 óbitos. Calcularam que, em todo o arquipélago britânico, a incidência deve ser de 4 mil casos anuais, com mortalidade de 25%.

Diz-se que há hipotermia quando a Tc cai abaixo dos 35 °C[89-93]. Essa medida da temperatura deve ser feita no reto ou, melhor ainda, no esôfago. É possível identificar formas distintas de hipotermia: acidental e induzida ou terapêutica.

A hipotermia é chamada de acidental quando a queda da Tc abaixo de 35 °C não é forçada por uma atuação médica[89]. Ocorre quando alguém, saudável ou não, fica exposto a um ambiente de temperatura muito baixa por tempo prolongado o suficiente para esgotar sua capacidade de produção de calor. Mas, se o meio for a água, esse tempo é bem menor, e não é necessário que a sua temperatura seja muito baixa. Pode resultar de um acidente propriamente dito (de trânsito ou esportivo) ou de situações relacionadas à falta de moradia ou de agasalhos, má alimentação ou falta de aclimatação, e também por deficiências relacionadas à idade e a doenças debilitantes. As crianças pequenas são mais vulneráveis porque sua relação superfície/massa corporal é alta; os idosos porque sua capacidade de gerar calor é menor em face de seu estilo sedentário e sua atrofia muscular. Certas doenças endócrinas, como o hipotireoidismo, a insuficiência suprarrenal e a insuficiência hipofisária, diminuem a taxa do metabolismo de modo a tornar eficiente uma exposição ao frio que não levaria uma pessoa normal à hipotermia (*intolerância ao frio*). Certos medicamentos usados em anestesia, como a meperidina, retardam a resposta dos centros hipotalâmicos ao frio[16,94]; o álcool embota a reação ao frio por depressão dos centros termorreguladores e por causar vasodilatação superficial, tornando a pessoa mais suscetível[91,95]; do mesmo modo, agem alguns neurolépticos, tranquilizantes e barbitúricos[95]. Algumas doenças comuns, como a cirrose hepática, e outras consumptivas dificultam o ajuste ao frio por diminuírem a produção de calor. Além disso, a hipotermia pode surgir espontaneamente de tempos em tempos – *hipotermia periódica espontânea* – em pessoas com disfunção do hipotálamo[7].

A hipotermia pode fazer parte de um esquema terapêutico clínico ou cirúrgico, conforme estudaremos mais adiante. Mas pode ocorrer durante procedimentos cirúrgicos longos por causa da refrigeração das salas de operação[96]. Além disso, veremos alguns aspectos das complicações causadas pela hipotermia na evolução clínica das pessoas traumatizadas, o que não é raro.

Classificação e aspectos clínicos da hipotermia

De acordo com a temperatura central atingida, a hipotermia costuma ser dividida em leve (entre 35 e 32 °C), moderada (entre 32 e 28 °C) e grave (abaixo de 28 °C)[89,91,93]. Giesbrecht e Bristow[90] delimitam as faixas nas temperaturas de 35, 30 e 25 °C, valorizando mais as alterações clínicas. Há quem acrescente os graus de hipotermia profunda (20 a 10 °C), muito profunda (10 a 5 °C) e ultraprofunda (menos de 5 °C)[97]. Na forma leve, a vítima está consciente e treme; na moderada, cessa o tremor e o embotamento das funções cerebrais se aprofunda, com alterações da consciência, alucinações e, paradoxalmente, a pessoa pode tirar a roupa; na forma grave, o indivíduo já está em coma, podendo já apresentar parada cardíaca e respiratória[89,90]. Ao longo da queda da Tc, as alterações clínicas vão-se modificando. O Quadro 19.4 resume os aspectos mais importantes.

Os exames complementares revelam hematócrito elevado, desvios do pH do sangue, hiperpotassemia e trombocitopenia[89,97]. O hematócrito traduz a hemoconcentração e pode aumentar 2% para cada queda de 1 °C na Tc[89]. O pH do sangue arterial demonstra acidose nas fases iniciais em decorrência do desvio do metabolismo para respiração celular anaeróbica e do aumento do ácido lático pelos tremores. A partir do momento em que a queda da temperatura reduz o metabolismo, o pH aumenta e tende para uma alcalose, principalmente por causa da queda do CO_2 e da redução da dissociação iônica[89]. O eletrocardiograma (ECG) revela alargamento dos espaços e das ondas, aparecimento de uma onda patognomônica entre o complexo QRS e a onda T, conhecida como onda J ou de Osborne, e alterações do traçado semelhantes às observadas no infarto do miocárdio. Além disso, a hipotermia pode mascarar as alterações devidas à hiperpotassemia[89,92].

Outras alterações causadas pelo frio difuso

Algumas pessoas apresentam reações particulares quando expostas ao frio, dependendo de exagero dos reflexos fisiológicos ou de mecanismos de hipersensibilidade. No primeiro grupo, temos alterações cardiovasculares relacionadas com a atividade adrenérgica, como angina de peito e crises de hipertensão arterial, que acometem pessoas sensíveis quando tomam banho ou mergulham em água muito fria. Descreve-se um quadro de síncope pelo frio, em que a ingestão rápida de bebida gelada causa espasmo da cárdia (esfíncter que controla a passagem do esôfago para o estômago), distensão do esôfago e excitação do nervo vago, com intensa bradicardia.

Quadro 19.4 – Alterações presentes conforme o grau da hipotermia[87,89,91].

Grau	Sistema nervoso	Cardiovasculares	Respiratórias	Metabólicas
Leve (35 a 32 °C)	• Consciente, deprimido e sonolento • Amnésia, apatia • Comportamento bizarro • Disartria, tremor incontrolável, ataxia	• Vasoconstrição • Taquicardia, depois bradicardia • Débito aumentado • Pressão arterial elevada • ECG: alargamento do ciclo cardíaco	• Taquipneia, depois hipopneia • Broncospasmo • Broncorreia	• Produção de calor aumentada • Diurese aumentada • Hormônios aumentados: catecolaminas, tireoidianos, corticosteroides
Moderada (32 a 28 °C)	• Depressão progressiva • Alucinações • Desnudamento • Dilatação pupilar • Hiporreflexia e rigidez da musculatura	• Redução progressiva do débito cardíaco e do pulso • Arritmias • Sístole prolongada • ECG: onda J (Osborne)	• Hipoventilação • Perda dos reflexos de defesa das vias respiratórias	• Redução do consumo de oxigênio em 50% • Função renal ainda normal
Grave (< 28 °C)	• Perda da consciência • Redução do fluxo sanguíneo cerebral • EEG: redução de atividade • Reflexos oculares ausentes • Imobilidade e arreflexia	• Pele fria e avermelhada • Redução progressiva do débito e da frequência cardíaca • Hipotensão arterial • Fibrilação ventricular ou assistolia	• Congestão e edema pulmonares • Parada respiratória	• Redução do consumo de oxigênio em 75% • Pecilotermia • Oligúria intensa

ECG: eletrocardiograma.

Entre as doenças de hipersensibilidade desencadeadas pelo frio estão um quadro de urticária, uma vasculopatia cutânea chamada *livedo reticularis* e uma forma de anemia hemolítica causada por anticorpos da classe IgM contra as hemácias, que são ativados quando desce a temperatura do sangue[98].

Há relato de amnésia global, que durou 20 minutos, em um paciente que foi voluntário em trabalho experimental sobre hipotermia quando sua temperatura retal ainda estava em 35,6 °C[99].

Mortalidade

Com relação à mortalidade, há dois aspectos a serem considerados. O primeiro é a mortalidade pela hipotermia pura e simplesmente. O segundo é o das *mortes relacionadas com o frio*. Quanto ao primeiro, podemos dizer que é muito rara a ocorrência desses casos em nosso país. Nos Estados Unidos, houve 13.970 casos entre 1979 e 1998, com uma média anual de 699. A taxa de mortalidade nesse estudo foi de 0,2 e 0,5 por 100 mil habitantes para mulheres e homens, respectivamente. Cerca de 50% das mortes foram de pessoas com mais de 65 anos[95]. Quando se analisa o excesso de mortes que ocorrem no inverno, percebe-se que apenas 10% desse contingente se devem à hipotermia pura. A maior parte resulta de doenças agravadas pelo frio ou de doenças sazonais, como a gripe[95,100]. Metade das agravadas corresponde à descompensação de doenças cardíacas e cerebrais de origem vascular. As coronariopatias são agravadas por causa de espasmo dessas artérias, da hemoconcentração e do aumento da pressão arterial. O restante é representado por doenças respiratórias, principalmente infecções, em decorrência da baixa da imunidade causada pelo frio excessivo[87].

O risco de morte por hipotermia é aumentado por fatores de ordem social (sem-teto) e pessoais (idade avançada, doenças graves, alcoolismo e uso de certos medicamentos)[21,101].

Patogenia

Os efeitos maléficos da hipotermia começam a partir dos próprios mecanismos de defesa do organismo. Persistindo a alteração ambiental causadora do frio, o esgotamento da capacidade de reação faz com que a Tc comece a cair. Inicialmente, a excitação dos receptores térmicos da pele desperta uma reação adrenérgica comandada pelos centros do hipotálamo. Assim, há vasoconstrição periférica, aumento da pressão arterial, taquicardia e aceleração do metabolismo. Aumenta, desse modo, o trabalho cardíaco. Os tremores fazem com que aumente a circulação nos músculos, o que solicita maior esforço do coração[102].

Por outro lado, ocorre aumento da concentração do sangue por três mecanismos: fuga de líquido de dentro dos vasos para o espaço intersticial, desidratação e aumento da diurese à custa de liberação do hormônio natriurético atrial[102]. Isso tudo leva a aumento da viscosidade e dificuldade de escoamento do sangue na microcirculação. Como consequência, ter-se-á redução da oxigenação dos tecidos.

Há grande controvérsia quanto ao efeito da hipotermia sobre a coagulabilidade do sangue. O fato é que se descreve uma redução tanto da função das plaquetas como dos fatores plasmáticos da coagulação. Tem-se comprovado que essa é a razão do aumento de sangramento das lesões em indivíduos traumatizados hipotérmicos[97]. Entretanto, há trabalhos que referem uma maior concentração do fibrinogênio e um estado de hipercoagulabilidade do sangue com tendência à formação de trombos[89,97]. Isso favorece a ocorrência de trombose coronária e infarto do miocárdio nos indivíduos hipotérmicos. Há necessidade de maiores estudos para explicar efeitos assim antagônicos da hipotermia.

Com a redução mais intensa da Tc, esgota-se a fase excitatória e começa a fase de descompensação. Diminuem a frequência cardíaca e a respiratória, bem como a atividade do sistema nervoso e o metabolismo celular. Para cada grau centígrado de abaixamento da Tc diminuem em 7% o fluxo sanguíneo e o metabolismo cerebral[89,103]. A Tc mais baixa aumenta a afinidade da combinação entre o oxigênio e a hemoglobina, de modo que se reduz a liberação desse gás para os tecidos, com prejuízo da respiração celular. Passa de aeróbica para anaeróbica[89]. Várias enzimas importantes para o metabolismo têm sua atividade diminuída ou suprimida, como as envolvidas na síntese de proteínas.

Estudos feitos por Boutilier[104], com base em seus trabalhos com animais de laboratório e dados da literatura médica, mostram semelhança acentuada entre os mecanismos de morte celular por hipoxia e por hipotermia. Como já vimos anteriormente, a maior parte do calor metabólico provém da atividade das enzimas que atuam no bombeamento químico dos íons para dentro ou para fora das células, mantendo uma concentração maior do que aquela que haveria se esses íons atravessassem a membrana celular passivamente. São as chamadas ATPases (Na^+/K^+-ATPase, Ca^{2+}-ATPase). O trabalho químico dessas enzimas é feito com a energia derivada de uma das ligações fosfato do ATP, que é assim transformado em ADP. Esse movimento de íons é fundamental para manter a polarização das membranas celulares, indispensável à excitabilidade das células. Com a excitação, ocorre despolarização de sua membrana, seguida pela ativação da maquinaria celular e a consequente resposta efetora (contração, secreção, impulso nervoso). Ora, quando a atividade da Na^+/K^+-ATPase diminui, como na hipotermia e na hipoxia, as membranas celulares ficam menos polarizadas e as células incapazes de exercer suas funções. Tanto na hipoxia como na hipotermia o mecanismo é semelhante. A dificuldade de repolarização da membrana celular, por sua vez, permite a entrada do íon de cálcio (Ca^{2+}) para o líquido intracelular, o que ativa outras enzimas (lipases e proteases) que vão demolir a estrutura de lipídios das membranas e as proteínas do citoesqueleto. É a morte celular.

Mas há alguns animais que são capazes de botar o pé no freio do metabolismo, como os hibernantes, de modo a reduzir muito a atividade-fim específica de cada célula para usarem o pouco ATP que resta na repolarização das membranas celulares. Nessas condições, o consumo de oxigênio pelos tecidos fica muito diminuído, o que lhes permite resistir tanto à hipoxia como à hipotermia[104].

Na fase de hipotermia grave, o paciente, que já não treme mais, perde também o poder de guardar o calor que ainda lhe resta porque os vasos sanguíneos da pele, até então fechados pela vasoconstrição, dilatam-se por paralisia da musculatura lisa de suas paredes. O indivíduo passa a se comportar como um animal pecilotérmico[97]. *Pecilotermia* é o indivíduo ter variações de mais de 2 °C na Tc sob a influência do meio ambiente, sem haver reação do organismo[105].

Entre 32 e 28 °C, o coração fica muito suscetível à fibrilação ventricular, que pode ser desencadeada por hipoxia, hipovolemia ou abalos mecânicos como intubação ou o massageamento externo[89]. Não é possível reverter a fibrilação ventricular se o paciente não for reaquecido. A parada cardíaca também pode ser por assistolia, embora a fibrilação seja mais comum[97].

Fenômeno da queda subsequente ou *afterdrop*

É uma queda ainda maior da Tc que ocorre quando se começa a reaquecer a vítima de hipotermia[89,90,106]. Para entender esse fenômeno, é preciso analisar como se processa o resfriamento do corpo durante a exposição ao ambiente frio.

As camadas mais superficiais dos diversos segmentos corporais são as primeiras a ceder calor para o exterior. Assim, como são várias camadas de tecidos, forma-se uma onda de condução de calor desde o interior dos segmentos até as camadas superficiais, porque sempre há uma diferença de temperatura entre a mais profunda e a mais superficial. Além disso, o sangue que vem dos vasos profundos sempre vem mais aquecido do que os tecidos superficiais e, ao passar por esses tecidos, perde mais calor. Ao voltar para os planos profundos, novamente se aquece e repete o ciclo, de modo que a temperatura vai caindo. Sempre há, porém, resfriamento progressivo enquanto o meio ambiente estiver mais frio do que as camadas superficiais do corpo. Mas, ao se iniciar o reaquecimento, o processo se inverte. As camadas superficiais ficam um pouco mais aquecidas, seus vasos sanguíneos se abrem e o fluxo sanguíneo cutâneo aumenta rapidamente. Como no início do reaquecimento os tecidos superficiais ainda estão mais frios do que os mais profundos, esse aumento do fluxo na superfície rebaixa a temperatura do sangue a uma temperatura menor do que a dos planos profundos. Destarte, quando volta para os planos profundos, esse sangue faz com que a Tc abaixe um pouco mais do que o valor que apresentava no início do reaquecimento. É a *teoria da perfusão*, também chamada de convecção, para explicar a queda subsequente.

Uma prova prática da existência desse mecanismo é a parada da subida da Tc nos indivíduos com hipotermia leve que estão sendo reaquecidos pelo tremor ou por exercícios musculares se eles forem colocados dentro de banheira com água à temperatura de 40 °C. O contato com a água quente abre rapidamente a circulação superficial e provoca o fenômeno do *afterdrop*[90]. Uma complicação que pode ocorrer é o agravamento do quadro clínico por queda da pressão arterial à custa da redução da resistência periférica, o que é grave se o paciente estiver com diminuição do volume sanguíneo (p. ex., por desidratação). Pode chegar a haver choque vascular periférico[89].

Se não houvesse a circulação do sangue, a simples inversão da corrente térmica faria com que o aquecimento fosse atingindo gradualmente as camadas mais profundas. Mas, enquanto não atravessasse todos os planos, a onda prévia de resfriamento ainda estaria em atuação nos planos profundos quando se iniciasse a onda do reaquecimento superficial. Em dado momento inicial, a temperatura superficial estaria subindo enquanto a Tc ainda estaria caindo. É a *teoria da condução* para explicar a queda subsequente. Na verdade, ambos os mecanismos podem estar em marcha durante o reaquecimento, dependendo do grau de hipotermia e do método utilizado para o reaquecimento[90].

A amplitude da queda subsequente depende da velocidade do reaquecimento e da Tc inicial. Em revisão da literatura, Giesbrecht e Bristow[90] encontraram valores de até 6 °C. Usando a convecção de ar quente dirigido principalmente ao tronco da vítima de hipotermia leve, seu grupo conseguiu reduzir a queda subsequente a apenas 0,9 °C, enquanto no grupo-controle reaquecido espontaneamente pelos tremores e por agasalhos o valor foi de 1,4 °C.

Considerando-se que, abaixo de 32 °C, o coração fica mais propenso à fibrilação ventricular, o abaixamento da Tc pelo *afterdrop* pode ser suficiente para desencadear essa arritmia fatal. Daí, a grande importância da adequação do método de reaquecimento ao grau da hipotermia. O uso do reaquecimento passivo na hipotermia moderada pode levar o paciente à morte, constituindo imperícia médica. Quando o reaquecimento externo se concentra no tronco e não nos membros, a magnitude do *afterdrop* é menor. Por outro lado, se for mais intenso nos membros, haverá tendência para uma queda subsequente maior da Tc no início do reaquecimento[89,106].

Métodos de reaquecimento

A boa escolha do processo de reaquecimento de uma vítima de hipotermia é crucial para o resultado do tratamento. Por não ser objetivo desta obra, não descreveremos os diversos métodos utilizados nos centros de resgate e recuperação dos acidentados. Apenas daremos uma classificação atual dos diversos métodos, sua indicação geral e o rendimento dos principais. Mais detalhes podem ser vistos nas referências bibliográficas de Ducharme e colaboradores[107], Giesbrecht e Bristow[90], Goheen e colaboradores[106], Kober e colaboradores[108] e Walpoth e colaboradores[109].

O grupo de Giesbrecht e Bristow[90] divide os diversos processos de reaquecimento em: endógenos e exógenos. Os *endógenos* são fisiológicos, como tremores, exercícios físicos e o aumento natural do metabolismo quando há hipotermia. Os *exógenos* podem ser por meios externos (vão desde os aparelhos de calefação, passando por cobertores aquecidos por meio de resistência elétrica e ventiladores de ar quente à imersão em água quente), ou por meios internos não invasivos (inalação de ar com vapor aquecido, beber e comer alimentos aquecidos), ou meios internos invasivos (infusão de soro aquecido endovenoso, lavagem peritoneal ou pleural, com soro fisiológico quente e derivação extracorpórea do sangue). Nas formas graves de hipotermia, o melhor é usar a derivação extracorpórea, que chega a elevar a Tc em 1 a 2 °C a cada 3 a 5 minutos, se a velocidade da circulação for de 2 a 3 L por minuto[89].

Anatomia patológica

Nos casos de hipotermia fatal, os livores hipostáticos são de cor vermelho-viva devido ao maior teor de oxiemoglobina do sangue em função da maior estabilidade dessa molécula no frio. A rigidez muscular é mais forte e mais duradoura. A pele costuma apresentar áreas de coloração mais intensa, cuja tonalidade varia entre o rosa-escuro e o róseo-pardo, localizadas com mais frequência sobre a face extensora das grandes articulações, como joelhos e cotovelos, mas também presentes sobre as cristas ilíacas, no dorso das interfalangianas proximais e em regiões da face como as malares, o nariz e as orelhas. Parece que resultam de início de formação de lesões locais pelo frio. Em regiões mais baixas, como os pés e o terço inferior das pernas, é possível achar edema[60].

Ao exame interno, nota-se uma congestão polivisceral. O coração tem as cavidades direitas bastante dilatadas, sugerindo um quadro final de insuficiência cardíaca congestiva. Os pulmões apresentam edema moderado a intenso, com focos de hemorragia parenquimatosa. Em 50% dos casos, revelam focos de broncopneumonia[109]. Os brônquios e a traqueia contêm espuma rósea. O estômago pode apresentar erosões numerosas de sua mucosa, com incidência variada conforme o autor, porém mais frequentes nos idosos, chamadas de úlceras de Wischnevski, que as descreveu em 90% dos seus casos. O pâncreas pode mostrar focos de esteatonecrose e de pancreatite hemorrágica, provavelmente causadas por microinfartos relacionados com estagnação da microcirculação[60] ou refluxo de suco biliar decorrente de paralisia do peristaltismo intestinal[110]. Walpoth e colaboradores[109] acompanharam 15 pacientes que sobreviveram a acidentes com hipotermia grave a ponto de terem parada cardíaca. Ao fim de mais de 6 anos, apenas um deles tinha sequela caracterizada por atrofia cerebelar bilateral pouco intensa, demonstrada por exame de ressonância magnética. Os demais não apresentavam lesões atribuíveis à hipotermia.

Hipotermia terapêutica

Quanto mais baixa a Tc, maior o embotamento das funções celulares e, por conseguinte, menor o consumo de energia. Com base nisso, alguns pesquisadores começaram a usar a hipotermia para prevenir lesão cerebral em cirurgia cardíaca e neurocirurgia, ou para frear lesões já em andamento[111]. Pacientes em coma após parada cardíaca foram resfriados a uma Tc de 33 °C durante 12 horas, começando 2 horas depois de se restabelecer a circulação espontânea. Quando comparados com um grupo-controle não resfriado, notou-se que as chances de sobrevivência e de estado neurológico satisfatório foram 5,25 vezes maiores[112]. Essa redução do dano após a parada cardíaca é tanto maior quanto mais precoce e mais duradoura for a hipotermia. Aumentando o tempo de 24 para 48 horas de hipotermia leve, o resultado melhora, mesmo que a demora em instituí-la suba de 4 para 12 horas[113].

Bernard e colaboradores[103] usaram hipotermia moderada (33 a 30 °C) em 43 pacientes com traumatismo de crânio grave que não estavam melhorando com o tratamento convencional e obtiveram resposta satisfatória em 47% dos casos. Kirkpatrick e colaboradores[97] também adotaram conduta semelhante, porém selecionaram mais os casos, incluindo apenas pacientes que não tinham outros traumatismos relevantes. Alerta, no entanto, para as possíveis complicações que podem ocorrer durante a fase de reaquecimento. Atualmente, já se faz uso de parada cardíaca com derivação do sangue para circulação extracorpórea sob hipotermia profunda para se poder suturar vasos em locais onde seria impossível atuar se a circulação não tivesse sido suspensa, como nas feridas da veia cava por trás do fígado[97].

Aspectos periciais

• Diagnóstico da hipotermia

Em pessoas vivas, baseia-se na tomada da Tc. Conforme já foi comentado no início do capítulo, o local mais apropriado para a medição é o esôfago. Não sendo possível, pode-se usar a temperatura retal. O grau de hipotermia também pode ser avaliado pela clínica. Se o indivíduo treme, ela é leve; se não treme, mas mantém vasoconstrição periférica e está consciente, deve ser moderada; mas, se está inconsciente e tem a pele avermelhada, com rigidez dos músculos e arreflexia, é grave. As alterações do ECG podem confirmar o diagnóstico nos casos duvidosos, principalmente se for achada a onda J, que é característica. Como a hipotermia é mais comum em idosos, os sintomas de doenças prévias podem desviar a atenção do clínico, principalmente se a pessoa veio de casa para o hospital.

Tratando-se de cadáver, o diagnóstico fica mais difícil, pois não há lesões patognomônicas da hipotermia. As alterações externas e as internas referidas no tópico sobre a anatomia patológica encaminham o raciocínio. Mas é preciso examinar o local e pesquisar as condições do tempo nos dias anteriores. Desarrumação de móveis e o achado do corpo em locais inusitados, como embaixo de uma cama, ou sem roupas, não invalidam a possibilidade de morte por hipotermia, pois são descritos casos com tais características na literatura médica. Decorrem de delírios provocados pela própria hipotermia enquanto o paciente ainda está consciente[60]. É preciso, ainda, afastar outras causas de morte violenta e de morte natural precipitada pelo frio. No Rio de Janeiro, é comum aumentarem os casos de verificação de óbito durante a passagem das frentes frias no inverno. Na maioria das vezes, a causa da morte é por pneumonia lobar, tuberculose pulmonar ou cardiopatia aterosclerótica.

Causa jurídica

A causa jurídica mais importante de lesões e morte pelo frio é o acidente. Apesar de ser o Brasil um país tropical, existem pequenas regiões em que a temperatura cai, por vezes abaixo de 0 °C, como as serras gaúcha e catarinense. Mesmo no Estado do Rio de Janeiro, há microrregiões serranas, como Teresópolis, Petrópolis e Itatiaia, em que a temperatura se aproxima de 0 °C durante a madrugada. Justamente por ser um país tropical, a população não tem hábitos de proteção contra o frio. Por essa razão, ocorrem acidentes de hipotermia com pessoas sem-teto que perambulam pelas cidades e com alpinistas amadores que se perdem em meio à Mata Atlântica das regiões serranas sem vestuário adequado ao frio da madrugada.

Eventualmente, também ocorrem crimes dolosos como o abandono de incapaz ao relento, no frio; crimes culposos relacionados com atividade terapêutica clínica ou cirúrgica e, muito raramente, suicídio por se expor deliberadamente ao frio ambiental. Nos países de clima frio, como já vimos, a hipotermia acidental resulta da prática de esportes no gelo, acidentes de trânsito em pistas nevadas, queda em lagos parcialmente congelados ou naufrágios. Nestes, a hipotermia mata tanto quanto o afogamento. O contato com a água gelada produz hipotermia muito mais rápida do que ao ar livre.

A exposição ao frio de condenados à morte como um modo de execução de pena jamais havia sido registrada antes da Segunda Guerra Mundial. No entanto, coube aos nazistas do III Reich a inovação. Sem julgamento, muito menos condenação, no ano de 1942, um tal Dr. Rascher colocava prisioneiros do campo de concentração de Dachau em tanques com água a temperaturas de 2,5 a 12 °C com ou sem o uniforme da Luftwaffe, para ver o tempo que levavam para morrer. Após 2 horas, em média, estavam mortos. Tais execuções revestiam-se de uma roupagem de experiência científica, pois as vítimas eram monitoradas com registro contínuo de ECG, frequência respiratória, pressão arterial e temperatura corporal. Mas a metodologia deixava muito a desejar, uma vez que não havia uniformidade nas condições experimentais nem controle rígido da Tc durante o experimento nem no momento da morte. Mas chegaram a anotar o fenômeno da queda subsequente. As alterações do ECG, por exemplo, eram precárias. Não foram capazes de perceber que a fibrilação ventricular era muito frequente como distúrbio terminal. A finalidade era desenvolver um sistema de proteção para os pilotos que caíssem em águas geladas. Quem estiver interessado em conhecer os detalhes mais chocantes dessa barbárie deve ler o trabalho de Robert L. Berger, publicado em 1990 no *New England Journal of Medicine*[114], ou as obras "Ascensão e queda do Terceiro Reich", de William L. Shirer[115] e "Os cientistas de Hitler", de John Cornwell[116].

AÇÃO DO FRIO LOCAL

Em nosso meio, as lesões locais pelo frio são raras e causadas pelo contato da pele com serpentinas de aparelhos de refrigeração, ou com gás carbônico no estado sólido, o chamado gelo seco. Existem também as que são feitas sob controle, propositalmente, por dermatologistas, com nitrogênio líquido, como medida terapêutica cosmética – crioterapia. Já houve época em que se usava gás liquefeito em ampolas de vidro (Kelene), à semelhança de lança-perfume, para tratar as lesões cutâneas causadas por larvas migratórias de vermes nematódeos, conhecidas como *larva migrans*. Nos locais em que há neve, outro tipo de lesão pelo frio pode ocorrer, de instalação mais lenta, podendo constituir grave problema militar, conhecida vulgarmente como "pé-de-trincheira". Como acontece, em geral, na traumatologia, o tipo de lesão produzida nesses exemplos depende da intensidade do agente e do tempo de exposição.

As lesões produzidas localmente pelo contato com corpos a temperaturas capazes de congelar os tecidos ou por exposição prolongada a temperatura ambiente congelante são chamadas genericamente de *geladuras*. O pé-de-trincheira é um tipo particular de geladura.

A História tem realçado a importância dessas lesões. No século III a.C., cerca de metade do exército de Aníbal foi perdida nas montanhas geladas dos Alpes pelo frio, não pela ação do inimigo. Napoleão Bonaparte, em 1812, foi derrotado mais pelo inverno do que pelo exército russo. As tropas nazistas repetiram o mesmo erro durante a Segunda Guerra Mundial e foram punidas severamente pelo inverno russo. Assim, as lesões pelo frio têm sido uma preocupação maior entre os militares que para os civis. Contudo, pela crescente atividade turística e esportiva em ambientes gelados, a incidência tem aumentado de forma considerável, principalmente entre adultos jovens[117].

Há certos fatores que aumentam a probabilidade de se instalar uma geladura. Com relação ao ambiente, é importante assinalar que o efeito da temperatura baixa se torna muito maior quando há vento. A temperatura efetiva é resultado da temperatura do ar e da velocidade do vento. As correntes de ar que se deslocam sobre as partes expostas da pele aceleram muito o congelamento dos tecidos. A sensação térmica corresponde a temperatura bem mais baixa se houver deslocamento do ar.

Dentre os fatores individuais que mais favorecem a instalação das lesões pelo frio devemos destacar a aterosclerose, o diabetes, o hábito de fumar, o consumo de drogas, como o álcool, e as doenças mentais. Roupas úmidas aumentam a condutibilidade térmica e facilitam o resfriamento; sapatos e botas apertados e pouca mobilização dos segmentos corporais reduzem a circulação local e antecipam a instalação de lesões. Submetidos à hipotermia, por motivos óbvios, podem ter lesões mais graves.

Os segmentos mais atingidos são os pés e as mãos, em cerca de 90% dos casos[117]. Em soldados bem protegidos, durante manobras em território congelado, a maior incidência é nas orelhas, no nariz e nas regiões malares[118].

Patogenia

Embora o resfriamento dos tecidos reduza o metabolismo, o seu congelamento causa lesões por três mecanismos intimamente relacionados. Em primeiro lugar, o congelamento dos líquidos intra e extracelulares cria cristais de gelo cujo tamanho depende da velocidade do resfriamento. É do conhecimento de quem faz exames de histopatologia por congelação a distorção de células e tecidos por cristais grosseiros de água se o abaixamento da temperatura não for muito rápido (experiência pessoal). Ora, nos tecidos vivos, expostos a temperaturas abaixo de zero, o congelamento é lento, formando cristais que distorcem o citoesqueleto e as membranas celulares. Além disso, a formação dos cristais de gelo faz aumentar muito a concentração dos íons dissolvidos nos líquidos celulares, o que é lesivo[91,117]. O revestimento endotelial dos vasos é lesado. Daí resulta aumento da permeabilidade com passagem de líquido com proteínas para o setor extracelular intersticial e edema.

Em segundo lugar, há grande redução da circulação local por meio de intensa vasoconstrição. O efeito é ampliado pelo aumento da concentração do sangue, que dificulta ainda mais o escoamento, gerando hipoxia dos tecidos. A hipoxia local produz desvio da respiração celular aeróbica para anaeróbica, com a formação de radicais ácidos. Seguem-se agregação de plaquetas sobre o endotélio lesado, trombose e liberação de mediadores da inflamação, como o tromboxano A2 e prostaglandinas, principalmente a PGF2.

Observações de ordem clínica levaram os pesquisadores a considerar que as lesões são basicamente isquêmicas. A incidência do pé-de-trincheira é maior em pessoas que já têm algum prejuízo circulatório nos membros inferiores. Além disso, as lesões coincidem com áreas dos pés em que o calçado exerce compressão[119]. Por serem isquêmicas, havendo descongelamento, a reperfusão sanguínea pode pôr em curso uma ampliação da destruição tecidual de modo semelhante ao que ocorre em locais de infarto. Durante a fase que antecede a necrose dos tecidos pela hipoxia ocorrem modificações bioquímicas complexas, que não valem a pena discutir aqui, mas que levam à formação de radicais oxigenados ativos durante a reperfusão. Esses radicais ativos aumentam a lesão inicial[62]. Por isso, não é aconselhável promover o descongelamento do segmento se houver a possibilidade de ele ser congelado outra vez. É melhor fazê-lo só no hospital, se o tempo calculado para a remoção do paciente for longo[91,117].

O exame anatomopatológico de segmentos amputados revela trombose das artérias de calibre médio, com infiltração inflamatória polimorfonuclear de suas paredes, caracterizando uma vasculite aguda[119].

Gravidade

As geladuras devem ser avaliadas somente após o descongelamento, porque todas são muito parecidas quando vistas inicialmente. Após o degelo é que se pode avaliar o grau de comprometimento do segmento exposto. Podem ser classificadas em superficiais e profundas ou em quatro graus. As superficiais correspondem ao primeiro e segundo graus; as profundas, ao terceiro e quarto graus. As lesões de 1º grau constam de uma área pálida em que a pele tem consistência aumentada, mas ainda pode ser deprimida com pequena pressão, cercada por um halo de hiperemia. Nas de 2º grau, além do edema, formam-se bolhas grandes ou de tamanho médio, de conteúdo límpido cristalino, nas 6 ou 12 primeiras horas após o descongelamento. O paciente ainda refere sensação se a pele for espetada com uma agulha[91]. Se a pele for de tonalidade rósea mais escura e a consistência for de uma placa endurecida, não depressível, e houver bolhas pequenas e de conteúdo hemorrágico, já são do 3º grau. Não há mais a sensação às picadas. As bolhas hemorrágicas instalam-se mais lentamente. O 4º grau caracteriza-se pela necrose do segmento afetado[117]. As geladuras profundas apresentam grave prejuízo do aporte sanguíneo à região por trombose das artérias nutridoras.

Sintomas

Inicialmente, a pessoa tem uma sensação de peso e entorpecimento no segmento comprometido. Ao ser reaquecida a lesão, surge dor intensa, latejante, que pode durar dias ou semanas e chega a precisar de tratamento com opiáceos. Mais tarde, há sensação de formigamento ou de choque elétrico na área lesada, por até 6 meses. Nas formas graves, forma-se uma escara negra, que é eliminada com o passar dos dias. O edema segmentar pode gerar uma síndrome compartimental e a necessidade de escarotomia, ou aindaprecisar de amputação do segmento necrosado para evitar infecção e gangrena. Às vezes, é preciso acompanhar a evolução por mais de 1 mês e esperar a delimitação natural da lesão para se chegar a uma conclusão quanto ao grau de comprometimento da circulação do segmento e decidir por amputar ou não. A pressa aqui é má conselheira[117].

Aspectos médico-legais

Como são provenientes de acidentes, a maioria das lesões está mais ligada às ações de ressarcimento de dano e, principalmente, às indenizações por acidentes de trabalho. Como já mencionamos, são pouco comuns em nosso meio. Mas os princípios gerais que norteiam a conduta dos peritos em casos de acidentes aplicam-se perfeitamente a esses casos.

A suspeita diagnóstica deve ser feita no momento do acidente e relatada no prontuário, de modo a poder ser consultado mais tarde. O acompanhamento do caso é indispensável, já que o diagnóstico da gravidade depende da evolução, eo tratamento tem que ser orientado de acordo com a avaliação feita. Tudo deve ser documentado. Ao se dar a alta, é preciso pesquisar a existência de incapacidades por amputação de segmentos ou deficiências residuais motoras, sensitivas ou psíquicas.

As sequelas dos acidentes pelo frio foram descritas em veteranos da Guerra da Coreia reexaminados 4 anos depois. Foram constatados hiperidrose (aumento da sudorese nas mãos e nos pés), hipotermia dos segmentos afetados, distúrbios de pigmentação, dormência e aumento da sensibilidade ao frio[119]. É possível que alguns desses distúrbios vasculares já estivessem presentes antes do acidente e, na realidade, tivessem predisposto o indivíduo às lesões. Mas as alterações vasculares pelo frio podem explicá-los. Têm sido referidas alterações de enrijecimento articular e áreas de desmineralização e destruição óssea nos segmentos comprometidos pelo acidente[119].

REFERÊNCIAS BIBLIOGRÁFICAS

1. Luz AMR, Alvarenga BG. Calor e termodinâmica. In: Física. 2.ed. Belo Horizonte: Editora Bernardo Álvares; 1971. 2º v.
2. Krizek TJ. Management of burns, cold and electrical injuries. In: Ballinger WF, Rutherford RB, Zuidema GD (ed.). Management of trauma. Philadelphia: W. B. Saunders Company; 1968. Capítulo 18, p. 584-688.
3. Mackowiak PA. Concepts of fever. Arch Int Med. 1998;158:1870-81.
4. Waters TA. Heat illness: tips for recognition and treatment. Clev Clin J Med. 2001;68(8):685-7.
5. Guyton AC, Hall JE. Body temperatures, temperature regulation and fever. In: Textbook of medical physiology. 9.ed. Philadelphia: W. B. Saunders Company; 1996. Capítulo 73, p. 911-22.
6. Castellani JW, Young AJ, Kain JE, Sawka MN. Thermoregulatory responses to cold water at different times of day. J Appl Physiol. 1999;87(1):243-6.
7. Kloos RT. Spontaneous periodic hypothermia. Baltimore: Medicine; 1995;74(5):268-80.
8. Krueger JM, Takahashi S. Thermoregulation and sleep. Closely linked but separable. Ann NY Acad Sci. 1997;813:281-6.
9. Carr BR, Wilson JD. Disorders of the ovary and female reproductive tract. In: Harrison's principles of internal medicine. 12.ed. New York: McGraw-Hill, International Edition; 1991. Capítulo 322.
10. Behrman RE. Routine delivery room care. "The fetus and the neonatal infant". In: Richard E. Behrman, Robert M. Klugman, Waldo E. Nelson, Victor C. Vaughan III (ed.). Nelson's textbook of pediatrics. 14.ed. Philadelphia: W.B. Saunders; 1992. Seção 9.4 do Capítulo 9, p. 426.
11. Barrow MW, Clark KA. Heat-related illnesses. Am Fam Physician. 1998;749:56-59.
12. Guyton AC, Hall JE. Somatic sensations: II. Pain, headache, and thermal sensations. In: Textbook of medical physiology. 9.ed. Philadelphia: W. B. Saunders Company; 1996. Capítulo 48, p. 609-20.
13. Ham AW, Cormack DH. O sistema tegumentar (pele e anexos). In: Histologia. 8.ed. Versão para o português por grupo de Faculdade de Medicina da UFRJ. Rio de Janeiro: Editora Guanabara Koogan; 1983. Capítulo 20, p. 577-605.
14. Adnet P, Lestavel P, Krirosic-Horber T. Neuroleptic malignant syndrome. Br J Anaesth. 2000;85(1):129-135.
15. Epstein Y, Albukrek D, Kalmovitc B, Moran DS, Shapiro Y. Heat intolerance induced by antidepressants. Ann NY Acad Sci. 1997;813:553-8.
16. Sessler D. Perioperative thermoregulation and heat balance. Ann NY Acad Sci. 1997;813:757-77.
17. Kaupinen K. Facts and fables about sauna. Ann NY Acad Sci. 1997;813:645-62.
18. Wexler RK. Evaluation and treatment of heat-related illness. Amer Fam Physician. 2002;65(11):2307-14.
19. Aragón-Vargas LF et al. Atividade física no calor: regulação térmica e desidratação. Documento Suplementar de Apoio ao Consenso. Gatorade Sports Science Institute, Cidade do México, fevereiro de 1999.
20. Sathyavagiswaran L, Fielding JE, Dassy D. Heat-related deaths. Los Angeles County, California, 1999-2000, and United States, 19791998. JAMA. 2001;286(8):911-2.
21. Kilbourne EM. Citado em editorial do Centers for Disease Control. JAMA. 2000;284(1):35.
22. Semenza JC, Rubin CH, Falter KH, Selanikio JD, Flanders D, Howe HL et al. Heat-related deaths during the July 1995 heat wave in Chicago. N Engl J Med. 1996;335(2):84-90.
23. Marzuk PM, Tardiff K, Leon AC, Hirsch CS, Portera L, Iqbal I et al. Ambient temperature and mortality from unintentional cocaine overdose. JAMA. 1998;279(22):1795-1800.
24. Sterner S. Summer heat illnesses. Conditions that range from mild to fatal. Posgrad Med. 1990;87(8):67-70.
25. Doyle R. By the numbers. Deaths from excessive cold and excessive heat. Scientific American. 1998;278(2):16-7.
26. Green H, Gilbert J, James R, Byard RW. An analysis of factors contributing to a series of deaths caused by exposure to high environmental temperatures. Am J Forensic Med Pathol. 2001;22(2):196-6.
27. Hett HA, Brechtelsbauer DA. Heat-related illness. Plan ahead to protect your patients. Postgrad Med. 1998;103(6):107-8, 114-5, 119-20.
28. Mackenbach JP, Borst V, Schols JMGA. Heat-related mortality among nursing-home patients. Lancet. 1997;348:1297-8.
29. Schomburg DR, Berenson L, Dragovic L, Sathyavagiswaran L. Heatrelated mortality: United States, 1997. JAMA. 1998;280(4):316-7.
30. Mason JK. Heat and electricity. In: Forensic medicine. An illustrated reference. Londres: Chapman and Hall Medical; 1993. Capítulo 10.
31. Aminoff MJ. Nervous System. In: Lawrence M. Tierney Jr., Stephen J, McPhee, Maxine A Papadakis, (ed.). Current medical diagnosis and treatment. 36.ed. Stamford: Appleton & Lange; 1997. Capítulo 24.
32. Eisendrath SJ. Psychiatric Disorders. In: Lawrence M. Tierney Jr., Stephen J McPhee, Maxine A Papadakis (ed.). Current medical diagnosis & treatment. 36.ed. Stanford: Appleton & Lange, 1997. Capítulo 25.
33. Olson KR. Poisonment. In: Lawrence M. Tierney Jr., Stephen J. McPhee, Maxine A. Papadakis (ed.). Current medical diagnosis & treatment. 36.ed. Stamford: Appleton & Lange; 1997. Capítulo 39, p. 1439-69.
34. Albukrek D, Moran DS, Epstein Y. A depressed workman with hetstroke. Lancet. 1996;347:1016.
35. Massie BM, Amidon TA. Heart. In: Lawrence M, Tierney Jr., Stephen J. McPhee, Maxine A. Papadakis (ed.). Current medical diagnosis & treatment. 36.ed. Stamford: Appleton & Lange; 1997. Capítulo 10, p. 320-411.
36. Yoder E. Disorders due to heat and cold. In: J. Claude Bennet, Fred Plum (ed.). Cecil textbook of medicine. 20.ed. Philadelphia: W.B. Saunders Company; 1996. Capítulo 71.
37. Cerqueira AMM. Miliária. In: Carlos Eduardo Schettino Azevedo (ed.). Doenças exantemáticas em pediatria e outras doenças mucocutâneas. Rio de Janeiro: Atheneu; 1999. Capítulo 36.
38. Esterly NB. The Skin. In: Richard E. Behrman et al. (ed.). Nelson's textbook of pediatrics. 14.ed. Philadelphia: W.B. Saunders Company; 1992. Capítulo 23, p. 1664.
39. Hales JRS. Hyperthermia and heat illness. Pathophysiological implications for avoidance and treatment. Ann NY Acad Sci. 1997;813:534-44.
40. Donoghue ER, Graham MA, Jentzen JM, Lifschultz BD, Luke JL, Mirchandani HG. Criteria for the diagnosis of heat-related deaths: National Association of Medical Examiners. Position paper. National Association of Medical Examiners ad hoc Committee on the Definition of Heat-Related Fatalities. Amer J Forensic Med Pathol. 1997;18(1):11-14.
41. Keatinge WR, Donaldson GC, Cordioli E, Martinelli M, Kunst AE, Mackenbach JP et al. Heat-related mortality in warm and cold regions of Europe: observational study. BMJ. 2000;321:670-3.
42. Adcock MP, Bines WH, Smith FW. Heat-related illnesses, deaths, and risk factors. Cincinatti and Dayton, Ohio, 1999, and United States, 1979-1997. JAMA. 2000;284 (1):34-5.

43. McGugan EA. Hyperpirexia in the emergency department. Emergency Medicine. 2001;13:116-20.
44. Kilbourne EM. Cocaine use and death during heat waves. JAMA. 1998;279(22):1828-9.
45. McConaghy FF, Hales JRS, Hodgson DR. Cardiovascular responses to heat and exercise in the horse. Ann NY Acad Sci. 1997;813:600-3.
46. Romanovsky AA, Blatters CM. Naltrexone modifies thermoregulatory symptoms and lessens the severity of heat stroke in guinea pigs. Ann N Y Acad Sci. 1997;813:548-52.
47. Francesconi RP, Willis JS, Gaffin SL, Hubbard RW. On the trail of potassium in heat injury. Wilderness Environ Med. 1997;8(2):105-10.
48. Horowitz M, Maloyan A, Shlaier J. HSP 70 kDa dynamics in animals undergoing heat stress superimposed on heat acclimation. Ann NY Acad Sci. 1997;813:617-9.
49. Knochel JP. Environmental heat illness: an eccletic review. Arch Int Med. 1974;133:841-64.
50. Baxter CR, Teschan PE. Atypical heatstroke with hypernatremia, acute renal failure and fulminating potassium intoxication. Arch Int Med. 1958;101(6):1040-50.
51. Hassanein T, Razack A, Gavaler JS, Van Thiel. Heatstroke: its clinical and pathological presentation, with particular attention to the liver. Am J Gastroenterol. 1993;88(5):787.
52. Kellermann AL, Todd KH. Killing heat. N Engl J Med. 1996;335(2): 126-7.
53. Tanvetyanon T, Dissin J, Selcer UM. Hyperthermia and chronic pancerebelar syndrome after cocaine abuse. Arch Int Med. 2001;161(4):608-10.
54. Silva MAL. Alternativas de cobertura cutânea em queimaduras extensas. Rev Bras Queim. 2002;2(1):9-13.
55. Morgan ED, Bledsoe SC, Barker J. Ambulatory management of burns. Amer Fam Physician. 2000;62:2015-26, 2029-30, 2032.
56. Smith DL, Cairns BA, Ramadan F, Dalston JS, Fakhry SM, Rutledge R et al. Effect of inhalation injury, burn size and age on mortality: a study of 1447 consecutive burn patients. J Trauma. 1994;37(4): 655-9.
57. Dowsett C. Assessment and management of burns (abstract). Tissue Viability. Londres: Newham Primary Care Trust; 2001.
58. Wassermann D. Systemic complications of extended burns. (abstract). Ann Chir Plast Esthet. 2001;46(3):196-209.
59. Marshall SW et al. Fatal residential fires. Who dies and who survives? JAMA. 1998;279(20):1633-7.
60. Knight B. Burns and scalds. In: Bernard Knight (ed.). Forensic pathology. 2.ed. Londres: Arnold; 1996. Capítulo 11.
61. Sanchez R. Choque inicial das queimaduras. Patofisiologia: princípios terapêuticos. Paris: Pathol Biol; 2002;50(2):82-92.
62. Robbins S, Cotran RS, Kumar V, Collins T. Robbins pathologic basis of disease. 6.ed. Philadelphia: W. B. Saunders Company; 1999.
63. Gomes DR, Pellon MA, Serra MCVF. Queimaduras. In: Evandro Freire (ed.). Trauma. A doença dos séculos. Rio de Janeiro: Atheneu; 2001. Capítulo 162.
64. Demling RH, Seigne P. Metabolic management of patients with severe burns. World J Surg. 2000;24(6):673-80.
65. Herndon DN, Hart DW, Wolf SE, Chinkes DL, Wolfe RR. Reversal of catabolism by beta-blockade after severe burns. New Engl J Med. 2001;345(17):1223-9.
66. Hart DW, Wolf SE, Chinkes DL, Gore DC, Mlcak RP, Beauford RB et al. Determinants of skeletal muscle catabolism after severe burn. Annals of Surgery. 2000;232(4):455-65.
67. Ryan CM, Schoenfeld DA, Thorpe WP, Sheridan RL, Cassem GH, Tompkins RG. Objective estimates of the probability of death from burn injuries. N Engl J Med. 1998;338(6):362-6.
68. McLean AD. Burns and military clothing. JR Army Med Corps. 2001;147(1):97-106.
69. Barbosa MINH, Gomes DR, Serra MCVF, Guimarães Jr. LM, Vargas Filho RC, Muniz RT et al. Queimaduras em crianças e adolescentes. Rev Bras de Queimaduras. 2002;2(1):25-30.
70. Almeida Jr. A, Costa Jr. JBO. Identidade. Identificação e seus processos. In: Lições de medicina legal. 18.ed. São Paulo: Nacional; 1985. Capítulo 3, p. 21.
71. Meyer AA, Salber PR. Burns and smoke inhalation. In: Charles E. Saunders, Mary T. Ho (ed.). Current emergency diagnosis and treatment. 4.ed. Londres: Appleton & Lange; 1992. Capítulo 37, p. 691-702.
72. Perry RJ, Moore CA, Morgan BDG, Plummer DL. Determining the approximate area of a burn: an inconsistency investigated and reevaluated. Brit Med J. 1996;312:1338.
73. Mirio C, Fernandes R. Erro médico visto pelos tribunais. São Paulo: Edipro; 1991.
74. Gartner R et al. Acute respiratory insufficiency in burn patients from smoke inhalation. Paris: Pathol Biol. 2002;50(2):118-26.
75. Herndon DN, Langer F, Thompson P, Linares HA, Stein M, Traber DL. Pulmonary injury in burned patients. Surg Clin North Amer. 1987;67(1):31-46.
76. Hasleton PS. Adult respiratory distress syndrome. In: Philip S Hasleton (ed.). Spencer's pathology of the lung. 5.ed. New York: McGraw-Hill; 1996. Capítulo 11.
77. Di Maio DJ, Di Maio VJ. Deaths due to fire. In: Forensic pathology. Boca Ratón: CRC Press; 1993. Capítulo 13.
78. Leistikow BN, Martin DC, Milano CE. Fire injuries disasters, and costs from cigarettes and cigarettes lights: a global overview. Prev Med. 2000;31(2 Pt1):91-9.
79. Alexander RC, Surrell JA, Cohle SD. Microwave oven burns to children: an unusual manifestation of child abuse. Pediatrics. 1987;79: 255-60.
80. Messias NT, Caldeira GC, Fonseca NM. Suicídio. Rev IMLGb. 1971;2(4):25-30.
81. Guerra-Neto NGM et al. Análise estatística dos suicídios no IMLAP. São Paulo: Forense 96 Abstracts Book; 1996. p. 30.
82. O Globo, 25/04/2013.
83. Spitz WU. Thermal injuries. In: Werner U. Spitz (ed.). Medicolegal investigation of death. Springfield: Charles C Thomas Publisher; 1993. Capítulo X, p. 413-443.
84. Reis JES et al. Radiographic identification in forensic medicine. São Paulo: Forense 96 Abstracts Book; 1996.
85. Fisher H, Kirkpatrick CJ. Burns and hyperthermia. In: A Colour Atlas of Trauma Pathology. Ailesbury: Wolfe Publishing; 1991. Capítulo 5, p. 71.
86. FUNASA. Mortalidade Brasil, 1992.
87. Keatinge WR, Donaldson GC. Cold exposure and winter mortality from ischemic heart disease, cerebrovascular disease, respiratory disease and all causes in warm and cold regions of Europe. Lancet. 1997;349:1341-6.
88. Hislop LJ, Wyatt JP, McNaughton, Ireland AJ, Rainer TH, Olverman G, Laughton LM. Urban hypothermia in the west of Scotland. BMJ. 1995; 311(2007):725.
89. Danzl DF, Pozos RS. Accidental hypothermia. N Engl J Med. 1994;331(26):1756-60.
90. Giesbrecht GG, Bristow GK. Recent advances in hypothermia research. Ann NY Acad Sci. 1997;813:663-75.
91. Kanzenbach TL, Dexter WW. Cold injuries. Protecting your patients from the dangers of hypothermia and frostbite. Postgrad Med. 1999;105(1):72-8.
92. Mattu A, Brady WJ, Perron AD. Electrocardiographic manifestations of hypothermia. Amer J Emerg Med. 2002;20(4):314-26.
93. McInerney JJ, Breakell A, Madira W, Davies TG, Evans PA. Accidental hypothermia and active warming: the metabolic and inflammatory changes observed above and below 32 °C. Emerg Med J. 2002;19(3):219-23.
94. Ikeda T, Kurz A, Sessler DJ, Go J, Kurz M, Belani K et al. The effect of opioids on thermoregulatory responses in humans and the special antishivering action of meperidine. Ann NY Acad Sci. 1997;813:792-8.
95. Wetli, CV, Smith P. Hypothermia-related deaths – Suffolk County, New York, January 1999-March 2000, and United States, 19791998. JAMA. 2001;285(8):1009-10.

96. Leben J, Tryba M. Prevention of hypothermia during surgery. Contribution of convective heating system and warm infusion. Ann NY Acad Sci. 1997;813:807-11.
97. Kirkpatrick AW, Chun R, Brown R, Simmonds RK. Hypothermia and the trauma patient. Can J Surg. 1999;42:333-43.
98. Tierney Jr. LM, McPhee SJ, Papadakis. Current medical diagnosis & treatment. 36.ed. New Jersey: Prentice-Hall International; 1997.
99. Castellani JW, Young AJ, Sawka MN, Backus VL, Canete JJ. Amnesia during cold water immersion: a case report. Wilderness Environ Med. 1998;9:153-5.
100. Sloan DSG. Number of excess deaths during winter is large. BMJ. 1996; 316:124.
101. Morgan R, King D, Blair A. Urban hypothermia. BMJ. 1996; 312:124.
102. Lorenzo F de, Skarma V, Scully M, Kakkar VV. Cold adaptation and the seasonal distribution of acute myocardial infarction. Q J Med. 1999;92:747-51.
103. Bernard SA, Jones BM, Buist MD. Experience with prolonged hypothermia in severe head injury. Crit Care. 1999;3(6):167-72.
104. Boutilier RG. Mechanisms of cell survival in hypoxia and hypothermia. J Exp Biol. 2001;204(18):3171-81.
105. Mackenzie MA. Pathophysiologiy and clinical implications of human poikilothermia. Ann NY Acad Sci. 1997;813:738-40.
106. Goheen MSL, Ducharme MB, Kenny GP, Johnston CE, Frim J, Bristow GK, Giesbrecht GG. Efficacy of forced-air and inhalation rewarming by using a human model for severe hypothermia. J Appl Physiol. 1997;83(5):1635-40.
107. Ducharme MB, Giesbrecht GG, Frim J, Kenny GP, Johnston CE, Goheen MSL et al. Forced-air rewarming in – 20 °C simulated field conditions. Ann NY Acad Sci. 1997;813:676-81.
108. Kober A, Scheck T, Fülesdi B, Lieba F, Vlack W, Friedman A et al. Effectiveness of resistive heating compared with passive warming in treating hypothermia associated with minor trauma: a randomized trial. Mayo Clin Proc. 2001;76:369-75.
109. Walpoth BH, Walpoth-Aslan BN, Mattle HP, Radanov BP, Schroth G, Schaeffler L et al. Outcome of survivors of accidental deep hypothermia and circulatory arrest treated with extracorporeal blood warming. N Engl J Med. 1997;337(21):1500-5.
110. Hirvonen J. Systemic and local effects of hypothermia. In: Tedeschi CG, Eckert WG, Tedeschi LG (ed.). Forensic medicine. Philadelphia: W.B. Saunders Company; 1977. Capítulo 22.
111. Cardiac Arrest Study Group. Mild therapeutic hypothermia to improve the neurological outcome after cardiac arrest. N Engl J Med. 2002;346(8):549-56.
112. Bernard SA, Gray TW, Buist MD, Jones BM, Silvester W, Gutteridge G, Smith K. Treatment of comatose survivors of out-ofhospital cardiac arrest with induced hypothermia. N Engl J Med. 2002;346(8):557-63.
113. Corbett D, Thornhill J. Temperature modulation (hypothermic and hyperthermic conditions) and its influence on histological and behavioral outcomes following cerebral isquemia. Brain Pathology. 2000;10:145-52.
114. Berger RL. Nazi Science. The Dachau hypothermia experiments. N Engl J Med. 1990;322(20):1435-40.
115. Shirer WL. The New Order. Capítulo 27, p. 937-994, In: The Rise and Fall of the Third Reich. A History of Nazi Germany. Edição do 30º aniversário, Editora Simon and Schuster, Nova York; 1990.
116. Cornwell J. A ciência do extermínio e experiências com seres humanos. Capítulo 26, p. 303-318. In: Os cientistas de Hitler. Ciência, guerra e pacto com o demônio. Tradução de Marcos Santarrita. Rio de Janeiro: Imago Editora; 2003.
117. Reamy BV. Frostbite: review and current concepts. J Am Board Fam Pract. 1998;11(1):34-40.
118. Lehmuskallio E, Lindholm H, Koskenvuo K, Sarna S, Friberg O, Viljanen A. Frostbite of the face and ears: epidemiological study of risk factors in Finnish conscripts. BMJ. 1995;311(7021):1661-3.
119. Steenburg R. Cold injury. Management of burns, cold and electrical injuries, Capítulo 18, p. 584-688. In: Ballinger WF, Rutherford RB, Zuidema GD (ed.). Management of trauma. Philadelphia: W. B. Saunders Company; 1968.
120. Tredget EE, Shankowsky HA, Taerum TV, Moysa GL, Alton JD. The role of inhalation injury in burn trauma. A Canadian experience. Ann Surg. 1990 Dec; 212(6): 720-727. doi: 10.1097/00000658-199012000-00011.
121. Shirani KZ, Pruitt Jr BA, Mason Jr AD. The influence of inhalation injury and pneumonia on burn mortality. Ann Surg. 1987 Jan; 205(1): 82-87. doi: 10.1097/00000658-198701000-00015.

CAPÍTULO 20

Lesões e Morte por Ação Elétrica

Hygino de Carvalho Hercules

A eletricidade é uma forma de energia cujas manifestações naturais já eram percebidas e temidas pelos povos primitivos. Os raios que caíam durante as tempestades eram considerados fruto da ira dos deuses diante dos pecados humanos. Seus efeitos destrutivos e lesivos inspiravam medo e reverência. A imagem do deus Zeus, da mitologia grega, representa-o segurando raios que ele usava para advertir ou punir os que o desobedecessem[1]. Muito tempo teria que passar até que o homem descobrisse que o raio era apenas uma manifestação energética.

Somente em meados do século XVIII é que a eletricidade começou a ser investigada cientificamente. Foi quando Benjamin Franklin[2] empreendeu estudos sérios no sentido de conhecê-la e interpretá-la.

Em meados do século XIX, sua utilização restringia-se às baterias e às máquinas eletrostáticas de corrente contínua. O primeiro acidente fatal pela eletricidade produzida pelo homem ocorreu em 1879, na França[1,3]. Por volta de 1880, os geradores e os motores de corrente alternada já estavam sendo projetados e desenvolvidos. Ao fim daquela década, houve a famosa "Batalha das Correntes", uma controvérsia sobre o uso geral das correntes contínua ou alternada. Durou cerca de 10 anos, de 1885 a 1895. Thomas Edson, o inventor da lâmpada elétrica, era defensor da corrente contínua por achá-la mais segura, enquanto George Westinghouse propugnava pela corrente alternada, que era de mais fácil distribuição[4]. Sendo a potência elétrica o produto da voltagem pela intensidade da corrente, para manter uma potência elevada na corrente contínua era necessário aumentar muito a voltagem, uma vez que o aumento da intensidade da corrente forçava o emprego de condutores de calibre muito grande e a construção de centrais a cada poucos quilômetros de distância. Mas o aumento da voltagem era muito difícil na corrente contínua. A corrente alternada, por outro lado, pelo uso dos transformadores, podia ter a voltagem muito aumentada, o que permitia sua distribuição muito mais fácil do ponto de produção até os locais de consumo. Era um embate entre a segurança e a economia.

Quando veio à baila a discussão sobre o uso da energia elétrica (EE) como método de suplício, Edson propôs construir uma cadeira elétrica para mostrar que a corrente alternada era perigosa. Westinghouse foi contra o projeto, por achar que abalaria a confiança do público na corrente alternada. O termo eletrocussão foi preferido a outros propostos, como amperemorte, eletromorte, eletrocídio. Houve um partidário de Edson que chegou a cunhar a palavra *westinghoused* ao se referir ao eletrocutado. A cadeira elétrica foi construída e usada pela primeira vez em Nova York, em 06 de agosto de 1890, na execução do criminoso William Kemmler. Como era de se prever, passado o impacto emocional da execução, prevaleceu o critério econômico. A corrente alternada venceu a batalha. A energia passou a ser produzida em voltagem mais alta, que era amplificada mais ainda para a distribuição e reduzida ao chegar aos locais de consumo, como ainda hoje é feito[4].

Dá-se o nome de *eletroplessão* às lesões causadas pela EE produzida em usinas e de *fulguração* à ação da eletricidade natural. Este capítulo será dividido em duas partes – a primeira estudará a ação da eletricidade industrial e a segunda, a da eletricidade natural.

ELETRICIDADE INDUSTRIAL (ELETROPLESSÃO)

Ainda que se tenha ampliado o uso da EE, com o passar do tempo, o índice de acidentes vem diminuindo paulatinamente graças ao desenvolvimento de princípios de segurança no trabalho e no lar. É o que demonstram os dados de Lee[5], que comparou a taxa anual de mortes por eletroplessão com o consumo de quilowatts da população britânica entre 1920 e 1964. Ele verificou que houve uma média de 6,5 mortes para cada milhão de quilowatts consumidos entre 1920 e 1924, mas que a taxa caiu para 1,3 entre 1960 e 1964.

Os dados numéricos relativos aos acidentes pela EE, porém, são de comparação difícil. Ora se referem apenas aos acidentes do trabalho, ora englobam também os domésticos e os causados pela energia natural (fulguração). Por outro lado, a coleta de dados proporciona outro fator de erro, uma vez que ora são usados dados de centros de tratamento de queimados, ou de traumatologia geral, ora de serviços gerais de emergência ou hospitais mantidos por companhias de geração e distribuição da EE, o que introduz distorção de amostragem[6]. Além disso, os dados recolhidos em países em desenvolvimento são pouco fidedignos por falta de critérios na classificação dos casos e por subnotificação, esta resultante tanto do mau preenchimento dos boletins de ocorrência como do fato de o acidentado não buscar socorro médico nos casos menos graves.

Segundo Kelley e colaboradores[7], de acordo com questionário respondido por eletricistas, apenas 11% dos acidentados procuram socorro médico. Isso em um país desenvolvido como os Estados Unidos. Os mesmos pesquisadores concluem que, lá, ocorrem cerca de 100 mil acidentes por ano, se incluídos aqueles não atendidos nos serviços de emergência. Gowrishankar e colaboradores[8] informam a ocorrência de cerca de 2.400 acidentes notificados por ano naquele país. No Canadá, havia cerca de 7 a 9 acidentes não fatais atendidos na década de 1960 para cada morte por EE[9].

Mais da metade dos acidentes elétricos é representada pelos infortúnios ocupacionais[1], chegando a 74% em algumas estatísticas[10]. Os setores da indústria mais atingidos por esses acidentes são o da construção civil, o de produção e distribuição de eletricidade e o dos serviços públicos[11].

Considerando-se o total dos acidentes de trabalho pela EE, fatais ou não, a incidência foi de 4,11 por 1 mil eletricitários numa revisão feita em 19 países desenvolvidos na década de 1960[11]. Dados da França em 1992 encontram apenas 0,83 por 1 mil trabalhadores expostos ao risco[12]. Embora sejam populações distintas, a diferença de incidência pode ser atribuída ao desenvolvimento da prevenção ao longo desses 32 anos. Dados do mesmo trabalho francês permitem calcular que, em 1960, eram 2,56 por 1 mil operários.

Os números são um pouco mais confiáveis quando se referem à mortalidade, pois os dados são recolhidos nas listagens de causa de morte dos registros públicos e nas estatísticas das companhias de seguro. Nos Estados Unidos, a taxa de mortalidade por EE era de 0,54% por 100 mil habitantes no início da década de 1980[13]. Atualmente, ocorrem cerca de 500[1] a 1 mil[14,15] mortes anuais, conforme a fonte consultada, o que dá uma taxa de 0,19% a 0,38% por 100 mil habitantes, respectivamente. Os acidentes domésticos respondem por pequena fração da mortalidade. Em 1994, a taxa era de 0,09% por 100 mil habitantes[6]. A maioria das mortes se deve a acidentes do trabalho. A ação da EE é a quarta[1] ou quinta[6,15] causa de morte por acidentes do trabalho nos Estados Unidos, com 5% a 6% do total[1].

Na França, a EE é, quase que totalmente, gerada e distribuída pela companhia estatal *Electricité de France*. Os acidentes pela eletricidade representam cerca de 3% de todos os acidentes do trabalho; mas, se contados apenas os fatais, perfazem 20% de todas as mortes acidentárias. Em 2.080 acidentes pela eletricidade, no período de 20 anos entre 1970 e 1989, houve 56 mortes (2,7%), sendo 38 imediatas e causadas pela eletroplessão ou por ação contundente resultante de quedas. Os 18 restantes morreram durante a evolução das queimaduras recebidas[12]. No mesmo período, a mortalidade dos acidentes do trabalho em geral foi de 0,3%. Em 1992, houve apenas uma morte por acidente elétrico. A redução notável da mortalidade é explicada pela adoção de medidas preventivas e educativas[12]. No Brasil, em 1992, houve 1.065 casos de morte por eletroplessão para um total de 52.311 mortes acidentais, não só os do trabalho (2,04%)[16]. Comparando com a população estimada de 150 milhões de habitantes àquela época, a taxa anual ficava em 0,71% por 100 mil.

Analisando dados provenientes de centros de tratamento de queimados, verifica-se que 4%[7,8,17] a 5,3%[10] são socorridos por causa de lesões pela EE. Quando se comparam os dados referentes à gravidade, por meio de parâmetros como o grau de incapacidade permanente das vítimas sobreviventes, enfatiza-se ainda mais a gravidade dos acidentes por EE. Enquanto a proporção de indivíduos que ficam com algum grau de incapacidade permanente no total de atendidos nos centros de tratamento de queimados gira em torno de 20%, essa taxa sobe para 85,7% se computados apenas os casos provocados por EE[6]. As vítimas dos acidentes graves por EE costumam ser adultos jovens do sexo masculino, no ambiente de trabalho[10,12,18]. No lar, a maioria das vítimas é de crianças pequenas. Cerca de 2% a 3% das queimaduras infantis são por EE[1].

Antes de estudarmos as lesões causadas pela eletricidade e os seus mecanismos, faremos breve resumo dos princípios físicos que os determinam.

Aspectos físicos[19-21]

Passando-se ao largo da conceituação do que seja a eletricidade, podemos descrever os fenômenos elétricos. Já na Antiguidade, os gregos observaram que, logo após ser atritado na pele de um gato, um pedaço de âmbar tornava-se capaz de atrair minúsculos fragmentos de outros corpos. Repetindo as experiências de atrito no século XVI, o inglês Gilbert, inspirado no nome grego do âmbar (*electron*), criou o termo eletrizar para o fenômeno. Os corpos atritados ficavam eletrizados.

Outros pesquisadores perceberam que alguns corpos atraíam e outros repeliam um terceiro constituído por material diferente, e que a diferença estava na substância de que eram feitos os corpos que eram atritados. Como uns atraíam e outros repeliam o mesmo material, admitiram que havia dois tipos de eletrização. No século XVII, Benjamin Franklin descobriu que, enquanto um dos corpos ficava eletrizado num sentido, o outro ficava eletrizado no sentido oposto, e com intensidades semelhantes. Admitiu que havia um fluxo elétrico entre os dois no momento da atrição. Isso pode ser verificado facilmente quando passamos um pente nos cabelos secos e observamos que o pente atrai os cabelos logo em seguida. Diz-se que um está carregado positivamente e o outro negativamente. É a eletricidade estática. Na realidade, o que ocorre é um fluxo de elétrons de um para o outro corpo. Assim, um corpo eletrizado recebe elétrons e fica negativamente carregado enquanto o outro, que cedeu os elétrons, fica positivamente carregado.

As cargas elétricas modificam de algum modo o meio ao redor do corpo eletrizado, de forma que passa a existir nesse espaço algo semelhante ao que existe ao redor da Terra. O campo ao redor da Terra é chamado de campo gravitacional, e o que existe ao redor da carga elétrica é chamado de *campo elétrico*. O campo gravitacional é uma grandeza vetorial que faz com que atue sobre qualquer corpo nele colocado uma força, a força de gravidade*. Da mesma forma, o campo elétrico é uma grandeza vetorial que faz com que atue sobre uma carga elétrica colocada em seu interior uma força de atração ou de repulsão, dependendo do sinal da carga geradora do campo e da carga que nele é colocada. A direção da força é a mesma direção do campo elétrico. O sentido, porém, será o mesmo do sentido do campo elétrico somente se as duas cargas tiverem o mesmo sinal (Figura 20.1).

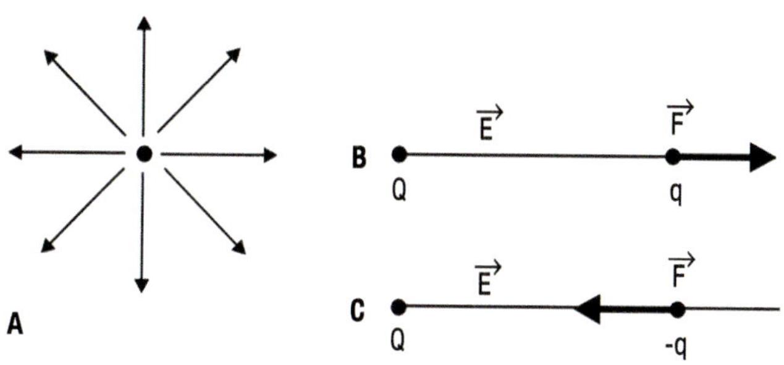

Figura 20.1 – A. Uma carga elétrica Q gera um campo elétrico $\vec{E}$ ao seu redor com direção que corresponde aos raios de uma esfera virtual cujo centro é ocupado por essa carga. **B.** Uma carga positiva q, colocada em qualquer ponto do campo, sofrerá a ação de uma força que tende a afastá-la de Q, com a mesma direção do vetor campo elétrico $\vec{E}$. **C.** Se a carga q for negativa, a força $\vec{F}$ será de mesma intensidade, mas com sentido contrário, sendo atraída para Q.

O valor do vetor campo elétrico é expresso em termos de força sobre a carga elétrica, ou seja, a força de atração ou repulsão exercida sobre a unidade de carga elétrica. Pode ser expresso em *N/C*, em que *N* é o *newton* (unidade de força) e o *C* é o *coulomb* (unidade de carga elétrica). Também costuma ser representado por *V/m*, em que *V* é a unidade de diferença de potencial e *m* é o metro.

Uma carga elétrica colocada dentro de um campo elétrico sofre uma influência cada vez menor da carga geradora do campo à medida que se afasta dela. Se for do mesmo sinal, a força de repulsão torna-se cada vez menor, o mesmo acontecendo com a força de atração se forem de sinais opostos. Assim, para deslocar uma carga elétrica de um ponto para outro dentro do campo elétrico, é preciso que se realize um trabalho, que pode ser de ganho ou de perda de energia. Para levar a carga contra sua tendência natural, é preciso que se gaste energia, fazendo com que ela armazene essa energia durante o deslocamento e fique com maior potencial energético. Por isso, duas cargas situadas em um campo elétrico só apresentam o mesmo nível de energia se estiverem à mesma distância da carga geradora desse campo. Se estiverem a distâncias desiguais, terão potenciais energéticos diferentes. É semelhante ao que se observa quando duas caixas-d'água estão em alturas diferentes com relação ao solo. A mais alta tem mais energia potencial mecânica do que a mais baixa.

Assim como a água fluirá da caixa mais alta para a mais baixa se estabelecermos uma comunicação entre elas por meio de um cano, a EE se escoará se ligarmos dois pontos com potenciais energéticos diferentes por meio de um fio. Esse fio é chamado de *condutor* e tem a função de escoar a EE do maior para o menor potencial. Quanto maior a *diferença de potencial*, maior o fluxo de energia através do condutor. A diferença de potencial é chamada de *voltagem* e é medida em volts (V). O Código Elétrico Nacional norte-americano, que regula a distribuição doméstica e industrial, considera altas as voltagens acima de 600 V[1,4]. Mas a maioria dos autores reconhece como altas as voltagens acima de 1.000 V[12,18,22,23].

Convencionou-se chamar de positivo o que tem nível mais elevado e de negativo o de nível inferior. Assim, a passagem de energia faz-se do polo positivo para o negativo de modo semelhante ao que ocorre quando se ligam os dois reservatórios de água. O fluxo de energia constitui a *corrente elétrica*. Na verdade, porém, o que ocorre é um fluxo de elétrons do polo negativo para o positivo.

Cada corpo conduz a EE com maior ou menor facilidade, dependendo do que se chama de *resistência elétrica*. A resistência é a dificuldade que o corpo oferece ao escoamento da eletricidade. É também chamada de *impedância* e medida pela unidade chamada *ohm* (Ω) em homenagem ao físico alemão Georg Simon Ohm. O inverso da resistência é a *condutância*, ou seja, a facilidade de escoamento da energia através do condutor, medida em *siemens* (S), em homenagem ao físico alemão Werner von Siemens. De modo análogo a um sistema de vasos para transporte de líquidos, a quantidade de eletricidade que flui por um condutor varia com sua resistência ao escoamento e com a diferença de potencial entre as duas extremidades do sistema.

A resistência varia de um para outro condutor de acordo com seu comprimento, seu diâmetro e com a substância de que é feito. Aumenta na razão direta do comprimento e da resistividade do material e na razão inversa da área de sua secção transversal.

$$R = l \cdot r/s$$

em que *l* é o comprimento, *r* é a resistividade e *s* é a secção transversa do condutor.

* Grandeza vetorial é aquela que precisa, para ser definida, de um valor, uma direção e de um sentido.

Quanto mais longo o condutor, também chamado de *resistor*, maior sua resistência; quanto mais calibroso, menor ela será. Tudo se passa de modo semelhante ao que ocorre com os tubos de escoamento de água de um reservatório.

Os resistores podem ser associados de modo linear contínuo ou por meio de ligações colaterais que derivam do tronco principal. No primeiro caso, dizemos que estão *associados em série* e no segundo, que estão *associados em paralelo*. Quando em série, cada um dos resistores transporta toda a corrente; quando em paralelo, a corrente flui em maior intensidade pelo de menor resistência (Figura 20.2). Esses conhecimentos são importantes porque a maneira de associação da vítima com o condutor nos acidentes causados pela eletricidade vai determinar a intensidade das lesões.

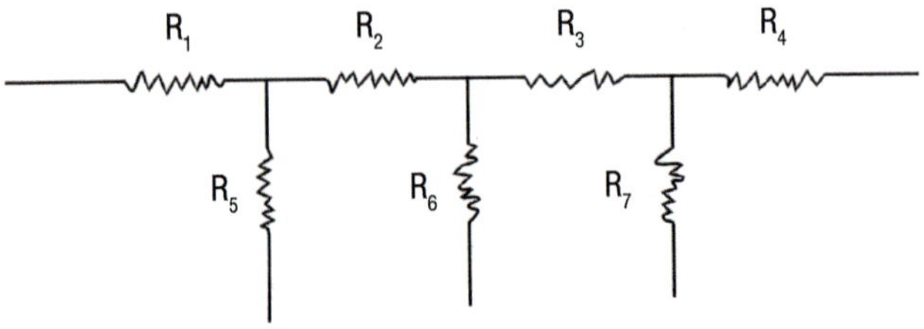

Figura 20.2 – Associação de resistores. R_1, R_2, R_3 e R_4 estão associados em série; R_5, R_6 e R_7 estão associados em paralelo.

Contudo, conforme a voltagem do circuito, o meio pode não ser suficiente para impedir o fluxo da corrente.

A corrente elétrica é chamada de *contínua* quando os polos permanecem constantes; e de *alternada* quando trocam de sinal periodicamente. A velocidade com que os polos da corrente alternada trocam de sinal é chamada de *frequência*, ou *ciclagem*, e é medida em ciclos por segundo – *hertz*. Falar que uma corrente tem frequência de 60 hertz significa que o seu polo positivo muda para negativo 60 vezes em cada segundo. A corrente alternada é representada por uma curva senoide (Figura 20.3).

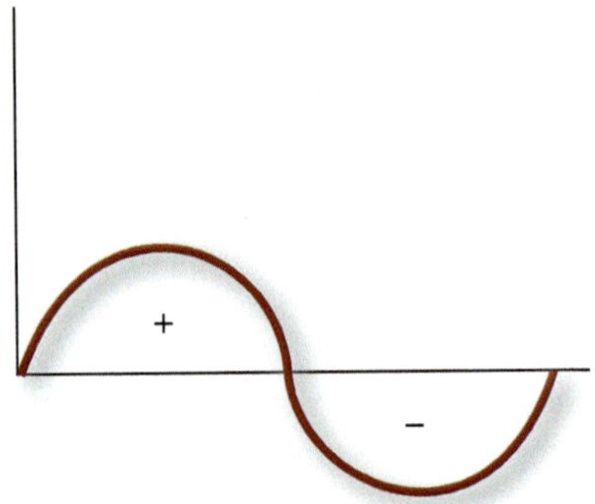

Figura 20.3 – Representação de um ciclo de corrente alternada.

Considerando o corpo humano um condutor elétrico, veremos que ele não é um resistor simples, mas sim uma associação de vários resistores, representados pelos diversos tecidos que o constituem. A resistência elétrica global do corpo varia de acordo com o estado da pele, onde é máxima, justamente o local de entrada e de saída da corrente na grande maioria dos acidentes. Se estiver úmida, a resistência diminui muito. Isso aumenta o risco dos acidentes elétricos em banheiras e em piscinas[1].

As medidas realizadas pelos diversos autores são, por vezes, discordantes. Há quem diga que as variáveis que interferem no seu valor são tão numerosas, que o cálculo não é confiável[24]. Mas há um certo acordo em que a pele seca e calosa de um operário tem cerca de 10^6 ohms[9,13,22,25,26]. Não sendo calosa, o cálculo varia conforme o autor: 105[25], 500 a 1.000[4], 5.000[9,22], ou 200.000 ohms[8]. Já a pele úmida tem resistência avaliada entre 100[13,25] e 1.000 ohms[1,9,22,25]. Bridges[27] reporta os valores a que chegou a Comissão Eletrotécnica Internacional, na publicação número 479-1. Segundo os dados transcritos, a impedância do corpo humano diminui com o aumento da voltagem. Para maiores detalhes, consultar o trabalho original.

Mesmo nos casos em que a resistência inicial é muito elevada pode haver seu abaixamento, se o contato for prolongado, em virtude de lesão provocada pela passagem da corrente[8]. Mas há quem admita o contrário, que a resistência aumenta durante a passagem da corrente em função da desidratação da área de contato[28]. A menor resistência da pele úmida explica a maior letalidade dos acidentes ocorridos em banheiros.

É preciso levar em consideração, em cada caso estudado, a existência, ou não, de meios isolantes interpostos entre a pele e o condutor, como luvas ou sapatos de borracha.

Nos circuitos de corrente alternada, o fio que traz a energia é chamado de *fase*, e o que faz o retorno tem o nome de *neutro*. É recomendável que os aparelhos e máquinas que funcionem com corrente alternada sejam providos de um terceiro fio, o *terra*, como medida de segurança contra acidentes de eletroplessão.

Outro princípio que precisamos conhecer para melhor entender os mecanismos das lesões pela eletricidade é que a corrente flui pelo caminho mais curto entre os dois polos do circuito. Assim, se o contato for feito com uma mão em cada polo, a corrente atravessa o tronco, mas quase não passa pelos membros inferiores. Se for entre a mão e o pé direitos, o lado esquerdo é atravessado por corrente menos intensa. Em ambos os casos, a corrente não passa pela cabeça, o que não quer dizer que essa não seja influenciada pelo campo elétrico gerado por aquela. Não podemos esquecer que a corrente consta de cargas elétricas em movimento capazes de gerar um campo elétrico ao redor do condutor.

Para que ocorra um acidente pela EE não é necessário que o indivíduo segure ou faça contato com os dois polos do circuito. Basta que ele toque no polo positivo e escoe a energia para o solo, que é o manancial para onde tende a se dirigir toda a corrente. O solo é o referencial elétrico de valor zero.

Quando uma pessoa segura a ponta de um fio eletrizado com uma das mãos, fica associada em série ao condutor e escoa toda a energia para a terra, a menos que esteja isolada por um sapato de borracha, por exemplo. Mas, se segurar um fio íntegro de uma rede aérea, está associada em paralelo, e a quantidade de energia que se escoa para o solo depende do valor da resistência global do seu corpo, incluindo luvas ou sapatos que possa estar usando (Figuras 20.4 e 20.5).

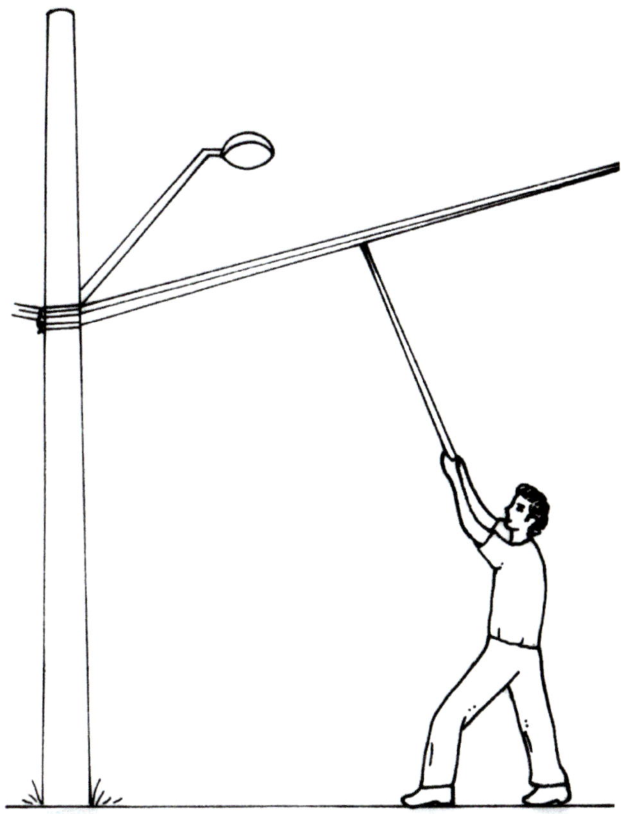

Figura 20.4 – Associação em paralelo.

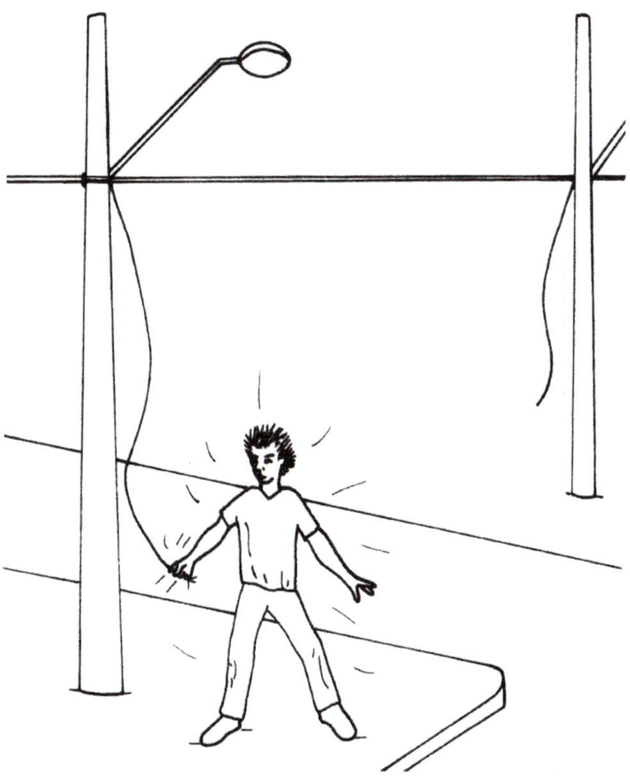

Figura 20.5 – Associação em série.

A eletricidade pode ser transformada em outras formas de energia, como o calor, a luz e o movimento. Algumas dessas propriedades explicam parte dos seus efeitos sobre os seres vivos. Chama-se de *efeito Joule* a transformação da corrente elétrica em calor ao atravessar uma resistência. As fórmulas a seguir podem ser usadas para o cálculo da quantidade de calor gerada pela passagem de uma corrente elétrica através de um resistor.

$$Q = V \cdot I \cdot t \cdot A \ (1)$$

ou

$$Q = R \cdot I^2 \cdot t \cdot A \ (2)$$

Nessas fórmulas, Q é a quantidade de calor gerada, V é a diferença de potencial em volts, I é a intensidade da corrente em amperes, R é a resistência em ohms e A é a constante de Joule, que vale 0,24.

A quantidade de calor produzida é diretamente proporcional à intensidade da corrente, à voltagem do circuito, ao seu tempo de duração e à resistência do resistor. No caso da fórmula que usa R em vez de V, é proporcional ao quadrado da intensidade da corrente. Assim, quanto maior for a resistência, maior esforço fará a corrente para atravessá-lo, e esse esforço aquecerá o resistor. É o que ocorre na pele dos animais em geral quando atravessada pela corrente elétrica. Nas lâmpadas comuns, o fenômeno é semelhante e a produção de luz depende de um aquecimento exagerado do filamento. Após certas temperaturas, os corpos tornam-se incandescentes e passam a emitir luz.

Estudando o tipo de associação do corpo humano com os condutores elétricos, Lee e Kolodney[29] fizeram observações dignas de menção. Sabemos que a associação de resistências em paralelo faz com que se mantenha a diferença de potencial e flua mais corrente pelo resistor de menor resistência conforme a Figura 20.6.

De acordo com os esquemas das Figuras 20.6 e 20.7, quando um indivíduo segura a ponta de um fio elétrico, associa-se com ele em série e a corrente flui pelo seu membro superior. Mas, ao longo do membro, a pele, os músculos, os vasos e o osso dispõem-se em uma associação em paralelo. Assim, o maior aquecimento será no tecido muscular, aquele de menor resistência elétrica.

Contudo, se os eletrodos forem colocados em faces opostas de um segmento de membro, conforme o esquema da Figura 20.7, a corrente o atravessará do polo positivo para o negativo. Desse modo, a pele, os músculos, os vasos e o osso estarão associados em série, não em paralelo. Por isso, o maior aquecimento ocorrerá na pele.

Outra propriedade da corrente elétrica é a de promover a migração de partículas eletricamente ativas de uma solução – os *íons* – para o polo de sinal oposto. A passagem de uma corrente contínua por uma solução de cloreto de sódio fará com que o íon cloro (carregado com carga negativa) se desloque para o polo positivo e o sódio (carregado com carga positiva) busque o polo negativo da corrente. Esse fenômeno é chamado de *eletrólise* e tem muita importância biológica, já que a matéria viva consta de uma solução aquosa complexa em que estão dissolvidas substâncias minerais e orgânicas, muitas delas com aquela capacidade de se dissociar em íons. A corrente alternada não é capaz de produzir a eletrólise porque seus polos positivo e negativo trocam de posição com muita rapidez.

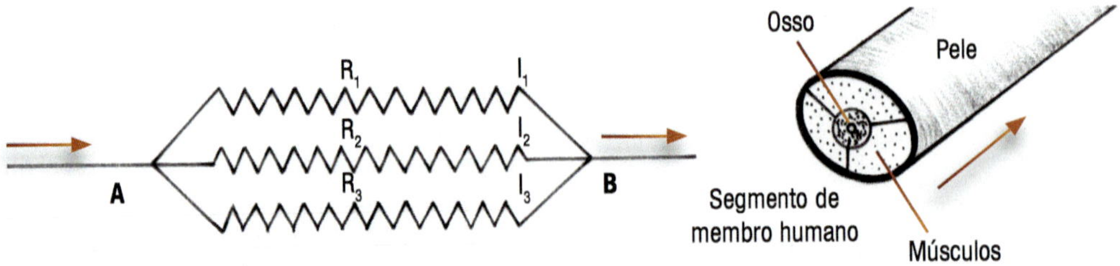

Figura 20.6 – Os resistores R_1, R_2 e R_3 estão submetidos à mesma voltagem (VA – VB). Se o valor de $R_1 < R_2 < R_3$, a intensidade da corrente I_1 será maior que I_2 e essa maior que I_3. Como a voltagem é a mesma, o aquecimento maior será no resistor R_1, que conduzirá maior fluxo de energia. No esquema do segmento de membro à direita, a passagem de uma corrente ao longo do seu eixo aquecerá mais os músculos porque $R_m < R_o < R_p$.
Fonte: Adaptada de Lee e Kolodney[29].

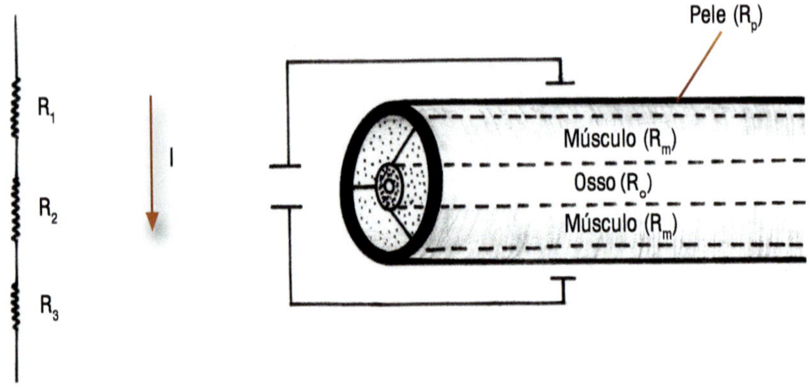

Figura 20.7 – Os resistores R_1, R_2 e R_3 são percorridos pela mesma intensidade de corrente I. Sendo $R_1 < R_2 < R_3$, haverá maior produção de calor em R_3, uma vez que I é constante ($Q = R \cdot I^2 \cdot t \cdot A$). No esquema do membro à direita, a corrente cruza-o transversalmente e atravessa os planos cutâneo, muscular e ósseo com a mesma intensidade. Como $R_m < R_o < R_p$, o aquecimento mais intenso será na pele.
Fonte: Adaptada de Lee e Kolodney[29].

Ação da eletricidade sobre os seres vivos

Há três formas pelas quais a eletricidade pode agir sobre os seres vivos: ação elétrica, ação térmica e ação luminosa.

• Ação elétrica

A ação elétrica se faz sentir tanto pelos efeitos excitatórios da corrente quanto pela formação de um campo elétrico através das membranas celulares. Analisaremos primeiro as consequências da modificação do potencial transmembrana (PTM) pelo campo elétrico.

Ação do campo elétrico

No início deste capítulo, explicamos o que vem a ser o campo elétrico e que ele pode ser medido em termos de unidade de força por unidade de carga elétrica (N/C), ou em função da voltagem pela distância entre os dois polos (V/m). Os trabalhos mais recentes sobre a ação elétrica têm referido o campo elétrico em V/m.

Toda célula é revestida por uma membrana por onde entram nutrientes e por onde saem substâncias indesejáveis. Para que a membrana celular (MC) funcione bem é necessário que tanto o núcleo quanto o citoplasma da célula estejam íntegros e que mantenham sua constituição físico-química. Normalmente, há uma polarização da MC, que apresenta cargas positivas do lado externo e negativas do lado interno (Figura 20.8). A diferença de potencial entre as duas faces da MC dos mamíferos, em média, é de 90 mV em estado de repouso, graças ao trabalho de enzimas que mantém um excesso de cargas positivas na face externa[13,30]. Desse modo, a membrana está polarizada. Essa polarização resulta do acúmulo principalmente de íons de sódio (Na^+) do lado de fora e de íons de potássio (K^+) do lado de dentro da célula, mas com maior quantidade do Na^+. Essa sobra de sódio atrai cargas elétricas negativas que ficam aderidas à face interna da MC (Figura 20.8).

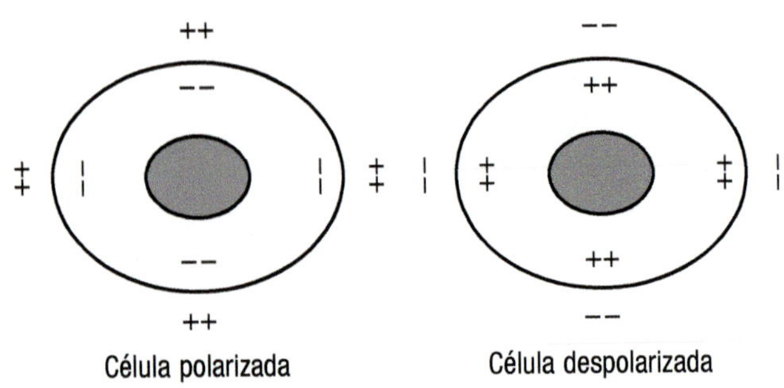

Figura 20.8 – Polarização da membrana celular.

Para se ter uma ideia da magnitude dessa diferença de potencial, podemos fazer o seguinte raciocínio. Imaginemos um homem cuja envergadura seja de 2 m e que faça contato com um fio de 20.000 V de potencial com a mão direita e, com a mão esquerda, escoe a energia para o solo através de um portão de ferro. Ele terá um campo elétrico da ordem de 10.000 V/m (10^4 V/m). Considerando a diferença de potencial através da MC como sendo 100 mV, ou seja, 0,1 V (10^{-1} V), e sabendo que a espessura da MC é de cerca de 10 nanômetros (10 nm ou 10^{-8} m), verificamos que o campo elétrico através da MC é de 10^7 V/m, ou seja, 10.000.000 V/m[31]. Assim, percebemos que as forças elétricas que atuam através da MC são enormes.

Modificações no valor do PTM afetam intensamente a estrutura molecular da MC por causa da grande alteração do campo elétrico. A partir da década de 1970, começaram a surgir trabalhos científicos voltados ao estudo das alterações da MC pelas variações do PTM. O que despertou esse interesse foi a dificuldade de explicar os efeitos tardios observados em vítimas de graves acidentes elétricos, como as sequelas neurológicas, musculares e psíquicas[7,32-34a], atestadas pelo achado de células lesadas ao lado de células normais, necroses musculares tardias e lesões progressivas nos exames histopatológicos[33]. No mesmo sentido, parestesias, espasmos musculares, redução da força e paralisias referidos pelas vítimas quando socorridas em serviços de emergência[7,32-34a].

Tais sintomas apresentados não podem ser explicados apenas pela ação térmica da corrente elétrica. Uma prova disso são os casos em que se encontram pouca lesão na pele e intensa alteração muscular e nervosa no mesmo segmento corporal[15,18,33,35,36]. Assim, a atenção voltou-se para a MC, uma vez que alguns dos sintomas eram compatíveis com a dificuldade na repolarização das fibras musculares. Por esse caminho, chegou-se à alteração da MC conhecida como *eletroperfuração* (do inglês, *eletroporation*) ou eletropermeabilização. A eletroperfuração é uma lesão das MC caracterizada pela formação de poros com diâmetro de 20 a 120 µm, em forma de cratera, semelhantes a vulcões[37], que estabelecem a continuidade entre o citoplasma celular e o meio extracelular. Sua distribuição na superfície celular é irregular, predominando nos polos celulares e nas regiões mais próximas dos eletrodos[38]. Somando toda a área ocupada pelos poros, tem-se apenas 0,1% da superfície celular, segundo alguns autores[39].

A eletroperfuração tem sido muito usada nas últimas décadas em biotecnologia. Serve como método para introduzir medicamentos, corantes ou macromoléculas como genes, ou fundir duas células. Além disso, é fundamental nos estudos de eletropatologia atuais[40].

A formação dos poros deve-se às alterações provocadas pelos campos elétricos na camada lipídica dupla que toda MC apresenta. Essa camada de lipídios, inclusive, é considerada por alguns um dos elementos mais importantes para o surgimento da vida sobre a face da Terra[41]. Ela serve como um meio de separação que impede a mistura das substâncias dissolvidas no citoplasma com as que estão presentes no meio extracelular. É a base física da vida[42]. Como essa camada de lipídios está intimamente aderida às moléculas proteicas que integram o citoesqueleto e a própria MC, seu rompimento acaba forçando a permeabilização da membrana.

A ação de campos elétricos intensos altera a estrutura tridimensional dos lipídios e das macromoléculas – como as proteínas – na MC. Além disso, os canais proteicos que existem normalmente na MC e que servem para permitir ou barrar o ingresso de íons como sódio, potássio e cálcio na célula também são distorcidos em seu arranjo tridimensional pelas forças geradas pelo campo elétrico. O aumento da permeabilidade e a perda da seletividade da MC, que são proporcionais ao número de poros formados e ao seu diâmetro médio, comprometem as funções celulares, principalmente a entrada de íons de cálcio, que ativam reações químicas que acabam por destruir a estrutura da célula.

Cálculos baseados nos potenciais induzidos, na forma geométrica das células, na condutância do meio extracelular e intracelular e na corrente gerada pela diferença de potencial têm sido feitos tanto com membranas artificiais fabricadas com camada dupla de lipídios[39], como em células cultivadas em laboratório e em tecidos vivos[33,38-40]. As previsões baseadas nas equações estabelecidas por esses cientistas têm confirmado as observações diretas do fenômeno da eletroperfuração quando visualizado sob microscopia óptica[40,43] ou eletrônica[37].

Abaixo de 250 mV é difícil a formação dos poros. É preciso que esses choques, ou pulsos elétricos, tenham duração maior ou que sejam mais próximos entre si. Quando são muito próximos entre si, há uma somação dos seus efeitos. O primeiro pulso forma alguns poros; antes que eles se fechem, vem o novo choque, que forma outros poros e assim por diante. À medida que eles vão se formando, aumenta a corrente elétrica para dentro da célula, reduzindo o PTM elétrico necessário para a abertura de novos poros[14].

A ação dos pulsos elétricos depende de alguns parâmetros, como amplitude (voltagem), duração, frequência e número. Hoje, os autores já podem escolher o protocolo de eletroperfuração conforme o efeito desejado, pois há aparelhos preparados para emitir os pulsos elétricos necessários. A voltagem mais comumente usada fica entre 300 mV e 1 V[14,33,35,39]; a duração de 4 ms para cada pulso é a preferida por alguns autores porque corresponde aproximadamente aos picos de corrente alternada de 60 Hz[35]; a frequência dos pulsos, ou seja, o intervalo entre um e outro, varia ora pela ciclagem da corrente alternada, ora pelo número de fechamentos e aberturas do circuito na unidade de tempo quando se trata de correntes contínuas. Admite-se que pulsos de 1 V com duração de 4 ms são suficientes para permeabilizar a MC dos mamíferos em geral[33,39]. De Bruin e Krassowska[38] o demonstraram matematicamente.

Outro dado importante com relação à eletroperfuração é o tempo em que permanecem abertos os poros. Esse tempo depende da intensidade do campo elétrico que os causou e da forma geométrica das células permeabilizadas. As células alongadas, como as fibras musculares estriadas e os neurônios, sofrem permeabilização mais intensa quando seu maior eixo é paralelo à direção do campo elétrico. Mas a medida desse tempo depende do poder de resolução da aparelhagem usada pelo pesquisador. Assim, alguns autores referem fechamento alguns microssegundos após o choque[44] e outros, vários segundos[37]. Os dados são de comparação muito difícil porque não há padronização das condições experimentais.

Quando os poros permanecem abertos, a célula não consegue manter as indispensáveis concentrações dos íons de sódio e de potássio, respectivamente fora e dentro do citoplasma, e a consequente polarização da sua membrana, porque seu estoque de energia logo se esgota, tentando compensar os fluxos estabelecidos através desses poros. Lembremos que é o trabalho bioquímico celular, utilizando a energia fornecida pelo ATP, que consegue manter a polaridade da MC. Se essa membrana fica mais permeável, o consumo energético aumenta exageradamente e a célula morre exaurida. Tsong[45] lembra que as funções celulares ainda levam tempo variável para se recuperar após o fechamento dos poros.

Recentemente, tem-se proposto o uso de substâncias com propriedades surfactantes para acelerar o fechamento dos canais formados pela eletroperfuração. Surfactantes são substâncias que reduzem a tensão superficial de massas líquidas como, por exemplo, os detergentes. Uma dessas substâncias, o poloxâmero 188, já foi usada com sucesso para tratar a eletroperfuração de modo a reduzir a formação dos poros e para acelerar o seu fechamento[36,42,46].

Ação da corrente elétrica

Uma condição básica para que haja estimulação celular é que algum agente desencadeie uma modificação do PTM no mínimo de 15 a 20 mV[31]. A resposta pode ser uma secreção, um impulso nervoso ou uma contração, de acordo com o sistema enzimático da célula. Por um mecanismo físico-químico, a despolarização propaga-se por toda a superfície celular. É assim que se desloca, por exemplo, o impulso nervoso de um neurônio motor à placa motora do músculo. Por vezes, esse impulso caminha mais de 1 m.

Existe um momento breve, mas importante, o chamado *período refratário* da célula excitada, que ocorre depois da despolarização. Consiste no tempo em que o sistema energético da célula funciona para restabelecer o estado normal de polaridade. Durante esse período, a célula não responde a novas excitações. Quando é excitada por uma corrente contínua, a fibra muscular contrai-se e mantém-se assim enquanto durar o fluxo elétrico e até que se esgote a sua energia contrátil, sem que se repolarize.

Os efeitos que mais nos interessam com relação à passagem da corrente elétrica por nosso corpo são a simples percepção do fluxo, a retirada brusca da mão, alterações da sensibilidade, espasmos musculares, que chegam a prender a pessoa ao condutor, a parada respiratória periférica e a fibrilação ventricular (Tabela 20.1).

Tabela 20.1 – Efeitos da corrente elétrica.

Efeito	Intensidade (referências)
Retirada reflexa da mão	0,5 mA[4]
Sensação de formigamento	1 mA[1] 1,5 mA[24]
Parestesia no antebraço	4 mA[24]
Espasmo e tremores no antebraço	5 mA[24,25]
Não larga o fio	> 5 mA[4] 7 a 9 mA[1] 6 a 10 mA[27] 15 mA[24,25,31] 16 mA[13]
Parada respiratória periférica	20 a 30 mA[27] 20 a 50 mA[1]
Fibrilação ventricular	30 mA por > 1 s durante a onda T[27] 50 mA por 2 s[4] 50 a 100 mA[1,15] 75 a 100 mA[25] 100 mA[13,24] 500 mA por 0,1 s[27] 500 mA por 0,2 s[4]
Assistolia	1 a 5 A[22] > 2 A[1,13,25]

Embora pareça desprezível a corrente capaz apenas de causar o afastamento reflexo e brusco da mão do condutor, esse ato pode significar perder o equilíbrio no alto de uma escada, tocar um corpo muito aquecido ou uma lâmina cortante. São todas situações geradoras de risco para a saúde e para a vida[31]. De acordo com Bernstein[4], num circuito doméstico de 120 V, considerando-se o mínimo valor possível para a resistência da pele, o máximo de intensidade da corrente entre as duas mãos, ou de uma mão a um dos pés, será de 240 mA.

Excitar uma fibra muscular por corrente alternada de 50 Hz é o mesmo que aplicar uma série de choques de 1/100 s, separados por esse mesmo tempo, por causa da oscilação sucessiva dos polos positivo e negativo. O tempo de 1/100 s pode parecer muito breve, mas é suficiente para que a fibra se repolarize e esteja pronta para responder com nova contração quando chegar o novo estímulo, já que o período refratário tem duração aproximada de 1/1.000 s[30]. O resultado final é uma contração espasmódica de toda a musculatura do segmento atravessado pela corrente, só interrompida pelo desligamento do circuito. Como a musculatura flexora é mais potente que a extensora, caso alguém segure um fio eletrizado, fica preso com a mão crispada sobre o condutor. Mas há controvérsia quanto ao valor da corrente capaz de provocar tal situação. Alguns autores admitem que a intensidade seria de cerca de 15 mA para homens adultos[24,25,31] e cerca de 50% menos no caso de crianças[31]. Outros referem correntes ainda menores: 7 a 9 mA para homens adultos e 3 a 5 mA para crianças[1]. Correntes alternadas de 60 Hz um pouco mais intensas já são capazes de causar parada respiratória periférica por espasmo da musculatura torácica. Alguns referem valores de 20 a 30 mA[5,27], enquanto outros, entre 20 e 50 mA[1].

Fibrilação ventricular

Consiste na contração descoordenada das fibras musculares cardíacas, sem o sincronismo necessário para esvaziar os ventrículos. Se não for revertida, leva à morte rapidamente, pois corresponde a uma parada cardíaca. Entre os riscos da ação da corrente elétrica é esse o mais temível. A intensidade da corrente elétrica capaz de causar fibrilação ventricular tem gerado muita discussão, basta anotar os valores propostos pelos diversos autores, que variam entre 30 e 500 mA[1,4,5,13,24,25,27]. As causas de tanta discrepância residem na desconsideração do tempo de duração da corrente, do seu trajeto no corpo do indivíduo e no momento do ciclo cardíaco em que chega o choque. Bernstein[4] relata 50 mA com duração de 2 s e 500 mA com duração de 0,2 s, e Bridges[27] refere 30 mA por mais de 1 s e 500 mA por 0,1 s. A intensidade da corrente tem que ser aumentada na mesma proporção da redução do tempo, desde que ela tenha cerca de 50 a 60 Hz.

Os pontos de contato do corpo humano com a fonte de energia e com o solo fazem com que o fluxo de corrente através do coração varie. Bridges[27] leva em consideração o que ele chama de "fator de corrente cardíaca", que reflete a densidade de corrente nos tecidos ao redor do coração e que depende dos pontos de entrada e saída da corrente nos acidentes. A intensidade real no coração seria calculada pela divisão da que penetrou no corpo pelo fator correspondente ao trajeto da corrente. A Tabela 20.2 lista alguns desses valores. Assim, se uma corrente de 100 mA fluir de uma mão até a outra, o coração será percorrido por 250 mA.

Tabela 20.2 – Fator de corrente cardíaca nos possíveis trajetos no corpo[27].

Trajeto da corrente	Valor do fator
Mão esquerda a qualquer ou ambos os pés; ambas as mãos aos dois pés	1,0
Mão esquerda à mão direita	0,4
Mão direita a qualquer ou ambos os pés	0,8
Dorso à mão direita	0,3
Dorso à mão esquerda	0,7
Tórax à mão direita	1,3
Tórax à mão esquerda	1,5
Nádegas a qualquer das mãos ou a ambas	0,7

A ciclagem da corrente também altera o seu potencial para causar a fibrilação ventricular. Infelizmente, as correntes alternadas mais perigosas nesse sentido são as utilizadas na iluminação das casas e na indústria, ou seja, 50 a 60 Hz. O limiar de intensidade dessas correntes para causar fibrilação cardíaca é de apenas 2,5 vezes a necessária para a excitação dessas fibras musculares devido à repetição dos estímulos em função da forma sinusoidal da corrente[31]. Com correntes alternadas de 1.000 Hz, a intensidade tem que ser 14 vezes maior do que a necessária em frequência de 60 Hz[4].

Outros efeitos

A intensidade da contração muscular depende da intensidade da corrente. Em alguns casos, é tão forte a ponto de produzir fraturas ou luxações de um ou mais ossos[4,13,15,24]. Tais fraturas são mais comuns por arrancamento em tubérculos e apófises onde se inserem os músculos. Podem passar despercebidas nos primeiros instantes e só serem diagnosticadas dias depois. Localizam-se com maior frequência na epífise superior do úmero e na ulna. Nas vértebras, a sede mais comum são as apófises espinhosas, porémsão descritas fraturas mais graves e luxações com lesão medular e consequente prejuízo neurológico[1,15]. A forte contração também pode causar rotura do próprio músculo, geralmente na junção com o tendão que lhe dá continuidade[13].

A ação estimulante da corrente tem outros usos na prática médica. Correntes de 300 mA são empregadas no eletrochoque terapêutico (convulsoterapia) usado por psiquiatras para tirar pacientes de crises depressivas graves. Correntes de alta frequência são utilizadas na produção de calor profundo em tratamentos fisioterápicos (diatermia).

• Ação térmica

A ação térmica da eletricidade se faz sentir pelo efeito Joule da corrente através dos segmentos do corpo humano e pela energia das faíscas que constituem os chamados arcos voltaicos.

Ação térmica da corrente (efeito Joule)

As lesões térmicas encontradas em cada acidente pela eletricidade dependem, entre outros fatores, da voltagem, da resistência dos contatos, da forma de associação da vítima com o condutor e da facilidade de escoamento da energia para o solo. Ora são lesões encontradas nos pontos de contato, ora são aquelas causadas por arcos voltaicos. Na amostragem de Yan e colaboradores[18] de pacientes atendidos no *Shangai Power Hospital*, 70% dos casos foram decorrentes de contato e 30% resultaram de arcos voltaicos. No Canadá, Tredget e colaboradores[10] reviram os arquivos de uma década de atendimentos na Unidade de Tratamento de Queimados da Universidade de Alberta e acharam 5,3% decorrentes de ação elétrica, dos quais 56,8% por contato e 40,5% por arcos.

A voltagem do circuito que atua sobre o acidentado pode ser alta ou baixa. Conforme a fonte consultada, predominam os acidentes de baixa ou de alta voltagem. Revisão feita na

França por Gourbière e colaboradores[12] registra 57% de acidentes por voltagem baixa, 18% por alta e 25% sem registro do potencial no universo de atuação da *Electricité de France*, a estatal que praticamente detém o monopólio de produção e distribuição. Nos centros de atendimento a queimados, entre as vítimas de eletroplessão, predominam as de acidentes por alta tensão, como no *Shangai Power Hospital*, na China, com 67,9% dos casos[18].

Já vimos, ao fazermos breve recordação dos princípios físicos da eletricidade, que um indivíduo pode associar-se a um circuito elétrico em série ou em paralelo (Figuras 20.4 e 20.5). Quando se associa em série com o condutor, conduz toda a intensidade da corrente, o que não ocorre quando está associado em paralelo. Mas isso não significa que todos os tecidos do segmento que estabelece o contato estejam associados do mesmo modo. Lee e Kolodney[29] mostraram que o caminho percorrido pela corrente é que vai determinar o tipo de associação. Assim, o membro superior está associado em série, no caso de a mão segurar a ponta de um fio vivo, mas os diversos planos dos tecidos estão em paralelo (Figura 20.6). É como se o braço fosse constituído por alguns cilindros de tecido, um dentro do outro, sendo o osso o cilindro central. Quando a corrente flui ao longo do membro superior, as camadas dos tecidos ficam em paralelo; quando atravessa o membro de uma face à oposta, tais camadas ficam em série (Figura 20.7).

Como os tecidos de menor resistência são o sangue e o muscular, nos tipos comuns de contato da pessoa com um fio eletrizado, o fluxo da corrente far-se-á mais por eles, que serão os mais aquecidos pelo efeito Joule da corrente. Já se admitiu que o osso, por ter menor condutância (maior resistência), seria mais aquecido do que os músculos adjacentes e para eles cederia calor. Na verdade, ocorre o contrário, os músculos é que aquecem o osso. Mas, no caso da Figura 20.7, o osso seria o tecido mais aquecido, pois a corrente seria a mesma para os diversos planos.

Nos casos em que o indivíduo toca um condutor fortemente eletrizado, mas íntegro, associa-se em paralelo (Figura 20.5). A corrente que flui por seu corpo para o solo é menor do que a que fluiria se ele segurasse a ponta viva de um fio partido. Como o condutor está íntegro, continua a transportar a maior parte da corrente. Mas, novamente, os tecidos do seu membro superior estariam associados em paralelo, como vimos anteriormente, porém expostos a uma corrente bem menor.

Convém lembrar que a pele da área que recebe a corrente está associada em série, quando comparada aos demais tecidos do segmento. Assim, a pele da mão tem que ser atravessada por toda a corrente, qualquer que seja o tipo de associação. Depois que a corrente a atravessa, distribui-se pelos outros tecidos com fluxo maior naqueles de maior condutância. Por isso, é comum que encontremos lesão intensa da pele, principalmente quando ela está seca, em função da resistência mais alta. Nos acidentes causados por voltagens baixas, dependendo da resistência da pele e do tempo de duração do contato, podemos encontrar uma lesão muito característica: a *marca elétrica*. Foi descrita minuciosamente por Jellinek[47], que a considerava uma lesão diferente, não uma queimadura. Atualmente, é ponto pacífico que a marca elétrica é uma forma especial de queimadura.

Na década de 1960, fizemos a necrópsia do vigia de uma fábrica. Apresentava uma lesão em canaleta, alongada, endurecida, de bordas elevadas e fundo branco-amarelado, semelhante a uma marca elétrica. Como a guia de remoção do cadáver não referia acidente de eletroplessão, resolvemos visitar o local onde o corpo fora encontrado. Havia uma grande caldeira e tubos condutores de vapor quente que passavam rente ao solo, sob a grade em que se apoiara o cadáver. Não havia rede elétrica a descoberto nas proximidades. Assim, concluímos que a lesão era uma queimadura *post mortem* causada pelo contato prolongado da perna com a grade aquecida pelo vapor[48].

A extensão da marca elétrica costuma ser pequena, mas atinge grande profundidade. Evolui sem exsudação e não tem tendência a se infectar, já que os vasos sanguíneos da região são igualmente coagulados pela ação térmica. É esse o princípio do bisturi elétrico, que corta os tecidos sem provocar sangramento.

Pode ter forma circular, ou elíptica, branco-amarelada, firme, que aparece no meio da pele sadia como que incrustada, com bordas elevadas e o fundo retraído (Figura 20.9).

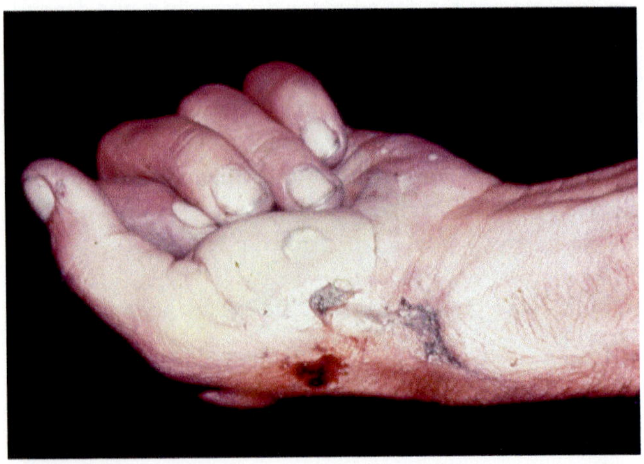

Figura 20.9 – Duas marcas elétricas na mão esquerda. A menor, na região tênar, tem forma circular e cor esbranquiçada; a maior está situada na borda radial do punho e tem a epiderme descolada. A mancha escura é um coágulo sanguíneo sem relação com as marcas elétricas.

Com frequência, a marca elétrica tem forma que imita a do condutor, podendo reproduzir em baixo-relevo as irregularidades de sua superfície. Quando se trata de fio elétrico, observam-se lesões alongadas, em forma de canal, cruzando a região corporal de contato (Figura 20.10). Conforme aumenta a quantidade de calor, o fundo fica mais escuro, passando do amarelado ao pardo e ao negro, se houver carbonização[24,28,49] (Figura 20.11).

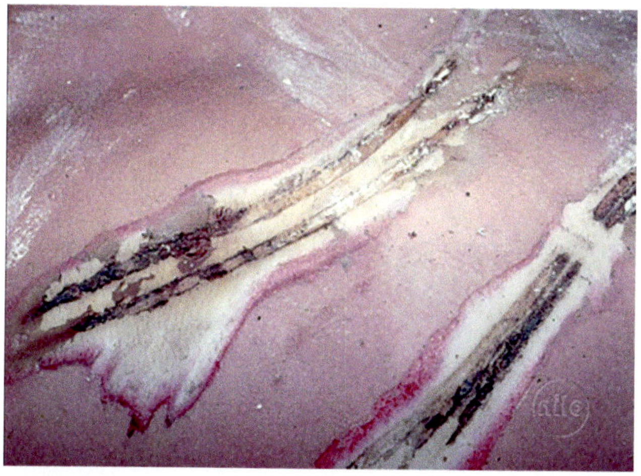

Figura 20.10 – Marcas elétricas na região dorsal, em forma de canaleta, com bordas elevadas, pardo-amareladas e endurecidas, lembrando contato com hastes cilíndricas (fios mal encapados?).
Fonte: Caso periciado por Nilo Jorge Gonçalves no IMLAP.

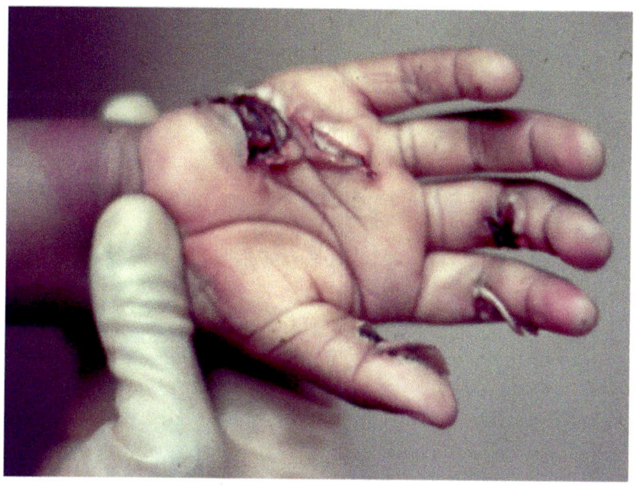

Figura 20.11 – Marca elétrica profunda, situada transversalmente na borda cubital da mão de um menino. As bordas têm cor cinza-escura e o fundo é seco e amarelado.

Nas áreas adjacentes à marca elétrica, com o passar das horas, surge uma reação inflamatória nos moldes clássicos, com hiperemia e edema após 12 a 24 horas[3]. Dias depois, o tecido morto começa a se destacar da pele vizinha, formando-se ao redor da zona seca um sulco que se vai desprendendo paulatinamente.

Quando a morte se dá no momento do acidente, não há tempo para que se instale qualquer sinal de reação vital. Nesses casos, a presença de um halo de hiperemia ao redor de uma marca elétrica endurecida resulta da expulsão do sangue do interior dos vasos da pele afetada, que são espremidos, de modo semelhante ao que se dá nas queimaduras *post mortem*[25,48] (Figura 20.12). Di Maio e Di Maio[25] afirmam que não é possível fazer o diagnóstico diferencial entre a marca elétrica do acidente com morte imediata e a produzida num cadáver.

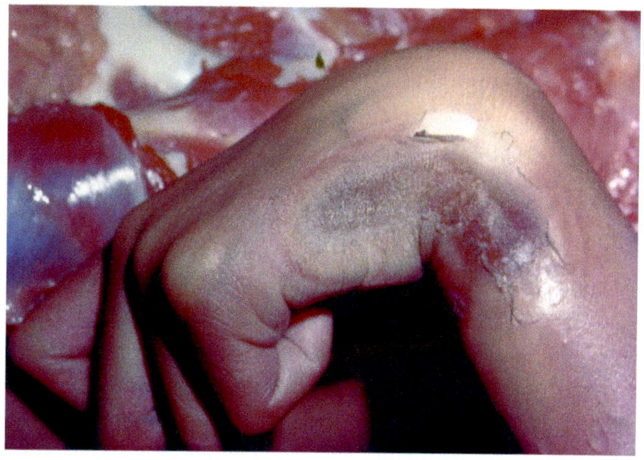

Figura 20.12 – Marca elétrica na borda cubital do punho, com pele endurecida e um halo de hiperemia. Este halo é devido à expulsão do sangue dos vasos da área queimada e não indica reação vital.

Os cortes histológicos da pele lesada apresentam alterações características decorrentes da ação térmica da corrente. O vapor produzido pela ebulição dos líquidos tissulares desloca os tecidos e forma cavidades de tamanho variado cercadas por elementos comprimidos tanto na derme quanto na epiderme. Esta revela núcleos alongados e perpendiculares à superfície formando feixes e paliçadas, com pouca nitidez dos detalhes da cromatina. O conjuntivo da derme apresenta coloração alterada pela cocção, com tendência à basofilia (afinidade por corantes básicos como a hematoxilina), de modo semelhante ao que se observa nas queimaduras comuns[24,49,50].

Os pontos de entrada da corrente geralmente estão situados nas mãos, nos pés, na cabeça ou em outra região da pele. Os contatos em mucosas são menos frequentes, mas acontecem. São mais comuns os acidentes em que crianças colocam uma ponta de fio ou extensão de tomada na boca. Lee e Kolodney[33] referem o caso de uma menina que colocou na boca uma tomada tipo plugue e sofreu graves queimaduras que interessaram os lábios e a comissura labial direita, com destruição inclusive da musculatura. Nesses acidentes com crianças pequenas, há lesão da artéria labial e hemorragia após 2 a 3 semanas em 10% dos casos[15,17]. Mason[49] cita um caso de transtorno da sexualidade em que foram colocados eletrodos no ânus com o fim de maior excitação sexual. Em alguns serviços de "inteligência" já foram empregados pequenos geradores de eletricidade estática em que um capacitor acumula energia para liberá-la sobre pontos de contato nas mucosas genital, uretral ou em outros locais.

Quando se trata de alta voltagem, o efeito Joule da corrente é muito mais intenso. Às vezes, o membro fica tão aquecido que o pessoal da equipe de saúde que socorre a vítima não pode tocá-lo com as mãos descobertas. Essa grande elevação da temperatura provoca lesões vasculares importantes, principalmente nas artérias. Há quem atribua tais lesões ao fato de o sangue ser bom condutor de eletricidade, o que aumentaria o fluxo de corrente pelos vasos e, consequentemente, o aquecimento das suas paredes[13,50a]. Como já vimos, a direção dos vasos mais calibrosos é a mesma do fluxo e do campo elétrico.

Uma das consequências do aquecimento dos vasos é a lesão do endotélio, que leva à agregação de plaquetas, coagulação do sangue e trombose. O vaso afetado é obstruído[15]. A prova disso é a prevenção das lesões decorrentes da trombose arterial pelo uso de antagonistas do tromboxano liberado pelas plaquetas[22]. A obstrução arterial explica a extensão das lesões iniciais a territórios inicialmente não comprometidos[15].

Lee e Kolodney[33] construíram um modelo experimental de membro superior humano para estudar os efeitos térmicos da corrente elétrica, o qual contava com um sistema circulatório de modo a simular melhor as condições naturais. Verificaram que a temperatura atingida durante a passagem da corrente não sofria grande influência da circulação. Contudo, o tempo de resfriamento era reduzido em algumas horas quando havia circulação efetiva. Isso, certamente, tem influência na gravidade, pois a ação prolongada das temperaturas elevadas produz lesões mais intensas.

Além da trombose, as artérias sofrem degeneração da túnica média[15,51,52]. Experiências antigas feitas por Jaffé e colaboradores[52] em artéria femoral de cães mostraram que havia uma degeneração das fibras elásticas e dilatação da parede vascular, que se tornava muito friável e se rompia pela manipulação uma semana depois. Dale[51] acompanhou uma vítima de eletroplessão com queimaduras e carbonização do membro superior esquerdo, havendo comprometimento axilar, que evoluiu relativamente bem até o 23º dia, quando morreu por anemia aguda causada por rotura da artéria subclávia para a cavidade pleural. Recentemente, Tredget e colaboradores[10] descreveram um caso em que houve rotura espontânea da artéria radial no 6º dia após contato com linha de 50.000 V, depois de se ter realizado uma fasciotomia. Jellinek[47] reporta um caso em que a vítima teve que sofrer amputação de dois dedos da mão e, horas mais tarde, teve hemorragia e precisou fazer ligadura da artéria radial. Como o vaso estava muito friável, foi preciso subir para ligar a artéria umeral, mas o paciente acabou falecendo em consequência das perdas sanguíneas.

Como já referimos, o fluxo da corrente ao longo de um membro aquece preferencialmente o tecido muscular, que apresenta a maior condutância. Nos casos de alta voltagem, há grave comprometimento dos músculos, mesmo que não se percebam lesões cutâneas muito intensas. A destruição maciça das fibras musculares libera grande quantidade de mioglobina para o sangue, o que pode ser dosado para a avaliação da gravidade do caso[22]. Essa proteína é eliminada pelos rins e, ultrapassado o limiar de excreção, começa a haver depósito nos túbulos renais, com obstrução e consequente insuficiência renal. Além disso, a lesão muscular desperta reação inflamatória, com intenso edema do tecido conjuntivo de sustentação das fibras musculares. Isso leva a aumento da pressão hidrostática dentro das lojas delimitadas pelo conjuntivo que circunscreve cada grupo muscular. Em 3 a 4 horas, já é possível haver necrose muscular[17]. Desse modo, surge uma síndrome compartimental, que obriga à intervenção cirúrgica (fasciotomia), uma vez que a pressão muito grande dentro dos compartimentos bloqueia a circulação, com grande agravamento das lesões iniciais. Por vezes, é a queimadura da pele que exige que se faça escarotomia (Figura 20.13).

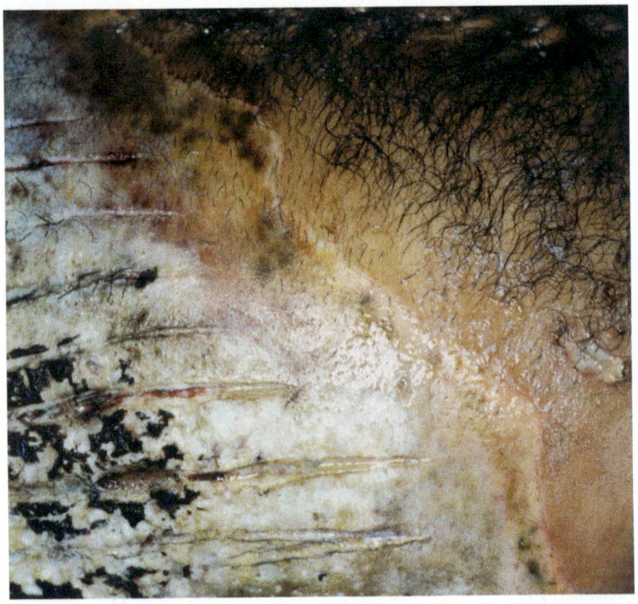

Figura 20.13 – Escarotomia no tórax para reduzir a resistência à expansão respiratória.
Fonte: Caso do Dr. Fernando Gaspar, do IMLAP.

Na parte dos membros em que há uma redução da secção transversa, como nos punhos e joelhos, a densidade do fluxo elétrico aumenta e as linhas do campo elétrico ficam mais próximas entre si. Desse modo, o aquecimento é mais intenso nessas regiões (Figura 20.14). Pela mesma razão, é incomum o achado de lesões pela ação térmica da corrente nas vísceras torácicas e abdominais[10,22,29].

Lesões por arcos voltaicos

São centelhas, ou faíscas, de intensa luminosidade, que pulam do condutor com alta voltagem para qualquer corpo que permita o escoamento da energia para o solo. Não se formam abaixo de 350 V através do ar normal. Para que surjam, é preciso que haja grande proximidade entre o condutor e o ponto de escoamento, tendo o ar de permeio. A forma do condutor pode facilitar a formação do arco se houver pontas. Bernstein[4] relata o caso de um fazendeiro que usava luvas grossas de couro e botas de borracha quando fez contato com fio de 7.200 V. Foi eletrocutado. Uma das botas tinha um prego grosso no calcanhar, o que facilitou a passagem da corrente para o solo sob a forma de arcos. Somogyi e Tedeschi[24] reproduzem uma tabela que correlaciona a distância entre os dois polos e a diferença de potencial necessária para gerar a faísca (Tabela 20.3).

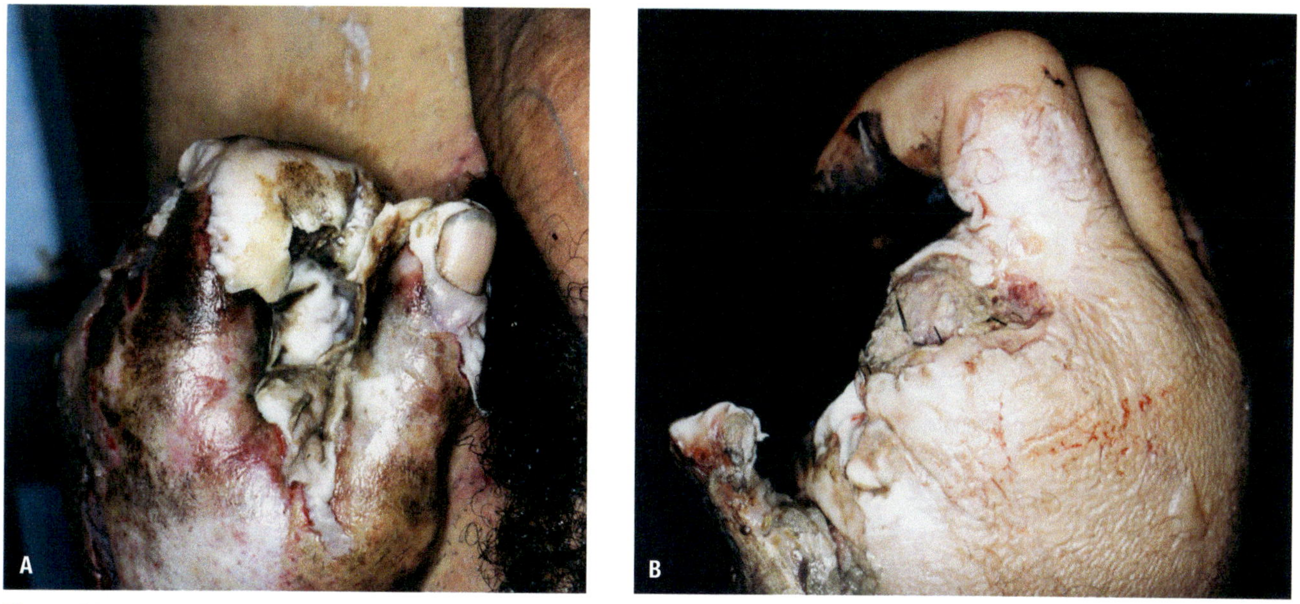

Figura 20.14 – Ação térmica da corrente elétrica. Choque de alta voltagem pelo contato com vergalhão de construção civil. Há queimaduras profundas nas duas mãos (**A** e **B**), com perda do indicador e parte do polegar direitos (**B**). Acidente de trabalho com mais de uma semana de evolução. Mesmo caso da Figura 20.13.

Tabela 20.3 – Relação entre potencial e distância para formação de arco voltaico[53].

Voltagem (V)	Distância
1.000	Milímetros
5.000	1 cm
20.000	6 cm
40.000	13 cm
100.000	35 cm

A corrente elétrica que flui é pequena nas centelhas e grande nos raios. Assim, a roupa pode incendiar-se por causa dos arcos de grande energia e aumentar as áreas de pele queimada[1].

A temperatura atingida no arco voltaico varia, segundo os autores, entre 3.000 e mais de 5.000 °C[1,4,13,25,28,54]. Porém, o mais importante é a quantidade de energia, pois o efeito térmico independe da temperatura e está relacionado mais com a voltagem[4]. A intensidade da carbonização e da cocção dos tecidos depende da voltagem e da repetição das descargas, o que ocorre se o circuito não é desligado.

Além de se formarem entre o condutor e algum segmento da vítima, os arcos podem formar-se entre dois segmentos do próprio indivíduo durante a passagem da corrente, sempre buscando o caminho mais curto para o solo. Assim, podemos ter uma faísca saltando para a mão e outra da mão para o tronco do indivíduo[22].

A pele e os tecidos subjacentes do local onde atua o arco voltaico são carbonizados (Figuras 20.15 e 20.16). Nos casos mais intensos, os ossos são destruídos de modo incompleto, formando-se pérolas ocas de fosfato de cálcio, com 0,5 a 1 cm de diâmetro, que podem ser encontradas sobre o osso lesado e no local do acidente[24]. Quando o contato é feito com a cabeça, pode haver explosão da caixa craniana por causa da ebulição instantânea do cérebro.

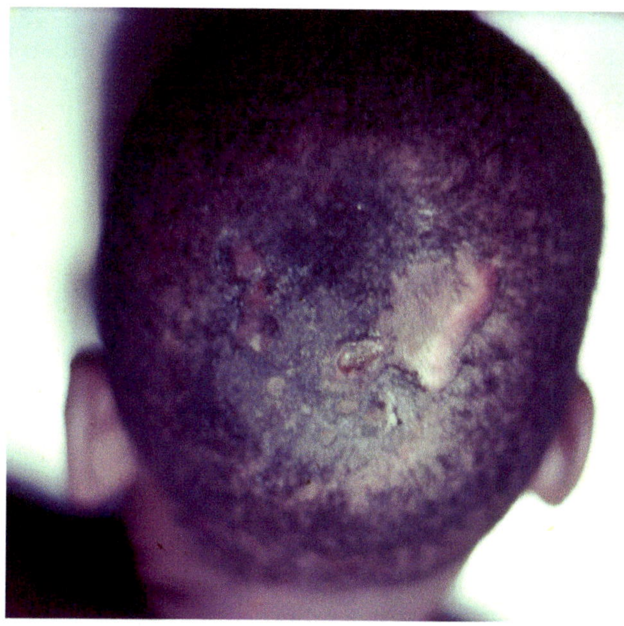

Figura 20.15 – Carbonização parcial do couro cabeludo por acidente de alta voltagem. Parte da calota craniana está exposta e os cabelos estão crestados. Mesmo caso da Figura 20.11.

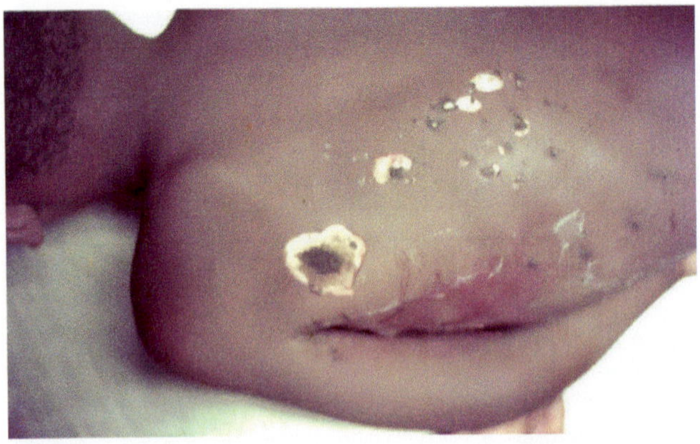

Figura 20.16 – Várias lesões circulares, escuras, distribuídas irregularmente, de tamanho variado, na região dorsal, causadas por arco voltaico. Mesmo caso da Figura 20.11.

Quando a pessoa é atingida por um arco voltaico sobre um objeto metálico que esteja manuseando, o metal funde e se vaporiza de modo explosivo, sendo lançado sobre a pele da vítima. É o que se chama de *metalização*. Nos casos de instrumentos de aço, a cor é cinza-escura e nos de instrumentos de cobre, avermelhada. A pele fica dura e seca, e sua elasticidade diminui tanto que se torna difícil de preguear. Com o tempo, descama e volta ao normal, desde que se tenha o cuidado de evitar infecções.

Não chegando a haver carbonização dos planos profundos, é possível achar fissuras finas no osso, de trajeto irregular, que passam despercebidas aos raios X. Sachatello e Stevenson[55] relatam um caso de contato com 13.000 V em que uma das pernas da vítima sofreu carbonização parcial das partes moles na face posterior. Três meses depois, quando da alta, a vítima tentou andar e sofreu fratura da tíbia. O exame radiológico mostrou intensa osteoporose responsável pela fratura patológica. Só depois de alguns meses é que se formou um calo ósseo resistente.

A área de saída da corrente costuma ser maior do que a de entrada, o que diminui a densidade do fluxo de eletricidade em cada ponto da pele. Assim, o aquecimento é menor e não chega a produzir lesões semelhantes às de entrada (Figura 20.17).

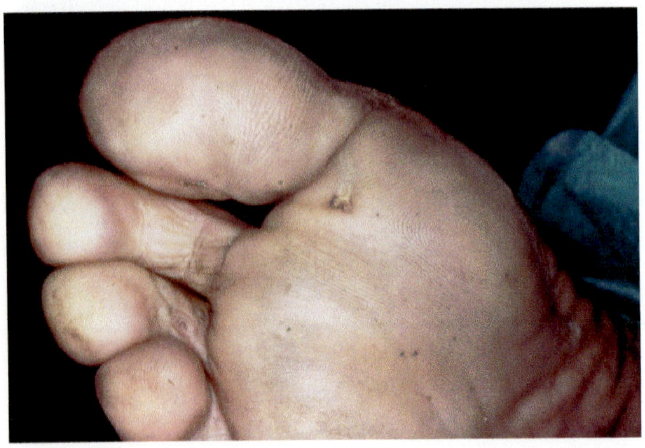

Figura 20.17 – Pequena marca elétrica nas imediações da base do primeiro pododáctilo direito indicativa do escoamento da corrente para o solo.

Nos casos em que a voltagem é muito alta, mesmo havendo um meio isolante entre a região de saída e o solo, como um sapato, a diferença de potencial entre a pele eletrizada e o chão fica tão grande que se formam pequenos arcos voltaicos através da pele e do sapato, com grande concentração de feixes de elétrons. Nessas condições, a área de saída revela lesão diferente da marca elétrica, caracterizada por numerosos pontos de carbonização agrupados, mas separados por pele menos lesada ou íntegra. Os autores de língua inglesa chamam-na de *arc burns*, ou seja, queimaduras de arco.

• Ação luminosa

A transformação da EE em luz é fato corriqueiro e normalmente não causa lesões. Mas a luminosidade intensa dos arcos voltaicos pode ser lesiva. É o que ocorre com operários que trabalham com solda elétrica sem a devida proteção.

Complicações das lesões pela eletricidade

A complicação mais importante é, obviamente, a morte. Já abordamos a mortalidade dos acidentes pela EE ao comentarmos os dados estatísticos. Os mecanismos de morte serão apreciados mais adiante. As outras complicações dependem de fatores relativos ao circuito, ao próprio indivíduo e à disponibilidade de meios de socorro imediato. No que tange ao circuito, são importantes a voltagem, a forma de associação e a existência de relés sensíveis o suficiente para interromper a corrente assim que houver o seu desvio para o solo através do acidentado. A demora em desligar o circuito pode fazer a diferença.

Com relação ao socorro, quanto mais bem preparados os serviços do local onde se deu o acidente, maiores as chances de sobrevivência e de recuperação total da saúde. Nos locais com equipes bem treinadas, a maioria dos sobreviventes não apresenta sequelas. Numa revisão francesa, só houve sequelas em 24,5% das vítimas[12].

Complicações devidas às queimaduras

A gravidade das queimaduras por EE pode ser avaliada quando comparada com as provocadas pelo calor. Isso pode ser feito em centros de tratamento de queimados. Entre a população atendida nesses centros, cerca de 4% a 5% são vítimas de eletroplessão. Analisando 1.399 pacientes admitidos no centro da Universidade de Alberta, no norte do Canadá, Tredget e colaboradores[10] verificaram que as lesões pela EE costumam ser de menor extensão, mas tendem a se ampliar muito mais com o tempo do que as pelo calor. Para avaliar sua extensão real, é preciso esperar entre 1 e 2 semanas. Sua morbidade é maior. A frequência de amputações fica em torno de 14% a 19% nos casos de alta voltagem[10,12,18,50a], sendo realizada geralmente por volta do 10º dia após o acidente[10] (Figura 20.14). A longo prazo, as queimaduras podem levar à rigidez articular, por fibrose das partes moles, e ao prejuízo estético em grau variado conforme a localização[12,23].

Distúrbios do psiquismo

Quando se faz um acompanhamento a longo prazo, com aplicação de testes de rendimento das funções cerebrais superiores e exame psiquiátrico, notam-se alterações que têm sido pouco enfatizadas pela maioria dos autores, mas que são muito mais frequentes do que imaginado.

Na década de 1990, pesquisadores da Universidade de Chicago[7,56] acompanharam um grupo de pacientes vítimas de eletroplessão por tempo variado, que chegou a mais de 9 anos. Aplicaram testes de avaliação de QI, memória, atenção e concentração, funções motoras e grau de depressão e ansiedade. Excluíram aqueles que haviam sofrido lesão na cabeça, tanto pela eletricidade quanto pela ação contundente secundária. Ao fim, comparando com grupos-controle formados por eletricistas não acidentados e por vítimas de queimaduras comuns, verificaram maior frequência de depressão, alterações cognitivas e distúrbio de estresse pós-traumático (DEPT). Houve, inclusive, comprometimento da atenção, da capacidade de concentração e da aprendizagem e da memória, principalmente a visual. Notaram que tais alterações costumam ser progressivas ao longo do tempo e que não têm relação com a gravidade do acidente sofrido. Analisando as circunstâncias do acidente, constataram incidência maior de depressão e de DEPT naqueles que ficaram presos ao ponto de contato. Observaram nos pacientes com DEPT que os que eram eletricistas tinham quadro depressivo associado, enquanto entre os sem depressão não havia eletricistas. Atribuíram tal fato ao sentimento de culpa dos eletricistas por não poderem mais ter o mesmo desempenho profissional que tinham antes do acidente. Isso torna mais difícil a readaptação desses indivíduos a novas funções e ao ambiente familiar. Outros autores descrevem tais complicações juntamente com as sequelas neurológicas sob a rubrica de distúrbios neuropsíquicos[12,15].

Neurológicas

São descritas complicações relacionadas aos sistemas nervosos central, periférico e autônomo[12,15,22,23]. A mais comum é a perda imediata da consciência, que ocorre em cerca de 1/3 dos casos de baixa voltagem e 3/4 dos de alta[24]. São frequentes também as convulsões e os espasmos musculares violentos. As lesões resultam de eletroperfuração da MC, da ação térmica da corrente sobre os neurônios e seus prolongamentos, e de ação contundente. Esta consta de fraturas e luxações decorrentes das contrações musculares ou de quedas sofridas no momento do choque.

Dependendo da passagem da corrente, qualquer setor pode ser afetado. São descritos distúrbios do equilíbrio, da coordenação motora e da fala. Lesões medulares podem levar a paresias ou mesmo evoluir para paraplegia ou tetraplegia, conforme a extensão e o nível da lesão. Porém, são mais frequentes as deficiências relacionadas aos nervos periféricos dos segmentos mais comprometidos no acidente. Assim, é comum achar distúrbios da sensibilidade e da força de um membro. Em alguns casos, nota-se atrofia muscular com o passar do tempo.

Dos órgãos dos sentidos

O sentido mais comprometido nos acidentes elétricos é o da visão[12,24]. Em primeiro lugar, deve-se ressaltar que o olho pode ser atingido diretamente se fizer parte dos pontos de contato. Mas são descritas lesões causadas tanto pelo efeito Joule da corrente quanto pela ação luminosa dos arcos voltaicos. A lesão mais relacionada com o efeito térmico da corrente é a catarata tardia e a atribuída à ação luminosa é a ceratite.

Catarata tardia

Atualmente, não há mais dúvidas quanto à relação causal da redução progressiva da transparência do cristalino com os acidentes em que a corrente elétrica passa pela cabeça. O calor produzido seria capaz de alterar a estrutura do cristalino. Uma prova indireta disso seria a maior incidência de catarata em profissionais expostos rotineiramente a ambientes de temperatura muito elevada, como os sopradores de vidro e os que trabalham nas fornalhas das siderúrgicas[24,57]. Pode ser uni ou bilateral. Quando bilateral, a lesão mais intensa fica do lado que corresponde ao contato de entrada da corrente[12]. Mas há referência a casos em que a cabeça não estava no caminho entre os contatos de entrada e de saída da corrente[23,24]. Pode aparecer em menos de um mês[15], poucos meses[24], ou somente após um[23] ou mais de 2 anos[24] e tende a ser progressiva. O sintoma inicial é a redução da acuidade visual.

Ceratite

É a inflamação da córnea por lesão do seu epitélio. Ao contrário da catarata, é uma complicação imediata. Aqui, são os raios ultravioleta presentes na luz dos arcos voltaicos o agente causal. Eles são parcialmente absorvidos pelo epitélio corneano, cujas células podem ficar apenas tumefeitas ou se degenerar e descamar[12,24,58]. A lesão desperta uma reação inflamatória na conjuntiva do globo ocular, uma vez que a córnea é formada por um tecido avascular. Conforme a intensidade da agressão, há edema que pode estender-se às pálpebras e chegar a ocluir o olho[24]. Essa lesão é mais comum em operários que trabalham com solda elétrica sem usar óculos ou máscaras que barrem a irradiação ultravioleta. A princípio, há fotopsia (persistência da sensação luminosa após cessado o estímulo) seguida, poucas horas depois, de lacrimejamento intenso, sensação de areia nos olhos e distúrbio visual caracterizado por presença de um halo luminoso ao redor dos objetos. Mais tarde, pode haver espasmo da musculatura palpebral homolateral. A inflamação cede em 2 a 3 dias se não houver infecção secundária. A repetição frequente desse tipo de acidente pode levar à retinite com degeneração da mácula (ponto de maior percepção visual da retina)[24].

São muito menos comuns os acidentes industriais que levam a perdas auditivas. As lesões do ouvido ocorrem nos casos de fulguração.

Osteoarticulares

A maioria decorre de quedas e de contrações vigorosas de grupos musculares[1,12,15]. Tais contrações podem levar à fratura de ossos longos e de vértebras ou a luxações. No caso das vértebras, há a possibilidade de lesão medular. Qualquer vítima de acidente elétrico grave deve ser manuseada como se tivesse lesão da coluna, pois é comum e pode passar despercebida se a pessoa estiver inconsciente[1].

Viscerais

O coração é o órgão mais vulnerável à corrente elétrica. Além dos efeitos mais graves e imediatos, como a fibrilação ventricular e a assistolia, são descritos outros distúrbios do ritmo e da frequência cardíacos demonstrados nos traçados eletrocardiográficos. Podem ocorrer durante a passagem da corrente, logo após ou a longo prazo. Entre os mais comuns estão a taquicardia, os bloqueios da condução do impulso e os relacionados com a repolarização. São descritos focos de necrose das fibras contráteis e de condução em pacientes que sobreviveram aos acidentes[1].

Os rins podem ser lesados pelo depósito de mioglobina nos túbulos distais nos casos em que há extensa necrose de músculos esqueléticos, como nos acidentes de alta voltagem. Conforme a intensidade do depósito, é possível haver insuficiência renal aguda, de modo semelhante ao que ocorre na síndrome de esmagamento[1,22].

Não se costumam encontrar lesões no aparelho respiratório a não ser nos casos de alta voltagem com formação de arcos voltaicos e combustão de materiais capazes de desprender gases irritantes. Por vezes, esses gases causam lesão da mucosa respiratória semelhante à lesão de inalação dos grandes queimados[1].

Mecanismos de morte pela eletroplessão

No início do século XX, era comum dar-se por morto qualquer indivíduo acidentado por corrente de alta tensão quando prostrado ao solo[47]. Muitas vidas se perderam desse modo sem que algo fosse tentado no sentido de reanimar as vítimas. O indivíduo era considerado morto *a priori* até por médicos de bom gabarito. Mais tarde, pela observação de casos não fatais de acidentes provocados por alta tensão, modificou-se aquela crença tão nefasta da inexorabilidade da morte nesses acidentes.

Como as necrópsias de casos fatais de eletroplessão evidenciam, em geral, sinais de asfixia, foi proposta a instituição de respiração artificial em todos os indivíduos vitimados pela eletricidade. Mas o tempo de manutenção da assistência ventilatória era curto. Somente depois do relato de casos recuperados após horas de respiração artificial é que foi possível estabelecer a conduta de mantê-la até que a vítima pudesse respirar por seus próprios meios[26].

A experiência acumulada demonstra que a morte dos eletrocutados pode-se dar por parada respiratória, central ou periférica, parada cardíaca ou hemorragia tardia. Não consideramos morte causada pela eletricidade aquelas decorrentes de ação contundente por quedas e as devidas a queimaduras provocadas por fogo iniciado por arcos voltaicos.

• Parada respiratória central

No eletrochoque terapêutico, no qual flui uma corrente de 300 mA pela cabeça, de um polo temporal ao outro, há perda de consciência que dura quase 5 minutos, acompanhada de convulsões e parada respiratória de menos de 1 minuto. Pouco se conhece acerca do mecanismo íntimo dessa parada. Trabalhos experimentais e a observação de acidentes têm demonstrado que ocorre quando o tronco cerebral está interposto no circuito. A passagem da corrente de uma mão à outra, de uma mão a um dos pés ou de um para o outro pé não costuma causá-la, a menos que a voltagem seja muito elevada ou a duração bastante prolongada[26].

A princípio, os autores procuravam explicar a perda da consciência e a parada respiratória por uma despolarização dos neurônios corticais e do tronco cerebral, respectivamente. Mas essa explicação falhava porque as células podem repolarizar-se rapidamente, sobretudo durante a passagem da corrente alternada.

Embora não tenha havido demonstração cabal, podemos admitir que a perda da consciência e a paralisia dos centros respiratórios ocorram pela eletroperfuração dos neurônios. Já vimos, ao analisarmos os mecanismos de lesão pela eletricidade, que a formação de campos elétricos poderosos é capaz de perfurar as membranas celulares em grau variado dependendo da intensidade e da duração da corrente. Os poros formados podem fechar-se quase que imediatamente ou persistir por vários minutos, conforme já analisamos. Assim, o tempo de perda da consciência e o de parada respiratória central podem depender da intensidade dos campos elétricos formados e do tempo necessário ao fechamento dos poros. Embora não conhecesse o fenômeno da eletroperfuração, com base em observações clínicas, Jellinek[47] aconselhava a instituição de respiração artificial por tempo prolongado, o suficiente para evitar a morte de pessoas com parada respiratória muito prolongada. Como a eletroperfuração é irreversível nos traumatismos mais graves, levando à morte celular, nesses casos haveria parada irrecuperável.

Outro mecanismo capaz de produzir a parada de origem central é a lesão dos neurônios pela elevação da temperatura corporal nos acidentes de alta tensão[13]. É o que ocorre, por exemplo, nos casos de execução na cadeira elétrica. O calor gerado pela passagem da corrente causa uma hipertermia em que a temperatura cerebral ultrapassa os 60 °C[24,25]. As células nervosas sofrem dano irreparável já na faixa dos 45 °C, o que já referimos ao estudarmos os efeitos do calor ambiente (ver Capítulo 19 – Lesões e Morte por Ação Térmica).

• Parada respiratória periférica

É de explicação mais simples. Ocorre quando a corrente passa pelo tronco do indivíduo. Tanto o diafragma quanto os músculos da parede costal e abdominal contraem-se de modo espasmódico e impedem a movimentação respiratória. Enquanto durar a corrente, a vítima não consegue respirar. Se não se desligar o circuito por mais de 3 a 5 minutos, instala-se um processo de asfixia que evolui para a morte. As correntes que produzem esse efeito, como vimos, estão na ordem de 20 a 50 mA. Como são mais que suficientes para manter o indivíduo preso ao condutor, não havendo mecanismo de desligamento automático do circuito, a salvação depende de ajuda externa.

• Parada cardíaca

Na virada do século XIX para o XX, já se propunha que a parada cardíaca se desse por fibrilação ventricular nos acidentes em circuitos de baixa voltagem ou por assistolia nos casos de alta tensão[4]. As condições que levam à fibrilação ventricular já foram explicadas. Correntes acima de 2 A são tidas como desfibrilantes. Provocam contração global da musculatura cardíaca, com parada em sístole. Se mantidas por mais de 2 minutos, o coração mantém-se contraído e ocorre dano cerebral irreversível. A ação de correntes muito elevadas gera campos elétricos de grande intensidade, capazes de lesar de forma irreversível as fibras musculares cardíacas, levando à morte por assistolia.

O tipo de acidente mais comum a causar fibrilação ventricular acontece preferencialmente no lar. É quando a pessoa tem as mãos molhadas, está descalça e toca num condutor de 110 ou 220 V. Na maioria das vezes, ocorre no banheiro. Ora se trata de chuveiro elétrico com fio desencapado, ora de banheira provida de aquecimento elétrico da água. A pessoa grita ao sentir o choque e cai logo depois[13,25]. Entre o choque e a queda inconsciente passam-se cerca de 15 segundos. No caso de banheiras, a superfície de condução fica muito ampliada pela água de sabão ao redor do corpo da vítima. O sabão dissolvido na água constitui uma solução eletrolítica que conduz bem a corrente.

• Hemorragia tardia

Conforme referimos ao estudarmos a ação térmica da corrente, o aquecimento da parede das artérias pode causar trombose e obstrução, mas também pode levar à degeneração da parede arterial. Essa lesão torna as artérias friáveis e menos resistentes à pressão do sangue. A partir daí, dilatam-se progressivamente, podendo chegar à rotura. Se a artéria for de calibre médio ou grande, a hemorragia pode ser fatal se o acidentado não for prontamente socorrido.

A queda de escaras resultantes de necrose maciça de tecidos do segmento atingido 2 a 3 semanas antes pode causar graves perdas sanguíneas pela abertura de vasos importantes, cujas paredes estavam lesadas e bloqueadas pelo tecido necrótico[1].

Resumindo, a morte por eletroplessão pode ser causada por cinco mecanismos. Nos acidentes de alta tensão, o mais comum é a parada respiratória central, podendo ocorrer também parada cardíaca em assistolia, ou hemorragia tardia. Nos casos de baixa tensão, o mais comum é a fibrilação ventricular, mas também pode ser causada por parada respiratória periférica.

Causa jurídica da morte

Como já vimos, a quase totalidade das mortes por eletroplessão deve-se a acidentes, principalmente infortúnios do trabalho. Os acidentes domésticos de gravidade suficiente para serem notificados são menos frequentes. A maioria não chega a causar lesões importantes. De modo geral, são causados pelo uso de aparelhos com defeitos no circuito interno. Esses aparelhos permitem a passagem da corrente para a sua carcaça. Como no Brasil não é muito comum o emprego de tomadas de três pinos, com fio terra, cria-se uma condição de risco quando isso acontece. Com a atual obrigação do uso de tomadas de três pinos a incidência deve ser reduzida.

Mas há acidentes que podem ser confundidos com suicídio, como nos casos do uso de dispositivos elétricos em práticas eróticas. Mason[49] publicou um caso em que um casal morreu eletrocutado por um bastão metálico introduzido no ânus de cada parceiro.

Raros são os casos de suicídio por eletroplessão. Mant[59] narra o de um homem de 38 anos que já havia tentado contra a vida cortando os pulsos, que subiu em um poste de alta tensão, segurou os fios de 130.000 V e fez contato para o solo com as pernas. No caso de técnicos de eletricidade, o suicida pode armar dispositivos de tempo para fecharem o circuito a uma hora prefixada. Por vezes, o contato é feito através da pulseira de metal do relógio de pulso[28,49]. Outros fecham o circuito por meio de uma mola disparada a distância, como em armadilhas para prender animais[24]. Entre nós, temos o relato de um técnico em eletrônica de Brasília que usou um dispositivo imaginado por ele com terminais de 220 V ao redor do tórax[60].

Nos Estados Unidos, um dos modos de execução da pena capital é a cadeira elétrica. É um dispositivo formado por uma cadeira em que existem dois eletrodos e braçadeiras e correias para prender o condenado. Um dos eletrodos faz contato na cabeça e tem forma de capacete ou de tiara metálica; o outro circunscreve uma das pernas, geralmente a direita. Nos pontos de contato, esfrega-se uma pasta eletrolítica para diminuir a resistência da pele. A voltagem aplicada é de 2.000 V ou um pouco mais, e a corrente, de cerca de 5 a 10 A. Durante a execução, a voltagem é sucessivamente abaixada para 500 V e novamente elevada várias vezes a cada 30 segundos. Em cerca de 3 minutos o indivíduo já está morto. A temperatura do cérebro chega a atingir 65 °C após a passagem da corrente.

Como vimos no início deste capítulo, a primeira execução na cadeira elétrica foi cercada de grande polêmica (a batalha das correntes). Atualmente, a pena capital existe em diversos estados dos Estados Unidos. Dentre estes, predomina a execução pela injeção letal. Mas, em alguns estados (Alabama, Arkansas, Florida, Illinois, Kentucky, Oklahoma, South Carolina, Tennessee e Virginia), existe a possibilidade de o condenado escolher a cadeira elétrica[61-63].

Embora considerada crime hediondo, a prática de tortura não foi abolida na investigação das mais variadas formas de crimes, principalmente os de conotação política. Entre os instrumentos usados para causar dor aos torturados incluem-se dispositivos geradores de corrente elétrica, cujos eletrodos costumam ser colocados em regiões sensíveis como vagina, uretra, ânus, ouvido etc. Como as mucosas são úmidas e têm resistência baixa, a corrente torna-se mais intensa.

Prevenção de acidentes elétricos

A prevenção dos acidentes baseia-se em três aspectos principais:

- Proteção e isolamento perfeito dos condutores.
- Treinamento do pessoal técnico encarregado de executar obras e reparos em instalações elétricas.
- Interposição, no circuito, de sensores capazes de interromper a corrente assim que houver qualquer perda de potencial por outros contatos da rede com a terra.

A proteção contra a eletroplessão começa com um bom aterramento de máquinas e aparelhos. O uso de tomadas com três pinos, incluindo um fio terra, permite que qualquer quantidade de energia que passe da fase do sistema para a carcaça do aparelho seja escoada para o solo através desse fio. Isso impede que a corrente flua através da pessoa, já que ela oferece resistência maior à sua passagem. Também podem ser instalados dispositivos que detectem a aproximação de fontes de alta voltagem em aparelhos e em veículos de transporte de carga, como tratores e guindastes[27].

O pessoal que lida diariamente com a eletricidade deve ser alertado do perigo latente que os condutores representam. Os profissionais devem usar luvas de borracha e sapatos isolantes que impeçam o escoamento da corrente para a terra por seu corpo. Sabe-se, contudo, que, mesmo com luvas de borracha e toda a proteção, é possível ainda o fluxo de parte da corrente pelo corpo do eletricista que toca condutores de alta tensão. Pode-se trabalhar com o circuito desligado ou ligado. Mesmo em circuitos de alta voltagem, é possível trabalhar com a linha viva, basta impedir o escoamento da energia para o solo[12]. No caso de trabalho em circuitos desligados, deve haver comunicação perfeita entre o operador da central elétrica de distribuição e o eletricista que trabalha na rede alimentada por aquela central.

De suma importância é o treinamento dos eletricistas. Quanto mais bem orientados tecnicamente, menor a chance de acidentes. Wyzga e Lindroos[6] fizeram uma pesquisa em que procuraram correlacionar o número de acidentes com o grau de instrução e desenvolvimento do povo utilizando como parâmetro a taxa de mortalidade infantil. Concluíram que quanto menos desenvolvido o país, maiores os índices de mortalidade e de morbidade pelos acidentes com eletricidade. A divulgação para o público em geral das normas de segurança ajuda na redução dos acidentes domésticos. Vale lembrar, a esse respeito, que as pessoas devem ser alertadas para não tocarem a vítima antes do desligamento do circuito e de não se aproximarem muito se o chão estiver molhado e caso se trate de alta voltagem. Há possibilidade de passagem da corrente pelo solo úmido[1].

Deve também o pessoal ser instruído no que diz respeito às técnicas de respiração artificial e de ressuscitação por massagem cardíaca para socorrer companheiros que tenham sido eletrocutados.

De um modo geral, os circuitos são protegidos contra sobrecargas capazes de prejudicar ou queimar equipamentos. Para isso, são usados disjuntores ou fusíveis. Mas, quando se trata de proteção aos seres humanos, a interrupção do circuito tem que ser imediata e desencadeada por mínimas variações da corrente dentro do sistema. A interposição de sistemas de relé que o desligam permitiu que muitas possíveis vítimas de eletroplessão escapassem. Esses dispositivos de segurança interrompem automaticamente o circuito quando há escoamento de parte da energia da rede para a terra, o que ocorre durante os acidentes. Os relés fazem um monitoramento do fluxo de corrente entre a fase e o neutro do circuito. Havendo um desvio de corrente em torno de 5 mA, eles o desligam em cerca de 1/40 s[13,27,54].

Do ponto de vista econômico, os acidentes pela EE são de alto custo, pois costumam incidir sobre adultos jovens e tecnicamente diferenciados. As perdas incluem assistência médica, reabilitação, afastamento do trabalho, substituição de mão de obra qualificada, dano aos equipamentos, investigação do acidente e manutenção de uma comissão de segurança do trabalho. Aconselha-se não se fazer economia nos gastos com prevenção e investir na pesquisa de novos métodos de tratamento capazes de diminuir o período de inatividade e o grau de incapacidade do trabalhador[6].

Perícia

A perícia nos casos de eletroplessão inclui o exame do local, da aparelhagem utilizada e da vítima. Em pessoas vivas, o objetivo do exame é constatar lesões, possíveis incapacidades e estabelecer o nexo causal com o acidente. Geralmente, não há uma responsabilidade penal a ser apurada, mas sim um aspecto civil de indenização. A gravidade das lesões deve ser avaliada tanto na fase aguda como ao longo da evolução, pois complicações tardias são frequentes. Passada a fase aguda, a maioria das vítimas tem recuperação completa. Em um trabalho de revisão, Gourbière e colaboradores encontraram incapacidade considerada leve em 20% e grave em 2,9% dos sobreviventes[12].

Nos acidentes por alta tensão, as lesões causadas pela ação térmica são muito extensas e inconfundíveis, de modo que não costuma haver dificuldade diagnóstica tanto nos sobreviventes quanto nos casos fatais.

A autópsia das vítimas de acidentes por baixa voltagem pode trazer sérias dificuldades diagnósticas. A marca elétrica da entrada pode ser muito pequena e difícil de encontrar. Às vezes, só é visualizada após se raspar um pouco a pele com uma lâmina ou pode simplesmente não existir. Mesmo o exame histopatológico pode ser negativo, principalmente porque não havendo lesão macroscópica não se tem um ponto de referência para colher o retalho cutâneo para exame.

O exame interno é, via de regra, inespecífico. Ora revela sinais gerais de asfixia, ora é totalmente nulo. O diagnóstico não pode ser feito, já que a fibrilação ventricular, que é a causa mais comum da morte, não deixa qualquer sinal. Como vimos, a vítima continua consciente por 15 a 20 segundos após o choque que causou a fibrilação. É capaz de desligar uma tomada com a mão livre durante esse período e, logo depois, cair definitivamente[6,25]. A causa da morte tem que ser baseada no histórico e no depoimento de testemunhas, se houver. E a busca deve ser complementada pelo exame do local e dos aparelhos que a pessoa utilizava no momento do acidente.

Embora a perícia do local e dos aparelhos seja tarefa do perito criminal, o médico-legista deve saber que é possível achar fragmentos de epiderme colados ao condutor que eletrocutou a vítima. O exame dos aparelhos pode dar muito mais informação do que o exame do cadáver, principalmente quando se tratar de acidentes domésticos, em que pode não haver testemunhas, principalmente se ocorrer no banheiro.

ELETRICIDADE NATURAL (FULGURAÇÃO)

A ação da eletricidade natural sobre o organismo deve ser chamada de *fulguração*, embora haja quem use o termo *fulminação*. Mas fulminar quer dizer lançar raios, coriscos. Para a ação dos raios atmosféricos, preferimos fulguração.

Médicos, juízes e autoridades policiais são solicitados a resolver problemas decorrentes da ação da eletricidade atmosférica apenas ocasionalmente. Os médicos, pela raridade dos acidentes de fulguração; os juízes, porque a ação da eletricidade natural constitui risco genérico, não sendo coberto como acidente pela maioria dos contratos de seguro; os policiais, por não haver a quem responsabilizar criminalmente. Sendo assim, é pequena sua experiência nesse campo. Mas, quando há vítimas da queda de um raio, as circunstâncias podem ser tais que seja possível suspeitar de algum tipo de atentado contra a pessoa. As informações que daremos têm o objetivo de servir de consulta para o esclarecimento dos fatos.

Noções físicas

A eletricidade atmosférica pode manifestar-se de várias maneiras, embora a maioria das pessoas só tenha tido oportunidade de ver uma delas – o *raio*. Na maioria das vezes, o raio é visto como uma centelha que une uma nuvem do tipo cúmulo-nimbo à terra. Essa centelha pode ramificar-se antes de chegar ao solo e, às vezes, dar a impressão de que é ascendente. No entanto, mais da metade das descargas elétricas dos cúmulos-nimbos ocorre dentro da própria nuvem e se distingue do raio por ser de maior duração e ter luminosidade intensa e difusa[64]. Quando duas nuvens estão eletrizadas com cargas opostas e a diferença de potencial ultrapassa certo limiar, a descarga faz-se entre elas.

O raio comum é uma corrente contínua de amperagem imensa[1]. Forma-se porque se desenvolve uma gigantesca diferença de potencial entre a face inferior da nuvem e a terra. Há várias teorias que visam explicar o mecanismo da eletrização das nuvens, a maioria baseando-se no atrito de partículas de densidade diferente formadas dentro da nuvem, algumas descendo e outras subindo graças às correntes aéreas de grande velocidade que se formam entre as diversas camadas do cúmulo-nimbo. O fato é que esse atrito leva a um acúmulo de cargas negativas na face inferior da nuvem e de cargas positivas nas porções mais elevadas. E o cúmulo-nimbo pode ter até mais de 6 km de altura[65].

Como se sabe, as cargas elétricas de sinal oposto tendem a se atrair e as de mesmo sinal, a se repelir. Por isso, quando um condutor que tem uma ponta é eletrizado, tende a acumular suas cargas nessa extremidade. A aproximação de um corpo eletrizado faz com que as cargas opostas do outro tentem colocar-se o mais próximo possível do primeiro. A esse fenômeno dá-se o nome *indução eletrostática*. Pois bem, a nuvem cúmulo-nimbo, por sua proximidade da terra, induz o acúmulo de cargas positivas no solo. E essas cargas positivas procuram as pontas mais altas e nelas concentram-se até que a energia se escoe formando o raio. Esse é o princípio do para-raios[66].

O escoamento da energia, embora pareça instantâneo, passa por fases distintas. Sem entrar em detalhes, sabe-se que se forma primeiro uma descarga invisível, chamada de *líder*, que desce da nuvem para o solo sob a forma de passos de 50 m, a intervalos de 50 μs, e ramifica-se ao se aproximar da terra. Quando está a cerca de 50 a 100 m, forma-se outra líder da terra em direção a um dos ramos e as duas se encontram. É um fenômeno semelhante ao que ocorre quando duas placas condutoras com grande diferença de potencial são aproximadas entre si. Salta uma faísca de uma para a outra perpendicular às superfícies eletrizadas. Como a face inferior da nuvem não é plana, os raios líderes formam-se em várias direções até que um deles encontre um caminho de menor resistência do ar, mas esse caminho não é necessariamente o mais curto para o solo[66].

Essas descargas líderes ionizam o ar, que se torna bom condutor, de modo que passa um raio mais forte pelo mesmo caminho, seguido por outros durante tempo geralmente menor que 1 s. Seu conjunto constitui o raio visível. As descargas comuns têm duração variável, com média de 0,01 s, mas podem chegar a 1,6 s[4,64,66]. Assim, a maioria dos raios que vemos tem carga negativa, intensidade de corrente variável com picos altíssimos da ordem de 50.000 A. O primeiro pico é alcançado em 2 μs, atinge 30.000 A, cai à metade em 40 μs e dura alguns ms[4]. Mas cerca de 5% deles vêm com cargas positivas, admitindo-se mecanismos complexos de contracorrente para explicar sua polaridade[53,65]. Os raios comuns têm sido observados em tempestades de neve, de areia, em tornados e em erupções vulcânicas[65]. Interessante é a afirmação feita por Cooper[67] de que a quantidade total de energia de um raio não é tão grande quanto se possa imaginar. Daria, no máximo, para acender apenas uma lâmpada comum por alguns meses. O problema é que essa energia está concentrada no tempo e no espaço.

Se um raio de 30.000 A atingir uma pessoa que tenha 1.000 Ω de resistência, a diferença de potencial seria, teoricamente, de 30.000.000 V porque $V = I \times R$. Mas tal voltagem não pode ser alcançada porque o ar só suporta potenciais de no máximo 500.000 V. Acima desse valor, formam-se arcos voltaicos para os corpos que estejam ao redor. Desse modo, a maior parte da energia se escoaria por fora do indivíduo sob a forma de raios secundários laterais[4].

Quando se dá a ionização do ar e a descarga total ocorre, o ar explode. Forma-se uma onda de choque como em qualquer outro tipo de explosão, capaz de, por si, provocar danos materiais e lesões corporais. É o que produz o som do trovão[66]. Um tipo raro de relâmpago tem a forma de uma bola luminosa (*ball lightning*) de cor vermelha, com diâmetro médio de 20 cm, e desce da nuvem a uma velocidade de cerca de 100 m/s, depois reduzida a menos de 2 m/s quando mais próxima do solo. Em geral, explode após vida-média de 3 a 4 segundos. Não se tem uma explicação para o fenômeno[65,66].

Incidência

A incidência de acidentes de fulguração deve ser maior nos países tropicais, haja vista a maior frequência de tempestades nessas regiões. Mas os dados estão sujeitos a correções decorrentes da extensão territorial, da densidade demográfica e da irregularidade da distribuição populacional desses países. Regiões com grande extensão de florestas tropicais são sujeitas a tempestades frequentes, mas a maioria atinge áreas de baixa concentração humana, tornando pouco provável que haja vítimas. O Instituto Nacional de Pesquisas Espaciais gerencia o Sistema Brasileiro de Detecção de Descargas Atmosféricas (BrasilDat). De acordo com o Sistema, que monitora a ocorrência de descargas atmosféricas, a incidência de raios no Brasil é de 78 milhões por ano. Suas observações para o período de 2000 a 2019 mostraram que ocorreram 2.194 mortes por raio no Brasil; e o Estado com mais mortes registradas nesse período foi São Paulo, com 327 do total; e que a cada 50 mortes por raio no mundo, uma ocorre em nosso país[68].

Em regiões urbanas, a incidência é bem menor que no campo[24]. Os dispositivos de proteção das construções por meio de para-raios reduzem muito a probabilidade de os raios atingirem as pessoas. Assim, a incidência no município do Rio de Janeiro não é alta, conforme verificamos nos registros do IMLAP em dois quinquênios distintos. No período de 1950 a 1954, houve quatro casos e no de 1968 a 1972, dois casos[69]. Ao longo de 26 anos de trabalho naquela instituição, só fizemos o exame de dois corpos de vítimas de fulguração. Dados nacionais indicam que houve 159 mortes por fulguração no Brasil, em 1992[16]. Nos Estados Unidos, com área um pouco maior que a nossa e densidade demográfica maior, há autores que registram uma média de 100 a 200 casos[64] e outros que assinalam 200 a 400 mortes por ano[70] para um total de 800 a 1 mil pessoas atingidas[66,71]. Na Inglaterra, a média anual era de 12 casos em 1960[59].

A mortalidade média referida varia um pouco de um autor para outro. Para uns, atinge 50% dos casos[13], para outros fica em torno de 40%[59], 30%[71], ou 10%[66]. Mas há os que afirmam que não ultrapasse 1/3 das vítimas[24,72]. Entretanto, tem diminuído nas últimas décadas pelo avanço tecnológico dos centros de tratamento intensivo[4].

Lesões e morte por fulguração

A probabilidade de um corpo qualquer ser atingido por um raio é proporcional ao quadrado da altura e à área da sua base[4]. O corpo humano não é exceção. A gravidade dos acidentes de fulguração costuma ser cinco a dez vezes maior que a dos casos de eletroplessão[1]. As vítimas sofrem efeitos da eletricidade, da onda de choque gerada pela ionização do ar e da luminosidade intensa.

A onda de choque produz lesões semelhantes às causadas pelo *blast* proveniente de outras formas de explosão, conforme abordamos no estudo das baropatias. Ao serem arremessadas, as pessoas são passíveis de lesões por ação contundente.

O efeito do raio difere conforme o tipo de acidente. Há várias possibilidades quanto à maneira de o raio incidir sobre a vítima:

- Cai diretamente; dispersa-se sobre uma área em que ela está; cai perto e emite ramos laterais que atingem a pessoa; cai perto e induz voltagem em corpo metálico que mantém contato com ela; cai perto e vem pelo chão, passando de um pé ao outro pelo corpo; a vítima é atingida dentro de casa por estar em contato ou muito próxima a tomadas e aparelhos elétricos ligados a uma rede externa atingida; a pessoa é atingida por um raio horizontal que atravessa a casa de uma face a outra por janelas e portas abertas[1,24].

Blanco-Pampin e colaboradores[73] relataram o caso de um homem que foi atingido no ombro direito, quando dormia em seu quarto, por um raio que entrou pela antena da TV e passou ao longo da fiação que corria por trás da cama, tendo perfurado a madeira do encosto da cabeceira.

Quando o indivíduo é apanhado sozinho pela descarga, em um local descampado, dificilmente escapa com vida. A corrente que flui por seu corpo é a maior possível. Nas zonas rurais, lavradores são apanhados pelo raio, às vezes, quando carregam sobre o ombro instrumentos metálicos, como enxadas e ancinhos. Nesses casos, os efeitos são bem maiores. O raio incide sobre o metal e se escoa para a terra tanto pelo corpo da vítima quanto através de outros corpos que estejam próximos sob a forma de raios secundários. Por vezes, ocorre uma passagem da corrente apenas pela superfície corporal, sem penetração nos planos profundos, conhecida pelos autores de língua inglesa como *flashover*[70].

• Lesões cutâneas

A pele apresenta queimaduras de forma e profundidade variadas. Na maioria das vezes, ao contrário do que ocorre nos acidentes de alta voltagem pela eletricidade industrial, são lesões superficiais[74]. Fahmy e colaboradores[53] descreveram uma queimadura de espessura total na ponta do grande pododáctilo, bilateral, circular, escura, em 10 de 11 pessoas atendidas na emergência de um hospital em decorrência de um acidente em que um raio caíra sobre 17 pessoas abrigadas embaixo de árvores ao lado de um campo em Essex, Inglaterra, onde crianças jogavam futebol. Como havia também lesões na parte lateral da região plantar, atribuíram as lesões ao fato de ser essa a topografia das partes mais finas do calçado e, por consequência, a via de escoamento do raio para o solo.

Algumas queimaduras são decorrentes diretamente da ação térmica da corrente, podendo ser puntiformes e profundas ou lineares e mais superficiais. Outras estão relacionadas ora com o aquecimento de metais que o indivíduo porta, como colares, medalhas, brincos, fechos ecler e fivelas; ora com a ignição das roupas[49,59,75]. Por vezes, as queimaduras relacionadas com o aquecimento e a possível fusão de metais imitam de modo preciso a sua forma.

Uma lesão característica é a chamada *figura de Lichtenberg*. Também é referida como figura arborescente, em samambaia, em pena, ou em rabo de andorinha[1,24,49,59,75]. São marcas avermelhadas formadas por uma linha central de onde partem ramificações laterais irregulares, que formam ângulos agudos sempre no sentido craniocaudal, localizadas com mais frequência no tórax, pescoço e abdome (Figura 20.18). Somogyi e Tedeschi[24] as encontraram em 1/6 dos casos que examinaram. Não se tem uma explicação consensual de sua patogenia, apenas hipóteses as mais díspares, uma delas a vasoplegia seletiva. Quando o acidente não é fatal, desaparecem desde algumas[59] até 24 horas[25] depois. O exame histopatológico revela pele normal a não ser pela presença de um ou outro foco de pequeno extravasamento de hemácias no tecido subcutâneo[75].

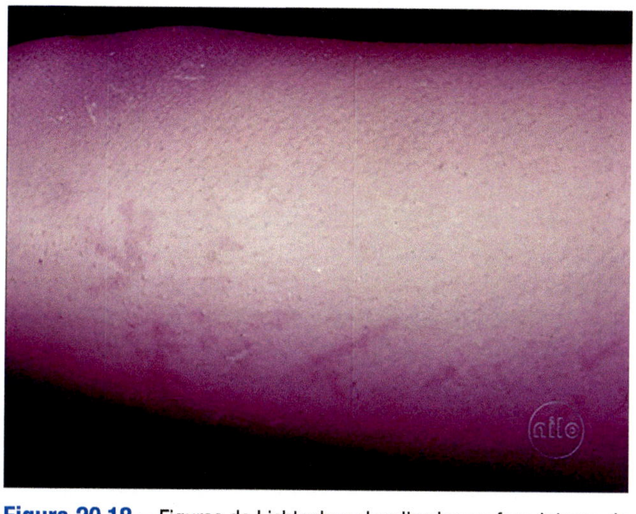

Figura 20.18 – Figuras de Lichtenberg localizadas na face interna da coxa direita do cadáver de uma mulher com pele bem pigmentada.
Fonte: Caso periciado por Nilo Jorge Gonçalves no IMLAP.

Os pelos do tronco e dos membros podem formar grupos enroscados, conforme já observamos pessoalmente, por vezes crestados, principalmente nos homens[76]. É possível que tal aspecto esteja relacionado com o estado das vestes, que se apresentam muito rasgadas de modo irregular (Figura 20.19). A maioria dos autores acredita que os rasgões da roupa se devem a uma explosão de dentro para fora a partir do corpo da vítima, principalmente se estiver molhado. Haveria uma vaporização violenta da água[1,25,49,54].

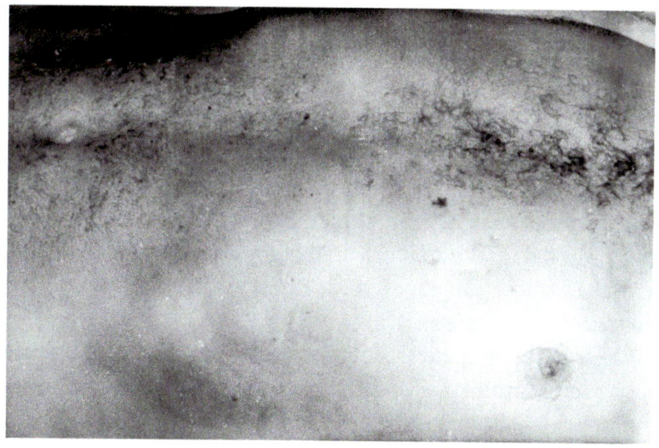

Figura 20.19 – Enroscamento dos pelos do tórax e do abdome em caso de fulguração. Os pelos não estavam crestados, o que afasta a ação térmica como causa.

• Outras lesões

Os autores em geral referem alterações da audição, da visão e do sistema nervoso. As auditivas resultam de lesão do tímpano pelo *blast* gerado pelo raio, geralmente do lado onde ele caiu. Por isso, não costuma ser bilateral[24,54]. Dependendo da intensidade da lesão, pode acarretar desde sensação de zumbido no ouvido até surdez de condução definitiva, mas os especialistas afirmam que pode haver cura espontânea a prazo longo que chega a 1 ano[74,77]. Nas pessoas sobreviventes, a longo prazo, são observadas alterações vestibulares como vertigens e náuseas[74].

Quanto ao sentido da visão, há referência a catarata tardia, semelhante à referida quando estudamos os arcos voltaicos[1,24], e outras lesões menos comuns, como da córnea, hemorragia na câmara anterior ou no humor vítreo, e iridociclite[70].

As alterações do sistema nervoso causam sintomas neurológicos e psíquicos precoces e tardios. Logo após o acidente, as pessoas podem apresentar paresias e parestesias nos membros. Algumas não conseguem ficar de pé por fraqueza muscular; outras evidenciam ptose palpebral[24]. É possível que tenham abalos musculares, por vezes intensos, a ponto de parecerem convulsões. É comum a queixa de cefaleia. Mais tarde, podem ser observados distúrbios do sono e do comportamento. Foram descritas incapacidade de processar mais de uma tarefa simultaneamente e dificuldade de executar as mesmas atividades que desenvolviam antes. Alguns autores comparam sua situação à de um computador que tenha sofrido uma sobrecarga elétrica que não tenha torrado os circuitos. Parecem normais, mas não funcionam adequadamente. Apresentam irritabilidade e tendem ao isolamento social. Tais atitudes costumam evoluir para rejeição e depressão[24,74].

Comparando as alterações encontradas a longo prazo entre vítimas de acidentes elétricos de alta tensão e vítimas de fulguração descritas em mais de 100 artigos especializados, Primeau e colaboradores descreveram uma *síndrome pós-choque elétrico*[74]. Verificaram que, entre os dez sintomas mais comuns em cada grupo, os mais frequentes eram distúrbios do sono, deficiências de memorização e da atenção, cefaleia, irritabilidade e incapacidade de superar dificuldades, sem um perfil característico de um grupo com relação ao outro. A maioria dos sintomas e sinais neurológicos e psiquiátricos presentes em um grupo também era encontrada no outro sem diferenças significativas de incidência. A diferença que encontraram foi que, nas vítimas de fulguração, a distribuição era bimodal (grave ou leve), enquanto nas de eletroplessão era possível traçar um espectro de continuidade entre os casos leves e os mais graves.

A neuropatologia da fulguração foi revista recentemente por Kleinschmidt-DeMasters[72], que refere a presença de petéquias principalmente no tronco cerebral, hemorragias maiores ao longo da passagem da corrente, certo grau de edema e focos de necrose. Outras alterações cerebrais relacionam-se com parada cardíaca ou ação contundente.

Não têm sido descritas lesões viscerais nos casos de fulguração, mas podem ser notadas alterações do ECG, como desnivelamento do segmento ST, referido por Fahmy e colaboradores[53].

• Mecanismos de morte

As vítimas de fulguração morrem por parada respiratória central e por parada cardíaca em assistolia[1,24,70], mas a maioria morre pelo coração[71]. O tempo de passagem da corrente, embora muito pequeno, é suficiente para gerar enorme campo elétrico capaz de lesar os neurônios dos centros respiratórios e despolarizar todas as fibras cardíacas. A duração da parada cardiorrespiratória pode ser longa, o que leva a vítima à morte se não forem instituídas medidas como massagem cardíaca e respiração boca a boca. A recuperação dos batimentos cardíacos é feita com o ritmo normal depois de tempo variável. Acreditamos que a demora esteja no tempo necessário ao fechamento dos poros das membranas celulares formados durante a passagem da corrente, pelo campo elétrico.

Ravitch e colaboradores[78] relatam o caso de um menino de 10 anos atingido por um raio quando passeava de bicicleta. Vendo o acidente, seu companheiro, que vinha metros atrás, correu a buscar socorro. Chegando ao hospital, foi instituída massagem cardíaca com o tórax aberto e respiração artificial. Embora tendo permanecido em morte aparente, com parada cardiorrespiratória por cerca de 7 minutos, sua recuperação fez-se de modo gradual, e, após permanecer cerca de uma semana em estado de coma, teve alta curado aos 29 dias de internação. A sobrevida das células nervosas, nesse caso, ultrapassa de sobra os limites de tolerância dos acidentes comuns de parada cardíaca. É possível que a passagem do raio cause, nesses casos, uma arritmia conhecida como *torsade de pointes*, precursora da fibrilação ventricular, mas capaz de prover pequena circulação do sangue imperceptível ao exame clínico[67].

O tipo mais frequente de acidente, no entanto, ocorre quando pessoas apanhadas por um temporal procuram abrigar-se da chuva sob árvores, ou qualquer outro tipo de cobertura. O raio que cai sobre a árvore, ou a cobertura, salta ao acaso sobre as pessoas "abrigadas", como se fossem respingos ou estilhaços de uma explosão. Cada pessoa recebe parte da energia trazida pelo raio, e elas sofrem menos que quando atingidas isoladamente. A maioria fica aturdida, alguns perdem a consciência temporariamente e poucos morrem se não forem socorridos. Os nocauteados pela queda do raio começam a recobrar a consciência dentro de poucos minutos e, assim que dão por si, são capazes de se locomover ou de falar, sentem forte cefaleia e zumbido intenso no ouvido. Aos poucos, vão recuperando a movimentação, podendo buscar socorro. Não se lembram de ter ouvido nada, mas alguns se recordam de um clarão. A amnésia em relação ao fato é a regra. Os que são atingidos de modo mais violento sofrem parada cardiorrespiratória de duração variável de um para outro caso. Ao se recuperarem, recobram primeiro os batimentos cardíacos, depois os movimentos respiratórios e, por fim, a motilidade voluntária[79]. A probabilidade de morte é de 76% para os que sofrem parada cardiorrespiratória, de 36% para os que têm queimaduras na cabeça e de 30% para aqueles com queimaduras nas pernas[71].

No grande prêmio do turfe em Ascot, na Inglaterra, em 1955, pequena multidão foi colhida por um raio. Muitas pessoas foram lançadas ao solo, várias perderam a consciência e, ao se reanimarem, notaram incapacidade de se mover. Dessas pessoas, 45 foram hospitalizadas. Entre essas, 27 apresentaram diminuição da sensibilidade, hiporreflexia e fraqueza muscular; 15 sofreram queimaduras de vários tipos e 5 ficaram surdas, uma delas bilateralmente. Uma das vítimas de Ascot que foram hospitalizadas faleceu em decorrência de fratura de crânio. A surdez irreversível de algumas foi causada pela onda de choque, que lhes rompeu o tímpano[79].

Em 26 de janeiro de 1994, no mar da praia de Ipanema, caiu um raio que produziu efeitos em várias pessoas que procuravam abrigar-se da tempestade embaixo da cobertura da barraca de uma vendedora de lanches. A barraca ficou destruída e sua dona teve as vestes rasgadas. Não houve mortes, mas 10 pessoas ficaram um pouco queimadas e apresentaram sintomatologia neurológica como inconsciência transitória, paresias e parestesias dos membros inferiores. Como não podiam andar, foram transportadas para o Hospital Miguel Couto, onde ficaram poucas horas antes de sua total recuperação. Algumas foram arremessadas ao ar pela explosão. Poucas se recordavam do estrondo e do clarão[80].

Na tarde de 13 de janeiro de 1997, em Gericinó, no Rio de Janeiro, dois amigos evangélicos resolveram subir no alto da Pedra do Gavião para fazerem orações, como de costume, apesar da tempestade que começava. Ao chegarem ao topo do morro, caiu um raio que matou um deles e lançou o outro ladeira abaixo pelo efeito explosivo. Não havia lesões no corpo do falecido, enquanto o sobrevivente apresentava lesões leves por ação contundente[81].

Em 20 de janeiro de 2024, na praia de Vila Caiçara, em Praia Grande, litoral de São Paulo, uma mulher foi atingida por raio num momento em que chovia. Imagens veiculadas por noticiários televisivos mostram um guarda-vida realizando, sem sucesso, manobras de reanimação cardiorrespiratória na vítima. Outras 6 pessoas também foram atingidas e socorridas em Unidade de Pronto Atendimento da localidade[82].

Prevenção

O principal cuidado de prevenção na cidade é a instalação de para-raios nas construções e nas torres. No campo e no mar, longe desses dispositivos protetores, a melhor atitude preventiva é a antecipação da ameaça: procurar não ser apanhado por uma tempestade, ter uma visão antecipada da probabilidade de que isso ocorra[83]. Poucos sabem que os raios não caem somente durante a tempestade. Após sua passagem, ainda podem ocorrer. Em 10 de fevereiro de 2024, no Siliwangi Stadium, Indonésia, um jogador de futebol morreu após ser atingido por um raio[84]. Um vídeo registrando o trágico incidente foi divulgado em diversos veículos de comunicação.

Os raios podem ser formados em um ponto da nuvem, fazer um trajeto horizontal de até mais de 10 km antes de descer à terra[67]. Atualmente, existem dispositivos que permitem guiar os raios para onde sejam menos prejudiciais. Um deles baseia-se em lançar um pequeno foguete provido de um fio de cobre para a base da nuvem de modo a forçar uma descarga líder para o local desejado que o raio caia.

De acordo com o que foi exposto, é conveniente observar algumas regras na vigência de tempestades. No campo, não se deve buscar abrigo sob árvores, principalmente se muito afastadas entre si, nem de cercas metálicas. Evitar ficar de pé no alto de elevações do terreno. Desvencilhar-se de quaisquer objetos longos de metal, como caniços, ferramentas etc. O melhor é procurar abrigo dentro de uma gruta ou no recesso de uma encosta. Não sendo possível o abrigo, aconselha-se ficar acocorado, com os pés bem próximos entre si, sem que outros segmentos do corpo toquem o solo[66]. Quando em superfície de água, não nadar nem navegar em barcos abertos. Dentro de casa, não ficar interposto entre janelas e portas abertas, pois o raio pode deslocar-se horizontalmente por meio de camadas de ar úmido ou aquecido. Manter-se afastado de tomadas e aparelhos elétricos, que devem ser desligados da tomada, para evitar a possibilidade de arcos voltaicos a partir de uma rede aérea atingida pelo raio[24,66]. Di Maio e Di Maio[25] citam relato de um autor australiano sobre um caso fatal de fulguração pelo telefone.

Quando se está dentro de um carro, o raio passa pela lataria e para nos pneus, de onde saltam arcos voltaicos para o solo. Não há perigo para os ocupantes do veículo, mas sim para alguém que esteja ao lado ou encostado na carroceria. É o fenômeno conhecido como gaiola de Faraday[4,66].

Algumas pessoas atingidas podem ter um quadro de morte aparente que ilude os menos avisados. Apresentam-se inconscientes, com parada cardiorrespiratória e pupilas não reativas à luz, fixas e dilatadas por distúrbio do sistema nervoso autônomo. Para evitar que a morte se torne real, devem ser submetidas à reanimação pelo tempo que for necessário[24,70].

Perícia

Em primeiro lugar, é preciso que tenha havido uma tempestade com raios pouco tempo antes. Nesse caso, se houver testemunhas, não há qualquer dificuldade em se estabelecer o diagnóstico diante de lesões cutâneas compatíveis e ausência de outras alterações importantes.

Mas, como já referimos, alguns acidentes fatais de fulguração podem levantar suspeitas de agressão, principalmente se não tiverem sido testemunhados, por causa do mau estado das roupas e da presença de lesões por ação contundente. O exame do local, nesses casos, é imprescindível. Devem ser procurados sinais de ventania, de chuva forte, galhos quebrados ou lascas no tronco das árvores[24,25,49,54]. Objetos metálicos podem apresentar marcas de combustão ou pequenos pontos de fusão. Alguns podem ficar magnetizados[24,59].

No exame do cadáver, deve-se atentar para o estado das vestes e dos calçados, presença de objetos metálicos fundidos e queimaduras da pele adjacente a esses objetos quando nos bolsos, cintos etc. A sola dos calçados pode apresentar perfurações irregulares e de bordas crestadas, assim como queimaduras relacionadas com pregos. Alterações da pele e dos pelos devem ser procuradas. O exame interno, em geral, evidencia apenas sinais gerais de asfixia.

REFERÊNCIAS BIBLIOGRÁFICAS

1. Koumbourlis AC. Electrical injuries. Crit Care Med. 2002;30(11 suppl):s424-s430.
2. Hornberger T. Franklin, Benjamin. Encyclopaedia Britannica. Chicago: Funk & Wagnalls Company, New York; 1964. v. 9. p. 804.
3. Robinson DW, Masters EW, Forrest WJ. Electrical burns. A review and analysis of 33 cases. Surgery. 1965;57(3):385-90.
4. Bernstein T. Electrical perspective and a historical review. Annals NY Acad Sci. 1994;1-10:720.
5. Lee WR. Electric shock. Practitioner. 1967;199:306-13.
6. Wyzga RE, Lindroos W. Health implications of global electrification. Ann NY Acad Sci. 1999;888:1-7.
7. Kelley KM, Trachenko TA, Pliskin NH, Fink JW, Lee RC. Life after electrical injury. Risk factors for psychiatric sequelae. Ann NY Acad Sci. 1999;888:356-63.
8. Gowrishankar TR, Pliquett U, Weaver JC. Changes in skin structure and electrical properties following high voltage exposure. Annals NY Acad Sci. 1999;888:183-94.
9. Silversides J. The neurological sequelae of electrical injury. Canad Med Assoc Journal. 1964;91:195-204.
10. Tredget EE, Shankowsky HA, Tilley WA. Electrical injuries in Canadian burn care. Identification of unsolved problems. Annals NY Acad Sci. 1999;888:75-87.
11. Andreoni D, Scatassa G. Statistical investigations into electrical accidents carried out in 19 countries from 1961 to 1967. Citado por Wyzga.
12. Gourbière E, Corbut JP, Bazin Y. Functional consequence of electrical injury. Ann NY Acad Sci. 1994;720:259-71.
13. Wright RK. Death or injury caused by, electrocution. Clinics in Laboratory Medicine. 1983; 3(2):343-53.
14. Gowrishankar TR, Pliquett U, Lee RC. Dynamics of membrane sealing in transient electropermeabilization of skeletal muscle membranes. Ann NY Acad Sci. 1999;888:195-210.
15. Martinez JA, Nguyen T. Electrical injuries. Southern Med J. 2000;93(12):1165-8.
16. Funasa. Mortalidade Brasil, 1992. Ministério da Saúde; 1996.
17. Orgill DP, Pribaz JJ. Functional reconstruction following electrical injury. Annals NY Acad Sci. 1999;888:96-104.
18. Yan GR, Li M, Wu Y. A clinical analysis of 836 cases with electric injury. Ann NY Acad Sci. 1999;888:88-95.

19. Máximo A, Alvarenga B. Física. Belo Horizonte: Editora Bernardo Álvares; 1971. v. 3.
20. Moretto VP, Lenz U. Física em módulos de ensino. Eletricidade. 4.ed. São Paulo: Ática; 1982.
21. Ramalho Jr. F, Santos JIC, Ferraro NG, Soares PAT. Os fundamentos da física. 3. Eletricidade. 3.ed. São Paulo: Moderna; 1982.
22. Bingham H. Electrical burns. Clinics in Plastic Surgery. 1986;13(1):75-85.
23. Luce EA. Electrical burns. Clinics Plast Surg. 2000;27(1):133-43.
24. Somogyi E, Tedeschi CG. Injury by electrical force. In: Tedeschi CG, Eckert WG, Tedeschi LG, (ed.). Forensic medicine. Philadelphia: W.B. Saunders; 1977. Capítulo 17, p. 645-676.
25. Di Maio DJ, Di Maio VJ. Electrocution. In: Forensic pathology. Boca Ratón. Flórida: CRC Press Inc.; 1993. Capítulo 16, p. 367-388.
26. Steenburg RW. Electrical injury. In: Walter Ballinger, Robert B Rutherford, George D Zuidema (ed.). Management of burns, cold and electrical injuries. Management of trauma. Philadelphia: W.B. Saunders Company; 1968. Capítulo 18, p. 584-688.
27. Bridges JE. Electrical safety standards. Rationale. Ann NY Acad Sci. 1994;720:246-58.
28. Watanabe T. Effects of electric current. Capítulo 14, p. 145-149. In: Atlas of legal medicine. Philadelphia: J.B. Lippincott Company; 1968.
29. Lee RC, Kolodney MS. Electrical injury mechanisms: dynamics of the thermal response. Plast Reconstr Surg. 1987;80(5):663-71.
30. Guyton AC, Hall JE. Membrane potentials and action potentials. In: Textbook of medical physiology. 9.ed. Philadelphia: W. B. Saunders Company; 1996. Capítulo 5, p. 57-72.
31. Reilly JP. Scales of reaction to electric shock. Thresholds and biophysical mechanisms. Ann NY Acad Sci. 1994;720:21-37.
32. Kelley KM, Pliskin N, Meyer G, Lee RC. Neuropsychiatric aspects of electrical injury. The nature of psychiatric disturbance. Ann NY Acad Sci. 1994;720:213-18.
33. Lee RC, Kolodney MS. Electrical injury mechanisms: electrical breakdown of cell membranes. Plast Reconstr Surg. 1987;80(5): 672-8.
34. Pliskin NH, Meyer GJ, Dolske MC, Heilbronner RL, Kelley KM, Lee RC. Neuropsychiatric aspects of electrical injury. A review of neuropsychological research. Annals NY Acad Sci. 1994;720: 219-33.
34a. Lee RC, Zhang D, Hannig J. Biophysical injury mechanisms in electrical shock trauma. Ann Rev Biomed Eng. 2000;2:477-509.
35. Chen W, Lee RC. Evidence for electrical shock-induced conformational damage of voltage-gated ionic channels. Annals NY Acad Sci. 1994;720:124-35.
36. Mathews II KL, Aarsvold JN, Mintzer RA, Chen C-T, CapelliSchellpfeffer M Cooper M et al. Radiotracers for imaging electroporation. Annals NY Acad Sci. 1999;888:285-99.
37. Chang DC, Reese TS. Changes in membrane structure induced by electroporation as revealed by rapid-freezing electron microscopy. Biophysical J. 1990;58(1):1-12.
38. De Bruin KA, Krassowska W. Modeling electroporation in a single cell. I. Effects of field strength and rest potential. Biophysical J. 1999;77(3):1213-24.
39. Ho SY, Mittal GS. Electroporation of cell membranes: a review. Crit Reviews Biotech. 1996;16(4):349-62.
40. Teissie J, Rols MP. Manipulation of cell cytoskeleton affects the lifetime of cell membrane electropermeabilization. Ann NY Acad Sci. 1994;720:98-109.
41. Horgan J. In the beginning. Sci Amer. 1991;264:117.
42. Lee RC, Myerov A, Maloney CP. Promising therapy for cell membrane damage. Annals NY Acad Sci. 1994;720:239-45.
43. Tsong TY. Understanding the cellular and molecular basis of electrical shock. Ann NY Acad Sci. 1999;888:150-2.
44. Hibino M, Itoh H, Kinosita Jr. K. Time courses of cell eletroporation as revealed by submicrosecond imaging of transmembrane potencial. Citados por Ho SY.
45. Tsong TY, Su ZD. Biological effects of electric shock and heat denaturation and oxidation of molecules, membranes and cellular functions. Ann NY Acad Sci. 1999;888:211-32.
46. Lee RC, River LP, Pan Fu-shih, Ji L, Wolmann RL. Surfactant-induced sealing of electropermeabilized skeletal muscle membranes in vivo. Proc Natl Acad Sci. 1992;89:4524-8.
47. Jellinek S. Accidentes por la Electricidad. Tradução para o espanhol por Teodoro M Fermoso. Barcelona: Editorial Labor; 34, 1935.
48. Hercules HC. Caso não publicado.
49. Mason JK. Heat and electricity. In: Forensic medicine. An illustrated reference. Londres: Chapman & Hall Medical; 1993. Capítulo 10, p. 108-121.
50. Fisher H, Kirkpatrick CJ. Effects of electric current. In: A colour atlas of trauma pathology. Londres: Wolfe Publishing; 1991. Capítulo 6, p. 72-74.
50a. Meza-Ortis F, Rojas-Solis MB, Noriega-Zapata PA. Electric burns in children. Report of three cases related with flying kites. Review of literature. Gac Med Mex. 2000;136(4):373-7 (abstract).
51. Dale RH. Electrical accidents. A discussion with illustrative cases. Brit J Plast Surg. 1954;7(1):44-66.
52. Jaffé RH, Willis D, Bachem A. The effect of electric currents on the arteries. A histologic study. Arch Pathol. 1929;7:244-52.
53. Fahmy SF, Brinsden MD, Smith J, Frame JD. Lightning: the multisystem group injuries. J Trauma. 1999;46(5):937-40.
54. Lifschultz BD, Donoghue ER. Electrical and lightning injuries. In: Werner U Spitz (ed.). Medicolegal investigation of death. Springfield: Charles C Thomas Publisher; 1993. Capítulo XIII, p. 516-527.
55. Sachatello CR, Stevenson Jr. SE. Management of high voltage electrical burns. Review of 16 cases. Amer Surgeon. 1965;31(12):807-13.
56. Pliskin NH, Fink JW, Malina A, Moran S, Kelley KM, CapelliSchellpfeffer, Lee RC. The neuropsychological effects of electrical injury. New insights. Annals NY Acad Sci. 1999;888:140-9.
57. Hogan HJ, Zimmerman LE. Diseases of lens. In: Ophthalmic pathology. 2.ed. Philadelphia: W.B. Saunders Company; 1962. Capítulo XI, p. 655-687.
58. Hogan HJ, Zimmerman LE. The cornea and sclera. In: Ophthalmic pathology. 2.ed. Philadelphia: W.B. Saunders Company; 1962. Capítulo VI, p. 277-343.
59. Mant AK. Forensic medicine. Observation and interpretation. Chicago: Lloyd-Luke Medical Books, Year Book Publishers; 1960.
60. Cavalcanti AM et al. Suicide by electrocution: report of a case. Anais do III Congresso Mundial de Medicina Legal. São Paulo; 1996.
61. O Globo. Arkansas executa dois condenados no mesmo dia. Rio de Janeiro; 13/05/1994.
62. Wikipedia. Capital punishment in the United States. Disponível em: www.en.wikipedia.org/wiki/Capital_punishment_in_the_Unit-ed_States#States_without_capital_punishment. Acesso em: 14 maio 2013.
63. Wikipedia. Which states use electric chair? Disponível em: www.wiki.answers.com/Q/Which_states_use_electric_chair. Acesso em: 14 maio 2013.
64. Cotton WR. Lightning. Danbury: Grolier Multimedia Encyclopedia; 1995.
65. McEachron KB, Hagenguth JH. Lightning. In: Encyclopaedia Britannica. Chicago: Funk & Wagnalls Company, New York; 1964. v. 14. p. 114-7.
66. Zavisa J. How lightning works. Disponível em: www.science.howstuffworks.com/lightning.htm/printable. Acesso em: 23 set. 2005.
67. Cooper MA. Lightning injury facts. Disponível em: www.tigger.uic.edu/labs/lightnininjury/ltnfacts.htm. Acesso em: 23 set. 2005.
68. Brasil. Instituto Nacional de Pesquisas Espaciais (INPE). Disponível em https://inpe301.webnode.com.br/elat/brasildat. Acesso em: 23 jan. 2024.
69. Hercules HC. Fulguracão. Rev IMLGb. 1972;3(1 a 4):11-8.
70. Auerbach PS. Disorders due to physical and environmental agents. In: Charles E. Saunders, Mary T. Ho (ed.). Current emergency diagnosis & treatment. 4.ed. Londres: Prentice Hall International; 1992. Capítulo 38.
71. Cooper MA. Lightning injuries: prognostic signs for death. Ann Emerg Med. 1980;9(3):134-8.

72. Kleinschmidt-DeMasters BK. Neuropathology of lightning-strike injuries. Semin Neurol. 1995;15(4):323-8.
73. Blanco-Pampin JM, Suárez-Pearanda JM, Rico-Boguste R, Concheiro-Carro L. An unusual case of death by lightning. J For Sciences. 1997;42(5):942-4.
74. Primeau M, Engelstatter GH, Bares KK. Behavioral consequences of lightning and electrical injury. Seminars in Neurology. 1995; 15(3). Disponível em: http://tigger.uic.edu/labs/lightninginjury/psycho.html. Acesso em: 23 set. 2005.
75. Resnik BI, Wetli CV. Lichtenberg figures. Am J Forensic Med Pathol. 1996;17(2):99-102.
76. Hercules, HC. Caso não publicado.
77. Ogren FP, Edmunds AL. Neuro-otologic findings in the lightninginjured patients. Semin Neurol. 1995;15(3):256-62.
78. Ravitch M M, Lane R, Safar P et al. Lightning stroke – report of a case with recovery after cardiac massage and prolonged artificial respiration. New Engl J Med. 1961;264:36-38.
79. Taussig HB. Death by lightning and the possibility of live again. Ann Int Med. 1968;68(6):1345-53.
80. O Globo. Raio deixa 10 feridos em Ipanema. Rio de Janeiro; 27/01/1994.
81. O Globo. Raio mata evangélico que rezava no alto de uma pedra. Rio de Janeiro, 15/01/1997.
82. Portal g1. Mulher morre após ser atingida por raio no litoral de SP. Disponível em: https://g1.globo.com/sp/santos-regiao/noticia/2024/01/20/banhistas-sao-atingidos-por-raio-em-praia-do-litoral-de-sp-video.ghtml. Acesso em: 23 jan. 2024.
83. Holle RL, Lopez RE, Howard KW, Vavrek J, Allsopp J. Safety in the presence of lightning. Semin Neurol. 1995;15(4):375-80.
84. O Globo. Jogador de futebol morre após ser atingido por raio na Indonésia. Disponível em: https://oglobo.globo.com/esportes/noticia/2024/02/12/jogador-de-futebol-morre-apos-ser-atingido-por-raio-na-indonesia-video.ghtml. Acesso em: 12 fev. 2024.

CAPÍTULO 21

Ação Química. Toxicologia Forense

Hygino de Carvalho Hercules

Nos albores da história humana, já se sabia estabelecer a diferença entre o que podia ser consumido como alimento e o que, se ingerido, podia causar dano. Também se conhecia o poder medicamentoso de alguns vegetais. Toscano Jr.[1] relata que o homem de Neandertal, 60 mil anos a.C., em Shanidar, no Iraque atual, já conhecia pelo menos oito plantas de valor medicinal.

O homem aprendeu, com o passar do tempo, que a diferença entre alimento e veneno está, na maioria das vezes, relacionada à quantidade ingerida. O alimento mais inofensivo pode-se tornar prejudicial se consumido abusivamente, enquanto o veneno mais poderoso pode não ser fatal se a dose for extremamente pequena. Mas não há um ponto divisor de águas que estabeleça um limite rígido entre o que é nocivo e o que é útil. O que existe é uma escala de efeitos que depende da dose administrada. Segundo Passagli, no século XVI, Paracelsus já enunciara que a diferença entre medicamento e veneno estaria na dose[2]. Assim, a Toxicologia tem-se transformado no estudo quantitativo da ação das drogas[42]. O escopo da toxicologia afeta o ser humano desde antes do nascimento até após a morte, pois as drogas absorvidas pela gestante podem agir sobre o feto, enquanto, em alguns casos, há necessidade de exumação para esclarecimento da causa da morte[4].

Para que surgisse a Toxicologia como ciência, foi fundamental que se passasse do empirismo da Alquimia para a metodologia científica da Química. Na busca da pedra filosofal, que poderia transformar qualquer material em ouro, os alquimistas misturavam as substâncias conhecidas e, com isso, foram adquirindo conhecimentos sobre as reações químicas. Nesse processo, foram lançadas as bases da química como ciência.

Do mesmo modo, pela descrição dos efeitos biológicos das substâncias de origem vegetal e mineral, surgiu a Farmacologia. Tanto a Química quanto a Farmacologia foram essenciais para o nascimento da Toxicologia. Hoje, podemos dizer que a aplicação dos conhecimentos toxicológicos é tão grande que vai da arte de curar – medicina – à arte de matar – guerra.

Coube a um químico espanhol, que migrou para a França e lá estudou Medicina, naturalizando-se francês, a iniciativa de aplicar seus conhecimentos à elucidação de casos de intoxicação pela pesquisa da substância suspeita em material proveniente da vítima. Estamos nos referindo a Mathieu Orfila (1787 a 1853), considerado o pai da moderna Toxicologia. Foi o precursor da Toxicologia clínica e do tratamento dos envenenamentos por antídotos com base nas suas propriedades químicas. Introduziu o estudo quantitativo dos efeitos tóxicos das substâncias em animais de laboratório. Foi o primeiro a correlacionar a dosagem das substâncias ingeridas com o quadro clínico das intoxicações. Incentivou as medidas terapêuticas de suporte nos casos graves de intoxicação, como a respiração artificial, a fim de que o organismo pudesse ter tempo de eliminar o tóxico[3]. Em 1814, publicou o *Traité des Poisons* ou *Toxicologie Génerale*, primeira obra de Toxicologia com bases científicas, voltada para o diagnóstico dos envenenamentos, a qual teve grande importância para o nascimento da Toxicologia Forense.

Segundo Garriott[5], o *American Board of Forensic Toxicologists* define Toxicologia Forense como "o estudo e a prática da aplicação da Toxicologia aos propósitos da lei". Mas é preciso entender essa aplicação num sentido amplo, uma vez que a lei abrange todos os aspectos da atividade humana. Assim, é correto afirmar que a Toxicologia Forense tem importância na poluição ambiental e dos ambientes de trabalho, nos acidentes pelo uso indevido de drogas, de abuso ou medicamentosas, naqueles causados por pessoas drogadas, nos esportes (*doping*), nas iatrogenias e nas tentativas de suicídio. Felizmente, em nosso meio, ainda não precisamos nos preocupar com os efeitos de uma guerra química nem com o uso de venenos como meio de execução judicial, como ocorre em outros países.

Nosso estudo da ação química será dividido em duas partes: ação cáustica (estudo dos cáusticos); e ação sistêmica (estudo dos venenos). Ao abordarmos a ação sistêmica, não poderemos deixar de analisar mais pormenorizadamente as drogas ilícitas mais difundidas e relacionadas com o tráfico, em função dos problemas de segurança pública que enfrentamos e da grande difusão do seu uso.

AÇÃO CÁUSTICA

Cáusticos, ou corrosivos, são substâncias que modificam os tecidos com que são postos em contato, de modo a provocarem uma necrose química. De acordo com o tipo de lesão, devem ser classificados como *coagulantes* ou *liquefacientes*. Entre as substâncias coagulantes, podemos incluir: ácidos fortes, como o clorídrico, o sulfúrico, o nítrico e o acético glacial; sais, como o nitrato de prata, o cloreto de zinco e o cloreto mercúrico (sublimado corrosivo); e substâncias orgânicas, como o fenol. As substâncias liquefacientes são as bases fortes, como a soda cáustica, a potassa e a amônia[6-8]. Convém acrescentar o fósforo branco, que é uma das formas alotrópicas desse metaloide, que entra em combustão espontânea quando em contato com o oxigênio do ar. Na verdade, foge ao conceito de cáustico porque as queimaduras que produz decorrem do calor gerado por sua combustão. A outra forma alotrópica, o fósforo vermelho, não tem essa propriedade[9].

Lesões externas

A forma geral das lesões externas pelos cáusticos depende das circunstâncias que resultaram no contato da substância com a pele. Em casos de explosão de vasilhames ou de destampamento intempestivo, o líquido espirra sobre a vítima sob a forma de gotas de tamanhos variados e causa lesões circulares de diâmetros diferentes, mais ou menos concentradas. Quando a quantidade é bem maior, pode haver escorrimento do cáustico sobre a pele, obedecendo à lei da gravidade.

As diferenças qualitativas das lesões dependem de se tratar de substância *coagulante* ou *liquefaciente*. Os ácidos fortes são ávidos por água. Ao entrarem em contato com os tecidos, promovem rápida desidratação local e inativação de suas enzimas pela modificação intensa do pH. Assim, as lesões são secas, de contorno preciso e consistência dura. Sua cor tende a ser amarelada com o ácido nítrico, parda com o sulfúrico e negra com o clorídrico. Mas todos transformam a hemoglobina presente nos tecidos em hematina, um composto de cor pardo-escura. Havendo muito sangue no local atingido, ou contato prolongado, todos tendem a produzir lesões escuras muito bem demarcadas com relação à pele indene. O nítrico e, principalmente, o sulfúrico são muito corrosivos, destruindo os tecidos intensamente.

Dependendo da concentração da solução e do tempo de contato com os tecidos, a profundidade das lesões varia. Com o passar das horas, vai se formando uma hiperemia ao redor das lesões, fruto da reação inflamatória inicial.

No caso das bases ou álcalis fortes, as lesões tendem a ser mais úmidas, moles e escorregadias ao toque por causa da formação de sabões com as gorduras dos tecidos[6,7]. As bases fortes tendem a dissolver os tecidos, enquanto os ácidos costumam destruí-los por ação corrosiva. A amônia anidra produz causticações graves em que a necrose dos tecidos tem aspecto liquefativo e pode ultrapassar o plano cutâneo[10]. O fenol (ácido carbólico), em contato com a pele, produz lesões esbranquiçadas, duras, quebradiças, bem demarcadas das áreas vizinhas[11].

Quando um indivíduo bebe a solução da substância cáustica, costuma haver causticações da pele ao redor da boca, das narinas, bem como lesões de escorrimento que obedecem à ação da lei da gravidade. Se a pessoa estiver de pé ou sentada, a tendência é de se achar lesões no mento e para baixo, ao longo do pescoço e do tórax. Se deitada, as lesões dirigem-se para as laterais e para a parte posterior do pescoço. As lesões dos lábios podem dar, inclusive, uma orientação quanto à forma do recipiente que continha o cáustico. Se forem largas, abrangendo de uma à outra comissura labial, o mais provável é que tenha sido uma xícara ou um copo. Se mais concentradas na porção central e no interior da boca, deve ter sido uma garrafa ou frasco semelhante (Figura 21.1). Parte dessas lesões decorre de ato reflexo da vítima, que regurgita ou cospe a substância ingerida[11] (Figura 21.2).

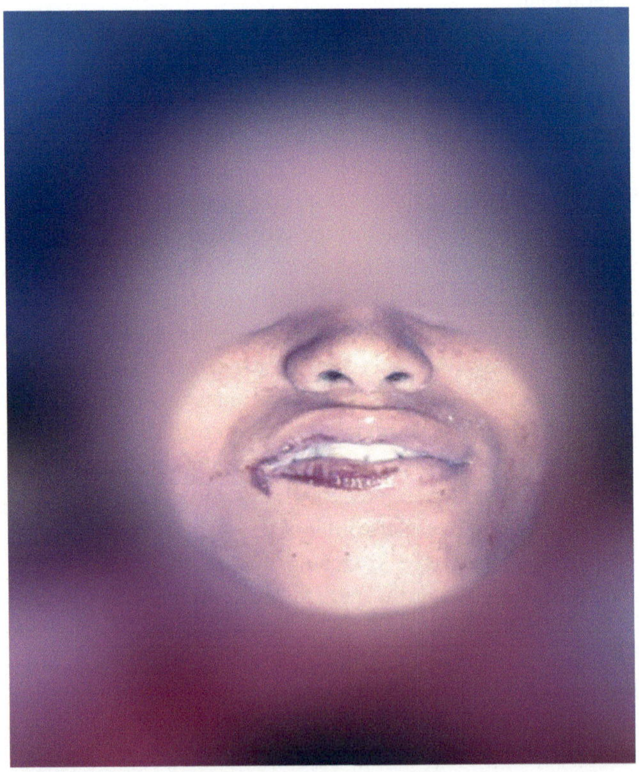

Figura 21.1 – Causticação na metade direita dos lábios, principalmente o inferior. Essa localização faz suspeitar do uso de uma garrafa.

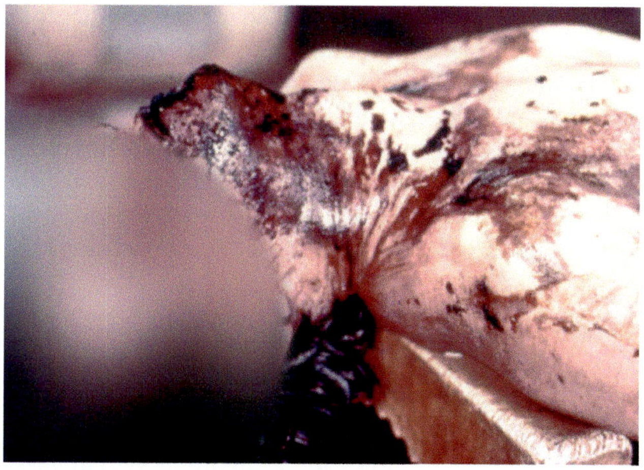

Figura 21.2 – As manchas de cor parda na face, pescoço e tórax são por lesão química de permeio a sangue em decorrência de vômito após ingestão de cáustico.

Lesões internas

Devem-se à ingestão e/ou aspiração do cáustico. São observadas na boca e em toda a extensão do esôfago e estômago, assim como ao longo das vias aéreas nos casos de aspiração. Dependendo da quantidade ingerida e do tempo de sobrevida, pode haver comprometimento do duodeno e da porção inicial do jejuno. Mas isso não é comum porque costuma haver espasmo do piloro[11]. A mucosa oral e do tubo digestivo revela coloração e consistência modificadas de acordo com o tipo de cáustico e do tempo entre a ingestão e o início do tratamento médico. Como é óbvio, a mucosa resiste muito menos do que a pele porque não tem a camada de células queratinizadas presente na epiderme.

O órgão mais lesado, na maioria das vezes, é o estômago, já que o esôfago é apenas um canal de passagem, o que não impede que ele seja sede de intensas lesões e mesmo perfuração, com mediastinite ou formação de fístulas. Mas as alterações mais características de cada cáustico são encontradas na parede gástrica. Em geral, notam-se congestão intensa e hemorragia de intensidade variável, conforme o cáustico e o tempo de sobrevida, caracterizando uma gastrite aguda gravíssima (Figuras 21.3 e 21.4).

Pode haver perfuração do órgão e consequente peritonite química. Havendo sobrevida por mais de 1 dia, é possível reconhecer extensas áreas de necrose e destruição da mucosa e edema das outras camadas da parede do órgão, que fica muito espessada. A intensidade das lesões pode ser atenuada se o cáustico encontrar o estômago cheio de alimentos. Em todos os casos de ingestão de cáusticos, a morte é precedida de choque e colapso circulatório[7,11].

Qualquer que seja o agente cáustico, se a vítima sobreviver, haverá fibrose das lesões em decorrência da evolução da reação inflamatória da fase aguda. Apesar de o esôfago ser um órgão de passagem para o estômago, as lesões evoluem para a formação de aderências entre as faces anterior e posterior do órgão, causando a *estenose cicatricial*. Conforme a extensão dessas aderências, pode ser necessário fazer sua retirada cirúrgica e transposição do estômago por trás do esterno, para uni-lo à faringe.

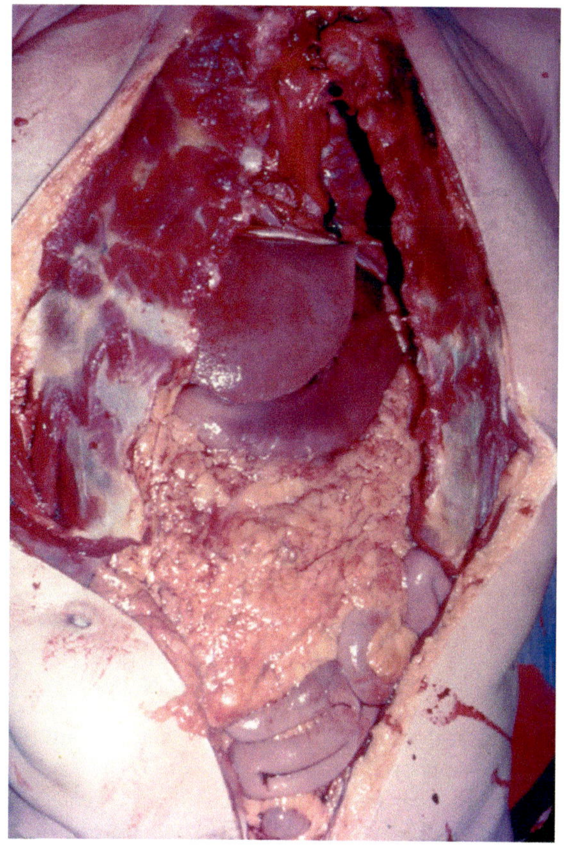

Figura 21.3 – Após a remoção do plastrão condroesternal, vê-se intensa congestão do estômago, que está mais escuro do que o fígado. Mesmo caso da Figura 21.2.

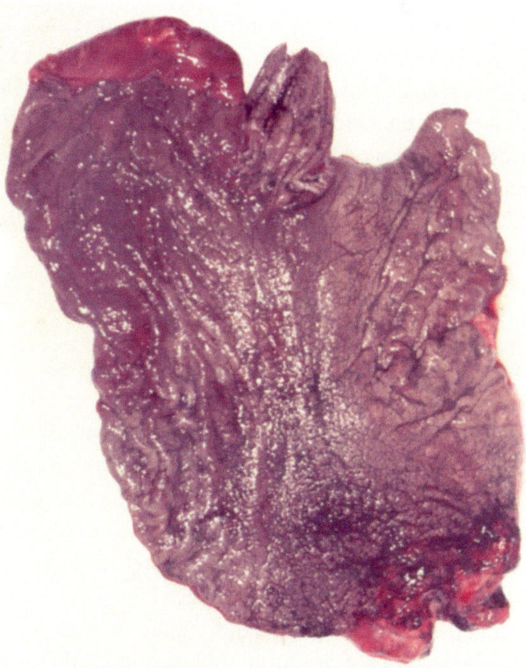

Figura 21.4 – Mucosa gástrica de cor pardo-acinzentada escura, com pregueamento normal e conteúdo hemorrágico no antro. Mesmo caso da Figura 21.2.

Simultaneamente à ingestão, pode ocorrer inalação de vapores ou aspiração do cáustico. Conforme o grau de penetração nas vias aéreas, as lesões podem restringir-se à laringe ou interessar os pulmões. Nesse caso, há intenso edema pulmonar, e a morte pode ser antecipada[11].

A seguir, descreveremos aspectos particulares de alguns agentes.

Ácidos fortes

• Ácido sulfúrico

É também chamado de *óleo de vitríolo*. A ingestão de 3,5 a 7 mL já é considerada dose letal, com morte em 18 a 24 horas[7]. Tem taxa de mortalidade muito alta. É extremamente corrosivo e tende a desidratar a parede gástrica, que sofre a ação do calor intenso gerado pela reação do ácido com a água do suco gástrico. A coloração fica pardo-acinzentada escura, de intensidade variada. Pode chegar ao negro, conforme o teor de sangue do segmento afetado, a concentração da solução e o tempo de contato[11].

• Ácido nítrico

A dose letal média é de 7 mL, provocando a morte em tempo que varia de 1 hora e meia a 30 horas[7]. As lesões gástricas tendem a ser secas, como nos ácidos em geral, mas de coloração amarelada. A perfuração do estômago é bem menos frequente que no caso do sulfúrico. Caso a quantidade ingerida tenha sido grande, é possível observar vapores amarelados emanarem do conteúdo gástrico[11].

• Ácido clorídrico

O vendido no comércio é também conhecido como ácido muriático. Serve para limpeza de manchas de cimento branco após a colocação de pisos e azulejos. A dose letal é de 4 a 18 mL e causa a morte em cerca de 4 a 24 horas[7]. A parede gástrica fica muito espessada e edematosa, coberta por líquido espesso, com coloração que vai do acinzentado ao negro, conforme a quantidade de sangue modificada pelo ácido. Há possibilidade real de perfuração em vida ou após a morte[11].

• Ácido oxálico

Pode ser ingerido sob a forma de cristais ou de solução concentrada. A dose letal vem a ser de 0,3 a 1 g, causando a morte nos casos agudos em menos de 1 hora[7]. Apresenta efeitos locais corrosivos menos intensos em comparação aos outros ácidos, mas tem intenso efeito sistêmico. As mucosas oral, faríngea e esofagiana mostram coloração esbranquiçada, com pequenas estrias avermelhadas por hemorragia[7,11]. Já o estômago apresenta mucosa de coloração pardo-avermelhada de tonalidade tão mais escura quanto maior a quantidade de sangue, e consequente produção de hematina, do segmento lesado. Há erosões e despregamento de áreas da mucosa ao exame necroscópico[7,11]. É possível encontrar cristais de oxalato de cálcio em meio ao conteúdo gástrico. A morte é muito mais rápida do que com os outros cáusticos citados em função da absorção do ácido, que é um agente quelante para o cálcio, ou seja, combina-se com o cálcio do sangue e dos tecidos, promovendo uma hipocalcemia gravíssima. Formam-se cristais de oxalato de cálcio que vão depositar-se nos túbulos renais. A redução drástica dos níveis de cálcio do sangue tem efeito sobre os músculos em geral, causando contrações involuntárias que culminam com convulsões e parada respiratória[11].

Bases fortes

• Amônia

Pode ser encontrada como solução concentrada (30% de $HONH_4$ em água) ou sob a forma anidra de gás amoníaco (NH_3) liquefeito em cilindros pressurizados. Ambos são extremamente irritantes para as mucosas. Assim, tanto é possível ocorrer a ingestão intencional do líquido como acidentes por escapamentos ou explosão dos cilindros de gás. A dose mortal é de 4 mL, com sobrevida mínima de 4 a 5 minutos já registrada[7]. Logo após a exposição, as mucosas ficam muito congestas, seguindo-se edema intenso. No caso de ingestão, a ação cáustica se faz sentir em todo o trato superior, com corrosão de intensidade menor do que com os ácidos fortes. A mucosa gástrica fica edemaciada, havendo vômitos logo em seguida à ingestão, por vezes com eliminação de fragmentos de mucosa e estrias de sangue. Há edema da mucosa laríngea e das cordas vocais, com rouquidão característica[7].

Os acidentes com o gás causam causticações cutâneas de extensão variada, que podem ser parciais ou totais. A pele sofre necrose liquefativa. É comum haver lesão de inalação, com edema da mucosa respiratória e edema pulmonar. Por isso, nos casos em que houver lesão da face, é aconselhável intubar a vítima para impedir obstrução da laringe pelo edema da glote[10].

• Soda cáustica e potassa

São encontradas no comércio sob a forma sólida, em pó ou em flocos, para limpeza doméstica, ou em soluções muito concentradas. A soda cáustica é o hidróxido de sódio; e a potassa cáustica, o hidróxido de potássio. A dose letal é de 3,5 a 5 g, e a morte se dá, em geral, nas primeiras 24 horas[7]. Os acidentes com a soda cáustica são mais frequentes e ocorrem principalmente no lar. Outrora, não havia soluções concentradas disponíveis para uso comercial, e as tentativas de suicídio eram feitas com soluções preparadas pela própria vítima. Assim, a concentração variava. Carrara[12] descrevia um quadro em que as mucosas ficavam edematosas e esbranquiçadas, salientes e de consistência viscosa. O estômago era descrito como contraído, com sua mucosa gelatinosa e percorrida por traços hemorrágicos, com formação de escaras escuras enegrecidas. Atualmente, sabe-se que a ingestão da solução concentrada é capaz de causar necrose transmural do esôfago em tempo curtíssimo[13]. Alcança o estômago, onde causa necrose intensa e de cor muito escura, quase negra, pela formação de hematina alcalina (Figura 21.5). Às vezes chega a causar perfuração do intestino delgado[13]. Di Maio[13] refere um caso de suicídio em que uma mulher ingeriu soda cáustica e 4 semanas depois sofreu hemorragia fatal por formação de fístula esofagoaórtica.

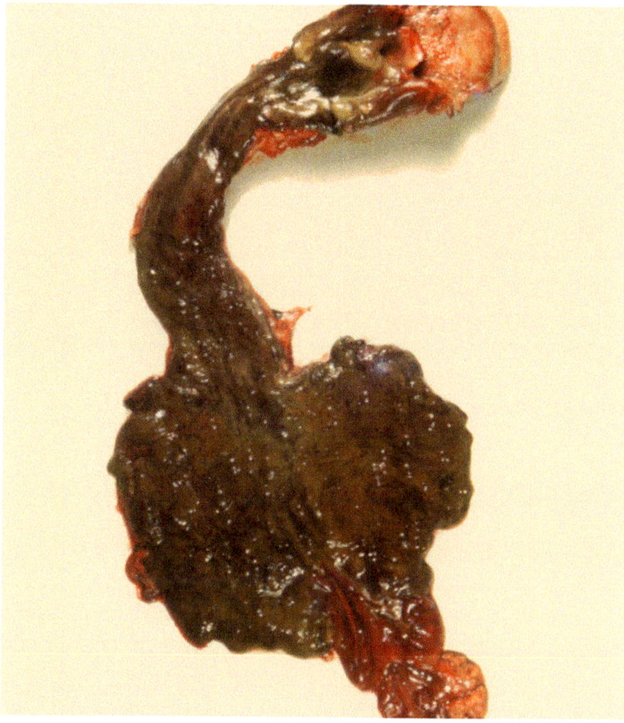

Figura 21.5 – Porção alta do tubo digestivo, que consta de língua, esôfago e estômago. A mucosa tem cor quase negra e pregueado um pouco aumentado. Caso de suicídio por ingestão de soda cáustica, com sobrevida de cerca de 1 semana.
Fonte: Coleção de ensino da Faculdade de Medicina da UFRJ.

• Óxido de cálcio (cal virgem ou cal viva)

É muito usado na construção civil para a pintura de paredes (caiação). Mas já foi muito usado para a demarcação dos limites de jogo em campos de futebol. Sua ação cáustica motivou sua substituição por outros materiais inertes pela ocorrência de causticações nos atletas. O óxido de cálcio, quando misturado com água, sofre reação química exotérmica intensa, capaz de causar queimaduras cutâneas. Resulta da reação o hidróxido de cálcio, que é a cal extinta.

Também podem causar lesões químicas os diversos tipos de cimento. Em sua composição, entram silicatos, aluminatos e aluminossilicatos de cálcio, que são substâncias higroscópicas, alcalinas abrasivas e capazes de causar lesões eritematosas, que costumam evoluir para erosões e ulcerações mais profundas, na dependência do tempo de contato. O acidente mais comum ocorre com pedreiros e serventes de pedreiro que trabalham sem botas, ou quando a mistura úmida do cimento cai dentro da bota. Se o trabalhador não para a fim de limpar os pés, o contato prolonga-se e as lesões são, inclusive, potencializadas pela ação abrasiva do cimento[14].

Agente fixador

• Formol

É um fixador não coagulante, e o mais usado em histologia. As soluções comerciais têm concentração de 40%. Para uso, deve ser diluído a 4%. Sua ação fixadora está baseada na capacidade de inativar os principais sistemas enzimáticos celulares por meio da ligação com alguns radicais $-NH_2$ presentes nos aminoácidos, como a lisina, formadores das cadeias proteicas. Essas ligações tornam as moléculas proteicas mais firmes pela formação de pontes químicas de metileno entre seus peptídeos[15]. Os tecidos tratados pelo formol adquirem consistência firme, com diminuição da sua elasticidade, e coloração pardo-acinzentada de tonalidade mais ou menos escura conforme a quantidade de sangue presente. Para comparação, informamos que o couro curtido difere da pele do animal pelo fato de ter sido fixado. A pele humana viva, em contato com o formol, torna-se mais seca e consistente. Com o passar dos dias, há descamação das camadas superficiais. É comum que patologistas e anatomistas se queixem de diminuição do tato pela ação cáustica do formol. Raramente, ocorrem acidentes em que esse cáustico entra em contato com mucosas, por exemplo, a conjuntiva ocular, diretamente ou pela emanação de seus vapores altamente irritantes e lacrimogêneos.

Tivemos a oportunidade de estudar dois casos de suicídio. Em um deles, a vítima, um prático de farmácia, ingerira formol em sua residência; e foi encontrado já morto. Seu estômago, à necrópsia, estava contraído, tinha consistência aumentada, pouca elasticidade, e continha líquido aquoso com forte cheiro de formol. Sua mucosa tinha pregueamento exagerado e coloração róseo-acinzentada (Figura 21.6).

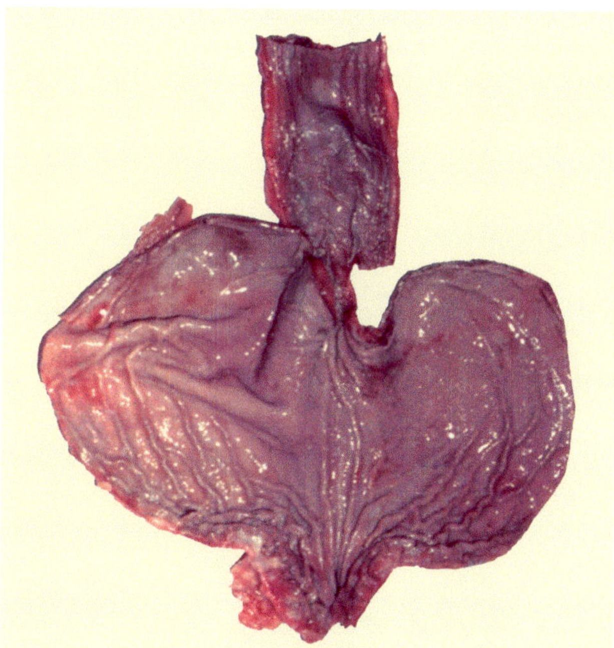

Figura 21.6 – Estômago aberto, no qual se vê mucosa com pregueado um pouco exagerado e coloração róseo-acinzentada. Suicídio por ingestão de formol comercial a 40%.

A porção inicial do intestino delgado estava contraída, de consistência aumentada, com exagero do pregueamento da mucosa, onde era possível ver nitidamente o aspecto viloso. Os órgãos vizinhos tinham coloração de tonalidade acinzentada e consistência aumentada na face em contato com o estômago, por causa da difusão *post mortem* do cáustico (Figura 21.7).

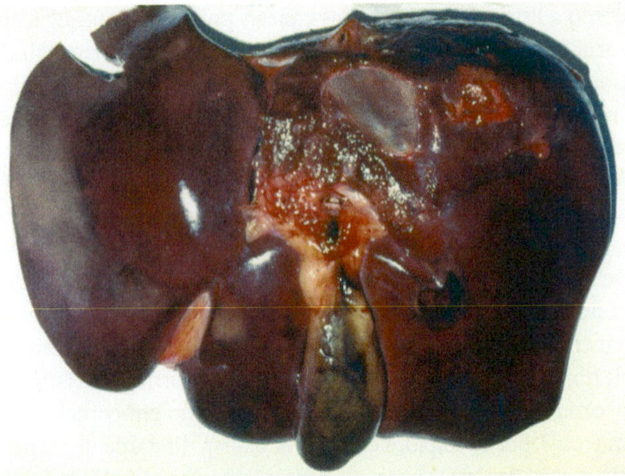

Figura 21.7 – Face inferior do fígado, na qual se nota área de tonalidade acinzentada no lobo esquerdo que corresponde à relação anatômica com o estômago. Mesmo caso da Figura 21.6.

À microscopia, o traço marcante era o contraste entre a excelente preservação das estruturas histológicas do estômago e do intestino delgado e a autólise dos tecidos não atingidos diretamente pelo formol, como o pâncreas (Figuras 21.8 e 21.9).

No outro caso, uma mulher tomara um copo de formol dentro de uma enfermaria, vindo a falecer em apenas 30 minutos, apesar dos esforços da equipe médica. O aspecto macroscópico era semelhante, mas não foi feita a microscopia[16].

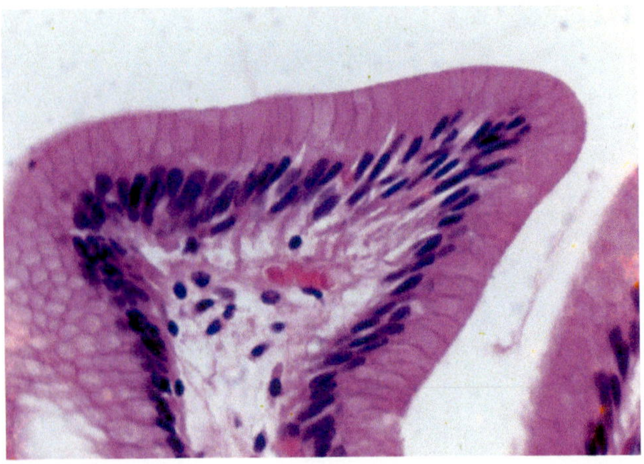

Figura 21.8 – Corte da mucosa gástrica. Notam-se perfeitamente os limites intercelulares do epitélio colunar alto, o que nunca é possível observar em material de necrópsia por causa da autólise quase imediata. Mesmo caso da Figura 21.6.

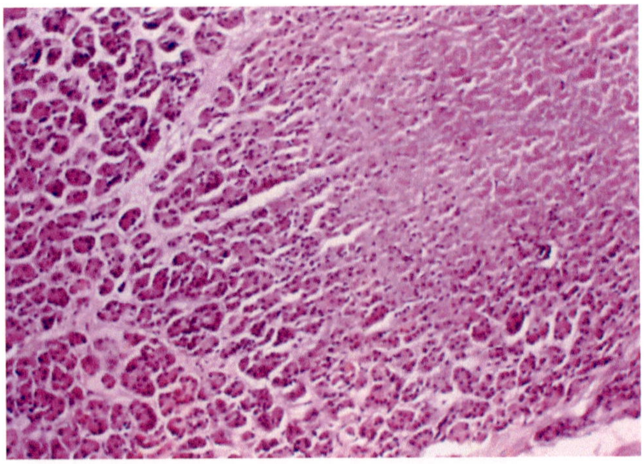

Figura 21.9 – Corte de pâncreas no qual há extensa área de autólise na metade direita do campo, onde os ácinos não são visíveis. À esquerda, há ácinos bem mais preservados, provavelmente por fixação *post mortem* da face anterior do órgão, que tem relação anatômica com o estômago. Mesmo caso da Figura 21.6.

Fósforo branco

Trata-se de um alótropo do elemento fósforo insolúvel em água, de cor branca ou amarelada, semitransparente, que se funde a 44 °C. Entra em combustão espontânea na presença do oxigênio, com chama amarelada e fumaça esbranquiçada. O principal produto dessa combustão é o pentóxido de fósforo (P_2O_5), um gás muito irritante para as vias respiratórias[9]. Na ausência de oxigênio, a luz o transforma no fósforo vermelho, outro alótropo comum na natureza. Este não queima espontaneamente na presença do ar e, consequentemente, não tem ação cáustica como o branco. Além de apresentar uso industrial, o fósforo branco é um componente de artefatos militares, como projéteis de canhão, granadas de mão e bombas. É proibido o seu uso com o fim de atingir soldados inimigos, mas pode ser lançado para fazer cortinas de fumaça de modo a ocultar deslocamentos de tropas[9]. Quando atinge uma pessoa, como resultado de uma explosão, já o faz em plena combustão. Por isso, gruda na pele e vai queimando os tecidos e se aprofundando enquanto houver contato com o oxigênio do ar. A alta solubilidade em gordura facilita a penetração do fósforo branco nos tecidos da pele. Resultam lesões de forma variada, que têm aspecto necrótico, cor amarelada e exalam cheiro de alho[17].O fósforo branco é muito tóxico se ingerido. A dose letal fica em torno de 1 mg/kg. Em pequenas quantidades, causa náuseas, vômitos e cólicas abdominais. As vítimas relatam a eliminação de fezes que desprendem fumaça. É comum o aparecimento de graves lesões hepáticas, cardíacas e renais. A lesão do fígado começa por esteatose que predomina na periferia do lóbulo hepático e pode se estender daí para a zona centrolobular. A par dessa vacuolização gordurosa, os hepatócitos sofrem degeneração acidófila em grau variado por destruição do retículo endoplasmático rugoso[17,18]. Os efeitos cardíacos são anunciados por alterações do traçado eletrocardiográfico, como alongamento e infradesnivelamento do segmento ST, inversão da onda T e arritmias, que podem estar relacionadas com elevação da fosfatemia e redução da calcemia[17]. Nos casos fatais, a necrópsia evidencia palidez, coloração amarelada e grande diminuição da consistência do músculo cardíaco. As cavidades cardíacas estão dilatadas. A microscopia revela degeneração gordurosa do miocárdio e focos de necrose[19]. A função renal costuma ser prejudicada. Há redução da depuração da creatinina, proteinúria, oligúria e outros sinais de insuficiência. O exame histopatológico revela degeneração gordurosa do epitélio tubular por ação direta do fósforo e lesões de necrose tubular relacionada aos efeitos hemodinâmicos da hipotensão decorrente da intoxicação (tubulorrexe)[19].

Problemas médico-legais

• Diagnóstico da ação cáustica

Está baseado na história de contato externo, ou de ingestão da substância corrosiva, e no exame macroscópico, seja da pele, seja da porção alta do tubo digestivo (boca, esôfago e estômago). Como já vimos, as "queimaduras" químicas diferem daquelas causadas por agentes térmicos.

• Diagnóstico da causa jurídica

É preciso, antes de qualquer comentário, esclarecer que a consulta às estatísticas é difícil. As lesões superficiais pelos cáusticos costumam ser agrupadas com as queimaduras em geral, que englobam aquelas por ação térmica, e por vezes também as elétricas, sendo referidos apenas os totais. É o que ocorre nas estatísticas hospitalares dos centros de tratamento de queimados. Mas é fato de domínio público que a maioria das lesões superficiais é acidental e incide mais no lar, onde as maiores vítimas são as crianças. Nesse contexto, são importantes os produtos de limpeza, como soda cáustica, amônia, limpa-fornos e os desinfetantes à base de fenol ou de formol.

O suicídio pela ingestão de cáusticos é raro. Atualmente, as pessoas com intenção de se matar apelam para drogas menos irritantes, como agrotóxicos, raticidas ou medicamentos. Outrora, antes do desenvolvimento da farmacologia, eram muito mais comuns.

Mas não é raro o uso de substâncias cáusticas com o fim de prolongar licença para tratamento de feridas superficiais por acidentes do trabalho. Poucos dias antes da volta ao médico para reexame, o acidentado pinga o corrosivo sobre a lesão, reativando o processo inflamatório. Esse tipo de autolesão é punível de acordo com o inciso V do § 2º do art. 171 do Código Penal:

> § 2º. Nas mesmas penas incorre quem:
> V – destrói, total ou parcialmente, ou oculta coisa própria, ou lesa o próprio corpo ou a saúde, ou agrava as consequências da lesão ou doença, com o intuito de haver indenização ou valor de seguro.

O uso doloso de agentes cáusticos para matar praticamente desapareceu. Mas o crime de *vitriolagem* ainda é praticado. O nome provém da denominação que o ácido sulfúrico tinha – *óleo de vitríolo*. Consiste em lançar o ácido, ou outra substância corrosiva, no rosto de alguém com a intenção de causar dano estético grave (deformidade permanente, do § 2º do art. 129 do CP). Há muitos anos, no Rio de Janeiro, um rapaz, que fora abandonado pela namorada, seguiu-a, entrou no mesmo ônibus, aproximou-se do banco onde ela se sentara e lançou-lhe ácido na face, provocando graves lesões químicas. Foi preso e condenado por lesão corporal gravíssima.

AÇÃO SISTÊMICA

Conforme já referimos na introdução deste capítulo, o efeito da absorção de qualquer substância depende da dose administrada. Por isso, até a água pode ser nociva se introduzida em grande volume por via venosa. Decorre desse fato que não se pode considerar sinônimas as expressões "intoxicação exógena" e "envenenamento". Toda substância pode causar uma intoxicação, mas nem todas podem ser consideradas veneno. O conceito de veneno tem sido enunciado por diversos autores e mesmo pela legislação. O Código Penal de 1890, em seu art. 296, parágrafo único, definia veneno como "toda substância, mineral ou orgânica, que, ingerida no organismo ou aplicada ao seu exterior, sendo absorvida, determine a morte, ponha em perigo a vida, ou altere profundamente a saúde"[21]. Almeida Jr.[22] propunha que veneno fosse "toda substância que, atuando química ou bioquimicamente sobre o organismo, lese a integridade corporal ou a saúde do indivíduo, ou produza-lhe a morte". Nessas duas definições, há alusão ao malefício causado pelo veneno ao organismo, mas não é possível separar os danos provenientes da superdosagem de substâncias não consideradas venenosas. Agrada-nos mais o conceito emitido por Heitor Vasconcellos, que afirmava que "veneno é toda substância que, por sua natureza, em dose relativamente pequena, quando ingerida ou introduzida no organismo, tem, como efeito habitual, em pessoas sadias, provocar o desequilíbrio das funções orgânicas, ou desorganizar os tecidos, acarretando grave perturbação da saúde, ou a morte". Em primeiro lugar, ele dá valor essencial à dose empregada, que tem que ser pequena, o que exclui as intoxicações por excesso de outras substâncias. Em segundo, ressalta que o efeito nocivo deve ser observado em pessoas sadias, o que afasta os efeitos tóxicos de certos medicamentos sobre pessoas com doenças capazes de prejudicar o metabolismo ou a excreção da substância. É sabido que pessoas com insuficiência hepática não devem ser medicadas com anticoagulantes orais, pois eles são antagonistas da vitamina K e os hepatopatas já têm deficiência dessa vitamina. Assim, rapidamente seria atingida a dose tóxica, reduzindo a margem de segurança do remédio. Por isso, podemos afirmar que todo envenenamento é uma intoxicação exógena, mas nem toda intoxicação exógena é um envenenamento.

Incidência e causa jurídica

As intoxicações exógenas incluem a ação de vários tipos de substâncias dos reinos mineral, vegetal e animal. Ora são produtos naturais, como os extratos de plantas e as peçonhas animais, ora são substâncias provenientes da extração mineral. Há também os decorrentes da industrialização de qualquer um deles e das novas substâncias que surgem no mercado a cada momento.

Atualmente, o crescimento rápido do número de substâncias disponíveis a cada ano tem tornado a tarefa dos toxicologistas forenses cada vez mais difícil. Em 2001, segundo Klug[23], havia cerca de 7 milhões de substâncias conhecidas. Os produtos farmacêuticos continham aproximadamente 2,9 mil princípios ativos, e havia em torno de 1 mil diferentes pesticidas e produtos de uso doméstico. Além disso, a dose efetiva de muitos desses compostos torna-se cada vez menor, exigindo aprimoramento constante dos meios de detecção e dosagem, capazes, hoje em dia, de achar substâncias em concentrações da ordem de picogramas (10^{-12} g)[23].

A frequência com que produzem danos ao ser humano varia muito de acordo com vários parâmetros: idade da vítima, se no campo ou nas cidades, no lar ou no ambiente de trabalho, bem como a sua disponibilidade. Os dados estatísticos referentes à ação química sistêmica, de modo semelhante ao que comentamos com referência aos cáusticos, também são de obtenção difícil. Mesmo os que fazem parte dos obituários se acham dispersos sob várias rubricas. Optamos por nos reportarmos aos dados do Sistema Nacional de Informações Tóxico-Farmacológicas (SINITOX), da Fundação Oswaldo Cruz (FIOCRUZ), por ser de âmbito nacional, embora saibamos que representam apenas uma tendência de nossa sociedade, não o universo dos casos de intoxicações exógenas. Abordando esse problema, Alves[24] comparou três bancos de dados: do Sistema de Informação de Mortalidade (SIM), do Sistema Único de Saúde (SUS); do SINITOX; e do Serviço de Toxicologia do Instituto Médico-Legal Afranio Peixoto (IMLAP). Encontrou, entre os anos 2000 e 2004, subnotificação gritante nos sistemas do SIM e, principalmente, no SINITOX, quando comparados com os dados do IMLAP, no tocante ao abuso de drogas e, um pouco menor, no uso de medicamentos. Para se obter uma quantificação em nível nacional, seria preciso fazer a mesma busca e comparação nos outros Estados brasileiros.

Os dados do SINITOX são recolhidos a partir de 35 Centros de Informação e Assistência Toxicológica distribuídos em 18 Estados brasileiros, a saber: 15 na Região Sudeste, 8 na Nordeste, 6 na Sul, 4 na Centro-Oeste e 2 na Norte. O Estado de São Paulo conta com 11 centros, sendo 3 na capital. No Estado do Rio de Janeiro, há apenas 1 centro, situado no Hospital Universitário da Universidade Federal Fluminense (UFF). Talvez seja esta uma das causas da subnotificação encontrada por Alves. O conjunto de centros constitui a Rede Nacional de Centros de Informação e Assistência Toxicológica, que é coordenada pela Agência Nacional de Vigilância Sanitária (ANVISA)[25] e, desde o ano de 1985, divulga dados sobre a incidência e as tendências das intoxicações em geral na sociedade brasileira. Com base nesses dados, foi possível constatar uma tendência de aumento da incidência ao longo da década de 1985 a 1994 (Figura 21.10). Mas é preciso que se tenha alguma cautela quanto à amplitude desse aumento porque pode estar, e certamente está, influenciada pelo alargamento do sistema de captação dos dados com o passar dos anos.

Casos registrados de intoxicação humana no Brasil no período de 1985 a 1994

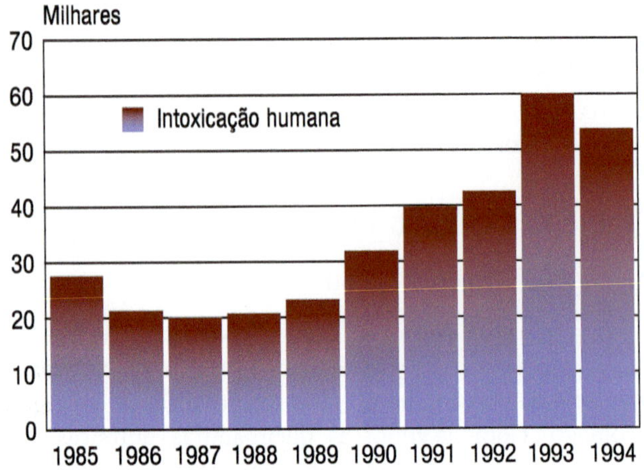

Fonte: MS; FIOCRUZ/SINITOX.
Registro no período n = 336.597 casos de intoxicação humana.

Principais agentes tóxicos que causaram intoxicação humana. Brasil, 1985 a 1994

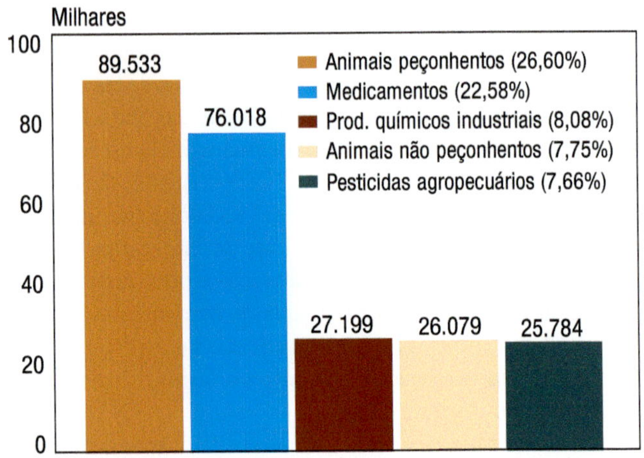

Figura 21.10 – Na parte superior, histograma que mostra a incidência de intoxicação humana durante o período de 1985 a 1994. Na inferior, estão representados os principais agentes de intoxicação humana durante essa década.

De acordo com o relatório do SINITOX sobre o ano de 2009, foram relatados 101.086 casos de intoxicação humana no Brasil, dos quais mais da metade causada por medicamentos (26,04%) e animais peçonhentos (24,88%), *com grande proporção devida a escorpiões* (11,01%). Os acidentes pessoais representaram 62,45%, sendo 5,56% de natureza ocupacional. As crianças foram as maiores vítimas. A faixa etária de 1 a 4 anos representou 20,57% do total dos casos, seguida da de 20 a 29 anos, com 18,66%. Por isso, é importante que, no lar, os produtos tóxicos sejam mantidos trancados em local seguro, fora do alcance e da vista das crianças. Os produtos que mais causam acidentes domésticos infantis são os remédios e os usados na limpeza, como alvejantes, querosene, polidores, solventes e detergentes.

No mesmo ano, foram comunicados 409 casos fatais, correspondendo a apenas 0,4% do total de atendimentos. Entre os óbitos, a causa jurídica mais frequente foi o suicídio, com 60,39% das mortes, seguido pelos acidentes pessoais (12,44%) e pelo abuso de drogas, que subiu de 4,77% em 1999 para 10,51% em 2009, o que é preocupante. Nos 247 mortos por suicídio, os agentes mais empregados foram os agrotóxicos (59,51%), os medicamentos (18,63%) e as drogas de abuso (7,29%)[25].

Felizmente, a proporção de casos fatais entre as intoxicações infantis (de 1 a 4 anos) é extremamente baixa, da ordem de 0,15%, sendo mais comumente causados por medicamentos e agrotóxicos.

Ampliando o horizonte de estudo, é importante acrescentar que as drogas de abuso, lícitas ou ilícitas, aumentam de modo significativo o número de mortes violentas. Tanto alteram os reflexos dos que seguram um volante como acirram o ânimo dos brigões. As pesquisas de álcool ou outras substâncias psicotrópicas em motoristas, passageiros ou pedestres mortos no trânsito são positivas em mais da metade dos casos. Da mesma forma, mais da metade das vítimas de homicídio consumiu bebidas alcoólicas pouco antes de serem mortas[5]. Em Nova York, de 1990 a 1992, cerca de 2/3 das mortes ocorridas em seguida ao consumo de cocaína foram violentas e decorrentes de homicídios, suicídios, acidentes de trânsito ou quedas[27].

O uso de venenos para a prática de homicídios era comum na Antiguidade e na Idade Média porque não era feita a perícia nos casos de morte violenta. Mesmo depois que passou a ser obrigatória, com a Lei Carolina, ainda não havia surgido a Toxicologia Forense. A impunidade decorrente da falta de comprovação dos envenenamentos incentivava o seu uso. Entre outros, o agente químico mais empregado para esse fim era o arsênio, por ser um pó insípido e inodoro. Mais tarde, a partir dos trabalhos de Orfila, tornou-se mais arriscado matar os desafetos por envenenamento.

Atualmente, é raro. Garriott[5] estima que menos de 0,2% dos homicídios praticados nos Estados Unidos sejam por ação química. Em 1991, no Estado de Washington, houve três casos de colocação criminosa de cianeto de potássio em cápsulas de um remédio para resfriados (Sudafed 12). Duas das vítimas morreram. A publicidade dada aos casos fez com que surgissem outros dois, um no mesmo Estado e outro no Canadá[28]. Em 1978, houve um homicídio por motivos políticos em Londres, no qual o dissidente comunista Georgi Markov, que passara a trabalhar para a BBC depois de fugir da Bulgária, foi envenenado pela penetração de uma minúscula esfera de menos de 2 mm de diâmetro em sua perna, provavelmente disparada por uma arma de ar comprimido disfarçada de guarda-chuva. Continha ricina, uma proteína presente na semente de mamona, que permanece no bagaço restante após a extração do óleo de rícino. É altamente venenosa, tanto por via oral quanto por via subcutânea; e simula morte natural porque o quadro clínico evolui com febre e leucocitose[29-31].

Até a segunda metade do século XX, algumas substâncias eram usadas esporadicamente para fins homicidas porque dificilmente eram detectadas nos exames toxicológicos: digoxina, succinilcolina e insulina. Atualmente, podem ser identificadas e dosadas sem maiores problemas[13]. Ficou famoso, nos Estados Unidos, o caso do anestesista Dr. Coppolino, que matou a mulher com uma injeção de succinilcolina na região glútea e dispensou a necrópsia porque era o perito legista chefe da localidade. Mais tarde, ela foi exumada e constatou-se a presença da droga no tecido subcutâneo subjacente a uma lesão punctória na região glútea[29].

No Brasil, o uso de veneno para cometer crimes contra a pessoa é uma agravante genérica prevista no Código Penal, no inciso II, alínea *d* do art. 61; e agravante específica conforme o inciso III do § 2º do art. 121 do Código Penal:

> Art. 61. São circunstâncias que sempre agravam a pena, quando não constituem ou qualificam o crime:
> (...)
> II – ter o agente cometido o crime:
> (...)
> d) com emprego de **veneno**, fogo, explosivo, tortura, ou outro meio insidioso ou cruel, ou de que podia resultar perigo comum.
> Art. 121. Matar alguém.
> (...)
> § 2º. Se o homicídio é cometido
> (...)
> III – com o emprego de **veneno**, fogo, explosivo, asfixia, tortura ou outro meio insidioso ou cruel ou de que possa resultar perigo comum;

Durante a Segunda Guerra Mundial, os nazistas patrocinaram momentos de extrema crueldade quando mataram milhões de judeus nos campos de extermínio por meio de câmaras de gás disfarçadas em banheiros coletivos. As vítimas eram convencidas de que se tratava de um banho de desinfecção para acabar com piolhos e outros parasitas cutâneos. Após trancadas as portas, era injetado gás cianídrico pelos tubos de onde deveria sair a água[32].

Mas as câmaras de gás não foram banidas do planeta. Pelo contrário, são hoje instrumento legal de execução da pena de morte em alguns Estados norte-americanos. Na maioria dos outros Estados, a execução é feita por injeção letal. O condenado é preso a uma maca e tem uma veia puncionada e ligada a um aparelho que libera, sucessivamente, o fluxo de um barbitúrico, um relaxante muscular e, por fim, cloreto de potássio.

Fisiopatologia

• Vias de introdução (exposição)

Substâncias sólidas, por motivos óbvios, costumam penetrar no organismo por ingestão, enquanto as voláteis o fazem pelas vias respiratórias. Os líquidos ora são bebidos, ora são injetados. A via oral retarda um pouco a absorção, principalmente se o estômago estiver com alimentos. Não se considerando a via endovenosa, a inalação é o caminho mais rápido para que uma droga atinja os locais dos tecidos onde estão os seus receptores, pois a absorção no nível dos pulmões faz com que caia diretamente no sangue que vai dos pulmões para o lado esquerdo do coração e daí para o sistema arterial. Quando injetadas nas veias, as drogas têm que passar pelo lado direito do coração, ir aos pulmões e, só depois, voltar para o coração pelo lado esquerdo, a fim de serem distribuídas pelas artérias. Aí reside a principal diferença entre a cocaína em pó e o *crack*: a primeira é cheirada; e o segundo, aspirado.

A absorção das substâncias tóxicas depende muito da via pela qual são introduzidas no organismo. Há agentes que só são ativos por via oral; e outros, apenas por via parenteral. Por exemplo, os venenos de cobra e o curare só exercem sua ação tóxica quando introduzidos por via parenteral. Sua ingestão não causa dano porque são inativados pelo suco gástrico.

Para que um agente tóxico alcance o seu receptor apropriado nos diversos tecidos, é preciso que atravesse as membranas biológicas do sítio de introdução e as que contêm os receptores específicos. São várias etapas: 1) membrana das células do tecido do primeiro contato; 2) membrana das células de revestimento dos capilares (endotélio) daquele tecido; 3) depois do transporte pelo sangue, endotélio dos capilares do órgão alvo; 4) membrana das células do tecido onde estão os receptores; e, em alguns casos, 5) membrana das organelas intracelulares. Desse modo, cabem aqui algumas considerações quanto aos mecanismos envolvidos nessa travessia[33].

As membranas celulares são formadas por uma camada dupla de fosfolipídios. Ambas apresentam um radical fosfato em uma das pontas da molécula e os ácidos graxos na outra extremidade. As duas camadas estão arranjadas de tal modo que a porção gordurosa de cada uma toque na da outra. Assim, os radicais fosfato da camada externa ficam voltados para o exterior; e os da camada interna, para o interior celular. Em meio às moléculas lipídicas da membrana, espaçadamente, existem moléculas de proteínas que atravessam as duas camadas e tocam tanto o meio extra como o meio intracelular. Os ácidos graxos dessas camadas apresentam-se em estado quase fluido, o que favorece o transporte de substâncias lipossolúveis. Pois bem, os mecanismos de absorção dependem dessa composição molecular das membranas celulares[33,34].

As substâncias lipossolúveis atravessam as membranas por *difusão passiva*, com velocidade diretamente proporcional à diferença de sua concentração a cada lado da membrana, geralmente de fora para dentro. As hidrossolúveis, geralmente capazes de se ionizar, não conseguem atravessar as camadas lipídicas e permeiam as membranas por *filtração*, através de canais formados por algumas das proteínas nela presentes. Também as atravessam por poros existentes entre células endoteliais dos capilares e epiteliais da epiderme e das mucosas. Por fim, num terceiro mecanismo, o agente tóxico é acoplado a uma proteína transportadora capaz de fazê-lo atravessar as membranas ativamente, com consumo de energia do metabolismo celular. É o *transporte ativo*[33].

Via oral

Se não se considerar o contato constante da pele com substâncias estranhas e a inalação dos poluentes atmosféricos, é a via principal de introdução de tóxicos no organismo. Mas é preciso advertir que a simples presença de alguma substância na luz do tubo digestivo não significa que ela esteja dentro do organismo. Assim, o vidro moído pode ser deglutido, mas jamais sua matéria fará parte do organismo, pois nunca será absorvida. O tóxico precisa ser dissolvido em água ou emulsificado em minúsculas gotículas gordurosas para ser absorvido. Embora possa haver pequena absorção na boca ou ao longo do esôfago, o local onde a absorção começa a ser significativa é o estômago. Várias substâncias são diretamente absorvidas através de suas paredes, como o álcool, mas outras precisam ser alteradas pelo suco gástrico, rico em ácido clorídrico. Assim, o cianeto de potássio reage com esse ácido e produz o gás cianídrico, que é altamente tóxico. O mesmo ocorre com a dixirazina, um tranquilizante, que é alterado para subprodutos mais tóxicos pelo suco gástrico[35].

A presença de alimentos, geralmente, diminui a velocidade de absorção no estômago. Mas há exceções. A griseofulvina, usada para tratamento de micoses superficiais, é absorvida mais rapidamente quando tomada em meio a refeição rica em gorduras[36].

Quando se ingere uma substância tóxica, o organismo costuma se defender por meio de vômitos ou de diarreia. Os vômitos decorrem da ação irritante sobre a mucosa gástrica, o que produz inversão do peristaltismo de modo a expeli-la, a menos que a substância tenha efeito bloqueador das terminações nervosas da mucosa gástrica, como o fenol, por exemplo[7]. As diarreias resultam de modificações do pH do conteúdo intestinal ou de ação irritante direta sobre a mucosa, como no caso do vinagre.

As substâncias absorvidas por via digestiva seguem dois caminhos. Algumas são transportadas pelos vasos linfáticos, mas a maioria entra na circulação sanguínea pela veia porta, indo diretamente ao fígado antes de serem distribuídas pelo resto do organismo. Por isso, chegam ao fígado em concentração maior do que se fossem administradas por meio de injeção. No caso de serem hepatotóxicas, o dano ao órgão também será mais grave. O tiopental, barbitúrico usado em anestesia, é menos tóxico quando por via endovenosa. Mas a posição estratégica do fígado faz com que seja uma barreira seletiva que impede que vários tóxicos atinjam outros órgãos. Além disso, é ele o principal agente detoxificador, pois metaboliza a maior parte das drogas. Parte dessas substâncias é excretada na bile após conjugação com substratos orgânicos, como o ácido glicurônico, ou eliminada diretamente. Algumas voltam a ser absorvidas a partir da luz intestinal, fazendo o que se chama de *ciclo êntero-hepático*. É o que ocorre com o cloranfenicol, um antibiótico, que é eliminado pela bile sob a forma conjugada, sofre hidrólise na luz intestinal e é reabsorvido livre para novamente passar pelo fígado[34].

Via aérea

É a via dos poluentes do ar, como o monóxido de carbono e os produtos derivados do petróleo. Por isso, tem muita importância nos locais de trabalho onde o ambiente pode ficar contaminado por substâncias emanadas ao longo da linha de produção. Para ter acesso ao sangue por inalação, a substância tem que ser volátil ou estar em partículas muito pequenas, em suspensão, no ar inspirado. Do contrário, não consegue atingir os dutos alveolares. As substâncias inaladas caem rapidamente no sangue arterial porque não precisam passar pelo lado direito do coração.

A via aérea costuma ser usada pelos serviços de segurança, ao lidarem com distúrbios de rua, pelo uso do gás lacrimogêneo, uma acetofenona. Em 26 de outubro de 2002, o serviço de segurança russo subjugou um grupo terrorista checheno que mantinha e ameaçava explodir cerca de 700 reféns dentro de um teatro em Moscou introduzindo um aerossol de fentanil na atmosfera do recinto. Além de vários terroristas, morreram mais de 100 reféns pelo efeito anestesiante do gás[37]. O fentanil é um opiáceo sintético usado em anestesia, mas que tem margem de segurança pequena[38].

A absorção por essa via é influenciada por fatores ligados ao agente tóxico e pelos decorrentes da anatomia e da fisiologia do aparelho respiratório. Entre os que dependem do agente, temos seu estado físico-químico, que pode ser como *gases, vapores* e *partículas*. A diferença entre gás e vapor é que os vapores são gerados pela evaporação de substâncias que se apresentam em estado líquido na temperatura ambiente. Conforme a natureza da substância, a vaporização é mais ou menos rápida. Para medir a velocidade de evaporação, toma-se o éter como unidade. Mantendo-se a mesma temperatura, o tempo de evaporação de qualquer substância deve ser comparado ao do éter nas mesmas condições[33].

A absorção dos gases e vapores depende de variáveis como a pressão parcial do gás ou vapor na mistura inalada e sua solubilidade no sangue. Ao estudarmos as baropatias, no Capítulo 18 – Estudo Médico-Legal das Baropatias, explicamos os princípios físicos que governam a passagem dos gases para o sangue, por exemplo a Lei de Henry e a de Boyle-Mariotte. Os gases e os vapores alcançam os alvéolos com facilidade.

As partículas podem ficar em suspensão no ar por um tempo que varia de acordo com o seu tamanho e a sua densidade. Existem suspensões de partículas sólidas e de partículas líquidas. Como exemplo, temos a poeira de uma estrada não asfaltada, que é sólida, e a névoa matinal, que é líquida. Atualmente, existe o conceito de aerossol, que é "um sistema de partículas sólidas ou líquidas suspensas no ar ou em outro meio gasoso", aceito pela maioria dos autores[39]. Inclui tanto partículas medidas em escala de micrômetros (μm) como as menores, na escala dos nanômetros (nm). Um nanômetro mede 0,001 μm. O estudo das partículas demonstra que suas propriedades dependem basicamente do seu diâmetro.

Cañadas[33] divide as partículas, de acordo com seu diâmetro, em *poeiras* (100 a 400 μm), *névoas* (50 a 100 μm) e *aerossóis* (menos de 50 μm). As poeiras sedimentam-se rapidamente e, quando inaladas, ficam na parte alta das vias respiratórias, principalmente nas narinas. Sua absorção é feita na mucosa e depende de serem solúveis em gordura ou na água. Se lipossolúveis, são absorvidas por difusão passiva; se hidrossolúveis, a absorção vai depender de sua capacidade de ionização e da existência de mecanismo de transporte ativo[33,40].

De acordo com Lehman-McKeeman[40], os aerossóis com diâmetro superior a 5 μm costumam ficar retidos no muco nasal, de modo semelhante às poeiras. Daí, o movimento dos cílios das células do epitélio respiratório empurra as partículas retidas para a rinofaringe e elas acabam por ser deglutidas. As de cerca de 2,5 μm alcançam a mucosa traqueobrônquica até os bronquíolos e são absorvidas ou removidas pela ação do mecanismo ciliar. Aquelas com 1 μm ou menos penetram nos sacos alveolares e alvéolos. A absorção delas se faz pelos mecanismos já referidos e descritos com relação às membranas biológicas. A parte não absorvida é drenada por via linfática, uma vez que o endotélio dos capilares linfáticos apresenta poros bem maiores que os sanguíneos, ou removida pelo deslocamento do fluido produzido pelo epitélio alveolar.

Via cutânea

A pele é formada por duas camadas principais: epiderme e derme. A epiderme consta de um epitélio plano estratificado cuja porção superficial é constituída por células mortas e queratinizadas, a camada córnea. Dependendo da região do corpo, apresenta, em concentração maior ou menor, pelos, glândulas sebáceas e glândulas sudoríparas. Nas regiões palmares e plantares, a camada córnea é bem mais espessa e não existem pelos nem glândulas sebáceas. Esses detalhes são importantes porque explicam a vulnerabilidade da pele à penetração de agentes tóxicos, maior ou menor conforme a região anatômica.

De modo geral, a camada córnea constitui uma barreira de defesa que dificulta muito a penetração de agentes químicos. Quanto mais espessa, mais difícil de ser atravessada. A região que tem a camada córnea mais delgada é a bolsa escrotal, o que a torna mais vulnerável[40].

A absorção por via cutânea depende de difusão direta através da epiderme e, nesse particular, os agentes lipossolúveis penetram mais facilmente, ou melhor, com menor dificuldade. Por isso, há perigo de intoxicação quando, por exemplo, o indivíduo faz pulverização de inseticidas organoclorados ou fosforados sem usar roupas com mangas e calças compridas para proteger a pele. Como a extensão exposta costuma ser grande nesses casos, a via cutânea passa a ter importância toxicológica. A taxa de absorção é diretamente proporcional à solubilidade do agente em gordura e inversamente proporcional ao seu peso molecular. É interessante que o uso de solventes do agente tóxico favorece a sua absorção, mas quanto mais solúvel, menor o ritmo de penetração[40]. A limpeza da pele com uma mistura de clorofórmio e de metanol aumenta bastante o ritmo da absorção[3]. Uma vez ultrapassada a camada córnea, o resto do epitélio oferece menor resistência à difusão do tóxico.

As substâncias hidrofílicas, solúveis em água, costumam penetrar pelos anexos cutâneos. Mas algumas situações favorecem a passagem desses agentes tóxicos através da camada córnea. Quando a camada córnea fica mais hidratada do que o normal, aumenta de volume e torna-se mais permissiva. A absorção, nessas condições, fica 2 a 3 vezes mais rápida[40]. Doenças que modifiquem a camada córnea, de modo a torná-la mais porosa, facilitam a penetração dos agentes tóxicos tanto lipo como hidrossolúveis. Áreas de pele submetida a ação abrasiva absorvem mais, principalmente, se chegarem a escoriar-se. Sob temperaturas mais elevadas, a taxa de absorção aumenta porque o fluxo de sangue na pele fica mais rápido e volumoso, como parte dos mecanismos de ajuste térmico, conforme visto no Capítulo 19 – Lesões e Morte por Ação Térmica.

Via parenteral

É uma via em que as substâncias penetram de modo intencional, seguindo a vontade do indivíduo. Na maioria das vezes, corresponde a ações terapêuticas, mas também é empregada por viciados em drogas injetáveis e, raramente, em tentativas de homicídio. Abrange injeção intradérmica, subcutânea, intramuscular, intravenosa, intratecal (no espaço subaracnoideo do sistema nervoso) e, inclusive, no interior das grandes cavidades, como as pleurais e a peritoneal. A intravenosa lança o tóxico diretamente na corrente sanguínea, mas as outras colocam a substância em um local de onde ela tem que ser removida e distribuída depois de atravessar a parede dos vasos capilares. Em se tratando de injeção intradérmica, subcutânea ou intramuscular, enquanto não houver a remoção, a concentração do agente químico permanece muito alta no local de injeção, o que tem muito interesse se for necessário realizar uma perícia. Nesses casos, o perito tem que remover os tecidos relacionados com a ferida punctória identificada na pele da região e os adjacentes ao trajeto hemorrágico deixado pela agulha.

Convém lembrar que a concentração sanguínea de uma substância injetada e, consequentemente, sua ação biológica dependem da velocidade de injeção, se for intravenosa, e da velocidade de remoção, se for intramuscular ou subcutânea, por exemplo. Alguns viciados em heroína fazem a injeção intravenosa com o garrote ainda preso, e só depois o liberam, de modo a ampliar o efeito farmacológico da droga. Em contrapartida, alguns medicamentos injetados são de remoção mais difícil do local de injeção, de modo a que o organismo tenha tempo de excretar a substância ativa, impedindo que a concentração atinja níveis não desejados. É o que ocorre com a penicilina benzatina do Benzetacil.

• Mecanismos da ação tóxica sistêmica

Nesta seção, não serão considerados os efeitos indiretos dos agentes químicos sobre os tecidos e o organismo como um todo. Como exemplo, a presença de um gás inerte como o metano no ar inspirado, em proporção suficiente para reduzir a pressão parcial do oxigênio na atmosfera, causa uma situação de hipóxia semelhante à que ocorre nas grandes altitudes, como estudamos nas baropatias (ver Capítulo 19 – Lesões e Morte por Ação Térmica). Conforme a intensidade e a duração da hipóxia, efeitos danosos irreversíveis poderão ocorrer, mas não por conta de toxidez do gás. Além disso, também não voltaremos a discorrer sobre a ação cáustica. Procuraremos nos ater às consequências das reações bioquímicas desencadeadas pelos agentes tóxicos, e não ao seu mecanismo intrínseco, o que fugiria ao escopo deste capítulo por ser muito complexo e extenso. Assim, em última análise, descreveremos os efeitos mais graves e perigosos dos agentes químicos.

Bloqueio do transporte de oxigênio

A hemoglobina (Hb) é a molécula responsável pelo transporte de quase todo o oxigênio absorvido nos pulmões (97%). Seu grupamento heme, que contém um átomo de ferro divalente, combina-se com uma molécula de oxigênio. Mas, ao contrário do que pode parecer, a combinação não é iônica, como ocorre no óxido de ferro divalente. É uma ligação em ponte, de pouca afinidade, frouxa, que se desfaz facilmente sob várias circunstâncias. Pois bem, algumas substâncias, como o monóxido de carbono, têm afinidade cerca de 250 vezes maior pela Hb do que o oxigênio. Por isso, mesmo presente em pequenas concentrações no ar inspirado, o monóxido de carbono vai substituindo o oxigênio na molécula da HbO_2 (oxiemoglobina), de modo a formar um composto mais estável, a carboxiemoglobina (HbCO). Com o passar do tempo e de acordo com a sua concentração no ar, as hemácias acabam por transportar menos oxigênio do que o necessário para os tecidos. Para competir com o oxigênio em condições equiparadas, basta uma pressão parcial de monóxido de carbono de 0,4 mmHg no ar alveolar (1/250 de 100 mmHg). Pressão de 0,6 mmHg já pode ser letal[41].

Outra maneira de bloquear o transporte do oxigênio é a oxidação do ferro do grupamento heme de divalente (Fe^{++}) para trivalente (Fe^{+++}). O resultado é a produção da *metemoglobina*, uma proteína de cor parda, incapaz de transportar o oxigênio. Várias substâncias são capazes de provocar essa oxidação: benzocaína (anestésico local), nitritos, clorato de potássio, nitrobenzeno, fenol, anilinas, pirídio, dapsona (uma sulfona usada no tratamento da hanseníase). Os efeitos dependem da proporção de Hb oxidada (com Fe^{+++}) no sangue[7].

Bloqueio da respiração celular

A utilização do oxigênio pelas células depende da ação de substâncias localizadas nas mitocôndrias, que atuam no metabolismo aeróbico. Entre essas substâncias, estão os citocromos, que formam uma cadeia de transporte de elétrons. No final desse processo de transporte está o citocromo A_3, uma enzima, também chamada de *citocromo-oxidase*, que cede dois elétrons a uma molécula de oxigênio de modo a gerar íons que se combinam com os íons de hidrogênio para formar água[42]. Ao longo desse processo, é liberada grande quantidade de energia, que serve para transformar a molécula adenosina-difosfato

(ADP) em adenosina-trifosfato (ATP). Esse ATP é usado em quase todos os processos metabólicos que precisam de energia. Qualquer agente químico que bloqueie aquele transporte de elétrons citado anteriormente impede a respiração celular. É o que faz o cianeto de potássio, quando absorvido. Impede a ação da citocromo-oxidase e, assim, bloqueia o metabolismo energético celular. Sem energia, as células morrem.

Tetanização

Algumas substâncias provocam contração espasmódica duradoura dos músculos esqueléticos, de modo a impedir os movimentos respiratórios e levar o indivíduo à asfixia. Algumas, como a estricnina, atuam na modulação da resposta motora da musculatura esquelética. Essa modulação se deve a uma ação inibitória que depende de neurônios localizados na substância cinzenta da medula (células de Renshaw). Essa inibição da contração serve para dosá-la e impedir que grupos musculares antagonistas, por exemplo flexores e extensores, atuem descoordenadamente. As células de Renshaw liberam, no ponto de contato com os neurônios motores, um mediador químico, a glicina, que atua reduzindo sua atividade. A estricnina compete com a glicina pelos mesmos receptores químicos dos neurônios motores, antagonizando seus efeitos reguladores. A intoxicação pela estricnina causa hipertonia muscular, convulsões intensas e bloqueio dos movimentos respiratórios[43]. Outras substâncias atuam na fenda da junção neuromuscular, inativando a colinesterase. Desse modo, a acetilcolina permanece na fenda sináptica por maior tempo e mantém o estado de contração das fibras musculares esqueléticas. São exemplos a neostigmina, a fisostigmina e o di-isopropil-fluorofosfato. Este último é um gás altamente venenoso, porque tem ação que se prolonga por semanas, podendo ser usado em guerra química[44].

Há, ainda, substâncias que atuam indiretamente sobre os músculos esqueléticos, por retirarem de circulação os íons de cálcio. Quando a concentração de cálcio desce abaixo de 6 mg/dL (normal = 9,4), as terminações dos nervos que provocam a contração muscular ficam muito mais ativas, promovendo um estado de contratura, tanto maior quanto menor a taxa de cálcio[44]. É o caso do ácido oxálico e do *ethylenediaminetetraacetic acid* (EDTA), um tipo de anticoagulante. O ácido oxálico combina-se com o cálcio para formar o oxalato de cálcio, que se deposita sob a forma de cristais na urina, por onde é eliminado. O EDTA remove os íons de cálcio circulantes por quelação, formando um composto estável.

Paralisia da musculatura esquelética

A transmissão do impulso nervoso na junção neuromuscular depende da liberação de acetilcolina na fenda existente entre a terminação nervosa e a fibra muscular[44] (Figura 21.11). Qualquer substância que impeça essa liberação, bloqueie os receptores musculares ou inative por qualquer outra forma a acetilcolina causa prejuízo à contração muscular. O exemplo clássico desse grupo são as substâncias curarizantes, como a d-tubocurarina, que compete com a acetilcolina pelos mesmos receptores. Assim, a acetilcolina não pode acoplar-se aos receptores da fibra muscular, e esta não pode ser excitada. O resultado é a incapacidade de haver a contração muscular. A morte sobrevém pela paralisia dos músculos respiratórios[44].

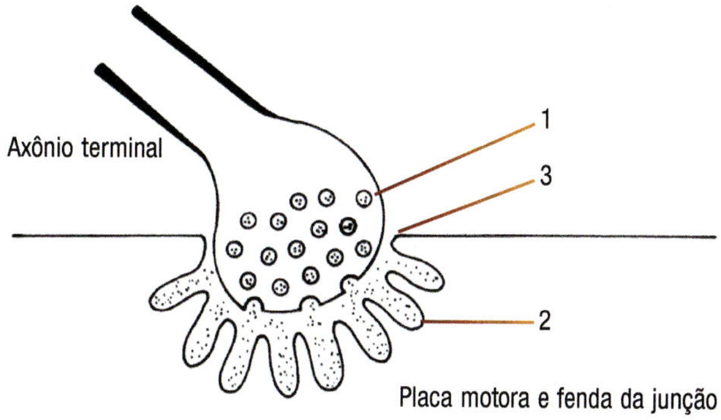

Figura 21.11 – Esquema da fenda da junção neuromuscular. A acetilcolina liberada no interior da fenda liga-se aos receptores da fibra muscular, permitindo a entrada de íons de sódio para iniciar a despolarização que causa a contração: **1.** vesícula contendo a acetilcolina; **2.** recesso onde estão os receptores; **3.** fenda da junção.

• Depressão do sistema nervoso central

Vários agentes farmacológicos podem deprimir a atividade neuronal. Quando essa depressão é muito intensa, os centros respiratórios são comprometidos, de modo a causar uma parada respiratória central. Entre as substâncias capazes de deprimir o sistema nervoso central (SNC), estão os agentes anestésicos em geral, os barbitúricos, os opioides, os tranquilizantes, os antidepressivos e os neurolépticos, além de várias outras, quando administradas em doses tóxicas, por exemplo o álcool comum das bebidas. Os anestésicos são usados exatamente por sua ação depressora do SNC. O sono anestésico é um tipo de estado de coma induzido e controlado pelo anestesista com o fim de permitir os atos cirúrgicos que não podem ser realizados com o paciente consciente. Não seria sensato tentar resumir aqui o mecanismo bioquímico da parada respiratória causada pelos diversos grupos de substâncias. O leitor deve consultar os compêndios de Farmacologia.

Arritmias ou parada cardíaca

Arritmias são alterações da frequência ou da forma das contrações do músculo cardíaco. A maioria dessas alterações não chega a causar a morte do indivíduo, mas taquicardias muito intensas e a fibrilação ventricular podem matar. A *fibrilação* é uma forma de parada cardíaca em que as fibras musculares continuam a se contrair, mas sem a coordenação necessária para que haja o esvaziamento dos ventrículos. Em outras ocasiões, há uma parada genuína em que a musculatura cardíaca realmente não se contrai – é a *assistolia*.

Algumas intoxicações causam arritmias fatais. São exemplos aquelas causadas pelas chamadas *catecolaminas* (adrenalina, noradrenalina, isoproterenol) e por substâncias de efeito análogo, como a cocaína. Esta facilita e amplia a ação da noradrenalina existente normalmente nas terminações das fibras nervosas simpáticas, que atuam no músculo cardíaco aumentando sua excitabilidade e contratilidade. A cocaína bloqueia a recaptação da noradrenalina liberada na fenda sináptica, de modo a perpetuar os seus efeitos (Figura 21.12).

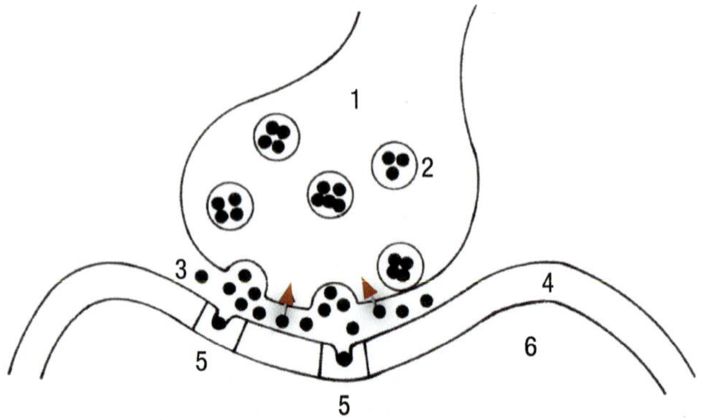

Figura 21.12 – Sinapse entre o axônio terminal noradrenérgico e a célula efetora (p. ex., músculo cardíaco): **1.** bulbo terminal do axônio; **2.** vesícula que contém noradrenalina; **3.** fenda da sinapse; **4.** membrana da célula cardíaca; **5.** receptores para noradrenalina; **6.** célula muscular cardíaca. A cocaína impede o reingresso da noradrenalina no bulbo terminal (setas), o que causa o seu acúmulo na fenda.

Lange[45] refere que os distúrbios do ritmo cardíaco causados pela cocaína ocorrem principalmente em pessoas que já tenham alguma lesão isquêmica do miocárdio. Mas é possível também em usuários crônicos, talvez por apresentarem lesão muscular pelo próprio uso repetido da droga. Também causam arritmias graves as anfetaminas e, paradoxalmente, alguns agentes usados no tratamento desses distúrbios, como a quinidina e a procainamida[46].

As paradas cardíacas por falta de contração são observadas na intoxicação pelos sais de potássio, dos quais o principal é o cloreto. A hiperpotassemia deprime a produção e a condução dos estímulos à contração do músculo cardíaco a ponto de provocar a parada definitiva do coração quando sua concentração no sangue atinge cerca de 8 a 9 mEq/L (normal = 4 a 5). Substâncias como a digoxina (metabólito da digitoxina, um cardiotônico), em doses tóxicas, agem por meio da elevação dos níveis plasmáticos do potássio e acabam por impedir a contração do coração[47].

• Fatores que modificam a ação tóxica

Além da via de introdução, vários outros parâmetros modificam a ação sistêmica dos tóxicos.

Suscetibilidade individual

A metabolização das substâncias introduzidas no organismo depende da presença de receptores e da atuação de enzimas capazes de com elas interagir. Se a substância introduzida é naturalmente tóxica, as enzimas capazes de transformá-la aliviam o organismo de sua presença prejudicial. Já se a substância for praticamente inócua, porém seus produtos de transformação metabólica forem tóxicos, a ação das enzimas que a transformam passa a ser nociva para o indivíduo. Como o equipamento enzimático de cada indivíduo, e de cada espécie, depende do seu DNA, a presença ou a ausência de código para produzir determinada enzima pode ser benéfica ou maléfica. Como consequência, os indivíduos podem nascer com maior sensibilidade a determinadas drogas – *hiper-reatividade* – ou apresentar *hiporreatividade*. E isso pode ser um atributo da sua espécie animal, ou o resultado de uma mutação dentro da população da própria espécie. Alguns autores chamam a hiper-reatividade de *idiossincrasia*, enquanto outros consideram idiossincrasia as respostas incomuns tanto para mais como para menos[48]. Não se trata, aqui, de reação de hipersensibilidade imunológica. Esta modifica a ação das drogas, mas depende de uma prévia sensibilização do indivíduo. Como exemplo, temos a produção de antissoro contra venenos de cobra pela injeção repetida de pequenas doses em animais de grande porte, como equinos. A hiporreatividade também é denominada *tolerância*.

Hiper-reatividade

A isoniazida, usada no tratamento da tuberculose, é metabolizada no fígado por uma enzima, a *N*-acetil-transferase, que a transforma em acetilidrazina e ácido nicotínico. Há pessoas que fazem essa reação de modo rápido e outras que o fazem de modo lento, na dependência da atividade dessa enzima. O uso prolongado dessa droga costuma ser acompanhado por sintomas de toxidez para o sistema nervoso e para o fígado. Independentemente de serem acetiladores rápidos ou lentos, há indivíduos que, em cerca de 2 meses de uso continuado, apresentam um quadro de hepatite medicamentosa semelhante, histologicamente, à hepatite por vírus. Como essas complicações não são acompanhadas de outros sintomas que caracterizem uma reação imunológica, os autores em geral acreditam que se trate da ação tóxica de metabólitos da isoniazida, formados apenas nesses pacientes por modificação da ação das enzimas envolvidas no seu metabolismo[3,49,50]. É interessante acrescentar que a incidência dessa hepatite aumenta com a idade do paciente[3,50].

A succinilcolina é uma droga usada como relaxante muscular, tanto em anestesia como no controle das convulsões geradas pelo eletrochoque empregado em psiquiatria. É metabolizada por uma colinesterase, e sua ação, em geral, é rápida. Mas há pessoas que têm pouca atividade da colinesterase e, por isso, apresentam uma ação bem mais longa do que a maioria[3].

Um dos agentes usados no tratamento da malária, a primaquina, pode causar hemólise e oxidação do núcleo heme da hemoglobina em um pequeno percentual de pacientes porque eles têm deficiência da enzima glicose-6-fosfatodesidrogenase. Há uma distribuição étnica dessa alteração, que ocorre em cerca de 10% dos negros americanos e em alguns grupos de europeus[3,51,52].

Algumas famílias têm indivíduos que nascem com deficiência de uma enzima responsável pela redução do ferro trivalente da metemoglobina para ferro divalente. Essas pessoas costumam apresentar efeitos tóxicos, por vezes graves, quando expostas a substâncias capazes de oxidar a Hb para metemoglobina. A enzima é a diaforase, também chamada de *metemoglobina redutase*. Outro grupo nasce com um defeito na própria hemoglobina: uma alteração na sequência dos aminoácidos da cadeia β da molécula. Esses indivíduos costumam produzir muito mais metemoglobina do que o normal quando expostos a uma substância metemoglobinizante[3].

Algumas pessoas sofrem de uma doença metabólica transmitida por um gene dominante autossômico, chamada *porfiria aguda*. Pois bem, esses indivíduos costumam ter crises caracterizadas por dor abdominal, por vezes intensa a ponto de simular um quadro de peritonite, desencadeadas pelo uso de barbitúricos, sulfonas e vários outros tipos de drogas, como agentes anti-infecciosos (eritromicina, rifampicina, griseofulvina)[3,53]. A enzima deficiente é a desaminase do porfobilinogênio[53].

Tolerância

A tolerância natural pode resultar de defeito enzimático que dificulta a metabolização de drogas que são inócuas inicialmente, mas que se tornam nocivas depois de metabolizadas e transformadas em metabólitos tóxicos. O exemplo mais conhecido e estudado é o do tetracloreto de carbono (CCl_4). Para que ele se torne mais tóxico, é preciso que seja oxidado no fígado por um grupo de enzimas conhecido como *sistema de oxidases de função mista* (MFO), presentes no retículo endoplasmático dos hepatócitos, que o transformam em um radical ativo CCl_3. Esse metabólito do CCl_4 destrói as membranas celulares e causa necrose das células hepáticas. A maioria dos mamíferos dispõe desse complexo de enzimas, mas aves, como as galinhas, não. Por isso, estas são bastante resistentes ao veneno[50].

Outra forma de tolerância natural surge pela seleção natural. É o que ocorre quando uma população é agredida por um agente químico, por exemplo, inseticidas como o DDT no combate à malária. O uso continuado leva ao aparecimento de mosquitos mutantes resistentes. O mesmo mecanismo explica a resistência bacteriana aos antibióticos.

Mas a tolerância pode ser adquirida. Conta a história que Mitrídates VI, o último e mais famoso rei de Ponto, um Estado independente localizado ao Sul do Mar Negro, que foi conquistado pelos romanos no século I a.C., homem de muita força física, costumava tomar pequenas doses de vários tipos de veneno. No ano de 63 a.C., ao ser traído pelo seu exército, liderado por seu próprio filho, tentou o suicídio pela ingestão de veneno, mas não morreu. Ordenou, então, a um soldado mercenário da Galácia que o matasse, o que foi feito. A morte de familiares na busca do poder, comum entre as famílias reais antigas, já havia sido praticada por ele, que matara a própria mãe e os irmãos[54]. Mais tarde, a adaptação do organismo a um veneno passou a ser conhecida como *mitridatização*, e o fenômeno, como *mitridatismo*.

É fato corriqueiro que pessoas acostumadas ao consumo de álcool custam a ficar embriagadas. Além disso, costumam necessitar de doses mais elevadas de anestésicos para que se obtenha o necessário efeito depressor do SNC. Isso se deve ao fenômeno da *indução enzimática*. A explicação, de modo resumido, está no fato de que algumas substâncias, como o álcool, barbitúricos e outras, têm a capacidade de estimular a síntese de enzimas do sistema de oxidases que metabolizam o próprio álcool e também substâncias depressoras do sistema nervoso, inclusive drogas ilícitas[50]. Um dos aspectos da dependência de drogas é a necessidade de doses progressivamente maiores para a obtenção do mesmo efeito, o que se chama de *hábito*, uma forma de tolerância adquirida.

Peso

Pessoas de grande massa corporal têm mais sangue do que as de pequena. Por isso, a dose de qualquer droga deve ser prescrita em função dessa variável para que a concentração eficaz seja alcançada. Da mesma forma, os agentes tóxicos são diluídos no sangue depois de absorvidos. Assim, a dose letal para uma pessoa, excluindo outras variáveis, é proporcional ao seu peso.

Idade

É uma variável que não pode ser encarada apenas em função do volume corporal, mas como consequência de diferenças entre o metabolismo do adulto e o da criança. Experiências sobre a toxidez do tetracloreto de carbono em ratos demonstraram que os recém-nascidos são muito mais resistentes do que os adultos. A causa da diferença é a baixa atividade do sistema de oxidases microssômicas hepáticas (MFO), que só adquire o nível normal depois de 1 semana do nascimento. O mesmo ocorre nos seres humanos: os recém-nascidos têm atividade muito diminuída dessas enzimas[50]. Isso, no entanto, torna-os mais sensíveis a drogas como o cloranfenicol, um antibiótico, e analgésicos opioides[55].

Patologia prévia

Não é difícil de entender que indivíduos com doenças hepáticas ou renais sejam agredidos mais intensamente pelas substâncias tóxicas. Como o fígado é o principal órgão detoxificador e os rins, a via mais comum de excreção, fica claro que o mau funcionamento desses órgãos causa um acúmulo das drogas introduzidas no organismo. Assim, antes de administrar uma droga qualquer, os médicos devem avaliar o risco do seu uso por pessoas doentes. Daí decorrem contraindicações absolutas na prática terapêutica que, quando não atendidas, podem instruir processos por erro médico na dependência das consequências. Por exemplo, não se deve dar anticoagulantes à base de dicumarínicos a pacientes com insuficiência hepática porque eles já têm deficiência de vitamina K.

Associação de drogas

A introdução no organismo de mais de uma droga pode resultar no aumento, na diminuição, ou não interferir nos efeitos biológicos de cada uma delas. Essa interação deve ser chamada de: *farmacocinética*, quando uma interfere na velocidade de absorção, na ligação com proteínas de transporte, na metabolização ou na taxa de excreção da outra droga; ou *farmacodinâmica* quando uma atuar no mecanismo de ação da outra, seja nos receptores, seja na ação final[56].

Duas drogas, A e B, podem ter *efeito aditivo*. Isso quer dizer que o resultado final será a soma do efeito de uma com o da outra. Em geral, isso ocorre quando elas são similares. Quando o efeito de A mais B for maior do que o aditivo, estaremos diante do *sinergismo*. É o que ocorre nas intoxicações por tetracloreto de carbono em pessoas alcoolizadas. Outro tipo de sinergismo é a *potencialização*, em que A é muito bem tolerada, mas, na presença de B, torna-se tóxica em doses menores – associação de álcool e benzodiazepínicos. Em anestesia, podemos imaginar que A seja um pré-anestésico e B, o anestésico. O uso de A faz com que se necessite de uma dosagem menor de B para conseguir o efeito desejado. Por exemplo, o uso do diazepam diminui a quantidade de anestésico geral a ser usada para se atingir um mesmo nível de anestesia. Outro exemplo é o perigo de se dar ácido acetilsalicílico (AAS) a pessoas sob uso de anticoagulantes orais. O risco de hemorragia grave aumenta porque o AAS suprime um dos mecanismos de hemostasia, a agregação de plaquetas para iniciar a coagulação, que já está comprometida pela competição do anticoagulante em relação à ação coagulante da vitamina K[57].

Mas as associações também podem agir no sentido contrário. Haveria um *antagonismo* entre A e B. Na realidade, há mais de uma forma de ação antagônica. A mais comum é com relação aos receptores, em que uma droga que se liga ao receptor não tem efeito, mas impede que outra capaz de produzir aquele efeito se una ao receptor – *antagonismo por competição*. A naloxona bloqueia os receptores para os opiáceos, como a morfina, e diminui os seus efeitos depressores sobre os centros respiratórios[38]. A mifepristona compete com a progesterona na ligação com seus receptores endometriais. Desse modo, impede a reação decidual, indispensável para a manutenção da nidação do ovo fecundado, e causa aborto[58]. O efeito antagônico pode ser obtido também pela neutralização do tóxico. É o princípio básico da *antidotia*. Assim, A reage com B de modo que sobra menos B para atuar toxicamente. O British anti-Lewisite (BAL) é um agente quelante para os metais pesados, como o chumbo, o arsênio e o mercúrio, e forma com eles um composto estável, retirando-os de circulação. Serve como antídoto nas intoxicações por esses elementos[57]. Foi descoberto pelos ingleses e usado durante a Primeira Guerra Mundial.

Intoxicações crônicas

Há situações em que o indivíduo fica exposto com frequência ao contato com substâncias tóxicas, acidental ou deliberadamente. Na verdade, são mais comuns as intoxicações crônicas acidentais relacionadas à poluição dos locais de trabalho. Mas a ação prolongada e repetida dos tóxicos pode resultar também do uso voluntário, medicamentoso ou abusivo. As intoxicações crônicas de origem criminosa, porém, constituem, atualmente, raridade. Procuraremos abordar os aspectos forenses dessas intoxicações nessa mesma ordem.

• Intoxicações profissionais

Os diversos ramos da atividade laborativa humana expõem os trabalhadores a uma crescente gama de substâncias. Estas contaminam o ambiente como poluentes do ar, entram em contato direto com sua pele ou penetram no organismo por qualquer outra via. Qualquer que seja a forma de exposição, porém, o traço comum é a continuidade da agressão. Além disso, não se pode esquecer de que qualquer ambiente de trabalho pode expor o profissional a mais de um poluente químico.

Deve-se pensar em intoxicação profissional quando quadros clínicos complexos e de difícil esclarecimento etiológico surgem com sintomatologia semelhante entre número razoável de operários encarregados de executar uma mesma tarefa. A melhora clínica, com frequência, coincide com as férias ou com os períodos de licença para tratamento, mas se nota recrudescência dos sintomas pela retomada das atividades profissionais. As substâncias suspeitas devem estar presentes no ambiente de trabalho e ser capazes de causar dano por ação cumulativa, sem aparecimento de tolerância. Sua dosagem no paciente tem que ser maior do que a encontrada na população em geral.

A experiência acumulada na prática da Medicina do Trabalho permitiu que se estabelecessem valores máximos toleráveis de poluição do ambiente. O tipo de poluição mais comum é a do ar por gases e por substâncias voláteis. Mas também são importantes os aerossóis e as poeiras industriais. Quando se trata de gases e vapores, os valores máximos permitidos são referidos em *partes por milhão* no ar. No caso de poeiras e aerossóis, a relação é em *milhão de partículas por metro cúbico* de ar. Os manuais de Medicina do Trabalho trazem informações mais específicas relativas aos diversos agentes[59].

Alguns poluentes dos ambientes de trabalho já estão bem caracterizados como causas de doenças profissionais. O Anexo II do Decreto n. 3.048/1999 lista as substâncias reconhecidas como causadoras de acidentes do trabalho e de doenças profissionais, bem como as atividades laborativas relacionadas a cada tipo de poluente.

• Intoxicações medicamentosas

Várias doenças crônicas obrigam os pacientes ao uso prolongado de medicamentos. É o que ocorre em cardiopatias, algumas formas de reumatismo, disfunções hormonais, doenças neurológicas e psiquiátricas. São exemplos a epilepsia, as psicoses, as doenças infecciosas, como a tuberculose, a hanseníase etc. Assim, podem ocorrer sinais de intoxicação pelo acúmulo exagerado do medicamento no organismo, principalmente se capaz de formar depósitos por se combinar firmemente com elementos celulares. Além disso, pode haver necessidade da introdução de outra droga para fazer face a uma emergência, por exemplo uma lesão traumática, e ocorrer interação medicamentosa com efeitos adversos ao paciente. A seguir, daremos alguns exemplos.

É comum que pacientes cardiopatas precisem tomar algum cardiotônico digitálico, como a digitoxina, usar hipotensores, diuréticos etc. Como uma das ações da digitoxina é diminuir a ação da enzima que mantém o sódio fora das células e o potássio dentro delas, além de os diuréticos reduzirem a concentração do potássio no sangue, os dois efeitos se somam em longo prazo e causam perturbação do ritmo e da coordenação dos batimentos cardíacos (arritmias), o que pode causar a morte. A intoxicação digitálica produz alterações no traçado do eletrocardiograma (ECG), que deve ser feito para acompanhar o tratamento[60].

Doentes reumáticos em uso prolongado de AAS podem apresentar hepatite medicamentosa, ou gastrite com possível erosão da mucosa e sangramento digestivo. Quanto aos pacientes com insuficiência hepática grave, devem evitar o AAS porque já têm tendência a sangramentos por deficiência de fatores da coagulação produzidos pelo fígado, uma vez que ele reduz a agregação das plaquetas, um importante mecanismo de defesa contra hemorragias[61].

O uso do paracetamol em pacientes epilépticos controlados por barbitúricos os expõe a um risco maior de lesão hepática. Como os barbitúricos induzem aumento de atividade das enzimas do sistema de oxidação mista dos hepatócitos (MFO) e essas enzimas reagem com o paracetamol produzindo um radical ativo que lesa as membranas celulares, esses pacientes terão maior quantidade desse radical e possível hepatite medicamentosa[7].

Pacientes psicóticos em uso de neurolépticos, como o haloperidol, em longo prazo, apresentam aumento do tônus muscular, chegando a um quadro que se confunde com o parkinsonismo. Além disso, essas drogas podem causar uma grave complicação, já comentada no Capítulo 19 – Lesões e Morte por Ação Térmica, a síndrome neuroléptica maligna[62]. Ainda na psiquiatria, o tratamento das depressões graves com antidepressivos tricíclicos sujeita os pacientes a um efeito anticolinérgico intenso, do qual resultam episódios de hipotensão postural e possíveis quedas. Além disso, aumenta o risco de insolação, principalmente para pacientes idosos[62].

• Toxicomanias

O uso abusivo e repetido de drogas que causam dependência física ou psíquica acaba levando as pessoas predispostas a se tornarem toxicômanas, viciadas. É interessante frisar que a maioria dos usuários não se torna dependente, apenas aqueles com base genética. Para Uhl[63], a vulnerabilidade ao alcoolismo e à dependência de drogas tem 60% de participação genética. Os outros fatores seriam de ordem social e psicológica. A vinculação da dependência a fatores genéticos tem sido demonstrada por meio de vários trabalhos em que os autores verificaram maior incidência de alcoolismo em filhos de pais alcoólatras que foram adotados por pessoas não alcoólatras, quando comparados com os filhos biológicos do casal adotante. É mais frequente mesmo quando comparada com a incidência do alcoolismo em filhos adotivos de pais alcoólatras. Além disso, gêmeos univitelinos (mesma composição genética) apresentam maior concordância quanto à incidência de alcoolismo do que os bivitelinos (geneticamente diferentes)[64].

A dependência costumava ser dividida em física e psíquica. Na física, a retirada da droga teria que levar à crise de abstinência, caracterizada por profundo mal-estar psicológico acompanhado de sintomas e sinais orgânicos, por exemplo sudorese, lacrimejamento, tremores, calafrios, dores pelo corpo, cólicas abdominais, náuseas e vômitos no caso dos opiáceos. Na psicológica, os dependentes sentiriam a necessidade imperiosa de consumir a droga ("fissura"), irritabilidade e depressão, sem a contrapartida de alterações somáticas[65]. Na realidade, os critérios para o diagnóstico da dependência são bem mais complexos. Atualmente, rejeita-se essa classificação, considerada uma simplificação exagerada. A partir dos estudos relacionados com a dependência à cocaína, foi reconhecido que há alterações neuroquímicas responsáveis pelos sintomas de ansiedade, depressão, fadiga e sonolência que costumam acompanhar a interrupção do uso. O sistema nervoso estabelece um estado geral de adaptação à droga, *neuroadaptação*, principalmente no sistema límbico, relacionado com a sensação de prazer[64,66].

As substâncias que atuam no psiquismo são chamadas de *psicoativas*, ou *psicotrópicas*. Podem ser classificadas em drogas psicolépticas, psicoanalépticas e psicodislépticas, conforme exerçam, respectivamente, ação depressora, estimulante ou perturbadora da atividade psíquica do cérebro. Mas é preciso não aderir muito rigidamente a essa divisão. Por exemplo, o álcool, que é um depressor, atua como excitante em doses baixas, provocando um estado de liberação comportamental. Alguns componentes do grupo das anfetaminas, que são excitantes, causam alucinações. É o caso do *ecstasy*. Além do mais, o grupo dos psicodislépticos é bastante heterogêneo, produzindo estados delirantes e alucinações que podem ser acompanhados de excitação ou de depressão, conforme o agente e a reação individual.

A seguir, analisaremos aspectos toxicológicos particulares dos principais integrantes de cada grupo.

Psicolépticos

Podem ser enquadrados nesse grupo o álcool etílico (etanol), os barbitúricos, os opiáceos e os benzodiazepínicos.

Álcool etílico (etanol)

É a substância depressora mais consumida no mundo. Tem muita importância médico-legal porque grande parte dos homicídios e a maioria dos acidentes de trânsito estão relacionados com o seu uso. Jones revisou 25 mil necrópsias forenses e encontrou teste positivo para álcool no sangue de 32% dos corpos[67]. Mas não serão abordados aqui os aspectos psiquiátricos da embriaguez nem do alcoolismo crônico, tema do Capítulo 34 – Estudo Médico-Legal das Dependências Químicas (Toxicomanias). Ater-nos-emos aos aspectos toxicológicos.

A absorção do álcool é rápida porque é muito solúvel em água. Começa já na mucosa oral, mas é no estômago que se intensifica, para se tornar máxima no intestino delgado. A velocidade de absorção varia na dependência de vários fatores. Para uns, em 30 a 60 minutos, cerca de 80% a 90% já foram absorvidos[68]. Outros afirmam que são absorvidos 60% em 1 hora e 90% em 1 hora e meia[69]. Contudo, depende do estado de plenitude do estômago. Se a pessoa bebe sem, simultaneamente, comer alguma coisa, a absorção é muito acelerada, principalmente porque o álcool atinge o intestino delgado precocemente. A curva da alcoolemia, quando são comparados dois episódios de ingestão de álcool nos mesmos indivíduos, em jejum e depois de se alimentarem, mostra que as taxas máximas são mais elevadas e mais precoces quando a ingestão é feita com o estômago vazio. Mas há grande variação de uma pessoa para outra. Por isso, não é possível prever com que velocidade se dará a absorção em cada indivíduo em particular[67]. Além disso, uma refeição plena de alimentos gordurosos forra a mucosa gástrica e retarda ainda mais a absorção, pois o álcool não é solúvel na gordura.

O tipo de bebida e o seu teor alcoólico são importantes na velocidade de absorção. O pico atingido pelo consumo de cerveja não passa de 50% do decorrente da ingestão de destilados[69]. Acredita-se que bebidas alcoólicas gaseificadas, como o champanhe, permitam absorção mais rápida. Entretanto, as destiladas, de teor alcoólico muito alto, podem causar espasmo do piloro e diminuição do peristaltismo gástrico, retardando sua passagem para o intestino delgado[69].

A gradação alcoólica costuma vir escrita no rótulo das garrafas. Mas não há um consenso quanto à unidade a ser usada. Alguns fabricantes usam o percentual de álcool volume por volume; outros, massa por volume. Como a densidade do álcool é de 0,79, a representação do teor alcoólico em volume por volume costuma ser maior do que se for massa por volume. Um teor de 40% vol/vol corresponde a 31,6 em massa/vol. Há, ainda, os que usam uma escala medida em graus Gay-Lussac (°GL). Essa escala foi construída a partir da diluição do álcool com água destilada, partindo-se do mais concentrado para o mais fraco. Sua vantagem é levar em conta a massa e o volume ao mesmo tempo[70].

A Tabela 21.1 apresenta os teores alcoólicos de algumas bebidas nacionais e estrangeiras.

Tabela 21.1 – Teor alcoólico de algumas bebidas.

Gênero	Espécie	Marca	Origem	Gradação*
Destilados	Gim	Seager's	Brasil	45,3%
		Gilbey's	Brasil	43,5%
	Uísque	Ballantines	Escócia	43%
		Grant's	Escócia	43%
		Old Parr	Escócia	43%
	Cachaça	Velho Barreiro	Brasil	40 °GL
		Pirassununga	Brasil	39 °GL
	Rum	Baccardi	Brasil	40 °GL
		Montilla	Brasil	38%
	Cointreau	Cointreau	Brasil	40 °GL
	Conhaque	Macieira	Brasil	39%
		Dreher	Brasil	38%
	Vodca	Rodnik	Rússia	40%
		Orloff	Brasil	38%
Licores		Campari	Brasil	28,5%
		Frangelico	Itália	24%
		Anisete	Brasil	18%
Vermutes	Seco	Martini	Brasil	18%
		Tio Pepe	Espanha	15%
	Branco	Martini	Brasil	16%

(*Continua*)

Tabela 21.1 – Teor alcoólico de algumas bebidas. (*Continuação*)

Gênero	Espécie	Marca	Origem	Gradação*
Vinhos	Doce licoroso	Porto Ruby	Portugal	18%
		Moscatel de Setúbal	Portugal	18%
	Tinto	Terrazas de los Andes	Argentina	13,7%
		Periquita	Portugal	12,5%
		Bolla	Itália	12,5%
		Clos des Nobles	Brasil	12%
		Chateau Duvalier	Brasil	10,5%
	Branco	Terrazas de los Andes	Argentina	13%
		Almadén	Brasil	11,5%
		Clos des Nobles	Brasil	11%
Espumante		Chandon	Brasil	11,9%
		Pol Clement	França	10,5%
Cerveja	Clara	Antarctica	Brasil	5%
		Brahma	Brasil	4,8%
		Skol	Brasil	4,7%
		Itaipava	Brasil	4,5%

*% em proporção de volume; GL – grau Gay-Lussac.

Depois de absorvido, o álcool é levado, através dos ramos da veia porta, ao fígado, onde sofre a ação das enzimas hepáticas. Cerca de 90% a 98% do álcool ingerido são oxidados. O restante é eliminado, sem ser metabolizado, pelos rins, pulmões e secreções como o suor, a saliva e o leite[68,69,71]. As enzimas mais importantes são as desidrogenases presentes no citosol (parte líquida do citoplasma dos hepatócitos), que oxidam o etanol a aldeído acético. Há cerca de 20 desidrogenases hepáticas, algumas de ação mais rápida do que outras. Outro grupo de enzimas que oxidam o etanol está presente na membrana do retículo endoplasmático liso dos hepatócitos e tem importância no alcoolismo crônico ou após ingestão abundante. São as enzimas do ***m****icrosomal* ***e****thanol* ***o****xidizing* ***s****ystem* (MEOS). Sua quantidade aumenta nos hepatócitos pela repetição frequente da exposição ao álcool. É o fenômeno chamado de *indução enzimática*, responsável pela maior tolerância dos alcoólatras às grandes libações[72]. Nos bebedores moderados a leves, são de pouca importância[67,73]. Pequena parcela do álcool é oxidada pela ação de catalases[67].

Mais de 90% do aldeído acético são oxidados rapidamente a acetato pelas aldeído-desidrogenases, principalmente a que está nas mitocôndrias, designada pela sigla ALDH2. Foi provado que há duas isoenzimas ALDH2: uma ativa e outra inativa. A inativa foi achada em japoneses e habitantes do sudeste asiático. Como os japoneses tendem a metabolizar o álcool rapidamente, os que têm a forma inativa da ALDH2 passam a acumular o aldeído e a sentir os seus efeitos tóxicos, como cefaleia, rubor facial e taquicardia. Por isso, evitam beber[72].

Recentemente, tem-se dado valor à via não oxidativa de eliminação do etanol. Por essa via, são produzidos compostos como glicuronato de etila, sulfato de etila, fosfatidil etanol e ésteres de ácidos graxos. Como são reações mais lentas, os produtos formados custam um pouco mais para atingir sua concentração máxima no sangue e demoram mais para serem eliminados. Por isso, tem-se dado valor médico-legal à pesquisa e dosagem do glicuronato de etila, pois se mantém presente no sangue mesmo depois do desaparecimento do etanol, o que atestaria a ingestão de bebida alcoólica, além de afastar a possibilidade de contaminação da amostra[67].

A velocidade de metabolização tem importância médico-legal, pois o seu conhecimento permite avaliar, retrospectivamente, o teor alcoólico no sangue de uma pessoa envolvida em uma ocorrência policial no momento do fato. Mas essa avaliação só tem valor após se atingir o pico da concentração. Enquanto houver álcool para ser absorvido, ela não deve ser feita. É medida em termos de queda da alcoolemia relacionada ao tempo. Em média, pode-se dizer que o fígado reduz a alcoolemia em torno de 0,15 a 0,18 g/L/h[13,69]. Jones[67] refere que a velocidade de metabolização pode ser classificada como lenta (0,08 a 0,1), moderada (0,1 a 0,15), rápida (0,15 a 0,25) e ultrarrápida (0,25 a 0,35), medida em g/L/h. Além disso, o homem metaboliza mais rapidamente que a mulher. Se o indivíduo for um metabolizador rápido, qualquer dosagem feita fornecerá um valor que, se usado para cálculo da alcoolemia no momento da ocorrência, resultará em uma possível taxa mais baixa do que a real.

Por esse fato e pela possível interferência de outras variáveis, Marlet[71] propôs que fossem feitas duas coletas em intervalo de tempo conhecido. Dispondo da dosagem de cada amostra de sangue colhida, é possível fazer-se o cálculo da alcoolemia no momento do delito, seja lançando os dados em um papel milimetrado, seja usando uma fórmula geométrica (Figura 21.13).

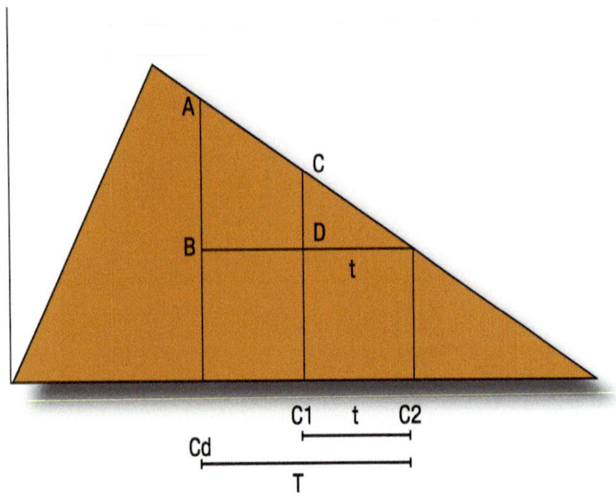

Figura 21.13 – Nesta figura, o segmento CD é a diferença de concentração entre a primeira amostra, C1, e a segunda amostra, C2. T é o tempo entre o delito e a segunda dosagem; t é o intervalo entre as duas dosagens, C1 e C2; Cd é a concentração à época do delito. Pelas propriedades dos triângulos retângulos, CD/t = AB/T. O segmento AB pode, então, ser calculado e somado a C2 para se achar o valor de Cd.

Outra variável que interfere nessa avaliação é o fato de haver uma espécie de fadiga do conjunto de enzimas de oxidação do etanol quando a sobrecarga é intensa. Sua capacidade de eliminar o álcool não é diretamente proporcional à dose ingerida. A velocidade de metabolização diminui[67].

Como já referimos, cerca de 2% a 3% do álcool consumido é eliminado pela urina, cuja produção aumenta sob sua influência. O pico de concentração alcoólica na urina ocorre cerca de 1 hora depois de se atingir a alcoolemia máxima e coincide com o período de maior volume urinário[67].

O uso da urina para dosagem tem a vantagem da fácil obtenção, mas traz sérios problemas na interpretação dos resultados. Primeiro porque a quantidade de álcool no filtrado glomerular equivale à do sangue, mas a reabsorção desse filtrado ao longo dos túbulos renais faz com que a urina tenha concentração maior do que a sanguínea, na proporção de 123:100[69]. Segundo, é possível que já houvesse urina na bexiga quando o indivíduo começou a beber, o que seria um fator de erro pela redução da concentração alcoólica nessa amostra. Também é prejudicada porque o teor na urina representa uma média dos valores ao longo do tempo em que a urina se acumula na bexiga, não um valor referido a determinado momento[69].

O chamado *bafômetro* é um aparelho usado para medir a quantidade de álcool eliminada pelo ar expirado. Mas só o ar alveolar reflete fielmente o teor alcoólico do sangue, uma vez que os vapores atravessam a barreira alveolocapilar. Contudo, ao se fazer a medição pelo ar expirado, é preciso levar em consideração o ar residente no chamado *espaço morto respiratório* (vias aéreas superiores, traqueia e brônquios), que se mistura com o ar alveolar no momento da expiração. Os aparelhos comercializados, em geral, já fazem uma compensação para esse fator de erro. Suas escalas são aferidas para representar equivalentes da alcoolemia no momento do teste. A maioria trabalha usando uma proporção de 2.000 a 2.300/L, ou seja, a quantidade de álcool contida em 2 a 2,3 litros de ar equivale à presente em 1 mL de sangue[67].

No caso de coleta de sangue para avaliação de alcoolemia em cadáver, a taxa vai mostrar a concentração no momento da morte. Sua contribuição ao esclarecimento dos fatos só será importante se conhecido o intervalo entre a ocorrência e a morte. Assim, em casos de atropelamento com morte no local, o teor alcoólico da vítima, se elevado, pode ser usado pela defesa para tentar isentar o motorista de culpa. Mas, se a vítima for socorrida e passar algum tempo em um leito hospitalar, o exame poderá dar, inclusive, resultado negativo, por já ter sido eliminado todo o álcool. Além disso, é preciso atentar para o local da coleta da amostra de sangue, uma vez que alguns fatores podem interferir no resultado da dosagem.

Enquanto não tiver sido atingida a alcoolemia máxima, o teor do sangue arterial é até 40% maior que o do sangue venoso[13]. A maior concentração, no entanto, é a da veia porta, que tem todo o álcool absorvido no tubo digestivo antes da ação do fígado. A predominância no sangue arterial com relação ao venoso, nas cavidades cardíacas, deve-se ao fato de o sangue venoso ser aquele que já foi distribuído por todo o corpo, por onde perde razoável quantidade do álcool. É preciso, ainda, que se evite colher o sangue extravasado para as grandes cavidades, como a abdominal e as pleurais. O álcool contido no estômago costuma difundir-se para os tecidos e espaços vizinhos, onde se mistura com o sangue porventura extravasado de lesões viscerais, causando taxas excessivamente altas de alcoolemia. Quanto ao sangue das cavidades cardíacas, há controvérsias, mas Knight[29,69] aconselha que não se o use por causa da possibilidade de contaminação pós-morte por essa difusão.

Quando não for possível colher sangue do cadáver, seja por ter havido esquartejamento do corpo, seja por putrefação, ou outra causa, aconselha-se fazer a dosagem no humor vítreo (substância gelatinosa da parte posterior do interior do globo ocular). Depois do sangue, é o melhor lugar para fazer a dosagem do álcool. Mas é preciso atentar para alguns detalhes. Como o humor vítreo tem maior teor de água, sua concentração de álcool é maior do que a do sangue total, equivalendo à do plasma. A proporção é de 1,2:1. Mas isso não é verdadeiro na fase de absorção porque a concentração do sangue está em ascensão e a difusão do álcool do sangue para o vítreo é lenta. Como a dosagem nele reflete a alcoolemia de 1 a 2 horas antes, durante a absorção a concentração no vítreo é menor[13]. Outra vantagem do vítreo é o fato de ficar protegido, por um tempo razoável, das alterações de putrefação.

Acredita-se que a ação depressora do etanol esteja relacionada aos efeitos inibitórios do ácido gama-aminobutírico, um neurotransmissor presente no SNC. Agiria sobre os receptores desse neurotransmissor. Os efeitos começam pelos neurônios corticais, o que explica a desinibição e maior sociabilidade do bebedor no início da embriaguez[68]. Com o passar do tempo, a alcoolemia aumenta e vão sendo deprimidos os neurônios dos centros subcorticais. Knight[69] apresenta uma tabela dos efeitos neuropsíquicos de diversas concentrações alcoólicas no sangue, que transcrevemos na Tabela 21.2.

Tabela 21.2 – Efeitos neuropsíquicos do álcool.

Alcoolemia (mg/100 mL)	Efeitos
> 30	Dificuldade para tarefas finas, como dirigir
30 a 50	Sem capacidade para dirigir
50 a 100	Desinibição, loquacidade, risos e início de distúrbios sensoriais
100 a 150	Voz arrastada, distúrbio do equilíbrio
150 a 200	Nítida embriaguez, andar ébrio
200 a 300	Estupor, vômitos, possível coma
300 a 350	Estupor ou coma, perigo de aspiração de vômito
> 350	Perigo progressivo de morte por parada respiratória central

Fonte: Tabela 28.1 de Knight[35a].

Os valores da Tabela 21.2 representam a média obtida pela observação de numerosos indivíduos, o que significa que para cada pessoa pode haver discrepância nos dados comportamentais. Pessoas acostumadas a beber são mais resistentes e têm comportamento que seria observado com taxas menores na população em geral. Por isso, o diagnóstico do estado de embriaguez tem que ser feito em bases clínicas. O mesmo ocorre com a dose letal. Knight[69] cita um caso relatado por Johnson e colaboradores, em que uma mulher sobreviveu a 15 g/L. A maioria teria morrido antes de alcançar essa concentração. Jones[67] relata 693 casos de morte por intoxicação alcoólica em que a alcoolemia mais frequente foi de 3,6 g/L.

Barbitúricos

São fármacos derivados da malonilureia, que foi sintetizada já em 1864 e ficou conhecida como ácido barbitúrico. A partir dessa substância, em meados do século XX, já haviam sido produzidos mais de 3 mil derivados, mas a maioria, por vários motivos, não ganhou aceitação para uso clínico. Apenas cerca de 50 estão em uso na farmacopeia mundial atualmente. No Brasil, poucos são usados, como o tiopental (anestésico), o fenobarbital (antiepiléptico, hipnótico e sedativo) e o pentobarbital (hipnótico e sedativo). Os barbitúricos são produtos apolares e insolúveis em água, mas os seus sais – barbituratos – são solúveis e prontamente absorvidos no tubo gastrointestinal[74]. Depois da absorção, passam pelo fígado e são metabolizados em duas fases – oxidação e conjugação com o ácido glicurônico, que é eliminado pela urina. A velocidade dessas reações sofre variação de um indivíduo para o outro e com o tipo de composto[74]. Existem agentes de ação muito rápida, como o tiopental; e outros de ação muito lenta e prolongada, como o fenobarbital. Quanto mais lipossolúveis, mais rapidamente penetram no tecido nervoso[75].

O fenobarbital tem, além da ação depressora do SNC, a propriedade de induzir a síntese de enzimas hepáticas do sistema MFO, referido ao cuidarmos do metabolismo do álcool. Esse fenômeno torna o indivíduo mais resistente ao próprio barbitúrico e a várias outras substâncias. Além disso, pode ser usado para aumentar a conjugação da bilirrubina com o ácido glicurônico na doença de Gilbert[76].

Os barbitúricos agem nos centros nervosos relacionados ao sono por prolongarem o tempo de atuação inibitória do ácido gama-hidroxibutírico (GABA), um neurotransmissor inibitório. Conforme se aumenta a dose, os efeitos são sedação, indução do sono, anestesia e coma[75].

As intoxicações costumam ser por tentativas de suicídio e evoluem de modo semelhante à ação do álcool. O coma torna-se profundo e acompanha-se de depressão respiratória, com posterior queda da pressão arterial e choque por depressão da contração cardíaca. Ao longo desse curso, ocorre insuficiência renal. A dose letal varia entre 15 e 30 vezes a dose terapêutica. Nos de ação rápida, fica em torno de 2 a 3 g; e nos de ação lenta, como o fenobarbital, de 5 a 10 g[75].

Atualmente, não são mais usados como hipnóticos por causa do advento dos benzodiazepínicos, que são muito mais seguros.

Benzodiazepínicos

Surgiram nos anos 1960 como resultado de pesquisas com tranquilizantes como a clorpromazina e o meprobamato. Resultou um grupo cada vez mais numeroso de substâncias que passaram a ser usadas largamente como ansiolíticos, hipnóticos, miorrelaxantes e anticonvulsivantes. Substituíram os barbitúricos, principalmente como drogas usadas para induzir o sono, por sua maior segurança, já que são muito bem toleradas pelo organismo, sendo raros os casos de morte por ação medicamentosa em que tenham sido usadas isoladamente. A dose letal é cerca de 50 vezes maior do que a terapêutica[75]. Geralmente, as mortes resultam do uso de benzodiazepínicos associados a outros depressores do sistema nervoso, como o álcool, por exemplo. As intoxicações evoluem com perda da consciência, embora o paciente possa ser acordado, depressão respiratória pouco intensa e hipotensão arterial. Esta se deve à redução da resistência do leito vascular periférico e à diminuição da força contrátil do miocárdio[75].

A droga mais conhecida é o diazepam (Valium), mas a família é grande: bromazepam (Lexotan), nitrazepam (Sonebon), estazolam (Noctal), lorazepam (Lorax), flunitrazepam (Rohypnol), flurazepam (Dalmadorm), midazolam (Dormonid), triazolam (Halcion) e alprazolam (Frontal). O midazolam, por sua grande potência, tem sido usado como medicação pré-anestésica[74,75].

O uso dos benzodiazepínicos tornou-se tão popular que trabalhos feitos em São Paulo demonstraram que pouco mais de 10% da população adulta os têm utilizado, por mais de 1 ano, principalmente como indutores do sono. Se se considerar apenas a população psiquiátrica, a prevalência sobe para mais de 28%. Um estudo analítico da forma de obtenção de receitas, uma vez que se trata de medicamentos controlados, mostrou que cerca de 90% foram assinadas por clínicos, e não por psiquiatras[77].

A ação dos benzodiazepínicos em geral se faz nos receptores A do GABA, promovendo uma entrada de íons Cl^- para o interior dos neurônios e consequente hiperpolarização da membrana, que se torna menos excitável. São, portanto, inibidores da atividade neuronal. Como esses receptores são muito frequentes nas sinapses do SNC, podendo chegar a 50% conforme a área, nota-se como são importantes no funcionamento cerebral[77]. Os benzodiazepínicos são metabolizados no fígado por hidroxilação ou por conjugação com o ácido glicurônico, conforme o subgrupo a que pertençam[77]. Não se tem demonstrado a existência de quadros característicos de dependência psíquica ou física nos usuários crônicos de benzodiazepínicos, embora surjam alguns sintomas em alguns pacientes. É um tema ainda aberto a discussões.

Opiáceos

É preciso, incialmente, esclarecer que o grupo dos opiáceos inclui alcaloides presentes no ópio, como a morfina, substâncias semissintéticas deles derivadas, como a heroína, e outras totalmente sintetizadas em laboratório, como o fentanil. As substâncias sintéticas são conhecidas também como *opioides*. As substâncias desse grupo apresentam, em comum, forte poder analgésico, ação depressora do SNC e tendência a causar dependência e tolerância com a repetição do uso[78].

O ópio é a resina obtida do fruto da papoula – *Papaver somniferum*. Tem aspecto leitoso quando fresca e assume coloração parda mais ou menos clara quando desidratada e convertida em pó ou pedras para distribuição e consumo. Já havia referência ao seu uso medicinal no Papiro de Éber em 1500 a.C.[78]. Os principais alcaloides naturais contidos no ópio são a morfina, a codeína e a papaverina. Os efeitos do ópio são semelhantes aos da morfina, quando isolada, pois é ela o alcaloide presente em maior proporção. A papaverina não tem as mesmas propriedades das outras substâncias do grupo.

A maior parte do ópio consumido no mundo vem da Ásia, principalmente do Afeganistão. Nas Américas, a produção é baixa, sendo liderada pelo México[79].

Os opiáceos são chamados, de modo geral, de *narcóticos* ou *entorpecentes*. O termo *entorpecente* vem do fato de essas substâncias causarem um entorpecimento da consciência e é mais empregado em nosso meio. Já *narcótico*, de raiz grega, é usado universalmente e deve-se à ação sonífera dessas drogas. Assim, o Conselho Econômico e Social da Organização das Nações Unidas (ONU), reunido em 1961, em Nova York, promulgou a Single Convention on Narcotic Drugs, assinada por 73 países-membros, inclusive o Brasil, para unificar os documentos desses vários países sobre o tráfico de drogas. Suas resoluções foram revistas e atualizadas em Genebra, em 1972[80]. Entre nós, a primeira ficou conhecida como Convenção Única sobre Entorpecentes e foi promulgada pelo Decreto n. 54.216/1964; a segunda, pelo Decreto n. 76.248/1975[81]. Nesses documentos, há quatro listagens das substâncias a serem consideradas narcóticos ou entorpecentes. Além disso, estabeleceu-se que essas listas deveriam ser revistas e atualizadas anualmente a partir de propostas dos Estados-membros da ONU[82]. Mas, desde o início, elas incluíam também substâncias fora do grupo dos opiáceos, como os derivados da maconha e da coca, por exemplo. A razão disso foi a preocupação da ONU, focada no controle do uso e na repressão ao tráfico de drogas em geral, o que alargou a abrangência do termo *narcotic*.

Em 1988, em Viena, nova reunião dos Estados-membros da ONU promulgou a Convenção sobre o Tráfico Ilícito de Entorpecentes e Substâncias Psicotrópicas, que deu mais instrumentos para combater o tráfico internacional de drogas e criou uma lista vermelha de produtos químicos usados como precursores para o fabrico das substâncias controladas[83,84]. No Brasil, as novas diretrizes foram promulgadas pelo Decreto n. 154/1991[81].

Nossa legislação atual sobre o combate ao tráfico e ao abuso dessas e de outras substâncias psicotrópicas apoia-se na Portaria n. 344 da ANVISA, na Lei n. 11.343/2006 e no Decreto n. 5.912/2006, que a regulamentou. De acordo com o parágrafo único do art. 1º da Lei n. 11.343, *drogas* são "substâncias ou produtos capazes de causar dependência, assim especificadas em lei ou relacionadas em listas atualizadas periodicamente pelo Poder Executivo da União"[81]. As listas são as que constam naqueles documentos internacionais ratificados pelo Brasil.

Resumindo, o termo *entorpecente* do nosso vernáculo refere-se aos opiáceos e inclui as substâncias conhecidas como narcóticos no meio médico. Mas não é a mesma coisa que *narcotic*, do texto em inglês das convenções internacionais, pois que estas incluem outros psicotrópicos não opiáceos. Devemos lembrar que o conceito legal de *droga* expresso na lei antidrogas difere do farmacológico adotado pela OMS, que diz: "droga é qualquer substância que, introduzida no organismo, é capaz de modificar uma ou mais de suas funções".

Já foram descritos três tipos de receptores para os opiáceos em geral: μ (mi), κ (kapa) e δ (delta). Estão localizados em todo o SNC, no sistema nervoso autônomo e nos glóbulos brancos do sangue. Servem de local de ligação para as endorfinas, encefalinas e dinorfinas, peptídeos produzidos por um sistema de analgesia natural do sistema nervoso. Estabelecida a ligação, o indivíduo esquece a dor, sente-se bem-disposto, eufórico mesmo. O efeito dos opiáceos é semelhante ao dessas substâncias naturais. A heroína é um agonista que atua principalmente nos receptores μ.

Morfina

É o principal alcaloide entre os extraídos do ópio. Por causa de sua ação sonífera, Sertürner, que conseguiu isolá-lo, deu-lhe o nome *morfina* como homenagem a Morfeu, deus do sono[78].

A morfina passou a ser utilizada na medicina como analgésico de grande potência. Atua mais nas dores viscerais e pouco nas de origem neuropática. Age em neurônios da coluna posterior da medula e em outros centros nervosos, inclusive do sistema límbico. Modifica o modo como o paciente encara a dor intensa, tornando-o mais tolerante e afastando o medo e a ansiedade relacionados com a sensação dolorosa. Doses maiores por via intravenosa chegam a causar prazer e euforia. Com a disseminação do seu uso, começaram os médicos a reconhecer o fenômeno da tolerância, que os obrigava a aumentar as doses progressivamente com a repetição do uso. As causas da tolerância são o aumento da metabolização e uma espécie de adaptação celular. Mas o maior óbice ao seu uso foi a observação de crises de abstinência quando da descontinuação da medicação[78].

Doses de 50 mg já são tóxicas para pessoas não tolerantes e produzem embotamento progressivo da consciência, torpor e coma. Aumentando-se a dose, a frequência respiratória e a amplitude dos movimentos diminuem, causando insuficiência respiratória por ação depressora central – os centros passam a não responder aos estímulos decorrentes da hipercapnia e da hipóxia. Embora haja pouca ação direta sobre o músculo cardíaco, a pressão arterial cai por causa de vasodilatação periférica generalizada (ação direta na túnica muscular, ação vagal e liberação de histamina) e bradicardia por ação vagal central. Admite-se que a dose letal para humanos seja de 250 mg. A vítima morre por insuficiência respiratória e choque vascular[78].

Heroína

Trata-se da diacetilmorfina, produzida a partir da morfina, que, por sua vez, provém do ópio, extraído da papoula. Há duas regiões geográficas importantes na sua produção: Sudeste asiático, com grau de pureza de 80% a 90%; e Ásia Menor, de qualidade inferior. Sob a forma de pó, costuma ser adulterada por pós brancos baratos, como bicarbonatos, talco, farinha, barbitúricos etc.

Na maioria das vezes, a droga é injetada por via venosa depois de ser dissolvida em água, a quente, em uma colher ou coisa que o valha. São comuns o uso de seringas improvisadas e grande falta de cuidados de antissepsia, o que torna o dependente exposto a uma série de infecções por diversos agentes (HIV, hepatites B e C, endocardites bacterianas). O dependente pesado, intenso, apresenta esclerose de várias veias superficiais como consequência de flebite, principalmente nos antebraços e na prega dos cotovelos. Nos países em que há distribuição de seringas esterilizadas aos usuários, são menos comuns essas alterações venosas[13,85].

No ano 2000 já era estimado haver de 500 mil a 1 milhão de heroinômanos na Europa e quase o mesmo número nos Estados Unidos[85]. Entre os derivados do ópio, a heroína é a droga que está envolvida com maior frequência nos casos de morte por superdosagem. Após a injeção, ela é rapidamente hidrolisada a 6-monoacetil-morfina e, em seguida, a morfina[5]. Sua meia-vida no organismo é de 3 a 10 minutos, enquanto a da morfina fica em torno de 1 hora e 50 minutos a 4 horas[85]. Nos casos de morte rápida, as pesquisas no sangue do cadáver revelam quantidades aproximadamente iguais dos dois metabólitos. Dosagens de morfina no sangue dessas vítimas revelam 0,5 a 3 mg/L. Se o indivíduo sobrevive algumas horas, a taxa de morfina diminui rapidamente no sangue, chegando a 0,01 mg/L, e aumenta nos tecidos, na urina e na bile. Em material colhido várias horas depois da morte desses indivíduos, a dosagem no cérebro chega a ser 3,5 vezes maior que a do sangue[5]. Os valores achados, porém, não servem para confirmar a superdosagem, pois pessoas que se aplicaram heroína e morreram de outra causa (p. ex., homicídio) apresentam dosagem semelhante. Em sobreviventes, é possível encontrar morfina na urina dias ou semanas após, e na bile, até depois de 1 mês[5].

Os opiáceos, e a heroína em particular, atuam nos receptores µ do sistema simpático de maneira inibitória. O uso continuado da droga diminui a produção de noradrenalina, e os receptores adrenérgicos tornam-se hipersensíveis para compensar a falta do seu neurotransmissor. Por causa dessa hipersensibilidade, quando se suprime a heroína ocorre a crise de abstinência, que tem características de uma descarga adrenérgica[85].

A causa da morte nos acidentes de superdosagem não é de explicação fácil. Há dependentes que passam anos usando a droga sem demonstrar distúrbios graves da saúde orgânica. Admite-se que a morte nesses acidentes possa ocorrer por três motivos: 1) chegada de uma partida mais pura da droga no mercado; 2) associação com outras drogas, por exemplo a cocaína; 3) diminuição da tolerância por ter passado alguns dias sem se drogar[5].

Psicoanalépticos

As substâncias estimulantes do psiquismo mais conhecidas são as anfetaminas, a cocaína, a nicotina e a cafeína. Seu uso abusivo está relacionado a aspectos culturais e à busca de desempenho superior ao usual das pessoas. Apresentaremos alguns aspectos peculiares de seus principais representantes.

Anfetaminas

A anfetamina já foi usada como medicamento por sua capacidade de prolongar os estados de vigília, aumentar a concentração nas tarefas e vencer o cansaço. Acredita-se que, durante a Segunda Guerra Mundial, a metanfetamina foi usada para manter os combatentes mais atentos, principalmente em missões de patrulha, tanto pelos aliados como pelos alemães e japoneses. Há referência ao consumo de doses tóxicas pelos pilotos camicases japoneses[86]. Posteriormente, o uso das anfetaminas foi ampliado, sendo indicadas como adjuvante no tratamento da obesidade, por seu efeito moderador do apetite. Mas foram abandonadas por causa dos seus efeitos colaterais, como a ocorrência de crises hipertensivas, arritmias e hipertermia. Houve época em que a metanfetamina (Pervitin) era muito usada por estudantes do ensino médio (antigo 2º grau) e universitários com a finalidade de varar a madrugada estudando nas vésperas das provas. Caminhoneiros a consomem para superar o sono e poderem dirigir à noite, de modo a fazerem maior número de viagens. É o chamado *rebite*.

Atualmente, algumas anfetaminas foram proscritas do nosso arsenal terapêutico, sendo sua prescrição considerada ilícita, de acordo com a Portaria n. 344/1998, da Secretaria de Vigilância Sanitária do Ministério da Saúde. Assim, não podem ser legalmente prescritas: metilenodioxianfetamina (MDA), metilenodioximetanfetamina (MDMA), também conhecida como *ecstasy* (êxtase), parametoxianfetamina (PMA) e benzofetamina[86].

Esse grupo de substâncias, na realidade, é formado por dezenas de compostos cuja ação farmacológica pode ter três variantes: basicamente psicoanaléptica, estimulante com ação alucinógena, ou predominantemente sedativa. O protótipo do primeiro grupo é a própria anfetamina. No segundo grupo, sobressaem a MDA e a MDMA, que são distribuídas por traficantes e têm efeito predominantemente alucinógeno. No terceiro grupo, está a fenfluramina, droga mais recente, que foi muito usada como moderadora do apetite. Mas seu uso foi proscrito por causa da morte de usuários em decorrência de hipertensão pulmonar grave por alterações degenerativas observadas nas válvulas aórtica e mitral do coração[86].

As anfetaminas em geral aumentam a quantidade de monoaminas neurotransmissoras, como a dopamina, a noradrenalina e a serotonina, nas sinapses (comunicações entre neurônios), principalmente nas áreas relacionadas ao prazer. Três mecanismos provocam esse aumento: 1) inibição da recaptação daqueles neurotransmissores por parte do bulbo terminal dos axônios; 2) aumento da sua liberação pelos mesmos bulbos; 3) inibição da monoamina-oxidase (MAO), enzima que destrói esses neurotransmissores[86]. Cada uma dessas três vias pode estar mais ou menos ativa para qualquer das três aminas neurotransmissoras, conforme a droga em particular. Por exemplo, a fenfluramina tem ação predominante sobre a serotonina, o que explica as alterações valvulares cardíacas parecidas com as observadas na síndrome do carcinoide (um tumor intestinal de baixa malignidade), na qual as células tumorais produzem grande quantidade de serotonina.

Além de provocar efeitos no SNC, as anfetaminas agem na periferia por ação simpaticomimética, causando hipertensão arterial, taquicardia, hipertermia, sudorese, dilatação das pupilas e boca seca[86]. Não são comuns os acidentes de superdosagem e morte pela ação das anfetaminas. Os casos relatados estão ligados mais ao uso do *ecstasy* (MDMA) e da *Eva* (metilenodioxietilanfetamina – MDEA)[87]. Os achados mais importantes foram síndrome hipertérmica, com acidose metabólica, coagulação intravascular disseminada, necrose de músculos esqueléticos e insuficiência renal aguda; hepatite tóxica grave; e arritmias cardíacas fatais[86]. É interessante lembrar que, por vezes, os acidentes fatais pelo uso de drogas ilícitas se devem à adulteração do produto pela adição de outras substâncias. No caso da MDMA, a substituição pela parametoxianfetamina (PMA), uma droga muito mais ativa, levou dois adolescentes de Chicago à morte[88].

A excreção das anfetaminas é feita pelos rins. Alguns membros do grupo também podem ser excretados pela saliva e pelo suor, como a metanfetamina.

Cocaína

A cocaína é o principal alcaloide da folha da coca, um arbusto natural da zona tropical dos Andes, também chamado de *epadu* – *Erythroxylon coca*. Há referência ao uso das folhas da coca no século VI a.C. pelos povos andinos, que já as mascavam para combater o cansaço e até mesmo a fome[89]. Atualmente, o maior cultivo é feito na Colômbia, na Bolívia e no Peru, onde o plantio para uso local dos camponeses é permitido e as restrições de ordem legal à produção referem-se apenas à quantidade. Mas a produção clandestina é muito maior e abastece o tráfico internacional. O Relatório Anual sobre Drogas do United Nations Office on Drugs and Crime de 2011 revela que, ao longo da primeira década do 3º milênio, a Colômbia continuava a ser o maior produtor de cocaína. Mas houve um recuo da produção, em parte compensado pelo aumento da produção no Peru e na Bolívia[79].

Ao longo do tempo, houve aumento do consumo. No século XIX, tornaram-se populares os vinhos de coca, sendo mais usados na Europa o de Mariani, considerado revigorante. A famosa Coca-Cola, inventada naquela época nos Estados Unidos, continha cocaína até o ano de 1905, quando foi proibida sua presença no xarope da bebida. O grande psiquiatra Freud (1856-1939) prescrevia fórmulas com cocaína aos seus pacientes. Mas, com a observação da dependência e dos sinais da abstinência, passou a combater o seu uso, chegando a considerá-la um dos grandes flagelos da humanidade[89,90]. Em 1914, os Estados Unidos a proibiram, assim como a maioria das nações ocidentais. Daí por diante, seu uso foi descontinuado. Veio a se tornar frequente, novamente, a partir dos anos 1970, quando seu consumo se generalizou nos embalos noturnos das classes mais favorecidas. Com a nova demanda social e por continuar a proibição do uso, surgiram os traficantes profissionais, que passaram a movimentar quantias elevadíssimas. Nos anos 1980, surgiram os cartéis de Medellin e de Cali, na Colômbia[90].

No Brasil, o uso da cocaína, nas diversas formas de apresentação, foi pesquisado pelo Instituto Nacional de Ciência e Tecnologia para Políticas Públicas do Álcool e Outras Drogas (INPAD) da Universidade Federal do Estado de São Paulo (UNIFESP) em duas amostragens domiciliares aleatórias feitas nos anos de 2006 e 2012. Na primeira, foram colhidos dados de 3.007 pessoas maiores de 14 anos e, na segunda, 4.607 na mesma faixa etária. Os autores da pesquisa analisaram o uso da cocaína como pó, cheirado ou injetado na veia, e como pedras de *crack* ou merla. São apresentações da droga que diferem na forma de preparo a partir das folhas de coca e que serão descritas mais adiante. Verificaram que, no total, a prevalência anual de uso no Brasil, quer dizer, a proporção de pessoas que usaram a droga pelo menos 1 vez no período de 1 ano que antecedeu a entrevista, ficava em 2% da população estudada, havendo variações regionais quanto ao tipo de apresentação da droga e quanto à quantidade usada. A maior prevalência anual foi de 2,6% na região Centro-Oeste. No total de usuários brasileiros, 78% cheiravam o pó, 5% fumavam o *crack*, ou a merla, e 17% consumiam ambas as formas. Concluíram que o Brasil era, então, o 2º mercado mundial de consumo de cocaína, ficando atrás apenas dos Estados Unidos. Mas era o maior mercado mundial de consumo de *crack*[91]. Abordando outros aspectos do consumo nacional, como o perfil do usuário, outro trabalho, realizado pelo mesmo grupo de pesquisadores, descobriu que o usuário típico de cocaína é jovem e do sexo masculino. Focando o grupo de crianças e adolescentes em situação de rua nas 27 capitais das Unidades da Federação, Noto e colaboradores verificaram altas taxas de prevalência de uso anual de cocaína. Nesse grupo, a média brasileira foi de 12,6% e as maiores taxas foram encontradas no Rio de Janeiro (45,2%), em São Paulo (31%) e em Boa Vista (26,5%)[92,93].

A cocaína é apresentada a consumo sob formas distintas, decorrentes da fase de produção em que o produto é recolhido. A primeira etapa é a secagem ao sol das folhas, que não deve passar de 3 dias porque começa a haver perda do teor da droga por decomposição natural. A seguir, as folhas secas são trituradas, em geral com o auxílio de um cortador de grama portátil. A extração do alcaloide pode ser feita pela adição de solventes orgânicos (querosene, gasolina) e álcalis (cal virgem, amônia)[94,95] ou pela adição de água e ácidos fortes (em geral, o sulfúrico)[95]. Obtém-se uma pasta cuja cor vai do amarelado ao marrom, a qual os agricultores vendem aos traficantes[90]. Segundo algumas fontes, essa pasta marrom seria o produto chamado de *merla*, que tem de 40% a 70% de cocaína[96]. A partir daí, há diferenças e a literatura disponível não é clara. Segundo Oliveira e Wagner[95], tanto uma como outra forma de extração conduzem à chamada *pasta-base* de cocaína pela ação de produtos químicos distintos. Como a extração produz um filtrado e um resíduo, o filtrado é aproveitado para fazer a pasta-base e o resíduo, descartado. Alguns traficantes reaproveitam o resíduo para fazer a *merla* e o *oxi*. Este seria um *crack* oxidado, obtido pelo tratamento daquele resíduo com cal e querosene, daí o seu nome[97]. O oxi chegou ao Brasil pela fronteira do Acre com a Bolívia. Admite-se que seja duas vezes mais potente do que o *crack* e com potencial de causar dependência já nas primeiras doses[97]. Seu perigo para a sociedade é maior por ser bem mais barato do que o *crack*. De acordo com Ribeiro[90], a pasta-base tem cerca de 90% de sulfato de cocaína. Conforme o processamento químico que se der a partir dela, chegar-se-á ao *crack* ou ao *cloridrato de cocaína*, que é a cocaína refinada[90,95]. Essa apresentação costuma ser usada por aspiração nasal ou injetada na veia, já que é hidrossolúvel. Não serve para ser fumada, como o *crack*, a merla e o oxi, porque o cloridrato se decompõe em temperaturas elevadas antes de atingir o ponto de sublimação (passar ao estado gasoso)[89,90,92]. Estas três últimas formas de apresentação são vendidas em pedras, que são colocadas em cachimbos improvisados ou em latas recicláveis de alumínio. Sua cor varia do branco ao marrom mais ou menos escuro. O *crack* produz estalidos quando aquecido nos cachimbos, daí o seu nome.

A cocaína é a droga ilícita mais frequentemente usada pelas pessoas que buscam atendimento nas unidades de pronto-socorro norte-americanas na atualidade. Além disso, é a responsável pela maioria das mortes relacionadas ao uso de drogas nos serviços médico-legais dos Estados Unidos[45]. Marzuk[27] encontrou benzoilecgonina, um metabólito da cocaína, na urina de 26,7% das pessoas mortas por traumatismo na cidade de Nova York entre 1990 e 1992. Isso significa que um em cada quatro indivíduos vitimados por morte violenta estava sob o efeito da cocaína ou a havia consumido, no máximo, até 48[45] ou 72 horas antes da morte[5]. Se se fizer a pesquisa nos cabelos, as taxas de uso pela população aumentam de três a cinco vezes[45]. Numa cidade do interior de São Paulo, o serviço médico-legal detectou a presença de cocaína no corpo de 14% das vítimas de morte violenta[92]. A cocaína é a droga mais relacionada com o tráfico e com o crime[79].

Os efeitos farmacodinâmicos das formas de cocaína são semelhantes, mas sua farmacocinética é diferente. O início da ação, o tempo necessário para atingir-se um máximo de efeito e a duração dependem da via de introdução (Tabela 21.3). A que produz efeitos mais precoces e de menor duração é a respiratória, por meio do fumo da pedra de *crack*, merla ou oxi. No outro extremo, está a forma cheirada, que demora mais tempo para fazer efeito, cuja duração é, no entanto, muito mais longa. É possível que o prolongamento da ação aqui se deva à vasoconstrição que ocorre na mucosa nasal, pelo seu efeito simpaticomimético.

Tabela 21.3 – Tempo de início da ação e da duração dos efeitos da cocaína.

Via de introdução	Lange[45]	Nappo[98]	Passagli[89]
Nasal			
Início	1 a 5 min	10 a 15 min	–
Duração	1 h e 30 min	30 a 45 min	60 min
Pulmonar			
Início	3 a 5 seg	10 a 15 seg	Imediato
Duração	5 a 15 min	3 a 5 min	10 a 30 min
Intravenosa			
Início	–	3 a 5 min	–
Duração	–	10 a 15 min	10 a 30 min

Depois de absorvida, a cocaína é rapidamente transportada pelo sangue e ligada a proteínas plasmáticas, como a albumina e uma glicoproteína ácida. É transformada em *éster de metilecgonina* pelas colinesterases hepática e plasmática; ou se degrada a *benzoilecgonina* por perda de um radical metila. Esses metabólitos são inativos[45,99]. Mas as enzimas microssomais do fígado transformam 6% dela em *norcocaína*, um metabólito ativo[99]. Se a pessoa ingere bebida alcoólica ao mesmo tempo, forma-se, no organismo, outro composto – *cocaetileno* – com a mesma ação farmacodinâmica da cocaína[89,99]. Como o metabolismo é muito rápido, após cerca de 45 a 90 minutos ela desaparece do sangue[27,45,99], restando apenas os seus metabólitos, que são excretados. Somente em torno de 1% da droga aparece na urina inalterada. A excreção dos metabólitos na urina perdura no máximo de 36[45] a 72 horas[5]. O aquecimento que a droga sofre no ato de fumar produz um derivado, a metilecgonidina, que é absorvido e depois excretado. Pode servir como marcador para o perito químico afirmar que o produto consumido foi o *crack*[89].

A cocaína tem efeitos locais e sistêmicos. No local, por contato com mucosas ou por injeção parenteral, tem ação vasoconstritora porque prolonga os efeitos da noradrenalina sobre os receptores do músculo liso das paredes vasculares, aumenta a produção da endotelina (um vasoconstritor produzido pelas células endoteliais) e diminui a produção de óxido nítrico, que é vasodilatador[45]. Essa ação vasoconstritora pode ser tão intensa a ponto de causar isquemia e necrose dos tecidos do local[66]. Isso explicaria os casos de necrose e perfuração do septo nasal dos usuários que cheiram o pó com muita frequência. Além disso, é anestésico local porque impede a despolarização das membranas celulares e a condução do impulso elétrico, por bloquear os canais de sódio. Sem a entrada de sódio, a despolarização da membrana das terminações nervosas não se completa[45].

A ação sistêmica da cocaína deve-se ao bloqueio da recaptação da noradrenalina e da dopamina presentes nas fendas sinápticas localizadas no contato entre a terminação nervosa e os receptores do órgão efetor[45,90,99]. Impedidas de voltar para a terminação nervosa que as liberou, essas aminas neurotransmissoras se acumulam na fenda e saturam os receptores, mantendo uma ação intensa e prolongada (Figura 21.12). Admite-se que a cocaína também inibe a ação da MAO, enzima responsável pela inativação desses neurotransmissores[90,99]. O acúmulo de dopamina nos receptores D1 e D2 do sistema límbico seria responsável pela euforia do usuário e pela busca compulsiva da droga por parte dos dependentes[90,99].

Os efeitos psíquicos da cocaína são euforia, hiperatividade, sensação de bem-estar, aumento da autoestima, chegando à onipotência. Nos usuários que adotam a via pulmonar ou a venosa, essas sensações são muito amplificadas e conhecidas como *high*[66] ou *flash*[89]. Esse estado pode ser acompanhado por redução do juízo crítico, impulsividade, agitação psicomotora, insônia e pânico[66]. Conforme vai passando o efeito da droga, sobrevêm depressão, inquietude e ansiedade, que levam à necessidade de novamente consumi-la. Por vezes, o usuário fica alguns dias em consumo continuado (*binges*)[66].

Mas o maior perigo para o usuário é a ação simpaticomimética. Tem-se como certo o aumento das mortes súbitas em pessoas intoxicadas pela cocaína em comparação a grupos de pessoas não usuárias[5,45,87]. Tanto ocorrem crises hipertensivas fatais e hemorragia cerebral[87] como paradas cardíacas por arritmias e infarto do miocárdio[5,45]. Os casos de infarto são causados pelo efeito vasoconstritor sobre as artérias coronárias, pela hipertensão arterial e pelo aumento do consumo de oxigênio do miocárdio em função da taquicardia e maior contratilidade muscular. Além disso, a cocaína aumenta a tendência à trombose arterial[45]. O diagnóstico do infarto em usuários de cocaína não é fácil, pois é comum que eles se queixem de dor torácica não traumática, parecida com a causada por isquemia do miocárdio. E o eletrocardiograma pode não ajudar, uma vez que há casos com traçado sugestivo de infarto sem que haja a lesão cardíaca, assim como casos de real infarto sem alterações características. Além disso, não se observa relação com a dose, a via de administração ou a repetição do uso[45].

Casos de superdosagem ocorrem ora por liberação de uma partida mais pura da droga no mercado, ora por se tratar de usuário ainda não tolerante exposto a dose alta. A adulteração do pó pode ser feita: pela adição de diluentes inertes, como talco, amido, sulfato de magnésio e açúcares, para aumentar o volume; ou por meio de outras substâncias ativas, como lidocaína, anfetamina e outras[89].

Os sinais e sintomas das intoxicações graves foram divididos em três fases por Maldonado e Albornoz[100]: na primeira, observam-se distúrbios psíquicos, que vão desde ansiedade e instabilidade emocional até alucinações, e sinais como náuseas, vômitos, bradicardia e hipertensão arterial (ou taquicardia e hipotensão), arritmias, taquipneia, fasciculações musculares e midríase; na segunda, convulsões parecidas com grande mal, dispneia, cianose e acidose láctica; na terceira, paralisia muscular, arreflexia, insuficiência respiratória e circulatória, coma e morte[100].

Um acidente pouco comum é a morte de traficantes que ingerem invólucros de plástico contendo a droga para poderem burlar a vigilância em aeroportos e em postos de fronteira. É a *síndrome do corpo-embalagem*. Campos Neto registrou mais de 100 casos em Cáceres, fronteira com a Bolívia. Segundo sua experiência, os traficantes costumam envolver a pasta de cocaína em embalagens feitas com borracha sintética de dedos de luvas cirúrgicas e balões de festa infantil, de modo a moldar cápsulas que são engolidas pelas "mulas humanas". Desse modo, tentam burlar a fiscalização da polícia de fronteira. Conforme seu relato, os traficantes tentam tornar as cápsulas invisíveis ao exame radiológico envolvendo-as com outros materiais, como *insulfilm*, mas sem êxito (Figuras 21.14 a 21.16). Por vezes, a rotura acidental de um dos pacotes libera dose letal de cocaína dentro do estômago[101,102]. Os acidentes de superdosagem correspondem a 1/3 das mortes violentas relacionadas com o seu uso[27]. Knight[87] considera letal uma dose de 1.000 mg por via intravenosa.

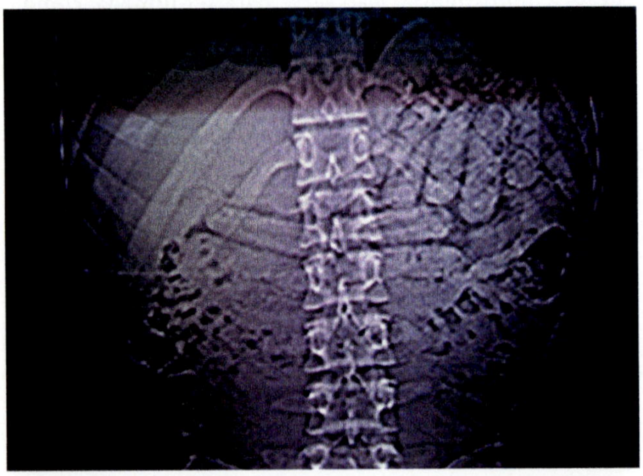

Figura 21.14 – Imagem por tomografia computadorizada (TC) plana em que são nítidas as imagens das cápsulas na topografia gástrica. **Fonte:** Gentileza do Dr. Manoel Campos Neto, perito médico-legista da POLITEC, Regional de Cáceres, MT.

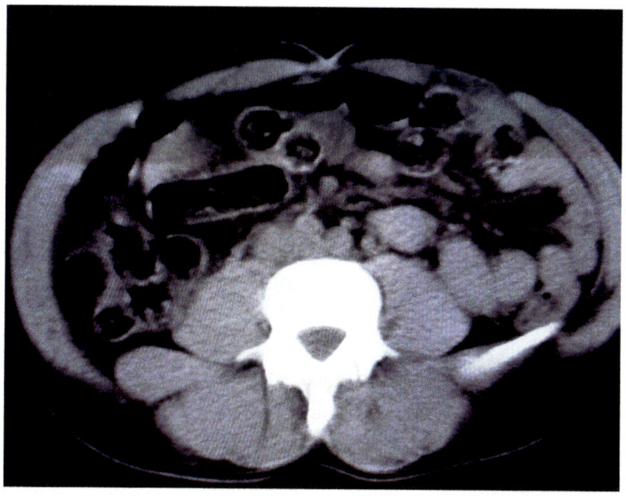

Figura 21.15 – Corte transversal de TC do abdome de uma "mula humana", no qual aparecem com nitidez absoluta as cápsulas de cocaína.
Fonte: Gentileza do Dr. Manoel F. Campos Neto, perito médico-legista da POLITEC, Regional de Cáceres, MT.

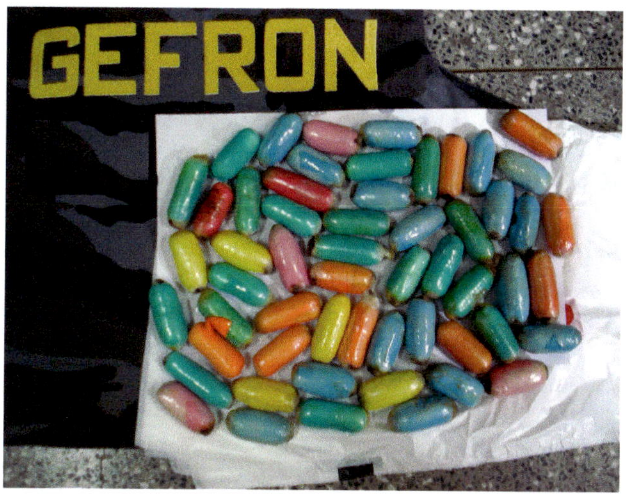

Figura 21.16 – Numerosas cápsulas de cocaína expelidas por uma "mula humana".
Fonte: Gentileza do Dr. Manoel F. Campos Neto, perito médico-legista da POLITEC, Regional de Cáceres, MT.

A caracterização da morte por superdosagem requer que o exame toxicológico revele altas concentrações tanto dos metabólitos como da cocaína não metabolizada no sangue do cadáver[5]. Contudo, é preciso que se leve em consideração que a cocaína presente no sangue sofre uma degradação ao longo do tempo de estocagem no laboratório antes da dosagem, mesmo que mantido a 4 °C. Essa redução de concentração pode ser atenuada pela mistura de fluoreto de sódio à amostra colhida[5]. O resultado da dosagem no humor vítreo parece mais fiel, pois a droga fica resguardada da ação das enzimas presentes no sangue[5].

A autópsia das vítimas de superdosagem nada revela de específico. O que se pode encontrar são estigmas que caracterizam o usuário de drogas injetáveis em geral. Externamente, observa-se a presença de flebite e esclerose das veias superficiais, principalmente nos antebraços e cotovelos (Figura 21.19). A perfuração do septo nasal é rara[87]. Internamente, podem-se descobrir abscessos relacionados com a propagação de focos infecciosos superficiais. A cocaína, segundo alguns autores[45], tem, também, ação imunodepressora, o que facilita a disseminação das infecções. A complicação mais grave nesses casos é a endocardite bacteriana, causada com mais frequência por estreptococos[45,87]. Entre as drogas de abuso injetáveis, a cocaína é a que traz o maior risco de endocardite para o usuário, possivelmente pela ocorrência de lesões valvulares mecânicas, em razão do aumento da pressão arterial e da taquicardia. É possível que isso também explique o fato de as lesões acometerem mais o lado esquerdo do coração, ao contrário das outras drogas injetáveis, em que a endocardite lesa de preferência o lado direito[45]. Os pulmões podem apresentar granulomas do tipo corpo estranho relacionados com grânulos de amido, talco ou outros pós brancos que costumam ser misturados à cocaína antes da venda aos usuários. Após a injeção endovenosa, essas partículas encalham nos vasos capilares ou pré-capilares pulmonares e despertam a reação inflamatória granulomatosa. O exame histopatológico feito com luz polarizada revela a birrefringência desses materiais no centro dos granulomas[87].

Psicodislépticos

São drogas que perturbam, modificam qualitativamente a atividade mental, levando o indivíduo a ter percepções irreais. Constituem um grupo quimicamente heterogêneo, o qual inclui produtos sintetizados em laboratório, substâncias de uso industrial e princípios ativos de plantas e cogumelos. Por vezes, são designados genericamente como alucinógenos, ou substâncias psicodélicas. Alguns autores[103] consideram alucinógenas apenas as substâncias cuja ação típica é a modificação da percepção, excluindo aquelas em que as alucinações só ocorreriam em doses tóxicas, como certas anfetaminas e a fenciclidina (um anestésico). Assim, seriam alucinógenos o LSD, a psilocibina e a mescalina. Inclusive, essas três substâncias apresentam tolerância cruzada. Analisaremos os aspectos toxicológicos de algumas dessas substâncias.

Maconha

No Brasil, recebe também outros nomes, conforme a região: birra, dirijo, diamba, fumo-d'angola, fumo-de-caboclo, erva, pango etc[35]. Acredita-se que foi trazida para o Brasil por africanos escravizados já no século XVI. Seu nome científico é *Cannabis sativa*. As fibras dos seus galhos eram usadas na confecção de cordas, por serem muito resistentes. É a "droga" ilícita mais consumida mundialmente, estimando-se que cerca de 140 milhões de pessoas fumem cigarros de maconha[104], feitos a partir da desidratação das inflorescências femininas, uma vez que a planta é monossexuada, e das folhas. A planta produz cerca de 400 substâncias diferentes, entre as quais os canabinóis, presentes na sua resina[88,99]. O princípio ativo mais importante é o isômero levogiro do *delta-9-tetraidrocanabinol*, ou simplesmente THC. O teor de THC varia muito conforme as partes da planta e o local onde é cultivada. Em média, é de 3%, mas pode chegar a 20% nas inflorescências femininas não fertilizadas[104]. Karniol achou, no máximo, 2,5% nas amostras de maconha brasileira analisadas. Outros canabinóis, como o delta-8-canabinol, o canabidiol (CBD) e o canabinol (CBN), têm atividade muito reduzida ou nula. O CBD existe em grande teor nas plantas usadas para a feitura de cordas de cânhamo. Considerando-se que um cigarro pesa de 0,5 a 1 g, se o teor for de 1%, a dose inalada fica em torno de 5 a 10 mg. Admite-se que com 2 a 3 mg já se "curte um barato"[104].

No Norte da África e no Oriente Médio, a planta é cultivada e dela se extrai a resina das extremidades, brotos e inflorescências. Ela é desidratada, de modo a formar pequenas pedras, que são fumadas em cachimbos. É o *haxixe*, que tem concentração muito maior de THC do que os cigarros feitos das folhas e inflorescências secas e prensadas[103,104]. Há lendas e fatos reais relacionados ao haxixe e narrados ao longo da história. Para aprofundar o tema, consultar Toscano Jr[1].

Após a inalação, a absorção é rápida, mas os efeitos da droga custam um pouco para surgir e dependem da experiência prévia do fumante e do ambiente em que se faz o consumo. O tempo de retenção da fumaça nos pulmões interfere na quantidade absorvida pelo usuário. Na dependência desses fatores, o início dos efeitos pode aparecer já nas primeiras tragadas[104] ou em 10 a 30 minutos[38,62,99]. O máximo da ação ocorre depois de pouco menos de 1 hora, quando já há taquicardia e o nível de THC no sangue começa a diminuir[104], e dura por 2 a 3 horas[38,62,99]. O THC é metabolizado por hidroxilação e carboxilação, principalmente no fígado. No homem, já foram encontrados 20 produtos eliminados na urina e nas fezes, numa proporção de 65% e 18%, respectivamente. Após uso eventual, os metabólitos continuam a ser eliminados durante 2 a 6 dias, conforme o autor consultado[62,99,104]. Quando se trata de usuário crônico (várias vezes por dia, durante meses a fio), é possível ter exame de urina positivo 20 a 50 dias depois da última tragada[62].

O reaparecimento dos efeitos depois de terem sumido deve-se à liberação da droga que se fixa no cérebro e constitui o que se chama de *flashback*. Por isso, é muito difícil correlacionar os efeitos psíquicos com os níveis de THC no sangue[104].

Atualmente, sabe-se que existem um sistema de receptores canabinoides no cérebro e uma substância endógena (do próprio organismo) semelhante ao THC, a *anandamida*, que funciona como um tipo de neurotransmissor. Essa substância não é solúvel em água nem fica acumulada em vesículas nas terminações nervosas pré-sinápticas. Parece que atua interagindo com os outros neurotransmissores[104]. A presença de numerosos receptores para o THC nos núcleos da base e no cerebelo poderia explicar os sinais de descoordenação e a ataxia, no homem, e a catatonia observada em animais de laboratório. As alterações da memória dependem de receptores localizados no hipocampo. A euforia e a sensação de estar sonhando relacionam-se com os localizados no córtex frontal. A sensação de prazer e a dependência estariam relacionadas com receptores presentes no *nucleus accumbens*[104].

Os efeitos psíquicos do THC estão relacionados com a percepção, o humor e a cognição. Descrevem-se uma distorção da sensação das cores, que se tornam mais brilhantes, aceitação prazerosa de sons normalmente irritantes e avaliação distorcida do tempo, que parece passar mais devagar – minutos parecem horas[38,88,104]. O humor melhora, o indivíduo fica desinibido, simpático, de bem com a vida. Mas há alguns que apresentam mal-estar, ansiedade e sensação de pânico, principalmente as pessoas que temem os efeitos maléficos atribuídos à droga. Parece que o resultado depende da experiência prévia do sujeito e do ambiente social em que se dá o consumo[104]. Na área cognitiva, nota-se que a memória para fatos recentes fica prejudicada e que a capacidade de concentração para tarefas que exijam várias etapas e maior atenção diminui[88,104]. Testes feitos com usuários crônicos da droga (mais de 10 anos) mostraram desempenho intelectual inferior a um grupo-controle, mas a relação de causa e efeito não ficou comprovada[88]. Há relatos de surtos psicóticos em pessoas com doença mental prévia e nas que consomem doses altas, como as decorrentes do uso do haxixe[62]. Karniol[104], contudo, afirma jamais ter observado surtos psicóticos tanto em estudos de campo como em pacientes de enfermaria.

Os efeitos físicos agudos da maconha são taquicardia, sensação de boca seca e congestão da mucosa conjuntival. A taquicardia é revertida pelo propranolol, um bloqueador beta-adrenérgico[38]. Nos usuários crônicos, notam-se alterações das vias respiratórias semelhantes às descritas nos fumantes de cigarro, inclusive lesões tidas como pré-cancerosas[88,104]. Alguns acham que o THC agiria como agente promotor do crescimento de células neoplásicas, por aumentar a produção de radicais livres[88]. O uso prolongado pode causar diminuição do número de espermatozoides e ciclos anovulatórios, com prejuízo da função reprodutora do ser humano[38,62]. O risco de se criar dependência à maconha é baixo, cerca de 9% dos usuários pesados. Para comparação, o mesmo trabalho cita risco de 15% para o álcool, 23% para a heroína e 33% para o cigarro. No caso da maconha, a retirada gera crise de abstinência leve, caracterizada por insônia, ansiedade e dor de estômago[88].

Atualmente, vários grupos de pesquisadores nacionais e estrangeiros advogam a liberação do uso medicinal da maconha. Na Inglaterra, foi liberada para uso próprio. Há uma firma – Britain GW Pharmaceuticals – que está realizando um estudo em larga escala com um *spray* para ser usado por via oral. Nos Estados Unidos, apesar da má vontade do governo, existe na Califórnia um centro de pesquisas médicas sobre a maconha, com dotação anual de 3 milhões de dólares[88]. Embora através dos séculos já se tenha usado a maconha para muitos males, o interesse atual está centrado mais na sua capacidade de abolir as náuseas e os vômitos dos pacientes que recebem quimioterapia para o câncer. Mas apenas 20% a 25% desses pacientes conseguem controlar esses sintomas apenas com a maconha[88]. Além disso, o THC é insolúvel em água, o que dificulta sua administração por via oral[104].

Dietilamida do ácido lisérgico

Trata-se do LSD, o alucinógeno mais potente. Tem ação 3 a 4 mil vezes maior do que a da mescalina e cerca de 100 vezes a da psilocibina. Seu uso foi grande nos anos 1960, pela revolução *hippie*. Foi quase abandonado nos anos 1970, mas ressurgiu nos anos 1980. Na década de 1990, nos Estados Unidos, cerca de 10% dos colegiais já haviam experimentado a droga. No Brasil, seu uso é muito mais restrito[103]. Foi sintetizado por Albert Hofman a partir da ergotamina, obtida do fungo fogo-de-santo-antônio (*Claviceps purpurea*), que infecta o centeio[99,103]. É de fácil transporte por meio de papéis de filtro embebidos pela solução aquosa. Os pedacinhos de papel têm dose de mais ou menos 30 a 50 µg de LSD. Podem ser colocados em uma bebida ou sob a língua, sendo absorvido rapidamente. Após a absorção, é distribuído principalmente para o fígado, os rins e os pulmões. Paradoxalmente, a concentração no cérebro é muito baixa, cerca de 0,01% da dose[99]. Os efeitos psíquicos começam 30 minutos a 1 hora depois da ingestão, atingem o máximo em cerca de 3 horas e duram até 7 a 9 horas[99,103]. Um fato interessante é que pode haver uma repetição dos efeitos até mais de 1 ano depois pela simples lembrança, pelo estresse ou pelo fato de o indivíduo se achar no escuro[38,103].

Os efeitos psíquicos do LSD incluem alteração da percepção, do pensamento e do humor. Os distúrbios da percepção transformam o mundo em um local onírico, do qual o indivíduo participa de modo pouco ativo, muitas vezes observando a si mesmo em meio a ambientes bizarros, geralmente belos, povoados de alucinações visuais que se transformam ao longo do delírio. Há consciência plena das sensações, mas o indivíduo não tem controle de suas vivências. Torna-se introspectivo, e as reais sensações ganham um colorido de sonho vivido. O sentido e a significação dos objetos se sobrepõem ao seu valor real. Os elementos do ambiente costumam se mesclar, de modo que a percepção de cada um perde seu contorno e individualidade. As alterações psíquicas ao longo da ação da droga podem vir em ondas que alternam efeitos antagônicos: vigilância e distração, euforia e depressão. Pode-se passar de um estado de bem-estar para ansiedade, medo e pânico. Pode haver dificuldade em identificar as sensações reais, misturando-se as vias sensitivas (ver um som, ouvir uma luz)[38].

Não se pode predizer como será a próxima "viagem". Mesmo os que já experimentaram sensações agradáveis em contatos prévios com a droga podem alguma vez sentir insegurança, medo e pânico[38]. O maior perigo do consumo do LSD sem companhia é sentir-se todo-poderoso, capaz até mesmo de voar, e se lançar no espaço a partir de uma janela muito alta[87].

Psilocibina

É extraída de um cogumelo existente nas Américas, principalmente no México, na Índia e no Sudeste da Ásia, o *Psilocybe*. Como são parecidos com outras espécies muito tóxicas, ocorrem acidentes fatais. São ingeridos *in natura* ou depois de secos. A droga ativa foi isolada por Albert Hofman, o mesmo que sintetizou o LSD[103]. As espécies do cogumelo são várias e contêm outra substância também tóxica, a psilocina. Doses pequenas induzem efeitos parecidos com os do LSD. A ingestão de cerca de 15 g do cogumelo cozido produz sintomas de envenenamento em 15 a 30 minutos. A pessoa sente excitação, ansiedade, tonteiras, ataxia, fraqueza, desorientação; as pupilas ficam dilatadas; e há ainda boca seca, pele quente, vermelha e seca, hipertermia e cólicas abdominais. Crianças podem ter convulsões[30].

Mescalina

Vem do cacto peiote (*Lophophora williamsii*), que não tem espinhos e cresce rente ao chão, de modo a ficar para fora da terra apenas uma espécie de coroa composta por vários elementos cônicos largos, dispostos radialmente, lado a lado, como se fossem mamelões protrusos, de cor verde-escura. Esses mamelões, ou botões de mescal, são cortados em forma de discos e secados ao ar livre. Para consumo, são colocados na boca até amolecerem e ingeridos, ou usados como chá, ou ainda sob a forma de pó em cápsulas[105]. A mescalina, o princípio ativo do peiote, é a trimetoxifeniletilamina[38,103]. Embora tenha estrutura parecida com a catecolamina, age sobre o receptor serotoninérgico $5HT_2$. A dose usual é de 200 a 300 mg, contida em 6 a 12 botões de mescal[103]. Como não é metabolizada pelo fígado, é excretada sem alterações pelos rins e tem ação prolongada.

O peiote já era usado em rituais religiosos pelas tribos indígenas à época do descobrimento da América. Ao longo dos séculos, a religião indígena assimilou aspectos do cristianismo, numa espécie de sincretismo religioso. Hoje constitui o peiotismo, praticado pela Igreja Nativa Americana, com cerca de 250 mil adeptos nas comunidades nativas norte-americanas[105]. Por essa razão, o uso do peiote fica de fora da legislação que proíbe o abuso de drogas nos Estados Unidos.

Os efeitos psíquicos da mescalina constituem alucinações de cores vivas, descompasso do tempo vivido e grau variado de ansiedade. Em doses tóxicas, produz náuseas e depressão respiratória[105].

Ayahuasca

É uma bebida alucinógena feita pela mistura do caule do mariri (*Banisteriopsis caapi*) com as folhas da chacrona (*Psychotria viridis*). A primeira contém as betacarbolinas harmina e harmalina, inibidoras da MAO; a segunda, a dimetiltriptamina (DMT)[104]. O chá feito com essas plantas tem sido usado há milênios por índios da Amazônia e, recentemente, por seitas religiosas, como a União do Vegetal e o Santo Daime. O resultado do uso conjunto das duas plantas é um estado de transe causado pelos efeitos alucinógenos da harmina, da harmalina e da DMT. Na verdade, as betacarbolinas têm pouco poder alucinógeno, mas potencializam a ação da DMT porque impedem sua inativação pelas MAO[104]. A DMT liga-se ao receptor serotoninérgico $5HT_2$[99].

• Intoxicações criminosas

Como referimos no início deste capítulo, os envenenamentos criminosos praticamente desapareceram das investigações policiais na atualidade. A impunidade, que era a regra antes do advento da Toxicologia, deu lugar a punições com agravantes em função do meio utilizado. Poucos são os casos relatados na literatura. Quando isso ocorre, o mais comum é o uso de metais pesados, como arsênio, tálio etc.

Arsênio

O arsênio é um elemento do grupo 15 da classificação periódica, que inclui também o nitrogênio, o fósforo, o antimônio e o bismuto. É um elemento que não pode ser chamado de *metal* nem de *metaloide*, uma vez que tem comportamento químico de ambos os grupos. Pode ser trivalente ou pentavalente e formar óxido arsenioso (As_2O_3) e óxido arsênico (As_2O_5), que, por sua vez, reagem com a água para dar ácido arsenioso (H_3AsO_3) e ácido arsênico (H_3AsO_4), respectivamente. O ácido arsênico, por exemplo, reage com os outros metais, formando sais como os arseniatos de sódio (Na_3AsO_4), de chumbo ($Pb_3(AsO_4)_2$) e de cálcio ($Ca_3(AsO_4)_2$), usados como inseticidas e herbicidas na lavoura[9]. O arsênio está presente em qualquer tecido animal, por vezes em concentração alta, como em crustáceos e moluscos. Pessoas que comem muito desses frutos do mar podem apresentar taxas acima das usuais, o que deve ser levado em consideração ao se interpretar resultados de análises toxicológicas[7,11].

O arsênio metálico puro não é tóxico. Mas são altamente venenosos os compostos de arsênio trivalente. A maioria dos casos de intoxicação deve-se ao óxido arsenioso, usado como inseticida. Esse é um pó branco, insípido, que, por isso, pode ser colocado na comida ou bebida sem ser percebido pela vítima[11]. As intoxicações agudas causam um quadro súbito com vômitos, choque e depressão respiratória. A morte sobrevém em poucas horas. A dose letal varia de uma pessoa para outra, na dependência de contato prévio com doses tóxicas (ver comentário sobre *mitridatismo*, no tópico "Tolerância"). Atualmente, sabe-se que o arsênio interfere com enzimas mitocondriais, como as fosfatases e a oxidase pirúvica, que têm grupos sulfidrila (S-S)[11,50]. Nas intoxicações crônicas, ocorre um acúmulo do elemento sempre que as doses são superiores à capacidade de eliminação do organismo. Os sintomas são inespecíficos, mas, em geral, ocorre neuropatia periférica, principalmente sensorial[7].

Os achados de necrópsia nos casos agudos podem ser decepcionantes. A par de uma gastrite aguda, o que chama mais a atenção é a presença de hemorragia subendocárdica intensa, relacionada provavelmente ao estado de choque terminal ou a lesão endotelial. Knight[11] descreve hemorragia tão intensa a ponto de formar pequenas bolhas de sangue por baixo do endocárdio da metade superior do septo interventricular e músculos papilares da válvula mitral, o que ele considera suficiente para indicar a pesquisa do tóxico. Caso a vítima sobreviva alguns dias, é comum haver lesão hepática, que vai desde esteatose de intensidade variada até necrose periportal[50].

Nos casos de intoxicação crônica, o diagnóstico é muito difícil. Simula uma gastroenterite crônica. O exame externo mostra pele seca, descamativa e hiperceratótica. Encontra-se distúrbio da pigmentação caracterizado por máculas hipercrômicas salpicadas, principalmente nas regiões de flexão da pele, da testa e do pescoço. A presença de edema túrgido difuso e de perda de pelos no couro cabeludo pode sugerir mixedema[11]. O exame interno revela gastrite crônica, com excesso de muco, hipertrofia do pregueamento da mucosa e, por vezes, focos de hemorragia. O intestino delgado está um tanto dilatado, contém líquido semelhante a "água de arroz" e sua mucosa mostra sinais inflamatórios inespecíficos[11]. O fígado pode apresentar esteatose e focos de fibrose nos espaços porta, podendo chegar à cirrose[50]. Os rins podem apresentar necrose tubular. O miocárdio revela focos de degeneração de fibras e de infiltração inflamatória[11].

Os exames toxicológicos devem abranger amostras de sangue, urina, vítreo, pedaços das diversas vísceras e, principalmente, cabelos. Estes podem fornecer uma história de exposição repetida ao tóxico, se o exame for orientado em diversos setores ao longo do comprimento, a partir da raiz.

Tálio

É o metal mais pesado do grupo 13 da classificação periódica. Sua densidade é de 11,83 g/cm^3; e é mole como o chumbo. Em função de sua estrutura eletrônica, pode ser monovalente ou trivalente. Os compostos trivalentes se assemelham aos do alumínio e são muito tóxicos[9]. É pouco abundante na face da Terra e costuma ser usado na indústria de vidros. Alguns compostos são usados como raticidas. Entre os metais pesados, é o que ainda é usado hoje como agente de envenenamentos. Knight[11] cita um caso inglês em que duas pessoas morreram e outras ficaram doentes pela administração criminosa de tálio às vítimas, em 1971. Como é opaco aos raios X, pode-se radiografar o cadáver nos casos de suspeita de envenenamento. Pode ser detectado mesmo nas cinzas obtidas após cremação do corpo[11]. Um dos sinais mais chamativos de intoxicação pelo tálio é a queda dos cabelos, que se destacam em tufos. Há queda dos pelos do terço externo da sobrancelha, o que se considera um sinal fortemente sugestivo da intoxicação. A queda de cabelos pode começar após 1 ou 2 semanas do início da administração. Os cabelos ainda presentes costumam apresentar uma capa anegrada na raiz, quando arrancados e examinados[11]. O exame dos segmentos a partir da raiz, à semelhança do arsênio, indica os períodos de intoxicação e os de afastamento do veneno, o que pode auxiliar nas investigações do caso.

Carbamatos

São derivados do ácido carbâmico (carbamato, tiocarbamato, ditiocarbamato). Pertencem à família dos praguicidas (herbicidas, fungicidas, inseticidas etc.) organonitrogenados. Quando empregados como defensivos agrícolas, são absorvidos pelas raízes das plantas.

Agem como inibidores diretos da colinesterase. Alguns de seus derivados apresentam ação anticolinesterásica superior à dos organofosforados e, em doses suficientes, são capazes de provocar intoxicações agudas similares às causadas por eles[106].

Entre nós, um dos compostos mais conhecidos é o Aldicarb (Temik®), disponibilizado na forma de pequenos grãos acinzentados, de cujo aspecto lhe veio o popular nome de *chumbinho* (Figura 21.17). No meio urbano, costuma ser usado, improvisada e clandestinamente, como rodenticida.

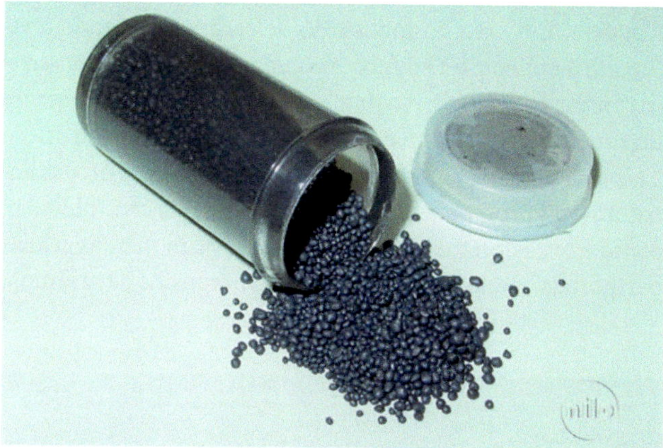

Figura 21.17 – O popular "chumbinho", como comercializado clandestinamente.
Fonte: Acervo de Nilo Jorge Gonçalves.

A exposição do organismo aos carbamatos pode se dar por via oral, dérmica e inalatória; raramente injetável. Mas em nosso meio a via oral é a prevalente. Ingerido, o Aldicarb é rapidamente absorvido pela mucosa gástrica e metabolizado. Por isso, a presença dos grânulos (veículos do produto ativo) no estômago do cadáver não garante resultado positivo na pesquisa toxicológica do veneno através do conteúdo gástrico (Figura 21.18). Ante suspeitas de intoxicação fatal, a busca toxicológica deve ser concentrada nas vísceras e no sangue do cadáver[107].

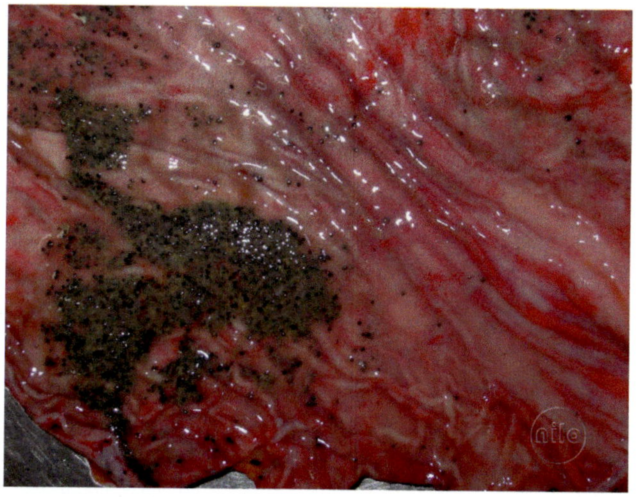

Figura 21.18 – "Chumbinho" no estômago de um homem morto intoxicado por carbamatos.
Fonte: Perícia realizada por Nilo Jorge Gonçalves no IMLAP.

Os sintomas colinérgicos e de envenenamento agudo rapidamente podem resultar em morte por falência respiratória[108].

Nas intoxicações agudas, o antídoto mais comumente indicado é o sulfato de atropina[109].

Perícia nos envenenamentos e nas intoxicações

O exame toxicológico pode ser necessário tanto no vivo como no morto. No vivo, a maioria dos casos decorre de avaliação de motoristas a fim de se verificar se estavam dirigindo sob a ação do álcool ou de qualquer outra substância de efeito análogo. Existem, como já vimos, aparelhos usados pela polícia – bafômetros – que servem ao propósito de triagem para ver o teor alcoólico e encaminhar o motorista para exame clínico médico-legal. Contudo, em 28 de março de 2012, o Superior Tribunal de Justiça, ao julgar um recurso de motorista condenado por crime de trânsito, decidiu que somente o teste do bafômetro e a dosagem do álcool no sangue podem servir de prova de embriaguez[49a].

Também se faz exame toxicológico em materiais suspeitos de serem drogas de uso proibido apreendidos em *blitzes* de rua. Mas o que interessa mais de perto ao patologista forense são os exames feitos em material proveniente de necrópsias de pessoas com suspeita de intoxicação exógena. Abordaremos os aspectos de maior interesse nessas perícias, nas sucessivas etapas do exame.

• Histórico

Deve ser procurado nos prontuários hospitalares, se a vítima tiver sido socorrida ainda com vida, ou na guia de remoção do cadáver, quando for encontrada já morta. Os prontuários hospitalares são muito úteis, tanto quando a sobrevida tiver sido razoável como nas intoxicações crônicas. Nos casos de intoxicações agudas, o plantonista do pronto-socorro deve relatar o que ouviu do paciente durante a anamnese, se ele estiver ainda consciente, ou o que for informado pela família ou por quem tiver acompanhado a vítima. É comum que se faça referência a algum tipo de veneno, de medicamento, ou de contato com animais peçonhentos. Isso facilita as pesquisas toxicológicas ulteriores.

Nas intoxicações crônicas, tanto pode haver uma história típica de doença profissional, ou de consumo de drogas proibidas, como um quadro clínico confuso, mal definido, de difícil diagnóstico. Convém lembrar que, quando os clínicos têm muita dificuldade em estabelecer hipóteses diagnósticas coerentes com os sintomas e sinais do paciente, uma das possibilidades a se aventar é a de intoxicação exógena, seja por contaminação ambiental, seja por ação criminosa.

Nos prontuários, encontram-se assinalados os dados do exame físico, as intercorrências, a evolução do caso e todos os tipos de medicamentos utilizados. São importantes a evolução do nível de consciência, a ocorrência de convulsões, a dificuldade respiratória, os vômitos, a diarreia, as variações da pressão arterial e os exames complementares realizados, inclusive traçados de eletrocardiograma. Nos centros bem orientados, o material dos vômitos, a urina e as amostras colhidas de sangue são guardados em refrigerador para o caso de se precisar fazer alguma pesquisa toxicológica. Esse conjunto de materiais fornece a dosagem das drogas nos diversos momentos da evolução clínica, livre de artifícios decorrentes de alterações *post mortem* ou de contaminação das amostras por vício de coleta.

Não tendo havido socorro médico, as informações virão da guia policial, nem sempre muito confiável, e de contato pessoal entre a equipe de peritos e os familiares da vítima. Tendo havido perícia do local, é importante saber se os peritos criminais encontraram algum frasco de veneno ou medicamento no mesmo ambiente do cadáver. A ausência desse indício pode sugerir não se tratar de suicídio nem de acidente, e sim de homicídio.

• Necrópsia

Nos casos em que o histórico demonstra que se trata de um caso de intoxicação exógena, a sequência da necrópsia inclui o exame externo, o exame interno e a coleta de material para exame toxicológico.

O exame externo pode fornecer alguns dados importantes, a começar pelos fenômenos cadavéricos. Os livores hipostáticos podem indicar, por exemplo, tratar-se de provável envenenamento pelo monóxido de carbono se a cor for vermelho-carmim, ou cereja. A combinação da hemoglobina com o CO forma a carboxiemoglobina, que confere aos livores aquela coloração. Nos casos de intensa metemoglobinemia, os livores passam a ter coloração de tonalidade parda, mais escura nos pontos de maior intensidade. Isso ocorre nas intoxicações por agentes oxidantes, como nitratos, cloratos, sulfonas etc. As intoxicações por substâncias contraturantes, como a estricnina, causam uma antecipação da rigidez muscular, o mesmo ocorrendo nos casos de tóxicos que matam por asfixia.

A pele ao redor da boca e as mucosas labial e bucal apresentam lesões escorridas, em se tratando de cáusticos, tanto pelo próprio contato no momento da ingestão como por ocasião de vômitos. A presença de feridas punctórias ao longo dos trajetos venosos superficiais, flebite ou esclerose das veias sugere fortemente o uso repetido de drogas de abuso injetáveis (Figura 21.19). A queda de pelos, principalmente no couro cabeludo, é outro indício de ação prolongada de alguns tóxicos, o tálio, por exemplo. A distribuição simétrica de equimoses nos segmentos do corpo sugere púrpura, que pode estar relacionada ao uso de sulfas, barbitúricos, tiazidas etc.[110]. Algumas drogas hepatotóxicas causam icterícia se a vítima da intoxicação sobreviver por alguns dias.

O exame interno pode ser tão importante quanto a própria pesquisa toxicológica, uma vez que o tempo durante o qual a vítima permanece em tratamento permite a metabolização dos tóxicos e sua eliminação. A esofagite e a gastrite corrosivas já foram referidas ao comentarmos a ação cáustica; podem estar presentes e não se achar mais o cáustico no tubo digestivo. Na maioria das vezes, as intoxicações agudas produzem alterações da mucosa gástrica que vão da simples congestão à gastrite erosiva hemorrágica. O achado de intensa gastrite aguda, na ausência de outras lesões, obriga o perito a solicitar exame toxicológico. Alguns tipos de venenos podem provocar lesões características, desde que o indivíduo sobreviva por tempo suficiente para que as alterações micro e macroscópicas se instalem. É o caso do monóxido de carbono. Quando a vítima fica em coma e só morre alguns dias depois, é possível encontrar focos de hemorragia petequial e focos de necrose no encéfalo, principalmente nos núcleos da base, corpo caloso e cápsula interna (Figuras 21.20 e 21.21). Algumas drogas hepatotóxicas provocam lesão preferencialmente centrolobular, como o tetracloreto de carbono; outras lesam mais as células periportais, como o fósforo e alguns compostos de arsênio.

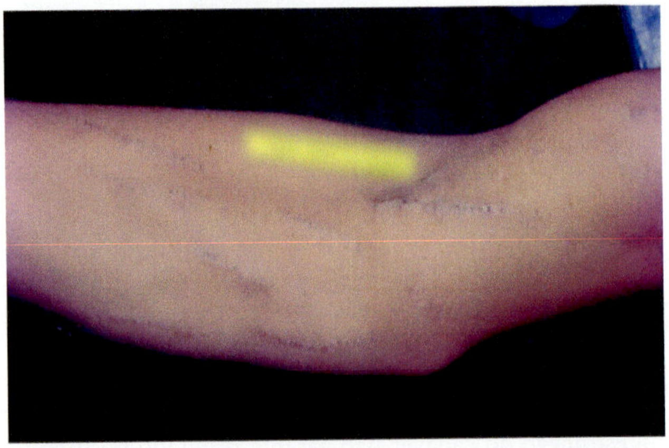

Figura 21.19 – As veias superficiais têm seus trajetos realçados por minúsculas crostas pardas e estão mais salientes. Morto em tiroteio com a polícia após realizar assalto a um banco.

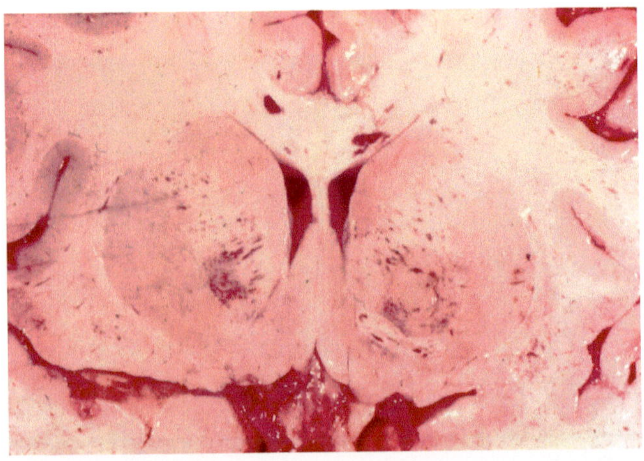

Figura 21.20 – Corte frontal de cérebro passando pelos núcleos da base. Notam-se focos de hemorragia petequial e de necrose que predominam nos núcleos lenticulares na substância branca do corpo caloso e da cápsula interna. Os núcleos caudados não revelam lesões.
Fonte: Caso do IML, fotografado pelo autor no Laboratório de Patologia da Santa Casa de Misericórdia do Rio de Janeiro.

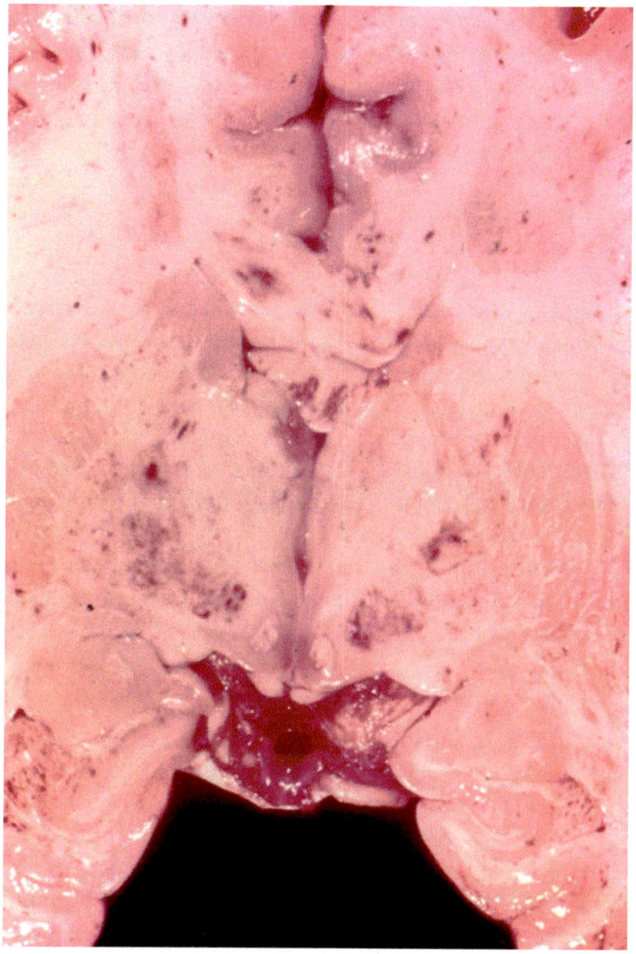

Figura 21.21 – Mesmo caso. Aqui, as lesões predominam no *globus pallidus* de ambos os lados, mas permanece a simetria do comprometimento.

• Coleta de material para exame toxicológico

As diretrizes aqui propostas podem e devem ser alteradas conforme os recursos do laboratório de toxicologia para o qual o material será enviado. É imperioso que o patologista forense vá ao laboratório de toxicologia e que o toxicologista vá ao necrotério. Um precisa do outro. E só servirão bem à sociedade se aceitarem o trabalho em equipe. De nada adianta um serviço de toxicologia muito bem equipado se o material que chegar para exame estiver mal acondicionado ou for colhido de maneira incorreta. Da mesma forma, não adianta o patologista colher tipo e quantidade de material de acordo com as regras padronizadas para os laboratórios mais bem aparelhados se o profissional que vai analisá-lo não dispõe dos mesmos recursos e necessita de maiores volumes para a extração e a análise.

A valorização do resultado dos exames toxicológicos depende do momento da coleta, do local do corpo em que as amostras foram colhidas, do uso de preservativos, da quantidade correta e da forma de estocagem até o transporte para o laboratório de toxicologia.

Momento da coleta

As amostras de material devem ser colhidas o mais próximo possível do momento da morte. Se a autópsia tiver que esperar várias horas por questões de ordem administrativa, convém colocar o corpo em um refrigerador. Em alguns serviços, faz-se a coleta de sangue da veia femoral, de urina e de humor vítreo por punção externa do cadáver, mesmo antes de se começar a necrópsia.

Local da coleta

Sabe-se que, mesmo no vivo, a concentração dos tóxicos varia conforme o local de onde for colhido o sangue. A dosagem de cocaína proveniente do *crack* é maior no sangue arterial do que no sangue venoso; a dosagem de drogas absorvidas por via oral é maior no sangue da veia porta do que no da veia femoral. Além disso, cessada a circulação, as drogas contidas no estômago e no intestino delgado podem difundir-se passivamente através das paredes do tubo digestivo e infiltrar-se nas vísceras vizinhas[5,29]. Observamos pessoalmente esse fato na necrópsia de um prático de farmácia que se matou ingerindo formol. O estômago ficou totalmente fixado pelo formol, que se difundiu para o lobo esquerdo do fígado e fixou-o parcialmente (Figuras 21.6 e 21.7)[16].

O álcool contido no estômago, como já referimos anteriormente, pode-se difundir e contaminar o líquido presente no saco pericárdico. Assim, a coleta de sangue derramado para o saco pericárdico pode fazer com que resulte uma dosagem muito maior do que a real. A coleta de sangue das cavidades cardíacas pode padecer do mesmo defeito. Por isso, vários autores preferem o das veias periféricas mais calibrosas, como a femoral e a subclávia[13,29]. Knight[29] cita outro trabalho em que os pesquisadores fizeram uma mistura de algumas drogas, inclusive álcool, e a introduziram pela traqueia e brônquios de um cadáver para simular aspiração de vômito. Depois de 48 horas, dosaram-nas no sangue de várias partes do corpo. O da veia femoral estava limpo, mas o das veias torácicas estava muito contaminado[29]. Se houver lesões de perfuração do estômago ou do intestino delgado, seu conteúdo se espalha pela cavidade abdominal e contamina todas as vísceras.

Preservação do material

Um dos primeiros cuidados a se ter com os materiais colhidos deve ser impedir sua deterioração. No caso do sangue, é imperioso o uso de anticoagulantes, principalmente se a autópsia for feita pouco tempo depois da morte, pois o sangue ainda quente costuma coagular-se até nos recessos da mesa de necrópsia. Mesmo que já tenha havido a dissolução do coágulo *post mortem*, como nos casos de morte rápida autopsiados depois de várias horas, as amostras devem ser tratadas pelos mesmos anticoagulantes, que também atuam como preservativos. O sangue assim colhido deve ser colocado em refrigerador e mantido em temperatura baixa, mas não é preciso que seja congelado. Mas é conveniente colher uma parte em separado, sem preservativos, que deve ser congelada e estocada como reserva[5,13]. Contudo, os segmentos das vísceras devem ser colocados em *freezer*, de modo a inibir as ações enzimáticas em curso e a deterioração das amostras, já que não podem ser permeados por preservativos da mesma forma que os líquidos orgânicos.

O sangue coletado de um cadáver pode refletir a concentração das drogas no momento imediato da morte, ou não. Se ficar estocado por várias horas antes da análise, em temperatura ambiente, pode haver alteração da concentração das substâncias. Em primeiro lugar, as células do sangue permanecem vivas por algum tempo depois da morte e são capazes de metabolizar, por exemplo, o álcool, diminuindo a sua concentração na amostra. Em segundo lugar, a hemólise libera as enzimas intracelulares das hemácias, que vão ajudar nesse processo. Entretanto, a putrefação pelas bactérias e fungos saprófitas produz álcool por fermentação da glicose, o que pode chegar a 150 mg/100 mL em 24 horas se a temperatura ambiente for elevada[29]. Assim, é interessante que as amostras de sangue que só serão examinadas várias horas depois sejam tratadas por agentes conservantes. A maioria dos autores recomenda o uso do fluoreto de sódio (10 mg/mL)[29], por vezes associado ao oxalato de potássio[13]. Esses preservativos, além de serem anticoagulantes, inibem a ação enzimática e o crescimento de bactérias e fungos. Há quem use uma mistura de 0,1 mg de cloreto mercúrico associado a 0,5 mg de citrato de sódio para cada mL de sangue[29]. Essa mistura tem a vantagem de esterilizar o material, tornando o teor de álcool constante. Os preservativos devem ser utilizados também nas amostras de urina, vítreo e bile.

A coleta de sangue pode ser feita antes do exame interno, por punção venosa profunda, ou durante a abertura dos planos superficiais, quando as veias jugulares internas, as subclávias e as femorais ficam expostas. Por vezes, a dissecção da fossa supraclavicular expõe os vasos do pescoço, que podem ser puncionados com facilidade. A coleta de urina pode ser feita antes da abertura do corpo, por punção suprapubiana com agulha longa e seringa. Knight[29] recomenda a coleta do humor vítreo por punção dos globos oculares bem próxima ao ângulo palpebral externo, de modo que não seja notada pelos familiares. Aconselha, inclusive, a injeção de água pelo mesmo orifício para impedir que o olho fique colapsado.

O que colher

O material a ser colhido depende do caso particular e dos recursos oferecidos pelo laboratório de toxicologia. Quando se tem uma informação confiável quanto ao tóxico de que se trata, a melhor conduta é fazer contato pessoal com o toxicologista e perguntar quais os tecidos que melhores informações fornecerão quanto à presença e à concentração daquela substância.

Outra é a situação quando não se dispõe de dados quanto ao possível agente tóxico envolvido. Nesse caso, é preciso abrir um leque de opções mais largo por meio da coleta diversificada. Um mínimo de materiais deve conter amostras de sangue, urina, humor vítreo, bile, segmentos de vísceras (fígado, rins, cérebro), músculos esqueléticos, tecido adiposo, cabelos e estômago com o conteúdo (se se tratar de intoxicação aguda sem assistência médica). Uma providência correta é colher um dos pulmões sem cortá-lo, amarrar firmemente o seu hilo (brônquio-fonte e vasos sanguíneos) e colocá-lo em frasco de vidro de boca larga e tampa esmerilhada. Isso permite a pesquisa de substâncias voláteis, como derivados de petróleo e hidrocarbonetos halogenados (clorofórmio, tetracloreto de carbono, tricloroetano, tricloroetileno etc.).

Nos casos em que o corpo já está em estado de putrefação, pode ocorrer de não se conseguir sangue, urina e outros líquidos para análise. A pressão dos gases no período enfisematoso expulsa o sangue das veias profundas e força a eliminação da urina e do conteúdo gástrico. Mas também ocorre transudação de líquidos para as cavidades pleurais. Nesses casos, o patologista deve colher amostra desse líquido, juntamente com o coração e pedaços de fígado e rins[13].

Geralmente, os músculos esqueléticos ainda estão razoavelmente preservados e devem ser colhidos. O mesmo se diga dos cabelos.

Quantidade de material

A única maneira de saber qual a quantidade de material que se deve colher de cada líquido ou víscera é conversando com o toxicologista que fará os exames. Não adianta seguir à risca as recomendações contidas nos tratados de toxicologia estrangeiros. O montante de material a ser colhido depende das técnicas de extração e purificação adotadas pelo toxicologista. Para se ter uma ideia, basta ver as divergências quanto ao volume de sangue a ser colhido segundo autores americanos e ingleses. Knight[29] diz que colhe 30 mL; Di Maio[13], 50 mL; e Spitz[111] não se contenta com menos de 50 a 100 mL.

Estocagem e transporte

Outro aspecto é o acondicionamento do material colhido. Novamente, é importante conversar com o toxicologista. Em alguns serviços, é o laboratório de toxicologia que fornece os frascos e sacos a serem utilizados. Alguns autores preferem os frascos de vidro com tampas de cortiça, de borracha ou esmerilhadas, dependendo do tipo de substância de que se suspeita. No caso de se pensar em produtos voláteis ou solventes, aconselham o uso de tampas esmerilhadas de vidro, ou as de náilon, que não são atravessadas por essas substâncias. Outros, por motivo de economia, admitem que se usem frascos de polietileno para a maioria dos casos, exceto na suspeita de solventes. Na Inglaterra, o sangue, a urina e o humor vítreo podem ser colocados, por meio de agulha e seringa, em vidros semelhantes aos que se usam aqui para penicilina[29].

Conquanto haja diferenças quanto ao modo de acondicionar as amostras, todos estão de acordo em que tudo se tem que fazer para preservar a autenticidade do material. Para isso, o melhor é que o patologista só use frascos lacrados e rotulados pelo laboratório de toxicologia para se assegurar de que estão perfeitamente limpos, sem qualquer tipo de contaminante químico. Ao enviar as amostras de líquidos e tecidos, deve rotular os frascos, esclarecendo o que cada recipiente contém, e novamente lacrar sua tampa, de modo que só o serviço de toxicologia possa ter acesso ao seu conteúdo. Qualquer descuido quanto à manutenção da autenticidade no caminho entre o necrotério e a toxicologia pode ser usado por um advogado competente para invalidar o resultado dos exames. No Capítulo 3 – Perícias e Peritos. Documentos Médico-Legais, foi estudada a importância da cadeia de custódia. Convém rever.

Nos casos de exumação por suspeita de envenenamento, o corpo na maioria das vezes já está em estado avançado de putrefação. Assim, alguns autores recomendam que se o embalsame para interromper o processo de decomposição[108]. Certas pesquisas e dosagens são possíveis mesmo em corpos embalsamados; por exemplo, de cocaína[13]. É importante que se colha amostra da terra ao redor do caixão, uma vez que, no período coliquativo, a perda de líquidos do corpo é grande, o que carreia os tóxicos porventura presentes para o solo onde se deu a inumação. Contudo, é forçoso colher amostra de área afastada do sepulcro para evitar a possibilidade de falsos exames positivos por contaminação prévia do terreno.

É de suma importância que o patologista forense anote no pedido de exame toxicológico um resumo do histórico do caso e das principais substâncias suspeitas de terem intoxicado a vítima. Isso facilita a perícia por poupar tempo e recursos do laboratório de toxicologia, além de demonstrar respeito para com o toxicologista.

• Exame toxicológico

O propósito desta seção não é detalhar a metodologia dos exames realizados nos laboratórios de toxicologia. Simplesmente, procuraremos informar aos peritos legistas e outros profissionais estudiosos da Medicina Legal o que se faz com o material recolhido nos necrotérios.

Cabe dizer que nem todo material enviado é processado em todas as etapas. Em geral, os toxicologistas usam parte da amostra para a extração, purificação e análise, guardando outra parte como reserva para eventuais necessidades de reexame. Por vezes, é o próprio toxicologista que tem a iniciativa de repetir a técnica. Em outras ocasiões, isso é feito a pedido das autoridades competentes. Por isso, a regra é que se guarde parte do material para o caso de ser necessária uma nova perícia. Em seu art. 170, o Código de Processo Penal estabelece que, "Nas perícias de laboratório, os peritos guardarão material suficiente para a eventualidade de nova perícia".

Metodologia

Cada tipo de material é tratado de um modo diferente, conforme sua natureza. Os segmentos de vísceras maciças são inicialmente triturados em separado, de modo a formarem uma pasta antes de começar o processo de extração dos tóxicos. As amostras de sangue podem ser trabalhadas como estão ou depois de se fazer a centrifugação para separação do plasma e dos glóbulos. Conforme o tipo de droga a ser pesquisada, o plasma precisa sofrer um tratamento químico para precipitar as proteínas.

A extração é feita, a princípio, com solventes que são misturados com os líquidos, naturais ou obtidos pela filtração dos macerados de vísceras. O produto obtido pela ação dos solventes deve ser purificado por extração mais seletiva através de soluções ácidas, ou alcalinas. Os extratos obtidos serão analisados por vários métodos, a fim de se começar a identificação das substâncias presentes.

Na fase de identificação, alguns métodos permitem o reconhecimento da presença de determinado grupo químico ou de certo radical na molécula do tóxico. Outros métodos, mais específicos, costumam ser empregados depois de feita essa triagem inicial.

O rastreamento inicial pode ser feito com os métodos imunológicos: enzimático, fluorescente e radioativo. O mais sensível e específico é o radioimune. Existem *kits* comerciais para os grupos de drogas mais frequentemente encontrados. São muito úteis para usar na urina e na bile, onde as drogas eliminadas estão concentradas. As vantagens dos métodos imunológicos são a rapidez, a pequena quantidade de amostra gasta e a razoável especificidade. Contudo, só é possível pesquisar os grupos para os quais haja teste disponível no mercado. Além disso, o fato de muitas vezes identificarem grupos de substâncias, e não uma substância em particular, faz com que seja necessário outro exame mais específico.

Feita a triagem pelo método enzimático, a identificação da substância pode vir a ser feita por método de cromatografia por gás e/ou por espectrometria de massa. Os toxicologistas aconselham fazer sempre a pesquisa do tóxico por dois métodos diferentes, a fim de se ter certeza da identificação da droga. O mais utilizado é a associação da cromatografia por gás com a espectrometria de massa. Não dispondo de espectrômetro de massa, é aceitável que se repita a cromatografia por gás usando colunas diferentes. O fundamento da cromatografia é o tempo de retenção da substância ao atravessar as colunas do aparelho. Mais detalhes devem ser buscados nos compêndios técnicos de toxicologia.

Dosagem da substância

Feita a identificação do tóxico, o passo seguinte é a sua dosagem na amostra enviada pelo patologista. A avaliação quantitativa é indispensável. Sem se saber a quantidade de tóxico presente nos tecidos e nos líquidos, não se pode ter segurança na afirmação de que a morte se deveu à ação química. Existem tabelas e bancos de dados em que a concentração das drogas no sangue e nos tecidos é relacionada em colunas referentes a efeito inicial, ação tóxica e dosagem letal. Essas tabelas representam médias obtidas de número variável de registros, conforme os autores. Admite-se que haja variações individuais significativas.

• Conclusão da perícia

Nos casos em que há uma história de intoxicação exógena, um quadro clínico compatível e alterações morfológicas condizentes com ela, o exame toxicológico positivo vem ratificar o que já se havia diagnosticado. Mesmo assim, é necessário que a dosagem indique concentração letal da droga envolvida, a menos que a vítima tenha sido socorrida e sobrevivido por tempo suficiente para eliminá-la total ou parcialmente. Na hipótese de suicídio com recolhimento do frasco que continha o veneno no próprio ambiente onde o corpo foi encontrado, obviamente não há história clínica, e sim informações colhidas no local pela perícia e pelos investigadores. Geralmente, contam acerca de tentativas anteriores malsucedidas, de estados depressivos ou de grave crise pessoal. Assim, uma dosagem letal da droga nas vísceras examinadas encerra o caso. A simples presença da droga, sem a dosagem, indica que deve ter havido o suicídio pela ação química, mas não dá a certeza. É oportuno lembrar, aqui, que uma dosagem letal em alguma víscera pode ser o resultado de contaminação *post mortem* por difusão do tóxico de um sítio de grande concentração para aquela víscera.

Há casos de suspeita de intoxicação exógena em que o toxicologista identifica uma substância potencialmente letal, mas não consegue estabelecer a dosagem. Se a vítima usava algum medicamento de maneira rotineira, ou se chegou a ser socorrida e medicada, é imperioso que essa informação seja confrontada com o resultado do exame toxicológico para se saber se se trata da mesma substância. Caso haja a coincidência, o mais provável é que se trate de um falso-positivo, ou seja, a droga detectada não é a responsável pela intoxicação. Em outras ocasiões, o indivíduo foi intoxicado e socorrido, sobrevivendo por tempo suficiente para a eliminação da substância, mas morrendo por complicação superveniente. Aqui, é preciso, a princípio, separar a possibilidade de se tratar de uma concausa superveniente independente (art. 13, § 1º, do CP), quer dizer, um evento médico não correlacionado direta ou indiretamente com a intoxicação. Por exemplo, alguém fica em estado de coma prolongado por ingestão de dose letal de barbitúricos. Durante esse tempo, ocorre uma explosão na enfermaria em que se encontra, que provoca a morte por traumatismo cranioencefálico. O óbito não pode ser atribuído a uma ação química.

Mas se a complicação superveniente tem uma sequência esperada e lógica dentro do quadro clínico da intoxicação, a morte tem que ser atribuída à ação química. Certa vez, examinamos o corpo de um indivíduo que havia feito um pacto de morte com o seu parceiro homossexual. Foram a um hotel e abriram o gás do banheiro. Um deles morreu no local antes que se arrombasse a porta do apartamento. O outro, em coma profundo, foi encaminhado ao hospital, onde veio a falecer quase 1 semana depois. Deste foi o corpo que examinamos. Apresentava focos de hemorragia e de necrose do tecido nervoso dispostos simetricamente nos núcleos da base cerebral, principalmente o *globus pallidus*, cápsula interna, corpo caloso e substância branca dos hemisférios cerebrais (Figuras 21.20 e 21.21). Os pulmões apresentavam edema e focos de broncopneumonia, que foram a causa da morte. O exame toxicológico foi negativo para monóxido de carbono. As lesões cerebrais eram características de intoxicação pelo monóxido de carbono, conforme relatos da literatura médica. Assim, embora com um resultado negativo dado pelo Serviço de Toxicologia do IML, baseado na história clínica e no aspecto anatomopatológico, concluímos que a morte ocorrera por intoxicação pelo monóxido de carbono.

Na hipótese mais comum, em que as lesões não são patognomônicas, o perito legista pode aceitar a possibilidade de morte por ação química desde que elas sejam condizentes com a história de intoxicação exógena. Por exemplo, havendo história de envenenamento por tetracloreto de carbono, com evolução clínica de icterícia, insuficiência hepática e morte em coma hepático, o achado de exame toxicológico negativo não invalida a possibilidade de morte por ação química se o patologista forense encontrar necrose submaciça hepática com predominância centrolobular.

Resumindo, podemos afirmar que certificar que a morte se deu por ação química requer correlação criteriosa entre os achados da história clínica, da necrópsia e do exame toxicológico. Não se deve confiar demais na positividade de um exame toxicológico nem desprezar os achados da necrópsia forense.

REFERÊNCIAS BIBLIOGRÁFICAS

1. Toscano Jr. A. Um breve histórico sobre o uso de drogas. In: Sérgio Dario Seibel e Alfredo Toscano Jr. (ed.). Dependência de drogas. Rio de Janeiro: Atheneu; 2001. Capítulo 2, p. 7-23.
2. Passagli M. Princípios e áreas da toxicologia. Capítulo I, p 3-19. In: Toxicologia forense – teoria e prática. 3.ed. Campinas: Millenium; 2011. Tratado de Perícias Criminalísticas, organizada por Domingos Tochetto.
3. Loomis TA. Essentials of toxicology. Philadelphia: Lea & Febiger; 1968.
4. Winek CL. Injury by chemical agents. In: Tedeschi CG, William G. Eckert, Luke G. Tedeschi (ed.). Forensic medicine. Philadelphia:W.B. Saunders Company; 1977. Capítulo 72, p. 1568-1587.
5. Garriot JC. Forensic toxicology for the general pathologist. Advances in Path Labor Medicine. 1994;7:313-357.
6. Alvarado EV. Tóxicos cáusticos. In: Eduardo Vargas Alvarado (ed.). Medicina legal. 3.ed. San José: Lehman Editores; 1983. Capítulo 47, p. 393-395
7. Camps FE. Toxicology. In: Gradwohl's legal medicine. 2.ed. editor Francis E. Camps, Baltimore: Williams & Wilkins; 1968. Seção VIII, p. 596-695.
8. Olson KR, Becker CE. Poisoning. In: Charles E. Saunders & Mary T. Ho (ed.). Current emergency diagnosis & treatment. 4.ed. Londres: Prentice-Hall International; 1992. Capítulo 39, p. 730-768.
9. Saffioti W. Fundamentos de química. São Paulo: Cia. Editora Nacional; 1968. v. 1: Química Geral, Inorgânica e Físico-Química.
10. Amshel CE, Fealk MH, Phillips BJ, Caruso DM. Anhydrous ammonia burns case report and review of literature. Burns. 2000;26(5):493-497.
11. Knight B. Corrosive and metallic poisoning. In: Bernard Knight (ed.). Forensic pathology. 2.ed. Londres: Arnold; 1996. Capítulo 33, p. 575-581.
12. Carrara M, Romanese R, Canuto G, Tovo C. Medicina legale. Torino: Unione Tipografico-Editrice Torinese; 1937.
13. Di Maio DJ, Di Maio VJ. Interpretative toxicology: drug abuse and drug deaths. In: Forensic pathology. Flórida, Boca Ratón: CRC Press; 1993. Capítulo 21, p. 439-487.
14. Ali SA. Dermatoses relacionadas com o trabalho. Capítulo 35, p. 1443-1500. In: René Mendes (ed.). Patologia do trabalho – atualizada e ampliada. 2.ed. Rio de Janeiro: Atheneu; 2005.

15. Baker JR. Cytological technique. The principles underlying routine methods. Methuen's monographs on biological subjects. 5.ed. Londres: Methuen & Company; 1966.
16. Hercules H de C. Intoxicação pelo formol. Rev IMLGb. 1970;1(2): 17-28.
17. Irizarry L. White phosphorus exposure. Disponível em: www.emedicine.medscape.com/article/833585-overview. Acesso em: 1º maio 2013.
18. Zimmerman HJ. Direct (toxiphatic) hepatotoxins: haloalkanes and elemental phosphorus. Capítulo 9, p 198-219. In: Hyman J. Zimmerman (ed.). Hepatotoxicity. New York: Appleton-Century--Crofts; 1978.
19. Agency for Toxic Substances and Disease Registry (ATSDR). US Department of Health and Human Services. Public Health Service. Toxicologic Profile for White Phosphorus; 1997.
20. IBGE. Anuário Estatístico do Brasil; 1993.
21. Fávero F. Energias de ordem química. In: Flamínio Fávero (ed.). Medicina legal. 8.ed. São Paulo: Martins; 1966. v. 1. Capítulo 15, p. 383-402.
22. Almeida Jr. A, Costa Jr. JBO. O envenenamento. In: Lições de medicina legal. 18.ed. São Paulo: Cia. Editora Nacional; 1985. Capítulo 19, p. 203-15.
23. Klug E. Toxicologia. Disponível em: http://www.medizin.fuberlin.de/recht/engl/klug_e.html Acessado em: 18 jan. 2001.
24. Alves SB. Toxicologia forense e saúde pública: desenvolvimento e avaliação de um sistema de informações como ferramenta para a vigilância de agravos decorrentes da utilização de substâncias químicas. Tese de doutorado apresentada à Escola Nacional de Saúde Pública, Rio de Janeiro; 2005.
25. SINITOX. Disponível em: www.fiocruz.br/sinitox_novo. Acesso em: 30 mar. 2012.
26. Câmara dos Deputados. Projeto de Lei n. 3.530/08.
27. Marzuk PM, Tardiff K, Leon AC, Hirsch CS, Stajic M, Portera L et al. Fatal injuries after cocaine use as a leading cause of death among young adults in New York City. N Engl J Med. 1995;332:1753-1757.
28. Logan B, Howard J, Kiesel EL. Poisonings associated with cyanide on over the counter cold medication in Washington State, 1991. J Forensic Sci. 1993;38(2):472-6.
29. Knight B. Poisoning and the pathologist. In: Bernard Knight (ed.). Forensic pathology. 2.ed. Londres: Arnold; 1996. Capítulo 27, p. 531-541.
30. Morton JF. Poisonous and injurious higher plants and fungi. In: C.G. Tedeschi, William G. Eckert, Luke G. Tedeschi (ed.). Forensic medicine. Philadelphia: W. B. Saunders Company; 1977. Capítulo 71, p. 1456-1567.
31. BBC News. Flashback: Dissident's poisoning. Disponível em: www.news.bbc.co.uk/2/hi/uk_news/2636459.stm. Acesso em: 14 out. 2009.
32. Shirer WL. The extermination camps. In the new order. Capítulo 27, p. 937-994. In: The Rise and Fall of the III Reich. A History of Nazi Germany. New York: Touchstone Book; 1990.
33. Cañadas EV, Jerez AFH. Toxicocinética. Capítulo 52, p. 708-726. In: E. Villanueva Cañadas (ed.). Medicina legal y toxicología. 6.ed. Barcelona: Elsevier-Masson; 2004.
34. Passagli M. Toxicologia geral. Capítulo II, p. 21-50. In: Toxicologia forense. 3.ed. Campinas: Millenium; 2011. Tratado de Perícias Criminalísticas, organizada por Domingos Tochetto.
35. Andrade OM. Aspectos médico-sociais das dependências tóxicas. In: J. Alves Garcia (ed.). Poluição das drogas. Rio de Janeiro: Editora Rio; 1972. Capítulo II, p. 31-65.
36. Sande MA, Mandell GL. Drogas antimicrobianas. In: Alfred Goodman Gilman, Louis S. Goodman, Theodore W. Rall, Ferid Murad (ed.). As bases farmacológicas da terapêutica. Tradução para o português da 7.ed. inglesa por Penildon Silva et al. Rio de Janeiro: Guanabara Koogan; 1987. Capítulo 54, p. 799-812.
37. Dupont DG. Storm before the calm. Scientific American. 2003; 288(2):11-12.
38. Jaffé JH, Martin WR. Analgésicos e antagonistas opioides. In: Alfred Goodman Gilman, Louis S. Goodman, Theodore W. Rall, Ferid Murad (ed.). As bases farmacológicas da terapêutica. Tradução para o português da 7.ed. inglesa por Penildon Silva et al. Rio de Janeiro: Guanabara Koogan; 1987. Capítulo 22, p. 321-347.
39. Biswas P. Aerosol basics. Seção em Aerosol Science and Engeneering. Washington University em St. Louis. Disponível em: www.aerosols.wustl.edu/education/index.html. Acesso em: 1º jun. 2013.
40. Lehman-McKeeman LD. Absortion, distribution, and excretion of toxicants. Capítulo 5, p. 131-159. In: Curtis Klaassen (ed.). Casarett & Doull's toxicology: the science of poisons. 7.ed. New York: McGraw Hill; 2008.
41. Guyton AC, Hall JE. Red blood cells, anemia and polycythemia. In: Arthur C. Guyton, John E. Hall (ed.). Textbook of medical physiology. 9.ed. Philadelphia: W.B. Saunders Company; 1996. Capítulo 32, p. 425-433.
42. Guyton AC, Hall JE. Metabolism of carbohydrates and formation of adenosine triphosphate. In: Arthur C. Guyton, John E. Hall (ed.). Textbook of medical physiology. 9.ed. Philadelphia: W.B. Saunders Company; 1996. Capítulo 67, p. 855-864.
43. Franz DN. Estimulantes do sistema nervoso central. In: Alfred Goodman Gilman, Louis S. Goodman, Theodore W. Rall, Ferid Murad (ed.). As bases farmacológicas da terapêutica. Tradução para o Português da 7.ed. inglesa por Penildon Silva et al. Para Rio de Janeiro: Guanabara Koogan; 1987. Capítulo 24, p. 381-385.
44. Guyton AC, Hall JE. Guyton AC, Hall JE. Excitation of skeletal muscle. In: Arthur C. Guyton, John E. Hall (ed.). Textbook of medical physiology. 9.ed. Philadelphia: W.B. Saunders Company; 1996. Capítulo 7, p. 87-93.
45. Lange RA, Hillis LD. Cardiovascular complications of cocaine abuse. N Engl J Med. 2001;345(5):351-358.
46. Bigger Jr. JT, Hoffman BF. Drogas antiarrítmicas. In: Alfred Goodman Gilman, Louis S. Goodman, Theodore W. Rall, Ferid Murad (ed.). As bases farmacológicas da terapêutica. Tradução para o Português da 7.ed. inglesa por Penildon Silva et al. Rio de Janeiro: Guanabara Koogan; 1987. Capítulo 31, p. 491-513.
47. Hoffman BF, Bigger Jr. JT. Digital e glicosídeos cardíacos correlatos. In: Alfred Goodman Gilman, Louis S. Goodman, Theodore W. Rall, Ferid Murad (ed.). As bases farmacológicas da terapêutica. Tradução para o português da 7.ed. inglesa por Penildon Silva et al. Rio de Janeiro: Guanabara Koogan; 1987. Capítulo 30, p. 471-490.
48. Ross EM, Gilman A. Farmacodinâmica: mecanismos da ação das drogas e relação entre concentração da droga e seu efeito. In: As bases farmacológicas da terapêutica. Tradução para o português da 7.ed. inglesa por Penildon Silva et al. 7.ed. Rio de Janeiro: Guanabara Koogan; 1987. Capítulo 2, p. 23-31.
49. Tavares W. Derivados das piridinas e das pirazinas. In: Manual de antibióticos e quimioterápicos anti-infecciosos. Rio de Janeiro: Atheneu; 1990. Capítulo 37, p. 674-678.
49a. Superior Tribunal de Justiça. Recurso Especial n. 2009/0025086-2, julgado em 28/03/2012.
50. Zimmerman HJ. Hepatotoxicity. The adverse effects of drugs and other chemicals on the liver. New York: Appleton-Century-Crofts; 1978.
51. Tavares W. Derivados quinoleínicos. In: Manual de antibióticos e quimioterápicos anti-infecciosos. Rio de Janeiro: Atheneu; 1990. Capítulo 29, p. 585-596.
52. Webster Jr. LT. Drogas usadas na quimioterapia de infecções por protozoários. In: Alfred Goodman Gilman, Louis S. Goodman, Theodore W. Rall, Ferid Murad, eds. As bases farmacológicas da terapêutica. Tradução para o português da 7.ed. inglesa por Penildon Silva et al. Rio de Janeiro: Guanabara Koogan; 1987. Capítulo 45, p. 676-688.
53. Pyeritz RE. Medical genetics. In: Lawrence M. Tierney Jr, Stephen J. Mc Phee, Maxine A. Papadakis (ed.). Current medical diagnosis & treatment. 36.ed. Londres: Prentice-Hall International; 1997. Capítulo 40, p. 1470-1491.

54. Encyclopaedia Britannica. Mithradates. Chicago: Editor Encyclopaedia Britannica, 1964. v. 15, p. 620.
55. Benet LZ, Sheiner LB. Farmacocinética: a dinâmica da absorção, da distribuição e da eliminação das drogas. In: Alfred Goodman Gilman, Louis S. Goodman, Theodore W. Rall e Ferid Murad (ed.). As bases farmacológicas da terapêutica. Tradução para o Português da 7.ed. inglesa por Penildon Silva et al. Rio de Janeiro: Guanabara Koogan; 1987. Capítulo 1, p. 1-22.
56. Murad F, Gilman AG. Apêndice 3. In: Alfred Goodman Gilman, Louis S. Goodman, Theodore W. Rall, Ferid Murad (ed.). As bases farmacológicas da terapêutica. Tradução para o português da 7.ed. inglesa por Penildon Silva et al. Rio de Janeiro: Guanabara Koogan; 1987.
57. Klaassen CD. Princípios de toxicologia. In: Alfred Goodman Gilman, Louis S. Goodman, Theodore W. Rall, Ferid Murad (ed.). As bases farmacológicas da terapêutica. Tradução para o português da 7.ed. inglesa por Penildon Silva et al. Rio de Janeiro: Guanabara Koogan; 1987. Capítulo 68, p. 1045-1052.
58. Tripathi KD. Hormônios gonadais (hormônios sexuais) e antagonistas. Capítulo 20, p. 236-256. In: KD Tripathi (ed.). Farmacologia médica. 5.ed. Tradução de Patrícia Lydie Voeux, supervisionada por Penildon Silva. Rio de Janeiro: Guanabara Koogan; 2006.
59. Mendes R. Patologia do trabalho. 2.ed. Rio de Janeiro: Atheneu; 2005.
60. Massie BM, Amidon TA. Heart. In: Lawrence M. Tierney Jr, Stephen J. Mc Phee, Maxine A. Papadakis (ed.). Current medical diagnosis & treatment. 36.ed. Londres: Prentice-Hall International; 1997. Capítulo 10, p. 320-411.
61. Flower RJ, Moncada S, Vane JR. Substâncias anti-inflamatórias e analgésicas-antipiréticas; drogas empregadas no tratamento da gota. In: Alfred Goodman Gilman, Louis S. Goodman, Theodore W. Rall, Ferid Murad (ed.). As bases farmacológicas da terapêutica. Tradução para o português da 7.ed. inglesa por Penildon Silva et al. Rio de Janeiro: Guanabara Koogan; 1987. Capítulo 29, p. 443-469.
62. Eisendrath SJ. Psychiatric disorders. Schizophrenic and other psychotic disorders. In: Awrence M. Tierney Jr, Stephen J. Mc Phee, Maxine A. Papadakis (ed.). Current medical diagnosis & treatment. 36.ed. Londres: Prentice-Hall International; 1997. Capítulo 25, p. 967-974.
63. Uhl G, Blum K, Noble E, Smith S. Substance abuse vulnerability and D2 receptor genes. Trends in Neuroscience. 1993;16:83-88.
64. Formigoni MLOS. Neurobiologia da dependência de substâncias psicoativas. In: Sérgio Dario Seibel, Alfredo Toscano Jr. (ed.). Dependência de drogas. Rio de Janeiro: Atheneu; 2001. Capítulo 10.1, p. 209-217.
65. Lahmeyer HW, Channon, RA, Schlemmer Jr. RF. Abuso de substâncias psicoativas. In: Joseph A. Flaherty, Robert A. Channon, John M. Davis (ed.). Psiquiatria. Diagnóstico e tratamento. Tradução para o português por Dayse Batista. Porto Alegre: Artes Médicas Sul; 1990. Capítulo 15, p. 216-236.
66. Seibel SD, Toscano Jr. A. Conceitos básicos e classificação geral das substâncias psicoativas. In: Sérgio Dario Seibel, Alfredo Toscano Jr. (ed.). Dependência de drogas. Rio de Janeiro: Atheneu; 2001. Capítulo 1, p. 1-6.
67. Jones AW. Alcohol and forensic expertise in the living. XXI Congress of the International Academy of Legal Medicine, Lisboa, 28 a 30 de maio de 2009.
68. Graff S, Fruchtengarten L, Haddad Filho J. Tratamento das intoxicações agudas causadas por drogas de abuso. In: Sérgio Dario Seibel, Alfredo Toscano Jr. (ed.). Dependência de drogas. Rio de Janeiro: Atheneu; 2001. Capítulo 13, p. 311-325.
69. Knight B. Forensic aspects of alcohol. In: Bernard Knight (ed.). Forensic pathology. 2.ed. Londres: Arnold; 1996. Capítulo 28, p. 543-50.
70. Langeron M. Précis de microscopie. 7.ed. Paris: Masson & Cie Editeurs; 1949. p. 453.
71. Marlet JM, Felice SA, Kameyama I. Estimativa da alcoolemia no momento do ilícito penal. Trabalho feito no IMESC, Instituto de Medicina Social e Criminologia de São Paulo da Secretaria de Justiça e Defesa da Cidadania.
72. Guz B. Metabolismo do álcool. In: Luiz Carlos da Costa Gayotto, Venâncio Avancini Ferreira Alves (ed.). Doenças do fígado e das vias biliares. Rio de Janeiro: Atheneu; 2001. Capítulo 58, p. 673-679.
73. Cañadas EV. Estudio toxicológico y médico-legal del alcohol etílico. In: Gisbert Calabuig (ed.). Medicina legal. 6.ed. Barcelona: Elsevier Masson; 2004. Capítulo 63, p. 878-895.
74. Passagli M, Marinho PA. Drogas depressoras do sistema nervoso central. Capítulo IV, p. 77 a 130. In: Marcos Passagli (ed.). Toxicologia forense. Teoria e prática. 3.ed. Campinas: Millenium; 2011.
75. Tripathi KD. Agentes sedativo-hipnóticos. Capítulo 27, p. 314-322. In: KD Tripathi (ed.). Farmacologia médica. 5.ed. Tradução de Patrícia Lydie Voeux, supervisão de Penildon Silva. Rio de Janeiro: Guanabara Koogan; 2006.
76. Zimmerman HJ. Hepatic metabolism of foreign compounds. Capítulo 2, p. 11-31. In: Hyman J Zimmerman (ed.). Hepatotoxicity. New York: Editora Appleton-Century-Crofts; 1978.
77. Bernik MA. Ansiolíticos (tranquilizantes). In: Sérgio Dario Seibel, Alfredo Toscano Jr. (ed.). Dependência de drogas. Rio de Janeiro: Atheneu; 2001. Capítulo 5.1.2, p. 63-77.
78. Tripathi KD. Analgésicos e antagonistas opioides. Capítulo 32, p. 366-379. In: KD Tripathi (ed.). Farmacologia médica. Tradução de Patrícia Lydie Voeux, supervisão de Penildon Silva. 5.ed. Rio de Janeiro: Guanabara Koogan; 2006.
79. United Nations Office on Drugs and Crime. World Drug Report – 2011. New York; 2011.
80. Economic and Social Council of the United Nations. Single Convention on Narcotic Drugs, 1961. Disponível em: www.unodc.org/pdf/convention_1961_en.pdf. Acesso em: 12 jun. 2013.
81. Greco Filho V, Rassi JD. Lei de drogas anotada (Lei 11.343/2006). São Paulo: Saraiva; 2007.
82. International Narcotics Control Board. Yellow List: List of Narcotic Drugs under International Control, 50.ed. december 2011. Disponível em: www.incb.org/documents/Narcotic-Drugs/Yellow_List/NAR_2011_YellowList_50edition_ENG.pdf. Acesso em: 12 jun. 2013.
83. Economic and Social Council of the United Nations. Convention against Illicit Traffic in Narcotics Drugs and Psychotropic Substances, 1988. In: KD Tripathi (ed.). Farmacologia médica. 5.ed. Tradução de Patrícia Lydie Voeux, supervisão de Penildon Silva. Rio de Janeiro: Guanabara Koogan; 2006. Disponível em: www.unodc.org/pdf/convention_1988_en.pdf. Acesso em: 12 jun. 2013.
84. International Narcotics Control Board. Red list: list of precursors and chemicals frequently used in the illicit manufacture of narcotics drugs and psychotropic substances under international control. Disponível em: www.incb.org/documents/PRECURSORS/RED-LIST/RedList2012_E_13thEd_r.pdf. Acesso em: 12 jun. 2013.
85. Laqueille X, Dervaux A, Lôo H. Heroína. In: Sérgio Dario Seibel, Alfredo Toscano Jr. (ed.). Dependência de drogas. Rio de Janeiro: Atheneu; 2001. Capítulo 5.1.3, p. 79-92.
86. Nappo S, Noto AR. Anfetaminas e análogos. In: Sérgio Dario Seibel, Alfredo Toscano Jr. (ed.). Dependência de drogas. Rio de Janeiro: Atheneu; 2001. Capítulo 5.2.2, p. 107-119.
87. Knight B. Death from narcotic and hallucinogenic drugs. In: Bernard Knight (ed.). Forensic pathology. 2.ed. Londres: Arnold; 1996. Capítulo 32, p. 567-73.
88. Cloud J. The lure of ecstasy. Time. 2000;155(23):30-36.
89. Passagli M, Rodrigues RF. Drogas excitantes do sistema nervoso central. Capítulo V, p. 131-178. In: Marcos Passagli (ed.). Toxicologia forense. Teoria e prática. 3.ed. Campinas: Millenium; 2011.
90. Ribeiro M. Cocaína. Disponível em: www.uniad.org.br/desenvolvimento/images/stories/puplicacoes/ensino/aulas/Cocaina.pdf. Acesso em: 16 jun. 2013.
91. Madruga C. O uso de cocaína e crack no Brasil. In: II Levantamento Nacional de Álcool e Drogas. INPAD (Instituto Nacional de Ciên-

cia e Tecnologia para Políticas Públicas do Álcool e Outras Drogas). Disponível em: www.uniad.org.br/desenvolvimento/images/stories/arquivos/apresentacao_lenad%cocaina_05_ 09.pdf.
92. Duailibi LB, Ribeiro M e Laranjeira R. Perfil dos usuários de cocaína e crack no Brasil. Disponível em: www.abead. com.br/artigos/perfil_usuario_coca_crack.pdf. Acesso em: 16 jun. 2013.
93. Noto AR, Galduroz JFC, Nappo SA et al. Levantamento nacional sobre o uso de drogas entre crianças e adolescentes em situação de rua nas 27 capitais brasileiras - 2003. CEBRID, UNIFESP. Disponível em: www.cebrid.epm.br/index.php. Acesso em: 16 jun. 2013.
94. Vargas RM. Determinação do DNA da cocaína. Perícia Federal, p. 16-21, Brasília, 2001. Disponível em: www.apcf. org.br/Portals/O/revistaAPCF/08.pdf. Acesso em: 19 jun. 2013.
95. Oliveira LFM, Wagner SC. A cocaína e sua adulteração. RevInter Revista Intertox de Toxicologia, Risco Ambiental e Sociedade. 2013;6(1-2):15-28.
96. Infoescola. Merla. Disponível em: www.infoescola.com/drogas/merla/. Acesso em: 19 jun. 2013.
97. Viana N. Oxi: a nova droga na fronteira amazônica. Disponível em: www.marconews.com/Issue37/artigo.1288.html. Acesso em: 19 jun. 2013.
98. Nappo S. Crack: características, alterações na cultura de uso ao longo de 20 anos e a influência do tráfico. Disponível em: www.portalsocial.sedsdh.pe.gov.br/sigas/ drogas/arquivos/crack. Acesso em: 21 jun. 2013.
99. Cazenave SOS. Toxicologia geral das substâncias psicoativas de abuso. In: Sérgio Dario Seibel, Alfredo Toscano Jr. (ed.). Dependência de drogas. Rio de Janeiro: Atheneu; 2001. Capítulo 4, p. 35-46.
100. Maldonado AL, Albornoz EOC. Drogas de abuso. Capítulo 74, p. 1014-1034. In: E. Villanueva Cañadas (ed.). Medicina legal y toxicológica de Calabuig. 6.ed. Barcelona: Elsevier Masson; 2004.
101. Campos Neto MF, Santana SCBF, Santana ARCMBF. "Human mules" radiologic aspects of capsules of cocaine ingested for the drug traffic between the borders of San Matias (Bolivia) and Cáceres (Mato-Grosso, Brazil). Pôster apresentado no XXI Congresso da International Academy of Legal Medicine, Lisboa, de 28 a 30 de maio de 2009.
102. Campos Neto MF. Comunicação pessoal.
103. Karniol IG. Cannabis sativa e derivados. In: Sérgio Dario Seibel, Alfredo Toscano Jr. (ed.). Dependência de drogas. Rio de Janeiro: Atheneu; 2001. Capítulo 5.3.1, p. 131-142.
104. Karniol IG. Alucinógenos. In: Sérgio Dario Seibel, Alfredo Toscano Jr. (ed.). Dependência de drogas. Rio de Janeiro: Atheneu; 2001. Capítulo 5.3.2, p. 143-151.
105. Stewart OC. Peyotism. Artigo na Encarta Encyclopedia; 1996.
106. Calabuig JAG, Cañadas EV. Intoxicaciones por plaguicidas. In: Calabuig JAG, Cañadas EV (ed.). Medicina legal y toxicología. 6.ed. Barcelona: Masson; 2004.
107. Brito Filho D. Toxicologia humana e geral. 2.ed. Rio de Janeiro: Atheneu; 1988.
108. Union Carbide do Brasil Ltda. Temik®. Defensivo Agrícola Aldicarb. Uma avaliação científica. São Paulo: UNCA BR; 1984. 63 p.
109. Brunton LL, Hilal-Dandan R, Knollmann BC. Goodman & Gilman's. The pharmacological basis of therapeutics. 13.ed. New York: McGraw-Hill Education; 2018.
110. Berger TG, Goldstein SM, Odom RB. Skin & Appendages. In: Lawrence M. Tierney Jr, Stephen J. McPhee, Maxine A. Papadakis (ed.). Current medical diagnosis & treatment. 36.ed. Londres: Prentice-Hall International; 1997. Capítulo 6, p. 106-172.
111. Spitz WU, Diaz FJ. Spitz and Fisher's Medicolegal Investigation of Death. 5th ed. Springfield: Charles C. Thomas Publisher; 2020.

CAPÍTULO 22

Lesões Corporais. Perícia e Quantificação do Dano

Nereu Gilberto de Moraes Guerra Neto

INTRODUÇÃO E EVOLUÇÃO HISTÓRICA DO TEMA

Todo ordenamento jurídico moderno, no Brasil e no mundo, com a possível exceção dos regimes políticos ditatoriais que utilizam a violência e a opressão, protege a vida, a dignidade, a integridade e a saúde do homem em primeiro lugar, devendo todas as suas outras regras respeitar estes bens maiores.

A Constituição da República Federativa do Brasil de 1988[1], assegura, já em seu Título I, "Dos princípios fundamentais", a dignidade da pessoa humana e a promoção do bem de todos, sem discriminações, e garante o direito à vida e à integridade pessoal no seu art. 5º, *caput* e vários dos incisos, como, por exemplo, o inciso XLIX, onde: "é assegurado aos presos o respeito à integridade física e moral". Protege ainda, a nossa Lei Maior, a saúde, no art. 196: "A saúde é direito de todos e dever do Estado...".

Mas este estágio de desenvolvimento das regras jurídicas não é tão antigo. Ao longo da História, desde o surgimento dos primeiros povoados, o poder estabelecido sempre se valeu de regras cogentes para controlar, prevenir e, quando já transgredidas, punir as condutas humanas agressivas e antissociais.

Para a criação da civilização como a conhecemos, o homem, que é um animal social por excelência, precisou abrandar seus instintos violentos de posse e domínio a fim de estabelecer as relações sociais intersubjetivas necessárias ao convívio organizado em sociedade.

As atitudes humanas violentas causadoras de algum tipo de dano físico a outrem precisavam ser evitadas e/ou reprimidas, para tornar pacífico e harmonioso o convívio social. As normas jurídicas, as leis e demais espécies foram criadas e desenvolvidas para, entre outras finalidades, coordenarem essas relações interpessoais em que ocorriam agressões com a presença de lesões corporais.

Perdem-se nas brumas do passado as primeiras regras que governaram os homens organizados em sociedade, mas alguns exemplos, que chegaram até nós, podem ser citados à guisa de ilustração[2-7].

No Código de Hamurábi, o mais importante rei babilônico, que remonta ao século XVIII a.C., encontramos disciplinadas, em seu capítulo XI, as penas impostas a quem causasse lesões corporais em outrem, e também seguiam o talionato, mas é interessante notar que alguns delitos já eram reparados por penas pecuniárias, como, por exemplo:

> Art. 200. "Se um homem arrancou um dente de outro homem livre igual a ele, arrancarão o seu dente".
> Art. 206. "Se um homem livre agrediu, em uma briga, um outro homem livre e lhe infligiu um ferimento, esse homem livre deverá jurar: 'Não o agredi deliberadamente'. Além disso deverá pagar o médico".
> Art. 209. "Se um homem livre agrediu a filha de um outro homem livre e a fez expelir o fruto de seu seio, pesará 10 siclos de prata pelo fruto de seu seio".

A Legislação mosaica, com forte conteúdo religioso, datada de cerca de 1400 a.C., disciplinava penas para vários delitos, inclusive o de lesões corporais, utilizando a regra mais antiga que se conhece, a lei do talião, ou "tal qual", que buscava identificar o dano com a pena infligida: "O teu olho não poupará: vida por vida, olho por olho, dente por dente, mão por mão, pé por pé." (Deut. 19:21).

Ainda na antiguidade, a lei romana, compilada na Lei das XII Tábuas, que data do século III d.C., tratava na tábua sétima, "Dos Delitos", em seu art. 11:

"Se alguém fere a outrem, que sofra a pena do talião, salvo se houver acordo".

Ampliando a conquista de direitos humanos, a Carta Magna inglesa, consagrada em 1267, foi um importante marco histórico, mas ainda havia muita crueldade nas penas e o emprego da tortura, que perdurou em todo direito medieval.

Com a independência dos Estados Unidos da América (1776) e a Revolução Francesa (1789), uma nova era no Direito começa e as declarações de direitos do homem e do cidadão (1789) vão se espalhando pelos diversos países. Tanto o direito penal, quanto o civil e o internacional evoluem na direção do aumento da proteção individual e garantia de dignidade da pessoa humana, podendo-se citar os Códigos de Napoleão (1810) e de Bustamante (1928), e culmina com a Declaração Universal dos Direitos do Homem, de 1948, após o mundo ter sofrido as atrocidades promovidas pelo nazismo alemão e o fascismo italiano, na Segunda Grande Guerra Mundial (1939 a 1945).

No Brasil, o Código Criminal do Império, influenciado pelo Código Francês de 1810, previa o então chamado "crime de ferimentos e ofensas físicas". O termo "lesões corporais" foi usado no Código Republicano, de 1890, em seu art. 303.

Observamos, neste breve passeio histórico, que a ação humana causadora de dano físico a um semelhante sempre foi alvo de regras jurídicas tendentes a preveni-la, ou senão puni-la, conforme critérios estabelecidos em lei.

Como vimos, a lei do talião resultava apenas em uma cruel vingança pessoal e não em uma reparação real do dano sofrido ou alguma vantagem ao ofendido, à guisa de lenitivo para seu sofrimento ou sua lesão orgânica, o que não mais condizia com o moderno direito. Assim, além da pena sobre o agente da agressão (restrição da liberdade), os legisladores posteriores passaram a compor a relação jurídica com dano corporal também por meio de uma compensação pecuniária, como tentativa de, senão reparar *ad integrum* a perda, minimizar o prejuízo do ofendido.

Assim, podemos separar em duas esferas jurídicas – penal e civil – a questão do dano à integridade pessoal do indivíduo.

Na esfera penal, ou criminal, o agressor terá praticado um ato, ação ou omissão, antijurídico, indesejado pela sociedade e, portanto, punível com as penas que a lei penal comina para o tipo e a gravidade do caso.

Já na esfera civil, interessa ao ofendido uma reparação pelo seu dano, inclusive, e principalmente, se há perda da capacidade laborativa ou mesmo prejuízo da sua imagem pessoal. A reparação civil passou a ser feita com finalidade compensatória, como na antiga lei romana, devendo o agressor não só sofrer as penas criminais, já referidas, como arcar com uma reparação pecuniária.

Vimos que o desenvolvimento da sociedade humana foi acompanhado de mudanças nos critérios de valor, que se refletiram nas leis escritas (regras jurídicas do Direito Positivo), a fim de melhor adequar a realidade social ao ordenamento jurídico vigente. Hoje em dia, em todo o mundo civilizado, há regras jurídicas, alocadas no direito penal, que disciplinam e graduam as lesões corporais sofridas pela vítima de uma ação humana indesejada e antissocial. Observamos que os legisladores decidiram punir o agressor de forma mais ou menos severa, conforme as consequências do dano causado à vítima e seu prejuízo objetivo no âmbito penal, e, no direito civil, onde se busca reparar e/ou compensar o dano sofrido pela vítima, instituir uma indenização pecuniária.

ASPECTOS JURÍDICOS E CONCEITO DO CRIME DE LESÃO CORPORAL

Nosso Código Penal, de 1940, em sua Parte Especial, Título I, "Dos crimes contra a pessoa", capítulo II, "Das lesões corporais", no *caput* do art. 129 é lacônico: "Ofender a integridade corporal ou a saúde de outrem"[8-12].

O novo Código Civil Brasileiro, de janeiro de 2002, seguindo o já estatuído no Código anterior, de 1916, determina no seu art. 186: "Aquele que, por ação ou omissão voluntária, negligência ou imprudência, violar direito ou causar dano a outrem, ainda que exclusivamente moral, comete ato ilícito.". E nos remete ao art. 927: "Aquele que, por ato ilícito (arts. 186 e 187), causar dano a outrem, fica obrigado a repará-lo"[13,14].

Devemos conceituar lesão corporal para compreender seus limites e bem caracterizar seus desdobramentos além de tecer algumas considerações e críticas ao conceito, tendo em vista a doutrina da Medicina Legal.

Entendemos por lesão corporal qualquer espécie de dano ou prejuízo à integridade corporal ou à saúde, física ou mental, de alguém, causada por outrem, por uma ação violenta, de forma proposital ou não, direta ou indiretamente.

Tendo em vista a abrangência da proteção da lei à vítima, alguns autores entendem ser preferível o termo "lesões pessoais", do que discordamos, *data vênia*, devido à perda da especificidade da expressão e, ainda, que assim não dispôs o nosso legislador, nem o afirma a prática médico-legal. Por exemplo, no crime de calúnia: "Caluniar alguém...", crime previsto no art. 138 do Código Penal, sem dúvida, a ação (imputar falso crime a alguém) lesa a pessoa do caluniado, não caracterizando, contudo, uma lesão corporal.

O dano ou prejuízo à integridade ou à saúde deve ser entendido como alteração objetiva, mensurável, observável, ainda que fugaz, estática ou dinâmica, da estrutura orgânica ou psíquica do indivíduo, vinculada à ação causadora (nexo causal). A integridade corporal é o equilibrado funcionamento do organismo do indivíduo e depende da manutenção de sua estrutura tanto anatômica, quanto fisiológica e mental. E a saúde, nesse contexto, é o estado de contínuo bem-estar biológico, psíquico e social de que goza o indivíduo anteriormente à agressão ou ofensa.

A ofensa pode ser realizada por qualquer meio (crime de ação livre), gerando alterações físicas (hemorragias, feridas, queimaduras etc.), alterações funcionais (choque, insuficiências orgânicas etc.), alterações mentais (estresse, inconsciência, fobias etc.) ou ao estado de saúde como um todo (uma enfermidade ou deformidade permanente, por exemplo).

É evidente que a ação danosa que encontrar um organismo já de alguma forma debilitado ou alterado, determinando uma piora do quadro geral, será também considerada lesão corporal, ainda que não tenha causado o problema *ab initio*, pois que a higidez completa prévia não é um requisito necessário do conceito de lesão corporal.

A ideia de prejuízo para a vítima deve estar presente, pois não tem cabimento a possibilidade de punir alguém que melhorou o estado de outrem.

Da mesma forma, o vínculo ou nexo causal entre a ação praticada pelo agente agressor e a lesão objetiva produzida na vítima é condição necessária para caracterizar o crime de lesão corporal.

Importante ressaltar que a autolesão (importante diagnóstico diferencial na perícia) não caracteriza o delito, por não haver relevância jurídica no ato (ver **sujeito ativo**, em aspectos jurídicos, a seguir) nem sentido em punir, quando agente e vítima se identificam na mesma pessoa.

Igualmente, lesões produzidas em animais podem ensejar responsabilidade civil e penal nos donos ou agressores, mas não caracterizam o crime, cuja vítima é sempre o ser humano. Já lesões produzidas pelos animais no homem configuram o delito, quando usados aqueles como meio de produção das lesões, sendo responsáveis os donos ou cuidadores.

ARTIGO 129 DO CÓDIGO PENAL

O Código Penal vigente, de 1940, tutela no Título I da Parte Especial, "Dos Crimes Contra a Pessoa", em seu Capítulo II, "Das Lesões Corporais", a integridade corporal e a saúde do ser humano. O seu objeto jurídico é salvaguardar a incolumidade física e a saúde, tanto física quanto psíquica, do homem[15,16].

> O *caput* do art. 129 define:
> "Ofender a integridade corporal ou saúde de outrem".
> E comina a pena: "Pena – detenção de 3 meses a 1 ano".

Em seguida, o Código elenca, nos seus 13 parágrafos, as modalidades que admite do crime, bem como gradua o delito em intensidade, cominando penas mais severas para lesões que determinam alterações mais intensas no organismo ou na saúde física e/ou mental da vítima. As modalidades são, como veremos: simples, qualificadas pelo resultado, culposa e privilegiada.

Assim temos:

> § 1º. "Se resulta:
> I – incapacidade para as ocupações habituais, por mais de trinta dias:
> II – perigo de vida;
> III – debilidade permanente de membro, sentido ou função;
> IV – aceleração de parto.
> Pena – reclusão, de um a cinco anos".

Quando, em decorrência da lesão corporal sofrida, observamos na vítima alguma das consequências descritas nos quatros incisos deste primeiro parágrafo, doutrinariamente consideramos **lesão corporal grave**, sendo a pena cominada mais severa, na modalidade (reclusão) e no tempo de cumprimento.

> § 2º. "Se resulta:
> I – incapacidade permanente para o trabalho;
> II – enfermidade incurável;
> III – perda ou inutilização de membro, sentido ou função;
> IV – deformidade permanente;
> V – aborto.
> Pena – reclusão, de dois a oito anos".

Neste parágrafo, defrontamo-nos com lesões que geram consequências mais graves ainda e, embora o Código as situe, juntamente com as anteriores, em "Lesões de natureza grave", a doutrina médico-legal utiliza a denominação **lesões gravíssimas**, com penas ainda mais severas. Estes dois primeiros parágrafos preveem as modalidades qualificadas pelo resultado.

Por exclusão, quando da lesão corporal não resultar qualquer das consequências dos §§ 1º e 2º do art. 129 do Código Penal, limitando-se o delito previsto apenas ao descrito no *caput*, usamos o termo **lesão corporal leve**, que assim se caracteriza por dois elementos, um positivo, presença de uma lesão corporal objetiva, e outro negativo, ausência das consequências previstas nos §§ 1º e 2º (é a modalidade mais simples do crime).

> § 3º. "Se resulta morte e as circunstâncias evidenciam que o agente não quis o resultado, nem assumiu o risco de produzi-lo.
> Pena – reclusão, de quatro a doze anos".

Trata-se aqui da **Lesão corporal seguida de morte**, ou o dito homicídio preterdoloso, onde há, por parte do agente, o dolo, a intenção no antecedente (quando gerou a lesão corporal) e a culpa, o nexo, não intencional, no consequente (havia a previsibilidade da morte, embora não o desejo, nem a assunção do risco, de provocá-la). Fica clara assim a distinção deste crime do homicídio culposo, onde não há o dolo no antecedente (no caso, a lesão corporal que gerou a morte). Não cabe, também, aqui, a figura do "crime tentado", o qual constituir-se-ia em tentativa de homicídio.

> § 4º. "Se o agente comete o crime impelido por motivo de relevante valor social ou moral ou sob o domínio de violenta emoção, logo em seguida a injusta provocação da vítima, o juiz pode reduzir a pena de um sexto a um terço".

São as chamadas **lesões corporais privilegiadas**, onde ocorrem certas circunstâncias legais específicas, ditas causas de diminuição de pena, como também previsto para o crime do art. 121 do Código Penal (homicídio). Os motivos de relevante valor social e moral, que são fatores atenuantes genéricos previstos no art. 65, I, a, do Código Penal, não estão detalhados nem elencados na lei, mas dizem respeito ao interesse coletivo e a moral pessoal, como, por exemplo, uma lesão produzida em defesa da própria honra. Já a violenta emoção deve ser de tal monta que comanda (acima de sua capacidade de controle) o indivíduo, que reage imediatamente, após conduta provocativa não motivada.

> § 5º. "O juiz, não sendo graves as lesões, pode ainda substituir a pena de detenção pela de multa (...):
> I – se ocorrer qualquer das hipóteses do parágrafo anterior;
> II – se as lesões são recíprocas".

Neste parágrafo encontramos, nas lesões leves dolosas privilegiadas, uma forma de **substituição de pena**, de privativa de liberdade por multa pecuniária que também é aplicada na situação de reciprocidade de lesões. Tanto neste quanto no parágrafo anterior, a doutrina penal entende que o juiz deve, obrigatoriamente, proceder à minimização da pena, embora o Código use o termo "pode".

> § 6º. "Se a lesão é culposa:
> Pena – detenção, de dois meses a um ano".

Neste caso, deparamo-nos com a **Lesão corporal culposa**, diferentemente do que até aqui vimos, que são as lesões corporais dolosas e sua classificação, onde há o elemento subjetivo "intenção" ou "vontade" no ato delituoso: o dolo. Notamos que a pena é bem menor que nas modalidades dolosas do crime, como não poderia deixar de ser, pois a lesão foi fruto da negligência, da imprudência ou da imperícia, mas não da vontade de lesar.

Importa lembrar que de acordo com a Lei n. 9.099 de 26 de setembro de 1995[14], que dispõe sobre os Juizados Especiais Cíveis e Criminais, as contravenções e os crimes de menor potencial ofensivo passaram a receber tratamento jurídico especial:

> Art. 60. O Juizado Especial Criminal, provido por juízes togados ou togados e leigos, tem competência para a conciliação, o julgamento e a execução das infrações penais de menor potencial ofensivo, respeitadas as regras de conexão e continência.
> Art. 61. Consideram-se infrações penais de menor potencial ofensivo, para os efeitos desta Lei, as contravenções penais e os crimes a que a lei comine pena máxima não superior a 2 (dois) anos, cumulada ou não com multa.
> Art. 62. O processo perante o Juizado Especial orientar-se-á pelos critérios da oralidade, simplicidade, informalidade, economia processual e celeridade, objetivando, sempre que possível, a reparação dos danos sofridos pela vítima e a aplicação de pena não privativa de liberdade.

Nestes casos, o exame pericial de corpo de delito poderá ser dispensado pela autoridade.

> Art. 77, § 1º. Para o oferecimento da denúncia, que será elaborada com base no termo de ocorrência referido no art. 69 desta Lei, com dispensa do inquérito policial, prescindir-se-á do exame do corpo de delito quando a materialidade do crime estiver aferida por boletim médico ou prova equivalente.

Nos parágrafos seguintes do art. 129, encontramos os casos de aumento de pena (art. 121, § 4º do mesmo código) e o caso do agente punido pela própria consequência do seu ato (art. 121, § 5º do mesmo código).

> § 7º. "Aumenta-se a pena de 1/3 (um terço), se ocorrer qualquer das hipóteses dos §§ 4º e 6º do art. 121 deste Código".
> § 8º. "Aplica-se à lesão culposa o disposto no § 5º do art. 121".

Vale a pena citar os casos de aumento de pena do § 4º e o disposto no § 5º do art. 121:

> § 4º. No homicídio culposo, a pena é aumentada de 1/3 (um terço) se o crime resulta de inobservância de regra técnica de profissão, arte ou ofício, ou se o agente deixa de prestar imediato socorro à vítima, não procura diminuir as consequências do seu ato, ou foge para evitar prisão em flagrante. Sendo doloso o homicídio, a pena é aumentada de 1/3 (um terço) se o crime é praticado contra pessoa menor de 14 (quatorze) ou maior de 60 (sessenta) anos.
> § 5º. Na hipótese de homicídio culposo, o juiz poderá deixar de aplicar a pena se as consequências da infração atingirem o próprio agente de forma tão grave que a sanção penal se torne desnecessária.

Nos parágrafos seguintes do art. 129 encontramos casos especiais de violência, acrescidos por leis posteriores. São os casos de violência doméstica e de violência contra a mulher. (Incluído pela Lei n.10.886, de 2004)

> § 9º. Se a lesão for praticada contra ascendente, descendente, irmão, cônjuge ou companheiro, ou com quem conviva ou tenha convivido, ou, ainda, prevalecendo-se o agente das relações domésticas, de coabitação ou de hospitalidade: (Redação dada pela Lei n. 11.340, de 2006)
> Pena – detenção, de 3 (três) meses a 3 (três) anos. (Redação dada pela Lei n.11.340, de 2006)
> § 10. Nos casos previstos nos §§ 1º a 3º deste art., se as circunstâncias são as indicadas no § 9º deste art., aumenta-se a pena em 1/3 (um terço). (Incluído pela Lei n. 10.886, de 2004)

A Lei n. 10.886 de 2004 acrescentou os §§ 9º e 10º ao art. 129, qualificando, assim, a violência doméstica no crime de lesões corporais, embora as situações descritas já fossem contempladas, em parte, como agravantes no art. 61, II, do mesmo Código.

Não há que se confundir, aqui, a violência doméstica com a violência contra a mulher, detalhada e especificamente coibida pela Lei n. 11.340, de 7 de agosto de 2006, conhecida como Lei Maria da Penha. Aqui se pune a violência doméstica e familiar, independentemente do sexo da vítima. Contudo, se a vítima for mulher, o tratamento será o previsto no estatuto específico, com punição mais severa.

> § 11. Na hipótese do § 9º deste art., a pena será aumentada de 1/3 (um terço) se o crime for cometido contra pessoa portadora de deficiência. (Incluído pela Lei n. 11.340, de 2006)

Trata-se de nova situação de aumento de pena específico, quando a vítima é portadora de deficiência em qualquer de suas modalidades. A deficiência a que alude o parágrafo está definida no Decreto n. 3.298, de 20 de dezembro de 1999, que regulamenta a Lei n. 7.853, de 24 de outubro de 1989, em seu art. 3º: considera-se deficiência toda perda ou anormalidade de uma estrutura ou função psicológica, fisiológica ou anatômica que gere incapacidade para o desempenho de atividade, dentro do padrão considerado normal para o ser humano. Categorizando-a, no artigo seguinte, em: física, auditiva, visual, mental ou múltipla. Em qualquer dessas hipóteses de deficiência, o parágrafo deverá ser aplicado.

Em 2015 é acrescido o art. 129 de mais um parágrafo que se refere à violência cometida contra autoridades e agentes específicos previstos na nossa Constituição.

> § 12. Se a lesão for praticada contra autoridade ou agente descrito nos arts. 142 e 144 da Constituição Federal, integrantes do sistema prisional e da Força Nacional de Segurança Pública, no exercício da função ou em decorrência dela, ou contra seu cônjuge, companheiro ou parente consanguíneo até terceiro grau, em razão dessa condição, a pena é aumentada de um a dois terços. (Incluído pela Lei n. 13.142, de 2015)

O art. 142 da CF[1] refere-se aos membros das Forças Armadas – Exército, Marinha e Aeronáutica –, enquanto o art. 144 elenca os agentes da segurança pública pertencentes aos seguintes órgãos: polícia federal, polícia rodoviária federal, polícia ferroviária federal, polícias civis, polícias militares e corpos de bombeiros militares, polícias penais federal, estaduais e distrital. O aumento de pena é uma forma de coibir as agressões aos agentes do governo e aos defensores da segurança pública.

> § 13. Se a lesão for praticada contra a mulher, por razões da condição do sexo feminino, nos termos do § 2º-A do art. 121 deste Código: (Incluído pela Lei n. 14.188, de 2021)
> Pena – reclusão, de 1 (um) a 4 (quatro) anos. (Incluído pela Lei n. 14.188, de 2021)

Conhecida como a lei que instituiu o programa de cooperação sinal vermelho, a Lei n. 14.188, que promoveu alterações no Código Penal e na Lei Maria da Penha (Lei n. 11.340/2006) entrou em vigor em 29 de julho de 2021. O art. 129 do Código Penal foi acrescido de uma nova qualificadora para o crime de lesão corporal, o § 13, anteriormente citado, que altera a pena em razão de a vítima ser mulher e cria o crime de violência psicológica (art. 147-B, do Código Penal), enquanto na Lei Maria da Penha foi inserida a integridade psicológica no art. 12-C.

> **Violência psicológica contra a mulher**
> Art. 147-B. Causar dano emocional à mulher que a prejudique e perturbe seu pleno desenvolvimento ou que vise degradar ou controlar suas ações, comportamentos, crenças e decisões, mediante ameaça, constrangimento, humilhação, manipulação, isolamento, chantagem, ridicularização, limitação do direito de ir e vir ou qualquer outro meio que cause prejuízo à sua saúde psicológica e autodeterminação:
> Pena – reclusão, de 6 (seis) meses a 2 (dois) anos e multa, se a conduta não constitui crime mais grave.

LESÃO CORPORAL NA DOUTRINA DO DIREITO PENAL

Descrito, anteriormente, o crime de lesões corporais conforme a nossa legislação penal, faremos uma breve análise dos elementos jurídicos do crime de lesão corporal em abstrato, como aliás se analisam nos demais delitos, a saber: bem jurídico tutelado, sujeitos ativo e passivo, tipos objetivo e subjetivo, excludentes do crime e características da ação penal[17-23].

O **bem jurídico** tutelado pelo legislador, como já citado, é a integridade e a saúde física e psíquica do ser humano, enquanto bem individual e social, sendo um bem, *a priori*, indisponível. O Estado, que deve zelar pela integridade física e pela saúde dos indivíduos, autoriza certas atividades sempre, ou potencialmente, lesivas, como a prática de lutas e esportes violentos ou arriscados, de certa forma abrandando esta indisponibilidade. A Lei n. 9.099/1995, que trata dos Juizados Especiais Cíveis e Criminais, também modificou o conceito de total indisponibilidade da integridade física, quando, nos casos de lesões leves ou culposas, a vítima é que decide se o Estado irá ou não processar o agente que provocou a lesão, como já foi visto.

A lesão à integridade físico-psíquica, ainda que autorizada pela vítima, não exclui o crime. Contudo, a evolução dos costumes e as necessidades pessoais e sociais têm permitido a disposição voluntária do corpo, desde que a prática não seja proibida por lei, esteja dentro do campo da moral social e não comprometa a segurança da comunidade. Citamos, como exemplos, competições esportivas (futebol, basquete, boxe, lutas marciais, MMA etc.), onde as lesões corporais, obrigatórias ou eventuais, são toleradas (desde que dentro das regras previstas), a colocação de adereços e modificações no corpo (brincos, *piercing*, tatuagens, chifres, língua bifurcada etc.), algumas de gosto muito questionável e bastante bizarras, e a doação voluntária e gratuita de sangue e de órgãos para transplantes, esta última a expressão máxima de amor e doação ao semelhante.

Podemos afirmar que a integridade física é, hoje, considerada relativamente disponível, com limites cada vez mais frouxos.

O **sujeito ativo** do crime, quem pratica o ato, pode ser qualquer pessoa, sendo dito crime comum (diferente do crime dito próprio, onde só certas pessoas, com características específicas, podem ser os agentes).

Como já afirmado, a autolesão não caracteriza o tipo penal. Porém se o autoagressor se causou o dano com finalidade escusa, poderá estar incurso em outros crimes previstos, como por exemplo o estelionato (art. 171 do Código Penal), no caso de fraude a seguro, ou, na legislação penal militar (art. 184 do Código Penal Militar), no caso de fraude à incorporação militar.

Qualquer pessoa viva, diversa do agente, pode ser **sujeito passivo**, ou vítima, do crime, lembrando que, vivo está quem nasceu com vida (respirou de forma autônoma) até o momento da morte (ver Capítulo 10 – Cronotanatognose). Lesão em cadáver poderá caracterizar outros crimes, o do art. 211 (destruição, subtração ou ocultação de cadáver) ou 212 (vilipêndio ao cadáver) do Código Penal (crimes contra o respeito aos mortos).

A lesão ao feto, com morte, caracteriza o crime de aborto (arts. 124 a 127 do Código Penal) e, sem a morte do concepto, poderá se enquadrar em aceleração de parto, se este ocorrer, ou, considerando ser ele ainda parte do organismo materno, deverá ser considerada lesão corporal na gestante. Na rara hipótese de o concepto nascer com sequelas permanentes da agressão à mãe, caberia reparação civil, pois a lei civil protege o nascituro (art. 2º de Código Civil Brasileiro). Havendo a morte do concepto, após o seu nascimento com vida, em decorrência da agressão, haverá o concurso do crime de homicídio.

Nos casos específicos do inciso IV, do § 1º, e do inciso V, do § 2º do art. 129, evidentemente a vítima deverá ser mulher grávida.

Vale, ainda, lembrar que nos casos de lesão corporal dolosa, há aumento de pena de um terço nos casos previstos no § 4º do art. 121 do CP, conforme o Estatuto da Criança e do Adolescente (Lei n. 8.069, de 13 de julho de 1990), no seu art. 263.

A Lei n. 9.503/1997, que institui o Código de Trânsito Brasileiro, prevê, no art. 303, a lesão corporal culposa praticada na direção de veículo automotor, com pena própria (detenção de 6 meses a 2 anos), e ainda outros crimes relacionados.

Um **crime** é conceituado como uma conduta antissocial prevista em lei como um fato típico e antijurídico. Os diversos crimes que existem estão elencados no Código Penal e em várias outras leis penais, ditas extravagantes.

O **tipo penal** é a descrição concreta da conduta proibida, que define o crime onde buscamos enquadrar a ação do agente.

O núcleo do **tipo objetivo** no crime de lesão corporal é **ofender** a integridade corporal ou a saúde, quer física (anatômica ou fisiológica), quer psíquica, independente da extensão ou do meio utilizado para produzi-la. Ofender é agredir, prejudicar, provocar uma alteração desagradável ou lesão física. Assim, qualquer dano a tecidos ou órgãos, interno ou externo, com ou sem hemorragias, bem como distúrbios fisiológicos ou psíquicos, caracterizam o delito.

Como já dito, algumas lesões são autorizadas pelo Estado (lutas, esportes etc.) porque não são produzidas com o *animus nocendi* (o desejo de ferir). Uma entorse no tornozelo de um jogador de futebol após uma entrada mais dura do zagueiro não foi produzida com a finalidade de lesar, mas de impedir o gol. Nesses casos, a conduta do agente é completamente atípica, não se configurando crime de lesão corporal. Claro está que há casos em que pode haver o dolo e devem ser analisados pela Justiça.

Quando o dano da lesão produzida é insignificante, tem sido aplicado, na prática jurídica, o **princípio da insignificância**, pois o prejuízo é considerado ínfimo. São exemplos a dor e o rubor passageiros de um tapa ou um beliscão. Há inclusive acórdão do Supremo Tribunal Federal utilizando tal princípio. Contudo, não é de consenso absoluto no mundo jurídico. Muitos casos configuram outros delitos, como a injúria real (art. 140, § 2º do Código Penal) ou as vias de fato (uma contravenção penal, infração menor; Decreto-Lei n. 3.688, de 3 de outubro de 1941, art. 21).

Como já observado, configura o crime tanto iniciar uma alteração como agravar ou fazer persistir outra já existente.

Quanto à **violência empregada**, pode ser física (socos, golpes com armas ou objetos etc.) ou moral (ameaça, terror etc.), gerando lesões físicas e/ou psíquicas. O crime pode se dar por ação direta ou indireta, quando o agente leva a vítima à situação que causa a lesão. Responde também pelo crime o agente que instiga alguém irresponsável (menor, doente mental etc.) ou drogado para provocar lesão em si mesmo.

Também os **meios de execução** são os mais variados possíveis, sendo um crime de forma livre.

O crime pode ainda ser **consumado**, quando o objetivo de causar a lesão é atingido, ou apenas **tentado**, neste caso quando o agente falha em causar o dano desejado, por motivo alheio à sua vontade.

A pluralidade de lesões corporais na vítima (ou vítimas), sendo una a agressão, não acarreta a somação de crimes (chamado concurso formal). Entende-se haver um crime único.

O **tipo subjetivo** do crime é, na maioria dos casos, o **dolo** ou vontade de produzir o dano. É o chamado *animus nocendi*. Não pode haver é o desejo de provocar a morte, o *animus necandi*, que caracteriza o crime de homicídio. Cabe ao magistrado analisar tais circunstâncias no processo.

Mas o crime do art. 129, em seu § 6º, admite, também, a modalidade culposa, quando o agente produz o resultado por **culpa** sem ter a intenção de fazê-lo. A culpa ocorre quando o agente deu causa ao resultado por imprudência, imperícia ou negligência (art. 18, II do Código Penal).

Valem, para o crime de lesão corporal, as **excludentes de antijuridicidade** previstas no art. 23 do Código Penal, que são as situações nas quais o ato, em tese ilícito, não se configura como crime:

> Art. 23. Não há crime quando o agente pratica o fato:
> I – em estado de necessidade;
> II – em legítima defesa;
> III – em estrito cumprimento de dever legal ou no exercício regular de direito.

E o Código continua estabelecendo estes conceitos:

> Art. 24. Considera-se em estado de necessidade quem pratica o fato para salvar de perigo atual, que não provocou por sua vontade, nem podia de outro modo evitar, direito próprio ou alheio, cujo sacrifício nas circunstâncias não era razoável exigir-se.
> Art. 25. Entende-se em legítima defesa quem, usando moderadamente dos meios necessários, repele injusta agressão, atual ou iminente, a direito seu ou de outrem.

As situações do inciso III não foram discriminadas no texto legal, devendo ser interpretadas caso a caso.

Estrito cumprimento do dever legal é o caso típico do policial que, agindo dentro das regras, lesiona alguém ao prendê-lo. Há exercício regular do direito quando, por exemplo, os pais usam medidas corretivas nos filhos, evidentemente, sem excessos, ou o cirurgião opera alguém.

É interessante lembrar que as lesões corporais são absorvidas por todos aqueles outros crimes onde há o emprego da violência como meio de execução, como por exemplo: roubo (art. 157) e estupro (art. 213), ambos do Código Penal. É a aplicação do princípio jurídico penal da subsidiariedade implícita.

AÇÃO PENAL NA LESÃO CORPORAL

Sendo o crime um fato que lesa direitos do indivíduo e agride a sociedade, ao Estado cabe reprimi-lo, perseguindo e punindo o agente da ação criminosa, por meio do processo penal que culminará com uma pena ou sanção ao criminoso[24,25].

A ação penal é a atuação correspondente ao direito de punir do Estado que leva ao conhecimento do juiz um fato revestido da aparência de infração penal, indicando seu provável autor e pedindo-lhe a aplicação do direito penal objetivo, por meio do devido processo legal.

A ação penal pode ser pública ou privada. É pública quando o Estado, por meio do Ministério Público, é o sujeito do exercício do direito à jurisdição. É privada quando cabe ao ofendido mover a ação para defender seu direito e ocorre quando seu interesse se sobrepõe ao menos relevante interesse público, e a lei expressamente o permite e prevê.

O art. 100 do nosso Código Penal[8] dispõe:

> Art. 100. A ação penal é pública, salvo quando a lei expressamente a declara privativa do ofendido.

No crime de lesão corporal, os bens protegidos, a saúde e a integridade corporal são de relevante valor social e, portanto, merecem a defesa imperiosa do Estado, com as ressalvas já descritas.

Assim, o crime de lesão corporal grave, gravíssima e seguida de morte será de ação penal pública incondicionada, devendo o Ministério Público movê-la independente de provocação do ofendido.

Já o crime de lesão corporal leve ou culposa será de ação penal pública condicionada à representação do ofendido, conforme o art. 88 da Lei n. 9.099/1995. Houve um abrandamento da lei nesses casos, mas protegendo o direito do ofendido.

Lesão corporal e o crime de tortura

A Lei n. 9.455/1997 define, qualifica e determina as sanções referentes ao crime de tortura[14]. Seu art. 1º conceitua o crime de tortura como:

> I – Constranger alguém com emprego de violência ou grave ameaça, causando-lhe sofrimento físico ou mental:
> a) com o fim de obter informação, declaração ou confissão da vítima ou de terceira pessoa;
> b) para provocar ação ou omissão de natureza criminosa;
> c) em razão de discriminação racial ou religiosa;
> II – Submeter alguém, sob sua guarda, poder ou autoridade, com emprego de violência ou grave ameaça, a intenso sofrimento físico ou mental, como forma de aplicar castigo pessoal ou medida de caráter preventivo.
> Pena: reclusão, de dois a oito anos.

No § 3º determina que:

> "Se resulta lesão corporal de natureza grave ou gravíssima, a pena é de reclusão de quatro a dez anos; se resulta morte, a reclusão é de oito a dezesseis anos".

O § 4º determina aumento de pena de um sexto até um terço nos casos do crime ser cometido:

> I – por agente público;
> II – contra criança, gestante, portador de deficiência, adolescente ou maior de 60 (sessenta) anos; (Redação dada pela Lei n. 10.741, de 2003)
> III – mediante sequestro.

Observamos que há um aumento na pena nos casos de lesões corporais, pela natureza hedionda do crime.

O crime é ainda inafiançável e insuscetível de graça ou anistia, conforme o § 6º da lei.

Lesão corporal e a prática da Medicina

No exercício da profissão, o médico, frequentemente, necessita realizar procedimentos no paciente, sejam diagnósticos ou terapêuticos, que provocam alterações estruturais e/ou funcionais, físicas ou psíquicas, com a nobre finalidade de tratar, curando o mal, quando possível, mas sempre paliando o sofrimento do indivíduo. A prática médica é atividade social fundamental e necessária, desejada e protegida na legislação positiva, desde que exercida dentro dos limites legais, por profissionais habilitados técnica, ética e legalmente para tal[26-28].

Desta forma, os atos médicos, corretamente indicados e adequadamente executados, praticados com o consentimento esclarecido e previamente compreendido pelo paciente, ou mesmo sem ele, nos casos de estado de necessidade em favor de terceiros (p. ex., cirurgias de urgência em paciente que dão entrada no pronto-socorro inconscientes e sem responsáveis para poder decidir), não configuram crime de lesão corporal. Nem poderia ser diferente, pois o Estado não pode autorizar uma prática (a Medicina) e considerar sua execução um delito!

Além do mais, o tipo penal fala em "ofender a integridade corporal ou a saúde", que é exatamente o contrário da missão do médico, que procura sempre restabelecer a saúde e manter a vida e a integridade física e psíquica do indivíduo. Assim, a prática médica lícita é ação totalmente atípica, com a raríssima e única exceção de um médico realizar um procedimento com a intenção de provocar dano no paciente, talvez por vingança pessoal ou outro interesse escuso, como, infelizmente temos observado, eventualmente, em nosso meio, hoje em dia.

Tradicionalmente, no direito penal, os atos médicos que podem gerar alterações no organismo (como uma cicatriz cirúrgica qualquer) não são punidos como lesão corporal, pois se considera que o médico age no exercício regular de direito, que é uma excludente de ilicitude prevista no art. 23, inciso III, do Código Penal. Não resta dúvida que a exclusão é correta, mas ela não se dá pelo artigo citado, mas pela própria atipicidade da conduta (ato médico), como dito anteriormente. Senão estaríamos admitindo que os médicos "ofendem" a integridade de seus pacientes! Apenas não seria crime, porque a lei permite essa "ofensa". O que não teria cabimento, num ato médico ético e lícito.

Na prática jurídica, pode ser imputado o crime ao médico por cometer lesão corporal na sua modalidade culposa, devido à negligência, imprudência ou imperícia (os três possíveis elementos da culpa, segundo o art. 18, inciso II, do Código Penal). Porém, mesmo nestes casos, observamos que o médico age sem *animus vulnerandi* (desejo de ferir), e, pelo contrário, busca não ofender, mas preservar a saúde do indivíduo. Sua atividade é exatamente o inverso do previsto no tipo penal. Difere, ainda, de muitas outras atividades, habituais ou profissionais, que não têm esta finalidade e guardam um risco inerente, previsível, na sua execução, como dirigir um automóvel. Quem dirige um carro sabe que poderá atropelar e lesionar alguém mesmo que não o deseje, mas por circunstâncias alheias a sua vontade. O médico, ao fazer um diagnóstico ou decidir uma terapêutica, não pode sequer pensar em risco ou possibilidade do erro, excetuando as complicações conhecidas inerentes à prática médica (por alguns, chamadas de "risco").

A Medicina não é ciência exata e sua prática está indissoluvelmente relacionada a alterações no organismo do paciente. Seu exercício é necessário, desejado e protegido pela lei, e fundamental à sociedade. O Direito Penal visa coibir e punir condutas indesejáveis, desnecessárias e antissociais. Como poderá o médico, então, estar cometendo um "crime" ao agir?! Poderá, sim, responder civilmente, na forma de reparação pecuniária ou outra cabível na esfera civil, pelo dano causado ao paciente pela atitude comprovadamente culposa (negligência, imprudência ou imperícia).

Acreditamos, pelo exposto, que somente algum desvio muito grosseiro de conduta profissional, a ser cuidadosa e cientificamente analisado e comprovado na perícia Médico-Legal, e diga-se, bastante raro, deve ter a força de expor este profissional ao processo criminal por lesões corporais. Mas a questão é polêmica.

Na esfera civil, o dano provocado pela atuação do médico, ou outro profissional da saúde (art. 951 do Código Civil: O disposto nos arts. 948, 949 e 950 aplica-se ainda no caso de indenização devida por aquele que, no exercício de atividade profissional, por negligência, imprudência ou imperícia, causar a morte do paciente, agravar-lhe o mal, causar-lhe lesão ou inabilitá-lo para o trabalho.), deverá ser analisado como os demais danos (ver adiante), mas com o enorme cuidado de bem determinar o nexo de causalidade entre a prática profissional e o dano presente, tema mais bem explorado nos textos específicos sobre o erro médico (ver Referência Bibliográfica).

Alguns procedimentos cirúrgicos já causaram muita polêmica no passado, estando hoje adequadamente normatizados. Cirurgias plásticas estéticas, com modificações notáveis do aspecto físico (alterações na face, mudanças no volume das mamas etc.) são perfeitamente aceitas pelos órgãos de classe e pela justiça, desde que lícitas. Doação e transplante de órgãos são regulados pela Lei n. 9.434/1997 e pelo Decreto n. 9.175/2017, que estabelecem condições e limites de sua prática. A cirurgia de adequação de genitália (mais conhecida como cirurgia de mudança de sexo) é reconhecida e normatizada pelo Conselho Federal de Medicina, em sua Resolução n. 2.265/2019, como procedimento médico lícito e ético, obedecidos todos os seus requisitos, e inclui a transgenitalização e procedimentos complementares (nas gônadas e outros caracteres sexuais secundários). O tema ainda é polêmico no que se refere a idade para o procedimento. Também a esterilização cirúrgica é ato lícito se respeitados os preceitos exarados na Lei n. 9.263/1996, modificada recentemente pela Lei n. 14.443/2022, que regulamenta o planejamento familiar e inclusive prevê as sanções ao seu descumprimento.

CONCAUSAS E LESÃO CORPORAL

No estudo das lesões corporais é muito importante o conhecimento das concausas. **Concausa** é o(s) fator(es) capaz(es) de modificar o curso natural do resultado da ação lesiva, desconhecido, ou não evitável, pelo agente. Podem ser **preexistentes**, quando precedem a ação lesiva, por exemplo, uma vítima com doença crônica ou com apenas um dos órgãos duplos funcionando, ou **supervenientes**, quando complicam a lesão corporal sem culpa direta do agente, sendo exemplo a infecção bacteriana ou o tétano consequente a um ferimento[16-18,20].

As concausas preexistentes podem decorrer de condições patológicas (doenças prévias ou fraqueza anormal de órgão ou tecido) ou de variações orgânicas da normalidade (anomalias topográficas de órgãos, distribuição incomum de vasos etc.).

No caso das concausas preexistentes, há controvérsias quanto ao modo de aplicação da sanção penal. Há juristas que admitem responsabilizar o agente por toda a extensão do dano, nos casos, por exemplo, em que num local de menor resistência da vítima, desconhecido pelo agressor, aumente a extensão da lesão corporal. Outros discordam e acham que o agente não deva responder por dano que não poderia prever. Por exemplo, se o agressor desconhece o estado de gravidez da vítima e, em consequência do ato lesivo provoca o aborto, não se poderia enquadrar o crime no inciso V do 2º § do art. 129, respondendo por lesão corporal leve. Há decisões nos tribunais em ambos os sentidos, prevalecendo a segunda posição.

Entendemos que o agressor não deve se beneficiar se há apenas variação da normalidade, mas no restante concordamos com a segunda posição, a menos que a lesão causasse o resultado mais grave mesmo em uma pessoa normal.

Já as concausas supervenientes, se vinculadas diretamente ao evento lesão, importam, sem sombra de dúvida, na qualificadora, pois não ocorreriam se não ocorresse primeiramente a lesão. Aqui não cabe discussão, pois o agressor não pode se beneficiar de algo que inicialmente provocou.

ANÁLISE MÉDICO-LEGAL DAS LESÕES CORPORAIS

As lesões corporais são classificadas no Direito Penal e na doutrina médico-legal em lesões leves, graves e gravíssimas, tendo como critério não o tipo específico de lesão ou agente lesivo, mas sim as consequências que geram, sob o prisma anatômico e funcional, no organismo da vítima. Corresponde ao tipo mais realizado de exame de corpo de delito na clínica médico-legal[16-20].

A lei especifica as lesões tanto sob o aspecto quantitativo quanto qualitativo. Assim, lesões extensas de natureza fugaz não se comparam a uma lesão única e pequena, mas que leve a perda ou inutilização de um órgão ou função importante para a saúde, quanto à quantidade do dano causado.

As lesões corporais em Medicina Legal devem ser analisadas, não tanto quanto à natureza da alteração morfofuncional e sua tratabilidade como na Traumatologia Clínico-Cirúrgica, mas quanto aos elementos que interessam ao esclarecimento da Justiça. Estes elementos importantes, que devemos analisar são:

- Os agentes vulnerantes.
- A sede e a extensão das lesões.
- O nexo de causalidade entre ação e lesão.
- As consequências orgânicas e psíquicas das lesões.
- A perenidade e gravidade das alterações funcionais geradas pela lesão.
- As repercussões da mesma na saúde e vida do indivíduo, objetiva e subjetivamente.

Agentes de lesão são todos os instrumentos ou meios que, atuando no organismo, determinam lesões, podendo ser de natureza física (mecânica, térmica, elétrica etc.), química (tóxicos, venenos, cáusticos etc.), biológica (agentes infecciosos, alterações da nutrição etc.) ou mista (que associam naturezas diversas). São estudados no Capítulo 12 – Traumatologia Forense Geral.

O termo **lesão**, que amiúde é utilizado de forma vaga, imprecisa e mesmo errônea, tanto por juristas quanto por profissionais da saúde, deve ser, para evitarmos confusões descritivas e interpretações dúbias, bem definido e caracterizado.

Em Traumatologia, lesão é uma modificação estrutural (e consequentemente funcional) do organismo, provocada pela ação de uma energia externa (uma agressão). Alterações funcionais (incluindo as psíquicas) que não apresentem correspondência estrutural não deveriam ser denominadas lesões, sob esta visão estritamente técnica. Entretanto, na legislação vigente e também na prática médica, o termo lesão abrange estas alterações, como apreciamos no art. 129, Lesões corporais, que inclui alterações físicas, psíquicas e da saúde como um todo.

As lesões poder ter variados aspectos conforme o tipo de agente vulnerante, a forma, duração e intensidade de ação deste agente e as características do organismo agredido (locais e gerais), sendo estudadas, em detalhes, em outros capítulos desta obra.

A **forma** das lesões é essencial na identificação dos agentes vulnerantes, bem como na intensidade de suas ações. Deve ser sempre analisada em conjunto com outras, semelhantes ou não, para o correto entendimento da ação ofensiva.

A **localização** e a **extensão** das lesões são fundamentais na caracterização da gravidade do delito e no estabelecimento do nexo de causalidade.

O **nexo de causalidade** é relevante elemento a ser caracterizado pela perícia para instruir a ação criminal, sendo muitas vezes de extrema complexidade a sua caracterização. Sem a presença do nexo causal não há como vincular a ação cometida com o dano observado, muitas vezes descaracterizando o próprio crime.

As consequências, gravidade, perenidade e repercussões das lesões embasam, por fim, sua classificação legal, devendo ser detalhadamente especificadas pelo perito em sua análise pericial e serão estudadas a seguir. É interessante comentar que as estatísticas referentes aos exames de corpo de delito de lesões corporais são úteis para se avaliar os índices de violência urbana e suas modalidades, mas devem ser analisadas com cuidado. Por exemplo, o número de exames de lesão corporal feitos do IML do Rio de Janeiro foi de 16.422 no ano de 1955, de 29.856 em 1973 e de 11.495 em 1996, o que indicaria um aumento inicial com posterior redução da violência. Mas a diminuição verificada no último intervalo não significa redução dos índices de violência, e sim o resultado de uma norma da Secretária de Polícia Civil, a qual determinou que fossem regionalizados os exames de lesão corporal em algumas delegacias policiais para onde deslocara alguns peritos.

Para melhor analisar a realidade, basta que se comparem os números de perícias de lesão corporal com os laudos cadavéricos realizados na mesma época para que se confirme o fato. O total de exames cadavéricos, em sua imensa maioria por mortes violentas, foi de 2.644 no ano de 1955, de 8.571 em 1973 e de 10.474 em 1996, pois não houve descentralização das atribuições do necrotério. Conclusão: a violência nas grandes cidades, infelizmente, vem crescendo. Estatísticas são muito úteis, mas devem ser tratadas com cuidado e sempre numa visão holística e relacional com os fatos da sociedade e da legislação.

Lesões corporais leves e princípio da insignificância

As lesões corporais leves são definidas como aquelas que atendem ao enunciado do *caput* do art. 129 do Código Penal brasileiro, mas não geram nenhuma das consequências descritas nos incisos dos §§ 1º e 2º deste artigo.

Correspondem a cerca de 80% dos exames periciais realizados em vítimas de crimes na prática da clínica médico-legal.

Quanto à sua natureza, podem ser de qualquer das modalidades estudadas na Traumatologia Forense, sendo mais frequentes, na prática, as causadas por ação contundente, como: edema traumático, escoriações, equimoses, hematomas, feridas contusas superficiais, entorses, luxações e fraturas.

Atingem, geralmente, a pele e o tecido celular subcutâneo e podem lesar pequenos vasos sanguíneos, com consequente hemorragia, sendo de repercussão orgânica discreta, fácil tratamento e rápido restabelecimento ao normal. Porém, mesmo lesões a órgãos internos importantes, quando fugazes e não prejudiciais ao seu funcionamento normal futuro, são assim classificadas.

Aquelas agressões que causam mínimas alterações podem ensejar o princípio da insignificância (ver Aspectos Jurídicos, anteriormente) ou ainda caracterizam outra infração mais leve, a de *vias de fato* (art. 21 da Lei das Contravenções Penais - Decreto-Lei n. 3.688, de 3 de outubro de 1941), descaracterizando o crime de lesões corporais (neste sentido *RT* 670/328)[10].

A dor é sintoma, portanto elemento totalmente subjetivo, não bastante em si para caracterizar lesão corporal, embora existam manobras clínicas para tentar evidenciá-la, no mínimo questionáveis. No fenômeno clínico *dor*, interagem diversos aspectos emocionais, culturais e sociais variando de indivíduo para indivíduo em função da idade, inteligência, nervosismo etc., impossibilitando sua análise num prisma totalmente objetivo e técnico (nesse sentido: *RT* 555:375, 558:341 e 559:341). Como este sintoma não se diagnostica, apenas se presume, não cabe falar em lesão corporal, e a doutrina penal, assim, não a considera, podendo configurar vias de fato (neste sentido RJDTACRIM 10/182, *RT* 558/341, *RT* 555/375, *RT* 433/418)[17].

Lembramos que o estudo da dor é relevante na Infortunística, devendo lá ser mais bem estudada.

Da mesma forma que a dor, as alterações subjetivas atribuídas pela vítima à agressão sofrida não caracterizam o delito, tais como vertigens, mal-estar e fraqueza que, ao exame pericial, não possam ser objetivamente comprovados.

Também a crise nervosa, com choro e soluços, ou o simples desmaio, de natureza histérica, não constituem lesão corporal (jurisprudência: *RT* 394:262, 483:346).

Já o choque neurogênico, que pode ser de origem emocional, a crise convulsiva, em seus diversos tipos, e a síncope, caracterizada por alteração objetiva dos parâmetros cardiovasculares e respiratórios consequentes a disfunção do sistema nervoso autônomo, podem caracterizar lesão leve, se devidamente comprovados e quando não geram consequências mais graves.

A rubefação ou hiperemia (vermelhidão da pele), que são alterações funcionais transitórias da microcirculação superficial, embora possam ser consequência, ainda que fugaz, de agressão mecânica (tapa, bofetada etc.), não tem sido considerada no tipo penal por nossos tribunais (*RT*, 576:376, 649:293), em parte pelo princípio da insignificância, em parte pela impossibilidade de precisa filiação à agressão alegada.

O corte forçado dos cabelos e pelos corporais (bigode, barba etc.) tem sido motivo de diferentes decisões nos Tribunais. Se há perda de quantidade insignificante, aplicar-se-ia o princípio da insignificância. Do contrário, há quem o entenda incluído na ofensa à integridade física, há quem entenda que não, talvez se caracterizando outro delito (injúria real, quando a ação visa humilhar a vítima). O tema é discutível, mas entendemos que os fâneros (cabelos, pelos, unhas) fazem parte da integridade corporal do indivíduo e sua disponibilidade a ele pertence (por higiene pessoal ou critério estético), devendo o enquadramento legal ser analisado caso a caso, não se afastando, *a priori*, a lesão corporal leve.

A realização de tatuagens em menores, mesmo com seu consentimento, mas à revelia dos pais ou responsáveis, é considerada lesão corporal. Mas as regras sociais e a tolerância têm mudado nos dias atuais, repercutindo nas decisões jurídicas.

• Princípio da insignificância

A finalidade da lei penal é defender os bens jurídicos relevantes ao homem e à sociedade.

A evolução da doutrina jurídico-penal, motivada pelos princípios da justiça, da proporcionalidade e da relevância do bem tutelado, criou o chamado **princípio da insignificância** ou **da bagatela,** que permite excluir, em princípio, os danos de pouca importância em alguns tipos penais, inclusive o de lesão corporal. A insignificância da lesão afastaria a sua tipicidade.

Conforme já discutido, em nossos tribunais ainda é controvertida sua aceitação, mas há inúmeras decisões judiciais que nele se fundamentam (nesse sentido JTA Crim. SP, 75:307, JC 65:375 etc.), sendo cabível sua aplicação no crime do art. 129 do Código Penal. Os próprios tribunais especiais da Lei n. 9.099/1995 já se fundamentam, em parte, nesse princípio.

O Direito Civil vem aplicando também este princípio em algumas situações, em particular às causas cujo valor pecuniário dado à indenização é considerado muito baixo. A ação ocorre nos Juizados Especiais Cíveis, conhecidos como Juizados de Pequenas Causas.

Lesões corporais graves

São aquelas caracterizadas pela ocorrência de pelo menos uma das consequências listadas no § 1º do art. 129 do nosso Código Penal e pela ausência daquelas presentes nos §§ 2º e 3º do mesmo artigo.

Assim, estaremos diante de uma lesão grave se da ofensa resulta:

> I – incapacidade para as ocupações habituais, por mais de trinta dias;
> II – perigo de vida;
> III – debilidade permanente de membro, sentido ou função;
> IV – aceleração de parto.

Analisaremos detalhadamente os incisos para bem caracterizá-los.

• Incapacidade para ocupações habituais por mais de 30 dias

Incapacidade é impossibilidade de execução, inaptidão para realizar, podendo ser total ou mesmo apenas parcial, não exigindo a lei a incapacidade absoluta.

Por ocupações habituais entende-se não apenas as de natureza laborativa ou lucrativa, mas toda e qualquer atividade da vida do indivíduo, incluindo o lazer, as atividades domésticas, o trabalho, o estudo etc., sejam, portanto, de natureza física ou mental. São as atividades comuns do nosso dia a dia.

A lei não exige a natureza econômica da atividade, até porque não se puniriam tais lesões em desempregados, crianças ou aposentados, o que seria um absurdo; exige, porém, a licitude da atividade, pois que não é coerente a lei proteger o ilícito ou a sua prática, por exemplo, o ladrão que fica impossibilitado de roubar por mais de 30 dias! Vale lembrar que a prática da prostituição, ainda que considerada imoral, não configura ilícito penal, estando, portanto, englobada pelo inciso.

A não realização das atividades por questões emocionais, como a vergonha, a autoimagem física ou mesmo simples indisposição, não caracterizam a qualificadora.

O prazo de 30 dias é de curso temporal contínuo, contado do dia do fato delituoso inclusive, como determina o nosso Código de Processo Penal em seu art. 168, § 2º, e o Código Penal no art. 10. O tempo de duração deve ser pericialmente comprovado por meio de exame complementar, previsto no *caput* do mesmo artigo (ver Aspectos Periciais), não valendo a simples opinião do perito quanto ao prognóstico. Alguns tribunais vêm aceitando a simples prova testemunhal (*RT*, 576:414, 383:214).

A realização do exame complementar poucos dias depois dos 30 dias não invalida o laudo, pois este prazo não é peremptório, conforme decisão do STF (*DJU*, 11-10-1996, p. 38499).

O término da incapacidade tem sido motivo de discussão, se seria a cura completa, sob o ponto de vista funcional e anatômico, ou bastaria a cura parcial anatômica, mas com cura funcional suficiente para a prática das atividades sem maior dano ou risco para a vítima. Esta última corrente tem se mostrado majoritária entre nós. Assim, não se confunde tempo de incapacidade e duração da lesão, que são coisas diferentes. Trata-se de uma cura clínica.

• Perigo de vida

É, por certo, o inciso mais complexo a ser analisado sob o prisma técnico.

Perigo de vida é, para a Medicina Legal, uma situação atual, real, tecnicamente comprovada, consequente à lesão sofrida, que levará com grande probabilidade a vítima à morte, se não socorrida em tempo hábil.

É, portanto, situação diagnosticada e real, não mera possibilidade nem mero prognóstico desfavorável.

Dessa forma, o perito deverá, em seu laudo, caracterizar tecnicamente, e de forma especificada, as alterações presentes na vítima que, com quase certeza, a levariam ao êxito letal.

Distingue-se, deste modo, perigo de vida e risco de vida. No primeiro, há probabilidade real e objetiva do evento morte; no segundo, mera possibilidade de lesão mortal em determinada situação. É clássico o exemplo do indivíduo amarrado aos trilhos do trem, que se aproxima, mas consegue frenar a tempo de evitar o desastre. Não houve perigo de vida, senão mero risco de vida. O êxito letal deve ser provável, não meramente possível (jurisprudência *RT* 556:346).

Nos atuais meios de comunicação, o termo "risco de vida" e daí também "perigo de vida" têm sido substituídos por risco de morte e perigo de morte, como se as primeiras expressões estivessem incorretas. Mas este não é o caso, pois perigo ou risco de vida significa, evidentemente, o perigo ou o risco de perdê-la. O termo legal deve ser mantido e está correto.

A situação fáctica do perigo de vida pode ser imediata ou surgir horas e até dias após o evento das lesões, devendo, contudo, ser possível estabelecer-se o nexo causal entre a lesão, fruto da agressão e o transtorno caracterizado como perigo de vida.

Podemos afirmar que as afecções graves que comprometem a função circulatória (coração e vasos sanguíneos), a função respiratória (pulmões e vias aéreas) e o sistema nervoso central, e sua função regulatória das funções vitais, são os três sistemas que habitualmente estão comprometidos nesta qualificadora.

São inúmeras as situações que configuram casos de perigo de vida e podemos citar, à guisa de exemplificação não exaustiva:

- Lesões penetrantes ou transfixantes de vísceras torácicas ou abdominais, levando a hemorragias ou infecções graves (peritonite bacteriana).
- Rotura de grandes vasos sanguíneos com hemorragia grave e estado de choque hipovolêmico.
- Estados de choque não hipovolêmicos (anafilático, neurogênico, cardiogênico, séptico).
- Colapso pulmonar com insuficiência respiratória grave.
- Septicemias ou infecções graves (tétano, meningites).
- Traumatismos cranioencefálicos graves.
- Estado de coma grave.
- Traumatismos raquimedulares com alterações cardiorrespiratórias.
- Arritmias ou insuficiência cardíaca aguda graves.
- Grandes queimados.

Há certa discussão quanto à caracterização do perigo de vida nas lesões penetrantes das cavidades serosas, mas que não determinam lesões viscerais; como também nos casos das lesões que exigem cirurgias nas cavidades, onde se constatam ausência de lesões internas, ou ainda na simples necessidade da anestesia geral na vítima. Entendemos que, cumpridas as técnicas médicas para a prática da anestesia e da cirurgia, não havendo lesões que justifiquem a evolução provável para o êxito letal, não se configura a qualificadora, não sendo a atividade médico-terapêutica em si causadora do perigo de vida. O mesmo se diga de lesão das serosas sem complicações graves.

Somente pela localização ou pelo tamanho da lesão não se pode inferir o perigo de vida ou sua ausência. Há que se caracterizar sua repercussão nos sistemas vitais.

Nossa lei não leva em consideração a presença de concausas preexistentes para afastar o perigo de vida no caso concreto (ver Aspectos Jurídicos); como certamente não exige a intenção do agente em provocá-lo, o que poderia caracterizar figura penal diversa (tentativa de homicídio). As concausas supervenientes podem configurar a qualificadora.

Finalmente, a lei não elenca as situações que considera como perigo de vida, cabendo ao perito instruir a Justiça quanto à sua ocorrência, de forma técnica, precisa e especificada. Respostas a este quesito sem justificativas são criticáveis, podendo não ser aceitas pelo juízo. Acreditamos que uma boa descrição das lesões e suas consequências para as funções vitais são suficientes para o interesse legal, podendo, ainda, o perito explicá-las na discussão do laudo.

• Debilidade permanente de membro, sentido ou função

Debilidade significa redução parcial da força, fraqueza, enfraquecimento, diminuição da capacidade funcional com relação à média das pessoas. Deve ser diferenciada da perda ou inutilização, que tem caráter de redução total, ausência e que não pertence a essa classe de lesões, mas, como veremos adiante, de lesões de natureza gravíssima.

A debilidade pode ser anatômica ou funcional, conforme seja, a alteração para menor, de natureza predominantemente fisiológica ou morfológica, respectivamente. De fato, no fim das contas, o que a lei deseja caracterizar é a debilidade funcional do organismo, pois esta será a consequência da lesão morfológica.

Naturalmente, entre os diferentes indivíduos, há diferenças na força muscular e, poder-se-ia pensar que, a perícia deveria ser feita especificamente, considerando a força anterior daquele indivíduo em particular. Alguns autores usam o termo "debilitação" nesse sentido, distinto, pois, de debilidade, que seria referente à média. Contudo, acreditamos que o espírito da lei penal busca a média das pessoas e não as características individuais, na apreciação da análise pericial.

Embora a lei não especifique o grau de redução, há de ser evidente e detectável, gerando prejuízo efetivo na vítima. A redução ínfima, imperceptível, não caracteriza a debilidade. A avaliação é, em parte, subjetiva.

Pode ter caráter estático ou dinâmico. Será dinâmica a debilidade que surgir na execução de algum tipo de movimento, não sendo percebida no repouso. Exemplos são as alterações da marcha como a marcha claudicante, somente percebida durante a deambulação, ou da fala. A primeira, se muito intensa, poderá ainda constituir lesão gravíssima por deformidade permanente.

A debilidade deve ser permanente. Isto afasta as lesões transitórias, como as contusões ou hematomas, que podem gerar redução funcional pela dor que acarretam, mas não constituem debilidade permanente.

Porém, a permanência não significa caráter perpétuo, bastando que seja duradoura, muito longa ou de difícil resolução (nesse sentido *RT*, 562:304), embora haja opiniões contrárias (*RT*, 72:25).

A caracterização da debilidade permanente independe da modalidade de tratamento a que se deve submeter a vítima. Não está obrigado o paciente a realizar métodos complexos e/ou onerosos de tratamento clínico ou cirúrgico para, só então, determinar se há debilidade ou se é permanente, bastando o tratamento habitual.

Membros são os quatro apêndices do tronco: os membros superiores e os inferiores. Os membros superiores são formados pelos braços, antebraços e mãos; os inferiores pelas coxas, pernas e pés. A debilidade permanente de membros não exige que seja de todo o membro, podendo ela atingir apenas um de seus segmentos. Muito comuns na prática são as lesões de feixes nervosos causando fraqueza nos movimentos dos membros ou parte deles.

O órgão genital masculino, o pênis, não deve ser considerado membro, embora se use na linguagem popular o termo "membro viril". Na verdade, ele pertence ao aparelho reprodutor e sua lesão pode causar debilidade de função (sexual, reprodutora).

Os sentidos referidos na lei são os cinco mecanismos sensoriais especiais que possuímos para interagir e conhecer o mundo exterior: visão, audição, olfato, paladar e tato.

Traumatismos que levam à surdez parcial, dificuldades visuais ou ainda alterações da sensibilidade tátil da pele são alguns exemplos encontrados na perícia médico-legal, sendo mais raras as perturbações do paladar ou olfato.

Função é a atividade de um órgão ou aparelho. Assim temos a função respiratória, a função do fígado, do coração, das gônadas etc. Ela pode manifestar por meio de movimentos, como a marcha, a fala, a mastigação e os movimentos oculares, ou por meio da homeostase do meio interno, como o metabolismo controlado pelo fígado, as funções endócrinas pelas glândulas de secreção interna, a função de defesa imunológica dos linfonodos, timo e do baço etc.

Na lesão que atinge órgão duplo (pulmões, rins, olhos, orelhas, testículos, ovários etc.), sendo unilateral o comprometimento e estando normal o órgão contralateral, caracteriza-se, *a priori*, debilidade permanente de função. Mas, se há prévio comprometimento de um e o outro é agredido, configurar-se-á lesão gravíssima, equivalente à perda ou inutilização, como será estudado.

Nos casos de órgão único, em que sua função pode ser assumida, ainda que parcialmente, por outro – exemplo típico do baço – teremos apenas debilidade e não perda da função.

A possibilidade de reparação ou atenuação das consequências danosas da lesão, por meio de tratamentos cirúrgicos ou uso de órteses ou próteses, não exclui sua natureza grave.

A perda de elementos dentários ou de dedos das mãos ou pés, embora gerem ausência de elementos anatômicos, podem configurar apenas debilidade e não perda ou inutilização, desde que a gravidade da lesão não prejudique de forma severa as funções deles dependentes. Assim, a perda do dedo mínimo da mão ou pé configuraria debilidade, enquanto a do polegar – dedo de oposição – caracterizaria lesão gravíssima. Da mesma forma, a perda de um único elemento dentário posterior (p. ex., o segundo molar) caracteriza apenas debilidade. Há que ser analisada a função no caso concreto, pela perícia, para se determinar se há apenas debilidade ou já inutilização.

Há tabelas e fórmulas que estabelecem o percentual de debilidade da perda de elementos dentários, levando em conta seus valores na mastigação, fonética e estética, melhor estudadas na Odontologia Legal (ver Referência Bibliográfica).

Da mesma forma, há tabelas que quantificam, percentualmente, as debilidades e perdas de membros ou função, e diversos autores as descrevem. Na nossa lei penal não há exigência de quantificação de debilidade ou perda e entendemos que deve ser o juiz a determinar tal quantificação, com base na legislação em vigor e no seu entendimento. Para acidentes de trânsito ocorridos até 31 de dezembro de 2020, por exemplo, a Tabela anexa à Lei n. 6.194/1974, de seguros DPVAT, modificada por outras mais recentes, especifica os valores percentuais para invalidez permanente total ou parcial em várias situações[29-32].

Apenas como exemplificação, colocamos adiante parte do quadro da Cartilha Médica DPVAT para perdas parciais (debilidades), com os percentuais sobre o valor da indenização total (Quadro 22.1).

• Aceleração de parto

Esta modalidade de agravamento da lesão corporal exige que seja sujeito passivo a mulher grávida, com feto vivo.

Quis o legislador proteger a evolução temporal normal da gravidez, e por aceleração do parto deve-se entender a sua antecipação, provocada diretamente pela lesão corporal, física ou psíquica.

A expressão *aceleração de parto* não está tecnicamente errada, embora possa sugerir um parto de evolução mais rápida, o que não é o caso, mas sim aquele trabalho de parto que se iniciou antes da data esperada e calculada para iniciar, pelos métodos da Obstetrícia.

Deve ser comprovado o nexo de causalidade entre a lesão corporal – forte emoção, traumatismo sobre o abdome ou pelve etc. – e o evento parto antecipado, o que pode ser bastante difícil tecnicamente.

O feto deve nascer vivo, caso contrário haverá aborto (lesão gravíssima). A gravidez molar ou teratológica (monstro malformado) antecipada não configura a qualificadora, por impossibilidade do objeto. Quanto à viabilidade fetal, dependerá da maturidade do concepto e do tempo de gestação, configurando-se o aborto quando inviável.

Em nossos tribunais, o melhor entendimento é que o agente tenha conhecimento prévio do estado de gravidez da vítima para se configurar a qualificadora. Há, contudo, discordância (*RT*, 578:331). De fato, não parece justo o agressor responder pelo que não poderia prever. Sendo evidente o estado gravídico, responderá pela aceleração se não desejava e não ocorreu a morte do concepto, e, esta ocorrendo, pela lesão corporal seguida de aborto.

Na reforma do código penal pretende-se retirar esta figura penal, por entendimento de que não há dano maior à gestante nem ao concepto, descabendo a agravante.

Lesões corporais gravíssimas

Estão elencadas nos incisos do § 2º do art. 129 do nosso diploma penal, configurando consequências mais deletérias à integridade corporal, saúde ou vida de relação da vítima que as anteriormente estudadas. São aquelas lesões onde resulta:

I – incapacidade permanente para o trabalho;
II – enfermidade incurável;
III – perda ou inutilização de membro, sentido ou função;
IV – deformidade permanente;
V – aborto.

Quadro 22.1 – Danos corporais parciais.

Danos corporais segmentares (parciais)	Percentuais das perdas
Repercussões em partes de membros superiores e inferiores	
Perda anatômica e/ou funcional completa de um dos membros superiores e/ou de uma das mãos	70
Perda anatômica e/ou funcional completa de um dos membros inferiores	
Perda anatômica e/ou funcional completa de um dos pés	50
Perda completa da mobilidade de um dos ombros, cotovelos, punhos ou dedo polegar	25
Perda completa da mobilidade de um quadril, joelho ou tornozelo	
Perda anatômica e/ou funcional completa de qualquer um dos dedos da mão	10
Perda anatômica e/ou funcional completa de qualquer um dos dedos do pé	
Outras repercussões em órgãos e estruturas corporais	
Perda auditiva total bilateral (surdez completa) ou da fonação (mudez completa) ou 50% da visão de um olho	50
Perda completa da mobilidade de um segmento da coluna vertebral, exceto o sacral	25
Perda integral (retirada cirúrgica) do baço	10

Fonte: Adaptado da Cartilha Médica DPVAT, 5.ed., 2021.

• Incapacidade permanente para o trabalho

Incapacidade permanente para o trabalho é a perda da possibilidade de execução de uma tarefa com fins lucrativos por tempo indeterminado, ainda que não perpétuo.

Trabalho é qualquer atividade profissional para obtenção dos meios de subsistência do indivíduo. É atividade com finalidade econômica, independente, portanto, da idade e sexo de quem a pratique. Segundo alguns autores, deve ser lícita, legal. Mas há quem reconheça a agravante em contraventores, já que o que está em causa é a aptidão para o trabalho em geral e não a licitude do mesmo.

Trata, a lei, do trabalho genérico e não o específico, isto é, da profissão em particular do ofendido. O cirurgião que sofre lesão nas mãos e não pode mais operar, mas pode executar inúmeras outras tarefas, não exemplifica o disposto no inciso. Não se específica aqui, igualmente, a intensidade, o tipo, a natureza do dano, mas apenas sua consequência.

Em que pese a lei referir-se ao trabalho genérico, acreditamos ser injusto, no mundo atual, onde a especialização do trabalho atingiu níveis elevadíssimos, como, por exemplo, um neurocirurgião altamente treinado ou um excelente violinista, que a pena seja a mesma no caso do trabalho genérico e no trabalho específico anterior do agredido, pois o prejuízo, tanto financeiro como pessoal, poderá ser muito alto neste último caso. Talvez uma mudança legislativa fosse útil para certos casos específicos de trabalho.

São exemplos habituais: perda funcional de ambos os membros superiores, de um braço e uma perna, a cegueira total e a alienação mental.

A possibilidade de realização de tarefas menores, como vender balas numa esquina ou esmolar, não excluem a agravante; como também a possibilidade de tratamentos onerosos e/ou extravagantes para reduzir o dano, que não podem ser exigidos da vítima.

• Enfermidade incurável

Enfermidade é qualquer forma de alteração de determinadas funções orgânicas ou psíquicas, de natureza congênita ou adquirida, que reduzem a potencialidade do indivíduo, mas são compatíveis com um relativo bom estado de saúde.

São exemplos habituais: a cegueira, a surdez, as paralisias, o mutismo, a epilepsia, a demência, as pseudoartroses, as luxações recidivantes, a osteomielite crônica, a síndrome de imunodeficiência adquirida.

A enfermidade pressupõe desvio definitivo da normalidade, alteração permanente da saúde. Contudo, o legislador reforçou tal caráter com a exigência de incurabilidade. Tratar-se-á, assim, de um processo arrastado, contínuo, prejudicando a saúde, sem tratamento curativo existente até o momento, distinguindo-se, portanto, da perda ou inutilização de membro, sentido ou função.

Aqui, novamente, não se exige da vítima a realização de intervenções cirúrgicas complexas e/ou arriscadas, nem tratamentos incomuns ou dispendiosos, para caracterizar a agravante, bastando tão só a existência comprovada da enfermidade.

A incurabilidade também não precisa ser perpétua nem se exige ser absoluta, mas de muito difícil ou arrastada cura, quando possível.

É interessante ainda a distinção entre enfermidade, já conceituada, moléstia, afecção e doença, hoje um pouco *démodé*. Segundo o mestre Mário Egydio de Souza Aranha, moléstia é um conjunto de fenômenos de reação que se produzem no organismo, provocados pela ação de uma mesma causa; afecção é o conjunto de fenômenos dependentes da mesma lesão, mas independentes da causa de origem; doença é um termo genérico indicando qualquer desvio da normalidade, ou ainda, mais tecnicamente, uma entidade mórbida definida por suas causas, mecanismos e alterações patológicas típicas. Exemplificando: a sífilis é a uma moléstia ou doença, que pode cursar com uma artrite sifilítica, que é afecção, a qual pode ter por consequência uma hemorragia cerebral gerando paralisia, que será uma enfermidade.

• Perda ou inutilização de membro, sentido ou função

Corresponde ao grau máximo da debilidade permanente consequente ao dano causado.

Perda corresponde à ausência anatômica; inutilização, à presença anatômica, mas destituída total ou quase totalmente de capacidade funcional.

Assim, exemplificando: amputação ao nível do braço ou coxa é perda de membro; a cegueira total é perda do sentido da visão; o arrancamento de numerosos dentes é perda da função mastigatória; secção completa da inervação de uma mão com abolição sensitivo-motora é inutilização de membro.

Não há necessidade de ser a lesão total, mas de tal ordem (70% ou mais) que a função restante não tem valor funcional para a vítima, como também não há necessidade da ausência de toda a dentição para caracterizar a perda de função, bastando que a restante seja praticamente inútil à mastigação.

Vale relembrar que no caso de órgãos duplos, a lesão a um deles gerando sua perda ou inutilização será apenas debilidade permanente para a lei, se o outro funcionar normalmente.

Entretanto, se o outro for já ausente ou previamente inútil por alguma doença, responderá o agente por lesão gravíssima: perda ou inutilização, conforme o caso.

O arrancamento do pênis caracteriza perda da função copulatória, de indiscutível importância ao indivíduo, não de membro, como já comentado, sendo lesão gravíssima.

Já a perda do hímen, que não é membro, não tem sentido nem desempenha função, decorrente de traumatismo (de natureza não sexual) não caracteriza a agravante, sendo apenas lesão leve.

A perda do baço, órgão cuja função pode ser assumida por outros, mas cuja ausência importa em algum prejuízo para o indivíduo, como a predisposição para certas infecções, como já discutido, é considerada debilidade de função e não perda ou inutilização.

• Deformidade permanente

A deformidade de caráter permanente caracteriza lesão corporal gravíssima, mas a lei não a define, nem lhe atribui graduação, deixando para a doutrina e a jurisprudência sua conceituação e análise[33].

Deformidade é o dano estético de certo vulto aparente, que gera afetação ou repulsa em quem observa, e atinge a autoestima da vítima, causando-lhe vergonha ou prejudicando sua sociabilidade, sem necessariamente atingir os limites da monstruosidade.

Dano estético é o prejuízo à beleza corporal, que é de valor subjetivo, mas integra nossa saúde mental e física, sendo elemento fundamental da nossa autoestima e nosso relacionamento interpessoal. Na análise da deformidade, há que se avaliar os aspectos objetivos da lesão – localização, extensão, aspecto, cor, relação e desvios da normalidade anatômica – e também os subjetivos – sexo, idade, cor da pele, atividades laborativas.

Na esfera penal, a avaliação do dano estético é objetiva apenas, tendo relevância os elementos objetivos citados, levando-se em conta os subjetivos somente quando reduzem o prejuízo estético ao exame visual, sem lhes atribuir valor no prejuízo. Também não encontramos um nível intermediário de dano estético, ou ele está presente e é relevante como lesão gravíssima ou o *reliquat* da agressão corresponderá à lesão leve.

Já a deformidade permanente na esfera civil agrega elementos tanto objetivos quanto subjetivos, pois o prejuízo estético pode afetar em maior ou menor monta um indivíduo, em seu ganho patrimonial, na sua autoimagem e na sua vida de relação social.

Dois elementos da deformidade devem ser discutidos nesta qualificadora: sua aparência e sua permanência. A deformidade deve ser aparente, visível, hoje se considerando que qualquer parte do corpo pode ser observada, ainda que na vida íntima do paciente. Assim, mesmo as partes pudendas são passíveis de determinar a agravante, pois podem gerar grandes traumas ou reais dificuldades de relacionamento íntimo ao portador. Assim como as perdas dentárias anteriores, que, apesar de internas à cavidade oral, são percebidas na fala e no sorriso, produzindo prejuízo da imagem social.

O dano à estética geralmente é estático, mas pode também ser dinâmico, só perceptível com o movimento, sendo o principal exemplo os distúrbios grosseiros da marcha ou da mastigação.

Obviamente, a lesão que altera a estética para melhor, ou que é motivo de orgulho ou ostentação, não pode se enquadrar no inciso.

Da mesma forma, pequenas lesões, como cicatrizes, mesmo no rosto, se em nada afetam a estética pessoal, não constituem deformidade. A presença de rugas, da idade ou do local anatômico, que se confundem com a lesão, tornando-se, por vezes, imperceptível, também descaracterizam a deformidade.

O mesmo se pode dizer no caso de lesão sofrida sobre outra já existente e deformante. Não havendo "nova" lesão deformante, não subsiste a agravante.

A permanência é o outro elemento fundamental do conceito legal, entendendo-se que a lesão deformante já atingiu sua evolução natural final no momento da caracterização. Lesões fugazes como equimoses e hematomas não a integram, bem como as cicatrizes ainda em fase de reparação, inchadas e avermelhadas não a caracterizam. O caráter da permanência se confunde com o de irreparabilidade.

E falamos em evolução natural, pois que o tratamento cirúrgico corretivo não pode ser exigido para aí se definir o dano à beleza. Naturalmente que se o ofendido de submete a correção plástica, por vontade própria, e faz desaparecer a deformidade, também afasta a qualificadora.

A ocultação da deformidade pelos cabelos ou por uso de próteses – olho de vidro, orelha de borracha, perna mecânica etc. – não afasta a figura penal.

São exemplos comuns de deformidade permanente na prática pericial: paralisia facial traumática, mutilação da orelha externa, do apêndice nasal, dos membros, das mamas, as queimaduras extensas por ação térmica ou química (vitriolagem), cicatrizes extensas visíveis e deformantes, incrustação na pele de partículas pigmentadas (como exemplo, as zonas de tatuagem causadas por tiros de armas de fogo a curta distância).

• Aborto

A Medicina Legal, diferentemente da Obstetrícia, conceitua aborto como a interrupção da gravidez, em qualquer período da gestação, com a morte do feto, havendo ou não expulsão do mesmo. Aqui é sinônimo de abortamento, sendo, a rigor, este o processo, aquele o produto do processo.

Temos aqui mais um exemplo do chamado *preterdolo*, pois no antecedente há a lesão corporal dolosa, intencional, e no consequente o aborto, que decorre por culpa. Se havia intenção do agente de causar o aborto originariamente, o crime é outro, o dos arts. 125 e 126 (aborto provocado a terceiro) com pena superior, porque é crime contra a vida. Não importa se fosse ou não desejada a gravidez pela vítima.

O nexo causal fica a cargo dos peritos e deve haver evidente relação entre a lesão corporal produzida e o evento aborto. Vale ressaltar que tanto as lesões físicas – traumatismos no abdome, na pelve ou genitália – como as lesões psíquicas (estresse, medo) podem provocá-lo.

Quanto ao conhecimento prévio da gravidez pelo autor da lesão que provoca o abortamento, não resta dúvida, diante dos arts. 19 e 20, *caput*, do Código Penal vigente, que é indispensável seu conhecimento da gravidez da vítima ou que seu desconhecimento tenha sido inescusável, ou seja, a gravidez era claramente manifesta (nesse sentido *RT* 556:317).

A diferença desta agravante para a de aceleração de parto é óbvia: a morte do concepto, seja intraútero, durante, ou logo após o parto por sua inviabilidade. De forma idêntica, se não há concepto, mas uma neoplasia (mola hidatiforme), um monstro ou um litopédio, não incide a qualificadora.

Lesão corporal seguida de morte

É tratada no § 3º do art. 129 a mais grave consequência possível da lesão corporal: a morte da vítima. É novamente a figura do crime preterdoloso – dolo na lesão, culpa no resultado morte, como já discutido.

Mas exige-se, no mínimo, a previsibilidade da consequência morte (art. 19 do Código Penal). O resultado da qualificadora só tem sentido se, ao menos, previsível pelo agente. A previsibilidade é a da pessoa comum, leiga. Por exemplo, quem atira no peito de outrem deseja sua morte, há homicídio. Quem atira na perna, pretende causar apenas lesão, mas se ocorre sangramento abundante levando à morte, configura-se agravante.

Deve-se provar a causalidade e sua previsibilidade e difere do homicídio culposo, pois naquele houve dolo no antecedente – a lesão corporal – e neste apenas o fato no máximo contravencional ou indiferente ao Direito (p. ex., atropelar alguém). Igualmente, não cabe sua tentativa.

São exemplos: o soco com queda da vítima e fratura de crânio; a facada ou tiro em localização não mortal, com lesão de vaso calibroso; a paulada na cabeça ou tronco com hemorragia interna etc. Ao perito legista cumpre analisar toda a evolução do processo patológico entre a lesão corporal e o êxito letal para bem instruir a Justiça, indicando o nexo da causalidade, se presente. A tipificação cabe à Justiça.

Lesão corporal culposa

Como já analisamos, na lesão corporal de natureza culposa não cabe quantificar o dano do ponto de vista penal, pois o art. 129, § 6º não exibe qualificadoras, como no caso da lesão dolosa.

O § 7º cita as hipóteses de aumento de pena (do art. 121, § 4º – ver anteriormente), que valem para o crime de lesões corporais. Destas hipóteses, apenas a referente à inobservância de regra técnica de profissão parece ser relevante na perícia, em particular quando se trata de ato médico.

Não havendo qualificadoras a analisar, os objetivos da perícia na lesão culposa devem ser:

- Completa descrição do dano sofrido, em seus aspectos anatômico e funcional.
- Determinação do nexo causal, relação estreita entre a ação violenta e o dano sofrido.
- Caracterização, quando possível, da culpa (negligência, imprudência, imperícia) e previsibilidade do dano.

Nas respostas aos quesitos, habitualmente os peritos "prejudicam" do 3º ao 7º quesito, por não interessar a qualidade do dano culposo no direito penal.

Contudo, como a quantificação da pena – realizada, em parte, com base na intensidade da culpa – e a caracterização final do crime como culposo são, ambos, atributos do juiz, entendem alguns doutrinadores que deva o perito responder normalmente a todos os quesitos.

PERÍCIA NO FORO PENAL

O Capítulo 3 – Perícias e Peritos. Documentos Médico-Legais desta obra tratou da perícia, dos peritos e dos documentos médico-legais. Aqui serão apenas analisados os aspectos que importam ao tema das lesões corporais[17,18,22,23,25].

A perícia das lesões corporais é privativa do perito médico-legista, especialista na difícil área da Medicina Legal, que pode se valer do auxílio de outros profissionais correlatos, como o cirurgião-dentista, quando houver interesse.

Para melhor embasar a nossa explanação é fundamental rever a legislação penal adjetiva, isto é, os dispositivos do Código de Processo Penal sobre as perícias, no que interessa ao exame de corpo de delito de lesões corporais.

Atualmente, após a promulgação da Lei n. 9.099/1995, que criou os Juizados Especiais Cíveis e Criminais (Juizados de Pequenas Causas)[14], existe a possibilidade da utilização de informações hospitalares em casos de menor gravidade, sem realização de laudos periciais, o que é preocupante, pois os médicos assistenciais, sejam clínicos ou cirurgiões, independente de sua sapiência ou competência profissional, não estão afeitos à prática pericial e suas vicissitudes.

Muitas vezes, essa falta de conhecimento técnico na especialidade Medicina Legal – um campo de conhecimento extremamente vasto, complexo e que se vale de todos os outros ramos da Medicina – pode levar a erros diagnósticos e/ou conceituais referentes às lesões de interesse criminal, gerando distorções na interpretação legal.

O delito de lesões corporais enseja a perícia obrigatória, realizada por perito oficial, ou não (perito *ad hoc*), prevista no art. 158 do Código de Processo Penal e detalhada nos seus artigos seguintes.

O médico-legista exerce uma nobre e difícil missão, devendo ter vastos conhecimentos da ciência médica, e em particular da Medicina Legal, e de ciência jurídica, como esse capítulo bem demonstra, como também viver a já complexa relação médico-paciente com a vítima de um crime, lesionada física e psiquicamente, magoada e assustada[17,26,34].

Ele deve realizar o exame de forma completa, cuidadosa, com atenção e imparcialidade, mas evitando molestar a vítima, sem ser indiferente ao sofrimento, mas nunca negligente na busca da materialidade dos fatos.

O laudo pericial de lesões corporais apresenta todas as partes dos relatórios médico-legais já estudadas que o compõem, iniciando o perito pelo preâmbulo, onde aposta sua identificação, a da autoridade que determinou a perícia, anotando em seguida o local, data e hora do exame.

Vem, então, a identificação e qualificação da vítima, conferindo-se toda a documentação da vítima, a fim de evitar possíveis trocas, fraudulentas ou acidentais, de pessoas. A possibilidade de fraude existe, inclusive portando a vítima documentos falsos de identidade.

O perito, em local reservado, ouvirá a história detalhada, no que interessar à perícia, narrada, de preferência, pelo próprio paciente ou seu representante, em caso de incapacidade. A presença ou não de acompanhantes com o paciente deve ser julgada pelo *expert*, sendo necessária no caso de menores, deficientes (físicos ou mentais) e idosos, e será prejudicial ao bom andamento do exame quando o acompanhante é verborrágico ou constrange de algum modo o paciente.

Não há necessidade dos detalhes decorrentes da prolixidade ou do exagero, frutos do estado emocional da vítima, procurando ser, o perito, conciso e completo, sem faltas ou excessos. Não se trata de escrever um romance policial!

São informações fundamentais a serem colhidas na história, que não devem ser esquecidas: as ações praticadas (soco, tapa, empurrão, unhada etc.) e o fato ocorrido (atropelamento, agressão, contenção da vítima etc.); o instrumento ou meio que gerou a ofensa (faca, pau, fogo, furador de gelo, arma de fogo etc.); o número de golpes desferidos e seus tipos; se houve mais de um agente agressor; se foi o ataque de surpresa ou não; o local do evento; a data e horário do fato; se houve socorro médico, quando e de que tipo; quais tratamentos foram realizados e onde; e qual a queixa atual da vítima quanto às consequências das lesões sofridas.

Tudo reduzido a termo, passa o perito ao exame direto, cuja execução dependerá da natureza das lesões apresentadas pela vítima. Como à vítima interessa mostrar todas as lesões existentes, e o exame pericial é objetivo, ele pode ser direcionado para as regiões onde há lesões ou, ainda, para o corpo inteiro, devendo o perito avaliar caso a caso. Por exemplo, se a vítima levou do agressor apenas um soco no olho esquerdo, basta a simples inspeção do rosto; porém se vem a exame um indivíduo detido pela polícia alegando sevícias, o exame precisa ser completo, com a vítima totalmente despida, e minucioso, procurando mesmo as lesões possíveis ou a sua ausência, à guisa de detetive. Mesmo lesões diminutas ou achados incomuns, como tatuagens (especialmente em locais incomuns), ou ferimentos tratados ou cobertos devem ser observados, analisados e descritos, podendo o perito utilizar a fotografia digital, hoje disponível amplamente, como meio auxiliar de registro e enriquecimento do laudo.

É atualmente rotina obrigatória o exame de lesões corporais em todo indivíduo detido pela força policial, antes de seu envio para o cárcere, exatamente para resguardar sua integridade física, devendo ser completo e cuidadoso.

Deve-se evitar constrangimento à vítima; inclusive se esta se recusar ao exame, não podemos obrigá-la, o que poderia constituir crime de constrangimento, devendo sua recusa ser transcrita no laudo e encerrado este, com prejuízo dos quesitos.

Todas as lesões devem ser descritas em linguagem técnica, mas compreensível em seus elementos fundamentais: tipo, natureza, forma, cor, dimensões, localização, profundidade, estruturas atingidas, presença de complicações (infecção, por exemplo). Nas equimoses, além da forma e tamanho, é importante a cor para o cálculo da idade da lesão.

Nas escoriações, sua forma pode indicar determinados instrumentos utilizados (unhas, garfo etc.), bem como sua localização, o tipo de ação agressiva (no pescoço, tentativa de esganadura, nas mamas ou genitália, crime de natureza sexual etc.).

Cicatrizes rosadas indicam lesão recente; a presença de crosta idem. Há de se avaliar o dano estético e a provável evolução temporal das lesões.

No exame, o perito deve utilizar uma lupa para ver detalhes mínimos e uma régua ou paquímetro para a medição das lesões, geralmente feita em milímetros ou centímetros.

Se julgar necessário, for possível e sempre que a natureza da situação indicar, confeccionará esquemas em modelo próprio (Figuras 22.1 e 22.2) e obterá fotografias das lesões para melhor esclarecer o que observa e auxiliar as autoridades. Atualmente, o uso da fotografia digital, seja com câmera digital isolada ou com o telefone celular com câmera embutida, está amplamente difundido e com excelente qualidade de imagem.

Lesões fugazes logo devem ser periciadas, podendo não estar mais presentes. Se nada encontrar ao exame, o perito consignará isto no laudo, jamais imaginando ou presumindo o que deveria haver apenas pelo relato da vítima.

Quando a vítima apresenta ataduras, talas, aparelhos gessados ou curativos, que não devem ser removidos por questões médicas, ou ainda se encontra em estado grave, internada, o legisperito deve assentar no laudo estas circunstâncias, indicando ou realizando, quando necessário e conforme o caso, novo exame direto em data posterior. Havendo a possibilidade de remoção temporária rápida para observação da lesão, esta deverá ser feita, sempre sem prejuízo da vítima.

Poderá o perito se valer de informações hospitalares referentes às lesões sofridas e seu tratamento para instruir sua perícia e o laudo, o que é bastante frequente. Para tal, deverá solicitar, oficialmente, à instituição hospitalar, toda a documentação médica que julgar necessária para a conclusão do laudo. Havendo discordância entre o observado no exame pericial e a informação médica enviada, deve-se analisar se há erro apenas terminológico ou conceitual sobre as lesões, o que não é tão raro e deve ser esclarecido pelo perito, ou algum outro erro, e, se necessário, até reavaliar o paciente em nova perícia a ser requisitada pela autoridade competente.

São desejáveis as informações enviadas por via oficial diretamente do nosocômio, mas nada obsta que a vítima traga já documento idôneo do seu médico, o qual, depois de analisado, deve ser anexado ao laudo (original ou cópia) para comprovação e consulta.

A realização de exames complementares pode ser necessária, principalmente na avaliação das lesões graves e gravíssimas. A radiografia evidencia fraturas e presença de corpos estranhos (p. ex., projéteis de arma de fogo). Outros exames de imagem hoje disponíveis (ultrassom, tomografia computadorizada, ressonância magnética nuclear etc.) podem também ser solicitados, embora sejam muito onerosos, devendo ser financiados pelo Governo do Estado. Geralmente, tais exames são realizados em unidades de saúde assistencial do próprio Governo, que os possuem. Exames laboratoriais de Patologia Clínica ou Anatomia Patológica, que podem ser realizados no IML do Rio de Janeiro, podem auxiliar em muitos casos como na presença de uma gravidez recém-terminada (aceleração de parto, aborto) ou detecção de uma doença infecciosa por exame sorológico (sífilis, por exemplo)[18-20].

Esquema das lesões localizadas na face anterior do corpo de ______________

____

Periciado em ___/___/___

Pelos peritos Drs.

____

____

____

____

Regiões:

1 - Frontal
2 - Orbitárias
3 - Nasal
4 - Malares
5 - Masseterinas
6 - Bucinadoras
7 - Labial
8 - Mentoniana
9 - Supra-hióidea
10 - Infra-hióidea
11 - Carotidianas
12 - Supraclaviculares
13 - Claviculares
14 - Infraclaviculares
15 - Esternal
16 - Torácicas
17 - Mamárias
18 - Epigástrica
19 - Hipocôndrios
20 - Mesogástrica
21 - Umbilical
22 - Flancos
23 - Hipogástrica
24 - Fossas ilíacas
25 - Pubiana
26 - Inguinas
27 - Crurais
28 - Peniana
29 - Escrotal
30 - Terços superiores
31 - Terços médios dos braços
32 - Terços inferiores dos braços
33 - Pregas dos cotovelos
34 - Terços superiores dos antebraços
35 - Terços médios dos antebraços
36 - Terços inferiores dos antebraços
37 - Punhos
38 - Côncavos das mãos
39 - Terços superiores das coxas
40 - Terços médios das coxas
41 - Terços inferiores das coxas
42 - Rotulianas
43 - Faces anteriores do joelho
44 - Terços superiores das pernas
45 - Terços médios das pernas
46 - Terços inferiores das pernas
47 - Lateral externa das pernas
48 - Lateral interna das pernas
49 - Dorsal do pé

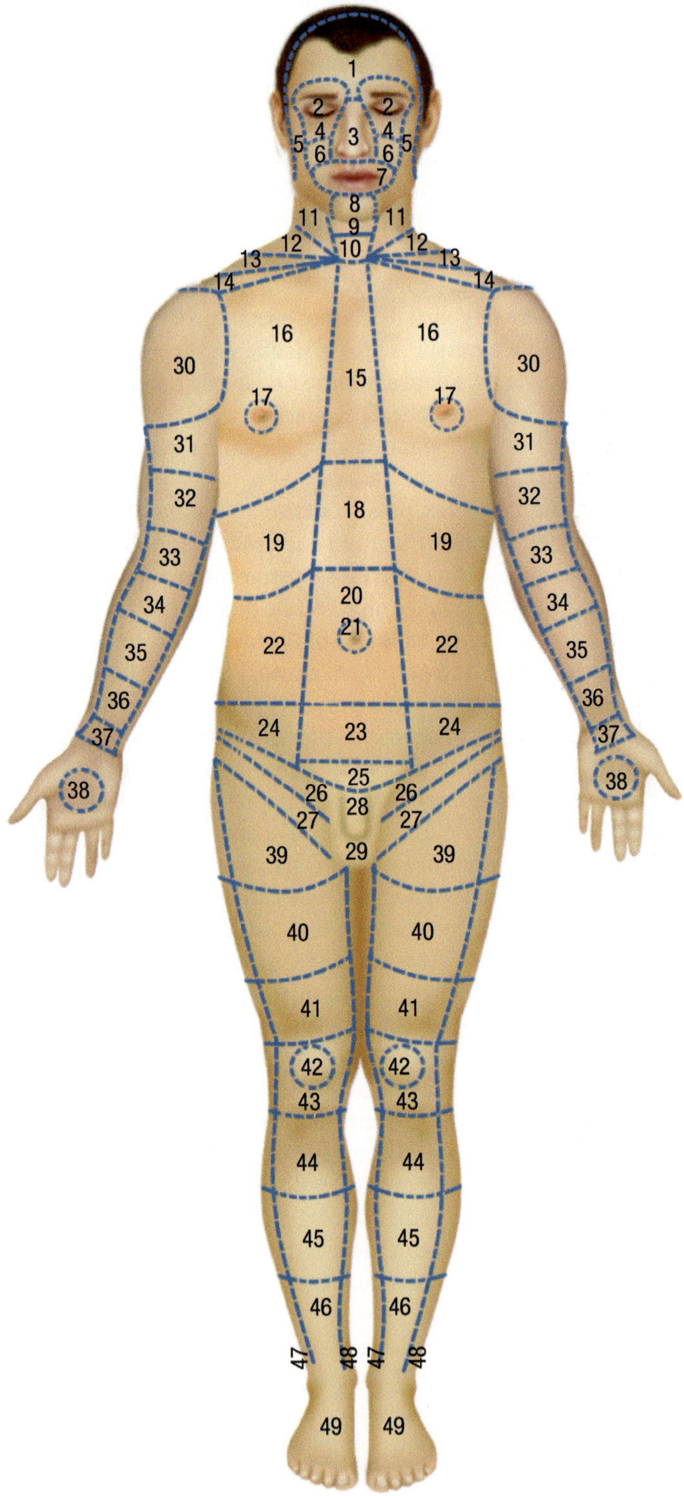

Figura 22.1 – Modelos de esquemas que podem ser utilizados na prática pericial.
Fonte: IMLAP.

Esquema das lesões localizadas na face posterior do corpo de ______________
____

Periciado em ___/___/___
Pelos peritos Drs.
____
____
____
____

Regiões:
1 - Parietal
2 - Occipital
3 - Temporal
4 - Cervical
5 - Supra-escapular
6 - Escapular
7 - Dorsal
8 - Lombar
9 - Ilíaca
10 - Espondilídea
11 - Sacro-coccígea
12 - Glútea
13 - Terço superior da coxa
14 - Terço médio da coxa
15 - Terço inferior da coxa
16 - Poplítea
17 - Terço superior da perna
18 - Terço médio da perna
19 - Terço inferior da perna
20 - Maleolar externa
21 - Calcaniana
22 - Borda externa do pé
23 - Deltoidiana
24 - Terço superior do braço
25 - Terço médio do braço
26 - Terço inferior do braço
27 - Cotovelo
28 - Terço superior do antebraço
29 - Terço médio do antebraço
30 - Terço inferior do antebraço
31 - Punho
32 - Face dorsal da mão

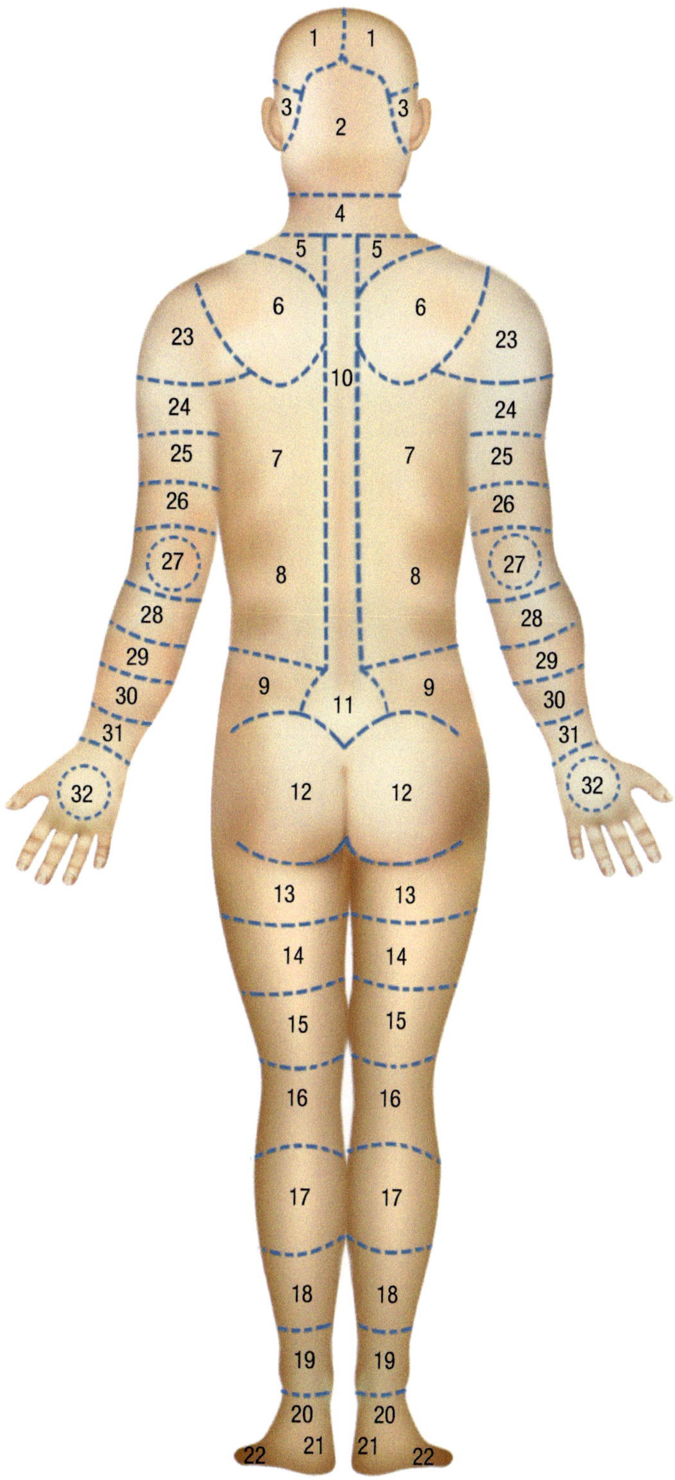

Figura 22.1 – Modelos de esquemas que podem ser utilizados na prática pericial.
Fonte: IMLAP.

(Continua)

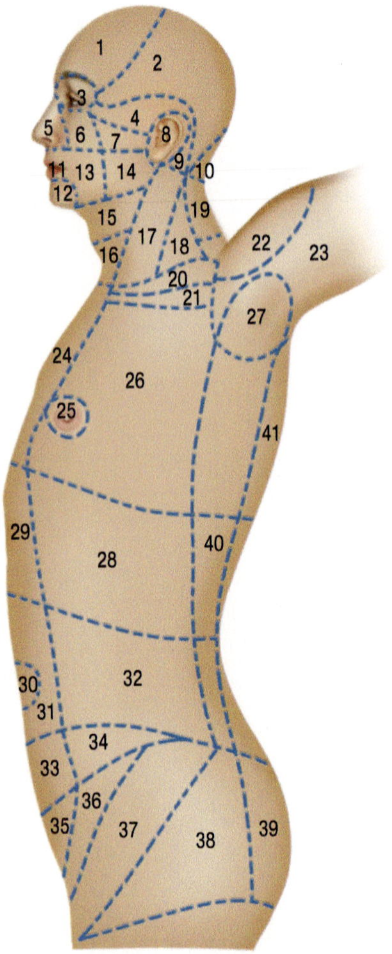

Regiões:

1 - Frontal
2 - Parietal
3 - Orbitária
4 - Temporal
5 - Nasal
6 - Malar
7 - Zigomática
8 - Auricular
9 - Mastóidea
10 - Occipital
11 - Labial
12 - Mentoniana
13 - Bucinadora
14 - Masseterina
15 - Supra-hióidea
16 - Infra-hióidea
17 - Carotidiana
18 - Supraclavicular
19 - Nuca
20 - Clavicular
21 - Infraclavicular
22 - Deltoidiana
23 - Terço superior do braço
24 - Esternal
25 - Mamária
26 - Torácica
27 - Côncavo-axilar
28 - Hipocôndrio
29 - Epigástrica
30 - Umbilical
31 - Mesogástrica
32 - Flanco
33 - Hipogástrica
34 - Fossa ilíaca
35 - Pubiana
36 - Inguinal
37 - Crural
38 - Ilíaca
39 - Glútea
40 - Linha axilar anterior
41 - Linha axilar posterio

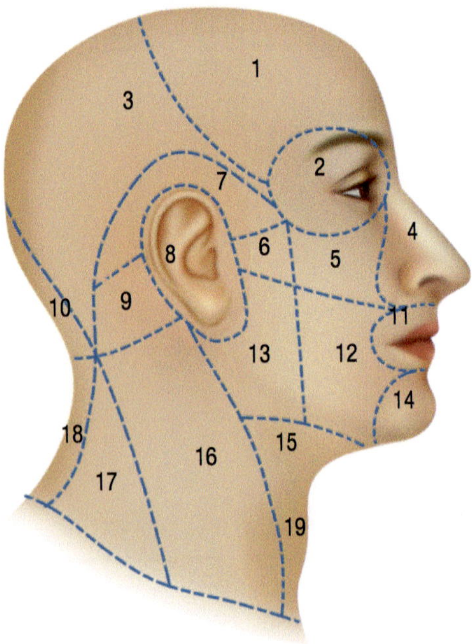

Regiões:

1 - Frontal
2 - Orbitária
3 - Parietal
4 - Nasal
5 - Malar
6 - Zigomática
7 - Temporal
8 - Auricular
9 - Mastóidea
10 - Occipital
11 - Labial
12 - Bucinadora
13 - Masseterina
14 - Mentoniana
15 - Supra-hióidea
16 - Carotidiana
17 - Supraclavicular
18 - Nuca
19 - Infra-hióidea

Figura 22.1 – Modelos de esquemas que podem ser utilizados na prática pericial. (*Continuação*)
Fonte: IMLAP.

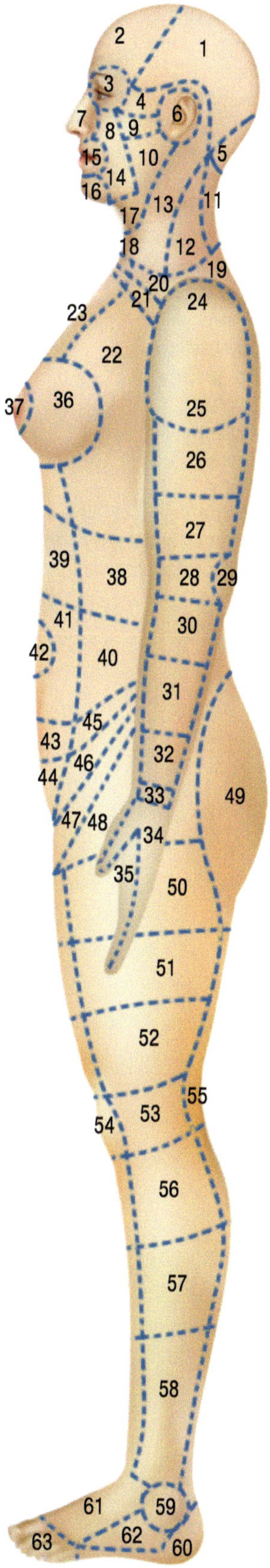

Regiões:
1 - Parietal
2 - Frontal
3 - Orbitária
4 - Temporal
5 - Occipital
6 - Auricular
7 - Nasal
8 - Malar
9 - Zigomática
10 - Masseterina
11 - Nuca
12 - Supraclavicular
13 - Carotidiana
14 - Bucinadora
15 - Labial
16 - Mentoniana
17 - Supra-hióidea
18 - Infra-hióidea
19 - Escápulo-umeral
20 - Clavicular
21 - Infraclavicular
22 - Torácica
23 - Esternal
24 - Deltoidiana
25 - Terço superior do braço
26 - Terço médio do braço
27 - Terço inferior do braço
28 - Lateral do cotovelo
29 - Cotovelo
30 - Terço superior do antebraço
31 - Terço médio do antebraço
32 - Terço inferior do antebraço
33 - Punho
34 - Dorsal da mão
35 - Palmar da mão
36 - Mamária
37 - Mamilar
38 - Hipocôndrio
39 - Epigástrica
40 - Flanco
41 - Mesogástrica
42 - Umbilical
43 - Hipogástrica
44 - Pubiana
45 - Fossa ilíaca
46 - Inguinal
47 - Crural
48 - Ilíaca
49 - Glútea
50 - Terço superior da coxa
51 - Terço médio da coxa
52 - Terço inferior da coxa
53 - Face do joelho
54 - Rotuliana
55 - Poplítea
56 - Terço superior da perna
57 - Terço médio da perna
58 - Terço inferior da perna
59 - Maleolar
60 - Calcaneana
61 - Dorsal do pé
62 - Lateral do pé
63 - Pedatículos

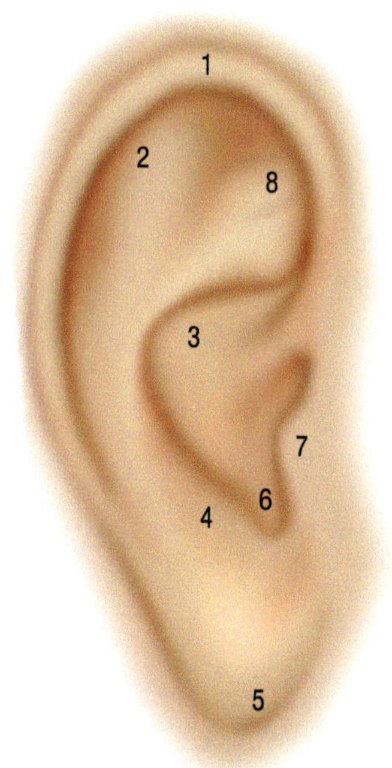

Regiões:
1 - Hélice
2 - Ante-hélice
3 - Concha
4 - Antetrago
5 - Lobo
6 - Orifício externo do conduto auditivo
7 - Trago
8 - Fosseta da ante-hélice

Figura 22.2 – Modelos de esquemas que podem ser utilizados na prática pericial.
Fonte: IMLAP.

(Continua)

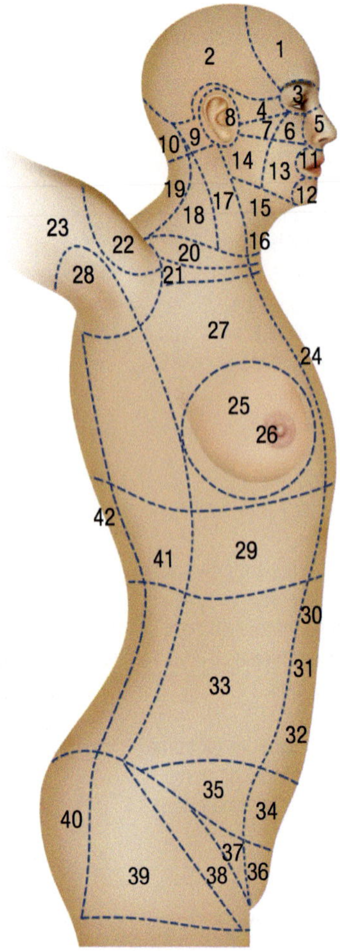

Regiões:

1 - Frontal
2 - Parietal
3 - Orbitária
4 - Temporal
5 - Nasal
6 - Malar
7 - Zigomática
8 - Auricular
9 - Mastóidea
10 - Occipital
11 - Labial Nuca
12 - Mentoniana
13 - Bucinadora
14 - Masseterina
15 - Supra-hióidea
16 - Infra-hióidea
17 - Carotidiana
18 - Supraclavicular
19 - Nuca
20 - Clavicular
21 - Infraclavicular
22 - Deltoidiana
23 - Terço superior do braço
24 - Esternal
25 - Mamária
26 - Mamilar
27 - Torácica
28 - Côncavo-axilar
29 - Hipocôndrio
30 - Epigástrica
31 - Umbilical
32 - Mesogástrica
33 - Flanco
34 - Hipogástrica
35 - Fossa ilíaca
36 - Pubiana
37 - Inguinal
38 - Crural
39 - Ilíaca
40 - Glútea
41 - Linha axilar anterior
42 - Linha axilar posterior

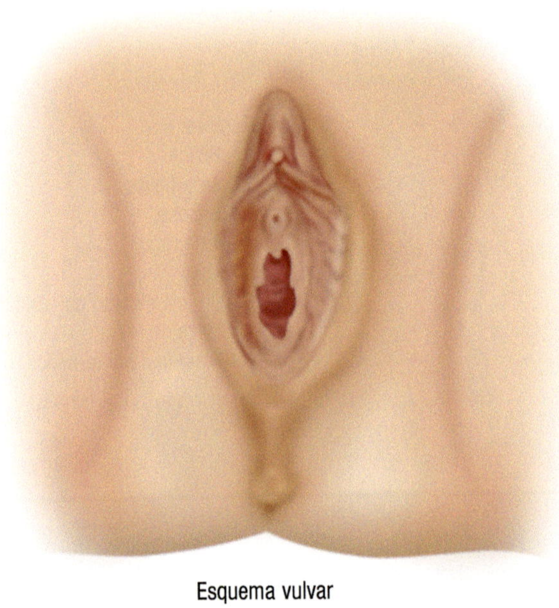

Esquema vulvar

Figura 22.2 – Modelos de esquemas que podem ser utilizados na prática pericial. (*Continuação*)
Fonte: IMLAP.

Além de solicitar exames complementares, poderá o legista pedir pareceres especializados complementares na instrução da perícia, que deverão ser anexados ao laudo. O estudo das debilidades neurológicas, lesões cerebrais, lesões oculares, auditivas, ginecológicas, ortopédicas, alterações mentais etc. normalmente exige especialistas nas respectivas áreas. Entendemos que todos os profissionais peritos que participam da elaboração do laudo pericial final são responsáveis por este e subscrevem-no.

Terminada a fase de descrição, segue-se a discussão, quando pertinente, para explicar e correlacionar dados do exame, e a conclusão, que apresentará, quando possível, a causa, nexo causal, consequência e gravidade do delito.

Em seguida, responderá aos quesitos oficiais de lesões corporais, conforme documento próprio de cada Instituto Médico-Legal, e mais quaisquer outros quesitos formulados pela autoridade que solicitou a perícia.

No IMLAP são 9 os quesitos oficiais atualmente apresentados no Laudo de Exame de Corpo de Delito de Lesão Corporal, a saber:

- Há vestígio de lesão à integridade corporal ou à saúde da pessoa examinada, com possíveis nexos causal e temporal com o evento alegado ao perito?
- Qual foi o instrumento ou meio que produziu a lesão?
- Foi produzida com emprego de veneno, fogo, explosivo, asfixia ou tortura, ou por outro meio insidioso ou cruel? (resposta especificada)
- Resultou incapacidade para as ocupações habituais, por mais de 30 dias?
- Resultou perigo de vida?
- Resultou debilidade permanente ou perda ou inutilização de membro, sentido ou função? (resposta especificada)
- Resultou incapacidade permanente para o trabalho ou enfermidade incurável ou deformidade permanente? (resposta especificada)
- Resultou antecipação de parto ou aborto? (resposta especificada)
- Outras considerações objetivas relacionadas aos vestígios produzidos pela lesão corporal, a critério do Senhor Perito Legista.

Os dois primeiros quesitos determinam a realidade do delito e a natureza da agressão. O primeiro quesito é respondido como *sim* ou *não*, apenas, ou citando as lesões encontradas. O segundo esclarece qual o agente (ação, instrumento ou meio) foi o provocador da lesão, por exemplo ação contundente, ação perfurocortante. Os demais qualificam a lesão corporal dolosa sofrida, com finalidades legais, devendo ser sempre fundamentados e não laconicamente respondidos com sim ou não.

Nos casos de aceleração de parto ou aborto, um oitavo quesito, referente a estas consequências, *resultou-se aceleração de parto ou aborto*, será respondido com resposta especificada.

Pode também o perito, caso não caiba resposta objetiva, prejudicar o quesito, explicando em seguida os motivos do prejuízo. Aqui, o termo prejudicado não significa apenas danificado, transtornado, anulado, mas também "prejulgado", "ajuizado previamente", "já respondido". Poderá também, nesses casos, o perito escrever "não se aplica o quesito". Quando a resposta ao primeiro quesito é "não", necessariamente os demais estarão "prejudicados", pois não se qualifica o que não existe.

A dúvida do perito sobre algum aspecto do caso é perfeitamente normal e não significa incompetência, muitas vezes indicando verdadeira seriedade profissional. Quando surgir, deve o legista solicitar a opinião de outros colegas, estudar o caso na literatura médica, buscar outros dados referentes ao caso, para com tudo raciocinar e poder responder acertadamente. Se nem assim atinge sua convicção técnica, isto consignará no laudo de forma detalhada e fundamentada, pois de nenhum profissional é exigido o acerto eterno e absoluto, matéria da Teologia.

As respostas não devem permitir dupla interpretação, podendo ser do tipo "Sem elementos de convicção para afirmar ou negar o quesitado", ou "Os peritos não têm elementos suficientes para responder".

Nunca deverá agir com má-fé, dolo, negligência, imprudência ou imperícia, neste caso sofrendo as sanções legais cabíveis e, lamentavelmente, denegrindo tão elevada missão. A falsa perícia é crime previsto no Código Penal (art. 342), infração ética prevista no Código de Ética Médica (Resolução CFM n. 2.217/2018, que aprova o atual Código de Ética Médica, modificada pelas Resoluções n. 2.222/2018 e n. 2.226/2019), além de ensejar responsabilidade civil pelos danos provocados (art. 927 do Código Civil)[14,34].

Após essas noções gerais sobre a perícia de lesões corporais na clínica médico-legal, passaremos a analisar com mais detalhe os elementos importantes a serem observados nas diversas espécies de lesões e suas agravantes.

LESÃO CORPORAL LEVE

São muito frequentes na prática pericial (Figuras 22.3 a 22.8). Do resultado da ofensa pode resultar uma única ou várias lesões, que deverão ser todas descritas e bem caracterizadas, devendo-se utilizar a nomenclatura técnica médica padrão, que deve ser conhecida também pelos operadores do direito (advogados, promotores e juízes). Infelizmente, a não obrigatoriedade, nos dias atuais, da disciplina de Medicina Legal nos cursos de Direito vem abrindo uma lacuna nessa área do conhecimento desses profissionais. Relembramos que o número de lesões ou seu tamanho não importam na agravação do crime, mas sim as suas consequências para o organismo e a saúde da vítima.

As lesões, mesmo que sejam diminutas, discretas ou fugazes, devem ser analisadas e descritas atendendo a tudo que já foi dito anteriormente, inclusive para descaracterizar futuras lesões mais graves porventura sofridas após o exame pericial, ou apreciar sua gravidade, só aparentemente ausente. Também é importante precisar a localização exata das lesões, pois lesões fugazes desaparecem e outras novas lesões podem ser produzidas.

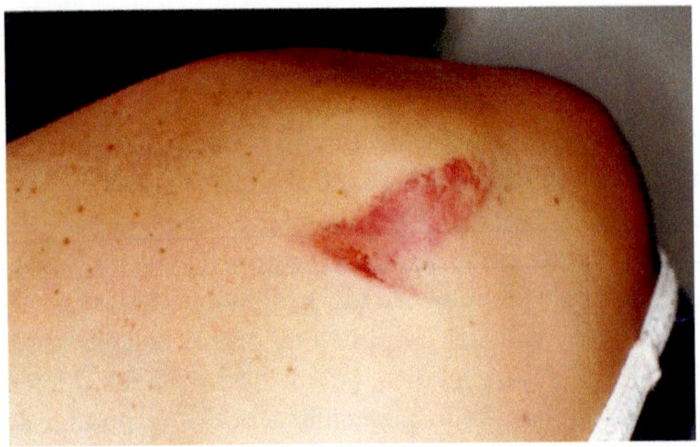

Figura 22.3 – Escoriação recente. Lesão corporal leve.
Fonte: Caso do Dr. Nereu G. M. Guerra Neto, do IMLAP.

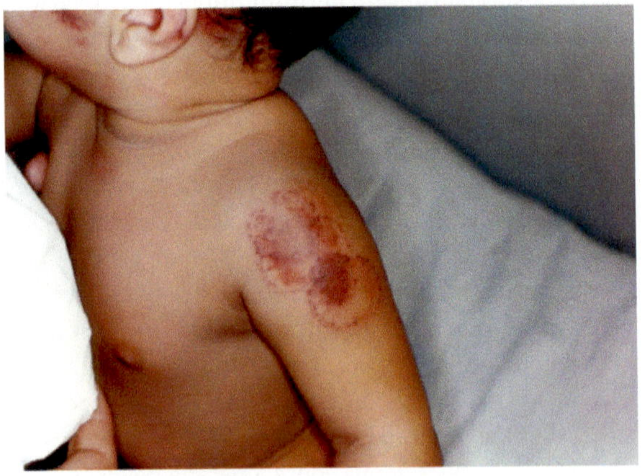

Figura 22.4 – Marcas de mordedura. Habitualmente não deixam sequelas. Lesão corporal leve.
Fonte: Caso do Dr. Nereu G. M. Guerra Neto, do IMLAP.

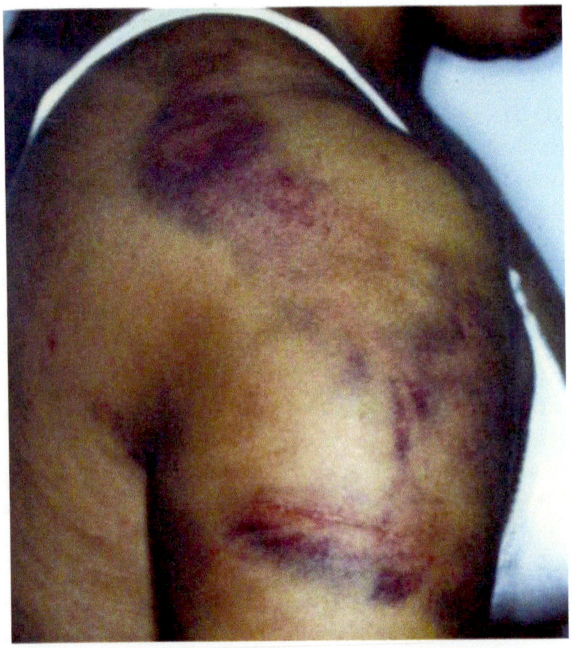

Figura 22.5 – Equimoses recentes e escoriações. Lesão corporal leve.
Fonte: Caso do Dr. Nereu G. M. Guerra Neto, do IMLAP.

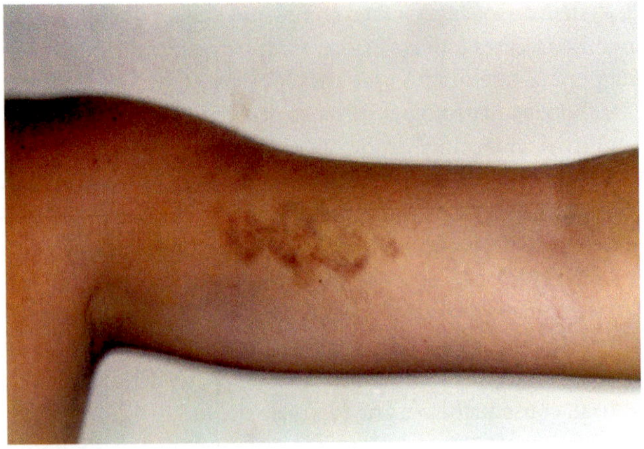

Figura 22.6 – Equimose antiga. Lesão corporal leve.
Fonte: Caso do Dr. Nereu G. M. Guerra Neto, do IMLAP.

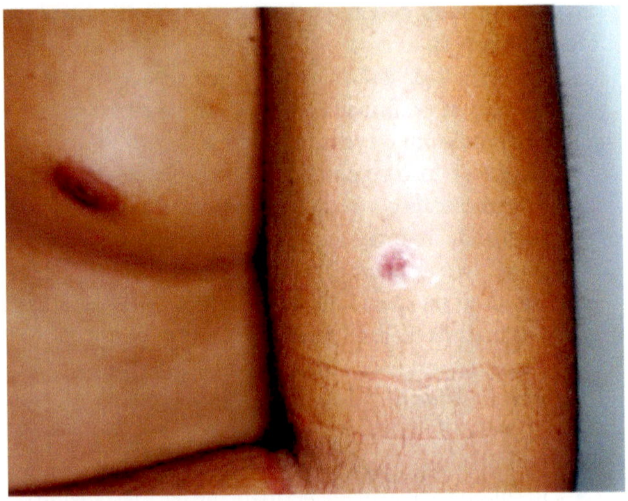

Figura 22.7 – Cicatriz recente circular na face lateral do braço esquerdo. Não determina deformidade. Lesão corporal leve.
Fonte: Caso do Dr. Nereu G. M. Guerra Neto, do IMLAP.

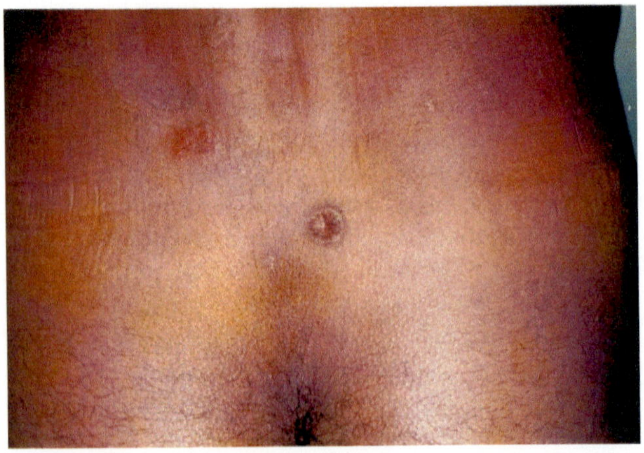

Figura 22.8 – Cicatriz semelhante à da Figura 22.7, mais antiga e sem deformidade. Lesão corporal leve.
Fonte: Caso do Dr. Nereu G. M. Guerra Neto, do IMLAP.

Em nada importa ao perito o princípio da bagatela ou insignificância na execução da perícia, o qual é de uso exclusivo do mundo jurídico.

A existência de lesões antigas, não vinculadas ao evento alegado (motivo do exame), como, por exemplo, uma cicatriz deformante preexistente, deve ser descrita no laudo exatamente para descaracterizá-la como vinculada à presente agressão e evitar possíveis confusões ou mesmo futuras fraudes.

A ausência de outras lesões deve ser assentada no laudo, para bem caracterizar o resultado real da agressão sofrida, como também o cuidado do examinador no exame pericial realizado. O exame de pessoas detidas pela polícia é um bom exemplo da importância da negativa de lesões presentes.

Evidentemente, apenas os dois primeiros quesitos são respondidos de forma afirmativa, sendo os demais negativos. Caso não haja mais vestígios visíveis, pode o perito solicitar informações médicas, quando disponíveis, para futura realização do chamado exame indireto (art. 158 do Código de Processo Penal).

Pode ainda explicar no laudo o possível motivo da ausência de certas lesões alegadas, no momento do exame, tendo em vista a fugacidade de sua própria natureza (p. ex., a rubefação ou o edema traumático), jamais devendo inferi-la. Naturalmente que a resposta ao primeiro quesito, nesses casos, permanece sendo "Não".

A dor era considerada lesão no Código Republicano de 1890, mas hoje a perícia da dor tem menor importância, a despeito dos diversos métodos clínicos (que se valem das reações do sistema nervosos autônomo provocadas pela dor, por meio dos sinais de Mannkopf, de Imbert, de Müller e de Levi, entre outros) e instrumentais modernos (termografia etc.) para sua mensuração, descritos na literatura especializada pois é fenômeno subjetivo (sintoma) e com intensa influência do psiquismo, impossibilitando totalmente sua análise objetiva pelo perito e, portanto, não tendo o significado legal de lesão corporal, como já explicado. Dor não é lesão corporal, nem foi elemento elencado, pelo legislador moderno, como consequência a ser avaliada pela perícia médico-legal[7,16,17].

LESÃO CORPORAL GRAVE

Incapacidade para as ocupações habituais por mais de 30 dias

O perito deve avaliar o grau real da incapacidade, conforme a lesão e a vítima. A mesma lesão num jovem normal e forte não repercute como num octogenário. Não há um grau ideal ou uma média na população.

A incapacidade é para atividades genéricas da vida, mas habituais. Não caberá uma atividade excepcional, nem se refere apenas ao trabalho remunerado.

O perito deve informar ao paciente sobre o exame complementar aos 30 dias, o qual deverá ser requisitado oficialmente pela autoridade, como previsto no art. 168 do Código de Processo Penal.

O lapso temporal começa a correr no dia do evento, inclusive, devendo o paciente ser examinado no trigésimo primeiro dia (*RT* 613/318) para realização de exame complementar. Se o exame ocorrer poucos dias depois não invalida a perícia. O exame complementar em data anterior aos 30 dias não permite caracterizar a agravante. Evidente que se passado o prazo, mas presente a incapacidade, pode ser respondido positivamente. A lei ainda admite a comprovação da incapacidade por meio de prova testemunhal, quando a perícia complementar não for realizada.

Não pode ser inferido previamente o tempo da incapacidade, embora, na prática, certas lesões que normalmente evoluem de forma lenta, levem o perito a não solicitar a reavaliação com bastante acerto. Assim são as fraturas completas ou complicadas de ossos longos, muito frequentes na prática, e que, salvo exceções, merecem repouso superior ao trintídio.

Lembrar que não se exige a completa restituição da integridade anatômica do local ou órgão lesionado, mas seu restabelecimento funcional suficiente para permitir o retorno às atividades do dia a dia.

Na prática pericial, as lesões que determinam essa agravante são as fraturas de ossos, curtos ou longos que geram prejuízo da mobilização e tem tempo de consolidação variando em torno de 30 a 60 dias, e cujo tempo de incapacidade habitualmente excede 2 meses.

O processo de cicatrização de feridas, tanto por primeira quanto por segunda intenção, dificilmente excede os 30 dias, contudo nos casos de lesões múltiplas, graves e/ou situadas em locais de mobilização, podem configurar o inciso.

Lesões internas com alterações orgânicas graves importam, normalmente, em outras qualificadoras, como perigo de vida ou debilidade permanente, que se somam a incapacidade aqui discutida, devendo o perito responder a todas normalmente.

Perigo de vida

Como já discutido, difere de risco de vida, podendo estar presente imediatamente após o evento lesivo ou tempos depois, até 30 dias, caso da incidência da qualificado anterior.

A lei não o específica, e sua presença é determinada pelo perito após análise das informações médicas da vítima.

Deve ser diagnosticado, não prognosticado ou suposto, e no laudo pericial deve estar sua fundamentação detalhada, podendo o perito referendá-lo ou reafirmá-lo na resposta ao quesito, resumindo-se o que estiver consignado na descrição do laudo, parte mais importante deste, evitando responder apenas "sim". Não basta, portanto, a mera possibilidade de perigo, como, por exemplo, uma possível infecção em ferida penetrante.

É comum sua caracterização somente depois do tratamento da vítima, realizada por meio de exame pericial complementar, e após profundo estudo médico do caso ou consulta a especialistas (p. ex., neurocirurgião, anestesista). Porém, sua caracterização não exige, necessariamente, exames complementares.

Entendemos que os procedimentos médico-cirúrgicos que atendem às técnicas consagradas de rotina, por si só, não caracterizam perigo de vida. Anestesia geral inalatória, laparotomia exploradora, craniotomia etc., se conduzidas com os cuidados habituais, não bastam, isoladamente, para afirmar a agravante.

Lembrar que as concausas preexistentes (doenças como diabetes, anemias, hemofilia, imunodeficiências etc.), que por si só debilitam o paciente, não afastam o perigo de vida, quando este se concretiza após uma agressão.

Debilidade permanente de membro, sentido ou função

Existem vários graus de debilidade e lesões de avaliação complexa, sendo frequente o perito se valer do exame complementar realizado por outro perito especialista – por exemplo, neurologista, otorrinolaringologista, oftalmologista, psiquiatra, odontologista – para concluir a perícia e responder aos quesitos.

Precisa o perito diferenciá-la da perda ou inutilização, que é lesão gravíssima, sendo que a avaliação da debilidade deve se reportar à capacidade prévia do indivíduo, por comparação com o membro ou sentido contralateral, por exemplo, ou por outros meios de análise disponíveis. É muito difícil e até certo ponto injusto se comparar com um "valor médio normal".

Exames especializados são, muitas vezes, necessários – eletromiografia, audiometria, campimetria etc. – para instruir o laudo.

Há que se caracterizar bem o nexo de causalidade com a lesão sofrida. Por exemplo, um indivíduo de 60 anos leva um soco na orelha e alega redução de audição. Se o exame especializado comprovar que há de fato redução, mas é devido à otosclerose (doença degenerativa, pela idade, da orelha média), há debilidade, mas não há vínculo com o alegado, descaracterizando a agravante.

Quanto à permanência, como já dito, basta que dure muito, não se exigindo que seja eterna. Pode, o legista, solicitar novo exame direto após longo lapso de tempo, como 6 meses ou 1 ano, para bem caracterizar a permanência, devendo fazer a proposição à autoridade, na resposta ao quesito, que ficará pendente até o novo exame. A consulta ao especialista é sempre útil.

Já comentamos anteriormente sobre a quantificação do prejuízo. A lei penal não exige a quantificação do dano em percentuais, como encontramos nas perícias cíveis para o cálculo das indenizações, mas alguns autores e muitos peritos utilizam tabelas disponíveis alhures, especialmente no caso de solicitação pelas autoridades. Acreditamos que tal mensuração diz respeito ao Direito Civil e não é mister do perito legista na área criminal.

Aceleração de parto

A vítima só pode ser mulher, sendo necessária a comprovação médica da gravidez prévia. Aceleração é a antecipação (e o termo está corretamente aplicado) e não a rapidez do trabalho de parto.

Tanto a realidade do estado gravídico quanto a data exata do parto antecipado, bem como a data provável para o término normal da gravidez devem ser determinados pelos métodos da Obstetrícia (regra de Naegele etc.). Informações do médico obstetra e/ou da instituição em que era acompanhada a ofendida e o relato do parto são fundamentais.

Na determinação do estado de puerpério, o perito pode lançar mão do exame clínico direito, com as técnicas próprias da Obstetrícia, ou de exames laboratoriais complementares, como dosagens hormonais, pesquisa de células trofoblásticas nos lóquios, quando presentes, ultrassonografia do abdome e pelve etc.

A lesão corporal deve estar presente e ser comprovada – por exemplo, traumatismos no abdome ou pelve –, como também o nexo de causalidade entre lesão e parto, como já dito, de muito difícil avaliação. A lesão psíquica (p. ex., um susto) como desencadeadora do parto é possível, mas de dificílima caracterização. Aliás, os obstetras em geral relatam, em inquirição informal realizada pelo autor, a raridade da ocorrência da aceleração de parto na clínica obstétrica.

O recém-nascido pode ser examinado, se necessário, lembrando que a viabilidade é requisito necessário, descaracterizando-se o aborto, que corresponderia à lesão gravíssima. Se a vítima parir um tumor (mola hidatiforme etc.) ou um monstro malformado inviável, que deverão ser alvo de exame anatomopatológico para exato diagnóstico, não se consolida a aceleração de parto.

LESÃO CORPORAL GRAVÍSSIMA

Incapacidade permanente para o trabalho

É considerado sempre o trabalho genérico, não importando a profissão anterior da vítima, mas com os cuidados de se considerar as habilitações e atividades prévias. Na prática, nos casos da incidência desta agravante haverá sempre a presença de outras, pois a incapacidade capitulada só se configura em decorrência de uma lesão corporal muito grave que gera perda de função, deformidades ou uma enfermidade incurável.

São lesões normalmente extensas ou mutilantes, de repercussão fisiológica evidente e séria, mas que podem requerer exames complementares e consulta a especialistas para sua determinação. Não se exige perpetuidade, apenas permanência, nem se cogita o grau de intensidade do dano, mas sim da consequência objetiva. O laudo deve ser, como aliás sempre, muito bem fundamentado.

Exige bom senso e conhecimento amplo do legista, embora o juiz não tenha que ficar adstrito à conclusão do perito, pelo princípio do livre convencimento. E, de fato, é este que determina ou não a qualificadora na sua sentença.

Enfermidade incurável

Muito já foi dito anteriormente, mas podemos acrescentar que só deverá ser caracterizada depois de exames clínicos especializados e exames complementares, quase sempre necessários. Informações da evolução clínica e internação da vítima são sempre necessários.

Lembramos que devemos observar um processo em curso para indicar uma enfermidade. Caso haja apenas sequelas, estaremos diante de uma perda ou inutilização de membro, sentido ou função.

Como dissemos, ocorre a associação desta agravante, com a já estudada e a seguinte, mas o perito deverá especificá-las e qualificá-las em separado no laudo pericial, não poupando a consulta à literatura técnica, aos especialistas e aos colegas mais experientes.

Perda ou inutilização de membro, sentido ou função

Vale rever o que foi estudado anteriormente sobre a debilidade permanente.

Aqui, deve haver a ausência ou redução substancial (mais de 70%) da capacidade funcional de membro, sentido ou função. A ausência de um membro é evidente ao simples exame direto, mas alterações de função e sentidos precisam ser avaliadas e quantificadas, muitas vezes, em exame médico complementar e/ou com auxílio do especialista na área.

Informações hospitalares são sempre necessárias para a análise do nexo causal e da perda anatômica ou funcional.

Entendem alguns doutrinadores que a perda do baço, que é órgão único, não é contemplada pelo inciso, o que concordamos, pois suas principais funções são assumidas por outros órgãos. Discordamos, contudo, que sua perda não caracterize debilidade de função, pois ele não é um órgão inútil ou vestigial e, sabidamente, sua ausência predispõe o paciente a certas infecções bacterianas pela redução da função imunológica que desempenha.

O perito deve estar sempre atento para a simulação ou a fraude. Na dúvida, uma segunda opinião é útil. Não deve ter pressa em concluir, podendo pedir exame posterior.

O laudo pode ser acrescido de esquemas ou fotografias, quando necessário e possível, a critério de seu subscritor, o que ajuda muito o julgador.

Deformidade permanente

Na qualificação penal do dano estético devem prevalecer os aspectos objetivos da lesão, como alhures discutimos, não devendo o perito levar em conta elementos como sexo, idade, cor, profissão e os aspectos psicossociais da vítima.

Além da descrição detalhada das lesões (com todos os seus elementos) e da deformidade (modificação estética adquirida) que provoca, é sempre útil a documentação fotográfica aposta ao laudo, quando exequível.

A realização de fotografias, com câmeras digitais ou telefones celulares com câmera embutida, como já citado, ajuda muito o julgador, devendo ser utilizado amplamente de modo quase mandatório. Havendo deformidade dinâmica – por exemplo, alteração da marcha – a documentação por meio de filme digital é muito elucidativa para a Justiça.

A perícia não deve ater-se apenas à deformidade logo visível, com o uso das roupas durante o exame, mas àquela que, mesmo só na intimidade do indivíduo, poderá causar prejuízo relevante, como já afirmamos. O exame corporal deve, preferentemente, ser completo, mas a vergonha ou o pudor pode prejudicar a análise. Relembramos que o médico não pode constranger o paciente, mas deve explicar a importância do exame.

Diante de uma lesão com alteração estética, cuja impressão é, na maioria das vezes, subjetiva, os peritos podem e devem pedir a opinião de outros especialistas, o que permite reforçar uma convicção.

Nada impede que a deformidade desapareça após cirurgia plástica realizada pela vítima, desaparecendo igualmente a qualificadora. Porém permanece, quando apenas dissimulada por próteses.

O perito deve ter cuidado para determinar a deformidade da lesão já estável após sua evolução temporal, embora, em termos patológicos, mesmo as cicatrizes continuem evoluindo por toda a vida. Basta, apenas, que a perícia não seja feita em fase muito inicial e que a lesão já tenha assumido o seu aspecto mais duradouro.

Aborto

Reveja-se o que foi dito na aceleração de parto, com a diferença da morte do concepto. A distinção do crime de aborto está na intenção e nas circunstâncias do fato, cabendo à Justiça realizá-la.

A realidade da gravidez, comprovada por meio de exames clínicos e laboratoriais, é imperiosa, como também do produto da concepção (feto morto), que deverá ser enviado para necrópsia oficial ou, no mínimo, para exame anatomopatológico em instituição idônea. O laudo desses exames será anexado ao de lesão corporal.

Tratando-se de neoplasia trofoblástica, litopédio ou malformado inviável, a agravante é impossível, por erro do objeto.

O estabelecimento do nexo de causalidade é elemento imperioso da qualificadora, devendo o perito ser cuidadoso para analisá-lo, configurando-se, frequentemente, tarefa muito difícil.

LESÃO CORPORAL SEGUIDA DE MORTE

Por haver morte de natureza violenta, o Código de Processo Penal, em seu art. 158, determina que a vítima seja alvo de exame de necrópsia médico-legal e o laudo pericial irá detalhar as lesões corporais encontradas e relacionar estas lesões com o evento morte (estabelecimento do nexo causal).

Caso a vítima tenha sido internada em instituição hospitalar, informações médicas sobre o estado inicial de entrada, as lesões, o atendimento, a terapêutica e a evolução, com suas complicações, serão sempre solicitadas, quando necessário.

O Juiz não fica, como já visto, adstrito ao laudo.

LESÃO CORPORAL CULPOSA

Neste item remetemos o leitor ao que já foi discutido nos aspectos médico-legais teóricos sobre lesão corporal culposa e aos aspectos periciais gerais, nada mais havendo a expor.

Lesões corporais no foro cível

Como já mencionado alhures, na esfera do Direito Civil, as lesões corporais importam na reparação pecuniária do dano causado (arts. 186 e 927, *caput*, do Código Civil). Dano significa algum tipo de lesão a um bem jurídico[16,35-37].

As lesões que determinam prejuízo funcional ou estético ao ofendido devem ser compensadas ou reparadas por uma indenização, que levará em conta as perdas pessoais decorrentes da lesão (arts. 949 e 950), podendo o prejuízo ser patrimonial ou extrapatrimonial. Os danos patrimoniais são classificados em dano emergente (custo de tratamentos, internação etc.), lucro cessante (valor que se deixa de ganhar em decorrência da lesão, e que pode ser temporário ou permanente) e outras perdas patrimoniais possíveis. Já o dano extrapatrimonial ou moral inclui o dano estético com prejuízo na autoestima e na vida de relação social, o dano psíquico e outros prejuízos ligados aos direitos da personalidade (ver, adiante, perícia na esfera civil).

O novo Código Civil de 2002, determina, ainda, que a indenização deverá ser mensurada conforme a extensão do dano (art. 944), o que é uma inovação. E mais, havendo concorrido a vítima para o evento culposo, haverá redução da responsabilidade do autor (art. 945).

Sobre a questão da responsabilidade nos casos de indenização por lesões, o art. 927, em seu § único, afirma: "Haverá obrigação de reparar o dano, independentemente de culpa, nos casos especificados em lei, ou quando a atividade normalmente desenvolvida pelo autor do dano implicar, por sua natureza, risco para os direitos de outrem." Esta obrigação independente da culpa é dita "responsabilidade objetiva" e sua incidência se dá na chamada "teoria do risco".

Pode parecer que a atividade médica se enquadre nas atividades que implicam risco por sua natureza, e, neste caso, num possível caso de "erro médico", não seria necessário verificar qualquer culpa do profissional, bastando haver o dano e o nexo causal! Isto apavorou toda a classe médica e, de certa forma, estimulou a entrada do famigerado seguro profissional do médico em nosso país, que tem se mostrado, nos países onde é há muito adotado, mais prejudicial que benéfico aos profissionais, à justiça e à sociedade.

Contudo, a boa doutrina ensina que o Código se refere àquelas atividades que geram riscos por serem perigosas ou insalubres, como tratar com explosivos, atividades de transporte coletivo etc., e não à atividade médica ou outra de saúde, pois, mais uma vez ressaltamos, que a missão desses profissionais é a própria manutenção da saúde, e se existem riscos – e, de certa forma, sempre existem – são inerentes e secundários ao objetivo maior da atividade, descabendo a teoria da responsabilidade objetiva ou do risco.

Tanto assim que mais adiante, no art. 951, determina o código: "O disposto nos arts. 948, 949 e 950 aplica-se ainda no caso de indenização devida por aquele que, no exercício de atividade profissional, por negligência, imprudência ou imperícia, causar a morte do paciente, agravar-lhe o mal, causar-lhe lesão ou inabilitá-lo para o trabalho", fazendo nítida referência a atividade dos profissionais da saúde ao elemento culpa. Este artigo substituiu o art. 1.545 do Código Civil de 1916, e afirma, como também o faz o mais pretérito Código de Defesa do Consumidor (Lei n. 8.078/1990) em seu art. 14, § 4º, a necessidade de apuração da culpa na responsabilidade civil do profissional da saúde.

Deve ser dito, ainda, que, como determina o art. 935 do Código Civil, a responsabilidade civil é independente da penal, mas quando esta estiver decidida no crime, não há que de discutir o fato ou seu autor no âmbito civil, apenas a indenização em todos os seus aspectos.

Análise do dano

O exame pericial de lesões corporais na esfera penal, que estudamos de forma detalhada anteriormente, visa caracterizar a materialidade da ação criminosa quando atinge a integridade corporal ou a saúde de uma vítima, como também quantificá-la da forma que o legislador estatuiu no Código Penal brasileiro vigente. Nessa esfera, de natureza jurídica pública e social, o objetivo é a segurança dos indivíduos e da sociedade, na medida em que permite, ao final do processo, estabelecer uma pena, muitas vezes de privação de liberdade, afastando o agressor do meio social, ou, no caso das penas restritivas de direitos (alternativas) e de multa, atuar de forma punitiva/educativa sobre o autor, visando termos uma vida em sociedade pacífica[13,14,36].

Contudo, para a vítima ou sua família, há que se reparar os prejuízos provocados pela ação criminosa, e o direito moderno entende que a indenização em pecúnia é a forma mais adequada para esta reparação. Assim, na esfera civil, por meio de um processo civil indenizatório, a vítima ou seus familiares buscarão na sentença do juiz um *quantum* que, naturalmente, não substitui nem traz de volta o que foi perdido ou prejudicado pelo ato agressivo, mas tenta minimizar o sofrimento e/ou as consequências para a vida do indivíduo lesado e seus familiares.

Como a lesão corporal ou prejuízo à saúde provoca prejuízos patrimoniais (parada temporária ou permanente de atividades laborativas) e extrapatrimoniais (danos estéticos, dificuldade de execução de tarefas comuns, danos psíquicos etc.), a indenização visa reparar, ainda que parcialmente, estes prejuízos.

Sem dúvida, a avaliação e quantificação justa e adequada dos prejuízos decorrentes de uma lesão corporal que tenha deixado alguma forma de sequela ou perda temporária de função (lesões graves e gravíssimas, vistas anteriormente) é tarefa dificílima e missão do juízo onde corre a ação. Mas o perito, na apreciação da lesão e suas consequências, muito pode orientar e auxiliar o julgador, que, nesses assuntos, é leigo.

Tanto o Código Civil brasileiro como o Código de Processo Civil estabelecem as regras básicas sobre os danos decorrentes de atos ilícitos, da ação indenizatória e sua perícia nestes casos, que valem a pena conhecer.

O dano é a base da responsabilidade de indenizar. Dano é a alteração da integridade corporal ou psíquica de alguém, provocado por outrem, onde incide a responsabilidade civil prevista em lei. É um elemento material, acompanhado de um elemento subjetivo que é o prejuízo por ele provocado.

O dano pode ser patrimonial ou extrapatrimonial. O patrimonial pode ser dividido em dano emergente e em lucros cessantes (transitórios ou permanentes). Já o extrapatrimonial inclui prejuízos de ordem pessoal, moral e social, presentes ou futuros (danos potenciais).

Observamos que a lei civil não estabelece um formato específico de perícia ou de laudo pericial, apenas citando os elementos que dele devem constar. Como já discutido, podem ser utilizadas tabelas de quantificação de dano, como ocorre em empresas de seguro de vida e acidentes. Mas insistimos na subjetividade da avaliação quantitativa desse tipo de dano e que a decisão final sempre cabe ao juiz.

Assim, o laudo pericial com objetivo civil deve bem caracterizar a lesão corporal decorrente do ato ilícito (crime), o nexo causal entre agressão e dano presente na vítima, o tipo de dano provocado (podendo ser usada a classificação penal vista) e o grau aproximado de perda de função se for o caso (subjetivamente ou por meio das tabelas).

Aqui, novamente, a questão da dor física (*quantum doloris*) é um grande problema para o perito. Em que pese poder avaliar esta subjetivamente – e há escalas para tal –, a decisão é sempre do julgador, podendo, aquele, apenas indicar a intensidade provável do sintoma no caso em tela.

Nas lesões com incapacidade permanente (de membro, sentido ou função), a caracterização da irreversibilidade do problema e seu reflexo para a vida e atividades da vítima são fundamentais. Na avaliação civil, as atividades e capacidades prévias perdidas são de grande valor, pois, são diretamente relacionadas ao ganho patrimonial (atividades profissionais) e à imagem/papel social do indivíduo. Também o estado prévio da vítima ao dano sofrido é muito importante ser caracterizado, para bem avaliar o grau real do prejuízo sofrido.

Gastos decorrentes de tratamentos, equipamentos utilizados, profissionais envolvidos, dependência de auxiliares para atividades habituais, tudo enfim, que gere despesas em decorrência dos danos, deve ser alvo de análise e informação ao juízo.

Habitualmente, o perito responde a diversos quesitos formulados pelas partes, devendo ser objetivo e explicativo, evitando vieses de interpretação, tanto pelas partes como pelo juízo.

A deformidade na perícia civil – perícia do dano estético

O dano estético pode ter reflexo no patrimônio, quando a beleza é elemento importante no trabalho e ganho salarial da pessoa (uma modelo, um apresentador de televisão, um artista de cinema etc.) e reflexo na vida extrapatrimonial, sendo aí considerado dano moral[16,33,37].

O prejuízo patrimonial do dano estético é mais facilmente avaliado pela perda de um vínculo empregatício ou a perda de novas oportunidades de ganho em trabalhos futuros. É o caso de uma bela mulher, modelo fotográfico, contratada por uma empresa, que perde o trabalho pela perda da beleza.

Como já comentado, a avaliação do dano extrapatrimonial ou moral inclui o prejuízo à autoimagem, a dor sofrida (o *quantum doloris*), o intenso mal-estar provocado pelos danos sofridos, o dano à vida de relação do indivíduo, a frustração pela cessação das atividades habituais e de trabalho, vários outros prejuízos aos direitos da personalidade e também o dano estético.

O dano estético é lesão à harmonia de formas externas de alguém, lesão à sua beleza. O conceito de belo é sabidamente relativo, mas o perito pode se valer da observação da modificação da estética corporal prévia, através de fotos da pessoa, para a atual, visível após a lesão sofrida.

Caberá ao juiz determinar o *quantum* da indenização no final das contas, mas pode o perito caracterizar as repercussões objetivas da lesão estética na vida do indivíduo e tentar quantificar a gravidade da lesão. A lesão pode ser quantificada em graus (leve, moderada ou severa) ou em escala numérica, como prefere o professor França em seu livro de Medicina Legal, a saber: muito leve, leve, moderada, média, considerável, importante, e muito importante.

Para esta avaliação do dano extrapatrimonial estético, o perito deve levar em consideração os seguintes elementos:

- O grau da deformidade, que envolve critérios objetivos (mudança física), com base no padrão estético anterior, e subjetivos (impressão que causa ao olhar), podendo-se utilizar as escalas descritas.
- O sexo do indivíduo, que hoje não faz mais tanta diferença, pelas mudanças na sociedade e na legislação, antes se considerando que a mulher sofria maior prejuízo que o homem pela perda da beleza física, principalmente na chance para se casar.
- O estado civil, que como o item anterior, também hoje não é mais tão importante, embora a feiura possa, de fato, prejudicar a vida de relação amorosa do indivíduo, homem ou mulher, configurando aí dano moral.
- A idade do indivíduo, especialmente pelas consequências psíquicas que o dano pode causar, especialmente ao jovem, e pela possibilidade das mudanças normais dos tecidos com o envelhecimento mascararem uma maior deformidade.
- O mesmo se diga da cor e do estado da pele da pessoa, que pode disfarçar ou realçar uma lesão, criando menor ou maior impacto, respectivamente, ao olhar.
- A vida de relação do indivíduo no seu meio social, ou *status*, como também no ambiente de trabalho pode ser afetada pela mudança na beleza, com sérios prejuízos à autoimagem, autoconfiança e autoestima. Nas profissões em que se lida com o público isto fica bem evidente.

Deve-se evitar uma análise preconceituosa da situação do periciado. Não é requisito do dano estético a existência de beleza anterior, segundo os critérios de certa cultura. Nem a beleza é apanágio da mulher, do jovem ou de determinada raça. Todo indivíduo forma sua autoimagem e sua estética pública conhecida e aceita em seu meio social. É a modificação com prejuízo desta imagem que deve ser avaliada e quantificada do modo mais isento possível.

Questão do dano psíquico

Como já vimos, na caracterização de lesão corporal, o prejuízo causado à esfera mental do indivíduo é também relevante e passível de avaliação para a Justiça, seja no direito penal, no civil, no militar, no do trabalho ou no administrativo[17,38].

Habitualmente, é uma perícia realizada pelo especialista em psiquiatria, mas nada obsta que o legista não psiquiatra realize o exame. Nos Institutos Médico-Legais encontramos peritos legistas psiquiatras com experiência neste tipo de perícia.

Tratando-se de uma área da Medicina muito vasta e complexa, seara própria do psiquiatra, entendemos que este deve ficar encarregado de tão difícil tarefa, no mínimo auxiliando o perito legista.

O dano psíquico deve ser diferenciado da doença mental.

O dano psíquico pode ser conceituado como prejuízo das funções psíquicas, seja modificação ou redução de uma ou mais funções mentais, de início súbito e não previsto, em decorrência de fato juridicamente relevante, ato doloso ou culposo, gerando responsabilidade e havendo nexo causal entre o ato e o dano, e que causa prejuízo na vida do indivíduo.

Já doença mental é um termo geral para distúrbios da mente, incluindo afetividade, percepção e comportamento, normalmente incapacitantes, de origem em causas naturais, não havendo responsabilidade jurídica na sua produção. Como muitas vezes gera incapacidade grave no indivíduo na sua relação com a sociedade, pode, a doença mental, alterar a imputabilidade penal e a autonomia para atos da vida civil, mas não configura lesão corporal nem enseja indenização.

Na perícia do dano psíquico devem ser observados os seguintes elementos:

- Existência real do dano, sua caracterização e quantificação, se possível.
- Estabelecimento do nexo causal entre o ato imputado como gerador do dano e o dano real observado.
- Relação entre o dano psíquico existente e a consequência jurídica que se deseja avaliar.

Como nas lesões orgânicas, já vistas, tanto o surgimento da nova lesão quanto o agravamento de lesão preexistente caracterizam o dano.

A existência do dano psíquico é determinada pelos métodos da psiquiatria e incluem entrevistas com o paciente e com pessoas relacionadas (parentes, amigos, colegas de trabalho, médicos do paciente etc.), testes objetivos, observações diretas e exames complementares para detectar problemas orgânicos potencialmente relacionados com o transtorno psíquico.

Normalmente, são necessários vários exames e entrevistas, em diferentes momentos, para melhor se avaliar o quadro como um todo, devendo-se evitar diagnóstico precipitado ou com base apenas em uma impressão momentânea.

É fundamental a caracterização da mudança de hábitos e condutas por meio da análise da vida pregressa do indivíduo e seus afazeres anteriores ao fato gerador do dano. Não havendo qualquer problema mental anterior ao fato, sua análise fica limitada ao exame atual do dano observado.

Havendo história patológica mental pregressa, a perícia torna-se mais difícil e buscará caracterizar uma piora ou agravamento do quadro mórbido anterior ou mesmo a superposição de novo transtorno ao já existente.

O examinador deverá estar atento para as simulações e as metassimulações. O simulador, indivíduo que não tem o dano, mas finge apresentá-lo, geralmente imita ou repete as características que sabe fazerem parte do quadro que deseja simular. Este, muitas vezes, conhece alguém com o quadro e treina a sua imitação. Outros apelam para simulações mais grosseiras, pela recusa ou não cooperação com o exame, ou alegando sintomas incoerentes, absurdos ou exagerados, ou simulando ainda uma mistura de alterações mentais que tecnicamente não correspondem a um quadro possível.

Na metassimulação, o indivíduo apresenta um dano, mas tenta exagerá-lo no exame, muitas vezes para obter maior indenização. A perícia é, evidentemente, mais difícil, deve ser cuidadosa e tentar se valer de informações anteriores sobre o paciente, comparando-se com o estado atual. A análise de seus reais interesses atuais pode ser útil.

A qualificação do dano psíquico é complexa e se baseia nos quadros psiquiátricos e neuropsíquicos conhecidos. Havendo lesão orgânica conhecida do sistema nervoso central, por exemplo um traumatismo craniano com destruição de zonas do cérebro, a sintomatologia guardará relação com a função perdida. Exames complementares (p. ex., tomografia do crânio, eletroencefalograma) e o bom conhecimento de psiconeurofisiologia são importantes no diagnóstico. Não havendo, contudo, lesão orgânica detectável, mas apenas presença de sintomatologia psíquica, de natureza afetiva, neurótica ou psicótica, o quadro deverá ser diagnosticado dentro dos transtornos psíquicos reconhecidos pela Ciência Médica.

Na avaliação dos transtornos orgânicos pós-traumáticos, exatamente devido à ameaça à vida sofrida pela vítima, como também à lesão da integridade física e às possíveis alterações na sua vida de relação, os aspectos emocionais ganham muito interesse na análise pericial.

Encontramos no DSM-5 várias síndromes ou transtornos de natureza orgânica pós-traumáticos, tais como transtorno pós-concussão, transtorno amnésico, demência, alterações da personalidade, da consciência, da afetividade, da atenção, da atividade motora, todos após trauma do sistema nervoso central.

No âmbito do dano unicamente psíquico, vários fatores estão envolvidos e devem ser avaliados, como tipo de personalidade, constituição emocional, percepção da lesão, convivência com o dano e com a agressão sofrida e autovisão sobre a incapacidade.

Aqui, a classificação de distúrbios mentais descreve, entre outros, transtorno psicótico desencadeado por trauma, estresse pós-traumático, transtornos somatoformes (somatização, transtorno por dor), de personalidade, de ansiedade, do ânimo e transtorno neurocognitivo leve.

Dentre os transtornos devido ao trauma, destaca-se a neurose traumática, em que a vítima apresenta um quadro onde ela deseja estar doente, o qual pode se expressar por uma neurose fóbica, hipocondria, delírio de reivindicação ou ainda uma supervalorização do seu sofrimento. Este quadro faz diagnóstico diferencial com a simulação, da qual difere pela falta da consciência de fingir da vítima e a ausência da busca de uma vantagem pessoal do tipo indenização, interesse pessoal ou fuga de responsabilidade. A quantificação do dano psíquico é habitualmente difícil, sendo a descrição do prejuízo mais relevante que sua avaliação numérica.

O estabelecimento do nexo causal é, igualmente, tarefa árdua, exclusiva do perito legista. Quando se trata de lesão orgânica, evidente aos exames clínico e complementares, a relação causal pode ser diretamente analisada, devendo-se ter o cuidado de excluir alterações psíquicas anteriores porventura existentes e bem caracterizar as sequências temporal e anatomoclínica dos eventos.

Quando não há substrato morfológico para o dano, o estabelecimento do nexo depende de todos os elementos já anteriormente citados e da forma de início e evolução da alteração psíquica observada, tendo em vista o evento supostamente causador.

Remetemos o leitor à referência bibliográfica especializada, listada no final do capítulo, em particular o DSM-5 e o Tratado de Medicina Legal e Toxicologia do professor Calabuig (Capítulo 92)[19].

Quanto à relação entre o dano psíquico existente e a consequência jurídica que se deseja avaliar, devemos considerar qual a finalidade da avaliação do dano. Na esfera penal, a perícia do dano psíquico importa em graduar a lesão psíquica sofrida, conforme o art. 129 do Código Penal, e se esta incide em alguma das qualificadoras dos parágrafos já discutidos. Na esfera civil, deve-se determinar o prejuízo patrimonial e extrapatrimonial (moral) provocado pelo dano psíquico, conforme seu reflexo na vida do indivíduo. Na área trabalhista, a avaliação busca determinar o prejuízo para a atividade laborativa e suas consequências (ver adiante). Nos setores administrativo e militar cabe à perícia, na maioria das vezes, caracterizar a capacidade do indivíduo para o exercício de atividades administrativas e/ou técnicas próprias de sua função ou cargo, conforme a legislação em vigor.

Perícia nas lesões relacionadas ao trabalho

Com a evolução tecnológica e científica, as atividades laborativas se diversificaram e se tornaram mais complexas e, em decorrência, surgiram também novos agravos à saúde e à integridade física e psíquica dos trabalhadores. Inicialmente, o Direito do Trabalho e, posteriormente, a Medicina do Trabalho surgiram e muito se desenvolveram na atualidade[16,17,39].

A realização das atividades do trabalho e as condições dessa realização expõem os trabalhadores a riscos que podem se materializar em acidentes de trabalho, doenças profissionais e doenças relacionadas ao trabalho.

Conforme o art. 19 da Lei n. 8.213/1991 (Previdência Social), "acidente de trabalho é o que ocorre pelo exercício do trabalho a serviço da empresa ou pelo exercício do trabalho dos segurados referidos no inciso VII do art. 11 desta lei, provocando lesão corporal ou perturbação funcional que cause a morte ou a perda ou redução, permanente ou temporária, da capacidade para o trabalho". São equiparados legalmente a ele "o acidente ligado ao trabalho que, embora não tenha sido a causa única, haja contribuído diretamente para a morte do segurado, para dedução ou perda de sua capacidade para o trabalho, ou produzido lesão que exija atenção médica para a sua recuperação" e o "acidente de trajeto", que é o que ocorre no percurso de casa para o trabalho e vice-versa[14].

E a mesma lei complementa, no seu art. 20:

> Art. 20. Consideram-se acidente do trabalho, nos termos do artigo anterior, as seguintes entidades mórbidas:
> I – doença profissional, assim entendida a produzida ou desencadeada pelo exercício do trabalho peculiar a determinada atividade e constante da respectiva relação elaborada pelo Ministério do Trabalho e da Previdência Social;
> II – doença do trabalho, assim entendida a adquirida ou desencadeada em função de condições especiais em que o trabalho é realizado e com ele se relacione diretamente, constante da relação mencionada no inciso I.

São exemplos de doenças profissionais as pneumoconioses (dos trabalhadores da mineração e outras atividades que envolvem exposição a poeiras ambientais, como a asbestose e a silicose) e algumas intoxicações na indústria química.

São exemplos muito comuns de doenças relacionadas ao trabalho os distúrbios osteomusculares relacionados ao trabalho (DORT), antes denominados lesões por esforço repetitivo (LER).

A perícia nas lesões ligadas ao trabalho deve caracterizar o dano, físico ou psíquico, orgânico ou funcional, estabelecer o nexo causal com o trabalho desenvolvido e determinar o grau de incapacidade, temporária ou definitiva, para o trabalho futuro.

A caracterização do dano é o diagnóstico da lesão produzida no acidente ou da doença produzida pelo trabalho, podendo ainda tratar-se não propriamente de doença do trabalho, mas de outra doença agravada pela execução do mesmo. A dor, na Medicina do Trabalho, configura-se um sério problema por ser sintoma incapacitante, devendo ser cuidadosamente analisada.

O estabelecimento do nexo causal deve levar em conta a natureza da atividade, as ações realizadas na execução da atividade, o ambiente do trabalho, os riscos inerentes à atividade, a obediência às regras de segurança, o uso de equipamentos de proteção individual etc.

Conforme a legislação trabalhista, a incapacidade pode ser temporária, devendo o perito determinar o término da incapacidade, como já discutido; permanente, parcial ou total, para o trabalho específico ou para o trabalho genérico, devendo o perito especificar a relação entre a lesão e a atividade específica e sua permanência; invalidez grave, que é a incapacidade permanente não só para o trabalho como para as atividades da vida comum; e a morte em virtude do trabalho.

Sugerimos ao leitor consultar tratados específicos de Infortunística para enriquecer conhecimentos sobre os agravos à saúde provocados pelo trabalho.

Perícia de natureza administrativa

Além da perícia de natureza trabalhista já discutida, que cobre os trabalhadores civis do setor privado de trabalho em geral, e que se vinculam ao Sistema Nacional de Previdência Social, existe a perícia voltada especificamente para os trabalhadores do Serviço Público (servidores públicos civis e militares, das esferas Federal, Estaduais e Municipais do Brasil), denominada perícia administrativa[40,41].

Naturalmente, a legislação e as regras variam de acordo com a esfera e local considerado, mas, no geral, a perícia está relacionada às atividades do funcionário, no cargo/função que exerce, e ocorre em todos os momentos que um agravo à saúde está presente, alterando a relação trabalhista daquele indivíduo.

Habitualmente, existem exames admissionais dos candidatos ao serviço público, correspondendo ao primeiro exame pericial realizado, onde são avaliadas as condições gerais e específicas de saúde do candidato, por meio de exames físicos, psicológicos, laboratoriais e outros mais que a administração julgar conveniente (elencados nos editais de convocação).

Outras perícias frequentes, determinadas pela legislação específica, são os exames periódicos de saúde, as licenças para tratamento médico, licenças de gestação e amamentação, licença por acidente de serviço, afastamentos por incapacidade temporária ou invalidez permanente ou readaptação de função, ou aposentadoria.

Devem ser consultadas as regras legais específicas de cada funcionário, existindo peritos especializados nos diversos setores da administração. Os servidores militares são uma categoria especial de servidores públicos (membros das Forças Armadas e Polícias e Bombeiros Militares dos Estados) e estão submetidos às regras do Direito Militar.

LESÕES CORPORAIS NAS ATIVIDADES ESPORTIVAS

O Estado disciplina regras para a prática desportiva, divulga, estimula e financia sua prática, pelas grandes vantagens que trazem à saúde física e mental, além do puro divertimento pessoal e entretenimento da população.

Naturalmente que o exercício da atividade esportiva não pode ser considerado simultaneamente um crime. E, em alguns esportes, há certo grau de violência, por vezes, extremo, como no boxe, no hóquei e nas lutas livres (MMA), hoje tão difundidas e apreciadas.

Sendo o contato físico violento inerente a estas práticas esportivas, a ação violenta não configura delito, pois será atípica. Não somente as lesões corporais, em diversos graus, são aí toleradas, como a própria possibilidade do evento morte é legalmente aceita (risco de vida, como ocorre nas corridas de carro e esportes aéreos). Claro está que a violência natural de determinado esporte objetiva não prejudicar a pessoa do oponente, mas obter uma vantagem para vencer a partida, mesmo nas lutas pessoais. Todos os jogadores ou lutadores consentem naquela prática e estão cientes dos riscos.

Assim, devemos considerar os seguintes elementos na análise das lesões corporais desportivas:

- Atividade esportiva regulamentada ou, pelo menos, aceita pelos princípios morais vigentes na sociedade.
- Consentimento dos participantes, com pleno conhecimento esclarecido dos riscos existentes.
- Ação produzida dentro dos limites estabelecidos pelas regras do esporte, ou que não configure desígnio diverso do objetivo da prática desportiva.

Pelo exposto, fica evidente que durante a prática esportiva poderá ocorrer o crime de lesões corporais, bastando estar presente o não atendimento aos elementos anteriores. Por exemplo, quando um jogador de futebol ou basquete agride deliberadamente outro fora de um lance de disputa de bola, gerando lesões, configura-se o crime de lesões corporais. Outro exemplo famoso, ocorrido há alguns anos, em luta de boxe, foi a lesão produzida na orelha (arrancamento parcial por mordedura) do lutador Evander Holyfield pelo adversário Mike Tyson.

Além das situações descritas, a análise do estado prévio de saúde dos atletas, especialmente nos esportes extremos, bem como as desagradáveis situações de *doping*, o uso de anabolizantes ou outras drogas proibidas pelas regras desportivas podem e devem ser apuradas pericialmente[16].

Nos diversos esportes, existem tanto os desportistas amadores como os profissionais. Estes últimos, habitualmente, são regidos por contratos privados com clubes e outras entidades desportivas, não existindo entre nós legislação específica trabalhista para eles. Assim, qualquer dano provocado pela prática do esporte será resolvido pelas regras do contrato, não havendo proteção específica pela lei. E como os prejuízos podem variar desde incapacidades leves e temporárias até a permanente para o trabalho (no caso a prática desportiva) e até mesmo a morte, o praticante pode ficar desguarnecido de garantias para seu futuro, o que deve despertar nossos legisladores.

TELEMEDICINA E TELEPERÍCIA

A grave pandemia pela qual nosso planeta passou nos anos recentes (infecção global pelo coronavírus, de 2020 a 2022), e o *lockdown* dela decorrente, teve como uma consequência importante a aceleração no uso e difusão dos processos de comunicação digital, utilizando a Internet, incluindo aulas (em todos os níveis), congressos, reuniões de empresas públicas e privadas etc.[14,34,42]

Da mesma forma, diversas atividades outrora realizadas presencialmente passaram a ocorrer de forma remota. As compras de gêneros alimentícios, materiais de higiene e limpeza, roupas, eletrodomésticos e objetos em geral, que já estavam ocupando o mundo digital, foram incrementadas. E também diversos serviços que podem ser realizados de forma não presencial, incluindo a prática médica (telemedicina).

A telemedicina encontra-se hoje regulada pela Lei n. 8.080/1990, com as inclusões da Lei n. 14.510/2022, e pelas Resoluções n. 2.314/2022, do CFM, que define e regulamenta a telemedicina, e n. 2.325/2022, também do CFM, que regulamenta o uso de tecnologias de comunicação na avaliação médico-pericial. Convém lê-las.

Embora seja tema ainda polêmico, gerando dúvidas e incertezas entre os profissionais da área, tudo indica que a prática da telemedicina e da teleperícia vieram para ficar. Naturalmente, muitos cuidados precisam ser tomados quanto à fidedignidade das informações, mas devemos lembrar que nas perícias indiretas já se realizavam laudos periciais com base em informações não colhidas diretamente pelo exame pericial. E a teleperícia é realizada em caráter excepcional, jamais substituindo o exame presencial, especialmente quando este é mandatório, como a Resolução mesmo determina.

O tema é muito recente e ainda está em constante discussão e mudança.

REFERÊNCIAS BIBLIOGRÁFICAS

1. Constituição Federal do Brasil; 1988.
2. Altavila J. Origem dos direitos dos povos. 12.ed. São Paulo: Ícone; 2018.
3. Souza Lima JB. As mais antigas normas de direito. 2.ed. Rio de Janeiro: Forense; 1983.
4. Pedrosa RL. Direito em história. 4.ed. Nova Friburgo: Imagem Virtual Editoração; 2002.
5. Bitencourt CR. Tratado de direito penal. 29.ed. São Paulo: Saraiva; 2023.
6. Capez F. Curso de direito penal. 27.ed. São Paulo: Saraiva; 2023.
7. Fávero F. Medicina legal. 11.ed. São Paulo: Martins Editora; 1980.
8. Código Penal mini. 29.ed. São Paulo: Saraiva; 2023.
9. Jesus DE. Código Penal anotado. 23.ed. São Paulo: Saraiva; 2015.
10. Jesus DE. Lei das contravenções penais anotada. 13.ed. São Paulo: Saraiva; 2014.
11. Jesus DE. Direito penal. 37.ed. São Paulo: Saraiva; 2020.
12. Mirabete JF. Direito penal. 35.ed. São Paulo: Atlas; 2021.
13. Código Civil mini. 29.ed. São Paulo: Saraiva; 2023.
14. Disponível em: https://www.planalto.gov.br/.
15. Mirabete JF. Código Penal interpretado. 11.ed. São Paulo: Atlas; 2022.
16. França GV. Medicina legal. 11.ed. Rio de Janeiro: Guanabara Koogan; 2017.
17. Croce D, Croce Jr D. Manual de medicina legal. 8.ed. São Paulo: Saraiva; 2012.
18. Arbenz GO. Medicina legal e antropologia forense. Rio de Janeiro: Atheneu; 1988.
19. Calabuig JAG. Medicina legal y toxicología. 7.ed. Barcelona: Elsevier España; 2018.
20. Gomes H. Medicina legal. 33.ed. rev. e ampl. por Hygino de C. Hercules. Rio de Janeiro: Livraria Freitas Bastos; 2003.
21. Noronha EM. Direito penal. 33.ed. São Paulo: Saraiva; 2003.
22. Penna JAB. Lesões corporais – caracterização clínica e médico legal. São Paulo: Editora de Direito; 1996.
23. Salles Jr. RA. Lesões corporais. 4.ed. São Paulo: Oliveira Mendes; 1998.
24. Tourinho Filho FC. Prática de processo penal. 25.ed. São Paulo: Saraiva; 2003.
25. Código de Processo Penal mini. 29.ed. São Paulo: Saraiva; 2023.
26. França GV, Drumond JGF, Gomes JCM. Erro médico. 4.ed. Rio de Janeiro: Guanabara Koogan; 2002.
27. Kfouri Neto M. Responsabilidade civil do médico. 11.ed. São Paulo: Revista dos Tribunais; 2021.
28. Urban CA. Bioética clínica. Rio de Janeiro: Livraria e Editora Revinter; 2003.
29. Código de Trânsito Brasileiro – Lei 9.503/1997.
30. Disponível em: https://www.migalhas.com.br/depeso/355688/lei-14--188-21-institui-o-programa-de-cooperacao-sinal-vermelho.
31. Disponível em: https://www.seguradoralider.com.br/Documents/documentos/CartilhaDPVAT.
32. Lei n. 6.194, de 19 de dezembro de 1974.
33. Candido LC. Nova abordagem no tratamento das feridas. São Paulo: Editora Senac; 2001.
34. Site do Conselho Regional de Medicina do Rio de Janeiro.
35. Código de Defesa do Consumidor – Lei 8.078/1990.
36. Código de Processo Civil. 54.ed. São Paulo. Saraiva; 2023.
37. Ferreira dos Santos M. Perícia médica judicial: dificuldades e desafios. Revista de Direito e Medicina. 2019;3:1-13.
38. Manual Diagnóstico e Estatístico de Transtornos Mentais – DSM-V. 5.ed. Porto Alegre: Artmed; 2014.
39. Mendes R. Patologia do trabalho. 3.ed. Rio de Janeiro: Atheneu; 2013.
40. Decreto n. 3.048, de 6 de maio de 1999.
41. Decreto n. 10.410 de 30 de junho de 2020.
42. Picos GSIC, Moraes RL, Almeida VSF, Correia TB. Teleperícia em perícias médicas judiciais: situação atual, após a regulamentação da telemedicina no Brasil. Persp. Med Legal Perícia Med. 2023;8:e230203.

PARTE 5

ASFIXIOLOGIA FORENSE

CAPÍTULO 23

Conceito e Classificação das Asfixias

Hygino de Carvalho Hercules

INTRODUÇÃO

Quase todos os seres vivos obtêm energia para os processos bioquímicos que constituem a base da vida na queima de substâncias nutritivas provenientes da digestão dos alimentos. Alguns podem queimar essas substâncias mesmo na ausência de oxigênio, enquanto outros só conseguem em presença de quantidades variáveis desse gás. Diz-se que os primeiros apresentam respiração anaeróbia e os últimos, aeróbia. A maioria das espécies conhecidas, tanto animais quanto vegetais, pertence ao segundo grupo.

O sistema de captação e distribuição do oxigênio nas diversas espécies animais apresenta complexidade crescente, na razão direta do seu aperfeiçoamento na escala filogenética. Assim, temos que, em animais inferiores, a oxigenação se faz por simples difusão do oxigênio dissolvido na água, como ocorre nos cnidários. Nos vermes intestinais, animais adaptados à vida parasitária, não há aparelho respiratório e sua oxigenação também se faz por simples difusão pela superfície externa. Já nos vertebrados, há um aparelho destinado à captação do oxigênio e outro à sua distribuição: são os aparelhos respiratório e circulatório, respectivamente. Em alguns, o oxigênio é retirado da água e, em outros, como nos mamíferos, em geral, é retirado do ar atmosférico. Perturbações que surjam na captação, na distribuição ou na utilização do oxigênio podem transtornar o metabolismo de tal modo que impeçam as reações vitais e provoquem a morte.

Normalmente, as funções respiratória e circulatória guardam uma reserva funcional que capacita o organismo a enfrentar situações de perigo decorrentes, quer do aumento das necessidades quer da redução da oferta de oxigênio às células. Em ambas as hipóteses, se as necessidades forem superiores ao aporte de oxigênio, as células sofrerão alteração de seu metabolismo na tentativa de compensar a carência. Ultrapassado o limiar de tolerância, instalam-se fenômenos irreversíveis que levam à degeneração e à morte celular. Portanto, as células mais sensíveis à hipoxia são as que apresentam maior atividade metabólica, por exemplo, os neurônios. Antes de conceituar e analisar os fenômenos asfíxicos, recordaremos os aspectos mais importantes da fisiologia respiratória.

FISIOLOGIA RESPIRATÓRIA

A função respiratória abrange uma série de fenômenos físicos, químicos e bioquímicos que se destinam a fazer chegar às células concentrações de oxigênio compatíveis com a vida.

O ar atmosférico é uma mistura de gases que exerce pressão de 760 mmHg ao nível do mar, formada principalmente por nitrogênio e oxigênio. Sua composição aproximada está expressa na Tabela 23.1.

É essa a mistura que inspiramos para oxigenar o sangue. Cada gás exerce uma pressão parcial proporcional à sua porcentagem na mistura (ver Capítulo 21 – Ação Química. Toxicologia Forense).

Antes de alcançar os alvéolos, o ar se dilui na mistura gasosa proveniente da última expiração. Portanto, o ar que chega aos alvéolos é uma mistura de composição percentual diferente daquela do ar atmosférico. Com as trocas que se efetuam nos alvéolos, novamente se modifica essa composição e o ar alveolar passa a ter um teor bem maior de gás carbônico e de vapor d'água. Assim, a porcentagem de oxigênio diminui e sua pressão parcial cai de 159 para 104 mmHg[1] (Tabela 23.1).

Tabela 23.1 – Composição do ar atmosférico ao nível do mar[1].

Gás	Pressão parcial (mmHg)		Proporção (%)	
	Atmosfera	Alveolar	Atmosfera	Alveolar
Nitrogênio	597	569	78,62	74,88
Oxigênio	159	104	20,84	13,68
Gás carbônico	0,3	40	0,04	5,26
Vapor d'água	3,7*	47	0,50*	6,18
Total	760	760	100	100

* Variável conforme as condições atmosféricas.

A pressão do vapor d'água no ar inspirado varia com a temperatura e o grau de umidade presente na atmosfera. Já no ar alveolar é igual à tensão de saturação à temperatura de 37 °C, ou seja, 47 mmHg. O ar alveolar é, portanto, mais úmido e mais quente que o ar atmosférico. A redução da tensão do nitrogênio no ar alveolar é secundária às modificações da tensão do vapor d'água e ao fato de haver, normalmente, maior absorção do oxigênio do que produção de gás carbônico.

Troca de gases nos pulmões

A passagem dos gases respiratórios através da parede alveolar obedece às leis físicas da difusão. Para que um gás se difunda através de uma superfície permeável, é necessário que haja uma diferença de pressão entre as duas faces da superfície a ser atravessada. No caso do alvéolo, a barreira é formada pelo epitélio alveolar, o tecido de sustentação e a parede dos capilares. É a *unidade alveolocapilar*. As diferenças de tensão resultam da pressão parcial de cada gás no ar alveolar e de sua concentração no sangue. Pode-se afirmar que há um *gradiente de concentração* para cada gás. A passagem sempre tende a se fazer da face de maior para a face de menor concentração na membrana. Além disso, a velocidade de difusão de cada um dos gases é diretamente proporcional à sua solubilidade e inversamente proporcional à raiz quadrada de seu peso molecular. Mas, apesar de ter maior peso molecular, o gás carbônico (CO_2) difunde-se mais rapidamente que o oxigênio (O), porque é cerca de 20 vezes mais solúvel[2]. Por isso, as diferenças de pressão parcial necessárias para que o CO_2 difunda são bem menores do que para a difusão do O_2.

Assim que o O_2 chega aos alvéolos, precisa difundir-se através das paredes alveolares para equilibrar sua tensão no ar alveolar com a vigente no sangue. Tanto o O_2 quanto o CO_2, quando combinados com outra substância do sangue, não participam diretamente das trocas por difusão, mas servem de reservatórios para manter a tensão do gás no plasma (parte líquida do sangue), à medida que vão sendo consumido e eliminado, respectivamente. É o que ocorre à medida que o CO_2 é eliminado nos pulmões e o O_2 é liberado para os tecidos. Os outros gases, como o nitrogênio, que não participam das trocas respiratórias, tendem a estabilizar sua concentração no sangue, conforme a sua pressão parcial no ar alveolar.

O tempo necessário para que se processem as trocas gasosas é menor que o tempo gasto pelo sangue para ir da extremidade arterial para a venosa do capilar alveolar (0,75 s). Existe uma sobra de tempo. Por isso é que o aumento da velocidade circulatória que ocorre, por exemplo, nas anemias e nos exercícios, consegue aumentar a captação de oxigênio para manter o aporte aos tecidos periféricos. Se assim não fosse, a velocidade circulatória aumentada tiraria do sangue sua chance de se oxigenar melhor (Figura 23.1).

Mas o poder do sangue de se oxigenar não é ilimitado. O sangue arterial, em condições normais, está 95% saturado de oxigênio e, mesmo após hiperventilação, a concentração só é aumentada para 97%. Isso significa que a hiperventilação de cada alvéolo não consegue aumentar a oxigenação do sangue o suficiente para suprir eventual bloqueio de outros alvéolos. Nessas condições, se o alvéolo for hiperventilado, haverá desperdício do trabalho dos músculos respiratórios. Por outro lado, sempre que houver má ventilação alveolar, haverá desperdício de parte do trabalho circulatório. A unidade alveolocapilar deve sempre estar, portanto, ajustada às necessidades momentâneas do organismo. Como, normalmente, em repouso, grande número de alvéolos não é ventilado, os pulmões apresentam muita reserva funcional.

Transporte do O_2 e do CO_2

Pode-se dizer que o sangue venoso difere do arterial apenas na concentração dos gases respiratórios. Em média, temos os dados da Tabela 23.2.

Tabela 23.2 – Diferenças entre o sangue arterial e o venoso[2].

Parâmetro	Sangue venoso	Sangue arterial
Pressão do O_2	40 mmHg	95 mmHg
Pressão do CO_2	45 mmHg	40 mmHg
O_2 livre em solução	0,1 vol%	0,3 vol%
CO_2 livre em solução	2,7 vol%	2,4 vol%
O_2 total	15,2 vol%	19,8 vol%
CO_2 total	52 vol%	48 vol%
Saturação de O_2 da Hb	75%	97%

Hb: hemoglobina.

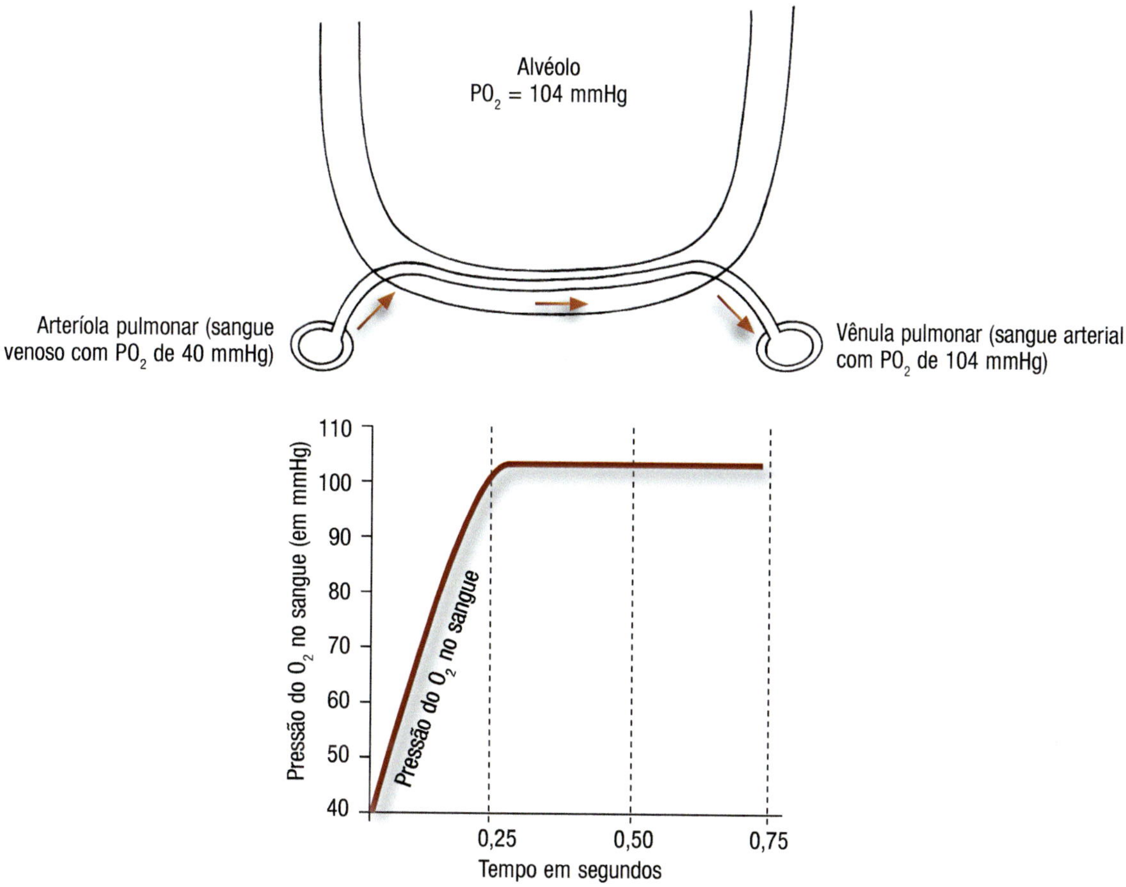

Figura 23.1 – Na parte superior, vemos o esquema de uma cavidade alveolar cuja parede é percorrida por um capilar que vai da arteríola para a vênula pulmonar. Ao longo do percurso, o sangue vai sendo oxigenado por difusão do gás através da membrana alveolocapilar. O sangue da arteríola é o sangue que vem do lado direito do coração, ou seja, sangue venoso. O da vênula é o que vai ser distribuído pelo lado esquerdo do coração para as artérias da grande circulação, ou seja, sangue arterial. Na parte inferior, o gráfico sincronizado com o percurso do sangue (na direção das setas) mostra que o máximo de captação de O_2 é atingido já no primeiro terço do trajeto.

Esses valores demonstram que o O_2 é menos solúvel que o CO_2 e a quantidade de gás extraída do sangue é bem mais elevada do que a apenas dissolvida. Isso se deve ao fato de que o transporte dos gases respiratórios não se faz apenas no estado físico de solução simples, mas, principalmente, por reações químicas. Se esses gases fossem transportados simplesmente em solução, a quantidade veiculada seria insuficiente para as necessidades dos tecidos. Só seria possível extrair 0,3 vol% de oxigênio e 2,4 vol% de gás carbônico do sangue arterial.

Para que o transporte de O_2 seja eficiente, os glóbulos vermelhos do sangue são dotados de um pigmento de natureza proteica, a *hemoglobina* (Hb). É uma proteína com peso molecular de cerca de 64 mil, formada por quatro cadeias compostas cada uma por uma parte proteica – *globina* – e um núcleo prostético – *heme*. O grupo heme é a protoporfirina IX associada a um átomo de ferro divalente. Cada molécula de Hb tem, portanto, quatro átomos de ferro[3]. O oxigênio combina-se ao ferro do grupo heme e forma a oxiemoglobina (HbO_2) por meio da seguinte reação reversível:

$$Hb + O_2 \leftrightarrows HbO_2$$

Essa reação é pouco estável, e, de acordo com a lei de ação das massas, o ponto de equilíbrio se deslocará para a direita em presença de um excesso de O_2 e para a esquerda quando diminuir a tensão parcial desse gás no meio em que se acham as hemácias. Portanto, a dissociação da HbO_2 faz-se a velocidades diferentes e proporcionais à tensão parcial do O_2 no ambiente das hemácias. Nos tecidos em que a tensão é baixa (40 mmHg), a HbO_2 se decompõe. Nos pulmões, ela é restaurada em virtude do maior teor de O_2 no ar alveolar. À medida que o O_2 dissolvido no plasma vai sendo consumido pelo metabolismo celular, sua tensão cai e promove a dissociação progressiva da HbO_2. A liberação do O_2 da hemoglobina visa manter uma tensão eficaz no plasma suficiente para permitir sua difusão através da parede capilar e do líquido intersticial.

Para cada tensão de O_2 no ar alveolar, estabelece-se um ponto de equilíbrio em que certa porcentagem de hemoglobina está oxigenada. Se registrarmos essas variações em um sistema de coordenadas sob temperatura e pH constantes, teremos traçado a curva de dissociação da HbO_2 (Figura 23.2). Essa curva reforça a noção de que, sob tensões baixas de oxigênio, a combinação da hemoglobina com esse gás é menos estável.

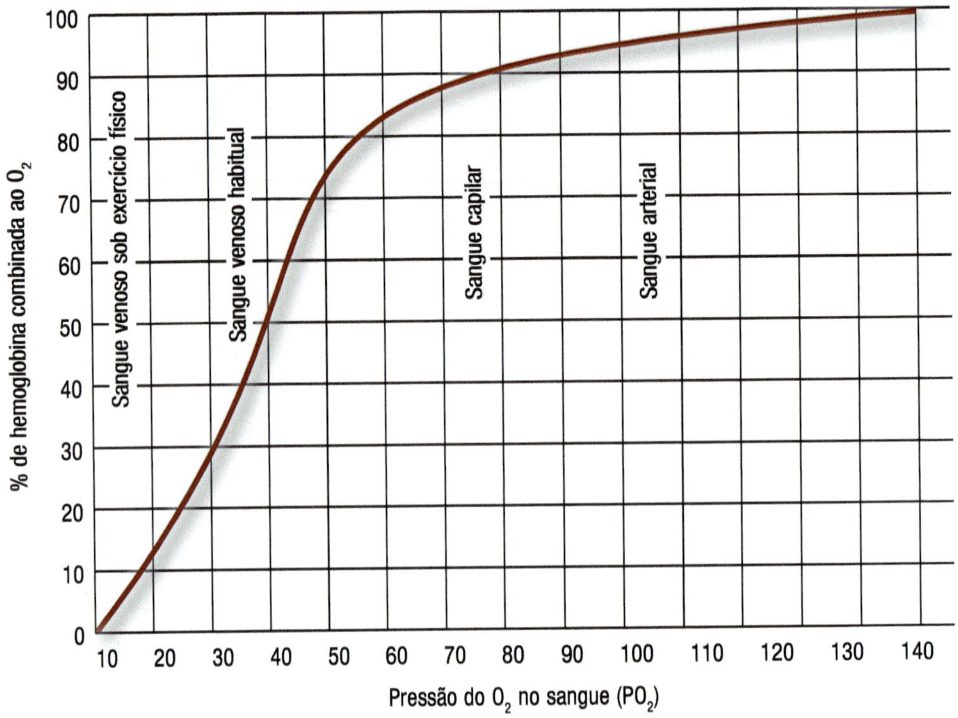

Figura 23.2 – Curva de dissociação da HbO_2. O sangue dos capilares vai ganhando oxigênio nos alvéolos até se transformar em sangue arterial. Nos tecidos, em geral, ocorre o contrário: há liberação gradual do oxigênio e este passa a sangue venoso.

Os mecanismos químicos de transporte do CO_2 são diferentes daquele descrito anteriormente. Cerca de 70% são transportados sob a forma de bicarbonato, de acordo com as reações químicas a seguir:

$$1)\ CO_2 + H_2O \leftrightarrows H_2CO_3;$$
$$2)\ H_2CO_3 \leftrightarrows H^+ + HCO_3^-.$$

Outra fração de cerca de 23% é transportada como um composto resultante da combinação com a Hb de modo a formar a carbaminoemoglobina:

$$Hb\text{-}NH_2 + CO_2 \leftrightarrow Hb\text{-}NH\text{-}COO^- + H^+$$

Desse modo, apenas 7% do total do CO_2 são transportados sob a forma de gás livre dissolvido no plasma[2]. Essas reações do CO_2 tendem a se fazer da direita para a esquerda nos pulmões e da esquerda para a direita nos tecidos. Na verdade, nos tecidos, o CO_2 entra nas hemácias, reage com a água do seu citoplasma e produz ácido carbônico, sob a influência da enzima anidrase carbônica, que torna a reação 1 cerca de 5 mil vezes mais rápida. Assim que o ácido carbônico se ioniza, os íons bicarbonato (HCO^-) e hidrogênio (H^+) saem rapidamente dos glóbulos vermelhos[2].

Certas drogas, como os nitritos, cloratos, sulfas e azul de metileno, podem oxidar o ferro da Hb de modo a torná-lo trivalente e a impossibilitar o transporte fisiológico do O_2. A Hb assim transformada é chamada de ferriemoglobina ou metemoglobina e tem a cor muito escura. Isso explica por que os livores de indivíduos intoxicados por essas substâncias apresentam cor tão escura, achocolatada. Entre as outras substâncias que podem alterar a molécula da Hb, de modo a impedir o transporte do O_2, devemos destacar ainda o monóxido de carbono (CO). A Hb reage com o monóxido de carbono e forma a carboxiemoglobina (HbCO), que é 250 vezes mais estável que a oxiemoglobina (HbO_2). Por isso, mesmo em concentrações inferiores, vai ocupando a Hb disponível e impedindo o transporte do O_2. Causa hipoxia tissular, não asfixia.

Controle da respiração

Como a respiração depende da contração dos chamados músculos inspiratórios, torna-se necessário um controle do sistema nervoso central sobre o ritmo e a amplitude de contração desses músculos. Tal controle é exercido pelos centros respiratórios. A estruturação desses centros é complexa, mas pode ser resumida para fins didáticos. Há três grupos de neurônios (Figura 23.3):

- **Dorsal (inspiratórios):** localizado na porção dorsal do bulbo, no nível do núcleo do feixe solitário.
- **Ventral (inspiratório e expiratório):** localizado um pouco mais para a frente e para o lado, relacionado com o núcleo ambíguo.
- **Pneumotáxico:** situado no terço superior da protuberância, dorsalmente[4].

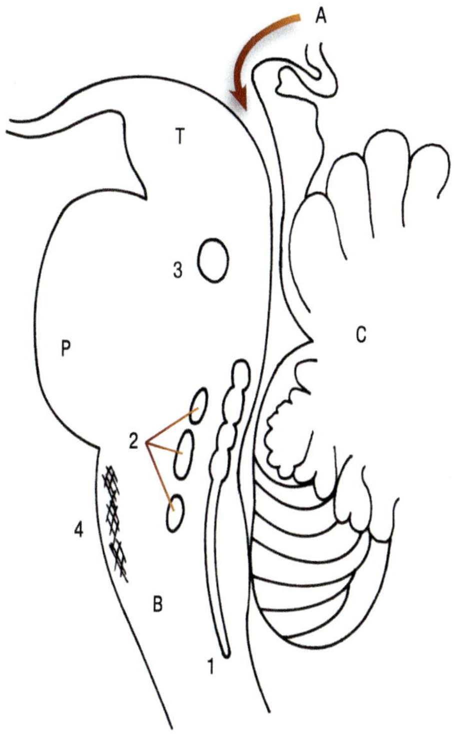

Figura 23.3 – Esquema dos centros respiratórios: **1.** núcleo dorsal; **2.** núcleo ventral; **3.** núcleo pneumotáxico; **4.** neurônios estimuladores da inspiração.
A. aqueduto; **T.** tronco cerebral; **P.** ponte; **C.** cerebelo; **B.** bulbo.

O centro dorsal, inspiratório, é excitado pelo aumento da concentração do CO_2 no líquido intercelular onde estão os seus neurônios. O centro pneumotáxico atua sobre o inspiratório, inibindo sua atividade, de modo a interromper a inspiração. Assim, quanto mais forte a sua descarga, mais curta é a inspiração. Como a expiração, por motivos ainda não esclarecidos, é também encurtada, aumenta a frequência respiratória, podendo passar de 15 para até 40 incursões por minuto. Quando a atividade do centro pneumotáxico diminui, a inspiração e a expiração ficam mais longas, reduzindo-se a frequência. É importante não esquecer que a expiração é, em condições normais, puramente passiva, como resultado da elasticidade do pulmão e da caixa torácica[4].

Os neurônios do centro ventral, relacionado com o núcleo ambíguo, não entram em ação em condições habituais. Só passam a ser excitados quando o estímulo sobre o centro dorsal é muito intenso e transborda para eles. Atuam aumentando a ventilação porque a inspiração e a expiração ficam mais vigorosas[4].

Embora haja um aumento dos íons H^+ e HCO_3^- no sangue sempre que o teor de CO_2 cresce, é o CO_2 livre em dissolução que consegue atravessar a barreira da circulação cerebral e chegar a um grupo de neurônios localizados na face ventral do bulbo (Figura 23.3, n. 4). Esses neurônios que enviam sinais para estimular o centro inspiratório. Na realidade, porém, o CO_2 que atravessa a barreira vascular cerebral chega ao líquido intersticial que banha esses neurônios, reage com a água e forma ácido carbônico, que se dissocia e produz íons H^+, os verdadeiros estimuladores dessa área quimicamente sensível[4].

Além dos centros respiratórios, há um mecanismo paralelo de controle da respiração constituído por corpúsculos localizados na bifurcação de cada artéria carótida primitiva e na croça da aorta. Esses corpúsculos são formados por células sensíveis às quedas de concentração do O_2 no sangue arterial. Por isso, constituem *quimiorreceptores*. Quando a tensão do O_2 cai, essas células geram estímulos que chegam aos centros respiratórios pelos nervos vago (para os corpúsculos aórticos) e glossofaríngeo (para os carotídeos). Mas o efeito dura pouco porque o aumento da ventilação elimina o CO_2 e diminui sua ação sobre os centros respiratórios, contrabalançando, assim, o estímulo à respiração gerado pela queda do O_2. O efeito da hipoxia só é mais duradouro e intenso se a concentração do CO_2 se mantiver normal ou mesmo elevada, como nas asfixias[4].

Os quimiorreceptores também podem ser excitados pelo acúmulo de gás carbônico. É o que ocorre no início dos exercícios físicos porque eles reagem mais rapidamente à elevação do CO_2 do que os centros respiratórios. Mas a resposta desses é de intensidade cerca de sete vezes maior. Em condições normais, de repouso, a respiração é regulada pelo teor no sangue, e não pela tensão de O_2[4].

A distensão dos pulmões pela contração dos músculos inspiratórios não pode ultrapassar certos limites. Normalmente, é limitada pela ação do centro pneumotáxico, cuja descarga inibe o centro inspiratório. Mas há um outro mecanismo que atua de modo semelhante por via reflexa. Existem, no meio da musculatura lisa das paredes brônquicas, sensores nervosos que são excitados pela distensão que ocorre a cada inspiração. As fibras originadas nesses sensores seguem pelo nervo vago (ou pneumogástrico) e terminam nos neurônios inspiratórios, onde exercem ação inibidora. No homem, esse mecanismo entra em ação após a inspiração de 1,5 L. Esse mecanismo é conhecido como reflexo de Hering-Breuer[4].

CONCEITUAÇÃO DE ASFIXIA

A palavra asfixia vem do grego que significava "sem pulso"[5,6]. Knight[6], atualmente, identifica asfixia com hipoxia, mas ressalta que nem sempre ocorre hipoxia nas formas de asfixia estudadas em Medicina Legal; por exemplo, em alguns casos de enforcamento e de afogamento. Mas os autores clássicos têm estudado sob o título de asfixias os estados desencadeados por diminuição da ventilação pulmonar causada por meios mecânicos. Tardieu[7] repelia a tendência de os peritos contemporâneos englobarem sob a rubrica de asfixia os diversos casos de sufocação, estrangulamento, enforcamento ou afogamento, sem referir a causa do distúrbio em cada um. Achava, com razão, que tais conclusões não ajudavam a Justiça. Mas ele próprio não estabeleceu um conceito do que seria a asfixia em si mesma e contentava-se em estabelecer o diagnóstico diferencial entre as modalidades de asfixia. Por outro lado, Brouardel[8] reconhecia que as mortes produzidas pela exposição a gases, como o monóxido de carbono, eram, na verdade, intoxicações e não asfixias. Mas continuava a estudá-las no capítulo das asfixias porque, conforme ele próprio reconhecia, os magistrados e os jurados, ao ouvirem o termo intoxicação, o entenderiam como administração de veneno.

Hofmann[9] conceituava asfixia como "a morte produzida por impedimento mecânico à penetração do ar atmosférico na árvore respiratória". Para Flamínio Fávero[5], tal definição adequava-se aos casos mais comuns estudados em Medicina Legal, embora ele mesmo reconhecesse que havia outras formas de asfixia. Estamos de acordo. Na maioria das doenças respiratórias e cardíacas, a descompensação torna-se manifesta por oxigenação deficiente e retenção de CO_2 no sangue arterial. Além disso, outras formas de traumatismo provocam tal dificuldade à ventilação pulmonar que acarretam a morte por hipoxia e hipercapnia. Portanto, deve-se conceituar asfixia como *um estado de hipoxia e hipercapnia no sangue arterial.* Além disso, em algumas das formas tradicionais de asfixias mecânicas, tem sido demonstrado que o fator mecânico pode ser sobrepujado no mecanismo da morte por outros distúrbios, de modo a não haver realmente uma asfixia (hipoxia mais hipercapnia). Por exemplo, o afogamento pode ocorrer de modo tão rápido que a morte sobrevenha por inibição e não por asfixia. Como veremos, isso se dá com maior frequência em águas muito frias.

De acordo com esse conceito fisiopatológico, as asfixias podem ser classificadas em *naturais* e *violentas*.

As asfixias naturais são aquelas causadas por doenças que reduzam a ventilação ou a circulação pulmonar ou que, assestadas em outros setores do organismo, provoquem dificuldade semelhante. Por exemplo, as afecções do sistema nervoso central podem causar paralisia dos centros respiratórios tanto por lesão direta de seus neurônios quanto por aumentarem a pressão intracraniana e forçarem o engasgamento das amígdalas cerebelares no buraco occipital, comprimindo o bulbo. São exemplos, a poliomielite ascendente e o edema cerebral, respectivamente. A rigor, todas as formas de doenças em que a parada respiratória preceda a cardíaca podem ser consideradas formas de asfixia natural.

As asfixias violentas devem-se sempre a um traumatismo, entendido o termo num sentido amplo. Agentes mecânicos, elétricos ou mesmo químicos podem causar asfixia por mecanismos simples e fáceis de compreender, ou por outros mais complexos em que se associam fenômenos de natureza variada. Assim, a oclusão da laringe por um corpo estranho não apresenta dificuldade em sua compreensão, mas a morte produzida por soterramento, por exemplo, pode ser causada por uma série de mecanismos, com predominância ora de um, ora de outro. Da mesma forma, o enforcamento oferece problemas na determinação exata do mecanismo de morte. Por essa razão, os autores têm encontrado dificuldade na sistematização correta das asfixias.

A maioria dos autores tem estudado apenas as formas causadas por agentes mecânicos, esquecendo-se de incluir em suas classificações outros agentes que também levam a um estado violento de asfixia.

Thoinot[10] preferiu classificar as asfixias mecânicas segundo a sede de atuação do agente etiológico no aparelho respiratório. Dividiu-as em dois grupos:

- Com obstáculo situado externamente às vias respiratórias:
  - Constrição do pescoço por laço ou com as mãos.
  - Oclusão dos orifícios respiratórios externos.
  - Impedimento aos movimentos do tórax.
- Com obstáculo situado dentro das próprias vias respiratórias:
  - Modificação do meio ambiente (afogamento e soterramento).
  - Obstrução por corpo estranho.

Achamos que sua classificação é um tanto artificial, uma vez que, no afogamento e no soterramento, o agente na realidade é externo. Além disso, não faz menção ao confinamento.

Oscar Freire, segundo Fávero[5], dividiu-as em três grupos:

- Causadas por modificações do meio ambiente, subdivididas em quantitativa (confinamento) e qualitativas (afogamento e soterramento).
- Causadas por obstáculos mecânicos no aparelho respiratório (sufocação, estrangulamento, enforcamento e esganadura).
- Causadas por supressão da função da caixa torácica (compressão do tórax).

Os autores de língua inglesa têm uma série de termos para as diversas formas de asfixia mecânica, o que tem causado confusão, como reconhece Knight[6], quando se estuda o tema ou se tentam comparar dados de prevalência. É preciso cautela ao consultar textos anglo-saxões a fim de não se traduzir literalmente, por exemplo, o termo sufocação. Di Maio e Di Maio[11] incluem sob a rubrica de sufocação, inclusive, o confinamento.

A nosso ver, devemos incluir entre as asfixias violentas certas formas de traumatismo que, por via indireta, podem causar parada respiratória. Referimo-nos a traumatismos cranioencefálicos, eletroplessão e inúmeras intoxicações. Nas formas graves de traumatismos cranianos, a morte é imediata, sem tempo para que se estabeleça um quadro asfíxico. Mas, na maioria dos casos, a morte segue-se à síndrome de hipertensão intracraniana causada tanto por edema cerebral quanto por hemorragia nos espaços meníngeos. É, portanto, uma forma de asfixia causada, indiretamente, por ação contundente. Conforme já estudamos no Capítulo 20 – Lesões e Morte por Ação Elétrica, na maioria dos casos de eletroplessão, a morte pode ocorrer por espasmo da musculatura respiratória ou por parada respiratória central. Além disso, a maioria das substâncias tóxicas mata por depressão dos centros respiratórios. Outras matam por ação sobre a musculatura, ora por paralisia, ora por espasmo.

Tendo em vista todas essas ponderações, devemos conceituar as asfixias em geral como estados patológicos de hipoxia associada à hipercapnia, causadas tanto por doenças quanto por modalidades diversas de traumatismo. Com base nesse conceito, podemos propor uma nova classificação etiopatogênica para as asfixias em geral:

1. Asfixias naturais: todas as formas causadas por doenças.
2. Asfixias violentas: todas as resultantes da atuação de energias externas.
   - Obstrução das vias respiratórias:
     - Constrição cervical:
       - Enforcamento.
       - Estrangulamento.
       - Esganadura.
     - Sufocação direta.
   - Restrição aos movimentos do tórax:
     - Sufocação indireta (compressão torácica).
     - Fraturas costais múltiplas (respiração paradoxal).
     - Paralisia da musculatura respiratória:
       - Em espasmo: eletroplessão e drogas contraturantes.
       - Em flacidez: drogas curarizantes.
       - Em fadiga: crucificação.
   - Modificação do meio ambiente:
     - Confinamento.
     - Soterramento.
     - Afogamento.
   - Parada respiratória central:
     - Traumatismo cranioencefálico.
     - Eletroplessão e fulguração.
     - Intoxicação por drogas depressoras.

Almeida Jr. e Costa Jr.[12] dizem que, do ponto de vista médico-legal, a asfixia, para merecer essa designação, há de ser *mecânica* quanto ao meio, *primitiva* quanto ao tempo, e *violenta* quanto ao modo.

FISIOPATOLOGIA DAS ASFIXIAS

A evolução de cada forma de asfixia, de acordo com o que temos conceituado, varia com a causa em questão. As asfixias naturais, causadas por doenças, representam o clímax de diversas manifestações patológicas próprias da entidade nosológica primária. As asfixias violentas têm duas formas principais de comportamento, conforme possa haver, ou não, movimentação respiratória. Se a caixa torácica puder ser expandida e os pulmões distendidos, haverá excitação vagal, de modo que os efeitos da hipercapnia e da hipoxia serão modificados pelo reflexo de Hering-Breuer. Quando não houver distensão do parênquima pulmonar, os sintomas dependerão apenas da diminuição do teor de oxigênio e do aumento da concentração do gás carbônico. Se observarmos a classificação das asfixias proposta anteriormente, veremos que os movimentos respiratórios só estão preservados nas formas que dependem de modificações do meio ambiente. Nas outras, a parada respiratória é completa ou apenas são realizados esforços inúteis na tentativa de ventilar os pulmões. Estudaremos separadamente os efeitos da hipoxia e os da hipercapnia.

Efeitos da redução do teor de O_2 no sangue arterial

Os efeitos puros da hipoxia podem ser estudados tanto na intoxicação pelo monóxido de carbono (CO) como na elevação do indivíduo a grandes altitudes. O monóxido de carbono compete com o O_2 na combinação com a Hb, tendo afinidade cerca de 250 vezes maior. Por isso, ele desloca o O_2 da molécula da HbO_2, de modo a formar um composto mais estável, a carboxiemoglobina (HbCO), impedindo o transporte do O_2 aos tecidos.

A elevação de um indivíduo através das camadas atmosféricas o expõe à redução progressiva e proporcional da pressão ambiente. É o que ocorre com aviadores que ascendem em aparelho sem cabine pressurizada. À medida que o avião sobe, o piloto sofre os efeitos da pressão atmosférica mais baixa. Entre esses efeitos, interessa-nos particularmente a redução da pressão parcial do O_2. Como já referida, a proporção de O_2 no ar atmosférico é de 20,84% e se mantém constante nas diversas altitudes. Assim, é possível calcular a pressão parcial do O_2 desde que se saiba a pressão atmosférica na altitude considerada. A 6.000 m de altitude, onde a pressão atmosférica é de 380 mmHg (metade do valor ao nível do mar), a pressão parcial do O_2 passa a ser de 79 mmHg. Mas a pressão no ar alveolar é ainda menor, já que a tensão do vapor d'água continua a mesma (47 mmHg), pois a temperatura corporal não se reduz. Assim, descontando essa tensão e a do CO_2, que também não se altera com a altitude, calcula-se que a tensão do O_2 fique menor que a metade de seu valor ao nível do mar.

Havendo redução acentuada do teor de O_2 no ar inspirado, a concentração no sangue diminui na mesma proporção, desencadeando resposta por via dos quimiorreceptores. Eles aumentam a amplitude e a frequência respiratórias, a pressão arterial e a frequência dos batimentos cardíacos. A hipoxia causa aumento da pressão na pequena circulação por constrição das arteríolas pulmonares (ver Capítulo 18 – Estudo Médico-Legal das Baropatias).

A princípio, o indivíduo sente-se bem e alegre, mas, com o agravamento do quadro, aparecem sintomas neurológicos como sonolência, obnubilação, entorpecimento mental e sensorial, incapacidade motora para movimentos finos, fraqueza muscular, dispneia, cefaleia, cianose, náuseas e vômitos. Mais tarde, surgem abalos musculares, convulsões e coma. Se a redução do O_2 no ar inspirado for muito intensa e brusca, o indivíduo perde a consciência rapidamente, sofre convulsões e morre[13].

Efeitos do aumento do teor de CO_2 no sangue arterial

Normalmente, a concentração do CO_2 no ar atmosférico, ao nível do mar, é de 0,04%. Há, porém, certas condições em que sua proporção no ar inspirado aumenta. Mas os efeitos genuínos desse aumento só podem ser analisados se não houver, simultaneamente, redução do O_2. Isso pode ocorrer em atividades de mergulho em que o indivíduo receba ar por um sistema fechado no qual o CO_2 seja absorvido quimicamente. Se houver falha do sistema de remoção desse gás, a mistura passará a ter quantidade satisfatória de O_2 e excesso de CO_2. Nesses casos, é possível observar a sintomatologia típica da hipercapnia.

A resposta a diferentes concentrações de CO_2 no ar alveolar varia de um indivíduo para outro. Observam-se alterações neurológicas, respiratórias e circulatórias semelhantes ao que ocorre na hipoxia. Com tensões de 60 a 75 mmHg, o indivíduo tem consciência da necessidade de aumentar seu esforço respiratório (dispneia). Entre 80 e 100 mmHg, perde a consciência, e entre 120 e 150 mmHg ocorrem espasmos musculares, rigidez e morte[14]. Quando em mergulho, a morte ocorre em cerca de metade dos casos.

O aumento do CO_2 estimula o centro vasomotor, de modo a elevar muito a pressão arterial e aumentar a frequência cardíaca. Tal resposta efetua-se por meio do setor simpático do sistema nervoso autônomo. Embora haja aumento da produção de adrenalina, o mecanismo nervoso vasomotor é o mais importante na elevação da pressão arterial. Em concentrações elevadas, o CO_2 provoca dilatação vascular local, inclusive no cérebro, mas, na circulação pulmonar, tem ação vasoconstritora. Sob tensões muito elevadas, o CO_2 passa a inibir, e não excitar, os centros respiratórios, agravando o processo pela formação de um círculo vicioso. O CO_2 muito alto deprime os centros, com diminuição da respiração e maior retenção do gás[14].

EVOLUÇÃO CLÍNICA DAS ASFIXIAS

Resulta da combinação dos efeitos da hipoxia com os da hipercapnia. Camps[15] admite a existência de quatro fases na evolução das asfixias por obstrução respiratória. Descreve uma fase inicial de dispneia inspiratória, com respiração forçada e profunda, e cianose. Na segunda fase, a dispneia torna-se expiratória e é acompanhada de esforços extremos para eliminar o ar dos pulmões. A vítima perde a consciência, sua pressão arterial sobe e o pulso torna-se lento. A terceira fase demonstra queda da pressão arterial, pulso rápido, eliminação espontânea de fezes, urina e esperma. Na quarta fase, os movimentos respiratórios cessam, mas o coração ainda continua a bater por mais 10 a 15 minutos. Salienta que tal forma de evolução é encontrada nos casos de obstrução mecânica das vias respiratórias e pode apresentar amplas variações com o mecanismo etiológico e com os fatores individuais. Afirma, ainda, que a descrição clássica dos fenômenos da asfixia pode ser uma compilação dos sintomas gerados por obstrução das vias respiratórias, compressão dos vasos do pescoço, excitação direta dos pressorreceptores carotídeos e dos fenômenos bioquímicos provocados pela penetração da água nos pulmões nos casos de afogamento. Concordamos e, por isso, achamos desnecessário dividir a evolução das asfixias em fases. Cada modalidade de asfixia evolui, de acordo com o agente etiológico, em tempo maior ou menor. Nas formas mais graves, os fenômenos sucedem-se de modo muito rápido para que possam ser grupados em fases distintas.

Duração das asfixias

Assim como a evolução clínica varia com a forma de asfixia, também a duração será diferente nas diversas modalidades e, mesmo, dentro de cada uma delas. Em geral, pode-se dividir o tempo de evolução das asfixias em tempo de esgotamento das reservas e tempo de morte neuronal. O de esgotamento varia com o mecanismo causador da asfixia e com a resistência individual. As obstruções bruscas e completas das vias respiratórias produzem asfixia de evolução rápida em que o tempo de esgotamento depende apenas do metabolismo básico do indivíduo e da reserva de O_2 existente no momento da obstrução. Se o indivíduo já apresentar alguma deficiência ventilatória (asma, enfisema crônico etc.), doença cardíaca, ou se for surpreendido pelo agente asfixiante após exercícios físicos exaustivos, o tempo de esgotamento das reservas de O_2 estará consideravelmente diminuído. O tempo de morte neuronal pode ser calculado pelo tempo necessário para que ocorram lesões irreversíveis no sistema nervoso central, após parada cardíaca. Como a morte por asfixia, em última análise, resulta da lesão cerebral causada pela hipoxia, as observações concernentes à sobrevivência após parada cardíaca devem ser pesquisadas. Os autores, em geral, admitem que os centros nervosos corticais suportam apenas 3 a 5 minutos de privação de oxigênio nessas circunstâncias.

LESÕES GERAIS DAS ASFIXIAS

Os autores antigos descreviam uma série de lesões e sinais que julgavam ser característicos dos quadros asfíxicos. Eram sinais externos e internos, assim como modificações na instalação e na evolução dos fenômenos cadavéricos. Atualmente, vários dos sinais considerados comuns ou mesmo próprios das asfixias não o são mais. Podem ser encontrados em outras formas de morte, violenta ou natural. Descreveremos os chamados sinais gerais de asfixia, salientando as modificações conceituais advindas com o progresso das ciências médicas.

Dos sinais encontrados nas asfixias, alguns são externos e observados pela simples inspeção do cadáver, enquanto outros necessitam de inspeção interna das grandes cavidades e de suas vísceras.

Cianose

É caracterizada pela cor violácea-escura dos livores, cor azulada dos lábios, leitos ungueais e polpas digitais de tonalidade azul-púrpura muito escura do sangue das cavidades cardíacas[14] (Figura 23.4).

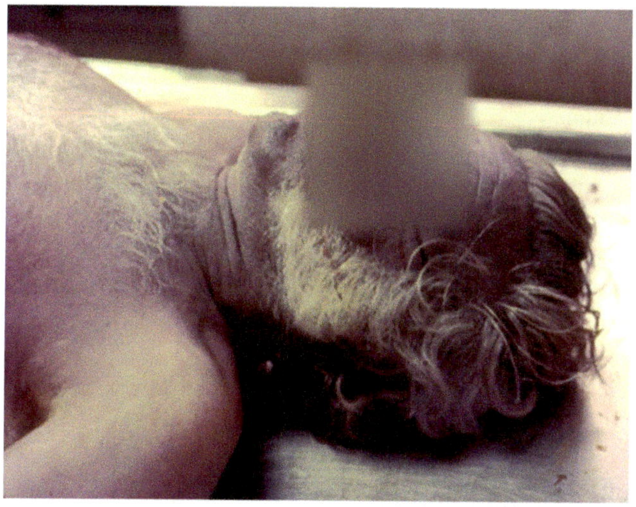

Figura 23.4 – Cianose intensa na face de homem morto por edema pulmonar agudo.
Fonte: Verificação de óbito, IMLAP.

Aparece quando o teor de Hb não oxigenada no sangue atinge 5 g%. Se a pessoa tiver estado anêmico com 10 g% de Hb, terá que ter 50% dela não oxigenada para que a cianose se torne aparente. Se a concentração da Hb estiver muito diminuída, não haverá possibilidade de se atingir a taxa referida. Devemos lembrar que a cianose depende apenas da presença de grande concentração de hemoglobina reduzida, sem relação com a concentração de CO_2 no sangue. Se assim não fosse, seria difícil explicar a cianose dos indivíduos não adaptados a atmosferas pobres em O_2, como ocorre nas grandes altitudes.

Se a cianose do cadáver custar a aparecer, não poderá ser tomada como um sinal de morte asfíxica, já que as células que ainda não morreram, principalmente os glóbulos brancos, continuam a consumir o O_2 do sangue. Desse modo, somente se a cianose for intensa e observada precocemente, logo após ou apenas algumas horas depois da morte, é que poderá ser considerada um sinal de asfixia. Autores ingleses admitem que, após 24 horas, seja regra geral o aparecimento de cianose mesmo em corpos de indivíduos que não morreram asfixiados[15]. Por outro lado, a cianose pode desaparecer rapidamente se o corpo for colocado em ambiente muito frio, circunstância em que os livores assumirão tonalidade avermelhada-clara. É possível que isso se deva a uma concentração maior de O_2 no ar atmosférico pela contração volumétrica (lei de Charles e Gay-Lussac). Como vimos, a solubilidade de um gás em um líquido varia na razão direta de sua concentração e na razão inversa da raiz quadrada de seu peso molecular. Aumentando a concentração de O_2, ele poderá difundir-se através da pele e reagir com a Hb dos capilares cutâneos.

Petéquias

São focos puntiformes de hemorragia com diâmetro de 1 a 3 mm, encontrados tanto na pele e conjuntivas oculares quanto nas serosas que revestem as vísceras e as grandes cavidades do corpo (Figura 23.5). São vistas com maior frequência na pleura visceral, principalmente na face cisural, e no epicárdio.

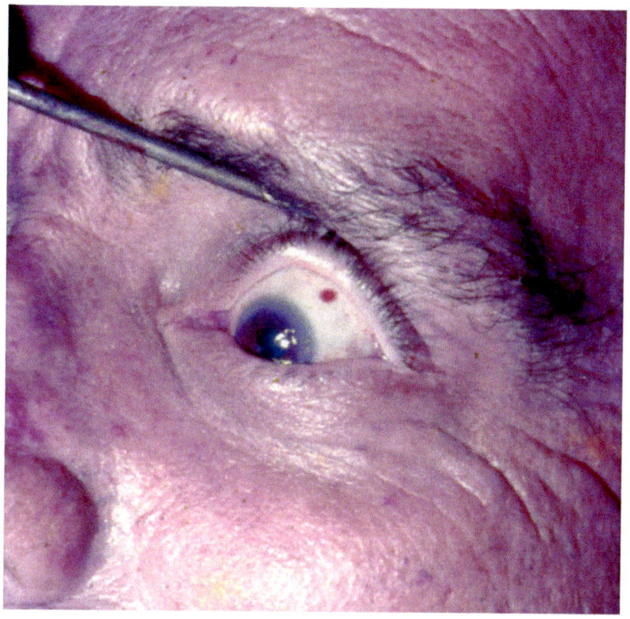

Figura 23.5 – Nítida petéquia na conjuntiva bulbar de um homem morto por estrangulamento.
Fonte: IMLAP

Tardieu[7] estudou-as em animais de porte médio e as considerava sinal típico de sufocação. Mas Thoinot[10], no início do século XX, já lhes negava valor diagnóstico na sufocação, afirmando que estavam presentes nas outras formas de asfixia e mesmo em mortes não violentas. Apesar disso, são conhecidas até hoje como manchas de Tardieu. Brouardel[8] realizou experiências com cães, nos quais abriu uma janela no gradil costal para visualizar a pleura visceral. Isso feito, asfixiava-os por sufocação ou por estrangulamento. Verificou que as petéquias apareciam imediatamente antes da morte, no período das tentativas de expelir o ar dos pulmões. E com maior frequência quando a morte era precedida de esforços respiratórios extremos e nos casos de compressão torácica ou de constrição do pescoço. Knight[6] afirma que elas se devem à rotura de vênulas por aumento brusco da pressão venosa. Prova disso seria o surgimento de petéquias conjuntivais durante acessos de tosse ou de vômitos, sem tempo hábil para que houvesse hipoxia grave. Além disso, nos estrangulamentos em que o laço comprime as veias jugulares, mas não costuma bloquear as artérias profundas, as petéquias são mais numerosas na face e nas conjuntivas oculares. O mesmo aumento da pressão venosa pode levar a focos de hemorragia no espaço subaracnoideo por rotura de pequenas veias. É possível encontrar pequenos focos de hemorragia perivascular no tecido nervoso encefálico, geralmente associados a edema em casos de morte por asfixia, seja violenta ou natural (Figura 23.6). Os esforços intensos de inspiração executados pela vítima nos casos de obstrução à entrada do ar fazem aumentar muito a negatividade da pressão intrapleural, o que favorece bastante a dilatação das vênulas pleurais e sua possível rotura.

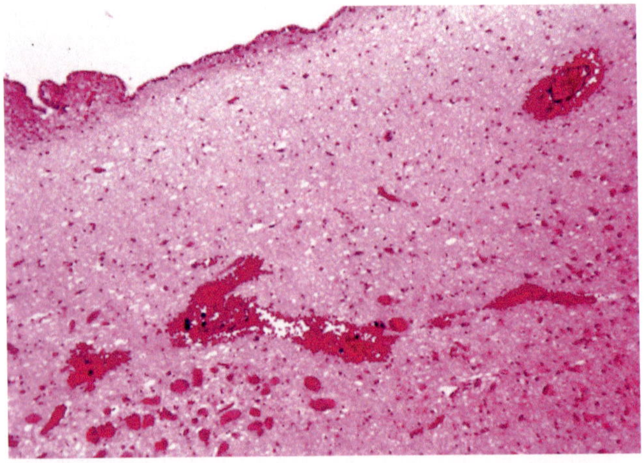

Figura 23.6 – Corte de tecido nervoso subependimário apresentando pequeno afrouxamento da trama fibrilar. Ao centro e no canto superior direito, os vasos venosos estão congestos e revelam hemorragia para o espaço de Virchow (perivascular).
Fonte: Caso de insuficiência cardíaca congestiva, do Serviço de Patologia do HESFA.

As petéquias podem ser encontradas em casos de hipoxia sem hipercapnia, em intoxicações exógenas, nos processos sépticos e em casos de púrpura. Manobras de ressuscitação com massagem cardíaca podem fazer com que apareçam na face e nas conjuntivas oculares, qualquer que tenha sido a causa da parada[16]. Devem ser diferenciadas das petéquias *post mortem* que aparecem nas áreas de maior intensidade dos livores cadavéricos. Essas aparecem apenas quando o corpo permanece por muito tempo em uma mesma posição, enquanto as formadas em vida podem ser encontradas inclusive na face do corpo oposta aos livores. Também não devem ser confundidas com pequenos pontos de sangramento que surgem ao se descolar o couro cabeludo para exame da calota craniana. A distinção é feita facilmente ao se jogar um jato d'água. Mas isso não significa que não possa haver petéquias verdadeiras aí localizadas; apenas, deve-se ter o cuidado de afastar a possibilidade de se tratar de um artefato de técnica.

O valor das petéquias no diagnóstico da asfixia fica ainda mais abalado quando vemos casos genuínos sem que se as encontre.

Congestão polivisceral

A congestão generalizada das vísceras e das serosas tem sido descrita como sinal importante de asfixia. Porém, a experiência acumulada pela realização sistemática de necrópsias em hospitais-escola e em institutos de Medicina Legal tem-se demonstrado de pouco valor. Existem casos descritos de intensa congestão polivisceral não relacionados à obstrução respiratória, bem como casos de obstrução sem congestão significativa. Mas é possível que nos primeiros se trate de asfixia natural, não violenta, e que, nos outros, a morte tenha ocorrido por inibição, sem fenômenos asfíxicos. Cabe salientar que, em casos de intoxicação exógena, há congestão polivisceral associada à fluidez do sangue, inclusive nas cavidades cardíacas. Na realidade, a congestão deve-se a uma falência cardíaca que antecede a morte, o que pode ocorrer tanto em mortes por asfixia quanto nas de outra causa.

Fluidez do sangue

A presença de sangue fluido nas cavidades cardíacas tem sido considerada um sinal de morte por asfixia. Mas se tem verificado também que pode ocorrer em outras formas de morte rápida sem asfixia. Em 1948, Mole[17] realizou estudos sobre a coagulabilidade do sangue após a morte e verificou que, seja qual for a sua causa, o sangue coagula. Mas, nos casos de morte rápida, notou que os coágulos desapareciam após algum tempo. Concluiu que eram dissolvidos pela liberação de um sistema fibrinolítico que entrava em atividade nos casos de morte rápida e não apenas nos de asfixia[6,15,17,18]. É aventada a hipótese, por alguns autores, de a fibrinólise estar relacionada com o elevado teor de catecolaminas no sangue do indivíduo pouco antes da morte rápida[11].

Espuma (edema pulmonar)

É um achado frequente em várias formas de asfixia. Pode ser abundante, como nos casos de afogamento, em que chega a constituir uma massa branca por fora das narinas e boca, ou ser tão escassa que somente apareça por expressão da superfície de corte dos pulmões. Depende do grau do edema pulmonar (Figura 23.7). É discutido se o edema pulmonar das asfixias resulta de ação direta da hipoxia sobre o leito vascular das paredes alveolares ou de insuficiência aguda do coração. A intensidade do edema pulmonar e, como consequência, a quantidade de espuma dependem do tempo transcorrido entre o início dos fenômenos asfíxicos e a morte. Nas formas lentas de asfixia, em que a vítima luta e consegue interromper por momentos a ação do agente, acha-se, quase sempre, maior quantidade de espuma. É o que ocorre nas formas de estrangulamento com a mão. No afogamento em água salgada, o líquido hipertônico aspirado causa migração de líquido intersticial para a luz alveolar, como que com a finalidade de diluí-lo. Por isso, nesse tipo de afogamento, a água aspirada e o líquido de edema misturam-se com o ar alveolar para formar a espuma. Nos afogamentos de água doce, a espuma resulta, quase que exclusivamente, da mistura da água aspirada com o ar alveolar.

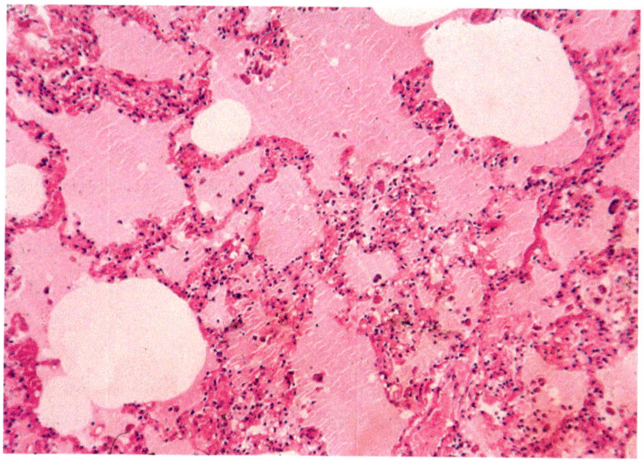

Figura 23.7 – Corte de pulmão no qual se observa preenchimento dos alvéolos por material róseo homogêneo que representa o líquido de edema. HE, Objetiva 10×.
Fonte: Caso do Serviço de Patologia do IMLAP.

FENÔMENOS CADAVÉRICOS

A congestão e a fluidez do sangue proporcionam condições ótimas para a formação dos livores de hipóstase que, por isso, instalam-se mais precocemente. Sua cor é violácea-escura em função da cianose que acompanha os quadros asfíxicos e da quantidade maior de sangue por cm^2 de pele.

A hipoxia intensa produz um desvio do metabolismo no sentido de uma anaerobiose. A queima da glicose em vez de chegar a CO_2 e água só atinge a etapa de lactato, de modo que produz uma acidificação dos tecidos pela presença de íons H^+ do ácido lático. Por isso, a quantidade de energia que deveria ser fornecida pela queima da glicose diminui e não é suficiente para a restauração adequada do ATP, acumulando-se ADP e AMP. Estudos feitos em tecido nervoso do cérebro de ratos anestesiados mostraram que, após 3 minutos de asfixia, o teor de AMP sobe para dez vezes o valor normal, o pH diminui e há um aumento da concentração de lactato, comprovando o desvio metabólico[19]. Ora, conforme vimos ao estudar a rigidez muscular, ela instala-se justamente por causa da não reconstituição do ATP após a morte. Por isso, como a asfixia leva à redução das reservas de O_2 e de ATP, as fibras musculares entram em rigidez mais rapidamente e quase ao mesmo tempo nos diversos segmentos do corpo. A rigidez é precoce e fugaz nos casos de morte por asfixia. Nas mortes não asfíxicas, ela demora um pouco mais porque ainda há, no sangue, um pouco de O_2, que pode ser utilizado durante algum tempo na ressíntese do ATP após a morte.

COMPLICAÇÕES DAS ASFIXIAS

Caso a asfixia não seja fatal, a pessoa pode recuperar-se completamente ou apresentar sequelas neurológicas ou decorrentes do próprio mecanismo que causou a asfixia. Os órgãos mais afetados pela hipoxia são o cérebro, os pulmões e o coração. O cérebro pode apresentar focos de amolecimento ou de hemorragia, muito pequenos nos indivíduos com boa vascularização, ou maiores nos que já apresentam certa deficiência circulatória, em geral os mais idosos e portadores de aterosclerose. Tais lesões causam sintomas focais, como afasia, paresias, parestesias, ou gerais, como vertigens, cefaleia, irritabilidade, sonolência, amnésia, passíveis de persistirem por tempo variado, difícil de serem prognosticados.

Os pulmões tornam-se presa fácil das invasões bacterianas, em geral pelo edema acumulado, pelo sofrimento das paredes alveolares, além dos focos de hemorragia do parênquima observados em algumas formas de asfixia. Mesmo não havendo pneumonia, podem persistir tosse e expectoração sanguinolenta por alguns dias. Nas constrições cervicais, pode resultar disfonia por tempo indeterminado por lesão das cordas vocais.

CONSIDERAÇÕES FINAIS

Diante de um cadáver cianótico, com livores violáceos-escuros e intensos, sangue líquido e escuro nas cavidades cardíacas, petéquias na pleura visceral e no epicárdio e congestão polivisceral, o perito tem a obrigação de procurar uma causa de morte por asfixia, embora não possa, só por esses dados, afirmar que houve uma asfixia violenta. Na ausência de outros achados que possam explicar a morte, deve, inclusive, solicitar exame toxicológico. Convém lembrar que, na maioria das intoxicações exógenas, os achados de necrópsia podem ser semelhantes aos das asfixias, principalmente se o tóxico matar por depressão dos centros respiratórios.

Por fim, nunca é demais lembrar que, nos casos de asfixia violenta de causa criminosa, os peritos têm que responder ao quarto quesito do exame cadavérico, que indaga, entre outras causas de qualificação dos homicídios, "se a morte foi produzida por meio de veneno, fogo, explosivo, asfixia ou tortura, ou outro meio insidioso ou cruel"[20].

REFERÊNCIAS BIBLIOGRÁFICAS

1. Guyton AC, Hall JE. Physical Principles of gas exchange, diffusion of oxygen and carbon dioxide through the respiratory membrane. In: Textbook of medical physiology. 9.ed. Philadelphia: W. B. Saunders Company; 1996. Capítulo 39, p. 501-512.
2. Guyton AC, Hall JE. Transport of oxygen and carbon dioxide in the blood and body fluids. In: Textbook of medical physiology. 9.ed. Philadelphia: W. B. Saunders Company; 1996. Capítulo 40, p. 513-523.
3. Guyton AC, Hall JE. Red blood cells, anemia and polycythemia. In: Textbook of medical physiology. 9.ed. Philadelphia: W. B. Saunders Company; 1996. Capítulo 32, p. 425-433.
4. Guyton AC, Hall JE. Regulation of respiration. In: Textbook of medical physiology. 9.ed. Philadelphia: W. B. Saunders Company; 1996. Capítulo 41, p. 525-535.
5. Fávero F. Energias de ordem físico-química. In: Medicina legal. 8.ed. São Paulo: Livraria Martins; 1966. v. 1. Capítulo 14, p. 346-383.
6. Knight B. Suffocation and 'asphyxa'. In: Forensic pathology. 2.ed. Londres: Arnold; 1996. Capítulo 14, p. 345-360.

7. Tardieu A. Étude médico-légale sur la pendaison, la strangulation et la suffocation. 2.ed. Paris: Librairie JB. Baillière et Fils; 1879.
8. Brouardel P. La pendaison, la strangulation, la suffocation, la submersion. Paris: Librairie JB. Baillière et Fils; 1897.
9. Hofmann E. Nouveaux eléments de médecine légale. Tradução para o francês por Emmanuel Levy. Paris: Librarie JB. Baillière et Fils; 1981.
10. Thoinot L. Asphyxies méchaniques. In: 2ª parte do livro Précis de médecine légale. Octave L. Thoinot (ed.). Paris: Doin et Fils Éditeurs; 1913. Capítulo V, p. 586-802.
11. Di Maio DJ, Di Maio VJ. Asphyxia. In: Forensis pathology. Boca Ratón: CRC Press; 1993. Capítulo 8, p. 207-51.
12. Almeida Júnior AF, Costa Júnior JBO. Lições de medicina legal. 16.ed. São Paulo: Cia. Editora Nacional; 1979.
13. Guyton AC, Hall JE. Aviation, high altitude, and space physiology. In: Textbook of medical physiology. 9.ed. Philadelphia: W. B. Saunders Company; 1996. Capítulo 43, p. 549-555.
14. Guyton AC, Hall JE. Respiratory insufficiency – pathophysiology, diagnosis, oxygen therapy. In: Textbook of medical physiology. 9.ed. Philadelphia: W. B. Saunders Company; 1996. Capítulo 42, p. 537-545.
15. Camps FE. Unnatural death due to asphyxia. In: Gradwohl's legal medicine. 2.ed. Baltimore: The Williams & Wilkins Company; 1968. Capítulo 18.
16. Spitz WU. Asphyxia. In: Werner U. Spitz (ed.). Medicolegal investigation of death. 3.ed. Springfield: Charles C. Thomas Publisher; 1993. Capítulo XI, p. 444-497.
17. Mole R. Fibrolysin and the fluidity of blood postmortem. J Path Bacteriol. 1948;60:13-417, citado por Rezek e Millard.
18. Rezek PR, Millard M. On death and dying. In: Phillip R. Rezek e Max Millard (ed.). Autopsy pathology. Springfield: Charles C. Thomas Publisher; 1963. Capítulo 1, p. 5-20.
19. Kaasik AE, Nilsson L, Siesj BK. The effect of asphyxia upon the lactate, pyruvate and bicarbonate concentrations of brain tissue and cisternal CSF, and upon the tissue concentrations of phospho creatine and adenine nucleotides in anesthetized rats. Acta Physiol Scan. 1970;78:433-447.
20. Delmanto C. Código Penal comentado. 2.ed. Rio de Janeiro: Renovar; 1988.

CAPÍTULO 24

Asfixias por Sufocação

Hygino de Carvalho Hercules

O termo sufocação tem sido empregado de modo diverso pelas diferentes escolas doutrinárias. Os autores clássicos franceses, como Balthazard[1], Brouardel[2] e Thoinot[3], consideravam sufocação as asfixias causadas por obstrução das vias aéreas superiores e as provocadas por compressão torácica. Os de língua inglesa, como Camps[4], Di Maio[5] e Knight[6], adotam postura diferente. Chamam a compressão torácica de asfixia traumática e estendem o termo sufocação às diversas modalidades em que o prejuízo à respiração inclua desde a baixa concentração de oxigênio no ar inspirado até aquelas causadas por obstrução dos orifícios naturais. Di Maio[5] inclui, assim, o confinamento. Knight[6] reconhece certa confusão no emprego dos termos ingleses que especificam as modalidades. Por exemplo, a palavra *choking* é usada tanto para referir a obstrução das vias superiores por corpo estranho como para os casos de estrangulamento com a mão. Assim, o estudo em livros de língua inglesa requer cautela com a semântica.

Em face dessas controvérsias, preferimos dividir as sufocações em dois grupos: *sufocação direta*, causada pela obstrução das vias aéreas superiores, inclusive os orifícios naturais; e *sufocação indireta*, causada pela compressão do tórax.

SUFOCAÇÃO DIRETA

É a modalidade em que o obstáculo à penetração do ar nas vias respiratórias está situado em algum local desde os orifícios naturais até a traqueia.

Oclusão dos orifícios naturais

Não é muito frequente e pode ser causada por acidente ou por ação criminosa. De uma maneira ou de outra, é condição indispensável que a vítima esteja impossibilitada de remover o obstáculo. Admite-se o suicídio quando o obstáculo for um saco plástico envolvendo a cabeça.

• Forma acidental

O tipo de acidente mais comum é aquele em que a pessoa perde a consciência, ou está de algum modo impedida de se mover livremente, e cai com o rosto voltado para baixo, de modo que os pesos da cabeça e do pescoço façam a compressão contra a superfície de apoio e, com isso, o fechamento da boca e das narinas. Entre adultos, é o que ocorre em intoxicações, como estados de profunda embriaguez, ou após mal súbito acompanhado de perda da consciência, como em crises epilépticas do tipo grande mal.

Em crianças pequenas, geralmente abaixo de 1 ano de idade, há a possibilidade de serem assim sufocadas ao dormirem no mesmo leito que os pais, embora esse tipo de ocorrência seja motivo de controvérsias. Já foi admitido de modo muito mais taxativo ao longo da história da Medicina Legal. O membro superior, ou mesmo o tronco do adulto, poderia pressionar a face da criança, ocluindo seus orifícios naturais. Na Escócia, no fim do século XIX, Templeman propôs que fosse proibido às crianças pequeninas dormirem com adultos na mesma cama e que os que dormissem entorpecidos por algum tóxico, nessas condições, fossem processados. Na Inglaterra, até 1985, se essa proximidade resultasse na morte da criança, seria considerada crime[7]. Atualmente, sabe-se que grande parte dos casos atribuídos a essa forma de sufocação, na realidade, são ocorrências da chamada síndrome da morte súbita infantil. Mas é difícil afastar a possibilidade de sufocação em casos concretos[6,7].

Quando a superfície contra a qual a face pressionada é de consistência mole, macia, como travesseiros ou colchões de espuma, a pessoa tem os orifícios naturais obstruídos de modo mais suave. Nesse caso, pode ser que consiga realizar os movimentos respiratórios parcialmente, com dificuldade. Assim, podem ocorrer duas situações diferentes no mecanismo, mas, com frequência, associadas. Em primeiro lugar, os movimentos respiratórios incompletos não são suficientes para a renovação do ar dos pulmões. Balthazard[1], no início do século XX, já afirmava que a obstrução não precisava ser total para ocorrer a morte. Em segundo lugar, o ar respirado fica saturado de CO_2 e pobre em O_2 porque penetra na porosidade do material da superfície durante a expiração e é novamente inspirado, sem renovação, nos movimentos seguintes[8].

Vários autores[6,8,9] admitem uma variante desse tipo de sufocação que ocorre com crianças pequenas, nas quais a cabeça do menor fica presa entre duas partes fixas, à semelhança de uma cunha (*wedging*). Geralmente, essas partes são o colchão e a parede, ou um móvel quando a criança é colocada no chão. No leito, pode realizar-se entre o colchão e a barra lateral do berço, ou da cama. Em todas essas situações, a criança encaixa-se na brecha e não mais consegue desprender-se, ficando com a face fortemente comprimida pela superfície dura.

Outra forma acidental de sufocação é a que ocorre com crianças que brincam de colocar sacos plásticos envolvendo a cabeça. O mecanismo de morte não é fácil de explicar, já que não há necessidade de que o saco esteja fechado na parte inferior para que ela ocorra. Knight[6] admite que haja uma parada cardíaca reflexa por descarga do nervo vago, uma vez que não são vistos sinais de asfixia.

• Forma criminosa

Requer grande superioridade de forças do agressor ou impossibilidade de reação por parte da vítima. A diferença de forças pode ocorrer por ser a vítima criança ou pessoa idosa. A impossibilidade pode resultar de invalidez, de paralisias ou imobilizações, ou de inconsciência ocasional. O estado de inconsciência pode ser por abuso de drogas, doenças e até mesmo anestesia (Figuras 24.1 e 24.2).

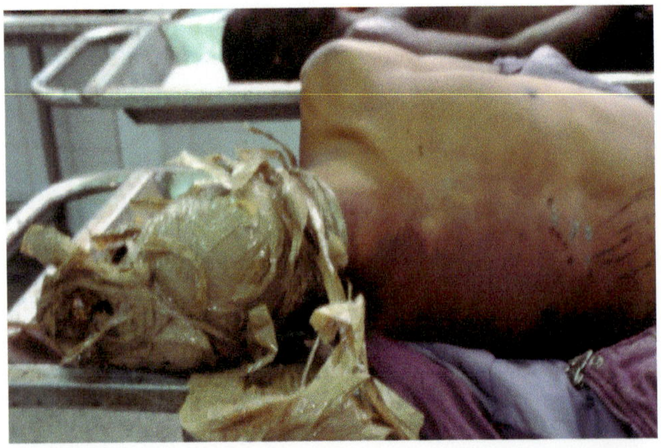

Figura 24.1 – Corpo de um homem que apresenta a cabeça envolvida por sacos plásticos amarrados, inclusive no pescoço. As mãos estão amarradas por trás do tronco. Note-se que os livores ocupam a metade direita do corpo.

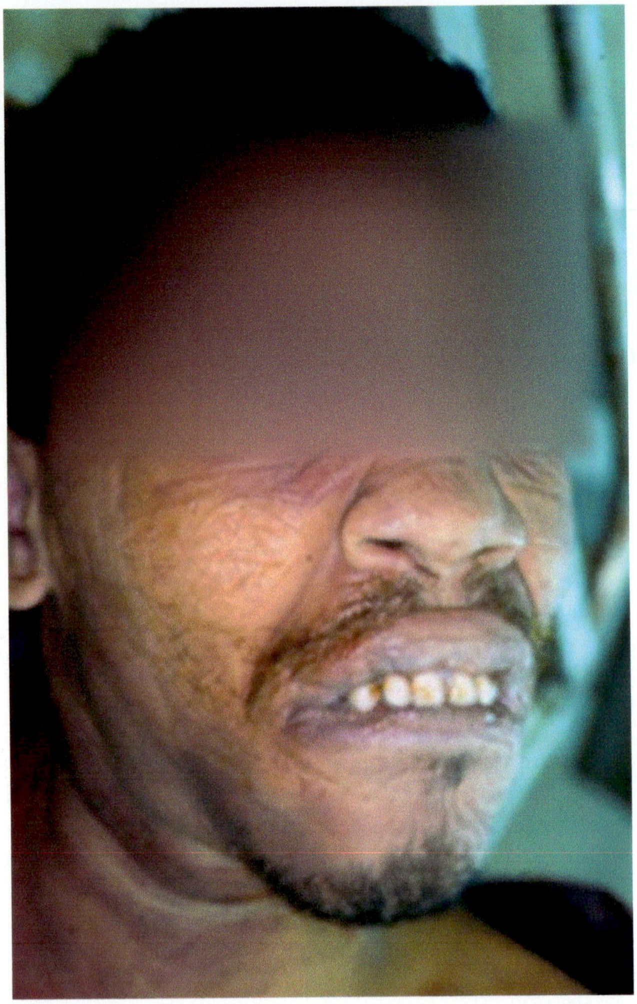

Figura 24.2 – Mesmo caso da figura anterior. Após a remoção dos sacos, é possível ver o amassamento do nariz e dos lábios, bem como a imagem em baixo-relevo das dobras do plástico impressas sobre a pele.

É difícil admitir quando se trata de um adulto normal contra outro, mas, em casos de violência sexual, o agressor pode sufocar a vítima com as mãos ao tentar impedir seus gritos desde que ela seja mais fraca ou esteja dominada pelo pavor. Do contrário, é preciso que seja impedida de reagir por algum outro traumatismo que a torne inconsciente, por exemplo contusão craniana; ou sem capacidade de lutar, como fratura de membro superior. Não sendo assim, é preciso que haja mais de um agressor, de modo a contê-la. Por vezes, ela é amarrada antes de ser sufocada.

Quando a vítima é uma criança, a diferença de porte físico cria condições para que se realize. É uma das formas pelas quais se consuma o infanticídio. Se for usado um material macio, não haverá marcas denunciadoras do ato.

A obstrução pode ser feita com as mãos do agressor, com sacos plásticos envolvendo a cabeça e o pescoço, com o auxílio de objetos macios, como travesseiros ou almofadas, mordaças e, até mesmo, o solo, quando o agressor força o rosto da vítima contra a superfície sobre a qual ambos se apoiam. A obstrução feita com as mãos costuma deixar estigmas ungueais na pele ao redor das narinas e da boca e, às vezes, equimoses na face vestibular dos lábios. Nos casos em que a vítima consegue algum grau de reação, podem ser observadas lesões por ação contundente em outros segmentos do corpo, como nas mãos, nos antebraços e em outras regiões do rosto. Por vezes, notam-se pequenas lacerações na face vestibular dos lábios. Quando são usados objetos macios em pessoas sem grande capacidade de reação, não ficam sinais da violência. É o que pode ocorrer com pacientes comatosos há longo tempo quando se esgota a paciência daqueles que deles cuidam[6].

O uso de sacos plásticos para fins homicidas é menos comum que nos casos de acidente ou de suicídio.

Uma forma de sufocação criminosa menos comum é o amordaçamento. De modo geral, a mordaça é usada para impedir que a vítima grite por socorro. Mas a asfixia pode resultar seja do modo como o material é enrolado no rosto da vítima, seja de modificações subsequentes. Geralmente, o material usado é formado por faixas de pano ou de plástico. Se as faixas forem enroladas de modo a cobrirem as narinas e a boca, a sufocação pode vir a ser imediata se estiverem muito apertadas. Se não for esse o caso, a pessoa continua a respirar através do pano durante algum tempo, mas a própria saliva e as secreções nasais podem tornar o material impermeável e dificultar progressivamente a respiração. Quando apenas a boca é obstruída, em geral não ocorre sufocação. Mas, se a boca estiver hermeticamente fechada e sobrevier obstrução nasal por secreções ou edema, a situação pode se complicar[6]. Às vezes, o material da mordaça é introduzido dentro da boca, podendo obstruir a orofaringe e causar sufocação.

• Forma suicida

Em 1996, Knight[6] referia que a sufocação por meio de saco plástico ao redor da cabeça era uma forma cada vez mais comum de suicídio na Inglaterra, embora também ocorresse em casos de homicídio e de acidente. Admitia que era difícil afirmar que o saco tivesse sido colocado em vida. A presença de vapor d'água condensado em seu interior não é suficiente para o diagnóstico, uma vez que pode surgir também quando o saco é colocado em cadáveres de pessoas mortas há pouco tempo.

• Perícia

O diagnóstico de acidente na sufocação por obstrução dos orifícios naturais tem que começar por um bom exame de local, principalmente quando se tratar de crianças pequenas, com menos de 1 ano de idade. Não é raro que elas fiquem presas pela cabeça entre o colchão e uma trave lateral do berço, ou a uma parede quando estiverem no chão. Após a retirada do corpo, podem ser observadas marcas nos pontos de apoio e compressão, representadas por placas de escoriação de tamanhos variados. Mas podem faltar. Não é raro que se note deformidade do nariz e da boca. Dependendo do tempo transcorrido entre a morte e o achado do corpo, podem-se notar livores de hipóstase intensos, menos naqueles pontos de compressão.

Em se tratando de adultos, a posição em decúbito ventral faz com que o aspecto seja semelhante, mas com livores mais intensos, por vezes com petéquias *post mortem* nessas áreas. Mas a deformidade do nariz e da boca pela compressão não é suficiente para atestar a sufocação, pois pode ser artefato causado pelo peso da própria pessoa. Como regra, não há lesões sugestivas de luta ou de outras formas de violência. Tampouco são encontradas petéquias conjuntivais na maioria dos casos.

O exame de local nos casos decorrentes de crime evidencia sinais de luta sempre que a vítima puder oferecer resistência. Para detalhes, ver o Capítulo 8 – Causa Jurídica da Morte. As sufocações criminosas por obstrução dos orifícios respiratórios deixam sinais quando realizadas com as mãos do agressor, ou quando este força o rosto da vítima sobre o chão ou outra superfície de apoio. Além disso, a presença de lesões de defesa nos membros superiores e de lesões pela associação de outras formas de violência ajuda na caracterização da origem criminosa. Os estigmas ungueais e equimoses ao redor dos orifícios naturais certificam a modalidade de asfixia. Na face vestibular dos lábios, é possível encontrar lacerações ou áreas de infiltração equimótica. Notam-se petéquias nas conjuntivas oculares, como consequência do esforço feito para respirar. Nos casos de amordaçamento, além da presença da mordaça, é comum que a vítima esteja manietada. Por vezes, notam-se lesões por ação contundente que denotam tortura prévia. O material usado no amordaçamento pode estar sujo por secreções da vítima. Após sua remoção, notam-se as marcas deixadas na pele, geralmente sulcos e cristas que correspondem a suas dobras.

O exame interno nada tem de específico, apenas sinais gerais de asfixia, que também podem faltar. Balthazard[1] descreveu uma distensão acentuada dos pulmões, principalmente dos lobos inferiores, próximo aos seios costofrênicos.

Quando a sufocação faz parte de uma agressão sexual, é comum que as roupas estejam rasgadas ou arrancadas e que haja sinais decorrentes do ato libidinoso praticado.

Obstrução das vias respiratórias superiores

O obstáculo à penetração do ar está situado na faringe, na laringe ou na traqueia. O povo costuma chamar essa forma de sufocação de engasgamento. É mais frequente em crianças e em adultos com doença mental, mas pode ocorrer com qualquer pessoa. Idosos que usam próteses dentárias têm maior probabilidade porque as dentaduras prejudicam muito a sensibilidade da mucosa bucal.

Os tipos de objetos aspirados por crianças variam muito. Geralmente são pequenos e esféricos, como bolas de gude, contas de colar, confeitos em forma de balas (balas Soft), goma de mascar ou qualquer outro que seja pequeno o suficiente para ser colocado na boca e, inadvertidamente, aspirado, como moedas e tampinhas de plástico. Há, inclusive, determinação regulamentar para que brinquedos com peças pequenas tenham, na embalagem, uma advertência para que não sejam dados a crianças na fase oral do desenvolvimento psicomotor.

Alguns tipos de alimentos têm o potencial de causar sufocação quando consumidos sem a devida cautela. O Dr. Carlos Henrique Durão nos cedeu, para ilustração, fotos tiradas da necrópsia de um menino de 2 anos e meio sufocado por um pedaço de salsicha, que foi aspirado e se alojou no espaço glótico. Os pais do garotinho estavam em um restaurante a consumir um prato de "pica-pau", típico do norte de Portugal e feito com pedaços de salsicha e de carne, servido como entrada do jantar, quando o menino pegou um bocado com a mão e o pôs na boca, seguindo-se a aspiração (Figuras 24.3 e 24.4).

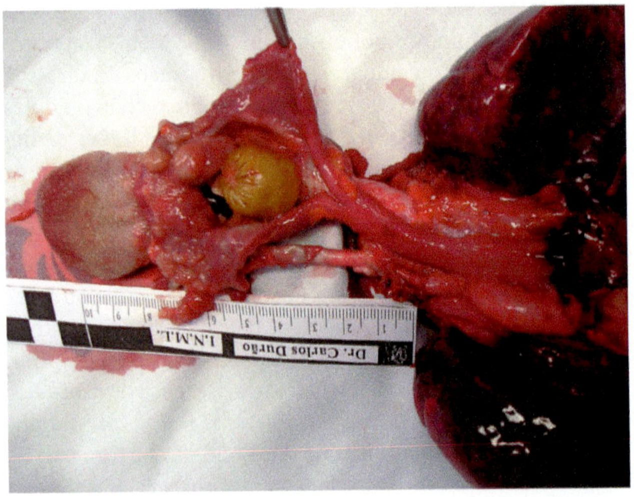

Figura 24.3 – Pedaço de salsicha impactado no espaço glótico de um menino de 2 anos e meio.
Fonte: Gentileza do Dr. Carlos Henrique Durão, do Instituto Nacional de Medicina Legal de Portugal.

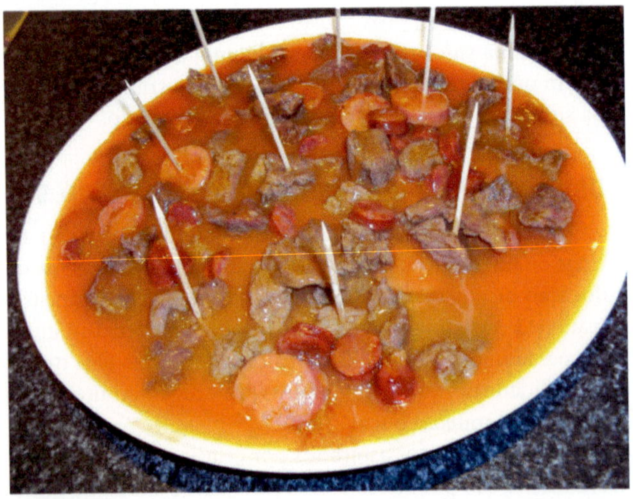

Figura 24.4 – Prato de "pica-pau", que é feito com pedaços de carne e de salsicha em meio ao molho. Alusivo ao caso da Figura 24.3.

Entre adultos, geralmente com deficiência mental, o mais comum é que se engasguem com bolos de comida, principalmente de alimentos mais consistentes, como pedaços de carne, frutas ou pão mal mastigados. Esses deficientes, com frequência, engolem o alimento sem a devida mastigação. Mas esses acidentes podem ocorrer com pessoas sem qualquer transtorno mental, principalmente se estiverem embriagadas (Figuras 24.5 a 24.9).

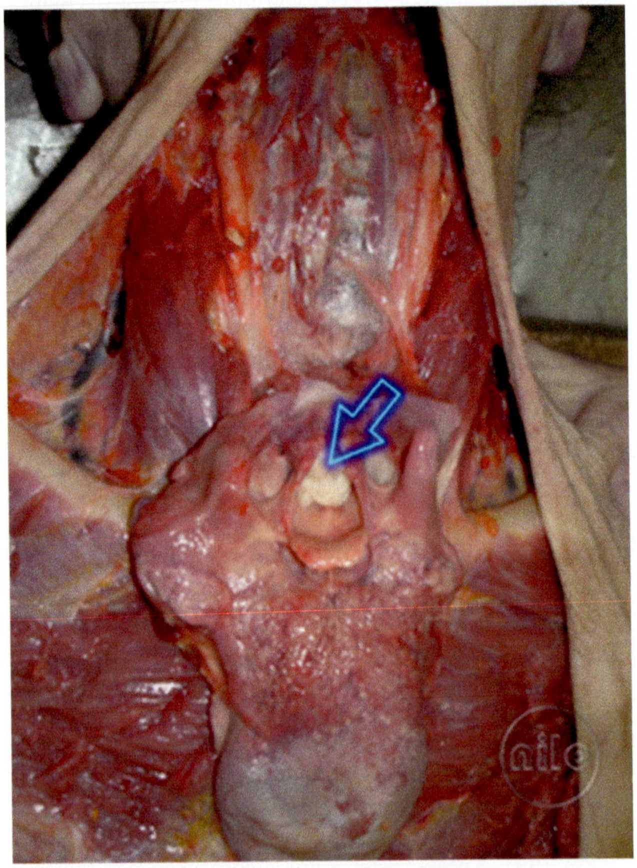

Figura 24.5 – Sufocação direta por bolo alimentar formado por miolo de pão alojado, indicado pela seta, no espaço glótico.
Fonte: Caso periciado por Nilo Jorge Gonçalves no Instituto Médico-Legal Afranio Peixoto (IMLAP).

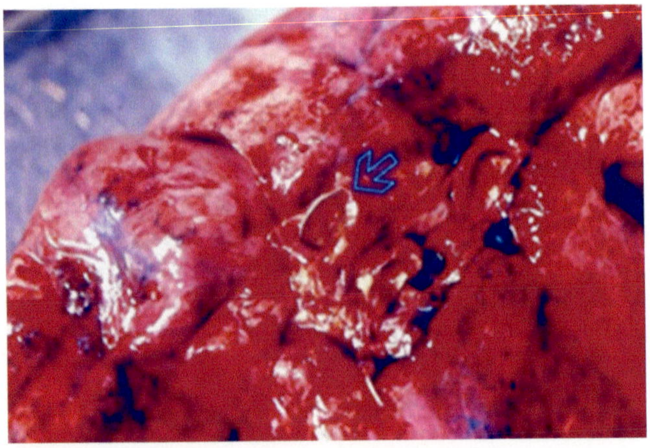

Figura 24.6 – Moeda alojada em um dos brônquios.
Fonte: Caso do IMLAP.

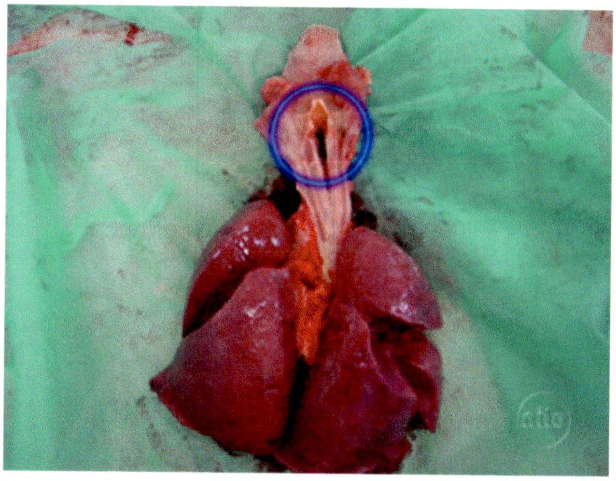

Figura 24.7 – Corpo estranho aspirado por criança de 3 anos de idade, impactado no nível das pregas vocais.
Fonte: Perícia realizada por Nilo Jorge Gonçalves no IMLAP.

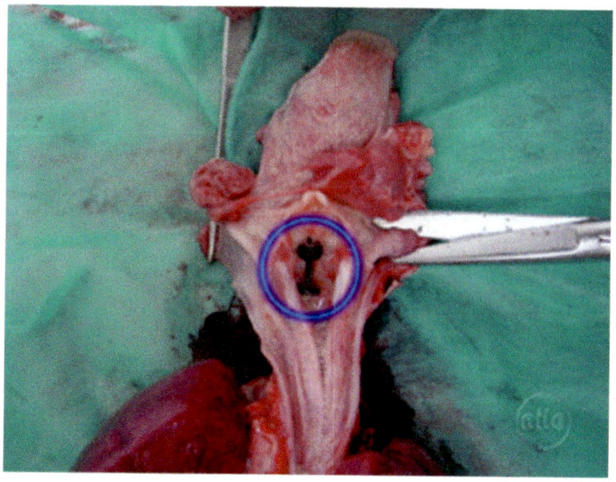

Figura 24.8 – Mesmo caso referido na Figura 24.7, em visão mais aproximada.
Fonte: Perícia realizada por Nilo Jorge Gonçalves no IMLAP.

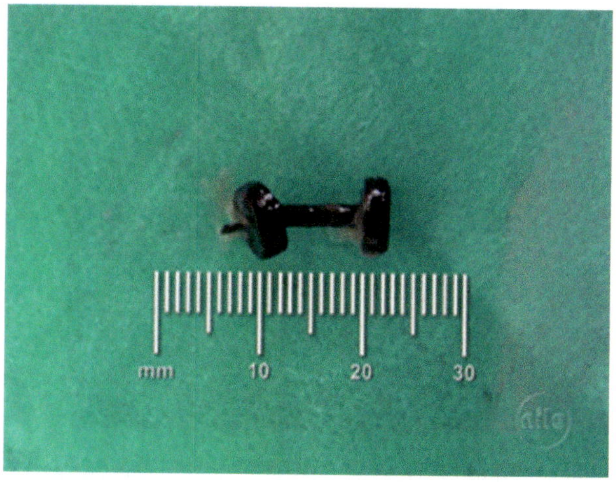

Figura 24.9 – Mesmo caso referido na Figura 24.7. Detalhes do corpo estranho arrecadado.
Fonte: Perícia realizada por Nilo Jorge Gonçalves no IMLAP.

Já foi descrita uma síndrome, chamada de *cafe coronary*, em que o indivíduo está comendo e, de repente, sente falta de ar, tenta respirar e perde a consciência. Como as vítimas eram pessoas de idade madura, a morte era atribuída a infarto do miocárdio. As autópsias mostraram que se tratava de sufocação por bolo alimentar[6,10].

A obstrução da laringe também pode ocorrer durante ou após cirurgia bucal, como extrações dentárias, ou de otorrinolaringologia por aspiração de coágulos sanguíneos[6]. O próprio material ressecado pode, por acidente cirúrgico, deslocar-se e obstruir o espaço glótico.

Há, na literatura médico-legal, referência a suicídio com corpos estranhos, como o descrito por Knight[6], no qual um indivíduo introduziu na faringe um vidro de comprimidos fechado.

O mecanismo de morte nem sempre é claro. Em várias ocasiões, faltam os sinais de asfixia. Ou a evolução é rápida demais para que tenha havido asfixia. Alguns autores admitem que possa ocorrer morte reflexa por excitação da mucosa da faringe, ou da laringe, pelo corpo estranho e resposta pelo nervo vago, provocando uma parada cardíaca imediata[4,6]. Como sempre, essas paradas não podem ser comprovadas, apenas são presumidas em face de escassez ou ausência dos sinais de asfixia.

• Perícia

Geralmente, a história é bastante sugestiva do fato. Em 1970, Figueiredo[11] publicou o caso de um jovem que estava mascando chiclete e jogando futebol. De repente, ao disputar uma jogada, caiu como se tivesse sido atingido violentamente e morreu logo depois sem que houvesse tempo para ser socorrido. O corpo foi removido para o IML do Rio de Janeiro e a necrópsia revelou a causa da morte – havia uma massa de goma de mascar alojada no espaço glótico e presa às cordas vocais.

Na maioria das vezes, o exame externo é negativo, podendo haver, ou não, cianose. Só a dissecção dos órgãos da boca e do pescoço permite a visualização da obstrução. O corpo estranho costuma alojar-se no espaço glótico, logo acima das cordas vocais. A mucosa pode apresentar edema na epiglote e nas cordas vocais e, por vezes, focos de hemorragia.

Quando se trata de bolo alimentar, é preciso fazer o diagnóstico diferencial com aspiração de material mal digerido e regurgitado. Na maioria das vezes, não é difícil porque o bolo alimentar aspirado não costuma estar triturado ou acompanhado por outros fragmentos. Em casos de persistir a dúvida, deve-se usar um papel indicador de pH. A acidez do material aspirado indicará sua procedência gástrica[6].

A aspiração de vômito tem sido referida como causa da morte em ocasiões distintas. Mas tem havido certo exagero. A aspiração em vida só é possível em estados de inconsciência ou de intoxicação que alterem os reflexos de defesa do organismo, como na embriaguez alcoólica intensa. Nesses casos, o ébrio tem as roupas sujas pelo vômito e a quantidade de material aspirada é relativamente abundante[6].

Pode haver penetração *post mortem* de parte do conteúdo gástrico na traqueia, pela manipulação do cadáver, como foi demonstrado por Gardner. Ele introduziu pasta de bário no estômago de pessoas recém-falecidas, ainda no hospital, e conseguiu encontrar o mesmo material na árvore traqueobrônquica, por exame radiológico feito no necrotério[6]. Knight[6] encontrou material gástrico na árvore respiratória em um quarto dos casos, em 100 necrópsias consecutivas de adultos e crianças. Diz esse autor que, para que se afirme que a aspiração ocorreu em vida, é preciso que se encontrem focos de necrose da mucosa respiratória ou de septos alveolares com reação inflamatória ao redor. Mas convém lembrar que a aspiração de vômito causa broncoespasmo e insuficiência respiratória, que pode evoluir rapidamente para a morte, sem tempo para que essa resposta do organismo seja nítida[12]. Na verdade, a melhor prova de que houve aspiração em vida pode ser o depoimento de testemunhas, como no caso de aspiração durante anestesia ou na sala de recuperação anestésica. Um falso diagnóstico de morte por aspiração de vômito pode esconder a real causa, além de trazer sofrimento moral para aqueles que eram responsáveis pelos cuidados com o enfermo.

SUFOCAÇÃO INDIRETA

É a asfixia violenta causada por compressão do tórax. Os autores ingleses referem-se a ela como asfixia traumática. Ocorre sempre que uma pressão muito forte impede a expansão torácica na inspiração. Mas é preciso não esquecer que a compressão tem que impedir também a movimentação abdominal. Pode ser causada por acidentes de trânsito, desmoronamento de construções, deslizamento de encostas, avalanches, estouro de multidões e ação criminosa. Com crianças pequenas, pode ocorrer quando dormem no mesmo leito que os pais. A probabilidade de compressão torácica é a mesma da sufocação direta. Na maioria das vezes, portanto, a sufocação indireta é acidental.

O tipo mais frequente é o que se dá em acidentes de trânsito. Ora a vítima fica presa nas ferragens, ou entre o banco e o volante; ora é jogada para fora de um veículo que capota e tomba sobre o seu corpo. Às vezes, fica imprensada contra um anteparo, ou tem o tronco comprimido pela roda do veículo. As grandes aglomerações humanas de shows, eventos públicos ou esportivos, festas e comemorações, quando muito concentradas com relação às possibilidades de evacuação, guardam um potencial de dano que se torna incontrolável quando deflagrado. Balthazard[1] relata o estouro da multidão que se aglomerava nas ruas e praças de Moscou em 1896, quando da coroação de Nicolau II. Houve pânico por algum motivo, e os milhares de pessoas aglomeradas começaram a correr irracionalmente, de modo que muitas delas caíram e foram pisoteadas, ou tiveram que suportar sobre si o peso das demais. Morreram mais de 3 mil pessoas, a maioria por compressão do tórax. Knight[6] menciona um empilhamento humano que ocorreu em 1943, em Londres, durante um bombardeio alemão na Segunda Guerra Mundial. As pessoas correram para um abrigo na estação Bethnal Green do metrô e, ao descerem os degraus da escadaria, algumas caíram e tentaram segurar-se nas outras. O resultado foi que 173 morreram, principalmente por compressão do tórax. Em 1986, no estádio belga de Heisl, houve um tumulto provocado pelos famosos *hooligans* durante a partida entre o Liverpool e o Juventus pela decisão da Copa Europeia de Futebol, resultando em vários mortos.

As sufocações indiretas que ocorrem nos soterramentos serão estudadas no Capítulo 26 – Asfixias por Modificações do Meio Ambiente.

Lesões externas

A compressão do tórax, além de impedir a inspiração, faz aumentar a pressão intratorácica, de modo que dificulta muito o retorno do sangue venoso pelas veias cavas superior e inferior e o enchimento do coração. Mas o ventrículo esquerdo continua a lançar sangue para o sistema arterial, de modo que continua o débito cardíaco, embora prejudicado. Desse modo, o sangue que vai para a periferia tem grande dificuldade de retorno e se acumula no sistema venoso, com grande aumento da pressão na extremidade venosa dos capilares e nas vênulas. Esse distúrbio é mais sentido no território da veia cava superior, principalmente na área drenada pelas veias jugulares, que são desprovidas de válvulas antirrefluxo. Por isso, há pequenas roturas das vênulas e formação de minúsculos pontos equimóticos, vistos principalmente na cabeça e no pescoço. Além disso, pelo aumento de pressão venosa, forma-se edema, principalmente nas partes em que o tecido conjuntivo de sustentação é mais frouxo, como nas pálpebras, nas conjuntivas oculares, nos lábios e nas mucosas em geral.

Disso resulta que as pessoas vítimas de compressão torácica apresentam a pele da face semeada por milhares de pequeninas equimoses petequiais, tão próximas entre si que lhe conferem uma cor arroxeada muito escura, característica, conhecida como *máscara equimótica de Morestin* (Figura 24.10). Thoinot[3] refere que já foi chamada de infiltração equimótica difusa da face por Lejars, de cianose cervicofacial por Le Dentu e de máscara equimótica também por Mauclaire e por Burnier, além de Morestin. As conjuntivas oculares apresentam numerosas petéquias e edema, mas as hemorragias podem ser tão intensas a ponto de formarem coleções sanguíneas que cobrem toda a parte branca do olho e se projetam para fora entre as pálpebras. Estas, por sua vez, estão tumefeitas por edema intenso e, por vezes, ajudam a esconder os globos oculares. Os lábios estão tumefeitos, assim como a língua. Apresentam petéquias vistas pela face vestibular. As gengivas podem revelar hemorragia confluente a ponto de formarem um lençol hemorrágico. Por vezes, há hemorragia externa por sangramento da mucosa nasal e até otorragia[6] (Figuras 24.11 e 24.12).

As petéquias cutâneas podem estender-se até o tórax, com intensidade variada. É comum que se tornem confluentes nos locais de maior intensidade dos livores de hipóstase. Aqui, a mancha hemorrágica pode ser extensa e interrompida apenas

nas áreas submetidas à compressão externa nos pontos de apoio ou de dobras e espessamentos da roupa.

Nos casos de soterramento, somam-se os efeitos do meio soterrante.

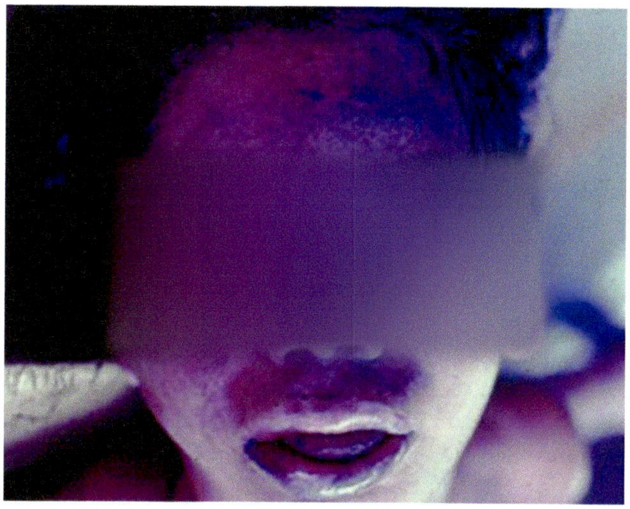

Figura 24.10 – Máscara equimótica. Notam-se centenas de petéquias em toda a pele da face, edema palpebral e dos lábios. A vítima foi soterrada por deslizamento de terra na encosta de um morro do Rio de Janeiro.

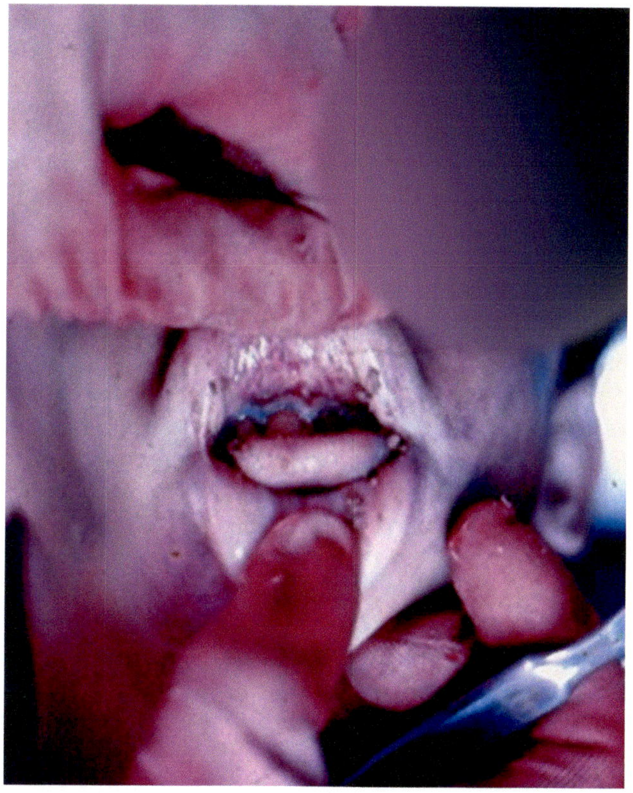

Figura 24.11 – Neste caso, a abertura da boca mostra hemorragia gengival difusa, edema labial e da língua, que está presa entre as arcadas dentárias.

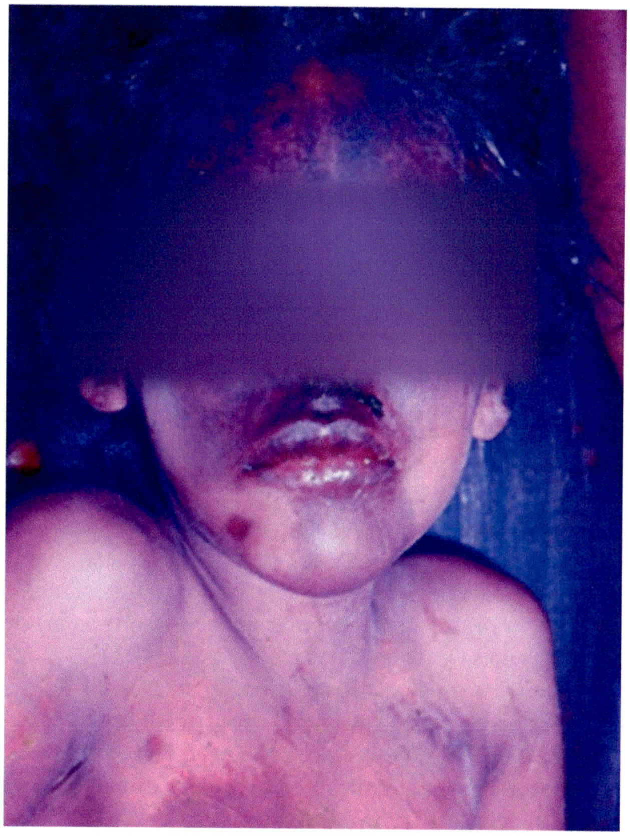

Figura 24.12 – Máscara equimótica. Neste outro caso, além da cor roxa escura decorrente da confluência de centenas de petéquias, há edema palpebral e labial, sangramento nasal e placa de escoriação na região masseterina direita.

Lesões internas

Observam-se congestão pulmonar e manchas de Tardieu na pleura e no epicárdio. Conforme o agente que produz a compressão do tórax, é possível encontrar fraturas costais, com ou sem rotura pulmonar adjacente, focos de infiltração equimótica no gradil costal e, às vezes, rotura de vísceras abdominais. O exame da cavidade craniana pode mostrar focos hemorrágicos na face profunda do couro cabeludo, fratura de calota e focos de hemorragia subaracnoidea, dependendo do agente causal.

Perícia

A maior dificuldade pode vir a ser determinar até que ponto a morte foi causada pela compressão do tórax, uma vez que a associação do histórico com o exame externo permite fazer o diagnóstico com facilidade. A coexistência de lesões por ação contundente pode trazer dúvidas quanto à real causa da morte, desde que sejam idôneas para matar. Mas a inexistência de coleções hemorrágicas de vulto nas grandes cavidades ou nos espaços meníngeos afasta a possibilidade de ação contundente. Nos casos de soterramento, é preciso examinar as vias respiratórias em toda a sua extensão.

SÍNDROME DA MORTE SÚBITA INFANTIL

A morte de crianças pequeninas sem uma explicação plausível tem causado problemas para os seus responsáveis desde a Antiguidade. Na maioria das vezes, eram acusados de negligência e de terem sufocado a criança com o peso do próprio corpo. A crença nessa possibilidade já foi tão arraigada que ensejou vários tipos de pena para aqueles acusados. A sucessão dos casos levados aos tribunais, porém, acabou por fazer crer que a maioria não correspondia àquela acusação. Com o tempo, os patologistas começaram a aceitar a possibilidade de se tratar de uma forma de morte súbita não violenta, com características de morte asfíxica. Atualmente, há um consenso de que constitui uma síndrome particular. Foi definida pelo United States National Institute of Child Health and Human Development como: "A morte súbita de uma criança abaixo de 1 ano de idade que permanece inexplicada após uma investigação minuciosa, incluindo autópsia completa, exame do local onde estava o corpo e revisão da história clínica"[7]. A partir de 1979, passou a constar entre as causas de morte admitidas pela Organização Mundial da Saúde.

Trata-se de um diagnóstico feito mais por exclusão do que pelas alterações morfológicas encontradas. Para que se atribua a morte a essa síndrome, é preciso que a história clínica, os dados morfológicos macro e microscópicos e os exames microbiológico e toxicológico não consigam estabelecer uma causa conhecida.

O perfil epidemiológico da criança morta inclui idade entre 2 e 4 meses, sexo masculino, prematuro, baixo peso ao nascer, com vários irmãos mais velhos, alimentado por mamadeira, com hábito de dormir de bruços, de pais jovens e pobres, sendo a mãe fumante ou usuária de drogas, tendo sofrido infecção durante a gestação. Mas há desvios desse padrão[7].

A macroscopia costuma revelar criança normal; bem nutrida; com secreção mucosa ou serosa, por vezes espumosa, nas narinas; ânus sujo de fezes; mãos crispadas; petéquias no timo, na pleura e no epicárdio; edema dos pulmões; sangue líquido no coração; bexiga vazia e edema cerebral[7]. Não há petéquias na face nem nas conjuntivas oculares. A microscopia confirma os achados macroscópicos e pode revelar discreta esteatose hepática microvesicular e pequenos focos de infiltrado mononuclear na mucosa das vias aéreas[7].

Apesar de haver inúmeros trabalhos científicos tentando definir uma causa para a síndrome, ainda existem muitas controvérsias. Todos os aparelhos e sistemas do organismo já foram responsabilizados, desde o sistema nervoso autônomo até alterações imunológicas. Byard[7] acredita que haja vários caminhos para se chegar a essa síndrome fatal, razão pela qual há tantos trabalhos contraditórios em relação a sua etiologia.

Importância médico-legal

Do ponto de vista médico-legal, a importância de conhecer os aspectos particulares dessa síndrome é não ser afoito em diagnosticar morte por sufocação em crianças pequenas só porque elas apresentam sinais de asfixia, como congestão polivisceral, petéquias nas serosas e edema pulmonar. Antes de firmar o diagnóstico de sufocação, é preciso que se encontrem sinais sugestivos do tipo de violência sofrida pela criança. Mas, em contrapartida, na ausência desses sinais, é melhor considerar o caso como de morte de causa indeterminada quando não for possível obter um relato fidedigno e minucioso dos antecedentes e do local da morte antes de admitir a síndrome da morte súbita infantil.

Todo cuidado é pouco antes de se firmar um diagnóstico nesses casos. Mas algumas considerações se impõem. Em primeiro lugar, é preciso fazer um levantamento dos antecedentes familiares para saber se é o primeiro caso de morte súbita de infante naquela família, ou se a pessoa que cuidava da criança já esteve envolvida em algum caso semelhante. Di Maio[5] afirma que se deve admitir a ocorrência de um ou outro caso da síndrome, mas que dois casos na mesma família são bem pouco prováveis; a ocorrência de três, impossível.

Realmente, a história traz exemplos de mulheres que, seguidamente, foram envolvidas em ocorrências dessa natureza. No início do século XX, ficou famoso o caso da Sra. Jeanne Weber, que chegou a matar nove crianças, uma de 7 anos de idade. Os seus crimes foram cometidos ao longo de 4 anos, tempo durante o qual foi aos tribunais por três vezes acusada de homicídio por sufocação e escapou duas vezes porque a prova pericial foi considerada fraca e repelida por pareceres dados por Thoinot. No último crime, foi surpreendida em flagrante, asfixiando a vítima, e os peritos tiveram o cuidado de documentar bem as lesões para que seu laudo não fosse refutado como os precedentes. Detalhes do caso podem ser lidos em Thornwald[14].

Embora seja repugnante a ideia, já foram relatados vários casos de mães que matam seus filhos seguidamente, conforme noticiado por Toufexis[13] em artigo publicado na revista *Time* de 11 de abril de 1994. Um dos casos foi o de Waneta Hoyt, que chegou a matar seus cinco filhos, conforme ela mesma acabou confessando cerca de 20 anos mais tarde. Só se esclareceram as mortes porque os dois últimos filhos foram acompanhados por um médico interessado na síndrome da morte súbita infantil, que propunha que havia um defeito genético capaz de fazer com que essas crianças tivessem parada respiratória durante o sono. O levantamento minucioso das cinco mortes foi cair nas mãos de uma legista, que cedeu uma cópia da tese daquele médico a um promotor, que passou a investigar mais a fundo o lado sombrio dos casos com olhos de policial. Acabou identificando a inicial H da família como sendo de Hoyt nos registros hospitalares e de assentamentos de óbitos. Na verdade, a Sra. Hoyt sufocou os seus cinco filhos. Três foram sufocados com um travesseiro, um com uma toalha de banho e o outro teve a face comprimida contra o ombro da mãe. No mesmo artigo, são citados mais três casos semelhantes em que a própria mãe matou os filhos. Uma delas assassinou nove crianças.

A investigação desses casos tem que incluir os antecedentes familiares porque, nos casos de homicídio, há a história de uma criança ter sido já atendida, por outras vezes, em emergências hospitalares por crises de insuficiência respiratória, sempre levada por outros familiares que não a mãe, ou por amigos íntimos. Os que convivem com essas assassinas não admitem a realidade por causa do envolvimento emocional, até que a repetição dos casos torna impossível não se desconfiar de crime. Os psiquiatras propõem que se trata de distúrbio afetivo em que existe uma síndrome de Munchausen por procuração. Na ânsia de receber atenção, em vez de simularem doença própria, agridem os filhos para receberem a ternura e a piedade dos mais próximos. Há uma carência afetiva extremamente perigosa[13].

REFERÊNCIAS BIBLIOGRÁFICAS

1. Balthazard V. Suffocation. In: A. Gilbert & L. Fournier (ed.). Précis de médecine légale. 2.ed. Paris: Librairie JB. Baillière et Fils; 1911. Capítulo V, p. 181-185.
2. Brouardel P. La suffocation. Terceira parte, De la pendaison, la strangulation, la suffocation, la submersion. P. Brouardel (ed.). Paris: Librairie JB. Baillière et Fils; 1897. p. 381-418.
3. Thoinot L. Asphyxies mécaniques. In: L. Thoinot (ed.). Précis de médecine légale. Paris: Octave Doin et Fils Éditeurs; 1913. Capítulo V, p. 586-802.
4. Camps FE. Unnatural death due to asphyxia. In: Gradwohl's legal medicine. 2.ed. Londres: Williams & Wilkins; 1968. Capítulo 18, p. 335-44.
5. Di Maio JD, Di Maio VJ. Asphyxia. In: Forensic pathology. Boca Ratón: CRC Press; 1983. Capítulo 8, p. 207-51.
6. Knight B. Suffocation and "asphyxia". In: Bernard Knight (ed.). Forensic pathology. 2.ed. Londres: Arnold; 1996. Capítulo 14, p. 345-360.
7. Byard RW. Sudden infant death syndrome. In: Roger W. Byard e Stephen D. Cohle (ed.). Sudden death in infancy, childhood and adolescence. Cambridge: Cambridge University Press; 1994. Capítulo 13, p. 417-497.
8. Cohle SD. Accidental death. In: Roger W. Byard e Stephen D. Cohle (ed.). Sudden death in infancy, childhood and adolescence. Cambridge: Cambridge University Press; 1994. Capítulo 2, p. 6-46.
9. Collins KA. Death by overlaying and wedging. A 15-year retrospective study. Amer J Forensic Med Path. 2001;22:155-159.
10. Spitz WU. Asphyxia. In: Werner U. Spitz (ed.). Medicolegal investigation of death. 3.ed. Springfield: Charles C. Thomas Publisher; 1993. Capítulo XI, p. 444-497.
11. Figueiredo JG. Oclusão da laringe por goma de mascar. Rev IML Gb. 1970;1:(2):29-31.
12. Stauffer JL. Lung. In: Lawrence M. Tierney Jr., Stephen J. McPhee e Maxine A. Papadakis (ed.). Current medical diagnosis and treatment. 36.ed. Londres: Prentice-Hall International; 1997. Capítulo 9, p. 236-319.
13. Toufexis A. When is crib death a cover for murder? Time. p. 36-37, 11 de abril de 1994.
14. Thornwald J. Os mortos contam sua história. Tradução para o português por Leônidas Gontijo de Carvalho. Rio de Janeiro: Editora Civilização Brasileira; 1968.

CAPÍTULO 25

Asfixias por Constrição Cervical

Hygino de Carvalho Hercules

Podem ser estudadas em conjunto, pois o mecanismo de morte, qualquer que seja o tipo, resulta da interação de fatores respiratórios, vasculares e nervosos, diferindo apenas no que diz respeito à predominância de cada um deles. Os autores, em geral, distinguem duas modalidades, que são o enforcamento e o estrangulamento. No enforcamento, o laço é acionado pelo próprio peso da vítima; no estrangulamento, por força diversa do seu peso. Por sua vez, o estrangulamento é dividido em dois tipos principais: com laço e com as mãos. O estrangulamento com as mãos também recebe a denominação *esganadura*[1]. Alguns autores de língua inglesa admitem usar o termo *throttling* no mesmo sentido[2,3]. Mas há formas de estrangulamento que são difíceis de se classificar, por não serem feitas com o laço nem com as mãos. Um tipo é a constrição do pescoço feita com os membros superiores, em que um deles faz uma pinça tendo o cotovelo como ponto fixo, enquanto o outro a aperta puxando o punho para fechar o ângulo, a popular "gravata". Outra forma é a constrição com as coxas aplicadas na face lateral do pescoço, como ocorre em golpes de luta livre. Almeida Júnior[4] os inclui nas esganaduras. Também é difícil de classificar o estrangulamento praticado pelos lutadores de jiu-*jítsu* e de judô, no qual parte da pressão é exercida pela gola do quimono e o resto do laço completado pela força das mãos e antebraços do lutador agressor ao tracionar a referida gola.

Em face dessas dificuldades, achamos melhor usar apenas três termos: *enforcamento*, *estrangulamento* e *esganadura*. Suas características e abrangência serão expostas a seguir.

ENFORCAMENTO

É uma forma de asfixia mecânica produzida por constrição do pescoço por meio de um laço acionado pelo peso da própria vítima. O corpo pode estar totalmente suspenso, ou apoiado parcialmente sobre o solo. No primeiro caso, diz-se que o enforcamento é *completo*; no segundo, *incompleto*. Às vezes, a suspensão é completa, mas a poucos centímetros do solo. Assim, se o material da corda ceder e esticar um pouco com o tempo, um enforcamento completo pode tornar-se incompleto[2]. Como veremos no estudo dos mecanismos de morte dos enforcados, não há necessidade da força de todo o peso do indivíduo para que ela ocorra. Nos enforcamentos incompletos, o ponto de suspensão não está muito distante do solo, de modo que os membros inferiores, e às vezes até mesmo os quadris, tocam a sua superfície. Nesses casos, se a suspensão durar pouco tempo, o sulco pode ser mais raso e se confundir com estrangulamento, principalmente se tiver direção horizontal, como ocorre nos casos em que o indivíduo se apoia nos joelhos e joga o corpo para diante. Knight[2] refere que isso aconteceu com o nazista Rudolf Hess, em 1987, na prisão de Spandau.

Em certos casos de execuções judiciais, soma-se ao peso da vítima o do carrasco, que se pendura no corpo do condenado pouco antes de se abrir o alçapão. Seja completo ou incompleto, o mecanismo de morte nos enforcamentos depende tanto da tensão suportada pela corda quanto da posição relativa do nó e da alça.

Estudaremos as alterações externas e internas encontradas nas vítimas de enforcamento comum, não judicial, antes de nos determos na apreciação dos mecanismos de morte.

Alterações externas

Seu estudo inclui as características do dispositivo de suspensão, formado pelo laço, o nó e o ponto de suspensão, as lesões presentes no corpo e as peculiaridades dos fenômenos cadavéricos.

• Dispositivo de suspensão

O laço

Em geral, é formado por apenas uma volta e dotado de um nó, que pode ser fixo ou deslizante. Ao nó, opõe-se a alça do laço. Se o nó estiver para trás, na nuca, e a alça para diante, o enforcamento será chamado de *típico*. Fora dessa posição, será *atípico*. Nesse caso, o nó pode estar colocado lateral ou anteriormente. Em nosso meio, temos observado que o mais comum é o nó estar situado entre a orelha e a protuberância occipital. Os menos frequentes são os enforcamentos com o nó situado anteriormente.

O laço pode ser confeccionado com cordas de náilon, fibra ou cânhamo, cordões, fios, arames e outros materiais disponíveis, como toalhas, tiras de lençol, cintos, suspensórios, cadarços, gravatas, cachecol, lenços ou qualquer outro improvisado para esse fim. Em 1979, no Rio de Janeiro, um homem, acusado de violar a própria filha adolescente, foi achado enforcado no interior de uma cela de delegacia de polícia. O laço era formado por sua calça comprida, que tinha sido colocada com a cintura a cavaleiro por fora de uma das barras de ferro da janela e as pernas caídas para o interior do cômodo, amarradas pela extremidade, de modo a formar uma alça que passava por diante e lateralmente ao pescoço da vítima. O caso suscitou dúvidas quanto à causa jurídica da morte por parte da magistratura e teve grande repercussão na imprensa nacional[5] (Figuras 25.1 a 25.3).

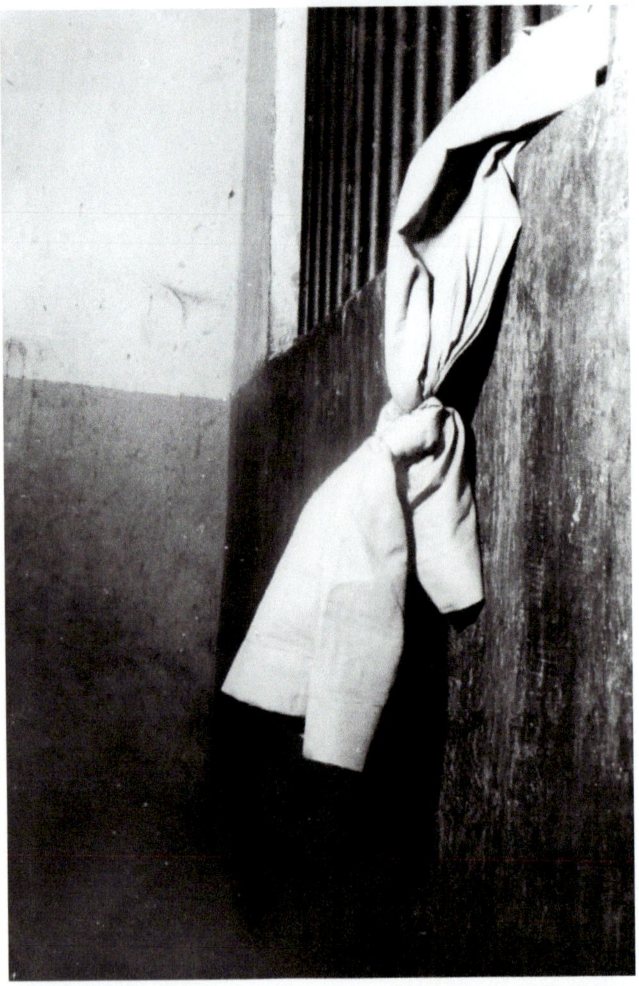

Figura 25.1 – Aspecto do laço formado pela calça, visto pelo lado de dentro da cela.

O nó

Como já referimos, pode ser fixo ou deslizante, simples ou múltiplo. Certos tipos de nós são característicos de determinadas atividades laborativas ou esportivas. Escoteiros, vaqueiros, bombeiros e marinheiros conhecem tipos especiais de nós. Se uma pessoa leiga nessas atividades aparece enforcada com um laço cujo nó tem essas peculiaridades, é provável que se trate de simulação de suicídio. Os peritos, nesses casos, devem estar ainda mais atentos para os detalhes do local onde o corpo estiver. Entre os nós corrediços, o mais comum é constituído por uma extremidade amarrada em forma de alça fechada, por dentro da qual se passa e corre a outra ponta (Figura 25.4).

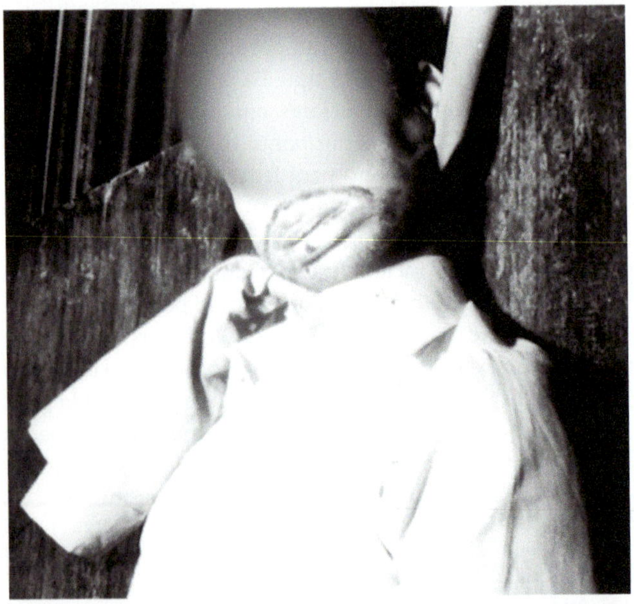

Figura 25.2 – A vítima ainda no local do enforcamento, vendo-se protrusão e cianose da língua e o laço passando por diante da orelha esquerda. Mesmo caso da figura anterior.

O ponto de suspensão

Para que se processe o enforcamento, é necessário que haja um ponto fixo mais elevado que ofereça resistência ao peso do corpo. Quando o ato é consumado dentro de casa, são usados elementos como portas, maçanetas, janelas de grades, ganchos para redes, chapeleiros, haste da cabeceira da cama e outros. Se ao ar livre, são mais comuns galhos de árvores ou postes. Knight[2] refere um caso em que o indivíduo se valeu de uma corda estendida entre dois postes de um jardim. No caso de serem usados galhos, a subida da vítima pode deixar marcas na árvore e escoriações no seu corpo.

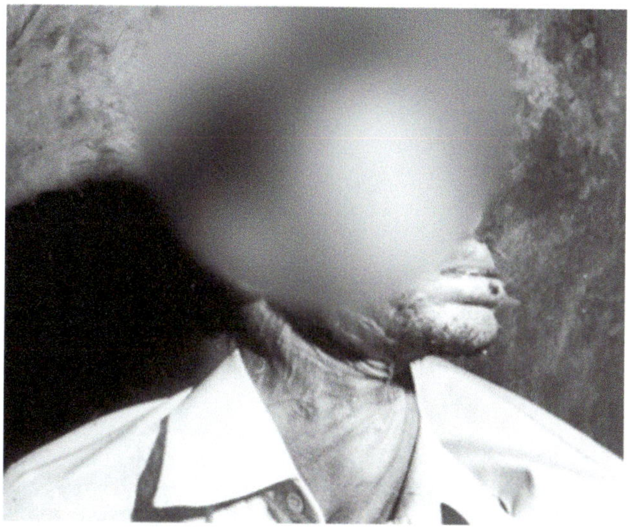

Figura 25.3 – Vista lateral direita da face e do pescoço, onde se nota o sulco largo e marcado por depressões que correspondem às dobras do pano. Há protrusão da língua e edema e cianose dos lábios.

• Lesões externas

O corpo dos enforcados não costuma apresentar outros sinais de violência que não os causados pelo laço. A lesão mais importante é o sulco produzido pelo laço ao redor do pescoço. Além do sulco, devem ser estudadas outras alterações presentes no pescoço e nos outros segmentos do corpo, por exemplo lesões por ação contundente decorrentes das convulsões que costumam anteceder a morte.

Sulco

É a alteração mais característica encontrada nos enforcados. Tem grande importância médico-legal, tanto por ser constante como por ser, via de regra, patognomônico. Em raras ocasiões, pode ser tão superficial que passe despercebido a um exame pouco minucioso, o que ocorre nos casos de enforcamento incompleto com laço feito de material mole, ou quando houver interposição de roupa ou outros materiais entre ele e a pele. Em condições habituais, é oblíquo com relação ao eixo do pescoço e ascende desde a posição da alça até o local do nó. Quando este é fixo, o sulco costuma ser incompleto, porque se torna superficial à medida que dele se aproxima, podendo interromper-se[2] (Figuras 25.5 e 25.6). Entretanto, se o nó for de correr, quando o corpo fizer tração sobre a corda, o laço apertar-se-á de modo a comprimir toda a circunferência do pescoço. Tanto com nó fixo quanto com nó corrediço, o sulco sempre é mais profundo na área pressionada pela alça (Figuras 25.7 a 25.9). O aspecto geral do sulco depende de vários fatores ligados à natureza do laço e ao tipo de enforcamento, conforme veremos a seguir.

Natureza do laço

Se o laço for constituído por material áspero, o sulco apresentará largas áreas de escoriação, que terão cor pardo-avermelhada. Se for feito de material mais mole, ou liso, o arrancamento da epiderme será muito menor ou nulo.

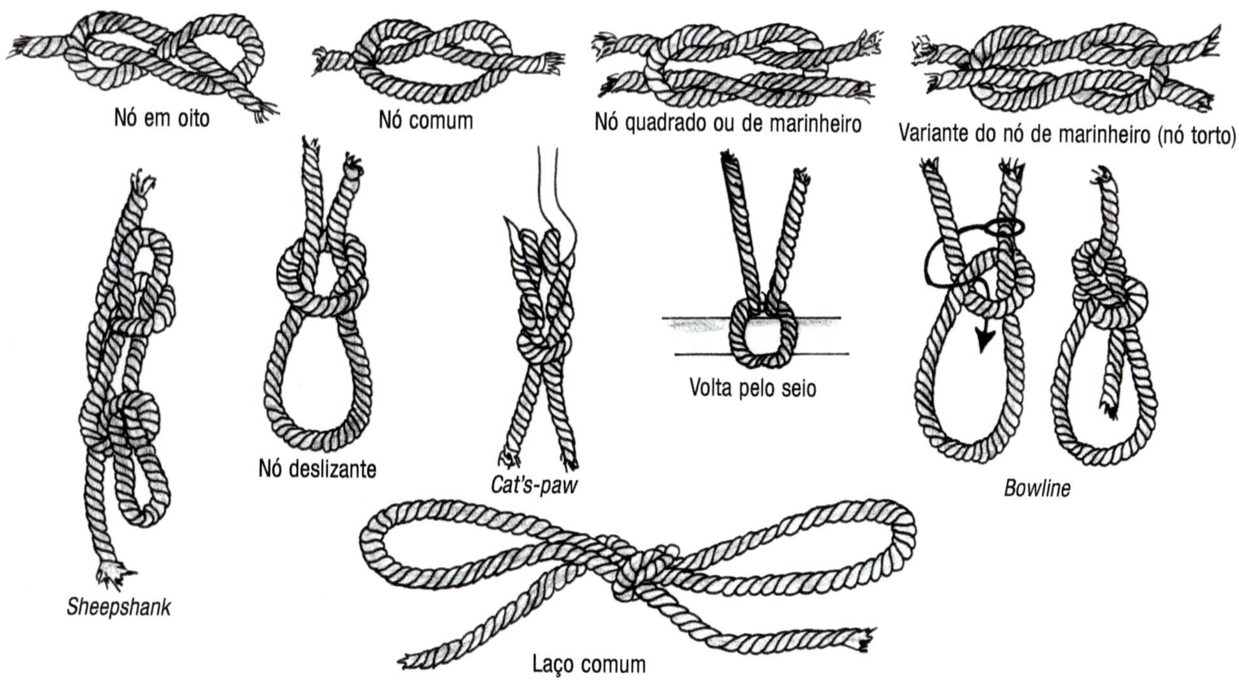

Figura 25.4 – Tipos especiais de nós.
Fonte: Adaptada de *Encarta Encyclopedia*, 1996.

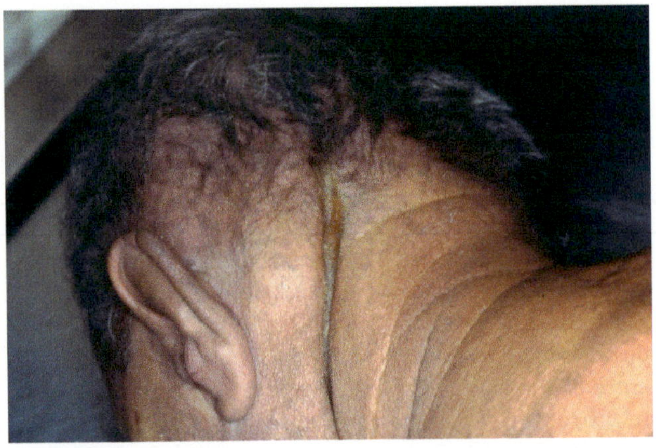

Figura 25.5 – Sulco bem demarcado pelo lado esquerdo do pescoço, que ascende para trás em direção à nuca e se superficializa, desaparecendo no couro cabeludo.

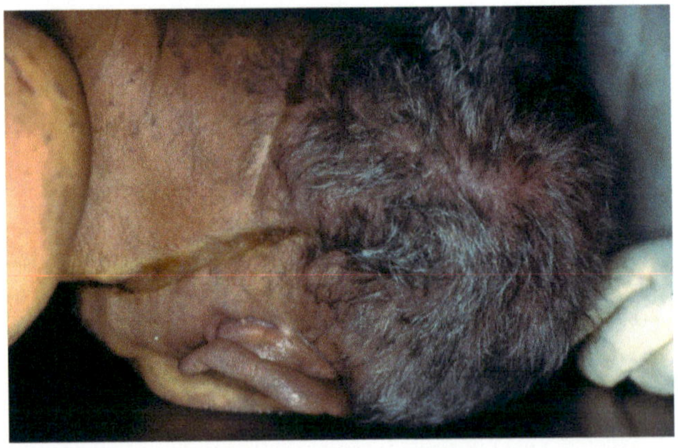

Figura 25.6 – Lado direito do sulco, que termina no couro cabeludo, à semelhança da metade esquerda. Mesmo caso da figura anterior.

Número de voltas

O enforcamento com laço múltiplo não constitui raridade, embora não seja frequente. Mas nem sempre o número de sulcos corresponde ao número de voltas do laço ao redor do pescoço. Quando há várias voltas, algumas se superpõem e deixam impressão única. É possível que a pele entre uma volta e outra fique pinçada, formando uma crista ao longo do sulco. Nesse local, podem-se formar pequenas vesículas de conteúdo seroso[6]. Além do mais, a ocorrência de mais de uma volta dilui a força exercida pelo laço, de modo que os sulcos ficam menos profundos. Por vezes, nos laços com mais de uma volta, um dos componentes pode apresentar direção horizontal, geralmente a primeira laçada[6].

Largura do laço

O sulco deixado por laços largos é menos profundo do que o causado por laços mais estreitos. Isso ocorre porque a pressão exercida em cada centímetro quadrado da pele é inversamente proporcional à largura do laço, já que o peso

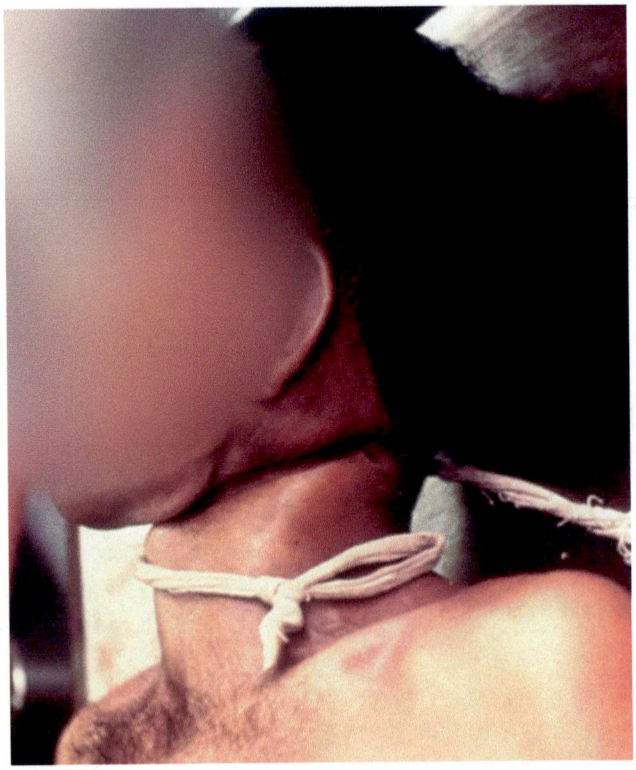

Figura 25.7 – Sulco de enforcamento bastante profundo, oblíquo, ascendente em direção à nuca, completo. O laço era deslizante e aparece desfeito.

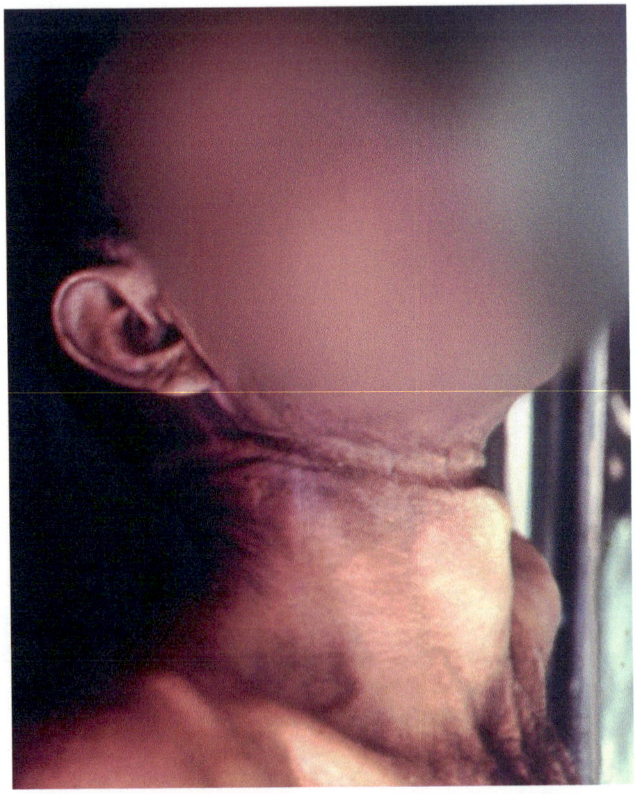

Figura 25.8 – Visão da face direita do mesmo sulco, provando que não é interrompido. Mesmo caso da figura anterior.

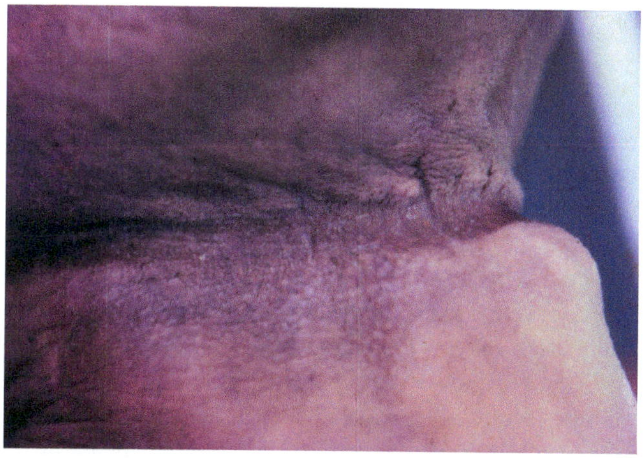

Figura 25.9 – Pregueamento transversal ao sulco na pele adjacente à sua borda superior. Os nós corrediços costumam se apertar mais conforme passa o tempo. Mesmo caso das Figuras 25.7 e 25.8.

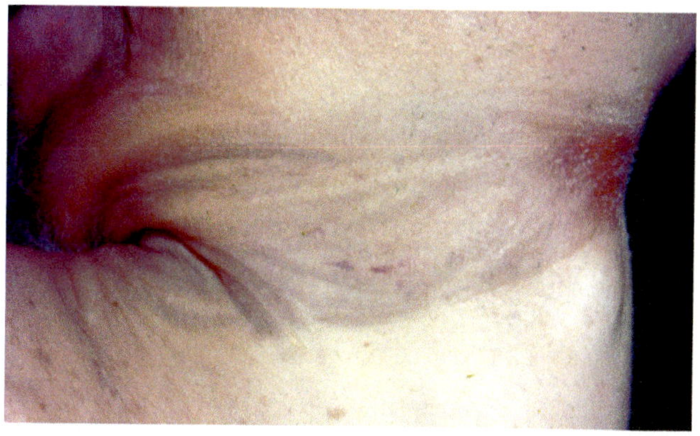

Figura 25.10 – Sulco largo, pouco profundo, em que o fundo apresenta faixas pálidas alternadas com outras mais cianóticas. O material usado foi uma colcha de cama. Notam-se duas pequenas vesículas de conteúdo serossanguinolento no seu terço médio em área onde a pele ficou comprimida entre duas dobras do pano.

do corpo é uma constante. O aspecto do fundo do sulco depende dessa relação. Em geral, é de aspecto apergaminhado, consistência firme e cor pardo-amarelada quando o laço é duro e de pouca largura. Sua superfície apresenta depressões e saliências que correspondem às irregularidades do laço (Figuras 25.10 e 25.11).

Peso do corpo, tempo e grau de suspensão

Interferem no aspecto do sulco porque são condições que modificam a intensidade da força exercida pelo laço. Os indivíduos obesos sofrem trações muito intensas, de modo que o sulco formado é bem mais profundo. No caso de se tratar de enforcamento incompleto, até mesmo eles podem apresentar sulco pouco intenso. Os sulcos menos nítidos são encontrados em pessoas magras submetidas a enforcamento incompleto durante curto tempo. Quanto maior o tempo entre a suspensão e a remoção do corpo, mais profundo será o sulco. As partes moles do pescoço vão cedendo gradualmente à pressão, a ponto de o sulco ter aspecto apergaminhado e maior transparência, em função da expulsão dos líquidos da pele por expressão. Olhando-se essa área de pele pela face profunda, contra a luz, vê-se uma linha mais transparente e clara, brilhante, que se chama *linha argentina*[6] (Figura 25.12).

Extensão da alça

Em alguns casos, o nó é fixo e o laço, muito longo, de modo que a alça entra em contato com o pescoço em menor extensão. Assim, a profundidade atingida pelo sulco é maior do que seria se o laço fosse menor e permitisse haver área mais extensa de contato com a pele. Nesses casos, o sulco costuma interromper-se antes de atingir o nó, sendo mais brusca a superficialização (Figuras 25.5 e 25.6).

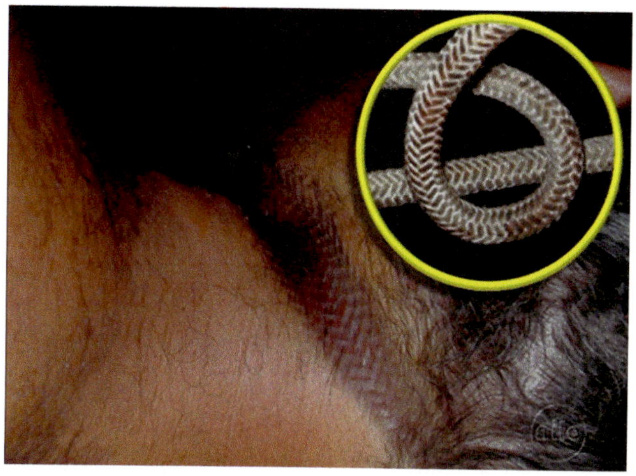

Figura 25.11 – Sulco cujo fundo retrata, em impressão negativa, a textura do material do laço que o produziu. No balão, foto de um segmento do laço. **Fonte:** Caso periciado por Nilo Jorge Gonçalves no Instituto Médico-Legal Afranio Peixoto (IMLAP).

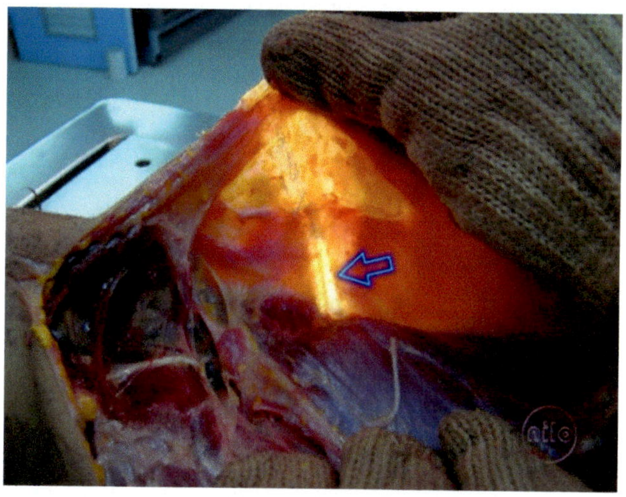

Figura 25.12 – Linha argentina, indicada pela seta, correspondente a um sulco de enforcamento típico, evidenciada por translucidação. **Fonte:** Caso periciado por Nilo Jorge Gonçalves no IMLAP.

Posição do nó

As partes moles da metade posterior do pescoço são mais resistentes à compressão do que as da metade anterior. Por isso, quando o nó está situado por trás - enforcamento típico -, o sulco é mais profundo do que seria se o nó estivesse por diante - enforcamento atípico anterior. Na nuca, o sulco tende a ser pouco profundo e menos nítido, qualquer que seja o tipo de enforcamento.

Topografia e deslizamento do laço após a suspensão

O sulco dos enforcamentos típicos costuma situar-se entre a borda superior da laringe e a topografia do osso hioide. Em geral, desloca-se um pouco para cima do ponto inicial de contato, em virtude da força constante exercida pelo peso da vítima[6]. Esse deslizamento ocorre mais na zona do sulco relacionada com o nó. Na alça, o deslizamento é mínimo, se houver. Pode ocorrer que se formem dois sulcos nas imediações do nó, um deles mais baixo e de menor intensidade e o outro mais acima e de maior profundidade. Por vezes, é possível encontrar estrias de arrancamento da epiderme unindo os dois sulcos. Isso tem levado à suspeita de tentativa prévia de estrangulamento.

Face

O aspecto geral da face varia muito. Pode estar cianótica, ou não. Depende de ter havido constrição capaz de bloquear o retorno venoso sem comprometer significativamente o fluxo de sangue pelas artérias carótidas. Com base nesse aspecto, os enforcados foram classificados em brancos e azuis. Hofmann[7] afirmava que os enforcamentos típicos produziam enforcados azuis, o que não era observado nos atípicos. Mas a experiência posterior veio demonstrar que essa regra não correspondia à realidade. A maioria dos enforcados tem a face pálida. James e Silcocks[8] revisaram os casos de enforcamento examinados durante 15 anos, em Cardiff, e só encontraram 27% de enforcados azuis. Na verdade, a cianose da face não depende de ter sido a morte causada predominantemente por asfixia e, sim, do bloqueio do retorno venoso. Essa compressão venosa provoca edema das partes moles e forma petéquias na pele e nas mucosas, principalmente nas conjuntivas oculares. A língua, de tonalidade violácea, aumenta de volume e pode projetar-se para fora, de modo a ficar presa entre as arcadas dentárias (Figuras 25.13 e 25.14). Por vezes, surge líquido sanguinolento das narinas e da boca.

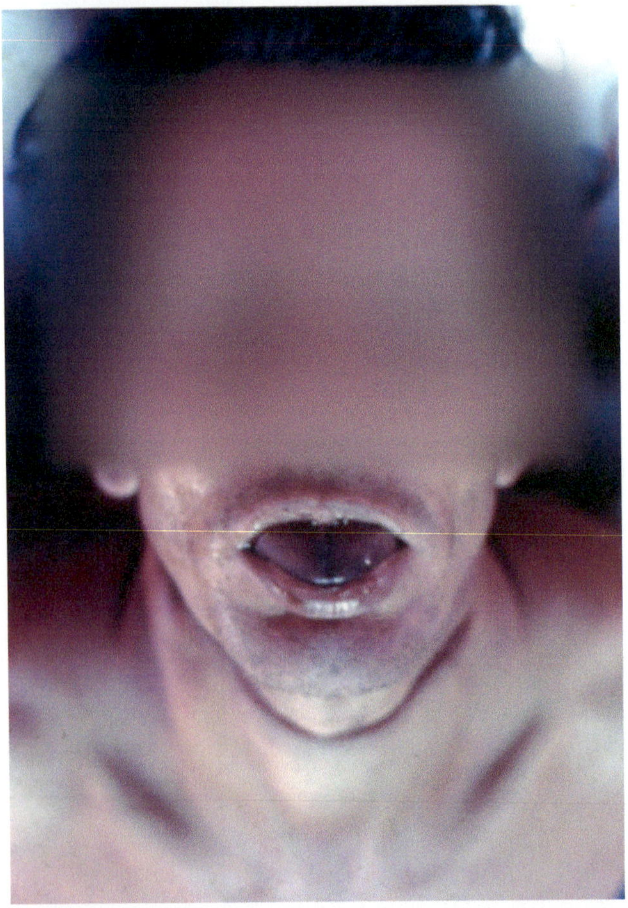

Figura 25.13 – Enforcado azul. Notam-se coloração azulada da face e procidência da língua, que tem cor escura por intensa congestão e cianose.

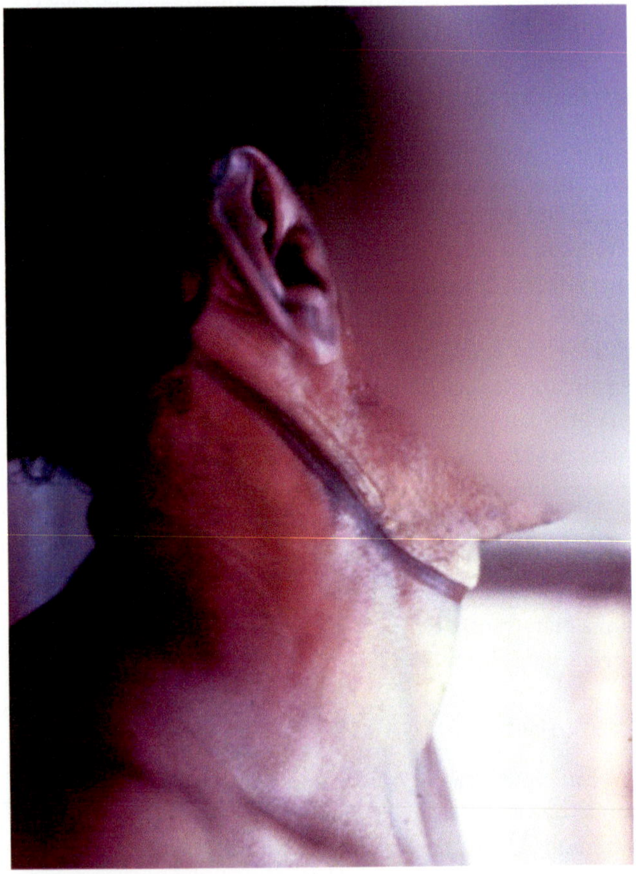

Figura 25.14 – Visão lateral direita do mesmo sulco, que tem direção oblíqua ascendente e cor pardo-avermelhada. A face tem pele de cor mais escura pela presença de numerosas petéquias nas regiões masseterina, parotídea e malar. Há projeção anterior dos lábios.

Em alguns casos, existem pequenas escoriações compatíveis com estigmas ungueais um pouco acima ou abaixo do sulco. Indicam possível arrependimento tardio do indivíduo, que tenta afrouxar o laço com as próprias mãos. Não devem ser interpretadas como sinais de esganadura, a não ser que haja outras marcas evidentes de violência, incompatíveis com a hipótese de suicídio. Nesse caso, estariam lesões incapacitantes, que tornariam impossíveis as manobras necessárias ao enforcamento, e outras que, pela localização e pela extensão, não poderiam ter sido produzidas pela própria pessoa. Por exemplo, lesões típicas de defesa nos antebraços e nas mãos, fraturas de ossos longos, ou mesmo do crânio.

Membros

No enforcamento completo, os membros costumam ficar estendidos ao longo do corpo. É possível encontrar pequenas escoriações ou equimoses discretas caso o corpo esteja próximo de anteparos capazes de causá-las de modo passivo no momento das convulsões que antecedem a morte.

Alterações internas

O exame interno dos enforcados costuma ser pobre. Com exceção das alterações presentes no pescoço, não se observam lesões importantes. Na maioria das vezes, faltam até mesmo os sinais gerais de asfixia. No pescoço, os achados variam conforme a posição do nó e da alça; e com o mecanismo de suspensão do corpo. Para maior clareza, faremos pequena descrição da anatomia do pescoço.

• Esboço da anatomia cervical

A anatomia topográfica do pescoço inclui, da superfície para o interior do corpo, os planos cutâneo, muscular, visceral e esquelético. A pele é mais fina nas faces anterior e laterais, sendo mais espessa na face posterior, que é um prolongamento do couro cabeludo. Nas faces em que é mais delgada, a pele desliza com facilidade sobre o plano muscular. Este consta de músculos que formam, *grosso modo*, dois níveis principais. O mais superficial é representado pelos músculos esternocleidomastóideos nas faces laterais e pelo trapézio posteriormente. O outro nível que nos interessa está representado pelos músculos que unem o assoalho da boca, o osso hioide, a laringe e o esterno. Existe, ainda, um grupo muscular que tem menor interesse para o nosso estudo, os músculos pré-vertebrais (Figura 25.15).

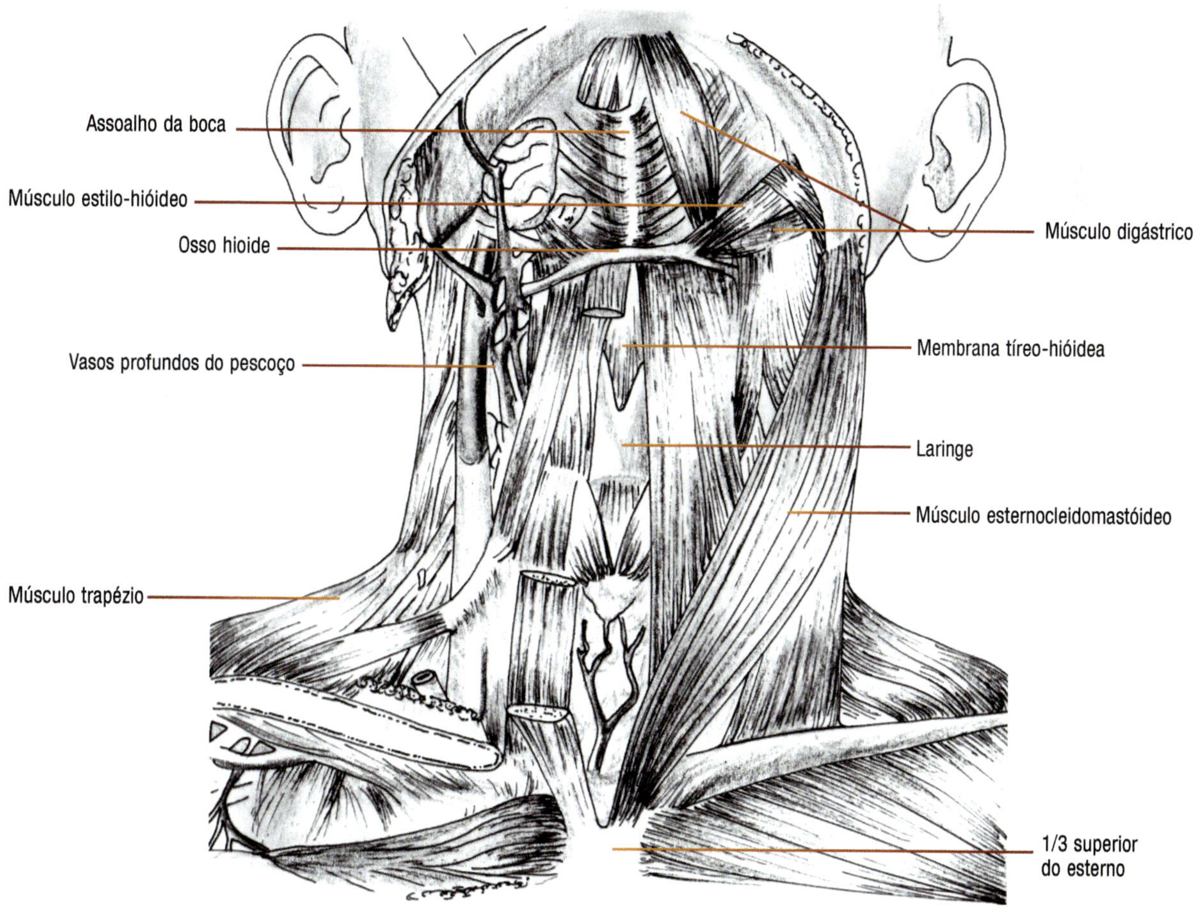

Figura 25.15 – Desenho esquemático do pescoço, no qual sobressaem os músculos, o osso hioide, a laringe e os vasos profundos (artéria carótida primitiva e veia jugular profunda).

O plano visceral contém os órgãos que estabelecem a relação entre as vias aéreas superiores e a traqueia: faringe e laringe; e entre a boca e o estômago: faringe e esôfago (Figura 25.16).

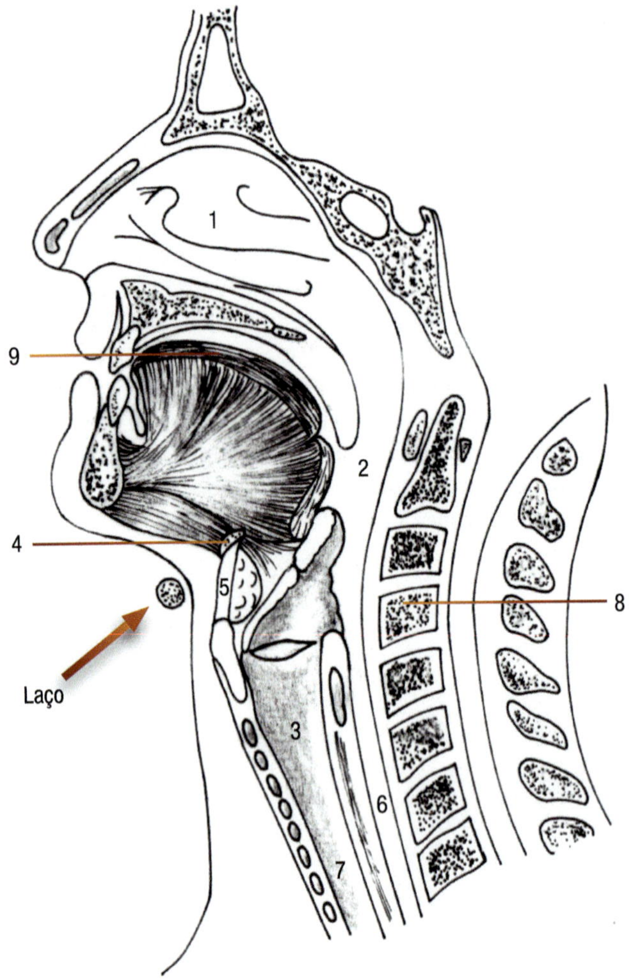

Figura 25.16 – Corte sagital da cabeça e do pescoço. Destacamos: **1.** fossas nasais; **2.** faringe; **3.** laringe; **4.** osso hioide; **5.** membrana tíreo-hióidea; **6.** esôfago; **7.** traqueia; **8.** coluna vertebral; **9.** língua.

O plano esquelético é formado pelo setor cervical da coluna vertebral. Mas é preciso lembrar que o osso hioide tem posição estratégica no plano visceral. Além desses elementos, no plano muscular, logo abaixo do músculo esternocleidomastóideo, está o feixe vasculonervoso representado pelas artérias carótidas primitivas, as veias jugulares profundas e o nervo vago (ou pneumogástrico) (Figura 25.15).

• Lesões cervicais internas

O exame interno dos enforcados tem por finalidade achar lesões que confirmem a causa da morte e que atestem a reação vital. Os aspectos mais importantes são encontrados no pescoço. Conforme a posição do nó e da alça, bem como o mecanismo de suspensão do corpo, as lesões observadas são diferentes.

Convém examinar em primeiro lugar a cavidade craniana. A remoção do encéfalo, além de possibilitar a detecção de lesões de outra natureza, é muito importante porque faz uma drenagem do sangue do sistema venoso da cabeça e do pescoço. Com isso, ao se dissecar o pescoço, as veias já estarão vazias e, quando seccionadas, não haverá sangramento. O sangue que flui das veias seccionadas durante a necrópsia costuma sujar a área examinada e mascarar os possíveis focos de infiltração equimótica dos planos profundos, com evidente prejuízo para a perícia. A maioria dos patologistas forenses conhece as dificuldades diagnósticas causadas por esse tipo de artefato.

Em se tratando de execução judicial, em que o corpo do condenado cai de uma altura aproximada de 2 m, dentro de um alçapão, como na Inglaterra, ocorrem graves lesões na coluna cervical. O laço é colocado de modo atípico, com o nó na direção de uma das orelhas. Há luxação e/ou fratura no nível das vértebras C2-C3, ou C3-C4, e consequente rotura da medula cervical ou do bulbo[9]. Ocorre parada respiratória imediata, à qual se segue a parada cardíaca após tempo variado, que pode chegar a 20 minutos[2]. A violenta distensão das partes moles do pescoço causa estiramento dos vasos profundos, com lesão das artérias carótidas primitivas, que podem sofrer rotura transversal completa[9]. Conforme o peso da vítima, pode haver até decapitação[2].

Nos enforcamentos comuns, em que não ocorre a queda do corpo num espaço vazio, podem ocorrer lesões nas partes moles do pescoço, lesões vasculares e fraturas tanto da cartilagem tireoide da laringe como do osso hioide. É raro encontrarem-se focos de hemorragia ou roturas musculares, que são mais comuns em outras formas de constrição. Quando presentes, situam-se mais sobre os músculos digástrico, estilo-hióideo e esternocleidomastóideo (Figura 25.15). Hofmann[7] nunca as encontrou em casos de suicídio. Principalmente no enforcamento típico, ocorre grande pressão da base da língua e da laringe sobre a parede posterior da faringe, onde se encontra, por vezes, uma infiltração hemorrágica que costuma ser referida como *equimose retrofaríngea de Brouardel*[10]. A língua pode apresentar edema e coloração cianótica nos enforcados azuis. Em alguns casos, acha-se uma zona de contusão na sua borda lateral, com infiltração equimótica e, às vezes, pequena rotura da mucosa, relacionada com as arcadas dentárias. É causada por mordedura no momento das convulsões e serve como bom indicador de reação vital.

A força exercida pelo laço sobre o feixe vasculonervoso do pescoço pode causar algumas lesões. De acordo com Hofmann[7] e Thoinot[6], Amussat descreveu uma rotura transversal da túnica interna da artéria carótida primitiva, situada logo abaixo da sua bifurcação, onde o sangue faz pequena dissecção na túnica média, que abrange extensão variada da circunferência do vaso. Se se estender por toda a circunferência, a íntima enrola-se sobre si mesma[7]. É lesão pouco frequente e requer busca cuidadosa para não ser confundida com lesões acidentais feitas com a ponta da tesoura no momento da abertura do vaso. Balthazard[10] cita Pehan, que a encontrou em 8% dos casos de execução judicial que examinou. Alguns autores mencionam a presença de foco de hemorragia na túnica adventícia da carótida, referida como sinal de Friedberg[1].

O plano visceral apresenta um esqueleto formado pelas cartilagens da laringe e pelo osso hioide (Figura 25.17). Nos jovens, apenas o osso hioide está calcificado; as peças cartilaginosas ainda estão bastante flexíveis. O osso hioide é formado a partir de seis pontos de ossificação. Dois deles formam o corpo central, ao qual se unem dois prolongamentos a cada lado, um pequeno e outro longo, formados pelos outros pontos. São os cornos menor e maior. A fusão dos cornos maiores com o corpo do osso faz-se ao longo da vida. Pode ser uni ou bilateral. Estudo feito com 300 hioides demonstrou que havia algum grau de fusão em 31% dos indivíduos entre 20 e 29 anos e em 86% daqueles entre 60 e 69 anos[11]. Assim, em algumas pessoas, permanece um tipo de articulação entre o corno maior e o corpo do osso durante toda a vida. É importante saber dessa particularidade para não confundir uma articulação persistente com foco de fratura do osso.

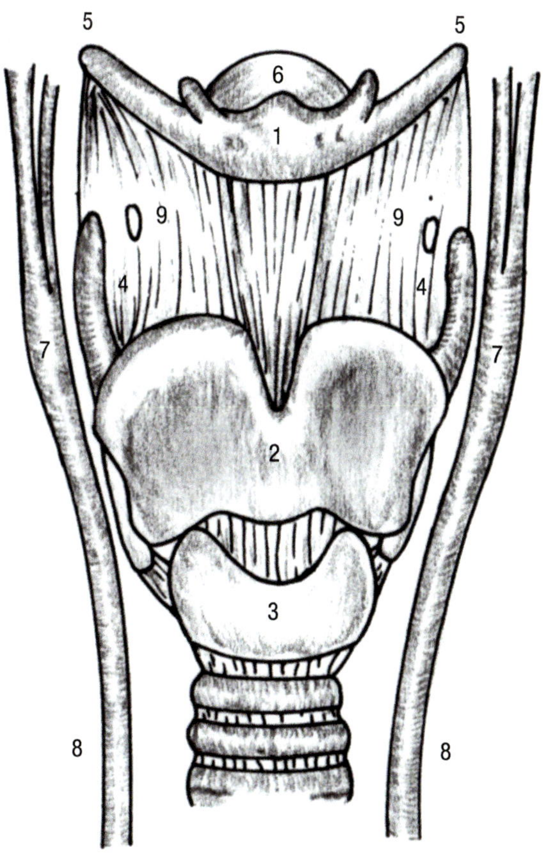

Figura 25.17 – Esquema do esqueleto do plano visceral do pescoço: **1.** osso hioide; **2.** cartilagem tireoide; **3.** cartilagem cricoide; **4.** corno superior da cartilagem tireoide; **5.** corno maior do osso hioide; **6.** epiglote; **7.** seio carotídeo; **8.** artéria carótida primitiva; **9.** membrana tíreo-hióidea, que é reforçada nas bordas e no centro por ligamentos fibrosos.

As cartilagens da laringe aumentam de consistência ao longo da vida, por calcificação, começando por volta dos 30 anos[3]. Podem sofrer até ossificação parcial nas pessoas idosas. Esse fato faz com que fiquem mais vulneráveis a fraturas, principalmente os cornos superiores da cartilagem tireoide, pelo fato de estarem presos ao osso hioide pela membrana e pelos ligamentos tíreo-hióideos (Figura 25.17).

A dissecção do pescoço dos enforcados permite localizar os pontos de fratura tanto da cartilagem tireoide como do osso hioide. Knight[2] aconselha que se remova o bloco dos órgãos do pescoço para exame radiológico antes de se fazer a dissecção, pois isso facilita a busca das fraturas. Mas há discordância quanto à incidência e à localização dessas fraturas. Provavelmente, as diferenças encontradas entre os diversos autores resultam do tipo de enforcamento, da acuidade da pesquisa e da média de idade da amostragem. A maioria dos trabalhos é retrospectiva, o que significa que depende de laudos arquivados nos diversos serviços. Por isso, não há uniformidade na metodologia, pois o denodo com que essas lesões são procuradas depende da boa vontade de cada patologista. De modo geral, há concordância de que as fraturas se situam nos cornos maiores do osso hioide e nos cornos superiores da cartilagem tireoide. Numa revisão recente da literatura, em média houve fratura em 8% dos hioides e 15% das cartilagens tireoides[11]. Knight[2] refere um estudo prospectivo de 61 casos, feito por Luke, em 1985, que revelou fratura do hioide em 23% e da tireoide em 13% dos casos. Acreditamos que estes últimos resultados sejam mais fiéis à realidade por estarem baseados em casos estudados de modo semelhante em função de um protocolo de pesquisa. Quanto ao local da fratura, alguns afirmam serem mais frequentes próximo à origem dos cornos, tanto no hioide quanto na laringe[9], enquanto outros referem maior incidência no seu terço distal[2].

Quando a fratura ocorre no indivíduo vivo, o sangue do osso e das áreas calcificadas da cartilagem infiltra os tecidos vizinhos. É bom sinal de reação vital. Mas é preciso cautela na interpretação das fraturas sem hemorragia. Elas podem ter ocorrido depois da morte e antes de se retirar o corpo da forca. É preciso não esquecer que a força do peso da vítima continua a atuar enquanto durar a suspensão. E que a resistência dos cornos pode ser vencida somente depois de o indivíduo estar morto.

Fenômenos cadavéricos

Se o corpo permanecer suspenso por tempo prolongado, os sinais cadavéricos tardios instalar-se-ão de modo peculiar. Os livores hipostáticos tendem a se formar primeiro nos membros inferiores e nas extremidades dos superiores. Quanto mais baixo estiver o segmento, mais intensos eles serão e mais duradoura a suspensão. Com o correr do tempo, surgem numerosas petéquias nos pés e nas pernas, seguindo para as mãos e os antebraços (Figuras 25.18 e 25.19).

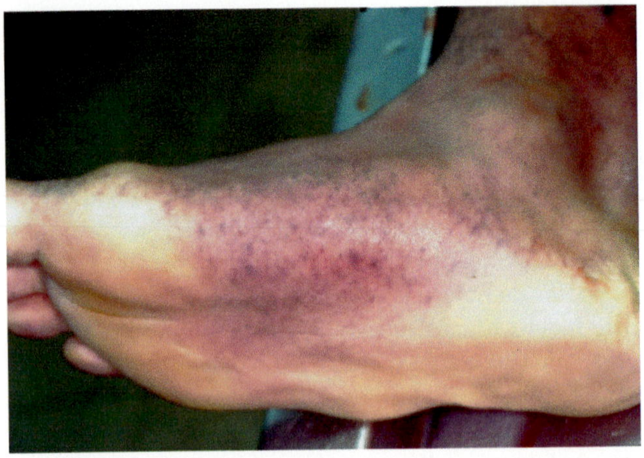

Figura 25.18 – Pé de vítima fatal de enforcamento incompleto. Há numerosas petéquias na porção côncava da região plantar. Ao lado dessa área, a pele é pálida por compressão dos seus vasos nos pontos de contato com o solo.

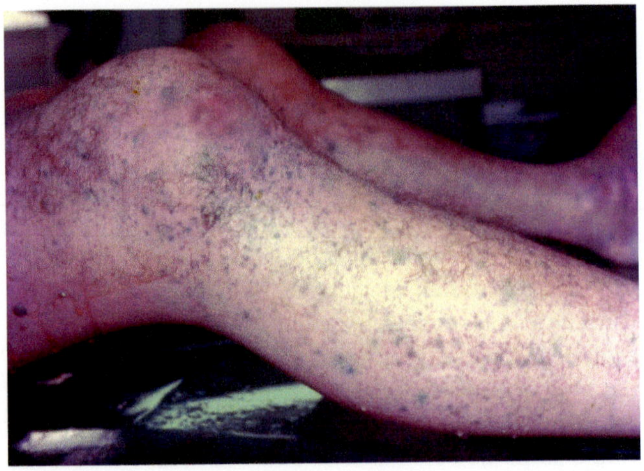

Figura 25.19 – Membro inferior de indivíduo encontrado em terreno baldio, pendurado em uma árvore, em estado de enfisema putrefativo. Notam-se numerosas petéquias *post mortem*.

Quando o laço é completo, os livores formam-se na pele das regiões do pescoço situadas logo acima, que contrastam com a palidez das situadas inferiormente. Sendo incompleto, esse efeito só é observado na região da alça.

O acúmulo de líquidos na metade inferior do corpo retarda o aparecimento da rigidez muscular nesses segmentos, principalmente nos membros inferiores. A putrefação tende a ser coliquativa nessas áreas e mumificativa na metade superior do corpo, menos hidratada. Tratando-se de enforcamento incompleto, a distribuição desses fenômenos varia com a posição do corpo.

Mecanismos de morte

O mecanismo de morte nos enforcamentos, excluídos os judiciais, é complexo e depende de três tipos de fatores: respiratório, circulatório e nervoso. Passaremos a estudá-los de modo mais detalhado.

• Fator respiratório

Depende de uma elevação e do deslocamento da base da língua para trás e para cima de modo a fechar a passagem do ar na faringe (Figura 25.15). Ocorre de maneira mais intensa nos enforcamentos típicos, em que a alça pressiona fortemente o espaço correspondente à membrana tíreo-hióidea (Figura 25.16). Entretanto, não é o responsável pela morte. Se assim fosse, a maioria dos enforcados típicos seria azul. Além disso, indivíduos traqueostomizados antes do enforcamento não morreriam[6]. A laringe não costuma ser obliterada porque o laço se situa em nível mais alto e o esqueleto cartilaginoso do órgão resiste bastante à compressão[2].

Nos enforcamentos com o nó situado lateralmente, a força exercida pela vertente anterior da alça é capaz de elevar a base da língua o suficiente para obstruir a passagem do ar na faringe. Contudo, se o nó se situar anteriormente, na direção do mento, é difícil aceitar que haja impedimento à entrada de ar nas vias respiratórias.

• Fator circulatório

Experiências feitas por Hofmann[7] em cadáveres, nos quais ele fazia suspensão do corpo por um laço ao redor do pescoço e injetava líquido nos grandes vasos, mostraram que as veias jugulares internas são fechadas com força de 2 kg, as carótidas primitivas com 5 kg, e as vertebrais com 25 kg. O nível de obstrução situava-se um pouco abaixo da sua bifurcação, local onde são encontradas as roturas da íntima descritas por Amussat[10]. Atualmente, sabe-se que o fluxo pelas artérias vertebrais é insuficiente para manter a oxigenação do cérebro. Por essa razão, o enforcado típico perde a consciência logo em seguida à suspensão, em menos de 1 minuto[2]. A isquemia cerebral consequente ao fechamento das carótidas é suficiente para matar, independentemente de outros fatores. Por isso, os enforcamentos típicos incompletos podem ser bem-sucedidos.

Nos enforcamentos com o nó lateral, há compressão apenas da carótida do lado correspondente à alça. A do outro lado sofre um estiramento, mas não é comprimida. Por isso, não há grande prejuízo da irrigação cerebral, inclusive no hemisfério correspondente à alça, pois há passagem de sangue da artéria não obstruída para o hemisfério oposto por meio de anastomoses no círculo arterial cerebral[12] (Figura 25.20). Essa transferência do sangue, porém, não ocorre de modo satisfatório se as artérias estiverem estreitadas por processo de aterosclerose. Sendo o enforcamento feito com o nó em posição anterior, o fator vascular é desprezível.

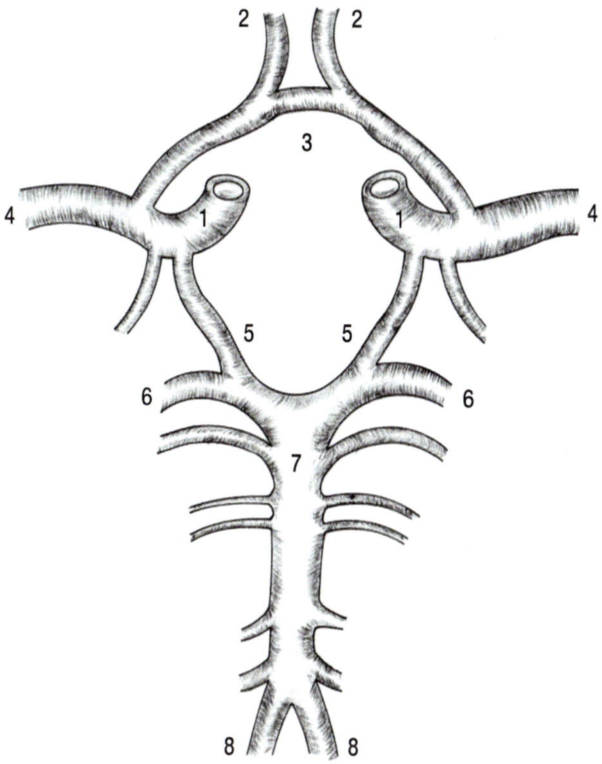

Figura 25.20 – Esquema do círculo arterial cerebral: **1.** artérias carótidas internas; **2.** artérias cerebrais anteriores; **3.** artéria comunicante anterior; **4.** artérias cerebrais médias; **5.** artérias comunicantes posteriores; **6.** artérias cerebrais posteriores; **7.** artéria basilar; **8.** artérias vertebrais.

• Fator nervoso

Os autores antigos achavam que a compressão do nervo vago era responsável pelas alterações dos batimentos cardíacos que ocorriam nos enforcados[6,7]. Mas estudos posteriores mostraram a importância dos pressorreceptores localizados nos seios carotídeos. A compressão desses elementos gera impulsos nervosos que são conduzidos pelo nervo glossofaríngeo e terminam no núcleo do nervo vago. Resulta em uma descarga de impulsos parassimpáticos que causam parada cardíaca. Alguns acreditam que o medo e a embriaguez alcoólica favoreçam o mecanismo nervoso por causa do aumento de atividade do sistema simpático, mas isso não tem comprovação experimental[2]. Também não se sabe se a parada cardíaca é precedida por algum tipo de arritmia, nem se ela pode se reverter espontaneamente[2]. A compressão de um ou de ambos os seios carotídeos sempre ocorre, qualquer que seja o tipo de enforcamento.

Do que foi exposto anteriormente, percebe-se que ora um, ora outro mecanismo predomina, conforme o tipo de enforcamento. Mas, como a maioria dos enforcados não apresenta cianose, o fator respiratório não parece ser o mais importante.

Nos casos em que a pessoa é retirada do laço ainda com vida, mas em coma por lesão irreversível do cérebro, o dano ao tecido nervoso tanto pode ter sido causado por parada cardíaca quanto por isquemia cerebral decorrente da obstrução das artérias carótidas primitivas.

Causa jurídica da morte

A maioria dos enforcamentos deve-se a suicídio. A incidência era tão grande que Simonin referia chegar à metade do total anual de suicídios na França, no início do século XX. Em 1992, Ubelaker[11] referia que 95% dos enforcamentos em Londres eram por suicídio, e que este era o segundo maior método usado no autoextermínio, perdendo apenas para os envenenamentos. Os 5% restantes se deviam a acidentes. No Brasil, o enforcamento foi o meio mais comum de suicídio em levantamentos feitos na década de 1990, no Distrito Federal[13], em Porto Alegre[14] e em Londrina[15]. No Rio de Janeiro, a análise amostral dos casos autopsiados entre 1966 e 1993 constatou ser o enforcamento o terceiro método mais frequente de suicídio, com 16% do total de casos, perdendo para os envenenamentos (31%) e para as defenestrações (21%)[16]. Em todos os trabalhos citados, houve predominância de vítimas do sexo masculino.

Considerando-se a extrema raridade de homicídios por enforcamento, podemos afirmar que o restante dos casos de enforcamento se deve a acidentes. Basicamente, há duas modalidades de acidentes de enforcamento.

Uma delas é mais comum em crianças pequenas e resulta de queda do menor para fora do berço, ficando com o corpo preso pelo pescoço entre as barras verticais laterais e pendurado para fora. Por vezes, é um adulto embriagado que tenta entrar em casa por uma janela de deslocamento vertical, escorrega, fica preso pelo pescoço e perde a consciência rapidamente[17].

A outra forma está associada a práticas masturbatórias e é muito mais comum em homens. Deve-se à crença de que a asfixia aumenta o orgasmo, ou que cause alucinações de conteúdo erótico. Não é comum em nosso meio, mas recebe consideração especial de autores estrangeiros. A morte resulta de perda súbita da consciência ou de falha dos mecanismos que deveriam afrouxar o laço. É mais comum no estrangulamento, para o qual voltaremos ao assunto.

Entre as questões mais importantes na elucidação da causa jurídica, a primeira é determinar se a suspensão ocorreu em vida. Alguns sinais são categóricos quando presentes. A existência de um quadro típico de cianose e petéquias acima do laço, com aumento de volume da língua e edema inclusive palpebral, caracteriza a reação vital. Do mesmo modo, o achado de nítida hemorragia ao redor de focos de fratura do osso hioide, ou dos cornos da cartilagem tireoide, e da equimose retrofaríngea de Brouardel (Figura 25.21). Em alguns casos, é possível ver foco de laceração e equimose da borda da língua com relação com as arcadas dentárias. Tratando-se de laço duplo, ou múltiplo, a presença de edema e bolhas serosas na pele espremida entre duas voltas mostra que havia circulação.

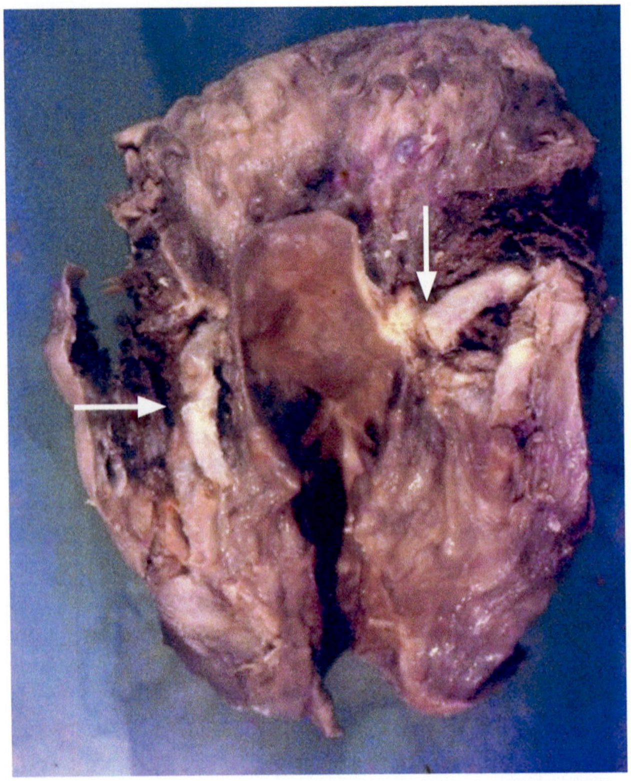

Figura 25.21 – Fratura bilateral do corno maior do osso hioide, tendo a epiglote entre ambas. Há hemorragia representada pela coloração mais escura das partes moles adjacentes. Peça já em putrefação e fixada em formol. Mesmo caso da Figura 25.19.

A suspensão e o enforcamento por homicídio requerem que o agressor incapacite a vítima de algum modo antes de suspendê-la, ou que o ato seja efetuado por mais de uma pessoa. De qualquer modo, as lesões incapacitantes e as de contenção servem para o diagnóstico diferencial. Além do mais, é hipótese muito rara.

No caso de se suspender um cadáver para simular um suicídio e ocultar um homicídio, os sinais referidos faltam. Além disso, as lesões relacionadas com a verdadeira causa da morte costumam estar presentes. Ora são causadas por ação contundente, como contusão ou fratura do crânio, ora são devidas a outra modalidade de asfixia, como o estrangulamento. Algumas tornam impossível a execução dos atos necessários ao suicídio por enforcamento. A presença de lesões de defesa e de contenção atesta a agressão. Em situações especiais, o exame do ponto de suspensão pode ajudar se feito antes de se cortar a corda. Tratando-se de corda de cânhamo ou de outro material felpudo que passe por cima de uma trave horizontal, a orientação dos fiapos no ponto de contato indica a direção do movimento – se foi o corpo que puxou a corda para baixo ou se foi uma força estranha que suspendeu o cadáver. Conforme já referimos, nós peculiares a certas atividades profissionais em enforcados leigos no assunto sugerem fortemente suspensão de cadáver.

A distribuição dos livores hipostáticos pode revelar a dissimulação de um crime. Basta que o corpo tenha sido mudado de posição depois que eles já se tenham fixado. A nova posição, em suspensão, fica em contradição com a distribuição prévia, mesmo que se formem novos livores nos membros inferiores. Mas é um sinal que só tem valor se percebido no local em que se achar o corpo, pois pode haver nova distribuição de livores durante o tempo transcorrido entre a retirada do corpo do ponto de suspensão, o transporte e a realização da necrópsia.

O diagnóstico diferencial com o estrangulamento está baseado no aspecto do sulco e será abordado na seção seguinte.

ESTRANGULAMENTO

É a forma de asfixia em que a constrição do pescoço é feita por meio de um laço acionado por força diversa do peso da vítima. Conforme observamos na introdução deste capítulo, esse laço é formado simplesmente por qualquer material em forma de tira, fio ou faixa. Mas pode, eventualmente, ser representado por meios mais complexos que empregam segmentos dos membros, com ou sem o auxílio da roupa da vítima.

A maioria dos estrangulamentos tem causa homicida. Mas uma pequena proporção deve-se a suicídios, sendo raros os estrangulamentos acidentais. O suplício por estrangulamento foi usado no Império Romano como uma forma de execução dos patrícios[18] e persistiu na Espanha contemporânea, sendo abolido com a queda do ditador Franco. Era conhecido então como *garrote vil*. O condenado era sentado em uma cadeira, colocada de tal modo que as costas do supliciado ficavam em contato com um poste situado por trás. Passava-se uma alça de aço ao redor do pescoço e do poste em forma de braçadeira, que era apertada progressivamente por meio de parafusos[10,18]. O diagnóstico diferencial entre estrangulamento homicida e suicida será feito na seção referente à causa jurídica.

Alterações externas

O exame externo evidencia, além dos sinais gerais de asfixia, outras formas de violência e, principalmente, alterações relacionadas com o tipo de constrição cervical.

• Aspecto geral

Entre as formas de constrição do pescoço, o estrangulamento é a que apresenta sinais de asfixia com maior constância. Os livores são de cor violácea escura. Nota-se cianose das extremidades, principalmente na face. Há congestão e petéquias, por vezes numerosas, na pele e nas conjuntivas oculares. Nestas, podem confluir e formar áreas mais extensas de hemorragia (Figura 25.22). As pálpebras podem estar tumefeitas, o mesmo ocorrendo com os lábios. Das narinas e da boca, surge líquido serossanguinolento arejado em quantidade variada de um para outro caso. Não é raro que se encontrem lesões de defesa, sinais de contenção e alterações da roupa que indiquem luta.

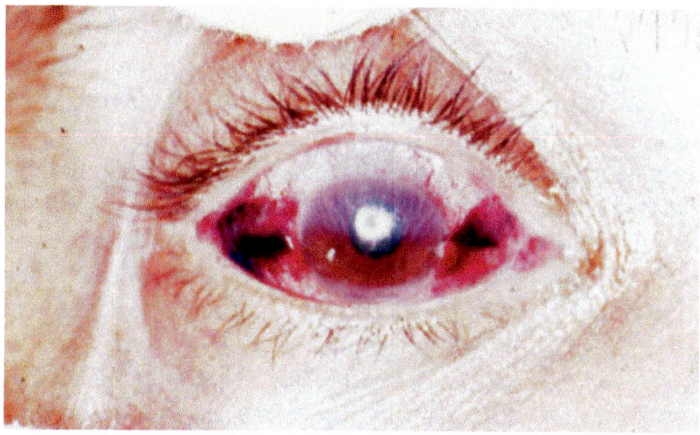

Figura 25.22 – Área de hemorragia da conjuntiva bulbar do olho direito em caso de estrangulamento.

Pescoço

É o segmento mais importante em função do laço e do sulco. Mas, em casos de suicídio, o laço pode envolver outros segmentos corporais.

Laço

Pode ser constituído por qualquer tipo de material em forma de tiras, cordões ou faixas. Cordas, fios elétricos, arames, gravatas, cintos, lenços, meias, cachecol e lençóis têm sido empregados (Figuras 25.23 e 25.24).

Quando premeditado, o material escolhido costuma ser leve e de uso fácil para surpreender a vítima, como acontecia com frequência, em meados do século XIX, na Inglaterra[6]. Os agressores eram ladrões que atacavam a vítima por trás e lhes apertavam o pescoço até que perdessem a consciência para poderem despojá-las de seus pertences. Embora o objetivo não fosse matar, várias pessoas morriam.

O laço costuma dar apenas uma volta ao redor do pescoço. Mas há laços múltiplos, tanto em homicídios quanto em casos de suicídio (Figuras 25.23 e 25.24). Nos casos de homicídio, é possível que o estrangulamento seja praticado após agressão por outros meios que tornem a vítima inconsciente. Nesses casos, é comum que o laço seja muito apertado e mantido por um ou vários nós. Já vimos vários casos de pessoas baleadas mortalmente que apresentavam uma corda amarrada fortemente ao redor do pescoço (Figuras 25.23 e 8.11).

Os laços feitos por suicidas apresentam dispositivos variados que visam impedir que se afrouxem após a perda da consciência. Para isso, o indivíduo pode dar nós ou, com maior frequência, valer-se de torniquetes, ou ainda usar materiais que, uma vez apertados, não se afrouxem, como toalhas molhadas. Thoinot[6] refere o caso de um soldado que se suicidou com um laço apertado no pescoço por meio de um torniquete feito com o sabre embainhado. Tivemos oportunidade de autopsiar um senhor idoso que se estrangulou com cordas de persiana passadas ao redor do pescoço e das axilas de modo a serem apertadas por movimentos dos ombros para trás (Figuras 25.25 e 25.26). Deitado em decúbito dorsal, o laço não se afrouxou após a perda da consciência. A constrição foi intensa o suficiente para interromper o retorno venoso, mas não o fluxo arterial para os membros superiores, o que produziu numerosas petéquias nas mãos e nos antebraços (Figura 25.27).

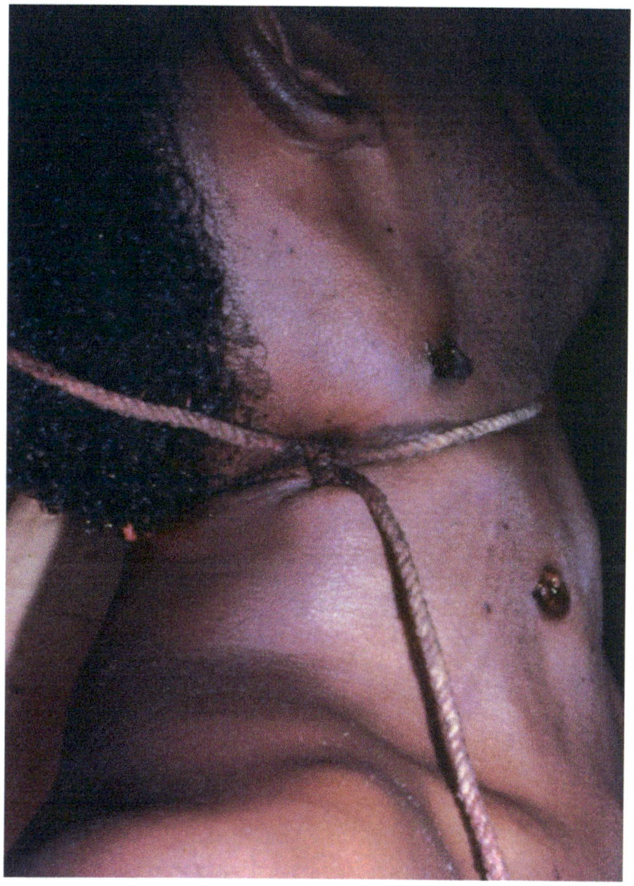

Figura 25.23 – Estrangulamento feito com laço duplo de corda fina amarrada com dois nós simples. Notam-se duas feridas de entrada de projéteis de arma de fogo no pescoço.

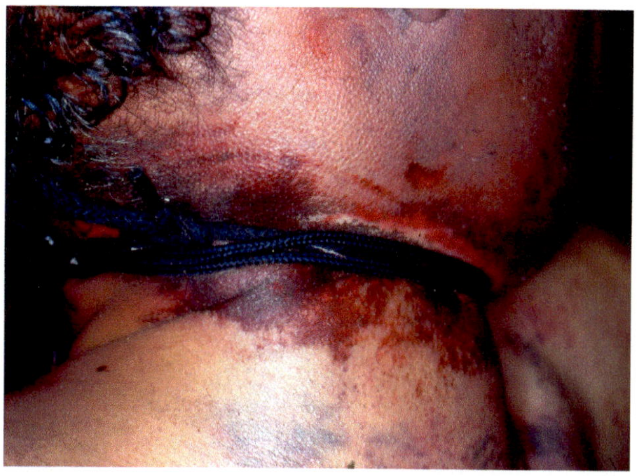

Figura 25.24 – Estrangulamento com laço triplo de corda de náilon preto. Há extensas escoriações tanto acima como abaixo do laço.
Fonte: Perícia feita pela Dra. Virgínia Rosa R. Dias.

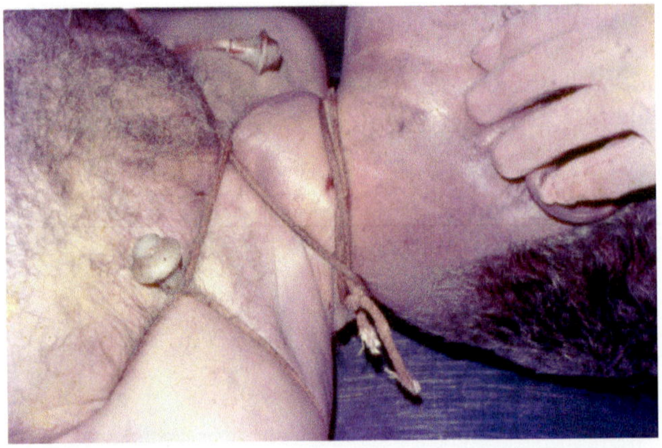

Figura 25.25 – Suicídio por estrangulamento feito com corda de persiana presa ao redor do pescoço e das axilas. Notar que os botões de puxar a corda servem para impedir o afrouxamento do laço, que está muito apertado.

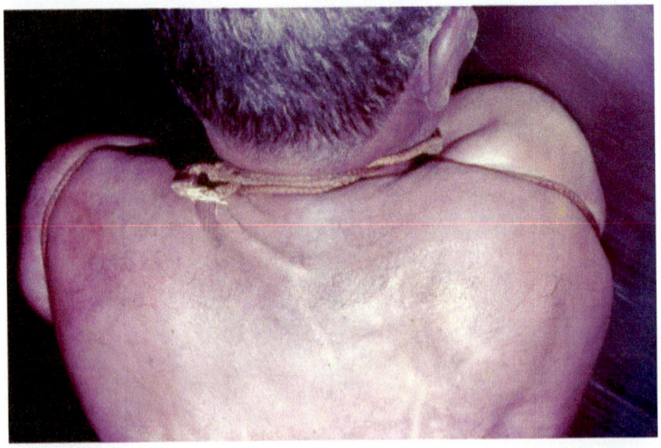

Figura 25.26 – Visão posterior do corpo do mesmo indivíduo da Figura 25.25, mostrando como a corda circundava o pescoço e as axilas. O dispositivo deve ter sido colocado com os ombros dirigidos para a frente, de modo que, ao se pôr em decúbito dorsal, ficasse muito apertado pelo relaxamento dos músculos e consequente deslocamento daqueles segmentos.

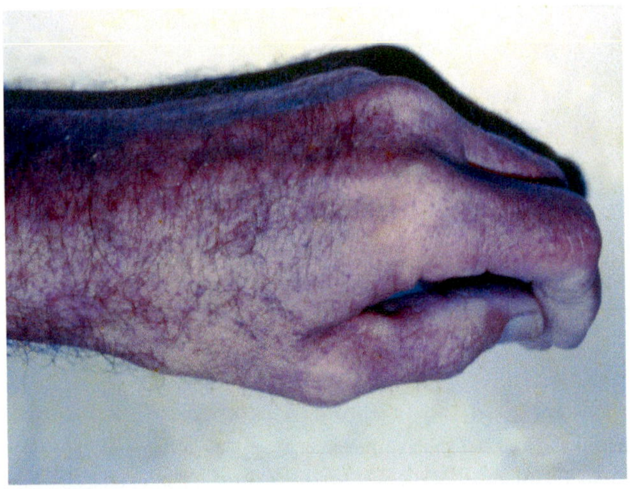

Figura 25.27 – Mesmo caso. Numerosas petéquias na mão e no punho.

Sulco

Tem aspecto variado porque depende da dinâmica do estrangulamento, que é, na maioria das vezes, homicida. Mas apresenta algumas características constantes para essa forma de constrição que servem para se fazer o diagnóstico diferencial com o enforcamento. Situa-se na topografia da laringe ou entre ela e o osso hioide. Logo, é mais baixo que o do enforcamento. Sua direção é horizontal, mesmo que tenha mais de uma volta. A profundidade é regular e uniforme, em geral pouco acentuada (Figura 25.28).

Na maioria das vezes, é completo. Se for feito com apenas uma volta do laço, costuma haver trespassamento de uma extremidade sobre a outra antes de desaparecer (Figura 25.29).

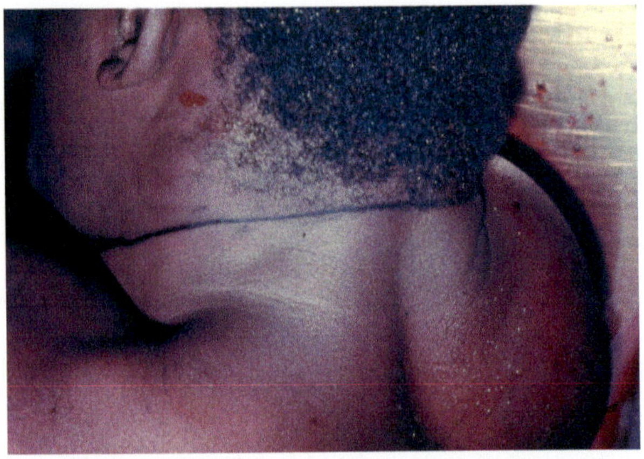

Figura 25.28 – Sulco horizontal, de profundidade regular, com o fundo escoriado, em indivíduo estrangulado e baleado. O corpo foi encontrado em uma estrada pouco movimentada, com características de execução. Exame de local e necrópsia feitos pelo autor.

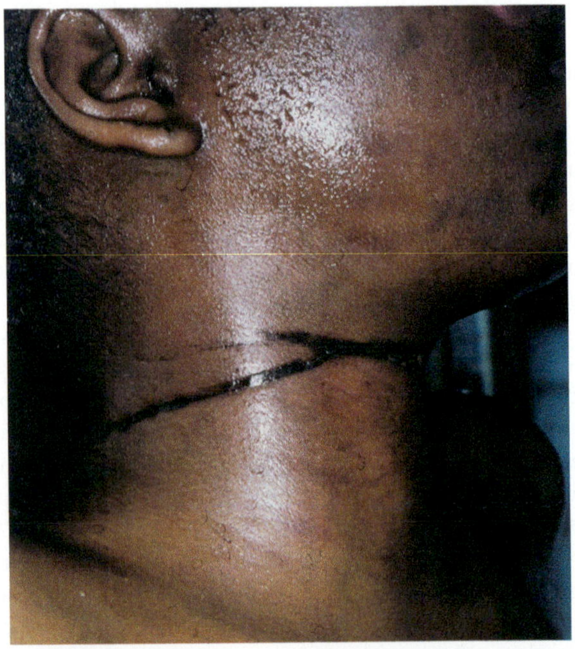

Figura 25.29 – Sulco de estrangulamento interrompido na face direita do pescoço. A vítima levara dois tiros de raspão no crânio, com traumatismo cranioencefálico.

Sua largura é semelhante à do material do laço, mas pode ser maior se houver deslizamento durante a luta (Figura 25.23). Ou menor. Quando o laço é feito de pano ou qualquer material mole e elástico, fica pregueado longitudinalmente e mais fino, penetrando mais fundo na pele. Por isso, o sulco é bem mais estreito do que o pano desdobrado (Figura 25.30).

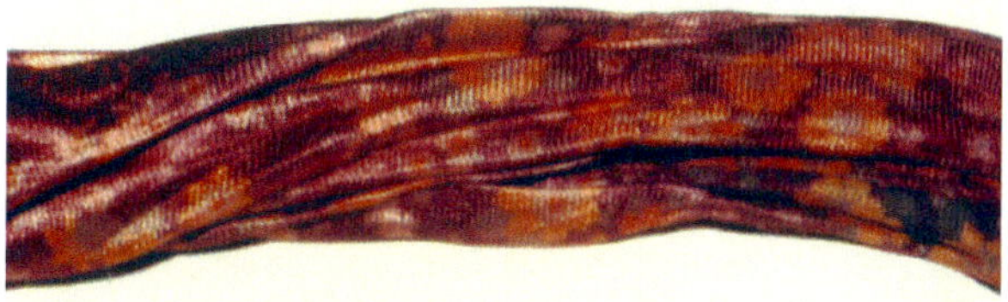

Figura 25.30 – Echarpe de náilon usada para cometer suicídio com o auxílio de uma máquina manual de moer carne. A Figura 25.43 é do mesmo caso.

O fundo é, em geral, escoriado e de cor pardo-avermelhada quando o laço for áspero como uma corda de sisal, por exemplo, e se tratar de homicídio. A luta da vítima para se livrar do laço faz com que este deslize sobre a pele, arrancando a epiderme (Figura 25.23). Mas pode apresentar-se apergaminhado quando o laço for mantido muito apertado ao redor do pescoço após a morte. Nesse caso, o aspecto fica parecido com o do sulco do enforcamento e apresenta imagem da textura do material do laço em baixo relevo. Se houver torniquete ou nós, estes deixarão sua imagem na pele subjacente em baixo relevo (Figura 25.31).

A permanência do laço após a morte faz com que o sulco se torne mais profundo com o passar do tempo. A pele adjacente pode apresentar uma falsa hiperemia decorrente da migração do sangue pela expressão dos tecidos do fundo do sulco[2]. Sobrevindo a putrefação, a profundidade do sulco fica muito maior, por vezes chegando a esconder o laço.

A região próxima das margens do sulco pode apresentar equimoses e escoriações (Figura 25.32).

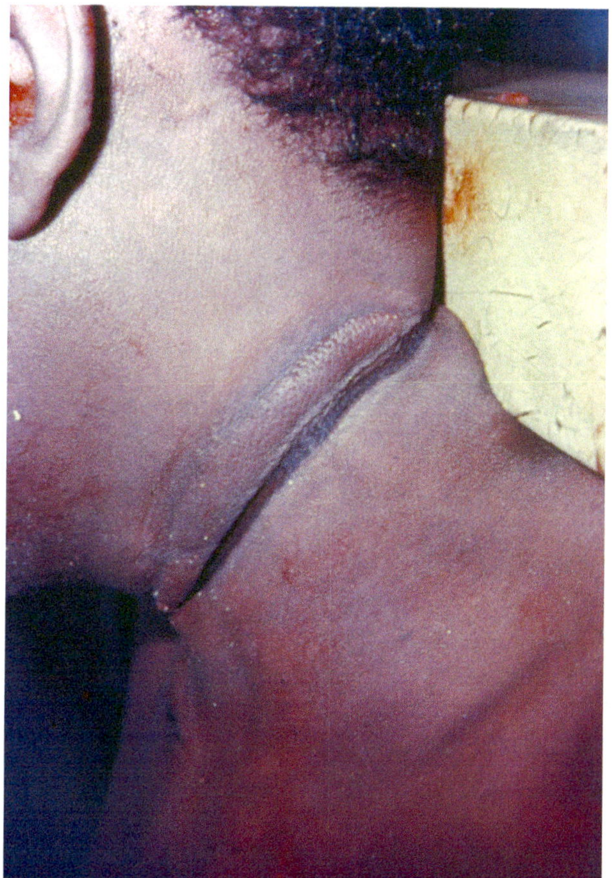

Figura 25.31 – Sulco de estrangulamento com laço duplo e provido de nós na face direita do pescoço (Figura 25.23). Seu aspecto apergaminhado e direção oblíqua são sugestivos de enforcamento, que não foi o caso. A pele entre as duas voltas está edemaciada e com alargamento dos poros.

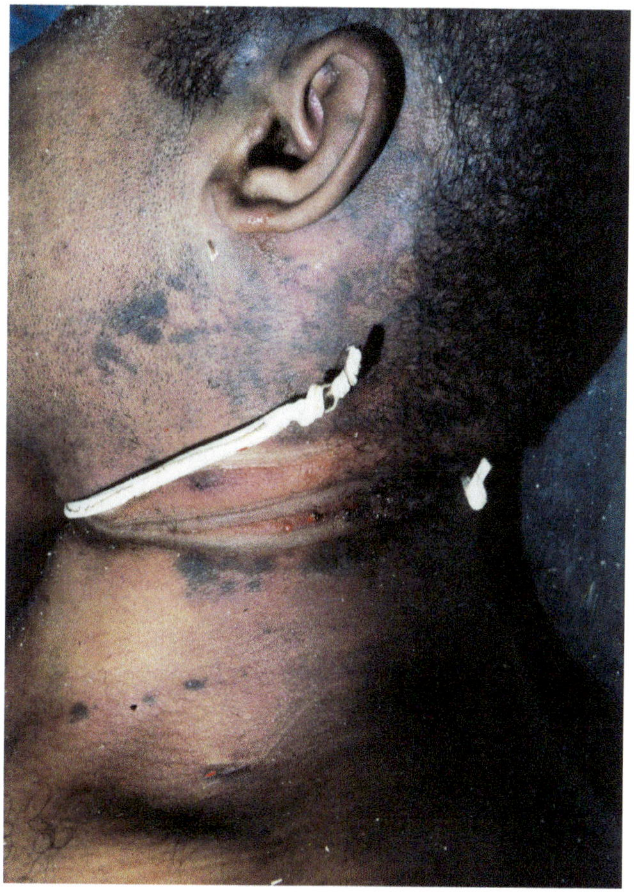

Figura 25.32 – Estrangulamento por meio de fio elétrico apertado por torniquete que foi removido. A pele adjacente ao sulco inferior e a da região parotídea evidenciam petéquias confluentes. A pele entre os sulcos apresenta pequenas bolhas decorrentes da compressão da pele entre as duas voltas do laço.

Fonte: Gentileza da Dra. Zuleika Sauaia Kubrusly, do IMLAP.

A presença de escoriações em forma de estigmas ungueais ou de pequenas faixas paralelas e no sentido longitudinal ao pescoço pode indicar tentativa da vítima de puxar o laço e livrar-se dele.

Nos laços múltiplos que ficam amarrados no pescoço após a morte, é possível ver a pele insinuada entre duas voltas vizinhas, formando uma crista que pode apresentar edema, infiltração equimótica e bolhas de conteúdo seroso (Figura 25.33).

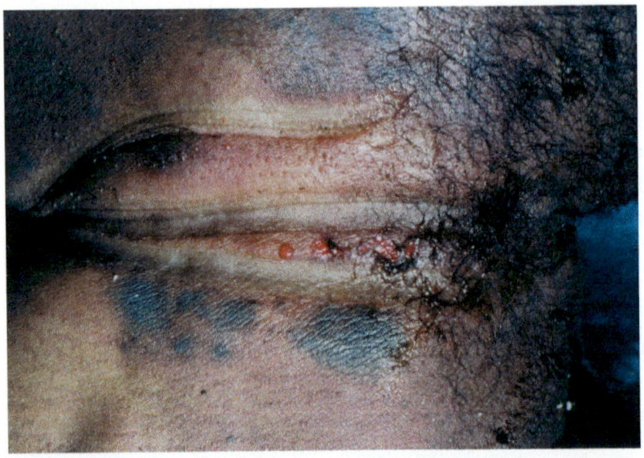

Figura 25.33 – Detalhe da Figura 25.32, para mostrar o edema da pele insinuada entre as voltas do laço, caracterizado pelo alargamento dos poros e pequenas bolhas de conteúdo serossanguinolento.

Nos casos em que o agressor fica por trás e em plano superior ao pescoço da vítima, o sulco pode ser oblíquo e interrompido porque o laço tem forma de "U", o que dificulta muito o diagnóstico diferencial com o do enforcamento.

O sulco pode faltar em alguns casos. Em primeiro lugar, quando o material que constituir o laço for largo e liso, e a duração e a intensidade da constrição forem pequenas, como nos casos de infanticídio. Mas é mais comum que falte nos estrangulamentos feitos com técnicas de luta livre. O braço e o antebraço do agressor são muito largos e moles, costumam atuar por pouco tempo, e, em geral, a finalidade é apenas conter a vítima, como ocorre pela ação de policiais durante tumultos e de enfermeiros contendo pacientes em agitação psicomotora. No caso de haver interposição da roupa, da barba ou da mão da vítima, o sulco não desaparece, fica apenas interrompido (Figura 25.34).

Antes de se interpretar uma lesão circular no pescoço como sulco de estrangulamento, é preciso afastar a possibilidade de se tratar de falsos sulcos. Algumas pessoas, principalmente as idosas e alguns indivíduos obesos, apresentam pregas naturais, únicas ou múltiplas, paralelas entre si, geralmente pouco profundas, situadas horizontalmente no pescoço (Figura 25.35). Seu fundo corresponde ao vértice do "V" formado pelas duas vertentes e não tem escoriação. Alguns lactentes também as apresentam. No período enfisematoso da putrefação, podem-se formar pregas semelhantes pelo aumento de volume das partes moles.

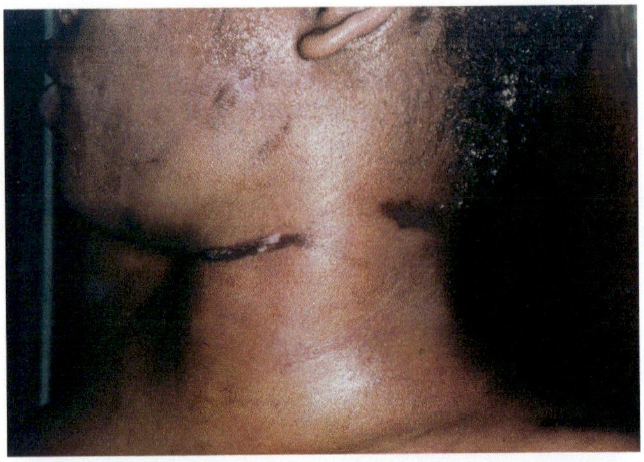

Figura 25.34 – Interrupção brusca de um sulco de estrangulamento na topografia do músculo esternocleidomastóideo. Essas descontinuidades do sulco podem ser causadas pela interposição de algum objeto entre o laço e a pele. O fundo do sulco tem aspecto apergaminhado e pequenos pontos esbranquiçados por destacamento da epiderme após a morte. A vítima levou dois tiros de raspão no crânio, que provocaram pequena fratura e hemorragia subdural discreta. Mesmo caso da Figura 25.29.

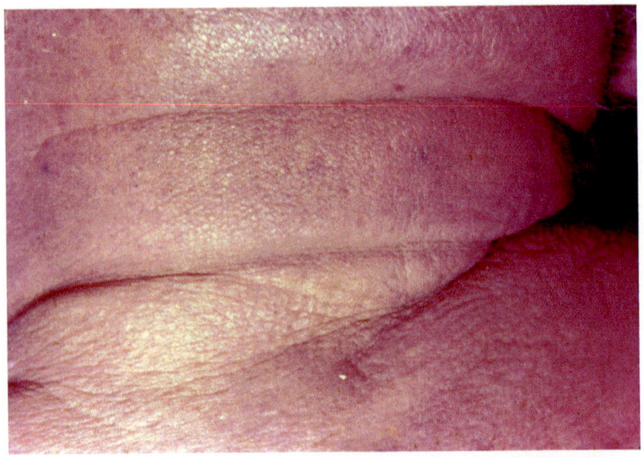

Figura 25.35 – Pregas naturais na face posterior do pescoço de um homem idoso.

Alterações internas

Devem ser procuradas as relacionadas com o processo de asfixia e as relacionadas com o laço.

• Sinais gerais de asfixia

Em geral, estão presentes. Há congestão polivisceral generalizada; o sangue costuma ser líquido e escuro nas cavidades cardíacas e nas grandes veias. As serosas apresentam número variado de manchas de Tardieu. Os pulmões evidenciam grau variado de edema, que faz com que a árvore brônquica contenha líquido espumoso serossanguinolento em quantidade variada de um para outro caso. Nos casos menos comuns em que a morte seja por mecanismo não asfíxico, essas alterações faltam.

• Pescoço

Nos estrangulamentos puros, não associados à esganadura, o exame dos planos profundos do pescoço é pobre na maioria das vezes. Contudo, quando o estrangulamento é feito com o auxílio de um torniquete, a pressão desenvolvida é muito maior do que a gerada pela força de um agressor. Assim, é possível visualizar focos de hemorragia por debaixo do sulco, no tecido subcutâneo e na musculatura adjacente (Figura 25.36). A laringe pode apresentar focos de hemorragia na mucosa, na musculatura intrínseca e fratura do escudo ou dos cornos da cartilagem tireoide.

Alterações em sobreviventes

Nem sempre o estrangulamento termina com a morte da vítima. Algumas pessoas mais afortunadas conseguem escapar. Nelas, observam-se alterações decorrentes das lesões cervicais e distúrbios neurológicos relacionados com o sofrimento do cérebro durante o período de asfixia.

• Distúrbios locais

O sulco costuma ficar muito mais nítido no dia seguinte. Há hiperemia, que pode revelar ter havido várias constrições pela multiplicidade de sulcos revelados e que não eram visíveis por ocasião do primeiro exame. Podem aparecer novas equimoses e início de formação de crostas se tiver havido escoriação pelo laço. Tivemos a oportunidade de examinar, no Instituto de Pediatria e Puericultura Martagão Gesteira, um menino que fora espancado e estrangulado. Havia discretas marcas de sulcos no pescoço e uma ferida contusa no setor parietal direito do couro cabeludo. No dia seguinte, nós o encontramos na enfermaria do Instituto e pudemos documentar vários sulcos avermelhados, nítidos, ao redor de toda a circunferência do pescoço, alguns interrompidos. Sua face apresentava petéquias minúsculas e numerosas (Figuras 25.37 e 25.38).

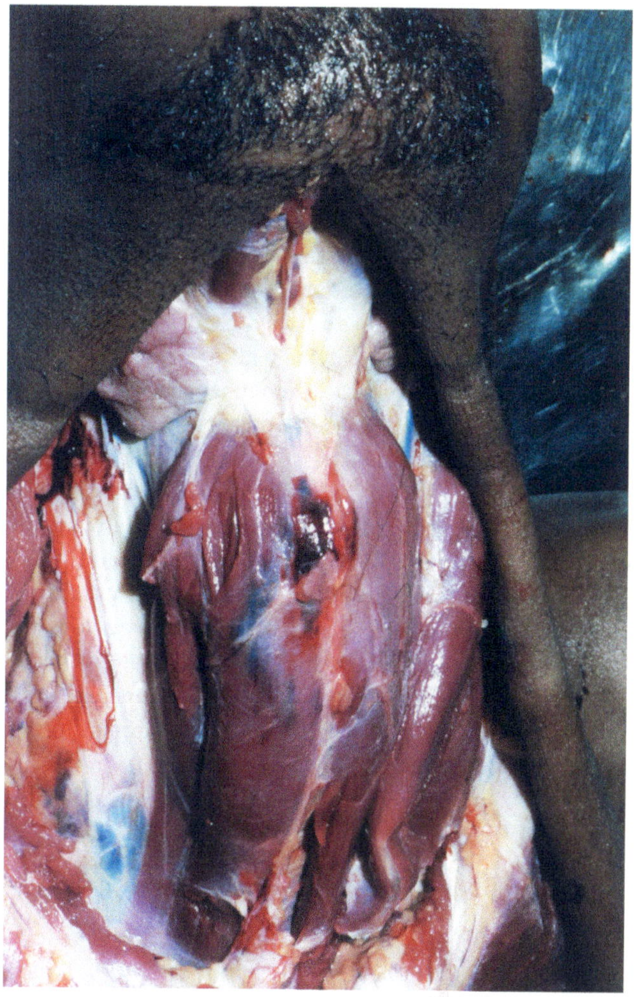

Figura 25.36 – Infiltração hemorrágica no músculo esterno-hióideo direito em caso de estrangulamento homicida por meio de fio elétrico e garrote.
Fonte: Gentileza da Dra. Zuleika Sauaia Kubrusle, do IMLAP.

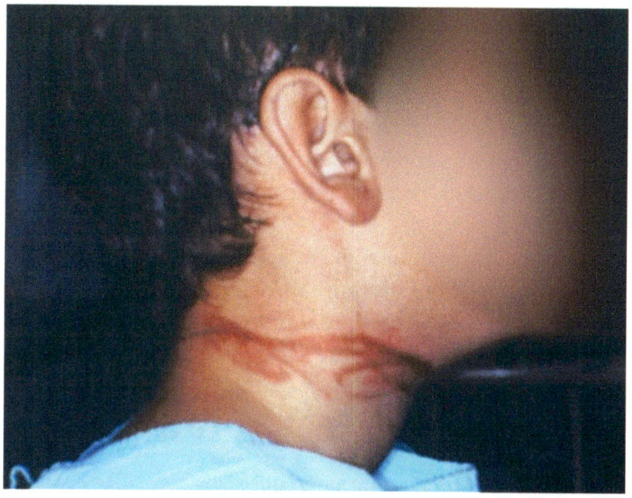

Figura 25.37 – Vários sulcos horizontais, alguns interrompidos, com o fundo escoriado e de cor pardo-avermelhada. Há equimose violácea e tumefação na região malar.

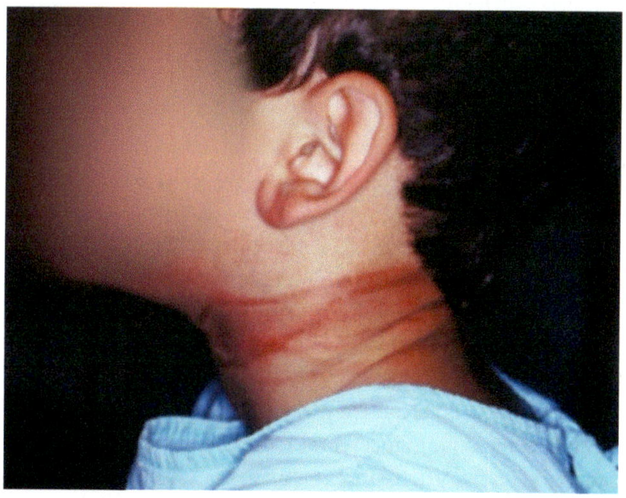

Figura 25.38 – Presença da vários sulcos horizontais na face esquerda, em continuidade com os da face direita mostrados na figura anterior. A pele entre um e outro apresenta infiltração equimótica violácea pouco intensa.

A forte constrição sobre a laringe faz com que haja edema da mucosa e, por conseguinte, das cordas vocais. Esse edema pode causar dificuldade respiratória por estreitamento da passagem do ar. A respiração fica ruidosa, e é possível notar depressão das fossas supraclaviculares e dos espaços intercostais na inspiração (sinal de tiragem). O indivíduo pode apresentar tosse, com eliminação de secreção serossanguinolenta. Em casos extremos, pode haver complicação pneumônica. Há disfonia de grau variado, podendo chegar à afonia. A compressão das partes moles e da musculatura do pescoço, da faringe e do esôfago faz com que o indivíduo apresente dor à manipulação e movimentação do pescoço. A deglutição costuma ser muito dolorosa (odinofagia). O edema das partes moles do pescoço e da face torna-se mais nítido. As conjuntivas oculares evidenciam congestão, edema e grande alargamento dos focos hemorrágicos. Certa vez, foi examinado no Serviço de Clínica Médico-Legal do IMLAP um homem que fora assaltado e estrangulado pelos ladrões, que o abandonaram no local, pensando que estivesse morto. No dia seguinte, apresentava edema moderado e petéquias na face, infiltração equimótica e tumefação palpebral, além de extensas hemorragias conjuntivais que cobriam toda a parte branca de ambos os olhos (Figura 25.39).

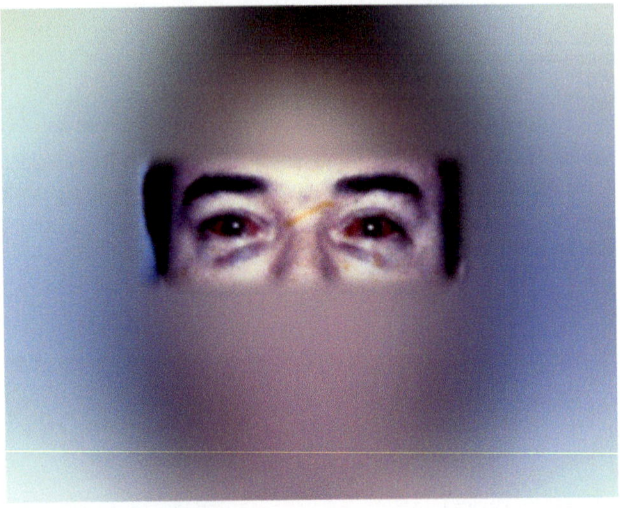

Figura 25.39 – Aspecto da face de um homem que sofreu estrangulamento durante um assalto no dia anterior ao exame. Há edema e infiltração equimótica palpebral, e extensa hemorragia na conjuntiva bulbar de ambos os olhos.

Distúrbios neurológicos

A perda da consciência pode durar horas. Dependendo do tempo de isquemia cerebral e do grau da asfixia, podem ocorrer sequelas gravíssimas ou apenas sinais de sofrimento cerebral. Assim, o indivíduo pode ter convulsões e ficar em coma profundo por tempo indeterminado; ou recuperar logo a consciência e apresentar sintomas leves, principalmente amnésia com relação ao fato, confusão mental ou crises de agitação e de pânico.

Mecanismos de morte

Teoricamente, são possíveis os três mecanismos já referidos para o enforcamento. Mas as condições do estrangulamento variam muito em razão do tipo de laço, do uso de dispositivos capazes de ampliar a força constritora e da luta da vítima para escapar.

Os estrangulamentos feitos com laço acionado pela força simples do agressor causam, inicialmente, bloqueio do retorno venoso. Isso explica por que a maioria dos casos apresenta congestão intensa e petéquias na face e nas conjuntivas oculares. Aumentando-se a força, há redução do fluxo de sangue pelas artérias carótidas, podendo chegar à obstrução completa. Nos casos em que se usa torniquete, é o que ocorre depois da obstrução venosa. Knight[2] admite que haja perda da consciência mesmo sem obstrução total das carótidas. A pressão exercida distribui-se igualmente pela circunferência do pescoço, de modo que a compressão em cada setor não é tão intensa quanto a que ocorre na região da alça nos casos de enforcamento. Mas o componente de pressão sobre a laringe, deslocando-a de diante para trás, causa a obstrução da faringe acima da glote. O fechamento da laringe, nesses casos, é menos provável. Além do mais, não há necessidade de obstrução completa do fluxo aéreo para que o indivíduo morra[18].

O mesmo, no entanto, não se pode dizer quando a constrição é feita com o braço e o antebraço do agressor ("gravata"). Nesses casos, se o antebraço se situar transversalmente na face anterior do pescoço, pode haver bloqueio da glote sem que haja impedimento ao fluxo de sangue pelas artérias carótidas[3]. Contudo, se a posição for lateral, com o cotovelo do agressor na direção da linha mediana da vítima, dar-se-á o contrário. Haverá fechamento dos vasos e pouca obstrução da passagem do ar[3]. É o que ocorre nos estrangulamentos aplicados por lutadores de jiu-jítsu e de judô. Várias são as pegadas, mas o objetivo é cortar o fluxo de sangue para o cérebro, de modo a fazer o contendor "apagar". Uma das técnicas consiste em cruzar os antebraços por diante do pescoço do oponente e segurar a gola do seu quimono na parte da nuca. Isso feito, os antebraços dispostos em "X" comprimem as faces laterais do pescoço quando se afastam os cotovelos (Figura 25.40).

Ora, tendo em mente que as ações são muito dinâmicas, com mudança de posição durante a luta, torna-se difícil afirmar qual mecanismo foi mais importante na causa da morte em cada caso concreto. Como a maioria apresenta sinais gerais de asfixia, devemos admitir que haja uma associação dos fatores respiratório e vascular na maioria dos casos.

Embora não se possa afastar a participação do fator nervoso, já que sempre há compressão dos seios carotídeos, parece que ele não é tão importante nos casos de estrangulamento, como o é no enforcamento e na esganadura. Entretanto, pode explicar os casos de estrangulados pálidos.

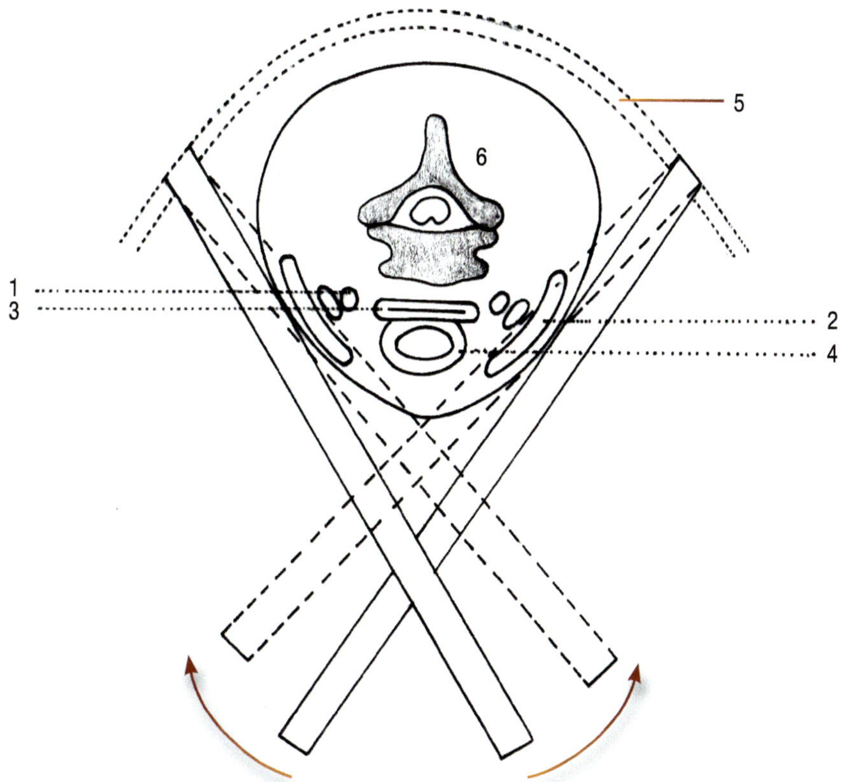

Figura 25.40 – Desenho esquemático que procura explicar o mecanismo de compressão das artérias carótidas e veias jugulares por uma das técnicas usadas em jiu-jítsu. As duas barras cruzadas em "X" representam os antebraços do estrangulador; e as setas, o seu deslocamento. **1.** artéria carótida primitiva; **2.** músculo esternocleidomastóideo; **3.** esôfago; **4.** traqueia; **5.** gola do quimono; **6.** vértebra cervical.

Causa jurídica

Conforme já mencionamos, poucos são os estrangulamentos que não são por homicídio. Por isso, o diagnóstico da causa jurídica é fácil na maioria dos casos. Vários aspectos confirmam a hipótese. Entre outros, a ausência do laço, a presença de outras lesões violentas que não poderiam ter sido autoinfligidas, os sinais de luta no ambiente onde está o corpo e a presença de lesões típicas de defesa ou de contenção, todos falam em favor de homicídio.

Alguns autores admitem que, nos estrangulamentos, os suicídios são mais frequentes que os acidentes[2,9], enquanto outros afirmam o contrário[3]. Na verdade, a divergência depende da dificuldade encontrada na determinação da causa jurídica de certos estrangulamentos feitos com laços muito elaborados. Havendo sinais de prática masturbatória, devem ser considerados acidentais. De modo geral, o indivíduo arma dispositivos com cordas que passam ao redor do pescoço e outros segmentos do corpo, por vezes os membros inferiores. A contração desses segmentos aperta ou afrouxa a corda no pescoço, de modo a provocar uma asfixia controlada enquanto ele se masturba. O local onde se acha o corpo mostra sinais claros do caráter sexual do ato. Há material pornográfico, como revistas com imagens eróticas, escritos obscenos, e até peças de roupa íntima feminina espalhados ao redor. Ocasionalmente, a vítima está travestida com roupas de mulher. Com frequência, há proteção da pele do pescoço por meio de panos e acolchoamentos por debaixo da corda[2]. A preocupação em não ficar com o pescoço marcado, a falta de um bilhete de despedida e de registro de outras tentativas prévias afastam a hipótese de suicídio.

São mais raros os casos de acidente sem conotação sexual. É clássico o da famosa dançarina americana Isadora Duncan, que morreu na cidade francesa de Nice, estrangulada por uma echarpe comprida que trazia ao redor do pescoço quando viajava em um automóvel de capota arriada. O lenço foi levado pelo vento para as rodas e, tracionado, matou a estrela. Ela revolucionara a dança no início do século XX, abrindo caminho para a forma moderna de expressão[19]. As circunstâncias do acidente e, com frequência, o testemunho de outras pessoas facilitam o esclarecimento da causa jurídica. Uma forma de acidente em que há, quase sempre, testemunhas é a que ocorre em academias de artes marciais. Nesses casos, pode estar envolvido o mecanismo de morte por inibição.

Os suicídios seguem uma história de vida que, com frequência, vem marcada por outras tentativas. Os sinais dessas tentativas podem estar presentes no corpo, conforme já vimos no Capítulo 8 – Causa Jurídica da Morte. Além disso, faltam outros sinais de violência, e o ambiente não revela sinais de luta. O laço está presente sempre, a menos que alguém o tenha removido antes do exame pelos peritos. Como regra, há um dispositivo qualquer que impede seu afrouxamento, como torniquete, nós, várias voltas etc. Mas a simples presença desses dispositivos não garante que se trate de suicídio, pois já os vimos em casos de homicídio (Figuras 25.41 e 25.42).

O fato de o laço estar muito apertado não afasta a hipótese de suicídio, pois, como vimos, ele pode continuar a se aprofundar no período *post mortem*. Os muito complicados, com várias voltas e de características inusitadas, fogem ao padrão esperado nos homicídios. Já referimos o uso de cordas de persiana em volta do pescoço e das axilas por um homem idoso (Figuras 25.25 e 25.26). Em outro caso, uma mulher suicidou-se com uma echarpe de náilon estampada, que ela prendeu ao redor do pescoço e no sulco helicoidal de uma máquina manual de moer carne. Em seguida, acionou a manivela com uma das mãos, de modo a tracionar o pano e apertar o laço. Seu corpo foi achado debruçado sobre a borda de uma caixa d'água (Figuras 25.30 e 25.43).

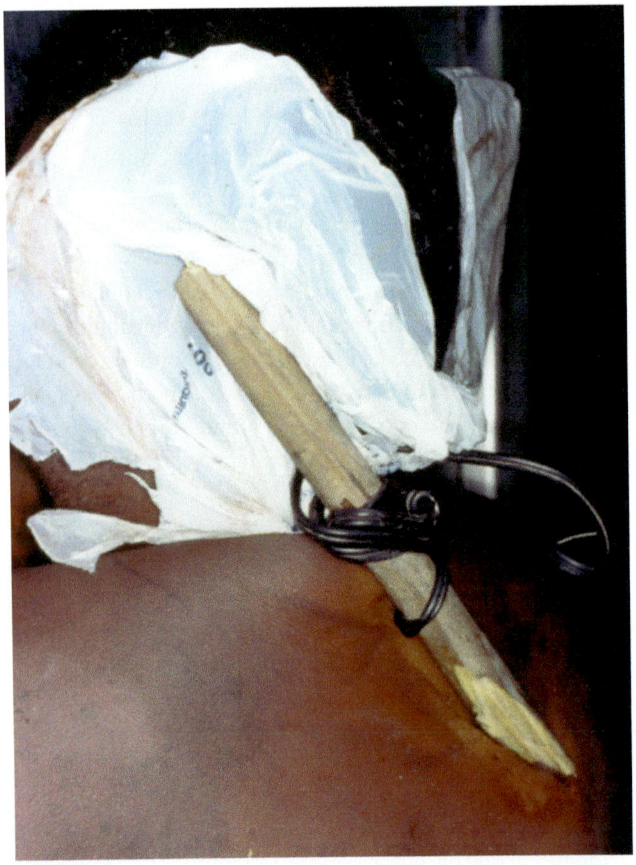

Figura 25.41 – Estrangulamento com fio de telefone e auxílio de torniquete colocado na altura da nuca. A cabeça está envolvida por um plástico branco.

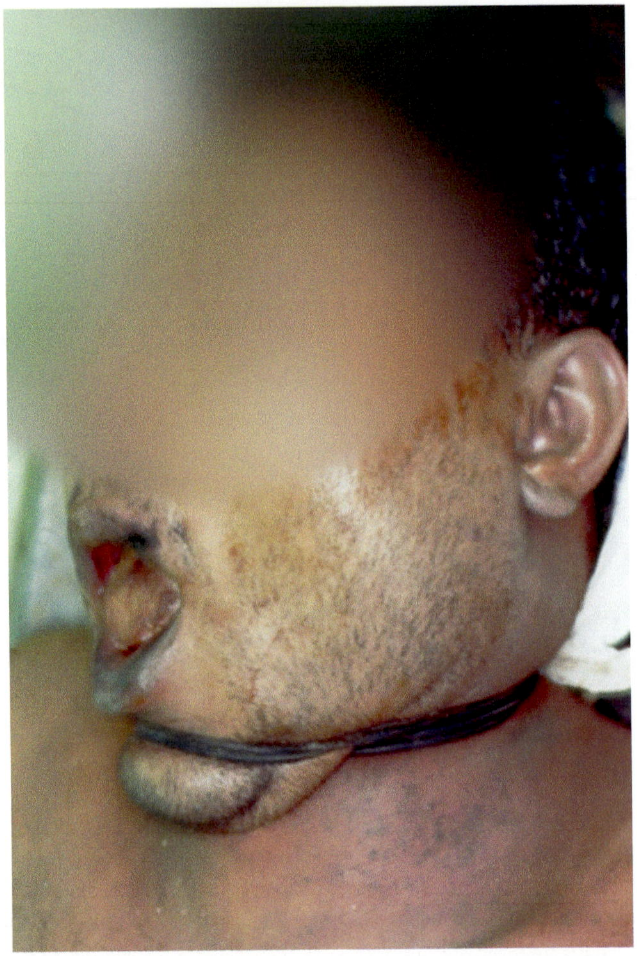

Figura 25.42 – Visão anterior do corpo da figura anterior, depois de removido o saco plástico. O fio faz duas voltas completas e uma delas mantém a boca aberta. É possível que a vítima tenha tentado impedir a constrição cervical protegendo o pescoço com o queixo no momento da execução.

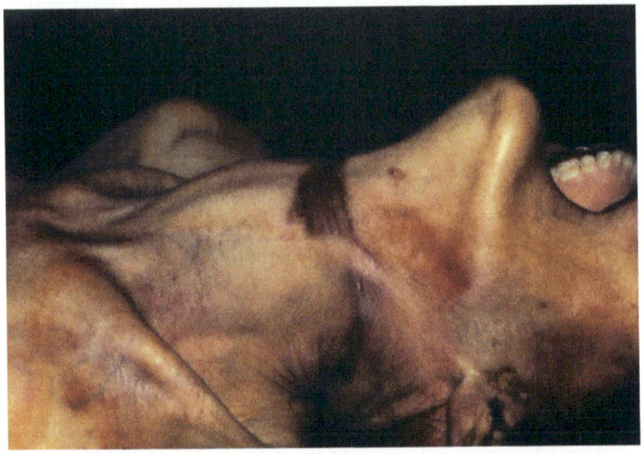

Figura 25.43 – Vê-se sulco largo, que se interrompe bruscamente, na face lateral esquerda do pescoço. Nesse ponto, há uma prega de pele larga e oblíqua na projeção do músculo esternocleidomastóideo. Da borda posterior dessa prega, surge a outra parte do sulco, que se dirige horizontalmente para a nuca. Acreditamos que a interrupção corresponda ao ponto em que o laço saía do pescoço para o eixo da máquina de moer carne referida no texto.

ESGANADURA

É a forma menos comum de constrição cervical, mas pode vir associada aos estrangulamentos. Para que se realize, é preciso que haja grande superioridade de forças do agressor com relação à vítima. Assim, pode ocorrer quando a vítima for uma criança, uma pessoa idosa, ou quando for um indivíduo franzino diante de um homem forte. Também é possível se a vítima estiver entorpecida por alguma substância depressora, ou impedida de reagir por algum outro motivo, por exemplo em coma. Se houver mais de um agressor, a vítima pode ser subjugada mais rapidamente.

Não é possível haver esganadura suicida nem acidental. Mesmo que alguém tente apertar o próprio pescoço com as mãos e o faça, no momento em que houver asfixia suficiente para causar perda da consciência, a constrição cessará.

O local onde ocorre a esganadura apresenta, em geral, móveis em desalinho, e outros elementos, conforme já abordamos no Capítulo 8 – Causa Jurídica da Morte.

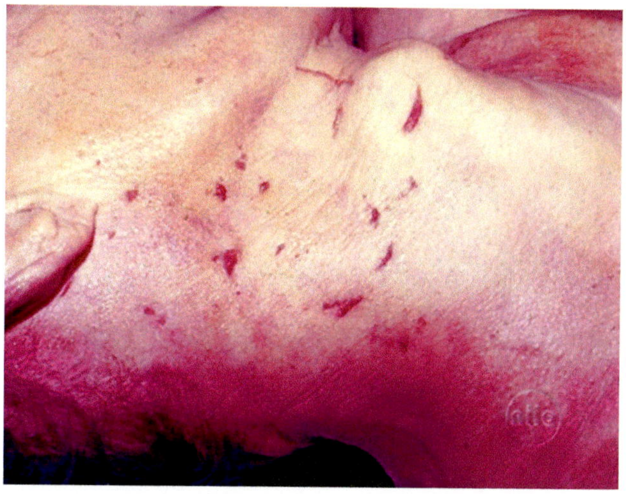

Figura 25.44 – Estigmas ungueais no pescoço de uma vítima fatal de esganadura.
Fonte: Caso periciado por Nilo Jorge Gonçalves no IMLAP.

Alterações externas

• Gerais

Como se trata de um tipo de constrição essencialmente homicida, haverá reação da vítima e luta, desde que ela esteja consciente. Mesmo os indivíduos muito fracos acabam lutando pela sobrevivência. Dessa luta, resultam outras lesões, além das características da esganadura. Qualquer tipo de lesão por ação contundente pode ser encontrado, inclusive as causadas por instrumentos como pedaços de pau, pedras etc. São menos frequentes aquelas causadas por outros tipos de agentes vulnerantes. Às vezes, as lesões decorrentes da luta são graves o suficiente para impedir o prosseguimento da reação. A face costuma apresentar cianose e petéquias, que estão presentes também nas conjuntivas oculares[7].

• Locais

O pescoço apresenta as marcas deixadas pelas mãos do agressor, traduzidas por equimoses, escoriações e eventuais manchas. As equimoses costumam ser pequenas, pouco numerosas e distribuídas principalmente na face anterior e nas faces laterais. São mais concentradas na topografia da laringe, mas também podem ser observadas nas regiões supra-hióideas, carotídeas e até nas fossas supraclaviculares[2]. Mas as lesões mais frequentes e importantes são as escoriações deixadas pelas unhas do agressor: os *estigmas ungueais* (Figura 25.44). Seu número depende, em parte, do tamanho das unhas do agressor. Localizam-se preferencialmente na projeção da laringe, podendo predominar em um dos lados, direito ou esquerdo. Entretanto, podem ser encontradas junto à borda mandibular, nas regiões carotídeas, nas fossas supraclaviculares e, inclusive, nos lábios[6,19]. Afirmar, porém, que o agressor era destro ou canhoto por meio dessa distribuição é temerário, conforme já assinalava Vibert[20] no fim do século XIX. Em casos de infanticídio, é possível encontrar essas escoriações na nuca por causa da desproporção entre a mão do agressor e o pescoço do recém-nato[6].

A forma dessas escoriações varia. Tanto podemos encontrar os estigmas típicos, que imitam a forma da borda livre das unhas, côncavo-convexas, como escoriações lineares ou em forma de faixa, pelo deslizamento dos dedos do agente na dinâmica da agressão. Na verdade, as escoriações de forma irregular são mais frequentes do que os estigmas típicos. A orientação da concavidade indica a posição da palma da mão do agressor, mas é possível que seja o contrário. Knight[2] refere que, eventualmente, a concavidade pode estar voltada para o dorso da mão. Explica que, havendo deslizamento da pele sobre o tecido subcutâneo no momento de sua formação, a epiderme em contato com a porção central da unha é presa e puxada, enquanto a que é pressionada pelas porções laterais da unha tende a ficar no mesmo local e ser escoriada logo depois.

Os estigmas podem faltar se a vítima estiver vestida com roupa de gola muito alta, mas isso não impede a formação de equimoses.

Às vezes, o agressor está com as mãos sujas de terra, carvão, tinta, gesso, e deixa restos desses materiais no pescoço e na roupa da vítima. Isso pode sugerir a profissão do assassino.

Alterações internas

• Gerais

Com frequência, estão presentes os sinais gerais de asfixia. Também é possível encontrar equimoses profundas em várias partes do corpo, assim como lesões viscerais decorrentes da luta. O rebatimento do couro cabeludo evidencia focos de hemorragia na face profunda em vários casos.

O exame da língua pode mostrar focos de infiltração equimótica na base[2] ou na sua borda, estes relacionados com as arcadas dentárias (Figura 25.45). A face vestibular dos lábios pode mostrar focos equimóticos e tumefação.

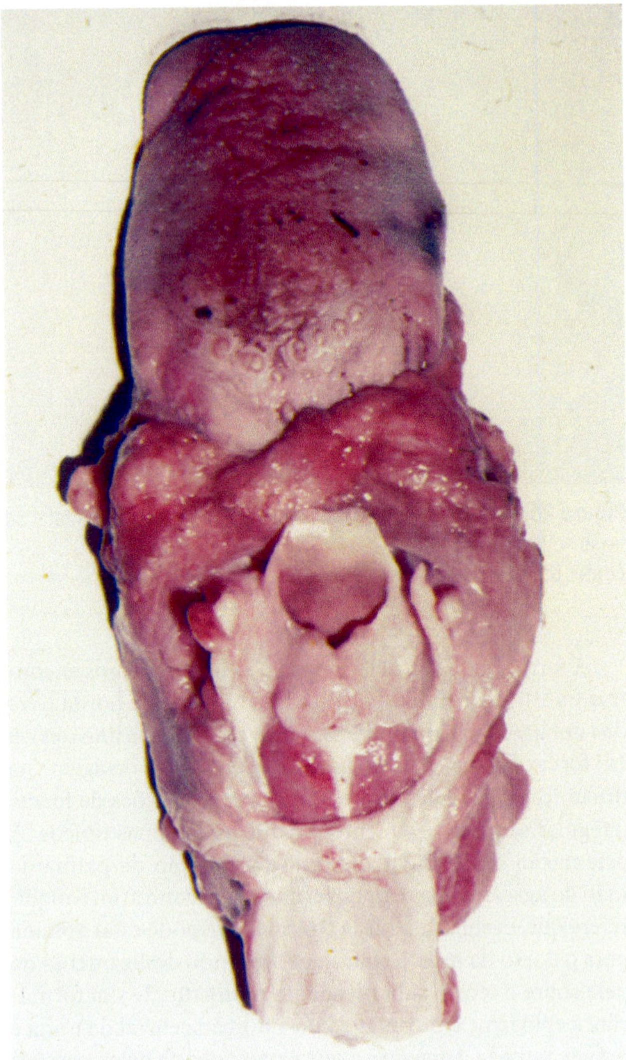

Figura 25.45 – Presença de foco de hemorragia na borda direita do terço posterior da língua em um caso de esganadura.

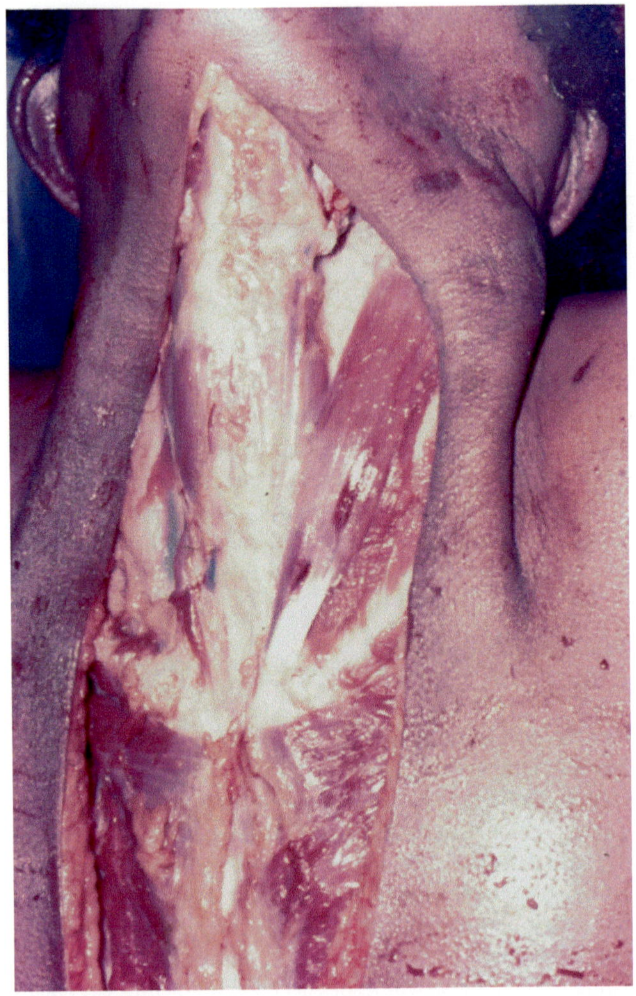

Figura 25.46 – Dois focos de hemorragia no terço inferior do músculo esternocleidomastóideo esquerdo em caso de esganadura. A pele rebatida do mesmo lado apresenta escoriação compatível com estigma ungueal. Mesmo caso da Figura 25.45.

• Locais

As alterações mais frequentes são os focos de infiltração equimótica no plano subcutâneo e na bainha dos músculos, com ou sem relação com os estigmas ungueais (Figura 25.46).

Em alguns casos, notam-se focos de hemorragia na cápsula da glândula tireoide[2,6]. Mas as lesões mais importantes são as da laringe e do osso hioide. A esganadura é a forma de constrição cervical que mais apresenta fratura dos elementos do plano visceral do pescoço. Revendo a literatura, Ubelaker[11] achou, nas esganaduras, uma incidência de fraturas que variou, nas cartilagens da laringe, de 50% a 71% dos casos e, no osso hioide, de 17% a 71%. Atribuiu as diferenças na incidência à faixa etária da amostragem de cada autor, pois os jovens apresentam cartilagens muito mais flexíveis do que os idosos. Essas fraturas são raras em crianças. Há quem dê uma predominância muito maior ainda das fraturas da laringe, como Simpson[21], que encontrou 22 fraturas na laringe e apenas 1 no osso hioide, em 25 casos de esganadura.

A laringe é o órgão mais atingido na esganadura. As fraturas situam-se com maior frequência nos cornos superiores da cartilagem tireoide. São incomuns as fraturas da cartilagem cricoide e do escudo da cartilagem tireoide porque requerem uma força direta muito intensa. Ocorrem mais facilmente nos traumas diretos por ação contundente[2]. As da cricoide, nas séries revistas por Ubelaker[11], tinham incidência de 0% a 6% dos casos, conforme o autor. As cordas vocais apresentam, frequentemente, focos de hemorragia.

As fraturas do osso hioide, nos casos de esganadura, ocorrem mais por pressão lateral sobre os cornos maiores, de modo que o segmento fraturado fica deslocado na direção da linha média. Se houver articulação entre o corno maior e o corpo do osso hioide, a mobilidade pode proteger o osso e impedir a fratura[2]. O diagnóstico de reação vital nas fraturas desses elementos baseia-se na presença de hemorragia perifocal (Figura 25.47).

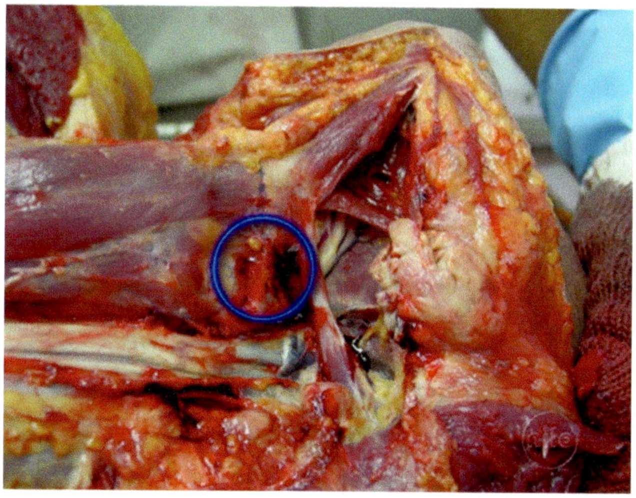

Figura 25.47 – Hemorragia perifocal, indicada pelo aro neon, na fratura do corno maior esquerdo do osso hioide, em morte por constrição do pescoço.
Fonte: Caso periciado por Nilo Jorge Gonçalves no IMLAP.

As artérias carótidas não costumam apresentar alterações, uma vez que a pressão é exercida preferencialmente na parte central do pescoço. Mas alguns autores referem pequenas roturas da íntima, raramente[2,6]. Croce e Croce Júnior[22] registram as *marcas de França*, soluções de continuidade infiltradas por sangue, semilunares, de concavidade voltada para a linha medial do pescoço, ou com formas atípicas, observáveis na íntima da artéria carótida comum.

Alterações em sobreviventes

As pessoas que sofrem esganadura e conseguem escapar do agressor costumam apresentar sintomas gerais e os relacionados com as lesões produzidas no pescoço. Os sintomas gerais são semelhantes aos referidos no estrangulamento. Os locais dependem da intensidade e da duração da manipulação das estruturas cervicais. Alguns resultam da compressão das veias jugulares: tumefação da face e petéquias nas conjuntivas do globo ocular. A pele apresenta aumento da visualização das equimoses e escoriações, que se tornam recobertas por crostas pardo-avermelhadas. O trauma no pescoço causa tumefação das partes moles e dor tanto pela contusão dos músculos quanto pelas fraturas e contusões da laringe e do osso hioide. O paciente refere dor à deglutição e apresenta disfonia intensa. Há dificuldade mais intensa para respirar do que a observada nos estrangulados. Fato relevante é que alguns indivíduos podem vir a morrer por edema das cordas vocais algumas horas depois ou no dia seguinte[6].

Mecanismos de morte

Dos três fatores invocados para esclarecer a morte nas constrições cervicais, o vascular é o menos importante. A obstrução respiratória é significativa e resulta seja da compressão diretamente exercida sobre a laringe, fechando a glote, seja do seu deslocamento para cima e para trás, de modo a fechar a passagem do ar na faringe[6,7,20]. De modo semelhante ao que ocorre no estrangulamento, e com mais razão, essa obstrução costuma ser intermitente por causa da luta. Assim, há prolongamento da asfixia por um tempo maior do que o que se observa nas outras formas de constrição cervical porque a vítima consegue fazer algumas inspirações.

O mecanismo nervoso é mais importante na esganadura do que no enforcamento[2]. Já era reconhecido pelos antigos patologistas forenses como o responsável pelas mortes por esganadura nos casos em que não achavam sinais gerais de asfixia. Mas o atribuíam a uma excitação do nervo laríngeo superior[6,7,20]. Hoje, sabemos que o fator nervoso de morte é a excitação dos seios carotídeos, que produz resposta reflexa através do nervo vago[2,5]. Há relatos muito marcantes de pessoas que sofreram compressão fugaz na região da bifurcação da carótida primitiva e morreram por parada cardíaca[2]. Mas a morte por inibição pode ocorrer por contusão da face anterior do pescoço com lesão da laringe, sem que haja esganadura, como em certos golpes de luta marcial[2,20].

PERÍCIA NAS CONSTRIÇÕES CERVICAIS

O objetivo da perícia é esclarecer primeiramente qual o tipo de constrição. Em segundo lugar, verificar se foi feita em vida. Por fim, determinar qual a causa jurídica. A sequência do exame é a mesma das outras formas de morte violenta, com ênfase à dissecção do pescoço só depois do exame da cavidade craniana, que deve ser a primeira a ser aberta. O exame dos sobreviventes e do agressor, se houver suspeito, também se impõe.

Exame necroscópico

• Diagnóstico do tipo de constrição

O diagnóstico do tipo de constrição já é mais de meio caminho andado para o diagnóstico da causa jurídica, uma vez que o enforcamento é basicamente suicida e o estrangulamento, homicida. A esganadura é sempre homicida.

O diagnóstico de enforcamento começa no local onde é encontrado o corpo. É muito importante, principalmente se for um enforcamento incompleto e o corpo for encontrado pouco tempo depois da morte, antes da formação dos livores hipostáticos.

A disposição do laço e a morfologia do sulco são características e dificilmente se prestam a confusão. Mas há casos em que houve estrangulamento seguido de suspensão do cadáver para simular enforcamento. O exame do ponto de suspensão e da orientação dos fiapos da corda pode dizer se houve suspensão de cadáver ou se o indivíduo se pendurou. Além do mais, a existência de dois tipos distintos de sulco é esclarecedora. A dificuldade é maior quando o estrangulamento for feito por trás da vítima por um agressor situado em plano superior. Nesses casos, o sulco fica oblíquo e interrompido como se fosse um enforcamento típico. Mas os sinais de luta no corpo e o desalinho dos elementos do local podem esclarecer.

• Reação vital

O seu diagnóstico está baseado no achado de sinais de que havia circulação sanguínea no momento da constrição. Assim, devem ser pesquisados os relacionados com o laço e a constrição e os que demonstrem estase venosa na cabeça. O exame externo do sulco pode mostrar, caso haja mais de uma volta, a insinuação da pele entre elas, com edema, que chega a formar bolhas em alguns casos, e infiltração equimótica na pele adjacente. É preciso cuidado para não interpretar como hiperemia a cor avermelhada da pele adjacente a sulcos muito profundos e apergaminhados. Ela pode resultar da expressão e do deslocamento do sangue dos capilares do fundo do sulco[2].

O exame interno do pescoço deve ser precedido da abertura da cavidade craniana para retirada e exame do encéfalo e drenagem do sangue do sistema venoso. Isso impede o sangramento quando da dissecção do pescoço. Todo patologista forense sabe que o sangue extravasado pode simular focos de equimose profunda se não observar o trabalho do técnico na abertura dos planos anatômicos desde o início. Isso é mais provável quando a necrópsia é feita nos primeiros instantes após a morte. É aconselhável, quando possível fazê-lo, o exame radiológico da laringe e do osso hioide antes da dissecção para a localização de fraturas. Serve, inclusive, para caracterizar fraturas feitas durante a necrópsia que, por certo, não aparecem nas radiografias feitas antes da dissecção[2].

A presença de fraturas sem hemorragia nos tecidos ao redor não significa que houve a suspensão de um cadáver. Ela pode ter ocorrido durante o período de suspensão após a morte e antes do resgate do corpo. Mas a presença de hemorragia em torno do foco de fratura serve para atestar a reação vital. Há quem não valorize a hemorragia se for muito discreta[2].

Os sinais de compressão venosa servem para afirmar a reação vital. A presença de tumefação da língua e dos lábios, de edema e petéquias, conjuntivais e na pele, atesta que havia circulação.

Outros sinais importantes de reação vital são a equimose retrofaríngea de Brouardel nos enforcamentos e a presença de contusão e hemorragia da borda da língua. A primeira resulta da compressão da parede posterior da faringe contra a coluna vertebral; a segunda, da ocorrência de mordedura da língua durante convulsões ou luta com o agressor.

• Causa jurídica

Na maioria dos casos, está muito clara. Feito o diagnóstico de esganadura, nada mais resta de dúvida. Mas, nas constrições feitas por laço, é preciso associar os dados do exame de local com os da necrópsia. Uma vez feito o diagnóstico do tipo de constrição, a causa jurídica está praticamente esclarecida.

O exame do local é fundamental para distinguir um enforcamento suicida de um acidental. Nos acidentes relacionados com práticas masturbatórias, os detalhes foram já descritos. Nas outras formas de enforcamento acidental, a posição do corpo também é esclarecedora, por exemplo na de crianças pequenas em berços.

Nos casos de estrangulamento, é necessário, em alguns casos, determinar se foi homicídio ou suicídio. Aqui, o tipo de laço usado pode ser esclarecedor. Conforme já vimos anteriormente, os laços muito complicados são mais dos suicidas. É interessante que os peritos examinem o laço, que não deve ser removido antes da perícia médico-legal. Havendo necessidade de remover o laço, recomenda-se cortá-lo longe do nó e enviá-lo aos legistas dentro de uma embalagem lacrada[7]. Laços com nós peculiares a determinadas profissões também podem ajudar muito quando se conhece a da vítima.

O exame dos outros segmentos do corpo costuma revelar sinais de luta ou de contenção nos casos de homicídio; e pode mostrar lesões, consolidadas ou não, de outras tentativas anteriores de suicídio. Por isso, deve ser detalhado. A colheita de material dos sulcos ungueais da vítima para pesquisa de restos de epiderme do agressor pode fornecer um padrão de DNA compatível.

Exame dos sobreviventes

Nos casos de esganadura, o exame comprova a constrição do pescoço com as mãos pela presença dos estigmas ungueais. Nas constrições por laço, o sulco fica mais nítido e, pelas suas características, indica se foi enforcamento ou estrangulamento. É preciso observar os outros segmentos do corpo à procura de lesões que indiquem agressão ou tentativas prévias de suicídio. O exame deve incluir a pesquisa de sinais de crime sexual. É preciso fazer uma avaliação neurológica e psiquiátrica, tanto para constatar sequelas pela asfixia prolongada como para evidenciar possíveis distúrbios mentais que pudessem levar ao suicídio. Algumas vezes, é preciso fazer uma laringoscopia para a avaliação do dano às cordas vocais.

Exame do suspeito de agressão

Serve para complementar as informações nos casos de agressão confirmada ou suspeita. A presença de estigmas ungueais na face, nas mãos, nos antebraços e no pescoço demonstra que a pessoa examinada participou de uma luta corporal. Alguns autores aconselham pesquisar material dos sulcos ungueais se o acusado for detido logo após o crime. Havendo restos de epiderme, como pode acontecer nos casos de esganadura, a pesquisa de DNA pode ligá-lo tecnicamente à vítima.

REFERÊNCIAS BIBLIOGRÁFICAS

1. Fávero F. Energias de ordem físico-química. In: Medicina legal. São Paulo: Martins Editora; 1966. Capítulo 14, p. 346-383.
2. Knight B. Suffocations and "asphyxia". In: Bernard Knight (ed.). Forensic pathology. 2.ed. Londres: Arnold; 1996. Capítulo 14, p. 345-360.

3. Spitz WU. Asphyxia. In: Werner U. Spitz (ed.). Medicolegal investigation of death. 3.ed. Charles C. Thomas Publisher, Springfields; 1993. Capítulo XI, p. 444-497.
4. Almeida Jr A, Costa Jr JBO. As asfixias mecânicas. In: Lições de medicina legal. 18.ed. São Paulo: Companhia Editora Nacional; 1985. Capítulo 18, p. 186-202.
5. O Globo, p. 13, 3 de julho de 1979.
6. Thoinot L. Asphixies mécaniques par constriction du cou. In: L. Thoinot (ed.). Précis de médecine légale. Paris: Octave Doin et Fils Éditeurs; 1913. Artigo 1º da 2ª seção, Capítulo V, p. 622-710.
7. Hofmann E. Nouveaux éléments de médecine légale. Traduzido ao francês por Emmanuel Lévy e comentado por P. Brouardel. Paris: Editora Librairie JB. Baillière et Fils; 1881.
8. James R, Silcocks P. Suicidal hanging in Cardiff – a 15-year retrospective study. Forensic Sciences Int. 1992;56:167-175.
9. Camps FE. Unnatural death due to asphyxia. In: Francis E. Camps (ed.). Gradwohl's legal medicine. 2.ed. Londres: The Williams & Wilkins Company; 1968. Capítulo 18, p. 335-344.
10. Balthazard V. Pendaison. In: Médecine légale. 2.ed. Paris: Librairie JB. Bailliére et Fils; 1911. Capítulo VI, p. 158-71.
11. Ubelaker DH. Hyoid fracture and strangulation. J Forensic Sciences. 1992;37:5:1216-1222.
12. Machado A. Vascularização do sistema nervoso central e barreiras encefálicas. In: Ângelo Machado (ed.). Neuroanatomia funcional. Rio de Janeiro: Atheneu; 1988. Capítulo IX, p. 67-79.
13. Kuhn MLS, Costa CA, Cherulli AS, Cavalcanti AM, Reis JES. Hanging suicide in Distrito Federal in 1995. Forense 96 Abstract Book; 1996. p. 11.
14. Benfica FS, Vaz M. Suicídio: aspectos epidemiológicos na Grande Porto Alegre/RS. Resumos do XV Congresso Brasileiro de Medicina Legal, Salvador; 1998. p. 11.
15. Eisele RL, Godoi FP, Mocelin LC. Estudo dos casos de suicídio em Londrina (1994-1997). Resumos do XV Congresso Brasileiro de Medicina Legal, Salvador; 1998. p. 12.
16. Guerra-Neto NGM, Esperança JCP, Panesset AG, Jáuregui GF, Caracas JAF, Vilela LL et al. Statistical analysis of the suicides in IMLAP-RJ. São Paulo: Forense 96 Abstracts Book; 1996. p. 30.
17. Chen CY, Acquesta SB, Farignoli MC, Pinto MC, Leyton V, Muñoz DR. Inhibitory death by neck trauma: report of a case. Forense 96 Abstracts Book; p. 17, 1996.
18. Brouardel P. La pendaison, la strangulation, la suffocation, la submersion. Paris: Librairíe JB. Baillière et Fils; 1897.
19. Moore L. Duncan, Isadora; William Benton (ed.). Chicago: Encyclopaedia Britannica; 1964. v. 7. p. 757.
20. Vibert C. Précis de médecine légale. 5.ed. Paris: Librairie JB. Baillière et Fils; 1900.
21. Simpson, citado por Knight B.
22. Croce D, Croce Júnior D. Manual de medicina legal. 7.ed. São Paulo: Saraiva; 2010.

CAPÍTULO 26

Asfixias por Modificações do Meio Ambiente

Hygino de Carvalho Hercules

O ser humano, como animal mamífero, só é capaz de sobreviver se o meio em que estiver for aéreo e com uma composição gasosa, tal que as suas necessidades respiratórias possam ser satisfeitas. Dessa forma, é impossível permanecer vivo por tempo prolongado, envolvido por um meio líquido ou sólido, ou gasoso de composição muito diferente daquela a que está adaptado. Nessas circunstâncias, embora não haja bloqueio dos movimentos respiratórios, ocorre asfixia por mecanismos que exporemos mais adiante.

Quando o ar atmosférico é substituído por um líquido, há o *afogamento*. Se for substituído por um sólido suficientemente fragmentado de modo que possa envolver o corpo humano, haverá o *soterramento*. Mas, se a pessoa permanecer num ambiente de ar não renovado cuja composição o torne incapaz de atender às necessidades do seu organismo, estará sofrendo *confinamento*.

Partindo do menos diferente, estudaremos primeiramente o confinamento. Em seguida, abordaremos os aspectos médico-legais do soterramento e do afogamento.

CONFINAMENTO

É uma modalidade de asfixia em que um ou mais indivíduos ficam presos em um ambiente sem adequada renovação de ar. Não há necessidade de vedação hermética do ambiente. Basta que as necessidades de oxigênio e de remoção da umidade e do gás carbônico não sejam feitas de modo adequado. Uma variante do confinamento ocorre quando a pessoa entra em uma área cuja atmosfera é muito pobre em oxigênio, como o interior de grutas. Di Maio e Di Maio[1] relataram a morte de dois trabalhadores em uma cisterna subterrânea em que o teor do ar em oxigênio era de apenas 9,6%.

Os confinamentos são basicamente acidentais. As situações em que o confinamento ocorre são:

- Desabamento de galerias em escavações de túneis e em minas de prospecção de jazidas, deixando bloqueados os operários.
- Desabamentos de construções, formando bolsões de ar.
- Acidentes com crianças presas em automóveis fechados, malas ou armários.
- Raramente, acidentes em submarinos.

Em 12 de agosto de 2000, o submarino russo Kursk afundou quando participava de manobras navais ao norte de Murmansk, no mar de Barents. Duas explosões na parte dianteira romperam o casco e permitiram a entrada da água. Os tripulantes do setor atingido morreram afogados ou pela ação das explosões, mas os que estavam em setores afastados e isolados morreram confinados porque as máquinas pararam de funcionar e o ar dos compartimentos não pôde ser renovado[2].

Os crimes em que a morte ocorre por confinamento são ora com *animus necandi*, ora com intenção de ocultar uma pessoa sequestrada ou presa por outro motivo, em cubículos com renovação escassa de ar. Entre os primeiros, o que é mais relatado na literatura é o infanticídio, em que a mãe coloca o recém-nascido dentro de caixas ou malas, ou mesmo o enterra dentro dessas embalagens. Nos casos de sequestro, a vítima pode vir a morrer confinada se os seus algozes não calcularem bem as suas necessidades de ar e a colocarem em locais muito pequenos e hermeticamente fechados. Há pouco tempo, o empresário Abílio Diniz, que fora sequestrado em dezembro de 1989, deu uma entrevista em que mostrou o local onde fora obrigado a permanecer e falou do medo que teve de morrer confinado.

Mecanismos de morte

As alterações do ar no recinto evoluem de acordo com o volume disponível para cada pessoa. Nos acidentes individuais em que o espaço é muito pequeno, os distúrbios são de instalação rápida. É o que ocorre com crianças que ficam presas em baús. Mas pode ocorrer com adultos, como no caso descrito por Jong e Adams[3], em que um homem entrou num refrigerador em desuso e não pôde sair depois que a porta bateu e fechou-se. Sendo maior o volume de ar disponível, o indivíduo confinado sofre lenta e progressivamente os efeitos da diminuição do oxigênio e do aumento da umidade e da temperatura ambientes. A princípio, sente dispneia, com a sensação de ter que aumentar o esforço inspiratório, a par de uma sensação desagradável de calor em que sua, mas não obtém alívio, pois o suor não evapora devido à saturação do ar pelo vapor d'água proveniente da sudorese e da própria respiração.

À medida que o tempo passa, a situação vai se agravando e duas síndromes vão se instalando simultaneamente: hipoxia e exaustão térmica. Ambas levam a uma fase de reação com hiperpneia, taquicardia, elevação da pressão arterial e pânico. Há quem defenda que os esforços feitos no sentido de encontrar uma saída, a par da dificuldade de dissipar o calor, causam quadro de insolação[3].

Quando se trata de um grupo de pessoas, como nos acidentes envolvendo mineiros, o tempo de sobrevivência depende em parte de uma liderança firme no seio do grupo para impedir pânico precoce e antecipação do esgotamento das reservas de oxigênio. Pessoas em pânico têm o metabolismo acelerado e, por isso, consomem mais oxigênio.

Diagnóstico

No exame de indivíduos confinados, há que se distinguir os que sobrevivem e os que morrem. Caso haja sobrevivência, a situação da pessoa depende do tempo pelo qual ficou confinada, do grau de confinamento e do tipo de acidente do qual foi vítima. O exame externo mostra sujidades na roupa e no corpo condizentes com o ambiente, podendo haver lesões por ação contundente nos desabamentos de construções ou de galerias.

Nos casos de morte, além do exame externo, deve-se fazer o exame interno. Os achados costumam ser inespecíficos e limitados aos sinais gerais de asfixia, a menos que haja lesões por ação contundente. Se o corpo for removido do local e os peritos não forem informados das circunstâncias que cercaram a morte, o diagnóstico será difícil ou mesmo impossível, pois não há lesões patognomônicas do confinamento[1].

SOTERRAMENTO

O termo soterramento pode ser entendido em sentido amplo, incluindo todas as formas de morte em que o indivíduo fique coberto completamente por escombros de um desmoronamento, ou pode ter seu uso restrito aos casos de cobertura do corpo por sólidos pulverulentos, como num sepultamento. Com esse último significado, os franceses o denominam *enfouissement*. O material pode ser areia, saibro, farinha, cereais, cinza etc[4]. O uso do termo com significado amplo é mais popular e faz parte da linguagem corrente, não técnica.

Do ponto de vista prático, raros são os casos de morte causada exclusivamente pela penetração de corpos sólidos pulverulentos nas vias respiratórias. Mesmo nos de sepultamento acidental, entram em jogo outros mecanismos como, por exemplo, a compressão torácica. Por isso, estudaremos sob a denominação de soterramento todos os tipos de morte violenta decorrentes de acidentes de desabamentos, desmoronamentos, deslizamentos de encostas e os crimes em que a vítima é enterrada ainda com vida.

Em janeiro de 1966, o Rio de Janeiro foi assolado por chuvas intensas e prolongadas, que encharcaram as encostas desmatadas dos morros e promoveram grandes deslizamentos de terra. Foram afetadas principalmente áreas ocupadas por favelas, mas bairros mais nobres como Santa Teresa também sofreram com a fúria das águas. Em um período de 4 dias, ruíram prédios e barracos, numa distribuição democrática da desgraça. Houve 1.170 desabamentos naquela semana. Os cadáveres retirados da lama eram empilhados em caminhões e transportados para o necrotério. Aqueles que, como nós, presenciaram o macabro acúmulo de corpos no IML, jamais hão de esquecê-lo. Nos dois dias iniciais da catástrofe, chegaram cerca de 200. Como a maioria das vítimas foi soterrada pela lama dos deslizamentos de terra, as causas mais comuns de morte foram aspiração de lama (soterramento no sentido estrito) e compressão do tórax pelo peso da terra. Em alguns casos, porém, a morte foi causada por traumatismo cranioencefálico[4a].

Desastre de proporções incomparáveis ocorreu nas montanhas que cercam Caracas, em dezembro de 1999. Chuvas incessantes encharcaram as encostas desmatadas dos morros ao redor da capital e suas vilas-satélites, provocando deslizamentos de terra que mataram cerca de 30 mil venezuelanos[5]. Entre os maiores cataclismos estão os terremotos e as erupções vulcânicas. Um dos mais recentes e devastadores ocorreu na Turquia, em 1999, causando mais de 40 mil mortes[6]. Os três terremotos mais violentos do século XX ocorreram na China. O pior, em 1976, causou a morte de mais de 240 mil pessoas[7]. Na Colômbia, em 1985, a erupção do vulcão Nevado del Ruiz derreteu a neve, que se misturou com a lava e as cinzas, formou um mar de lama e desceu a encosta, soterrando a cidade de Armero e vilarejos vizinhos. Morreram mais de 20 mil pessoas[8].

Mecanismos de morte

Nos desmoronamentos e deslizamentos de encostas, vários são os mecanismos que concorrem para a morte do indivíduo, podendo coexistir, ou não, num mesmo caso. Os principais são asfixia, decorrente de compressão torácica, sufocação direta, confinamento, ou soterramento em sentido estrito, e ação contundente.

• Compressão torácica

Já foi estudada no Capítulo 24 – Asfixias por Sufocação com o nome de sufocação indireta. Nos soterramentos, é talvez o mecanismo letal mais importante, decorrente da pressão exercida sobre a vítima pelo peso dos materiais do desabamento. Confere ao corpo do soterrado características importantes, como intensa cianose de cabeça, pescoço e metade superior do tórax, com a formação da chamada máscara equimótica. As dobras da roupa podem pressionar intensamente o corpo de modo a impedir a formação de equimoses e de cianose nos pontos de maior pressão sobre a pele. Do mesmo modo atuam as irregularidades do material desmoronado. A força sobre o tórax aumenta a pressão interior e impede a sua expansão. Dessa forma, aumenta a pressão nas veias cavas, prejudicando o retorno do sangue para o coração, o que causa retenção nas veias menores e no leito capilar. O acúmulo de sangue é mais importante no território de drenagem da cava superior porque as jugulares não possuem válvulas de retenção de refluxo. Por isso, forma-se a máscara equimótica (Figura 26.1).

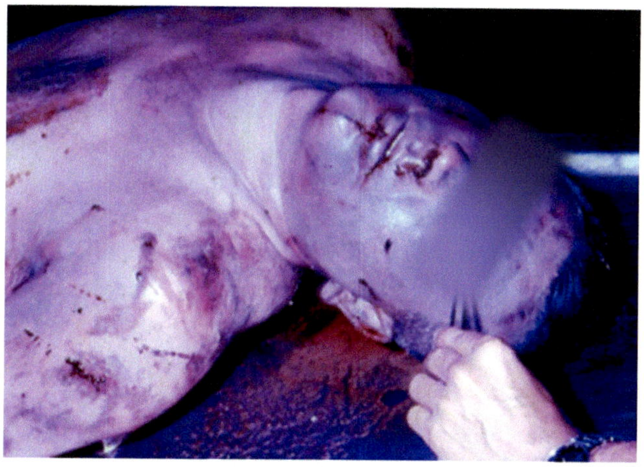

Figura 26.1 – Máscara equimótica em vítima de desabamento de edifício. A face tem cor arroxeada intensa, as conjuntivas oculares mostram hemorragia difusa, surde líquido sanguinolento das narinas e da boca e o corpo evidencia placas apergaminhadas de arrancamento da epiderme.

• Sufocação direta

Pode ocorrer quando a vítima é soterrada por material granular, com elementos de tamanho variado, e algum deles encaixa-se na glote. Pode suceder que os orifícios nasais e a boca fiquem da mesma forma obstruídos. Não é frequente.

• Confinamento

A morte decorre do aprisionamento em espaços formados ao acaso, sem renovação do ar.

• Ação contundente

O impacto das peças desabadas sobre a vítima pode causar toda a sorte de lesões da série contundente. Em alguns casos, as lesões são de tal gravidade que por si sós respondem pela morte. A atuação dos agentes contundentes é comum nos soterramentos e confere ao corpo das vítimas suas marcas características em maior ou menor extensão (Figura 26.2).

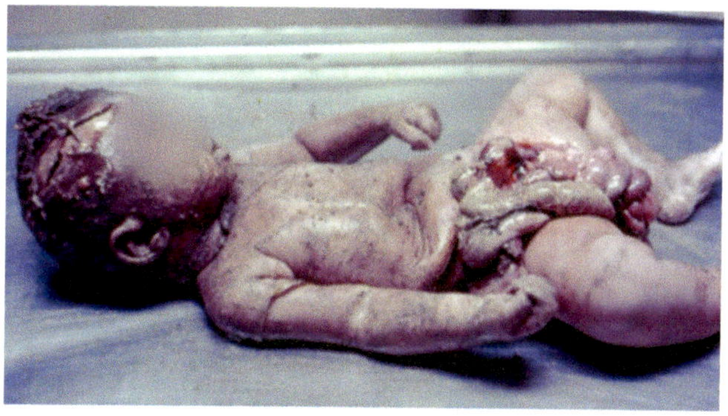

Figura 26.2 – Criança vítima de soterramento por deslizamento de encosta devido a fortes chuvas no Rio de Janeiro. Apresenta fratura exposta de crânio e rotura abdominal com evisceração.

• Soterramento estrito

É como se a vítima fosse afogada em meio sólido[4]. Seu corpo é envolvido pelo material, que penetra na boca, nas narinas e nas vias aéreas. Conforme o tamanho das partículas do material, a penetração será mais ou menos profunda. Aqueles formados por partículas menores tendem a penetrar mais longe na árvore respiratória e a causar obstrução mais eficiente. Sua participação na causa da morte depende da coexistência, ou não, de lesões graves por ação contundente. Em meios como areia, não costuma haver corpos sólidos com massa suficiente para matar por ação contundente. Mas o peso do material pode ser tão ou mais importante que o soterramento propriamente dito (Figura 26.3).

Como referimos no início, qualquer desses mecanismos pode levar à morte, mas a regra é que estejam associados de forma variada conforme o tipo de soterramento. A densidade do material desabado, o tamanho das partículas e a porosidade do meio sob o qual a vítima se encontra são fatores determinantes. O tempo necessário para que o indivíduo morra varia com o mecanismo preponderante. Em geral, os traumas mais violentos decorrentes de ação contundente são os que têm maior probabilidade de matar rapidamente. Já o confinamento permite uma sobrevida mais prolongada. Isso é de importância médico-legal para a solução de problemas de premoriência.

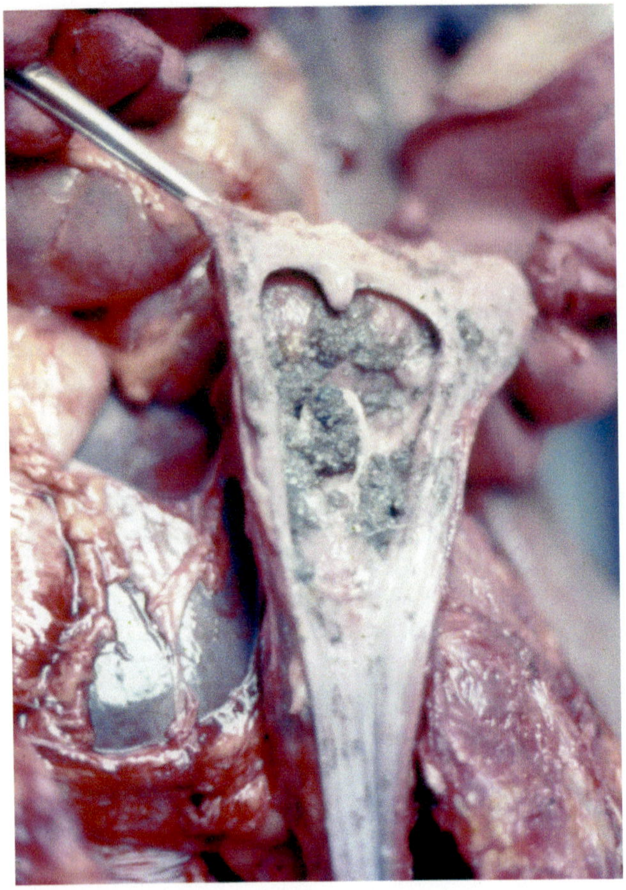

Figura 26.3 – Aspecto da faringe e da laringe parcialmente obstruídas por lama decorrente de soterramento por deslizamento de encosta de morro no Rio de Janeiro.

Alterações externas

O aspecto externo dos cadáveres soterrados varia bastante de um caso para o outro, principalmente em função do meio de soterramento. A cor imita a do ambiente de soterramento devido à aderência das partículas sólidas à pele e à roupa. Assim, nos deslizamentos de terra provocados por chuvas incessantes e fortes, os indivíduos soterrados têm o corpo recoberto por lama da cor do local do deslizamento (Figura 26.4).

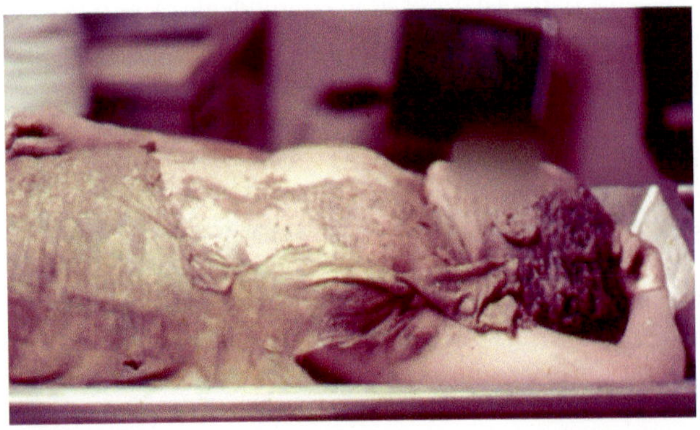

Figura 26.4 – Vítima de deslizamento de encosta de morro no Rio de Janeiro. O corpo e a roupa, que está rasgada, estão sujos de lama.

Os orifícios naturais, em geral, guardam parte desse material, também observado nos leitos ungueais e nas pregas cutâneas. É comum encontrar sinais de compressão torácica, como máscara equimótica e hemorragias das mucosas conjuntivais, labiais e gengivais (Figuras 26.1 e 26.5).

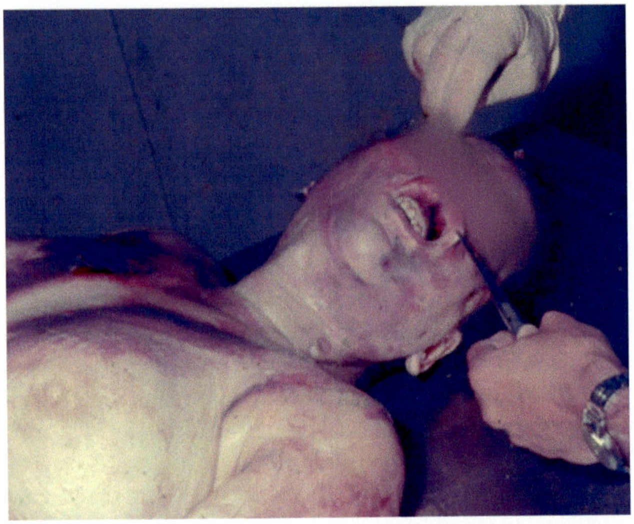

Figura 26.5 – Vítima do mesmo acidente da Figura 26.1. Notam-se máscara equimótica, hemorragia gengival, livores intensos na face anterior do tórax, com áreas hemorrágicas, e destacamento parcial da epiderme no braço esquerdo.

Nos desabamentos de construções de alvenaria, o corpo está recoberto por pó de cimento; em olarias, recoberto por barro; em desertos, por areia de cor semelhante à do local. Como o encontro de corpos soterrados só é possível após buscas exaustivas, em alguns casos com o auxílio de instrumentos altamente contundentes, como picaretas, pás e mesmo escavadeiras e tratores para remover os escombros, é possível que tais manobras, como é natural, produzam mutilações e feridas contusas de extensão variável, mas sem reação vital. É importante atentar para esse fato porque, do contrário, essas lesões serão atribuídas tanto ao acidente quanto a ação criminosa anterior ao acidente.

Após a lavagem do corpo e a remoção dos detritos da pele, surgem escoriações e equimoses de extensão e tamanho variados, atribuídas à ação contundente dos elementos maiores do material de soterramento. A distribuição dessas lesões não guarda qualquer padrão especial mais frequente. É obra do acaso. Tanto podem ser mais extensas e numerosas na face ventral quanto na face dorsal do corpo. Por vezes, não é possível discernir senão placas apergaminhadas sem reação vital (Figura 26.1). Quando o meio de soterramento é úmido e o corpo permanece mais de 1 dia soterrado, a pele apresenta, com frequência, maceração da epiderme, que se destaca facilmente à manipulação.

Os livores de hipóstase distribuem-se de modo variável, de acordo com as pressões exercidas sobre a superfície do corpo, revelando desenhos irregulares pelas diferenças de compressão dentro de uma mesma região. Em geral, sua distribuição faz-se de acordo com a posição do cadáver e mais intensamente nas áreas menos comprimidas. Se o corpo for removido antes de sua fixação, localizar-se-ão no dorso, durante o transporte e a permanência no necrotério.

Alterações internas

Além dos sinais de asfixia, nos casos de soterramento estrito encontra-se parte do material soterrante no interior da boca, nas vias respiratórias e no tubo digestivo. Em alguns casos, as partículas podem ser encontradas em grande quantidade na traqueia e nos brônquios, causando obstrução intensa (Figura 26.6). É comum que o indivíduo, antes de morrer, engula parte desse material, que pode ser visto no esôfago e no estômago. Isso é mais comum nos acidentes de deslizamento de encostas.

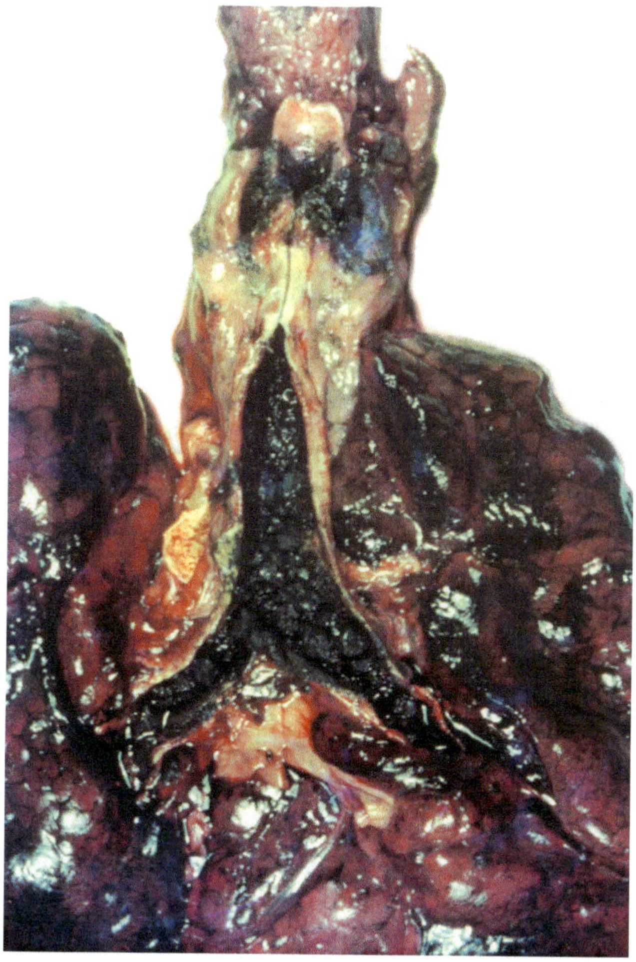

Figura 26.6 – Obstrução das vias aéreas por carvão granulado. Nota-se coloração enegrecida da mucosa da faringe e da laringe.
Fonte: Coleção didática da Faculdade de Medicina da UFRJ.

Quando o soterramento ocorre por desabamento de construções, as vítimas sofrem várias lesões por ação contundente. É o mecanismo de morte predominante nos terremotos. Assim, é comum encontrarem-se roturas viscerais e diversos tipos de fratura, inclusive de crânio. Mas isso também é observado em casos de deslizamento de encostas pela ação de troncos de árvores, pedras etc. (Figura 26.2).

Problemas médico-legais

• Diagnóstico do soterramento

Como regra, é fácil. A história do acidente e o exame do cadáver não deixam margem a dúvidas. O depósito de material do soterramento sobre o corpo da vítima estabelece a ligação dessa com a ocorrência. Resta aos peritos buscar os sinais de asfixia e demonstrar a reação vital a fim de se afastar a possibilidade de o indivíduo já estar morto no momento do fato. Havendo lesões por ação contundente infiltradas por sangue, como equimoses, escoriações ou fraturas, o diagnóstico fica confirmado. O mesmo se diga de hemoperitônio e de hemotórax em face de rotura de vísceras abdominais e torácicas, respectivamente. A penetração de parte do material soterrante nas vias respiratórias deve ser pesquisada. Nesse contexto, a presença nas narinas e na boca não deve ser valorizada. Só é indicativo de reação vital se estiver no espaço glótico ou em nível mais profundo das vias aéreas. O mesmo valor deve ser atribuído à presença desse material no esôfago, indicativo de movimento de deglutição.

• Diagnóstico da causa jurídica

A quase totalidade dos soterramentos é de origem acidental, e os diversos tipos de acidentes já foram mencionados anteriormente. Raras vezes, surge a possibilidade de que o indivíduo já estivesse morto no momento do acidente. Aqui, a disparidade entre os fenômenos cadavéricos já instalados e o tempo transcorrido entre o acidente e a hora do exame pode fazer suspeitar ou dar a certeza de que a morte não se relaciona com o evento. Nesses casos, faltam os sinais de reação vital do soterramento, e, na maioria das vezes, encontra-se a verdadeira causa da morte. O que pode trazer dificuldades dessa ordem é o excesso de casos a serem necropsiados quando se trata de calamidades. A necessidade de examinar rapidamente corpos sujos de lama pode fazer com que passem despercebidas lesões por outros tipos de agente vulnerante. Em 1966, por ocasião das grandes chuvas do verão, deparamo-nos com um corpo sujo de lama que apresentava um orifício de entrada de projétil de arma de fogo no abdome. Havia sido baleado por estar saqueando bens dos flagelados.

Há, na literatura médico-legal, referência a soterramentos criminosos, principalmente de recém-nascidos em casos de infanticídio. Ora são enterrados vivos, ora são colocados dentro de uma caixa contendo material pulverulento[4].

• Identificação dos corpos

É relativamente fácil nos casos de pequena monta, mas assume caráter de verdadeiro desafio aos peritos quando da ocorrência de acidentes de massa ou de cataclismos. Nos acidentes de massa, os corpos resgatados do local devem ser numerados, com a colocação de uma etiqueta num dos pés, antes de serem enviados ao necrotério para exame, tendo-se o cuidado de anotar com rigor o exato trecho de onde foram retirados. Isso ajuda no reconhecimento por parte de familiares sobreviventes. Os laudos de cada corpo devem acompanhar a mesma numeração. Se as condições locais forem muito adversas, alguns corpos só serão encaminhados já em putrefação, o que vai dificultar o reconhecimento pelos familiares. Nesses casos, devem ser usados os métodos que já foram abordados no Capítulo 4 – Identidade e Processos de Identificação.

Nos acidentes naturais que envolvem milhares de pessoas, como terremotos e, principalmente, erupções vulcânicas, é impossível resgatar e identificar todas as pessoas soterradas. Diante disso, a opção legal é a presunção da morte. Embora tais tragédias, felizmente, não ocorram em nosso país, nosso Código Civil aceita a morte presumida:

> Art. 7º. Pode ser declarada a morte presumida, sem decretação de ausência:
> I – se for extremamente provável a morte de quem estava em perigo de vida;
> II – se alguém, desaparecido em campanha ou feito prisioneiro, não for encontrado até 2 anos após o término da guerra.
> Parágrafo único. A declaração da morte presumida, nesses casos, somente poderá ser requerida depois de esgotadas as buscas e averiguações, devendo a sentença fixar a data provável do falecimento.

Na declaração de óbito, o perito deve evitar o termo soterramento, procurando substituí-lo, quando possível, por uma causa mais precisa como, por exemplo, esmagamento do crânio, sufocação indireta, confinamento, de modo a favorecer estudos estatísticos posteriores.

AFOGAMENTO

É a forma de asfixia causada por penetração de grande quantidade de líquido nos pulmões, através das vias respiratórias. Embora a quase totalidade dos afogamentos se faça na água, em raríssimos casos ocorrem em outros líquidos. Por exemplo, trabalhadores em vinícolas podem cair nos tachos de fermentação e vir a falecer por aspiração do mosto.

Para que se fale em afogamento, é preciso que a quantidade de líquido a penetrar nos pulmões seja grande, já que a introdução de pequenos volumes não é suficiente para causar asfixia. Inclusive, pode ser feita como medida semiótica para recolhimento de células pulmonares para exame (lavado broncoalveolar). Além disso, é importante frisar que a inundação alveolar tem que vir de fora, através das vias respiratórias. Do contrário, teríamos que considerar o edema pulmonar agudo, no qual o líquido surge das paredes alveolares, como um tipo especial de afogamento.

Incidência e taxa de mortalidade

O crescimento geral das atividades aquáticas, incluindo as profissionais, as esportivas e as de lazer, tem aumentado o risco de afogamento para a população[9,10]. Mas é muito difícil avaliar a incidência total, pois a maioria consta de casos leves que não chegam a ameaçar a vida e não são registrados, a não ser que ocorram onde haja um bom serviço de salvamento, por exemplo, no município do Rio de Janeiro. O Grupamento Marítimo (GMAR) do Corpo de Bombeiros Militar do Estado do Rio de Janeiro resgatou cerca de 171 mil pessoas em vias de se afogar nos 96 km de praias da cidade do Rio de Janeiro, nas 3 últimas décadas. Do total, apenas 5,5% necessitaram de cuidados médicos e somente 0,3% morreram. Entre os que foram hospitalizados, cerca de 10% faleceram. Dados dos Estados Unidos referem registro de um óbito para cada oito atendidos[11,12]. Fora da área de atendimento dos guarda-vidas, os casos leves não são computados nas estatísticas. Assim, a incidência de afogamentos, tanto no Brasil quanto no estrangeiro, passa a ser balizada pelos casos fatais, registrados nos obituários.

Dados da OMS referem a ocorrência de 450 mil afogamentos no mundo, no ano 2000, no total de 5 milhões de mortes violentas (9%)[13]. Na faixa de 1 a 4 anos, é a segunda causa de morte violenta no Brasil, nos Estados Unidos e na África do Sul, e a primeira na Austrália. Considerando-se todas as faixas etárias, é a terceira causa de morte violenta no Brasil[12]. Se escolhermos a faixa que abrange os menores entre 1 e 19 anos, veremos que é a terceira causa de morte em geral, natural e violenta, tanto no Brasil quanto nos Estados Unidos[12].

Mas a taxa de mortalidade tem diminuído nos últimos anos. Cummings e Quan[14] relatam essa tendência nos Estados Unidos e, em particular, no Condado de King, Washington. Atribuem o fato principalmente à redução do consumo de álcool nas imediações dos balneários. O mesmo declínio tem sido observado no Brasil como um todo e, em especial, para o Estado do Rio de Janeiro (Tabelas 26.1 e 26.2)[15]. Mas, aqui, a causa pode estar relacionada com a melhora do atendimento médico e com a adoção de medidas preventivas. Modell[10] recomenda como medidas eficazes de prevenção: evitar que pessoas sujeitas a mal súbito nadem sós, controlar a lotação de barcos, evitar o consumo de álcool e vigiar as crianças pequenas.

Tabela 26.1 – Mortalidade por afogamento no Brasil (apenas acidentais).

Ano	1990	1997	1998	1999	2000
Total	7.111	7.128	6.546	6.042	6.155
Tm*	4,7	4,5	4,0	3,7	3,6

*Tm: número de mortes por 100 mil habitantes.
Fonte: Datasus[15].

Tabela 26.2 – Mortalidade por afogamento no estado do Rio de Janeiro (todos os tipos).

Ano	1999	2000	2001	2002
Total	457	463	379	411
Tm*	3,31	3,22	2,60	2,79

*Tm: número de mortes por 100 mil habitantes.
Fonte: Datasus[15].

Entre os outros estados do Brasil, em 1997, as maiores taxas de mortalidade foram para Roraima (9,8%), Acre (8,6%), Mato Grosso do Sul (6,8%), Amapá (6,7%) e Espírito Santo (6,7%)[12]. Nota-se que os três primeiros não têm costa marítima e que os dois primeiros ficam na Amazônia. A falta de controle da lotação dos barcos deve ser responsável por essa triste liderança. São frequentes as notícias de naufrágios de barcos superlotados na região Amazônica, onde é esse o principal meio de transporte.

No Estado do Rio de Janeiro, os municípios com maior taxa de mortalidade são Paraíba do Sul e Nova Friburgo, que não têm acesso ao mar. Mas, numa avaliação geral, o número de afogados em água doce e em água salgada equivalem-se no Brasil, embora haja predominância de afogamentos em água doce entre crianças, principalmente abaixo dos 10 anos[12]. Nas áreas quentes dos Estados Unidos, da Austrália e da África do Sul, 70% a 90% dos afogamentos ocorrem em piscinas residenciais[12].

A morte por afogamento é um evento mais comum no sexo masculino. No Brasil, a proporção é de 5:1. No Estado do Rio de Janeiro, essa proporção é maior e tem crescido nos últimos anos (Tabelas 26.3 e 26.4)[16,17].

Tabela 26.3 – Causa jurídica de mortes por afogamento no Brasil em 1992, por sexo.

Causa	Total (%)	Sexo		
		Masculino	Feminino	Ignorado
Acidente	6.712 (96,40)	5.611	1.082	19
Suicídio	66 (0,94)	36	30	0
Homicídio	32 (0,46)	25	7	0
Indeterminada	153 (2,20)	134	19	0
Total	6.963 (100)	5.806	1.138	19

Fonte: Funasa, MS, 1996[16].

Tabela 26.4 – Causa jurídica de mortes por afogamento no Rio de Janeiro, por ano e por sexo.

Causa e sexo	Ano			
	1999	2000	2001	2002
Acidentes	359 (78,56%)	339 (73,23%)	339 (89,46%)	382 (92,95%)
Masculino	307	297	297	345
Feminino	52	42	42	37
Suicídio	7 (1,53%)	8 (1,72%)	6 (1,58%)	5 (1,22%)
Masculino	4	6	4	4
Feminino	3	2	2	1

(Continua)

Tabela 26.4 – Causa jurídica de mortes por afogamento no Rio de Janeiro, por ano e por sexo. (*Continuação*)

Causa e sexo	Ano			
	1999	2000	2001	2002
Crime	1 (0,22%)	6 (1,29%)	6 (1,58%)	4 (0,97%)
Masculino	0	4	5	3
Feminino	1	2	1	1
Ignorado	90 (19,69%)*	110 (23,76%)*	28 (7,38%)	20 (4,86%)
Masculino	77	94	25	17
Feminino	12	15	3	3
Total	457 (100%)	463 (100%)	379 (100%)	411 (100%)

*Um caso sem especificação do sexo.

Fonte: SES do Estado do Rio de Janeiro, via internet[16].

Tipicamente, a morte por afogamento é acidental. Pequena proporção de casos deve-se a suicídios, e um número ainda menor é causado por homicídios. No Brasil, em 1992, houve 6.963 mortes por afogamento para um total de 82.808 mortes violentas (8,41%)[18]. Dessas, 6.712 foram por acidente (96,40%), 66 por suicídio (0,94%), 32 por homicídio (0,46%) e 153 de causa jurídica ignorada (2,20%) (Tabela 26.3)[16]. Pelos números, pode-se dizer que há um suicídio em cada 100 e um homicídio em cada 200 afogamentos, aproximadamente.

Os registros dos obituários não costumam fornecer dados mais detalhados quanto aos tipos mais comuns de acidentes de afogamento. Contudo, os números relativos ao Estado do Rio de Janeiro estão disponíveis no *site* do governo estadual, na Secretaria de Estado de Saúde, que adotou o sistema de três dígitos da CID-10 em seus registros. Embora a rubrica predominante seja *"W74 - Afogamento e submersão não especificados"*, que abrangeu 55% em 1999 e 42% em 2002, a forma mais comum são os acidentes em águas naturais, que representam cerca da metade do total de acidentes[17].

O afogamento não é uma forma comum de suicídio. Byard e colaboradores[19], revendo a literatura sobre suicídios, encontraram uma frequência de afogamentos que variou de um mínimo de 2,9% a um máximo de 8,9%, nitidamente influenciada pela disponibilidade de águas naturais no local da amostragem. No trabalho cuja taxa foi maior, feito em Newfoundland, no Canadá, a incidência no grupo de mulheres acima de 50 anos chegou a 45% dos suicídios[20]. Outra causa de erro na avaliação da proporção de afogamentos suicidas é a dificuldade de se firmar um diagnóstico de suicídio em grande número de afogamentos. Vários casos tomados como acidentais podem, na verdade, ser de suicídios[19]. Entre nós, no Estado do Rio de Janeiro, os dados do obituário fornecem incidência muito baixa (Tabela 26.4)[17].

Os casos registrados como de origem criminosa, envolvendo homicídios dolosos e culposos, são raros. Como requerem grande superioridade de força por parte do agressor, na maioria das vezes são praticados contra crianças pequenas. Analisando os arquivos do Condado de King, Estado de Washington, entre 1987 e 1991, Gillenwater e colaboradores[21] acharam 205 casos de afogamento, dos quais 16 foram considerados criminosos (8%). A idade média das vítimas foi de 2,1 anos, correspondendo aos caçulas de três ou mais irmãos. No Estado do Rio de Janeiro, entre 1999 e 2002, a porcentagem dos casos registrados como crime nos obituários oscilou entre 0,22% e 1,58% (Tabela 26.4)[17].

Formas de afogamento e nomenclatura

O afogamento não requer que o corpo do indivíduo esteja totalmente submerso. É possível ocorrer afogamento em banheiras, e mesmo em valas rasas, desde que haja algum outro fator que impeça a vítima de retirar os orifícios naturais de dentro do líquido. É o chamado *afogamento incompleto*. Isso pode ocorrer até por ação criminosa em seções de tortura em que os algozes forcem a cabeça da vítima dentro de um balde ou de um tanque cheio d'água.

Os trabalhos de ordem clínica sobre afogamento são realizados com pessoas resgatadas vivas e que podem vir a falecer no transcurso do tratamento. Quando sobrevivem por mais de 24 horas, os autores falam em *semiafogamento* ou *quase-afogamento*[12,22-24]. Os semiafogados constituem a maioria das vítimas recuperadas com vida. Em trabalho feito no município do Rio de Janeiro, Szpilman e colaboradores reviram 41.279 casos socorridos pelos salva-vidas entre 1972 e 1991, dos quais apenas 2.304 foram encaminhados para o centro de recuperação. Entre esses, a mortalidade foi de 12,3% para os de água salgada e 16,7% para os de água doce[12].

Na evolução, podem ocorrer complicações de ordem pulmonar, como a síndrome da angústia respiratória do adulto (SARA), que modificam o curso clínico de casos de aparente bom prognóstico. Alguns autores referiam-se a esses eventos como sendo *afogamento secundário*[22]. Atualmente, considera-se afogamento secundário os casos em que a vítima está na água e se afoga por outras causas. Correspondem a 13% dos casos socorridos no Centro de Recuperação de Afogados do Rio de Janeiro, onde a causa mais comum é o uso de drogas, principalmente o álcool, seguida de convulsões, traumatismos e doenças cardiopulmonares[12].

O afogamento é chamado de *verdadeiro, úmido, azul* ou *real* quando a vítima aspira o líquido e de *seco, por inibição* ou *branco* quando a morte se dá sem que tenha havido a aspiração[1,4,23,25-27]. A expressão *afogamento branco* traduz um quadro anatomopatológico em que não se acha qualquer sinal capaz de comprovar que houve a aspiração do líquido, em analogia ao que se chama autópsia branca, ou seja, casos em que não se acham lesões que justifiquem a morte. A proporção de afogamentos brancos no total é de 10% a 20% dos casos[1,23,25,26].

Fisiopatologia dos afogamentos

Os autores do início do século XX costumavam dividi-la em fases com base no comportamento de animais, geralmente cães, afogados em condições experimentais. Assim, Thoinot[4] refere os trabalhos de Brouardel e Loye, que dividiram a evolução em cinco fases, Hofmann em três fases e Margulies em duas fases. Mas os procedimentos desses autores não eram uniformes. Os primeiros faziam traqueostomia antes de afogar os animais; o segundo usava um laço de constrição cervical, e o terceiro repetiu o método de Hofmann e achou dados semelhantes aos de Brouardel.

Mas o afogamento humano faz-se em condições muito diversas e sem controle das variáveis. Por isso, não corresponde às fases dos afogamentos experimentais. Enquanto os animais submetidos a afogamento são contidos dentro de tanques e, apesar dos seus esforços, sofrem um processo contínuo, as pessoas que se afogam têm a possibilidade de interromper a marcha da asfixia várias vezes antes de afundarem definitivamente.

Modell[10], anestesiologista estudioso do afogamento, refere que a própria fase de luta não é o que se observa na maioria dos acidentes. Segundo suas palavras: "Por muitos anos, o afogamento foi considerado 'uma luta pela sobrevivência': uma pessoa que não conseguia nadar, com os braços agitados e gritando por socorro, esforçava-se por permanecer na superfície e atingir lugar seguro. Essa situação raramente é relatada por pessoas no local de emergências aquáticas. Mais comumente, em minha experiência, testemunhas relatam que a vítima estava flutuando na superfície e, de repente, ficou imóvel, estava nadando sob a água e parou, estava brincando ou passeando sob a água e pareceu fingir-se de morto, mergulhou numa piscina e não mais subiu, ou desapareceu calmamente". Por essas razões, abdicamos de descrever as fases do afogamento.

• Afogamento branco

No afogamento branco, no qual não há aspiração, a história relatada pelos circunstantes geralmente é a de uma pessoa que cai na água e não retorna à superfície. Ou que cai na água, é resgatada em poucos minutos, mas já está morta, sem ter havido qualquer esforço para se salvar. O tempo transcorrido é tão curto que não daria para matar por asfixia[24].

Alguns fatores parecem favorecer a sua ocorrência. Em primeiro lugar, ocorre em pessoas que sofrem uma queda. Por isso, o indivíduo não espera o contato com a água, como ocorre nos mergulhos voluntários. Com frequência, a vítima está alcoolizada ou sob o efeito de algum outro depressor do sistema nervoso central. Além disso, é mais comum em locais onde a água está muito fria. É possível que a vasodilatação cutânea promovida pelo álcool amplifique o estímulo pelo frio[24]. Atualmente, admite-se a existência da chamada síndrome de imersão, ou hidrocussão, que é uma parada cardíaca que ocorre quando uma pessoa mergulha em água a temperatura 5 °C abaixo da corporal. Esse choque térmico é tão mais frequente quanto menor for a temperatura da água. Não se conhece o seu mecanismo[12].

Na impossibilidade de esclarecer experimentalmente os distúrbios que levam à morte, os autores elaboram teorias diversas para explicá-la. Alguns admitem uma parada cardíaca por descarga vagal, em que o estímulo seria o contato da água fria com a mucosa da faringe e da laringe, com ou sem participação das terminações sensitivas cutâneas[24,27]. Outros atribuem a morte a espasmo prolongado da musculatura intrínseca da laringe assim que a água entra em contato com as cordas vocais[1,23,25,28]. Contra essa hipótese está o fato de não se acharem sinais de asfixia. Na realidade, esse espasmo existe em qualquer forma de afogamento, mas se desfaz rapidamente nos indivíduos que aspiram o líquido[24].

• Afogamento verdadeiro

De um modo geral, a aspiração é precedida de uma fase de apneia voluntária, de duração variável, dependendo do teor de CO_2 e de O_2 no sangue. Quando existe a fase de luta, o consequente acúmulo de CO_2 faz com que a pessoa prenda a respiração por menos tempo depois de afundar. O indivíduo resiste até um ponto em que o excesso de CO_2 estimula tanto os centros respiratórios que ele não consegue mais impedir a aspiração da água. Ao aspirar, sobrevém o reflexo de tosse, seguido de novos movimentos respiratórios e de mais aspiração. Durante esses movimentos, costuma vomitar e aspirar parte do conteúdo gástrico[28]. Segue-se perda da consciência e convulsões. Porém, há casos em que a pessoa faz hiperventilação antes de mergulhar, e diminui tanto o teor de CO_2 que o estímulo aos centros respiratórios é retardado, fazendo com que haja queda tão intensa do O_2 no sangue arterial que o indivíduo perde a consciência antes de aspirar a água[1,28].

Em estudos experimentais feitos em cães afogados em água doce ou em água do mar, Modell e Moya[29,30] verificaram que a taxa de sobrevivência era inversamente proporcional ao volume de água aspirado, que variou entre 1 e 30 mL por libra de peso dos animais. Quando o volume era grande, as alterações metabólicas eram mais intensas. No ser humano, a aspiração de pequenas quantidades produz a maioria dos semiafogados.

Os distúrbios causados pelo afogamento verdadeiro dependem de dois fatores, dos quais o mais importante é a asfixia. O outro é o tipo de água em que a pessoa se afoga.

Fator asfíxico

A asfixia dos afogados é causada basicamente pela obstrução das vias respiratórias pela água. Mas nos indivíduos que são retirados com vida e internados em hospitais pode surgir um fator a mais, que é o colapso de parte dos alvéolos por causa da perda de surfactante, principalmente se for água doce[1,10]. Acredita-se que a água doce altere a estrutura do surfactante e que a salgada apenas o dilua ou remova e que esse efeito perdure por várias horas após a eliminação da água de afogamento[1,12]. Seja como for, o colapso alveolar pode ser intenso a ponto de reduzir muito a complacência pulmonar e causar perda considerável do trabalho cardíaco, já que o sangue passa por septos de alvéolos não arejados (*shunts* arteriovenosos). É isso que explica os casos de pessoas que passam bem nas primeiras horas, mas em 12 a 24 horas descompensam e evoluem para um quadro clínico de SARA[22,23].

A hipoxia dos tecidos provoca um desvio do metabolismo com predominância da via anaeróbica, no qual são produzidos radicais ácidos que causam uma acidose metabólica. O grau de asfixia é máximo nos indivíduos que não são resgatados, pois continuam a aspirar o líquido até a parada dos movimentos respiratórios. Nos resgatados, depende tanto da presença do líquido nos alvéolos quanto das complicações pulmonares subsequentes. As consequências do processo asfíxico dependem de vários fatores relativos ao próprio indivíduo e ao meio do afogamento. Quanto melhor o estado de saúde da vítima, maior sua resistência. Pessoas idosas, cardiopatas ou pneumopatas são mais vulneráveis.

A temperatura da água tem grande influência no tempo de sobrevivência. Há relatos de adultos que se afogaram em lagos gelados e que se recuperaram depois de permanecerem submersos por mais de 40 minutos[24] e de crianças que sobreviveram sem sequelas após mais de 60 minutos[1], provavelmente porque a aspiração de água gelada reduz rapidamente a temperatura corporal e causa hipotermia suficiente para proteger o tecido nervoso de dano pela hipoxia[10]. No caso de crianças, o resfriamento é ainda mais rápido por causa de sua relação superfície/massa corporal elevada. Águas muito poluídas costumam trazer um risco maior de complicações infecciosas se a pessoa for resgatada com vida[10].

Fator osmótico

A concentração de sais do meio de afogamento já foi considerada fator fundamental no mecanismo de morte dos afogados. Como o plasma tem concentração salina aproximada de 0,9%, a água do mar é hipertônica com relação a ele, pois tem salinidade média de 3%[28]. Trabalhos experimentais, feitos no início do século XX por Carrara e colaboradores[31], já referiam a existência de uma hemodiluição nos afogados de água doce e uma hemoconcentração nos afogados de água salgada. Sendo a água doce hipotônica com relação ao plasma, quando ela entra em contato com os alvéolos, atravessa a membrana alveolocapilar e penetra na corrente sanguínea em grande quantidade, causando diluição e hipervolemia intensa[28]. Ao contrário, a água salgada, por ser mais concentrada do que o plasma, leva à hemoconcentração, pois atrai líquido do sangue para dentro do espaço alveolar (Figura 26.7).

Anos mais tarde, em 1951, Swann e Spafford[32] realizaram novas experiências de afogamento de cães em água doce e em água salgada que confirmaram as alterações da concentração do sangue. Concluíram que o mecanismo final de morte era fibrilação ventricular nos de água doce e edema pulmonar e asfixia nos de água salgada. Atribuíram aquela fibrilação ventricular à hiperpotassemia causada pela hemólise, observada nos animais afogados em água doce. Além disso, a hemodiluição aumentava o volume sanguíneo em cerca de 70%, com grande sobrecarga ao trabalho cardíaco. Acharam natural que os animais afogados em água do mar não apresentassem a fibrilação porque não sofriam hemólise. Suas hemácias, em vez de ficarem tumefeitas até se romperem, ficavam menores e rugosas.

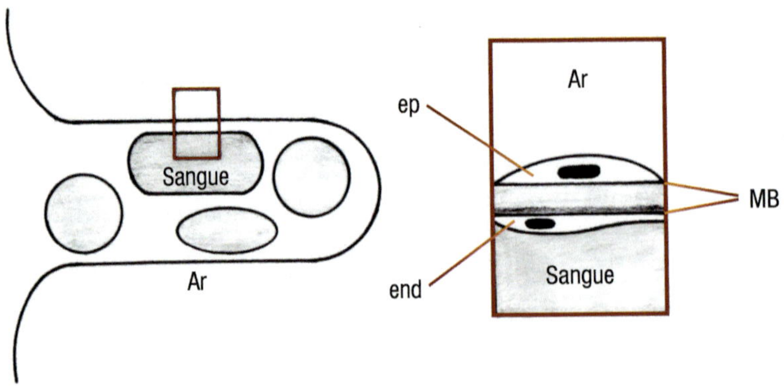

Figura 26.7 – À esquerda, esquema de um septo alveolar com quatro capilares sanguíneos. À direita, detalhe da área assinalada por um retângulo. Entre o ar e o sangue, há uma célula epitelial (ep), as duas membranas basais (MB) fundidas e o endotélio (end). No afogamento, a água substitui o ar.

A transposição dessas conclusões para os casos humanos, contudo, foi muito contestada por outros autores que não conseguiram demonstrar as mesmas alterações em pessoas semiafogadas e atendidas nos hospitais de pronto-socorro[9,24]. Além do mais, o principal eletrólito intracelular nos cães é o sódio, não o potássio[24]. A discussão persistiu até que novos trabalhos demonstraram o motivo da diferença. Trabalhando com cães, Modell e colaboradores[33] verificaram que a hemodiluição da água doce, a hemoconcentração da água salgada e os desvios na concentração dos eletrólitos no sangue dos animais desapareciam em 10 a 60 minutos após a interrupção do processo de afogamento. Assim, como as dosagens de eletrólitos no sangue de humanos semiafogados só são feitas depois dos primeiros socorros e da internação hospitalar, não é de causar espanto o fato de fornecerem resultados diferentes daqueles obtidos em condições experimentais. É bem provável que essas dosagens deem resultados concordantes se realizadas com material colhido no próprio local do acidente. Além disso, as pessoas que morrem na água aspiram volumes bem maiores que as resgatadas com vida. O volume crítico para haver a hemólise e a fibrilação ventricular é de 44 mL/kg de peso[12].

Resumindo, podemos afirmar que qualquer pessoa afogada morre asfixiada, com exceção dos casos de afogamento branco, que sofrem parada cardíaca antes de se instalar a asfixia. Nos afogados de água doce, a hemodiluição associada à asfixia causa hemólise, liberação do potássio intracelular e parada cardíaca em fibrilação ventricular. É preciso que haja asfixia para que se dê a hemólise; a simples hemodiluição em vida não é suficiente para causá-la[34]. Nos afogados de água do mar, a inundação alveolar é ampliada pelo líquido "puxado" para dentro do alvéolo, o que causa hemoconcentração. Aqui, a parada cardíaca resulta basicamente da hipoxia e demora bem mais para ocorrer, 8 a 12 minutos contra 4 a 5 minutos na água doce[24].

Alterações externas

O corpo das pessoas afogadas pode apresentar modificações decorrentes do mecanismo de morte, da permanência no meio aquoso e de outros agentes que atuam ocasionalmente. Algumas dessas modificações têm uma causa facilmente identificável, enquanto outras são de origem ainda controversa. Procuraremos agrupá-las de acordo com a sua etiologia, sempre que possível.

• Causadas pelo processo de afogamento

Cogumelo de espuma

O líquido aspirado mistura-se com o ar alveolar e com as secreções presentes ao longo das vias respiratórias, bem como com o surfactante, uma substância especial que recobre o epitélio alveolar. Dessa mistura resulta uma espuma consistente que distende o pulmão e preenche a árvore traqueobrônquica. Há quem afirme que participe, em sua formação, um exsudato rico em proteínas originado nas paredes alveolares[24]. Quando o indivíduo é resgatado com vida e submetido à respiração artificial, a espuma é eliminada juntamente com o líquido em excesso. Mas, quando se dá a morte e o corpo é retirado para a terra pouco tempo depois, costuma eliminar a espuma pelas narinas e pela boca, de modo que ela constitui uma massa branca arredondada que lembra um chapéu de cogumelo. Por isso se dá o nome de *cogumelo de espuma* (Figura 26.8). Pessoas que morrem por edema pulmonar agudo, ou por outra forma de asfixia, podem eliminar espuma parecida com essa, mas, como regra, não chega a ser tão exuberante como nos casos de afogamento[4,24]. A expulsão da espuma das vias respiratórias começa logo após a morte, devido à redução do volume do tórax pelo relaxamento dos músculos torácicos, e continua depois pela elevação diafragmática devida aos gases formados no intestino grosso, que espreme as bases pulmonares. Se a necrópsia custar a ser feita, é possível que o patologista não encontre mais o cogumelo de espuma[24]. Por isso, seu valor para o diagnóstico fica limitado.

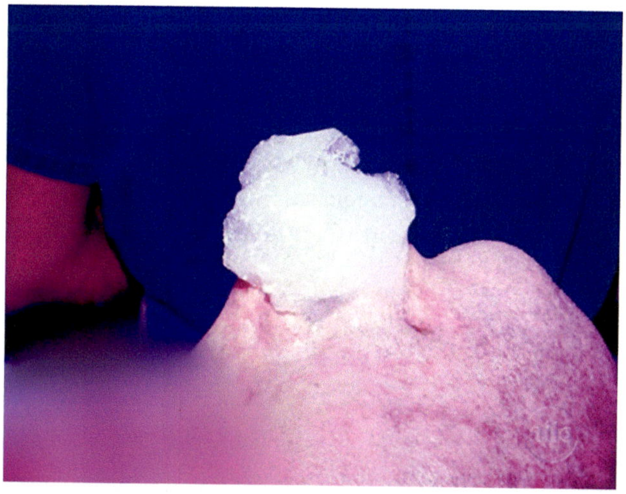

Figura 26.8 – Cogumelo de espuma consistente sobre os orifícios naturais da face do corpo de um afogado no mar.
Fonte: Caso periciado por Nilo Jorge Gonçalves no IMLAP.

Escoriações e pequenas feridas nas polpas digitais

Enquanto ainda está vivo e consciente, o afogado tenta agarrar-se em qualquer coisa que flutue ou que lhe permita voltar à superfície. Assim, pode sofrer pequenas escoriações pelo atrito com pedras e outros materiais do meio. Havendo rochas com mariscos incrustados, pode haver pequenas feridas incisas superficiais. Embora feitas em vida, tais lesões não costumam apresentar infiltração por sangue, pois são lavadas pela água assim que são produzidas[1,24]. Servem para atestar que houve luta por não afundar, mas não comprovam a aspiração do líquido.

Corpos estranhos nos sulcos ungueais

É possível, em alguns afogados, encontrar material como lodo, areia fina, lama sob as unhas. Tanto podem ser o resultado do atrito do corpo com o fundo da coleção líquida quanto da movimentação da fase de luta. Seu valor para diagnóstico do afogamento é pequeno[4], mas serve para informar sobre as características do local do acidente.

Folhagens e outros resíduos presos pela mão

Alguns corpos retirados da água apresentam as mãos fechadas fortemente, prendendo folhas, pequenos ramos de plantas ou outros materiais do local do afogamento. É possível que tenham sido segurados pela vítima durante a fase de luta ou de convulsões dentro do meio líquido. Seriam, na verdade, o resultado de um espasmo cadavérico[1].

• Causadas pela permanência na água

"Mãos de lavadeira"

O contato prolongado com a água faz com que haja uma hiper-hidratação da camada córnea da epiderme, que aumenta de volume e fica ondulada ou pregueada para se acomodar no mesmo espaço. Começa a se formar nas polpas digitais em 20 a 30 minutos se a temperatura da água estiver entre 10 e 18 °C e se espalha por todo o dedo em cerca de 1 hora[1,28]. É uma experiência do quotidiano das pessoas que, por necessidade de trabalho, como as lavadeiras, ou por diversão, ficam muito tempo dentro d'água (Figura 26.9).

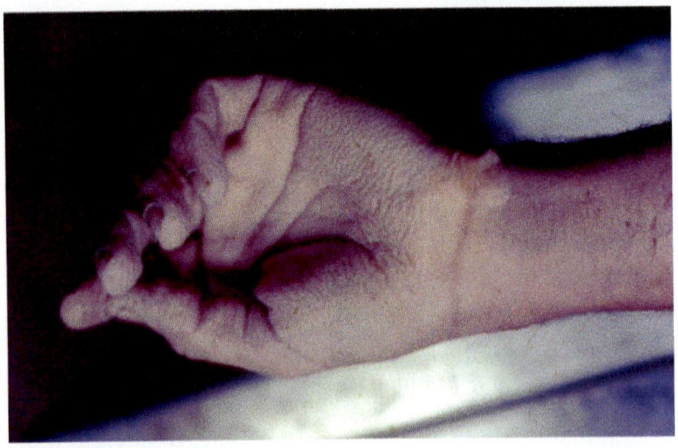

Figura 26.9 – Grande enrugamento da pele da mão, conhecido como "mão de lavadeira".

Destacamento da epiderme

Conforme se prolonga a imersão, vai havendo uma maceração da epiderme. Ao se iniciar a putrefação, esse processo já está tão avançado que a epiderme se destaca facilmente pelo simples contato físico e mesmo espontaneamente. O tempo necessário para que ocorra depende basicamente da temperatura da água[4,24,28]. Durante o nosso verão, bastam alguns dias de permanência na água. Mas não há como fazer uma estimativa precisa. Assim, pode haver um destacamento total nas mãos, incluindo as unhas. Essa espécie de luva epidérmica pode ser aproveitada para a identificação do corpo, desde que se preencha o espaço antes ocupado pelos dedos por algum material mais consistente[24,28].

• Lesões por arrastamento

O corpo dos afogados costuma ir para o fundo das coleções líquidas porque sua densidade aumenta em função da substituição do ar alveolar pela água. Mas isso só tem importância quando a profundidade do local não é muito grande. Nas maiores profundezas, o corpo não chega ao fundo sem um lastro de contrapeso. Na maioria das vezes, porém, o afogamento se dá em águas não muito profundas, de sorte que o corpo vai ao fundo e, ao sabor das correntezas marinhas ou fluviais, é deslocado e sofre atrito. Resultam lesões *post mortem* que se localizam preferencialmente na testa, no dorso das mãos, nos joelhos e na face superior dos pés, por causa da postura do corpo no fundo[1,24]. Essa posição deve-se à presença dos gases intestinais, que tornam o abdome o segmento menos denso e sujeito ao maior empuxo de baixo para cima pelo princípio de Arquimedes. Mas a distribuição das lesões de arrastamento pode ser alterada se as correntezas forem muito fortes.

• Ação da fauna aquática

Animais tanto de água doce quanto de água salgada costumam atacar o indivíduo antes ou depois da morte por afogamento. Recentemente, temos tido notícias de ataques de tubarões a banhistas nas praias de Recife/PE. Em um lapso de 21 anos, ocorreram 59 ataques com 24 vítimas fatais. Um deles ocorreu com uma jovem, em julho de 2013[34]. É mais comum nas praias de mar aberto. As lesões incluem graves mutilações e a vítima tem muita sorte se conseguir sair da água com vida.

Após a morte, os animais que mais atacam o cadáver são os crustáceos, principalmente os siris. Eles têm preferência pelas partes mais moles da pele, principalmente pálpebras, lábios, nariz e orelhas. A genitália é atacada quando ausente uma sunga ou um biquíni. As lesões têm bordas crenadas, em saca-bocado, sem infiltração hemorrágica visível em suas bordas, mesmo após dissecção das suas margens (Figura 26.10). O consumo das partes moles faciais pode ser tão importante a ponto de impedir o reconhecimento do cadáver pela fisionomia. Se o afogamento se der em valas ou mangues, podemos encontrar lesões produzidas por ratos. Convém lembrar que é muito difícil fazer o diagnóstico diferencial entre lesão em vida e após a morte quando o ataque se faz dentro d'água (ver Capítulo 8 – Causa Jurídica da Morte).

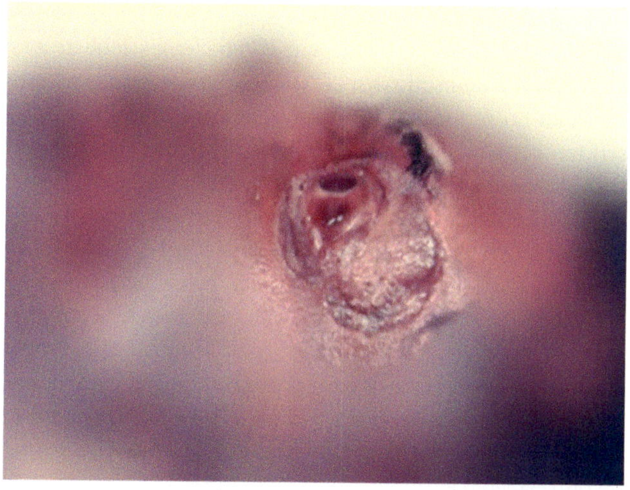

Figura 26.10 – Afogado retirado do mar em estado de putrefação inicial. Há áreas de remoção da pele e do tecido subcutâneo nas pálpebras e adjacências, nariz, lábios e orelha pela ação de crustáceos. As lesões apresentam bordas em saca-bocado e não têm sinais de reação vital.

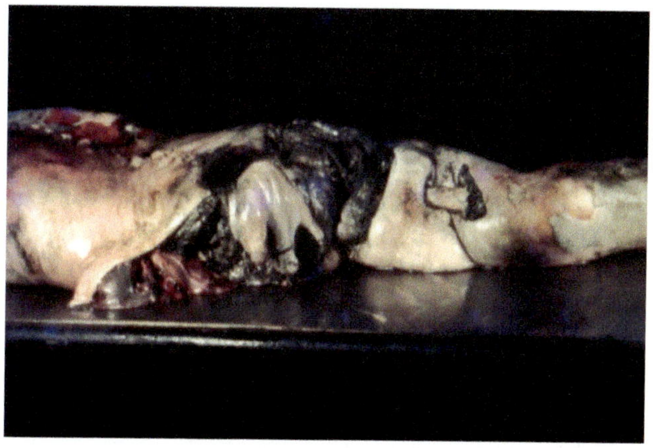

Figura 26.11 – Corpo retirado do mar em putrefação avançada, no qual houve amputação do membro inferior direito na articulação com a bacia por hélice de embarcação. Nota-se, ainda, fratura exposta do fêmur esquerdo no terço superior.
Fonte: Coleção de ensino da UFRJ.

• Mutilações por hélices de embarcações

A permanência do corpo na água o expõe a outros tipos de lesões. Iniciada a produção de gases pela putrefação, o corpo vem à superfície e começa a boiar. Nessa ocasião, é possível que pequenos barcos providos de motor de popa o atropelem. Dependendo do tamanho, podem causar lesões mutilantes, extensas e profundas, que tendem a apresentar um certo paralelismo, tendo um afastamento regular entre si[24]. Não respeitam o plano ósseo, já que as hélices dos motores comportam-se como instrumentos cortocontundentes. Distribuem-se ao acaso, dependendo da posição em que o corpo estiver ao ser atropelado (Figura 26.11). Os peritos, contudo, devem estar atentos e buscar sinais de reação vital, pois nada impede que o indivíduo tenha sido atropelado com vida. A dificuldade diagnóstica é grande, pois a água tende a remover o sangue das margens das lesões[1,24]. Em setembro de 1998, o velejador brasileiro Lars Grael, campeão olímpico, teve seu barco abalroado por uma lancha de cerca de 15 m quando treinava para uma competição a ser realizada em Vitória/ES, na praia de Camburi. Foi lançado ao mar e atropelado pela lancha. Resultou na amputação de seu membro inferior direito, fato que consternou o mundo dos esportes pelo que ele representa.

• Lesões pelas manobras de resgate do corpo

Na verdade, não dependem do tempo de permanência na água. Mas, por vezes, o corpo é achado em locais de difícil acesso e precisa ser içado por cordas ou mesmo ganchos. Como é de se esperar, tais manobras podem causar lesões de extensão variável e proporcionais às dificuldades encontradas na operação de resgate. Em geral, os peritos devem ser cautelosos na apreciação dessas lesões, principalmente se não tiverem informações quanto ao modo de resgate e encontrarem marcas de corda no pescoço.

• Pele anserina

É a contração dos músculos piloeretores promovendo um arrepiamento geral do corpo, principalmente nos membros superiores e tronco. Independe de ter a morte ocorrido por afogamento ou por outra causa. Há quem diga que se trata de um espasmo cadavérico relacionado com a rigidez muscular[1]. Mas como a rigidez muscular não causa encurtamento de fibras, outros admitem que seja uma contração agônica[24]. O leitor deve voltar à discussão sobre espasmo cadavérico no Capítulo 10 – Cronotanatognose. É possível que a retração da bolsa escrotal e das papilas mamárias descritas pelos autores antigos[4] seja causada pelo mesmo mecanismo.

Alterações internas

Além dos sinais de asfixia, a aspiração e a deglutição do líquido de afogamento produzem diversas modificações no aspecto habitual das vísceras à necrópsia. As mais importantes situam-se nos aparelhos respiratório e circulatório.

• Alterações do aparelho respiratório

As principais são a penetração de corpos estranhos nas vias respiratórias, o enfisema aquoso e as manchas de Paltauf.

Aspiração de corpos estranhos

A penetração do líquido de afogamento nos pulmões leva consigo quaisquer partículas que estejam em suspensão nele. Assim, é comum observar grãos de areia, fragmentos de conchas, de algas ou lama no interior da luz brônquica (Figura 26.12). No caso de grãos de areia, eles podem não ser visíveis em meio à espuma presente na árvore traqueobrônquica, mas podem ser sentidos pelo tato usando-se as lâminas de uma tesoura de autópsia, que rangem quando movimentadas dentro da secreção e da espuma. O valor do achado desses corpos estranhos é muito controvertido pelos diversos autores. Alguns afirmam que a presença desses elementos em porções periféricas da árvore respiratória, como brônquios segmentares, atesta aspiração ativa[10,26]. Outros exigem que haja penetração em grande volume[4,9] ou que se distribuam por vários lobos[9]. Mas admitem que, em pequena proporção, pode ser por penetração *post mortem*, principalmente se o corpo estiver em águas revoltas[4,9]. Entretanto, há os que não atribuem qualquer significado a esse achado para o diagnóstico de afogamento[24,28,35].

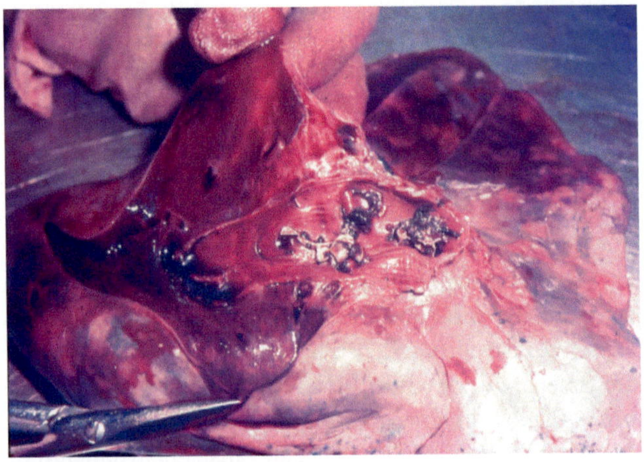

Figura 26.12 – Presença de corpos estranhos na luz brônquica, constituídos por fragmentos de conchas e um pouco de areia, em afogado resgatado do mar.
Fonte: Caso do IML-RJ, examinado pelo autor.

Um achado relativamente comum é a presença de alimentos parcialmente digeridos na luz brônquica. Isso se deve ao fato de a vítima vomitar durante a fase de luta, ou logo após, e aspirar o conteúdo. É um bom indício de reação vital. Fuller[9], revendo laudos do Instituto de Patologia das Forças Armadas dos Estados Unidos, achou aspiração de vômito em 24% dos casos.

Enfisema aquoso

Os pulmões dos afogados geralmente estão aumentados de volume e de peso. Sua coloração é cinza-avermelhada, mais escura no caso do afogamento no mar do que no afogamento em água doce, em face da hemoconcentração do primeiro. Quando se remove o plastrão condroesternal, nota-se que oculta grande parte do pericárdio[1] ou ocupa todo o mediastino anterior[24]. Essa distensão deve-se a um alargamento dos espaços aéreos de modo exagerado, chamado de *enfisema aquoso*, e pode ser visualizado sob a pleura com o auxílio de uma lupa, como minúsculas vesículas aéreas que correspondem aos sacos alveolares (conjunto de alvéolos arejados por um bronquíolo terminal) (Figura 26.13). A causa dessa distensão, para nós, não é muito clara. Alguns autores acham que a espuma formada pode agir como elemento obstrutivo intermitente de modo semelhante ao que ocorre nos casos de asma brônquica[24]. Os pulmões assim distendidos apresentam consistência esponjosa mais firme e se mostram armados quando colocados sobre a mesa de necrópsias (Figura 26.14). O enfisema aquoso parece ser mais intenso nos casos de afogamento em água doce[28]. A superfície de corte drena líquido arejado abundante espontaneamente e, pela expressão, principalmente da luz brônquica. Também é possível observar alguns focos dispersos de hemorragia. Os cortes histológicos comprovam a distensão dos sacos alveolares e evidenciam rotura de septos alveolares, em geral relacionados com os focos de hemorragia. A compressão dos pulmões pelos gases de putrefação o elimina[4].

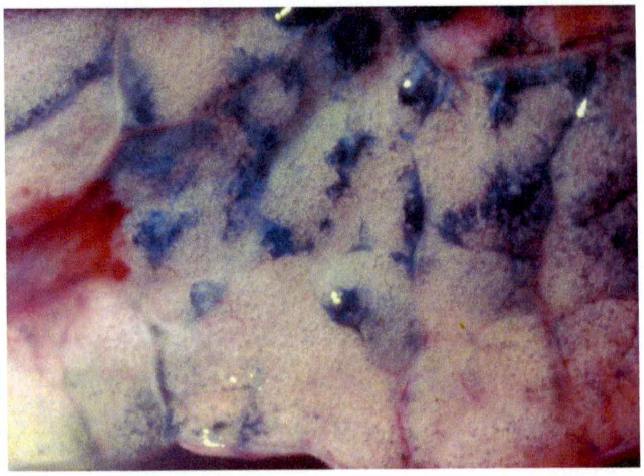

Figura 26.13 – Detalhe da superfície do pulmão de vítima de afogamento para mostrar o aspecto microvesicular por transparência da pleura.
Fonte: Caso do IML-RJ, examinado pelo autor.

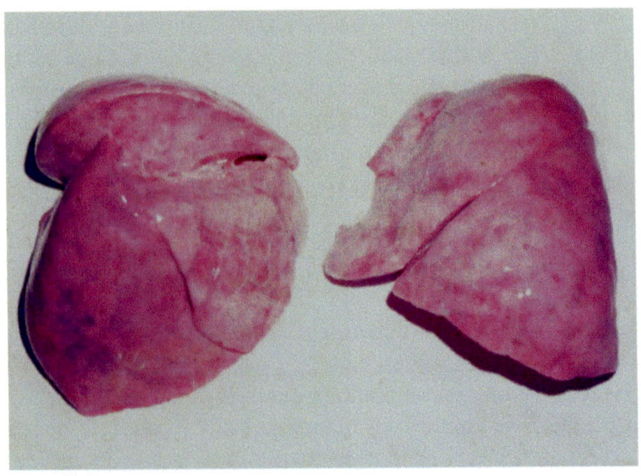

Figura 26.14 – Pulmões de criança afogada em água doce, distendidos por enfisema aquoso. Ambos se apresentam mais firmes e não se amoldam à superfície da mesa.
Fonte: Caso do IML-RJ, examinado pelo autor.

Manchas de Paltauf

São áreas de cor avermelhada mais ou menos escura, vistas por transparência da pleura. Correspondem às hemorragias visualizadas na superfície de corte e, com a hemólise que ocorre no afogamento de água doce e na putrefação inicial, tornam-se bem mais nítidas, porém de contorno esmaecido[4,24,28] (Figura 26.15). Não devem ser confundidas com as manchas de Tardieu, comuns a qualquer forma de asfixia e que se situam no tecido conjuntivo subpleural, não no parênquima pulmonar como essas. Podem ser imitadas no caso de o afogado ter sofrido alguma outra lesão capaz de fazê-lo aspirar sangue, antes de cair na água, ou mesmo estando no meio líquido. Mas o encontro da fonte do sangue aspirado e o exame histológico evidenciando septos alveolares íntegros estabelecem o diagnóstico correto. As manchas de Paltauf são valiosas para o diagnóstico do afogamento, pois não são observadas em outras formas de asfixia. Provavelmente, resultam da hiperdistensão do parênquima pulmonar e da consequente rotura das paredes alveolares.

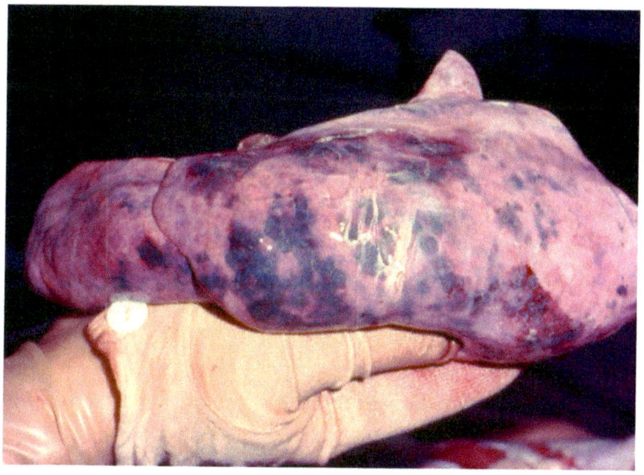

Figura 26.15 – Presença de manchas de Paltauf em pulmão de afogado no mar. São confluentes em algumas áreas e de cor escura. Mesmo caso da Figura 26.12.

• Alterações do aparelho digestivo

Durante a fase de luta, a vítima de afogamento ingere quantidade variada de água, que vai colecionar-se no estômago e, por vezes, chega a alcançar as primeiras alças do intestino delgado. A presença do líquido no estômago, contudo, não é sinal patognomônico de morte por afogamento. Os autores, mais uma vez, discordam na sua valorização. Alguns acham que possa haver penetração após a morte, dependendo do tônus do esôfago e do esfíncter esofagogástrico[24,28]. Mas o achado de grande volume de líquido no estômago e nas alças intestinais iniciais é dado muito importante para o diagnóstico de morte por afogamento[4]. Entretanto, não devemos esquecer-nos de que o indivíduo afogado poderia ter bebido água antes de sofrer o acidente. Assim, o bom senso recomenda cautela na valorização desse dado, que, não obstante, deve ser sempre pesquisado. Em casos de afogamento em pântanos ou cursos d'água muito poluídos, a presença de lama simultaneamente no estômago e na árvore respiratória é indicação segura de morte por afogamento (Figuras 26.16 e 26.17).

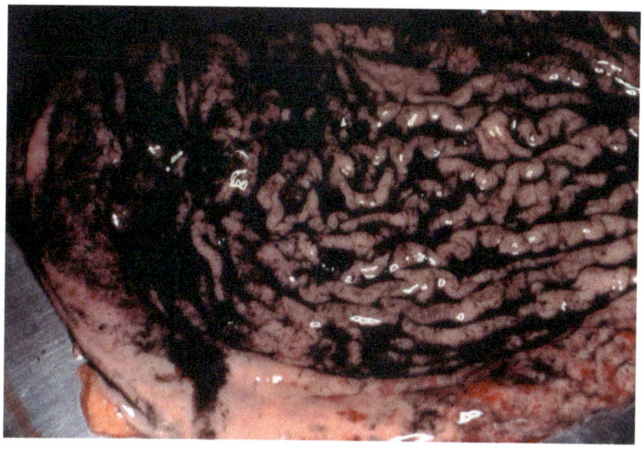

Figura 26.16 – Estômago de vítima de afogamento no Canal do Mangue, no Rio de Janeiro. Nota-se muita lama recobrindo o pregueamento da mucosa.

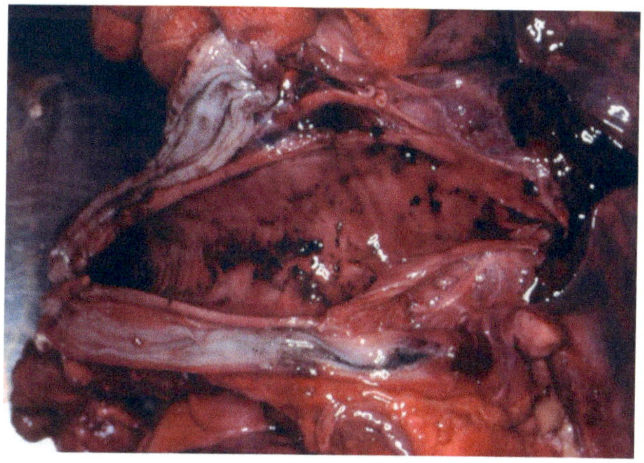

Figura 26.17 – Material lamacento escuro sobre a mucosa da traqueia, que está muito congesta. Mesmo caso da figura anterior.

• Hemorragia no ouvido médio e na mastoide

Alguns autores referem a presença de hemorragia no ouvido médio, visível por transparência da face superior do rochedo como uma zona avermelhada. Mas essa alteração também é observada em outros tipos de morte, como *overdose* e mesmo insuficiência cardíaca[1,24,28]. Admite-se que sejam causadas *post mortem* pela ação dos livores quando há congestão intensa no local[28].

Fenômenos cadavéricos nos afogados

As alterações metabólicas da asfixia, os distúrbios eletrolíticos do próprio afogamento e a permanência na água alteram o ritmo de aparecimento e de evolução dos fenômenos cadavéricos. A rigidez muscular costuma estar antecipada em função da asfixia, conforme já estudamos no Capítulo 10 – Cronotanatognose. O resfriamento do corpo, por sua vez, é muito mais rápido do que na terra, dependendo diretamente da temperatura da água (ver Capítulo 19 – Lesões e Morte por Ação Térmica). Os livores de hipóstase aparecem mais cedo por causa da fluidez do sangue. Como vimos, os coágulos *post mortem* são dissolvidos nas mortes rápidas. A cor dos livores é mais para o vermelho do que nas outras formas de asfixia, em função da temperatura baixa da água e da maior facilidade do oxigênio da água em penetrar nos vasos superficiais[24].

Como o corpo dos afogados permanece em decúbito ventral, com a cabeça e os membros pendendo para o fundo, os livores aparecem inicialmente na cabeça e na face anterior do tórax. A cor da cabeça fica, por vezes, muito escurecida, principalmente se o corpo chegar à putrefação. Esta, por sua vez, pode começar no tórax devido à penetração de bactérias com o líquido de afogamento. Isso é muito mais nítido quando o afogamento ocorre em águas poluídas por dejetos humanos. Outro fato interessante é que um corpo que permaneça em águas frias custa a putrefazer, mas logo se decompõe ao ser removido para a terra[28,36].

As cavidades pleurais podem conter líquido serossanguinolento, principalmente se o corpo ficar mais de um dia na água. Com a putrefação, os pulmões são espremidos de baixo para cima pelo diafragma, tornam-se colapsados e a quantidade de líquido no espaço pleural aumenta muito. Tanto os pulmões como o líquido pleural ficam de cor pardo-avermelhada muito escura.

Problemas médico-legais dos afogamentos

O primeiro e mais importante é saber se uma pessoa cujo corpo foi retirado da água realmente se afogou. Uma vez feito o diagnóstico, saber se o afogamento foi acidental ou suicida, já que o homicídio por esse meio é excepcional. Também tem importância saber há quanto tempo e onde se deu o afogamento, dados necessários para resolver outro problema que pode surgir, que é o estabelecimento da identidade da vítima. Além do mais, nos casos em que a vítima não morre, importa saber a gravidade do quase-afogamento para fins penais e civis.

• Diagnóstico do afogamento

O fato de se encontrar um corpo boiando na água não significa que seja de pessoa que morreu afogada. O achado de um corpo submerso, total ou parcialmente, é compatível com diferentes hipóteses quanto ao ocorrido. É possível que tenha havido:

- Mal súbito seguido de queda na água.
- Mal súbito quando dentro d'água.
- Morte dentro d'água por outras formas de violência, inclusive hipotermia.
- Lesão por outras causas violentas, tendo o corpo caído ou sido lançado na água.
- Afogamento, real ou branco[24,28].

Mesmo que tenha havido outra forma de violência, até mesmo uma tentativa de homicídio por outro meio, só se pode firmar o diagnóstico de morte por afogamento após a associação dos dados do histórico com os do exame de local e os achados de necrópsia. Quando falamos em diagnóstico de afogamento, deve-se entender que nos referimos ao afogamento verdadeiro, com aspiração do líquido. O afogamento branco não deixa vestígios e, por isso, torna a tarefa do patologista forense bem mais árdua.

A maioria dos patologistas forenses concorda em afirmar que o diagnóstico de afogamento é muito difícil[1,4,24,28]. Há, inclusive, os que afirmam que é um diagnóstico de exclusão, ou seja, para ser admitido é preciso que se afastem outras causas de morte natural ou violenta, inclusive intoxicações[1]. Por outro lado, não é raro que o patologista encontre lesões violentas capazes de causar a morte em um corpo retirado da água, por exemplo, o achado de fratura de crânio com lesão das meninges e do encéfalo. Nesses casos, só é possível afirmar que a morte foi por ação contundente se for excluído o afogamento. Veremos os aspectos mais importantes em corpos ainda conservados e naqueles já em putrefação.

Em corpos não putrefeitos

Nos corpos ainda conservados, a possibilidade de firmar esse diagnóstico é maior. Os sinais mais importantes são: presença de cogumelo de espuma, enfisema aquoso, manchas de Paltauf, corpos estranhos além dos brônquios segmentares, líquido abundante no interior do estômago ou, melhor ainda, nas alças iniciais do intestino delgado. Estando presentes e sendo o caso de suspeita de afogamento, o perito poderá atestar com tranquilidade a causa da morte. Qualquer um desses sinais, isoladamente, é passível de contestação, como já vimos. O conjunto é que tem o maior peso diagnóstico.

Por causa das controvérsias e das dificuldades encontradas em certos casos, os autores desde longa data têm procurado prover a Medicina Legal com testes laboratoriais específicos para o diagnóstico do afogamento. Mais uma vez, como é comum no estudo do afogamento, são grandes as controvérsias.

Prova das densidades comparadas

Foi proposta por Placzek no início do século XX. Está baseada na diluição ou na concentração do sangue, quer se trate de afogamento em água doce, quer em água salgada. Seu fundamento é medir a densidade do sangue do átrio direito e do átrio esquerdo e verificar se estão diferentes. Um modo fácil de verificação é preparar uma solução de um sal neutro qualquer, por exemplo sulfato de sódio, com tal concentração que sua densidade iguale a densidade do sangue normal. Com tal solução, enchem-se dois tubos de ensaio até cerca de 1 cm abaixo da boca. Toma-se uma gota de sangue de cada átrio e se coloca uma em cada tubo de ensaio, observando o seu comportamento. Daí, é anotado se vai para o fundo ou se volta para a superfície depois de afundarem um pouco. No primeiro caso, o sangue está concentrado; no segundo, diluído.

Pelo que explicamos no mecanismo de morte, sabemos que no afogamento em água doce ocorre diluição do sangue e que essa diluição tem que ser mais intensa no átrio esquerdo do que no direito, já que o esquerdo recebe o sangue recém-diluído que vem dos pulmões. O sangue do átrio direito já se misturou com o sangue periférico ainda não diluído e voltou ao coração. Logo, está menos diluído. Pois bem, a gota proveniente do átrio esquerdo, mais diluída, vai afundar menos e voltar logo para a superfície, enquanto a do átrio direito deverá afundar um pouco mais e voltar mais devagar para a superfície, já que está menos diluída (Figura 26.18). No afogamento em água do mar, também existe diferença das densidades, mas quanto ao grau de hemoconcentração que é maior do lado esquerdo (Figura 26.19).

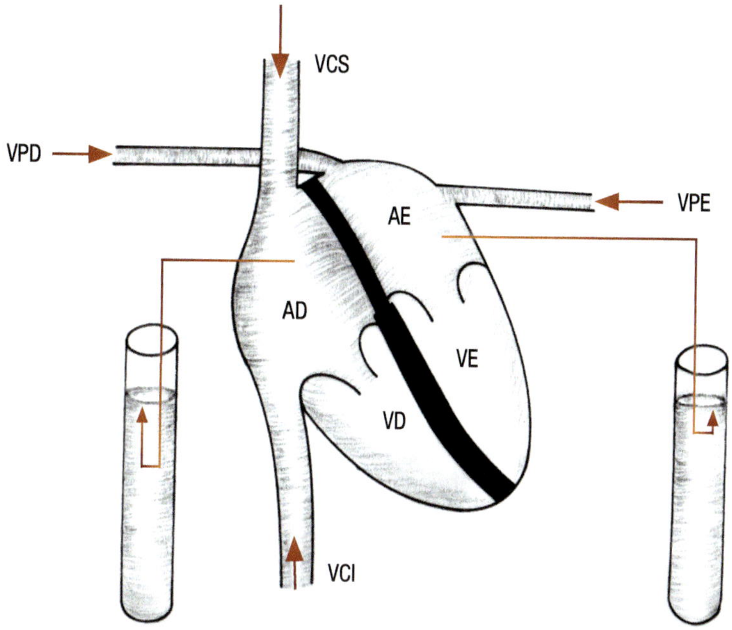

Figura 26.18 – Esquema do coração e das veias cavas e pulmonares. Para maior clareza, não foram representadas as artérias pulmonares e aorta. As setas indicam o sentido do fluxo sanguíneo. As linhas que saem dos átrios representam o comportamento da gota de sangue retirada de cadáver *afogado em água doce* e colocada em tubos de ensaio com solução de mesma densidade de amostra de sangue normal. A gota do átrio esquerdo afunda menos e sobe mais rapidamente.

VCS: veia cava superior; VCI: veia cava inferior; VPD: veia pulmonar direita; VPE: veia pulmonar esquerda; AD: átrio direito; AE: átrio esquerdo; VD: ventrículo direito; VE: ventrículo esquerdo.

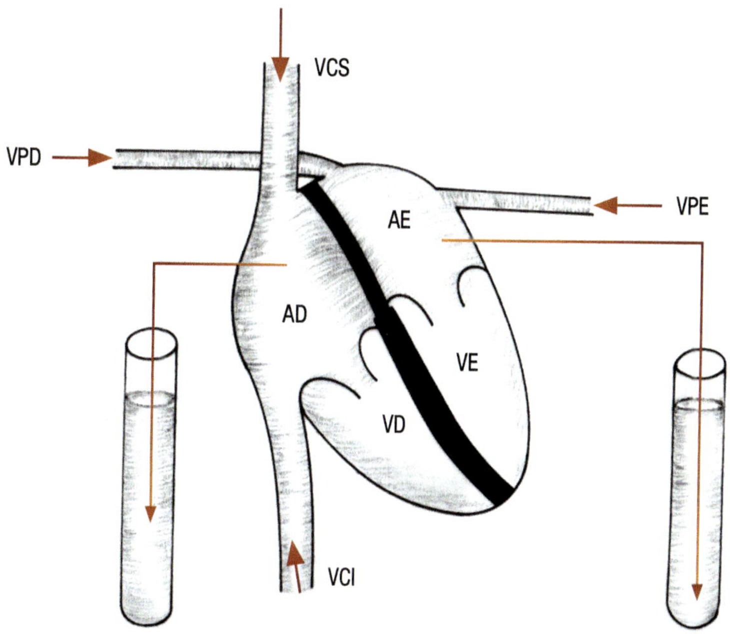

Figura 26.19 – Mesmo esquema da figura anterior. Aqui, porém, trata-se de caso de *afogamento em água do mar*. A gota do átrio esquerdo vai para o fundo mais depressa do que a do direito.

VCS: veia cava superior; VCI: veia cava inferior; VPD: veia pulmonar direita; VPE: veia pulmonar esquerda; AD: átrio direito; AE: átrio esquerdo; VD: ventrículo direito; VE: ventrículo esquerdo.

Essa prova tem sido desacreditada por diversos autores[1,24,28] com base em trabalhos que não têm conseguido demonstrar concentração ou diluição no sangue de indivíduos resgatados com vida[37]. Conforme já discutimos a respeito da fisiopatologia, as modificações na concentração do sangue são revertidas prontamente enquanto a vítima está a caminho do hospital[10,29,30,33]. Os que morrem na água não têm chance de corrigir os desvios na concentração do sangue.

Outra objeção a essa prova tem sido feita por alguns autores com base que os fenômenos cadavéricos alteram rapidamente a osmolaridade do sangue em função da demolição das moléculas orgânicas e das trocas de íons que se processam após a morte devido à perda de seletividade das membranas celulares[24]. Embora reconheçamos que essas alterações podem modificar um pouco a composição do sangue, elas atuam em ambos os lados do coração, o que não anularia a diferença das densidades, que é o dado a ser apurado. Além do mais, enquanto não vem a putrefação, as alterações não são tão intensas a esse ponto.

Determinação da constante crioscópica do sangue

Foi idealizada por Carrara e colaboradores[31]. Está baseada no princípio da crioscopia, que é o abaixamento do ponto de congelação de uma solução à medida que aumenta a concentração do soluto. Como o sangue pode ser considerado uma solução salina complexa, seu ponto de congelação pode ser medido para ver se está acima ou abaixo do normal, que é de –0,64 ºC. Se houver hemodiluição, o ponto de congelação vai aproximar-se mais de 0 ºC. Se houver hemoconcentração, afastar-se-á. O mesmo tipo de objeções e a mesma argumentação favorável relativos à prova das densidades aplicam-se aqui. A Tabela 26.5 resume os dados esperados, partindo de exemplos concretos.

Tabela 26.5 – Variação do ponto de congelação do sangue em afogados[26].

Tipo de afogamento	Ponto de congelação do sangue	
	AD	AE
Água salgada	–1,04 ºC	–1,18 ºC
Branco ou por inibição	–0,64 ºC	–0,64 ºC
Água doce	–0,56 ºC	–0,47 ºC

AD: átrio direito; AE: átrio esquerdo.

Dosagem dos cloretos no sangue dos dois átrios

Em 1921, Gettler[38] propôs a dosagem com base na hemodiluição e na hemoconcentração dos afogados. Assim, como a água do mar tem teor mais elevado do que o plasma, os afogados em água salgada teriam maior concentração de cloretos no átrio esquerdo do que no direito. Uma diferença de 25 mg/100 mL seria suficiente para estabelecer o diagnóstico. Mas trabalhos ulteriores mostraram resultados contraditórios, inclusive diferenças superiores aos 25 mg% em casos de pessoas não afogadas[24,28].

Dosagem do magnésio e do estrôncio no sangue dos dois átrios

A dosagem do magnésio foi proposta por Moritz[39] em 1954, com base na concentração muito maior desse eletrólito na água do mar. Tem o mesmo fundamento e recebeu as mesmas críticas que a dosagem dos cloretos. Mas é possível que as divergências entre os autores se devam ao momento da colheita das amostras. Como vimos, em sobreviventes, os desvios eletrolíticos dos semiafogados rapidamente voltam ao normal após o resgate. Recentemente, foi proposta a dosagem do estrôncio por espectrometria no sangue dos dois lados do coração. Os autores encontraram uma diferença acima de 75 μg/L nos afogados típicos em água do mar e menor que 20 μg/L nos afogados brancos[40].

Pesquisa de elementos do plâncton (diatomáceas)

O plâncton é o conjunto dos seres animais e vegetais que não têm movimento próprio e ficam à deriva numa coleção líquida natural. Entre esses elementos, interessam-nos as algas diatomáceas. São clorofíceas que apresentam uma carapaça silicosa muito resistente, que persiste mesmo após a decomposição da matéria viva. São divididas em duas ordens, Centrales e Pennales, de acordo com o desenho e a forma da carapaça[41]. Resistem mesmo à incineração[28]. Representam o primeiro elo da cadeia alimentar da maioria das águas naturais. Sua capacidade de reprodução é enorme e varia com as estações do ano, sendo mais abundante nos climas temperados. Ao longo dos séculos, foram-se depositando no fundo de mares e lagos, de modo que formam camadas sólidas (diatomita), por vezes tão espessas que passam de 1 km[41]. Sua resistência ao desgaste faz com que massas retiradas dessas camadas sejam usadas como material abrasivo em pastas de polimento, inclusive dentifrícios. Também são utilizadas em filtros industriais e como isolantes térmicos. Por isso, sua presença no meio ambiente é universal, inclusive no ar[28].

Vários autores admitem que essas algas penetrem na corrente sanguínea através dos vasos rompidos nos alvéolos em função da hiperdistensão pulmonar e que sejam, assim, distribuídas pelas vísceras e tecidos. Por isso, sua pesquisa foi proposta como método de diagnóstico do afogamento inicialmente por Revenstorf, em 1904[24]. No entanto, não devem ser pesquisadas no próprio pulmão por causa da possibilidade de contaminação *post mortem*. O mais indicado é a sua pesquisa no sangue do coração, em triturados de vísceras maciças ou na medula óssea. Como a carapaça das diatomáceas é muito resistente, o material biológico recolhido das vísceras ou do sangue deve ser destruído por ação de ácidos fortes, o que deixa um resíduo no fundo do frasco. Após etapas técnicas apuradas, o depósito deve ser examinado ao microscópio na busca das imagens típicas das carapaças silicosas. Admite-se que haja mais de 10 mil espécies[24]. Mas vários autores demonstraram-nas em cadáveres de pessoas que morreram na terra, admitindo que possam atingir a corrente circulatória através da parede intestinal[24,28]. Qualquer revisão da literatura sobre o tema encontra numerosos artigos a favor e outros tantos contra esse teste diagnóstico.

Num estudo retrospectivo de 771 casos de afogamento em água doce de Ontário, Canadá, Pollanen e colaboradores[42,43] encontraram diatomáceas em 90% da medula óssea das vítimas. Analisando as espécies de algas encontradas, puderam compará-las com as presentes no local do afogamento, tendo encontrado grande coincidência. Por outro lado, não as encontraram em 85% dos casos em que a água do local também forneceu resultados negativos. Verificaram, ainda, que a positividade dos testes era maior nos meses em que as algas estavam em intensa proliferação no ambiente.

Atualmente, a pesquisa de algas diatomáceas é considerada mais um teste a ser feito para o diagnóstico do afogamento, mas que não tem peso maior que os outros. Quando a quantidade achada é grande e as espécies coincidem com as encontradas no local de afogamento, aumenta o seu valor, principalmente se outros dados convergem para o mesmo diagnóstico[24].

Em corpos em decomposição

Os dados de necrópsia que poderiam ajudar no diagnóstico estão muito alterados ou mesmo suprimidos. Tanto o conteúdo da árvore traqueobrônquica quanto o do estômago são expulsos pela grande pressão dos gases abdominais. O aspecto dos pulmões está muito modificado pela hemólise e impregnação hemoglobínica da putrefação, bem como pela expressão. Os exames laboratoriais não merecem confiança em face da grande modificação da composição dos líquidos orgânicos. O recurso que resta é a pesquisa de elementos do plâncton, que resiste à decomposição da matéria orgânica. Nesses casos, deve ser feito na medula óssea aspirada por trepanação da diáfise de um dos ossos longos, de preferência o fêmur.

• Diagnóstico da gravidade

É um problema que surge quando a vítima sobrevive. Na maioria das vezes, a sobrevivência está associada aos casos mais leves, que são encaminhados aos centros de recuperação apenas por precaução. Mas o prognóstico quanto à vida depende principalmente das condições clínicas em que o indivíduo é resgatado. Szpilman[11] estabeleceu uma classificação da gravidade do quadro clínico dos resgatados vivos em 6 graus, segundo um algoritmo de avaliação. A primeira etapa do exame é verificar se a vítima está ou não respirando. Em caso afirmativo, fazer a ausculta pulmonar para ver se há ruídos anormais (estertores) e se são difusos ou localizados. Em seguida, verificar se há hipotensão arterial. No caso de não haver respiração espontânea, procurar o pulso arterial para ver se há parada cardíaca associada à respiratória. É o sistema RPAP (**R**espiração, **P**ulso, **A**usculta, **P**ressão). O enquadramento nos 6 graus está delineado na Figura 26.20.

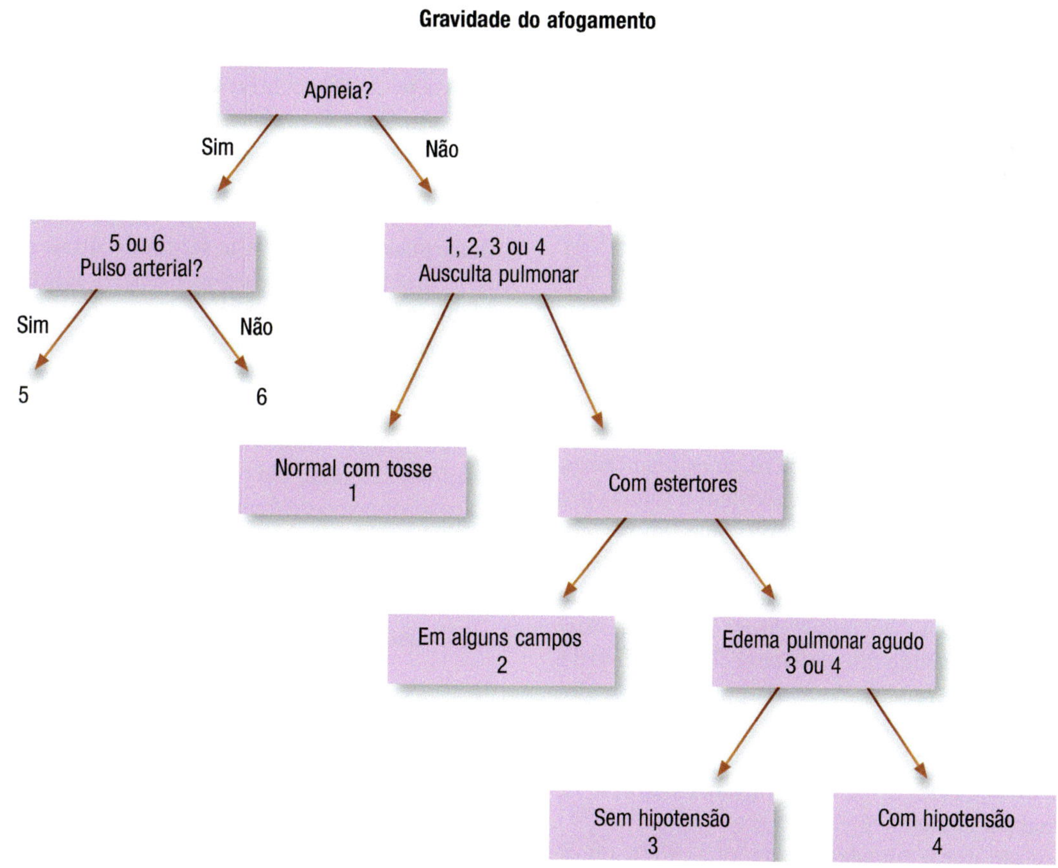

Figura 26.20 – Algoritmo de classificação da gravidade do quadro clínico dos afogados.
Fonte: Adaptada de Szpilman[11].

A avaliação da gravidade pode vir a ter interesse Médico-Legal em casos de acidentes do trabalho ou pessoais para fins de seguro e em casos de quase-afogamento de evolução desfavorável em que se alegue imperícia médica, já que o prognóstico está diretamente ligado à gravidade do caso. A porcentagem de óbitos na revisão de 1.831 casos do município do Rio de Janeiro feita por Szpilman[11] foi: grau 1: 0; grau 2: 0,6; grau 3: 5,2; grau 4: 19,4; grau 5: 44; e grau 6: 93.

• Diagnóstico da causa jurídica

Estabelecido o diagnóstico de afogamento, cabe aos peritos fornecer dados subsidiários à determinação da causa jurídica da morte. Contudo, as informações mais importantes nesse contexto são as obtidas no próprio local, a partir do relato de testemunhas. Na maioria das vezes, trata-se de acidente.

Os acidentes de afogamento são ora individuais, principalmente com pessoas que sabem nadar, ora coletivos e decorrentes de naufrágios, na maioria das vezes em água doce. Na entrada do ano de 1989, no Rio de Janeiro, um barco de médio porte, o *Bateau Mouche*, naufragou quando estava ao largo da costa, superlotado de turistas que se dirigiam do Iate Clube para a Praia de Copacabana a fim de observarem a queima de fogos a partir do mar aberto. Os donos do barco foram condenados por homicídio culposo por imprudência e um proprietário de outro barco que se recusou a sair do Iate Clube para prestar socorro foi condenado por omissão de socorro. Nesses acidentes coletivos, não há dificuldade na caracterização da causa jurídica.

Outro tipo de acidente, menos frequente, é a queda de veículos em cursos d'água, ao passarem sobre pontes. Porém o que é mais comum em nosso verão são os acidentes pessoais, em que as pessoas que sabem nadar se afastam das proximidades da praia e, quando tentam voltar, são puxadas pela correnteza. Cerca de 85% dos acidentes no mar ocorrem em valas, locais de correnteza de retorno das ondas. Felizmente, a maioria dessas pessoas é resgatada e salva pelos guarda-vidas[12].

Alguns acidentes costumam suscitar dúvidas quanto à possibilidade de suicídio, principalmente se a pessoa estava só e não havia alguém nas imediações que pudesse testemunhar a ocorrência. Nesses casos, alguns elementos da história pessoal recente, como crises existenciais ou problemas financeiros, podem fazer pensar em suicídio. É comum que o suicida tire a roupa e a deixe na praia ou nas margens de um rio, em local isolado, longe do público. É importante procurar lesões recentes ou antigas relacionadas com tentativas prévias. Em uma revisão dos arquivos do *Forensic Science Centre*, em Adelaide, Austrália, abrangendo um período de 20 anos, Byard e colaboradores[19] encontraram 123 casos de suicídio por afogamento, nos quais havia feridas incisas nos pulsos em 6, na garganta em 2, lesão por arma de fogo em 2 e uso de pesos amarrados à cabeça em 9 casos. Descobriram associação de doença mental em 53 casos.

Nos casos em que o suicida pula de uma ponte, ou de qualquer outra elevação na água, pode sofrer lesões por ação contundente ao entrar no corpo d'água, se houver rochas no local. Essas lesões, por si sós, podem ser fatais. Mas a morte, assim mesmo, costuma ser por afogamento, pois em geral a morte por ação contundente não é imediata.

Certas mortes que ocorrem no lar, em banheiras, podem estar relacionadas a mal súbito com perda da consciência seguida de afogamento. No histórico, é possível achar dados como crises epilépticas, alcoolismo ou abuso de drogas (afogamento secundário). A necrópsia, às vezes, revela a real causa do acidente: rotura de aneurisma cerebral, infarto do miocárdio ou outras causas. Em alguns casos, o encontro de seringas ou quaisquer outros apetrechos usados por viciados para se drogarem pode ajudar a esclarecer o acidente.

O afogamento acidental pode estar relacionado com atividades profissionais ou esportivas de mergulho. Um risco que o praticante de pesca submarina corre no mergulho livre é o chamado *apagamento*. Tivemos ocasião de necropsiar um atleta que participava de uma eliminatória para seleção da equipe brasileira que iria ao campeonato mundial de caça submarina e morreu afogado por ter perdido a consciência submerso. A perda da consciência resulta da hiperventilação, que reduz muito a concentração do CO_2 e permite que se instale hipoxia se o mergulhador ultrapassar seu tempo de autonomia na busca da presa e não guardar um pouco de gás para a subida[44]. Ainda no mergulho, pode dar-se afogamento quando o barotrauma causar rotura do tímpano e o mergulhador ficar desorientado, sem saber a direção da superfície (ver Capítulo 18 – Estudo Médico-Legal das Baropatias).

Embora seja pouco comum, é possível que se tente dissimular homicídio atirando o cadáver ao mar. A necrópsia completa permite encontrar a real causa da morte na maioria dos casos. Além disso, faltam os dados mais relevantes que caracterizam a aspiração líquida. Maior dificuldade surge quando se trata de afogamento branco, em que a vítima tenha caído com sua roupa comum na coleção líquida e não haja testemunhas da queda. A ausência de sinais de luta, como rasgões nas vestes, escoriações e outros, sugere tratar-se de acidente, principalmente se o exame toxicológico indicar que estava alcoolizada. Embora alguns autores associem o uso de álcool e outras drogas depressoras ao suicídio por afogamento, outros não o têm confirmado em suas revisões[19,20].

Conforme já vimos, são raros os casos de afogamento por homicídio. Em geral, são cometidos por mais de um agressor ou a desproporção de forças é muito flagrante, como nos infanticídios. Os autores antigos referem vários casos de morte do recém-nascido por afogá-lo na latrina. O exame das vias respiratórias pode revelar, nesses casos, a presença de matéria fecal aspirada[4,36].

• Diagnóstico do local de afogamento

Em alguns casos, o corpo do afogado é arrastado pelas correntezas marítimas ou fluviais para longe do local em que se deu o acidente, não sendo encontrado pelas buscas realizadas logo após. Depois de alguns dias, dependendo da instalação da putrefação, o corpo vem à tona e aparece em outro local, por vezes a muitos quilômetros de distância. Nesses casos, há a possibilidade de se determinar os elementos do plâncton presentes em suas vísceras e compará-los com as espécies catalogadas do local onde se suspeita tenha ocorrido o afogamento. Alguns autores acham pouco provável que se tenha sucesso nessa tarefa. Convém pedir auxílio a um biólogo especializado para o exame do plâncton.

• Diagnóstico de tempo de submersão

O que se aborda aqui é o tempo de permanência dentro d'água e não o tempo *post mortem*. É da experiência comum saber que qualquer pessoa que fique por muito tempo num banho de mar ou de rio sofre essa alteração. Assim, o enrugamento da epiderme descrito como "mão de lavadeira" pode ajudar nos casos em que houve pouco tempo entre o afogamento e o encontro ou resgate do corpo, desde que se entenda que a pessoa podia já estar na água por longo tempo antes de se afogar. Como já vimos, em água fria (10 a 18 °C), o enrugamento dos dedos e das regiões palmares e plantares se estabelece após 30 minutos a 1 hora[1,28]. Com o passar do tempo, a hiper-hidratação da pele continua e acaba por levar ao destacamento da epiderme. Mas a temperatura da água é fundamental nesse processo. Spitz[28] cita um caso em que uma senhora estava tomando banho morno e morreu fulminada por um infarto miocárdico, sendo encontrada cerca de 8 horas depois. Suas mãos e pés tinham a epiderme solta em luva junto com as unhas. A temperatura da água fora mantida por um pingamento de água quente da torneira.

Os sinais cadavéricos e a putrefação dão uma ideia aproximada do tempo que se passou depois da morte (ver Capítulo 10 – Cronotanatognose – para mais detalhes).

• Determinação da identidade da vítima

Na maioria dos casos de afogamento, por ser o corpo resgatado logo a seguir, na presença de conhecidos e de outras testemunhas, não há dificuldade na identificação. Mas surgem problemas quando o resgate não tem sucesso e o corpo se perde, vindo a aparecer em local distante e já em estado de putrefação. Mas é possível que jamais apareça. Alguns corpos ficam retidos no fundo, presos em rochas ou na vegetação local[28]. Outros têm as partes moles destruídas pela ação da fauna, de modo que o esqueleto jaz no fundo. É possível que algo parecido tenha ocorrido com o corpo do deputado Ulisses Guimarães, que morreu em um acidente de queda de helicóptero no litoral do Estado de São Paulo, em 12 de outubro de 1992. Dos quatro ocupantes do aparelho, seu corpo foi o único que não apareceu. Nesses casos, a morte é presumida, de acordo com o artigo 7º do Código Civil.

Nos naufrágios com numerosas vítimas, em que há a possibilidade de vários corpos não serem resgatados, estes poderão não aparecer ou só surgir dias depois, em decomposição avançada.

Tratando-se de corpos ainda conservados, o levantamento da dactiloscopia individual permite a identificação. Naqueles que já entraram em putrefação, se a epiderme destacada das mãos ainda vier pendurada, é possível colocar algodão preenchendo os espaços digitais para fazer a ficha. Mas, não havendo um primeiro registro, por se tratar de menor ou de estrangeiro sem documentação, devem ser adotados outros métodos, conforme o que se prescreve para os corpos em putrefação avançada (ver Capítulo 4 – Identidade e Processos de Identificação). Destacamos o odontograma, a presença de tatuagens, de sinais particulares, de mutilações, de calos de fraturas antigas etc.

REFERÊNCIAS BIBLIOGRÁFICAS

1. Di Maio DJ, Di Maio VJ. Asphyxia. In: Forensic pathology. Boca Ratón, CRC Press Inc.; 1993. Capítulo 8, p. 207-251.
2. Jackson JO. The fatal dive. Time. 28/08/2000;156(9):20-24.
3. Jong SL, Adams T. Entrapment in small, enclosed spaces: a case report and points to consider regarding the mechanism of death. J Forensic Sci. 2001;46(3):708-713.
4. Thoinot L. Les asphyxies mécaniques par respiration dans un milieu liquide et dans un milieu pulvérulent. Précis de médecine légale. Paris: Doin et Fils, Éditeurs; 1913. 2ª Seção do Capítulo IV do Livro III, p. 721-786.

4a. O Globo. 12 a 19 de janeiro de 1966.

5. Padgett T. The Chavez solution. Time. 31/01/2000;155(4):14-16.
6. McGeary J. Buried alive. Time. 30/08/1999;154(9):14-19.
7. Magnuson E. A noise like thunder. Time. 30/09/1985;126(13):7-13.
8. Russell G. Colombia's mortal agony. Time. 25/11/1985;126(21):6-11.
9. Fuller RH. The clinical pathology of human near-drowning. Proc Royal Soc Med. 1963;56:33-38.
10. Modell JH. Drowning. New England J Med. 1993;328(4):253-256.
11. Szpilman D. Near-drowning and drowning classification. A proposal to stratify mortality based on the analysis of 1831 cases. Chest. 1997;112(3):660-5.
12. Szpilman D, Tomaz N, Cabral PMS. Afogamento. In: Evandro Freire (ed.). Trauma – a doença dos séculos. Rio de Janeiro: Atheneu; 2001. Capítulo 163, p. 2247-2266.
13. Folha de São Paulo, 13 de maio de 2003.
14. Cummings P e Quan L. Trends in unintentional drowning. The role of alcohol and medical care. JAMA. 1999;281(23):2198-2202.
15. DATASUS/MS. Óbitos por ocorrência, por Unidade da Federação, segundo causa – CID-BR-10. Disponível em: http://tabnet.datasus.gov.br/cgi.exe?sim/cnv/obtuf.def. Acesso em: 3 set. 2003.
16. MS/Funasa/Cenepi – Sistema de Informações sobre Mortalidade (SIM). Óbitos por afogamento e submersão no Brasil, por causa jurídica e por sexo, ano de 1992.
17. Governo do Estado do Rio de Janeiro. Óbitos por afogamento e por submersão no Estado do Rio de Janeiro. Disponível em: www.governo.rj.gov.br/saude.asp. Acesso em: 25 dez. 2002.
18. IBGE. Óbitos ocorridos e registrados no ano por lugar de residência do falecido, natureza do óbito e sexo. Disponível em: www.sidra.ibge.gov.br/bda/tabela/protabl.asp?z=t&o=1. Acesso em: 3 set. 2003.
19. Byard RW, Houldsworth G, James RA, Gilbert JD. Characteristic features of suicidal drownings. Amer J Forensic Med Path. 2001;22:134-138.
20. Avis SP. Suicidal drowning. J Forensic Sci. 1993;38(6):1422-1426.
21. Gillenwater JM, Quan L, Feldman KW. Inflicted submersion in child-hood. Arch Pediatr Adolesc Med. 1996;150:298-303.
22. Bevilácqua CC, Fernandes MF. Acidentes por submersão. In: Bevilácqua CC et al. (ed.). Emergências pediátricas. Rio de Janeiro: Atheneu; 2000. Capítulo 6.
23. Cohen R, Moelleken BRW. Disorders due to physical agents. In: Tierney Jr. LM, Mc Phee SJ, Papadakis MA (ed.). Current medical

diagnosis & treatment. 36.ed. Londres: Appleton & Lange; 1997. Capítulo 38, p. 1432-1434.

24. Knight B. Immersion deaths. In: Bernard Knight (ed.). Forensic pathology. 2.ed. Londres: Arnold; 1996. Capítulo 16, p. 391-406.
25. Piantadosi CA. Physical, chemical and aspiration injuries of the lung. In: Benett JC, Plum F (ed.). Cecil textbook of medicine. 20.ed. Philadelphia: W. B. Saunders Company; 1996. Capítulo 54.2, p. 403-10.
26. Simonin C. Sumersión. Medicina legal traumatológica. In: Medicina legal judicial. Traduzido para o espanhol da 3ª edição francesa por Sánchez-Maldonado et al. Barcelona: Editorial JIMS; 1966. Capítulo II, p. 225-242.
27. Vibert C. Submersion. In: Charles Vibert (ed.). Précis de médicine légale. Paris: Librairie JB. Baillière et Fils; 1900. Artigo 1º do Capítulo 5º.
28. Spitz WU. Drowning. In: Werner U. Spitz (ed.). Medicolegal investigation of death. 3.ed. Springfield: Charles C. Thomas Publisher; 1993. Capítulo XII, p. 498-515.
29. Modell JH, Moya F. Effects of volume of aspirated fluid during chlorinated fresh water drowning. Anesthesiology. 1966;27(5):662-672.
30. Modell JH. Effects of fluid volume in seawater drowning. Ann Int Med. 1967;67(1):68-80.
31. Carrara M, Romanese R, Canuto G, Tovo C. Medicina legale. Torino: Unione Tipografico-Editrice Torinese; 1937. t. 2.
32. Swann HG, Spafford NR. Body and salt water changes during fresh and sea water drowning. Tex Rep Biol Med. 1951;9:356-362.
33. Modell JH, Gaub M, Moya F, Vestal B, Swarz H. Physiologic effects of near drowning with chlorinated fresh water, distilled water and isotonic saline. Anesthesiology. 1966;27(1):33-42.
34. O Globo. Morre turista atacada por tubarão em praia de Recife. 23/07/2013.
35. Camps FE. Drowning: immersion. In: Francis E. Camps (ed.). Capem Gradwohl's legal medicine. 2.ed. Baltimore: Williams & Wilkins Company; 1968. Capítulo 19, p. 345-351.
36. Hofmann E. Nouveaux eléments de médecine légale. Traduzido para o francês por Emmanuel Levy. Paris: Librairie J.B. Baillière et Fils; 1881.
37. Durlacher S, Freimuth H, Swan H. Blood changes in man following drowning. Arch Path. 1953;56:454-60.
38. Gettler AO. A method for the determination of death by drowning. JAMA. 1921;77:1650-1652. Citado por Knight B, referência 24.
39. Moritz AR. Chemical methods for the determination of death by drowning. Physiol Rev. 1944;24:7-88.
40. Azparren J, de la Rosa I, Sancho M. Biventricular measurement of blood strontium in real cases of drowning. Forensic Sciences Int. 1994;69(2):139-48.
41. Smith GM. Diatoms (Bacillariophyceae). Artigo na Encyclopaedia Britannica. Chicago: William Benton (ed.); 1964. v. 7, p. 368.
42. Pollanen MS, Cheung C e Chiasson DA. The diagnostic value of the diatom test for drowning, I. Utility: a retrospective analysis of 771 cases of drowning in Ontario, Canada. J Forensic Sci. 1997;42(2):281-285.
43. Pollanen MS. The diagnostic value of the diatom test for drowning, II. Validity: analysis of diatoms in bone marrow and drowning medium. J Forensic Sci. 1997;42(2):286-290.
44. Hercules HC. Acidente fatal em caça submarina. Rev IML Gb. 1971. 2(4):31-42.

PARTE 6

SEXOLOGIA FORENSE

CAPÍTULO 27

Crimes Sexuais

Nilo Jorge Rodrigues Gonçalves

Em linguagem modernista, a Medicina Legal pode ser definida como a *especialidade médica que serve de interface entre a Medicina e o Direito*. Entre as partes em que didaticamente se divide essa especialidade está a Sexologia Médico-Legal, ou Sexologia Forense, cujo conteúdo programático faz composição o estudo dos crimes sexuais.

Noções fundamentais, ainda que breves, sobre os aspectos médico-legais dos crimes sexuais podem ter alguma utilidade não apenas para a boa prática pericial, mas também para o correto exercício da Medicina como um todo.

Se no vasto rol das modalidades de ofensa que podem vitimar o ser humano existe uma de que se possa dizer a mais abjeta, essa é, muito possivelmente, a ofensa sexual. Isso porque o mal que pode ocasionar não se restringe à integridade corporal da vítima; ultrapassa-a em muito. Lesa-lhe na essência da moral sexual. Fere sua dignidade sexual, cujo dano não se beneficia dos triviais processos biológicos de reparação. Na longa esteira dos danos que costuma deixar na vítima podem estar até disfunções sexuais e desordens psicossociais, notadamente quando o trauma sexual, seja por violência ou por outra modalidade de abuso, é infligido durante a infância ou a adolescência. O vaginismo e a dispareunia – apenas para citar alguns – estão entre as possíveis consequências desse tipo de trauma, como bem referem Rubin[1] e Ankier[2].

A expressão *abuso sexual* vem sendo empregada para definir de modo amplo, de acordo com Koss[3], toda e qualquer interação sexual com alguém que não tenha dado seu livre consentimento para isso. Entre nós, a Lei n. 12.845/2013, que dispõe sobre o atendimento obrigatório e integral de pessoas em situação de violência sexual, transcrita a seguir em inteiro teor, estabelece que:

> Art. 1º. Os hospitais devem oferecer às vítimas de violência sexual atendimento emergencial, integral e multidisciplinar, visando ao controle e ao tratamento dos agravos físicos e psíquicos decorrentes de violência sexual, e encaminhamento, se for o caso, aos serviços de assistência social.
> Art. 2º. Considera-se violência sexual, para os efeitos desta Lei, qualquer forma de atividade sexual não consentida.
> Art. 3º. O atendimento imediato, obrigatório em todos os hospitais integrantes da rede do SUS, compreende os seguintes serviços:
> I – diagnóstico e tratamento das lesões físicas no aparelho genital e nas demais áreas afetadas;
> II – amparo médico, psicológico e social imediatos;
> III – facilitação do registro da ocorrência e encaminhamento ao órgão de medicina legal e às delegacias especializadas com informações que possam ser úteis à identificação do agressor e à comprovação da violência sexual;
> IV – profilaxia da gravidez;
> V – profilaxia das Doenças Sexualmente Transmissíveis;
> VI – coleta de material para realização do exame de HIV para posterior acompanhamento e terapia;
> VII – fornecimento de informações às vítimas sobre os direitos legais e sobre todos os serviços sanitários disponíveis.
> § 1º. Os serviços de que trata esta Lei são prestados de forma gratuita aos que deles necessitarem.
> § 2º. No tratamento das lesões, caberá ao médico preservar materiais que possam ser coletados no exame Médico-Legal.
> § 3º. Cabe ao órgão de medicina legal o exame de DNA para identificação do agressor.

Também a Lei n. 13.431/2017, regulamentada pelo Decreto n. 9.603/2018, cria o sistema de garantia de direitos da criança e do adolescente vítima ou testemunha de violência, e implementa, nesse contexto, importantes alterações no Estatuto da Criança e do Adolescente, introduzindo o entendimento legal da denominada *violência institucional* e da nefasta *revitimização. Violência institucional* – dispõe o referido decreto, em seu art. 5º – é a *violência praticada por agente público no desempenho de função pública, em instituição de qualquer natureza, por meio de atos comissivos ou omissivos que prejudiquem o atendimento à criança ou ao adolescente vítima ou testemunha de violência.* E *revitimização, o discurso ou prática institucional que submeta crianças e adolescentes a procedimentos desnecessários, repetitivos, invasivos, que levem as vítimas ou testemunhas a reviver a situação de violência ou outras situações que gerem sofrimento, estigmatização ou exposição de sua imagem.* No tocante à prova do crime, a citada lei estabelece que *a coleta, guarda provisória e preservação de material com vestígios de violência serão realizadas pelo Instituto Médico-Legal ou por serviço credenciado do sistema de saúde mais próximo, que entregará o material para perícia imediata (...).* Mas o enfrentamento do preocupante abuso sexual, em especial contra crianças e adolescentes, não será exitoso, não surtirá a eficácia que se deseja somente com a promulgação de normas rígidas visando coibi-lo, nem, muito menos, apenas com a criação de órgãos e serviços bem equipados, humana e materialmente, que atuem de modo isolado. Schaefer e Miele[4] chamam a atenção para a importância da articulação de tais serviços entre si, de modo que promovam ações conjuntas, coordenadas e orientadas para finalidades e objetivos comuns. Nessa linha, já vêm surgindo bons resultados em alguns locais do globo. Em fevereiro de 2023, a Comissão Independente para o Estudo dos Abusos Sexuais de Crianças na Igreja Católica Portuguesa[5] publicou minucioso relatório final intitulado *Dar voz ao silêncio*, solicitado pela Conferência Episcopal Portuguesa, no qual são apresentadas *Recomendações gerais, Recomendações específicas à Igreja Católica portuguesa* e *Algumas sugestões para a sociedade em geral.*

Práticas sexuais ilícitas podem vitimar qualquer pessoa, independentemente de classe social, *status* cultural, condição econômica, sexo, grupo étnico. Os agentes dessas ilicitudes encontram-se insertos em qualquer segmento da sociedade. Não são poucas as acusações que têm recaído sobre personagens notabilizadas, dignas de todo o crédito, tidas até então como acima de qualquer suspeita. São fartos os registros jornalísticos envolvendo estilistas, educadores, desportistas, recreadores, cuidadores, médicos, parlamentares, policiais, orientadores religiosos. Pasma-nos sobremaneira ver incluídos nessa plêiade talentosos facultativos, laureadas figuras da Medicina, especialistas famosos, de renome até internacional, que um dia juraram com ufanismo render absoluto respeito a todos os que, fragilizados pela doença, necessitassem de seus serviços profissionais; ídolos de tantos discípulos, que, de repente, em inexplicável desvario, disfarçados dentro de um alvo jaleco, símbolo da mais augusta pureza, escondidos sob uma falsa máscara de Hippocrates, já agora fantasiados de médico, mendaciosos, passam a abusar sexualmente de seu crédulo consulente, aproveitando-se da justificável confiança que ingenuamente neles depositou. Mas para maior espanto, em que pese a extrema repugnância que a violência sexual desperta ordinariamente em qualquer pessoa de senso mediano, existe quem a aceite e até a justifique. É de um conhecido homem público do cenário político brasileiro a famigerada frase sobre o tema, proferida por ele em plena campanha eleitoral que fazia em 1989: "se está com desejo sexual, tudo bem, estupra, mas não mata". Que vitupério.

Em julho de 2022, a imprensa noticiou a prisão em flagrante de um médico num hospital localizado na Baixada Fluminense por abusar sexualmente de uma paciente sedada, durante procedimento cirúrgico a que era submetida. Fotos e vídeos feitos por funcionários do estabelecimento de saúde, registrando a ação repugnante, ganharam destaque na imprensa e nas redes sociais. O Conselho Regional de Medicina do Estado do Rio de Janeiro, atuando de pronto, promoveu a interdição cautelar total do exercício profissional do referido médico e, em 28 de março de 2023, anunciou ter decidido lhe aplicar a pena disciplinar de cassação do exercício profissional. Em janeiro de 2023, também no Rio de Janeiro, a imprensa volta a noticiar a prisão em flagrante de outro médico, igualmente por abuso sexual de mulheres sedadas em sala de cirurgia.

Simonin[6] destaca que quatro fatores desempenham forte influência na perpetração dos crimes sexuais: o fator alcoólico, o fator mental, o fator hormonal e o fator moral.

Em Medicina Legal, o estudo da violência sexual costuma ser feito na parte alusiva à Sexologia Médico-Legal, no capítulo dedicado aos crimes sexuais, embora se saiba que alguns dos crimes assim denominados possam ser cometidos por outros meios, como a grave ameaça ou a fraude, e não propriamente mediante violência em si.

Crimes sexuais, conceitua Bonnet[7], são aqueles que lesam dolosamente a integridade sexual física ou moral da pessoa. Assim sendo, somente a pessoa pode ser sujeito passivo dessa modalidade delituosa. A execrável violação, para fins sexuais, do corpo sem vida, do cadáver – portanto, não mais pessoa –, conhecida como necrofilia, tipifica infração penal contra o respeito aos mortos, mas não crime sexual, de que se trata aqui. Por razões análogas, práticas que caracterizem a zoofilia, ou bestialismo, também não tipificam, *per se*, os denominados crimes sexuais, quando não atingem, ao menos indiretamente, a dignidade sexual de alguém.

Nosso Código Penal, vigente desde 1º de dezembro de 1942, apresentado pelo Decreto-Lei n. 2.848/1940, e com numerosas modificações determinadas ao longo de sua existência por leis ordinárias, contempla os crimes sexuais essencialmente no Título VI de sua Parte Especial, sob a atual epígrafe *Dos crimes contra a dignidade sexual.* Esse Título sofreu profundas reformas, promovidas pelas Leis n. 10.224/2001, n. 11.106/2005, n. 12.015/2009, n. 12.978/2014, n. 13.344/2016, n. 13.445/2017, n. 13.718/2018 e n. 13.772/2018, visando deixá-lo mais consonante com o pensamento e o modo de agir, em matéria sexual, da sociedade contemporânea, e afiná-lo com os direitos fundamentais, garantidos pelo hodierno Ordenamento Jurídico. Para nosso ilustre confrade de Academia Genival Veloso de França[8], andou certo o legislador nessas reformas, especialmente ao trocar a nominação do Título, pois "O que se deve proteger (...) é a dignidade da pessoa humana e não as preferências aceitas ou inaceitas pela sociedade". O Título VI, *Dos crimes contra a dignidade sexual*, reúne 17 *tipos* penais, distribuídos em cinco de seus sete capítulos; assim:

Capítulo I – Dos crimes contra a liberdade sexual
Art. 213. Estupro
Art. 215. Violação sexual mediante fraude
Art. 215-A. Importunação sexual
Art. 216-A. Assédio sexual

Capítulo I-A – Da exposição da intimidade sexual
Art. 2016-B. Registro não autorizado da intimidade sexual

Capítulo II – Dos crimes sexuais contra vulnerável
Art. 217-A. Estupro de vulnerável
Art. 218. Corrupção de menores
Art. 218-A. Satisfação de lascívia mediante presença de criança ou adolescente
Art. 218-B. Favorecimento da prostituição ou de outra forma de exposição sexual de criança ou adolescente ou de vulnerável
Art. 218-C. Divulgação de cena de estupro ou de cena de estupro de vulnerável, de cena de sexo ou de pornografia

Capítulo III – Do rapto (Revogado)

Capítulo IV – Disposições gerais
Art. 225. Ação penal
Art. 226. Aumento de pena

Capítulo V – Do lenocínio e do tráfico de pessoas para fim de prostituição ou outra forma de exploração sexual
Art. 227. Mediação para servir a lascívia de outrem
Art. 228. Favorecimento da prostituição ou outra forma de exploração sexual
Art. 229. Casa de prostituição
Art. 230. Rufianismo
Art. 232-A. Promoção de migração ilegal

Capítulo VI – Do ultraje público ao pudor
Art. 233. Ato obsceno
Art. 234. Escrito ou objeto obsceno

Capítulo VII – Disposições gerais
Art. 234-A. Aumento de pena
Art. 234-B. Segredo de justiça

Alguns especialistas entendem que além dos *tipos* elencados no Título VI, pode também ser considerado crime sexual o *Tráfico de pessoas*, disposto no art. 149-A, se presente a finalidade de *exploração sexual*, prevista no seu inciso V. Este artigo foi incluído no Código Penal pela Lei n. 13.344/2016. Para Nucci[9], o delito de *Promoção de migração ilegal*, do art. 232-A, inserido pela Lei n. 13.445/2017 no título referente aos *Crimes contra a dignidade sexual*, está, na verdade, deslocado, embora se possa imaginar essa conduta voltada ao fim de exercício da prostituição. Com a clareza que lhe é peculiar, o tratadista explica que enquanto o *Tráfico de pessoas*, para fins sexuais, do art. 149-A, inciso V, volta-se precipuamente a garantir a liberdade individual e a dignidade sexual, porque a vítima é transportada a outro lugar a fim de ser explorada, a *Promoção de migração ilegal*, do art. 232-A, tem a finalidade de assegurar o interesse do Estado em regular a entrada e saída de estrangeiros de seu território. Outra diferença ressaltada pelo brilhante autor é que a *Promoção de migração ilegal* envolve o conhecimento e a concordância da pessoa vitimada, enquanto no *Tráfico de pessoas* isso se torna irrelevante.

Nem todos os crimes sexuais carecem de maior apreciação médico-legal. São destacados aqui, na sequência em que o Código os apresenta, apenas os que interessam mais de perto ao perito legista, e deles é feito um estudo sucinto.

ESTUPRO

O vocábulo estupro deriva do latim *stuprum*: desonra, vergonha, opróbio. O crime de estupro está definido no art. 213 do Código Penal como *Constranger alguém, mediante violência ou grave ameaça, a ter conjunção carnal ou a praticar ou permitir que com ele se pratique outro ato libidinoso*. Para a forma simples, a pena cominada é a de reclusão, de 6 a 10 anos. Para as formas qualificadas, previstas nos §§ 1º e 2º do mesmo artigo, a pena é, respectivamente, de reclusão, de 8 a 12 anos, *se da conduta resulta lesão corporal de natureza grave ou se a vítima é menor de 18 (dezoito) e maior de 14 (catorze) anos*; e de reclusão, de 12 a 30 anos, *se da conduta resulta morte*. Lesão corporal de natureza grave é a que se enquadra em ao menos uma das definições contidas nos §§ 1º e 2º do art. 129 do mesmo diploma legal. As lesões corporais não consideradas graves, portanto leves, e resultantes do estupro, ficam subsumidas no próprio crime sexual. Convém gizar o equívoco na redação original da lei ao empregar, no § 1º do art. 213, a partícula "ou", quando o correto é "e".

Sobre o estupro seguido de morte, do § 2º do art. 213, é de salientar que não se trata de simples soma "estupro mais morte", mas sim de estupro de cuja conduta, *in verbis*, resulta morte. A morte deve ser, portanto, consequência do estupro, com nexo de causalidade demonstrado por meio do exame necroscópico. De considerar aqui a asfixiofilia, ou asfixia erótica, bizarra forma com que alguns dizem atingir ou potencializar o prazer sexual, próprio ou do parceiro, por meio de manobras asfíxicas, deveras perigosas porquanto capazes, não raramente, de levar ao óbito.

Além dessas qualificadoras, o estupro tem penas aumentadas, de modo genérico, pelo art. 226, inciso I, de quarta parte, *se o crime é cometido com o concurso de duas ou mais pessoas*; inciso II, de metade, *se o agente é ascendente, padrasto ou madrasta, tio, irmão, cônjuge, companheiro, tutor, curador, preceptor ou empregador da vítima ou por qualquer outro título tiver autoridade sobre ela*; e inciso IV, de 1/3 a 2/3, se o crime é praticado, *a) mediante concurso de dois ou mais agentes* (*Estupro coletivo*), ou *b) para controlar o comportamento social ou sexual da vítima* (*Estupro corretivo*). É ainda genericamente aumentada a pena, pelo inciso III do art. 234-A, de metade a 2/3, *se do crime resulta gravidez*; e, pelo inciso IV do mesmo art., de 1/3 a 2/3, *se o agente transmite à vítima doença sexualmente transmissível de que sabe ou deveria saber ser portador, ou se a vítima é idosa ou pessoa com deficiência*. Doenças sexualmente transmissíveis (DST) – na preferência moderna, infecções sexualmente transmissíveis (IST) – são consideradas não apenas as outrora denominadas doenças venéreas, como a sífilis, a blenorragia etc., mas quaisquer outras passíveis de contágio pelo contato sexual, como algumas hepatites, a AIDS e outras mais, ainda que também possam ser transmitidas por outras vias, como a transfusional, por exemplo. A letra da lei exige a efetiva contaminação da vítima. O agente que, infectado, delituosamente pratica sexo com alguém mas não lhe transmite a doença, responderá pelo delito sexual cometido, em concurso com crime de outra natureza, o de *Perigo de contágio venéreo*, definido no art. 130, ou o de *Perigo de contágio de moléstia grave*, definido no art. 131, abrangidos pelo Capítulo *Da periclitação da vida e da saúde*. Por questão de lógica médico-jurídica, também não cabe o aumento de punição se a vítima era previamente portadora da doença, que não tenha sido sequer agravada pela ilicitude sexual sofrida.

Providenciais as inovações inseridas pelo art. 234-A. Indubitavelmente, entre as piores consequências que o estupro pode acarretar para a vítima está o contágio de IST, que, a depender da entidade nosológica, pode ser incurável e até mesmo letal. Existe ainda a possibilidade de, em decorrência do crime, a vítima, se mulher, contrair gravidez, fato considerado tão impactante pela lei penal a ponto de não punir a interrupção desse processo gestacional, nas condições que estabelece. Justifica-se essa norma permissiva com o argumento de que nenhuma mulher deve ser obrigada a manter a prenhez decorrente de um coito violento, não desejado por ela. Nesse sentido, no Estado do Rio de Janeiro, a Lei n. 2.802/1997 obriga os servidores das Delegacias de Polícia a informarem às vítimas de estupro que a gravidez resultante desse fato poderá ser interrompida de acordo com a legislação em vigor. Pude acompanhar profissionalmente a penosa marcha vivenciada por uma vítima de estupro de que resultou gravidez. Amargamente humilhada pela transgressão criminal que sofreu, desvalida, sem a oportunidade de interromper a gestação indesejada, já consciente de que a esperava a problemática maternidade solo, que não suportava sequer imaginar, e sem o adequado acolhimento, importantíssimo para casos assim, decidiu, a mulher, pelo autocídio. Uma porta-bandeira de escola de samba serviu de personagem em drama não absolutamente igual, mas com final semelhante, na arte poética de Wilson Batista e Jorge de Castro, resumido nos versos que seguem.

> Parecia uma tocha humana
> Rolando pela ribanceira
> A pobre infeliz
> Teve vergonha de ser mãe solteira

Como crime hediondo, assim considerado pela Lei n. 8.072/1990, o estupro, em qualquer de suas formas, simples ou qualificadas, é insuscetível de anistia, graça, indulto e fiança.

O bem jurídico penalmente tutelado pelo art. 213 não é apenas a integridade física, mas também a liberdade sexual da pessoa, ingrediente imprescindível da dignidade sexual; a liberdade de disposição do próprio corpo, no tocante aos fins sexuais; a faculdade de livre escolha ou livre consentimento nas relações sexuais; a inviolabilidade carnal.

O atual art. 213 incorpora o conteúdo do antigo art. 214, que tratava do *Atentado violento ao pudor*, revogado pela Lei n. 12.015/2009.

Qualquer pessoa – como traduz o pronome indefinido *alguém*, empregado no *tipo* legal – pode ser sujeito passivo do crime de estupro, independentemente de possíveis qualificativos individuais, como o sexo, a orientação sexual, a idade, o estado civil, a profissão, a condição mental e outros mais. Nada disso retira de alguém o sublime atributo de ser humano. Ninguém, nem o que, em conduta moralmente reprovável, mercadeja o próprio corpo para a saciedade sexual de outrem; nem a mais despudorada meretriz, está à margem da proteção penal. Todas as pessoas, sem exceção, são titulares desse direito protetivo. Sendo a vítima do sexo feminino, nada importa, ademais, se "virgem" ou se "honesta", nas acepções arcaicas e machistas, nas adjetivações indisfarçavelmente preconceituosas e discriminatórias, banidas já não sem tempo de nosso Estatuto Penal. Nenhuma mulher – porque antes pessoa –, jovem ou idosa, virgem ou deflorada, casada ou barregã, solteira, viúva, separada ou divorciada, honrada ou depravada, devassa ou puritana, recatada ou libertina, inocente ou iniciada, ingênua ou experiente, difícil ou fácil, de um homem só ou de vários leitos, monja ou prostituta – expressões tão enfatizadas noutros tempos por importantes doutrinadores – fica fora da tutela penal. Nem também – ainda que repetitivo, mas sem recorrer a tabuísmos –, a mais vulgar marafona perde o inarredável direito à liberdade sexual. Noutras letras, se, esteada em seu pessoal código de princípios, ela não quiser, nenhum cliente pode forçá-la a lhe servir. Não cabe mais qualquer juízo moral sobre o comportamento sexual de alguém para reconhecê-lo como titular do direito à dignidade sexual que a lei outorga a todos nós, indiferentemente. Apenas para trazer à lembrança, a violência sexual perpetrada contra mulher no âmbito doméstico e familiar constitui fato que determina também a aplicação da Lei n. 11.340/2003, batizada popularmente de Lei Maria da Penha.

A Lei n. 13.721/2018 adicionou o parágrafo único e os incisos I e II ao art. 158 do Código de Processo Penal, estabelecendo prioridade à realização do exame de corpo de delito quando se tratar de crime que envolva violência doméstica e familiar contra mulher e violência contra criança, adolescente, idoso ou pessoa com deficiência. Os serviços de perícia médico-legal precisam estar atentos para as devidas providências.

Quanto ao sujeito ativo do crime de estupro, também qualquer pessoa pode sê-lo. A pretérita assertiva de ser o constrangimento à conjunção carnal somente concretizável por homem, por implicar a necessária *intromissio in vaginam*, não é correta em face da redação da nova norma. A mulher que força o homem à conjunção carnal ou a ato libidinoso diverso desta comete igualmente o crime de estupro. Desse modo, o estupro pode ocorrer indiferentemente de homem contra mulher, de mulher contra homem, de homem contra homem, de mulher contra mulher, sem excluir dessas combinações a pessoa que se apresente como transexual, intersexual, bissexual, pansexual, assexual, travesti ou com outras denominações alusivas à condição sexual.

Divergiam diametralmente opiniões existentes sobre a possibilidade de o marido ser considerado autor de estupro, quando, mediante violência ou grave ameaça, constranger a própria esposa à prestação sexual. Hungria[10] sustentava a negativa, sob a argumentação de que o estupro pressupõe cópula ilícita, e a cópula *intra matrimonium* é recíproco dever dos cônjuges, dever esse que, se negado pela mulher, justificaria, por parte do esposo, o constrangimento necessário para garantir, numa espécie de exercício regular de direito, o débito conjugal. Com a devida vênia, não é possível concordar com a argumentação do insigne mestre do Direito Penal. No sentido oposto, Delmanto[11] sustenta que o marido pode, sim, ser agente de estupro contra a consorte, corrente com que simpatizamos. O direito assistido, *in casu*, deve ser o referente ao relacionamento sexual natural e voluntário do cônjuge, e não àquele sob constrangimento. O estupro é, no entender de alguns, uma forma variante de constrangimento ilegal, visando especialmente o ato sexual, que, por si só, não constitui delito. Se o marido não suportar a negativa da esposa, o caminho é a rotura judicial do vínculo, jamais o estupro – pronuncia-se Nucci[9]. Diante das modificações legais vigentes, porém, não remanesce qualquer incerteza sobre a questão, hoje já bizantina. Basta ver que entre as circunstâncias majorativas de pena – e de metade –, previstas no inciso II do art. 226 do diploma penal, está a de ser o agente cônjuge da vítima. Controvérsias sepultadas.

Resumidamente, são elementos constitutivos do crime de estupro a *ação de constranger*, a *conjunção carnal ou outro ato libidinoso*, a *violência* ou *grave ameaça*, e o *dolo*.

A ação de constranger equivale a impor, forçar, obrigar, coagir, compelir, subjugar, sujeitar, dominar – em exagerada tautologia –, empregando, logicamente, meios idôneos para tal, dirigidos, nesse caso, à finalidade sexual.

Por conjunção carnal, entende-se, sem polissemia, o ajuntamento sexual, o *coitus naturalis*, a cópula tópica, *secundum naturam*, vagínica, e exclusivamente essa. É irrelevante que o agente atinja o orgasmo ou que se dê a *immissio seminis*. A inserção de dedo, de *phallus* artificial ou de outro objeto na vagina não caracteriza, portanto, conjunção carnal *stricto sensu*. Práticas necrofílicas, monstruosas que sejam, também não tipificam o estupro, por absoluta impropriedade do objeto. Podem, entretanto, configurar crime contra o respeito aos mortos, como, por exemplo, o *vilipêndio a cadáver*, tipificado no art. 212 do Código Penal. Mas além da conjunção carnal, o novo *tipo* envolve ainda *outro ato libidinoso*, deixando indubitável, pela redação, ter, o legislador, acolhido o entendimento de que a conjunção carnal também o é – e, por natureza, o mais pleno.

Duas forças biológicas são fundamentais para sustentar a existência do ser humano: a de perpetuação e a de nutrição. Esta promove a conservação do indivíduo e é manifestada pela fome; aquela propicia a continuação da espécie e é exteriorizada pela libido. Todavia, como é do conhecimento de todos, o ato de comer nem sempre é expressão de uma necessidade nutricional; não obrigatoriamente deriva de uma força famélica. Comer pode ter o fim precípuo, ou mesmo exclusivo, de desfrutar o agradável sabor conferido por certo alimento apetitoso. *Mutatis mutandis*, o mesmo pode ser dito com relação aos atos de libidinagem. Não necessariamente constituem eles um atendimento ao instinto de reprodução, mas podem representar tão somente um meio de alcançar o prazer venéreo. Essa, talvez, a razão de os mais conhecidos tratadistas especializados no assunto adotarem entendimento tão lato sobre atos libidinosos: todos aqueles praticados com o intuito de desafogar, completa ou parcialmente, a libido, a volúpia, a luxúria, a lascívia, a concupiscência, o desejo erótico, o apetite sexual. As modalidades com que os *outros atos libidinosos* se apresentam variam extremamente na forma e na intensidade, podendo ir desde as cópulas ectópicas ou extravaginais – vestibular, anal, intercrural, oral etc. –, até a mais superficial contemplação lasciva, passando pela *fellatio*, pela *cunnilingus*, pela *anilingus*, pela masturbação, pelo beijo erótico, pelos contatos voluptuosos, como os tateios impudentes, as palpadelas sutis, as bolinagens, as esfregações, os sarros, as xumbregadas, na expressão do vulgo.

Para a configuração do crime de estupro, não requer a lei que seja a vítima compelida a praticar o ato libidinoso, bastando permitir que com ela se pratique. Noutras palavras, o paciente do crime pode ser coagido a desempenhar um papel tanto ativo quanto passivo na cena, praticando ou tolerando o ato libidinoso, respectivamente. Também pouco importa sua maior ou menor malícia, o grau de pudor pessoal que ostente, ou o nível de compreensão que possa ter sobre a libidinosidade do ato, sendo suficiente que este seja ofensivo ao pudor do *homo medius*. Não fosse assim, a criança e a pessoa privada, temporária ou permanentemente, da consciência ficariam ao desamparo da lei.

A violência compreendida no dispositivo é sempre a real, ou efetiva; não a presumida, ou ficta, ou indutiva – *fictio juris* –, retirada do Código porque despicienda frente ao novo entendimento dos crimes sexuais. Caracteriza-se pelo modo bárbaro de ação empregado para vencer a oposição ou resistência da vítima. Para fins didáticos, a violência pode ser classificada em violência física, ou corporal, ou orgânica, ou material; e violência moral, ou psíquica. A violência física, por sua parte, pode ser subdividida, conforme a ação lesiva empregada, em violência de ordem mecânica, térmica, elétrica etc. Como toda classificação, fruto de um toque arbitrário de quem a confecciona, quase sempre com os pés no mundo da teoria, esta não fica isenta de críticas. É só ver que, na prática, alguns de seus aspectos por vezes se mesclam, se superpõem, se confundem. Válido, também aqui, o aforismo de que *na prática, a teoria é outra*. Na violência física, de longe a mais empregada, o agente subjuga a vítima valendo-se da força ou de agressão de natureza variada, de que pode resultar toda a gama de lesões corporais inerentes à ação vulnerante utilizada, tais como equimoses, escoriações, feridas contusas, feridas incisas, queimaduras, eletroplessões. Destaca-se aqui, porque muito comuns em alguns crimes sexuais, lesões causadas por mordedura, traço marcante dos dacnômanos. O sadismo, forma de pervertimento em que a sevícia, os maus-tratos, as injúrias, os castigos, a humilhação, o sofrimento físico ou moral do parceiro, constituem o meio de excitação e de satisfação sexual do agente, pode ter estreita relação com o crime de estupro. Calabuig e colaboradores[12] dizem que 10% dos estupradores são sádicos.

Embora na maioria das vezes o estupro se concretize mediante o contato físico entre agente e vítima, isso não é indispensável. O agressor pode compelir a vítima a, por exemplo, despir-se ou até a masturbar-se a sua frente, dando-lhe o prazer que este deseja, sem nela sequer tocar. Nucci[9] adiciona que situação assim é possível, inclusive, por meio da Internet. O voyeurismo, ou mixoscopia, desvio parafílico caracterizado pela excitação ou satisfação erótica em ver, anônimo, o tradicionalmente defeso, como o desnudamento ou a união íntima de terceiros, pode ter *link* com essa modalidade de estupro sem contato físico, desde que presente o constrangimento da pessoa ofendida.

Convém alertar, contudo, que a violência sexual nem sempre deixa evidência ostensiva, podendo estar escamoteada até mesmo por outras formas de violência, o que lhe facilita passar despercebida à primeira vista. Certa vez necropsiei o corpo de uma mulher removido de uma via expressa do Rio de Janeiro com inúmeras lesões de natureza contusa, dentre elas as conhecidas marcas pneumáticas de Simonin, conotativas de atropelamento. Tudo o mais, inclusive o registro policial de ocorrência, apontava para um mero caso de morte por acidente viário, até que a perícia médico-legal fez mudar completamente o rumo das investigações, a partir da minuciosa busca e demonstração de irrefutáveis vestígios genitais de violência sexual presentes no cadáver. Em resumo da história, a mulher fora vítima de estupro coletivo e os facínoras, ato contínuo, jogaram-na, viva, na rodovia, onde os próprios a atropelaram e mataram, na tentativa de simular um acidente de trânsito e ocultar a barbárie sexual. Como se vê, não foi demasiada a procura de vestígios de crime sexual em vítima de aparente atropelamento acidental. Parece aplicável aqui o desgastado bordão pericial, quase em calemburgo, de que *a ausência de evidência não constitui evidência de ausência.* Ainda que entre as quase nove mil necrópsias – realizadas apenas como primeiro perito legista – não tivesse havido nenhum outro caso de contribuição médico-legal tão significativa, este sozinho já teria justificado todo o dedicado trabalho de décadas.

Quanto à grave ameaça, consiste em uma intimidação na provocação psicológica de um enfraquecimento da vontade. É a violência moral, ou psíquica, a *vis compulsiva*, reconhecida pelo nosso direito. Pode ser representada pela promessa, por parte do agente, de um mal concretizável, de suma importância para a vítima e capaz de vencer sua resistência. Entende a doutrina predominante que o mal ameaçado precisa ter peso maior – ou pelo menos igual – que o representado pelo assalto sexual não desejado pela vítima, de modo a suprimir ou inibir sua faculdade psíquica de reação, a livre atuação da sua vontade, não sendo assim albergados, ainda que não por unanimidade de entendimento, o simples medo supersticioso nem o temor reverencial dela pelo agente. Vale salientar que essa ameaça pode recair não diretamente sobre a pessoa da vítima, mas sobre terceiro a quem ela esteja, embora não necessariamente, ligada por laços de grande ou especial afeto – um filho, por exemplo. Acrescenta Gusmão[13] nada importar que a ameaça seja rotulada como injusta ou mesmo como justa. Justa, alguém poderia considerar a ameaça de oferecer provas inexoráveis de um crime cometido pela vítima. O douto penalista ilide a hipótese de se dar como justa essa ameaça, mostrando que, com o desiderato do agente, não seria ela menos injusta, já que aproveitada por ele para colimar um resultado não menos criminoso.

Resta como último elemento constitutivo do crime, o dolo, a vontade livre e consciente de praticar o fato punível. É o elemento subjetivo do *tipo*. A lei não admite a forma culposa no crime de estupro, requerendo do agente sempre o *animus abutendi*.

No que concerne à ação penal, o art. 225 do Estatuto Criminal estabelece que no estupro e nos demais crimes definidos nos Capítulos I e II do Título VI procede-se mediante ação penal pública incondicionada. Esse conhecimento é importante para que o médico possa nortear sua conduta profissional atinente ao dever legal de *comunicar à autoridade competente crime de ação pública, de que teve conhecimento no exercício da medicina (...), desde que a ação penal não dependa de representação e a comunicação não exponha o cliente a procedimento criminal*, estabelecido no inciso II do art. 66 do Decreto-Lei n. 3.688/1941 – a Lei das Contravenções Penais. Nesse andar, cabe também trazer à lembrança que o art. 73, parágrafo único, *c*, do Código de Ética Médica estabelece que *na investigação de suspeita de crime, o médico estará impedido de revelar segredo que possa expor o paciente a processo penal.* Não cabe aqui invocar a objeção de consciência.

Outra questão que não se deve olvidar, porque bastante polêmica, é a que envolve a exigência de apresentação do respectivo registro de ocorrência policial de estupro por parte da mulher que busque o aborto – ou a eufemística *antecipação terapêutica do parto*, como preconizam alguns – no caso de gravidez resultante do crime. Embora defendida veementemente por alguns apaixonados, tal exigência não encontra sustentação legal e padece de inconstitucionalidade, de vez que *ninguém será obrigado a fazer ou deixar de fazer alguma coisa senão em virtude de lei*, conforme petrificado, *ipsis litteris*, no inciso II do art. 5º de nossa Carta Magna. A vítima pode, sim, ser encorajada a fazer o registro policial da ocorrência, conscientizada dos benefícios que este pode lhe proporcionar, mas em hipótese alguma deve ser obrigada a fazê-lo. Compelir alguém a fazer o que a lei não manda é crime de constrangimento ilegal, nos moldes do art. 146 do Código Penal. A lei garante à vítima o direito de ter interrompida a gravidez resultante do estupro que sofreu, sem obrigá-la a fazer o registro policial do crime. O próprio Ministério da Saúde, que na norma técnica sobre *Parto, Aborto e Puerpério – Assistência humanizada à mulher*[14], de 2001, chegou a formalizar a descabida exigência do documento, repristinou e, decerto melhor esclarecido juridicamente, na norma técnica sobre *Atenção Humanizada ao Abortamento*[15], de 2005, elimina a exigência, expondo literalmente que *O Código Penal não exige qualquer documento para a prática do abortamento nesses casos e a mulher violentada sexualmente não tem o dever legal de notificar o fato à polícia. Deve-se orientá-la a tomar as providências policiais e judiciais cabíveis, mas, caso não o faça, não lhe pode ser negado o abortamento.* Desviando um pouco do assunto, mas continuando no campo dos direitos da mulher – em especial, no que respeita ao terreno reprodutivo –, recentemente foram também reconhecidos, e com justiça, ainda que atrasadamente, seus outros legítimos direitos, há muito reivindicados. A Lei n. 14.443/2022, que entrou em vigor em 04 de março de 2023, altera dispositivos da Lei n. 9.263/1996, conhecida como lei do planejamento familiar, reduzindo de 25 para 21 anos a idade mínima exigida legalmente para a esterilização voluntária; garantindo, nos termos que estabelece, a esterilização cirúrgica durante o período de parto; e revogando, quando na vigência de sociedade conjugal, a necessidade de consentimento expresso do cônjuge para a desejada esterilização.

É de lembrar também que os casos de violência contra a mulher, constatados durante atendimento em serviços de saúde públicos ou privados, constituem objeto de notificação compulsória às autoridades sanitária e policial competentes, conforme estabelece a Lei n. 10.778/2003, com as atuais alterações, regulamentada pelo Decreto n. 5.099/2004.

Preceitua o Código Penal, em seu art. 234-B, que os processos em que se apuram crimes contra a dignidade sexual correrão em segredo de justiça. A finalidade desse comando legal é prevenir o escândalo do procedimento apuratório devido à publicidade; é implementar a profilaxia do *strepitus judicii*; é proteger a vítima – já tão sofrida pelo dano decorrente da própria infração que suportou – de um verdadeiro malefício iatrogênico, superveniente ao tratamento judicial de rotina, que lhe deixaria, de modo nocivo, exposta a intimidade, a imagem, a honra, a vida privada. Embora se saiba que a publicidade dos atos processuais seja a regra *mater*, existe previsão para exceção, gravada no art. 5º, inciso LX, da *Suprema Lex*, quando a defesa da intimidade ou o interesse social o exigem. Obedecendo ao mesmo princípio, o Código de Processo Penal regulamenta, no art. 201, § 6º, o *modus operandi* para as providências necessárias a essa proteção conferida à vítima. A despeito de a lei fazer menção apenas ao *processo*, tratadistas entendem que o sigilo deve abarcar também o inquérito policial, em todas as suas peças, já que é ele o esqueleto preparatório do processo que poderá gerar. Então, s.m.j., a divulgação de laudo de perícia médico-legal – ínsito do inquérito policial, que é – pode configurar o crime de violação de sigilo funcional, previsto no art. 325 do Código Penal. Talvez fosse interessante nossa Academia Nacional de Medicina Legal se pronunciar a respeito.

De todos os crimes sexuais, o estupro é o prevalente em nosso meio. Somente no Estado do Rio de Janeiro foi computado um total de 5.627 casos durante o ano de 2022, de acordo com o *Dossiê Mulher 2023*, ano-base 2022, do Instituto de Segurança Pública[16]. O relatório, divulgado em 31 de outubro de 2023, utiliza como fonte principal os microdados extraídos dos registros de ocorrência da Secretaria de Estado de Polícia Civil do Estado do Rio de Janeiro. Em média, pode-se dizer, foram 469 registros por mês, ou 15 por dia. A distribuição geográfica das ocorrências apresenta, por óbvio, acentuada concentração na Região Metropolitana. Entre o total de vítimas envolvidas, 4.907, ou 87% do total, eram do sexo feminino (Figura 27.1). Considerada a população estimada pelo IBGE em 16.055.174 pessoas para o Estado, em 2022, é possível, também por estimativa, chegar à taxa de 35 estupros por 100 mil habitantes, no referido ano. Esse indicador atinge patamares bastante diferentes em alguns outros Entes Federativos, segundo o Anuário Brasileiro de Segurança Pública 2023[17].

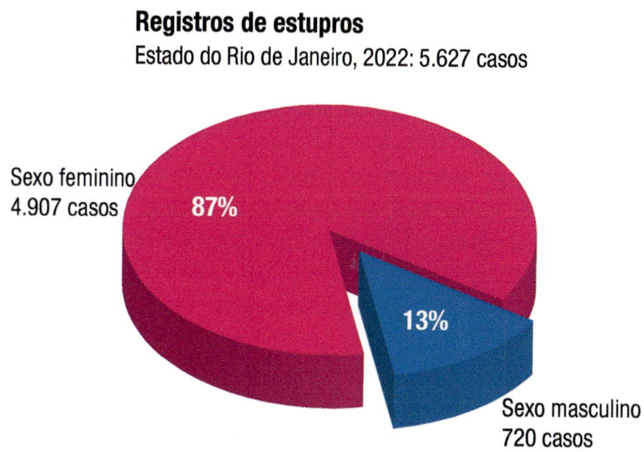

Figura 27.1 – Casos de estupro registrados no Estado do Rio de Janeiro durante o ano de 2022, em valores absolutos e em percentuais, segundo o sexo das vítimas.
Fonte: Dossiê Mulher 2023, ano-base 2022, do Instituto de Segurança Pública[16].

Como boa parte do que foi abordado no estudo do crime de estupro também se aplica a outros crimes sexuais, não será necessária sua repetição na abordagem dos outros delitos cujo estudo se fará, até para que a leitura não se torne ainda mais enfadonha.

VIOLAÇÃO SEXUAL MEDIANTE FRAUDE

O crime está definido no art. 215 do Código Penal como *Ter conjunção carnal ou praticar outro ato libidinoso com alguém, mediante fraude ou outro meio que impeça ou dificulte a livre manifestação de vontade da vítima.* A pena cominada é a de reclusão, de 2 a 6 anos. Se a infração é cometida com o fim de obter vantagem econômica, aplica-se também multa, conforme estabelecido no parágrafo único. Como na prática criminal o emprego de meios fraudulentos faz supor, de modo geral, um potencial lesivo inferior ao do emprego de meios violentos, implicando, consecutivamente em dano menor, talvez disso tenha se originado a apenação menos gravosa que a do estupro. Mas também aqui a pena pode ser aumentada se presentes as situações previstas no art. 226, incisos I e II, e no art. 234-A, incisos III e IV, já vistas no estudo do crime de estupro. A violação sexual mediante fraude representa, pode-se dizer, um verdadeiro estelionato sexual, um *stuprum per fraudem*. Em matéria de violação carnal, não seria razoável a norma penal se ocupar apenas da violência, se a fraude – tão reprovável quanto a violência – é idônea o equivalente para produzir resultado também maléfico. Seria como prover proteção apenas contra o leão, porque mais aterrorizador, e descuidar-se da matreira raposa.

O objeto jurídico tutelado é também a liberdade sexual da pessoa, aqui ofendida por meio da fraude ou outro meio impediente da livre manifestação de sua vontade.

Igualmente ao que ocorre no estupro, qualquer pessoa pode figurar no crime em tela como sujeito ativo ou como sujeito passivo. Atente-se apenas para a exceção feita às pessoas menores de 14 anos e as que por outras causas legais, que não a idade, também são consideradas vulneráveis, porque contra elas qualquer ação sexual, ainda que sem o emprego de fraude, violência ou grave ameaça, deságua em outra figura criminal, o estupro de vulnerável, estudado mais adiante.

A vetusta figura criminal da *Posse sexual mediante fraude*, admitindo como sujeito passivo apenas a *mulher honesta* – que Hungria[10] entendia "não somente aquela cuja conduta, sob o ponto de vista da moral sexual, é irrepreensível, senão também aquela que ainda não rompeu com o *minimum* de decência exigido pelos *bons costumes*" –, não existe mais; foi extirpada do Código Penal na reforma de 2005.

Na composição do *tipo* definido no art. 215 entram como elementos a *conjunção carnal ou outros atos libidinosos*, a *fraude* ou *outro meio que impeça ou dificulte a livre manifestação de vontade da vítima*, e o *dolo*.

Em destaque, aqui, os meios de consecução do crime. Em lugar do atroz ataque, da brutalidade selvagem e inata do ser primitivo, da força que arbitrariamente reduz a resistência e a vontade contrária da vítima, a fraude a ilude, previne ou contorna o seu dissenso, vicia seu querer, induzindo-a em erro, fazendo-a supor uma situação que, se de fato existisse, não suscitaria a sua repulsa. Da fraude, pode ser dito que é um engodo, um artifício, um ardil, um embuste, um estratagema que leva a pessoa enganada à falsa percepção da realidade. Consiste em maliciosa provocação ou aproveitamento do erro ou engano de outrem para a obtenção de um fim ilícito. É a ilusão da vontade do sujeito passivo através de um jogo de inteligência e astúcia do agente. *In casu*, é o erro induzido que faz alguém enganar-se sobre a identidade pessoal do agente ou supor legítimo o papel sexual a que se presta. A fraude existe mesmo que o erro não tenha sido provocado pelo agente, mas que tenha ele simplesmente se aproveitado de situação favorecedora em que se encontrava a vítima.

Exemplos clássicos de violação sexual mediante fraude são os casos de celebração simulada de casamento, convencendo a vítima de sua validade; do indivíduo que, na escuridão da alcova, insinua-se no leito conjugal e se faz passar pelo verdadeiro parceiro sexual da vítima, que, semissonolenta, ao enganador se entrega de boa-fé; e do profissional de medicina que, abusando da ingenuidade e da confiança de cliente, pratica com ele ato libidinoso a pretexto de procedimento médico. À guisa também de exemplo – menos convincente, no entanto –, existe a história muito recontada de certo curandeiro que persuadia suas ingênuas consulentes a experimentarem o seu anunciado método de cura infalível. Contam como verdadeira a queixa-crime coletiva prestada certa vez à polícia contra um tal Pai Jojô, velhaco que se dizia babalorixá num populoso município Fluminense. Aproveitando-se da credulidade fanática de certas mulheres aflitas, o meliante prometia-lhes cura infalível para males de todo o tipo, em apenas três sessões de fornicação, desde que a ele se entregassem de livre e espontânea vontade, com demonstração de ardorosa fé. Não cobrava qualquer valor pelos serviços prestados e atendia sua vasta clientela com hora marcada, de segunda a sexta-feira. Nos fins de semana recusava atendimentos; alegava dedicar-se ao sublime retiro espiritual e ao repouso físico necessário para o revigoramento das forças despendidas no exaustivo trabalho beneficente. Pai Jojô tornou-se foragido, não apenas da justiça, mas principalmente de alguns maridos e namorados enfurecidos.

Além da fraude, admite o artigo a prática do crime também *mediante outro meio que impeça ou dificulte a livre manifestação de vontade da vítima*. Mirabete e Fabbrini[18] dão como exemplo a conduta do agente que faz a vítima ingerir, sem perceber, doses significativas de bebida alcoólica ou outra droga que comprometa a livre manifestação de vontade, viciando o seu consentimento na prática do ato sexual pretendido pelo agente. É o popular "boa noite, Cinderela", que dopa a vítima, comprometendo sua eventual resistência. Os mesmos autores alertam, entretanto, que haverá estupro de vulnerável, se a substância utilizada com essa finalidade colocar a vítima em situação que não possa oferecer resistência.

Último elemento, o dolo é o componente subjetivo do crime de violação sexual mediante fraude. A lei não prevê forma culposa para essa infração penal.

IMPORTUNAÇÃO SEXUAL

O crime de importunação sexual está tipificado no art. 215-A do Código Penal como *Praticar contra alguém e sem a sua anuência ato libidinoso com o objetivo de satisfazer a própria lascívia ou a de terceiro*. A pena prevista é a de reclusão, de 1 a 5 anos, se o ato não constitui crime mais grave. É dispositivo novo, incluído no Código pela Lei n. 13.718/2018, em resposta, como lembra Nucci[9], à grande repercussão social de fato ocorrido em 2017 no interior de um ônibus, na cidade de São Paulo, onde um homem masturbou-se e ejaculou sobre uma passageira. Descabida, no caso, a autuação por estupro, por não ter havido violência nem grave ameaça contra a vítima, restava tão somente a possibilidade da *importunação ao pudor*, com a inócua pena de multa imposta pelo art. 61 da Lei das Contravenções Penais, artigo que a mesma Lei n. 13.718/2018 veio a derrogar. Mas abusadores de transporte coletivo não são personagens dos nossos dias; sempre houve registro da importunação dos *frotteurs* em ônibus, trens e metrôs lotados.

No Estado do Rio de Janeiro, a Lei n. 4.733/2006 determina, em seu art. 1º, que *As empresas que administram o sistema ferroviário e metroviário no Estado do Rio de Janeiro ficam obrigadas a destinarem vagões exclusivamente para mulheres nos horários de pico matutino e vespertino* – os conhecidos "vagões cor-de-rosa". Essa lei foi modificada pela Lei n. 7.250/2016, regulamentada pelo Decreto n. 46.072/2017. Mas infelizmente tudo isso não parece ter surtido o efeito esperado, talvez pela brandura das sanções previstas.

ASSÉDIO SEXUAL

Dispositivo inserido no Código Penal pela Lei n. 10.224/2001, o crime de assédio sexual está tipificado no art. 216-A como *Constranger alguém com o intuito de obter vantagem ou favorecimento sexual, prevalecendo-se o agente da sua condição de superior hierárquico ou ascendência inerentes ao exercício de emprego, cargo ou função*. A pena imposta ao infrator é a de detenção, de 1 a 2 anos, sobrepesada em até um terço se a vítima é menor de 18 anos.

Assediar pode ser entendido como sitiar, cercar, molestar, perseguir com propostas, sugerir com insistência, abordar súbita ou inesperadamente. No contexto sexual, é a chantagem para obter o que deseja. Com muita propriedade, adverte Gomes[19] que "é preciso bom senso para distinguir o constrangimento criminoso do simples flerte, do gracejo, da *paquera*. Nem toda 'abordagem' é assédio. O assédio implica uma imputação séria, ofensiva, insistente, embaraçosa, chantageosa". Valiosa advertência.

Não importa, pela definição da figura penal, o sexo da vítima, tampouco o do agente, podendo o assédio se dar igualmente em investidas homo ou heteroafetivas.

Do que se depreende do *tipo*, a inovação com ele trazida é a apenação por um constrangimento específico, voltado contra a liberdade sexual de alguém, somente possível numa relação de poder, quando diante de uma superioridade administrativa ou trabalhista entre agente e vítima, resultante de emprego – atividade privada – ou então de cargo ou função – atividade pública. Por esse ponto de vista, *assédio sexual* só pode ser cometido, então, de cima para baixo, consideradas as posições que as pessoas nele envolvidas ocupam em um organograma; nunca de baixo para cima. Se a vítima ocupa posição hierárquica igual ou superior à do agente, não há que se cogitar no delito do art. 216-A. É crime bipróprio, isto é, exige uma condição especial tanto do sujeito ativo como do sujeito passivo. Há divisão de correntes quanto a admitir a ascendência, referida na definição do delito, que não decorra de trabalho entre agente e vítima, como, por exemplo, naquela existente entre docente e aluno. Para alguns, a relação entre o professor e o estudante não é suficiente para a caracterização do crime, pois que o educador não é superior hierárquico do educando e muito menos possui ascendência sobre ele, que não é seu empregado nem subalterno. Para Marcão e Gentil[20], no entanto, é notória, pelos motivos que explicam, uma ascendência nessa relação, assistindo, portanto, razão aos que admitem a possibilidade de caracterização do crime de assédio sexual entre mestres e pupilos. Nucci[9] informa já haver decisão proferida pelo Superior Tribunal de Justiça admitindo a possibilidade de o professor cometer o crime de assédio sexual contra aluna.

Trata-se de crime sempre doloso. Não existe assédio sexual culposo.

CRIMES SEXUAIS CONTRA VULNERÁVEL

A epígrafe do art. 218-B – *Favorecimento da prostituição ou outra forma de exploração sexual de vulnerável* –, somada ao que dispõe o próprio corpo do artigo – *Submeter, induzir ou atrair à prostituição ou outra forma de exploração sexual alguém menor de 18 (dezoito) anos ou que, por enfermidade ou deficiência mental, não tem o necessário discernimento para a prática do ato (...)* –, incluídos no Código Penal pela Lei n. 12.015/2009, levou renomados tratadistas da matéria, como Mirabete e Fabbrini[18], a admitirem o entendimento de que o então legislador estendia o conceito de *vulnerável* a todos os menores de 18 anos. Tal interpretação foi desfeita com a nova e atual redação da epígrafe do referido artigo – *Favorecimento da prostituição ou de outra forma de exploração sexual de criança ou adolescente ou de vulnerável* –, dada pela Lei n. 12.978/2014. Sanadas assim possíveis dúvidas, *vulneráveis*, no âmbito dos *Crimes contra a dignidade sexual*, ficam entendidos, como agora bem ensinam Marcão e Gentil[20], aqueles que se incluírem nos contornos dados pelo *caput* do art. 217-A do Código Penal e seu § 1º, ou seja, o *menor de 14 (catorze) anos*; o que, *por enfermidade ou deficiência mental, não tem o necessário discernimento para a prática do ato, ou que, por qualquer outra causa, não pode oferecer resistência*. Essas condições se assemelham – mas não são idênticas – àquelas que, como *fictio juris*, representavam a presunção de violência, de que tratava o derrogado art. 224 do mesmo código. À pessoa vulnerável, a lei não concede o direito de consentir, ao menos em relação a certos atos e nos limites que estabelece. Em matéria de crime sexual envolvendo vulnerável, portanto, o consentimento da vítima não pode legitimar o delito.

Menor de 14 anos é a pessoa que ainda não completou essa quantia de anos de vida. Infere-se, pela lei, pela doutrina e pela jurisprudência, que a pessoa deixa de ser menor de 14 anos já a partir do primeiro instante do dia de seu 14º aniversário, pouco importando a hora exata em que tenha nascido. Ao avesso, maior de 14 anos não deve ser compreendido como aquele que tenha mais de 14 anos – 15, 16... –, mas sim o que já tenha completado essa idade.

No que tange a enfermidade ou deficiência mental, convém atentar que esses quadros por si só não bastam, conforme a lei, para classificar a pessoa como vulnerável. É indispensável que, em razão da enfermidade ou deficiência mental, não tenha ela o necessário discernimento para a prática do ato libidinoso. Trata-se, por conseguinte, de condição que precisa ser aferida concretamente, caso a caso. Diferentemente do finado art. 224, que exigia que fosse essa condição mental da vítima circunstância conhecida do agente, ou seja, quando não espetacular, pelo menos aparente, reconhecível por qualquer pessoa comum, a norma em voga não faz referência a isso.

In fine, como vulnerável, está a pessoa que, *por qualquer outra causa* – distinta da menoridade e da condição mental –, não pode oferecer resistência. A incapacidade de oferecer resistência, que deve estar presente no momento do crime, pode ser permanente ou transitória, mas precisa ser absoluta, pois que se relativa, permitindo à vítima alguma possibilidade de resistir, não se ajusta à condicional "não pode oferecer resistência", redigida na lei. Ensinam Mirabete e Fabbrini[18] que a lei não exige que seja essa incapacidade preexistente à conduta do agente, podendo até ser adrede produzida por ele, mesmo no *iter criminis*, para ardilosamente impedir que a vítima ofereça resistência à sua investida. Exemplos sempre citados de incapacidade absoluta para oferecer resistência são os estados que envolvem a supressão da consciência ou da vontade da vítima, como a lipotimia, o coma, a narcose, a embriaguez completa etc., e as situações que tolhem seus movimentos voluntários, como a tetraplegia, a manietagem por amarras, algemas etc.

Fala-se em violência química, quando a capacidade de resistência da vítima é abolida pelo efeito, por exemplo, de soníferos, hipnóticos, anestésicos, inebriantes etc. Relativamente ao estupro mediante violência química, continua bastante elucidativo o estudo apresentado por Nuno Lisboa[21] em sua tese de livre-docência para a cadeira de Medicina Legal da Faculdade Nacional de Direito, da Universidade do Brasil.

Compõem o capítulo *Dos crimes sexuais contra vulnerável* o *Estupro de vulnerável*; a *Corrupção de menores*; a *Satisfação de lascívia mediante presença de criança ou adolescente*; o *Favorecimento da prostituição ou de outra forma de exposição sexual de criança ou adolescente ou de vulnerável*; e a *Divulgação de cena de estupro ou de cena de estupro de vulnerável, de cena de sexo ou de pornografia.*

Estupro de vulnerável

O *nomen juris* é inovação recente no Código Penal. O estupro de vulnerável encontra-se definido no art. 217-A como *Ter conjunção carnal ou praticar outro ato libidinoso com menor de 14 (catorze) anos*. Como sanção, a lei prevê reclusão, de 8 a 15 anos. *Incorre na mesma pena* – como reza o § 1º do artigo –, *quem pratica as ações descritas no* caput *com alguém que, por enfermidade ou deficiência mental, não tem o necessário discernimento para a prática do ato, ou que, por qualquer outra causa, não pode oferecer resistência*. Mas a pena é majorada para 10 a 20 anos, pelo § 3º, *se da conduta resulta lesão corporal de natureza grave*, e para 12 a 30 anos, pelo § 4º, *se da conduta resulta morte*.

Identicamente ao crime de estupro, o crime de estupro de vulnerável, em qualquer de suas formas, simples ou qualificadas, é considerado crime hediondo pela Lei n. 8.072/1990, e, como tal, insuscetível de anistia, graça, indulto e fiança.

Com esse dispositivo, tutelam-se, no bojo da dignidade sexual, o sadio desenvolvimento sexual e a liberdade sexual das pessoas mais vulneráveis a abusos libidinosos. Particularmente com relação à pessoa menor de 14 anos, presume a lei, de forma absoluta, que ainda não tem desenvolvimento orgânico nem maturidade psíquica necessários para manter relações sexuais com liberdade, e ainda menos para fazer frente ao ônus cobrado por elas, imposto pela ação ignóbil de sorrateiros pedófilos, camuflados em todo tipo de ambiente (Figura 27.2). A propósito, convém frisar que *pedofilia*, termo demais usado pelo leigo e pela imprensa para fazer referência a qualquer forma de abuso sexual praticado contra criança ou adolescente, não é nome de qualquer delito, e sequer aparece nos textos do Código Penal nem do Estatuto da Criança e do Adolescente. A norma penal não exige, para a caracterização do estupro de vulnerável, que o agente empregue violência, grave ameaça ou fraude na consumação do delito, bastando que tenha, ativa ou passivamente, qualquer ato libidinoso com a pessoa vulnerável especificada no *tipo*.

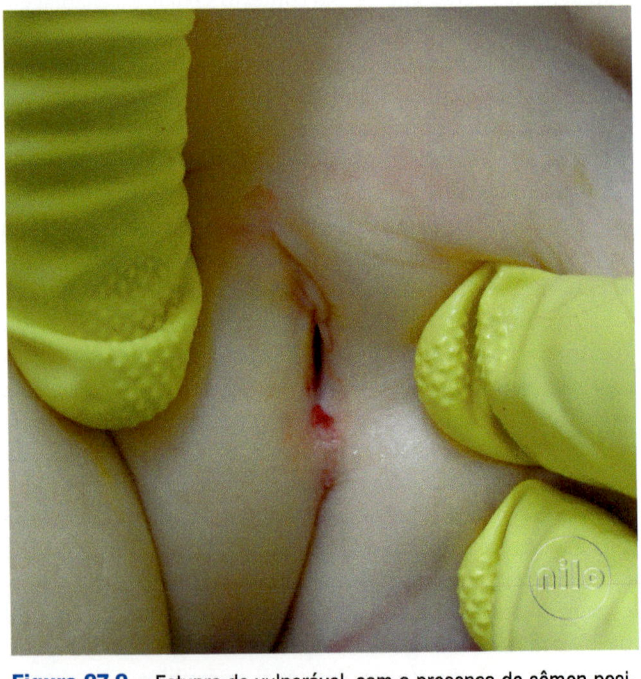

Figura 27.2 – Estupro de vulnerável, com a presença de sêmen positivada por exames laboratoriais subsidiários. Observe a lesão cutânea localizada junto à comissura labial posterior.
Fonte: Caso periciado por Nilo Jorge Gonçalves no IMLAP.

Estupro de vulnerável é delito necessariamente doloso.

Com as reformas implantadas em 2005 e 2009 na legislação dos crimes sexuais, a prática de conjunção carnal ou outros atos libidinosos com menores de 18 anos e maiores de 14, desde que não mediante violência, grave ameaça, fraude ou outro meio que impeça ou dificulte a livre manifestação da sua vontade, passou a ser fato atípico, isento, pois, de reprovação criminal. Embora os menores de 18 anos tenham recebido da nova lei especial proteção contra abusos e exploração para o sexo, reconheceu, o legislador, alguma liberdade sexual com relação às pessoas que se encontram na faixa etária compreendida entre os 14 e 18 anos, dando azo a que, diante disso, alguns especialistas passassem a falar, nas discussões mais aprofundadas sobre o tema, em vulnerabilidade absoluta e vulnerabilidade relativa.

Corrupção de menores

O art. 218 define corrupção de menores como *Induzir alguém menor de 14 (catorze) anos a satisfazer a lascívia de outrem*. O *nomen criminis* é antigo, mas a definição ganhou roupagem nova com a reforma do Código. O remédio penal também foi alterado para reclusão, de 2 a 5 anos, mas é aumentado se presentes no crime as condicionais previstas no art. 226, incisos I e II, já descritas anteriormente, quando do estudo do crime de estupro.

Uma vez mais, o objeto jurídico protegido é a dignidade sexual da pessoa, nesse caso, menor de 14 anos, contra ações que possam corrompê-la ou prejudicar o seu sadio desenvolvimento sexual.

Corrupção é o ato, o processo ou o efeito de corromper, que, aqui, corresponde a perverter, viciar, depravar, desnaturar, deteriorar, contaminar a moral sexual. Induzir, na definição doutrinária, é aconselhar, convencer, encorajar, impulsionar, incitar, incutir, inspirar, instigar, levar a, persuadir. Lascívia é a sensualidade, a luxúria, a concupiscência, a lubricidade, a libidinagem, a impudicícia.

Qualquer um, homem ou mulher, pode ser sujeito ativo deste crime. Como o dispositivo se refere a *outrem* como destinatário da lascívia a que o menor é induzido a satisfazer, não há que se considerá-lo autor do crime de corrupção de menores. Entrementes, estará cometendo, conforme o caso, o crime de *estupro de vulnerável*, ou então o de *satisfação de lascívia mediante presença de criança ou adolescente*, definido no art. 218-A, visto em seguida, *en passant*.

Vale dizer, ainda que óbvio, que somente o menor de 14 anos pode figurar como sujeito passivo do crime em apreço, e mesmo que já possua experiência sexual, que já tenha se prostituído, que já se encontre sexualmente corrompido. É considerada ultrapassada a ideia de que para que se corrompa ou facilite a corrupção de alguém é necessário que não se trate de pessoa já inteiramente corrompida, porquanto não pode haver corrupção onde já não há o que corromper. Sempre com intervenção luminar, Hungria[10] aduz que "como a corrupção tem *graus*, não se poderá deixar de reconhecer o crime na *sucessiva* desintegração moral do sujeito passivo".

Inexiste, na corrupção de menores, forma culposa.

Anteriormente às reformas que atingiram o Título VI do Código Penal, a *corrupção de menores* (art. 218), com redação diferente da atual, dividia um capítulo com a *sedução* (art. 217), outro crime amputado da lei, com merecido aplauso. Na *sedução*, apenas a *mulher virgem* e com idade entre 14 e 18 anos poderia ser vítima. A deflorada, a não mais *virgo intacta*, não contava com a proteção conferida pelo dispositivo legal. Na interpretação dos tratadistas de então, *seduzir* significava persuadir, atrair, conquistar, envolver, captar o consentimento, aliciar a frágil vontade da vítima – mas nunca com o emprego de fraude –, *aproveitando-se de sua inexperiência ou justificável confiança*; era, mais uma vez na síntese de Hungria[10], a arte de Don Juan, *El Burlador de Sevilla*. Mulher virgem é a que nunca teve conjunção carnal – definem os dicionaristas, os penalistas, os jurisconsultos. Extrai-se daí, então, que as práticas libidinosas diferentes da conjunção carnal não tiram da mulher o *status* virginal. A virgindade a que o dispositivo revogado se referia era, portanto, a virgindade física, anatômica, somática, cuja existência, ou não, precisava ser constatada pericialmente. É possível perceber, pois, a importância que já foi dada à demonstração pericial da virgindade.

Pelos elementos do *tipo* – um deles a conjunção carnal –, somente o homem, por lógica, podia ser autor do crime de sedução. Mas afora o Código Penal, a mulher também é capaz de seduzir, pelo menos em conotação romântica. Em seu poema *A volta da mulher morena*, nosso Poetinha – em diminutivo, apenas no carinhoso apelido –, aparentando estar perdidamente seduzido e adoecido, mesmo, com todo mal que certa "mulher morena" lhe vinha fazendo, chega, no extremo verso, a rogar a seus amigos, a seus irmãos e a todos os que amam sua poesia: *Dai morte cruel à mulher morena*.

O único sinal somático de virgindade é a integridade himenal, ou melhor, a integridade de um hímen não complacente. Assim, o elemento fundamental naquelas perícias era, de fato, o hímen, que, se roto, desautorizava a afirmação pericial da virgindade, elemento do tipo. Também o Código Civil já se ateve à insólita preocupação com o hímen; já admitiu o defloramento da mulher, ignorado pelo marido, como erro essencial quanto à pessoa, passível de tornar anulável o casamento. Hoje isso é letra morta, mas em passado recente já foi objeto de muitos procedimentos periciais. Lembro-me de ter auxiliado meu saudoso professor Nilson Sant'Anna em mais de uma perícia médico-legal para averiguar fato dessa natureza, em ações judiciais com petição de anulação de casamento.

Costume social em decadência no mundo civilizado, a himenolatria, fincada no culto da virgindade da mulher, representada pelo hímen íntegro, como condição essencial de honorabilidade para o casamento, já foi muito forte, mesmo em nosso país. Para preservar a virgindade feminina, alguns povos já lançaram mão de recursos esdrúxulos, como o cinto de castidade e até a cruel infibulação. O valor dado à virgindade sexual feminina é extremamente variável de acordo com os padrões culturais que distinguem grupos sociais. Ainda hoje é marcante a himenolatria em algumas civilizações, onde, dizem alguns com sarcasmo, o homem casa-se com o hímen para ficar com a mulher depois. Opostamente, também existem culturas misimenistas, que desprezam de todo a castidade em suas mulheres. Nada a ver com misoginia, aversão ao contato sexual com mulheres.

A valorização da integridade do hímen como testemunha de virgindade da mulher está de tal modo arraigado em alguns povos que não são poucos os casos relatados de procedimentos até mesmo cirúrgicos para arremedar o intacto estado sexual feminino. Calabuig[22] menciona a prática da sutura dos retalhos himenais – himenorrafia – e a reconstrução himenal – himenoplastia ou virginoplastia –, usando fragmentos da mucosa dos lábios menores, com a pretensão de reconstituir a virgindade perdida. Em *O Clone*, novela de Glória Perez, produzida pela Rede Globo de Televisão e levada ao ar pela primeira vez de outubro de 2001 a junho de 2002, Said e Jade, imediatamente após a cerimônia de seu casamento, recolhem-se ao quarto de núpcias, enquanto parentes e amigos dos recém-casados aguardam ansiosos na antessala a orgulhosa ostentação, pelo noivo, da toalha íntima tinta de sangue, símbolo do desvirginamento da mulher desposada, ao que todos festejam ruidosamente com cantos e danças. Não sabiam eles que se tratava de uma farsa arquitetada pelo noivo, que corta o próprio dedo e com seu sangue mancha a toalha para livrar a amada da lapidação pública imposta às mulheres que se atrevessem a chegar ao casamento já desvirginadas. Em algum sentido, himenolatria pode se confundir com partenofilia, excessiva atração por mulheres virgens. Said, embora com ideias progressistas e bem liberais para o seu meio, poderia ser um himenólatra, por força da cultura, tanto que repete o ritual – agora sem arlequinada – quando se casa com Ranya, sua "segunda esposa". Mas partenofílico nunca foi, a julgar pelas inúmeras mulheres já casadas que visava em suas investidas extraconjugais e pela paixão doentia que continuou nutrindo por Jade, mesmo depois de separados e de ela já em coabitação com outro parceiro.

Com a invejável sabedoria de que era detentor e com a visão futurista que muito o caracterizava, Afranio Peixoto[23], nosso venerado patrono de Academia, há muito já vaticinava que "O tabu do hímen passará: a honra já não estará nessa membrana".

Satisfação de lascívia mediante presença de criança ou adolescente

No art. 218-A, o Código Penal define esse crime como *Praticar, na presença de alguém menor de 14 (catorze) anos, ou induzi-lo a presenciar, conjunção carnal ou outro ato libidinoso, a fim de satisfazer lascívia própria ou de outrem*. Por não encerrar elementos novos que careçam de estudo médico-legal para sua melhor compreensão, fica esse dispositivo poupado aqui de maiores comentários. Leve-se em conta apenas que *criança* e *adolescente* têm significados definidos pela Lei n. 8.069/1990, que dispõe sobre o Estatuto da Criança e do Adolescente. Celebra o referido instrumento legal, logo em seu art. 2º, que *Considera-se criança, para os efeitos desta Lei, a pessoa até doze anos de idade incompletos, e adolescente aquela entre doze e dezoito anos de idade*. Pelo que se vê, no que diz respeito às faixas etárias consideradas pelo código criminal para atribuir os tratamentos diferenciados que estabelece, permanece, o legislador penal, afastado da disciplina etária contida no Estatuto da Criança e do Adolescente.

Favorecimento da prostituição ou outra forma de exploração sexual de criança ou adolescente ou de vulnerável

O delito está previsto no art. 218-B – com nova epígrafe dada pela Lei n. 12.978/2014 –, como *Submeter, induzir ou atrair à prostituição ou outra forma de exploração sexual alguém menor de 18 (dezoito) anos ou que, por enfermidade ou deficiência mental, não tem o necessário discernimento para a prática do ato, facilitá-la, impedir ou dificultar que a abandone*. A pena prescrita é a de reclusão, de 4 a 10 anos. O § 2º estabelece que incorre nas mesmas penas *quem pratica conjunção carnal ou outro ato libidinoso com alguém menor de 18 (dezoito) e maior de 14 (catorze) anos na situação descrita no* caput.

Lenocínio e tráfico de pessoa para fim de prostituição ou outra forma de exploração sexual

Integram o capítulo *Do lenocínio e do tráfico de pessoa para fim de prostituição ou outra forma de exploração sexual* os crimes de *Mediação para servir a lascívia de outrem*; de *Favorecimento da prostituição ou outra forma de exploração sexual*; de *Casa de prostituição*; de *Rufianismo*; e de *Promoção de migração ilegal*. Esses crimes não envolvem características médico-legais novas ou relevantes, por isso seus pormenores exorbitam os propósitos do presente livro.

Incide nas definições desses crimes a ação torpe, sórdida e perniciosa do cáften, ou da caftina – cafetão, ou cafetina, em suas respectivas corruptelas –, ele que nas gírias regionais recebe também os tratamentos de cafifa, cafiola, pincho, caraxué, rúfio, pau-de-cabeleira e muitos outros. Com sua vasta sinonímia, conhecido ainda como proxeneta, rufião, gigolô, alcoviteiro etc., atua qual autêntico *corretor* de pessoas; mercadeja a *carne* humana para a saciedade dos apetites concupiscentes; encaminha suas vítimas para os antros do meretrício; agencia a vinculação das *perdidas* à casa de tolerância; intermedeia o negócio das *mariposas* com os clientes do prostíbulo. É, enfim, o empresário do sexo pago; o caçador de talentos do lupanar; o atravessador do conventilho; o *zangão* do bordel; o extorsionário do covil; o chanceler do *rendez-vous*; o gerente do *brega*; o mandachuva da zona. Tudo por dinheiro. Primitivamente, o empresário da luxúria lidava somente com mulheres, mas na modernidade lida também com homens e, pior, com crianças e adolescentes, a quem agora felizmente a lei penal passa a proteger de modo mais consistente, nesse aspecto, com o advento do art. 218-B.

ULTRAJE PÚBLICO AO PUDOR

As profundas reformas implementadas no Título VI do Código Penal deixaram imune apenas o seu último capítulo, o *Do ultraje público ao pudor*. Alguns críticos mais radicais não poupam ataques ferrenhos ao descuido legislativo de deixar permanecer no Título VI – que elogiosamente passou a tutelar a dignidade sexual da pessoa – o capítulo dos ilícitos que ofendem o pudor público, naquilo que diz respeito à moralidade social e aos bons costumes.

Pudor – abonam os lexicógrafos – é um sentimento de vergonha, de timidez, de mal-estar, causado pelo que pode ferir a decência, o recato, a inocência, a pudicícia. Toda pessoa normal experimenta esse sentimento, mas o pudor cujo ultraje a lei aqui reprime é o pudor coletivo, o que está em conformidade com os costumes, com a afirmação da cultura; enfim, o pudor público. Este que não é estático, mas extraordinariamente variável com o lugar e a época em que é apreciado, constituindo, exatamente por isso, noção jurídica de extrema relatividade.

Formam o capítulo VI, *Do ultraje público ao pudor*, os crimes de *Ato obsceno* e de *Escrito ou objeto obsceno*. Deles, aqui merece resumido estudo médico-legal apenas o primeiro.

Ato obsceno

Ato obsceno é a rubrica do art. 233 do Código Penal, cuja redação do corpo é *Praticar ato obsceno em lugar público, ou aberto ou exposto ao público*. A pena que a lei comina é a de detenção, de 3 meses a 1 ano, ou multa. O crime tem como objeto jurídico o pudor público, a moralidade média do coletivo, e, em segundo lugar, o pudor individual de quem eventualmente presencia o ato obsceno, a incolumidade moral da pessoa.

O sujeito ativo do crime é qualquer pessoa que pratique a conduta típica, que não raro é um inimputável ou semi-imputável, em consequência de transtorno mental de que seja portador, envolvendo alguma parafilia, como, por exemplo, o exibicionismo, o onanismo. E o sujeito passivo é, essencialmente, a coletividade, o Estado, mas também pode sê-lo qualquer pessoa que presenciar o ato legalmente censurado. Trata-se de crime de perigo, bastando, para a sua tipificação, a possibilidade de ofensa ao pudor público. Não é necessário, portanto, que o fato seja efetivamente presenciado por qualquer pessoa ou que ocasione escândalo. Se o ato é potencialmente escandaloso, já basta.

Resumidamente, os elementos do crime são a *prática do ato obsceno*, o *lugar público, ou aberto ao público ou exposto ao público*, em que seja praticado, e o *dolo*.

Ato, aqui, quer dizer manifestação corporal voluntária. Não o constituem, dessarte, a simples palavra ou dito obscenos, nem mesmo o *escrito ou objeto obsceno*, elementos, estes últimos, de outro crime. *Obsceno* é aquilo que atrita, aberta e grosseiramente, com o sentimento de pudor do homem comum ou com os bons costumes ou hábitos de decência social. Assim, *ato obsceno* é o ato impudico; o que tenha qualquer característica sexual em sentido amplo – real ou simulado; o que, embora não se referindo à atividade sexual, envolva os órgãos a ela funcionalmente vinculados. Em síntese, é a manifestação corporal voluntária que escandalize a assistência, que ofenda o pudor público, a moral coletiva, bem jurídico que o legislador visou proteger com esse dispositivo.

Criminalmente, ato obsceno não se confunde, necessariamente, com prática libidinosa, embora esta possa estar contida naquele. Na prática libidinosa, o agente visa desafogar sua volúpia servindo-se de outra pessoa. No ato obsceno, ele fere o sentimento médio de pudor em prática eventualmente libidinosa.

Mas a criminalidade desses atos só se configura legalmente sob condição *sine qua non*: a de sua prática em *lugar público*, ou *aberto* ou *exposto ao público*. Certos atos, lícitos e naturais em si mesmos, como a comunhão sexual, o desnudamento para o banho, a exposição do pênis para a micção etc., só adquirem o cunho de obscenidade em razão das características do lugar em que sejam praticados. Para a tipificação do ilícito penal, então, é necessário que seja o *ato obsceno* praticado nos lugares que o artigo especifica, *público*, *aberto ao público* ou *exposto ao público*.

Público é o lugar, por natureza, acessível a qualquer pessoa, a qualquer momento e sem condicionais, como, por exemplo, a rua, a praça. *Aberto ao público* é o lugar, por destino, onde toda a gente pode entrar, em número indeterminado, ainda que mediante determinadas condições, como pagamento de ingresso, convite transferível etc., como o cinema, o templo religioso, ou então temporariamente franqueado ao público, como, por exemplo, a casa particular cedida para uma reunião associativa. *Exposto ao público* é o lugar que, sem ser público ou aberto ao público, pode ser visto, sem artifício óptico, por quem quer que seja, porque devassado; é o lugar privado que, em virtude de sua situação ou de determinadas circunstâncias, permite ver o que nele se passa, sendo exemplo o quintal de uma casa, a cobertura de um apartamento, o interior de um automóvel particular.

O pigmalionismo – ou estatuofilia, ou iconolagnia –, parafilia centrada no mórbido e incoercível impulso libidinoso por estátuas, quadros ou desenhos, pode explicar a prática de atos obscenos pelo portador. Existem registros de manifestações pigmalionistas em museus e em jardins públicos, onde ficam expostas peças que tanto atraem esses parafílicos, verdadeiros "estupradores de estátua". Quando trata dos transtornos sexuais, Palomba[24] relata que em agosto de 2001 certo transtornado atacou uma estátua de mulher nua que se encontrava na Praça das Guianas, no Jardim América, em São Paulo, e que, segundo os que presenciaram a investida, o indivíduo beijava e abraçava a obra de arte, até que a derrubou no chão e, com a calça abaixada, deitou-se sobre ela. O termo *pigmalionismo* deriva da angústia de Pigmalião, escultor cipriota que se apaixonou perdidamente pela estátua de Galateia, por ele próprio esculpida, a quem lendariamente desposou depois de ela obter vida insuflada por Vênus. É referido como *dollismo* o transtorno de desejo sexual marcado pela atração por bonecas ou manequins de conformação humana. Alguns *sex shops* oferecem modelos para todos os gostos de *dollistas*, dos simplesmente infláveis aos mais sofisticados, verdadeiros robôs. A paixão que certos transtornados devotam a esses artefatos assume às vezes dimensões inimagináveis. Certa vez a imprensa nacional deu a notícia que um homem de 43 anos assassinara os próprios pais porque se opunham terminantemente ao excêntrico relacionamento que mantinha com sua "parceira" de borracha. O termo *dollismo* é neologia derivada do inglês *doll*.

O crime de ato obsceno somente se configura com o dolo, que, no caso, compreende a vontade livre de praticar o ato, que se sabe obsceno, consciente da publicidade do local em que o fato ocorre e de estar ofendendo o pudor. Não há punição a título de culpa.

Por falta de dolo, restará insubsistente o crime, por exemplo, por parte de alguém que, para salvar-se de um incêndio ou escapar de uma agressão, sai à rua em completa nudez. O mesmo se diga de um ancião prostático, que, à falta de mictório, alivia-se junto à primeira árvore que encontra na via pública. Agiram ambos com justa causa. Mas há quem sustente, antes da discussão sobre o dolo, não ter havido crime em razão da *exclusão de ilicitude* por *estado de necessidade*. O mesmo não pode ser dito sobre a *chispada*, prática de fazer protestos, isoladamente ou em grupo, correndo despido em plena via pública.

Tempo e lugar são fatores que não devem ser desconsiderados na exegese desse dispositivo penal. O *topless*, praticado com frequência nas areias de Ipanema, encontra-se atualmente quase na banalidade, somente recebendo a reprovação do puritano mais severo ou *démodé*. A mesma prática realizada, porém, no Largo da Carioca, em horário comercial, ainda hoje será motivo de escândalo e decerto culminará em prisão por flagrante ação criminosa. Se minhas avós, em seu tempo de juventude, expusessem os seios na praia, sem dúvida receberiam a repreensão de todos. É o comportamento variando conforme o lugar e o momento histórico. Durante o reinado de Momo, especialmente em algumas metrópoles, não são incomuns as práticas licenciosas, o comportamento fescenino, a impudicícia em público, com a tolerância tácita do costume popular. Chegadas as *cinzas*, porém, fica automaticamente suspensa essa permissividade. E mais uma vez a sabedoria popular se faz em provérbio: *o que é moda não incomoda...*

Por fim, talvez seja interessante conhecer alguns posicionamentos da jurisprudência, calcados na inteligência do art. 233 do Código Penal: "A escuridão não afasta o delito" (TACrSP); A micção em público, sem exibição do pênis e de costas para a rua não configura o delito" (TACrSP); "A prática do '*streaking*' ou '*chispada*' [andar ou correr nu em público como manifestação de protesto] atrita aberta e grosseiramente com o sentimento médio de pudor e com os bons costumes, configurando o delito de ato obsceno" (TACrSP); "A masturbação visível é crime" (TACrSP); "A bolinação em público integra o tipo" (RT, 420: 248); "Unir os dedos polegar e indicador, formando um círculo, não configura o crime" (TACrSP); "A dejeção em público considerou-se impunível" (TACrSP); A extensão do dedo médio com o punho cerrado tipifica o crime" (TACrSP); "Não é lugar exposto ao público o interior de veículo estacionado em lugar ermo" (TACrSP); "Não configura, o ato praticado no interior de automóvel, à noite e em lugar ermo" (TACrSP); "Urinar é ato natural, mas quando a micção é praticada em via pública, com exibição, ofende o pudor público e configura o delito de ato obsceno" (TACrSP); "Urinar de costas para a rua, sem exibir o pênis, é grosseria mas não tipifica o art. 233" (TACrSP); "Perante o nosso Código Penal, o ultraje ao pudor deixa de ser público quando o lugar privado, onde ele é praticado, seja visível de outro local privado e não de lugar público" (TACrSP); "Em princípio, o meretrício e o *trottoir* não são puníveis, se não há importunação, nem ultraje público ao pudor" (STF).

CRIMES SEXUAIS NO CÓDIGO PENAL MILITAR

Apresentado pelo Decreto-Lei n. 1.001, de 21 de outubro de 1969, o Código Penal Militar também se ocupa dos delitos sexuais, englobados nos Capítulos VII e VIII de seu Título IV – *Dos crimes contra a pessoa* –, do Livro I, da Parte Especial. Recentemente o código castrense sofreu alterações dadas pela Lei n. 14.688, de 20 de setembro de 2023, a fim de compatibilizá-lo com o Código Penal, com a Constituição Federal e com a Lei dos Crimes Hediondos. Seguem, reproduzidos na íntegra, como se encontram em vigor, os aludidos Capítulos VII e VIII:

Capítulo VII – Dos Crimes Sexuais
Estupro
Art. 232. Constranger alguém, mediante violência ou grave ameaça, a ter conjunção carnal ou a praticar ou permitir que com ele se pratique outro ato libidinoso:
Pena – reclusão, de 6 (seis) a 10 (dez) anos.
§ 1º Se da conduta resulta lesão de natureza grave, ou se a vítima é menor de 18 (dezoito) e maior de 14 (quatorze) anos:
Pena – reclusão, de 8 (oito) a 12 (doze) anos.
§ 2º Se da conduta resulta morte:
Pena – reclusão, de 12 (doze) a 30 (trinta) anos.
§ 3º Se a vítima é menor de 14 (quatorze) anos ou, por enfermidade ou deficiência mental, não tem o necessário discernimento para a prática do ato ou, por qualquer outra causa, não pode oferecer resistência:
Pena – reclusão, de 8 (oito) a 15 (quinze) anos.

Corrupção de menores
Art. 234. Induzir alguém menor de 14 (quatorze) anos a satisfazer a lascívia de outrem:
Pena – reclusão, de 2 (dois) a 5 (cinco) anos.

Ato de libidinagem
Art. 235. Praticar, ou permitir o militar que com ele se pratique, ato libidinoso em lugar sujeito à administração militar ou no exercício de função militar:
Pena – detenção, de seis meses a um ano.

Presunção de violência
Art. 236. Presume-se a violência, se a vítima:
I – não é maior de quatorze anos, salvo fundada suposição contrária do agente;
II – é doente ou deficiente mental, e o agente conhecia esta circunstância;
III – não pode, por qualquer outra causa, oferecer resistência.

Aumento de pena
Art. 237. Nos crimes previstos neste capítulo, a pena é agravada, se o fato é praticado:
I – com o concurso de duas ou mais pessoas;
II – por oficial, ou por militar em serviço.

Capítulo VIII – Do Ultraje Público ao Pudor
Ato obsceno
Art. 238. Praticar ato obsceno em lugar sujeito à administração militar:
Pena – detenção, de três meses a um ano.
Parágrafo único. A pena é agravada se o fato é praticado por militar em serviço ou por oficial.

Escrito ou objeto obsceno
Art. 239. Produzir, distribuir, vender, expor à venda, exibir, adquirir ou ter em depósito para o fim de venda, distribuição ou exibição, livros, jornais, revistas, escritos, pinturas, gravuras, estampas, imagens, desenhos ou qualquer outro objeto de caráter obsceno, em lugar sujeito à administração militar, ou durante o período de exercício ou manobras:
Pena – detenção, de seis meses a dois anos.
Parágrafo único. Na mesma pena incorre quem distribui, vende, oferece à venda ou exibe a militares em serviço objeto de caráter obsceno.

Atendimento imediato às vítimas de violência sexual

Além do pronto tratamento médico e cirúrgico necessário para as eventuais lesões corporais sofridas, as vítimas devem ser submetidas de imediato à profilaxia de IST, consideradas, *in casu*, como mais importantes as decorrentes da sífilis, das hepatites, da gonococia, da clamídia e do HIV. As vítimas de estupro expostas ao risco de consequente gravidez – risco que oscila entre 0,5% e 7% – devem receber, ainda nesse momento, um esquema de contracepção de emergência, conforme os protocolos preconizados para esses fins[25]. Hertzen e colaboradores[26] relatam que a eficácia da contracepção de emergência empregando isoladamente o regime com levonorgestrel supera em vários aspectos a eficácia do pioneiro regime de Yuzpe, desde que implementado até as primeiras 48 horas após o coito. Esquemas que empregam outras drogas, como o ulipristal ou o mifepristone, teriam eficácia por prazo bem maior[27], mas seu uso não é autorizado no Brasil. Ao lado de tudo isso, é de fundamental importância, pelos incontestáveis benefícios que traz, a abordagem psicológica à vítima.

A propósito das controvérsias existentes em torno da contracepção de emergência, às vezes denominada contracepção pós-ovulatória e contracepção *post coitum*, cabe transcrever alguns registros:

- A Federação Brasileira das Associações de Ginecologia e Obstetrícia (Febrasgo), em seu Manual de Orientação – Anticoncepção[28], de 2010, orienta que *não há qualquer evidência científica que a CE* [Contracepção de Emergência] *exerça efeitos após a fecundação*; que *não há nenhuma sustentação de que a CE seja um método que resulte em aborto*; e que *a CE não deve ser usada de forma planejada ou previamente programada para substituir o contraceptivo de uso regular.*
- O Conselho Federal de Medicina, por meio da Resolução n. 1.811/2006, que *estabelece normas éticas para a utilização, pelos médicos, da Anticoncepção de Emergência*, considera que a anticoncepção de emergência *não fere os dispositivos legais vigentes no país*; que *pode ser utilizada em qualquer etapa da vida reprodutiva e fase do ciclo menstrual*; que *em caso de ocorrência de fecundação, não haverá interrupção do processo gestacional*; e que *mesmo nos raros casos de falha do método não provoca danos à evolução da gestação.*
- O Ministério da Saúde, por meio de norma técnica da Secretaria de Atenção à Saúde[29], publicada em 2012, quando trata do mecanismo de ação da anticoncepção de emergência, registra textualmente que *a AE* [Anticoncepção de Emergência] *não produz efeitos sobre o endométrio, não modifica sua receptividade e não altera as condições para a implantação do blastocisto, caso a fecundação ocorra*; que *a AE impede somente a fecundação*; que *não existem indicadores de que a AE exerça efeitos após a fecundação, altere o endométrio, prejudique a implantação, ou que resulte na eliminação precoce do embrião*; e que *portanto, acumulam-se evidências científicas suficientes de que não existe "efeito abortivo" com o uso da AE.*
- A Lei n. 12.845/2013, que *dispõe sobre o atendimento obrigatório e integral de pessoas em situação de violência sexual*, estabelece, como dever, oferecer a *profilaxia da gravidez.*

DEMONSTRAÇÃO PERICIAL

Uma das finalidades da perícia médico-legal é levantar a materialidade de fatos jurídicos cuja demonstração dependa de conhecimentos médicos ou relacionados com a medicina. Na esfera criminal, esse levantamento passa essencialmente pela coleta e análise de vestígios, visando a elucidação do fato que esteja sendo apurado. Para Jardim e Magalhães[30], os vestígios, ou indicadores, de abuso sexual podem ser físicos (lesões, sequelas), biológicos (sêmen, sangue, saliva, pelos), microbiológicos (IST), não biológicos (lubrificantes, terra, folhagens) e a gravidez. Conforme sua especificidade, os indicadores podem ser considerados diagnósticos (de convicção), sugestivos (altamente suspeitos e suspeitos) e inespecíficos, indeterminados ou inconclusivos.

Na apuração dos crimes contra a dignidade sexual, o exame de corpo de delito e as outras perícias são indispensáveis para a demonstração material da conjunção carnal e dos outros atos libidinosos, mas também são fundamentais na demonstração pericial de lesões corporais e de suas sequelas, de DST, da gravidez, da idade, da condição mental, do perfil genético, da causa da morte etc. Os exames de corpo de delito e as outras perícias que visam essas demonstrações envolvem não apenas as vítimas e possíveis vítimas dos crimes, mas também, conforme as circunstâncias do fato, os supostos agentes. A requisição dessas perícias médico-legais – por quem detém a devida competência – pode ser feita de forma isolada ou conjugada, conforme o caso. No Estado do Rio de Janeiro, esses procedimentos periciais podem ser realizados na sede do Instituto Médico-Legal Afranio Peixoto, situada na capital, e nos 20 Serviços Médico-Legais distribuídos entre os 92 municípios. Exames laboratoriais e outros de maior complexidade, porém, são realizados exclusivamente na sede.

Após a descrição circunstanciada de todo o visto e encontrado – o *visum et repertum* – durante a perícia Médico-Legal que realizou, o perito legista responde aos quesitos oficiais, ou essenciais, a ela correspondentes e aos quesitos suplementares, se formulados. Os quesitos oficiais foram originalmente aprovados pela comissão que elaborou o Código de Processo Penal vigente e inteligentemente montados por um grupo de notáveis, composto, à época, pelo Dr. Miguel Sales, diretor do Instituto Médico-Legal do Rio de Janeiro; pelo Dr. Antenor Costa, professor catedrático de Medicina Legal da Faculdade de Direito de Niterói e Livre-docente de Medicina Legal da Faculdade de Medicina da Universidade do Brasil; e pelo Dr. Roberto Lyra, professor de Direito Penal da Faculdade Nacional de Direito da Universidade do Brasil. Com as reformas legislativas que sofreram os crimes sexuais, as baterias de quesitos oficiais a eles relacionados tornaram-se incongruentes em alguns pontos e, sem instrumentos que os normatizassem, passaram a sofrer modificações arbitrárias conforme as Unidades da Federação, carecendo atualmente de urgente e adequada reavaliação, visando melhora e uniformização nacional. No Instituto Médico-Legal Afranio Peixoto, onde o procedimento pericial especificamente voltado para os crimes sexuais recebe hoje a denominação de *Exame de Corpo de Delito de Conjunção Carnal e Ato Libidinoso Diverso da Conjunção Carnal*, os atuais quesitos essenciais, em total de nove, são assim apresentados:

- A paciente é virgem?
- Há vestígios de desvirginamento recente?
- Há outros vestígios de conjunção carnal recente?
- Há vestígios de ato libidinoso diverso da conjunção carnal?
- Há vestígios de violência real, e, em caso afirmativo, qual o meio empregado?
- Da violência resultou para a vítima incapacidade para as ocupações habituais por mais de 30 dias, ou perigo de vida, ou debilidade permanente ou perda ou inutilização de membro, sentido ou função, ou incapacidade permanente para o trabalho, ou enfermidade incurável, ou deformidade permanente, ou aceleração de parto, ou aborto (resposta especificada)?
- A pessoa examinada é portadora de doença ou perturbação da saúde mental (resposta especificada)?
- Houve outra causa, diversa da idade não maior de 14 anos, doença ou perturbação da saúde mental, que a impossibilitasse de oferecer resistência (em caso afirmativo, especificar)?
- Outras considerações objetivas relacionadas aos vestígios produzidos pela conjunção carnal ou ato libidinoso diverso da conjunção carnal, a critério do senhor Perito Legista.

Cabe enfatizar que não é do perito legista a atribuição de concluir se houve estupro ou outro crime sexual, mas sim da autoridade investigante.

O exame de corpo de delito de conjunção carnal e outros atos libidinosos deve ser realizado o mais breve possível após o fato que o motivou, para que não se percam os eventuais vestígios dele resultantes, às vezes fugazes. Se no geral não existe justificativa técnica para a realização de determinados procedimentos periciais durante a noite, como, por exemplo, necrópsias médico-legais, o mesmo não ocorre, para os exames de corpo de delito em pessoas vítimas de crimes sexuais. Estes, como também a perícia da embriaguez, fazem parte daquilo que se pode rotular como urgência em Medicina Legal.

Outra recomendação não menos importante é que as vítimas ou supostas vítimas de crimes sexuais sejam examinadas preferencialmente sem que tenham se higienizado após o fato que motiva a perícia. A preocupação leiga com a toalete íntima após abusos sexuais é perfeitamente compreensível, mas a higiene e a troca das vestes são extremamente prejudiciais aos propósitos periciais, pois favorecem a destruição de vestígios valiosos para a elucidação de certos crimes.

O exame deve ser amplo e minucioso. Para tanto, não é bastante a capacitação técnica do perito legista; são igualmente necessários um adequado acolhimento às vítimas, um ambiente apropriado e recursos materiais satisfatórios. Idealmente, os recursos materiais devem ser representados por: mesa ginecológica; escada para subir e descer da mesa de exame; banco mocho giratório; mesa com tampo inox para instrumental, com rodízios traváveis; biombo; foco de luz com boa capacidade de iluminação; lençóis descartáveis; aventais descartáveis; pentes descartáveis, para retirada de material por penteado; folhas de papel não usadas, com cerca de um metro quadrado, para recolhimento do material retirado por penteado, com o paciente posto de pé sobre elas; luvas de látex para procedimentos; lupa de 10 dioptrias; colposcópio; microscópio óptico; lâminas e lamínulas para microscopia; espátulas de Ayre, ou similares, descartáveis, para coleta de material e montagem de esfregaços; escovas de Campos da Paz, para coleta de material e montagem de esfregaços; hastes flexíveis com extremidade cotonada, para coleta e conserva de material; sondas de Levine, para coleta maior de material fluido; seringas descartáveis, para aspiração de material através das sondas; almotolias com solução fisiológica e com solução fixadora para esfregaços; papel de filtro, para deposição e conservação a seco de amostras; espátulas descartáveis para coleta de amostras da cavidade oral; frascos com tampa rosqueada, para armazenamento e transporte de material coletado; envelopes de papel, para embalar material seco coletado; dispositivos para lacrar e identificar o material coletado; fonte de luz ultravioleta filtrada – lâmpada de Wood; equipamento para registro de imagens; e o que mais convier. Atualmente são comercializados estojos individuais pré-montados, contendo o material básico descartável para atender a essa necessidade pericial. Em alguns institutos médico-legais os procedimentos para demonstração pericial da conjunção carnal e de outros atos libidinosos são realizados em serviços de Sexologia, por peritos legistas capacitados especificamente em exames dessa natureza. No Estado do Rio de Janeiro, por força da Lei n. 1.766/1990, *é assegurado à população do sexo feminino o atendimento por Médicos-Legistas do seu mesmo sexo, durante exames periciais destinados à averiguação de violências físicas.*

Na apuração dos crimes sexuais, como na de qualquer outro crime que deixe vestígios, deve ser dada especial atenção à cadeia de custódia, hoje objeto de rigorosa normatização dada pela Lei n. 13.964/2019, que, sobre a matéria, incluiu no Código de Processo Penal os arts. 158-A, 158-B, 158-C, 158-D, 158-E e 158-F, e respectivos parágrafos e incisos. Pela importância atual do tema e para que o leitor não despenda tempo em consulta, entendemos que talvez fosse útil, ainda que pecando por excesso, transcrever aqui os referidos dispositivos legais:

> Art. 158-A. Considera-se cadeia de custódia o conjunto de todos os procedimentos utilizados para manter e documentar a história cronológica do vestígio coletado em locais ou em vítimas de crimes, para rastrear sua posse e manuseio a partir de seu reconhecimento até o descarte.
> § 1º. O início da cadeia de custódia dá-se com a preservação do local de crime ou com procedimentos policiais ou periciais nos quais seja detectada a existência de vestígio.
> § 2º. O agente público que reconhecer um elemento como de potencial interesse para a produção da prova pericial fica responsável por sua preservação.
> § 3º. Vestígio é todo objeto ou material bruto, visível ou latente, constatado ou recolhido, que se relaciona à infração penal.
> Art. 158-B. A cadeia de custódia compreende o rastreamento do vestígio nas seguintes etapas:
> I – reconhecimento: ato de distinguir um elemento como de potencial interesse para a produção da prova pericial;
> II – isolamento: ato de evitar que se altere o estado das coisas, devendo isolar e preservar o ambiente imediato, mediato e relacionado aos vestígios e local de crime;
> III – fixação: descrição detalhada do vestígio conforme se encontra no local de crime ou no corpo de delito, e a sua posição na área de exames, podendo ser ilustrada por fotografias, filmagens ou croqui, sendo indispensável a sua descrição no laudo pericial produzido pelo perito responsável pelo atendimento;
> IV – coleta: ato de recolher o vestígio que será submetido à análise pericial, respeitando suas características e natureza;
> V – acondicionamento: procedimento por meio do qual cada vestígio coletado é embalado de forma individualizada, de acordo com suas características físicas, químicas e biológicas, para posterior análise, com anotação da data, hora e nome de quem realizou a coleta e o acondicionamento;
> VI – transporte: ato de transferir o vestígio de um local para o outro, utilizando as condições adequadas (embalagens, veículos, temperatura, entre outras), de modo a garantir a manutenção de suas características originais, bem como o controle de sua posse;
> VII – recebimento: ato formal de transferência da posse do vestígio, que deve ser documentado com, no mínimo, informações referentes ao número de procedimento e unidade de polícia judiciária relacionada, local de origem, nome de quem transportou o vestígio, código de rastreamento, natureza do exame, tipo do vestígio, protocolo, assinatura e identificação de quem o recebeu;
> VIII – processamento: exame pericial em si, manipulação do vestígio de acordo com a metodologia adequada às suas características biológicas, físicas e químicas, a fim de se obter o resultado desejado, que deverá ser formalizado em laudo produzido por perito;
> IX – armazenamento: procedimento referente à guarda, em condições adequadas, do material a ser processado, guardado para realização de contraperícia, descartado ou transportado, com vinculação ao número do laudo correspondente;
> X – descarte: procedimento referente à liberação do vestígio, respeitando a legislação vigente e, quando pertinente, mediante autorização judicial.
> Art. 158-C. A coleta dos vestígios deverá ser realizada preferencialmente por perito oficial, que dará o encaminhamento necessário para a central de custódia, mesmo quando for necessária a realização de exames complementares.
> § 1º. Todos vestígios coletados no decurso do inquérito ou processo devem ser tratados como descrito nesta Lei, ficando o órgão central de perícia oficial de natureza criminal responsável por detalhar a forma do seu cumprimento.
> § 2º. É proibida a entrada em locais isolados bem como a remoção de quaisquer vestígios de locais de crime antes da liberação por parte do perito responsável, sendo tipificada como fraude processual a sua realização.
> Art. 158-D. O recipiente para acondicionamento do vestígio será determinado pela natureza do material.
> § 1º. Todos os recipientes deverão ser selados com lacres, com numeração individualizada, de forma a garantir a inviolabilidade e a idoneidade do vestígio durante o transporte.
> § 2º. O recipiente deverá individualizar o vestígio, preservar suas características, impedir contaminação e vazamento, ter grau de resistência adequado e espaço para registro de informações sobre seu conteúdo.
> § 3º. O recipiente só poderá ser aberto pelo perito que vai proceder à análise e, motivadamente, por pessoa autorizada.
> § 4º. Após cada rompimento de lacre, deve se fazer constar na ficha de acompanhamento de vestígio o nome e a matrícula do responsável, a data, o local, a finalidade, bem como as informações referentes ao novo lacre utilizado.
> § 5º. O lacre rompido deverá ser acondicionado no interior do novo recipiente.
> Art. 158-E. Todos os Institutos de Criminalística deverão ter uma central de custódia destinada à guarda e ao controle dos vestígios, e sua gestão deve ser vinculada diretamente ao órgão central de perícia oficial de natureza criminal.

§ 1º. Toda central de custódia deve possuir os serviços de protocolo, com local para conferência, recepção, devolução de materiais e documentos, possibilitando a seleção, a classificação e a distribuição de materiais, devendo ser um espaço seguro e apresentar condições ambientais que não interfiram nas características do vestígio.

§ 2º. Na central de custódia, a entrada e a saída de vestígio deverão ser protocoladas, consignando-se informações sobre a ocorrência no inquérito que a eles se relacionam.

§ 3º. Todas as pessoas que tiverem acesso ao vestígio armazenado deverão ser identificadas e deverão ser registradas a data e a hora do acesso.

§ 4º. Por ocasião da tramitação do vestígio armazenado, todas as ações deverão ser registradas, consignando-se a identificação do responsável pela tramitação, a destinação, a data e horário da ação.

Art. 158-F. Após a realização da perícia, o material deverá ser devolvido à central de custódia, devendo nela permanecer.

Parágrafo único. Caso a central de custódia não possua espaço ou condições de armazenar determinado material, deverá a autoridade policial ou judiciária determinar as condições de depósito do referido material em local diverso, mediante requerimento do diretor do órgão central de perícia oficial de natureza criminal.

Demonstração pericial de conjunção carnal

A conjunção carnal pode ser demonstrada pericialmente por vestígios que variam conforme seja ela recente ou não recente. São considerados como vestígios de conjunção carnal recente a presença de sêmen na vagina e a rotura não cicatrizada do hímen. Para a conjunção carnal não recente, são apontados como vestígios a rotura cicatrizada do hímen, a gravidez e a presença, na vagina ou no colo uterino, de determinadas DST. Nenhum desses vestígios, contudo, possui caráter probatório absoluto da *intromissio penis*. Representam, no máximo, uma presunção, como admitem alguns, *juris tantum*, relativa, condicional, que atende apenas ao direito, prevalecendo enquanto não houver prova em contrário. A demonstração pericial da conjunção carnal será estudada aqui essencialmente no que diz respeito aos procedimentos de clínica médico-legal e aos métodos de coleta de vestígios para exames laboratoriais subsidiários empregados de rotina. Detalhes sobre as técnicas laboratoriais utilizadas na análise dos vestígios coletados fogem ao escopo deste capítulo.

Embora, como é do conhecimento de todos, o Código Civil tenha apagado de seu texto o vocábulo *defloramento*, e o Código Penal não mais se refira à expressão *mulher virgem* em nenhum de seus dispositivos, o estudo do hímen – a himenologia – continua merecendo atenção em Medicina Legal porque as características himenais podem contribuir decisivamente para certas conclusões em perícias relacionadas à conjunção carnal, elemento constitutivo de diversas figuras criminais.

O hímen é um pequeno diafragma localizado na extremidade inferior da vagina, servindo de limite anatômico entre esta e o vestíbulo vaginal, que é componente da genitália externa feminina – a vulva, *pudendum femininum*. Até o final do desenvolvimento fetal, a luz da vagina é isolada por completo do meio exterior pelo hímen, que geralmente só se fenestra durante o período perinatal, passando a constituir um fechamento parcial ao redor do introito vaginal. No geral, o hímen tem abertura única – o óstio himenal –, de localização central ou paracentral, que, no entanto, pode existir em número maior ou até mesmo não existir, no caso de não acontecer a natural fenestração. O hímen apresenta uma variedade caleidoscópica de aparências, sendo mais frequentes a anelar e a em crescente. Estruturalmente, o hímen não é mais que uma plicatura mucosa. É um folheto mucoso duplo, entremeado por estroma conjuntivo contendo delicadas fibras elásticas e colágenas, em maior ou menor quantidade, e inervação sensitiva e vascularização mais ou menos desenvolvidas, o que responderá pela variada intensidade de dor e de sangramento por ocasião de sua rotura.O hímen apresenta uma face vaginal ou interna, côncava, e uma face vulvar, ou externa, convexa. Não tem função fisiológica estabelecida. Sua ausência congênita é relatada por alguns, ainda que como raridade, e duvidada por outros.

Na anatomia do hímen são reconhecidos a *borda de inserção*, que se relaciona com as paredes vaginais, a *borda livre*, que delimita o óstio, a *orla*, situada entre as bordas livre e de inserção, e o *óstio* (Figura 27.3).

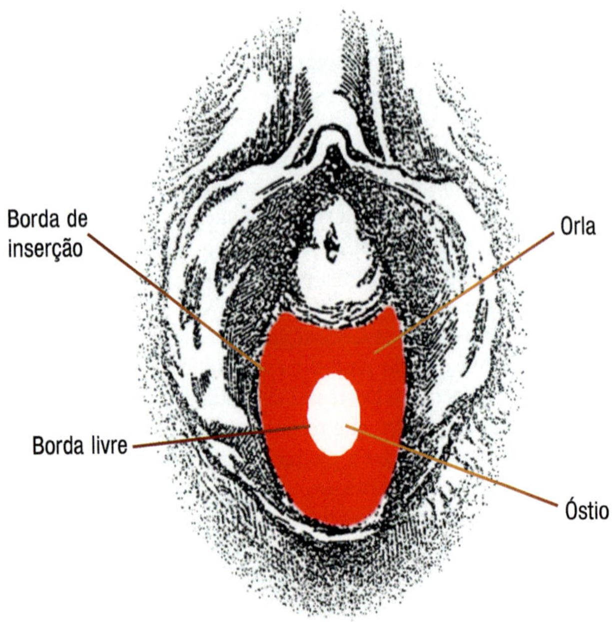

Figura 27.3 – Representacão esquemática de um hímen anelar.

Na literatura especializada são encontradas inúmeras classificações para os hímens, mas de pouca utilidade prática. É interessante, pela objetividade e riqueza de detalhes, a classificação apresentada por Afranio Peixoto[23].

De acordo com a forma da orla ou do óstio – ou óstios –, os himens recebem denominações especiais (Figura 27.4). São relacionados a seguir os nomes dos hímens mais conhecidos, consideradas as formas e as respectivas características:

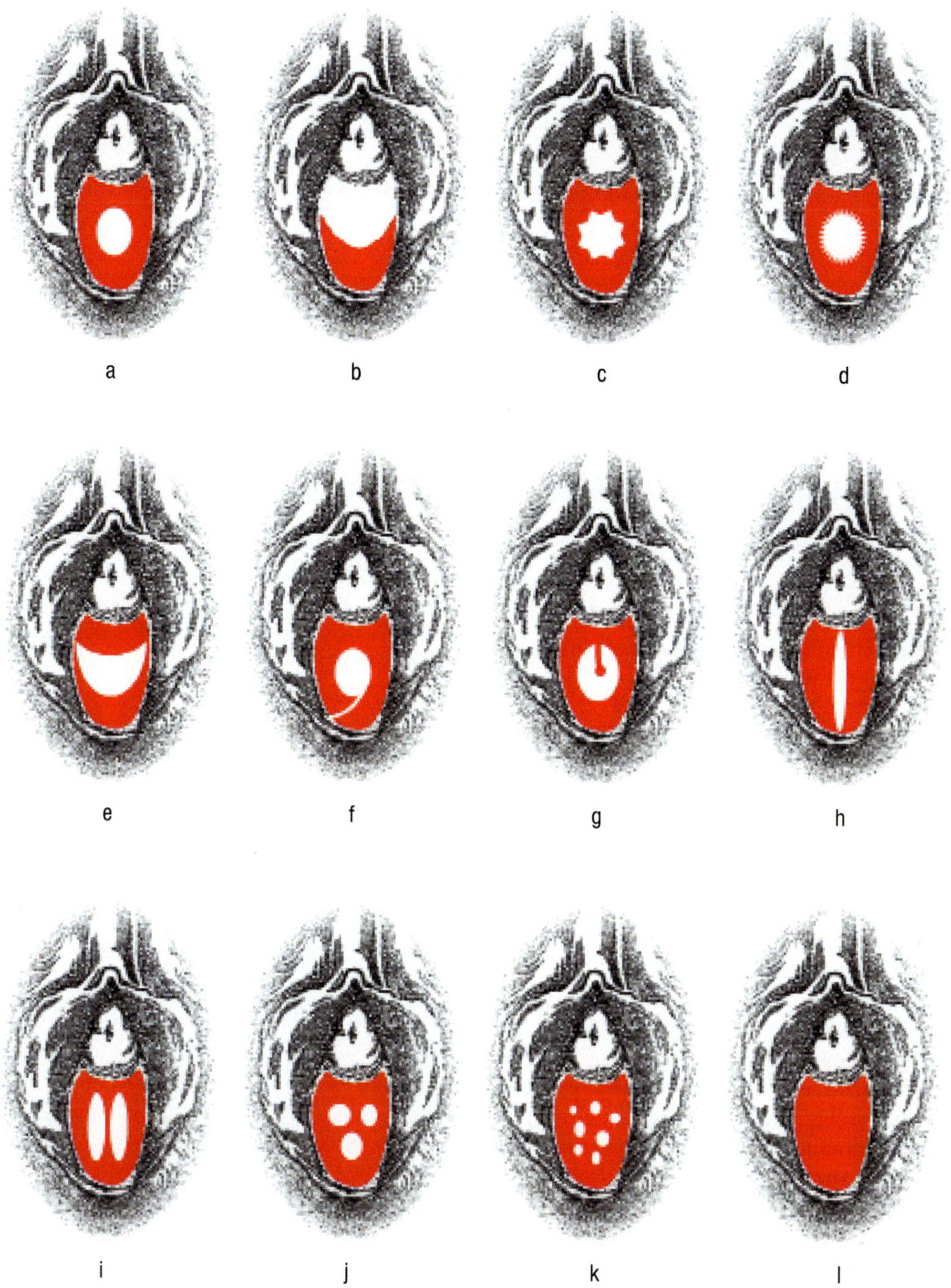

Figura 27.4 – Formas mais conhecidas de hímens: **a.** anelar; **b.** semilunar ou falciforme; **c.** denticulado ou lobulado ou coroliforme; **d.** fimbriado; **e.** cordiforme; **f.** helicoide; **g.** apendiculado; **h.** labiado; **i.** trabeculado ou nastriforme; **j.** triperfurado; **k.** cribriforme; **l.** imperfurado.

- **Hímen anelar:** é o mais comum, dotado de óstio único, central ou paracentral. A orla tem forma de anel, com largura mais ou menos uniforme.
- **Hímen semilunar ou falciforme:** tem óstio único, porém excêntrico, o que faz variar acentuadamente a largura da orla em pontos opostos, assumindo o aspecto de crescente, mais ou menos regular.
- **Hímen denticulado:** caracteriza-se pela borda livre recortada em múltiplos lóbulos, ou dentículos. É também denominado hímen lobulado e coroliforme (Figura 27.5).
- **Hímen fimbriado:** deixa ver diminuta franja na borda livre. Por isso é também conhecido como hímen franjado ou rendilhado.
- **Hímen cordiforme:** lembra, o óstio, um coração estilizado, que, em realidade resulta da ocorrência de duas chanfraduras simétricas, geralmente uma em cada quadrante anterior.

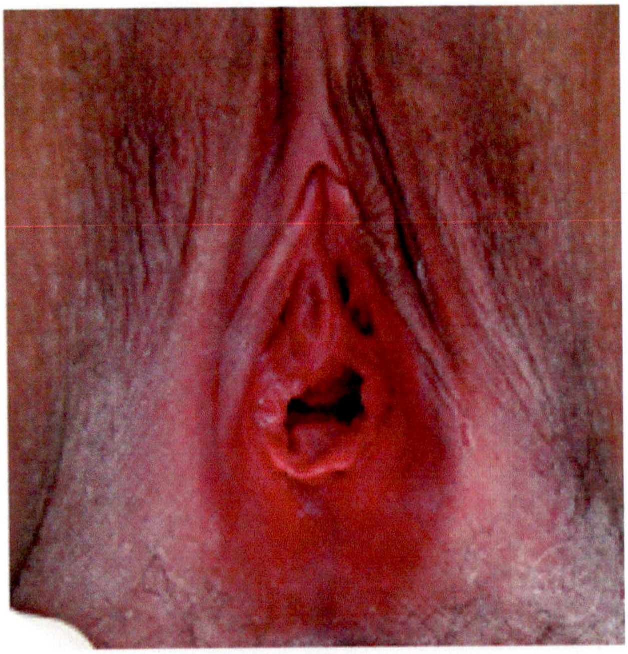

Figura 27.5 – Hímen denticulado, também denominado lobulado e coroliforme. Observe o aspecto lobulado da borda livre.
Fonte: Caso periciado por Nilo Jorge Gonçalves no IMLAP.

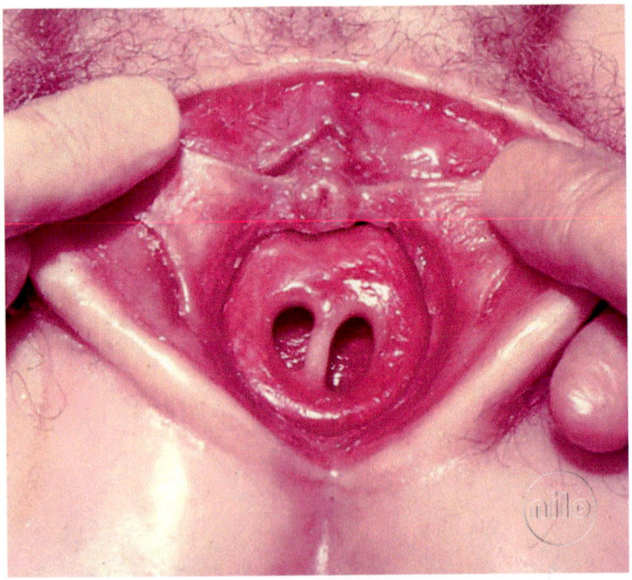

Figura 27.6 – Hímen septado ou trabeculado ou nastriforme, em manequim pertencente ao Centro de Estudos do Instituto Médico-Legal Afranio Peixoto. Observe a delicada trabécula que une pontos opostos da borda livre.

- **Hímen helicoide:** mostra a orla com o aspecto semelhante a uma espira, com extremidades dissidentes.
- **Hímen apendiculado:** Provido de minúsculo apêndice que se projeta da borda livre.
- **Hímen labiado:** consiste numa orla provida de dois entalhes que aparentemente a dividem em dois lábios laterais ou um anterior e outro posterior.
- **Hímen trabeculado:** possui dois óstios, simétricos ou não, separados um do outro por uma delgada trabécula, com disposição em geral oblíqua. É também denominado hímen nastriforme e – menos desejadamente – septado (Figura 27.6).
- **Hímen triperfurado:** exibe três diminutos óstios.
- **Hímen cribriforme:** ostenta múltiplos ostíolos, à semelhança de crivo ou peneira.
- **Hímen imperfurado:** é *sui generis* desprovido de óstio. A orla, que não se fenestrou naturalmente, tampona por completo o meato vaginal, resultando na atresia da vagina (Figura 27.7). O hímen imperfurado tem pequena ocorrência. Se bem me lembro, em toda a atividade profissional não tive a oportunidade de ver mais do que dois casos. Não diagnosticado logo após o nascimento, geralmente passa despercebido até a menarca, quando, constituindo obstáculo à eliminação das primeiras perdas menstruais, gera o hematocolpo, simples ou associado ao hematométrio e até ao hematossalpinge, que, se drenado espontaneamente para a cavidade abdominal, poderá ser causa até de quadro clínico mais ruidoso, com irritação peritoneal. Para a resolução do hematocolpo é indicada a himenotomia, uma intervenção cirúrgica de pequeno porte, para viabilizar o necessário escoamento do fluxo catamenial.

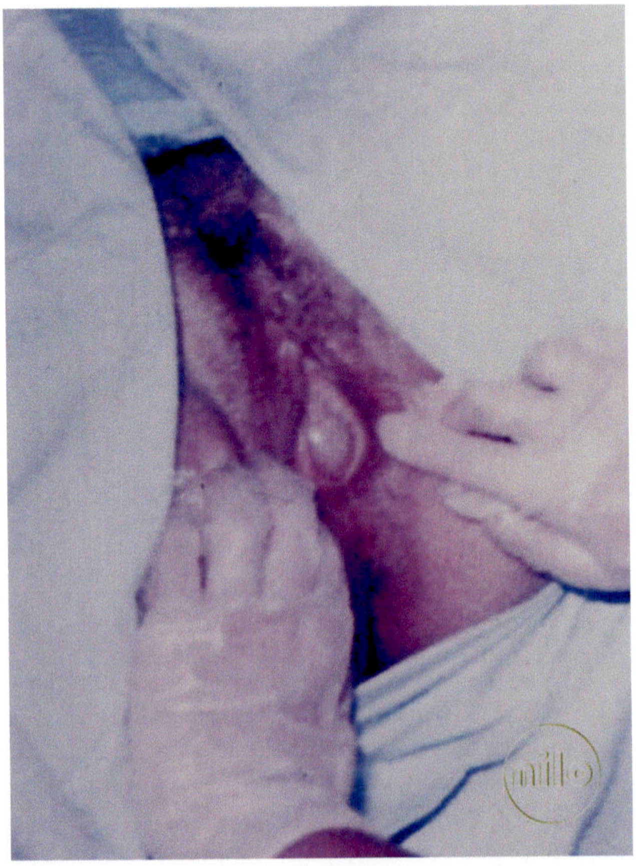

Figura 27.7 – Hímen imperfurado em adolescente com hematocolpo
Fonte: Imagem cedida gentilmente ao autor pela Dra. Ana Maria Rodrigues, do Hospital Santa Cruz.

Para alcançar a vagina, o pênis precisa transpor o hímen, que com isso em geral se rompe. A rotura do hímen é habitualmente uma solução de continuidade radial, a partir da borda livre. Pode ser única, dupla ou, menos comum, múltipla. Quando se estende por toda a orla e atinge a borda de inserção, a rotura é dita *completa*; quando não alcança a borda de inserção, é denominada *incompleta* (Figura 27.8).

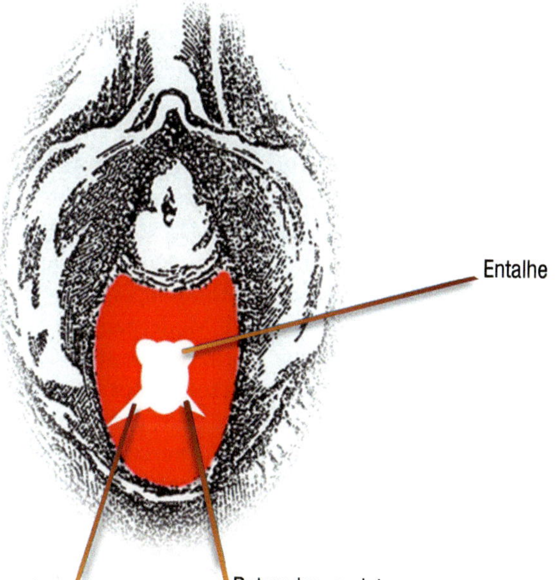

Figura 27.8 – Representação esquemática de roturas em um hímen anelar.

Para o exame médico-legal do hímen, a pericianda deve ser acomodada em posição ginecológica, posição para litotomia – que expõe de forma mais ampla a genitália externa –, deitada em decúbito dorsal, com as regiões glúteas apoiadas próximo à beira anterior da mesa de exame. Apoiam-se os pés em estribos ou então as pregas poplíteas em perneiras reguláveis, fazendo com que as pernas fiquem fletidas e as coxas em máxima abdução suportável. Na impossibilidade de ser conseguido esse posicionamento, como em pessoas idosas ou com outras limitações, o exame pode ser realizado, com mais dificuldade, estando a mulher em decúbito lateral flexionado, a posição de Sims. Em crianças, é preferível a posição *frog-leg* – em decúbito dorsal, com as pernas fletidas e as plantas dos pés unidas – ou então a posição genupeitoral, ou de quatro apoios, quando não for possível contar com o aconchego do colo de quem ela cofie e a acompanhe, ou então com os dedicados préstimos do auxiliar de perícia, especialmente treinado para isso, que a deixe em posição aproximada à ginecológica. Com os dedos polegar e médio, preferencialmente, de ambas as mãos, são pinçadas as porções médias dos lábios genitais, fazendo-se leve tração nos sentidos distal e lateral da vagina. Em geral, com essa manobra o hímen se apresenta bem distendido e é satisfatoriamente examinável em suas características morfológicas e possíveis lesões. Os dedos indicadores do examinador, que, desse modo, ficaram livres, servem de afastadores para pelos ou eventuais excessos labiais. A contração voluntária e momentânea da prensa abdominal por parte da pericianda pode facilitar o exame do hímen. Uma fina haste flexível com extremidade cotonada é bastante útil para a exploração da margem e da borda livre do hímen e das roturas que ele apresente, desfazendo dobras, distendendo retalhos, propiciando vislumbrar outras peculiaridades himenais. Em meninas com hímen já estrogenizado pela puberdade, o exame pode ser melhorado com a inserção, através do óstio, de uma fina sonda de Foley – n. 8, por exemplo –, que terá em seguida o balão inflado com solução fisiológica e será levemente tracionada para distender a membrana, deixando mais nítidas algumas de suas características, como referido por Finkel[31] e bem demonstrado por Rey-Salmon e colaboradores[32]. Boa iluminação é fundamental durante o exame. Há quem preconize mesmo a luz do dia. O emprego do colposcópio não é absolutamente necessário, mas a sua utilização é imensamente vantajosa sobre o exame à vista desarmada. Uma boa lupa pode suprir as necessidades. É também de grande valia uma fonte de luz ultravioleta, para a observação de determinadas minúcias. Em hipótese alguma deve ser realizado toque vaginal durante o exame pericial, conforme adverte Alcântara[33], tampouco ser inserido espéculo ou qualquer outro instrumento volumoso na cavidade vaginal, para que não recaia sobre o examinador a suspeita de ter ele próprio, com seu exame, produzido as lesões que descreve como encontradas.

Da rotura do hímen podem resultar dor e sangramento, em geral mínimos, mas que, às vezes, assumem proporções maiores, chegando a requer cuidados médicos.

Se recentes, as roturas podem apresentar retalhos sangrantes, com hiperemia, edema, equimose e exsudato fibrinoso ou fibrinopurulento, no caso de infecção local. Rotura recente é, portanto, aquela em que ainda não se concluiu o processo reparatório.

Concluído o processo natural de reparação por cicatrização, as bordas da rotura mostram-se reepitelizadas e com tonalidade rósea, inicialmente, e esbranquiçada, mais tardiamente, sem os sinais próprios da recentidade. É esse o aspecto geral da *rotura cicatrizada* ou *consolidada*, em oposição ao da *rotura não cicatrizada* ou *não consolidada* ou *rotura recente*. A expressão *rotura antiga* deve ser evitada, porquanto temporalmente muito imprecisa.

É conveniente lembrar que no processo natural de reparação do hímen roto o que verdadeiramente se dá não é a *restitutio ad integrum* da membrana. Não ocorre, de hábito, a coalescência dos retalhos himenais, mas tão somente a cicatrização de suas bordas cruentas.

As referências ao tempo necessário para a cicatrização da rotura são imensamente variáveis. Encontram-se na literatura notas de observações que variam de 3 a 60 dias. Afranio Peixoto[23] refere um caso de cicatrização completada em 21 dias, observado no Serviço Médico-Legal do Rio de Janeiro. Se boas as condições de higiene subsequentes, é razoável dizer que a cicatrização das roturas do hímen se completa em 1 a 2 semanas, após o que não é mais possível reconhecer, a olho desarmado, os sinais indicativos de recentidade. Processos infecciosos e coitos reiterados durante o período cicatricial podem dilatar esse tempo. Como fala Vanrell[34], cicatrizada, a rotura não é mais recente. E, nesses casos, é impossível para o perito precisar o tempo do rompimento.

Mais preciso, Kvitko[35] assevera que o estudo microscópico evidencia com grau de certeza que ao décimo dia de produção da rotura se completa seu processo de reparação ou cicatrização, e que seu aspecto será exatamente igual aos 10 dias, 10 semanas, 10 meses ou 10 anos.

Apesar de a rotura não cicatrizada do hímen ser considerada um dos vestígios mais robustos de conjunção carnal, não é possível contar com esse promitente fator em todas as diligências, porquanto nem todas as perícias de conjunção carnal se reportam ao primeiro episódio deste acontecimento. O crime de estupro não vitima exclusivamente mulher com hímen íntegro e rompível.

A principal causa de rotura do hímen é, sem dúvida, a cópula vaginal. Mas é mister não esquecer que, ainda que rarissimamente, pode, a rotura da membrana, resultar de outras causas, como, por exemplo, traumas acidentais, agressões físicas, práticas masturbatórias, procedimentos médicos. Lopes[36] acrescenta que a lesão himenal pode ser consequente até de processos ulcerosos ou gangrenosos, sobretudo em criança.

Toda cautela precisa ter o perito legista para não confundir roturas com entalhes. Aquelas, consideradas de causa traumática; estes, de origem congênita. Os entalhes, às vezes denominados chanfraduras e comissuras, são irregularidades estruturais, naturais, com frequência muito semelhantes às roturas. Eles aparecem como pequenas reentrâncias ou fendas na borda livre da orla, e resultam não de ação traumática, mas de atípico resultado da fenestração natural do hímen.

Algumas características assumem importância valiosa no diagnóstico diferencial entre rotura, traumática, e entalhe, congênito. Como regra geral, pode-se dizer que as roturas têm localização predominante nas partes mais delgadas do hímen, enquanto os entalhes localizam-se indiferentemente em partes delgadas ou espessas; que as roturas costumam ser profundas e geralmente atingem a borda de inserção, enquanto os entalhes não costumam ser profundos, não atingindo a borda de inserção; que as roturas costumam ter as bordas irregulares, mais espessas e recobertas por tecido cicatricial esbranquiçado e mais consistente, enquanto os entalhes têm as bordas regulares, sem espessamento e revestidas por epitélio com aparência idêntica ao que reveste o restante do hímen; que as roturas tendem a apresentar ângulos agudos, enquanto os entalhes, ângulos rombos; que as roturas dispõem-se ao acaso, geralmente sem simetria, enquanto os entalhes dispõem-se muito frequentemente de modo simétrico e, consoante Aguiar[37], nos quadrantes anteriores; que as roturas permitem, quase sempre, a coaptação ativa, forçada, das suas bordas, enquanto os entalhes dificilmente. Nem sempre, porém, o diagnóstico diferencial entre rotura e entalhe é tarefa tão fácil, e esses critérios clássicos e teóricos aqui apresentados podem não ser suficientes para desfazer as dúvidas. Surge aí uma boa indicação para a colposcopia, que poderá, com seus recursos de iluminação filtrada e de magnificação, evidenciar minúcias que o olho nu não consegue ver. A luz ultravioleta filtrada – lâmpada de Wood – também pode ajudar na difícil diferenciação. Sob essa iluminação, as roturas cicatrizadas de pouco tempo, ainda bem vascularizadas, apresentam uma tonalidade arroxeada, idêntica à que apresentam as roturas em fase de cicatrização, em razão do edema, da congestão e da maior vascularização, enquanto as roturas cicatrizadas de mais tempo, com vascularização reduzida e mais fibrosas, mostram uma tonalidade amarelo-nacarada. Já os entalhes não apresentam essas varianças, conservando em geral o mesmo aspecto do restante da membrana.

Parece haver prevalência de roturas nos quadrantes posteriores do hímen, com explicações as mais variadas, nem sempre convincentes. Diversos são os métodos empregados para referir a localização das roturas na orla. Entre eles, o mais conhecido é o método "cronométrico" de Lacassagne[38], que adota como referência os marcos horários de um mostrador de relógio analógico, representado sobre a imagem do hímen (Figuras 27.9 e 27.10). Para Fávero[39], entretanto, melhor é o método goniométrico de Oscar Freire, que, partindo do centro do hímen, divide-o em graus angulares em cada quadrante. Nenhum desses métodos representa efetivamente uma grande utilidade pericial. Modernamente, existe uma tendência prática a adotar o critério que se refere apenas ao quadrante em que está situada a rotura, por ser menos prolixo, mas o suficientemente preciso. Nele, considerado o hímen em posição anatômica, próxima à horizontalidade, são reconhecidos quatro quadrantes: anteriores, direito e esquerdo, e posteriores, direito e esquerdo. Para sanar possíveis dúvidas futuras, as lesões e outras características do hímen examinado devem ser representadas em esquemas ou, sempre que possível, fotografadas.

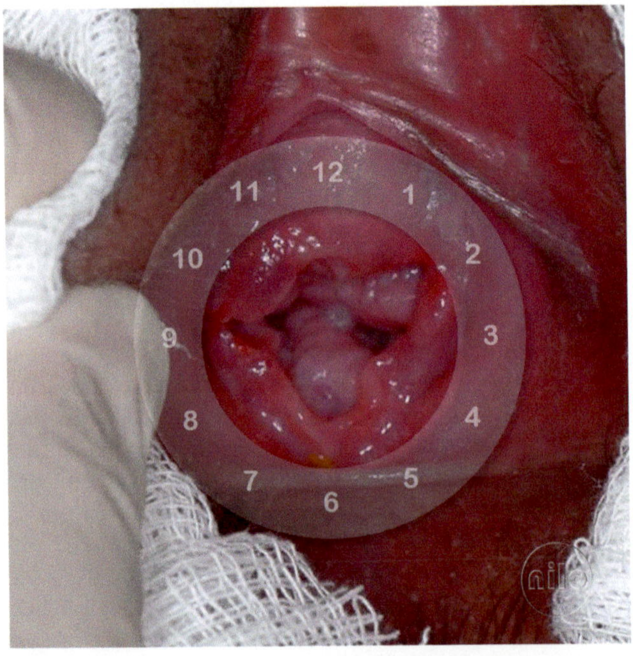

Figura 27.9 – Hímen anelar com roturas recentes em localizacões correspondentes a "2 horas" e a "9 horas".
Fonte: Imagem cedida gentilmente ao autor pela Dra. Silvia Falcão de caso periciado por ela no IMLAP.

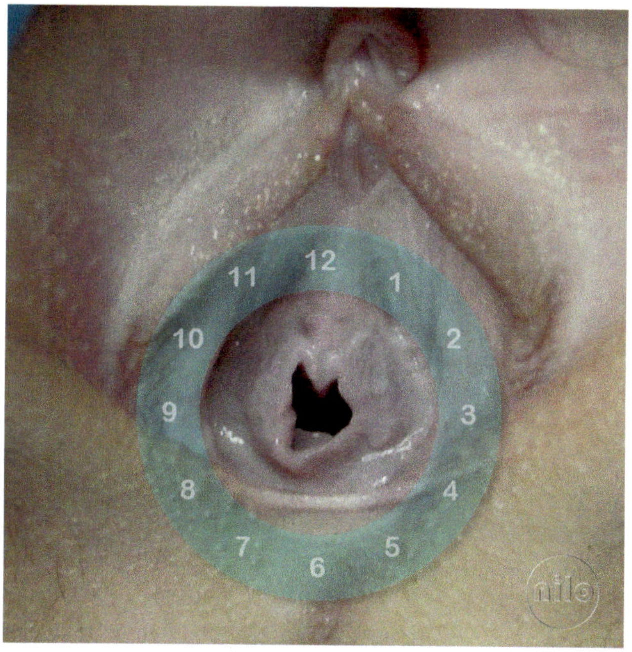

Figura 27.10 – Hímen anelar com roturas cicatrizadas em localizações correspondentes a "1 hora", a "7 horas" e a "11 horas".
Fonte: Caso periciado por Nilo Jorge Gonçalves no IMLAP.

Nem sempre, porém, o hímen se rompe com a conjugação carnal. Em razão de características peculiares, é possível que o hímen tolere a *introductio penis* sem se romper. Quando isso ocorre o hímen é denominado *complacente* ou *tolerante* ou *transigente*, e, para fins periciais, não fornece subsídios ao diagnóstico da conjunção carnal. Vários são os fatores que concorrem para a complacência do hímen. A exiguidade da orla, a amplitude do óstio, a grande elasticidade da membrana e a boa lubrificação genital, natural ou artificial, podem ser apontados como alguns. Mas como o concúbito é um ato a dois, uma interação física entre continente e conteúdo, não devem ser deixados de lado os atributos do membro viril, o que poderá, segundo alguns especialistas, tornar o mesmo hímen complacente para um pênis e incomplacente para outro.

Não é simplório, então, ainda que possa parecer, o reconhecimento da complacência ou da incomplacência de um hímen. Surgida a dúvida, não deve o perito legista hesitar em declarar a impossibilidade de conclusão diagnóstica. Dizer não sei, quando não é possível saber, é um atestado de ciência e consciência – ensinava mestre Afranio com sua simplicidade franciscana. Na análise de 1.106 laudos de exame de corpo de delito de conjunção carnal realizados no Instituto Médico-Legal do Rio de Janeiro, Messias e colaboradores[40] encontraram a descrição de complacência himenal em 30,83% deles.

Com a ocorrência do parto transvaginal – que promove extrema distensão e esgarçamento do hímen – e, menos comumente, com a iteratividade do coito natural, os retalhos remanescentes da membrana rota sofrem significativa retração, ficando reduzidos a pequenas cristas ou tubérculos distribuídos ao longo da linha de inserção himenal, conhecidos como *carúnculas mirtiformes*, a que eminente professor, em momento pouco feliz, batizou de "verdadeiros calos do ofício". A expressão *carúnculas mirtiformes* deve-se ao aspecto arredondado e à dimensão de tais tubérculos, que os tornam semelhantes, na observação de alguns, à baga da mirta, planta do gênero *Myrtus*.

Além das lesões do hímen, correntias em casos de união carnal inaugural, é possível observar outras lesões que falam em favor de congresso sexual, mormente se praticado com violência. Essas outras lesões podem estar localizadas em áreas genitais, paragenitais e extragenitais. Equimoses e escoriações são algumas delas. Lesões de natureza traumática nos lábios maiores e menores, nas comissuras labiais anterior e posterior, no clitóris, no prepúcio do clitóris e na fossa vestibular falam ainda mais forte.

A presença de sêmen na vagina pode ser demonstrada convincentemente pelo método microscópico, método químico ou método imunológico, que visam detectar diversos componentes seminais, considerados como marcadores espermáticos. O método microscópico baseia-se na pesquisa do espermatozoide, marcador mais conhecido do sêmen e prova irrefutável de sua presença. O espermatozoide é elemento figurado de fácil reconhecimento por microscopia óptica. Sua observação pode ser realizada a fresco, em gota de fluido vaginal montada entre lâmina e lamínula, ou em esfregaço obtido do material presente na vagina, fixado em lâmina e corado por várias técnicas, como a da hematoxilina e eosina, a de Baecchi, a de Papanicolaou, ou a de *Christmas tree*, referidas por Golomingi e colaboradores[41]. A persistência dos espermatozoides no espaço intravaginal é de poucas horas, em razão não apenas da perda física, mas sobretudo de sua labilidade às hostis condições bioquímicas do ambiente, à forte degradação enzimática a que são aí submetidos. Colhidos a tempo, ainda podem ser vistos, a fresco, com movimentos. Mas mortos e corados podem ser identificados, ainda que já tenham perdido a cauda, até alguns dias após a deposição. Davies e Wilson[42] os encontraram em esfregaços colhidos até 6 dias após o último coito. De acordo com Sawaya e Rolim[43], no Instituto Médico-Legal de Curitiba, onde são realizadas em média 500 análises em casos de estupro por ano, a positivação para espermatozoides acontece em sua maioria nos casos em que a coleta é efetuada em períodos inferiores a 48 horas após o fato alegado. Starostin e Aizberg[44] conseguiram reconhecer espermatozoides na vagina de cadáver até 77 dias após a morte.

Não é necessário visualizar uma miríade de espermatozoides para ter convencimento conclusivo da presença de sêmen. O achado de uma única célula sexual masculina já consolida prova irrebatível. Por ocasião de uma audiência em processo criminal de estupro, cujo laudo de exame de corpo de delito, peça dos autos, fora ilustrado com a fotomicrografia de esfregaço vaginal da vítima, mostrando um único espermatozoide, o digníssimo defensor do réu interpelou de modo pouco sereno este autor, perito legista do caso e depoente naquele momento, sobre a quantidade de espermatozoides que o autorizava a responder positivamente e com segurança incontestável pela presença de vestígio de conjunção carnal, por meio do teste microscópico. Com o respeito e a sobriedade que o rito forense impunha, saiu a incisa, concisa e precisa resposta: "nunca menos de um". A audiência foi dada por satisfatória e encerrada pelo magistrado que presidia o ato jurídico.

A coleta de material pelo modo de lavado vaginal não é aconselhada por implicar em resultados bem menos promissores.

Para coletas bem-sucedidas de vestígios biológicos após sua deposição em abuso sexual, caso não tenham eles sofrido destruição significativa, Rios e Magalhães[45] estimam como limites 72 horas para a superfície corporal e a região genital, 24 horas para a cavidade anorretal e 6 a 8 horas para a cavidade bucal. Alertam, contudo, que tais limites representam meras estimativas, devendo o perito orientar sua decisão conforme as características do caso que examine.

Dependendo do estado de preservação citológica, os espermatozoides colhidos podem ser submetidos à tipagem sorológica, útil para o confronto com o grupo sanguíneo do indivíduo que supostamente os originou. É um bom método pericial de exclusão.

Isoladamente, porém, nenhuma dessas provas tem recebido crédito suficiente para sustentar a condenação de um homem indiciado por estupro, se não acompanhada de análise do DNA da amostra periciada que estabeleça a relação do sêmen encontrado com o perfil genético do indigitado agente do crime. Por isso, nos dias atuais não se concebe que a perícia médico-legal possa produzir uma prova robusta e inconteste de conjunção carnal, com vista à apuração do crime de estupro, que não contemple a análise genética do material eventualmente encontrado e recolhido da suposta vítima. O material genético masculino pode ser extraído não apenas de espermatozoides, mas também de outras células masculinas, deixadas na vítima pelo agente. Células epiteliais em que sejam identificados cromossomos Y ou apenas suas regiões geneticamente específicas – *Sex determining region of Y* (SRY), ou *Testis determining factor* (TDF) – constituem excelente fonte, nesses casos, para extração do perfil genético.

No ano de 2002 a Academia Estadual de Polícia Silvio Terra, do Estado do Rio de Janeiro, formou um contingente de peritos – que tive a oportunidade de integrar – em um curso, teórico e prático, de *Especialização em Pesquisa e Análise Forense de DNA*. Desde 2005, com a inauguração do Laboratório de Ensino, Pesquisa e Perícias em Genética Forense, mais tarde elevado a Instituto de Pesquisa e Perícia em Genética Forense, vinculado ao Departamento Geral de Polícia Técnico-Científica, a Polícia Civil do Estado do Rio de Janeiro passou a contar mais ampla e efetivamente com a análise do DNA para provas periciais em seu cotidiano.

Como prova pericial, os marcadores químicos do sêmen têm recebido o mesmo crédito que a presença física do espermatozoide. São vantajosos porque permitem evidenciar a presença de sêmen mesmo no caso de crimes sexuais cometidos por indivíduos oligospérmicos ou azoospérmicos, seja em razão de processo mórbido ou de esterilização cirúrgica, e ainda nas situações em que falhe a identificação de espermatozoides, por erro de observação, por autólise ou por contaminação microbiana do material coletado. Mas, dependendo de certas condições, essas provas apresentam desvantagens com relação à especificidade, estabilidade e sensibilidade. Os principais marcadores químicos do sêmen – fosfatase ácida e antígeno prostático-específico – são assim considerados por estarem presentes no plasma seminal em níveis significativamente mais altos que em outros fluidos orgânicos ou fontes naturais. Fosfatase ácida é o nome dado a qualquer enzima capaz de hidrolisar fosfatos orgânicos em meio ácido. É encontrada em diversos tecidos humanos, como do fígado, do baço, dos rins, dos intestinos, da medula óssea etc., e, por consequência, em secreções, mas em teores muito baixos, que habitualmente não ultrapassam as 20 unidades King-Armstrong/mL. A próstata, porém, é extremamente rica em fosfatase ácida – a fosfatase ácida prostática –, bem como a secreção que produz, que, constituindo aproximadamente 60% em volume do plasma seminal, leva consigo teores tão altos da enzima que podem atingir as 8 mil unidades King-Armstrong/mL. Com isso, a elevada atividade da fosfatase ácida no material coletado da vagina passou a ser interpretada como um indicativo iniludível da presença de sêmen. A atividade da enzima em material coletado da vagina é melhor percebida até um dia após a cópula, mas Davies e Wilson[42] dizem que pode ser detectada até 3 dias após o coito vaginal.

O antígeno prostático específico (PSA) é uma glicoproteína do grupo das calicreínas, com peso molecular próximo de 30 kDa – daí ser também conhecido como proteína p30 –, identificada primeiramente no plasma seminal humano e de início denominada *seminoproteína*, passando então a ser usada como marcador de sêmen em vítimas de estupro. O PSA é produzido quase que exclusivamente pelo epitélio glandular da próstata, de onde é excretado no lúmen dos dutos prostáticos para misturar-se ao plasma seminal, mas, ensinam Figliuolo e Ortiz[46], também é produzido por focos metastáticos de câncer da próstata. A presença do PSA no plasma seminal é 10^{10} vezes maior que no soro normal do mesmo indivíduo, mas a mulher também pode apresentá-lo em casos de câncer do endométrio, do pâncreas e dos dutos mamários, e nas áreas restritas ao tumor, em quantidades bem inferiores, como informa Carvalho[47]. Para efeitos práticos, a detecção do PSA em altos teores no material coletado da vagina representa indicativo da presença de sêmen, com significado pericial idêntico ao da atividade da fosfatase ácida. No exame de 281 amostras de material coletado para pesquisa de sêmen em supostas vítimas de crimes sexuais, Moradillo e colaboradores[48] encontraram 14,6% delas positivas para espermatozoide e 34,9% positivas para PSA, o que os levaram a recomendar a inclusão do método de pesquisa de sêmen por meio da presença do PSA na rotina dos laboratórios forenses. Os mesmos autores explicam que o papel biológico primário do PSA é fazer a clivagem das principais proteínas formadoras do gel seminal, a semenogelina I e II e a fibronectina, propiciando o aumento da motilidade dos espermatozoides ejaculados.

Tão valorizadas em outros tempos e ainda mencionadas na literatura médico-legal clássica, as reações microcristalográficas há muito encontram-se em desuso. Ficaram bastante conhecidas a reação de Florence, a reação de Baecchi e a reação de Barbério. Existem outras ainda, como a de Bokarius, de Dominicis, de Lecha-Marzo, de Niederland. A reação de Florence[49], publicada pelo autor em 1896, é realizada entre lâmina e lamínula com uma gota do material suspeito e uma gota do reativo de Florence, que consiste em uma solução aquosa de iodo metálico e iodeto de potássio, conhecida como solução de Lugol. O objetivo da reação é demonstrar a presença, na amostra testada, da colina livre, que surge no plasma seminal logo depois da ejaculação, como resultado da hidrólise enzimática da fosforilcolina, secretada nas vesículas seminais, pela ação da fosfatase ácida prostática. O resultado é positivo com o surgimento de microcristais de periodato de colina, romboédricos, de tonalidade castanho-avermelhada – os cristais de Florence. Deixada a lâmina em repouso, é possível perceber, em alguns casos, a reação de Baecchi, caracterizada pelo surgimento, da periferia para o centro da lâmina, de raros microcristais arredondados ou hexagonais, de tonalidade mais escura. Na reação de Barbério, o reagente é uma solução, aquosa ou em glicerina, saturada de ácido pícrico. Positiva o teste o aparecimento, após rápido aquecimento da lâmina, de microcristais espiculados de picrato de espermina, de colorido amarelado. A reação de Bokarius utiliza solução de ácido fosfotúngstico e positiva-se com o surgimento de microcristais com forma semilunar. A reação de Dominicis emprega solução aquosa saturada de tribrometo de ouro e positiva-se com a formação de microcristais vermelho-granada, quadrados ou cruciformes. A reação de Lecha-Marzo lança mão de solução de ácido fosfomolíbdico e é positivada com o aparecimento de microcristais laminares losângicos, hexagonais ou elipsoidais, de tonalidade amarelada-clara. A reação de Niederland usa solução de ácido sulfúrico a 3% e positiva-se com a visualização de microcristais típicos de sulfato ácido de cálcio. Mas, conforme já há muito advertia Dérobert[50], a clássica reação de Florence – e outras mais que, para ocorrer, dependem da presença da fosforilcolina – não é específica para sêmen, porque a colina é encontrada também em outros fluidos orgânicos, como saliva, secreções vaginais, muco uterino, bile, pus gonorreico, na gema de ovo e até em certos sucos vegetais.

Quando a conjunção carnal é praticada com o uso de *condom*, o que não é comum em casos de estupro, muito certamente serão infrutíferas as pesquisas dos elementos indicativos da presença de sêmen na vagina. Ainda assim, é possível encontrar, na cavidade vaginal, vestígios indiretos, não biológicos, que podem ser valiosos para a demonstração pericial do coito, como, por exemplo, fragmentos do preservativo eventualmente rompido durante a cópula e partículas de lubrificantes que tenham sido nele aplicados, como talco, silicone e outros produtos. Um dos lubrificantes aplicados industrialmente nos preservativos e que tem sido identificado em material coletado da cavidade vaginal após o coito com o uso do preservativo é o polidimetilsiloxano (PDMS), como referem Burnier e colaboradores[51]. Em palestra sobre sexologia forense, proferida em Lauro de Freitas, Bahia, que tive a oportunidade de assistir, o professor Jorge Vanrell, reconhecido tratadista sobre a matéria, apresentou um caso, documentado fotograficamente, em que a demonstração técnica da conjunção carnal fora feita com base em vestígio indireto, representado por um pelo íntimo do homem, encontrado no fórnice vaginal da paciente examinada.

Ainda sobre a presença de sêmen na vagina, vale lembrar que sua positividade pode não se dever a conjunção carnal, mas a coitos extravaginais e mesmo à inseminação artificial, esta até com interesses escusos.

A demonstração pericial da conjunção carnal não recente é feita, como já referido, pela rotura cicatrizada do hímen, gravidez e presença, na vagina ou no colo uterino, de determinadas DST. Quanto à presença da gravidez como vestígio de conjunção carnal não recente – porque logicamente não pode ser recente –, valem algumas ponderações. É preciso ver com reserva sua admissibilidade. A gravidez *per se* não pode constituir vestígio de conjunção carnal quando, por exemplo, o hímen íntegro e incomplacente garantir a absoluta impossibilidade de ter havido coito vaginal. Do contrário, apenas para ilustrar a incongruência, uma mulher que tivesse interrompida a gravidez, porém preservada a integridade do hímen incomplacente, retornaria, em possível exame médico-legal ulterior, a ensejar a conclusão pericial de nunca ter tido conjunção carnal, com base nos postulados doutrinários. E de nada mais prestaria esse tipo de perícia, porque contaminada de irreparável descrédito.

Outra razão que obsta admitir a gravidez, por si só, como garantia da consumação carnal, são os casos, não poucos, averiguados de gestações decorrentes de coitos extravaginais em mulheres ainda portadoras de hímen comprovadamente íntegro e não complacente. Sem aludir à inseminação artificial e à transferência de embriões, técnicas de reprodução assistida atualmente já corriqueiras para alcançar a gravidez[52].

Há quem considere, e com afinco, a presença de IST, se transmitida por contato genital direto, um valioso vestígio de conjunção carnal não recente, apontando como exemplo a sífilis, quando sua lesão inicial – o cancro de inoculação ou cancro duro ou protossifiloma – se localizar no colo do útero ou na vagina. Essa lesão tem início cerca de 2 a 3 semanas após a contaminação, no ponto de penetração do *Treponema pallidum*. É geralmente única, discreta, papulosa e indolor; em poucos dias torna-se exulcerada, sem coleção purulenta, endurecida, fortemente avermelhada, com a base lisa e as bordas discretamente elevadas. Desaparece espontaneamente ao fim de 1 a 2 meses, sem *reliquum* local, na maioria dos casos. Na prática, entretanto, é elemento de diagnóstico extremamente difícil, senão impossível, a levar em conta os limites operacionais da perícia médico-legal ainda reinantes entre nós. Ademais, é oportuno conhecer o que pontifica Passos e colaboradores[53] sobre o assunto, com sua vasta experiência: "Podemos contar nos dedos as vezes que conseguimos determinar com clareza a lesão inicial de cancro duro em paciente mulher. Em mais de 2 mil casos de sífilis já acompanhados, em apenas quatro teríamos confiança para afirmar que era cancro duro". A bem da verdade, cumpre repetir que nenhum dos sinais considerados como vestígio de conjunção carnal, nem mesmo o de aparência mais forte, confere absoluta certeza de que ocorreu a cópula vaginal. O que esses vestígios permitem é sugerir, com maior ou menor peso, a possibilidade de ela ter ocorrido; autorizam, portanto, no máximo, uma presunção relativa.

Alvarado[54] enfatiza a importância do exame pericial do autor, em casos de crime sexual, apresentando uma rotina a ser seguida durante o procedimento. Em nosso meio, embora não seja comum, algumas vezes são conduzidos para perícia médico-legal, não somente em caso de estupro, mas também de outros crimes sexuais, os supostos agentes, que, orientados por seus defensores, quase nunca se dispõem a oferecer meios de prova contra si próprios. Nessas situações, deve o perito legista atuar sempre se atendo ao princípio de que *nemo tenetur se detegere*, para não incorrer na transposição de direitos e de garantias fundamentais indelevelmente esculpidos em nosso ordenamento jurídico.

DEMONSTRAÇÃO PERICIAL DE OUTROS ATOS LIBIDINOSOS

Aqui, a perícia médico-legal é chamada para demonstrar essencialmente os vestígios de atos libidinosos diversos da conjunção carnal, tanto na pessoa viva quanto no cadáver. Desses vestígios, o mais valioso é, sem dúvida, a presença de sêmen – quando for o caso – em partes corporais da vítima que não a cavidade vaginal, ou ainda nas vestes que usava por ocasião do fato que suscitou a investigação.

A demonstração da presença de sêmen é feita, em linhas gerais, pelas mesmas técnicas empregadas para demonstrá-la em caso de conjunção carnal, diferindo obviamente quanto ao local e ao método de coleta.

Nas manchas suspeitas, se sêmen presentes em suportes de tecido, como vestes, a demonstração de espermatozoides pode ser feita por meio da clássica prova microscópica de Corin e Stockis. O macerado obtido da mancha é submetido ao reagente específico, uma solução amoniacal de eritrosina a 5%. A prova é positiva quando deixa ver, em meio a fibrilas do pano, os gametas com seu apanágio de forma, tendo as cabeças coradas em tom rosado intenso e as caudas em rosado-claro.

O ato libidinoso diverso da conjunção carnal para cuja demonstração a perícia médico-legal costuma ser mais requisitada é a cópula anal, não só por ser o mais frequentemente alegado pelas vítimas desse tipo de atentado sexual, mas também por ser o de demonstração mais viável, ante as características dos vestígios que pode deixar. Os vestígios mais fortes de coito anal são a presença de sêmen no canal anal ou no reto e as lesões do ânus ou da região anal.

Para o exame anal adequado, a posição ideal do periciando é a genupeitoral, ou de quatro apoios, também denominada – de modo não conveniente – posição de prece maometana. Na impossibilidade desse posicionamento por parte do examinando, o decúbito lateral flexionado, a posição de Sims, pode ser uma alternativa. As condições ambientais e os recursos materiais empregados devem ser idênticos, no que couber, aos indicados para o exame vaginal. O afastamento dos glúteos do periciando, realizado pelo auxiliar de exame, facilita, em alguns casos, a inspeção anal, estática e dinâmica, e a coleta, com haste flexível cotonada, do material necessário para as pesquisas subsidiárias. Há quem recomende a aplicação de proctoscópio, a realização de toque retal para avaliar a tonicidade esfincteriana e até a tonometria instrumental do esfíncter anal. São recursos inegavelmente promissores no diagnóstico clínico, mas não encontram aceitação pacífica em perícia médico-legal, principalmente pela dor que podem desencadear, pelo desconforto que geralmente produzem e por serem considerados procedimentos invasivos, ainda que minimamente, com suas consequentes contraindicações periciais. Em condições normais e de repouso, o ânus fica reduzido a um ponto ou uma pequena linha anteroposterior, em razão do estado de variável contração tônica do esfíncter anal durante as horas de vigília. Esse tônus esfincteriano torna-se mínimo durante o sono e os estados narcóticos, aumenta com a elevação da pressão intra-abdominal, diminui durante o esforço para defecar e pode ser controlado voluntariamente. Do centro para a margem do ânus partem pregas radiais, em número variável, que facilitam a distensão tecidual necessária para a defecação. A margem do ânus é revestida por pele delgada, lisa, de tonalidade vermelho-violácea, úmida e desprovida de pelos. Ela se continua, para dentro, com a mucosa do canal anal, da qual é limitada pela junção cutaneomucosa. Por fora, a margem anal se continua com a pele do restante da região anal, que dela se distingue fundamentalmente por apresentar pelos, mais comumente no homem.

Em casos de coito anal, é possível notar equimose e escoriação, às vezes sutis, na região anal. No ânus, é possível observar, além de edema e congestão, equimose, erosão da mucosa, hipotonia, dilatação, e fissuras ou rágades, tudo dependendo do tempo decorrido entre o fato que motivou a perícia e o exame de corpo de delito. Não frequentemente, pode existir lesão mais grave com o comprometimento de planos anatômicos mais profundos, chegando até à laceração da musculatura esfincteriana e à rotura completa do reto, com subsequente hemorragia abdominal profusa, como em um caso emblemático que pude observar em necrópsia Médico-Legal que realizei (Figura 27.11).

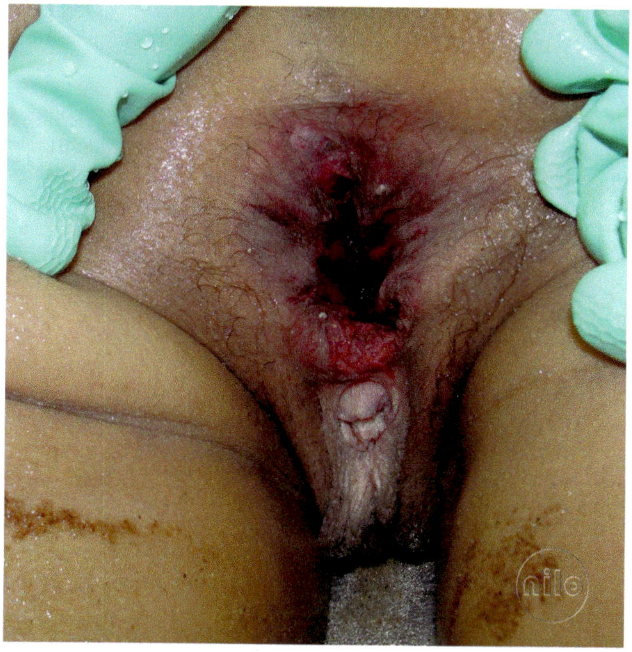

Figura 27.11 – Estupro qualificado por morte. Às múltiplas fissuras anais, somava-se extensa rotura do reto que determinou copiosa hemorragia causadora da morte.
Fonte: Caso periciado pon Nilo Jorge Gonçalves no IMLAP.

Merecem comentário especial as fissuras ou rágades anais, soluções de continuidade da cobertura epitelial do ânus e do canal anal, que deixam expostos os planos tissulares subjacentes. Quando decorrentes de trauma por coito anal recente soem ter a forma linear, a orientação radial, as bordas bem-definidas, o número variável e localização aleatória, em qualquer quadrante. Essas características são significativas na diferenciação – que nem sempre encontrei facilidade de fazer ao exame pericial – com lesões anais crônicas, resultantes de outras causas, como doenças pruriginosas, trauma repetido ocasionado por fezes endurecidas e calibrosas, disfunções do complexo esfincteriano, doenças anorretais inflamatórias e outros processos patológicos. Nesses casos, a lesão, crônica, costuma ser única, ulcerada, mais larga, com bordas endurecidas, situada comumente no canal anal, em geral na linha média, mais frequentemente anterior, muito dolorosa, prevalente em adultos jovens, igualmente de qualquer sexo, conforme ensina Santos Junior[55]. Mas não se pode afastar a hipótese da existência de lesão causada pelo coito anal em pessoa com lesão prévia do ânus, devido a fator etiológico diverso, o que decerto será uma dificuldade a mais no diagnóstico. Existem entendimentos conflitantes em torno da conceituação e da causa das rágades e das fissuras. Alguns autores dizem que são lesões distintas; outros contradizem. Consultado por nós a respeito, o professor doutor Julio Cesar Santos Junior, livre-docente em proctologia e renomado especialista em coloproctologia, explicou com meridiana clareza que a diferença entre os termos *fissura* e *rágade* é exclusivamente etimológica, não de significado, a ponto de criar diferenciação médica, podendo ambos ser indiferentemente empregados. Disse que o termo *fissura* ficou mais consagrado pelo uso, tanto nas línguas anglo-saxônicas como nas de origem latina, por ser de pronúncia mais fácil. Advertiu que, do ponto de vista médico-legal, o importante não é diferenciar os dois termos, mas a etiologia do processo, de que nenhum deles é definidor. E acrescentou que se há alguma polêmica quanto a isso nos textos da medicina forense, pode ser de origem autoral, por uma questão de erudição pernóstica, nunca revisada. Palavras do especialista.

Desse modo, é forçoso concluir não somente que fissura e rágade são denominações diferentes para a mesma entidade, mas também que não há razão para considerar rágade ou fissura anal como lesão característica ou patognomônica do *coitus per anum*. Por outro lado, as fissuras ou rágades anais também não são lesões obrigatoriamente presentes em casos de coito sodomítico. Em favor desse entendimento, Bonnet[7] relata que em sua prática médico-legal encontrou pederastas passivos de longa data que tinham o orifício anal com aspecto absolutamente normal.

À necrópsia, é necessária muita cautela para não interpretar equivocadamente como oriundo de violação sexual o aspecto de aparente dilatação anal decorrente da atonia dos esfíncteres *post mortem* (Figura 27.12).

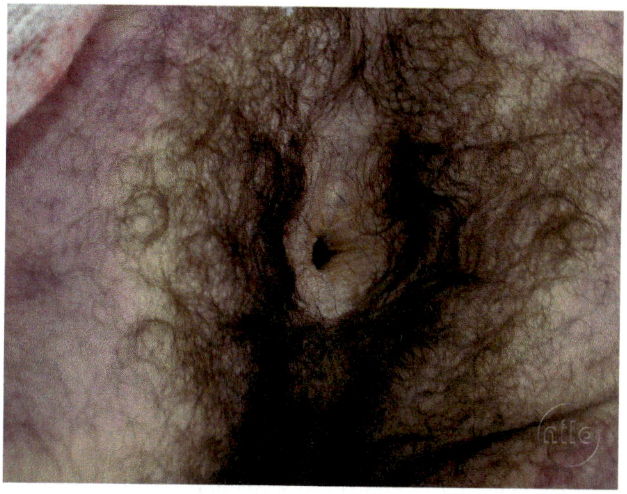

Figura 27.12 – Aspecto do ânus em cadáver, decorrente da perda *post mortem* do tônus esfincteriano.
Fonte: Caso periciado por Nilo Jorge Gonçalves no IMLAP.

Além de contribuir intensamente na elucidação dos crimes sexuais, a Sexologia Médico-Legal também presta especial colaboração em investigações inerentes a outras áreas das ciências forenses, como por exemplo a da investigação dos crimes de tráfico de entorpecentes, nas situações em que o corpo humano é transformado na própria embalagem da droga, que nele é acondicionada das formas mais inusitadas, como inserida, para tentativa de ocultação durante o transporte, pelos orifícios naturais do corpo. A propósito, Campos Neto[56] faz interessante apresentação do tema.

Por derradeiro, cumpre reconhecer que para a apuração dos crimes sexuais que não envolvem cópula – tópica ou ectópica – nem outro ato libidinoso capaz de deixar vestígio específico, caracteristicamente seu, demonstrável por meio de perícia médico-legal, fica, infelizmente, a Sexologia Médico-Legal a dever melhor contribuição.

REFERÊNCIAS BIBLIOGRÁFICAS

1. Rubin CGG. Dispareunia. In: Glina S, Ankier C (ed.). Manual prático de condutas em medicina sexual e sexologia. São Paulo: Santos; 2013.
2. Ankier C. Vaginismo. In: Glina S, Ankier C (ed.). Manual prático de condutas em medicina sexual e sexologia. São Paulo: Santos; 2013.
3. Koss MP. Hidden rape: Sexual aggression and victimization in a national sample of students in higher education. In: Burgess AW (ed.). Rape and sexual assault. New York: Garland; 1988.
4. Schaefer L, Miele A. A escuta protegida (Lei n. 13.431/2017) e a perícia oficial. In: Rios AMFM, Schaefer LS (ed.). Perícia médico-legal e criminal em casos de violência sexual contra crianças e adolescentes. Leme: Mizuno; 2022.
5. Comissão Independente para o Estudo dos Abusos Sexuais de Crianças na Igreja Católica Portuguesa. Dar voz ao silêncio (Relatório final). Lisboa: Edição da Comissão; 2023.
6. Simonin C. Medicina legal judicial. Barcelona: Editorial JIMS; 1966.
7. Bonnet EFP. Medicina legal. 2.ed. Buenos Aires: Lopez Libreros Editores; 1980. v. II.
8. França GV. Medicina legal. 11.ed. Rio de Janeiro: Guanabara Koogan; 2017.
9. Nucci GS. Tratado de crimes sexuais. Rio de Janeiro: Forense; 2022.
10. Hungria N. Comentários ao Código Penal. 5.ed. Rio de Janeiro: Forense; 1983. v. VIII.
11. Delmanto C. Código Penal comentado. 2.ed. Rio de Janeiro: Renovar; 1988.
12. Calabuig JAG, Blanque AS, Arroyo MC. Transtornos de la personalidad. In: Calabuig JAG, Cañadas EV (ed.). Medicina legal y toxicología. 6.ed. Barcelona: Masson; 2004.
13. Gusmão C. Dos crimes sexuais. 5.ed. Rio de Janeiro: Freitas Bastos; 1981.
14. Brasil. Ministério da Saúde. Parto, aborto e puerpério – assistência humanizada à mulher. Brasília: Ministério da Saúde; 2001.
15. Brasil. Ministério da Saúde. Atenção humanizada ao abortamento – Norma técnica. Brasília: Ministério da Saúde; 2005.
16. Estado do Rio de Janeiro. Instituto de Segurança Pública. Dossiê mulher 2023. Rio de Janeiro: ISP; 2023.
17. Fórum Brasileiro de Segurança Pública. Anuário Brasileiro de Segurança Pública 2023. São Paulo: FBSP; ano 17, 2023.
18. Mirabete JF, Fabbrini RN. Manual de direito penal. 28.ed. São Paulo: Atlas; 2011. v. 2.
19. Gomes LF. Assédio sexual. Consulex. 2001;5(110):36-42.
20. Marcão R, Gentil P. Crimes contra a dignidade sexual. 3.ed. São Paulo: Saraiva; 2018.
21. Lisboa N. Estupro mediante violência química. Tese (livre-docência). Rio de Janeiro: Universidade do Brasil; 1951. 71 p.
22. Calabuig JAG. Medicina legal y práctica forense. Valencia: Saber; 1957. v. II.
23. Peixoto A. Sexologia forense. Rio de Janeiro: Editora Guanabara; 1933.
24. Palomba GA. Tratado de psiquiatria forense. Rio de Janeiro: Atheneu; 2003.
25. Federação Brasileira das Associações de Ginecologia e Obstetrícia (Febrasgo). Violência sexual e interrupção da gestação prevista por lei – manual de orientação. Rio de Janeiro: Febrasgo; 2010.
26. Hertzen H, Piaggio G, Van Look PFA. Emergency contraception with levonorgestrel or the Yuzpe regimen. The Lancet. 1998;352: 939-40.
27. International Federation of Gynecology and Obstetrics (FIGO). Emergency contraceptive pills – Medical and service delivery guidelines. 3.ed. London: FIGO; 2012.
28. Federação Brasileira das Associações de Ginecologia e Obstetrícia (Febrasgo). Manual de Orientação – Anticoncepção. Rio de Janeiro: Febrasgo; 2010.
29. Ministério da Saúde. Secretaria de Atenção à Saúde. Prevenção e tratamento dos agravos resultantes da violência sexual contra mulheres e adolescentes – norma técnica. 3.ed. Brasília: Editora MS; 2012.
30. Jardim P, Magalhães T. Indicadores físicos e biológicos de abuso sexual. In: Magalhães T (ed.). Abuso de crianças e jovens – da suspeita ao diagnóstico. Lisboa: Lidel; 2010.
31. Finkel MA. Sexual abuse: the medical examination. In: Giardino AP, Alexander R (ed.). Child maltreatment. A clinical guide and reference. St. Louis: GW Medical; 2005.
32. Rey-Salmon C, Jung C, Bellaiche M. Sexual Abuse. In: Rey-Salmon, C, Adamsbaum C (ed.). Child Abuse – diagnostic and forensic considerations. New York: Springer; 2018.
33. Alcântara HR. Perícia médica judicial. Rio de Janeiro: Guanabara Dois; 1982.
34. Vanrell JP. Sexologia forense. 2.ed. Leme: Mizuno; 2008.
35. Kvitko LA. El himen – estudio medicolegal. Buenos Aires: La Rocca; 2005.
36. Lopes CRS. Guia de perícias médico-legais. 7.ed. Porto: Ed. Autor; 1982.
37. Aguiar A. Medicina legal. Lisboa: Empresa Universidade Editora; 1941. v. II: Sexologia forense.
38. Lacassagne A. Précis de médecine légale. Paris: Masson et cie. Éditeurs; 1906.
39. Fávero F. Medicina legal. 12.ed. Rio de Janeiro: Villa Rica; 1991.
40. Messias NT et al. Complacência himenal. Rev IML GB. 1969;1:11-14.
41. Golomingi R et al. Sperm hunting on optical microscope slides for forensic analysis with deep convolutional networks – a feasibility study. Forensic Sci Intern: Genet. 2022;56. DOI: https://doi.org/10.1016/j.fsigen.2021.102602. Acesso em: 25 abr. 2023.
42. Davies A, Wilson E. The persistence of seminal constituents in the human vagina. Forensic Sci. 1974;3:45-55.
43. Sawaya MCT, Rolim MRS. Manual Prático de medicina legal no laboratório. 2.ed. Curitiba: Juruá; 2009.
44. Starostin NN, Aizberg IL. Spermatozoa preservation in the mouth ad vagina of corpses. Sud Med Ekspert. 1978;21:48.
45. Rios AMFM, Magalhães T. Perícia física em caso de suspeita de abuso sexual de criança. In: Rios AMFM, Schaefer LS (ed.). Perícia médico-legal e criminal em casos de violência sexual contra crianças e adolescentes. Leme: Mizuno; 2022.
46. Figliuolo G, Ortiz V. O toque retal altera o PSA? Sinopse de Urologia. 2004;8(1):7-10.
47. Carvalho RCM. Métodos diagnósticos em sexologia forense. In: Galvão LCC (ed.). Medicina legal. 2.ed. São Paulo: Santos; 2013.
48. Moradillo HC, Ramos KP, Galvão LCC. A importância do PSA (hK3) na sexologia forense. Prova Material. 2003;1:22-6.
49. Florence A. Du sperme et des taches de sperme em Médecine Légale. Archives D'Anthropologie Criminelle, de Criminologie et de Psychologie Normale et Pathologique. 1896;11: 37-46, 146-165, 249-265.
50. Dérobert L. Médecine légale. Paris: Flammarion; 1974.
51. Burnier C et al. Condom evidence: characterisation, discrimination and classification of pyrolysis-GC-MS profiles. Forensic Sci Intern. 2021;324. DOI: https://doi.org/10.1016/j.forsciint.2021.110793. Acesso em: 25 abr. 2023.
52. Gonçalves NJR. Estudo médico-legal da fertilização in vitro. Tese (livre-docência em Medicina Legal e Deontologia). Rio de Janeiro: UERJ; 1988. 111 p.
53. Passos MRL et al. Atlas de DST & diagnóstico diferencial. 2.ed. Rio de Janeiro: Revinter; 2012.
54. Alvarado EV. Medicina legal. 3.ed. San José: Lehmann; 1983.
55. Santos Junior JCM. Fissura Anal. Rev bras Coloproct. 2001;21(2): 99-108.
56. Campos Neto MF. Mulas humanas no narcotráfico internacional Bolívia-Brasil – Suicidas em potencial. 2.ed. Campinas: Millennium; 2012.

CAPÍTULO 28

Aspectos Médico-Legais do Casamento

Hygino de Carvalho Hercules
Nilo Jorge Rodrigues Gonçalves

CONSIDERAÇÕES GERAIS E CONCEITO

A família, base da sociedade, tem especial proteção do Estado – está gravado no *caput* do art. 226 de nossa Constituição Federal. Em seguida, no § 1º, *O casamento é civil e gratuita a celebração*; no § 2º, *O casamento religioso tem efeito civil, nos termos da lei*; e no § 3º, *Para efeito da proteção do Estado, é reconhecida a união estável entre o homem e a mulher como entidade familiar (...).*

Considerado o ato jurídico mais formal e solene, o casamento está regulado legalmente pelo Código Civil, sendo tratado em seu Livro IV – *Do Direito de Família*. Já no art. 1.511, que abre a regulação da matéria, o Código dispõe que *O casamento estabelece comunhão plena de vida, com base na igualdade de direitos e deveres dos cônjuges.*

Quanto à solenidade, o art. 1.534 do Código Civil estabelece que *realizar-se-á na sede do cartório, com toda publicidade, a portas abertas, presentes pelo menos duas testemunhas, parentes ou não dos contraentes, ou, querendo as partes e consentindo a autoridade celebrante, noutro edifício público ou particular.* Neste último caso, igualmente de portas abertas durante o ato e com quatro testemunhas.

O estudo médico-legal do casamento deve começar pela sua base jurídica. Em primeiro lugar, não há acordo entre os juristas quanto ao fato de ser o casamento um contrato ou uma instituição. Os que consideram o casamento um contrato o fazem com a ressalva de que se trata de um tipo especial de contrato, visto que tem características que o diferenciam dos demais negócios jurídicos. Segundo Sílvio Rodrigues[1], o casamento é um tipo de contrato diferente dos outros, principalmente por seu interesse social, que faz com que os cônjuges fiquem submetidos a obrigações que não podem renunciar nem de comum acordo. O mesmo autor considera o casamento "O contrato de Direito de Família que visa promover a união do homem e da mulher, de conformidade com a lei, a fim de regularem suas relações sexuais, cuidarem da prole comum e se prestarem mútua assistência".

Entre as consequências de se considerar o casamento um mero contrato está a possibilidade de se fazer o distrato a qualquer momento sem necessidade de qualquer outra formalidade que não o seu registro. Mas, na verdade, ele é tão importante para a manutenção da paz social que o poder público impõe regras para a sua celebração e para a sua dissolução. Não sendo cumpridas as exigências legais para a sua realização, fica ameaçado com a possibilidade de anulação, ou mesmo fulminado por total nulidade. Veremos, mais adiante, que é nulo se for celebrado contrariando certos impedimentos.

Por causa dessa e de outras consequências, outra corrente de juristas considera o casamento uma instituição social, por ser um conjunto de regras impostas pelo Estado, a que os nubentes aderem por livre vontade, ficando impotentes para modificá-las uma vez completado o ato e feito o registro nupcial. As partes são livres para escolher o parceiro e decidir se casam-se ou não. Mas, tomada a decisão, não têm competência para discutir as normas que regerão suas relações, direitos e obrigações daí por diante[2].

Na verdade, tanto uma quanto outra corrente admitem a dificuldade de estabelecer a natureza jurídica do casamento. Há, inclusive, aqueles que adotam postura eclética, considerando o casamento um ato complexo no qual a formação tem características contratuais (livre escolha e adesão), e o conteúdo, forma institucional (conjunto de regras impostas pelo poder público). Essa complexidade já era apontada por diversos autores no início do século XX. Entre nós, Clóvis Beviláqua[3] – que, a pedido do Ministro da Justiça Epitácio

Pessoa, elaborou o projeto do primeiro Código Civil brasileiro – o definia como "Um contrato bilateral e solene, pelo qual um homem e uma mulher se unem indissoluvelmente, legitimando suas relações sexuais; estabelecendo a mais estreita comunhão de vida e de interesses e comprometendo-se a criar e educar a prole que de ambos nascer". Sua conceituação realça o caráter institucional do casamento, embora comece dizendo que é um contrato. Anteriormente ao primeiro Código Civil, contudo, o Governo Provisório da República já havia promulgado a lei sobre o casamento civil, por meio do Decreto n. 181/1890, de efêmera existência.

Mas de lá para cá, principalmente com as alterações advindas da Constituição Federal de 1988, o entendimento doutrinário sobre o casamento passou por muitas transformações. Hoje, em nosso país, o casamento pode ser dissolvido pelo divórcio, que não era admitido à época de Beviláqua. Em 2013, levando em conta os avanços jurisprudenciais, o Conselho Nacional de Justiça aprovou, por maioria, a Resolução n. 175, que dispõe sobre a habilitação, celebração de casamento civil ou de conversão de união estável em casamento, entre pessoas de mesmo sexo. Antes disso, era remota a possibilidade de um casamento homoafetivo[4]. Em 2015, a VII Jornada de Direito Civil, realizada em Brasília, aprovou, em alusão ao disposto no art. 1.514 do Código Civil, o Enunciado 601 – *É existente e válido o casamento entre pessoas do mesmo sexo*[5]. De tudo isso, em inegável distanciamento do renitente texto legal – ainda não adaptado, em alguns pontos, à percepção mais ampla de família, conferida pelo entendimento jurídico contemporâneo – nascem os conceitos mais atuais de casamento, como o apresentado por Carvalho[6]:

> A união legal de duas pessoas, com diversidade ou igualdade de sexos, em razão da Resolução CNJ 175/2013, com o intuito de constituir família, vivendo em plena comunhão de vida e em igualdade de direitos e deveres. É um contrato especial do direito de família vinculado a normas de ordem pública que tem por fim promover a união de pessoas, em plena comunhão de vida, a fim de regularem suas relações sexuais, cuidarem da prole comum que porventura tiverem e se prestarem mútua assistência, material e espiritual.

Mesmo concordando tratar-se do ato mais formal e solene de nossa legislação, Conrado da Rosa[7] deixa patente que "embora tenha sido a única forma de família protegida pelo Estado até a Carta Política de 1988, o casamento não é a única modalidade de constituição de família, mas uma delas, constituída pela união formal, solene, entre pessoas que se entrelaçam afetivamente, estabelecendo uma comunhão de vida". A *união estável*, por exemplo, é uma outra forma de constituição de família.

Dados colhidos no *site* do IBGE[8] referentes às décadas de 1993 a 2002 mostram que, no Brasil, o número de casamentos teve pequena diminuição ao longo do período. Foi de 747.151 em 1993 e de 710.950 em 2002. Considerando-se que houve expansão demográfica no mesmo período, tem-se que admitir que a redução foi proporcionalmente maior. Parece que os casais estão optando mais pelas uniões livres do vínculo jurídico. É interessante salientar que as mulheres se têm casado um pouco mais tarde. Ao se fazer a distribuição dos casamentos conforme as faixas etárias das mulheres, nota-se que, ao longo da década, houve um aumento da idade média das noivas. A faixa dos 20 aos 24 anos foi a de maior percentual ao longo de toda a década, mas caiu de 36,20% do total em 1993 para 33,41% em 2002. Além disso, a segunda mais frequente era a dos 15 aos 19 anos com 30,89% do total em 1993, mas caiu para terceiro lugar em 2002, com 19,52%. Já a faixa dos 25 aos 29 anos passou de 18,86% em 1993 para 22,28% em 2002, passando a ocupar o segundo lugar. Os dados revelam, ainda, que os casamentos de mulheres com menos de 15 anos diminuíram de 0,51% para 0,16% do total.

CAPACIDADE PARA O CASAMENTO

Para contrair matrimônio, a pessoa precisa ter *capacidade* para tal. O Código Civil tem capítulo próprio sobre a *Capacidade para o casamento*, de onde vale trazer o que dispõem os arts. 1.517 e 1.520.

> Art. 1.517. O homem e a mulher com dezesseis anos podem casar, exigindo-se autorização de ambos os pais, ou de seus representantes legais, enquanto não atingida a maioridade civil.
> Art. 1.520. Não será permitido, em qualquer caso, o casamento de quem não atingiu a idade núbil, observado o disposto no art. 1.517 deste Código.

Idade núbil é a idade mínima permitida pelo ordenamento jurídico para que alguém, de qualquer sexo, possa se casar: 16 anos. Mas enquanto não contar 18 anos de idade, isto é, enquanto não atingir a *maioridade civil*, a *capacidade civil*, conforme o art. 5º do Código Civil, é exigida, para se casar, a autorização de ambos os pais ou de seus representantes legais, exceto se já se tratar de pessoa emancipada. Uma vez casado, o adolescente terá sanada sua incapacidade civil, tornando-se habilitado a todos os outros atos da vida civil.

Com o disposto no capítulo relativo à *Capacidade para o casamento*, o legislador pretende diminuir o número dos *casamentos infantis*, assim denominados os enlaces antes dos 18 anos, nada benéficos para quem ainda não atingiu o ideal desenvolvimento físico e psíquico, tão necessário ao enfrentamento do ônus da vida conjugal.

IMPEDIMENTOS MATRIMONIAIS

Impedimento matrimonial, define Carvalho[6], é a existência de determinadas circunstâncias que a lei prevê como proibitivas para o casamento, de forma permanente ou temporária. Os impedimentos públicos ou absolutos, anteriormente chamados dirimentes, estão agora listados no art. 1.521 do Código Civil.

> Art. 1.521. Não podem casar:
> I – os ascendentes com os descendentes, seja o parentesco natural ou civil;

II – os afins em linha reta;
III – o adotante com quem foi cônjuge do adotado e o adotado com quem o foi do adotante;
IV – os irmãos, unilaterais ou bilaterais, e demais colaterais, até o terceiro grau inclusive;
V – o adotado com o filho do adotante;
VI – as pessoas casadas;
VII – o cônjuge sobrevivente com o condenado por homicídio ou tentativa de homicídio contra o seu consorte.

Didaticamente, os impedimentos matrimoniais podem ser divididos em três grupos, conforme sua origem: impedimentos gerados pelo parentesco; impedimento gerado pelo vínculo; e impedimento gerado por crime.

Impedimentos gerados pelo parentesco

Parentesco, define Beviláqua[3], é a relação que vincula entre si as pessoas descendentes do mesmo ancestral.

Convém aqui aduzir o que dispõe o Código Civil sobre as *Relações de parentesco*.

Art. 1.591. São parentes em linha reta as pessoas que estão umas para com as outras na relação de ascendentes e descendentes.
Art. 1.592. São parentes em linha colateral ou transversal, até o quarto grau, as pessoas provenientes de um só tronco, sem descenderem uma da outra.
Art. 1.593. O parentesco é natural ou civil conforme resulte de consanguinidade ou outra origem.
Art. 1.594. Contam-se, na linha reta, os graus de parentesco pelo número de gerações, e, na colateral, também pelo número delas, subindo de um dos parentes até ao ascendente comum, e descendo até encontrar o outro parente.
Art. 1.595. Cada cônjuge ou companheiro é aliado aos parentes do outro pelo vínculo da afinidade.
§ 1º. O parentesco por afinidade limita-se aos ascendentes, aos descendentes e aos irmãos do cônjuge ou companheiro.
§ 2º. Na linha reta, a afinidade não se extingue com a dissolução do casamento ou da união estável.

Na Figura 28.1 encontra-se um esquema didático para representar os graus de parentesco, que, de modo prático, pode ser determinado pelo número de indivíduos envolvidos, menos um ($Gp = n - 1$).

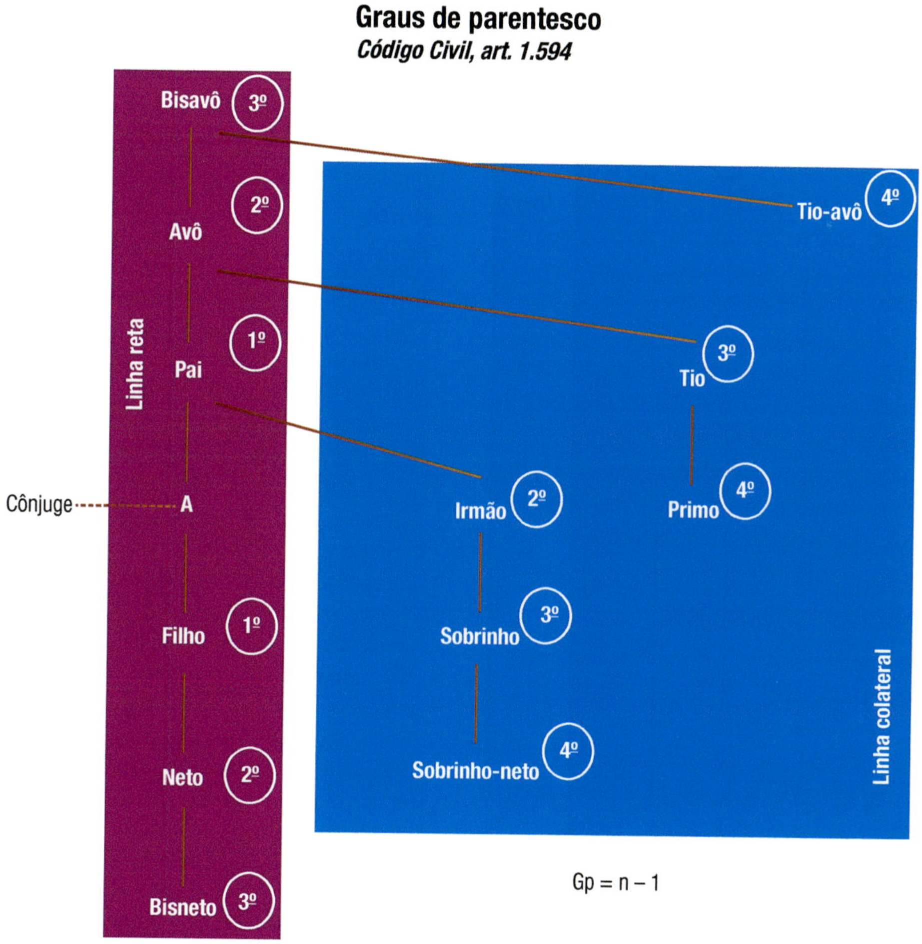

Figura 28.1 – Esquema didático dos graus de parentesco. Aplicando a fórmula Gp = n – 1, em que *n* é o número de pessoas envolvidas na relação, o parentesco de A com seu Sobrinho é do 3º grau, já que estão envolvidos, nessa relação, quatro indivíduos (A, o Pai de A, o Irmão de A e o Sobrinho de A); desse modo, 4 – 1 = 3.
Fonte: Nilo Jorge Gonçalves.

Os impedimentos gerados pelo parentesco fundamentam-se em princípios de ordem moral – prevenindo uniões incestuosas e a concupiscência no ambiente familiar –, de eugenia – evitando condições que prejudiquem a melhoria genética – ou biológicas – para prevenir transtornos genéticos recessivos na prole. Podem ocorrer em razões de consanguinidade, de afinidade e de adoção.

Os impedimentos gerados pelo parentesco em razão de consanguinidade estão previstos nos incisos I, e IV do art. 1.521: *os ascendentes com os descendentes, seja o parentesco natural ou civil*, e *os irmãos, unilaterais ou bilaterais, e demais colaterais, até o terceiro grau inclusive*, respectivamente. Carvalho[6] acrescenta que o impedimento matrimonial entre colaterais do 2º grau (*irmãos, unilaterais ou bilaterais*) é inapelável; entretanto, do 3º grau (tios e sobrinhos) o Decreto-Lei n. 3.200/1941, que permanece em vigor por força do art. 2.043 do Código Civil, permite o casamento, desde que precedido de exames pré-nupciais realizados por dois médicos nomeados pelo juiz, atestando-lhes a sanidade e afirmando não haver inconveniente, sob o ponto de vista da saúde de qualquer um deles e da prole. Na verdade, a união consanguínea não gera necessariamente indivíduos doentes ou malformados. A possibilidade de aparecimento de defeitos genéticos recessivos, porém, torna-se maior quanto mais próximo for o parentesco. Tal fato se deve à recessividade do padrão de transmissão hereditária de certas doenças.

O impedimento gerado pelo parentesco em razão da afinidade encontra-se no inciso II do art. 1.521: não podem casar *os afins em linha reta*. Afinidade é o vínculo que liga um dos cônjuges ou companheiros aos parentes do outro. Os impedimentos gerados pelo parentesco em razão da adoção estão dispostos nos incisos I, última parte, III e V do art. 1.521. Ao adotado a lei confere a condição de filho dos adotantes, sem qualquer distinção, desligando-o da família biológica e inserindo-o integralmente na nova família[6].

A interpretação doutrinária sobre nulidade do "casamento infantil" não é pacífica, como demonstra Rosa[7]. Sua discussão, todavia, ultrapassa os propósitos do presente estudo.

Impedimento gerado pelo vínculo

Esse impedimento refere-se a um vínculo matrimonial já existente e está disposto no inciso VI do art. 1.521: não podem casar *as pessoas casadas*. A vedação se estende às pessoas separadas judicialmente, pois que, conforme o art. 1.571, III, do Código Civil, tiveram terminada apenas a sociedade conjugal, mas não o vínculo do casamento válido, que somente se dissolve, de acordo com o § 1º do mesmo artigo, pela morte de um dos cônjuges e pelo divórcio. Ver adiante, no tópico Separação Judicial e Divórcio.

A monogamia é considerada a forma mais avançada de relacionamento sexual na espécie humana[2]. A legislação brasileira, em consonância com o pensamento ocidental, adota a monogamia e proíbe que qualquer pessoa tenha mais de um cônjuge. O repúdio à bigamia é tão grande em nossa sociedade que é considerada crime, previsto no art. 235 do Código Penal. Para que alguém que já se casou o faça de novo, é preciso que se tenha tornado viúvo, divorciado, ou que o primeiro casamento tenha sido juridicamente declarado nulo, ou anulado.

Impedimento gerado por crime

A normativa, de ordem moral e ética, consta do inciso VII do art. 1.521: não podem casar *o cônjuge sobrevivente com o condenado por homicídio ou tentativa de homicídio contra o seu consorte*, que, com toda a seriedade de Conrado Rosa[7], "nesse caso, sorte não tem nenhuma".

Carvalho[6] acrescenta que o entendimento predominante é de que este impedimento só se aplica ao homicídio doloso, já que no culposo não existe a intenção de matar e casar-se com o cônjuge sobrevivente.

O Código Civil de 1916 vedava também o casamento do cônjuge adúltero com o seu corréu, por tal condenado. Esse impedimento não foi contemplado pelo atual Código Civil, e o adultério foi descriminalizado.

CAUSAS SUSPENSIVAS

Causas suspensivas, ou impedientes ou precautórias são circunstâncias capazes de suspender a realização do casamento, enquanto não forem sanadas. Estão previstas no art. 1.523 do Código Civil.

> Art. 1.523. Não devem casar:
> I – o viúvo ou a viúva que tiver filho do cônjuge falecido, enquanto não fizer inventário dos bens do casal e der partilha aos herdeiros;
> II – a viúva, ou a mulher cujo casamento se desfez por ser nulo ou ter sido anulado, até dez meses depois do começo da viuvez, ou da dissolução da sociedade conjugal;
> III – o divorciado, enquanto não houver sido homologada ou decidida a partilha dos bens do casal;
> IV – o tutor ou o curador e os seus descendentes, ascendentes, irmãos, cunhados ou sobrinhos, com a pessoa tutelada ou curatelada, enquanto não cessar a tutela ou curatela, e não estiverem saldadas as respectivas contas.
> Parágrafo único. É permitido aos nubentes solicitar ao juiz que não lhes sejam aplicadas as causas suspensivas previstas nos incisos I, III e IV deste artigo, provando-se a inexistência de prejuízo, respectivamente, para o herdeiro, para o ex-cônjuge e para a pessoa tutelada ou curatelada; no caso do inciso II, a nubente deverá provar nascimento de filho, ou inexistência de gravidez, na fluência do prazo.

Interessa diretamente à Medicina Legal o inciso II, no qual há necessidade de intervenção do perito médico para informar ao juízo sobre a existência, ou não, de gravidez ou de parto. Não se cogita, aqui, de aborto, de modo semelhante ao que preconizava o código de 1916.

Atualmente, conforme se aborda no Capítulo 29 – Estudo Médico-Legal do Aborto, com a disponibilidade dos exames ultrassonográficos, o diagnóstico de gravidez está muito facilitado, e de modo absolutamente confiável. É possível diagnosticar, pela visualização do saco gestacional, gravidez de menos de um mês de duração. Desse modo, a viúva desejosa de convolar a novas núpcias pode requerer, de acordo com o parágrafo único do art. 1.523, a perícia para comprovação da inexistência de gravidez. Os métodos antigos de diagnóstico, que necessitavam de maior tempo de evolução da gestação, não são mais necessários.

As razões de ser das causas suspensivas não envolvem interesse público, como ocorre nos impedimentos. Elas visam precaver os interesses da prole do leito anterior, a *turbatio sanguinis*, e a confusão de patrimônio. Por isso a lei restringe sua oposição aos parentes próximos.

> Art. 1.524. As causas suspensivas da celebração do casamento podem ser arguidas pelos parentes em linha reta de um dos nubentes, sejam consanguíneos ou afins, e pelos colaterais em segundo grau, sejam também consanguíneos ou afins.

Diversamente dos impedimentos, que se permite opor até o momento da celebração, as causas suspensivas devem ser opostas no curso do procedimento de habilitação, no prazo de 15 dias de publicação dos proclamas, conforme Gonçalves[9]. Se forem opostas após a celebração, ensina Carvalho[6], o casamento será válido, sendo considerado apenas irregular, obrigando, se causar prejuízo às pessoas que a lei visa proteger, a imposição do regime de separação de bens, consoante o art. 1.641.

> Art. 1.641. É obrigatório o regime da separação de bens no casamento:
> I – das pessoas que o contraírem com inobservância das causas suspensivas da celebração do casamento;
> II – da pessoa maior de 70 (setenta) anos;
> III – de todos os que dependerem, para casar, de suprimento judicial.

Além das causas suspensivas, interessam sobremaneira à Medicina Legal, as condições de natureza médica que, de acordo com o Código Civil, levam à *invalidade do casamento*.

Fala-se em invalidade do casamento quando presente algum vício, especificado na legislação, que o macule. Reconhecida a invalidade do casamento, o ato será atingido em sua origem, será desconstituído, retrocedendo as partes ao estado civil anterior. A invalidade pode se dar por nulidade ou por anulabilidade, tornando o casamento *nulo* ou *anulável*, respectivamente. Nas situações de nulidade – invalidade absoluta –, está presente um interesse coletivo, social, no desfazimento do matrimônio, por violação de impedimentos considerados de ordem pública; na anulabilidade – invalidade relativa –, o que a lei visa é a proteção do interesse individual, como ensina Carvalho[6]. Daí se dizer que as situações admitidas para anulação do casamento são menos graves do que aquelas consideradas para a sua nulidade.

CASAMENTO NULO

Atualmente, a invalidade do casamento por nulidade resulta, consoante o Diploma Civil, exclusivamente do desrespeito ao estabelecido em seu art. 1.548, inciso II.

> Art. 1.548. É nulo o casamento contraído:
> II – por infringência de impedimento.

A Lei n. 13.146/2015 (Lei Brasileira de Inclusão da Pessoa com Deficiência, mais conhecida como Estatuto da Pessoa com Deficiência) revogou o inciso I do mesmo artigo, que aludia ao casamento contraído *pelo enfermo mental sem o necessário discernimento para os atos da vida civil.*

CASAMENTO ANULÁVEL

A anulabilidade do casamento decorre de situações de ordem particular, que só interessam aos cônjuges, sem maior repercussão social; diferentemente da nulidade, resultante de impedimentos absolutos, de ordem pública. São, conforme já comentamos, situações em que o casamento realizado é virtualmente válido, mas padece de defeito capaz de prejudicar um dos cônjuges. O prejudicado, por essa razão, tem o direito de requerer, dentro dos prazos estabelecidos pela lei, a sua anulação. Ultrapassado o prazo legal, o casamento convalesce e não mais pode vir a ser anulado.

Seguem os dispositivos essenciais do Código Civil que compõem a normativa sobre o casamento anulável:

> Art. 1.550. É anulável o casamento:
> I – de quem não completou a idade mínima para casar;
> II – do menor em idade núbil, quando não autorizado por seu representante legal;
> III – por vício da vontade, nos termos dos arts. 1.556 a 1.558;
> IV – do incapaz de consentir ou manifestar, de modo inequívoco, o consentimento;
> V – realizado pelo mandatário, sem que ele ou o outro contraente soubesse da revogação do mandato, e não sobrevindo coabitação entre os cônjuges;
> VI – por incompetência da autoridade celebrante.
> Art. 1.551. Não se anulará, por motivo de idade, o casamento de que resultou gravidez.
> Art. 1.556. O casamento pode ser anulado por vício de vontade, se houver por parte de um dos nubentes, ao consentir, erro essencial quanto à pessoa do outro.
> Art. 1.557. Considera-se erro essencial sobre a pessoa do outro cônjuge:
> I – o que diz respeito à sua identidade, sua honra e boa fama, sendo esse erro tal que o seu conhecimento ulterior torne insuportável a vida em comum ao cônjuge enganado;
> II – a ignorância de crime, anterior ao casamento, que, por sua natureza, torne insuportável a vida conjugal;
> III – a ignorância, anterior ao casamento, de defeito físico irremediável que não caracterize deficiência ou de moléstia grave e transmissível, por contágio ou por herança, capaz de pôr em risco a saúde do outro cônjuge ou de sua descendência;

> Art. 1.558. É anulável o casamento em virtude de coação, quando o consentimento de um ou de ambos os cônjuges houver sido captado mediante fundado temor de mal considerável e iminente para a vida, a saúde e a honra, sua ou de seus familiares.

De todas as situações que podem tornar o casamento anulável, merecem especial atenção médico-legal aquelas que envolvem *vício de vontade*, e, dentro delas, as consideradas como *erro essencial sobre a pessoa do outro cônjuge*.

Erro, para Carvalho[6], é a falsa percepção da realidade. Com muita propriedade, alude o mesmo autor ser uma não coincidência entre a vontade real ou interna e a vontade declarada ou externa, denominada *consentimento*, exemplificando com o contraente que, apaixonado por uma pessoa, casa-se com outra por inúmeros motivos, contrariando, assim, seu desejo interno. Segundo Rodrigues[1], erro essencial é aquele engano de tal modo relevante que, se fosse conhecida a realidade, o consentimento não se externaria pela forma que se deu. Mas é necessário que tal erro seja substancial, ou melhor, que seja de tal natureza que altere profundamente a imagem da outra pessoa sobre quem se manifestou a vontade. Ao tratar dos *Defeitos do negócio jurídico*, o Código Civil esclarece, no art. 139, inciso II, que *O erro é substancial quando concerne à identidade ou à qualidade essencial da pessoa a quem se refira a declaração de vontade, desde que tenha influído nesta de modo relevante.*

Para que seja aceito como causa de anulação do casamento, contudo, exige-se que o fato seja anterior ao casamento, ignorado pelo outro cônjuge e que o seu conhecimento ulterior ao casamento torne insuportável a vida em comum. Se o defeito já era manifesto e não poderia deixar de ser percebido antes do casamento, não cabe a alegação, assim comose o defeito apareceu depois do enlace.

Vejamos em mais detalhes as três situações consideradas no art. 1.557 como *erro essencial sobre a pessoa do outro cônjuge.*

> I – o que diz respeito à sua identidade, sua honra e boa fama, sendo esse erro tal que o seu conhecimento ulterior torne insuportável a vida em comum ao cônjuge enganado.

A identidade das pessoas naturais, como entendida aqui, tem uma conotação que vai além da simples identidade física, que estudamos no Capítulo 4 – Identidade e Processos de Identificação. No caso em tela, a identidade física dificilmente será invocada como causa de erro essencial. Poderíamos formular a hipótese de A e B se conhecerem por contatos via Internet, apresentando-se com falsa imagem física, de aspecto bem mais atraente do que o real. No dia do casamento, A ou B faz-se representar por procuração, de modo que o engano não seja percebido pelo outro. A partir da convivência, o erro seria evidenciado e daria ensejo à ação de anulação. Mas é muito improvável que isso ocorra na vida real.

A noção de identidade envolve também seu aspecto social. É o que os juristas chamam de identidade civil. Certas características da pessoa, como seu estado civil, seu credo político ou religioso, fazem parte da sua identidade social. Assim, já se tem anulado casamento em que a pessoa era viúva, ou divorciada, que ocultou o fato antes de se casar; ou se viveu em concubinato e deste teve filhos[2]. Em outro caso, um aventureiro apossou-se da identidade de outra pessoa por meio de falsificação documental[2].

Certas características da personalidade podem se manifestar somente durante a convivência, após o casamento. A percepção de que o cônjuge é sádico e que só se satisfaz após maltratar o outro tem sido aceita como motivo de anulação com base no erro quanto à identidade por ser um aspecto próprio da personalidade, sem chegar a constituir uma doença mental[10].

As pessoas vivem em sociedade e suas relações recíprocas dependem de sua história de vida. O conceito que cada um forma em torno de sua pessoa resulta do seu comportamento e do respeito às regras da convivência social. A imagem que se tem de um parente, de um amigo ou de um desconhecido depende dos fatos pregressos de sua trajetória de vida que conhecemos. Desse modo, o erro pode basear-se no aspecto moral da história individual, na sua honra e boa fama. Basta que fatos relevantes e desabonadores do passado de um dos nubentes tenha sido ocultado até a realização do enlace. A descoberta ulterior ao casamento ensejaria a anulação por tornar insuportável a vida em comum.

Mas o conceito de honra é um tanto subjetivo e vago. A própria definição "dignidade da pessoa que vive honestamente, que pauta seu proceder pelos ditames da moral", atribuída a Beviláqua[3], é vaga. Na verdade, para ser invocada como causa de anulação do casamento, a conduta desonrosa tem que ser gritante, uma vez que a tendência dos julgadores é pela manutenção do vínculo. Desse modo, não há necessidade de uma conceituação estrita do que se deva entender como conduta honrada ou desonrada. Descobrir, somente após o casamento, que o cônjuge era estelionatário, rufião, ladrão ou dado à prostituição, pode justificar a anulação do vínculo por serem, incontestavelmente, condutas desonrosas. A boa fama resulta de uma vida ilibada, pautada por conduta aprovada pelos padrões morais da sociedade. Contudo, se o cônjuge sabia dos antecedentes do outro, ou se, sabendo depois do casamento, perdoou ou se comportou como se o tivesse feito, não procede a alegação de erro essencial. Também não pode alegar o engano aquele cujo procedimento é semelhante ao contestado no outro cônjuge. Presume-se que não tenha razão para se sentir ofendido.

> II – a ignorância de crime, anterior ao casamento, que, por sua natureza, torne insuportável a vida conjugal.

Cremos que delitos como o estupro, o roubo, o homicídio doloso certamente serão considerados idôneos para a anulação. Além disso, é preciso realçar que não há mais a necessidade – especificada no Código de 1916 – de sentença condenatória transitada em julgado, bastando a comprovação da prática do delito.

Carvalho[6] acrescenta que a prática de contravenção pode configurar erro essencial que diz respeito à honra e boa fama, se presentes as circunstâncias estabelecidas no inciso I do art. 1.557.

> III – a ignorância, anterior ao casamento, de defeito físico irremediável que não caracterize deficiência ou de moléstia grave e transmissível, por contágio ou por herança, capaz de pôr em risco a saúde do outro cônjuge ou de sua descendência.

Neste inciso, a lei autoriza, portanto, a anulação do casamento em duas hipóteses de erro essencial:

- *Defeito físico irremediável que não caracterize deficiência.*
- *Moléstia grave e transmissível, por contágio ou por herança, capaz de pôr em risco a saúde do outro cônjuge ou de sua descendência.*

A nova redação do inciso III – com a inserção da condicional *que não caracterize deficiência*, ao defeito físico irremediável, foi dada pela Lei n. 13.146/2015, que institui a *Lei Brasileira de Inclusão da Pessoa com Deficiência* (Estatuto da Pessoa com Deficiência), destinada a assegurar e a promover, em condições de igualdade, o exercício dos direitos e das liberdades fundamentais por pessoa com deficiência, visando a sua inclusão social e cidadania. As pessoas com necessidades especiais não podem, portanto, apenas por isso, ficar privadas do direito de constituir família. A mesma Lei revogou o inciso IV, que considerava também erro essencial *a ignorância, anterior ao casamento, de doença mental grave que, por sua natureza, torne insuportável a vida em comum ao cônjuge enganado*. Para o Estatuto da Pessoa com Deficiência, *Considera-se pessoa com deficiência aquela que tem impedimento de longo prazo de natureza física, mental, intelectual ou sensorial (...).*

Defeito físico irremediável

Não é demais insistir que o caráter irremediável do defeito físico é caracterizado pela impossibilidade de tratamento médico ou cirúrgico ou pela ineficácia do tratamento ministrado, ou ainda pela recusa ao tratamento adequado[7]. Por outro lado, para que se insira no erro aludido no art. 1.557, a ignorância do defeito físico irremediável precisa ser *anterior ao casamento*. O conhecimento prévio da situação por parte do cônjuge não autoriza o reconhecimento de erro para tornar anulável o casamento. Mas não basta, ainda assim, que o defeito físico ignorado seja irremediável e anterior ao casamento. Precisa ser de tal ordem que impeça a realização dos fins do matrimônio, em especial a satisfação sexual, o débito conjugal, normalmente legítima expectativa de quem se casa, até por presunção *juris et de juris*. Os exemplos mais citados são o sexo dúbio, as deformidades genitais, o infantilismo, a microgenitossomia, o vaginismo, a impotência sexual. Porém, como bem considera Rosa[7], com o comportamento da sociedade contemporânea, onde a prática sexual dificilmente fica postergada para depois do casamento, hoje tal erro tornou-se de difícil ocorrência. Ademais, o erro deve ser em relação à pessoa do outro nubente; jamais a terceiros. Comentando julgado do Tribunal de Justiça do Distrito Federal e dos Territórios (TJDFT), Rosa[7] adverte que nem mesmo a sogra mais incomodativa pode gerar essa possibilidade de aplicação legislativa.

Os animais superiores apresentam nítido dimorfismo sexual, neles incluídos os mamíferos. O que é comum em certos moluscos, o hermafroditismo, só é encontrado raramente entre aqueles, inclusive no homem. Na espécie humana, são raríssimos os casos de *hermafroditismo verdadeiro*, ou seja, a presença, no mesmo indivíduo, de gônadas masculinas e femininas.

O hermafroditismo humano pode ser classificado em unilateral, bilateral ou lateral, também chamado de alterno. No unilateral e no bilateral, o indivíduo apresenta gônada mista – o ovotéstis –, na qual encontramos elementos histológicos masculinos (túbulos seminíferos) e femininos (folículos de Graaf). Será unilateral se tiver essa gônada apenas de um lado e bilateral, se em ambos. O unilateral tem sempre, do outro lado, uma glândula normal. No caso do lateral, ou alterno, a pessoa tem um ovário e um testículo, um de cada lado do corpo, sendo a forma menos comum.

Bem mais frequente é o chamado *pseudo-hermafroditismo*. Aqui, o indivíduo apresenta gônadas de apenas um dos sexos, com aspecto histológico que pode até ser normal. Nesses casos, o que torna diferente a pessoa é o fato de ser a genitália, interna ou externa, de aspecto semelhante à do sexo oposto ao da gônada. Assim, o pseudo-hermafroditismo tem sido classificado como interno ou externo; masculino ou feminino. O sexo gonádico diz se o tipo é feminino ou masculino; e a genitália anômala, se é interno ou externo. Se o pseudo-hermafrodita tem gônada masculina e genitália externa feminina, é um do tipo masculino externo. Desse modo, podemos encontrar quatro tipos: masculino interno e externo, e feminino interno e externo. A causa dessas anomalias pode ser genética ou hormonal. De um modo geral, tais pessoas, ao nascer, recebem um diagnóstico de sexo trocado e são educadas como se fossem do sexo contrário ao da genitália que realmente possuem. Por exemplo, há testículos escondidos (criptorquidia) e genitália externa que tem aspecto semelhante ao feminino.

Contudo, o maior problema vem a ser desencadeado por ocasião da puberdade, quando as tendências hormonais proporcionam um desenvolvimento somático contrário ao esperado. É nessa ocasião que pode haver grande conflito íntimo, por exemplo, se a pessoa estiver convivendo em regime de internato em colégios, seminários etc. Mas pode acontecer que predomine o sexo psicológico e ela procure um companheiro do mesmo sexo gonádico para namorar e se casar. Embora raro, tal fato pode levar à necessidade de perícia de determinação de sexo, seja durante o processo de habilitação ao casamento, seja após as núpcias.

O exame de determinação de sexo deve incluir a inspeção geral, em que os peritos vão observar a presença de caracteres sexuais secundários masculinos e femininos.

Entre os masculinos, a presença de barba e muitos pelos pelo corpo, sinal de Stein (avanço da testa para as partes laterais do setor frontal do couro cabeludo), implantação losangular dos pelos pubianos, laringe avantajada (pomo-de-adão), desenvolvimento muscular intenso, predomínio da cintura escapular sobre a pélvica.

Entre os femininos, formas arredondadas do corpo, desenvolvimento das mamas, laringe pequena e voz fina, implantação baixa dos pelos pubianos e dos cabelos, musculatura mais delicada.

O exame da genitália pode mostrar aspecto bem diferenciado num ou noutro sentido, mas é possível encontrar anomalias como epi ou hipospadia, criptorquidia no homem, hipertrofia do clitóris, atrofia ou atresia vaginal nas mulheres etc. Entre os exames complementares, ressaltamos a importância da pesquisa da cromatina sexual e o mapeamento dos cromossomos. Pode ser necessária a biópsia das gônadas.

A incapacidade mais comum de cumprir com o débito conjugal, ou seja, de propiciar ao cônjuge sua satisfação sexual, é a impotência sexual, que costuma ser dividida em *generandi, concipiendi* e *coeundi*. As duas primeiras formas são relativas à infertilidade, respectivamente, masculina e feminina; quer dizer, a incapacidade de o homem fecundar a mulher e a incapacidade de a mulher conceber, ser fecundada. Mas a que interessa para a anulação do casamento é a *coeundi*, aquela que impede a realização da conjunção carnal. Pode ela ser masculina ou feminina, sendo muito mais comum a masculina, por motivos óbvios. Para Sant'Anna[11], o *punctum saliens* da impotência masculina *coeundi*, ou instrumental, reside na falta de ereção, fenômeno não necessariamente permanente, mas comumente episódico, também variável em sua intensidade e duração. Gomes[12] a denomina impotência *erigendi*. Embora rara, não é possível desconsiderar, dentro do tema, a penectomia, parcial ou radical, quase sempre relacionada à neoplasia, mas às vezes também a trauma.

Ao estudar a impotência *coeundi*, ou instrumental, é interessante recordar a fisiologia da ereção. Tudo começa pela excitação sexual, que é feita de modo complexo. Tanto há o estímulo dos receptores nas áreas erógenas, pelo contato físico, como existe a estimulação desencadeada a partir dos centros nervosos cerebrais. As terminações sensitivas localizadas no pênis, principalmente na glande, no períneo, na bolsa escrotal e região anal, geram impulsos nervosos que, através dos nervos pudendos, vão aos centros parassimpáticos dos segmentos sacros da medula. Daí partem impulsos nervosos pelos nervos erigentes, que vão terminar nos corpos cavernosos e esponjoso. Por essa razão, pessoas com secção traumática da medula acima do segmento sacro podem ter ereção puramente reflexa e realizar a cópula até à ejaculação. Assim como podem ajudar no mecanismo de ereção, os impulsos originados nos centros cerebrais também podem inibi-lo. São, na realidade, reflexos condicionados que podem ser potencializadores ou inibidores. Tudo depende da história sexual do indivíduo. Se o homem teve uma iniciação sexual sadia, sem noção de culpa, identificando a experiência sexual como algo prazeroso, há um reforço cerebral sobre o mecanismo reflexo da ereção. É tão importante essa influência que basta a lembrança de uma experiência sexual agradável para que se dê a ereção, sem qualquer estimulação local. Por outro lado, se o sexo é ligado a sentimento de culpa, a algo sujo e a experiências traumatizantes, a inibição torna-se maior que a excitação reflexa[13].

O pênis, assim como o clitóris, é um órgão formado, em sua maior parte, por um tipo especial de tecido chamado de erétil. É constituído por numerosos espaços vasculares, cujo tamanho é máximo nas porções centrais e diminui gradualmente para a periferia. Tais espaços têm um revestimento endotelial e são delimitados por paredes formadas por tecido conjuntivo rico em fibras colágenas e elásticas, no qual há fibras musculares lisas. Recebem sangue das artérias penianas dorsal, bulbar e profunda.

O tecido erétil constitui os corpos cavernosos e o corpo esponjoso. Os cavernosos são dois, situam-se longitudinalmente ao pênis, estão revestidos por uma túnica espessa de tecido fibroso e se unem na linha mediana por um septo conjuntivo resultante da fusão das suas túnicas. Entre eles, pela face inferior, há um sulco largo no qual se aloja o corpo esponjoso, que é único e se alarga na extremidade do pênis para formar a glande. A túnica do corpo esponjoso é mais delgada e mais elástica que a dos corpos cavernosos. Por isso, quando ocorre a ereção, a rigidez do pênis depende dos corpos cavernosos. As artérias penianas, ao entrarem no tecido erétil, dão origem a arteríolas que apresentam parede espessa com muito tecido muscular liso. A drenagem venosa é feita por plexos de veias que se situam na periferia dos corpos cavernosos e esponjoso, logo abaixo de suas túnicas. A ereção ocorre porque, aumentando o fluxo de sangue arterial para dentro dos espaços vasculares, eles dilatam-se e comprimem os plexos venosos de encontro à sua túnica fibrosa. Ora, chegando mais sangue e diminuindo a drenagem, a tendência é de um considerável aumento de pressão, o que torna os corpos cavernosos rígidos[14].

Conclui-se do exposto que o ponto-chave da ereção é o relaxamento da musculatura lisa das arteríolas e das trabéculas dos corpos cavernosos e esponjoso. O mecanismo desse relaxamento depende de reações químicas iniciadas pela liberação de óxido nítrico a partir das terminações dos nervos parassimpáticos no tecido erétil. O óxido nítrico, ao entrar nas células musculares lisas, ativa uma enzima que converte a guanosina trifosfato em monofosfato cíclico de guanosina (GMPc). Esse mediador químico, por sua vez, ativa uma outra enzima que produz a proteína G, responsável por bloqueio da entrada de íons de cálcio (Ca^{++}) no líquido do citoplasma e pela remoção do que já lá estava para dentro das cisternas do retículo endoplasmático. É a redução da concentração dos íons de cálcio no citosol das fibras musculares lisas que as relaxa[15].

De acordo com a causa, a impotência pode ser classificada em *fisiológica, física e psíquica*.

A *impotência fisiológica* ocorre nos extremos de idade. São incapazes de manter conjunção carnal os menores impúberes e os anciãos. Os menores, por não terem ainda capacidade de penetração em face das dimensões e da falta de rigidez do órgão. Os idosos, por lhes faltar ímpeto e por diminuição do fluxo sanguíneo pelas artérias penianas comprometidas tanto por processo de arteriosclerose como por outras patologias. Mas, como toda regra, comporta exceções. Tanto há indivíduos precocemente amadurecidos para o sexo, como anciãos que ainda são capazes de manter relações sexuais.

A *impotência física* resulta de anormalidades da forma dos órgãos copuladores, tanto do homem como da mulher. Anomalias congênitas, como hipoplasias do pênis, associadas ou não a hipo ou epispadia; atresia vaginal, imperfuração do hímen, podem causá-la. Lesões adquiridas, como neoplasias situadas no pênis, no introito vaginal, na vulva, na parede vaginal; prolapso uterino intenso; processos de fibrose da fáscia que envolve os corpos cavernosos, como a *doença de Peyronie* e outras, podem impedir a conjunção carnal. Na última ocorre a ereção, mas o pênis assume posição viciosa dependente de uma maior resistência da fáscia em um dos setores da circunferência do órgão. Assim que se dá o enchimento dos corpos cavernosos, há um desvio da direção do pênis no sentido da área mais resistente e fibrosa. Em conjunto, os casos de impotência física não são frequentes.

A impotência masculina tem sido referida ultimamente como disfunção erétil, uma expressão menos pejorativa. Essa disfunção pode ser graduada, uma vez que o indivíduo pode ser incapaz de manter conjunção carnal, iniciá-la e perder a ereção durante o ato ou os prolegômenos, interrompê-la por ejaculação precoce, ou mesmo ter ereção e não realizar a penetração. Além disso, a impotência pode ser seletiva, de modo que o homem seja potente para outras mulheres, mas não para a sua companheira.

A impotência seletiva para com a esposa pode resultar de uma associação entre sexo e pecado. Importante, aqui, a forma como se deu a iniciação sexual do homem na adolescência. Se as primeiras relações forem provocadas por parentes mais velhos que o levam a prostíbulos, pode criar-se um reflexo condicionado inibitório diante da mulher amada. Sant'Anna e Bastos[16] contavam sobre o caso de ex-seminarista que se casara por ter grande amor à esposa, mas que a identificava como símbolo de pureza e de santidade, que não poderia ser conspurcada pelo sexo. Por isso, era impotente para com a esposa, mas viril com amantes e prostitutas. Quando do julgamento, a anulação foi conseguida pela esposa, visto que era a ela que ele devia satisfazer e não às outras mulheres.

Outra forma de disfunção erétil é a quantitativa, quer dizer, o homem só é capaz de realizar a cópula com frequência muito abaixo da desejada pela companheira. Dados norte-americanos mostraram que havia nos Estados Unidos cerca de 10 a 20 milhões de homens acima de 18 anos com disfunção erétil[14]. Em outro trabalho, feito com questionários em Massachusetts, chegou-se à conclusão de que 52% dos homens acima de 40 anos tinham algum grau de disfunção erétil[12]. A atenção de leigos e de médicos voltou-se mais para a disfunção erétil depois da chegada ao mercado farmacológico da droga sildenafil (Viagra). Ela age inibindo a enzima que inativa o GMPc, a fosfodiesterase 5 (PDE5). Desse modo, potencializa o mecanismo fisiológico e corrige a disfunção erétil desde que haja o início da ereção no jogo do amor[15].

Para fins de anulação de casamento, a forma mais frequente é a *impotência psíquica*. A genitália tem aspecto normal, sua inervação está preservada e não são encontradas causas orgânicas para a disfunção. Geralmente, resultam de experiências prévias de frustração sexual ou de distúrbios da formação da identidade sexual na fase de amadurecimento da personalidade. Por vezes, refletem tendências homossexuais reprimidas. Em outras ocasiões, aparecem como sintoma de doenças mentais mais graves, como, por exemplo, a esquizofrenia e a depressão.

A comprovação da impotência deve ser feita por perícia médica. O exame do paciente deve incluir anamnese, exame clínico-neurológico, exame psiquiátrico e os exames complementares que o caso exigir. A abordagem do paciente tem que ser feita de modo diferente do que o urologista e o andrologista fazem com fins terapêuticos. Em primeiro lugar, o grau de cooperação do paciente costuma ser bem menor durante a perícia. A tendência é que não admita ser impotente, uma vez que a sua confissão equivale à perda da ação cível movida pela mulher. Mesmo assim, é preciso verificar, na anamnese, se estão presentes fatores de risco como cardiopatias, diabetes, hipertensão arterial, crises de depressão, uso de drogas, alcoolismo, hipogonadismo ou cirurgia pélvica.

O exame físico deve procurar sinais dessas condições predisponentes, verificar a integridade e a normalidade da genitália, inclusive pela avaliação grosseira da circulação pela palpação da artéria dorsal do pênis, e pelo estudo da integridade das vias nervosas por meio da pesquisa dos reflexos cremasteriano e bulbocavernoso de Onanoff. O cremasteriano é feito roçando-se a ponta de um lápis vivamente na face interna do terço superior da coxa e observando-se uma elevação do testículo homolateral dentro da bolsa escrotal. O de Onanoff é pesquisado segurando-se a glande entre o polegar e o indicador de uma das mãos e palpando-se a região bulbar do períneo com o dedo médio da outra. Ao se soltar a glande, percebe-se uma contração da musculatura perineal.

Os exames complementares devem incluir dosagem da glicose livre e ligada à hemoglobina, dos hormônios masculinos, da prolactina, do hormônio luteinizante (LH), do hormônio tireoestimulante (TSH) e do antígeno prostático específico (PSA). Outros mais especializados são a ultrassonografia com Doppler para fluxometria, cavernosometria, arteriografia com auxílio de tomografia computadorizada (TC) e ressonância magnética[15]. Pode-se fazer também, se o paciente concordar, avaliação de tumescência peniana noturna associada ao sono, que costuma ocorrer na fase de REM (*rapid eyes movement*). Mas a presença de teste positivo não garante que ele tenha ereção suficiente para manter a cópula[17].

A impotência masculina pode ser comprovada, indiretamente, pela virgindade da mulher casada. Sendo esse o caso, a perícia deve comprovar a presença de hímen rompível íntegro. A presença de qualquer rotura, recente ou antiga, pode atestar que houve conjunção carnal, mas não é suficiente para afastar a impotência do marido, uma vez que a mulher não se casa para ser deflorada e, sim, para ter uma vida sexual normal e regular.

A *impotência psíquica feminina* está representada pela coitofobia, pelo vaginismo e pela dispareunia. A primeira é a aversão invencível ao sexo. Ocorre como resultado de reflexos condicionados negativos que geram a repulsa ao ato sexual. Bastos[18] contava que o Prof. Nilton Salles examinara uma mulher italiana com coitofobia. Ela vivera na Itália durante a Segunda Guerra Mundial e teria presenciado, quando criança ainda, sua mãe ser estuprada por soldados nazistas. Terminado o conflito, veio para o Brasil e tornou-se adulta. Tinha atração heterossexual e veio a namorar e noivar com um brasileiro. Mas, após o casamento, não admitia a conjunção carnal, embora aceitasse seus prolegômenos. Depois de várias tentativas frustradas, o marido entrou com uma ação de anulação do casamento. Durante o exame efetuado pelos peritos, sua recusa em abrir as pernas para a visualização do hímen foi de tal ordem que impediu a sua realização, por maior que fosse o tempo gasto tentando convencê-la. Os peritos concluíram pela existência da coitofobia.

Vaginismo é descrito por Conceição[19] como uma contração espástica involuntária dos músculos perineais que impede a total ou parcial intromissão na vagina. Quando acompanhado de dor intensa, constitui a dispareunia. É produto, igualmente, de um condicionamento negativo. Nos casos mais graves, leva a mulher a se recusar a pagar o débito conjugal, frustrando a realização de um dos principais objetivos do casamento. Sua comprovação pericial é difícil. Em casos raros, pode ser associado à hipoplasia vaginal, à vagina septada (Figura 28.2) etc., o que explica a dor. Convém considerar, aqui, outro fator causador que seria a macrossomia do pênis do parceiro. Para mulheres com discreta hipoplasia, as relações sexuais podem ser toleradas com indivíduos dentro da média, mas se tornam por demais dolorosas diante de parceiros muito avantajados. Para Gomes[12], nos casos de vaginismo em que a cópula se faz possível, pode ocorrer o *penis captivus*, fenômeno cuja existência real em humanos é contestada por muitos médicos e sexologistas.

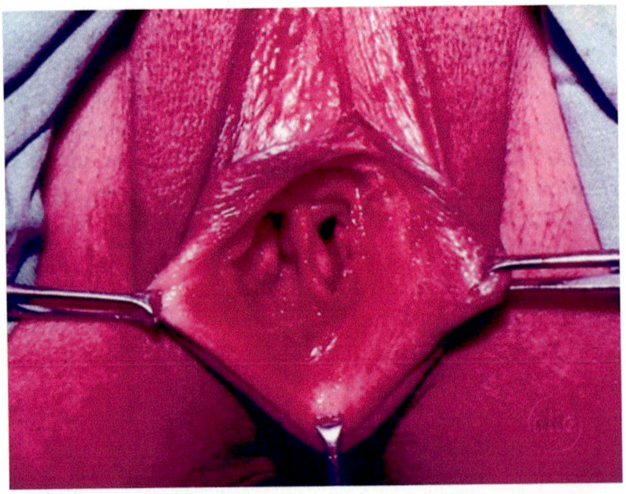

Figura 28.2 – Septo vaginal total que tornava intolerável a conjunção carnal em razão de dor.
Fonte: Caso cirúrgico de Nilo Jorge Gonçalves.

Moléstia grave e transmissível, por contágio ou por herança, capaz de pôr em risco a saúde do outro cônjuge ou de sua descendência

Não entraremos na polêmica da distinção entre moléstia, enfermidade ou doença, conforme já exposto ao tratarmos dos aspectos médico-legais das lesões corporais. A moléstia a que se refere o legislador tem que alterar profundamente a saúde, mas não há necessidade de causar perigo para a vida do outro cônjuge ou de seus descendentes. Sua gravidade pode se expressar pelo comprometimento importante de uma das grandes funções do organismo. Doenças que causem insuficiência respiratória, cardíaca, renal etc. podem servir de exemplo, se passíveis de transmissão por contágio ou herança. Mas é preciso que não fosse possível ao cônjuge enganado percebê-la antes do casamento. Assim, se a pessoa costuma apresentar falta de ar aos menores esforços já durante a fase de namoro, não se pode admitir que o outro desconhecesse tal condição física do futuro companheiro. A doença tem que ser de tal ordem que possa ser ocultada pelo indivíduo e por sua família, de modo que o outro cônjuge só possa descobri-la após o casamento. Servem como exemplo de doenças transmissíveis por contágio o fato de ser o indivíduo portador do vírus da Aids, ou de algum outro potencialmente muito danoso, como os da hepatite B ou C, capazes, inclusive, de levar ao surgimento de câncer do fígado. Também o fato de ser tuberculoso, leproso ou sifilítico. Por herança, podemos citar a epilepsia essencial, a hemofilia ou graves distúrbios do metabolismo, como a oligofrenia fenilpirúvica.

Não servem para justificar a anulação do casamento doenças de hipersensibilidade comuns, por exemplo asma e urticária; e outras de pouca gravidade como o diabetes tipo 2, todas passíveis de transmissão hereditária. A aceitação dessas doenças e de outras de menor gravidade levaria a própria instituição do casamento a uma situação de instabilidade.

Prazos para a anulação do casamento

O cônjuge que se sentir prejudicado e vítima de alguma dessas situações antes referidas como idôneas para promover a ação de anulação do casamento tem um prazo estabelecido na lei para ajuizar a ação, além do qual caduca o seu direito de reclamação. Diz-se que, após o transcurso desse prazo, o casamento convalesce e não mais pode vir a ser anulado. O art. 1.560 do atual Código determina esses prazos.

> Art. 1.560. O prazo para ser intentada a ação de anulação do casamento, a contar da data da celebração, é de:
> I – cento e oitenta dias, no caso do inciso IV do art. 1.550;
> II – dois anos, se incompetente a autoridade celebrante;
> III – três anos, nos casos dos incisos I a IV do art. 1.557;
> IV – quatro anos, se houver coação.

Convém lembrar que, como reza o art. 1.559, *a coabitação, havendo ciência do vício, valida o ato, ressalvadas as hipóteses do inciso III do art. 1.557*, a demonstrar, segundo Rosa[7], que se a questão, de fato, gera repulsa, a manutenção da relação após a descoberta seria um comportamento contraditório.

Entre nós, a declaração de invalidade do casamento já foi revestida de muita importância por constituir, durante longa época, a única forma de dissolver em vida o vínculo conjugal. Mas a partir da admissão do divórcio pelo direito brasileiro, em 1977, ainda que de início com muitas restrições, as ações anulatórias ou de nulidade do casamento tornaram-se raras[6].

MODALIDADES DE CASAMENTO

Em razão de certas peculiaridades, o casamento recebe várias denominações.

Casamento civil comum

É a modalidade preferida pelos que querem se casar. É celebrado pelo Juiz de Casamento – o chamado Juiz de Paz – em presença dos contraentes e com todas as formalidades legais.

Casamento por procuração

É aquele realizado excepcionalmente por mandato, sem a presença real e simultânea dos contraentes, mas da presença de um deles e do procurador do outro, nos limites estabelecidos pela lei.

Casamento em caso de moléstia grave

Está previsto no art. 1.539 do Código Civil, que estabelece que *No caso de moléstia grave de um dos nubentes, o presidente do ato irá celebrá-lo onde se encontrar o impedido, sendo urgente, ainda que à noite, perante duas testemunhas que saibam ler e escrever.*

Casamento nuncupativo/*in extremis*/*in articulo mortis*

Denomina-se assim o casamento celebrado informalmente pelos próprios nubentes, quando um dos contraentes se encontrar em estado terminal ou em iminente risco de vida, não havendo tempo suficiente para regular habilitação e celebração prescrita pela lei. O Código Civil o autoriza nos termos do art. 1.540: *Quando algum dos contraentes estiver em iminente risco de vida, não obtendo a presença da autoridade à qual incumba presidir o ato, nem a de seu substituto, poderá o casamento ser celebrado na presença de seis testemunhas, que com os nubentes não tenham parentesco em linha reta, ou, na colateral, até segundo grau.*

O nome deriva do latim *nuncupatio*, pronunciar publicamente de viva voz.

Casamento civil celebrado por religioso

Como já dito no início do presente capítulo, o § 2º do art. 226 da Constituição Federal admite que *O casamento religioso tem efeito civil, nos termos da lei.* Desse modo, nada impede que a autoridade religiosa, de religião reconhecida, ou seu ministro, celebre o casamento civil dos nubentes que assim o desejem.

A Lei n. 6.015/1973, que dispõe sobre os registros públicos, estabelece, em seu art. 71, que *Os nubentes habilitados para o casamento poderão pedir ao oficial que lhe forneça a respectiva certidão, para se casarem perante autoridade ou ministro religioso, nela mencionando o prazo legal de validade da habilitação.*

Casamento religioso com efeitos civis

No Código Civil atual, a modalidade está prevista no art. 1.515: *O casamento religioso, que atender às exigências da lei para a validade do casamento civil, equipara-se a este, desde que registrado no registro próprio, produzindo efeitos a partir da data de sua celebração.*

Casamento consular ou diplomático

É admitido pelo Código Civil, nas condições que estabelece.

> Art. 1.544. O casamento de brasileiro, celebrado no estrangeiro, perante as respectivas autoridades ou os cônsules brasileiros, deverá ser registrado em cento e oitenta dias, a contar da volta de um ou de ambos os cônjuges ao Brasil, no cartório do respectivo domicílio, ou, em sua falta, no 1º Ofício da Capital do Estado em que passarem a residir.

Casamento por conversão da união estável

É modalidade de casamento bastante agilizada recentemente, desde que inexista impedimento, por meio de inclusões feitas pela Lei n. 14.382/2022 à Lei n. 6.015/1973 (Lei dos registros públicos), sem necessidade de celebração e de autorização do juiz[20], o que deixa superado o disposto no art. 1.726 do próprio Código Civil. Entre as inclusões destacam-se o art. 70-A e seu § 3º.

> Art. 70-A. A conversão da união estável em casamento deverá ser requerida pelos companheiros perante o oficial de registro civil de pessoas naturais de sua residência. (Incluído pela Lei n. 14.382/2022)
> § 3º Se estiver em termos o pedido, será lavrado o assento da conversão da união estável em casamento, independentemente de autorização judicial, prescindindo o ato da celebração do matrimônio. (Incluído pela Lei n. 14.382/2022)

Casamento putativo

Putativo é o casamento inválido, por ter sido julgado nulo ou anulado, ao qual se reconhecem efeitos, em homenagem à boa-fé dos cônjuges e aos filhos, desde a celebração até o dia da sentença que o invalidou. É regulado pelo art. 1.561 do Código Civil.

> Art. 1.561. Embora anulável ou mesmo nulo, se contraído de boa-fé por ambos os cônjuges, o casamento, em relação a estes como aos filhos, produz todos os efeitos até o dia da sentença anulatória.

Casamento fiduciário/simulado/fictício

Carvalho[6] o define como o casamento que tem por fim manter uma posição jurídica e não para constituir uma família. Há relatos de ter sido muito utilizado para ilidir perseguições raciais e políticas em tempos de guerras. Mais recentemente, segundo Cahali[21], é meio escuso para obtenção de passaporte, de nacionalidade ou de cidadania de um dos nubentes, sem que em momento algum convivam como cônjuges. É o casamento de fachada, de conveniência, ou o *casamento de companhia*, referido por Peixoto[22], desfeito logo depois por um divórcio colusório.

Casamento avuncular

É o casamento entre tios e sobrinhos, violando formalmente o impedimento disposto no inciso IV do art. 1.521 do Código Civil, com as ressalvas previstas pelo Decreto-Lei n. 3.200/1941, já apresentadas no estudo dos *Impedimentos gerados pelo parentesco*. Avuncular deriva do latim *avunculus*, diminutivo de avô; o tio materno.

Casamento sororato ou levirato/casamento de cunhados

Em antropologia, sororato (lat. *soror*, irmã) diz respeito a um sistema matrimonial existente em sociedades primitivas, em que o homem substituía a esposa falecida por uma irmã mais nova desta. E levirato, o costume que obrigava um homem a casar-se com a viúva de seu irmão quando este não deixava descendência masculina. Na excelente explicação de Carvalho[6], esta modalidade de casamento existiu entre os judeus antes de Cristo e era prevista na Lei Mosaica, a qual determinava que a linha reta da família era definida pelo primogênito – o primeiro filho homem do casal. Se o primogênito falecesse sem deixar descendente, seu irmão deveria se casar com a viúva, para que com ela tivesse o primogênito, seguindo a linhagem. A viúva não devia vir a pertencer a um outro homem estranho à família.

Casamento póstumo

É ainda Carvalho[6] quem leciona que esta modalidade de casamento existiu na Península Ibérica e ocorria quando um soldado, que possuía noiva ou concubina, falecia ao prestar serviços nas colônias. Para garantir a sobrevivência e o bom nome da mulher, bastava comprovar que havia promessa de casamento. Com isso, por sentença, o soldado era declarado casado, e ela declarada casada e viúva ao mesmo tempo.

CASAMENTO INEXISTENTE

Em realidade, não se trata de modalidade de casamento, pois que ele não se formou, ainda que com defeitos, como ocorre no casamento inválido por ser nulo ou anulável. Não houve existência jurídica. No jargão do Direito é um *nada jurídico*. Portanto, não produz qualquer efeito, porquanto nem sequer pode ser tido como putativo. Não existiram elementos de fato que caracterizariam sua natureza como casamento e sem os quais é impossível ao menos imaginá-lo como tal. Com vício de tal ordem, que compromete a própria existência do casamento, o Código Civil não se pronunciou. A doutrina, então, entendeu chamá-lo de casamento inexistente, nas situações em que, por exemplo, não houve consentimento válido ou não ocorreu a solenidade do ato nupcial – a celebração. Anteriormente à admissão pelo judiciário, a união entre pessoas do mesmo sexo também era considerada como casamento inexistente.

UNIÃO ESTÁVEL

União estável pode ser entendida como a convivência pública, contínua e duradoura entre duas pessoas, estabelecida de modo informal com o objetivo de constituir família. Na doutrina vê-se referência à *família convivencial*, a constituída fora do casamento. É, na definição de Pereira[23], a relação afetivo-amorosa entre duas pessoas, não adulterina e não incestuosa, com estabilidade e durabilidade, vivendo sob o mesmo teto ou não, constituindo família sem o vínculo do casamento civil. É uma entidade familiar constituída por pessoas que convivem em posse do estado de casado ou com a aparência de casamento, o *more uxorio*. É um casamento de fato, dele se diferenciando unicamente pelo modo de sua formação.

A Constituição Federal de 1988, em seu art. 226, § 3º, tornou reconhecida a união estável como entidade familiar, recomendando à lei facilitar sua conversão em casamento. A Lei n. 9.278/1996 regulou o dispositivo constitucional referente à união estável.

Atualmente o Código Civil trata *Da União Estável* especificamente no Título III de seu Livro IV – *Do Direito de Família* –, nos arts. 1.723 *usque* 1.727.

> Art. 1.723. É reconhecida como entidade familiar a união estável entre o homem e a mulher, configurada na convivência pública, contínua e duradoura e estabelecida com o objetivo de constituição de família.
> § 1º. A união estável não se constituirá se ocorrerem os impedimentos do art. 1.521; não se aplicando a incidência do inciso VI no caso de a pessoa casada se achar separada de fato ou judicialmente.
> § 2º. As causas suspensivas do art. 1.523 não impedirão a caracterização da união estável.
> Art. 1.724. As relações pessoais entre os companheiros obedecerão aos deveres de lealdade, respeito e assistência, e de guarda, sustento e educação dos filhos.
> Art. 1.725. Na união estável, salvo contrato escrito entre os companheiros, aplica-se às relações patrimoniais, no que couber, o regime da comunhão parcial de bens.
> Art. 1.726. A união estável poderá converter-se em casamento, mediante pedido dos companheiros ao juiz e assento no Registro Civil.
> Art. 1.727. As relações não eventuais entre o homem e a mulher, impedidos de casar, constituem concubinato.

Concubinato, do latim *concubinatus*, é comunhão de leito, deitar junto, mancebia, amasio, união ilegítima de duas pessoas. *Concubitus* significa cópula, coito.

Há quem distinguia o *concubinato puro*, quando nenhum dos conviventes possuía vínculo matrimonial, do *concubinato impuro*, quando algum dos conviventes era vinculado matrimonialmente. No último caso, caracterizando a denominada *família paralela*, "a outra".

No julgamento em conjunto da ADI 4.277/DF (Ação Direta de Inconstitucionalidade) e da ADPF 132/RJ (Arguição de Descumprimento de Preceito Fundamental), concluído em 05 de maio de 2011, o Supremo Tribunal Federal decidiu, por unanimidade, com eficácia *erga omnes* e efeito vinculante, que o art. 1.723 do Código Civil, que trata da união estável entre homem e mulher, deve ser aplicado também para a união de pessoas do mesmo sexo. Com isso, a família convivencial passa a acolher, sem qualquer distinção, tanto as uniões hetero como as homoafetivas.

SEPARAÇÃO JUDICIAL E DIVÓRCIO

Aqui, convém inicialmente rever alguns aspectos legais relativos ao término da *sociedade conjugal* e do *vínculo matrimonial*, dispostos no Código Civil. Vale lembrar que *sociedade conjugal* não tem o mesmo significado de *vínculo matrimonial*. Aquela pode ser entendida como o conjunto de direitos e obrigações existentes entre os cônjuges; este consiste no casamento válido propriamente dito.

> Art. 1.566. São deveres de ambos os cônjuges:
> I – fidelidade recíproca;
> II – vida em comum no domicílio conjugal;
> III – mútua assistência;
> IV – sustento, guarda e educação dos filhos;
> V – respeito e consideração mútuos.
> Art. 1.576. A separação judicial põe termo aos deveres de coabitação e fidelidade recíproca e ao regime de bens.

Note-se que a separação judicial não dissolve o vínculo do matrimônio e, por isso, não permite que os separados se casem enquanto não for declarado o divórcio por sentença judicial.

> Art. 1.571. A sociedade conjugal termina:
> I – pela morte de um dos cônjuges;
> II – pela nulidade ou anulação do casamento;
> III – pela separação judicial;
> IV – pelo divórcio.
> § 1º. O casamento válido só se dissolve pela morte de um dos cônjuges ou pelo divórcio, aplicando-se a presunção estabelecida neste Código quanto ao ausente.

Divórcio, define Rosa[7], é o meio voluntário de dissolução do casamento. Vejamos o que dispõe o Código Civil sobre divórcio:

> Art. 1.579. O divórcio não modificará os direitos e deveres dos pais em relação aos filhos.
> Parágrafo único. Novo casamento de qualquer dos pais, ou de ambos, não poderá importar restrições aos direitos e deveres previstos neste artigo.
> Art. 1.580. Decorrido um ano do trânsito em julgado da sentença que houver decretado a separação judicial, ou da decisão concessiva da medida cautelar de separação de corpos, qualquer das partes poderá requerer sua conversão em divórcio.
> § 1º. A conversão em divórcio da separação judicial dos cônjuges será decretada por sentença, da qual não constará referência à causa que a determinou.
> § 2º. O divórcio poderá ser requerido, por um ou por ambos os cônjuges, no caso de comprovada separação de fato por mais de dois anos.
> Art. 1.581. O divórcio pode ser concedido sem que haja prévia partilha de bens.
> Art. 1.582. O pedido de divórcio somente competirá aos cônjuges.
> Parágrafo único. Se o cônjuge for incapaz para propor a ação ou defender-se, poderá fazê-lo o curador, o ascendente ou o irmão.

A Emenda Constitucional 66/2010 *Dá nova redação ao § 6º do art. 226 da Constituição Federal, que dispõe sobre a dissolubilidade do casamento civil pelo divórcio, suprimindo o requisito de prévia separação judicial por mais de 1 (um) ano ou de comprovada separação de fato por mais de 2 (dois) anos.*

> **Constituição Federal**
> Art. 226 (...)
> § 6º. O casamento civil pode ser dissolvido pelo divórcio. (Nova redação dada pela Emenda Constitucional 66/2010)

Entretanto, em que pese a inovação trazida à Carta Magna pela Emenda Constitucional 66/2010, o Código Civil não sintonizou-se com ela, dando margem, com isso, a conflitos de interpretação quanto aos requisitos legais para o divórcio.

Em sessão de 08 de novembro de 2023, o Supremo Tribunal Federal, julgando o mérito do Recurso Extraordinário 1167478/RJ, decidiu, por maioria, que *após a promulgação da Emenda Constitucional 66/2010, a separação judicial não é mais requisito para o divórcio nem subsiste como figura autônoma no ordenamento jurídico brasileiro. Sem prejuízo, preserva-se o estado civil das pessoas que já estão separadas, por decisão judicial ou escritura pública, por se tratar de ato jurídico perfeito.*

Prevaleceu, assim, o entendimento do relator, ministro Luiz Fux, no sentido de que a alteração constitucional simplificou o rompimento do vínculo matrimonial e eliminou as condicionantes. Desse modo, passou a ser inviável exigir separação judicial prévia para efetivar o divórcio, pois essa modalidade de dissolução do casamento deixou de depender de qualquer requisito temporal ou causal. Com a decisão, a efetivação do divórcio deixou de ter qualquer requisito, a não ser a vontade dos cônjuges.

Fica-se no aguardo da atualização do Código Civil no que concerne a esse tema.

CRIMES CONTRA O CASAMENTO

No Título VII da Parte Geral, o Código Penal reúne os *Crimes contra a família*. O Capítulo I desse Título trata dos *Crimes contra o casamento*, previstos nos arts. 235, 236, 237, 238 e 239. O art. 240, que tipificava o crime de adultério, foi revogado pela Lei n. 11.106/2005.

Bigamia

> Art. 235. Contrair alguém, sendo casado, novo casamento:
> Pena – reclusão, de dois a seis anos.
> § 1º. Aquele que, não sendo casado, contrai casamento com pessoa casada, conhecendo essa circunstância, é punido com reclusão ou detenção, de um a três anos.
> § 2º. Anulado por qualquer motivo o primeiro casamento, ou o outro por motivo que não a bigamia, considera-se inexistente o crime.

O crime de bigamia fica consumado quando alguém, na constância de um casamento, casa-se de novo. Isso quer dizer que a pessoa, na vigência de um primeiro casamento, assume novo compromisso, segue toda a tramitação processual, comparece à cerimônia e responde "sim" quando inquirida pelo juiz de paz. É um crime que só se consuma depois que o agente responde que quer casar-se e o juiz os declara casados. Mesmo que alguém denuncie o agente e impeça o registro do novo casamento, o crime foi consumado. Se a denúncia vier durante a cerimônia, antes da resposta ao juiz de paz, há a tentativa do crime, que só não foi consumado por motivos alheios à vontade do agente[24]. Existe o crime mesmo que o primeiro casamento apresente defeito que o torne nulo ou anulável. Enquanto não houver sentença transitada em julgado que decrete sua invalidade, ele vige. E, por isso, o agente não pode contrair novas núpcias. Se o fizer, incorre no crime de bigamia.

Induzimento a erro essencial e ocultação de impedimento

> Art. 236. Contrair casamento, induzindo em erro essencial o outro contraente, ou ocultando-lhe impedimento que não seja casamento anterior:
> Pena – detenção, de seis meses a dois anos.
> Parágrafo único. A ação penal depende de queixa do contraente enganado e não pode ser intentada senão depois de transitar em julgado a sentença que, por motivo de erro ou impedimento, anule o casamento.

São duas condições distintas. Na primeira parte do artigo, a ação criminosa praticada por um dos cônjuges contra o outro é impedir que esse venha a ter conhecimento de alguma circunstância sua capaz de causar a anulação do casamento por erro essencial. Não basta, para a tipificação do delito, que o cônjuge culpado omita alguma informação capaz de levar à anulação do casamento. É preciso que ele aja no sentido de induzir o outro em erro. É um crime comissivo. Por exemplo, se o cônjuge culpado oculta do outro que tem Aids, não se configura o elemento do crime. Só estaria caracterizado o induzimento em erro se ele mostrasse um falso exame de sanidade física. Além do mais, é preciso, para que o cônjuge enganado entre com a queixa-crime, já que é um crime de ação privada, que a sentença de anulação do casamento já tenha transitado em julgado. Enquanto não houver a anulação do casamento pelo imputado erro essencial, o cônjuge enganado não poderá dar início à ação penal.

A parte final do artigo diz respeito à ocultação de algum tipo de impedimento legal ao matrimônio. Novamente, não basta que um dos cônjuges tenha casado sabendo do impedimento ignorado pelo outro. É preciso que tenha usado de ardis, manobras, enfim, algum meio para esconder a existência do impedimento matrimonial. Não basta a sua simples omissão. Na vigência do Código Civil de 1916, quando o defloramento anterior ao casamento, ignorado pelo marido, possibilitava a anulação do vínculo, o fato de a mulher submeter-se a uma himenoplastia para reconstituir a integridade do hímen poderia dar margem à ação penal. A ocultação de parentesco de primeiro ou segundo graus pode também servir de exemplo, desde que o cônjuge que sabe estar-se casando com um seu irmão apresente, no processo de habilitação ao casamento, um documento de identidade que não permita ao outro saber de tal circunstância. O cônjuge enganado só pode intentar a ação penal depois de transitar em julgado a sentença que declarou nulo ou anulado o casamento. E só ele tem competência para prestar a queixa na delegacia policial. Nesses casos, não pode ser feita por seu representante legal[24].

Conhecimento prévio de impedimento

> Art. 237 – Contrair casamento, conhecendo a existência de impedimento que lhe cause a nulidade absoluta:
> Pena – detenção, de três meses a um ano.

Esse crime pode vir a ser praticado por um ou por ambos os cônjuges, bastando que se casem sabendo da existência de impedimento que não seja o fato de um ou ambos serem já casados, o que seria bigamia. O impedimento a que se refere o artigo é um dos que causam nulidade absoluta do casamento, ou seja, todos os impedimentos previstos no art. 1.521 do Código Civil, menos o fato de já ser casado, porquanto tipificaria bigamia. Não há necessidade de ocultação, como no crime do art. 236; é suficiente para a incriminação o conhecimento da circunstância impediente. O crime é de ação pública, ou seja, não há necessidade de queixa de um dos cônjuges para que se inicie a ação penal. Por exemplo, se um dos cônjuges é viúvo em função de homicídio de seu companheiro e sabe que o outro tomou parte no crime e, mesmo assim, casa-se com ele, incorre no crime ora estudado. A condenação no foro penal, nesse caso, serve de prova no processo civil de declaração da nulidade do casamento.

Simulação de autoridade para celebração de casamento

Art. 238. Atribuir-se falsamente autoridade para celebração de casamento:
Pena – detenção, de um a três anos, se o fato não constitui crime mais grave.

A autoridade a que se refere o dispositivo é o juiz de paz. Qualquer pessoa pode vir a praticar esse crime desde que se atribua a competência para exercer as funções dessa autoridade, inclusive um juiz de paz que venha a atuar fora da sua jurisdição. Para a consumação do delito, basta que o indivíduo se faça passar por autoridade, mesmo que o casamento não se realize.

Mas o crime pode ser subsidiário de um delito maior, constituindo um dos seus elementos. Bastos[18] referia um caso em que um porteiro de um edifício em Copacabana estava noivo de uma moça que trabalhava como doméstica e que só admitia ter conjunção carnal com ele depois do casamento, embora ambos fossem maiores de idade. Para conseguir possuí-la sexualmente, ele simulou uma cerimônia de casamento, na qual um colega seu de profissão compareceu como sendo o juiz de paz, portando um livro pesado de registros de ocorrências de outro condomínio como se fosse um livro de registro civil. Terminada a "cerimônia", o casal foi para um hotel próximo onde consumaram o concúbito. Na manhã seguinte, arrependido de tê-la iludido, o homem confessou que tudo não passara de uma farsa. Revoltada, ela foi à delegacia da circunscrição e fez uma *notitia criminis* (vulga "queixa") do fato, que foi caracterizado como *posse sexual mediante fraude*. No caso, a pessoa que celebrou o casamento atribuiu-se falsamente a qualidade de juiz de paz, mas, na verdade, foi coautor de um crime maior.

Em 11 de março de 2024, um telejornal do Rio de Janeiro e portal de notícias noticiam *Casamento fake* "celebrado" por falso juiz de paz, com emissão de certidão falsa. Um dos envolvidos, que se apresenta como "juiz de paz eclesiástico", seria pastor em igreja da Baixada Fluminense. A Polícia Civil investiga o bando, que já teria aplicado o mesmo golpe às centenas[25].

Simulação de casamento

Art. 239. Simular casamento mediante engano de outra pessoa:
Pena – detenção, de um a três anos, se o fato não constitui elemento de crime mais grave.

O sujeito ativo desse crime, segundo alguns autores, pode ser qualquer pessoa[26]. Mas há quem defenda que apenas um ou ambos os cônjuges podem cometê-lo. Lacerda[24] afirma que a falsa cerimônia pode ser arquitetada por um dos cônjuges, sem ou com o conhecimento do outro. O crime em tela é simular o casamento mediante engano de outra pessoa, que pode não ser o outro cônjuge. No caso de um dos cônjuges ser pessoa de idade entre 16 e 18 anos, o casamento depende da autorização do seu responsável. Se esse menor souber da farsa, o engano será relativo ao responsável pelo menor, cuja autorização é obtida mediante fraude. Ambos os nubentes terão praticado o crime mediante engano do responsável pelo menor. Mas o menor é inimputável. A simulação de casamento no caso narrado por Bastos[18] foi cometida pelo noivo, enquanto o que se fingiu de juiz teria praticado o crime do art. 238. Mas ambos, na verdade, praticaram um crime maior, ou seja, posse sexual mediante fraude, um como autor e o outro como coautor.

REFERÊNCIAS BIBLIOGRÁFICAS

1. Rodrigues S. Direito civil. 16.ed. São Paulo: Saraiva; 1989. v. VI: Direito de família.
2. Diniz MH. Direito civil brasileiro. 17.ed. São Paulo: Saraiva; 2002. v. 5: Direito de família.
3. Beviláqua C. Direito de família. Rio de Janeiro: Ed. Rio; 1976.
4. Conselho Nacional de Justiça (CNJ). Resolução reconhece há nove anos casamento entre pessoas homoafetivas. Disponível em: https://www.cnj.jus.br/resolucao-reconhece-ha-nove-anos-casamento-entre-pessoas-homoafetivas/. Acesso em: 5 mar. 2024.
5. Justiça Federal. Conselho de Justiça Federal. VII Jornada de Direito Civil [Anais]. Brasília: Centro de Estudos Judiciários; 2015.
6. Carvalho DM. Direito das famílias. 9.ed. São Paulo: SaraivaJur; 2023.
7. Rosa CP. Direito de família contemporâneo. 10.ed. São Paulo: JusPodium; 2023.
8. IBGE. Disponível em: http://www.sidra.ibge.gov.br/. Acesso em: 25 abr. 2004.
9. Gonçalves CR. Direito civil brasileiro. 20.ed. São Paulo: SaraivaJur; 2023. v. 6: Direito de família.
10. Rodrigues S. Comentários ao Código Civil. Parte Especial do Direito de Família. São Paulo: Saraiva; 2003. v. 17.
11. Sant'Anna NA. A impotência *coeundi* masculina na anulação de casamento – Estudo médico-legal. Tese (concurso para professor titular). Rio de Janeiro: UERJ; 1979.
12. Gomes H. Medicina legal. 22.ed. Rio de Janeiro: Freitas Bastos; 1982.
13. Guyton AC e Hall JE. Reproductive and hormonal functions of the male (and the pineal gland). Cap. 80. In: Textbook of medical physiology. 9.ed. Philadelphya: W B Saunders Company; 1996.
14. Ham AW, Cormack DH. O sistema reprodutor masculino. Cap. 27. In: Histologia. 8.ed. Rio de Janeiro: Guanabara Koogan; 1983.
15. Broderick GA. Oral pharmacotherapy and the contemporary evaluation and management of erectile dysfunction. Ver Urol. 5 (suppl. 7):s9-s20;2003.
16. Sant'Anna NA, Bastos IN. Comunicação pessoal.
17. Kaiser FE. Erectile dysfunction. Cap. 220, seção 17. Merck manual of diagnosis and treatment. Disponível em: http://www.merck.com/mrshared/mmanual. Acesso em: 21 abr. 2004.
18. Bastos IN. Comunicação pessoal.
19. Conceição ISC. Sexualidade Feminina. In: Tedesco JJA, Cury AF (ed.). Ginecologia psicossomática. Rio de Janeiro: Atheneu; 2007.
20. Lima MF. Lei n. 14.382/2022 – Primeiras reflexões interdisciplinares do registro civil das pessoas naturais e o direito das famílias. Rev IBDFAM – Famílias e Sucessões. 35;2022.
21. Cahali YS. Casamento fiduciário, fictício ou simulado. Enciclopédia Saraiva de Direito. São Paulo: Saraiva; 1977.

22. Peixoto A. Novos rumos da medicina legal. 3.ed. São Paulo: Cia. Editora Nacional; 1938.
23. Pereira RC. Concubinato e união estável. 8.ed. São Paulo: Saraiva; 2012.
24. Lacerda RC. Dos crimes contra a família. In: Hungria N, Lacerda RC, Fragoso H (ed.). Comentários ao Código Penal. 5.ed. Rio de Janeiro: Forense; 1983. v. VIII.
25. Casamento 'fake': após festa, casal descobre que certidão é falsa, e polícia apura estelionato. Disponível em: https://g1.globo.com/rj/rio-de-janeiro/noticia/2024/03/11/casamento-fake-casal-faz-festa-mas-descobre-que-certidao-de-casamento-e-falsa-e-policia-apura.ghtml. Acessado em: 12 mar. 2024.
26. Delmanto C. Código Penal comentado. 2.ed. Rio de Janeiro: Renovar; 1988.

CAPÍTULO 29

Estudo Médico-Legal do Aborto

Hygino de Carvalho Hercules

A formação de um novo ser humano, produto da união entre homem e mulher, nem sempre desperta reações de alegria. O fruto do amor, em geral esperado com carinho por representar a perpetuação da espécie e a continuação do processo vital, pode causar sentimentos de rejeição quando considerado inoportuno ou não desejado. Tal aversão ao novo ser, quando levado às últimas consequências, culmina com a ocisão do concepto – o aborto criminoso.

O vocábulo aborto deriva do latim *abortus* (*ab* + *ortus*; literalmente, privação do nascimento).

Os obstetras chamam de aborto o produto eliminado pelo trabalho de abortamento. Para eles, há aborto quando a interrupção da gravidez ocorre antes da 20ª semana[1,2]. De acordo com a Organização Mundial da Saúde (OMS) e a Federação Internacional de Ginecologia e Obstetrícia (FIGO), aborto é a eliminação de um produto com menos de 500 g, o que equivale mais ou menos a 20 a 22 semanas, contando-se a partir da data de início da última menstruação[3]. Mas, atualmente, há grande variação com relação à capacidade de sobrevivência de recém-nascidos de peso extremamente baixo, havendo registro de vários casos entre 500 e 600 g[4]. Para a lei brasileira, aborto é a interrupção dolosa da gravidez, à qual se segue a morte do concepto, independentemente da duração da gestação. A obstetrícia preocupa-se com a capacidade de sobrevivência do novo ser fora do útero, enquanto a legislação volta-se para a proteção jurídica, não importando a época em que se realize a interrupção. O que preocupa o legislador é a agressão à vida perpetrada pelo aborto provocado, isto é, o *animus necandi* do agressor. Já o obstetra tem o interesse voltado para o aborto espontâneo, no sentido de estudar suas causas para poder evitá-lo.

A prática do aborto remonta aos primórdios da civilização. Entre os motivos que levam a mulher a procurá-lo estão os de ordem econômica, social, eugênica, sentimental e terapêutica. Tem sido buscado para esconder gravidez ilegítima de mulheres solteiras e de adúlteras. Por causa da liberação dos costumes, tem sido usado para impedir que adolescentes cheguem à mesa de parto. O aborto é, por assim dizer, procurado como solução para tais problemas pessoais.

Pode-se afirmar que a prática do aborto se origina na falha da anticoncepção e que a gravidez não desejada é o corolário do desconhecimento, do uso inadequado ou da falha dos processos anticoncepcionais. Estima-se que ocorrem anualmente 80 milhões de gestações não desejadas no mundo e que mais da metade são interrompidas pela provocação do aborto. É correto afirmar que, dentre todas as gravidezes, 62% geram produtos vivos, 20% são interrompidas por aborto provocado e 18% sofrem aborto espontâneo ou dão origem a natimortos[5].

Há uma relação direta entre a prática do aborto e o planejamento familiar, direito universal de todos os casais, reconhecido pela Organização das Nações Unidas em reuniões de 1974 e 1984[6], e ratificado pelo Programa de Ação da Conferência Internacional sobre População e Desenvolvimento, realizada no Cairo em 1994[7]. O Estado brasileiro garante aos cidadãos o acesso gratuito ao planejamento familiar no § 7º do art. 226 da Constituição Federal[8].

> Art. 226. A família, base da sociedade, tem especial proteção do Estado.
> § 7º Fundado nos princípios da dignidade da pessoa humana e da paternidade responsável, o planejamento familiar é livre decisão do casal, competindo ao Estado propiciar recursos educacionais e científicos para o exercício desse direito, vedada qualquer forma coercitiva por parte de instituições oficiais ou privadas.

A regulamentação desse princípio veio com a promulgação da Lei n. 9.263/1996, conhecida como Lei do Planejamento Familiar.

Nas sociedades em que não há um planejamento familiar adequado, muitas gestações não desejadas acontecem e culminam no aborto provocado, ou no parto. Isso se traduz, finalmente, por demasiada expansão demográfica ou por aumento da incidência do crime de aborto.

ASPECTOS DEMOGRÁFICOS E INCIDÊNCIA DO CRIME DE ABORTO

O desconhecimento de métodos anticoncepcionais eficientes levou ao aumento progressivo da população mundial, a despeito da ocorrência de pandemias e de grandes conflitos armados. Menezes[9] refere que à época de Cristo a população mundial era de 250 milhões de habitantes, e levou 1.650 anos para dobrar, tornou a duplicar-se após 200 anos e o repetiu em apenas 75 anos. Em mais 45 anos tornou a dobrar, chegando a 4 bilhões de pessoas em 1970. Seus dados são próximos dos números citados por Montello[10] e pela ONU[11] (Tabela 29.1 e Figura 29.1).

Tabela 29.1 – Taxas de crescimento da população mundial de 1750 a 1980.

Ano	Habitantes (bilhões)	Crescimento anual (%)
1750	1,0	0,06
1850	1,3	0,44
1900	1,7	0,54
1950	2,5	0,77
1970	3,8	1,71
1980	4,1	1,71

Fonte: Adaptada de Montello[10].

Na Figura 29.1, nota-se que o crescimento demográfico, a partir da segunda metade do século XX, diminuiu, estabilizou-se e passou a encolher nos países desenvolvidos, enquanto continuou a expansão nos países menos desenvolvidos da África, Ásia e América Latina. Essa expansão decorreu do contínuo aumento da natalidade e da redução dos índices de mortalidade em função do aprimoramento da medicina. As projeções nada animadoras quanto às possibilidades de alimentar e de oferecer trabalho à população no futuro alertaram os governos, e as previsões catastróficas malthusianas acabaram por não se concretizar. A partir da década iniciada em 1970, alguns países superpovoados como a China reduziram o ritmo de crescimento. Mas, apesar disso, hoje, 97% do crescimento da população mundial vêm dos países em desenvolvimento[11].

No Brasil, houve uma redução do ritmo de expansão populacional nas últimas décadas em função da adoção de políticas de maior assistência à população de baixa renda, embora se reconheça que ainda estamos longe do ideal. Nosso primeiro recenseamento, feito em 1872, revelou uma população de 9.930 mil habitantes[12]. De lá para os dias atuais, houve um crescimento que se acelerou até o início da década de 1960 e foi gradualmente diminuindo (Tabela 29.2). Entre os anos de 2001 e 2010, ficou em 1,23% uma taxa que pode ser considerada adequada para um país com baixa densidade demográfica como o nosso (22,40 habitantes/km^2 em 2010)[13].

Entre as variáveis a serem analisadas quando se quer acompanhar as tendências de modificação da população ao longo dos anos, está a *taxa de fecundidade total* das mulheres. Significa o número médio de filhos por mulher ao longo de sua vida reprodutiva (15 a 49 anos), se mantida a distribuição nas faixas etárias do ano considerado[14]. No Brasil, tem havido uma queda consistente desde a década de 1960 (Tabela 29.3) graças ao trabalho de difusão de conhecimentos sobre métodos anticoncepcionais, à atuação de ONGs como, por exemplo, a BEMFAM, e ao aumento das taxas de aborto ilegal [15,16].

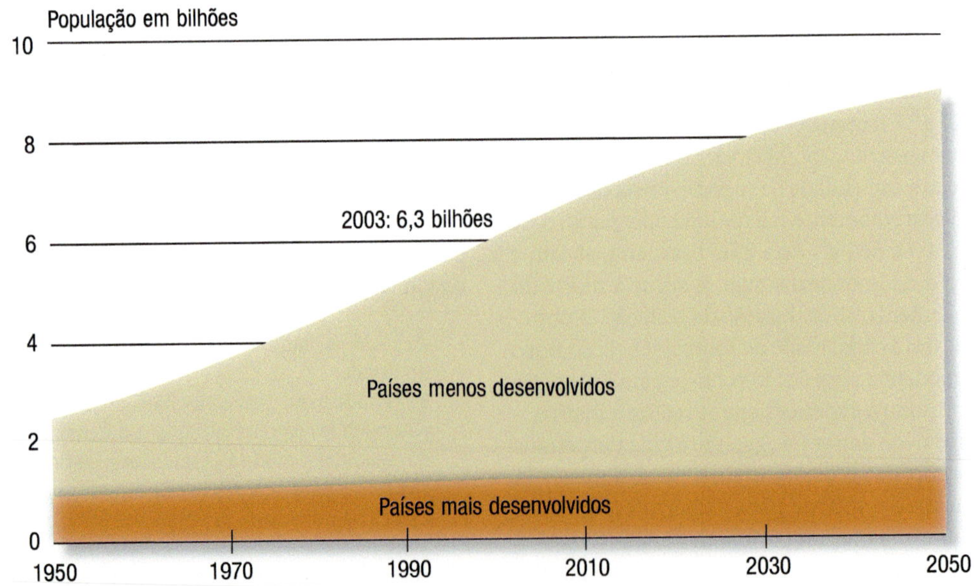

Figura 29.1 – População mundial, 1950 a 2050: projeção média.
Fonte: Adaptada de 2003 World Population Data Sheet, Divisão de População das Nações Unidas.

Tabela 29.2 – Evolução da população brasileira.

Período	População ao final do período × 1.000	Crescimento médio anual (%)	Densidade demográfica (habitantes/km²)
1872 a 1890	14.334	2,01	1,68
1890 a 1900	17.438	1,98	2,05
1900 a 1920	30.636	2,88	3,60
1920 a 1940	41.165	1,49	4,83
1940 a 1950	51.942	2,39	6,10
1950 a 1960	70.070	2,99	8,23
1960 a 1970	93.139	2,89	10,94
1970 a 1980	119.071	2,49	13,99
1980 a 1991	141.715*	1,93	16,65
1991 a 2000	169.799	1,64	19,95
2000 a 2010	190.733	1,23	22,40

*Ano de 1989.

Fonte: Adaptada de Montello[12] e IBGE. Censo Demográfico de 2010[13].

Tabela 29.3 – Taxas de fecundidade total no Brasil.

Ano	Taxa
1950	6,21
1960	6,28
1970	5,65
1980	4,19
1990	?
2000	2,32
2010	1,86

Fonte: Adaptada de Montello[10,12], Datasus[15] e Wikipedia[17].

É interessante comparar a taxa brasileira atual com a dos países mais populosos do mundo, tanto desenvolvidos quanto em desenvolvimento (Tabela 29.4).

Observando a Tabela 29.4, vemos que, entre os países em desenvolvimento mais populosos (China, Índia, Indonésia, Brasil e Paquistão), o Brasil e a China são os que têm a menor taxa de fecundidade total. A explicação pode ser procurada na análise das duas causas principais de redução da natalidade – a contracepção e o aborto.

Os métodos de contracepção podem ser divididos, de acordo com Singh e Sedgh[16], em quatro grupos com eficiência diferente. Do mais eficiente para o menos importante, temos:

- Esterilização.
- Dispositivo intrauterino (DIU), anticoncepcionais orais e injetáveis.
- Preservativos, diafragmas e espermicidas.
- Os tradicionais, como o coito interrompido, a abstinência, a Tabela etc.

Tabela 29.4 – Taxas de fecundidade total no Brasil e outros países.

País	Taxa de fecundidade	População atual × 10^6	População estimada × 10^6 em 2025
Paquistão	3,6	177	230
Índia	2,6	1.241	1.459
Indonésia	2,3	238	273
Estados Unidos	2,0	312	351
Brasil	**1,9**	**191**	**216**
Rússia	1,6	143	139
China	1,5	1.346	1.404
Japão	1,4	128	119

Fonte: Adaptada de Haub C. 2011 World Population Data Sheet, Population Reference Bureau[11].

No Brasil, o uso de contracepção tem aumentado a partir da década de 1960. Trabalho de Mumford e Kessel[18] atribuiu ao Brasil uma prevalência de uso de algum método anticoncepcional entre as mulheres com vida sexual ativa em torno de 40% a 59%, o que os autores consideraram uma taxa alta. O relatório do *Population Reference Bureau* para 2003 refere uma prevalência de 76% para as mulheres casadas brasileiras. Dados do ano de 2006 podem ser vistos na Tabela 29.5.

A Tabela 29.5 mostra que cerca de 2/3 das mulheres usam algum método anticoncepcional e que um pouco mais de 1/5 está esterilizada. Mas, considerando-se as não esterilizadas, a possibilidade de gravidez indesejada permanece, principalmente se levar em consideração o frequente mau uso dos outros métodos.

Outro fator que tende a aumentar o número de abortos em nossa sociedade é a precocidade da atividade sexual em adolescentes e a proporção crescente de mulheres independentes, isto é, que não têm um parceiro fixo embora mantenham atividade sexual frequente. Admite-se, inclusive, que haja um padrão de relação entre o aborto e o uso de contracepção na América Latina. O aborto precedeu o advento da pílula anticoncepcional, aumentou sua escala no início da era da pílula por causa da liberação sexual da mulher, mas tende a diminuir a longo prazo, à medida que a prevalência de bons métodos de contracepção aumentar[16].

Incidência

Com base em dados recentes[5,20], calcula-se que, no mundo inteiro, anualmente, são feitos cerca de *22 milhões de abortos legais* e *20 milhões ilegais*. Houve uma redução do número de abortos legais quando comparamos com os dados referidos na primeira edição deste livro (2005)[21], em que registramos 26 milhões. A taxa global anual de abortos em mil mulheres na idade reprodutiva (15 aos 44 anos), que era de 35[7] caiu para 26 nos países desenvolvidos e para 29 nos países em desenvolvimento[5]. Estes números mostram que a queda ocorreu nos países liberais e que a restrição legal vigente na maioria dos não desenvolvidos não consegue diminuir a prática. Na verdade, as menores taxas são encontradas em países mais liberais, como a Bélgica e a Holanda, com taxas de 7 por mil[7]. Quando o aborto é permitido, os dados referentes à sua prática podem ser obtidos das estatísticas oficiais. Contudo, mesmo entre esses, pode haver dificuldade se a sua notificação não for compulsória. Em 1999, Henshaw e colaboradores[7] fizeram uma revisão da prática do aborto em escala mundial e encontraram dificuldades no cômputo total, mesmo em países com legislação mais liberal, como a França e a Itália. Para a avaliação, basearam-se tanto nas tabelas e estatísticas oficiais quanto nas informações prestadas por especialistas locais. As dificuldades iam desde a subnotificação até à duplicidade de listagens oficiais. No total registrado pelos autores no primeiro mundo, 79% vieram das listagens oficiais e 21% de estimativas feitas pelos especialistas locais. Entre as dificuldades na obtenção de números mais fidedignos estão certo grau de preconceito moral e religioso contra quem pratica o aborto, mesmo nos países de legislação mais liberal[20].

Na avaliação do número de abortos em países de legislação restritiva como o Brasil, nos quais mais de 95% são feitos de modo inseguro, é preciso usar métodos indiretos, principalmente a contagem das internações hospitalares por complicações do aborto. Sabendo-se a incidência geral das complicações esperadas pela prática de abortos clandestinos, é possível calcular o seu número total na sociedade a partir da listagem de atendimentos registrados na rede hospitalar[7,16]. Segundo a OMS, *aborto inseguro* é aquele feito por pessoal mal treinado e/ou em ambiente sem o mínimo necessário de condições técnicas conforme os padrões médicos[20].

De acordo com a sexta edição do Relatório Mundial da OMS sobre aborto inseguro no mundo[20], as taxas de aborto inseguro são muito maiores nos países em desenvolvimento (16 por mil mulheres) do que nos desenvolvidos (1 por mil mulheres). Neste documento, há uma comparação entre os dados de 1990 com os de 2008, que mostra redução global dessas taxas, principalmente na América do Sul (atualmente 32 por mil), onde a queda foi superior a 30%. Mas na África Central elas mais do que dobraram.

Tabela 29.5 – Percentual de mulheres em uso de métodos contraceptivos por faixa etária, no Brasil, em 2006.

Idade	Algum método	Esterilização feminina	Pílula	Camisinha	Demais métodos*
Total	**67,8**	**21,8**	**22,1**	**12,9**	**11,0**
15 a 19	36,7	0,0	18,0	13,9	4,7
20 a 24	66,1	2,3	36,7	17,5	9,7
25 a 29	71,8	12,4	34,2	13,3	11,8
30 a 34	78,5	26,7	22,8	13,2	15,8
35 a 39	79,4	37,8	16,7	10,4	14,5
40 a 44	80,1	41,3	12,7	12,5	13,5
45 a 49	67,1	45,7	6,4	7,1	7,8

*Inclui esterilização do parceiro.

Fonte: Adaptada de Datasus[19].

No Brasil, que tem legislação restritiva, vários autores têm procurado dimensionar o problema da prática de abortos inseguros. Fonseca[22], considerando que as mulheres que buscam tratamento ginecológico não costumam esconder do médico-assistente se fizeram aborto ou não, analisou mil fichas retiradas aleatoriamente do ambulatório do Serviço de Ginecologia da UFRJ, sendo 500 do ano de 1958 e outras 500 do ano de 1968. Verificou que os dois grupos eram semelhantes quanto à idade e ao número de vezes em que engravidaram. Mas as do grupo de 1968 relatavam prática significativamente mais alta de abortos. Seus dados foram atualizados por nós para o ano de 1979, no mesmo ambulatório, onde revimos outras 500 fichas[23]. O conjunto desses dados está na Tabela 29.6, que evidencia redução significativa da fertilidade das mulheres no ano final da amostragem. Mas a porcentagem de gestações interrompidas por abortos não se reduziu na mesma proporção. Admitindo-se que o número de abortos espontâneos tenha regredido, em função dos avanços da medicina, conclui-se que deve ter havido aumento do número de abortos provocados.

Dados publicados por Singh e Sedgh[16] informam uma diminuição da fecundidade das brasileiras causada em parte pelo aumento do número médio de abortos feitos por cada mulher nos anos de 1980, 1986 e 1991. Seus dados podem ser observados na Tabela 29.7, que correlaciona o número de gestações, de nascimentos e de abortos nos 3 anos.

Enquanto a média anual de abortos por mulher teve um aumento de 75%, o de gestações caiu apenas 17%. Assim, a redução da taxa de fecundidade total deu-se muito mais por influência da prática do aborto do que pela contracepção. As Tabelas 29.6 e 29.7 demonstram, respectivamente, o aumento da prática de abortos no Rio de Janeiro e no Brasil ao longo do período mencionado em cada trabalho.

Analisando o número de internações por complicações de aborto provocado nos registros do Datasus, dados censitários fornecidos pelo IBGE e outros colhidos em teses acadêmicas brasileiras sobre o mesmo tema, Singh e Sedgh[16] estimaram tanto as taxas de aborto por mil mulheres em idade fértil (15 a 49 anos) quanto a porcentagem de gestações normais interrompidas pelo aborto. A taxa mede a prevalência do aborto na sociedade e a porcentagem, a tendência das mulheres em terminar, através do aborto, as gestações indesejadas. A diferença das duas medidas pode ser percebida num cenário em que a fecundidade diminua por ação de contracepção. Aqui, para manter a mesma taxa de abortos por mil mulheres, necessariamente, cada uma tem que aumentar o percentual de abortos realizados, uma vez que o grupo passou a engravidar menos.

A fim de evitar distorções causadas pelo baixo risco proveniente de abortos seguros, que levam a um menor número de complicações e de internações hospitalares, e pelo risco maior decorrente dos abortos feitos de modo rude e precário, aquelas autoras atribuíram um peso maior ao número de internações por complicações de aborto registradas nos centros mais providos de recursos de assistência médica. No Nordeste, o peso tem que ser menor que o usado para o Sudeste. Por exemplo, peso 3 significaria que, para cada três abortos, apenas uma mulher buscaria tratamento hospitalar por complicações. Logo, havendo dez internações, teria havido 30 abortos na comunidade atendida pelo hospital (10 × 3). Desse modo, calcularam que o peso a ser usado para o Brasil em 1980 teria que ser 3,50, em 1986 seria de 5,00 e em 1991, de 5,25. O aumento dos pesos foi necessário por causa do aprimoramento da nossa medicina nas últimas décadas. Os números estimados por Singh e Sedgh[16] estão apresentados na Tabela 29.8.

Tabela 29.6 – Incidência de abortos na clientela do Serviço de Ginecologia da UFRJ – Dados de 500 fichas em cada ano.

	Número de gestações		Número de abortos			
Ano	**Total**	**Média**	**Total (%)***	**Provocados (P)**	**Espontâneos (E)**	**P/E**
1958	2.475	4,95	615 (24,85)	341	274	1,24
1968	2.633	5,22	889 (33,76)	522	367	1,42
1979	1.801	3,60	578 (32,09)	339**	239	1,42

*Porcentagem de gestações interrompidas por aborto.

**Presumimos que a proporção de abortos provocados e espontâneos não se alterou, apesar dos avanços da medicina. É provável que o número tenha sido maior.

Tabela 29.7 – Número médio de gestações, partos e abortos por mulher, no Brasil.

Ano	Gestações	Partos	Abortos
1980	5,3	4,5	0,8
1986	4,7	3,8	0,9
1991	4,4	3,0	1,4

Fonte: Adaptada de Singh e Sedgh[16].

Tabela 29.8 – Taxas de aborto e proporção de gestações normais terminadas por aborto no Brasil e algumas de suas regiões.

Região	Taxa de abortos*			Proporção de abortos**		
	1980	1986	1991	1980	1986	1991
Brasil	**22,4**	**28,0**	**39,3**	**14,8**	**19,3**	**31,2**
Rio de Janeiro	20,8	24,4	43,7	18,1	23,8	38,5
São Paulo	38,1	40,1	37,5	26,2	30,5	32,5
Nordeste	14,1	22,6	59,1	8,1	14,1	37,9
Sul	22,8	18,8	16,3	17,3	16,7	16,5

*Número anual de abortos por mil mulheres de 15 a 49 anos.

**Porcentagem de gestações normais interrompidas por aborto.

Fonte: Adaptada de Singh e Sedgh[16].

Alguns comentários merecem ser feitos. Em primeiro lugar, a taxa brasileira de abortos de 39,3 para o ano de 1991 pode ser considerada alta se comparada v mcom aquelas atribuídas por Henshaw e colaboradores[7] para o mundo inteiro (35 por mil) e para os Estados Unidos (22 por mil), onde é permitido sem restrições no primeiro trimestre. Em segundo lugar, nota-se que a proporção de gestações interrompidas por abortos aumentou em todas as regiões. Em terceiro lugar, os rumos distintos tomados pelas taxas e proporções do Nordeste e da Região Sul podem ser explicados pelo desnível cultural, que interfere na eficácia e no uso dos métodos anticoncepcionais[16].

Todos os trabalhos e dados citados até aqui convergem para um fato: aumento acentuado da prática do aborto em nosso país até os primeiros anos da década de 1990. Entre as explicações propostas, estão o mau uso dos métodos anticoncepcionais, o aumento da proporção de jovens solteiras com vida sexual ativa e de mulheres independentes sem um parceiro fixo e, fundamentalmente, o aparecimento de uma droga abortiva de baixo custo, alta eficiência e baixa incidência de complicações – o misoprostol.

O misoprostol é uma prostaglandina E1 sintética que foi introduzida no Brasil em 1986 como adjuvante no tratamento da úlcera péptica, com o nome comercial de Cytotec[24,25]. Assim que sua ação abortiva veio a público, suas vendas explodiram e no início de 1991 já atingiam 50 mil por mês[26]. No mesmo ano, o Ministério da Saúde regulamentou sua venda e passou a exigir receita médica em duas vias. A Portaria 344, de 12 de maio de 1998, da Secretaria de Vigilância Sanitária, inclui o misoprostol na listagem C1, de "outras substâncias sujeitas a controle especial"[27]. Naquele tempo, o Cytotec já respondia por metade dos abortos ilegais no Brasil[26].

Em relato feito em 2006, Monteiro e Adesse[28] referem que, a partir de 1992, o número de abortos provocados no Brasil veio diminuindo até o fim da década e se estabilizou pouco acima de um milhão até o ano de 2005. As taxas anuais de aborto por mil mulheres entre 15 e 49 anos caíram de 37 em 1992 para 21 em 2005. A queda mais significativa ocorreu na região Nordeste, de 54 para 27.

Outro elemento importante na gênese do aborto provocado é a proporção de gravidez em adolescentes. Dados dos anos 1990 revelam que 15 milhões de adolescentes entre 15 e 19 anos dão à luz a cada ano no mundo, o que corresponde a mais de 10% do total de nascimentos. A mesma fonte refere que cerca de 10% de todos os abortos mundiais são feitos em mulheres nessa faixa etária[29]. No Brasil, considerando até a idade de 19 anos inclusive, houve um aumento de 63% dos partos em adolescentes entre 1970 e 1980 (de 426.008 para 695.319)[29a]. Contudo, houve uma redução da proporção dos partos em adolescentes quando comparamos com os dados atuais. Em 1980, a proporção de nascidos vivos de mulheres nessa faixa etária foi de 26,66% do total, mas caiu para 22,63% no ano 2000[12,30]. Calcula-se que, 31% das mulheres brasileiras que estão na faixa de 20 a 24 anos tiveram filho antes de completar os 20 anos[29]. Fenômeno semelhante ocorreu nos Estados Unidos, onde a legislação, ao contrário da nossa, é permissiva. Estudo do *Alan Guttmacher Institute* encontrou uma incidência média de 44% de abortos nas gestações de adolescentes norte-americanas nos anos 1980[31]. Mas, repetindo a pesquisa, os epidemiologistas daquele instituto constataram que houve redução das taxas de gravidez e de abortos em adolescentes entre 1994 e 2000, principalmente entre as de melhor poder aquisitivo e maior escolaridade. Atribuíram o declínio tanto ao implemento do uso de anticoncepcionais quanto a uma diminuição da atividade sexual das jovens. As de menor padrão econômico, porém, apresentaram aumento das taxas de aborto ao longo do período, caracterizando a maior influência do fator econômico[32]. Considerando-se que no Brasil há grande concentração de renda e que a maior parte da população é de pessoas carentes, podemos admitir que as adolescentes brasileiras continuam a engravidar muito e a parir menos em função da prática do aborto.

Em histórica edição de 17 de setembro de 1997, uma conceituada revista brasileira de circulação semanal estampou na capa o título *EU FIZ ABORTO* e fotos de conhecidas celebridades nacionais de diversos setores da sociedade que, enfrentando a lei, o medo e o preconceito, deram fortes depoimentos revelando suas experiências sobre o tema.

ASPECTOS LEGAIS MUNDIAIS

As normas penais, reflexo direto da moralidade vigente no seio das sociedades, têm mudado, conforme a época e os povos, no que se refere ao direito de abortar. Em geral, os fatores sociais que tendem a desencadear um controle da natalidade também atuam no abrandamento das penas cominadas ao aborto, podendo, mesmo, levar à sua liberação.

Um dos mais antigos códigos de que se tem registro na história da humanidade – o de Hamurábi, na Babilônia do século XVIII a.C.[33] – punia o aborto quando causado por terceiros em decorrência de lesões corporais. As penas, contudo, variavam com o nível social da vítima e não com a intenção do agente. O autoaborto não era punido. Porém, pouco tempo depois, os assírios condenavam à morte por empalamento a mulher que abortasse. Entre os hebreus, a interrupção da gravidez só se tornou ilícita muito depois da Lei Mosaica[34].

Na Grécia Antiga era comum a provocação do aborto. Aristóteles o preconizava, inclusive por motivos econômicos, quando o feto ainda não tivesse recebido o sopro vital, a alma. Seria um meio de manter o equilíbrio entre a população e os meios de subsistência. De certo modo, foi um precursor das ideias de Malthus. Platão o aconselhava em gestantes com mais de 40 anos de idade[34]. Mas Hipócrates, o pai da Medicina, em parte do juramento imposto aos médicos como dever de ofício, determinava "a nenhuma mulher darei substância abortiva".

No direito romano, houve uma fase de completa liberdade à prática do aborto, à qual se seguiu, no tempo de Cícero, a aplicação de penas severas, inclusive a de morte, se o aborteiro recebesse pagamento. O advento do Cristianismo trouxe maior respeito à vida e a abolição da pena capital por crime de aborto[34].

Entre os povos bárbaros da Gália e da Germânia, o aborto era punido apenas por compensação pecuniária. A quantia era maior entre os francos se a mãe morresse; entre os visigodos, variava conforme o feto estivesse, ou não, já conformado[35]. Ainda na Idade Média, por falta de bons métodos anticoncepcionais, continuava presente o espectro da gravidez não desejada. Os teólogos passaram a discutir sobre a validade da proibição do aborto. Santo Agostinho, revivendo a doutrina aristotélica, propôs que o aborto fosse permitido antes de 40 dias, se masculino o concepto, ou de 80 dias, se feminino. O limite coincidia com a época da incorporação da alma ao corpo fetal. A tutela penal fazia-se sobre a alma, que seria privada do batismo por causa do aborto. Contudo, não havia acordo quanto à época em que a alma passaria a habitar o corpo. Por persistir o impasse, a Igreja proibiu o aborto em qualquer fase da gestação por ordem do Papa Inocêncio XI[36].

A Lei Carolina (Carlos V, 1553) cominava a pena de morte pela espada a quem fizesse uma mulher abortar, e por afogamento para a mulher que provocasse o autoaborto, desde que o feto fosse animado. Na França, em 1556, Henrique II baixou um édito em que os culpados por aborto eram condenados à morte, fosse ou não animado o concepto. Com a Revolução Francesa, a lei passou a isentar a mãe de pena, sendo punidos apenas os seus cúmplices[35].

No início do século XX, a liberação do aborto passou a ser proposta por algumas escolas penais, com restrições maiores ou menores, conforme a época e a região. Faremos alguns relatos que achamos ilustrativos a fim de que o leitor tenha elementos para avaliar os problemas relativos à legislação permissiva e à repressora. Dados mais completos e específicos podem ser buscados em Zimmerman[37]; Cook e Dickens[38]; Fragoso[39]; Cook[40]; Cook[41], Sedgh e colaboradores[42], listados nas Referências Bibliográficas.

Assim, a Revolução Socialista soviética liberou o aborto em 1926, desde que praticado por pessoa habilitada, com o consentimento da gestante, e em condições de boa higiene. O bem tutelado pela lei penal passou a ser a saúde da gestante, pois que seria punido o agente se a prática não obedecesse às normas de higiene e acarretasse prejuízo à saúde da grávida. O motivo básico da liberação era, como de hábito, econômico. Não havia como uma família russa mediana alimentar muitas bocas àquela época. O resultado da aplicação dessa lei foi que, só no ano de 1934, houve mais de 90 mil abortos em Moscou[43]. A resposta ao exagero foi a revogação da lei do aborto em 1936. A proibição só seria suspensa de novo em 1955.

Na Romênia, até 1966, o aborto podia ser feito sem restrições, bastando a solicitação da gestante[37]. Nesse ano, houve uma radical mudança na legislação, que se tornou extremamente repressora[41]. Como resultado, o número de mortes maternas (MM) subiu de 64 em 1965 para 364 em 1971[37], pois os abortos continuaram a ser feitos, mas na clandestinidade, de modo inseguro. Avaliando como percentual de todas as mortes relacionadas à gravidez, subiu de 20% para 90%, cerca de dez vezes mais alto do que o de qualquer país europeu[41]. Com a Revolução Romena de 1989, houve nova liberação, que reverteu esse quadro trágico[41,44]. Embora as taxas de aborto tenham alcançado níveis altíssimos (200 por mil mulheres de 15 a 44 anos, anualmente)[44], a MM caiu para cerca da metade logo no ano seguinte[41]. Comparando os 3 anos antes e os 3 anos depois da nova liberação por meio de questionário distribuído e respondido por 4.861 mulheres, Serbanescu e colaboradores[44] encontraram duplicação da taxa de abortos por mulher de 1,7 para 3,4, aumento do número de gestações em 30% e redução da taxa total de fertilidade de 2,3 para 1,5. Mas relataram persistência de alta proporção de gravidez indesejada por causa de divulgação insuficiente dos métodos contraceptivos e da carência de recursos para distribuição e venda dos materiais necessários à população.

Consta que na Inglaterra, logo depois da liberalização de 1967, as estatísticas deram conta de um grande número de mulheres oriundas de outros países, especificamente para realizar o aborto, num fenômeno que o Prof. Papaleo denominou de "turismo abortivo"[45].

Em 1999 surgiu a Women on Waves[46], uma organização holandesa sem fins lucrativos, que, entre suas missões, passou a promover o acesso ao aborto seguro mesmo em países que não o têm legalizado. Em um navio da organização, provido de equipamentos e de profissionais especializados, os serviços são prestados em águas internacionais, onde, a bordo da embarcação, vigoram as leis da Holanda.

Com o passar do tempo, a tendência foi de um abrandamento das penas e de progressiva liberalização do aborto em todo o mundo. No ano 2000, mais de 100 países permitiam o aborto de algum modo[47] e mais de 50, onde viviam cerca de 40% da população do planeta, o admitiam por qualquer motivo, desde que realizado no primeiro trimestre[5,16,48,49]. Mas há exceções representadas por legislações atuais em que não é permitido nem para salvar a vida da gestante, como no Chile e em El Salvador[41]. Essa restrição absurda afetava 8% das mulheres do planeta nos anos 1970[37], mas caiu para 4% no ano 2000[47].

O que norteou as mudanças foi a percepção de que a proibição não evitava o aborto. Apenas o tornava clandestino e inseguro, constituindo-se num problema de saúde pública. Por isso, o foco da legislação deslocou-se da esfera punitiva para a social, com ênfase nos direitos humanos da mulher. Cook[41] enumera os direitos à vida, à saúde, à liberdade, à informação e outros reconhecidos na Conferência Internacional sobre População e Desenvolvimento de 1994 (Cairo) e na Plataforma de Ação da Quarta Conferência Mundial sobre a Mulher, de 1995 (Beijing). O direito à informação, por exemplo, foi desconsiderado por longo tempo na Irlanda. Lá, era proibido veicular cartazes e propaganda sobre a possibilidade de fazer aborto legal na Inglaterra. Depois que a Corte Europeia de Direitos Humanos reconheceu o direito das irlandesas, seguiu-se, em 1992, uma decisão da Suprema Corte irlandesa permitindo que uma menina de 14 anos, que fora estuprada, pudesse viajar para a Inglaterra para fazer o aborto. No mesmo ano, sob pressão da opinião pública, foram aprovadas por plebiscito nacional duas emendas à Constituição, uma permitindo a viagem e outra, o aborto no outro país. Em 1998, o governo constituiu um grupo de trabalho para fazer um anteprojeto de lei mais branda[41].

No dia 4 de março de 2024, em decisão histórica, o Parlamento francês aprovou, com 780 votos a favor e 52 contra a inclusão, na Constituição, do direito de interrupção voluntária da gravidez. O país tornou-se, assim, o primeiro no mundo a garantir constitucionalmente o direito ao aborto, já legalizado desde 1974[50].

Os diversos estatutos reguladores pelo mundo, como vemos, vão desde a total proibição até à maior liberação. Mas existe toda uma gama de matizes entre um e outro extremo. Os motivos capazes de descriminar o aborto podem ser, conforme a legislação:

- Salvar a vida da gestante.
- Risco para a saúde física e/ou mental da grávida.
- Gravidez resultante de estupro, incesto ou outro crime sexual.
- Risco para a saúde ou anomalia fetal.
- Dificuldades de ordem econômica ou social causando estresse intenso para a gestante.
- Idade materna muito jovem.
- Falha na contracepção.

Nas diversas situações, costumam ser impostos prazos-limites além dos quais a permissão não é mais válida[41].

A gravidez decorrente de estupro é encarada de modo diferente nas leis dos diversos países. A Venezuela, o Peru e Luxemburgo não o permitem. O prazo em que é permitido vai desde gestações de 10 semanas apenas (República de Burkina) até as de 4 meses (Guiana). Ou a qualquer época da gravidez (Canadá, Romênia, África do Sul, Vietnã). Durante a guerra da Bósnia, havia estupro sistemático das mulheres pelas forças de ocupação e a elas era negado o direito de abortar. Tanto o estupro quanto a negativa foram considerados, mais tarde, crimes de guerra[41].

O aborto eugênico, realizado para impedir o nascimento de fetos malformados ou doentes, é admitido de maneira variada. Os textos legais vão desde "anomalia fetal" à "deformação fetal incurável". Há países que não o incluem no rol das permissões (Alemanha, Irlanda, Malásia, Mongólia) e outros, como o Japão, que suprimiram a permissão legal que havia. Mas a maioria permite. O tempo de gestação em geral não é especificado, presumindo-se que possa ser feito a qualquer tempo. Mas, quando expresso, vai de 40 dias (Arábia Saudita) a 5 meses (Hungria, África do Sul)[41].

A maioria dos autores que defendem a permissão do aborto por motivos socioeconômicos está de acordo que é um mal necessário. Que nenhum aborto é inócuo. Que sempre gera sofrimento, no mínimo de ordem moral. Por isso, propugnam pela implementação de políticas agressivas de planejamento familiar, de modo a reduzir a prática do aborto às falhas da anticoncepção. Se a liberação do aborto não é seguida de investimentos em ambulatórios de aconselhamento e educação sexual dos casais, a sua prática não declina. Prova disso, são as taxas de aborto entre as mulheres da Bélgica e da Holanda, as menores de toda a Europa[7].

Outro aspecto a ser considerado na avaliação das consequências da legislação sobre a prática do aborto é a viabilidade de sua obtenção pela população em geral e, em especial, a de baixa renda. Em vários países a liberação não foi seguida de redução das práticas clandestinas e inseguras. Na Índia, o aborto é livre desde 1971, mas o acesso é difícil por falta de recursos nos serviços de saúde e por exigências dos profissionais encarregados de executá-los. As mulheres se queixam de que, em vários locais, só conseguem o aborto se aceitarem ser esterilizadas[41]. Na África do Sul, o aborto foi liberado em 1996, mas a realidade continua a ser de mulheres recorrendo a métodos cruentos e inseguros por falta de leitos para atender à demanda[41]. As mulheres de baixa renda da Turquia não têm como realizar o aborto, apesar de permitido desde 1983, porque os serviços não são custeados pelo governo, têm que ser obtidos na rede privada. O mesmo acontece nos Estados Unidos. O governo norte-americano só paga pelos abortos terapêuticos[41].

Às vezes, a legislação liberal vem acompanhada de exigências que acabam por dificultar o acesso das interessadas ao aborto legal. Uma delas é a necessidade da obtenção de consentimento de uma pessoa responsável ou de um comitê oficial. Na Turquia, a mulher tem que obter consentimento do marido ou companheiro, mas a regra geral em outros países é de que não precise. Tratando-se de menor de idade, há a necessidade de sua autorização pelo seu responsável legal em vários países, inclusive os Estados Unidos. Mas, na Califórnia, uma nova lei considerou essa exigência contrária à constituição estadual por ferir o direito de privacidade da menor. Na Guiana, os médicos não precisam de autorização dos pais nem mesmo têm a obrigação de lhes comunicar. Em casos de estupro, na Hungria e na Polônia, há necessidade de autorização do médico-legista e/ou do promotor de justiça. Na Bélgica, se for aborto no segundo trimestre, é preciso ouvir outro médico em conferência[41].

Outra dificuldade é a exigência de aconselhamento e de um prazo para a reflexão depois dos conselhos. O aconselhamento é feito por centros autorizados, oficiais ou não, que informam a gestante quanto aos riscos, ao desenvolvimento fetal e o seu direito à vida, e a outras opções para resolver seus problemas, por exemplo a adoção (Albânia, Bélgica, Camboja, Guiana, Alemanha, Hungria, Polônia e outros). O tempo exigido para reflexão varia entre 24 horas (Estados Unidos) e 3 a 7 dias (Bélgica, Alemanha, Hungria, Polônia). Alguns argumentam que esse tempo aumenta o estresse da mulher, os custos e o número de visitas ao médico. Na realidade, achamos que é pertinente, pois permite que a mulher tome uma decisão mais amadurecida depois de esclarecida. Além do mais, os riscos não aumentam em tão pouco tempo de espera. Depois que a Suprema Corte dos Estados Unidos rejeitou a alegação de que esse tempo de reflexão era inconstitucional, um número crescente de estados o está exigindo[41].

O outro lado da legalidade da interrupção da gravidez é o direito de a equipe médica recusar-se a fazê-lo por questões de foro moral e/ou religioso quando não se tratar de aborto para salvar a vida da gestante. Por exemplo, a lei dinamarquesa foi emendada em 1989 para se inserir dispositivo nesse sentido. No Sul da Itália, a recusa é tão ferrenha que o governo ainda não conseguiu tornar efetivo o direito de escolha das mulheres[41].

ASPECTOS LEGAIS BRASILEIROS

Analisaremos os códigos penais republicanos, deixando de lado o código do Império.

Código Penal de 1890

Enquadrava o aborto como um crime contra a segurança da pessoa e contra a vida. Estava assim redigido:

> Art. 300. Provocar aborto, haja ou não a expulsão do fruto da concepção:
> No primeiro caso: pena de prisão celular por 2 (dois) a 6 (seis) anos.
> No segundo caso: pena de prisão celular por 6 (seis) meses a 1 (um) ano.
> § 1º Se, em consequência do aborto ou dos meios empregados para provocá-lo, seguir-se a morte da mulher:
> Pena de prisão celular de 6 (seis) a 24 anos.
> § 2º Se o aborto for praticado por médico, ou parteira habilitada legalmente para o exercício da medicina:
> Pena a mesma precedentemente estabelecida, e a privação do exercício da profissão por tempo igual ao da condenação.
> Art. 301. Provocar aborto com anuência e acordo da gestante:
> Pena de prisão celular por 1 (um) a 5 (cinco) anos.
> Parágrafo único. Em igual pena incorrerá a gestante que conseguir abortar voluntariamente empregando para esse fim os meios, e com redução da terça parte, se o crime for cometido para ocultar desonra própria.
> Art. 302. Se o médico ou parteira, praticando o aborto legal ou necessário, para salvar a gestante de morte inevitável, ocasionar-lhe a morte por imperícia ou negligência:
> Pena de prisão celular de 2 (dois) meses a 2 (dois) anos e privação do exercício da profissão por tempo igual ao da condenação.

Entre as virtudes desse texto, encontramos a previsão do aborto legal em função de risco de vida da gestante, no art. 302. Contudo, o médico não teria o direito de falhar. Se a mulher morresse, apesar do aborto terapêutico, o médico poderia ser punido por imperícia ou negligência. Isso, de certo modo, levava à omissão de socorro, também prevista no código. Não se cogitava da ocorrência de lesão corporal grave decorrente do aborto nesse artigo nem no § 1º do art. 300, que previa a forma qualificada pelo evento morte. Outra aquisição, nesse Código, era a atenuação da pena para a gestante que cometesse o crime para ocultar sua desonra, na segunda parte do parágrafo único do art. 301. Era o caso de moças seduzidas e de mulheres estupradas. Se não quisesse ser punida, a mulher teria que levar a gravidez consequente a um estupro até o fim[23].

Havia, ainda, falhas importantes na redação do texto legal. Em primeiro lugar, a expressão "fruto da concepção" do art. 300 é ambígua, por poder incluir a gravidez molar com embrião atrófico e mesmo o feto já sem vida. A aplicação de penas diferentes, conforme o concepto fosse expulso, ou não, era uma incongruência, pois que o bem tutelado era a vida do feto. Talvez, ao admitir a não expulsão do concepto, o legislador quisesse referir-se à tentativa do crime, em que a gestação não interrompida seguisse seu curso. Mas cabe a interpretação de o texto referir-se a um aborto incompleto, com retenção de feto morto. Por fim, no aborto consensual, não se previa o agravamento da pena na hipótese de a mulher vir a falecer em decorrência da interrupção da gravidez[23].

Código Penal de 1940

Caracteriza três possibilidades: o autoaborto, o aborto consentido e o aborto não consentido. Além disso, prevê a forma qualificada e estabelece os casos excepcionais em que o médico pode praticá-lo sem ser punido.

> Art. 124. Provocar o aborto em si mesma ou consentir que outrem o provoque:
> Pena de detenção de 1 (um) a 3 (três) anos.
> Art. 125. Provocar aborto sem o consentimento da gestante:
> Pena de reclusão de 3 (três) a 10 (dez) anos.
> Art. 126. Provocar aborto com o consentimento da gestante:
> Pena de reclusão de 1 (um) a 4 (quatro) anos.

Parágrafo único. Aplica-se a pena do artigo anterior se a gestante não é maior de 14 anos, ou é alienada ou débil mental, ou se o consentimento é obtido mediante fraude, grave ameaça ou violência.

Art. 127. As penas cominadas nos dois artigos anteriores são aumentadas de um terço se, em consequência do aborto ou dos meios empregados para provocá-lo, a gestante sofre lesão corporal de natureza grave; e são duplicadas se, por qualquer dessas causas, sobrevém-lhe a morte.

Art. 128. Não se pune o aborto praticado por médico:

I – se não há outro meio de salvar a vida da gestante;

II – se a gravidez resulta de estupro e o aborto é precedido do consentimento da gestante ou, quando incapaz, de seu representante legal.

Para efeitos médico-legais, aborto é a interrupção da gravidez com a morte do concepto. Não é necessária a expulsão do produto, que pode ser dissolvido e reabsorvido pelo organismo da gestante, mumificado, calcificado – como no litopédio –, ou pode, ainda, a gestante morrer antes de sua expulsão. No aborto, portanto, a morte do concepto pode se dar no útero ou fora dele, no caso de expulsão ainda com vida, como bem lembram Mirabete e Fabbrini[51].

O objeto jurídico é a preservação da vida humana em formação, a vida intrauterina, pois que o concepto, mesmo ainda não tendo a qualidade jurídica de pessoa, é inegavelmente uma *spes personae*; e, no caso do aborto provocado por terceiro sem o consentimento da gestante, também a vida e a incolumidade física da mulher grávida.

Quanto ao sujeito ativo do crime, no autoaborto (art. 124, primeira parte) e no aborto consentido (art. 124, segunda parte) somente a gestante pode sê-lo, tratando-se, portanto, de crime próprio. Nos demais tipos, qualquer pessoa pode ser autor do delito. O sujeito passivo é o concepto e a mulher, esta no caso de aborto provocado sem o seu consentimento.

Hungria[34], analisando o crime de aborto, reconhece quatro elementos no tipo: o estado fisiológico da gravidez; o emprego de meios dirigidos à provocação do aborto; a consequente morte do concepto; e o dolo.

• Gravidez

É, sem dúvida, o elemento mais importante, pois que sem ele não se concebe os demais. A ausência de gravidez torna impossível o crime por absoluta impropriedade do objeto. Assim, uma mulher que busque o aborto pensando estar grávida e que seja submetida a uma curetagem uterina, não terá cometido o crime se o material obtido pela intervenção não evidenciar a presença do concepto. Não terá havido sequer a tentativa[52]. Isso pode ocorrer em casos de amenorreia causada por distúrbio hormonal em mulher de vida sexual ativa. A ausência de um ser humano em desenvolvimento no útero explica por que a interrupção de uma gravidez molar não constitui crime (Figuras 29.2 e 29.3). Será igualmente impossível o aborto ante um concepto morto, porquanto não se pode matar o que já não tem vida.

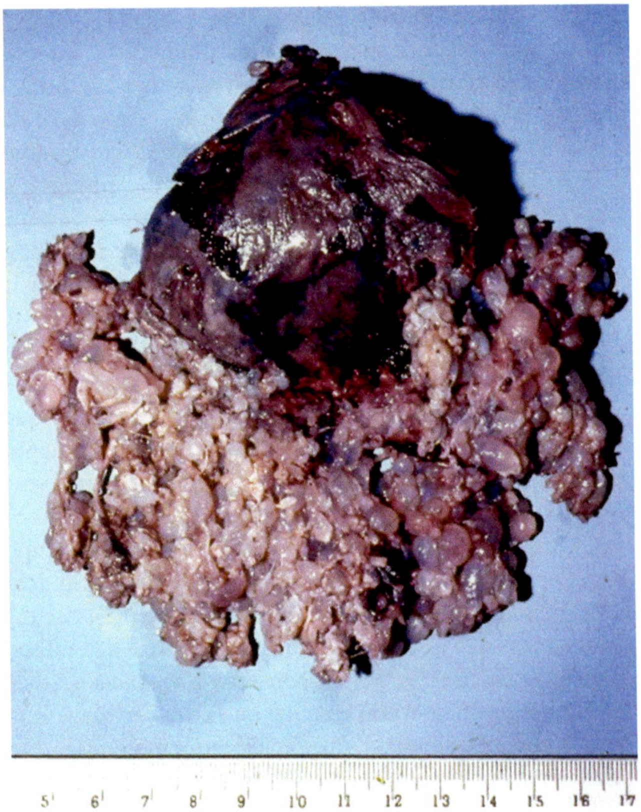

Figura 29.2 – Mola hidatiforme. O nome deve-se a formações em cachos constituídos por numerosas vesículas.
Fonte: Caso do Laboratório de Patologia do Hospital Escola São Francisco de Assis da UFRJ.

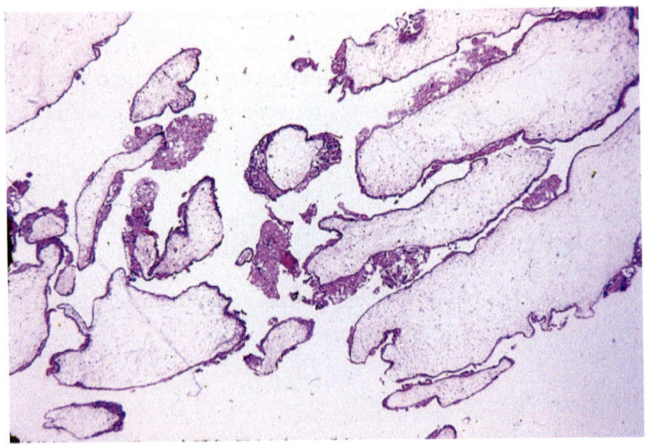

Figura 29.3 – Corte histológico da peça da figura anterior. Há grande alargamento das vilosidades coriais por acúmulo de líquido no seu tecido conjuntivo (parte mais clara) e hiperplasia das células trofoblásticas de revestimento.

Na objetiva definição de Adolphe Pinard, trazida por Almeida Júnior[43], gravidez é o período durante o qual a mulher conserva dentro de si, e alimenta, o produto da concepção. Concepção deriva do latim *conceptio* – ação de receber, de conceber (o feto).

O diagnóstico de gravidez presente e o de gravidez interrompida serão apreciados de maneira mais detalhada nos *aspectos periciais*. Contudo, cabem aqui algumas considerações de ordem doutrinária sobre o início da gravidez, cujas opiniões, embasadas não apenas em motivos científicos, mas também morais e filosóficos, dividem-se em duas correntes: a *fecundacionista* e a *implantacionista*.

A corrente fecundacionista admite que a gravidez tem início com a fecundação, ou seja, a fusão dos gametas masculino e feminino, respectivamente, espermatozoide e óvulo, dando origem à célula-ovo. Para essa corrente, apesar de se saber que a fecundação ocorre nas trompas e que o ovo leva alguns dias para migrar até à cavidade uterina, a mulher já estaria grávida mesmo durante esse tempo em que ainda não existe embrião implantado no endométrio. Seus seguidores entendem que, para não adotá-la, das duas uma:

- Tem-se que admitir que o crime de aborto não é um crime contra a vida e sim um crime contra a gravidez.
- A vida só teria valor e seria tutelada pelo direito após a implantação do ovo.

Defendem que não faz diferença que essa vida seja abortada antes ou depois da nidação e que é mais simples admitir que a mulher esteja grávida desde o momento da fecundação. É preciso lembrar que pode haver gravidez mesmo sem implantação no útero, e com feto vivo – a gravidez ectópica. Para o ilustre Prof. Damasio de Jesus[53], a gravidez existe *desde a constituição do ovo*.

De modo diferente, a corrente implantacionista só admite a existência de gravidez após a implantação do ovo. No mundo médico parece ser esse o entendimento prevalente. Para Rezende[54], *Considerada do ponto de vista essencialmente materno, a gravidez só se inicia com a nidificação*. Tratando do tema, Nahoum e Barcellos[55] escrevem que *A fase seguinte é a nidificação ou implantação, pela qual o ovo entra em contato com o endométrio (...), iniciando as relações entre ele e o organismo, a partir desse momento, materno. O desenvolvimento do novo ser, iniciado há cerca de 1 semana, só terá agora intima ligação com o organismo materno, isto é, iniciou-se a gravidez*. Ainda sobre a matéria, Grelle e Amaral[56] registram que *Tomada a implantação ou nidação, evento que marca o começo real da gravidez (...)*.

Mas no mundo jurídico também há simpatizantes da corrente implantacionista. Para Fragoso[57], *A gravidez, isto é, o estado de gestação (...), para os efeitos legais, inicia-se com a implantação do ovo na cavidade uterina*. Delmanto e colaboradores[58] sustentam que *A gravidez se inicia quando o ovo é implantado no útero materno*. Dizem os mesmos autores que *A expressão "desde a concepção" utilizada pelo Código Civil* [art. 2º, *in fine*] *equivaleria ao momento em que a mãe concebe (recebe) o óvulo fecundado em seu útero*. Indo um pouco além, com apresentação de justificativas, Mirabete e Fabbrini[59] dizem que *Considerando que é permitida no País a venda do DIU* [dispositivo intrauterino] *e de pílulas anticoncepcionais cujo efeito é acelerar a passagem do ovo pela trompa, de modo que atinja ele o útero sem condições de implantar-se, ou transformar o endométrio para criar nele condições adversas à implantação do ovo, forçoso é concluir-se que se deve aceitar a segunda posição* [corrente implantacionista], *tendo em vista a lei penal. Caso contrário, dever-se-á incriminar como aborto o resultado da ação das pílulas e dos dispositivos intrauterinos que atuam após a fecundação*. Podem ser aí também incluídas as popularmente denominadas pílulas do dia seguinte. Sem aludir aos embriões gerados por fertilização *in vitro* e não desejados para transferência intrauterina... Seu descarte ou sua utilização como fonte de células-tronco seria aborto também A propósito, convém lembrar que julgando a Ação Direta de Inconstitucionalidade (ADI) 3.510, do Distrito Federal, o Supremo Tribunal Federal, em 29 de maio de 2008, decidiu por maioria de votos que o art. 5º da Lei n. 11.105/2005 (conhecida como Lei de Biossegurança), que permite, para fins de pesquisa e terapia, a utilização de células-tronco embrionárias obtidas de embriões humanos produzidos por fertilização *in vitro* e não utilizados no respectivo procedimento, atendidas as condições que estabelece, é constitucional.

• Emprego de meios dirigidos à provocação

O emprego de meios reconhecidos cientificamente como capazes de provocar o aborto precisa ficar demonstrado para a tipificação do delito. Havendo o aborto, mas não tendo havido a interferência externa sobre a gravidez, ou não se podendo demonstrar a sua atuação, não há como caracterizar o crime. A conclusão terá que ser por aborto espontâneo. O uso de recursos inócuos, como rezas e passes, por exemplo, não enseja punição nem a título de tentativa, por absoluta ineficácia do meio utilizado (art. 17 do Código Penal). Diz-se o crime tentado quando, iniciada a execução, não se consuma por circunstâncias alheias à vontade do agente (art. 14, inciso II, do Código Penal)[52].

• Morte do concepto

É o fim a que se propõe o agente. Para causá-la é que usa dos meios julgados idôneos. Não é demais repetir que a morte do concepto pode se dar no útero ou fora dele, no caso de expulsão ainda com vida. Caso o feto sobreviva à manobra por ter já viabilidade extrauterina, o crime não terá se consumado, mas terá sido tentado. Nos casos em que a manobra seja tentada em uma mulher cujo embrião já esteja morto, também como já vimos, tratar-se-á de crime impossível.

• Dolo

É o elemento subjetivo do tipo. O crime tem que ser doloso, pois não existe previsão da forma culposa de aborto no Código Penal. Não há crime de aborto culposo. A ação tem que estar guiada pelo *animus necandi*, já que se trata de um crime contra a vida. Assim, nos casos de lesão corporal de que resulte um aborto, o agente deve ser enquadrado no § 2º do art. 129 por não ter agido com a intenção de eliminar o concepto. Seria um aborto preterdoloso, não doloso. Aqui, a intenção do agente é causar uma lesão corporal, o aborto não entra em suas cogitações. Caso se possa demonstrar que o agente previra a possibilidade do aborto, mas não teria se importado, assumindo o risco de que ocorresse, estaria configurado o concurso de crimes: lesão corporal por dolo direto e aborto por dolo eventual[34].

Ação penal

No crime de aborto, a ação penal é pública incondicionada. É do júri a competência para julgar.

• Figuras penais

Aborto provocado pela gestante ou com seu consentimento

É o que trata o art. 124, voltado exclusivamente para a gestante. Na primeira parte, o dispositivo pune o conhecido como *autoaborto*, em que a mulher provoca aborto em si mesma. Na segunda parte, pune o consentimento dela para que outrem lhe provoque o aborto. Aquele que lhe provoca o aborto, entretanto, responde pelo crime previsto no art. 126. É oportuno enfatizar, então, que a gestante e quem lhe provoca o aborto, embora participem da mesma ação, cometem crimes distintos. Por isso, não se há de falar aqui em coautoria[60]. Por outro lado, se alguém participa por pagar as despesas, emprestar a condução para levar a gestante ao aborteiro, ou auxiliar de outro modo secundário, facilitando, mas não agindo na execução do crime, será punido de modo mais brando do que a mulher[52].

Aborto provocado por terceiro, sem o consentimento da gestante

É o crime previsto no art. 125, de que a gestante também é vítima. Esse crime ocorre quando o agente emprega violência, grave ameaça ou fraude. Nessa modalidade delituosa, pode representar fraude: convencer a gestante de que se trata de procedimento médico com outra finalidade, diversa do aborto; fazê-la aceitar um produto abortivo supondo ser medicamento para outro fim; levá-la a crer que a gravidez lhe ocasionará a morte; iludi-la que o concepto já não tem vida.

Aborto provocado por terceiro, com o consentimento da gestante

É conhecido como aborto consensual, previsto no art. 126, que apena exclusivamente quem provoca o aborto. A gestante que lhe dá o consentimento para tal, fica incursa, como já se sabe, no art. 124.

O aludido consentimento pode ser expresso ou tácito. Para alguns penalistas, a passividade e a tolerância da gestante à prática abortiva equivalem ao consentimento tácito.

Caso fique demonstrado que o consentimento da gestante foi obtido mediante fraude, violência, ou grave ameaça (2ª parte do parágrafo único do art. 126), ou que ela é menor de 14 anos, alienada ou débil mental (1ª parte do parágrafo único do mesmo artigo), a pena aplicada ao agente é a do art. 125. O fato de ser a gestante menor de 14 anos, ou alienada, ou débil mental, caracteriza, na visão do legislador penal, incapacidade de consentir. Passa-se de um crime agravado para a inexistência de crime se o agente for médico e obtiver o consentimento do responsável legal pela incapaz, pois sua gravidez terá sido produto de um estupro de vulnerável, conforme analisaremos adiante.

Aborto qualificado

Quando o agente pratica os crimes previstos nos arts. 125 e 126 e, além da interrupção da gravidez, a gestante sofre lesão corporal de natureza grave, tal como definido nos §§ 1º e 2º do art. 129 do Código Penal, ou lhe sobrevém a morte, tudo em consequência do aborto ou dos meios empregados para provocá-lo, está caracterizado o *aborto qualificado*. As penas são significativamente maiores. Se, porém, a intenção do agente era apenas agredir a vítima, mas da agressão resultar aborto, responderá por crime de lesão corporal gravíssima, desde que soubesse que ela estava grávida. Se não soubesse da gravidez, nem haveria o aborto preterdoloso (inciso V do § 2º do art. 129 do Código Penal), uma vez que teria incorrido em erro de tipo inevitável (art. 20 do Código Penal)[52].

Aborto lícito

É o aborto conhecido também como *legal* ou *impunível*, previsto nas duas circunstâncias estabelecidas no art. 128 do Código Penal.

> Art. 128. Não se pune o aborto praticado por médico:
> **Aborto necessário**
> I – se não há outro meio de salvar a vida da gestante;
> **Aborto no caso de gravidez resultante de estupro**
> II – se a gravidez resulta de estupro e o aborto é precedido do consentimento da gestante ou, quando incapaz, de seu representante legal.

As circunstâncias estabelecidas no dispositivo – escrevem Mirabete e Fabbrini[59] – são excludentes de criminalidade, ou de ilicitude, embora a redação do *caput* pareça indicar ausência de culpabilidade ou punibilidade. Em ambas as circunstâncias, dos incisos I e II, o art. 128 exige que o aborto seja *praticado por médico*.

No inciso I, a circunstância que legitima o aborto é o estado de necessidade, *in casu*, de terceiro, a gestante. Não é por outra razão que esse aborto é denominado *necessário*. Não cabe dizer legítima defesa da gestante, uma vez que não se pode considerar o concepto um injusto agressor[34].

O *aborto necessário*, às vezes sinonimizado, não muito acertadamente, de *terapêutico* envolve, de modo resumido, três requisitos:

- Que a gestante esteja em perigo de vida, presente ou iminente.
- Que esse perigo de vida decorra diretamente da gravidez.
- Que não haja outro meio, senão a interrupção da gravidez, para fazer cessar esse perigo de vida.

Não se trata de valorizar mais a vida da gestante do que a do concepto, pois não há vida mais valiosa do que outra. Ocorre que se a gravidez evoluísse ambos, gestante e concepto, morreriam[34]. Segundo Briquet, "no aborto terapêutico, em verdade, não se sacrifica um indivíduo por outro, senão que se salva uma existência de duas irremediavelmente perdidas"[36]. É o critério do *minor mali*. Em situação assim, é dispensável mesmo o consentimento da gestante ou de seu representante legal para a urgente intervenção médica, como deixam claro Hungria[34] e Delmanto e colaboradores[58].

Como é do conhecimento de todos, sob a epígrafe de *Constrangimento ilegal*, o art. 146 do Código Penal pune *Constranger alguém, mediante violência ou grave ameaça, ou depois de lhe haver reduzido, por qualquer outro meio, a capacidade de resistência, a não fazer o que a lei permite, ou a fazer o que ela não manda*. Entretanto, partindo do pressuposto de que a vida é um bem indisponível, ressalta, em seu § 3º, que *Não se compreendem na disposição deste artigo: I a intervenção médica ou cirúrgica, sem o consentimento do paciente ou de seu representante legal, se justificada por iminente perigo de vida; II a coação exercida para impedir suicídio.*

França[61] lembra que com o avanço das ciências médicas, hoje são raras as indicações indiscutíveis para o aborto terapêutico. Diz o professor que no futuro essa forma de conduta passará, como tantas outras já passaram. No Tratado de Obstetrícia da Febrasgo, publicado em 2019, Faúndes e colaboradores[62] colocam a gravidez tubária (Figuras 29.4 a 29.7) em primeiro lugar no rol das entidades que podem justificar a interrupção legal da gestação; e Elito Jr.[63] diz que a gravidez na porção intersticial da tuba apresenta taxa de 2,2% de mortalidade materna. Montenegro e colaboradores[64] reportam que a incidência de gravidez ectópica é de 1,5% a 2% das gestações; que a gravidez tubária representa mais de 95% das ectópicas; que a gravidez ectópica é uma entidade potencialmente fatal para a paciente; que nos Estados Unidos, entre 1970 e 1990, a incidência de gravidez ectópica aumentou 6 vezes; que a mortalidade caiu drasticamente para 0,5 por mil gestações, graças, principalmente, ao diagnóstico precoce, antes da rotura tubária; que, mesmo assim, a gravidez ectópica ainda é responsável por 6% de todas as mortes maternas nos Estados Unidos; e que a gravidez abdominal constitui cerca de apenas 1% das ectocieses, mas representa risco de morte materna 7,7 vezes superior ao da gravidez tubária.

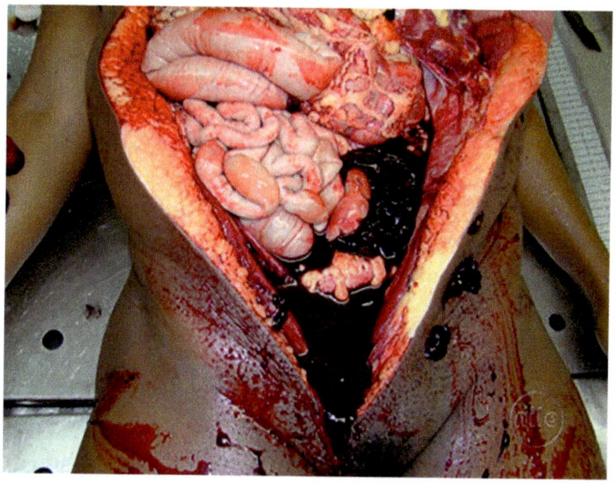

Figura 29.5 – Gravidez tubária rota. Observe a quantidade de sangue parcialmente coagulado coletada na cavidade peritoneal.
Fonte: Caso necropsiado por Nilo Jorge Gonçalves no IMLAP.

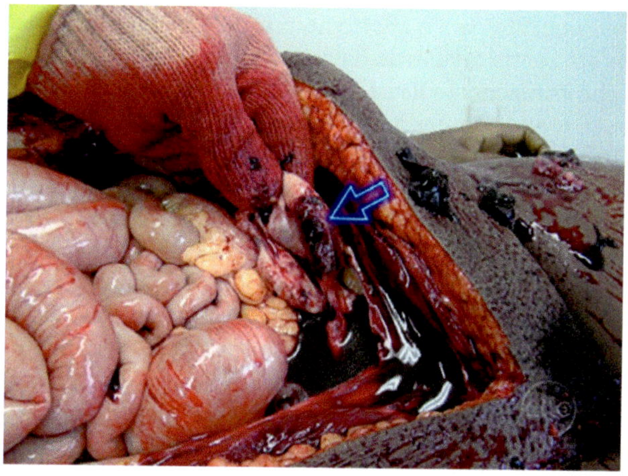

Figura 29.6 – A seta azul indica uma rotura infiltrada por sangue no terço médio da tuba esquerda. Mesmo caso da Figura 29.5.
Fonte: Caso necropsiado por Nilo Jorge Gonçalves no IMLAP.

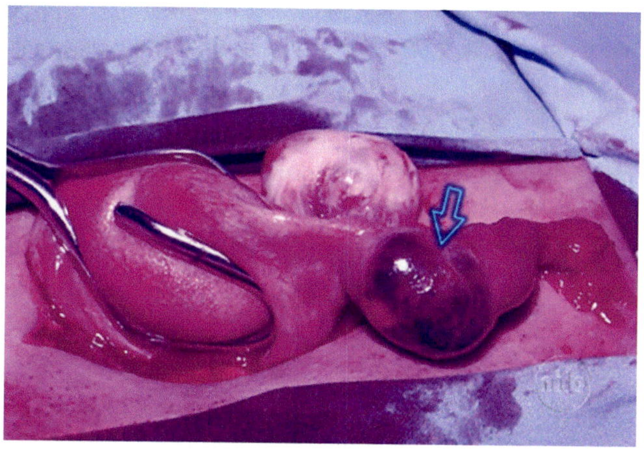

Figura 29.4 – Gravidez tubária. A seta azul indica o sítio em que o ovo está implantado no terço médio da tuba uterina esquerda.
Fonte: Caso cirúrgico de Nilo Jorge Gonçalves.

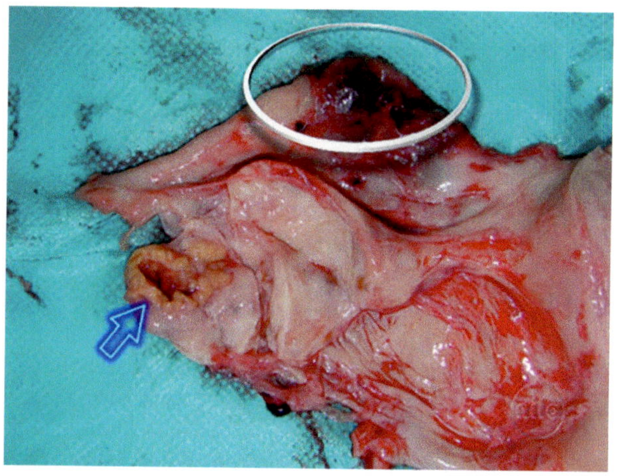

Figura 29.7 – Detalhe do bloco anatômico removido do cadáver durante a necrópsia médico-legal. No aro branco, a rotura infiltrada por sangue no terço médio da tuba esquerda. A seta azul indica o corpo amarelo gravídico. Mesmo caso da Figura 29.5.

Melo e colaboradores[65] advertem que a gestação ectópica em cicatriz uterina de cesariana prévia é um evento raro, mas que sua incidência vem crescendo junto com o aumento das taxas de cesariana na última década. Segundo os autores, não existe, até o momento, uma abordagem ideal em termos de segurança e eficácia terapêutica, sendo comum a decisão de interrupção da gestação, principalmente pelos riscos envolvidos, pela morbimortalidade.

O *aborto no caso de gravidez resultante de estupro*, previsto no inciso II do art. 128, é também conhecido como aborto sentimental, compassivo, piedoso, humanitário, moral, ético[52].

A lei penal brasileira assegura à mulher o direito de manter, ou não, o concepto resultante da agressão sexual sofrida. Existem aqui aspectos que também podem ser considerados terapêuticos, já que a finalidade desse aborto é poupar a gestante da tortura que seria manter viva e presente, por 9 meses seguidos, a marca da violência que sofreu. Poucas mulheres têm condições emocionais de enfrentar esse problema sem abalo de sua saúde mental. Algumas podem mesmo desenvolver surtos psicóticos.

Enquanto para o aborto necessário o médico pode decidir até contra a vontade da gestante, sem que se caracterize o constrangimento ilegal, no aborto sentimental ele só pode atuar após o consentimento dela ou, quando incapaz, do seu representante legal. Entretanto, apenas esse assentimento não basta; não garante que realmente ocorreu o estupro. O médico deve ter sempre em mente a possibilidade de estar sendo usado de maneira ardilosa. Há quem entenda que a solução tranquilizadora seria o acesso ao registro policial de ocorrência. Mas isso também não assegura a realidade do crime, além do que, nem sempre é apresentado pela interessada, que pode não tê-lo registrado na polícia. A propósito, convém transcrever um pequeno trecho inserto no Capítulo 27 – Crimes Sexuais.

"Outra questão que não se deve olvidar, porque bastante polêmica, é a que envolve a exigência de apresentação do respectivo registro de ocorrência policial de estupro por parte da mulher que busque o aborto – ou a eufemística *antecipação terapêutica do parto*, como preconizam alguns – no caso de gravidez resultante do crime. Embora defendida veementemente por uns, tal exigência não encontra sustentação legal e padece de inconstitucionalidade, de vez que *ninguém será obrigado a fazer ou deixar de fazer alguma coisa senão em virtude de lei*, conforme petrificado, *ipsis litteris*, no inciso II do artigo 5º de nossa Carta Magna. A vítima pode, sim, ser encorajada a fazer o registro policial da ocorrência, conscientizada dos benefícios que este pode lhe proporcionar, mas em hipótese alguma deve ser obrigada a fazê-lo. Compelir alguém a fazer o que a lei não manda é crime de constrangimento ilegal, nos moldes do art. 146 do Código Penal. A lei garante à vítima o direito de ter interrompida a gravidez resultante do estupro que sofreu, sem obrigá-la a fazer o registro policial do crime. O próprio Ministério da Saúde, que na norma técnica sobre *Parto, Aborto e Puerpério – Assistência humanizada à mulher*[66], de 2001, chegou a formalizar a descabida exigência do documento, repristinou e, decerto melhor esclarecido juridicamente, na norma técnica sobre *Atenção Humanizada ao Abortamento*[67], de 2005, elimina a exigência, expondo literalmente que *O Código Penal não exige qualquer documento para a prática do abortamento nesses casos e a mulher violentada sexualmente não tem o dever legal de notificar o fato à polícia. Deve-se orientá-la a tomar as providências policiais e judiciais cabíveis, mas, caso não o faça, não lhe pode ser negado o abortamento*". Em 2022 o Ministério da Saúde volta a publicar informações equivocadas acerca de alguns aspectos médico-legais do aborto, por meio do manual sobre *Atenção Técnica para Prevenção, Avaliação e Conduta nos Casos de Abortamento*[68]. O fato motivou o Conselho Nacional de Saúde a expedir a Recomendação 17, de 30 de junho de 2022[69], em que, considerando que a publicação *traz em sua redação afirmações incorretas sobre o aborto previsto em lei, causando assim insegurança jurídica e séria ameaça à autonomia dos profissionais de saúde no atendimento às mulheres, adolescentes e crianças vítimas de violência sexual que optem pela interrupção da gravidez decorrente de estupro; Recomenda ao Ministério da Saúde que suspenda o manual "Atenção Técnica para a Prevenção, Avaliação e Conduta nos Casos de Abortamento"(...).*

Tratando-se de pessoa menor de 14 anos, portanto vulnerável, a idade serve para caracterizar o estupro, mas, por outro lado, exige do médico que obtenha o consentimento do responsável legal por ela – pai ou tutor. Entretanto, se a moça quiser manter a gravidez, seu desejo deve ser respeitado, mesmo diante da atitude dos pais que queiram o aborto. O médico está autorizado por lei a realizar o aborto, mas não está obrigado, neste caso, a contrariar a vontade da paciente. Pelo contrário, tem que respeitar a sua autonomia[70]. Contrariá-la nisso é lhe causar uma segunda violência.

Quando o médico for contrário a esse tipo de aborto, seja qual for sua justificativa, tem o direito de se recusar a fazê-lo alegando razões pessoais, objeção de consciência, conforme lhe é assegurado no Capítulo II (Direitos dos Médicos) da Resolução n. 2.217/2018, do Conselho Federal de Medicina, que aprova o Código de Ética Médica.

> É direito do médico:
> IX – Recusar-se a realizar atos médicos que, embora permitidos por lei, sejam contrários aos ditames de sua consciência.

Na busca de soluções ideais, algumas cidades criaram centros de referência específicos para atendimento médico a vítimas de violência sexual. No município do Rio de Janeiro, o Decreto n. 6.849/1987, que regulamenta a Lei n. 1.042/1987, definiu como referências para a realização do aborto no caso de gravidez resultante de estupro o Instituto Municipal da Mulher Fernando Magalhães e a Maternidade Municipal Herculano Pinheiro[71]. Em 2012 existiam no Brasil 65 instituições hospitalares autorizadas a realizar o aborto sentimental. Segundo o Ministro da Saúde, o número passaria de 90 ao fim do ano de 2012[72].

Tanto no aborto terapêutico como no aborto sentimental, o médico deve fazer um relatório pormenorizado do procedimento abortivo, clínico ou cirúrgico, e inseri-lo no prontuário da paciente, de modo a ter como comprovar, se questionado, a legitimidade de sua conduta.

Aborto eugênico

Aborto eugênico é aquele que, fundado na eugenia, visa prevenir o nascimento de indivíduos anormais. É também conhecido como aborto eugenésico, profilático, preventivo, seletivo. A modalidade não se encaixa em nenhuma das situações previstas nos incisos I e II do art. 128 do Código Penal.

A expressão "aborto eugênico" suscita muitas controvérsias e, conforme o autor, tem um significado diferente. Assim, alguns a associam às práticas abortivas feitas contra a vontade das gestantes, como forma de aprimoramento da "raça" humana pelos nazistas do III Reich. Eram obrigadas a abortar as judias, as polacas e outras mulheres de origem não ariana[73,74]. Mas, tradicionalmente, os comentaristas do Código Penal têm aplicado a expressão àqueles casos de aborto em que o motivo para a interrupção da gravidez é a presença de graves malformações fetais[34,75]. É preciso não esquecer que o diagnóstico das fetopatias algumas décadas atrás era feito mais na base da probabilidade, por causa de infecções como a rubéola, a toxoplasmose, ou pelo uso de substâncias teratogênicas como a talidomida, do que pela visualização das anomalias, como é possível hoje por meio da ultrassonografia (US)[76].

Por outro lado, a expressão "aborto seletivo" tem sido usada por alguns autores para se referirem ora aos casos de absoluta inviabilidade fetal, comprovada por exames complementares durante o acompanhamento pré-natal[74], ora às "situações em que se interrompe a gestação pela constatação de lesões fetais, em geral incompatíveis com a vida extrauterina"[73]. Na literatura internacional, há referência ao aborto seletivo pelo sexo em países de legislação muito liberal. Feita uma US e constatada a presença de feto de sexo contrário ao esperado, a gravidez seria interrompida. Isso foi proibido por leis recentes na China e na Índia[41].

Usaremos a expressão "aborto eugênico" de acordo com o conceito tradicional, incluindo tanto os casos de inviabilidade fetal, cujo maior exemplo é a anencefalia, quanto aqueles compatíveis com a vida, mas de qualidade bastante prejudicada pelas anormalidades fetais físicas ou mentais.

A separação feita por alguns autores entre, por um lado, as anomalias incompatíveis com a vida e, por outro, aquelas que acarretam apenas prejuízo importante da qualidade de vida tem por fim a defesa de uma postura permissiva para a interrupção da gravidez em certos casos. Os que usam a expressão aborto seletivo restringem-na aos casos de inviabilidade, de modo a poderem defender a interrupção dessa gestação com base no argumento de que o feto anencéfalo, por exemplo, não preenche os requisitos para que se diga que é um ser humano em formação. Como regra, os anencéfalos vivem algumas horas fora do útero e logo morrem. Por isso, esses autores fazem analogia entre essa situação e o conceito de morte encefálica, conceito este endossado pelo Conselho Federal de Medicina. Nesse caso, o aborto não seria crime porque não estaria interrompendo a evolução de uma vida humana em toda a sua plenitude biopsicossocial[74].

Aborto no caso de feto com anencefalia

Em 12 de abril de 2012, concluindo o julgamento da Arguição de Descumprimento de Preceito Fundamental de número 54 (ADPF 54), requerida pela Confederação Nacional dos Trabalhadores na Saúde, o Supremo Tribunal Federal, por maioria, julgou inconstitucional o entendimento de que a interrupção da gravidez de feto anencéfalo é conduta tipificada nos arts. 124, 126 e 128, incisos I e II, do Código Penal. O Acórdão[77] – com suas 433 páginas –, pelos depoimentos impactantes que encerra, tomados em audiência pública, é peça cuja leitura não deveria ser dispensada por nenhum cidadão brasileiro.

Alguns membros do Congresso Nacional criticaram a decisão alegando que os ministros atuaram como legisladores e não como julgadores, uma vez que tramitavam nas duas casas do legislativo projetos de emenda constitucional visando criar normas sobre a matéria[78].

Em 10 de maio de 2012, o Conselho Federal de Medicina emitiu a Resolução n. 1.989/2012, publicada no Diário Oficial da União de 14 maio de 2012, que *Dispõe sobre o diagnóstico de anencefalia para a antecipação terapêutica do parto e dá outras providências.*

Apenas para exercício do pensamento: em um procedimento de reprodução assistida, envolvendo fertilização *in vitro* e transferência de embrião para útero temporariamente cedido, **A** é a mulher doadora; **B**, a cedente temporária do útero. Durante a gestação surge o diagnóstico de anencefalia. **A**, como mãe biológica do feto, deseja interromper a gravidez, mas **B** se recusa terminantemente, alegando que quem está grávida e ela...

Redução embrionária

Redução embrionária é o procedimento destinado a diminuir o número de embriões nas gestações multiembrionárias, para prevenir complicações que possam acarretar perigo à vida da gestante ou de outro concepto[79].

Para Braga[80], embasado em Jones e Schnorr (2001) e em Simmons e colaboradores (2004), existem boas evidências de que a redução embrionária/fetal em gravidezes de quádruplos ou mais produtos esteja associada à diminuição do risco de abortamento e morte perinatal. O procedimento é levado a efeito com injeção intracardíaca de cloreto de potássio, guiada por US.

Goldim[81] deixa claro que este procedimento é uma forma precoce de aborto, pois interrompe uma ou mais gestações que já estavam ocorrendo.

A Resolução n. 2.320/2022, do Conselho Federal de Medicina, que adota normas éticas para a utilização de técnicas de reprodução assistida, limita em até dois o número de embriões a serem transferidos para mulheres com até 37 anos, e em até três para mulheres com mais de 37 anos. A mesma Resolução proíbe a utilização de procedimentos que visem a redução embrionária em caso de gravidez múltipla, decorrente do uso de técnica de reprodução assistida.

Outro tema preocupante é o destino dos embriões viáveis e não transferidos por vários motivos[82].

ASPECTOS PERICIAIS

O aborto é um crime de dano, de resultado material. É infração que deixa vestígios, tornando, portanto, indispensável, para a sua apuração, o exame de corpo de delito, nos termos do art. 158, *caput*, do Código de Processo Penal.

As dificuldades na caracterização da provocação do aborto são tantas que se refletem na proporção minúscula de condenações de que se tem notícia. Só quando ocorrem complicações graves, ou mesmo a morte da gestante, aumenta a probabilidade de condenação dos agentes.

Segundo Almeida Jr.[43], são vários os problemas que as autoridades esperam ser resolvidos pelos peritos nos casos de aborto criminoso: se havia gravidez, se houve aborto, se foi provocado, em que época se deu a interrupção e que lesões ocorreram além do aborto. Devemos acrescentar outros aspectos a esse elenco, como a pesquisa de doença mental da mulher para saber de sua capacidade de consentir e o estudo do prontuário hospitalar, quando houver alegação de aborto terapêutico.

Além disso, o legista pode ser chamado ao local do crime para a coleta de evidências materiais, como instrumentos cirúrgicos, equipamentos de esterilização, material para curativos, medicação ocitócica e, acima de tudo, restos ovulares porventura abandonados em baldes ou em sacos de lixo. Manchas de sangue devem ser recolhidas para a caracterização de sua origem humana e para a sua tipagem.

Diagnóstico de gravidez pregressa

A demonstração de que havia uma gravidez que foi interrompida é o primeiro passo no sentido de esclarecer se houve o crime de aborto. Os elementos técnicos para esse diagnóstico serão estudados na mulher viva e no cadáver.

• Na mulher viva

Difere do diagnóstico obstétrico de gravidez, essencialmente porque falta o concepto. E, se está presente, já não vive. Assim, é impossível dispor de dados de certeza, como movimentos intrauterinos e audição de batimentos cardiofetais. As restrições à caracterização da gravidez pregressa são tanto mais acentuadas quanto menor for o tempo de evolução da gestação, por serem mínimas as modificações do organismo materno. A maioria dos autores reconhece que é muito difícil estabelecer o diagnóstico de gravidez pregressa quando a interrupção ocorre antes de completado o segundo mês[35,43]. Mas é possível encontrar, pelo exame clínico ginecológico e com o auxílio de exames complementares, sinais que devem ser valorizados com bom senso.

É oportuno lembrar que a contagem das semanas de gestação é feita pelos ginecologistas a partir do primeiro dia da última menstruação (DUM). Partindo-se do mais comum, que é a ovulação no 14º dia de um ciclo menstrual regular de 28 dias, admite-se que o óvulo fique disponível para fertilização por 24[83] a 48 horas[84]. Havendo a fertilização, que ocorre no segmento tubário mais próximo do ovário, o ovo leva mais cerca de 3 a 4 dias para chegar à cavidade uterina, onde se nutre da secreção endometrial. Permanece solto na cavidade por mais algum tempo e, finalmente, implanta-se por volta do quinto ao sétimo dia após a ovulação. Durante essa semana, o ovo sofre divisões celulares, de modo que tem a forma de minúscula vesícula com cerca de 100 células – o *blastocisto* – no momento da nidação[85], medindo cerca de 0,3 mm de diâmetro[84]. As células periféricas são chamadas de *trofoblasto*, e dessas, as mais externas, de *sinciciotrofoblasto*, porque resultam da fusão da membrana das células mais internas, de modo a se tornarem multinucleadas. O trofoblasto tem a capacidade de dissolver o tecido do endométrio por meio de enzimas proteolíticas, permitindo o aninhamento do ovo (Figuras 29.8 e 29.9). As células do sinciciotrofoblasto são as responsáveis pela produção da gonadotrofina coriônica humana (hCG).

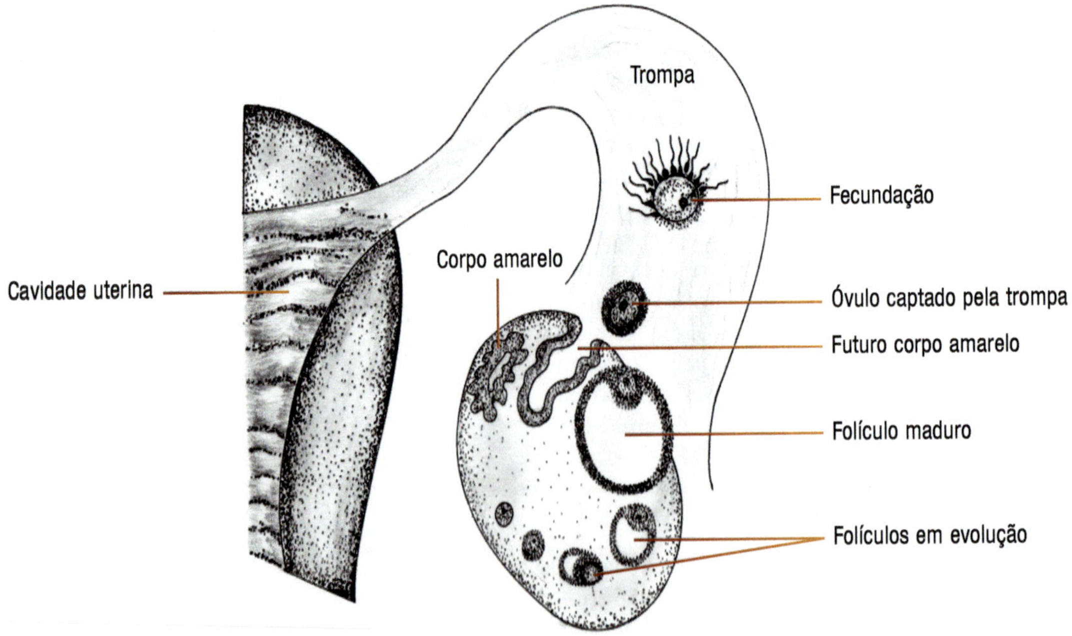

Figura 29.8 – Esquema sequencial de maturação do óvulo, ovulação e fecundação.
Fonte: Adaptada de David e Haegel[86].

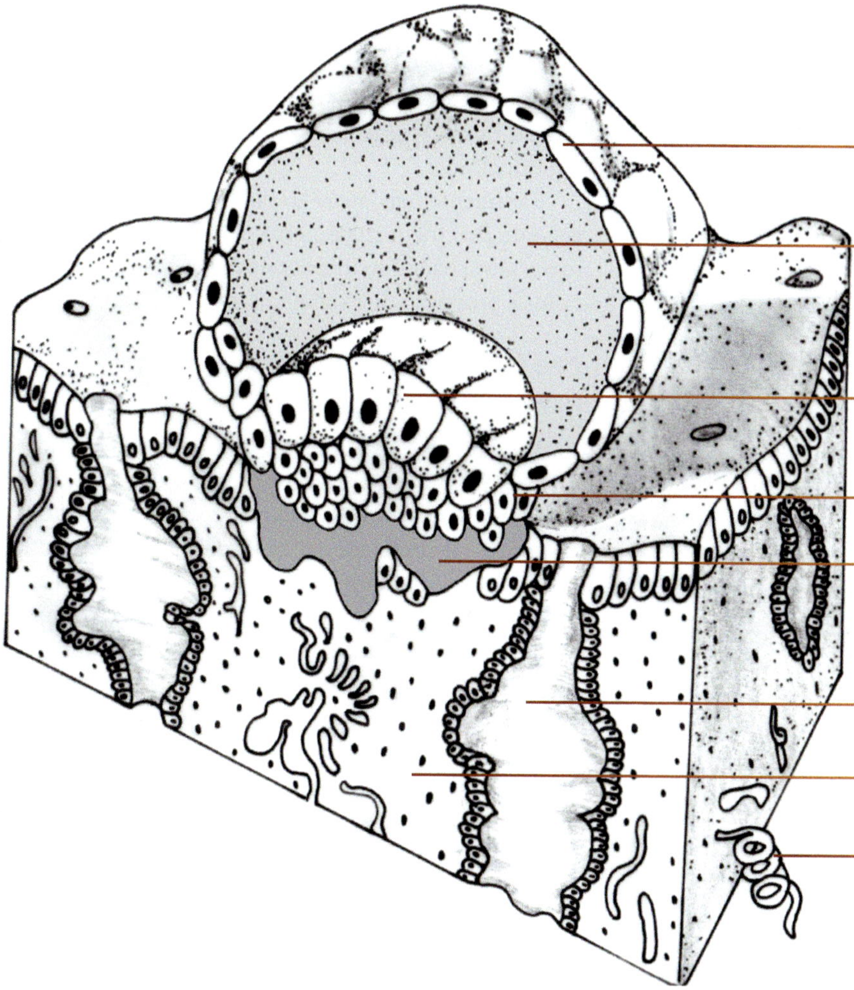

Figura 29.9 – Esquema da implantação do ovo humano no endométrio (sexto ou sétimo dia pós-fecundação).
Fonte: Adaptada de David e Haegel[86].

Sinais mamários

Um dos sinais mais precoces de gravidez é a congestão e aumento de volume das mamas, cuja rede venosa subcutânea torna-se mais visível com cerca de 8 semanas após o primeiro DUM (sinal de Haller). Essa tumefação deve-se a uma continuação e ampliação do aumento mamário que ocorre no período pré-menstrual. Decorre da persistência de teores elevados de progesterona e estrogênio secretados pelo corpo amarelo gravídico[87]. Por esse tempo, surgem os tubérculos de Montgomery, os quais são pequenas projeções da pele ao redor da papila mamária[88], que se mostra hiperpigmentada. A expressão das mamas dá saída a pequena quantidade de líquido leitoso – o *colostro* –, que é mais abundante durante poucos dias após o aborto. Mas não dá o diagnóstico de gravidez pregressa porque pode aparecer sob a influência de tratamento hormonal em mulheres não grávidas (Figura 29.10).

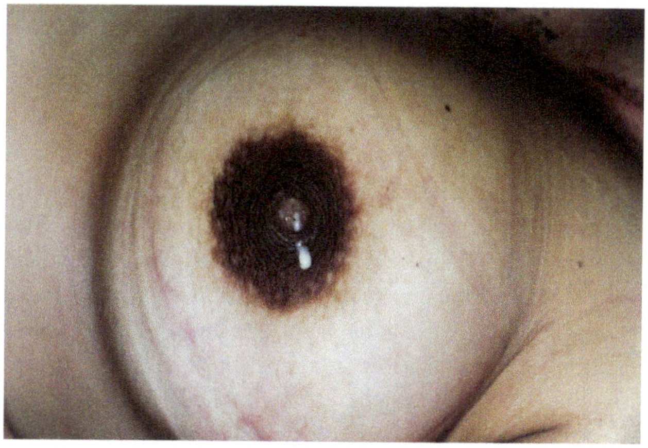

Figura 29.10 – Mama de mulher grávida de 7/8 meses, que sofreu morte violenta. Há hiperpigmentação da papila mamária e drenagem de colostro após a expressão do mamilo.

Sinais genitais

A genitália revela mucosa de tonalidade arroxeada na vulva (sinal de Jacquemier ou de Chadwick), na vagina (sinal de Kluge)[88] e no colo uterino[87] devido ao aumento da vascularização. O útero tem consistência diminuída pelo aumento do líquido intersticial dos tecidos (embebição gravídica), o que pode ser percebido já ao fim do segundo mês pelo toque vaginal, que revela amolecimento do colo[89]. Costuma estar aumentado de tamanho por causa da hipertrofia (aumento do volume) e da hiperplasia (aumento do número) das suas fibras musculares lisas. Mas há outras causas de aumento de volume uterino, como a presença de tumores, benignos ou malignos, e alterações mais difusas como a endometriose (presença de glândulas endometriais no seio da musculatura da parede). Em gestação de 12 semanas, antes de ser esvaziado, o fundo do útero já pode ser palpado na altura da sínfise pubiana. Depois de feito o aborto, retrai-se devido à perda do conteúdo e da contração da musculatura. Mas ainda é maior que o não grávido. Ver mais adiante o exame por US.

Alterações cutâneas

Há uma tendência de hiperpigmentação que é mais comum na aréola mamária, mas também ocorre no abdome e na face. No abdome forma-se uma linha escura ao longo da linha mediana entre o umbigo e o púbis, a *linha negra da gravidez*; na face, uma mancha hiperpigmentada na testa e nas regiões malares, o *cloasma gravídico*, que pode aparecer também em 30% a 50% das mulheres que tomam anticoncepcionais orais[90]. Algumas grávidas apresentam linhas largas e claras, em geral formando grupos paralelos em cada lado do abdome, semitransparentes, resultantes de maior distensão do tecido conjuntivo, as *estrias gravídicas*. Embora sejam comuns na gravidez, podem ocorrer também em pessoas obesas e em pessoas fazendo uso de corticosteroides. Como todas essas alterações podem persistir por longo tempo, não atestam gravidez recente.

Lóquios

São líquidos drenados pelo orifício do colo uterino. Inicialmente sanguinolentos, ao fim de 3 dias tornam-se serosos e amarelados. Havendo infecção, passam a piossanguinolentos e exalam odor desagradável. Indicam que houve perda do revestimento interno da parede uterina, que se apresenta cruenta e sangrante. São vistos após o parto e após o aborto, mas surgem também se a mulher for curetada por outro motivo; por exemplo, uma curetagem para diagnóstico de possível hiperplasia endometrial.

O encontro de partes fetais ou fragmentos da placenta em meio ao conteúdo vaginal garante que havia gravidez, mas tal ocorrência é rara. Sempre que possível, o perito deve colher material da cavidade vaginal para exame citológico ou histopatológico, dependendo do volume e da consistência. Sendo realizada a perícia no mesmo dia ou nos 3 dias seguintes ao aborto, no máximo, persiste a possibilidade de detectar células trofoblásticas em esfregaço vaginal corado pelas técnicas usuais. Os esfregaços obtidos demonstram a presença de sangue, numerosos leucócitos e, raramente, células sinciciais multinucleadas.

Raramente, em meio ao conteúdo vaginal, podem ser encontrados fragmentos necróticos de placenta, mas, como regra, são achados no interior da cavidade uterina. Serão descritos a propósito do exame interno.

Pesquisa e dosagem da gonadotrofina coriônica humana (hCG)

Para que o ovo se implante com sucesso na mucosa uterina, é preciso que os níveis de progesterona e de estrogênios se mantenham elevados, o que só acontece se o corpo amarelo ovariano continuar a ser estimulado. Como a influência estimulatória da hipófise tende a ser inibida pelo aumento daqueles hormônios, a manutenção do funcionamento do corpo amarelo no início da gravidez carece de um novo hormônio estimulante. É aí que entra a hCG. É uma glicoproteína em tudo semelhante ao hormônio luteinizante da hipófise[85].

Por volta do fim da quarta semana de gravidez, contadas a partir da data do primeiro DUM, o ovo já está implantado há cerca de uma semana e tem idade de cerca de 2 semanas. Nessa época, não ocorre a menstruação esperada e a mulher pressente que está grávida. Com uso de técnicas imunológicas, já é possível detectar e dosar no sangue e na urina a hCG. Os anticorpos são preparados para se unirem à subunidade beta (β-hCG)[87]. As técnicas mais sensíveis são as de radioimunoensaio, que já o detectam no soro cerca de 8 a 9 dias após a ovulação[85]. A partir daí, a sua produção e concentração dobram a cada 2 a 3 dias durante os primeiros 60 dias da gestação[1,84,87]. Os valores máximos são atingidos com 10 a 12 semanas de gravidez, caindo rapidamente a seguir. Sua dosagem é expressa em milésimo de unidades internacionais por mililitro de soro ou de urina – mUI/mL. O radioimunoensaio é capaz de medir 0,05 mUI/mL de soro. Os melhores testes feitos com a urina já são positivos alguns dias antes da época da esperada menstruação quando sensíveis a 50 mUI/mL[87]. Como os padrões de laboratórios diferentes não são idênticos, o aconselhável para ver se ainda há embrião vivo é fazer duas dosagens a intervalos de 48 a 72 horas no mesmo laboratório e ver se houve duplicação do valor[1,87]. Com 5 semanas, as dosagens giram em torno de 1.000 mUI/mL[84].

Após um aborto, a concentração da hCG costuma cair inicialmente de modo rápido e, depois, de modo regular e mais lento[91,92]. O tempo para sua eliminação do plasma da mulher depende mais das concentrações à época do aborto que do método empregado[91,93]. Em média, a literatura pertinente refere algo em torno de um mês após a interrupção, podendo ser menor ou maior dependendo dos valores iniciais. Thyssen[92] acompanhou 12 pacientes que estavam no primeiro trimestre desde o dia do aborto até que as dosagens atingissem menos de 10 mUI/mL. O tempo variou entre 22 e 40 dias. Usando um bom teste urinário, encontrou resultados positivos entre 13 e 31 dias após o aborto. Quando as concentrações do hormônio não diminuem, deve tratar-se de gravidez ectópica ou de tumores trofoblásticos. Estes costumam produzir níveis muito altos (mais de 40.000 mUI/mL) e crescentes de β-hCG[1].

Ultrassonografia

É um exame não invasivo, indolor, que fornece dados importantes para o diagnóstico e a avaliação da evolução inicial da gravidez[94-97], do desenvolvimento fetal[84,8996-100], de gemelidade[101], para guiar procedimentos invasivos[102] e para o diagnóstico precoce de localização anormal da nidação (gravidez ectópica)[103-105]. Mas seu valor na perícia de casos de aborto fica limitado porque, na maioria das vezes, o embrião foi eliminado. Resta, contudo, a possibilidade de avaliação da morfologia e das dimensões uterinas, que pode ajudar no diagnóstico de gravidez pregressa. Nos casos de aborto com retenção do embrião, que pode ocorrer quando são usados métodos farmacológicos, cresce de importância não apenas pela sua visualização, mas pela constatação de alterações sugestivas de anomalias do ovo e de ausência de batimentos cardiofetais. Caso venha a ser aprovado algum projeto de reforma do Código Penal que contemple a descriminação do aborto eugênico, a US passará a ser ferramenta obrigatória para a documentação das anomalias fetais justificadoras da interrupção da gravidez. Alguns aspectos da interpretação das imagens serão discutidos no tópico Diagnóstico da Idade Gestacional.

• No cadáver

Convém lembrar, inicialmente, que os dados do exame externo também devem ser pesquisados no cadáver. Mas, quando ocorre morte materna como complicação do aborto, a perícia deve ser complementada pela necrópsia. Os peritos passam a ter acesso à genitália interna e às demais vísceras. Mas a demonstração dos elementos ovulares continua a ser a pedra angular da perícia nos casos de morte materna.

Útero

Devemos avaliar as dimensões, incluindo a espessura das paredes e o conteúdo, além de colher material para exame histopatológico.

Dimensões

Uma vez implantado o ovo, o útero começa a sofrer uma série de modificações de forma e volume que permitem estabelecer o diagnóstico de gravidez pregressa. O tamanho normal na nulípara é de 6 a 7 cm de altura por 4 cm de largura e por 2,5 cm de espessura. Na multípara, em geral, os números excedem em 1 cm os da nulípara nas três dimensões[106,107].

Com o passar do tempo, o útero vai aumentando à custa da hipertrofia e hiperplasia de sua musculatura, de modo que, mesmo esvaziado, suas dimensões excedem aquelas do órgão não grávido. Um dos melhores dados para avaliar esse crescimento é a medida da espessura máxima de sua parede. Esses dados são úteis no diagnóstico ultrassonográfico. Mais detalhes no tópico Diagnóstico da Idade Gestacional.

Conteúdo

A presença de restos de placenta e de partes do embrião sela o diagnóstico de gravidez interrompida. É mais frequente nos casos de aborto incompleto, seja pelo uso de drogas abortivas, seja pela colocação de corpos estranhos no canal cervical. São fáceis de reconhecer, mas, com o passar dos dias, o material vai se decompondo e perdendo as características morfológicas, principalmente se houver infecção associada. Qualquer tecido não identificado deve ser colhido para exame histopatológico.

Os fragmentos de placenta, quando bem preservados, são reconhecidos por seu aspecto esponjoso. Se colocados dentro d'água, é possível ver que são formados por numerosas projeções minúsculas, digitiformes, de cor esbranquiçada – *vilosidades coriais* (Figuras 29.11 e 29.12). Como são constituídos por tecido de origem fetal, ao serem destacados do leito placentário, sofrem processo de necrose por falta do oxigênio e dos nutrientes que absorviam do sangue dos lagos placentários. As massas necróticas podem ser visualizadas no exame histopatológico como grupos de vilosidades em que a forma e o contorno são diagnósticos, mas com trofoblasto corado de modo uniforme sem as imagens dos núcleos celulares,ão as chamadas *vilosidades fantasmas* (Figura 29.13).

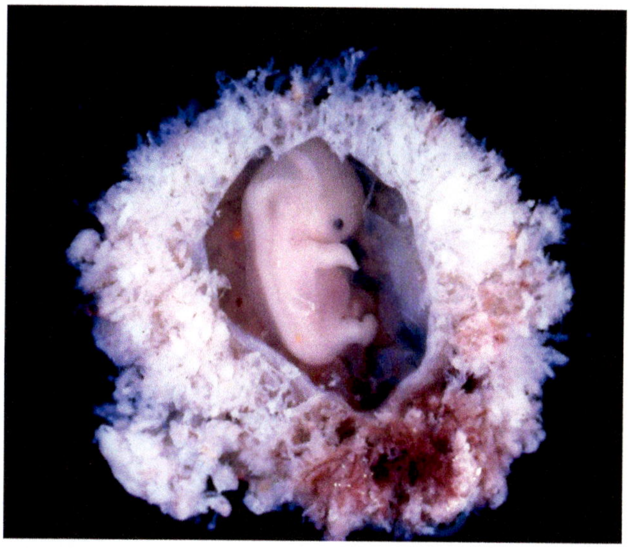

Figura 29.11 – Embrião humano de pouco mais de um mês. Vê-se o aspecto racemoso das vilosidades coriais na periferia das membranas. Foto realizada com o material submerso em água.
Fonte: Gentileza do Prof. Kalil Madi do Departamento de Patologia da Faculdade de Medicina da UFRJ.

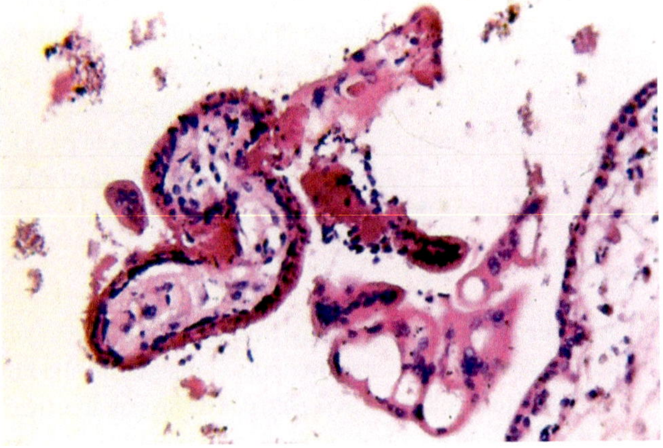

Figura 29.12 – Corte histológico de vilosidades coriais formadas por duas camadas de trofoblasto, sendo a mais externa o sincício e a mais interna o citotrofoblasto. O interior é formado por tecido conjuntivo frouxo e alguns capilares sanguíneos. Certos trechos do sinciciotrofoblasto fazem saliência e possuem núcleos hipercromáticos. Coloração HE, aumento de 160×.
Fonte: Caso do Serviço de Patologia do IMLAP.

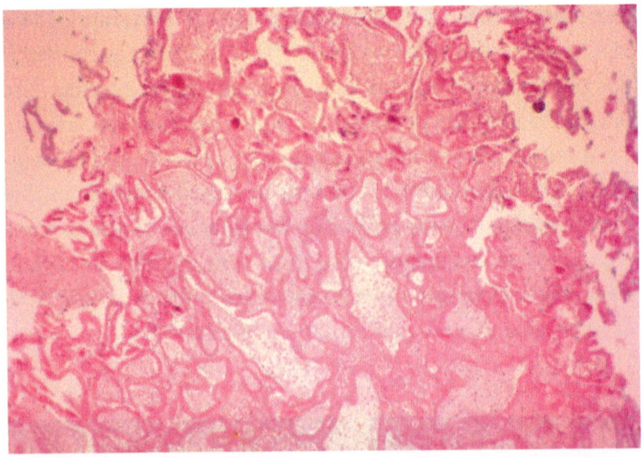

Figura 29.13 – Grupo de vilosidades coriais em necrose coagulativa, reconhecidas apenas pela sua distribuição, forma e arquitetura. Coloração HE, pequeno aumento.
Fonte: Caso do Serviço de Patologia do IMLAP.

Exame histopatológico

Estudaremos, aqui, as alterações que ocorrem no endométrio, principalmente na área de implantação do ovo, no miométrio e nos vasos sanguíneos. Para entender os achados, é necessário rever as alterações que ocorrem na parede uterina após a nidação. O endométrio sofre alterações difusas – *reação decidual* – e alterações específicas do local de implantação do blastocisto – *placentação*.

Reação decidual

O endométrio modificado pela reação decidual foi chamado de decídua pela primeira vez por Hunter, pelo fato de ser eliminado após o parto[108]. A reação decidual constitui uma acentuação da transformação secretora das glândulas, do edema e das modificações das células conjuntivas do estroma endometrial que ocorrem depois da ovulação devido à persistência do corpo amarelo ovariano, que continua a produzir altos níveis de progesterona. Essas transformações são essenciais para a manutenção do ovo implantado. Costuma estar completa ao fim de um mês de gravidez[109].

A reação decidual caracteriza-se por um crescimento volumétrico das células do tecido conjuntivo endometrial, que se tornam epitelioides, com limites bem definidos, citoplasma rico em glicogênio e núcleo central. Tal fenômeno expande o conjuntivo e comprime o terço superficial das glândulas endometriais. Nos dois terços mais profundos, elas ficam serrilhadas, continuam a secretar e suas células, por vezes, projetam-se para a luz glandular com núcleo hipercromático[109].

Embora com aspectos morfológicos tão bem definidos, a reação decidual, por si só, não é diagnóstica de gravidez. Pode ser desencadeada por qualquer condição que determine uma permanência prolongada de nível alto de progesterona[108,109]. Nesses casos, costuma ser chamada de reação pseudodecidual. Essa reação, quando muito intensa, pode chegar ao quadro descrito por Arias Stella no endométrio de mulheres com gravidez ectópica. Ao encontrá-la, o patologista deve recortar os blocos de parafina que contêm o material uterino até os esgotar, a fim de excluir a presença de vilosidades coriais, pois seu encontro afasta a hipótese de gravidez ectópica[108,109]. Mesmo a reação de Arias Stella não é suficiente para firmar o diagnóstico de gravidez pregressa, já que pode ocorrer em qualquer situação com excesso de produção de progesterona[108] (Figura 29.14).

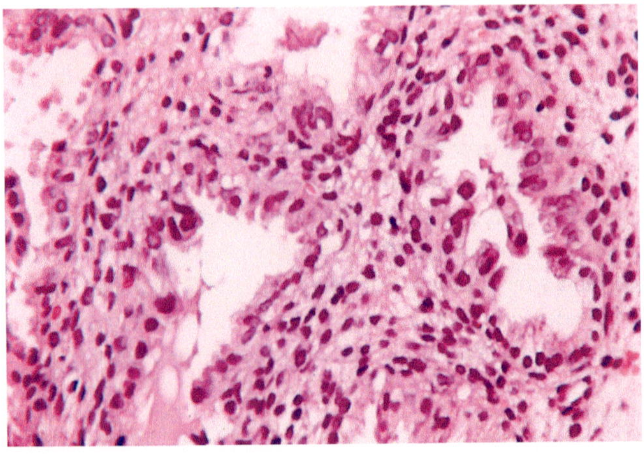

Figura 29.14 – Corte histológico do endométrio em caso de gravidez ectópica. As glândulas apresentam secreção em seu interior e alguns setores mostram proliferação celular em que o núcleo ocupa a parte apical e se projeta para a luz glandular. Coloração HE, aumento médio.
Fonte: Caso do laboratório de Patologia do autor.

Conforme a sua localização no útero, a decídua é chamada de basal, capsular ou reflexa, e parietal ou vera. A basal corresponde ao local da futura placenta; a capsular recobre inicialmente o ovo implantado; e a parietal reveste o restante da cavidade uterina (Figura 29.15). Com o passar dos meses, a reflexa une-se à parietal da face uterina oposta à placenta. Na decídua basal, as arteríolas espiraladas do endométrio tornam-se horizontalizadas à medida que o ovo cresce até ficarem paralelas à parede uterina, comprimidas, que são entre a placa corial e o miométrio.

A persistência de decídua hialinizada ao redor de arteríolas espiraladas da zona basal após o parto é útil para o diagnóstico de gravidez pregressa. As células deciduais apresentam, aí, núcleos esfacelados, borrados; e os vasos sanguíneos estão trombosados e mais rígidos. O aspecto geral lembra o de folículos ovarianos atrésicos. É uma alteração que leva alguns anos para desaparecer.

Estudo da placentação e do leito placentário

A placentação resulta da invasão da parede uterina pelo trofoblasto e se inicia pela nidação, aos 7 dias depois da fecundação. Nessa fase ainda não houve a transformação decidual e o trofoblasto consegue dissolver parte do endométrio para nele se alojar. Conforme vai penetrando, o endométrio continua sua evolução sob influência da progesterona, instalando-se a reação decidual. Essa reação serve para barrar um pouco a invasão do endométrio pelo trofoblasto, podendo-se dizer que a reação decidual é "inimiga" do trofoblasto[108]. As células trofoblásticas rompem a parede dos capilares, das vênulas e, por fim, das arteríolas espiraladas do endométrio. Ao mesmo tempo, surgem vacúolos que coalescem para formar fendas e lacunas no seio do sinciciotrofoblasto, que são invadidas pelo sangue materno. Formam-se brotamentos sinciciais para dentro das lacunas, seguidos por elementos do citotrofoblasto e do mesênquima extraembrionário, um tipo de tecido conjuntivo. Constituem-se, assim, as primeiras vilosidades, que se alongam e se dividem continuamente até próximo do final da gravidez (Figura 29.16).

Continuando a invasão, o trofoblasto ultrapassa a túnica externa dos vasos sanguíneos do endométrio, substitui o seu endotélio e causa a deposição de fibrina, tornando arteríolas e vênulas indistinguíveis a um exame superficial. É o que se chama de fetalização dos vasos sanguíneos. A seguir, processa-se uma dilatação da luz dos vasos, cujos elementos celulares, inclusive os musculares, ficam tumefeitos. Essas alterações são exclusivas da decídua basal e podem explicar a ocorrência dos focos de necrose observados com frequência nessa área[108].

O leito da placenta é o local mais importante para o exame histopatológico nos casos de aborto. Mesmo que tenha havido curetagem e remoção de todas as vilosidades coriais, podem ter restado elementos trofoblásticos no miométrio subjacente à decídua basal. Além do mais, a ocorrência de endometrite pós-aborto, fato comum nos casos de provocação, pode levar à destruição das estruturas vilositárias remanescentes.

A presença de células trofoblásticas por entre as fibras musculares lisas pode ser demonstrada já na décima semana. No local da invasão, há células com núcleos grandes e hipercromáticos, por vezes irregulares e mesmo multinucleadas. Tanto as mononucleares como as multinucleadas podem ser de origem fetal ou materna, porém a maioria das multinucleadas tem origem fetal (trofoblasto invasor) (Figura 29.17). O uso de técnicas especiais de imuno-histoquímica determina a sua exata origem[110]. Em raros casos, a invasão trofoblástica chega próximo da serosa uterina[109].

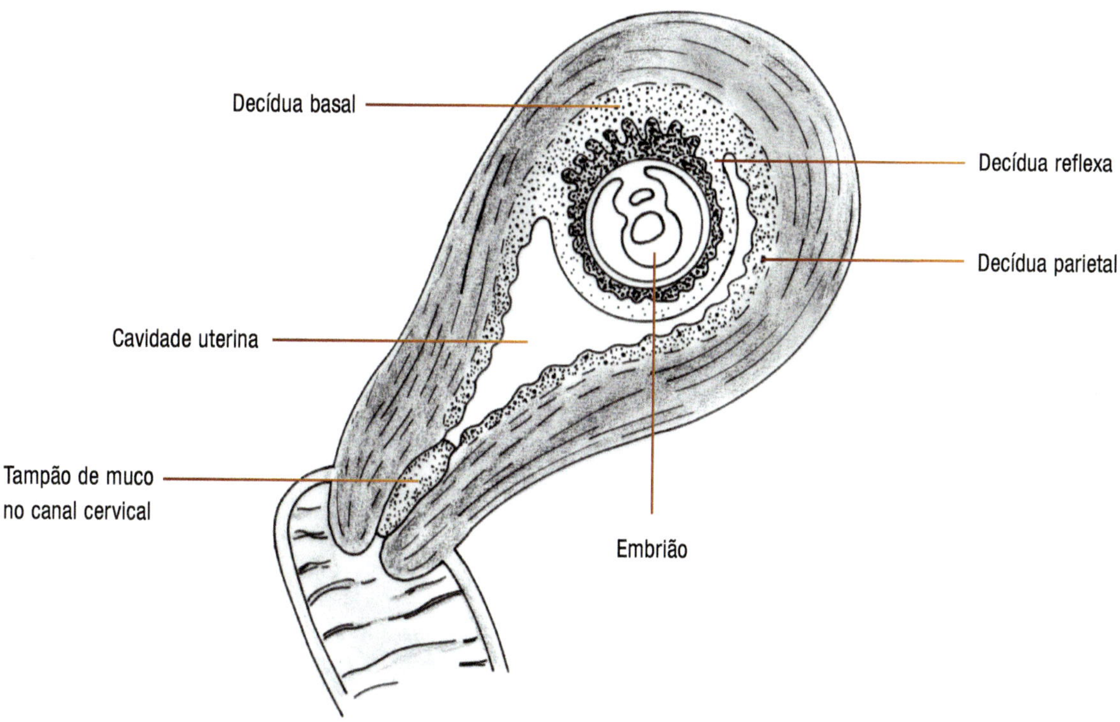

Figura 29.15 – Útero grávido mostrando as decíduas e suas relações com o embrião.
Fonte: Adaptada de David e Haegel[86].

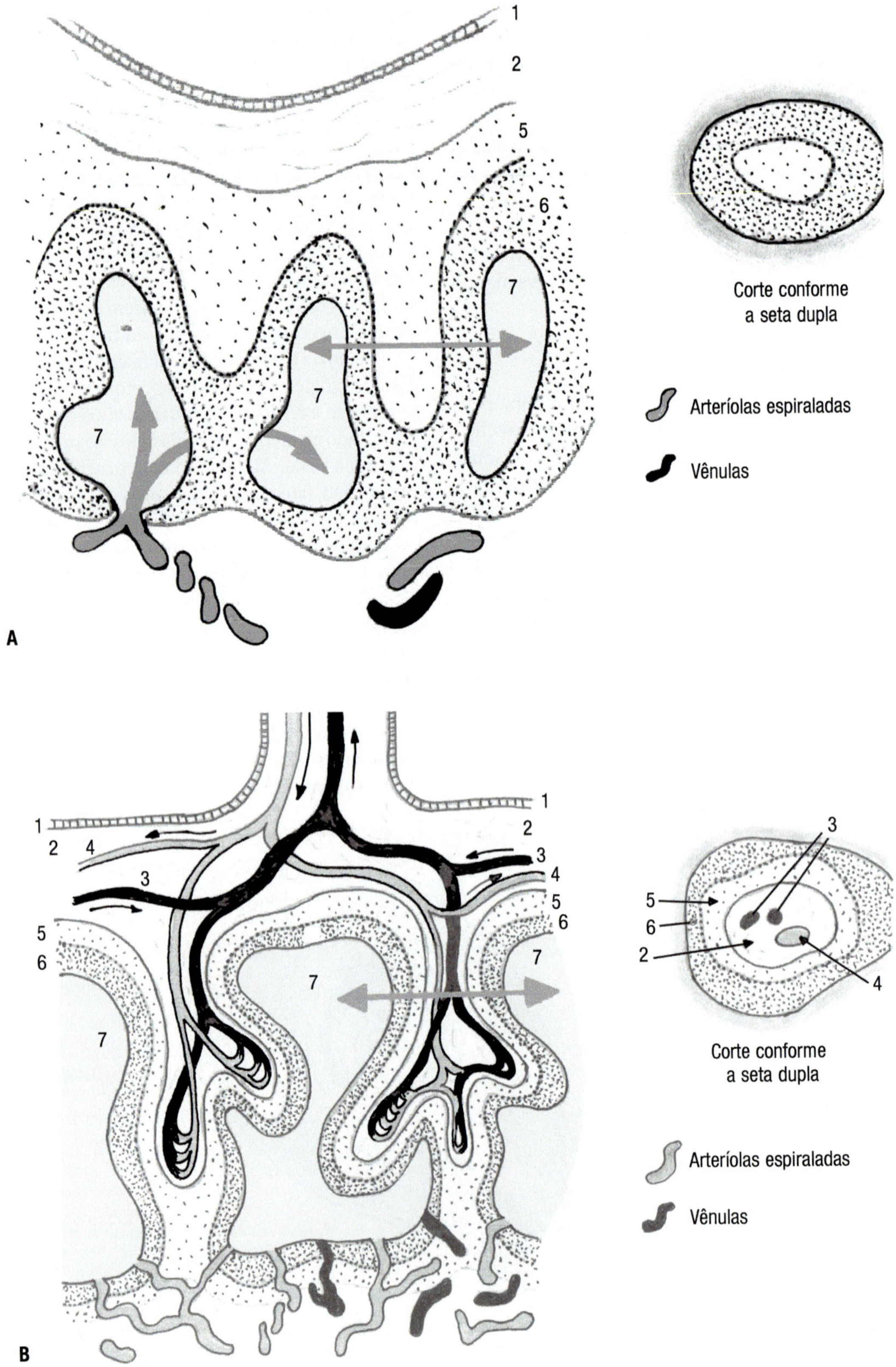

Figura 29.16 – Esquemas da formação das vilosidades coriais. A Figura **A** representa uma área da zona de implantação do ovo aos 15 dias pós-fecundação. A Figura **B**, aos 21 dias. A seta dupla horizontal em cada esquema é um plano de secção cuja imagem se representa ao lado. Na Figura **A**, ainda não há vilosidades nem esboçadas, apenas os lagos sanguíneos em formação. Na Figura **B**, já estão esboçadas as vilosidades e há um sistema de vasos sanguíneos fetais que penetram nos brotamentos vilositários (artérias em cinza e veias em preto, unidas por capilares). **1.** Epitélio amniótico; **2.** mesênquima; **3.** veias; **4.** artérias; **5.** citotrofoblasto; **6.** sinciciotrofoblasto; **7.** lagos sanguíneos.
Fonte: Adaptada de David e Haegel[86].

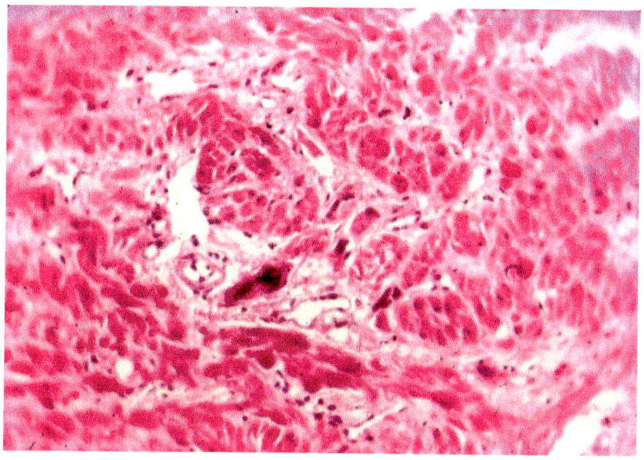

Figura 29.17 – Corte histológico do miométrio subjacente à decídua basal. Há hipertrofia das fibras musculares lisas e a presença de uma célula multinucleada na bainha conjuntiva dos pequenos vasos do centro da figura. Coloração HE, aumento médio.
Fonte: Caso do Serviço de Patologia do IMLAP.

Miométrio e vasos sanguíneos

O comprimento das fibras musculares lisas, normalmente de 50 μ, pode chegar a 200 ou 600 μ durante a gravidez[23]. Essas fibras têm calibre aumentado (hipertrofia), aspecto em vidro fosco no citoplasma e núcleo grande com nucléolo muito evidente[109]. A quantidade de tecido conjuntivo do miométrio também sofre aumento, possivelmente por produção de fibras colágenas pelas próprias fibras musculares[109] (Figura 29.18).

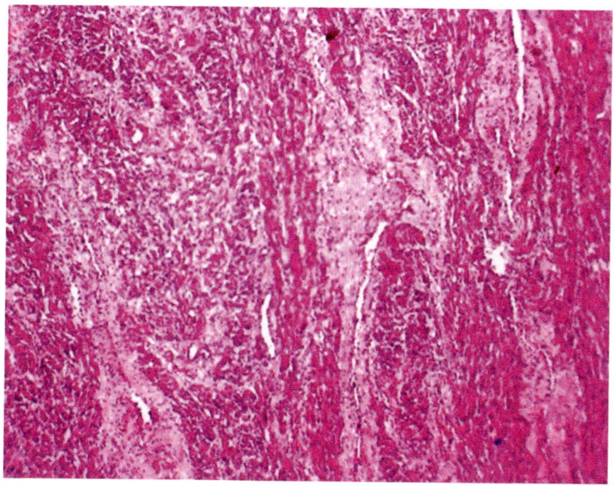

Figura 29.18 – Corte de miométrio de útero grávido. Os vasos sanguíneos têm forma de fenda e sua parede mistura-se com o conjuntivo (faixas mais claras verticais) que separa os feixes de músculo liso. Coloração HE, aumento pequeno.
Fonte: Caso do Serviço de Patologia do IMLAP.

Em torno da décima semana após a fecundação, o trofoblasto avança na intimidade das paredes arteriais até encontrar o miométrio. Há deposição de material fibrinoide nessas áreas, onde as células trofoblásticas são identificadas por serem grandes e de núcleo nítido. As fibras musculares lisas das paredes das pequenas artérias ficam afastadas entre si e hipertrofiadas, notando-se que o limite da túnica adventícia arterial se confunde com o tecido conjuntivo do miométrio[108]. As artérias dilatam-se devido à perda de tônus das paredes. Poucas semanas depois, essas alterações atingem as artérias radiais do miométrio. O contínuo crescimento do útero leva a uma dilatação progressiva desses vasos, o que facilita o fluxo sanguíneo para a placenta em desenvolvimento[108]. As veias ficam dilatadas, mas não são invadidas em tanta extensão como as artérias.

Ovário

A presença de corpo amarelo maduro em um dos ovários é um elemento apenas de probabilidade, não de certeza de gravidez. Costuma dobrar de tamanho ao longo do primeiro trimestre, mas involui a partir da 13ª semana[85]. Contudo, seu tamanho carece de importância, pois o corpo amarelo menstrual pode crescer o suficiente para ser confundido com o gravídico.

Glândulas mamárias

Ao longo dos primeiros meses da gravidez, ocorre proliferação intensa dos dutos mamários até a transição do quinto para o sexto mês. Em consequência desse crescimento, aumenta o tamanho dos lóbulos mamários e diminui a quantidade do tecido conjuntivo intralobular. A porção distal de cada duto transforma-se em alvéolos glandulares formados por células cilíndricas, que passam a acumular secreção do sexto mês em diante[111]. Essa secreção é o colostro, não é leite ainda. O leite só é produzido depois do parto. A utilização dessas alterações morfológicas para o diagnóstico de gravidez interrompida tem sido proposta, mas há reservas quanto ao seu valor. Como as mamas sofrem muita influência de vários hormônios presentes durante a gravidez, alguns dos quais também atuam fora do período gestacional, fica difícil emprestar-lhe valor decisivo. É comum encontrar alterações proliferativas benignas nas chamadas mastopatias funcionais, que podem imitar as alterações observadas durante a gravidez. Mas o achado de alterações como as referidas em cadáver de mulher que poderia estar grávida não deve ser desprezado.

Embolia pulmonar de células trofoblásticas (ECT)

Há muito se sabe que, durante a gravidez, células do sinciciotrofoblasto desprendem-se das vilosidades coriais e penetram nas veias uterinas levadas pelo sangue materno que circula nos espaços intervilositários. Essas células passam, sucessivamente, pela veia cava inferior, aurícula e ventrículo direito, artéria pulmonar e suas ramificações. Ao chegarem aos vasos menores, ficam encalhadas e são destruídas. Esse fenômeno fisiológico, a ECT, pode ser muito útil nas perícias de aborto qualificado pela morte da gestante, principalmente quando tiver havido a remoção cirúrgica do útero ainda em vida. Sendo reconhecidas, essas células atestam a gravidez pregressa da vítima. Podem ser identificadas porque são multinucleadas, têm citoplasma de reação acidófila, com núcleos bem individualizados e membrana celular de contornos nítidos, por vezes um pouco mais refringentes do que o restante da célula (Figuras 29.19 e 29.20). Devem ser distinguidas dos megacariócitos pulmonares, que parecem células multinucleadas intravasculares, mas na verdade são providas de núcleo único multilobulado e têm citoplasma de reação neutra, que se cora pelo reativo de Schiff (PAS) (Figura 29.21). Em várias séries de necrópsias de mulheres grávidas que morreram por aborto ou quaisquer outras causas, a porcentagem de casos em que foi possível encontrar as células trofoblásticas nos pulmões variou de 42%[23] a 52%[112]. Num estudo retrospectivo que realizamos no IMLAP em 1986, verificamos que não há diferença de incidência quer se trate de aborto ou não; que o achado da ECT diminui conforme aumenta o tempo de sobrevida ao aborto; que em cerca de 45% dos casos nos quais o diagnóstico de gravidez pregressa não pôde ser feito pelo exame do útero ele foi possível pela presença da ECT. Assim, é boa conduta pericial recolher sempre fragmentos de pulmão para exame histopatológico nos casos de aborto seguido de morte da gestante[23].

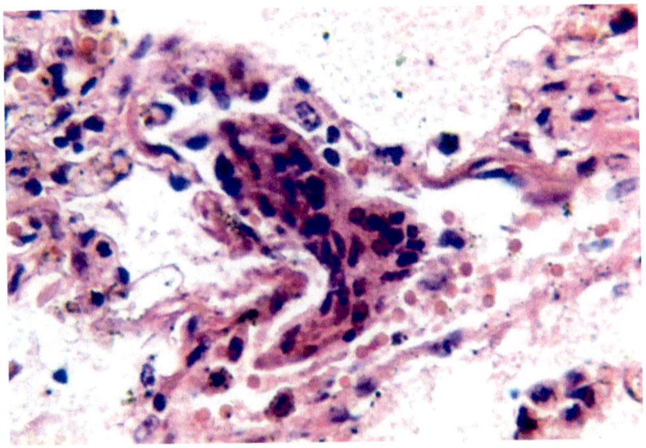

Figura 29.19 – Corte histológico de pulmão em que se nota uma célula do sinciciotrofoblasto encalhada na bifurcação de um capilar dilatado. Alguns dos núcleos da célula são pálidos; outros, um pouco mais escuros, indicando processo degenerativo. Notam-se algumas hemácias soltas na luz vascular. Coloração HE, grande aumento.
Fonte: Caso do Serviço de Patologia do IMLAP.

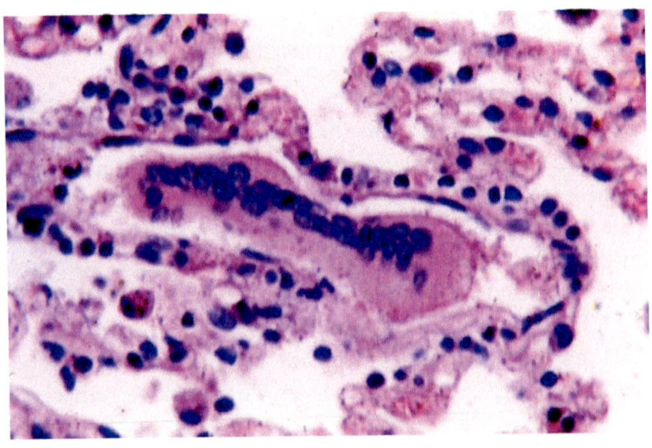

Figura 29.20 – Corte histológico de pulmão em que os alvéolos apresentam paredes sinuosas e um capilar dilatado contendo uma célula sincicial com numerosos núcleos bem corados e uniformes, cujo citoplasma é eosinófilo e tem um espessamento junto à membrana celular. Coloração HE, aumento médio.
Fonte: Caso do Serviço de Patologia do IMLAP.

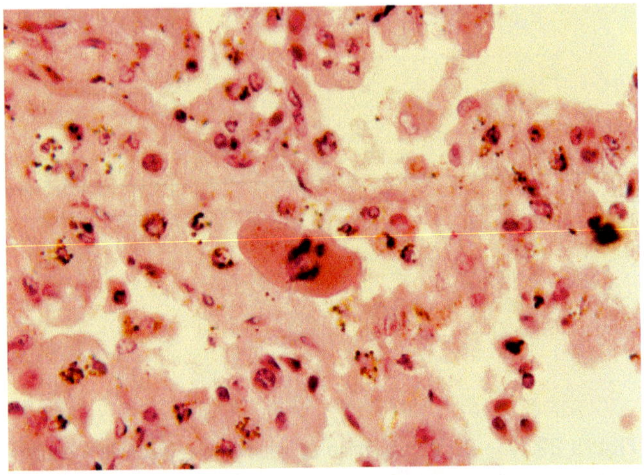

Figura 29.21 – Corte histológico de pulmão, notando-se uma arteríola que contém um megacariócito caracterizado por seu núcleo multilobulado e denso no centro de citoplasma de reação neutra e limite preciso. Coloração HE, grande aumento.
Fonte: Caso do Serviço de Patologia do IMLAP.

Diagnóstico da idade gestacional

Esse diagnóstico pode ser um dado importante em casos de gravidez resultante de estupro. Quando a fecundação ocorreu por cópula única, a idade gestacional tem que coincidir com a época alegada pela mulher, mormente quando se queixa de agressão sexual. A discrepância entre a data da violação e a calculada pelos peritos indica ter havido participação de outro homem, ou do mesmo em época diferente.

O diagnóstico da idade gestacional tem valor ainda quando houver acusação de imperícia na indicação e execução da manobra abortiva, nos casos de aborto legal. Sabe-se que as diversas técnicas têm limitação na sua indicação conforme a fase da gravidez.

De um modo geral, o aborto é provocado no primeiro trimestre, por ser a fase em que a probabilidade de complicações é menor. Em certos casos, porém, por motivos diversos, a intervenção só é realizada em etapa mais avançada.

• Na mulher viva

Quando a mulher informa bem o DUM, não há problemas, mas o que ocorre, geralmente, é a sonegação de informações ou a veiculação de dados falsos. A avaliação da idade gestacional não pode ser feita pelas regras aplicadas pelos obstetras por dois motivos principais. Em primeiro lugar, o útero esvaziado contrai-se. Em segundo, sua involução pode não seguir o ritmo esperado se ocorrer infecção ou retenção de restos ovulares e coágulos, o que é frequente em aborto feito por leigos.

Assim, na mulher viva, a avaliação torna-se muito difícil, principalmente porque a maioria dos abortos é feita no primeiro trimestre, quando os sinais de gravidez são escassos. Caso não se tenha dado a expulsão do feto, o que é raro, pode-se aplicar a regra de Fabre, que diz que o útero cresce

4 cm de altura a cada mês, mas que não serve para o primeiro trimestre. A alternativa possível é o exame por US. Tem boa margem de segurança se o embrião ainda estiver presente, mas também pode ser utilizada para dimensionamento do útero caso ele tenha sido expulso.

Ultrassonografia

Nas últimas décadas, ganhou um espaço enorme na medicina, principalmente na Obstetrícia, conforme já assinalamos no diagnóstico de gravidez pregressa. Seu potencial para o diagnóstico da idade gestacional é grande, podendo se considerar ferramenta indispensável no caso de as informações quanto à última menstruação serem duvidosas ou quando a mulher engravidar no fim do puerpério de outra gravidez. Nos casos de aborto por meio químico com retenção do concepto, uma das poucas aferições de valor que podem ser feitas é a do comprimento do fêmur[97]. O diâmetro biparietal e a circunferência abdominal estão prejudicados por causa das modificações provocadas pelas fortes contrações uterinas. Na maioria das vezes, porém, o embrião foi totalmente eliminado e a US tem pouco valor, a não ser avaliar as três dimensões do útero e medir a espessura de suas paredes.

Exame dos restos ovulares

A eliminação do ovo completo é mais comum em aborto espontâneo. Mas ocorre também nos abortos induzidos no primeiro trimestre com mifepristona associada ao misoprostol, ou com esquema farmacológico similar.

Caso se tenha acesso à parte do material retirado do útero, como pode acontecer em flagrantes realizados em clínicas de aborto clandestino, o exame histopatológico dos restos ovulares permite avaliar a idade gestacional com base no aspecto das vilosidades coriais. Segundo Robertson[108], a correlação entre a morfologia vilositária e a idade gestacional é bem maior nos abortos provocados do que nos espontâneos, porque aqueles não apresentam alterações patológicas. Porém, o tempo transcorrido entre o aborto e a colheita do material para exame pode prejudicar muito devido à autólise das vilosidades, conforme já comentamos.

As vilosidades coriais iniciais são formadas pelo tecido conjuntivo mesenquimal recoberto por duas camadas distintas de trofoblasto, conforme já assinalamos. Por volta do 18º dia após a fecundação, começam a aparecer nesse conjuntivo as ilhotas celulares que darão origem aos capilares e outros vasos sanguíneos fetais[86] (ver Figura 29.16).

Com 19 semanas, as vilosidades são mais numerosas e de diâmetro menor. Há menor número de células no citotrofoblasto e o sincício começa a formar nós. Os nós são brotamentos que fazem saliência para os espaços intervilositários, constituídos por acúmulos de núcleos cobertos por escasso citoplasma. Desprendem-se com frequência e têm acesso às veias uterinas, conforme já descrevemos ao comentarmos sobre a embolia de células trofoblásticas.

Na passagem da 28ª semana, já houve ramificação mais intensa e as vilosidades mostram diâmetro ainda menor. Os nós sinciciais são mais frequentes e realçados pela presença de áreas mais claras, formadas apenas pelo citoplasma das células sinciciais, nas zonas de permeio. O citotrofoblasto torna-se imperceptível. Ao final da gestação, as vilosidades atingem o seu máximo de ramificação, o mínimo de diâmetro e albergam capilares dilatados, cujo conteúdo está muito próximo do sangue materno dos espaços intervilositários (Figura 29.22).

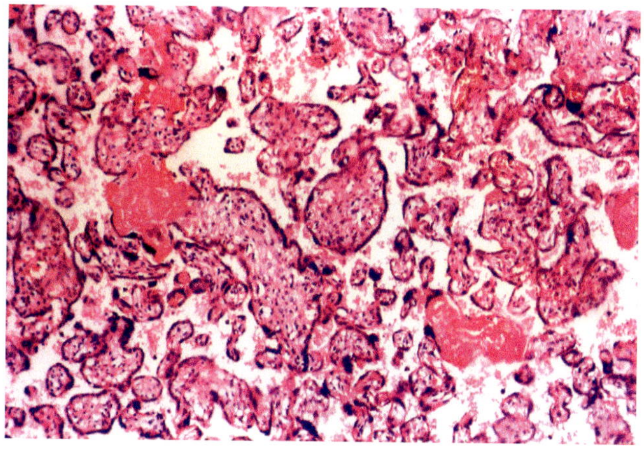

Figura 29.22 – Corte de placenta de gestação a termo, na qual se notam muitas vilosidades de pequeno diâmetro com pequenos pontos mais escuros na superfície, os quais representam nós sinciciais.
Fonte: Caso do Laboratório de Patologia do Instituto Fernandes Figueira. Gentileza da Dra. Heloísa Novaes.

• No cadáver

A avaliação da idade gestacional pode ser feita pelo exame anatomopatológico direto do útero. A espessura da parede uterina ao nível do corpo é, normalmente, de 7 a 12 mm, mas aumenta progressivamente para atingir o máximo de 25 mm em torno do quarto/quinto mês (Figura 29.23). A partir daí vai se adelgaçando por estiramento e, ao termo, tem 4 a 10 mm[88]. Mas a massa muscular está bastante aumentada.

O comprimento do útero, medido da serosa do fundo até ao orifício cervical externo, sofre as mesmas restrições apresentadas com relação à altura do fundo palpada através da parede abdominal, ou seja, modificação por causa do esvaziamento.

O exame microscópico demonstra fibras musculares lisas hipertrofiadas, mas não há, que conheçamos, tabelas para a avaliação da fase da gravidez pelo seu diâmetro (Figura 29.17). O comprimento dessas fibras aumenta. O útero não grávido tem fibras com cerca de 50 µm, podendo atingir até 600 µm na gravidez a termo[23,88].

O grau de invasão dos vasos sanguíneos uterinos pelo trofoblasto pode auxiliar nesse diagnóstico. Os capilares e vênulas são permeados aos 20 dias e as arteríolas espiraladas, aos 30. O trofoblasto ultrapassa a parede desses vasos e torna arteríolas e vênulas indistinguíveis a um exame superficial. Achando vasos com esse aspecto, o perito pode afirmar que a gestação tem, no mínimo, um mês[108].

Em torno da décima semana pós-fecundação, o trofoblasto avança ao longo da intimidade das paredes arteriais, em direção retrógrada, até a junção decíduo-miometrial. Na 16ª semana, a invasão trofoblástica atinge as artérias radiais do miométrio. Nas veias, as alterações não chegam ao miométrio (Figura 29.24). O contínuo crescimento do útero leva a uma dilatação progressiva de todos os vasos alterados[108].

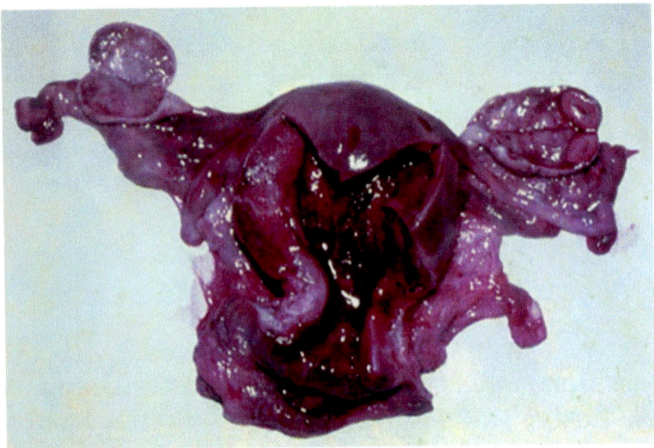

Figura 29.23 – Útero aumentado de volume, notando-se grande espessamento do miométrio e dilatação do canal cervical. O endométrio tem aspecto hemorrágico. O ovário esquerdo (à direita da foto) apresenta um corpo amarelo.
Fonte: Caso do IML-RJ.

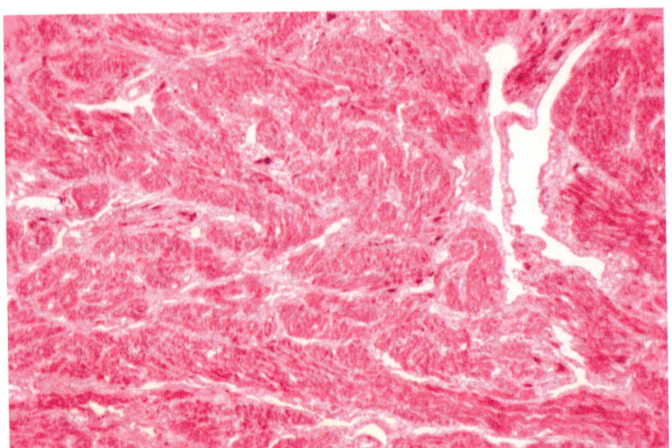

Figura 29.24 – Corte histológico de miométrio subjacente à decídua basal, no qual os septos conjuntivos e respectivos vasos sanguíneos estão infiltrados por células do sinciciotrofoblasto (pontos mais escuros). À direita, vê-se uma artéria dilatada. Coloração HE, aumento médio.
Fonte: Caso do Serviço de Patologia do IMLAP.

Métodos abortivos e suas complicações

• Regulação menstrual

É um método precoce, empregado quando a mulher percebe um atraso menstrual de 1 a 2 semanas, mesmo não tendo feito um teste positivo de gravidez. Consiste na aspiração do conteúdo uterino[3,113] ou no uso de substâncias que levam à eliminação de um ovo recém-implantado[114]. Segundo Rezende[3], a aspiração do conteúdo é feita com cânulas de 4 a 6 mm de diâmetro. Em algumas situações o procedimento é realizado com emprego de uma seringa a vácuo controlado por válvula, concebida especialmente para esse fim, sendo denominado *aspiração manual intrauterina (AMIU)*. A droga mais usada atualmente é a mifepristona, associada ao misoprostol. O misoprostol é uma prostaglandina E1 sintética que tem ação de promover a contração do miométrio. Foi produzido, inicialmente, com a finalidade de tratar gastrites causadas por anti-inflamatórios orais não esteroides com o nome comercial de Cytotec, mas se descobriu, pelo seu uso, que podia causar aborto. Um estudo multicêntrico feito sob os auspícios da OMS, em 1995, envolveu 228 mulheres sexualmente ativas, com atraso menstrual de até 11 dias. Elas receberam 600 mg de mifepristona seguidos, 48 horas depois, pela colocação de um comprimido vaginal de gemeprost (análogo ao misoprostol). Das 193 que estavam grávidas, só uma teve prosseguimento da gestação; as outras abortaram. As outras 35 não estavam grávidas. Nesse grupo, a menstruação atrasou um pouco e veio em quantidade um pouco maior[114].

Experiência brasileira com o misoprostol (Cytotec) – o produto foi introduzido no mercado brasileiro como uma droga para o tratamento da úlcera péptica em 1986[24]. Quando as mulheres descobriram sua capacidade de interromper uma gestação em curso, as vendas do produto chegaram a atingir 50 mil unidades por mês em 1991, quando o Ministério da Saúde colocou a droga como de prescrição controlada, exigindo arquivamento de uma via da receita[26]. Nessa época, o uso do misoprostol respondia por mais da metade dos abortos clandestinos feitos no Brasil[25] em função do custo menor, da possibilidade de uso em privacidade, da menor incidência de complicações e da fácil obtenção[26,115]. A partir daí, as vendas despencaram para 5 mil por mês, não apenas por causa da restrição, pois continuou a venda no mercado paralelo, mas também por retração da fabricação. O esquema mais usado em dois levantamentos feitos em Fortaleza foi o de ingestão de dois tabletes de 200 μg associados à colocação de dois tabletes na vagina em cerca de 90% dos casos[116,117]. Em outro trabalho, no Rio de Janeiro, cerca de 800 μg por via oral[115].

Como o aborto é acompanhado de fortes cólicas e de sangramento, as mulheres procuram um hospital assim que começam a sangrar. Desse modo, foi possível fazer uma estimativa da incidência desse tipo de aborto. No Rio de Janeiro, de 807 mulheres internadas por complicação de aborto, 57% tinham usado misoprostol[115]; em Fortaleza, dois terços das mulheres atendidas por complicação de aborto nas principais maternidades, entre 1º de outubro de 1992 e 30 de setembro de 1993, tinham provocado o aborto com o misoprostol apenas ou associado a algum outro método[118].

A frequência de complicações com o uso do misoprostol é menor do que a de outros métodos inseguros frequentemente usados pelas brasileiras. Estudo feito em Pernambuco mostrou incidência de infecções em 4,2% das que o usaram, contra 7,9% das que alegavam aborto espontâneo e 49,4% das que se valeram de outros meios[119].

O maior inconveniente do aborto feito com misoprostol é o risco elevado de ocorrência de malformações fetais se a gravidez prosseguir. E isso é importante porque o sucesso da interrupção da gravidez pelo uso apenas do misoprostol não é pacífico. Em revisão da literatura feita por Christin-Maitre[120], houve referência a 22%, 47%, 61% e 94% de sucesso na prática abortiva, não sendo possível explicar a razão da discrepância, pois não tinham relação com a dose nem com a idade gestacional. Os índices mais altos foram com o uso do gemeprost (97%). Gonzalez e colaboradores[121] apresentaram o resultado de suas observações no Instituto da Criança, da Universidade de São Paulo. Estudaram 42 infantes cujas mães tinham usado o misoprostol no primeiro trimestre da gravidez. As alterações mais frequentes foram deformidades articulares e de forma de membros e disfunção de nervos cranianos. Como os defeitos situam-se em segmentos com circulação do tipo terminal, sem nutrição por outras artérias colaterais, admitem que as contrações uterinas fortes causadas pelo misoprostol rompem vasos nutridores dos segmentos afetados, o que é conhecido como síndrome de rotura vascular. Los e colaboradores[122] propõem que as contrações fortes do útero aprisionam o sangue fetal na placenta de modo que o fluxo se reduz e causa isquemia nos tecidos fetais.

No Brasil, o uso ilegal do misoprostol também tem sido apontado como a principal causa do aumento, nos últimos anos, na incidência da síndrome de Möbius[123], caracterizada essencialmente por uma desordem neurológica complexa, com paralisia congênita do sétimo par craniano, associada com outras malformações que envolvem estruturas orofaciais, estrabismo convergente e dismorfismo de extremidades, como hipoplasia dos dedos, adactilia e pé torto equinovaro.

• Aborto clínico

É a designação que se dá à interrupção da gravidez por meio não cirúrgico, geralmente nos dois primeiros meses. É a opção que a mulher encontra quando não tem acesso ao aborto cirúrgico, seja por falta de recursos financeiros, seja por não haver serviços especializados no lugar em que mora. Nos Estados Unidos, 87% dos condados não dispõem de clínicas que ofereçam esse serviço[124]. Mas cerca de 60% das clínicas especializadas em abortos já oferecem a opção do aborto clínico[124]. Difere da regulagem menstrual apenas quanto à época em que são administradas as drogas, que podem ser dadas com sucesso até cerca de 9 semanas de gestação. O aborto clínico corresponde, atualmente, a uma proporção ainda pequena do total de abortos realizados no mundo, mas tende a aumentar. Por exemplo, os realizados na França representaram 15% dos abortos em 1994, 21% em 1995 e 26% em 1998, contando apenas os feitos com mifepristona. Progressivamente, os países com legislação liberal vêm concedendo licença para o aborto clínico. Atualmente, está liberado em quase todos os países da Europa e em Israel[120].

As drogas utilizadas para induzir o aborto clínico atuam sobre a decídua e sobre a musculatura uterina. Na prática, são as mesmas referidas na regulação menstrual. Os esquemas preferidos atualmente envolvem o uso da mifepristona, ou do metotrexato, associados a uma prostaglandina E1 (misoprostol ou gemeprost). O metotrexato é um agente citostático capaz de inibir o crescimento do trofoblasto[125]. E as prostaglandinas funcionam como droga complementar no esquema, promovendo a contração uterina após a ação das outras. O misoprostol tem sido usado por via oral ou vaginal, mas o gemeprost é utilizado apenas sob a forma de pessários vaginais[120]. O esquema que tem sido mais utilizado envolve a administração de mifepristona seguida da colocação dos comprimidos de misoprostol na vagina cerca de 48 horas depois. A proporção de abortos consumados após 4 horas varia de 44% a 70%, mas a taxa acumulada de expulsão do embrião até 6 horas após a colocação da prostaglandina chega a 94%. Conforme revisão extensa da literatura, sua eficiência (eliminação completa do embrião sem necessidade de complementação cirúrgica) varia entre 92% e 98% dos casos. A complicação mais comum é a cólica abdominal, cuja intensidade requer medicação analgésica em 45% dos casos antes e 92% depois de usar o misoprostol[126]. Outras complicações leves são náuseas, vômitos, diarreia, cefaleia e, por vezes, febre. São tão mais intensas quanto mais avançada a gestação[127]. A complicação mais grave é o sangramento intenso, mas apenas 0,1% de quase 26 mil casos revistos por Christin-Maitre[120] necessitou de transfusão. A média de perda sanguínea é um pouco superior à que se verifica nos abortos cirúrgicos – 84 a 121 mL contra 53 mL[120].

• Aborto cirúrgico

Quando feito sob anestesia e com cuidados de antissepsia, são raras as complicações graves, com incidência de 0,1% a 1% dos casos. Quanto mais avançada a gravidez, maior o risco[128]. Até 2 semanas, basta a aspiração do conteúdo da cavidade uterina com cânulas de 0,4 a 0,6 cm de diâmetro. A taxa de insucesso fica em cerca de 0,5%[3]. Se tiver até 7 semanas, o ideal é a aspiração do conteúdo uterino por meio de uma cânula com cureta na extremidade, inserida pelo canal cervical, ligada a uma bomba de vácuo. Pode dispensar prévia dilatação do colo uterino, ou apenas dilatação discreta, se tiver quase 7 semanas. O operador realiza vários movimentos com a cânula no interior da cavidade uterina para poder esvaziá-la[128].

Entre 7 e 12 semanas, é indispensável uma prévia dilatação do colo uterino de modo a que se possa passar uma cânula mais calibrosa, de 8 a 14 mm de diâmetro, e o instrumental necessário, como as curetas. A dilatação pode ser obtida por meio de hastes metálicas de calibre progressivamente maior (velas de Hegar) até se alcançar o calibre compatível com a idade gestacional[3]. Essas velas dilatam o colo com rapidez, mas, por isso mesmo, são mais contundentes e podem causar laceração ou, a longo prazo, incompetência cervical[3].

Outra opção para a dilatação é a prévia colocação de dilatadores osmóticos (laminárias ou sintéticos) algumas horas antes. Laminárias são filamentos desidratados de algas hidrófilas que devem ser introduzidos no canal cervical e que, ao absorverem a umidade, aumentam de espessura (Figura 29.25). Quanto ao diâmetro, as laminárias podem ser pequenas (3 a 5 mm), médias (6 a 8 mm) ou grandes (8 a 10 mm). Pode ser colocada uma, ou mais de uma, dependendo da dilatação pretendida[3]. As laminárias não são empregadas necessariamente para aborto criminoso; têm indicação também em procedimentos terapêuticos intrauterinos, quando não é interessante uma dilatação forçada do colo ou quando este, mostrando-se impraticável, requer preparação. A dilatação pode ser auxiliada pela ação de prostaglandinas[128]. Em trabalho realizado com 106 mulheres, MacIsaac e colaboradores[129] verificaram que a dilatação cervical era maior e acompanhada de menos dor se feita pela aplicação de comprimidos vaginais de misoprostol quando comparada com o uso de laminárias.

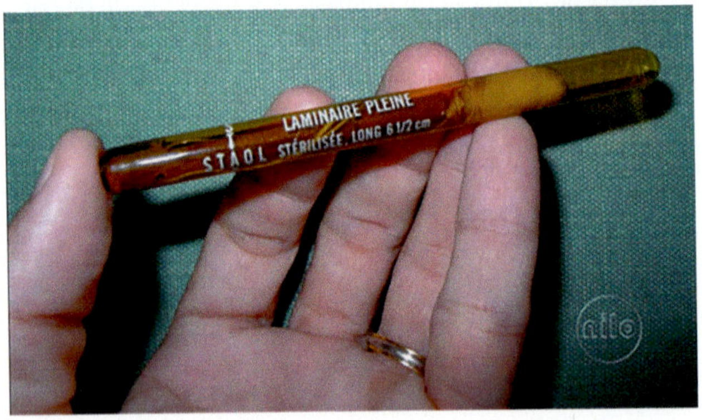

Figura 29.25 – Ampola contendo uma haste de laminária em solução conservante.
Fonte: Gentileza de Dr. Nacir Chicaybam, do Hospital Santa Cruz, da Sociedade Portuguesa de Beneficência de Niterói.

Após 12 semanas, o esvaziamento é mais difícil porque requer uma dilatação maior do colo, de até cerca de 4 cm, a fim de se passar o instrumental capaz de desmembrar o feto para permitir sua extração. Uma cânula de mais ou menos 1,5 cm é usada para aspirar os fragmentos de placenta e do feto dilacerado. O risco de perfuração uterina aumenta com a idade gestacional. Em geral, quando feito o aborto por pessoal capacitado, a incidência fica em torno de 0,1%. São mais frequentes quando o útero é acentuadamente fletido e sua cavidade se desvia muito da direção do canal cervical[3]. As perfurações ocorrem quando é feita a curetagem sem uma boa histerometria. O risco de laceração cervical chega a 1% se computadas as mais superficiais[128].

A formação de sinequias intrauterinas clinicamente importantes é rara após o esvaziamento cirúrgico, de acordo com Montenegro e Rezende Filho[130]. Elas resultam do crescimento de tecido cicatricial que forma aderências entre as paredes da matriz, podendo interferir, como complicação tardia, na função gestatória (Figura 29.26).

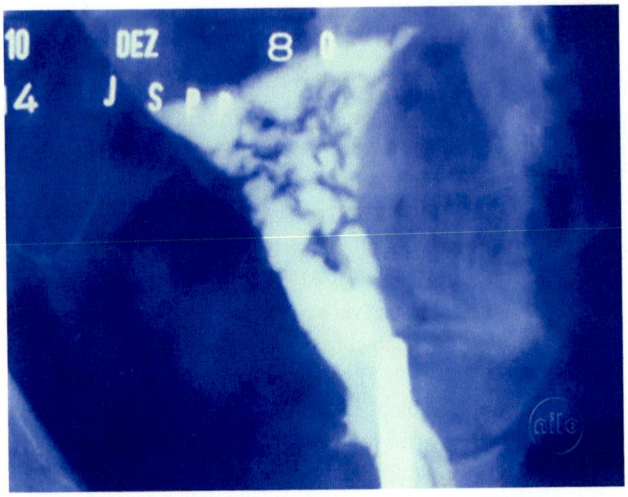

Figura 29.26 – Histerografia evidenciando sinequias intrauterinas em paciente com queixa de esterilidade secundária.
Fonte: Caso cirúrgico de Nilo Jorge Gonçalves.

Após 20 semanas, a opção pelo aborto cirúrgico é mais arriscada e requer a internação da paciente para ser submetida a uma *histerotomia*, também chamada de *microcesárea*. É uma operação rara. Sua mortalidade é cerca de 44 vezes maior do que a curetagem feita no primeiro trimestre[128]. Por todas essas dificuldades, o aborto cirúrgico não deve ser indicado em gravidez no segundo trimestre.

• Aborto no segundo trimestre

A melhor indicação, aqui, é a indução do aborto por meio de medicamentos. O esquema mais moderno é a associação da mifepristona com a prostaglandina E1 (misoprostol)[131,132]. A dose de mifepristona costuma ser de 200 mg seguida de 200 μg de misoprostol após 36 a 48 horas, repetindo a prostaglandina de 3 em 3 horas, se necessário. A via vaginal para o misoprostol é superior à oral porque o aborto ocorre mais rapidamente e com dosagem menor[132]. Estudando 500 casos com gestação de 13 a 21 semanas, Ashok[131] usou um esquema parecido, mas com dosagem mais alta da prostaglandina, e verificou que o tempo médio para que o aborto se completasse foi de 6,5 horas, com apenas 3% de insucessos. O grupo de menor idade gestacional (13 a 16 semanas) completou o aborto mais rapidamente e com dosagem menor de misoprostol. Recentemente, Dickinson e Evans[133] usaram apenas o misoprostol por via vaginal em doses de 400 μg repetidas de 6 em 6 horas e conseguiram altos índices de aborto completo – 85,7% nas primeiras 24 horas e 100% antes de chegar a 48 horas.

Atualmente obsoletas, as soluções hipertônicas já foram usadas para injeção na cavidade amniótica[3,134-136]. Podem ser feitas com cloreto de sódio, glicose ou ureia. A solução de cloreto de sódio deve ser a 20%. Tem causado a morte de algumas gestantes por hemorragias cerebrais[134], por hipernatremia aguda[18] ou por coagulopatia[128]. Pode causar rotura uterina no segmento inferior ou laceração cervical[136]. A instilação de glicose hipertônica tem causado grande incidência de infecções[134].

Já se fez injeção intra-amniótica de prostaglandina F2α que pode, ou não, ser seguida de infusão intravenosa de ocitocina[128]. Quando utilizada, a ocitocina é dada entre 1,5 e 3 horas depois. A morbidade é elevada[3], registrando-se alta frequência de lacerações cervicais e de rotura uterina[128,137]. Comparando com a opção cirúrgica, Grimes e colaboradores[135] acharam-na inferior por ter maior índice de complicações e necessitar de maior tempo de internação. Mas, recentemente, Perry e colaboradores[138] relataram o uso intra-amniótico de (15S)-15-metil-prostaglandina F2α com efeitos mais rápidos e seguros do que o misoprostol vaginal.

Para Montenegro e colaboradores[139], em casos de aborto (interrupção terapêutica da gravidez) com mais de 20 semanas, a morte fetal antecipada pode ser a melhor opção para a mulher e para o médico, a fim de evitar a sobrevida temporária do feto após o procedimento de interrupção. O óbito fetal é conseguido geralmente com injeção intracardíaca de cloreto de potássio, guiada por US, levando à assistolia fetal imediata. Mas a Resolução n. 2.378/2024, do Conselho Federal de Medicina, publicada em 03 de abril de 2024, estabelece que *É vedado ao médico a realização do procedimento de assistolia fetal, ato médico que ocasiona o feticídio, previamente aos procedimentos de interrupção da gravidez nos casos de aborto previsto em lei, ou seja, feto oriundo de estupro, quando houver probabilidade de sobrevida do feto em idade gestacional acima de 22 semanas.*

• Aborto inseguro (feito por leigos)

É aquele em que o agente não tem boas noções de anatomia da genitália interna da mulher nem conhecimentos cirúrgicos ou farmacológicos para orientar a intervenção intrauterina e a administração de substâncias abortifacientes, respectivamente. Conforme já referimos, calcula-se que, anualmente, são feitos cerca de 20 milhões de abortos inseguros no mundo[7]. A maioria dessas práticas é seguida de curetagem nos hospitais de pronto-socorro. No Brasil, o número de curetagens pós-aborto tem diminuído. Em 1991, foi de 288,7 mil[7]; em 1995, de 274,7 mil; e, em 2000, de 238,9 mil[5]. A causa da busca pelos hospitais é a ocorrência de retenção de restos ovulares levando à hemorragia tardia e a infecções. Os métodos leigos podem ser divididos, para fim de análise, em mecânicos e químicos.

Métodos mecânicos

Podem ser de ação indireta ou direta. Os de ação indireta atuam à distância do útero, como os traumas abdominais e as quedas provocadas. Socos e outras formas de contusão abdominal geralmente não conseguem provocar o aborto. Não raro, causam roturas de outras vísceras, por exemplo, fígado ou baço, podendo levar a gestante não ao aborto, mas à morte[140]. Menos eficientes ainda são quedas, pulos e andar a cavalo, que a mulher tenta para descolar o ovo. Eventualmente, em gestações que já não vinham bem, podem antecipar um aborto que seria espontâneo.

Os traumas diretos são feitos pela introdução de corpos estranhos afilados, como arames, agulhas de tricô ou sondas de borracha semirrígidas, no canal cervical, de modo a dilatá-lo. Havendo a dilatação, o útero inicia contrações que acabam por expulsar o concepto. A ignorância quanto à posição da cavidade uterina com relação ao canal cervical e à vagina faz com que, em várias oportunidades, haja perfuração uterina no fundo, na parede anterior no útero retrofletido e posterior no anterofletido. Pode haver também a transfixação do fundo de saco vaginal ou da parede cervical de modo a atingir a cavidade peritoneal[3,140]. Mesmo nos casos em que a haste é introduzida com sucesso na cavidade uterina, isso pode ser conseguido após várias outras tentativas, com a produção de feridas e lacerações no colo uterino. Além disso, a dilatação cruenta do colo uterino sem anestesia pode causar choque neurogênico e parada cardíaca por via vagal[140]. O Prof. Nelson Caparelli[141] relata que no Hospital Carlos Chagas, do Rio de Janeiro, o Prof. Acrysio Peixoto encontrou um palito de picolé Kibon no canal cervical de uma mulher que tentara o aborto.

Outro método físico consiste na introdução de líquido sob pressão positiva através do colo uterino, a fim de descolar as membranas, inclusive a placenta. Pode ser feito com soro fisiológico ou com substâncias antissépticas. Há referência ao uso de soluções de detergentes e sabões[140]. À ação mecânica soma-se a irritante, desencadeando-se as contrações uterinas. Por vezes, a substância penetra nas trompas e tem acesso à cavidade peritoneal, causando uma pelviperitonite química[142]. Algumas vezes, o ar contido na bomba e na tubulação pode penetrar nos lagos sanguíneos placentários e ser drenado para a circulação venosa da mulher, causando embolia pulmonar. Dependendo da quantidade de ar que chegue ao lado direito do coração, pode haver um bloqueio da circulação, de modo semelhante ao que ocorre nos sistemas de distribuição de água. O coração tem capacidade de bombear o sangue porque ele é incompressível, mas o ar é muito elástico, e seu volume se reduz a cada contração ventricular sem mover a coluna sanguínea para diante. A quantidade de ar necessária para causar esse bloqueio tem sido muito discutida, mas tem que ser superior a 100 mL, para encher o ventrículo direito[140].

Métodos químicos

Podem ser mais ou menos requintados, de acordo com o nível técnico do agente. Ora as substâncias são aplicadas localmente no colo uterino ou dentro da cavidade amniótica, ora são ingeridas ou injetadas para ação farmacológica sistêmica. Quando administradas por via oral ou parenteral, o que essas substâncias provocam é um estado de intoxicação exógena grave em que um dos efeitos colaterais pode ser o aborto, nem sempre conseguido. É o que ocorre com o uso da quinina, em doses tóxicas. A intoxicação por quinina, o cinchonismo, pode causar aborto, mas existe o risco de morte para a gestante porque a dose abortiva está muito próxima da letal, fato que ocorre com várias outras substâncias utilizadas para esse fim[140]. Outras drogas, como a ergonovina, atuam sobre a musculatura uterina no pós-parto e no pós-aborto, mas, ao contrário do que os leigos pensam, não são abortivas.

Entre as substâncias de ação local, algumas são cáusticas e provocam causticação da mucosa cervical. É o caso do permanganato de potássio. Colocado no fundo de saco vaginal, reage com a umidade local, produzindo hidróxido de potássio e óxido de manganês. Forma-se uma ulceração. O sangramento subsequente ilude a mulher, que pensa ter abortado, mas não há eliminação do concepto em 94% das tentativas[142]. Algumas vezes, faz-se injeção para dentro da cavidade amniótica com cáusticos, principalmente os antissépticos, que gozam da preferência dos agentes por impedirem infecção.

Infecção pós-aborto

É uma complicação temível, principalmente porque resulta, em geral, de abortos inseguros, clandestinos, em que a mulher tem medo de ser responsabilizada e só procura assistência médica quando a infecção já está avançada. A incidência de infecções no aborto clínico é mais baixa do que pelo uso de outras técnicas, visto que não há manipulação intrauterina. Em 2.015 casos, apenas 19 apresentaram endometrite, nos Estados Unidos, em abortos feitos com mifepristona e misoprostol[143]. No Brasil, a incidência de infecção pelo uso de misoprostol entre 1.840 casos estudados de Pernambuco foi de apenas 4,2%, inferior à taxa de infecções entre os abortos ditos espontâneos (7,9%) e os feitos por métodos cruentos (49,4%)[119]. Nos abortos feitos por leigos por meios mecânicos intrauterinos, a taxa é elevada, visto faltarem os conhecimentos de antissepsia e ser muito frequente a retenção de restos ovulares. Sua incidência real não pode ser descoberta de modo direto, mas a grande proporção de atendimentos por complicações de aborto provocado sugere que seja elevada.

As infecções podem restringir-se a uma endometrite ou propagar-se para a cavidade peritoneal. A contaminação da cavidade peritoneal pode dar-se por uma perfuração ou rotura uterina, ou por extensão direta através das trompas[3,128]. De um modo geral, os microrganismos causadores são os que estão presentes normalmente na cavidade vaginal, mas também aqueles levados do meio exterior por intermédio de corpos estranhos introduzidos sem cuidados de antissepsia. Os mais comuns são enterococos, *Escherichia coli, Chlamydia trachomatis* e, menos comumente, anaeróbios como espécies de *Bacteroides, Clostridium perfringens, welchii* ou *tetani*[143,144]. A existência de infecção deve ser cogitada se a mulher apresentar febre, mal-estar, útero doloroso e com volume acima do esperado, e lóquios piossanguinolentos e fétidos. Os exames laboratoriais confirmam o quadro infeccioso e podem indicar qual o germe envolvido. A disseminação da infecção culmina por sepse. Nos casos de sepse por *Clostridium perfringens*, há hemólise seguida de insuficiência renal por necrose tubular aguda e choque[143]. O tétano pós-aborto é uma complicação temível que não é rara.

O útero tomado pela infecção costuma ter material necrótico em sua cavidade, paredes amolecidas por edema, mucosa substituída por exsudato hemorrágico (Figura 29.27) ou purulento, áreas de hemorragia e de necrose no miométrio e, por vezes, perfuração cujas margens são formadas por tecido necrótico (Figuras 29.28). À microscopia, notam-se necrose e substituição da mucosa por fibrina, sangue e exsudato rico em piócitos. O infiltrado inflamatório alcança profundidade variada no miométrio, podendo chegar até o peritônio (Figuras 29.29 e 29.30). Quando se trata de bactérias anaeróbias, há infiltração de gás nas paredes do órgão (fisométrio), que passam a oferecer sensação de crepitação pela palpação. Nos casos mais avançados, encontram-se abscessos intraparietais ou nos paramétrios, ou franca pelviperitonite purulenta.

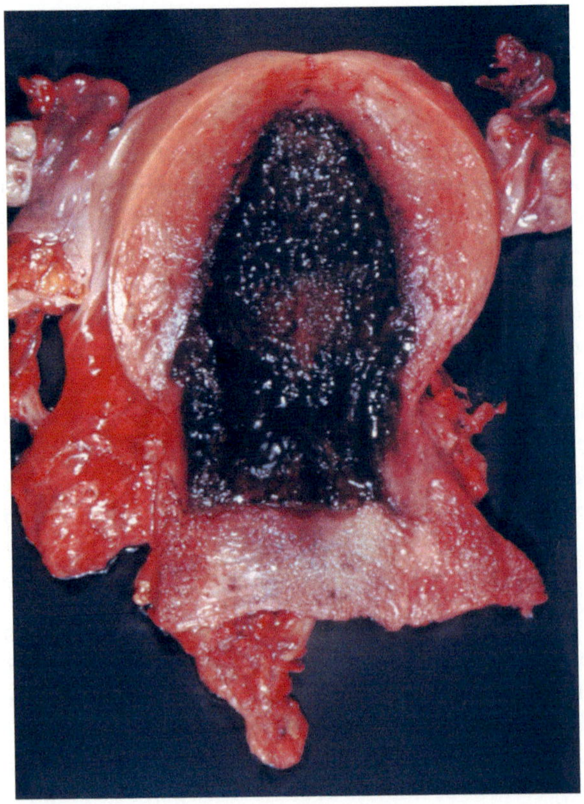

Figura 29.27 – Útero aumentado de volume com infiltração hemorrágica da túnica interna. O colo está muito dilatado.
Fonte: Caso da coleção de ensino da Faculdade de Medicina da UFRJ.

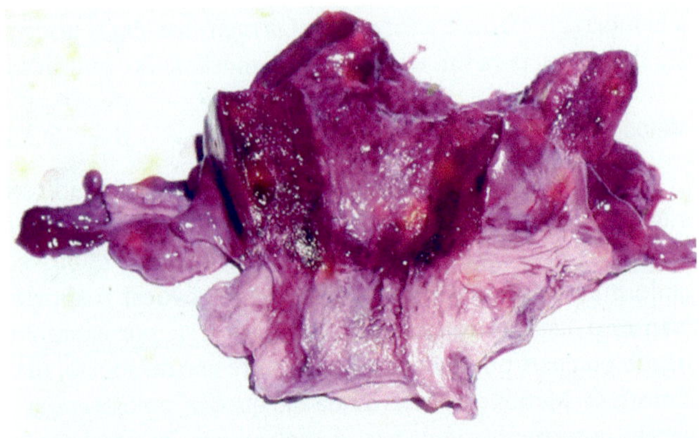

Figura 29.28 – Útero aumentado de volume com ampla perfuração do fundo em que a parede é formada por tecido necrótico. Há áreas de hemorragia na espessura das paredes do órgão.
Fonte: Caso do IMLAP.

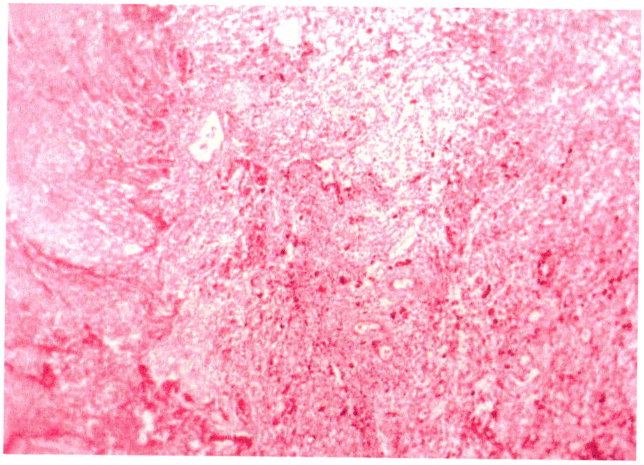

Figura 29.29 – Corte histológico de decídua basal em que se notam, da esquerda para a direita, material fibrinoleucocitário e glândulas e vasos sanguíneos separados por tecido conjuntivo infiltrado por células inflamatórias. Coloração HE, pequeno aumento.
Fonte: Caso do Serviço de Patologia do IMLAP.

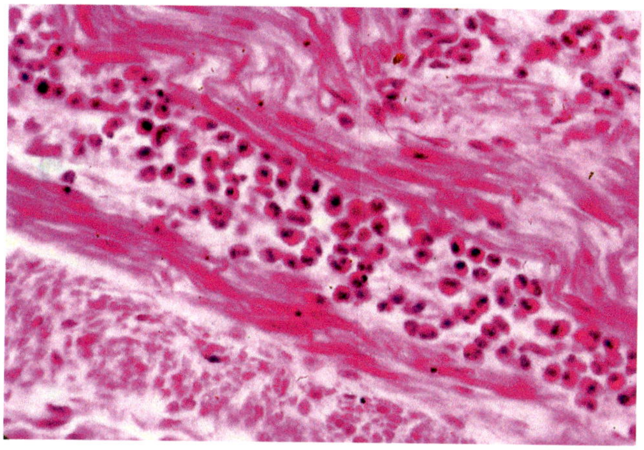

Figura 29.30 – Corte histológico de miométrio com infiltração leucocitária por entre os feixes de músculo liso. Coloração HE, grande aumento.
Fonte: Caso do Serviço de Patologia do IMLAP.

Morte materna (MM)

É o pior desfecho de um aborto malfeito. Pode ocorrer no momento da intervenção ou em médio prazo. A morte por complicações imediatas, como sangramento abundante, choque neurogênico, embolia gasosa e envenenamento, está associada a falhas técnicas grosseiras e é mais comum nos abortos clandestinos feitos por leigos. As de médio prazo resultam, em geral, de infecção disseminada ou de sequelas de envenenamento, por exemplo, hepatite tóxica, insuficiência renal, coma prolongado etc.

Em termos absolutos, é possível saber o número aproximado de mortes decorrentes de aborto em nosso meio, pois se trata de morte violenta, e, por isso, a declaração de óbito deve ser dada por médico-legista. Em revisão dos casos registrados no IMLAP de 1970 a 1979, encontramos uma média de 26 MM anuais causadas por complicações de aborto no município do Rio de Janeiro[23]. A proporção de MM causadas por complicações de aborto varia de acordo com a legislação do país considerado. Numa computação global, dados da OMS referem ser o aborto a quarta causa, com 13% do total de MM[145] . Considerando-se regiões de legislação muito restritiva como a América Latina, o aborto inseguro causa cerca de um terço das MM[146]. Rezende[3] cita trabalho de Laguardia feito no Hospital Municipal Miguel Couto, no Rio de Janeiro, com prontuários de 18.071 gestantes, em que 47% das MM foram devidas a complicações de aborto.

Mas os índices podem ser mais bem estudados se algumas variáveis forem analisadas. Em primeiro lugar, a mortalidade é bem maior se o aborto for feito durante o segundo semestre[147,148]. Analisando os registros ingleses sobre abortos legais feitos entre 1968 e 1978, Kestelman[148] encontrou taxa de mortalidade de 4,5 e 18,6 por 100 mil procedimentos, para o primeiro e o segundo trimestres, respectivamente. Outro fator que aumenta a MM é a realização simultânea de esterilização durante o procedimento abortivo[147-149].

Diagnóstico da provocação. Quesitos no auto de exame de aborto

O conhecimento das técnicas de interrupção da gravidez utilizadas por médicos e dos processos executados por leigos é fundamental para que se possa reconhecer o dolo. O diagnóstico da provocação é a etapa mais importante da perícia nos casos de investigação de crime de aborto, pois, não sendo possível afirmar categoricamente que a interrupção da gravidez foi dolosa, não há como tipificar a conduta do agente, ou seja, que foi cometido o delito.

Antes de caracterizar que houve provocação de aborto, como já referimos no início do tópico Aspectos Periciais, é necessário afirmar que havia gravidez. Os peritos farão o exame clínico geral e ginecológico, conforme já detalhado anteriormente, valendo-se de exames complementares de laboratório clínico e/ou toxicológico. Se o aborto foi complicado por morte da gestante, a competente necrópsia forense fornecerá os elementos para o diagnóstico retrospectivo da gravidez e do seu tempo de evolução. O diagnóstico de provocação será feito com base no encontro de alterações características do emprego de cada método abortivo e, principalmente, das complicações que levaram ao óbito. O modo de se chegar a esse diagnóstico será apreciado nos comentários aos quesitos.

• Quesitos

Diferem conforme se trate de mulher viva, muito mais frequente, ou de cadáver. A fim de evitar repetição desnecessária, comentaremos alguns aspectos observáveis apenas em necrópsias quando for oportuno e conveniente, mesmo que o quesito se refira à mulher viva. Na perícia de mulher viva, os quesitos são:

- **Se há vestígios de provocação de aborto:** a caracterização da provocação do aborto só pode ser feita diante de certas complicações ou quando se puder encontrar algo do material utilizado na intervenção. A simples presença de marcas de pinças no colo uterino, de lóquios e de sinais de interrupção recente da gravidez não é suficiente para afirmar ter havido provocação. A mulher pode alegar que teve aborto espontâneo complicado por retenção de restos ovulares e que houve necessidade de uma curetagem terapêutica.

Como nossa legislação é muito restritiva, o uso da regulação menstrual e a realização do aborto clínico precoce estão fora da lei. Nos raros casos em que haja denúncia de sua prática, dificilmente os peritos poderão comprovar o fato. Em primeiro lugar, por não haver manipulação uterina e faltarem marcas no colo. Em segundo, porque as substâncias utilizadas mais frequentemente são eliminadas de modo rápido. A meia-vida da mifepristona no plasma é de 20 a 40 horas[150], tempo muito curto para que se possa pesquisá-la em exame pericial, geralmente feito mais de 48 horas após o registro policial. O misoprostol (Cytotec) é prontamente metabolizado, produzindo vários metabólitos, dos quais o mais ativo é o ácido de misoprostol, que tem meia-vida de menos de 30 minutos no plasma. O pico de concentração é atingido em cerca de 15[151] ou 20 minutos[152], mas é de eliminação rápida demais para que tenha valor pericial. A única possibilidade de comprovação seria o achado do tablete de misoprostol na cavidade vaginal, o que também é pouco provável.

Nos casos de aborto por meio cirúrgico, a provocação pode ser caracterizada no caso de ocorrerem acidentes técnicos como a perfuração uterina, a laceração do colo ou o achado de laminárias no canal cervical. Nos espontâneos, não há necessidade de se fazer a dilatação cervical, que ocorre naturalmente pelo trabalho de aborto. Quando a manipulação é feita por leigos, as lesões grosseiras de perfuração e laceração do colo ou o achado de parte do material usado para dilatá-lo, assim como perfuração ou rotura do corpo uterino, servem para atestar a intenção do agente. Além do mais, esses casos costumam já estar complicados por infecção. Às vezes, a introdução de hastes rígidas pela vagina causa perfurações do fundo de saco vaginal, da parede cervical e/ou do corpo uterino. Por vezes, é possível surpreender parte desse material ainda encravada no órgão ou dentro da cavidade uterina em casos seguidos de autópsia. Tratando-se de histerotomia (microcesárea), a ferida abdominal e a uterina servem para demonstrar o esvaziamento do órgão.

O emprego de injeção intra-amniótica de soluções hipertônicas, de prostaglandina ou de substâncias cáusticas deixam marcas características, mesmo quando não ocorrem complicações. A ferida punctória na região hipogástrica, o trajeto hemorrágico através da parede anterior do corpo uterino e as alterações na sua cavidade permitem fazer o diagnóstico. É frequente que a solução seja misturada com algum corante para se saber que a agulha permanece dentro da cavidade amniótica durante a substituição do líquido normal pela solução hipertônica. Assim, o exame da cavidade revelará a mesma cor do corante utilizado. A ocorrência de rotura uterina e de lacerações cervicais, relativamente frequentes nesses casos, junto com o trajeto da agulha, comprova o procedimento abortivo.

A injeção de soluções sob pressão para descolar as membranas do saco gestacional pode ser detectada pela própria presença da substância introduzida e pela desinserção dos elementos deciduais e da placenta. Algumas são percebidas por sua cor ou odor característicos. Quando cáusticas, causam causticações ao longo do trajeto de injeção e na área de descolamento. Por vezes, alcançam a cavidade peritoneal e causam peritonite química. Essas alterações comprovam a ação abortiva. Havendo suspeita de embolia gasosa, a necrópsia deve ser orientada para a demonstração do ar nas veias uterinas, pélvicas e cava inferior, assim como no lado direito do coração. Para tal, é preciso que a inspeção da cavidade abdominal seja cuidadosa, com visualização das veias pélvicas e da cava inferior antes da remoção dos blocos viscerais. O lado direito do coração deve ser puncionado ou aberto dentro da cavidade pericárdica cheia de líquido para que se possa verificar a presença das bolhas na aurícula e no ventrículo direitos.

A presença de tabletes de permanganato de potássio no fundo de saco vaginal comprova a intenção de interromper a gestação. Embora não seja um método eficaz, pode acompanhar outros procedimentos feitos com o mesmo fim.

- **Qual o meio empregado:** na impossibilidade de responder afirmativamente ao primeiro, este quesito fica prejudicado. Mas, se puder dizer que foi provocado, os mesmos fatos que caracterizaram a ação do agente darão o diagnóstico do método escolhido.
- **Se, em consequência do aborto ou do meio empregado para provocá-lo, sofreu a gestante incapacidade para as ocupações habituais por mais de 30 dias, ou perigo de vida, ou debilidade permanente ou perda, ou inutilização de membro, sentido ou função, ou incapacidade permanente para o trabalho, ou enfermidade incurável, ou deformidade permanente (resposta especificada):** este quesito tem a finalidade de caracterizar a produção de lesão corporal grave pela intervenção abortiva para enquadramento do agente na forma qualificada do crime (art. 127 do Código Penal). O modo de determinar a existência dessas lesões deve ser estudado no Capítulo 22 – Lesões Corporais. Perícia e Quantificação do Dano.
- **Se não havia outro meio de salvar a vida da gestante (no caso de aborto praticado por médico):** a resposta a este quesito é fundamental para a sustentação do aborto necessário. O perito tem que se basear no exame da paciente e nos dados da evolução clínica que constam do prontuário hospitalar. Por isso é dever do médico-assistente manter o registro dos seus casos de aborto terapêutico. Se não os tiver quando solicitado, ficará em situação difícil. Não é raro acontecer de algum membro da família, ou a própria gestante, não aceitar a interrupção da gravidez por motivos emocionais.
- **Se a gestante é alienada ou débil mental:** sempre que o perito suspeitar de alguma dessas condições, deve pedir o parecer de um psiquiatra. Caso seja confirmada a sua suspeita, responderá afirmativamente. O caso, então, transformar-se-á em aborto legal (sentimental) por ter havido estupro. Mas o consentimento para a intervenção tem que provir do responsável legal pela incapaz, não da gestante.

No caso de se tratar de cadáver, os quesitos passam a ser:

- **Se houve morte:** embora pareça redundância ter que dizer que houve morte em exame cadavérico, tal formalidade é necessária para a caracterização jurídica da qualificação do crime pela morte da gestante.
- **Se a morte foi precedida da provocação de aborto:** é óbvio que as possibilidades diagnósticas são muito maiores no cadáver do que na mulher viva. A hipótese de morte já é um elemento importante no diagnóstico da provocação, uma vez que se constitui na maior das complicações do aborto provocado; e se sabe que a regra geral é de não haver complicações em abortos espontâneos. Além disso, a perícia pode ser complementada pelo exame da genitália interna, no qual podem ser encontrados elementos preciosos para o diagnóstico da provocação. Conforme vimos, tanto os meios químicos quanto os mecânicos deixam, com frequência, marcas características. O achado de rotura, perfuração, causticação e outras lesões uterinas, ou manifestações sistêmicas, garantem ter sido executada a interrupção.
- **Qual o meio empregado para provocação do aborto:** a caracterização do meio deve ser inferida das lesões encontradas.
- **Qual a causa da morte:** o que se quer saber aqui é a patologia que levou a gestante à morte. Ao estudarmos os métodos e as complicações do aborto, fizemos comentários a respeito das causas de morte materna.
- **Se a morte da gestante sobreveio em consequência do aborto ou do meio empregado para provocá-lo:** a resposta afirmativa a este quesito só pode ser dada se tiver havido nexo de causalidade entre a morte e o aborto ou o meio empregado para provocá-lo. O que a Justiça deseja saber é se não houve alguma concausa independente que tenha levado por si só à morte, seja preexistente, seja superveniente. Se a causa da morte for uma complicação infecciosa decorrente de fraqueza orgânica, digamos por deficiência imunológica, o nexo causal existe. Não existirá, pelo contrário, se a morte tiver ocorrido por rotura de varizes de esôfago decorrentes de cirrose hepática. Da mesma forma, se a mulher fizer o aborto e morrer em um acidente de trânsito ao se dirigir para casa, não haverá nexo causal.

Às vezes, o aborto não chega a se consumar porque a mulher morre antes de concluída a intervenção. O meio usado causa a morte antes de se realizar o aborto. É o que ocorre nos choques da indução anestésica em que a cirurgia nem começou; nos choques neurogênicos por manipulação intempestiva sem anestesia; e também nas intoxicações exógenas dos métodos químicos.

Em 1971, tivemos a oportunidade de autopsiar uma mulher no quinto mês de gestação que fora submetida a uma tentativa de aborto pela injeção de tintura de iodo na cavidade amniótica, por via vaginal. O feto apresentava marcas de causticação na pele voltada para o local da injeção. Como a placenta tinha inserção mais baixa que o habitual, em vez de fazê-lo totalmente na cavidade amniótica, o aborteiro injetou parte do iodo no seio marginal da placenta, o que equivale a uma injeção endovenosa, matando a mulher por intoxicação exógena pelo cáustico. O exame toxicológico das vísceras foi positivo para iodo e confirmou o diagnóstico[153] (Figuras 29.31 a 29.33).

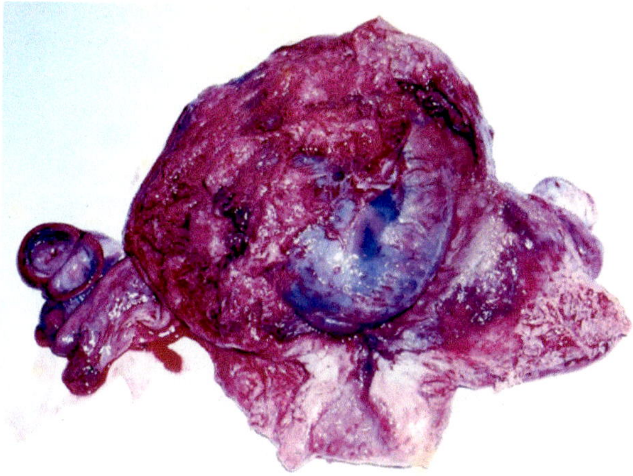

Figura 29.31 – Útero grávido de cerca de 4 meses, aberto pela face anterior, com o concepto em local normal. O ovário direito apresenta um corpo amarelo maduro. Parte das membranas está descolada na metade esquerda do útero, onde a coloração é um pouco acastanhada por injeção de tintura de iodo.

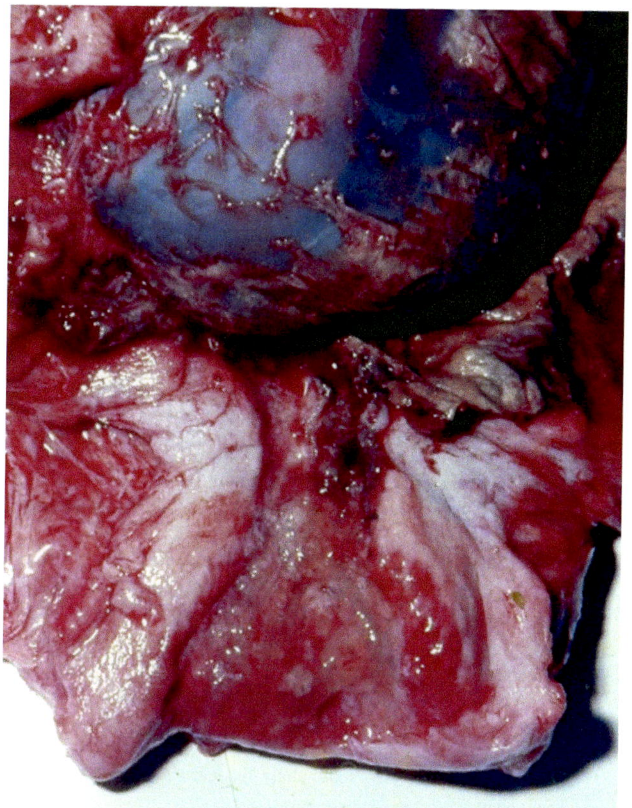

Figura 29.32 – Detalhe do canal cervical do mesmo útero da figura anterior. O orifício cervical externo está muito dilatado e o interno, menos. A esse nível há trajeto hemorrágico de tonalidade acastanhada, por onde foi introduzida a agulha (ver texto).

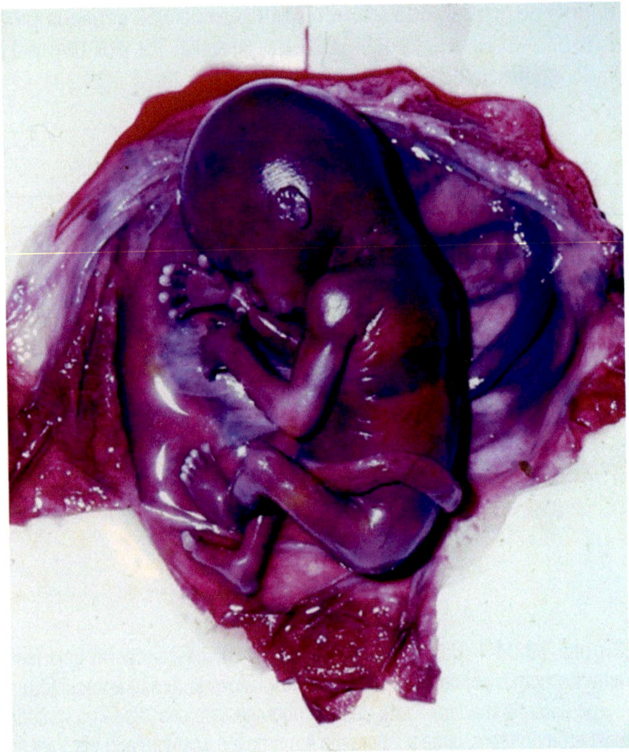

Figura 29.33 – Feto de cerca de 4 meses que estava envolvido pelas membranas na Figura 29.31. Apresenta a pele causticada por tintura de iodo, exceto onde o cordão umbilical a protegeu.

Em necrópsia médico-legal, a estimativa da idade gestacional, em meses lunares, pode ser feita de modo bastante prático através da regra ou fórmula de Haase, a partir do comprimento vértice-calcâneo do feto. Nos fetos com menos de 25 cm, a raiz quadrada do comprimento indica a idade. Naqueles com mais de 25 cm, a idade é indicada pela divisão do comprimento por 5. A conversão para semanas é feita multiplicando-se os resultados por quatro.

REFERÊNCIAS BIBLIOGRÁFICAS

1. Crombolholme WR. Obstetrics. In: Lawrence M. Tierney Jr., Stephen Mc Phee, Maxine A (ed.). Current medical diagnosis & treatment. 36.ed. Papadakis, Londres: Prentice-Hall International; 1997. Capítulo 18, p. 701-723.
2. Dilts Jr. PV. Abnormalities of pregnancy. Capítulo 252, seção 18 Gynecology and obstetrics. In: Mark H. Beers, Robert Berkow (ed.). The Merck manual of diagnosis and treatment, versão eletrônica. Disponível em: www.merck.com/mrkshared/mmanual/section18/chapter252/. Acesso em: 23 out. 2003.
3. Rezende J. Operações ampliadoras do trajeto. Esterilização cirúrgica. Vácuo-extrator. Punção craniana na hidrocefalia. Técnicas para interrupção da gravidez. In: Jorge de Rezende (ed.). Obstetrícia. 9.ed. Rio de Janeiro: Guanabara Koogan; 2002. Capítulo 54, p. 1337-1356.
4. Costa HPF, Marba ST. O recém-nascido de muito baixo peso. Sociedade de Pediatria de São Paulo. Rio de Janeiro: Atheneu; 2003.
5. Mesce D, Clifton D. Abortion: facts and figures. Population reference bureau, 2011. Disponível em: www.prb.org. Acesso em: 10 jun. 2012.
6. Isaacs SL, Cook RJ. Leis e políticas que afetam a fecundidade: uma década de mudanças. Population Reports. 1985;E(7):10.
7. Henshaw SK, Singh S, Taylor H. The incidence of abortion worldwide. International Fam Planning Perspectives. 1999;25(suppl):s30-s38.
8. Oliveira J. Constituição da República Federativa do Brasil. São Paulo: Saraiva; 1988.
9. Menezes HO. Aborto e explosão demográfica. II Congresso Brasileiro de Medicina Legal, Belém; 1971.
10. Montello J. A situação demográfica brasileira e perspectivas futuras. Depoimento no Congresso Brasileiro, Brasília, 19 de abril de 1983. CPI criada pela Resolução 01/83.
11. Haub C. 2011 World Population Data Sheet, Population Reference Bureau. Disponível em: www.prb.org. Acesso em: 10 jun. 2012.
12. Montello J. A população brasileira. Conferência na Escola Superior de Guerra em 22/09/81. Fundação IBGE; 1981.
13. IBGE. Censo demográfico de 2010. Disponível em: www.ibge.gov.br/dados_divulgados. Acesso em: 10 jun. 2012.
14. Correia LL, McAuliffe JF. Saúde materno-infantil. In: M. Zélia Rouquariol (ed.). Epidemiologia & saúde. Rio de Janeiro: Medsi Editora Médica e Científica; 1993. Capítulo 11, p. 315-342.
15. Datasus. Disponível em: http://tabnet.datasus.gov.br/cgi/idb2002/a05.htm. Acesso em: 16 set. 2003.
16. Singh S, Sedgh G. The relationship of abortion to trends in contraception and fertility in Brazil, Colombia and Mexico. Intern Fam Plann Persp. 1997;23:4-14.
17. Wikipedia. Taxa de fecundidade no Brasil. Disponível em: www.wikipedia.org/wiki/taxa_de_fecundidade. Acesso em: 10 jun. 2012.
18. Mumford SD, Kessel E. Is wide availability of abortion essential to national population growth control programs? Experience of 116 countries. Amer J Obstet Gynecol. 1984;149(6):639-645.
19. Datasus. Disponível em: http://tabnet.datasus.gov.br/cgi/idb2008/f14.htm. Acesso em: 10 jun. 2012.
20. Ahman E, Shah I. Unsafe abortion. Global and regional estimates of the incidence of unsafe abortion and associated mortality in 2008. World Health Organization. 6.ed. 2011, Genebra.
21. Hercules HC. Estudo médico-legal do aborto. In: Medicina legal. Texto e Atlas. Rio de Janeiro: Atheneu; 2005. Capítulo 29, p. 575-609.
22. Fonseca NM. Aborto criminoso. Rev IML Gb. 1970;1(2):7-10.
23. Hercules HC. Valor da embolia de células trofoblásticas no diagnóstico de interrupção da gravidez. Tese (Professor Titular Faculdade de Medicina). Rio de Janeiro: UFRJ; 1986.
24. Barbosa RM, Arilha M. The Brazilian experience with Cytotec. Stud Fam Plann. 1993;24(4):236-240.
25. Costa SH. Comercial availability of misoprostol and induced abortion in Brazil. Int J Gynaecol Obstet. 1998;(Suppl 1):s131-s139.
26. Barbosa RM, Arilha M. Is Cytotec an answer? Plan Parent Chall. 1993;1:20-22.
27. Romeiro VR. Legislação médica. Pouso Alegre; 2002.
28. Monteiro MFG, Adesse L. Estimativas de aborto provocado no Brasil e suas Grandes Regiões (1992 a 2005). Trabalho apresentado no XV Encontro Nacional de Estudos Populacionais, ABEP, Caxambu, MG, 18 a 22/09/2006.
29. Noble J, Cover J, Yanagishita M. La juventud del mundo. Population Reference Bureau; 1996.

29a. Fantini F. Ventres precoces. Revista Isto É. 1995;9(462):36-42.

30. Datasus. Disponível em: http://tabnet.datasus.gov.br/cgi/tabcgi.exe? idb2002/d15.def. Acesso em: 10 out. 2003.
31. Wallis C. Children having children. Time. 1985;126(23):32-41.
32. Jones RK, Daroch JE, Henshaw SK. Patterns in the socioeconomic characteristics of women obtaining abortion in 2000-2001. Perspect Sex and Reprod Health. 2002;34(5):226-235.
33. Wiseman DJ. Hammurabi. In: Encyclopaedia Britannica. Chicago; 1964;15:40-41.
34. Hungria N. Comentários ao Código Penal. 6.ed. Rio de Janeiro: Cia. Editora Forense; 1981. v. V, artigos 121 a 126.

35. Caparelli N. O abortamento criminoso. Aspectos médico-legais. Rio de Janeiro: Departamento de Imprensa Nacional; 1957.
36. Rezende J, Nahoun JC. Aspectos médico-legais da obstetrícia. In: Obstetrícia. 3.ed. Rio de Janeiro: Guanabara-Koogan; 1974. Capítulo 50, p. 1090-1106.
37. Zimmerman M. Abortion law and practice. Population Reports, série E, n. 3, março de 1976.
38. Cook RJ, Dickens BM. A decade of international change in abortion law: 1967-1977. Amer J Public Health. 1978;68:637-644.
39. Fragoso HC. Aborto em comentários adicionais. Parte 2. Comentários ao Código Penal. In: Nelson Hungria e Heleno Cláudio Fragoso (ed.). 6.ed. Rio de Janeiro: Companhia Editora Forense; 1981. v. V. Artigos 124 a 128, p. 542-555.
40. Cook RJ, Dickens BM. International developments in abortion laws: 1977-1988. Amer J Public Health. 1988;78:1305-1311.
41. Cook RJ, Dickens BM, Bliss LE. International developments in abortion laws from 1988 to 1998. Amer J Public Health. 1999; 89(4):579-586.
42. Sedgh G, Singh S, Shah IH et al. Induced abortion: incidence and trends worldwide from 1995 to 2008. Lancet. 2012 Feb 18;379(9816):625-32.
43. Almeida Jr. A, Costa Jr. JB de O. Aborto legal e aborto criminoso. In: Lições de medicina legal. 18.ed. São Paulo: Companhia Editora Nacional; 1985. Capítulo 37, p. 364-372.
44. Serbanescu F, Morris L, Stupp P, Stanescu A. The impact of recent policy changes on fertility, abortion and contraceptive use in Romania. Stud Fam Plann. 1995;26(2):76-87.
45. Papaleo CC. Aborto e contracepção. Rio de Janeiro: Renovar; 1993.
46. Women on Waves. Disponível em: https://www.womenonwaves.org/en/. Acesso em: 31 mar. 2024.
47. Benagiano G, Pera A. Decreasing the need for abortion: challenges and constraints. Int J Gynaecol Obstet. 2000;70(1):35-48.
48. Arilha M. Aborto legal e seguro. In: Aborto legal. ECOS – Estudos e Comunicação em Sexualidade e Reprodução Humana, São Paulo; 1994. p. 9-13.
49. Odlind V. Induced abortion – a global health problem. Acta Obstet Gynecol Scand. 1997;(Suppl. 164):43-45.
50. Le Figaro, 4 mar. 2024. Disponível em: https://www.lefigaro.fr/actualite-france/en-direct-ivg-dans-la-constitution-le-congres-se-reunit-a-versailles-pour-un-vote-historique-20240304. Acesso em: 12 mar. 2024.
51. Mirabete JF, Fabbrini RN. Manual de direito penal. 28 ed. São Paulo: Atlas; 2011. v. II.
52. Delmanto C. Código Penal comentado. 2.ed. Rio de Janeiro: Renovar; 1988.
53. Jesus DE. Direito Penal. 29. ed. São Paulo: Saraiva; 2009.
54. Rezende J. A gravidez Conceito Duração. In Rezende J. Obstetrícia. 5. ed. Rio de Janeiro: Guanabara Koogan; 1987.
55. Nahoum JC, Barcellos JM. Placenta Cordão umbilical Sistema amniótico. In: Rezende J (ed.). Obstetrícia. 5.ed. Rio de Janeiro: Guanabara Koogan; 1987.
56. Grelle FC, Amaral LBD. Obstetrícia. Rio de Janeiro: Atheneu; 1981.
57. Fragoso LC. Lições de direito penal. 7.ed. Rio de Janeiro: Forense; 1983. v. I: Parte especial.
58. Delmanto C et al. Código Penal comentado. 10.ed. São Paulo: Saraiva; 2022.
59. Mirabete JF, Fabbrini RN. Manual de direito penal. 28.ed. São Paulo: Atlas; 2011. v. II.
60. Belo WB. Aborto: considerações jurídicas e aspectos correlatos. Belo Horizonte: Del Rey; 1999.
61. França GV. Medicina legal. 11.ed. Rio de Janeiro: Guanabara Koogan; 2017.
62. Faúndes A et al. Interrupção da gravidez com fundamento e amparo legal. In: Fernandes CE, Sá MFS (ed.). Tratado de obstetrícia Febrasgo. Rio de Janeiro: Elsevier; 2019.
63. Elito Jr. J. Gravidez ectópica. In: Fernandes CE, Sá MFS (ed.). Tratado de obstetrícia Febrasgo. Rio de Janeiro: Elsevier; 2019.
64. Montenegro CAB, Desmarais CCF, Rezende Filho J. Gravidez ectópica. In: Montenegro CAB, Rezende Filho J. Obstetrícia. 10.ed. Rio de Janeiro: Guanabara Koogan; 2017.
65. Melo CSB, Laranjeira CLS, Junqueira MSR, Mascarenhas CHS, Géo MS, Brandão AHF. Gravidez ectópica em cicatriz de cesárea: série de casos com três possibilidades terapêuticas diferentes. Fêmina. 2021;49 (8):505-8.
66. Brasil. Ministério da Saúde. Parto, aborto e puerpério – assistência humanizada à mulher. Brasília: 2005.
67. Brasil. Ministério da Saúde. Atenção humanizada ao abortamento – norma técnica. Brasília: Ministério da Saúde; 2005.
68. Brasil. Ministério da Saúde. Atenção técnica para prevenção, avaliação e conduta nos casos de abortamento. Brasília: Ministério da Saúde; 2022.
69. Brasil. Conselho Nacional de Saúde. Recomendação 017, de 30 de junho de 2022. Brasília: CNS; 2022. Disponível em: https://conselho.saude.gov.br/recomendacoes-cns/recomendacoes-2022/2546-recomendacao-n-017-de-30-de-junho-de-2022. Acesso em: 27 mar. 2024.
70. Moraes JM, Cardoso MA. Abortamento. In: Andy Petroianu (ed.). Ética, moral e deontologia médicas. Rio de Janeiro: Guanabara Koogan; 2000. Capítulo 48, p. 261-265.
71. Município do Rio de Janeiro. Lei 1.042 e Decreto 6.849 de 28/07/87.
72. Brígido C. Aborto de anencéfalo não é crime. O Globo. 13 de abril de 2012.
73. Diniz D, Almeida M. Bioética e aborto, tema específico em iniciação à bioética. Costa SIF, Garrafa V, Oselka G (org.). Conselho Federal de Medicina; 1998. p. 125-137.
74. Tessaro A. Aborto seletivo. Descriminalização & avanços tecnológicos da medicina contemporânea. Curitiba: Juruá; 2002.
75. Noronha EM. Direito penal. São Paulo: Saraiva; 1991. v. 2.
76. Jones MC. Prenatal diagnosis of cleft lip and palate: detection rates, accuracy of ultrasonography, associated anomalies, and strategies for counselling. Cleft Palate Craniofac J. 2002;39(2):169-173.
77. Brasil. Supremo Tribunal Federal. ADPF 54. Inteiro teor do Acórdão. Disponível em: https://redir.stf.jus.br/paginadorpub/paginador.jsp?docTP=TP&docID=3707334. Acesso em: 20 mar. 2024.
78. Brígido C. Aborto de anencéfalo não é crime. O Globo. 13 de abril de 2012.
79. Faria M, Pettersen H. Gestação múltipla. In: Dzik A, Pereira DHM, Cavagna M, Amaral WM (ed.). Tratado de reprodução assistida. 3.ed. São Paulo: SBRH; 2014.
80. Braga A. Obstetrícia médico-legal e forense. In: Montenegro CAB, Rezende Filho J. Rezente obstetrícia. 10.ed. Rio de Janeiro: Guanabara Koogan; 2017.
81. Goldim JR. O que é o embrião. In: Kipper DJ, Marques CC, Feijó A (org.). Ética em pesquisa – reflexões. Porto Alegre: EDPUCRS; 2003.
82. Gonçalves NJR. Estudo médico-legal da fertilização in vitro. Tese (livre-docência em Medicina Legal e Deontologia). Rio de Janeiro: UERJ; 1988. 111 p.
83. Glasier A. Emergency postcoital contraception. New Engl J Med. 1997;337(15):1058-1064.
84. Dart RG. Role of pelvic ultrasonography in evaluation of symptomatic first-trimester pregnancy. Ann Emerg Med. 1999;33:310-320.
85. Guyton AC, Hall JE. Pregnancy and lactation. In: Arthur C. Guyton, John Hall (ed.). Textbook of medical physiology. 9.ed. Philadelphia: W. B. Saunders Company; 1996. Capítulo 82, p. 1033-1046.
86. David G, Haegel P. Embriología. Cuadernos Prácticos. Traduzido para o espanhol por J. Esteba Caballería. Barcelona: Toray-Masson; 1968. Primero caderno, p. 65.
87. Dilts Jr. PV. Normal pregnancy, labor and delivery, gynecology and obstetrics. In: Mark H. Beers, Robert Berkow (ed.). The Merck manual of diagnosis and treatment. Versão eletrônica, Capítulo 249, seção 18. Disponível em: www.merck.com/mrkshared/ mmanual/section18/chapter249/. Acesso em: 23 out. 2003.

88. Rezende J, Montenegro CAB. Obstetrícia fundamental. 6.ed. Rio de Janeiro: Guanabara Koogan; 1992.
89. Ewigman BG, Crane JP, Frigolleto FD et al. Effect of prenatal ultrasound screening on perinatal outcome. New Engl J Med. 1993;329(12):821-827.
90. Berger TG, Goldstein SM, Odom RB. Miscellaneous dematologic disorders. In: Tierney JM, McPhee SJ, Papadakis MA (ed.). Skin & appendages. current medical diagnosis and treatment. 36.ed. Londres: Prentice-Hall International; 1997. Capítulo 6, p. 106-172.
91. Aral K, Gurkan-Zorlu C, Gokmen O. Plasma human chorionic gonadotropin levels after induced abortion. Adv Contraception. 1996;12(1):11-14.
92. Thyssen HH, Christensen H, Schebye O et al. Elimination of human chorionic gonadotropin in serum and urine after uncomplicated induced abortion during the first trimester. Ugeskr Laeger. 1992;154(30):2071-2072.
93. Marrs RP, Kletzky OA, Howard WF, Mishell DR. Disappearence of human chorionic gonadotropin and resumption of ovulation following abortion. Amer J Obstet Gynecol. 1979;135(6):731-736.
94. Carbillon L, Perrot N, Uzan M, Uzan S. Doppler ultrasonography and implantation: a critical review. Fetal Diag Ther. 2001;16(6):327-332.
95. Paul M, Schaff E, Nichols M. The roles of clinical assessment, human chorionic gonadotropin assays and ultrasonography in medical abortion practice. Amer J Obstet Gynecol. 2000;183(2 suppl):s34-s43.
96. Sen C. The use of first trimester ultrasound in routine practice. J Perinat Med. 2001;29(3):212-221.
97. Sen C. The use of first trimester ultrasound in routine practice. J Perinat Med. 2001;29(3):212-221.
98. Biquard F, Fournie A. Ultrasound monitoring (artigo em francês). Paris: J Gynecol Obstet Biol Reprod. 2002;31(suppl):4S18-4S20.
99. Park YW. Diagnosis of fetal anomalies by sonography. Yonsei Med J. 2001;42(6):660-668.
100. Shih JC, Jaffe R, Hsieh FJ. Three-dimensional ultrasonography in early pregnancy. Semin Perinatol. 2001;25(1):3-10.
101. Sherer DM. First trimester ultrasonography of multiple gestations: a review. Obstet Gynecol Surv. 1998;53(11):715-726, Abstract.
102. Jauniaux E, Pahal GS, Rodeck CH. What invasive procedure to use in early pregnancy? Baillieres Best Pract Res Clin Obstet Gynecol. 2000;14(4):651-662.
103. Akrivis C, Varras M, Kyparos J, Demon A, Stefanaki S, Antoniou N. Early ultrasonographic diagnosis of unruptured interstitial pregnancy: a case report and review of the literature. Clin Exp Obstet Gynecol. 2003;30(1):60-64.
104. Lemus JF. Ectopic pregnancy: an update. Curr Opin Obstet Gynecol. 2000;12(5):369-75.
105. Tenore JL. Ectopic pregnancy. Am Fam Physician. 2000;61(4):1080-1088.
106. Gray DJ. Female genital. In: Ernst Gardner, Donald J. Gray, Ronan O'Railly (ed.). Anatomy. 2.ed. Philadelphia: W. B. Saunders Company; 1963. Capítulo 59, p. 608-622.
107. Rouvière H. Précis d'anatomie et de dissection. 7.ed. Paris: Masson et Cie. Éditeurs; 1949. p. 688.
108. Robertson WB. The endometrium. Londres: Butterworths; 1981.
109. Hendrickson MR, Kempson RL. Surgical pathology of the uterine corpus. Philadelphia: W.B. Saunders Company; 1980.
110. Bulmer JN, Billington WD, Johnson PM. Immunohistologic identification of trophoblast populations in early human pregnancy with the use of monoclonal antibodies. Amer J Obstet Gynecol. 1984;148(1):19-26.
111. Ham AW, Cormack DH. Aparelho reprodutor femenino. In: Histologia. 8.ed. Traduzido para o português pela equipe coordenada por Antônio Baptista Oliveira Filho et al. Rio de Janeiro: Guanabara Koogan; 1983. Capítulo 26, p. 783-820.
112. Bardawil WA, Toy BL. The natural history of choriocarcinoma: problems of immunity and spontaneous regression. Ann NY Acad Sci. 1959;80:197-257.
113. Brenner LR, Edelman DA, Kessel E. Menstrual regulation in the United States: preliminary report. Fertil Steril. 1975;26:289-295.
114. Task Force on Post-Ovulatory Methods of Fertility Regulation – Menstrual regulation by mifepristone plus prostaglandin: results from a multicentre trial. Hum Reprod. 1995;10(2):308-314. Abstract.
115. Costa SH, Vessey MP. Misoprostol and illegal abortion in Rio de Janeiro, Brazil. Lancet. 1993;341(8855):1258-1261. Abstract.
116. Coelho HL, Teixeira AC, Cruz MF et al. Misoprostol: the experience of women in Fortaleza, Brazil. Contraception. 1994;49(2):101-110.
117. Fonseca W, Misago C, Correia L et al. Determinantes do aborto provocado entre mulheres admitidas em hospitais em localidade da Região Nordeste do Brasil. Rev Saúde Pública (online). 1996;30(1):13-18.
118. Misago C, Fonseca W, Correia L et al. Determinants of abortion among women admitted to hospitals in Fortaleza, North Eastern Brazil. Int J Epidemiol. 1998;27:833-839.
119. Faundes A, Santos LC, Carvalho M, Gras C. Post-abortion complications after interruption of pregnancy with misoprostol. Adv Contraception. 1996;12(1):1-9.
120. Christin-Maitre S. Medical termination of pregnancy. New Engl J Med. 2000;342(13):946-956.
121. Gonzalez CH, Marques-Dias MJ, Kim CA et al. Congenital abnormalities in Brazilian children associated with misoprostol misuse in first trimester pregnancy. Lancet. 1998;351(9116):1624-1627.
122. Los FJ, Brandenburg H, Niermeijer MF. Vascular disruptive syndromes after exposure to misoprostol or chorionic villus sampling. Lancet. 1999;353(9155):843-844.
123. Fernandes SD et al. Síndrome de Möbius: significados na vida dos portadores. Rev Soc Bras Clin Méd. 2015;13 (1):2-9.
124. Finer LB, Henshaw SK. Abortion incidence and services in the United States in 2000. Perspectives Sexual Reprod Health. 2003;35(1):6-15.
125. Creinin MD. Methotrexate and misoprostol for abortion at 57-63 days gestation. Contraception. 1994;50(6):511-515.
126. Schaff EA, Eisinger SH, Stadalins LS et al. Low-dose mifepristone 200 mg and vaginal misoprostol for abortion. Contraception. 1999;59:1-6.
127. Spitz IM, Bardin CW, Benton L, Robbins A. Early pregnancy termination with mifepristone and misoprostol in the United States. N Eng J Med. 1998;338(18):1241-1247.
128. Mishell Jr. DR. Contraception. Gynecology and obstetrics. In: Mark H. Beers, Robert Berkow (ed.). The Merck manual of diagnosis and treatment. versão eletrônica, Disponível em: http://www. merck.com/pubs/mmanual/section18/chapter246/. Acesso em: 24 set. 2003. Capítulo 246, seção 18.
129. MacIsaac L, Grossman D, Balisteri E, Darney P. A randomised controlled trial of laminaria, oral misoprostol and vaginal misoprostol before abortion. Obstet Gynecol. 1999;94(4):637. Abstract.
130. Montenegro CAB, Rezende Filho J. Abortamento. In: Montenegro CAB, Rezende Filho J. Rezente obstetrícia. 10.ed. Rio de Janeiro: Guanabara Koogan; 2017.
131. Ashok PW, Templeton A. Nonsurgical mid-trimester termination of pregnancy: a review of 500 consecutive cases. Brit J Obstet Gynaecol. 1999;106(7):706-710.
132. Ho PC, Ngar SW, Liu Kl, Lee SW. Vaginal misoprostol com-pared with oral misoprostol in termination of second-trimester pregnancy. Obstet Gynecol. 1997;90(5):735-738.
133. Dickinson JE, Evans SF. A comparison of oral misoprostol with vaginal misoprostol administration in second-trimester pregnancy termination for fetal abnormality. Obstet Gynecol. 2003;101(6):1294-1299. Abstract.
134. Camps FE. Abortion and its complications. In: Francis E. Camps JA (ed.). Recent advances in forensic pathology. Londres: Churchill; 1969. Capítulo 5, p. 88-100.
135. Grimes DA, Hulka JF, McCutchen ME. Midtrimester abortion by dilatation and evacuation versus intra-amniotic instillation of

prostaglandin F2α: a randomised clinical trial. Amer J Obstet Gynecol. 1980;137:785-790.
136. Willems JJ. Uterine injuries complicating hypertonic saline abortion. Canad Med Assoc J. 1974;111:1223-1226.
137. Duenholter JH, Gant NF. Complications following prostaglandin F2α - induced midtrimester abortion. Obstet & Gynecol. 1975;46(3):247-250.
138. Perry KG Jr., Rinehart BK, Terrone DA et al. Second-trimester uterine evacuation: a comparison of intra-amniotic (15S)-15methyl--prostaglandin F2α and intravaginal misoprostol. Amer J Obstet Gynecol. 1999;181(5 Pt 1):1057-1061.
139. Montenegro CAB, Silva EP, Marinho PS, Rezende Filho J. Procedimentos para interromper a gravidez. In: Montenegro CAB, Rezende Filho J. Rezente obstetrícia. 10.ed. Rio de Janeiro: Guanabara Koogan; 2017.
140. Knight B. Deaths associated with pregnancy. In: Bernard Knight (ed.). Forensic pathology. 2.ed. Londres: Arnold; 1996. Capítulo 19, p. 427-434.
141. Caparelli N. O abortamento criminoso. Aspectos médico-legais. Rio de Janeiro: Departamento de Imprensa Nacional; 1957.
142. Teare D, Bowen D. Therapeutic and criminal abortion. In: Francis E. Camps (ed.). Gradwohl's legal medicine. 2.ed. Baltimore: The Williams & Wilkins Company; 1968. Capítulo 23, p. 407-423.
143. Kreutner AK. Postabortion infections. Contemporary OB/GYN Archive, 1 de março de 2001. Disponivel em: http://obgyn. adv100. com/obgyn/article/article/articleDetail.jsp?id=139481. Acesso em: 5 mar. 2005.
144. Greenhill JP, Friedman EA. Abortamento séptico. In: Obstetrícia. Tradução de Munich Wolf Rotholz. Rio de Janeiro: Editora Interamericana; 1976. Capítulo 34.
145. Population Reference Bureau. World Population Datasheet; 2003.
146. Singh K, Ratnam SS. The influence of abortion legislation on maternal mortality. Int J Gynaecol Obstet. 1998;(Supp 1):S123S129.
147. Huntingford P. Mortality and morbidity of abortion. Lancet. 1971;1012-1013.
148. Kestelman P. Safety of termination of pregnancy: NHS versus private. Lancet. 1984;2(8410):1040-1041.
149. Lancet. Notes and news. Lancet. May 1971;8:979.
150. Loose-Mitchell DS, Stancel GM. Estrogens and progestins. In: Joel G Hardman, Lee E (ed.). Limbird. Goodman & Gilman's the pharmacological basis of therapeutics. 10.ed. New York: McGrawHill; 2001. Capítulo 58, p. 1597.
151. Karim A. Antiulcer prostaglandin misoprostol: single and multiple dose pharmacokinetic profile. Prostaglandins. 1987;33(suppl.):40-50. Abstract.
152. Abdel-Aleem H, Villar J, Gulmezogen AM et al. The pharmacokinetics of the prostaglandin E1 analogue misoprostol in plasma and colostrum after postpartum oral administration. Eur J Obstet Gynecol Reprodu Biol. 2003;108(1):25-28.
153. Hercules HC. Caso não publicado; 1971.

PARTE 7

VIOLÊNCIA CONTRA RECÉM-NATOS E CRIANÇAS

CAPÍTULO 30

Infanticídio

Hygino de Carvalho Hercules

A proteção do Estado ao recém-nascido, ao longo da História, tem sofrido importantes modificações. O respeito à sua vida tem oscilado entre dois extremos: total indiferença; e extrema repressão aos atos perpetrados contra sua integridade. De acordo com Nilton Salles[1], Antenor Costa divide a postura das leis penais quanto ao infanticídio através do tempo em três períodos distintos:

1. **Período greco-romano:** a criança, propriedade dos pais, podia ser morta depois do nascimento se nascesse imperfeita, malformada e se causasse vergonha ou desonra para a família.
2. **Período intermediário:** oposto ao anterior, muito severo, em que as mães, quaisquer que fossem os motivos, eram punidas com penas extremamente severas.
3. **Período moderno:** baseado em ideias mais humanitárias, passou a considerar o crime de modo mais complacente, atribuindo penas mais brandas aos agentes.

Durante o período greco-romano, a princípio, até os recém-nascidos normais podiam ser sacrificados, principalmente se fossem gêmeos. Mais tarde, na fase do patriarcado, é que houve uma mudança de atitude, com a proteção da criança normal[1]. O pai ainda tinha o direito de vida e de morte do filho. O recém-nascido era levado ao pai, que decidia sua sorte: se o erguesse pelos braços, estaria reconhecendo-o; se o colocasse deitado, estaria condenando-o. Os filhos rejeitados podiam ser expostos ao tempo, de modo a morrerem de fome e de desidratação.

Ao final do apogeu romano, começa o período intermediário. Sob influência do cristianismo, as penas impostas aos infanticidas passaram a ser de extrema crueldade. A mãe criminosa era executada de modo cruel, como no suplício do *culeus*[2]. Era colocada em um saco de couro e exposta a altas temperaturas para ser cozida viva. Durante toda a Idade Média e início da Idade Moderna, foram mantidas as penas cruéis. A *Constitutio Criminalis Carolina*, promulgada por Carlos V em 1532, condenava as mães infanticidas a serem empaladas e enterradas vivas, sendo permitido que fossem previamente afogadas para que sofressem menos se o crime não fosse frequente no território de jurisdição em que houvesse sido cometido[2,3].

A mudança de atitude do poder estatal com relação aos infanticidas começou sob a influência de Beccaria e Feuerbach, com o Código Austríaco de 1803. As penas a serem aplicadas levariam em consideração o estado emocional e o lado moral da motivação e seriam mais leves que as atribuídas aos homicidas comuns[2]. Essa postura tem prevalecido na legislação dos diversos países desde então.

LEGISLAÇÃO BRASILEIRA

Nossa legislação tem reconhecido o infanticídio como um delito excepcional desde o Código Penal de 1830. Seu art. 198 estava assim redigido:

> Art. 198. Se a própria mãe matar o filho recém-nascido para ocultar sua desonra.
> Pena de prisão com trabalho por 1 (um) a 3 (três) anos.

Para fins de comparação e apreciação da benevolência do legislador, basta referir que o homicídio tinha como pena mínima a prisão com trabalhos por 20 anos; e a máxima era a morte. A ocultação da desonra de ser mãe solteira tinha um peso exagerado no abrandamento da pena[1,2].

O primeiro código penal da República, o Código Penal de 1890, tipificava o infanticídio no seu art. 298:

> Art. 298. Matar um recém-nascido, isto é, infante nos primeiros 7 dias do seu nascimento, quer empregando meios diretos e ativos, quer recusando à vítima os cuidados necessários à manutenção da vida e a impedir sua morte.
> Pena: de 6 (seis) a 24 anos de prisão celular.
> Parágrafo único. Se a própria mãe matar o filho recém-nascido para ocultar sua desonra.
> Pena: prisão com trabalhos de 3 (três) a 9 (nove) anos.

O maior senão a esse artigo é a atribuição de pena igual à do homicídio simples para um crime tipificado de modo distinto. Se a vida do recém-nascido era considerada menos valiosa do que a das outras pessoas, por que aplicar a mesma pena do homicídio comum? E, caso fosse de mesmo valor jurídico, por que constituir um crime à parte se qualquer pessoa poderia ser o agente? Havia uma incongruência nítida[2]. Além disso, o texto legal não dava qualquer elemento que o distinguisse do homicídio, apenas o sujeito passivo, que teria que ser um recém-nascido. O *caput* do artigo não considerava o motivo de honra, o grande elemento abrandador da pena do Código de 1830 e da legislação de outros países àquela época. Mas o parágrafo único o reconhecia – apenas para a mãe.

Quando da discussão do anteprojeto do Código Penal de 1940, várias posturas diferentes foram consideradas antes de ser proposta e aceita a atual fórmula do art. 123. Houve um grupo de juristas que defendia a adoção do motivo de honra, quando se tratasse de gravidez ilegítima, clandestina. Dentro do grupo, as posições também divergiam, já que ora apenas a mãe gozaria do benefício legal, ora ele se estenderia a outros membros da família ultrajada – ascendente, descendente ou irmã. Havia ainda quem defendesse a introdução de um parágrafo no artigo referente ao homicídio para atenuar bastante a pena daquela que, para ocultar sua desonra, matasse o próprio filho, durante ou logo após o parto. A favor dessa visão estava a afirmação de Brouardel de que, em dez casos, nove teriam como móvel do crime a defesa da honra[1]. Contudo, prevaleceu a orientação do Código Penal suíço do início do século XX, que descartava o motivo de honra e se apegava à modificação da conduta pela influência do estado puerperal, constituindo um delito distinto do homicídio. Assim, o Código Penal atual define o infanticídio no seu art. 123:

> Art. 123. Matar, sob a influência do estado puerperal, o próprio filho, durante o parto ou logo após:
> Pena – detenção de 2 (dois) a 6 (seis) anos.

Elementos do crime de infanticídio

Em primeiro lugar, é interessante salientar que o infanticídio é um crime próprio, quer dizer, só pode ser cometido por um agente específico, a parturiente ou a puérpera. Não cabe no fato típico qualquer outro agente. Só a mãe pode vir a estar sob a influência do estado puerperal. Em segundo lugar, é um crime que pode ser cometido por ação ou por omissão, sempre doloso[4].

• O estado puerperal

Embora pareça simples, a conceituação obstétrica do puerpério não é fácil. Pode ser apresentada como o período que vai da eliminação da placenta até a volta do organismo materno às condições anteriores à gravidez. Contudo, essa delimitação tem falhas. Em primeiro lugar, o parto não termina exatamente com a eliminação da placenta e, sim, com a contenção da hemorragia causada pelo seu desprendimento. É o chamado quarto período do parto, que segue os períodos prévios de dilatação cervical, expulsão fetal e eliminação placentária. Em segundo lugar, o término do puerpério tem um retardo acentuado quando a mulher dá à luz e passa a amamentar. A amamentação protela muito o retorno da atividade cíclica dos ovários e a consequente sucessão das menstruações. Se ela amamentar por 12 meses, a primeira menstruação pós-parto virá em 8,7 meses; se não amamentar, em 1,5 mês. Além disso, o organismo materno não mais será como antes, pois que restam alterações permanentes relacionadas ao processo gestacional. Por exemplo, podem ficar estrias gravídicas, hiperpigmentação mamária e facial, modificação da forma do orifício visível do colo uterino e alterações vasculares que já descrevemos a propósito do diagnóstico de gravidez pregressa no Capítulo 29 – Estudo Médico-Legal do Aborto. Por isso, há quem proponha para início do puerpério a perda da atividade hormonal placentária e, como fim, o retorno das regras. Os autores, em geral, dividem o puerpério em imediato, até os 10 dias subsequentes ao parto; tardio, até 45 dias; e remoto, além desse prazo[5].

Do ponto de vista legal, o critério cronológico vem delimitado na expressão *durante o parto ou logo após*, pelo *logo após*. A esse tema voltaremos mais adiante, pois depende muito dos achados periciais. O que importa, no momento, é a expressão *influência do estado puerperal*, trazida ao texto legal para justificar o abrandamento da pena e, de certo modo, explicar a conduta agressiva da mãe com relação ao recém-nascido. Uma observação, porém, deve ser feita, ainda, relativa à redação e à descrição do tipo penal. Há incongruência quando o legislador admite que o crime possa ser feito durante o parto, quer dizer, antes do puerpério, mas sob a influência deste, que ainda não existe. Melhor seria sob a influência do parto e do puerpério.

Há duas maneiras de se entender a influência do estado puerperal: uma puramente psicológica; e outra considerada fisiopsíquica. As correntes de pensamento penal que reconhecem como elemento indutor ao crime o medo de desonra e repúdio social por ser a gravidez *extramatrimonium* concebem a redução da pena com base na geração de um sentimento de aversão ao concepto ao longo da gestação. O pensamento da grávida passaria a girar em torno do seu problema, que lhe ocuparia a vida mental com intensidade crescente até um clímax que ocorreria por ocasião do parto. Essa pressão psicológica seria amplificada pelas dores do parto e pelo estresse intenso do período expulsivo, geralmente escondido e solitário.

Os que adotam a influência fisiopsíquica admitem que as dores do trabalho de parto, o esforço para a expulsão do concepto e a perda sanguínea criam um estado de perturbação da afetividade de intensidade variável, capaz de, em alguns casos, transformar o sentimento normal de cuidados e proteção ao recém-nascido em sentimento de rejeição levado às últimas consequências. Principalmente se a gravidez não resultar da união conjugal. A postura dessa corrente baseia-se na constatação de que é comum haver uma modificação do humor da parturiente logo após o parto, tanto para uma sensação de alívio quanto para tristeza e depressão, cuja intensidade varia de um para outro caso. A proposta do Código Penal de 1940 foi de deixar a possibilidade de que o parto e o estado emocional do pós-parto imediato teriam o potencial de, em alguns casos, criar o *animus necandi*.

A avaliação dessa influência, em cada caso, seria tarefa do perito psiquiatra encarregado do exame da puérpera. Mas a maior dificuldade reside exatamente na determinação desse grau de influência. Em primeiro lugar, o exame é feito vários dias depois do parto, em condições totalmente diversas daquelas geradoras da perturbação do psiquismo. Em segundo lugar, o infanticídio é crime perpetrado, geralmente, sem a participação de outros agentes, em situação que não comporta testemunhas. O psiquiatra responsável pelo exame não tem acesso a informações sobre a atitude da parturiente durante ou logo após o parto, de modo que não pode apreciar até que ponto estaria o seu psiquismo abalado. Sua única fonte de dados para o diagnóstico é o exame da paciente já fora da crise.

Outro fato de difícil transposição é a delimitação da fronteira entre a perturbação causada pelo estado puerperal e uma autêntica patologia mental capaz de gerar uma incapacidade de entendimento da ilicitude do ato. Ficando demonstrado que a puérpera estava em surto psicótico, ou epiléptico, no momento da ação, configura-se a regra geral do art. 26 do nosso código, ou seja, ela seria inimputável, não sendo possível atribuir-lhe uma pena, inclusive a do próprio infanticídio. O próprio crime de infanticídio não seria tipificado, uma vez que, entre os seus elementos constituintes, está a influência do estado puerperal, inexistente nesse caso. Ter-se-ia, sim, um homicídio qualificado praticado por pessoa inimputável[2]. A ocorrência de surtos psicóticos no pós-parto imediato é fato raro. Quando surge, resulta de exacerbação de doença mental prévia já diagnosticada, ou de eclosão de doença que já existia, mas era desconhecida até então. Não se admite que o parto, por si só, seja capaz de gerar distúrbio mental da gravidade de um surto psicótico[6].

• O elemento cronológico

O texto legal fala em *durante o parto ou logo após* para estabelecer um critério para o tempo durante o qual o delito pode ser admitido. Desse modo, é preciso definir quando começa o parto e estabelecer os limites do logo após. Do ponto de vista obstétrico, o trabalho de parto começa quando se intensificam e se tornam mais frequentes as grandes contrações uterinas. Estas são contrações que envolvem quase toda a musculatura do órgão, principalmente seus 2/3 superiores. Com cerca de 30 semanas de gestação, ocorre 1 por hora. Mas os especialistas concordam em que não é possível determinar o momento exato do início do trabalho de parto, pois existe um período, chamado de pré-parto, geralmente nas 4 últimas semanas da gestação, em que as grandes contrações começam a ficar mais próximas entre si e mais fortes. A partir daí, vão-se tornando cada vez mais frequentes e mais bem coordenadas, de modo que o trabalho de parto surge imperceptivelmente ao longo dessa atividade crescente. Arbitrariamente, costuma-se dizer que o trabalho de parto começa quando sua frequência atinge 2 a 3 em cada 10 minutos, tendo já causado dilatação de 2 cm no orifício externo do colo[7]. Um sinal clínico do início do parto é a perda do tampão de muco que fecha o canal cervical e que é eliminado quando o colo começa a se dilatar.

Mas, para fins periciais, essas filigranas pouco ajudam. Tanto por não haver precisão quanto por serem de constatação impossível nos casos de infanticídio, no qual o parto não é assistido. Por isso, convencionou-se afirmar que o trabalho de parto começa quando ocorre a rotura da bolsa amniótica, por ser um fato que dificilmente passa despercebido pela mulher. Além disso, qualquer leigo sabe que a perda de água antecede o nascimento. Normalmente, a bolsa se rompe quando está quase completa a dilatação do colo. Mas é possível que ocorra no início do parto e mesmo antes de ele ter começado[8].

O fim do parto e o consequente início do puerpério, como já assinalamos linhas atrás, também têm limite impreciso, pois o quarto período, o de contenção da perda sanguínea, decorrente do descolamento da placenta e das membranas, tem duração variada. Para fins legais, não há necessidade de grande precisão, uma vez que o crime pode ser praticado durante ou logo após o parto. De qualquer maneira, tem-se aceitado que o parto termina com a eliminação da placenta, que é um fato marcante e que não pode passar despercebido.

A expressão *logo após* tem a finalidade de encurtar o tempo durante o qual a ocisão do concepto pode ser praticada sem que se descaracterize o infanticídio. Mas a aplicação da lei exige que se faça uma demarcação mais precisa. Do contrário, voltar-se-ia ao Código de 1890, que admitia o infanticídio até 7 dias depois do parto. A intenção do legislador foi reduzir ao máximo esse tempo, visto que o estado de perturbação mental causado pelo parto haveria de ter duração breve. Na Costa Rica, que atenua a pena do infanticídio pelo motivo de honra, o prazo aceito é de 3 dias[9]. A lei inglesa, por meio do *Infanticide Act*, de 1938, dá um prazo de até 1 ano[10]!

O *logo após* não deve ser entendido como elemento isolado do tipo, mas, sim, em consonância com a influência do estado puerperal. Por isso, não se pode considerar infanticídio a morte do recém-nascido pela própria mãe depois de cortado e amarrado o cordão umbilical e de limpo o seu corpo dos líquidos presentes no canal do parto. Aqui, a delimitação legal deve ser feita por meio da constatação pelos peritos de que se trata de recém-nascido ainda em estado sanguinolento, como referiam os romanos.

• O sujeito passivo do crime

Uma das críticas que se fazia ao Código de 1890 era de que o crime teria que ser praticado após a expulsão do concepto. Não previa a possibilidade, como faz o atual código, de a ação criminosa ser exercida durante o parto, no exato momento em que o feto começa a transpor o orifício vulvar. Como essa circunstância não estava prevista na letra da lei, os raros casos que pudessem acontecer não poderiam ser tipificados como infanticídio. Para se evitar a impunidade, havia a descaracterização para crime de aborto, mas incorretamente. Para ser aborto criminoso, o trabalho de expulsão teria que ter sido induzido, não espontâneo. Em face dessa dificuldade, o legislador do código atual agiu certo em estender a expressão com o *durante o parto*.

Desse modo, é preciso considerar que o sujeito passivo do crime pode ser o *feto nascente* ou o *recém-nascido*. Enquanto dentro do útero, durante a evolução da dilatação cervical, o feto fica ao abrigo de ações violentas por parte da mãe, só se tornando vulnerável no momento em que aflora por entre os grandes lábios vulvares. Nesse momento, o feto nascente pode vir a ser morto antes que se complete a sua expulsão. A vida está protegida antes mesmo que o feto comece a respirar. Nesse momento, ele está prestes a ter vida extrauterina e a deixar a intrauterina. Há quem fale em vida autônoma e vida puramente biológica, respectivamente. Qualquer que seja ela, porém, tem a tutela penal.

Outro problema é o da viabilidade do recém-nascido. Há alguma confusão com relação à abrangência dos termos *viabilidade* e *maturidade*. A viabilidade representa a capacidade de sobrevivência autônoma do feto uma vez parido e desconectado da circulação placentária. O *Dicionário Houaiss da Língua Portuguesa* registra duas entradas para o termo: uma referente à qualidade do que é percorrível, que não se aplica ao nosso caso; outra derivada do francês *viabilité*, aptidão natural de um feto ou de um recém-nascido à vida; caráter do que pode viver, desenvolver-se, que está apto à vida[11]. A viabilidade diz respeito, portanto, à capacidade de sobrevivência autônoma, que tanto pode estar prejudicada por malformações incompatíveis com a sobrevida como também pela extrema imaturidade.

A viabilidade dos prematuros tem relação direta com o tempo de permanência no álveo materno, mas não é constante. Além de haver uma variação individual, evolui com o progresso da assistência neonatal, de modo que, hoje em dia, já é possível manter vivos recém-nascidos de peso extremamente baixo, definidos pela CID-10 da Organização Mundial da Saúde (OMS) como abaixo de 1.000 g[12], o que corresponde à idade gestacional aproximada de 27[13] a 28 semanas[14]. Por isso, é preciso bom senso no momento de avaliar se determinado recém-nascido imaturo poderia, ou não, ser sujeito passivo do crime de infanticídio. Não se pode ser muito dogmático, como veremos na parte referente à perícia, quanto à sua capacidade de autonomia com base apenas no seu peso. O que importa, na prática, é resolver se, em determinado caso concreto, aquela criatura poderia continuar vivendo por seus próprios meios (Figura 30.1).

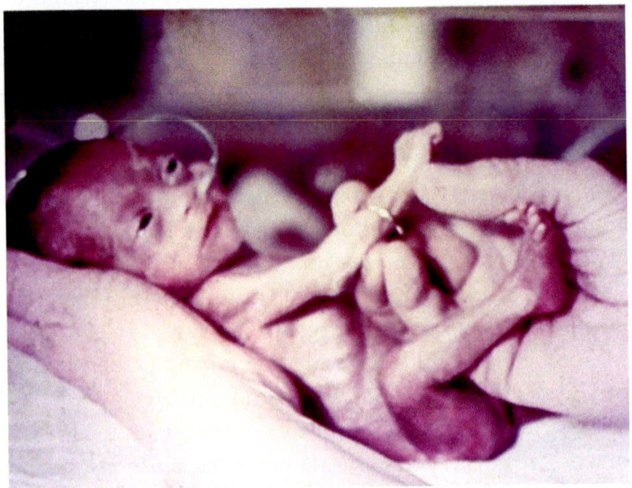

Figura 30.1 – Recém-nascida com 21 semanas de gestação, fotografada 3 semanas após o nascimento, já com 450 g. Em seu antebraço, a aliança da enfermeira[38].

Essa preocupação é antiga. O exagero no sentido de proteger a vida e de rigor na aplicação da pena não pode resultar na condenação da mãe que atue sobre um produto abortado de 4 meses de gestação que, tendo movimentação ativa nítida, seja violentamente traumatizado e morto. É a posição de autores como Nelson Hungria, Souza Lima, Nilton Salles e Celso Delmanto, entre outros.

As dificuldades práticas geradas pelos casos fronteiriços tornam-se ainda mais críticas quando o recém-nascido apresenta anomalias congênitas capazes de impedir sua sobrevivência por mais que poucas horas. Não estabelece a lei diferenças de proteção de acordo com o potencial de sobrevida. Basta que o recém-nascido apresente sinais indiscutíveis de vida autônoma, como movimentação ativa, respiração e circulação, mesmo que deficitárias. No entender de Nelson Hungria[2], "Tão intangível é o minuto de vida de um recém-nascido quanto o último minuto de vida de um moribundo". Mas, também aqui, podemos estar caminhando no fio da navalha. Por analogia ao que foi comentado quanto à inviabilidade por imaturidade, é preciso que se diga que há casos em que a sobrevivência do recém-nascido é impossível como consequência das malformações que apresenta, como, por exemplo, a anencefalia (Figura 30.2). O anencéfalo é incapaz de continuar vivo por mais que algumas horas, embora haja relato de casos com sobrevida de alguns dias[15], meses e até anos, pois a malformação se apresenta em grau variado.

Entretanto, há anomalias que permitem sobrevida desde que implementadas medidas de suporte extraordinárias. É o caso de certas anomalias renais, como a agenesia renal e o rim multicístico bilaterais. Nesses indivíduos, a instituição de hemodiálise pode permitir-lhes sobreviver o suficiente para receberem transplante renal[16].

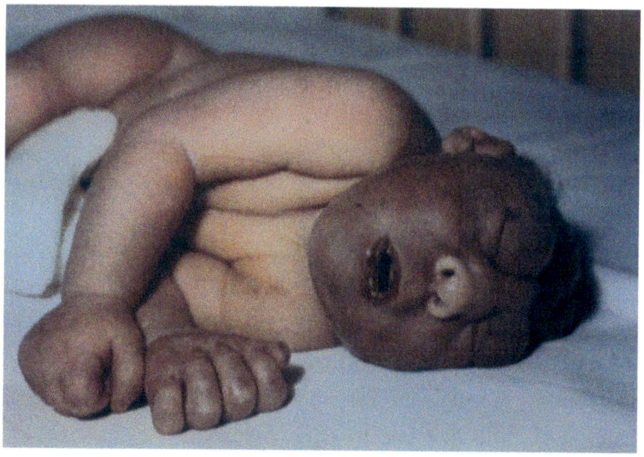

Figura 30.2 – Recém-nascido anencéfalo. A parte superior da cabeça está retraída, em plano abaixo das arcadas supraorbitárias, de onde desce para trás um plano ondulado. Há edema facial, principalmente das pálpebras, e coloração cianótica da face e das mãos.
Fonte: Coleção da Sociedade Brasileira de Pediatria. Gentileza da Dra. Cristina Marcondes Hercules.

No caso do insuficiente renal, embora tenha tendência a não sobreviver, principalmente porque costuma apresentar outras anomalias congênitas associadas, nasce, respira e sobrevive por seus próprios meios, mesmo que precariamente. A agressão da mãe contra esse recém-nascido pode e deve ser considerada punível.

Do que expusemos, fica claro que cada caso merece reflexão consciensiosa, sem critérios absolutistas, principalmente se considerarmos o progresso das ciências médicas e a tendência atual a enfatizar a qualidade de vida como pressuposto de dignidade da pessoa humana. A propósito, cabe citar o caso de Abigail Hensel e Brittany Hensel, nascidas em 1990 no estado norte-americano de Minnesota. Elas são gêmeas unidas pelo tronco (*parapagus*), com duas cabeças, dois membros superiores, dois membros inferiores e órgãos vitais independentes. Orientados por médicos, seus pais rejeitaram a opção de tentar separá-las cirurgicamente, em razão do grande risco de elas não sobreviverem ao procedimento. Segundo uma reportagem de 1996[17], as duas pessoas habitando aquele corpo – à época com 6 anos de idade – conseguiam realizar as tarefas diárias com harmonia. Já adultas, as gêmeas dirigem automóvel, trabalham como professoras e têm vida social intensa. Em 2021, Abigail casou-se com Josh Bowling[39]. Levando-se a extremos o conceito de qualidade de vida de cada um, elas teriam, ou não, justificativa para serem mantidas vivas? É terreno tão movediço como o que pavimenta as discussões sobre o fim da vida.

Diferença com a exposição ou abandono de recém-nascido

Esse crime, diferente do infanticídio, está tipificado no art. 134 do Código Penal.

> Art. 134. Expor ou abandonar recém-nascido, para ocultar desonra própria:
> Pena – detenção de 6 (seis) meses a 2 (dois) anos.
> § 1º Se do fato resulta lesão de natureza grave:
> Pena – detenção de 1 (um) a 3 (três) anos.
> § 2º Se resulta a morte:
> Pena – detenção de 2 (dois) a 6 (seis) anos.

Em primeiro lugar, o bem aqui tutelado pelo código é a segurança do indivíduo, incluindo sua saúde e sua vida. É um crime de perigo, ao contrário do infanticídio, que é um crime de dano, cujo objeto da tutela é a vida. Assim, para que se concretize, basta a exposição ou o abandono, mesmo que não sobrevenham lesões ou morte. Estas entram como elementos qualificadores, de agravamento da pena a ser aplicada[18]. Os autores divergem quanto ao agente do crime. Uns, como Delmanto[4], admitem apenas a mãe como agente ativo do crime, considerando-o um crime próprio. Outros aceitam que o pai ou outros parentes próximos possam cometê-lo[4]. De qualquer maneira, o móvel subjetivo do crime tem que ser o sentimento de vergonha e desonra que precisa ser evitado. No infanticídio, a intenção da agente é matar. Mas, no abandono, se ficar demonstrado que era essa a intenção – a morte do recém-nascido –, o crime passa a ser de infanticídio ou de homicídio qualificado, dependendo das circunstâncias. Quanto ao momento do crime, o tempo é muito maior, pois o recém-nascido não precisa ser o infante sanguinolento próprio do infanticídio. O fato de já ter sido lavado e cuidado não exclui a tipicidade. É interessante realçar que a pena para a forma qualificada pela morte do recém-nascido é idêntica à do infanticídio, o que reabre a discussão sobre a possibilidade de infanticídio por omissão. Diante de um recém-nascido ainda sanguinolento, abandonado pela mãe sem lesões resultantes de agressão, que venha a morrer por desidratação, teria havido infanticídio por omissão ou o seu abandono logo após o parto? A única diferença seria a intenção da mãe, o dolo específico na doutrina tradicional, elemento de difícil comprovação em um parto clandestino[18].

Mortalidade perinatal

Para analisar a mortalidade perinatal, é indispensável conceituar o que significa o período perinatal. Segundo a CID-10 (OMS), período perinatal é o compreendido entre 22 semanas completas de gravidez, quando o peso ao nascer é de cerca de 500 g, e os 7 dias completos após o nascimento com vida. Na nona revisão, era dada como limite antenatal a 28ª semana, que correspondia a feto com 1.000 g. Quando trata dos *transtornos originados no período perinatal*, a CID-11 se refere a esse período como "o período de tempo em torno do parto, especialmente os cinco meses antes e um mês depois do nascimento".

Com o fim de se poder comparar o desempenho dos sistemas de saúde, foram criados indicadores relacionados ao período perinatal. O mais usado é o *coeficiente de mortalidade perinatal*, que exprime a soma de mortes de fetos acima de 22 semanas de gestação mais o número de mortes até se completarem 7 dias de vida pós-natal, por 1 mil nascimentos (tanto vivos como natimortos). A OMS[19] recomenda que seja usado o marco de 28 semanas para comparações internacionais e de 22 semanas para avaliações dos serviços de cada país. Esse coeficiente indica a probabilidade de um feto nascer morto ou, nascendo vivo, de morrer na primeira semana. Não deve ser confundido com o coeficiente de mortalidade neonatal, que exprime o número de mortes ocorridas durante a primeira semana de vida com relação a 1 mil nascidos vivos.

• Causas de morte perinatal

A morte durante o período perinatal pode ser natural ou violenta.

Mortes naturais

Consideramos mortes naturais, para fins médico-legais, as que ocorrem sem culpa da mãe nem de terceiros, inclusive as decorrentes de acidentes obstétricos, como os tocotraumatismos. As mais frequentes resultam de anóxia intrauterina, prematuridade, tocotraumatismos, anomalias congênitas, doença hemolítica do recém-nascido, síndrome da angústia respiratória e pneumonia. A anóxia intrauterina e os problemas pulmonares, juntos, respondem por mais de 50% dos óbitos perinatais[14].

Entre as causas de *anóxia intrauterina*, podemos listar o exagero na frequência e intensidade das contrações uterinas (hipercinesia), a hipotensão arterial da mãe, o descolamento prematuro da placenta, a circular e a procidência do cordão umbilical, parto muito prolongado e as infecções, por exemplo as pneumonias intrauterinas[20]. A incidência de anóxia intrauterina é de 1,5 por 1 mil nascidos vivos[21]. Convém lembrar que qualquer forma de distocia, se não for solucionada rapidamente, causa prolongamento excessivo do trabalho de parto e consequente anóxia.

A instalação do trabalho de parto antes do termo da gravidez condiciona o nascimento de infantes pouco preparados para a vida autônoma – os *prematuros*. Quanto mais precoce o fim da gestação, maiores os riscos para o recém-nascido. Seu grau de imaturidade pode ser aferido pelo peso ao nascer, embora a avaliação de seu desenvolvimento requeira a apreciação de outros parâmetros, que analisaremos no diagnóstico pericial da viabilidade. Nos Estados Unidos, cerca de 75% das mortes perinatais são decorrentes de problemas causados pela prematuridade[22]. Entre os prematuros, as causas mais frequentes de morte são de origem respiratória ou cerebral. A principal é a síndrome de angústia respiratória (doença da membrana hialina), causada pela incapacidade das células alveolares de produzirem a substância chamada *surfactante*, cuja função é manter um número suficiente de alvéolos abertos. Quanto mais imaturo, maior a deficiência de surfactante e maior a gravidade do colapso pulmonar. Esses prematuros também têm tendência a sofrer hemorragia cerebral não traumática. Essas hemorragias são de intensidade variada, agravando-se na vigência de sofrimento fetal. Quando mais intensas, rompem o revestimento dos ventrículos laterais do cérebro (revestimento ependimário) e causam hemorragia intraventricular[23,24] (Figura 30.3).

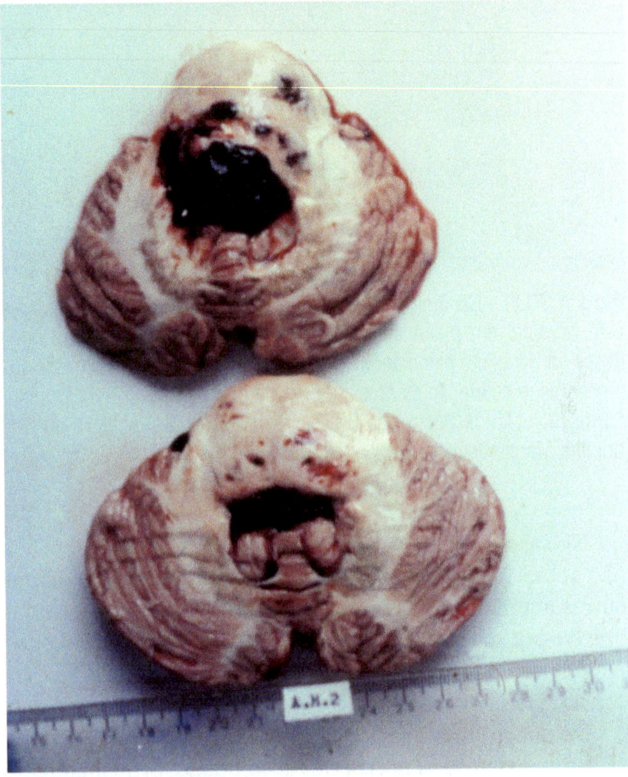

Figura 30.3 – Volumosa hemorragia cerebelar, que se estende à ponte e invade o quarto ventrículo, causada por tocotraumatismo.
Fonte: Gentileza da Dra. Virgínia Borges Nassralla.

Os *tocotraumatismos* podem ser conceituados como lesões que incidem sobre o feto durante o trabalho de parto e em função dele. Sua incidência global é de 2% a 7% dos partos; e ocorrem apesar de ter havido bom atendimento obstétrico na condução do parto[23]. Respondem por 8% das mortes perinatais em partos de gestação a termo, sendo anotadas 20 lesões graves para cada lesão mortal[23]. A incidência dos tocotraumatismos aumenta com a ocorrência de distocias, como desproporção cefalopélvica, apresentações anômalas (de face, de nádegas), uso de fórceps, de vacuoextrator, manobras de versão no parto pélvico, além dos resultantes de iatrogenias (métodos de diagnóstico invasivos, como a biópsia de vilosidade corial, colocação de eletrodos para monitorar o feto, cirurgia intrauterina etc.)[23]. Na maioria das vezes, são pouco importantes e regridem espontaneamente, como o *caput succedaneum* (Figura 30.4) e o céfalo-hematoma, ou regridem com tratamento comum, como as fraturas de clavícula. Mas as lesões podem ser graves a ponto de causarem a morte e serem confundidas com as produzidas por ação criminosa. O diagnóstico diferencial dos tocotraumatismos com as lesões criminosas será feito na parte referente à perícia.

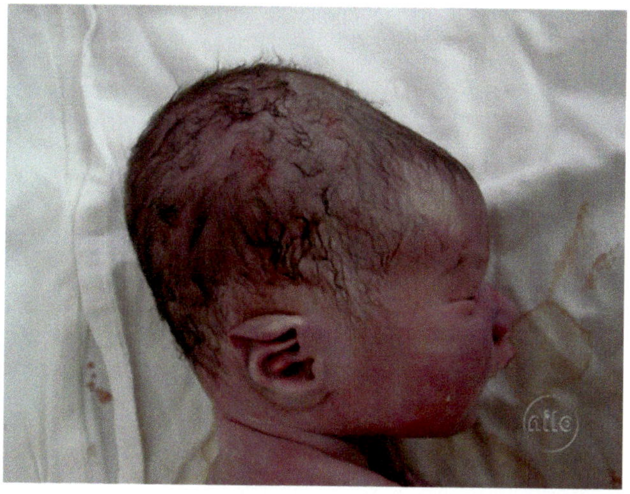

Figura 30.4 – *Caput succedaneum.* Há um alongamento para trás e para cima, tomando-se como referência a posição anatômica, dos setores parietais e occipital por causa de edema do couro cabeludo. **Fonte:** Caso periciado por Nilo Jorge Gonçalves no IMLAP.

A doença hemolítica do recém-nascido (DHRN) resulta da sensibilização da gestante por antígenos presentes na superfície dos glóbulos vermelhos do feto, geralmente do sistema Rh, de modo que a mulher Rh-negativa passa a produzir anticorpos que são capazes de atravessar a barreira placentária e, chegando à circulação fetal, destruir as hemácias Rh-positivas do concepto. Atualmente, com modernos métodos de profilaxia da DHRN, os casos fatais são raros. Essa profilaxia tem por base impedir que a gestante Rh-negativa produza anticorpos contra as hemácias fetais, o que é conseguido por injetar, na mulher grávida, anticorpos anti-Rh externos para evitar que ela os produza. Com essa postura profilática, a incidência da DHRN foi drasticamente reduzida em alguns países, como, por exemplo, a Inglaterra[25].

Quando há rotura precoce da bolsa amniótica, a contaminação bacteriana do ambiente onde está o feto pode causar aspiração de conteúdo séptico durante o parto e, consequentemente, pneumonia logo após o nascimento. Mas a pneumonia pode resultar também de contaminação através da placenta por bactérias presentes no sangue materno[26]. Os recém-nascidos a termo, quando submetidos à anóxia intrauterina, costumam eliminar mecônio (conteúdo do intestino grosso) para o líquido amniótico. Como, durante o sofrimento fetal, aumentam os movimentos respiratórios intrauterinos, o feto aspira esse mecônio, que é irritante e causa inflamação pulmonar[20].

Mortes violentas acidentais

Podem ocorrer antes ou após o nascimento. Antes da expulsão, e mesmo antes do início do parto, o feto pode morrer em decorrência de traumatismos sofridos pela gestante. Por exemplo, podemos citar colisões de veículos, quedas, atropelamentos, em que a mãe sofra grave traumatismo abdominal, causando contusão uterina e lesão do feto. Nas colisões, um dos riscos é a ação do cinto de segurança sobre o abdome da grávida (Figura 30.5).

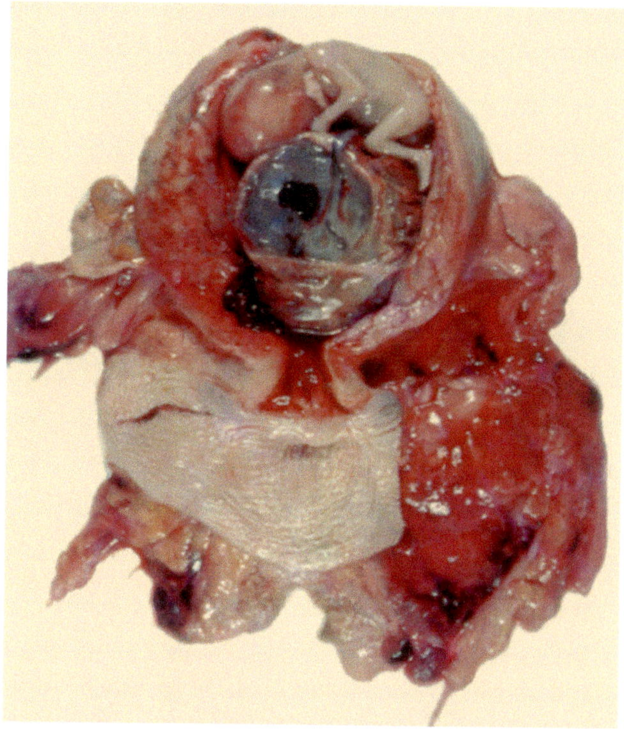

Figura 30.5 – Rotura traumática do saco amniótico em consequência de suicídio da mãe por defenestração. Há descolamento parcial da placenta. **Fonte:** Coleção de ensino da Faculdade de Medicina da Universidade Federal do Rio de Janeiro (UFRJ).

Após a expulsão, podem ocorrer asfixia, hemorragia intensa pelo cordão umbilical não ligado e o chamado parto de surpresa. A asfixia logo após o parto pode ser causada por aspiração dos líquidos eliminados juntamente com o concepto. Dependendo do local, da posição em que se dê a expulsão e da quantidade de líquido amniótico e sangue, bem como da falta de assistência ao parto, o feto pode ficar com os orifícios respiratórios dentro de coleções desses líquidos e aspirá-los. A falta de iniciativa da mãe em retirá-lo dessa situação desfavorável, tanto por inexperiência quanto por ter desfalecido pelo esforço do período expulsivo, pode gerar esse acidente.

É possível, raramente, que o parto chegue à expulsão sem que se tenha rompido o saco amniótico. Aqui, o feto permanece envolto pelas membranas e imerso no líquido amniótico. Havendo o descolamento da placenta, ele perde sua fonte de oxigênio e entra num estado de asfixia se as membranas que o envolvem não forem rompidas pela própria mãe ou por quem a esteja ajudando. Mais frequente, mais grave, porém mais fácil de ser corrigido, é o estrangulamento do feto pela circular de cordão umbilical ao redor do seu pescoço. Basta que alguém desenrole o cordão e o problema está resolvido. Outra possibilidade é a presença de nós no cordão. Mas é preciso que a parturiente ou quem a auxilia estejam atentos para o fato e ajam sem demora (Figura 30.6).

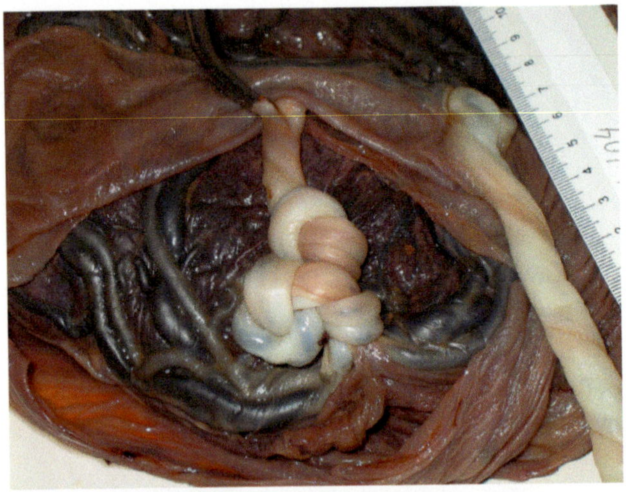

Figura 30.6 – Presença de nós muito apertados no cordão umbilical de um dos fetos de um par de gêmeos.
Fonte: Gentileza da Dra. Virgínia Borges Nassralla.

A ligadura do cordão umbilical é medida a ser tomada imediatamente após o nascimento. Deve ser feita de modo firme, com fio de linha grossa, anéis de elástico, ou clampes de plástico, o que é mais moderno. Quando malfeita ou não executada, pode haver sangramento a partir das artérias umbilicais, que são ramos das artérias hipogástricas. A secção do cordão com instrumento cortante deixa as extremidades das artérias umbilicais muito regulares. Por isso, o desprendimento de ligadura malfeita tem mais chance de causar sangramento do que a rotura ou o esmagamento do cordão pelos dentes da mulher, como fazem os índios, uma vez que a ação contundente deles produz extremidades irregulares mais aptas a produzirem a coagulação do sangue e consequente hemostasia. É preciso não esquecer que o volume de sangue de um recém-nascido é muito pequeno, e, por isso, perdas discretas podem ser significativas do ponto de vista funcional. O *parto de surpresa*, ou *precipitado*, é o que ocorre rapidamente, seja porque o período de dilatação foi muito breve, seja porque a expulsão é intempestiva em função de condições excepcionalmente favoráveis do canal do parto, principalmente em multíparas. Mas pode ocorrer também com primíparas em partos não assistidos, em função do desconhecimento delas com relação às sensações do período expulsivo. É fato comum a mulher primípara referir que está com vontade de evacuar no momento em que começa a expulsão do feto. Desse modo, ela pode ser iludida e ir ao sanitário para defecar, lá eliminando o concepto. Mas isso pode ocorrer também em outras situações, inclusive com a mulher de pé[27]. Conforme a altura de que caia o feto, pode ocorrer rotura do cordão umbilical. As lesões fetais e maternas e o diagnóstico do parto precipitado serão abordados na seção referente à perícia.

Mortes violentas de origem criminosa

A causa eficiente da morte nos infanticídios depende, em parte, dos meios ao alcance da mulher. Nilton Salles refere uma predominância das asfixias por constrição cervical e por sufocação direta. Na verdade, não temos uma estatística confiável, mas, em nossa experiência pessoal, temos observado tanto essas formas de asfixia quanto o uso de ação contundente (Figura 30.7) e de instrumentos perfurocortantes (Figuras 30.8 e 30.9). Na Costa Rica, as principais causas são as asfixias mecânicas, lideradas pelas duas formas de sufocação, a ação contundente, o uso de instrumentos perfurocortantes e a omissão de cuidados necessários à sobrevivência, como não agasalhar, não alimentar ou não ligar o cordão umbilical[9].

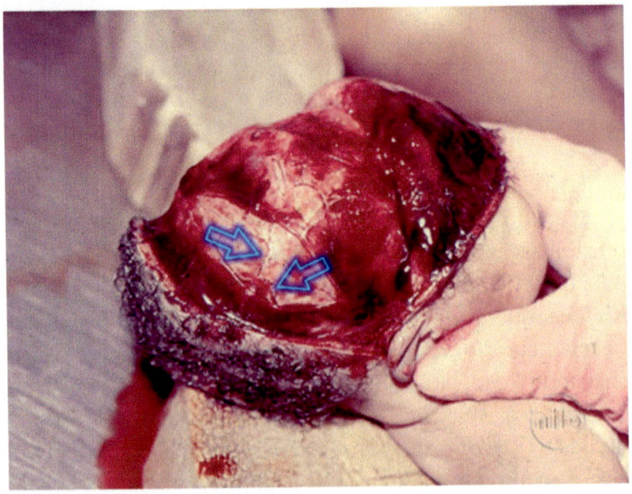

Figura 30.7 – Morte violenta de origem criminosa por contusão do crânio em recém-nascido. As setas azuis indicam traços de fratura nos ossos do crânio, bem evidentes após a incisão do periósteo, profusamente infiltrado por sangue.
Fonte: Caso periciado por Nilo Jorge Gonçalves no IMLAP.

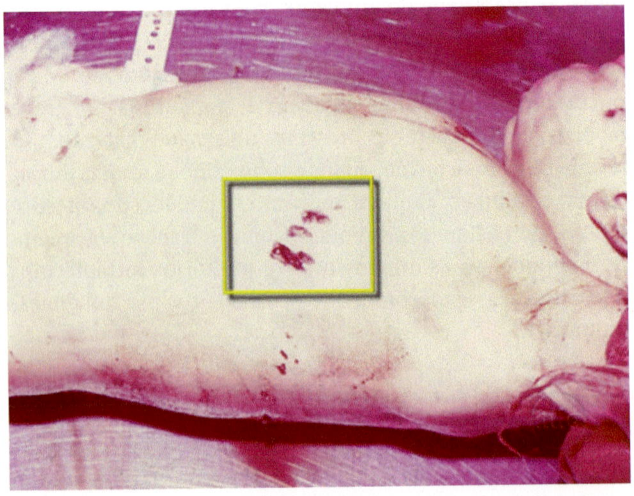

Figura 30.8 – Morte violenta de origem criminosa por ação perfurocortante em recém-nascido. No retângulo, é possível ver diversas feridas perfuroincisas.
Fonte: Caso periciado por Nilo Jorge Gonçalves no IMLAP.

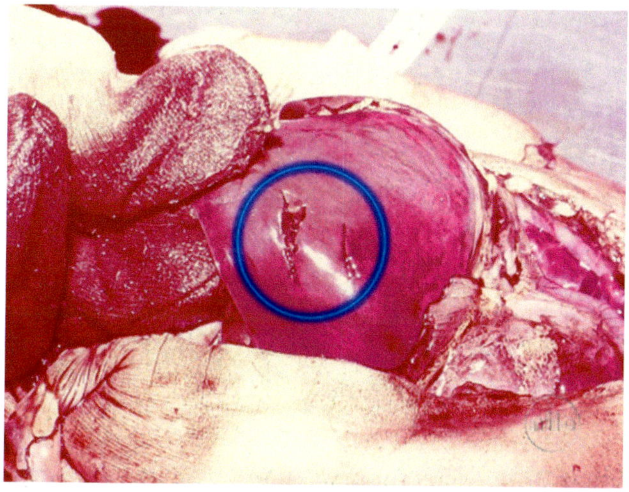

Figura 30.9 – Feridas perfuroincisas no lobo esquerdo do fígado. Mesmo corpo da Figura 30.8.
Fonte: Caso periciado por Nilo Jorge Gonçalves no IMLAP.

PERÍCIA

Os peritos podem ajudar a justiça nos casos de infanticídio esclarecendo aspectos elementares do crime e outros acessórios, como a viabilidade e o tipo de violência causadora da morte. Entre os elementos do crime que dependem de comprovação pericial, estão a existência de vida durante e logo após o parto, a influência do estado puerperal e a relação de descendência direta entre mãe e filho.

Provas de vida durante o parto

É preciso lembrar que aqui não se trata de caracterização dos sinais obstétricos de vida, como batimentos cardiofetais e movimentos ativos. O trabalho de parto nos casos de infanticídio é, como regra, clandestino e não assistido. O que cabe aos peritos buscar é a comprovação de que havia circulação sanguínea durante os períodos de dilatação e expulsivo do parto. As lesões mais importantes nesse sentido são o tumor do parto, o céfalo-hematoma e as lesões do crânio, das meninges e do cérebro.

• Tumor do parto ou *caput succedaneum*

É um dos sinais mais importantes. É uma tumefação observada no setor occipital e parte adjacente dos setores parietais do couro cabeludo que forma um prolongamento arredondado, para trás e para cima, da silhueta da cabeça. Ocorre nos partos com apresentação cefálica comum e resulta de um desequilíbrio circulatório regional causado pela diferença entre a pressão sofrida pela parte já exteriorizada através do orifício externo do colo uterino e a que é exercida pelas paredes uterinas sobre a porção do couro cabeludo que ainda está no canal do parto. Desse modo, o sangue arterial atinge a porção exteriorizada, mas o retorno venoso desse sangue fica muito diminuído por causa da compressão das veias pelo anel formado pelo colo. Por isso, formam-se um edema e, por vezes, hemorragia difusa e discreta na área exposta. O acúmulo de líquidos nessa área confere-lhe consistência amolecida e um aspecto gelatinoso, brilhante e serossanguinolento aos cortes. Nos casos em que a apresentação é de face, notam-se congestão, edema e infiltração equimótica nas partes moles, como lábios, nariz, pálpebras e regiões malares. O mesmo se diga com relação às nádegas no parto pélvico. Não devem ser confundidos com lesões causadas dolosamente (Figuras 30.4 e 30.10).

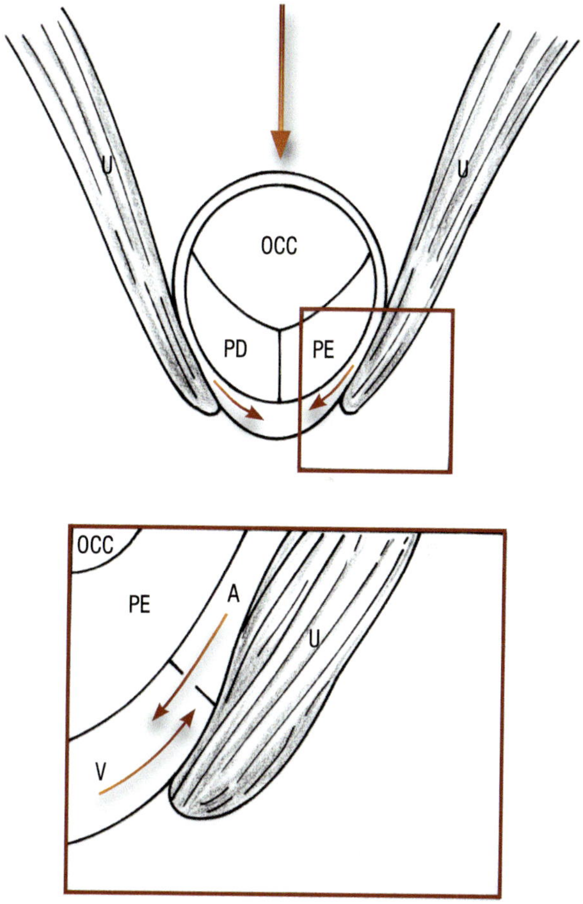

Figura 30.10 – Esquema da formação do *caput succedaneum* (bossa serossanguínea). O sangue arterial (**A**) entra na área exposta do couro cabeludo, mas não se dá o retorno venoso de modo satisfatório (**V**). OCC: occipital; PE: parietal esquerdo; U: parede uterina; seta maior: força expulsiva.

• Céfalo-hematoma

Distingue-se por ser bem delimitado, de localização precisa com relação ao osso do crânio em que se assesta, pois consta de uma coleção de sangue extravasado entre o periósteo e a tábua óssea. Seus limites correspondem aos da peça óssea, geralmente um dos parietais[15].

• Lesões do crânio, das meninges e do cérebro

As pressões sobre o crânio, durante o parto, fazem com que ele sofra uma modificação de sua forma, com aumento de um diâmetro e redução do diâmetro oposto. Por exemplo, pressões laterais fazem com que aumente o diâmetro anteroposterior e diminua o transverso. Isso faz com que a dura-máter seja estirada e submetida a tensões. Se o estiramento for lento, ela costuma suportar a pressão. Mas, se for rápido, como nos partos precipitados, por exemplo, a dura-máter pode se romper em certos locais menos resistentes. Acometem também os recém-nascidos de parto pélvico em que houve dificuldade para a liberação da cabeça (cabeça derradeira)[15,24]. Essas roturas são mais comuns na união da tenda do cerebelo com a foice cerebral. As roturas começam na borda livre da tenda cerebelar e se dirigem para a sua inserção na foice, podendo levar à abertura do seio reto da dura-máter. Nessa área, está localizada a principal veia de drenagem do sangue dos dois hemisférios cerebrais, a veia de Galeno. Sua rotura ocorre quando o diâmetro anteroposterior do crânio é exagerado por compressão lateral[15] (Figura 30.11). Tanto a rotura do seio reto como a da veia de Galeno causam hemorragia subdural de intensidade proporcional à extensão.

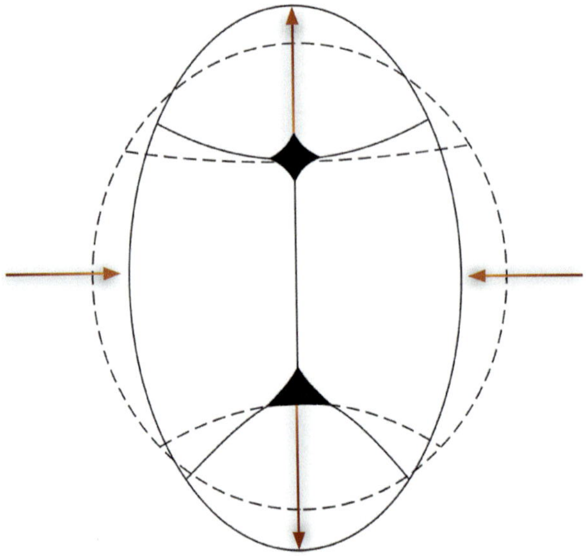

Figura 30.11 – Alongamento do diâmetro anteroposterior do crânio por compressão lateral. Essa deformação produz estiramento da foice cerebral e da tenda do cerebelo, com possível rotura do seio reto e da grande veia cerebral (veia de Galeno).

Nos trabalhos de parto em que ocorre sofrimento fetal, podem ser observadas hemorragias subaracnoideas de extensão variada, causadas por intensa congestão, que culmina com a rotura de pequenos vasos[15].

As hemorragias no próprio tecido nervoso estão relacionadas com sofrimento fetal durante o trabalho de parto. Nos fetos a termo, costumam ser encontradas como pequenos focos perivasculares distribuídos esparsamente, mais bem observados ao exame histopatológico[24] (Figura 30.12).

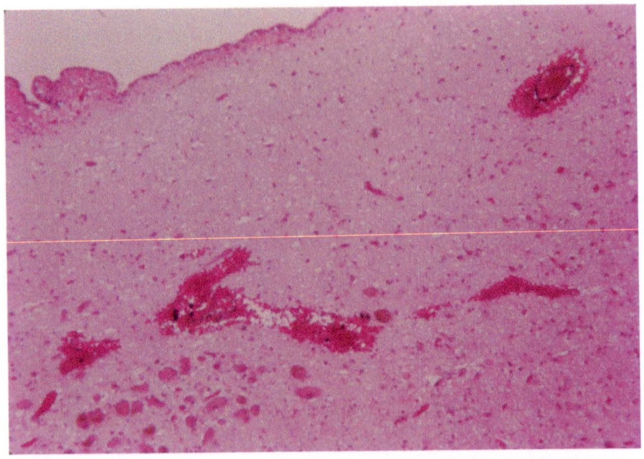

Figura 30.12 – Focos de hemorragia perivascular no tecido nervoso subependimário. Coloração por HE; pequeno aumento.
Fonte: Caso do Hospital Escola São Francisco de Assis.

As hemorragias de maior vulto são quase que apanágio dos recém-nascidos prematuros. Quanto mais imaturos, maior a probabilidade de ocorrerem. São observadas em 60% dos recém-nascidos de peso extremamente baixo (menos de 1.000 g)[24]. Costumam surgir na área germinal subependimária das paredes dos ventrículos laterais, onde interessam o tálamo, o núcleo caudado e parte da substância branca adjacente, onde a parede dos capilares e vênulas é muito frágil. São muito mais frequentes quando há sofrimento fetal[24]. As mais intensas rompem o revestimento ependimário e invadem as cavidades ventriculares, constituindo hemorragias ao mesmo tempo para e intraventriculares (Figura 30.3).

A presença de fraturas de crânio com infiltração hemorrágica também serve para caracterizar a reação vital durante o parto. Sua forma e sua interpretação serão descritas mais adiante, a respeito do diagnóstico da causa da morte.

O que importa assinalar, com relação ao diagnóstico de vida durante o parto, é que, quando comprovado que o feto estava vivo durante o parto, nada assegura que tenha nascido vivo. É um bom indicador, mas seu valor tem que ser restrito ao que pode, realmente, informar.

Provas de vida extrauterina

É aqui que se encontra a maior contribuição da perícia nos casos de infanticídio. São muito raros os casos em que a ação violenta da mãe sobre o nascituro é exercida durante o parto. Na esmagadora maioria dos casos, a agressão é consumada após a expulsão do concepto. Assim, é com relação a esse momento que a perícia tem que demonstrar de modo inequívoco que o sujeito passivo do crime estava vivo. Do ponto de vista pericial, a demonstração de vida extrauterina pode ser feita pela comprovação de que o feto respirou ou, pelo menos, de que o coração batia e havia circulação. Não é matéria de apreciação pericial a análise de depoimentos de pessoas que tenham, porventura, presenciado o parto e afirmado que o feto tinha movimentação ativa. Cabe aos jurados aceitar, ou não, esses relatos. Apenas como contribuição ao tema, devemos assinalar que mesmo fetos inviáveis podem exibir ativa movimentação antes que sua vida se extinga por total incompetência respiratória, como nos abortos tardios.

• Provas de circulação extrauterina

Essa demonstração é análoga à referente às lesões intrauterinas. Desde o momento em que o recém-nascido receba traumatismos já fora do útero, a presença de infiltração hemorrágica atesta terem sido produzidos em um indivíduo vivo. As lesões, obviamente, não devem ser aquelas referidas na seção anterior, produzidas ainda dentro do útero. O que nos interessa, aqui, são as infligidas depois da expulsão, como feridas por instrumentos perfurocortantes, por ação contundente etc. Serão abordadas a respeito da discussão quanto à causa da morte.

Alguns autores costumam referir, como prova circulatória da vida extrauterina, a coagulação do sangue dentro das artérias e da veia umbilical. Consideramos que esse achado indica, realmente, que havia vida após a expulsão. Mas sua ocorrência é muito posterior à execução dos primeiros movimentos respiratórios, tirando-lhe importância na perícia. É bem mais interessante provar que houve respiração.

• Provas de respiração ativa

Uma vez expulso da cavidade uterina, o feto entra em contato com um meio ambiente totalmente diferente. Sofre o impacto de uma temperatura mais baixa, da luz ambiental e do relaxamento das pressões exercidas pelo canal do parto sobre seu corpo. O primeiro movimento respiratório no exterior é estimulado tanto pelo estado de relativa asfixia do feto na fase expulsiva do parto, o que é uma constante, como pelo estímulo de terminações nervosas cutâneas pela temperatura ambiente[28]. Para a primeira expansão pulmonar, ele tem que vencer a resistência promovida pelos alvéolos ocupados por conteúdo líquido. Não se pode esquecer de que, durante a maior parte da gravidez, normalmente, o feto realiza alguns movimentos respiratórios que levam o líquido amniótico para as vias respiratórias e os espaços alveolares. Isso foi demonstrado por Potter em feto de 400 g retirado por aborto terapêutico[29]. Durante o parto, a atividade respiratória intrauterina aumenta, mas continua representada por movimentos respiratórios superficiais. A amplitude dessa movimentação aumenta de modo significativo em situações de sofrimento fetal. Mas, seja como for, o líquido que penetra nos pulmões é reabsorvido com rapidez[29]. Assim, antes da primeira respiração extrauterina, o pulmão contém líquido nos espaços destinados a conter ar. Portanto, o momento da primeira inspiração marca definitivamente a transição da vida fetal para a vida autônoma. A expansão pulmonar faz com que a resistência à circulação nos capilares e demais vasos pulmonares diminua bastante, uma vez que eles perdem a tortuosidade do pulmão fetal, são esticados, e suas paredes, dilatadas.

A respiração que a perícia tem que demonstrar que ocorreu é a espontânea e ativa. Como sabemos, nos partos assistidos, pode ser feita respiração artificial nos casos em que o recém-nascido não tenha competência respiratória. Geralmente, o ar é forçado sob pressão positiva pelas vias aéreas para distender os pulmões. Se estes forem muito imaturos, a resistência oferecida pode ser muito grande, e o ar injetado artificialmente, capaz de romper os bronquíolos. Nessas condições, o ar disseca os tecidos de sustentação do pulmão, causando um enfisema intersticial que tende a se estender ao mediastino e tecidos vizinhos[29] (Figura 30.13).

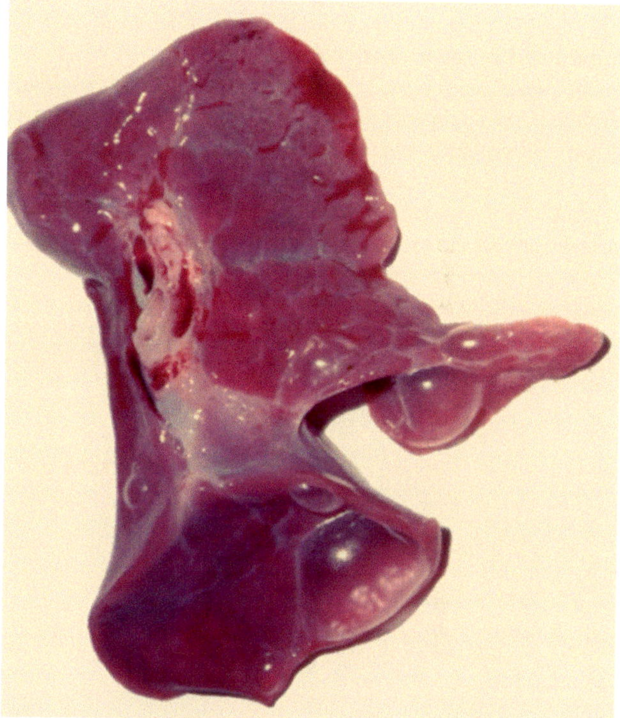

Figura 30.13 – Pulmão de feto imaturo que foi insuflado na tentativa de estabelecer a oxigenação do sangue. Notam-se bolhas de enfisema subpleurais e aspecto colapsado do pulmão com bordas agudas e cor pardo-avermelhada.

A respiração natural, que expande adequadamente os dutos alveolares e os alvéolos, faz com que o parênquima pulmonar distendido passe a ter aspecto visual, consistência, cor e densidade distintos. Essas modificações têm sido exploradas no sentido de serem realizados testes, provas laboratoriais e exames capazes de demonstrá-las pericialmente. São as chamadas *docimasias*. O termo vem do grego *dokimasia*, que significa prova, experiência[11].

Como, simultaneamente com a respiração, o recém-nascido faz movimentos de deglutição, o ar vai também para o estômago e para o ouvido médio, o que dá oportunidade para que sejam feitas docimasias extrapulmonares.

Docimasias pulmonares

Alguns dos aspectos morfológicos têm sido realçados por alguns autores em Medicina Legal, de modo que é comum a eponímia. Procuraremos dar um roteiro para o exame pulmonar com o fim de comprovar, ou não, ter havido respiração ativa extrauterina, salientando apenas as docimasias mais conhecidas e bem fundamentadas.

A distensão dos pulmões com a respiração provoca um abaixamento das cúpulas diafragmáticas. No fim do século XVIII, Ploucquet chamava a atenção para a tendência do diafragma do feto que respirou a ser mais horizontal, empurrado pela distensão pulmonar, e preconizava a avaliação da altura da porção central de suas cúpulas pela relação com o gradil costal. Mais tarde, Casper determinou que a aeração do pulmão as rebaixa do quarto para o sexto espaço intercostal. Por isso, alguns chamam essa constatação de *docimasia diafragmática de Ploucquet*, ou *de Casper*[9].

A inspeção dos pulmões começa já na abertura da cavidade torácica. Após a remoção do plastrão condroesternal, nota-se que os pulmões que não respiraram ficam retraídos e ocupam a goteira costovertebral. Os que respiraram, ao contrário, estão expandidos e recobrem parcialmente o saco pericárdico. As margens livres são aguçadas, e a cor é pardo-avermelhada nos pulmões fetais. Os que respiraram apresentam margens mais arredondadas, menos agudas, e têm cor róseo-acinzentada clara (Figuras 30.14 e 30.15). A palpação destes evidencia consistência mole, parecendo algodão, e som e sensação tátil de crepitação, que faltam naqueles que não respiraram. A superfície pulmonar difere entre um e outro. O que respirou tem um aspecto poligonal em mosaico, determinado pela lobulação pulmonar, enquanto o fetal mostra uma superfície homogênea, semelhante à do fígado. Com o auxílio de uma lupa, é possível observar os detalhes dos sacos alveolares distendidos, o que não sucede no pulmão fetal. Esse conjunto de características é chamado de *docimasia óptica de Bouchut* por alguns autores modernos[6,9], mas Thoinot[27] refere que a contribuição de Bouchut, anunciada em 1862, foi o uso da lupa para melhorar a visualização da lobulação pulmonar e dos espaços alveolares distendidos, que ele descrevia como "vesículas arredondadas muito nítidas, cada uma com sua luz, serreadas, muito próximas entre si e de tamanhos desiguais. Sob pequeno aumento, parecem ter 1 ou 2 milímetros".

Os pulmões que respiraram ficam mais pesados que os fetais em função do aporte bem maior de sangue causado pela mudança do tipo de circulação fetal para a do recém-nascido. Ploucquet, segundo Thoinot[27], chegou a estabelecer que o

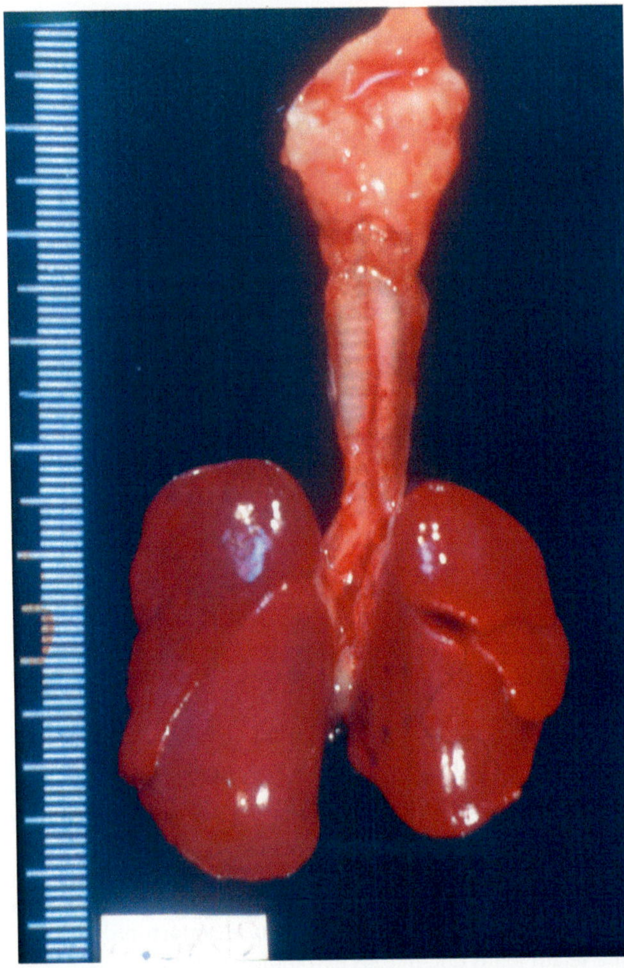

Figura 30.14 – Bloco dos órgãos do tórax e do pescoço de feto natimorto, vendo-se que os pulmões se apresentam colapsados, com superfície lisa e homogênea, sem que se possa perceber a sua lobulação.
Fonte: Caso do Instituto Fernandes Figueira; gentileza da Dra. Heloísa Novaes.

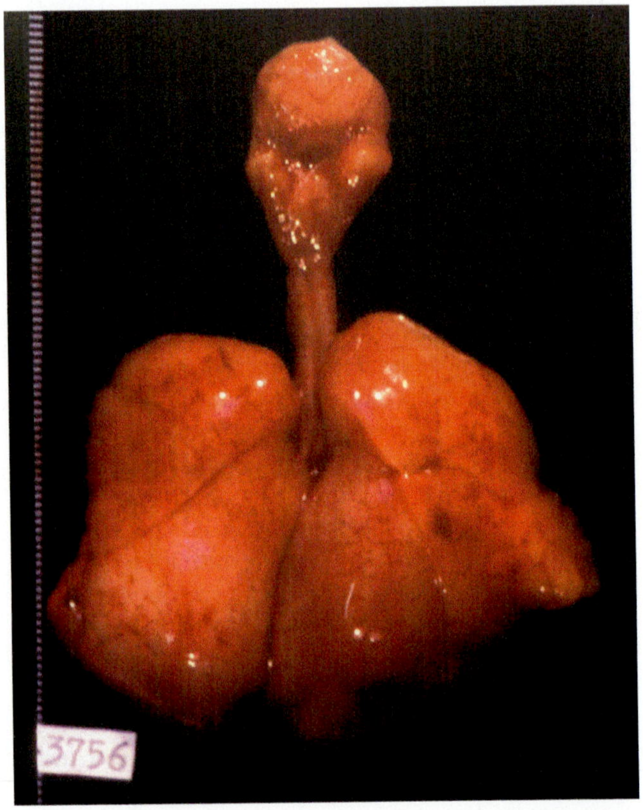

Figura 30.15 – Bloco dos órgãos do tórax e do pescoço de feto que nasceu com vida. Os pulmões estão expandidos, são mais claros e se sobrepõem parcialmente ao esôfago. Suas margens são mais arredondadas e é possível notar seu aspecto lobulado.
Fonte: Caso do Instituto Fernandes Figueira; gentileza da Dra. Heloísa Novaes.

peso dos pulmões, comparado com o peso total do corpo, no caso do recém-nascido que respirou, seria o dobro daquele do feto natimorto. Baseado nesse fato, Polson, segundo Knight[10], propunha que se estabelecesse uma relação numérica entre o peso dos pulmões e o do corpo do feto, ou recém-nascido. No que respirou, o quociente da divisão seria maior que no natimorto. No entanto, apesar de os pulmões terem seu peso aumentado, a sua densidade diminui pela penetração e pela expansão dos espaços aéreos. Essa redução da densidade é a base da chamada *docimasia pulmonar hidrostática de Galeno*.

Essa diferença de densidade já era fato conhecido dos antigos anatomistas, como Galeno (século II d.C.)[3]. Segundo Myers[3], o primeiro a propor seu uso para o diagnóstico de vida extrauterina foi Sonnenkalb, em 1561, na Saxônia. De acordo com Thoinot, porém, o pioneiro foi Rayger, em 1670, em Presbourg. Mas ambos referem que o primeiro a utilizá-la para fim médico-legal foi Schreyer, em 1681, em um caso de infanticídio, na Silésia[3,27]. A execução da prova não requer aparelhagem especial, pode ser feita em qualquer necrotério. Consta de quatro etapas que devem ser executadas cuidadosamente, de modo a se poder tirar conclusões válidas:

- **1ª etapa:** após a remoção do bloco que contém as vísceras torácicas e os órgãos do pescoço e da boca, o conjunto é colocado em um frasco de boca larga, contendo água. Anota-se o seu comportamento: se flutua, afunda ou fica a meio caminho entre a superfície livre e o fundo (Figura 30.16).
- **2ª etapa:** no caso de ir ao fundo, ou de ficar a meio caminho, com uma tesoura e pinça, os pulmões devem ser separados pela secção do hilo ainda dentro d'água. Caso os pulmões não venham a flutuar, passa-se à etapa seguinte.
- **3ª etapa:** os pulmões que não flutuaram devem ser seccionados em pequenos pedaços dentro d'água, observando-se se algum dos fragmentos vem à superfície. No caso de haver flutuação de algum deles, executa-se a etapa final.
- **4ª etapa:** os fragmentos que vieram a flutuar na etapa precedente devem ser espremidos contra as paredes do frasco a fim de se observar se há desprendimento de bolhas e se, logo em seguida, eles vão ao fundo ou continuam na superfície.

O Vídeo 30.1 – Demonstração animada das quatro etapas da docimasia pulmonar hidrostática de Galeno, adaptada, mostra, em animação simplificada, as quatro etapas da prova.

A franca flutuação desde a primeira fase indica ter havido respiração ativa. Pelo contrário, se jamais flutua, mesmo que em pedaços, não houve respiração. Nos casos em que um dos lobos ou alguns fragmentos venham a flutuar e outros não, a interpretação depende das fases seguintes e requer análise mais crítica, levando-se em consideração as causas de erro mais comuns.

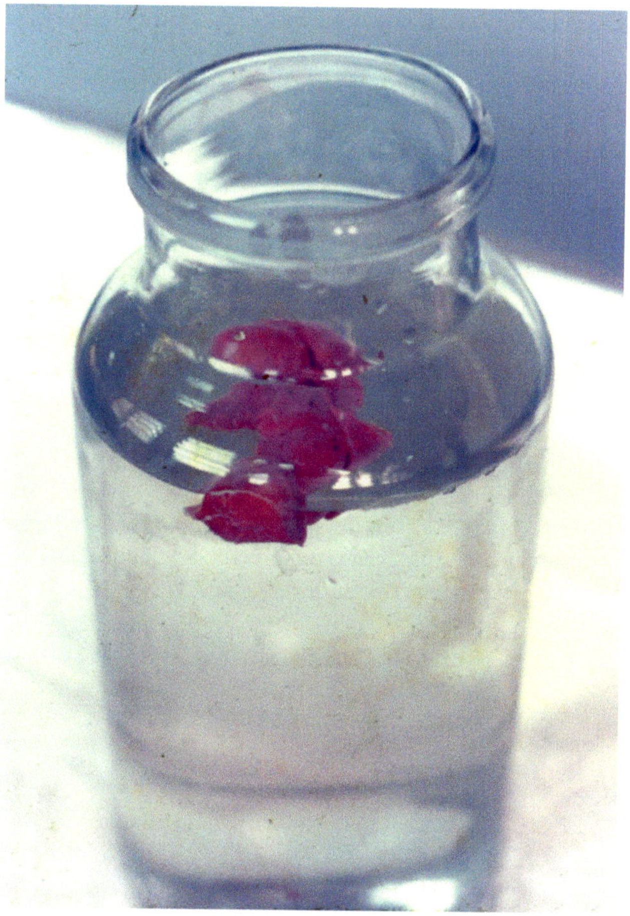

Figura 30.16 – Docimasia pulmonar hidrostática de Galeno. Os pulmões, de cor rósea-clara, flutuam na água contida no frasco hamburguês. Mesmo caso da Figura 30.33.

Causas de falso-negativo (houve respiração, mas o teste indica que não)

Pode ter havido respiração, e, durante as horas seguintes, uma reabsorção do ar contido nos alvéolos, conforme ocorre na membrana hialina (síndrome da angústia respiratória do recém-nascido, comum nos prematuros), faz com que o pulmão volte a ter o aspecto colapsado presente no feto (Figuras 30.17A e B).

Outra possibilidade é a ocorrência de pneumonia de evolução rápida logo após o nascimento, geralmente a partir de uma infecção adquirida dentro do útero. Nesses casos, o afluxo de células inflamatórias e líquido de edema para a luz dos alvéolos substitui o ar e torna o pulmão mais denso (Figura 30.18).

É oportuno, agora, discutir a possibilidade de *respiração parcial*. Seria uma forma de respiração muito débil realizada pelo recém-nato, capaz de expandir apenas poucos lóbulos pulmonares, ficando a maioria com o primitivo aspecto fetal. Em primeiro lugar, devemos nos lembrar de que a primeira incursão respiratória do recém-nascido normal tem que vencer uma resistência bem maior que as subsequentes[28], de modo que, havendo força inspiratória suficiente, não haveria razão para que apenas algumas unidades respiratórias se expandissem. Em segundo lugar, já ficou demonstrado que o feto respira dentro do útero e que essa atividade se torna bem mais intensa durante o parto, principalmente se vigente o estado de anóxia[29]. Assim, o pulmão do feto que vem ao exterior já tem os alvéolos um pouco abertos pelo líquido amniótico, sem que haja razão para que uma área seja aerada preferencialmente a outras durante o início da respiração extrauterina. Por isso, não aceitamos a existência da chamada respiração parcial. O que julgamos que ocorre é que, em fetos imaturos, o pouco desenvolvimento da árvore brônquica, incluindo os bronquíolos terminais e os dutos alveolares, faz com que a resistência seja diferente de uma para outra área, conforme o grau de desenvolvimento atingido pelas vias respiratórias dentro delas. Assim, a chamada respiração parcial não poderia ocorrer em fetos a termo ou quase a termo. O fato de alguns fragmentos pulmonares flutuarem e outros não tem explicação diversa, conforme aludiremos nos comentários sobre as causas de falso-positivo.

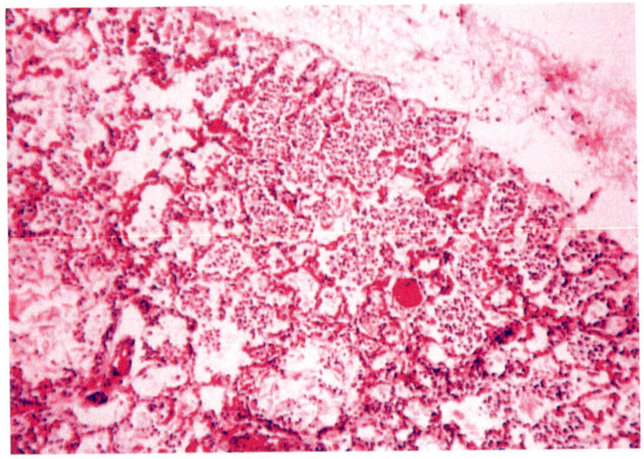

Figura 30.18 – Corte histológico de pulmão de recém-nascido que sobreviveu por apenas 3 horas. Os alvéolos estão ocupados por exsudato formado por numerosas células inflamatórias e material proteico. **Fonte:** Caso de pneumonia intrauterina, do Serviço de Patologia do IMLAP.

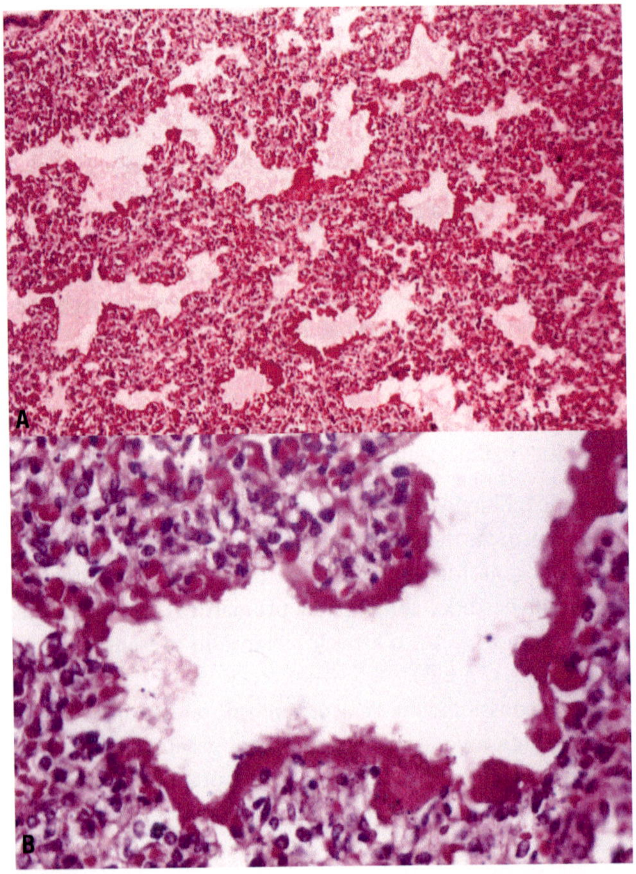

Figura 30.17 – A. Pulmão de recém-nascido que viveu pouco tempo. Os cortes revelam dutos alveolares revestidos parcialmente por depósito de material proteico eosinófilo (membrana hialina). A parede dos dutos é larga em função da imaturidade. Em **B**, maior aumento do corte mostrado em **A** para destacar a membrana hialina, que aparece como uma faixa eosinófila aderida à parede do duto. Coloração HE, aumento médio. **Fonte:** Material de autópsia do Instituto Fernandes Figueira. Gentileza da Dra. Heloísa Novaes.

Causas de falso-positivo (não houve respiração, mas o teste indica que sim)

É o erro de consequências mais graves, pois pode levar uma inocente para a cadeia. Aqui, podem surgir duas situações, e apenas uma delas interessa aos casos de infanticídio. São a putrefação e a execução de manobras de ressuscitação. Só a primeira vem ao caso. A insuflação de ar para assistir um recém-nascido deprimido e incapaz de, por si, iniciar a respiração foge bastante ao que ocorre no infanticídio. Mas pode ser que se faça falsa acusação em casos nos quais houve assistência perinatal.

O ar injetado nos recém-nascidos em parada respiratória tem que entrar com pressão suficiente para fazer o trabalho de substituição do líquido intra-alveolar e vencer a resistência dos espaços aéreos à distensão. Na maioria das vezes, a operação é coroada de êxito. Mas há casos em que a pressão é exagerada, ou a resistência muito alta, e o ar injetado rompe as paredes dos espaços aéreos e causa um enfisema intersticial (Figura 30.13). A resistência está aumentada nos fetos prematuros e é diretamente proporcional ao seu grau de imaturidade. Esse enfisema começa no tecido conjuntivo peribrônquico e perivascular, podendo-se expandir para o mediastino e para localização subpleural[29]. Como é óbvio, o pulmão assim infiltrado pelo ar tem densidade menor e pode flutuar na água durante a prova de Galeno. O melhor modo de demonstrar o erro é pelo exame histológico dos pulmões.

Mas a maior dificuldade na avaliação dos falsos-positivos é a formação dos gases da putrefação. A discussão a esse respeito vem de longe. Resumindo, os autores dos séculos XVIII e XIX distribuíam-se em três correntes de pensamento a respeito do problema. Alguns achavam que nunca se instalava enfisema putrefativo em pulmões fetais, com base em experiências realizadas com cadáveres de natimortos ou com os pulmões deles isoladamente. Outros se colocavam no extremo oposto e admitiam que esse fato era comum. E havia aqueles que achavam que isso poderia ocorrer excepcionalmente. Para quem quiser se informar melhor a respeito, indicamos a obra de Thoinot[27].

Na verdade, a putrefação dos corpos de natimortos não segue os mesmos passos da que se instala em recém-nascidos que respiraram, pela simples razão de que a invasão do corpo pelas bactérias saprófitas segue uma via diferente. Assim, os pulmões dos fetos natimortos não apresentam contaminação difusa pelas bactérias do meio ambiente. Sua destruição natural causa um amolecimento e desintegração do parênquima pulmonar mais por autólise do que por putrefação. Mas é possível que, no curso da decomposição do corpo como um todo, haja invasão parcial dos pulmões pela flora putrefativa e se formem algumas bolhas gasosas no seio dos tecidos pulmonares. Como a distribuição e o número das bolhas são muito maiores no pulmão dos que respiraram, a diferença pode ser feita, inclusive na fase 4 da prova de Galeno, em que a expressão do tecido expulsa a maior parte das bolhas presentes nos pulmões fetais, mas não nos de recém-nascidos que respiraram. Restando dúvida, o melhor é fazer o exame histológico.

Existem formas de tornar mais sensível a docimasia de Galeno. Duas se devem a Icard. Uma delas é colocar o pulmão que foi ao fundo do frasco com água em vasilhame com água quente. Se houver um pouco de ar, embora insuficiente para fazer o pulmão flutuar, seu aquecimento o fará expandir-se de modo a que venha à superfície. A outra forma é pelo uso do vácuo. Coloca-se o pulmão, ou os fragmentos, dentro de frasco com água e um pouco de ar, provido de uma tampa de rolha ou de plástico na qual se adapta um tubo que comunique o ar de dentro com uma fonte de aspiração. Feita a aspiração, há redução acentuada da pressão dentro do recipiente. Sob pressão menor, o ar porventura existente nos fragmentos pulmonares se expandirá e os fará flutuar.

Outra maneira de caracterizar a expansão e a aeração pulmonares é pela radiografia. É chamada *docimasia radiológica de Bordas*, proposta por esse autor em 1896, trabalhando com pulmões de fetos de carneiros separados do corpo[27]. Quando o pulmão é expandido pelas primeiras incursões respiratórias, fica menos denso do que as partes moles do mediastino. Isso se reflete no contraste acentuado entre os campos pleuropulmonares, bastante permeáveis aos raios X, e os órgãos do mediastino, que os absorvem mais intensamente, de modo a se poder perceber a silhueta cardíaca exatamente como em radiografias de pessoas normais. Em se tratando de feto natimorto, não há contraste, porque os pulmões têm densidade semelhante à das partes moles, não se notando a imagem do coração.

Hoje, há quem valorize o exame visual e tátil dos pulmões do recém-nascido acima de qualquer teste conhecido. Knight[10] chega ao extremo de afirmar que a prova de Galeno não tem qualquer valor para esclarecer se houve respiração extrauterina. Sua aversão aos testes é tão grande a ponto de comparar os tempos dessa prova a sortilégios de magia negra. Achamos sua postura muito radical. Mas temos que reconhecer que o exame macroscópico feito por um patologista experiente é suficiente, na maioria das vezes, para firmar o diagnóstico sem o auxílio de testes. A boa avaliação da forma, da topografia na caixa torácica, da cor e da palpação pulmonares, geralmente, resolve o problema. Os casos que são duvidosos ao exame macroscópico costumam também apresentar dificuldades na interpretação dos testes. Nesse contexto, devemos lembrar que o exame dos pulmões deve incluir a abertura da árvore brônquica, onde se pode analisar o seu conteúdo. A presença de corpos estranhos no interior dos brônquios é mais um argumento a favor de que tenha havido respiração ativa, principalmente quando localizados nos ramos segmentares.

Coube a Balthazard e Lebrun, em 1906, propor o uso rotineiro de cortes histológicos de pulmão para o diagnóstico diferencial entre o fetal e o que respirou. Chamaram o exame de docimasia histológica. Por isso, o exame ficou conhecido como *docimasia histológica de Balthazard e Lebrun*. Ao longo das décadas, o aprimoramento da histologia o tornou indispensável nos casos duvidosos[30].

Os pulmões desenvolvem-se a partir de brotamentos epiteliais endodérmicos que se vão ramificando progressivamente e se tornando tubulares à medida que se dá o crescimento. Desse modo, o parênquima pulmonar tem um aspecto glandular nos primeiros meses de vida embrionária. Mais tarde, depois da 20ª semana, é que as ramificações começam a ficar mais próximas entre si, com diminuição do tecido mesenquimal de sustentação (Figura 30.19).

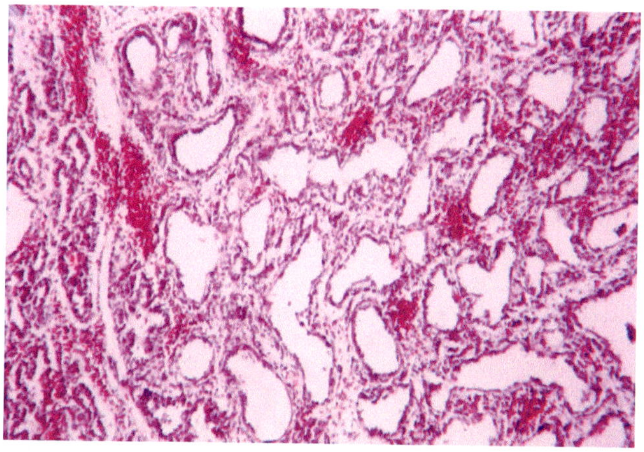

Figura 30.19 – Corte histológico de pulmão fetal com cerca de 20 semanas. Os espaços distendidos pelo ar são irregulares e correspondem a bronquíolos que vão originar os dutos alveolares. Coloração HE, objetiva 10×.

Fonte: Caso do Serviço de Patologia do IMLAP.

A partir daí, os capilares passam a se acolar ao epitélio de revestimento bronquiolar. A maturação dos sacos alveolares só atinge fase compatível com respiração extrauterina depois da 25ª semana. Mesmo assim, é preciso um suporte terapêutico muito bom para que o feto possa sobreviver, o que é conseguido nas UTI neonatais dotadas de modernos equipamentos e pessoal bem treinado. Com 28 semanas, o feto já pesa cerca de 1.000 g e tem maiores chances de sobrevivência. À medida que se dá o amadurecimento pulmonar, o aspecto histológico vai-se aproximando daquele que é característico do feto a termo, com dutos alveolares bem desenvolvidos e dilatados em suas extremidades. Tanto nas paredes ductais quanto nas dilatações saculares, notam-se as cavidades alveolares[29]. A resistência oferecida pelo pulmão à primeira respiração vai diminuindo ao longo dessas fases. Pulmões de fetos natimortos a termo apresentam um aspecto monótono e regular, em que os sacos alveolares e os dutos estão pouco distendidos, tendo paredes como que pregueadas. No seu interior, podem ser encontradas escamas epiteliais em número variado. Quando ocorre anóxia durante o parto, aumentam a amplitude e a frequência dos movimentos respiratórios intrauterinos, e, com a reabsorção do líquido amniótico que penetra, sua concentração torna-se maior, sendo comum se achar mecônio de permeio (Figuras 30.20 e 30.21). O feto que sofre anóxia durante o parto costuma eliminar mecônio dentro do líquido amniótico. Os capilares das paredes ductais e alveolares evidenciam congestão intensa.

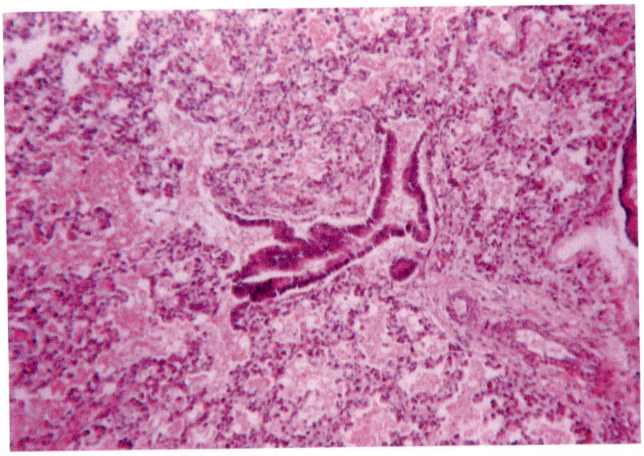

Figura 30.20 – Corte histológico de pulmão fetal a termo que não respirou. Os dutos alveolares e os alvéolos têm parede sinuosa, distribuição regular e vasos congestos. Em seu interior, há material granular eosinófilo. Ao centro, há um brônquio que dá origem a dois dutos alveolares preenchido por material semelhante. Coloração HE. Objetiva 10×.
Fonte: Caso do Serviço de Patologia do IMLAP.

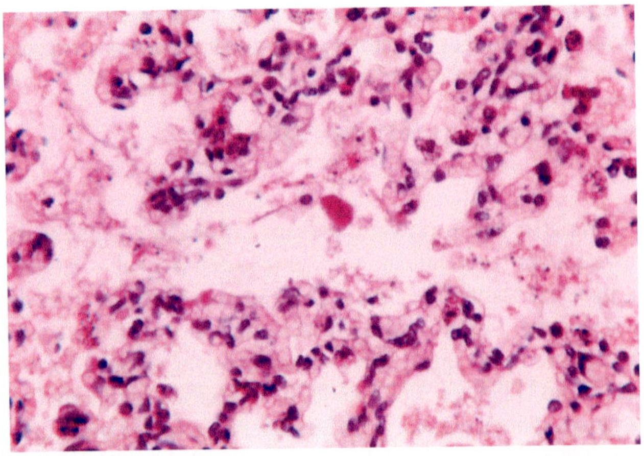

Figura 30.21 – Visão de maior aumento (objetiva 40×) do pulmão da figura anterior. Notam-se melhor a tortuosidade septal, a congestão e o conteúdo, que é formado por material amorfo granular e células epiteliais escamosas da epiderme que estão presentes no líquido amniótico (uma visível no centro do campo).

Quando o pulmão é arejado pelas primeiras incursões respiratórias, o aspecto histológico muda bastante. Os dutos alveolares e os alvéolos têm suas paredes distendidas, de modo que perdem o aspecto enrugado e evidenciam um desenho de formas mais precisas e linhas mais finas. Os bronquíolos passam a ter luz circular ou oval, dependendo da incidência do corte, e sua mucosa mostra um revestimento epitelial de superfície mais regular (Figura 30.22).

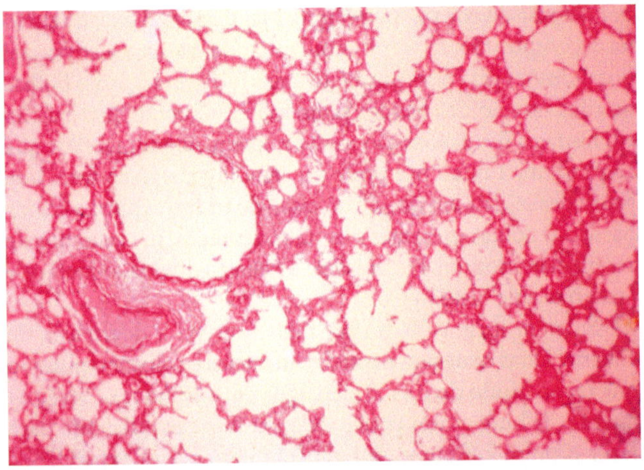

Figura 30.22 – Corte histológico de pulmão de feto maduro que respirou. Os dutos alveolares e os alvéolos estão distendidos e delimitados por paredes delgadas. À esquerda há um brônquio e uma artéria em corte transversal. Coloração HE. Objetiva 2,5×.
Fonte: Caso do Serviço de Patologia do IMLAP.

Quando se trata de pulmão imaturo, a distensão dos espaços aéreos costuma ser irregular. Eles parecem insuflados sob pressão e estão separados uns dos outros por quantidade variada de tecido conjuntivo, na dependência da idade gestacional. Os mais imaturos, com menos de 16 semanas, assemelham-se a um corte de glândula mamária em repouso, com nítida lobulação, e não costumam ser insuflados, pois não são reanimados, por serem produto de aborto. Por vezes, tentam respirar espontaneamente, resultando distensão de alguns dutos ao lado de outros não distendidos, em flagrante contraste. Com 20 semanas, já é possível encontrar áreas insufladas ao lado de outras não expandidas, principalmente se tiver sido feita alguma manobra de respiração artificial sob pressão. Potter ilustrou esse fato com cortes do pulmão de um recém-nato de 20 semanas e 400 g de peso que sobreviveu por 1 hora[29].

A ocorrência de putrefação, que não é rara nos casos de infanticídio, pois a regra é a ocultação do cadáver, introduz modificações nos dois padrões anteriormente descritos. Tratando-se de pulmão fetal, que não respirou, a monotonia do parênquima é interrompida de modo esparso por bolhas volumosas, bem demarcadas, que rechaçam os tecidos vizinhos e não guardam relação com os espaços aéreos, também comprimidos (Figura 30.23). Mas, sendo de recém-nascido que respirou, as bolhas de gás são muito mais numerosas, próximas entre si, e se localizam, quase totalmente, nos espaços aéreos, distendendo-os (Figura 30.24).

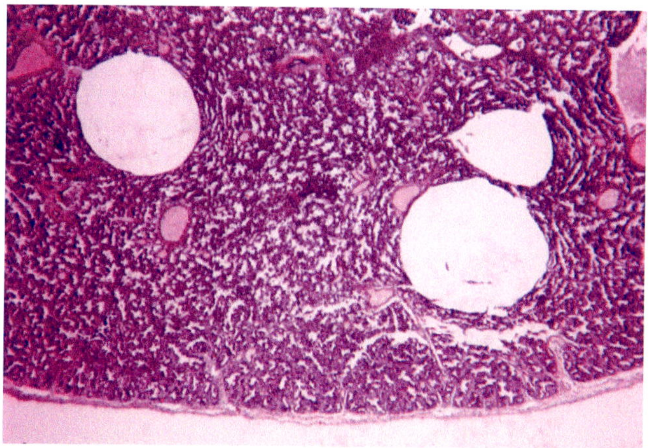

Figura 30.23 – Corte histológico de pulmão de feto que não respirou formado por dutos e alvéolos colapsados, de distribuição monótona, deslocados e comprimidos por bolhas de putrefação volumosas (uma à esquerda e duas à direita). Não há relação dessas bolhas com os espaços que seriam arejados. Coloração HE. Objetiva 2,5×.
Fonte: Caso do Serviço de Patologia do IMLAP.

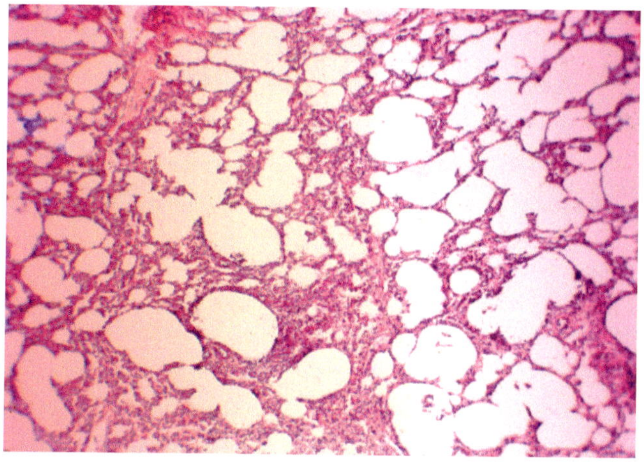

Figura 30.24 – Corte histológico de pulmão de feto que respirou, em putrefação. Os espaços aéreos são de tamanho variado, por vezes distendidos, como se tivessem sido insuflados. Coloração HE. Objetiva 2,5×.
Fonte: Caso do Serviço de Patologia do IMLAP.

Por fim, a histologia permite resolver os problemas de falsos-negativos gerados por pneumonia. O exame mostra os espaços alveolares ocupados pelo edema e pelo exsudato inflamatório, em que são mais numerosos os polimorfonucleares neutrófilos (Figuras 30.18 e 30.25).

Docimasias extrapulmonares

Já referimos que, ao mesmo tempo em que respira, o recém-nascido executa movimentos de deglutição, o que faz com que o estômago passe a conter, além da secreção, saliva e quantidade variada de ar. A demonstração de ar no tubo digestivo, principalmente no estômago, permite afirmar que houve respiração. É a chamada *docimasia gastrointestinal de Breslau*. Segundo Thoinot[27], foi idealizada por um médico alemão chamado Breslau, em 1865. Sua execução é simples. Basta fazer uma ligadura do esôfago e do reto, retirar o tubo digestivo como um bloco e colocá-lo dentro de um vasilhame com água. Se flutuar, é porque contém ar. Nos casos em que a flutuação é duvidosa, podemos fazer cortes no estômago ou segmentos do intestino delgado sob a água, a fim de verificar se saem bolhas de gás de seu interior.

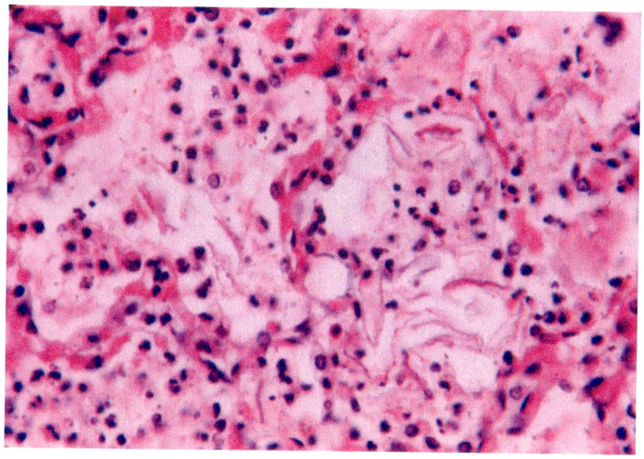

Figura 30.25 – Corte histológico de pulmão de feto que respirou, mas sobreviveu por apenas 3 horas. Os alvéolos são ocupados por restos de células escamosas ao lado de neutrófilos e material granular amorfo. Pneumonia intrauterina. Coloração HE. Objetiva 40×. Mesmo caso da Figura 30.18.

A docimasia gastrointestinal é um complemento da prova de Galeno. Na maioria das vezes, os resultados são concordantes. Mas sua interpretação pode levar a uma discrepância com o resultado da pulmonar. Há ocasiões, mais comuns em prematuros, em que a docimasia hidrostática pulmonar indica não ter havido respiração, mas a gastrointestinal mostra o estômago e parte do intestino delgado distendidos por gás. Nessa situação, o que ocorre é o desenvolvimento da atelectasia do recém-nascido que respirou (angústia respiratória do recém-nascido ou membrana hialina) decorrente da reabsorção do ar das primeiras incursões respiratórias. Outra possibilidade é que a prova de Galeno demonstre ter havido respiração e não haja ar no tubo digestivo. Mas, nesses casos, prevalece o resultado da pulmonar, pois a deglutição de ar não é obrigatória. O recém-nascido pode ter morrido pouco depois dos primeiros movimentos respiratórios, sem tempo para deglutir quantidade de ar detectável.

Como, com a deglutição, a trompa de Eustáquio (tuba auditiva), que comunica a faringe com o ouvido médio, abre-se, o ar tem acesso à cavidade timpânica. Esse fato serviu de base para a proposição da chamada docimasia auricular por Wendt, em 1878, apoiado nos trabalhos de Wreden publicados 10 anos antes[27]. Por isso, essa prova passou a ser conhecida como *docimasia otológica de Wreden e Wendt*. É feita colocando-se a cabeça do feto sob água e, com o auxílio de instrumental adequado, que pode ser um otoscópio, faz-se punção do tímpano.

Se sair uma bolha de ar, a prova é positiva. Segundo Thoinot[27], ela foi aceita, inicialmente, como uma grande contribuição à Medicina Legal. Entretanto, alguns anos mais tarde, trabalhos feitos no laboratório de Hofmann[31] negaram seu valor, alegando que a penetração do ar poderia ser feita passivamente em cadáveres de natimortos. Embora sem termos experiência pessoal com o teste, achamos muito pouco provável que essa penetração possa ocorrer *post mortem*, de modo semelhante ao que foi discutido a respeito da penetração de corpos estranhos nas vias respiratórias dos afogados. Assim, admitimos que essa docimasia apresenta valor subsidiário, embora não substitua as pulmonares nem a gastrointestinal.

Provas da recentidade do parto

Envolve o exame da mulher e o do cadáver do feto ou recém-nascido. O exame materno tem por finalidade constatar as alterações próprias do puerpério imediato.

• Pelo exame da mulher

Assim que se dá a eliminação da placenta, há um sangramento a partir do seu local de inserção, que gradualmente cessa pela ação de pinça da musculatura uterina sobre os vasos que estabeleciam a continuidade entre o sangue intervilositário e a circulação materna. Em 1 hora, o útero já deve estar firmemente contraído e a hemorragia, controlada[8]. Segue-se a eliminação dos lóquios, que são constituídos nos 3 a 4 dias pós-parto, por pequena quantidade de sangue, restos celulares e exsudação proteica. Nos dias seguintes, tornam-se serossanguinolentos, de cor acastanhada, e vão ficando mais amarelados. O exame da puérpera, nessa fase, denuncia o parto não só pela sua presença como também pelos sinais clínicos. As mamas, túrgidas, deixam escapar o colostro, espontaneamente ou pela expressão. O fundo do útero pode ser palpado e denuncia o dia do parto em função da sua descida em direção à sínfise pubiana. Ao fim do parto, o corpo uterino contrai-se, desce rapidamente, ficando o seu fundo abaixo da cicatriz umbilical. Volta a subir pelo acúmulo de sangue em sua cavidade e torna a ficar um pouco acima. No segundo dia, já está abaixo dela novamente e vai descendo progressivamente, em média, 0,7 cm por dia. No décimo dia, já não é mais palpável no abdome, pois que já se situa na cavidade pélvica[5]. O exame ginecológico demonstra a regressão das modificações do colo uterino impostas pela parturição. Com 12 horas, o colo, que se havia apagado no período de dilatação, já está novamente distinto, embora amolecido, e mostra superfície mucosa edemaciada e eventuais erosões ou lacerações sangrantes ou cruentas. O canal cervical dá passagem facilmente a dois dedos. Com 3 dias, sua reconstituição anatômica está completa, e o seu canal ainda dá passagem fácil a um dedo. A mucosa endocervical está exposta de modo a substituir parcialmente a ectocervical. Com 5 dias, só o orifício externo permite a introdução da polpa digital[5].

As paredes vaginais, logo após o parto, estão muito congestas e podem apresentar lacerações. A vulva apresenta edema, de modo que os pequenos lábios podem estar um tanto apagados. O que restava do hímen é totalmente rompido e esfacelado no momento da expulsão fetal. Essas lacerações se apresentam cruentas e, com o tempo, vão transformar-se nas carúnculas mirtiformes, descritas no Capítulo 27 – Crimes Sexuais.

O exame de esfregaço vaginal (colpocitologia) revela predomínio de sangue e leucócitos nos primeiros dias. A partir do décimo dia, o esfregaço é francamente atrófico por causa da perda da influência dos hormônios estrogênios e progestagênios que eram produzidos pela placenta[5] (Figura 30.26).

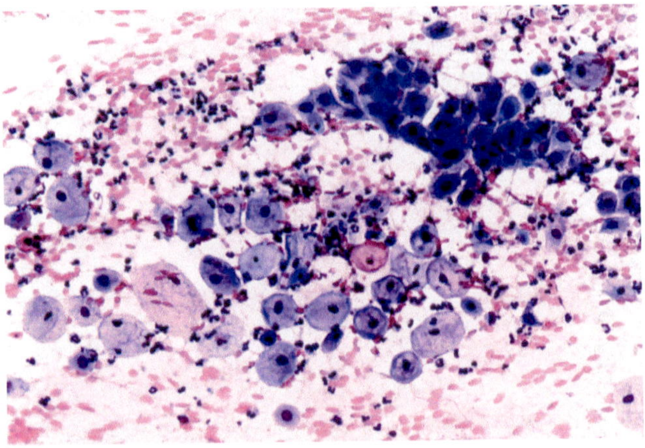

Figura 30.26 – Esfregaço vaginal atrófico de mulher em fase de puerpério. É importante notar a falta de células superficiais e a presença de células parabasais, infiltrado inflamatório e sangue.
Fonte: Gentileza da Dra. Virgínia Borges Nassralla.

Os chamados *partos de surpresa*, a que já aludimos, podem deixar sinais na mulher. Como são mais comuns em mulheres multíparas, com conformação muito favorável do canal do parto, a insinuação e a descida muito rápidas da apresentação podem chegar a romper as paredes vaginais, a vulva e o períneo que não tiveram tempo de se distender gradualmente.

• Pelo exame do cadáver recém-nascido

A necessidade, aqui, restringe-se a minutos ou, excepcionalmente, a horas depois do parto. Desse modo, não há que se demonstrar a sobrevivência nem por 1 dia[1]. Contudo, essa demonstração pode servir para informar que o crime foi cometido fora do prazo legal (durante o parto ou logo após). Conforme já comentamos a respeito dos elementos do crime, o logo após, para nossa lei, tem duração muito restrita e não pode ser admitido conforme a duração do puerpério imediato. Assim, veremos alguns elementos que caracterizam positivamente a recenticidade do parto exigida pela lei e outros que afastam a possibilidade de se tratar de infanticídio.

O feto sanguinolento

A avaliação tem que ser feita em consonância com a interpretação do texto legal, uma vez que a lei não se exprime de modo preciso. O que os peritos devem demonstrar é que a mãe teve, ou não, os cuidados habituais com o recém-nascido. Assim, não se trata, na verdade, de certificar que o recém-nascido viveu alguns minutos ou algumas horas. Se o concepto ainda está unido à placenta, indiscutivelmente, ainda não recebeu a atenção de quem deseja seu bem-estar. Por isso, nessas condições, se apresentar lesões que caracterizem uma agressão, pode o perito afirmar que foi durante ou logo após o parto. Se o cordão umbilical foi rompido por ação contundente, e não seccionado e ligado, a interpretação é idêntica. No mesmo sentido, se está sujo de sangue, de induto sebáceo e de mecônio (Figura 30.27). Tudo isso demonstra a perturbação de quem deveria cuidar da criança e não teve essa atitude protetora.

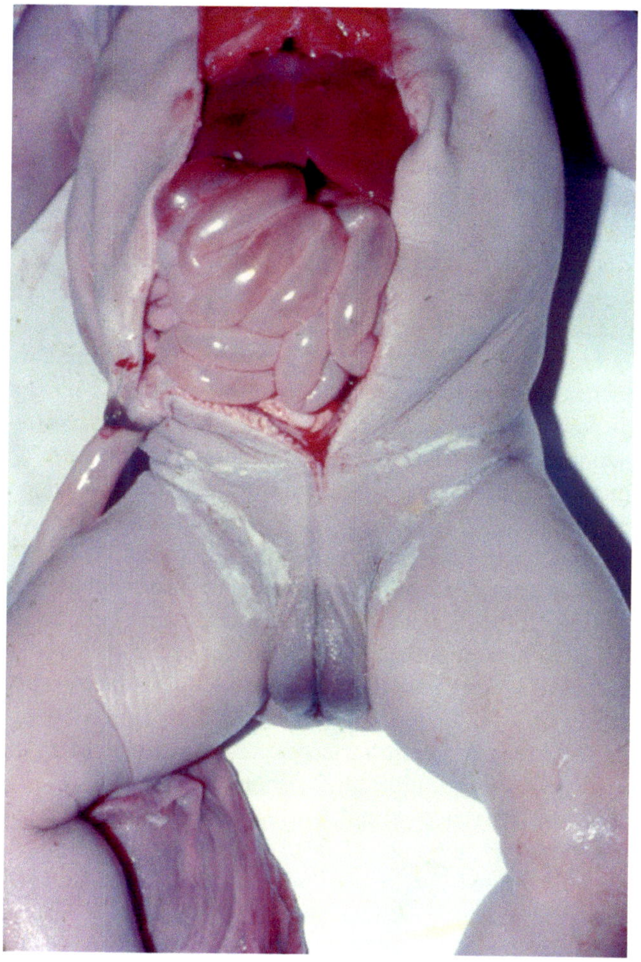

Figura 30.27 – Feto sanguinolento. As pregas cutâneas são marcadas pela deposição de substância untuosa branca (induto sebáceo ou *vernix caseosa*). As alças do intestino delgado contêm bastante ar. O cordão umbilical tem aspecto gelatinoso, brilhante, e ainda está preso à placenta, vista por baixo do joelho direito. Mesmo caso da Figura 30.33.

Convém não confundir o *feto sanguinolento* com o *feto macerado* (Figura 30.28). Este pode estar, de modo semelhante, sujo. A maceração ocorre quando o feto morre e não é expulso da cavidade uterina, ficando o cadáver em um meio líquido asséptico à temperatura de 37 °C. Nessas condições, vão-se sucedendo alterações em seu corpo. As primeiras alterações ocorrem na pele. Em apenas algumas horas, a epiderme perde aderência com a derme e, se atritada obliquamente com o dedo, descola-se. Formam-se algumas bolhas de conteúdo líquido pardo claro que, quando rompidas, mostram a derme de cor pardo-rosada, muito brilhante. Os ligamentos articulares ficam muito frouxos, o que permite movimentação passiva ampla e fácil (aspecto de polichinelo). As peças ósseas do crânio ficam soltas entre si, podendo estar uma a cavaleiro sobre a outra. A face fica deformada pela flacidez das partes moles[32].

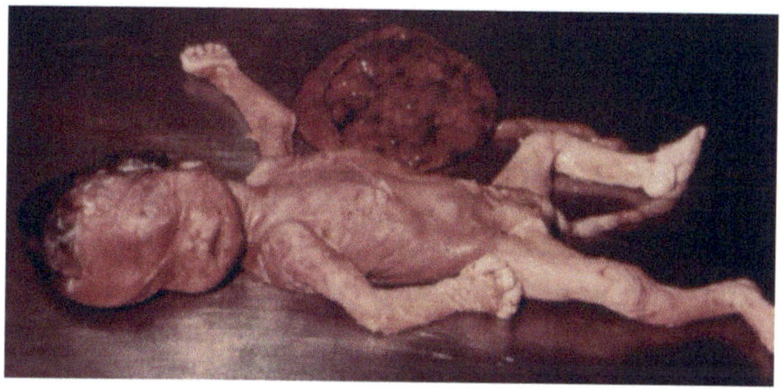

Figura 30.28 – Feto macerado. A pele tem cor rósea parda e epiderme parcialmente descolada. Os membros são muito flácidos e o crânio está deformado por disjunção das peças ósseas. A placenta está impregnada por hemoglobina.
Fonte: Caso do IMLAP.

Contudo, se o recém-nascido se apresenta limpo, com o cordão umbilical seccionado e ligado, vestido ou não com roupas adequadas, e evidencia sinais de agressão, não se pode admitir que a perturbação do estado puerperal tenha permitido à mãe cuidar dele e, depois, num acesso de fúria, matá-lo. Nesse caso, não se deve tratar de infanticídio, *stricto sensu*.

Há alguns sinais que, quando presentes, indicam ter havido uma sobrevida longa demais para a exigência legal. Um deles é a descamação cutânea. A pele do feto fica em contato com o líquido amniótico durante toda a gestação. Assim que é expelido, o excesso de líquido evapora-se e ela se desidrata. Com isso, surgem pequenas pregas na epiderme, que começa a se soltar já no primeiro ou segundo dia nos recém-nascidos a termo. É um sinal precoce de sobrevivência. Nos natimortos, não ocorre, porque a epiderme não se renova. Nos recém-nascidos prematuros, demora um pouco mais a ocorrer[1].

Outro sinal é o aspecto do cordão umbilical. Logo após o nascimento, tem coloração branco-acinzentada clara, consistência túrgida, superfície brilhante, podendo ser, ou não, espiralado. Ao corte, mostra superfície brilhante, gelatinosa, à custa de grande quantidade de matriz conjuntiva no seu tecido embrionário – a *geleia de Wharton*. As artérias e a veia umbilical contêm sangue ainda líquido, mas que se vai coagular com o passar dos minutos, uma vez que já não circula. A coagulação é mais rápida nas artérias que na veia[27]. Os coágulos, com o passar das horas, vão-se tornando mais consistentes e aderentes à parede interna dos vasos, formando uma trombose. A presença de vasos obliterados por coágulos firmes indica sobrevida de 1 dia, pelo menos.

É importante lembrar que o cordão vai sofrendo desidratação assim que se dá a expulsão do feto, esteja ele vivo ou morto, pois que é um fenômeno físico que não depende de circulação nem reação vital. Assim, um natimorto encontrado 2 dias depois do parto já tem o cordão umbilical murcho, de consistência bem mais mole, com diâmetro reduzido, sem que isso signifique que houve sobrevida. Mas só o que sobrevive apresenta uma hiperemia resultante de reação inflamatória na sua inserção abdominal. A mumificação do cordão umbilical antecede a sua queda. O cordão vai ficando escuro e seco com o passar dos dias. O tempo necessário à sua queda varia muito conforme os autores consultados. Thoinot[27] faz menção a autores que admitem desde 3 até mais de 10 dias. Mais recentemente, Orlandi[33] refere 6 a 10 dias, e Behrman[26], até 2 semanas. Mas dificilmente virá para exame de infanticídio um recém-nascido com o cordão umbilical em vias de queda ou já cicatrizado.

Outro sinal que deve ser pesquisado é a regressão do tumor do parto. A bossa serossanguínea tende a regredir e a ser reabsorvida nos primeiros dias, notando-se uma coloração amarelada, principalmente após o rebatimento do couro cabeludo, na periferia da área de infiltração hemorrágica. O mesmo se diga com relação aos limites do céfalo-hematoma e de outros focos de infiltração equimótica. Essa coloração é causada pela digestão da hemoglobina das hemácias extravasadas, que são fagocitadas e destruídas pelos macrófagos do tecido para onde se infiltraram. Com certeza, é necessário mais de 1 dia para começar a haver essa mudança de cor. Mas é preciso não confundir com a embebição hemoglobínica causada pela putrefação, o que é fácil, porque a putrefação torna a hemoglobina muito mais escura e de tom esverdeado. A presença de alimentos na cavidade gástrica, como leite parcialmente digerido, indica que foi amamentado. Geralmente, os alimentos estão misturados com a secreção gástrica e quantidade variada de gases. O fato de não mais se achar mecônio no intestino grosso é sinal seguro de sobrevida prolongada. É preciso, em geral, não se confundir sinais de sobrevivência com sinais de maturidade. Assim, alguns autores querem dar como prova de sobrevivência o grau de mielinização do nervo óptico, o que representa apenas sinal de maturidade. No mesmo sentido, a presença de lanugo ou o tamanho das unhas.

Provas da viabilidade

Ao comentarmos o problema da viabilidade no que se refere ao sujeito passivo do crime de infanticídio, mostramos a dificuldade dos juristas em considerar certos recém-nascidos cobertos, ou não, pela tutela legal. Demos o exemplo dos anencéfalos, dos portadores de anomalias congênitas letais, mas passíveis de tratamento por métodos extraordinários, e dos prematuros inviáveis. No que diz respeito à perícia, o que compete ao examinador é diagnosticar as anomalias, avaliar o grau de imaturidade do concepto e informar ao juiz suas possibilidades de sobrevivência. Não incorreremos no erro de querer estabelecer uma rotina diagnóstica para as diversas anomalias congênitas graves, ou letais. Encontrando-as, o perito deve fazer o relato e dar o prognóstico daquele indivíduo quanto à vida, ao nascer.

Quanto à imaturidade, devemos tecer alguns comentários. Em primeiro lugar, como, em casos de infanticídio, não se sabe o tempo de gestação, é preciso que seja esse calculado com base nos elementos dos exames externo e interno do cadáver.

O desenvolvimento ontogenético do ser humano cumpre uma sequência habitual ao longo dos 9 meses de gestação. A parte inicial dessas etapas já foi estudada no Capítulo 29 – Estudo Médico-Legal do Aborto, desta obra. Na parte final do segundo trimestre e durante o terceiro trimestre, progressivamente, vai aumentando a possibilidade de sobrevivência extrauterina, principalmente em função do desenvolvimento pulmonar. Ao longo desse período, o feto ganha peso e aumenta sua estatura. Uma regra útil para o diagnóstico pela estatura fetal é a de Haase. Até o quinto mês, inclusive, a idade em meses é a raiz quadrada da estatura medida em centímetros. Por exemplo, 16 cm correspondem a 4 meses. A partir do sexto mês, a estatura em centímetros dividida por cinco fornece o número de meses de gestação. Assim, um feto de 40 cm deve ter 8 meses[10].

Mas o parâmetro mais usado nessa avaliação é o peso. Conforme já referimos em outra seção, os recém-nascidos devem ser classificados em categorias de acordo com o seu peso ao nascerem. Segundo a décima revisão da Classificação Internacional de Doenças (CID-10), os recém-nascidos com menos de 2.500 g são ditos de *baixo peso*; os abaixo de 1.500 g, de *peso muito baixo*; os com menos de 1.000 g, de *peso extremamente baixo*. Não tendo havido fatores perturbadores da nutrição fetal, esses pesos refletem aproximadamente o tempo de evolução da gestação. Por isso, a possibilidade de sobrevida diminui na mesma proporção da baixa ponderal.

Existem curvas padronizadas em que se colocam na abscissa do gráfico a idade gestacional em semanas a contar da data da última menstruação (UM) e, nas ordenadas, o peso médio da amostragem da população analisada. Como a pesagem é feita em grande número de indivíduos em cada idade gestacional, ocorrem variações para cima e para baixo da média. Os gráficos utilizados costumam mostrar uma faixa com uma linha cheia central, que representa a média. O limite superior da faixa é o percentil 90; e o inferior, o percentil 10. Quando o peso fica acima do limite superior da faixa, trata-se de recém-nascido grande para a idade gestacional (GIG). Se abaixo do limite inferior, é o recém-nascido pequeno para a idade gestacional (PIG). Por essa razão, o peso não é um critério absoluto para se afirmar que determinado recém-nascido era viável ou não. Por exemplo, um feto de 800 g pode ser viável, ou não. Se for um PIG, é possível que já tenha desenvolvimento pulmonar compatível com a vida extrauterina, desde que bem assistido. Mas se for um GIG, seus pulmões podem ainda não ter atingido o grau de maturidade necessário a essa sobrevivência (Figura 30.29).

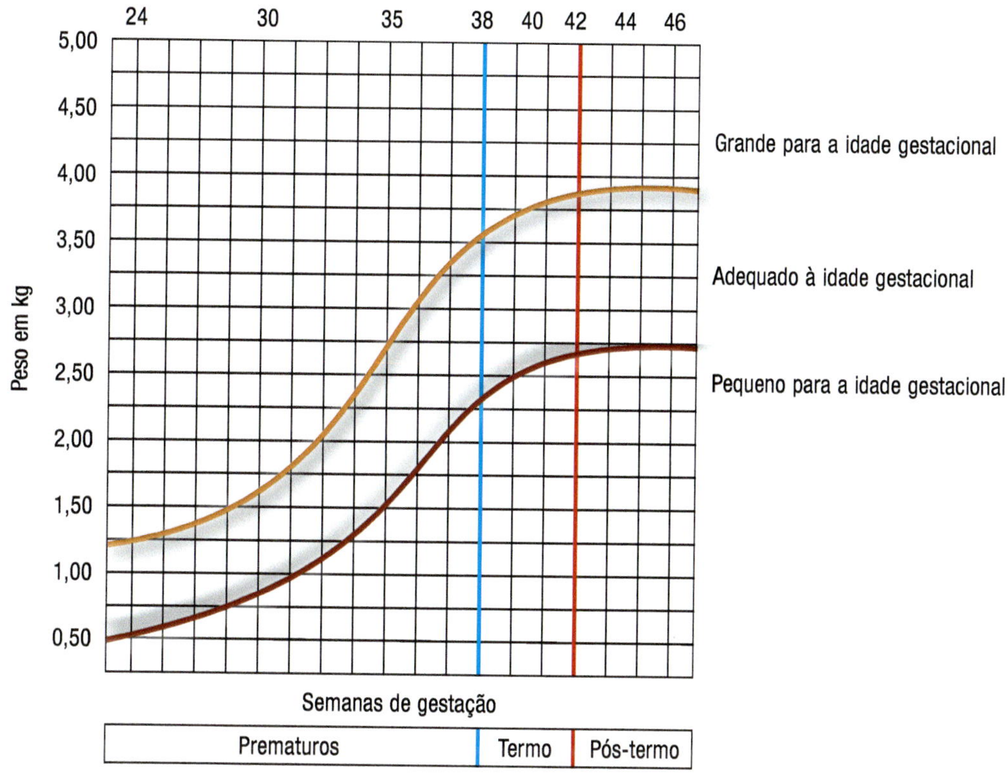

Figura 30.29 – Gráfico para determinação da idade gestacional pelo peso do concepto.
Fonte: Adaptada da Figura 4.1 de Southgate, 2001[34].

Se houver restrição de suprimentos nutritivos, por exemplo, no terceiro trimestre da gestação, é possível que um recém-nascido a termo possa apresentar peso muito baixo e não se tratar de um prematuro. Geralmente, apresenta pele facilmente pregueável e enrugada, pois seu panículo adiposo é quase nulo[24].

Para uma correta avaliação do grau de maturidade e consequentemente da viabilidade, é preciso que outros elementos sejam considerados paralelamente. Os neonatologistas adotam, para o diagnóstico clínico da idade gestacional dos recém-nascidos, tabelas de pontuação baseadas em elementos tirados da inspeção e do exame neurológico, como os métodos de Capurro, de Dubowitz e o mais recente de Ballard[12,21,34]. O método de Ballard foi modificado por um grupo de pediatras de Liverpool usando apenas os sinais externos, desprezando os testes neurológicos, para poder ser usado por enfermeiras, conseguindo-se boa correlação com a data da UM[35]. Esses sinais são observados na pele, nas mamas, nos olhos, nas orelhas e na genitália.

A pele dos fetos de menos de 25 semanas costuma ser muito fina, transparente ou translúcida, sem pregas visíveis. O lanugo, formado por pelos delicados e incolores, está ausente ou é escasso, pois que só é abundante a partir de 27 a 28 semanas, desaparecendo parcialmente ao se aproximar o termo da gravidez. O local mais fiel para sua observação é o dorso. As peles plantar e palmar costumam ser muito lisas e delgadas nos mais imaturos. À medida que a gestação avança, com o aumento da movimentação das mãos e dos pés, começam a aparecer pregas no terço anterior da região plantar, depois nas partes média e posterior, de modo que o feto a termo as apresente em toda a sua extensão. A papila mamária não é perceptível nos imaturos de menos de 24 semanas, mas atinge 5 a 10 mm nos fetos[34].

Na mesma faixa de idade gestacional, a orelha transforma-se desde um apêndice cutâneo que permanece dobrado se for comprimido, passando por um que se desdobra ativamente, porém ainda mole, até a do recém-nascido a termo que já tem textura cartilaginosa. A fenda palpebral não pode ser aberta por uma tração branda em 20% dos fetos com 26 semanas e em apenas 5% daqueles com 27 semanas. Antigamente, esse aspecto era considerado diagnóstico de inviabilidade. Hoje, com os recursos postos à disposição dos novos berçários, o prognóstico melhorou[34].

A genitália feminina evolui desde uma fase em que o clitóris é a parte mais proeminente, passando por outra com predominância dos pequenos lábios e, finalmente, dos grandes lábios, que cobrem tanto o clitóris como os pequenos lábios quando a termo. A masculina, nessa faixa do fim do segundo trimestre em diante, primeiramente é plana na área da bolsa escrotal. Em seguida, aparecem gradualmente algumas rugas, ao tempo em que os testículos começam a descer do canal inguinal para o seu interior. Ao termo, os testículos devem estar livres e facilmente movíveis dentro de uma bolsa normalmente pregueada[34].

A idade gestacional do feto também pode ser avaliada pelo esqueleto. Na mesa de necrópsias, é possível procurar pelo ponto de ossificação de Béclard, ponto de partida para a formação da epífise inferior do fêmur. Sua presença é quase constante nos fetos a termo, nos quais mede de 5 a 6 mm no maior diâmetro. É um sinal de maturidade que resiste à putrefação. Em casos excepcionais, pode não ser encontrado. Entretanto, raras vezes pode já ser encontrado nos fetos de 32 semanas[34]. O melhor modo de visualizá-lo à necrópsia é dobrar o joelho e fazer cortes horizontais na extremidade inferior do fêmur, através da cartilagem epifisária. É importante que os cortes sejam feitos em planos cada vez mais altos em direção à diáfise, até que o ponto de ossificação desapareça. Isso impede que se tome como ponto de Béclard a diáfise do osso[10]. O exame radiológico de todo o corpo, feito por um radiologista especializado, é aconselhável nos casos duvidosos.

Os maxilares e a mandíbula também fornecem dados importantes. A presença de cinco septos delimitando, a cada lado, quatro alvéolos é bastante sugestiva de se tratar de feto a termo (sinal de Billard)[9]. Mas a presença de quatro de um lado e apenas três do outro também é compatível com feto maduro[27].

Todos os elementos referidos anteriormente dão uma boa ideia do tempo de gestação, mas a viabilidade depende principalmente da competência pulmonar. Por isso, os recém-nascidos de peso muito baixo, ou extremamente baixo, nem sempre são inviáveis. Atualmente, a capacidade funcional de seus pulmões pode ser aumentada com recursos terapêuticos recentes, como a administração de surfactante exógeno e novas técnicas de ventilação[36]. Como as vítimas de infanticídio não são tratadas com esses recursos, pelo contrário, são desassistidas em função de ser o parto clandestino, podemos dizer que os de peso muito baixo ou extremamente baixo passam a ser inviáveis nessas circunstâncias.

Para melhor informar à justiça, o patologista forense deve guiar seu diagnóstico quanto à viabilidade pelo exame histológico dos pulmões, sempre que for possível. Os aspectos morfológicos para o diagnóstico foram descritos juntamente com o estudo da docimasia histológica.

Diagnóstico da causa da morte

O roteiro para a determinação da causa da morte segue o mesmo caminho do que se deve fazer nas outras mortes violentas. Fazem-se, primeiramente, a inspeção externa e, depois, a interna. As particularidades nos casos de infanticídio são as mesmas que tornam diferentes as necrópsias de recém-nascidos com relação às de adultos. A descrição a seguir orienta-se pelas causas de morte mais comuns nos casos de infanticídio.

• Asfixias

Conforme já referimos, as asfixias, principalmente as sufocações e o estrangulamento, são as causas mais frequentes de morte por infanticídio. Seu diagnóstico no recém-nascido não oferece dificuldades maiores. A ausência de escoriações e de equimoses ao redor dos orifícios naturais não exclui a possibilidade de ter havido sufocação, mas impede a sua constatação. Os sinais internos, na ausência de equimoses na face profunda dos lábios, indicam tratar-se de asfixia e não diferem daqueles achados na anóxia intrauterina, a não ser pelo fato de o recém-nascido ter respirado, o que modifica o aspecto dos pulmões. Mas o mais comum é que existam alguns estigmas ungueais e/ou a presença de pano ou papel no interior da boca, de modo a obstruir a faringe. Por vezes, as extremidades do próprio material usado para constituir um laço de estrangulamento também são aí encontradas.

Há casos relatados em que o próprio cordão umbilical foi usado para executar estrangulamento. A dificuldade reside em se fazer o diagnóstico diferencial com os acidentes obstétricos de circular de cordão. Tratando-se de natimorto, não há problemas. Mas, se for crime, pode ser que haja um nó fixando o cordão ao redor do pescoço, o que excluiria o acidente obstétrico. Não havendo nó, as dificuldades aumentam. A criminosa poderia ter estrangulado o recém-nascido com o próprio cordão e, depois da morte, afrouxado o laço. Aqui, não havendo outros sinais de violência, a comprovação fica bem mais difícil, pois é improvável que essa constrição deixe um sulco nítido.

É importante reconhecer que os recém-nascidos podem apresentar pregas naturais na pele, principalmente se forem de peso pequeno para a idade gestacional por motivo de desnutrição no último mês da gestação. No pescoço, essas pregas diferem dos sulcos porque têm corte transversal em V, com as vertentes convexas na direção do seu centro, não apresentam escoriações no fundo e costumam conter induto sebáceo. Quando se estende a pele, esticando o pescoço, o que se nota é uma linha da mesma cor da pele. No caso de sulco de estrangulamento, os limites com a pele adjacente são menos nítidos, o corte transversal tem forma de U, o fundo não costuma conter induto sebáceo, retirado que foi pelo material do laço (Figuras 30.30 e 30.31).

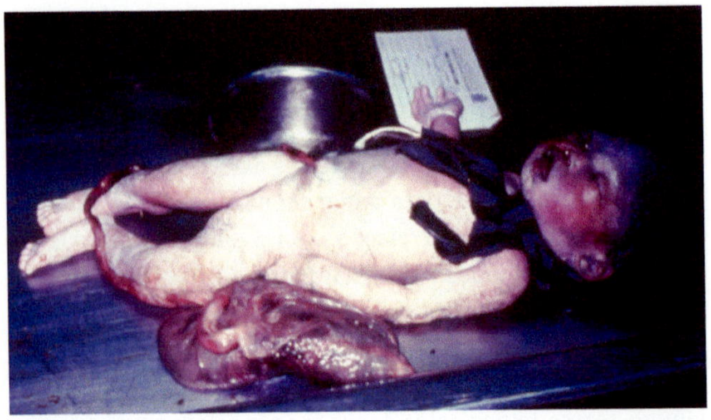

Figura 30.30 – Corpo de feto estrangulado com um lenço preto, acompanhado pela placenta ainda presa ao cordão umbilical. Está em fase inicial de decomposição, caracterizada por embebição por hemoglobina, inclusive na placenta e no cordão. A face está muito congesta e tem coloração cianótica.
Fonte: Caso do IMLAP.

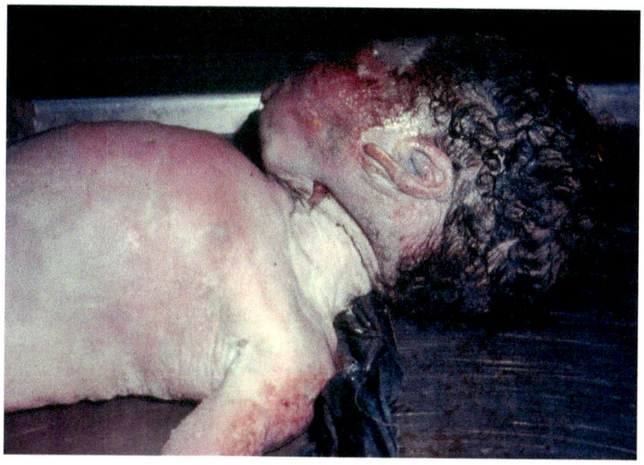

Figura 30.31 – Mesmo caso da figura anterior. O sulco no pescoço é largo, pouco profundo e muito pálido no fundo. As pregas cutâneas axilares estão sujas de induto sebáceo; a face e os cabelos, de material sanguinolento.

Além do mais, é comum que se encontrem outras lesões e estigmas ungueais na pele adjacente e a distância. Por vezes, a mãe alega em sua defesa que as marcas de unha se devem aos seus esforços em ajudar com as mãos a saída do feto. Mas a distribuição e a localização dos estigmas a desmentem.

Alguns recém-nascidos são mortos por afogamento. Nesses casos, a mãe pode afogá-los em qualquer vaso ou bacia contendo água. O aspecto geral dos pulmões, hiperdistendidos, a presença de espuma saindo pelas narinas e pela boca e o conteúdo gástrico líquido abundante podem indicar a causa da morte. Quando o parto ocorre no banheiro, pode ser usado o bidê, a banheira ou a latrina. No último caso, a comprovação do líquido de afogamento pode ser feita pelo encontro de matéria fecal ou de urina no interior dos brônquios. Nesses casos, a realização da docimasia hidrostática fica prejudicada pela inundação alveolar pelo líquido de afogamento, embora ainda seja possível haver flutuação por causa do enfisema aquoso (ver Capítulo 26 – Asfixias por Modificações do Meio Ambiente).

A maior dificuldade nos casos de afogamento é quando o recém-nascido não tem tempo de respirar fora do útero, caindo diretamente dentro da coleção líquida. Isso pode ocorrer nos chamados partos de surpresa. Mas é preciso que a mãe esteja numa banheira, ou que a expulsão fetal seja feita diretamente para dentro da privada, caindo o feto com a cabeça dentro da água da latrina.

• Ação contundente

Os casos de infanticídio por ação contundente são representados, quase que totalmente, por traumatismos cranioencefálicos. Tanto pode haver uma ação direta por meio de golpes dados com algum instrumento contundente, como indireta. Na ação indireta, a mãe joga o recém-nascido contra o solo ou uma parede, ou o sustenta pelas pernas e, girando o corpo, faz com que a cabeça se choque violentamente com um anteparo fixo. As lesões causadas costumam ser muito graves. Devem ser distinguidas das produzidas nos partos de surpresa e das resultantes de um trabalho de parto prolongado e difícil por semiobstrução. Iniciaremos sua discussão pelas lesões cranianas causadas pelo parto.

Lesões cranioencefálicas por tocotraumatismos

Quando a cabeça do feto se insinua no canal do parto, vai sendo comprimida progressivamente pela força das contrações uterinas e pela resistência das paredes pélvicas. Havendo uma desproporção compatível com o parto por via baixa, ocorre um aumento da pressão suportada pelo crânio, de modo que os ossos que constituem a calota – parietais, frontal e occipital – são forçados a aumentar sua curvatura e a tentar o cavalgamento de um sobre o outro. Isso acaba ocorrendo porque, no recém-nascido, esses ossos não estão unidos e apresentam pouca calcificação, justamente para se adaptarem ao parto[15,23]. São muito mais flexíveis do que 1 mês após o nascimento. Assim, o aumento da curvatura faz com que ocorram fissuras que costumam situar-se ao longo dos planos de acomodação, saindo da bossa parietal em direção à sutura sagital[37]. Raramente são bilaterais[27]. São como que uma dobra no osso. O traço da fissura não separa o osso em dois fragmentos. É raro que essas lesões cheguem a constituir verdadeiras fraturas, com afastamento ou cavalgamento dos fragmentos. Quando isso ocorre, os traços surgem perpendicularmente à borda livre do osso, geralmente um dos parietais, e se dirigem para o seu centro[15] (Figura 30.32).

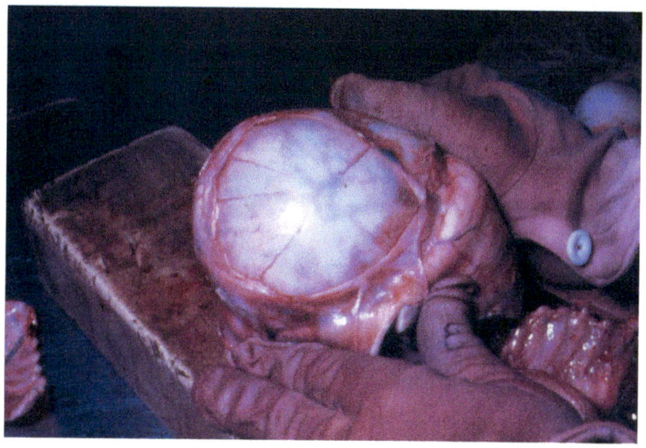

Figura 30.32 – Fissuras do crânio com os traços originados na bossa parietal e irradiados para a periferia do osso, principalmente a sutura longitudinal.

Tanto as fissuras quanto as fraturas são sempre acompanhadas por hemorragia subperióstica e extradural. Mas o tecido nervoso subjacente costuma estar poupado. Não devem ser confundidas com falhas da ossificação. Estas costumam ser paralelas à sutura sagital, bilaterais e simétricas, de bordas lisas, tendo uma transição gradual com o osso normal[31]. Têm forma de faixas estreitas ou de lacunas. A palpação do couro cabeludo as denuncia pela diminuição da consistência[27,31].

Uma forma mais comum de lesão dos ossos do crânio são os afundamentos. Costumam ocorrer na convexidade maior dos parietais, mas também no frontal menos frequentemente. Como regra, são unilaterais[27]. Sua aparência é de uma depressão semelhante a um amassamento em uma bola de pingue-pongue. Os mais superficiais podem ter uma forma de goteira[27]. Os afundamentos resultam da pressão da cabeça contra o promontório ou a sínfise pubiana quando a passagem é muito estreita para os diâmetros cefálicos[27]. Notam-se fissuras do osso nas margens da depressão e em direção ao seu centro. Quando o feto sobrevive, podem ser corrigidas por simples tração cirúrgica do seu centro[15].

Conforme já expusemos a respeito do diagnóstico de vida intrauterina, as deformações do crânio levam à distensão das pregas da dura-máter, podendo causar rotura dos seios venosos ou da veia de Galeno, com hemorragias subdurais fatais.

Uma forma pouco comum de fratura por tocotraumatismo ocorre nos partos com apresentação pélvica em que há dificuldade na liberação da cabeça (cabeça derradeira). O tracionamento do corpo pela coluna cervical, quando em hiperextensão, pode fazer com que o occipital seja fraturado na união da parte basal com a escamosa, que provêm de dois pontos de ossificação distintos na vida embrionária. Há rotura dos seios da dura-máter e, por vezes, do tronco cerebral.

Lesões cranioencefálicas no parto de surpresa ou precipitado

Na seção sobre as causas de morte violenta acidental, vimos que o parto pode ser muito rápido em algumas mulheres multíparas. O período de dilatação muito curto impede que as peças ósseas do crânio se acomodem ao trajeto, fazendo com que os diâmetros cefálicos sejam modificados de modo brusco. Assim, há tracionamento dos desdobramentos da dura-máter, como a foice e a tenda do cerebelo. Essa distensão pode, como vimos, levar a roturas de extensão variada, interessando as veias de ligação entre o cérebro e a dura-máter, entre a dura-máter e os ossos do crânio, os seios venosos e a grande veia cerebral (veia de Galeno). Mas o que tem maior importância médico-legal são as fraturas porventura encontradas no crânio.

Desde o século XIX, e talvez antes, os autores divergem quanto à admissão da ocorrência de fraturas de crânio no parto de surpresa. Segundo Thoinot[27], Klein fez uma consulta a numerosos médicos e parteiras de sua época e conseguiu o relato de 183 partos precipitados. Em nenhum deles houve morte do recém-nascido nem fraturas de crânio. Para que o feto sofra lesões cranioencefálicas, é preciso que caia de uma altura superior. Chaussier deixou o corpo de natimortos cair de alturas diferentes contra um piso ladrilhado. De uma altura de 0,5 m, obteve fissuras em um dos parietais; quando de 1 m, as fissuras eram mais nítidas. De alturas maiores, conseguiu encontrar fraturas verdadeiras do crânio, com rotura da dura-máter[27]. Mas foi refutado sob a argumentação de que, no parto de surpresa, a altura é bem menor, o cordão umbilical, mesmo que se rompa, ampara e atenua a queda, assim como o atrito com os membros inferiores da mãe torna o impacto contra o solo menos intenso. Atualmente, a tendência é de se considerar o parto precipitado possível, mas de ocorrência excepcional. Dentro dessa raridade, admite-se a formação de fissuras do crânio semelhantes às observadas por tocotraumatismos na desproporção cefalopélvica, mas não a produção de fraturas de intensidade semelhante às observadas pelas ações criminosas[10].

Na perícia, o exame do recém-nascido deve incluir a inspeção atenta do cordão umbilical para ver se foi seccionado ou rompido por ação contundente. Os cordões seccionados apresentam superfície de corte lisa e regular, enquanto os que foram rompidos por tração brusca revelam superfície irregular, com o tecido esgarçado. Em caso de dificuldade, pode ser colocado sob água para que os filamentos de tecido rompido se tornem mais nítidos[27].

Lesões por ação contundente criminosa

A energia cinética desenvolvida nas agressões por ação contundente é muito maior do que nas situações descritas anteriormente, o que faz com que as lesões sejam bem mais graves. Quanto ao mecanismo, podem ser por ação direta, por meios de fortuna, como pedras, pedaços de pau, ou por ação indireta, como projeção contra um anteparo. As por ação direta podem encontrar a cabeça apoiada, de modo que o instrumento contundente atua de um lado e o apoio exerce uma reação pelo lado oposto. É o que se dá quando a mãe pisa a cabeça da criança, ou quando usa um instrumento muito pesado para golpeá-la[27]. Conforme a força exercida, pode haver fratura apenas do lado golpeado, de ambos os lados, ou um achatamento do crânio consequente a fratura cominutiva. O couro cabeludo costuma apresentar escoriações e feridas contusas. Sua face profunda evidencia grandes áreas de infiltração hemorrágica (Figuras 30.33 e 30.34). As fraturas estão localizadas com maior frequência nos parietais por sua posição e extensão (Figuras 30.35 e 30.36). Seus traços apresentam direção e extensão variadas conforme o tipo de ação contundente. Os ossos fraturados revelam, com frequência, afundamento de fragmentos.

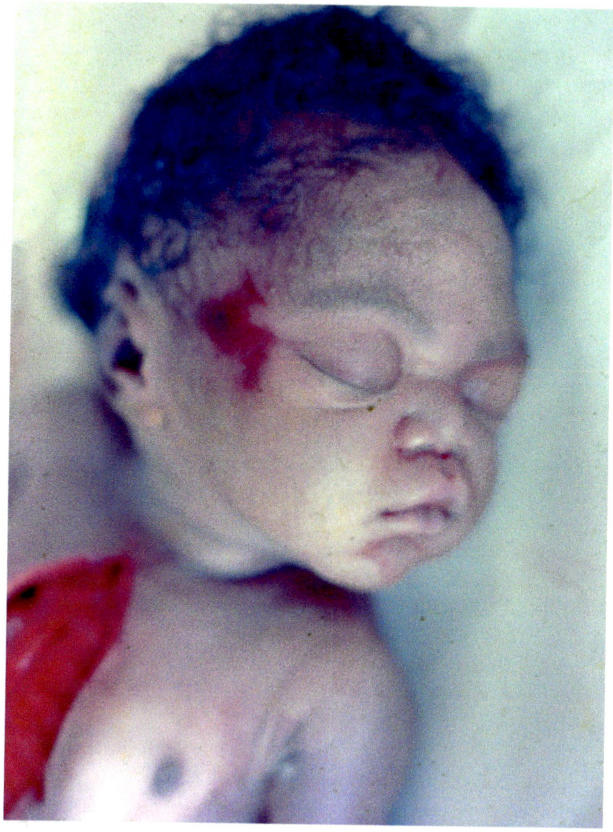

Figura 30.33 – Recém-nascido morto por ação contundente. Há extensa placa de escoriação na região zigomática direita e edema das partes moles da face.
Fonte: Caso do IMLAP.

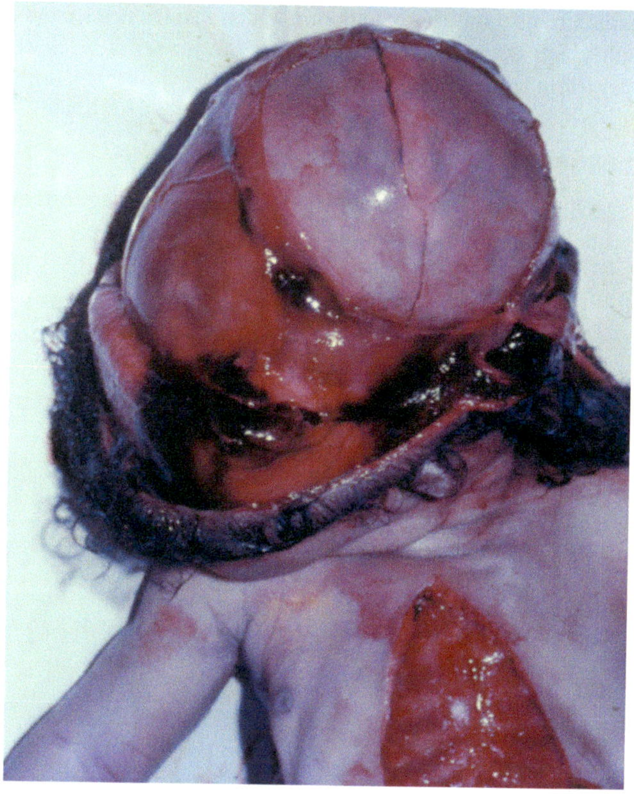

Figura 30.35 – Nota-se fratura parietotemporal também do lado esquerdo, vista após a remoção do periósteo, que está muito infiltrado por sangue. Mesmo caso da figura 30.33.

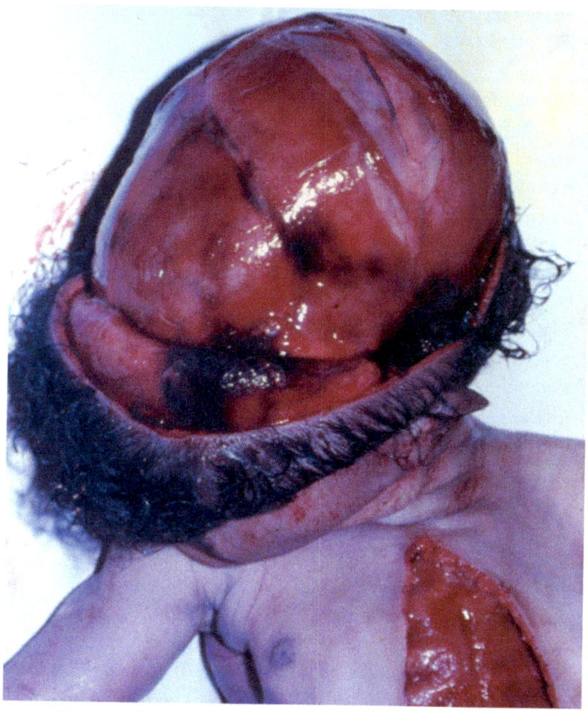

Figura 30.34 – Áreas de infiltração hemorrágica no couro cabeludo e no periósteo que, removido, deixa ver traço de fratura parietotemporal direita. Mesmo caso da figura anterior.

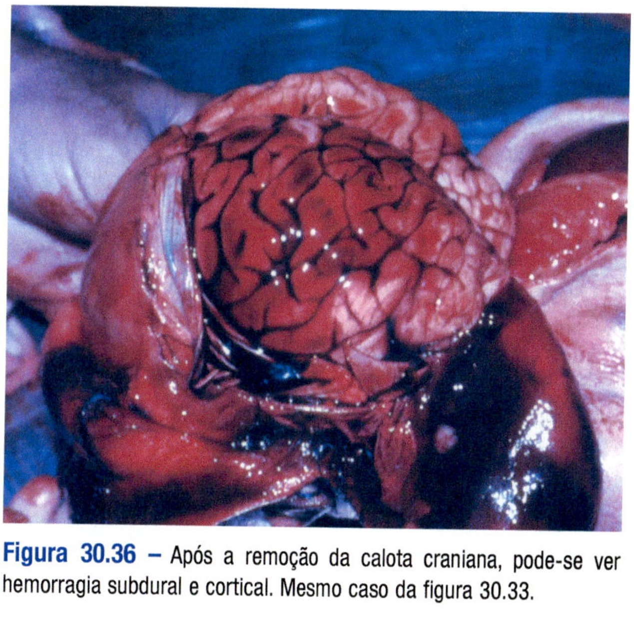

Figura 30.36 – Após a remoção da calota craniana, pode-se ver hemorragia subdural e cortical. Mesmo caso da figura 30.33.

Costuma haver rotura dos seios da dura-máter e das veias tributárias que se originam na leptomeninge, o que produz hemorragia intensa para o espaço subdural. O encéfalo revela focos de hemorragia de extensão e localização variadas, recobertos por pia-aracnoide hemorrágica. Às vezes, as fraturas irradiam-se para a base do crânio. Quando a fratura é cominutiva, a palpação do couro cabeludo produz sensação de se pegar um saco de nozes.

Lesões por arma branca

Quando se trata de lesões por arma branca, o diagnóstico requer apenas a identificação do tipo de instrumento pelas características lesionais, pois não há como as confundir com as produzidas por tocotraumatismos. São mais comuns as feridas por instrumentos perfurocortantes, como facas e tesouras. Também têm sido observados casos de esgorjamento. As características lesionais não diferem das encontradas em adultos (Figuras 30.37 e 30.38).

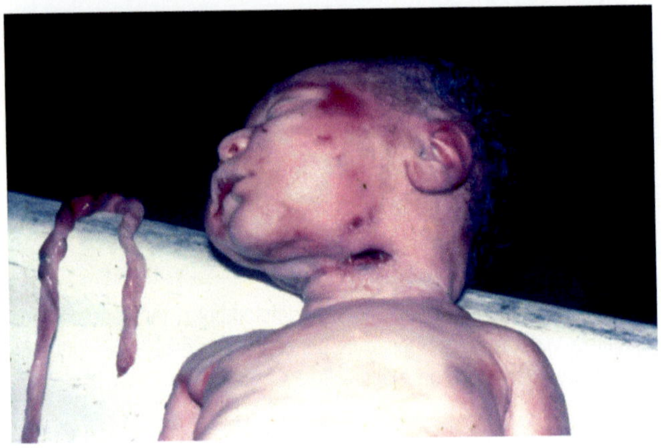

Figura 30.37 – Recém-nascido morto por instrumento perfurocortante. Há uma ferida em forma de botoeira no terço médio da região carotídea esquerda e escoriação extensa na região zigomática esquerda. O cordão umbilical tem extremidade livre irregular e aspecto ainda hidratado e gelatinoso (parto recente).
Fonte: Gentileza do Prof. Ivan Nogueira Bastos.

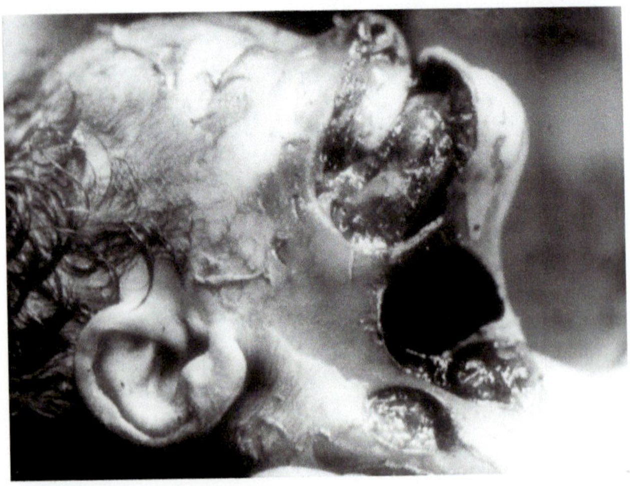

Figura 30.38 – Recém-nascido em estado de putrefação caracterizado por destacamento epidérmico, apresentando feridas incisas amplas no pescoço (esgorjamento) e na face.
Fonte: Caso examinado pelo autor no IMLAP.

Outras formas de agressão ao recém-nascido são muito menos comuns. Por vezes, há a tentativa de destruição do corpo de um feto, que tenha respirado ou não, por meio da ação térmica. Mas essa não é uma forma usual de matar o recém-nascido.

Seja qual for a forma de violência, o diagnóstico costuma ser dificultado por alterações decorrentes da putrefação, uma vez que o corpo das vítimas costuma ser abandonado em locais ermos ou em lixeiras e ser encontrado somente depois de passados alguns dias.

REFERÊNCIAS BIBLIOGRÁFICAS

1. Salles N. O infanticídio na legislação brasileira. Tese apresentada à Escola de Medicina e Cirurgia do Instituto Hahnemanniano para concorrer à Cátedra de Medicina Legal. Rio de Janeiro; 1945.
2. Hungria N, Fragoso HC. Comentários ao Código Penal. 6.ed. Rio de Janeiro: Companhia Editora Forense; 1981. v. V, artigos 121 a 136.
3. Myers RO, Brittain R. The history of legal medicine. In: Francis E. Camps (ed.). Gradwohl's legal medicine. 2.ed. Londres: The Williams & Wilkins Company; 1968. Capítulo 1, p. 1-14.
4. Delmanto C. Código Penal comentado. 2.ed. Rio de Janeiro: Renovar; 1988.
5. Rezende J. O Puerpério. In: Jorge de Rezende (ed.). Obstetrícia. 9.ed. Rio de Janeiro: Guanabara Koogan; 2002. Capítulo 18, p. 376-392.
6. Almeida Jr. A, Costa Jr. JBO. O infanticídio. In: Lições de medicina legal. 18.ed. São Paulo: Companhia Editora Nacional; 1985. Capítulo 38, p. 373-84.
7. Montenegro CAB, Rezende Filho J. A Contratilidade uterina. In: Jorge de Rezende (ed.). Obstetrícia. 9.ed. Rio de Janeiro: Guanabara Koogan; 2002. Capítulo 13, p. 299-317.
8. Rezende J. O Parto. Estudo clínico e assistência. In: Jorge de Rezende (ed.). Obstetrícia. 9.ed. Rio de Janeiro: Guanabara Koogan; 2002. Capítulo 15, p. 328-352.
9. Alvarado EV. Infanticídio. In: Medicina legal. 3.ed. Costa Rica: Lehmann Editores; 1983. Capítulo 31, p. 300-307.
10. Knight B. Infanticide and still-birth. In: Bernard Knight (ed.). Forensic pathology. 2.ed. Londres: Arnold; 1996. Capítulo 20, p. 435-446.
11. Houaiss A et al. Dicionário Houaiss da Língua Portuguesa. Rio de Janeiro: Objetiva; 2001.
12. Naufel HG. Avaliação física e classificação. In: Helenice de Paula Fiod Costa, Sérgio Tadeu Marba (ed.). O recém-nascido de muito baixo peso. Rio de Janeiro: Atheneu; 2003. Capítulo 4, p. 61-72.
13. Klaus MH, Fanaroff AA. Tabelas G-1 e G-3. In: Care of the highrisk neonate. 5.ed. Philadelphia: W. B. Saunders; 2001.
14. Rezende J, Montenegro CAB, Belfort P. Mortalidade materna e perinatal. In: Jorge de Rezende, (ed.). Obstetrícia. 9.ed. Rio de Janeiro: Guanabara Koogan; 2002. Capítulo 55, p. 1357-1365.
15. Potter EL. Central nervous system. In: Edith L. Potter (ed.). Pathology of the fetus and the newborn. Chicago: The Year Book Publishers; 1952. Capítulo 24, p. 402-440.
16. Vogt BA, Davis ID, Avner ED. The kidney. In: Marshall H. Klaus, Avroy A. Fanaroff (ed.). Care of the high-risk neonate. 5.ed. Philadelphia: W. B. Saunders Company; 2001. Capítulo 15, p. 425-446.
17. Wallis C. The most intimate bond. Time. 1996;147(13):34-37.
18. Mirabete JF. Fato típico. Capítulo 3, p. 96-170. In: Manual de direito penal. 2.ed. São Paulo: Atlas; 1985. Parte Geral, v. 1.
19. Organização Mundial da Saúde – CID-10: Classificação Estatística Internacional de Doenças. 10ª Revisão, Definições, p. 1184. Universidade de São Paulo; 1995.

20. Montenegro CAB, Rezende Filho J. Sofrimento fetal agudo. In: Jorge de Rezende (ed.). Obstetrícia. 9.ed. Rio de Janeiro: Guanabara Koogan; 2002. Capítulo 39, p. 1045-1057.
21. Lissauer T, Clayden G. Neonatal medicine. In: Illustrated textbook of pediatrics. 2.ed. Edinburgh: Mosby; 2001. Capítulo 9, p. 119-137.
22. Fanaroff AA, Kiwi R, Shah DM. Antenatal and intrapartum care of the high-risk infant. In: Marshall H Klaus, Avroy A. Fanaroff (ed.). Care of the high-risk neonate. 5.ed. Philadelphia: W. B. Saunders; 2001. Capítulo 1, p. 1-44.
23. Rezende J. Tocotraumatismos. Parte C. In: Jorge de Rezende (ed.). Obstetrícia. 9.ed. Rio de Janeiro: Guanabara Koogan; 2002. Capítulo 56, p. 1377-1392.
24. Scher MS. Brain disorders of the fetus and neonate. In: Marshall H. Klaus, Avroy A. Fanaroff (ed.). Care of the high-risk neonate. 5.ed. Philadelphia: W. B. Saunders Company; 2001. Capítulo 17, p. 481-527.
25. Rezende J, Junqueira PC, Rezende Filho J. Doença hemolítica perinatal. In: Jorge de Rezende (ed.). Obstetrícia. 9.ed. Rio de Janeiro: Guanabara Koogan; 2002. Capítulo 33, p. 947-967.
26. Behrman RE. The fetus and neonatal infant. In: Nelson textbook of pediatrics (Pocket Companion). Philadelphia: W.B. Saunders Company; 1993. Capítulo 7, p. 103-122.
27. Thoinot L. Infanticide. In: Précis de médecine légale. ed. Octave. Paris: Doin et Fils; 1913. Livro V, t. 2º, Capítulo I, p. 275-461.
28. Guyton AC, Hall JE. Fetal and neonatal physiology. In: Textbook of medical physiology. 9.ed. Philadelphia: W. B. Saunders Company; 1996. Capítulo 83, p. 1047-1056.
29. Potter EL. Lungs and trachea. In: Edith L. Potter (ed.). Pathology of the fetus and newborn. Chicago: The Year Book Publishers; 1952. Capítulo 13, p. 236-268.
30. Balthazard V. Infanticide. In: Précis de médecine légale. Librairie JB. Paris: Baillière et Fils; 1911. Terceira Seção, p. 394-420.
31. Hofmann E. L'Infanticide. In: Nouveaux élements de médecine légale. Traduzido do alemão por Emmanuel Lévy, Paris: Librairie JB. Baillière et Fils; 1881. Capítulo VIII, p. 520-595.
32. Potter EL. Skin. In: Edith L. Potter (ed.). Pathology of the fetus and newborn. Chicago: The Year Book Publishers; 1952. Capítulo 27, p. 511-535.
33. Orlandi OV, Sabrá A. O recém-nascido a termo. In: Jorge de Rezende (ed.). Obstetrícia. 9.ed. Rio de Janeiro: Guanabara Koogan; 2002. Capítulo 1, p. 369-375.
34. Southgate WM, Pitlard III WB. Classification and physical examination of the newborn infant. In: Marshall H. Klaus, Avroy A. Fanaroff (ed.). Care of the high-risk neonate. 5.ed. Philadelphia: W. B. Saunders Company; 2001. Capítulo 4, p. 100-129.
35. Verhoeff FH, Milligan P, Brabin BJ, Mlanga S, Nakoma V. Gestational age assessment by nurses in a developing country using the Ballard Method external criteria only. Ann Trop Paediatr. 1997;17(4):333-342.
36. Leone CR. Epidemiologia, desafios e perspectivas. In: Helenice de Paula Fiod Costa, Sérgio Tadeu Marba (ed.). O recém-nascido de muito baixo peso. Rio de Janeiro: Atheneu; 2003. Capítulo 1, p. 3-10.
37. Vibert Ch. Infanticide. In: Précis de médecine légale. 5.ed. Librairie JB. Paris: Baillière et Fils; 1900. Capítulo 6, p. 470-527.
38. Willke JC, Willke BJ. Life or death. Cincinnati – Ohio: Hiltz Publishing Co.; 1972.
39. Knight T. Conjoined twin Abby Hensel, of TLC's 'Abby & Brittany,' is now married to an Army veteran. New York Post, march 28, 2024.

CAPÍTULO 31

Síndrome da Criança Espancada. Crianças e Adolescentes Maltratados

Naura Liane de Oliveira Aded

CONCEITO

O termo *síndrome da criança espancada* (Battered Child Syndrome), criado em 1971, define um quadro de abuso e violência contra crianças e adolescentes e, diferentemente do que o nome sugere, não se restringe ao espancamento propriamente dito; na verdade, a entidade descrita sob essa denominação descortina um quadro de violência muito mais abrangente, que é percebido na verificação da negligência com as necessidades básicas da infância e da adolescência, como alimentação, higiene, saúde e educação, passa pelo abandono e culmina nas agressões (físicas e/ou morais) e no abuso sexual.

A expressão *criança e/ou adolescente maltratado* parece ser a mais adequada à designação do quadro.

Há que se ressaltar que a síndrome de maus-tratos faz parte de outra "doença social", que, embora bastante antiga e conhecida de suas vítimas, só há pouco tempo passou a chamar a atenção de estudiosos das Ciências Sociais e Humanas: a *violência doméstica*[1]. Essa entidade frequentemente traz no seu bojo maus-tratos de crianças e adolescentes, merecendo a atenção e a atuação de profissionais de diferentes áreas de conhecimento (médicos, professores, psicólogos, assistentes sociais, Juizados de Infância e Juventude, associações de auxílio e assistência a infância e adolescência), incluindo autoridades e a sociedade, como um todo[2].

A violência doméstica engloba situações de abuso físico, sexual, psicológico, negligência ou abandono nem sempre dirigidos ao menor, que poderá sofrer suas consequências mesmo sem agressão efetiva. Na prática, há uma delimitação imprecisa entre os tipos pelo fato de a maioria dos maus-tratos serem praticados por familiares ou pessoas próximas do menor; daí a dificuldade real em se classificar os casos, sendo frequente a confusão no emprego dos termos[3,4].

Mulheres e crianças, como seres mais fracos, tornam-se presas ideais à vazão de ímpetos violentos, gerados pelos mais diversos sentimentos ou motivos, sem distinção de classe ou nível sociocultural e/ou econômico.

Muito embora o assunto seja de grande interesse social, incluindo-se aí também a Medicina Legal, neste capítulo trataremos apenas da violência, sob suas diversas formas, contra a criança e o adolescente.

HISTÓRICO

A história da humanidade tem registros de maus-tratos à infância e à adolescência desde épocas remotas.

O relato sobre antigas civilizações demonstra que crianças e jovens eram oferecidos em sacrifícios aos deuses ou para aplacar a fúria de monstros ferozes. A Mitologia Grega nos conta a lenda da jovem Andrômeda, salva de morrer nas garras de um monstro marinho pelo herói Perseu (Lenda de Andrómeda)[5].

Na leitura de textos bíblicos e dos que se referem ao Império greco-Romano, mencionam-se massacres infantis e a eliminação de crianças portadoras de defeitos físicos.

Na Idade Média, por constituírem "peso morto" e, consequentemente, bocas a mais a serem alimentadas em períodos de fome ou guerra, os recém-nascidos podiam ser abandonados nas florestas ou ter sua alimentação e cuidados colocados como última opção, pois todos os recursos disponíveis deveriam ser postos à disposição dos guerreiros. Mulheres e crianças eram consideradas "seres de segunda classe", passíveis de sofrer sanções, hoje inconcebíveis aos nossos olhos[2].

Ao longo dos séculos, ensinar e educar crianças e adolescentes deu ensejo a uma série de abusos e maus-tratos, perpetrados em nome da obediência desejada, tanto no lar como nas instituições de ensino e locais de trabalho – fazendas, fábricas, minas e outros[6,7], o que talvez se explique pelo fato de o trato com esses indivíduos em formação nem sempre ser tarefa das mais fáceis, pelas peculiaridades naturais deles.

Castigar, privar de refeições, deixar ao relento, tudo era permitido a fim de "domar" um temperamento rebelde. Pais, patrões, professores, tutores, instrutores ou feitores se empenhavam na tarefa de preparar crianças e adolescentes para a vida, sem sentir culpa ou remorso, pelos possíveis excessos, sem que as autoridades instituídas os questionassem sobre esses atos, praticados a fim de preparar os jovens para a vida[8]; havendo, não raro, a anuência e a contribuição das diversas religiões nessa prática.

O fenômeno da violência contra crianças e adolescentes atraiu a atenção de escritores como Charles Dickens e Vitor Hugo, que retrataram, em obras universalmente conhecidas – *Oliver Twist* (1838) e *Os Miseráveis* (1862), respectivamente –, mazelas sociais, como o trabalho infantil, a pobreza extrema, o abandono de menores e os castigos físicos (infligidos pelas próprias famílias ou por responsáveis pela disciplina nos abrigos), além de outros problemas que afligiam os jovens e que continuam atuais[2].

Os autores franceses foram os primeiros a abordar o assunto. Data de 1860, e não de 1868, como descrito em alguns livros sobre a matéria, o artigo intitulado *Étude Médico-Legale sur les Sévices et Mauvais Traitements Exercés sur des Enfants* (Estudo Médico-Legal sobre as Sevícias e Maus-Tratos Infligidos a Crianças), de autoria de Ambroise Auguste Tardieu (1818-1879), eminente professor de Medicina Legal da Faculdade de Medicina de Paris, no qual são relatados 32 casos estudados por determinação de um tribunal de justiça, sob a ótica médico-legal[6,7].

A análise desses casos revelou que os agressores eram, em 21 deles, os próprios pais, sendo as vítimas, muitas vezes, crianças muito pequenas, e que as sevícias podiam culminar com a morte. Entre os casos estudados por Tardieu, somente um envolvia abuso sexual[7].

O mesmo autor já havia publicado, em 1857, o seu *Étude Médico-Legale sur les Attentats aux Moeurs* (Estudo Médico-Legal sobre os Atentados contra os Costumes), em que ele chamou a atenção para a frequência dos atentados ao pudor contra crianças, especialmente meninas pequenas[6]. Esse foi o primeiro livro dessa espécie escrito na Europa e teve outras seis edições posteriores, a última em 1878.

No espaço de aproximadamente 11 anos (1858-1869), Tardieu relatou 11.576 casos de pessoas acusadas de estupro ou de tentativas; 9.125 se referiam a atentados que envolviam, quase exclusivamente, meninas com idade abaixo de 16 anos; na grande maioria, a idade das vítimas variava entre 4 e 12 anos.

Alexandre Lacassagne (1834-1924), catedrático de Medicina Legal da Faculdade de Medicina de Lyon, publicou, em 1886, o artigo *Attentats à la Pudeur sur les Petites Filles* (Atentados ao Pudor contra Meninas Pequenas), em que enfatizava, além da baixa idade das crianças, o fato de que "atentados ao pudor, mesmo quando repetidos ao longo de um grande período de tempo, e frequentemente cometidos, podem não deixar absolutamente nenhum vestígio"[2].

No mesmo ano, Paul Bernard (1828-1886), discípulo de Lacassagne, escreveu e publicou um artigo sobre o atentado ao pudor contra meninas de pouca idade, no qual ressalta a ocorrência desses atos no interior dos lares, a "opção pelo silêncio" por parte dos pais ao tomarem conhecimento desses fatos, o caráter incestuoso de muitos desses atentados e a inexistência de um nível cultural que pudesse servir de barreira a eles. O autor chegou a algumas conclusões sobre o assunto[9]:

> Atos libidinosos cometidos contra crianças são muito frequentes, especialmente em áreas densamente povoadas e centros industriais.
> Os acusados desse tipo de crime são na maioria das vezes homens de idade madura ou homens idosos, e pode-se dizer que a idade do agressor está quase sempre na razão inversa da idade da sua vítima.
> A instrução não parece ser um fator inibidor na perpetração desse ato criminoso.

Paul Camille Hippolyte Brouardel (1837-1906), sucessor de Tardieu na cátedra de Medicina Legal na Faculdade de Medicina de Paris, também escreveu sobre o abuso sexual contra crianças (assim considerados também os adolescentes) e afirmou que "os atentados ao pudor são crimes do lar". Durante suas aulas no necrotério de Paris, chamava a atenção para as necrópsias de casos de sevícias e maus-tratos contra crianças, vítimas de seus pais, professores, ou seja, de pessoas que exerciam sobre elas autoridade mais ou menos direta[1].

Na América do Norte, há o registro sobre o primeiro caso de retirada do pátrio poder, ocorrido na cidade de Nova York, em 1846, "...a favor de uma menina chamada Mary Ellen, severamente espancada, dada a interferência da **sociedade protetora contra a violência em animais**" (destaque nosso). A alegação, à época, foi a de que a criança pertencia ao **reino animal**, donde o ato estar sujeito às leis que protegiam os animais contra crueldade[1].

Na mesma cidade de Nova York, foi criada, em 1871, a primeira sociedade para prevenção da crueldade contra crianças[1].

Caffey, em 1946, publicou o primeiro relato, em língua inglesa, sobre a ocorrência de múltiplas fraturas de ossos longos, associadas a hematomas subdurais crônicos em seis lactentes sem história de traumatismo importante ou evidência clínica de doenças esqueléticas que justificassem a presença das lesões[2,10].

Em 1960, Altman e Smith referendaram casos de traumatismos de origem não identificada, em lactentes e crianças; mas somente dois anos depois Kempe e colaboradores[11], ao publicarem o trabalho "A síndrome da criança espancada", reconheceram, pela primeira vez, os maus-tratos infantis como entidade patológica[6]. A partir de então, o conhecimento público sobre o assunto aumentou, resultando no surgimento de leis que obrigaram os profissionais de saúde a comunicar os casos suspeitos.

Em 1974, o Congresso americano, com a Lei de Prevenção do Abuso da Criança, reconheceu a importância de se prevenir esse tipo de trauma não acidental.

Os estudos sobre a humanidade realizados no século XX revelaram a importância da infância na formação do indivíduo sadio, tanto no plano físico quanto no psíquico. Hoje existe a consciência e a comprovação, por meio de estudos comparativos, de que vítimas de maus-tratos na infância e/ou adolescência poderão transformar-se em algozes na idade adulta.

As crianças deixaram de ser vistas como "adultos em miniatura", passando a ser encaradas como seres sociais ímpares, com particularidades inerentes, que necessitam, para seu inteiro desenvolvimento, de cuidados e atenções específicos.

A despeito dessas descobertas, ainda nos deparamos com práticas abusivas, por parte de pessoas adultas, contra crianças e/ou adolescentes, a fim de conseguirem ser obedecidas e incutirem noções de comportamento, cabendo acrescentar a esses motivos o abuso gerado pelo estresse, pelo uso de drogas (entre elas o álcool), pelos conflitos familiares e pelas crises econômicas e/ou conjugais[2].

A partir da década de 1970, as diversas formas de maus-tratos infantis vêm sendo estudadas como integrantes da síndrome da criança espancada.

O primeiro caso relatado no Brasil foi noticiado em 1974, por Canger Rodrigues e colaboradores, seguido por mais três observações de Teixeira (1978/1980), que designou o quadro como *síndrome do bebê espancado* (SIBE)[12].

LEGISLAÇÃO VIGENTE NO PAÍS

A Constituição da República Federativa do Brasil, em seu Título VIII, Capítulo VII – Da Família, da Criança, do Adolescente, do Jovem e do Idoso, arts. 227 e 228 (Redação dada pela EC n. 65/2010)[13], reza:

> Art. 227. É dever da família, da sociedade e do Estado assegurar à criança, ao adolescente e ao jovem, com absoluta prioridade, o direito à vida, à saúde, à alimentação, à educação, ao lazer, à profissionalização, à cultura, à dignidade, ao respeito, à liberdade e à convivência familiar e comunitária, além de colocá-los a salvo de toda forma de negligência, discriminação, exploração, violência, crueldade e opressão. (Redação dada pela EC n. 65/2010)
> (...)
> § 3º. O direito a proteção especial abrangerá os seguintes aspectos:
> I – idade mínima de quatorze anos para admissão ao trabalho, observado o disposto no art. 7º, XXXIII;
> II – garantia de direitos previdenciários e trabalhistas;
> III – garantia de acesso do trabalhador adolescente e jovem à escola;
> (...)
> VII – programas de prevenção e atendimento especializado à criança, ao adolescente e ao jovem dependente de entorpecentes e drogas afins.
> § 4º. A lei punirá severamente o abuso, a violência e a exploração sexual da criança e do adolescente.
> (...)
> Art. 228. São penalmente inimputáveis os menores de dezoito anos, sujeitos às normas da legislação especial.

A Lei n. 8.069 – Estatuto da Criança e do Adolescente (ECA)[14] –, de 13/07/1990, regulamentou o contido no art. 227 da Constituição, substituindo a Lei n. 6.697, de 10/10/1979, denominada Código de Menores.

Para efeitos da Lei n. 8.069/1990, consideram-se crianças pessoas com idade até 12 anos incompletos e adolescentes aquelas entre 12 e 18 anos (ECA, art. 2º, *caput*).

O direito à vida é explicitado no art. 4º da mesma Lei:

> É dever da família, da comunidade, da sociedade em geral e do Poder Público assegurar, com absoluta prioridade, a efetivação dos direitos referentes à vida, à saúde, à alimentação, à educação, ao esporte, ao lazer, à profissionalização, à dignidade, ao respeito, à liberdade e à convivência familiar e comunitária.
> Parágrafo único. A garantia de prioridade compreende:
> a) primazia de receber proteção e socorro em quaisquer circunstâncias;
> b) precedência no atendimento nos serviços públicos e/ou de relevância pública;
> (...)

Formas de maus-tratos, como negligência, violência e crueldade, são previstas no art. 5º do ECA[14]:

> Nenhuma criança ou adolescente será objeto de qualquer forma de negligência, discriminação, exploração, violência, crueldade e opressão, punido na forma da lei qualquer atentado, por ação ou omissão, aos seus direitos fundamentais.

A obrigatoriedade da comunicação de casos suspeitos ou confirmados de maus-tratos à infância e adolescência, bem como a quem cabe a obrigação legal dessa notificação, consta dos arts. 13 e 245 da Lei n. 8.069/1990, respectivamente:

> Art. 13. Os casos de suspeita ou confirmação de castigo físico, de tratamento cruel ou degradante e de maus-tratos contra criança ou adolescente serão obrigatoriamente comunicados ao Conselho Tutelar da respectiva localidade, sem prejuízo de outras providências legais. (Redação dada pela Lei n. 13.010, de 2014)[15].

Nos locais onde não haja Conselho Tutelar, suas atribuições serão exercidas pela autoridade judiciária (art. 262, ECA)[14].

> Art. 245. Deixar o médico, professor ou responsável por estabelecimento de atenção à saúde e de ensino fundamental, pré-escola ou creche, de comunicar à autoridade competente os casos de que tenha conhecimento, envolvendo maus-tratos contra criança ou adolescente.
> Pena – Multa de três a vinte salários de referência, aplicando-se o dobro em caso de reincidência.

A notificação de casos suspeitos ou confirmados de maus-tratos contra crianças e adolescentes que venham a ser atendidos em unidades do Sistema Único de Saúde (SUS) é compulsória, em todo o Brasil, de acordo com a Portaria do Ministério da Saúde, MS-1968, de 25/10/2001, atendendo ao disposto no Estatuto da Criança e do Adolescente.

No estado do Rio de Janeiro, data de 1999 (D.O. de 14/07/1999) a Resolução n. 1.354, da Secretaria de Estado de Saúde (SES), que torna obrigatória a notificação de maus-tratos à própria SES.

Em seu Título IV, Das Medidas Pertinentes aos Pais ou Responsáveis, o Estatuto da Criança e do Adolescente[14] considera, no art. 130, que:

> verificada a hipótese de maus-tratos, opressão ou abuso sexual impostos pelos pais ou responsável, a autoridade judiciária poderá determinar, como medida cautelar, o afastamento do agressor da moradia comum.
> Parágrafo único. Da medida cautelar constará, ainda, a fixação provisória dos alimentos de que necessitem a criança ou o adolescente dependentes do agressor. (Incluído pela Lei n. 12.415, de 2011)[16]

O Estatuto[14], em seu Título VII – Dos Crimes e das Infrações Administrativas, refere-se, no art. 232, ao constrangimento ou vexame infligidos a crianças ou adolescentes sob autoridade, guarda ou vigilância de alguém, prevendo, para isso, pena de detenção de 6 (seis) meses a 2 (dois) anos.

A administração de drogas a menores é abordada no art. 243.

> Art. 243. Vender, fornecer, servir, ministrar ou entregar, ainda que gratuitamente, de qualquer forma, a criança ou adolescente, bebida alcoólica ou, sem justa causa, outros produtos cujos componentes possam causar dependência física ou psíquica: (Redação dada pela Lei n. 13.106, de 2015)[17]
> Pena – detenção de 2 (dois) a 4 (quatro) anos, e multa, se o fato não constitui crime mais grave. (Redação dada pela Lei n. 13.106, de 2015)

O art. 263 do ECA[14] promoveu alterações no Decreto-Lei n. 2.848 (Código Penal Brasileiro), de 07/12/1940, nos seguintes arts.: 121 (§ 4º); 129 (§§ 7º e 8º); 136 (§ 3º); 213 (parágrafo único); 214 (parágrafo único).

A Lei n. 9.281, de 04/06/1996, revogou os parágrafos únicos dos arts. 213 e 214, uma vez que com a entrada em vigor da Lei n. 8.072 (Lei dos Crimes Hediondos), de 25/07/1990, os referidos parágrafos ficaram como que tacitamente revogados. As referidas mudanças se encontram incorporadas ao Código Penal.

A Lei n. 13.718/2018[18] introduziu diversas modificações no campo dos crimes contra a dignidade sexual. Sua ementa tipifica os crimes de importunação sexual e de divulgação de cena de estupro; altera para pública incondicionada a natureza da ação penal dos crimes contra a dignidade sexual e estabelece causas de aumento de pena para esses crimes; cria causa de aumento de pena referente ao estupro coletivo e corretivo e revoga dispositivo do Decreto-Lei n. 3.688, de 3 de outubro de 1941 (Lei das Contravenções Penais). Com essa lei, são inseridos no Código Penal:

> a) O art. 215-A, que tipifica a importunação sexual;
> b) O art. 218-C, que trata da divulgação de cena de estupro e de estupro de vulnerável, e de sexo ou pornografia sem autorização dos envolvidos;
> c) O § 5º no art. 217-A, para tornar expresso na lei o fato de que o consentimento e a experiência sexual do vulnerável são irrelevantes para a caracterização do crime;
> (...)

A Lei n. 13.010, de 26 junho de 2014, conhecida como Lei Menino Bernardo ou Lei da Palmada[15], altera a Lei n. 8.069/1990 (Estatuto da Criança e do Adolescente)[14] e estabelece o direito da criança e do adolescente de serem educados e cuidados sem o uso de castigos físicos ou de tratamento cruel ou degradante:

> (...)
> Art. 1º. A Lei n. 8.069, de 13 de julho de 1990 (Estatuto da Criança e do Adolescente)[14] passa a vigorar acrescida dos seguintes arts.: 18-A, 18-B e 70-A.
> Art. 18-A. A criança e o adolescente têm o direito de ser educados e cuidados sem o uso de castigo físico ou de tratamento cruel ou degradante, como formas de correção, disciplina, educação ou qualquer outro pretexto, pelos pais, pelos integrantes da família ampliada, pelos responsáveis, pelos agentes públicos executores de medidas socioeducativas ou por qualquer pessoa encarregada de cuidar deles, tratá-los, educá-los ou protegê-los.
> Parágrafo único. Para os fins desta Lei, considera-se:
> I – castigo físico: ação de natureza disciplinar ou punitiva aplicada com o uso da força física sobre a criança ou o adolescente que resulte em:
> a) sofrimento físico; ou
> b) lesão;
> II – tratamento cruel ou degradante: conduta ou forma cruel de tratamento em relação à criança ou ao adolescente que:
> a) humilhe; ou
> b) ameace gravemente; ou
> c) ridicularize.
> O artigo 18-B prevê sanções para pais, membros da família, responsáveis outros, agentes públicos executores de medidas socioeducativas ou quaisquer outras pessoas encarregadas do cuidado (saúde, educação e proteção aí incluídos) de crianças e adolescentes que se utilizem de castigo físico ou meio cruel ou degradante, sob qualquer pretexto.
> O Art. 70-A prevê a atuação articulada da União, Estados e Municípios na elaboração de políticas públicas e na execução de ações destinadas a coibir o uso de castigo físico ou de tratamento cruel ou degradante e na difusão de formas não violentas de educar crianças e adolescentes (...)
> Parágrafo único. As famílias com crianças e adolescentes com deficiência terão prioridade de atendimento nas ações e políticas públicas de prevenção e proteção.
> (...)

Publicada no *Diário Oficial da União*, a Lei n. 14.340, de 18 de maio de 2022[19], altera a Lei da Alienação Parental (Lei n. 12.318/2010) e o Estatuto da Criança e do Adolescente – ECA (Lei n. 8.069/1990)[14], a fim de estabelecer procedimentos adicionais para a suspensão do poder familiar.

O art. 6º da Lei da Alienação Parental, que trata especificamente das medidas a serem adotadas pelo juiz em casos do tipo, passa a vigorar com dois novos parágrafos:

> (...)
> § 1º. Caracterizado mudança abusiva de endereço, inviabilização ou obstrução à convivência familiar, o juiz também poderá inverter a obrigação de levar para ou retirar a criança ou adolescente da residência do genitor, por ocasião das alternâncias dos períodos de convivência familiar.

§ 2º. O acompanhamento psicológico ou o biopsicossocial deve ser submetido a avaliações periódicas, com a emissão, pelo menos, de um laudo inicial, que contenha a avaliação do caso e o indicativo da metodologia a ser empregada, e de um laudo final, ao término do acompanhamento.

ETIOLOGIA E PRINCIPAIS FORMAS

Grupos étnicos, crenças religiosas, diferenças culturais ou econômicas não constituem parâmetros quando o assunto é o abuso nas suas diversas formas e a negligência que atinge os menores. Crianças e adolescentes maltratados serão encontrados em quaisquer desses grupos.

Entre 0 e 4 anos, encontram-se as vítimas mais frequentes, por conta de sua maior dependência e menor capacidade de defesa, muito embora não haja uma época específica para o abuso (Aded,1997)[8]. Os adolescentes, além de também serem alvo de maus-tratos, figuram como vítimas nos casos de abusos ligados às esferas emocional e sexual.

Entendem-se como maus-tratos de crianças/adolescentes atos ou omissões de um dos pais/responsáveis, ou de ambos, que resultam em morte, abuso sexual, dano ou risco iminente de dano[20].

Os atos que caracterizam a síndrome não se restringem à pobreza e assumem proporções preocupantes, tanto nos países ditos desenvolvidos do ponto de vista socioeconômico como naqueles em fase de desenvolvimento, como é o caso do Brasil. Cada vez mais os meios de comunicação abordam o tema, informando a sociedade sobre fatos até pouco tempo ocultos no recôndito dos lares ou dos consultórios médicos e hospitais. As classes de menor poder aquisitivo apresentam maior número de ocorrências registradas no gênero, possivelmente pelo fato de serem mais comuns, entre elas, as crises que desencadeiam o fenômeno[8].

O responsável pela ofensa/agressão quase sempre é um adulto, parente ou não, encarregado de cuidar da criança. Irmãos mais velhos podem, por vezes, estar aí incluídos.

Pessoas com transtorno de personalidade, tradicionalmente conhecidas como personalidades psicopáticas, não formam a maioria desses agressores. O que tem sido observado é a existência de adultos desajustados precisando, eles mesmos, muitas vezes também de orientação e socorro. O abuso de substâncias lícitas e/ou ilícitas, depressão dos pais e violência doméstica constituem fatores de risco para os maus-tratos[20].

Pesquisas têm mostrado associação entre maus-tratos na infância e resultados negativos na vida adulta, incluindo problemas de saúde física, como doenças cardiovasculares e obesidade, bem como problemas psicossociais, como depressão e abuso de substâncias.

A Figura 31.1 exibe um modelo para auxiliar a compreensão dos maus-tratos à criança.

As principais formas de maus-tratos são: o abuso físico, a privação de alimentos e de cuidados de higiene, a administração intencional de drogas (lícitas e/ou ilícitas) e venenos, o abuso sexual, a negligência de assistência médica, a negligência de segurança e o abuso emocional.

Abuso físico

Forma mais comum e de caracterização considerada mais fácil.

Equimoses, escoriações, fraturas, queimaduras e outras lesões, de aparecimento nem sempre bem explicado pelos responsáveis e/ou acompanhantes do menor, levam à suposição de que sejam decorrentes desse tipo de abuso. Desculpas incongruentes, do tipo "ele vive caindo", "o bebê caiu da cama" ou "ele(a) não presta atenção por onde anda e vive se machucando", quase sempre servem de justificativa para essas lesões, quando os adultos se veem questionados por médicos, vizinhos, professores ou quaisquer pessoas que estranhem a sua presença.

A existência de traumatismos recentes associados a vestígios ou sequelas de outros mais antigos, bem como a multiplicidade deles, deve servir de alerta aos profissionais que lidam mais amiúde com crianças e adolescentes[8,2]).

A gravidade das lesões pode variar desde uma simples equimose a fraturas do crânio com hemorragias meníngeas e do tecido nervoso, com morte subsequente.

A linha divisória entre um simples castigo, método que ainda é aceito por grande parcela da nossa sociedade como uma forma de punir transgressões infantis ou mesmo educar (não se estendendo, necessariamente, ao plano físico), e o abuso é, muitas vezes, difícil de precisar.

Essa forma de maus-tratos ocorre, em geral, em meio a crises socioambientais, sendo desencadeada, frequentemente, por atitudes da própria criança, como choro persistente, teimosia, malcriações, desobediência e micção e/ou evacuação nas roupas.

Existe, ainda, outra versão de maus-tratos: o Abuso Médico de Crianças, também conhecido como síndrome de Munchausen *by proxy* ou por procuração, transtorno factício por procuração ou doença provocada na criança pelo cuidador[22], que consiste em infligir tratamentos médicos desnecessários, instigados pelo adulto. Exagero, fabricação e indução de sintomas levam a condutas médicas e/ou exames diversos desnecessários, potencialmente danosos à saúde dos menores[23].

A suspeita dessa forma de abuso ocorre quando há uma repetição de sintomas relatados e/ou observados apenas por um dos cuidadores, pela discrepância entre os sintomas relatados e os achados resultantes de exame físico e/ou de laboratório, ou sintomas incomuns para determinado quadro clínico[20].

Os principais sintomas produzidos pelo perpetrador, na criança, são: hemorragia induzida, convulsões, apneia, diarreia, vômitos e febre, além de hipoglicemia, dor abdominal e infecção[24]; nem sempre há manipulação do corpo do menor induzindo verdadeiramente os sintomas[24]. Alguns perpetradores colocam a criança na condição de doente a ser diagnosticada e investigada, com base em relatos fantasiosos; seja por adulteração dos dados de exames clínicos da criança ou, nos casos mais graves, induzindo a doença de fato[24,22].

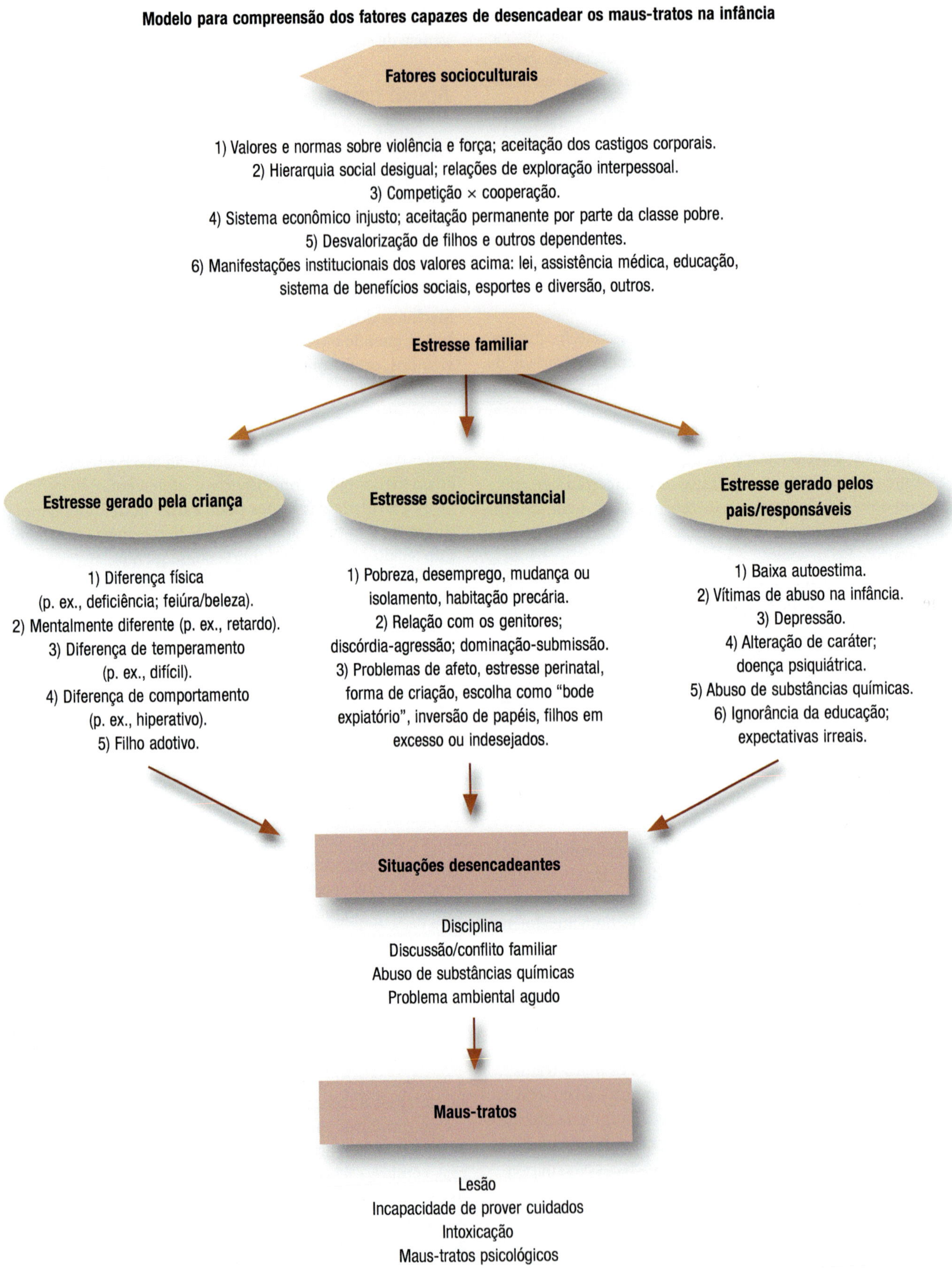

Figura 31.1 – Adaptação do modelo para compreensão do abuso da criança.
Fonte: Adaptada de Bittner e Newberger[21].

Repetidas queixas de maus-tratos ou abuso sexual feitas à autoridade policial por um dos responsáveis (geralmente a mãe) nos casos de conflito conjugal, com visitas semanais ou quinzenais, que sempre surgem quando o menor retorna dessas estadas, podem se tornar motivo de constrangimento e trauma psíquico futuro, em decorrência da submissão do menor a repetidos exames de corpo de delito, de resultado negativo, fato, não raro, observado na prática da Clínica Médico-Legal. Cabe aqui uma reflexão, se esse comportamento do adulto poderia ser pensado como uma variação e/ou subtipo do abuso médico de crianças.

Privação de alimentos e de cuidados de higiene

A subnutrição infantil decorre, comumente, da má administração dos alimentos, seja por carência de recursos, seja na forma deliberada ou negligente.

É frequente em nosso meio, onde a incidência de famílias de baixa renda é grande, a ocorrência de subnutrição, constatando-se, quando da anamnese, a tentativa da mãe, ou do responsável, de "fazer o leite render e sobrar para os outros irmãos".

Adultos dependentes do álcool e/ou de outros tipos de drogas "economizam" o dinheiro que seria destinado à alimentação da prole para saciar seus vícios.

Nos casos de negligência, observa-se, com frequência, a associação da falta de cuidados de higiene e doenças dermatológicas ou infestações (p. ex., impetigo, pediculose, ftiríase, escabiose) ao quadro de desnutrição.

Frequentemente, mães que se sentem rejeitadas, ou desamadas, diante de filhos não desejados ou não planejados podem ser envolvidas em casos de negligência, em decorrência de crises geradas pela ausência física ou pelo descaso do companheiro.

Crianças mantidas em instituições assistenciais, não raro, apresentam nível nutricional abaixo do normal. Esse fato pode ser decorrente de má distribuição ou mesmo desvio dos alimentos, ou de dieta inadequada.

Administração intencional de drogas e venenos

Calmantes e soníferos podem ser administrados a crianças "levadas" ou que "custam a dormir", atrapalhando ou perturbando adultos, tanto nos lares quanto em hospitais e instituições que as mantêm.

A prática nos tem mostrado que esses casos são mais comuns do que seria desejável. Os pais, bem como domésticas ou babás, funcionários de creches/abrigos, enfermeiras(os), enfim, pessoas que têm a função de zelar e/ou guardar os menores nos lares e nos estabelecimentos destinados ao seu tratamento/aprendizado, ou abrigo, figuram como executores dessa prática insana.

Adultos dependentes de substâncias capazes de alterar o nível de consciência, aí incluídas as lícitas e as ilícitas, não raro obrigam o uso ou, simplesmente, "iniciam" seus filhos, enteados ou tutelados, ou seja, menores sob sua guarda, no consumo delas[2].

Os casos de envenenamento, por parte de mães, pais, madrastas, para agredir ou atrair a atenção dos cônjuges, são, na maioria dos casos, parte integrante da crônica policial e da realidade dos prontos-socorros e Institutos Médico-Legais.

A sensação de perda e abandono, consecutivos a uma separação, transforma filhos ou enteados em alvo da frustração de adultos desajustados ou de caráter duvidoso.

Abuso sexual

O abuso sexual constitui um problema para a prática médico-legal, pois em todas as suas formas é de difícil diagnóstico.

Essa modalidade de maus-tratos ocorre, na imensa maioria dos casos, na intimidade dos lares, praticada por pais, tios, padrastos, irmãos ou outras pessoas próximas à criança. A conivência é obtida mediante ameaças ou promessas de recompensa, que tolhem, de maneira bastante eficaz, a capacidade de reação do menor. A agressão quase sempre parte de alguém que inspira temor, respeito ou até mesmo amor, daí a dificuldade de detecção.

Os casos que chegam ao conhecimento das autoridades se devem, em grande parte, a uma descoberta ocasional pela mãe, avó ou outra pessoa da família (ou vizinhança), não sendo incomum que a criança, ou adolescente, cansada da repetição de experiência tão aviltante, escolha "um(a) confidente" para desabafar. Casos que por sua gravidade e violência necessitem de atendimento hospitalar tendem a se tornar de conhecimento público.

Raras são as crianças que têm a coragem de denunciar práticas sexuais por parte de familiares. Mães ou madrastas dificilmente costumam acreditar que seus maridos ou companheiros possam molestar filhas(os) ou enteadas(os). Ameaças de espancamento ou morte, feitas pelo agressor, quase sempre são suficientes para fazê-las calar, no caso de darem crédito às queixas infantis. Existe também o "fantasma" do abandono pelo marido ou companheiro, enfim, o "homem que sustenta a casa" ou o "grande amor, acima de qualquer suspeita".

Crianças e adolescentes de ambos os sexos são objeto dessa prática, porém o sexo feminino é o mais atingido.

Escolas e instituições assistenciais, como creches e abrigos para a infância e a juventude, também servem de palco a esse tipo de maus-tratos. Nesses estabelecimentos, a "lei do mais forte" predomina, e a necessidade de afirmação pode ensejar agressões perpetradas pelos mais velhos, a fim de submeter os mais novos ou frágeis, estabelecendo-se verdadeiros "territórios".

Os desvios de personalidade, o homossexualismo latente (por vezes, manifesto) e o fato de, em idade tenra, terem sido também vítimas de abuso sexual podem servir para explicar a ação desses indivíduos.

Crianças e adolescentes podem ser vítimas de exploração sexual por indivíduos interessados em obter ganhos financeiros ou outras coisas de valor (p. ex., drogas ilícitas), incluindo-se no subtipo o tráfico sexual e a pornografia. Lesões diversas, agressão sexual, doenças sexualmente transmissíveis, gravidez e tratamento de doenças crônicas podem ser as queixas principais nesses casos. A identificação de exploração sexual em potencial não é fácil[20].

Negligência de assistência médica

Deixar de seguir, de maneira intencional ou negligente, tratamento médico recomendado para uma enfermidade caracteriza essa forma de maus-tratos.

A não administração de medicamentos prescritos (p. ex., nos casos de crianças epilépticas que tenham que fazer uso de medicação anticonvulsivante) ou a recusa em aceitar tratamentos ou internações em casos específicos (cirurgia em caso de apendicite ou outra situação em que seja inevitável; transfusão de sangue) podem servir de modelo para o tipo.

Negligência de segurança

Os acidentes são comuns em situações em que crianças pequenas sejam deixadas sozinhas, sem nenhuma espécie de supervisão, crescendo essa possibilidade na razão inversa da idade das vítimas.

Encontramos, com frequência, nas famílias de classes menos favorecidas, lactentes e crianças que apenas começam a ensaiar os primeiros passos, sob a guarda de irmãos muitas vezes em idade pré-escolar, incapazes, eles mesmos, de prover qualquer assistência a si próprios, ou aos menores, para que os pais (na grande maioria dos casos, a mãe) possam sair para trabalhar. Os relatos de acidentes com fogo ou líquidos ferventes (seja por brincadeiras, ou pela tentativa de aquecer algum tipo de alimento) fazem parte dos boletins de ocorrência dos hospitais e dos registros das delegacias de polícia, resultando, senão em morte, em graves queimaduras que deixam sequelas permanentes.

As classes mais abastadas, por sua vez, podem concorrer para essa modalidade de maus-tratos pela necessidade de atender aos compromissos de ordem profissional e/ou social. Os filhos deixados com babás ou empregadas, nem sempre habilitadas ou dispostas ao trato com crianças, veem-se na situação de vítimas de negligência de sua segurança, protagonizando situações que vão desde o simples descaso (p. ex., criança que cai do balanço, enquanto a "guardiã" conversa com uma colega ou olha o telefone celular) até as cenas de violência e agressão que ultimamente têm chegado ao conhecimento do grande público em notícias veiculadas pela mídia. Crianças em apuros, por conta de babás ou responsáveis negligentes, não são apenas figuras de ficção.

A negligência de segurança, portanto, pode estar presente em qualquer nível sociocultural e/ou econômico.

Crianças "perdidas" nas praias, em aglomerações ou *shopping centers*, as que se "soltam da mão" e correm para o meio dos carros, as que caem de janelas ou em piscinas sem que ninguém disso tome conhecimento, a não ser quando já é tarde demais, são um bom exemplo do que seja negligência de segurança.

Ainda sob esse título, deve ser considerada a exposição de crianças, pequenas ou não, a animais, mais comumente cães ferozes, que pode resultar em acidentes de graves consequências, quando não em morte.

Acidentes fatais, ou não, com armas de fogo deixadas ao alcance de menores nas residências, sem quaisquer medidas de proteção, também devem ser lembrados quando o assunto é segurança.

Adolescentes também podem ser vítimas da negligência de segurança.

Abuso emocional

Imponderável, o abuso emocional constitui, no nosso entendimento, juntamente com o abuso sexual e o abuso físico, a tríade de maus-tratos que mais repercussões negativas pode trazer ao desenvolvimento de crianças e adolescentes. Esse enfoque parece ser corroborado pelas conclusões a que os estudiosos no assunto têm chegado: que uma criança maltratada será, potencialmente, no futuro, alguém que causará sofrimento a outra criança.

Ofensas, ameaças, chantagens emocionais e ralhos, levados a extremos, podem resultar no aparecimento de distúrbios de comportamento, ou mesmo em verdadeiras perturbações da saúde mental.

O abuso de substâncias pelos pais se associa ao aumento do conflito familiar, diminuição da organização, aumento do isolamento e do estresse familiar relacionado a problemas conjugais e de trabalho, tornando a violência familiar mais frequente. Esses pais têm, muitas vezes, dificuldade em estabelecer normas de disciplina e organização e podem criar expectativas de que as crianças sejam competentes numa variedade de tarefas, em idade mais tenra, expondo-as a ralhos, gritos, deboche, diferentemente dos pais que não usam/abusam dessas substâncias. Isso constitui fator predisponente ao fracasso, contribuindo para o aumento das taxas de depressão, ansiedade e baixa autoestima[20].

O terrorismo psicológico, por exemplo trancar a criança num quarto escuro para que ela perca o medo, inclui-se nessa forma de maus-tratos.

A forma superprotetora de agir de determinados pais, não permitindo que seus filhos "cresçam", achando-os incapazes de fazer o que quer que seja sem supervisão (ou "proteção nos bastidores"), bem como a necessidade que alguns sentem de "comandar" decisões, por acharem-se donos da melhor e única visão do mundo, decretando, pois, a falência prematura de seus filhos como futuros adultos e cidadãos, impede o pleno desenvolvimento das aptidões e potencialidades de crianças e adolescentes, gerando pessoas imaturas e inseguras diante da vida, constituindo, portanto, numa visão mais ampla, uma variação do abuso emocional.

REALIDADE MÉDICO-LEGAL E DIAGNÓSTICO

Diante de um caso suspeito de maus-tratos de crianças ou adolescentes, o perito legista deve se ater a alguns pontos que o ajudarão a estabelecer o diagnóstico, o qual não constitui tarefa fácil.

A entrevista é parte fundamental do exame médico-legal e deverá, sempre que possível, ser realizada somente com o menor. Não sendo possível, o responsável e/ou acompanhante será o informante, devendo o perito ficar atento à coerência e à plausibilidade do que for dito. Faz-se absolutamente necessário que cada lesão detectada seja explicada de maneira adequada.

O comportamento de pais ou responsáveis por crianças e/ou adolescentes maltratados, durante as entrevistas, tanto no hospital como no exame médico-pericial, tende, quase sempre, a explicações implausíveis, à indiferença ou, até mesmo, à negativa de conhecer a origem das lesões, podendo-se mostrar agitados ou desconcertados ao serem inquiridos (rever Figura 31.1).

A criança/adolescente, por sua vez, poderá demonstrar passividade, medo ou agressividade. É comum se mostrarem amedrontados, hesitantes, como que procurando certificar-se de estar "dando a resposta certa", quando em presença dos pais/responsáveis causadores dos maus-tratos. Pode-se, ainda, verificar retardo no desenvolvimento físico/emocional e mesmo sequelas físicas nas situações em que sejam submetidos a maus-tratos de maneira contínua.

O perito legista deverá observar e anotar a atitude do menor no decorrer do exame de corpo de delito, solicitando ao examinando ou ao seu acompanhante a retirada das vestes para melhor visualização das lesões porventura existentes.

Nos casos de abuso físico, há que se verificar e relatar a presença de lesões, sendo a descrição das formas, medidas, localização e número delas de suma importância para a perícia. Faz-se necessária a documentação do que for observado com fotografias e, se de todo impossível, que as alterações sejam assinaladas em esquemas apropriados.

A presença de lesões de idades diversas interessando os diversos segmentos do corpo constitui quase um sinal patognomônico da síndrome (Figuras 31.2, 31.8 e 31.9).

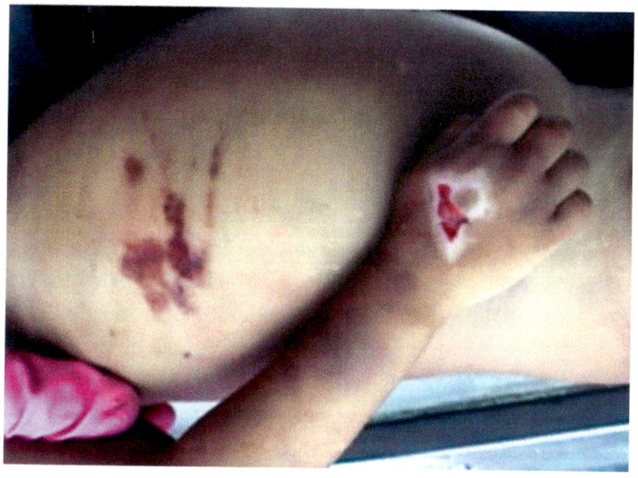

Figura 31.2 – Lesões em estágios diferentes de evolução, no corpo de criança do sexo feminino.
Fonte: Necrópsia realizada no IMLAP.

Lesões localizadas em áreas habitualmente protegidas por vestes ou pouco expostas a traumas ocasionais, sem que haja uma justificativa plausível para isso, permite supor a ocorrência de abuso físico[25].

Contusões acidentais na cabeça e no rosto são incomuns em lactentes e crianças em idade escolar. São mais comuns em crianças pequenas que ainda não têm firmeza ao andar. Nenhum local é poupado de lesões acidentais, não havendo uma localização patognomônica. Deve-se ter em mente que o fato de estarem em locais mais habituais a acidentes não exclui a hipótese de abuso[25].

Contusões na genitália e nas orelhas raramente surgem acidentalmente; portanto, permitem a suspeita de abuso.

As chamadas "lesões com assinatura" são frequentes nesses casos. Equimoses podem reproduzir o desenho de fivelas de cinto, saltos e/ou bicos de sapatos, laços, objetos alongados, do tipo porretes, chicotes, varas ou cabos de vassoura (Figuras 31.3, 31.4 e 31.5). A palmatória, objeto hoje em desuso como "método auxiliar" de ensino, comumente empregado em tempos antigos e de triste memória, eventualmente ressurge como instrumento de "castigo" e costuma deixar lesões bem características.

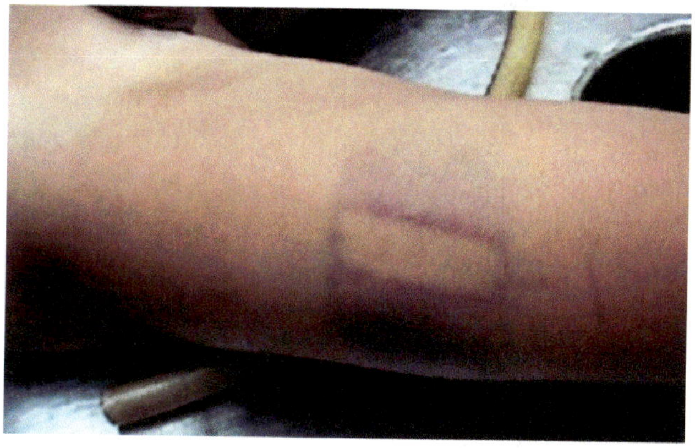

Figura 31.3 – Equimose em faixa, reproduzindo a forma de objeto com parte vazada, localizada na face externa do braço direito de criança do sexo masculino.
Fonte: Corpo necropsiado no IMLAP.

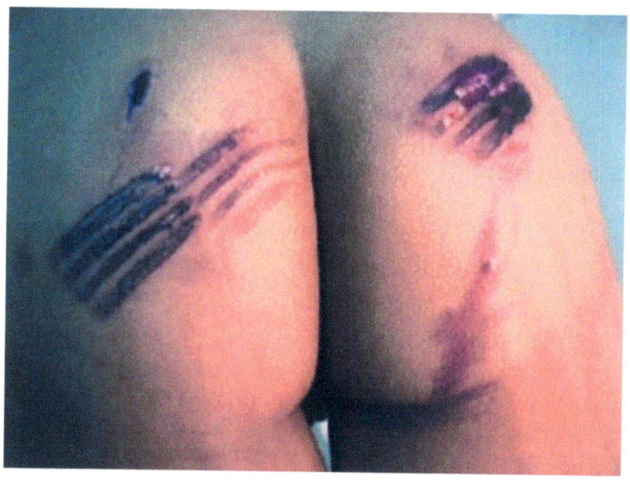

Figura 31.4 – Queimaduras produzidas por garfo aquecido (lesões com assinatura), localizadas nas regiões glúteas.
Fonte: Criança periciada no IMLAP.

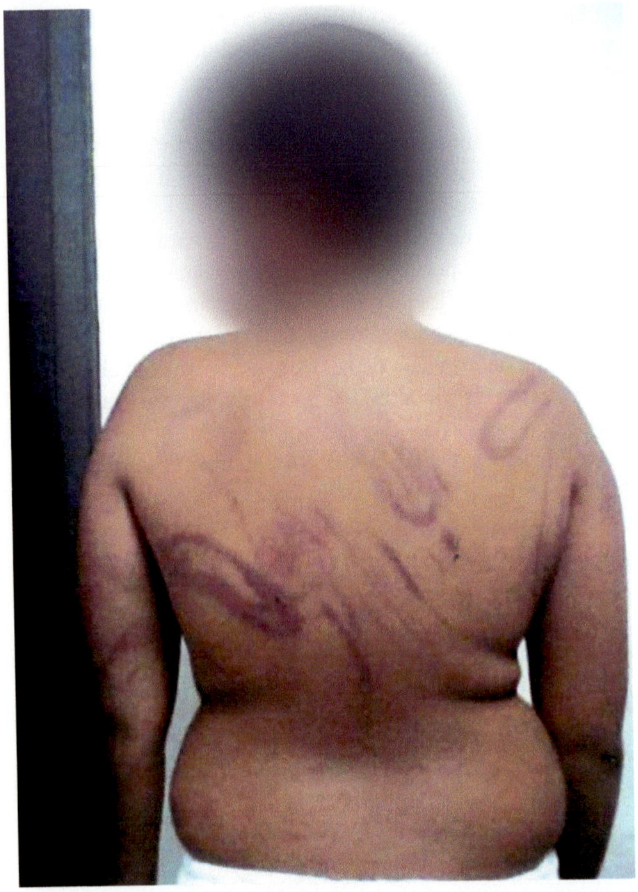

Figura 31.5 – Equimoses produzidas por objeto filamentar dobrado (lesões com assinatura), localizadas nas regiões dorsais.
Fonte: Criança periciada no IMLAP.

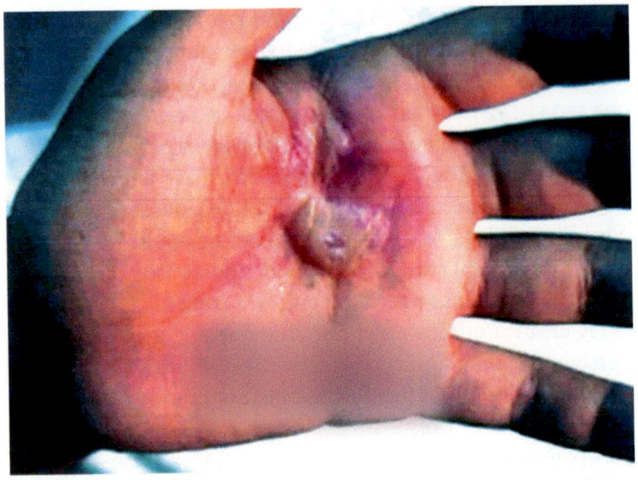

Figura 31.6 – Queimadura produzida por sólido aquecido, localizada na região palmar esquerda.
Fonte: Criança periciada no IMLAP.

Lesões de localização delimitada também servem de indício ao legista quando se trata de abuso físico.

Escoriações e equimoses circunscritas ao dorso e às regiões glúteas ou coxas resultam, muitas vezes, de punições infligidas aos menores. A imersão em água fervendo pode ser detectada pela presença de queimaduras restritas à área imersa[2].

Queimaduras com corpos aquecidos (ferro de passar roupa, garfos e outros) (Figura 31.6) podem ser facilmente reconhecidas, ao repetirem o formato deles (Figura 31.4).

Queimaduras produzidas por cigarro são identificáveis, com facilidade, pela sua forma e aspecto; costumam ter entre 7 e 10 mm de diâmetro, cratera central e deixam cicatriz, uma vez que atingem a derme. Habitualmente, são observadas na face, nas mãos e nos pés. Produzidas acidentalmente, costumam ser ovais, excêntricas e mais superficiais, pois a criança se afasta rapidamente ao sentir a quentura[26]. Quando em fase de cicatrização, assemelham-se a cicatrizes de impetigo ou a marcas de regeneração tecidual comum aos casos de dermatite atópica, dermatite de contato, escabiose e outras afecções dermatológicas.

As queimaduras muito extensas e/ou profundas, não sendo fatais, frequentemente darão origem a deformidades permanentes.

Convém que o perito legista atente para as dermatoses que evoluem com prurido intenso e generalizado, capaz de deixar marcas de escoriação distribuídas por todo o corpo, podendo fazer supor, aos mais desavisados ou mal-intencionados, um quadro de maus-tratos. É imperioso que se estabeleça, sempre que possível, o diagnóstico diferencial.

Impõe-se a realização de estudo radiológico apurado nos casos suspeitos de maus-tratos. Múltiplas fraturas, calcificações ósseas em diferentes estágios, alargamentos epifisários e deformidades ósseas, alterações que constituem a chamada síndrome de Silverman, são achados comuns diante de agressões repetidas.

Fraturas incomuns de costelas, porção externa da clavícula, escápula e esterno podem indicar traumatismo não acidental.

Crianças agarradas com força podem apresentar fratura das porções posteriores dos arcos costais não observada num primeiro exame de raios X, mas precocemente diagnosticada por cintilografia óssea[27,28]. Na impossibilidade da realização do exame cintilográfico, a repetição do exame radiográfico do tórax, em cerca de 2 semanas, deverá revelar a presença de calos ósseos em formação[27]. Fraturas de costelas podem estar associadas à respiração superficial, em razão da dor e da imobilização antálgica; nos casos mais graves pode ocorrer perfuração do pulmão[29].

Manobras de ressuscitação cardiopulmonar não são causa de fraturas de costelas em lactentes, mesmo se praticadas por pessoas inexperientes, e não costumam causar hemorragia retiniana[27,29].

Lesões raras associadas a golpes abusivos ou compressão excessiva do tórax incluem hemopericárdio, contusões cardíacas e quilotórax, devido ao cisalhamento do ducto torácico[29].

O diagnóstico diferencial com patologias ósseas mais raras, como osteogênese imperfeita, hiperostose cortical infantil, sífilis, raquitismo, escorbuto e neoplasias, habitualmente é fácil de ser estabelecido.

Faz-se necessário o concurso de especialistas, como oftalmologista, otorrinolaringologista, neurologista e outros mais, quando se visa estabelecer diagnóstico sobre a presença, ou não, de maus-tratos de crianças e adolescentes[2].

O exame de narinas, ouvido e cavidade oral pode evidenciar a presença de lesões causadas pela introdução de corpos estranhos em nariz e garganta, roturas de tímpano, além de queimaduras produzidas por objetos aquecidos ou líquidos e alimentos ferventes na boca dos menores. Avulsão traumática dos dentes e lesões e/ou destruição dos alvéolos dentários necessitarão do parecer de odontólogos (Figura 31.7).

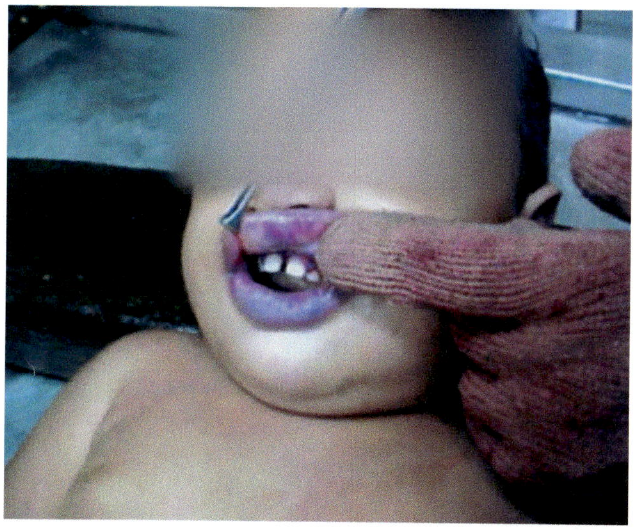

Figura 31.7 – Equimose na face mucosa dos lábios superior e inferior, mobilidade anormal do dente incisivo central superior direito e infiltração sanguínea do respectivo alvéolo, no corpo de criança do sexo masculino, com relato de queda.
Fonte: Necrópsia realizada no IMLAP.

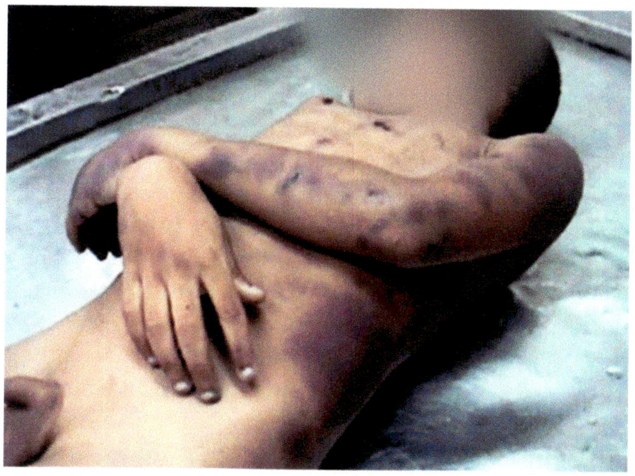

Figura 31.8 – Equimoses e escoriações localizadas na face, no pescoço, no tronco e nos membros superiores, no corpo de criança do sexo masculino.
Fonte: Necrópsia realizada no IMLAP.

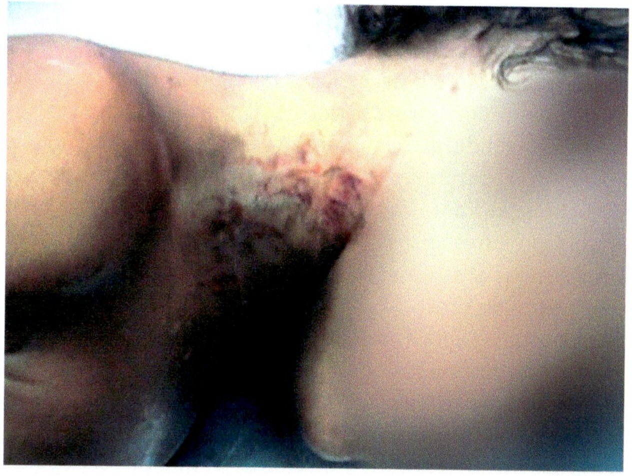

Figura 31.9 – Múltiplas escoriações recentes e de aspectos variados, localizadas na região carotidiana direita do corpo de uma criança do sexo feminino.
Fonte: Necrópsia realizada no IMLAP.

Marcas de mordida devem levantar suspeitas de abuso e motivar um exame completo da pele. Uma marca de mordida clássica é circular ou oval. Os dentes caninos deixam as marcas mais profundas e proeminentes, sendo a distância normal entre os superiores, em adultos, de 2,5 a 4 cm; portanto, mordidas com distância entre os caninos maior que 3 cm provavelmente foram infligidas por um adulto. Se essa distância for menor que 3 cm, a mordida provavelmente foi causada por uma criança. Um odontologista também pode moldar a impressão dos dentes do perpetrador e, assim, ajudar a identificação do indivíduo[25].

Mordidas de animais são facilmente diferenciadas das humanas, pois tendem a rasgar a carne e produzir feridas perfurocontusas mais profundas, enquanto mordidas humanas comprimem os tecidos e deixam marcas mais superficiais, com equimoses nos tecidos moles[25].

Regiões atróficas no campo retiniano temporal podem ser observadas, ao exame oftalmológico, como sequela de espancamentos. Hifemas, deslocamentos de cristalino ou descolamentos de retina se incluem, também, entre as lesões oculares oriundas de agressão física, boa parte delas resultando em dano permanente à visão, em um ou ambos os olhos.

Hematomas subdurais, por sua gravidade, potencialmente resultam em coma, ou até mesmo em morte, podendo deixar graves sequelas; comumente, fazem parte dos quadros de fraturas ou contusões do crânio, provenientes de pancadas na cabeça.

O achado de hemorragias subdurais, em crianças, sem quaisquer vestígios de lesões violentas no couro cabeludo ou periósteo, levou à suposição, durante muitos anos, de tratar-se de "hematomas espontâneos", nome pelo qual eram conhecidos.

Caffey, em 1974, chamou a atenção para a relação direta entre sacudir violentamente uma criança e o aparecimento de hematoma subdural, resultando em sequelas neurológicas permanentes[10].

Estudos recentes apontam para a rotura de vasos cerebrais (veias da ponte), causada por movimentos abruptos, produzindo aceleração e desaceleração da cabeça em decorrência de sacudidelas ou puxões violentos, provocando sangramento no espaço subdural, bilateralmente em geral. A presença de hemorragias de retina ajuda a definir o diagnóstico (síndrome do bebê sacudido – *shaken baby syndrome*). Lactentes com sintomas neurológicos sem explicação plausível devem ser investigados atentamente, pois poderemos estar diante de um quadro de abuso.

As vítimas fatais dessa forma de abuso físico podem mostrar, ao exame histopatológico, hemorragia intraocular, de intensidade variada, que não guarda, obrigatoriamente, relação com o achado de outras lesões graves, como hemorragia das meninges, fratura do crânio, fratura de costelas, ou hemorragia da porção superior do canal medular (Marshall e colaboradores[30], que também pode ser observada até em porções mais inferiores da medula, variando de acordo com a idade da vítima[31].

A presença de hemorragia retiniana ou da bainha do nervo óptico, em crianças pequenas, associada à ausência de uma explicação apropriada, deve despertar a suspeita de maus-tratos infantis[30].

O edema cerebral resultante de golpes sobre a cabeça pode instalar-se de maneira insidiosa, culminando com um quadro de crises convulsivas subentrantes e, finalmente, parada respiratória irreversível. A sucessão de convulsões é, quase sempre, o que leva o adulto, responsável pela agressão, a procurar atendimento médico-hospitalar para a sua vítima.

Nos lactentes, o alargamento das suturas cranianas, observado ao exame radiológico, indica a ocorrência de edema cerebral.

Uma das características comuns associadas ao traumatismo cranioencefálico abusivo é a hemorragia subdural na medula espinhal, pouco investigada em comparação com a hemorragia subdural intracraniana, sendo a localização toracolombar mais frequente que a cervical. Esses dados, importantes para o perito legista e/ou patologista forense, devem ser pesquisados radiologicamente, no vivo, e anatomopatologicamente, no exame necroscópico, pois a suspeita de abuso não pode ser completamente descartada sem uma investigação em toda a extensão da medula espinhal, sempre que possível.

A origem da hemorragia subdural na medula espinhal é provavelmente o dano traumático às veias radiculares que correm perto das raízes nervosas espinhais, danificadas no movimento da medula espinhal, no canal medular, após movimentos excessivos da cabeça e do pescoço para a frente e para trás, comumente encontrados em *abusive head trauma* (AHT)[31].

Havendo possibilidade de realizar o exame de ressonância magnética, deverá ser feito em toda a medula espinhal nos casos em que haja suspeita de traumatismo cranioencefálico por abuso[31].

Contusão abdominal raramente ocorre. Se presente, pode indicar forte pressão ou impacto. Na presença de equimoses abdominais, deve-se procurar lesões internas associadas[31].

As lesões viscerais, entretanto, poderão vir a determinar perigo de vida, debilidade permanente de função ou enfermidade incurável, em suma, vindo a constituir lesões graves ou gravíssimas[2,8].

Ascite quilosa e pseudocisto de pâncreas também têm sido descritos. Além disso, roturas do fígado e do baço, depois das afecções encefálicas, são os achados mais comuns de causa de morte[2,8].

Necrópsia realizada no Instituto Médico-Legal Afranio Peixoto (IMLAP), em criança de 4 anos morta em consequência de maus-tratos, revelou a presença de úlcera gástrica, com base hiperemiada, provavelmente decorrente do estresse a que foi submetida[2,8].

Como reforço para o diagnóstico de maus-tratos, o perito pode lançar mão de exames laboratoriais. Contagem de plaquetas, tempo de sangramento, atividade de protrombina e tromboplastina, prova do laço, todos normais, servirão para corroborar a origem traumática de equimoses e hematomas observados no exame direto.

A perícia para averiguar a privação de alimentos deve basear-se na comparação de gráficos e mapas de desenvolvimento estaturoponderal com as medidas (peso e estatura) verificadas. Escassez de tecido subcutâneo levando a emagrecimento facial, costelas salientes, nádegas emagrecidas, "pele sobrando" e extremidades esguias ajudam a firmar o diagnóstico. O desaparecimento da gordura subcutânea faz com que os indivíduos sofram com o frio. Há uma distermia, com perda da monotermia fisiológica, há labilidade da capacidade termorreguladora e hipotermia basal constante, fazendo com que procurem ficar cobertos e encolhidos. Entretanto, existe pouca tolerância às temperaturas elevadas. Edema, dermatoses e alterações dos cabelos, que se mostram descoloridos e quebradiços, também são achados nesses quadros. A baixa vitalidade, que nos casos de desnutrição grave pode chegar à apatia mental (a única reação costuma ser o choro, em caso de dor), com desinteresse pelo ambiente, é outra das características das crianças privadas de alimentos (quantitativa e/ou qualitativamente). Os pequenos podem permanecer, por horas, no mesmo lugar ou na posição (fetal, frequentemente) em que forem deixados. Casos extremos podem resultar em marasmo, em kwashiorkor (desnutrição pluricarencial grave), ou até mesmo em morte[2].

Hemograma completo, velocidade de hemossedimentação, exames de urina (EAS e/ou urinocultura), parasitológico de fezes, pH das fezes, pesquisa de sangue oculto nas fezes, coprocultura, teste tuberculínico e dosagem de eletrólitos são alguns dos recursos para se estabelecer o diagnóstico diferencial entre privação alimentar, infecção crônica ou doença consuntiva.

A presença de infestações de parasitas e/ou doenças dermatológicas, como já dissemos, reforça a hipótese de negligência, quando associadas à subnutrição.

Os casos de abuso sexual nem sempre chegam ao perito legista logo após terem ocorrido. Por vezes, são práticas já de longa data, cujos vestígios podem não se apresentar de maneira precisa.

Variações anatômicas da genitália feminina, como entalhes superficiais, entalhe ou fenda na porção anterior ou lateral do hímen (na posição de 3 ou 9 horas do mostrador do relógio ou acima dela), entalhe parcial, falha ou borda estreita na parte posterior, grandes aberturas himenais ou uretrais, protuberâncias himenais, cristas intravaginais posteriores, eritema vulvar e aderências labiais foram, anteriormente, erroneamente, considerados indicadores de abuso sexual infantil[32].

Estudos realizados no final dos anos 1990 e início dos anos 2000, referentes à anatomia da genitália, em crianças, demonstraram uma grande variedade de formatos de himens pré-púberes normais (fimbriados, anulares, semilunares, septados, cribriformes), entalhes superficiais e protuberâncias, em qualquer parte do hímen, comuns e considerados normais em crianças não abusadas[32].

O exame (de conjunção carnal) para verificação da integridade himenal deverá sempre ser realizado. Roturas himenais, recentes ou antigas, serão descritas com detalhes.

Nos casos em que haja suspeita de cópula vaginal faz-se importante a discussão das características e conformação anatômicas da periciianda, visando esclarecer à autoridade requisitante sobre a possibilidade, ou não, de consumação da conjunção carnal com indivíduo adulto, uma vez que a rotura do hímen muitas vezes pode ser causada pela manipulação da genitália por parte do agressor.

A maioria das crianças abusadas sexualmente tem um exame genital normal no momento da avaliação médica; lesões são diagnosticadas em apenas cerca de 5% dos casos de abuso sexual em crianças. Em muitos deles, os atos praticados (carícias, coito vulvar, contato genital oral, exibicionismo) não lesam o tecido genital ou são praticados sem que haja contato direto com os órgãos genitais (Fortin e Downes, 2023)[20].

O exame médico-pericial deve ser realizado nas primeiras 72 horas após a agressão, uma vez que a mucosa genital cicatriza rápida e completamente. Consequentemente, lesões superficiais serão imperceptíveis ao examinador se passado esse tempo[20,33], dificultando a constatação do abuso, o que não exclui o perito da procura de evidências, mesmo nos casos ocorridos anteriormente ou em datas imprecisas.

Diante de um relato/suspeita de abuso sexual, um exame genital sem lesões é considerado inconclusivo, neutro, do ponto de vista forense. Nele, o perito constata não poder confirmar ou negar a possibilidade de ter ocorrido abuso sexual[32].

Nos casos suspeitos de abuso sexual, a evidência biológica mais importante para a pesquisa de DNA é o líquido seminal, que pode se depositar na vagina, drenar para a região anal e também para as vestes e roupas de cama. Além do sêmen, outras evidências biológicas podem ser fonte potencial de DNA do suspeito: pelos pubianos, fluidos corporais diversos e células da pele colhidas no corpo ou nas roupas da vítima. Havendo contato manual ou luta com o acusado, as unhas da vítima podem conter células da pele dele. Essas evidências biológicas, se coletadas, preservadas e analisadas de maneira adequada e oportuna, podem fornecer um perfil de DNA do acusado, auxiliando na elucidação do caso[33].

A colheita de material para a pesquisa de espermatozoides na cavidade vaginal deverá ser, sempre que possível, efetuada; sendo obrigatória se o exame é realizado nas primeiras 72 horas após o fato alegado. A possibilidade de gravidez será investigada em meninas púberes.

A presença de equimoses, escoriações ou feridas em genitália, períneo ou zonas erógenas aponta na direção dos atos libidinosos, diversos da conjunção carnal (Figura 31.10). A identificação desses atos, pelo simples exame médico-legal, constitui, por vezes, tarefa de difícil conclusão, principalmente se a ocorrência não for recente, o que impossibilita a verificação dos vestígios que essas práticas possam deixar, não sendo possível a colheita de material para pesquisa de espermatozoides. Há que se considerar que grande parte dos chamados atos libidinosos não deixa rastro.

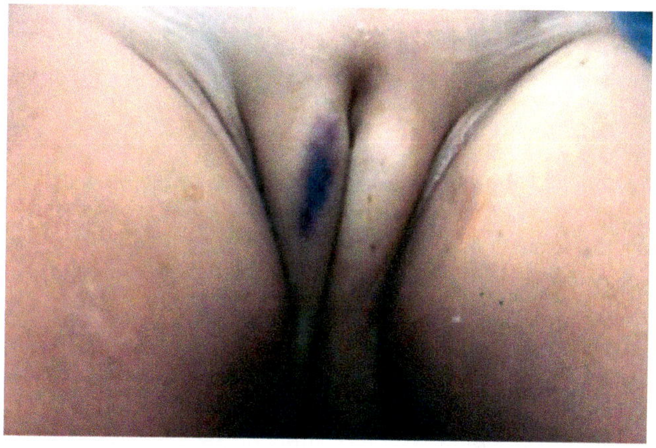

Figura 31.10 – Equimose violácea, localizada na metade direita da região vulvar do corpo de uma criança.
Fonte: Necrópsia realizada no IMLAP.

A colheita de material (pesquisa de espermatozoides) também deverá ser realizada nas cavidades anal e oral, sempre que a situação exigir.

Detectada a presença de esperma, e nos centros onde houver acesso a esse recurso, o exame de DNA pode auxiliar no esclarecimento de casos suspeitos. Sua realização se torna obrigatória, na atualidade, para se imputar a prática do crime[2].

A transferência de evidências biológicas é um processo de mão dupla. Portanto, *swabs* e roupas do acusado devem ser coletados, a fim de pesquisar-se a presença de sangue, células e/ou fluidos corporais da vítima, para obter um perfil de DNA[33].

Outro fator que deve ser considerado pelos peritos legistas, e mesmo pelos pediatras que venham a atender os menores em hospitais, clínicas ou até em seus consultórios particulares, são as afecções que cursam com prurido intenso, como vulvovaginites inespecíficas, verminoses, escabiose e outras, fazendo com que a própria criança determine o surgimento de lesões que podem, pela sua localização, passar como decorrentes de atos libidinosos aos olhos de profissionais impressionáveis e/ou inexperientes.

Fezes endurecidas, em crianças que sofram de constipação intestinal, podem determinar soluções de continuidade da mucosa anal, que devem ser examinadas com muita atenção. Erros de diagnóstico devem ser evitados a todo custo, uma vez que poderão causar danos irreparáveis (Figura 31.11).

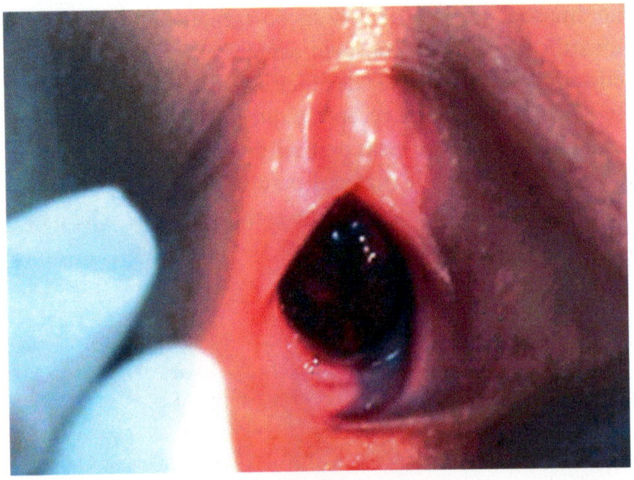

Figura 31.11 – Tumoração com aspecto sanguinolento, localizada no introito vaginal de criança com hímen íntegro, periciada por suspeita de abuso sexual.

As vulvovaginites, relativamente comuns na infância, devem ser investigadas, a fim de afastar-se a possibilidade de serem decorrentes de doenças sexualmente transmissíveis.

Condições diferentes de trauma ou abuso podem revelar eritema generalizado, aumento da vascularização dos tecidos genitais, aderências labiais e friabilidade da fúrcula posterior, como consequência de condições patológicas diversas, entre elas: prolapso uretral, pólipo uretral, doença de Chron, protrusão perineal infantil, líquen escleroso e atrófico, hemangioma vaginal, celulite perianal, dermatite de contato ou das fraldas, doença de Behçet, psoríase, impetigo, defeitos congênitos, neoplasias, além de úlceras vulvares e infecções genitais não sexualmente transmissíveis, que devem ser consideradas no diagnóstico diferencial[32,34].

Malformações raras, como sulco perineal (falha na fusão da linha média do períneo), podem dar ensejo a diagnósticos equivocados de suspeita de abuso sexual, gerando sofrimento e ansiedade para a criança e sua família[35].

As causas predominantes de sangramento vaginal em meninas com idade entre 10 meses e 10 anos são corpos estranhos, seguidos de vulvovaginite e trauma vulvar acidental[35].

Nos casos em que houver a suspeita de administração de drogas e/ou venenos, o exame toxicológico se impõe. O exame necroscópico, além da macroscopia e da pesquisa indeterminada de tóxicos (sempre que houver uma suspeita sobre a substância utilizada, há que ser mencionada quando da solicitação do exame), deverá ser complementado pelo envio de fragmentos de vísceras para exame anatomopatológico.

Diante de crianças sobre as quais se formule a hipótese de abuso emocional, o encaminhamento para avaliação psiquiátrica é fundamental. Retraimento, agressividade, atitude dispersiva, rendimento escolar abaixo da média e baixa autoestima são alguns dos tipos de alteração de comportamento que podem chamar a atenção quando algo não vai bem com elas[2].

Nos casos de negligência de segurança ou de assistência médica, quando se fizer necessário, a perícia médico-legal deverá atender à especificidade de cada uma (Figura 31.12).

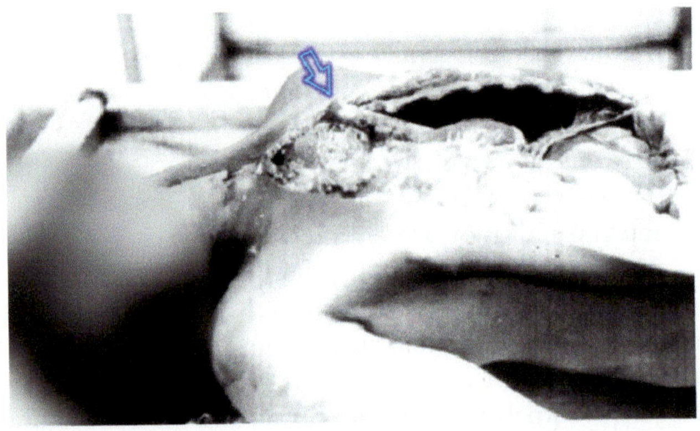

Figura 31.12 – Empalamento em menor do sexo masculino "vítima de queda de laje". Não havia quaisquer outras lesões de etiologia violenta nos demais segmentos corpóreos. A seta azul indica a extremidade da estaca cilíndrica de madeira, que penetrou até a cavidade torácica. **Fonte:** Necrópsia realizada no IMLAP.

REFERÊNCIAS BIBLIOGRÁFICAS

1. Aded NLO. Maus-tratos contra crianças e adolescentes. Problema de saúde pública ou caso de polícia? Exames médico-periciais e trâmites legais na cidade do Rio de Janeiro. (Tese doutorado). Rio de Janeiro: UFRJ; 2010.
2. Aded NLO. Síndrome da criança espancada. In: Hercules HC. Medicina Legal – Texto e atlas. 2.ed. Rio de Janeiro: Atheneu; 2014. p. 695-706.
3. Bazon MR. Violência contra crianças e adolescentes: análise de quatro anos de notificações feitas ao Conselho Tutelar na cidade de Ribeirão Preto, São Paulo, Brasil. Cadernos de Saúde Pública. Rio de Janeiro, fev. 2008;24(2):323-332.
4. Ferreira AL. Acompanhamento de crianças vítimas de violência: desafios para o pediatra. Jornal de Pediatria. 2005;81:(5)Supl.:S173--S180.
5. Lenda de Andrómeda na Infopédia [em linha]. Porto: Porto Editora. Disponível em https://www.infopedia.pt/$lenda-de-andromeda. Acesso em: 26 jan. 2023.
6. Aded NLO, Dalcin BLGS; Moraes TM, Cavalcanti MT. Abuso sexual em crianças e adolescentes: revisão de 100 anos de literatura. Rev. Psiq. Clín. 2006;33(4);204-213.
7. Arveiller J. Le syndrome de Tardieu. Maltraitance des enfants, médecine légale et psychiatrie au XIXe siècle. L'évolution Psychiatrique. (2011);76:219-243. Disponível em: www.sciencedirect.com. Acesso em: 24 jan. 2023.
8. Aded NLO. Síndrome da criança espancada. In: Gomes H. Medicina legal. Atualizador Hygino Hercules. 32.ed. Rio de Janeiro: Freitas Bastos; 1997. p. 725- 742.

9. Bernard P. Les attentats à la pudeur sur les petites filles. In: Bulletin de la Société d'anthropologie de Lyon, 1886. p. 175-179. t. 5. DOI: www.persee.fr/doc/linly_116041x_1886_num_5_1_16280. Acesso em: 30 jan. 2023.
10. Grover CA, Crawford E. John Caffey: Shaken Infant Syndrome. The Journal of Emergency Medicine. Febr. 2016;50(Issue 2):356-359. Disponível em: https://doi.org/10.1016/j.jemermed.2015.09.041. Acesso em: fev. 2023.
11. Kempe CH. Pediatric implications of the Battered baby syndrome. Arch. Dis. Child. 1971;46:28.
12. Vanrell JP. Maus-tratos na infância – cérebro & mente. Disponível em: http://www.epub.org.br/cm/n04/doenca/infancia/persona.htm 2000.
13. Constituição da República Federativa do Brasil (Atualizada até a EC n. 128/2022); Brasília; 2023. Disponível em: https://www.planalto.gov.br/ccivil_03/constituicao/constituicao.htm. Acesso em: 12 fev. 2023.
14. Lei n. 8.069 de 13/07/1990 – Estatuto da Criança e do Adolescente. Disponível em: https://www.planalto.gov.br/ccivil_03/leis/l8069.htm. Acesso em: 12 fev. 2023.
15. Lei n. 13.010 de 26/06/2014 (Lei da Palmada ou Lei Menino Bernardo). Disponível em: https://www.planalto.gov.br/ccivil_03/_ato2011-2014/2014/lei/l13010.htm. Acesso em: 15 fev. 2023.
16. Lei n. 12.415 de 09/06/2011. Disponível em: https://www.planalto.gov.br/ccivil_03/_ato2011-2014/2011/lei/l12415.htm. Acesso em: mar. 2023.
17. Lei n. 13.106 de 17/03/2015. Disponível em: http://www.planalto.gov.br/ccivil_03/_ato2015-2018/2015/lei/l13106.htm. Acesso em: 24 mar. 2023.
18. Lei n. 13.718 de 24/09/2018. Disponível em: http://www.planalto.gov.br/ccivil_03/_ato2015-2018/2018/lei/L13718.htm. Acesso em: 15 nov. 2022.
19. Lei n. 14.340 de 18 de maio de 2022. Disponível em: https://www.planalto.gov.br/ccivil_03/_Ato2019-2022/2022/Lei/L14340.htm. Acesso em: 15 fev. 2023.
20. Fortin K; Downes A H. Family structure and function. In: Nelson Essentials of pediatrics. Ninth edition. Elsevier; 2023. ISBN: 978-0-323-77562-5. International edition ISBN: 978-0-323-77563-2. p. 90-93.
21. Bittner S, Newberger EH. Pediatric understanding of child abuse and neglect. American Academy of Pediactrics. Pediatric Rev. 1981;2:198.
22. Ribeiro Oliveira D. Síndrome de Munchausen by Proxy: Caraterísticas psicopatológicas e personalidade dos agressores. Dissertação (Mestrado Integrado em Medicina). Instituto de Ciências Biomédicas Abel Salazar, da Universidade do Porto, 2018. Disponível em: https://hdl.handle.net/10216/115436. Acesso em: 15 fev. 2023.
23. Bartsch C et al. Munchausen syndrome by proxy (MSBP): an extreme form of child abuse with a special forensic challenges. Forensic Science International. 2003;137:147-15. Disponível em: https://doi:10.1016/j.forsciint.2003.07.007. Acesso em: fev. 2023.
24. Gonçalves IM et al. O transtorno factício das síndromes de Munchausen e síndrome de Munchausen por Procuração: uma revisão narrativa de literatura. Revista Eletrônica Acervo Saúde; REAS. 2021;13(11). DOI: https://doi.org/10.25248/REAS.e9072.2021. Acesso em: 24 jan. 2023.
25. Kos L; Shwayder T. Cutaneous manifestations of child abuse. Pediatric Dermatology. 2006; 23:(4):311-320. Disponível em: https://doi.org/10.1111/j.1525-1470.2006.00266.x. Acesso em: 24 out. 2022.
26. Gondim RMF, Muñoz DR, Petri V. Violência contra a criança: indicadores dermatológicos e diagnósticos diferenciais. An Bras Dermatol. 2011;86(3):527-36. Disponível em: https://doi.org/10.1590/S0365-05962011000300015. Acesso em: 10 fev. 2023.
27. Blumenthal I. Shaken baby syndrome. Postgrad Med J: first published as 10.1136/pmj.78.926.732 on 1 December 2002. Disponível em: http://pmj.bmj.com/. Acesso em: 11 fev. 2023.
28. Narahashi E et al. Avaliação das costelas através da imagem. Rev Bras Reumatol. mar./abr. 2006; 46(2):137-140. Disponível em: https://doi.org/10.1590/S0482-50042006000200009. Acesso em: 11 fev. 2023.
29. Kellog ND and the Committee on Child Abuse and Neglect. Evaluation of suspected child physical abuse. Pediatrics. June 2007;119(6):1232-1241. Disponível em: http://pediatrics.aappublications.org/content/119/6/1232. Acesso em: 26 set. 2022.
30. Marshall DH, Brownstein S, Dorey MW, Addison DJ, Carpenter B. The spectrum of postmortem ocular findings in victims of shaken baby syndrome. Can J Ophthalmol. Feb 2002;37(1):4.
31. Colombari M, Troakes C, Turrina S, Tagliaro F, De Leo D, Al-Sarraj S. Spinal cord injury as an indicator of abuse in forensic assessment of abusive head trauma (AHT). International Journal of Legal Medicine. 22 Feb. 2021;135:1481-1498. Disponível em: https://doi.org/10.1007/s00414-021-02526-x. Acesso em: 24 jan. 2023.
32. Wong G. Forensic medical evaluation of children who present with suspected sexual abuse: How do we know what we know? Journal of Pediatrics and Child Health. 2019;55:1492-1496. Disponível em: https://onlinelibrary.wiley.com/doi/10.1111/jpc.14691. Acesso em: 24 jan. 2023.
33. Kaur S, Kaur S, Rawat B. Medico-legal evidence collection in child sexual assault cases: a forensic significance. Egyptian Journal of Forensic Sciences. 2021;11:41. Disponível em: https://doi.org/10.1186/s41935-021-00258-y. Acesso em: 24 jan. 2023.
34. Silva WS. Doenças e variações anatômicas confundidas com abuso sexual infantil – estudo descritivo. Dissertação (Mestrado) – Medicina. Escola Bahiana de Medicina e Saúde Pública, Salvador – Bahia, 2012.
35. Schaul M, Schwark T. Rare (uro-)genital pathologies in young girls mimicking sexual abuse. International Journal of Legal Medicine. 2022;136:623-627. Disponível em: https://doi.org/10.1007/s00414-021-02621-z. Acesso em: 24 jan. 2023.

PARTE 8

PSIQUIATRIA FORENSE

CAPÍTULO 32

Estudo Médico-Legal da Imputabilidade e da Responsabilidade Penal

Hygino de Carvalho Hercules

Poucos temas em Medicina Legal são tão permeados por noções de Direito quanto o estudo da imputabilidade penal e a consequente responsabilidade. Ao elaborar um laudo para o esclarecimento da justiça criminal, o psiquiatra precisa, mais do que outros peritos, entender a que o legislador se refere quando exige, para a aplicação da pena, que o acusado possua condições de imputabilidade; ou seja, é preciso que o psiquiatra forense saiba exatamente a dimensão de sua tarefa e que tenha o embasamento jurídico-penal necessário para atender àquilo que dele esperam os julgadores. Excelentes psiquiatras clínicos podem não atender a essa expectativa quando solicitados a colaborar com a Justiça, justamente por lhes faltar o pleno entendimento das informações necessárias à aplicação das normas penais. Por essa razão, e pelo fato de ser este livro destinado a profissionais não especializados, iniciamos o presente capítulo pelo esclarecimento da exata posição da perícia psiquiátrica no processo penal.

BASES JURÍDICAS

Conforme esclarecemos no Capítulo 1 – Noções de Direito. Normas Morais e Normas Jurídicas, a vida em sociedade obriga o homem a se submeter a normas de conduta de modo a impedir que a convivência social se torne caótica. A desobediência às normas, se generalizada, tornaria impossível a coexistência das pessoas no seio da sociedade, pois, a cada momento, os conflitos de interesses provocariam disputas resolvidas somente por meios violentos. A educação é que incute na personalidade de cada cidadão, ao longo da vida, o que lhe é permitido fazer e o que não deve fazer. A noção do certo e do errado acaba permeando e balizando sua conduta. Os comandos sociais são, portanto, de natureza ética e visam a conter os instintos no sentido de impedir que um indivíduo invada o espaço que abriga os direitos de seus semelhantes. As normas morais é que tornam possível a vida em sociedade. A violação dessas normas faz com que o grupo rejeite o rebelde. Para o indivíduo médio, isso já é suficiente para a moderação da conduta. Contudo, não é possível deixar ao arbítrio individual a obediência às normas morais. A simples rejeição social, para certas pessoas, é insuficiente para implementar a aceitação e a prática dos princípios da moral. Por isso, há necessidade de uma força maior que garanta a conduta adequada das pessoas. Essa força provém de um poder cristalizado no Estado. Dele provêm normas de conteúdo semelhante, mas que carecem de aceitação voluntária pelos cidadãos. São as *normas jurídicas*. Estas constituem comandos imperativos, que devem ser obedecidos, sob pena de advir ao infrator uma punição mais severa. No dizer de Garcia[1], "a moral postula a norma social, o direito a assegura".

Os atos humanos, em qualquer campo de atividade, são praticados de acordo com a lei, ou contra o que ela determina. Não há meio-termo possível. Ao julgar uma causa, um juiz não pode concluir por sentença que afirme ser mais ou menos legal a pretensão de uma das partes. Daí surge a noção do *lícito* e do *ilícito*. O campo do lícito são as pretensões garantidas pelo direito; o do ilícito, as responsabilidades por ele sancionadas[2].

Como as normas jurídicas regulam a maior parte das relações humanas, algumas abrangem comportamentos que interessam a todo o corpo social, por suas repercussões, e outras dizem respeito principalmente a aspectos da vida privada de cada indivíduo. Desse modo, o Direito costuma ser dividido em público e privado. Do direito público, faz parte o Direito Penal; do direito privado, o Direito Civil. A violação de uma norma penal constitui um *ilícito penal*; a de uma norma civil, um *ilícito civil*. Qualquer que seja, porém, o tipo de norma violada, o Estado submete o infrator a uma sanção proporcional à transgressão da ordem jurídica, pela aplicação de uma punição. Quando o ilícito é civil, a punição é mais branda e consiste em medidas como a perda de direitos, pagamento de indenizações, nulidade de contratos, reparação de danos etc. Mas se a norma violada é de direito penal, a infração é mais grave, pois ameaça a sociedade como um todo, o que provoca uma reação mais enérgica do aparelho repressor por meio das penas de reclusão, detenção ou prisão simples do infrator.

As normas penais estão capituladas principalmente no Código Penal e na Lei das Contravenções Penais. Mas sua abrangência aumenta na medida em que são promulgadas leis extravagantes. Por exemplo, a Lei n. 9.434/1997 (Lei dos Transplantes) estabeleceu novas normas penais, considerando crime certas condutas, por exemplo a venda de órgãos para transplantes.

Para que alguém seja privado da liberdade por ter cometido um ilícito penal, é preciso que se abra um processo em que serão esclarecidos vários aspectos, desde a autoria até a culpabilidade. Para entender o papel e a contribuição da psiquiatria forense no curso do processo penal, temos que analisar, pelo menos superficialmente, esses aspectos. A descrição feita a seguir não tem a pretensão de esclarecer conceitos debatidos pelas diversas correntes de pensamento jurídico penal. Visa apenas a ajudar leigos em direito penal a entender o valor da perícia psiquiátrica.

Tipicidade

O primeiro elemento necessário para que alguém venha a cumprir uma pena é que a conduta incriminada esteja previamente descrita na lei penal. É o princípio da anterioridade da lei, expresso no art. 1º do Código Penal: "Não há crime sem lei anterior que o defina. Não há pena sem prévia cominação legal"[3]. A ação ou omissão do agente tem que se ajustar ao que a lei descreve como crime, do contrário a conduta não é punível, é atípica[4]. Por exemplo, como vimos no Capítulo 27 – Crimes Sexuais, a prática de atos libidinosos com pessoas menores de 14 anos configura o crime de *estupro de vulnerável*, mas o delito não está caracterizado se a vítima tiver idade acima desse limite legal. A tipicidade implica estarem presentes na conduta todos os elementos do crime como indicados na norma penal. Só quem comete o fato típico – a conduta prevista pela lei penal – tem a possibilidade de cumprir uma pena. Fora daquela faixa etária da vítima, essa ação constituiria um fato atípico por faltar um dos elementos previstos na descrição da conduta delituosa que consta das novas disposições relativas aos crimes contra a dignidade sexual.

Antijuridicidade

A prática do fato típico contraria a lei, que proíbe o indivíduo de praticá-lo. Assim, presume-se que a ação ou omissão tenha sido antijurídica. Mas o fato de se agir do modo que a lei penal proíbe não quer dizer, necessariamente, que a pessoa vá ter que cumprir uma pena. Há ocasiões em que a conduta típica, portanto prevista na lei penal, não constitui crime. É quando as circunstâncias em que se deu a prática do fato típico são tais que o direito valida a conduta como legítima. É quando estão presentes as chamadas *descriminantes*, previstas no próprio Código Penal. Nessas situações, a conduta que era antijurídica passa a ser lícita. As circunstâncias descriminantes, que tornam permitida pela lei a conduta típica, são chamadas de causas de exclusão de ilicitude, ou de antijuridicidade. São elas: estado de necessidade, legítima defesa, estrito cumprimento de dever legal e exercício regular de direito (art. 23 do CP). Quando presente, qualquer uma dessas condições valida a conduta e, como descriminantes que são, faz com que inexista crime por ocasião da prática do fato típico pelo agente.

O próprio Código Penal esclarece o que constitui o estado de necessidade e a legítima defesa[5]:

> Art. 24. Considera-se em estado de necessidade quem pratica o fato para salvar de perigo atual, que não provocou por sua vontade, nem podia de outro modo evitar, direito próprio ou alheio, cujo sacrifício, nas circunstâncias, não era razoável exigir-se.
> § 1º Não pode alegar estado de necessidade quem tinha o dever legal de enfrentar o perigo.
> § 2º Embora seja razoável exigir-se o sacrifício do direito ameaçado, a pena poderá ser reduzida de um a dois terços.
> Art. 25. Entende-se em legítima defesa quem, usando moderadamente dos meios necessários, repele injusta agressão, atual ou iminente, a direito seu ou de outrem.

O *estado de necessidade* pressupõe um conflito entre titulares de interesses lícitos, legítimos, em que um interesse pode perecer licitamente para que outro sobreviva[6]. São exemplos: o furto de alimento por quem está com fome e não tem como obtê-lo – o furto famélico; a morte de um animal selvagem que ataca o matador; o aborto para salvar a vida da gestante; a morte de um outro náufrago para se apoderar da boia; ou a invasão de domicílio para fugir de perigo. Em geral, aceita-se o estado de necessidade quando o bem destruído era menos valioso que o defendido. Hungria[7] aponta como requisitos dessa descriminante: 1) perigo atual não provocado pelo agente; 2) salvamento de direito próprio do agente ou de outrem; 3) impossibilidade de evitar o perigo por outro meio; 4) razoável inexigibilidade de sacrifício do direito ameaçado.

A *legítima defesa* nasce da impossibilidade de o Estado proteger todos os bens tutelados, a toda hora e em todos os lugares[7]. Desse modo, o ordenamento jurídico permite que o cidadão comum tome o lugar protetor exercido pelo Estado, repelindo o agressor, quando algum direito seu, ou de terceiro, é injustamente ameaçado. Na legítima defesa, o agressor é sempre um ser humano. O tipo de agressão geralmente é de ordem física, visando à vida ou à integridade corporal do agredido. Mas também pode ser de outra natureza, como no caso do furto. Por exemplo, a possível vítima de um punguista torce-lhe o braço para que devolva a carteira surrupiada. A reação que constitui a legítima defesa tem que ser exercida durante a agressão ou na iminência dela. Não é legítima defesa o homicídio preventivo do inimigo que jurou nos matar. Só é aceita se ele estiver na iminência de desferir o ataque fatal. Hungria[7] indica como requisitos da legítima defesa: 1) agressão atual iminente e injusta; 2) preservação de um direito próprio ou de outrem; 3) emprego moderado dos meios necessários à defesa. Injusta é a agressão não autorizada pelo Direito[6]. Desse modo, a reação à prisão por flagrante delito não é considerada legítima. O mesmo se diga da resistência a um mandado de reintegração de posse por parte de invasores.

O *estrito cumprimento do dever legal* abriga as ações, principalmente, de funcionários públicos, como policiais, oficiais de justiça ou fiscais sanitários na execução de suas funções. Pelo fato de a lei falar em *dever legal*, não estão cobertas as ações de cunho simplesmente moral ou religioso. O guarda que tem que usar a força para prender e conduzir à delegacia policial um ladrão age dentro da lei. Mas o padre que invade um domicílio para prestar a extrema-unção a um moribundo não goza dessa descriminante[6]. A sentinela que atira em um veículo estranho que força a entrada no quartel cumpre seu dever legal, qualquer que seja o resultado do tiro. Do mesmo modo, a violação do segredo profissional pelo médico ao comunicar à autoridade sanitária uma doença de notificação compulsória.

O *exercício regular de direito* inclui tanto normas de direito penal como extrapenal. O direito a ser exercido pode estar descrito em normas penais ou civis. Mas é preciso que o seja na forma da lei. Assim, os pais podem constranger seus filhos para educá-los, podendo até impedir que saiam de casa por algum tempo. Mas não podem chegar às raias dos maus-tratos, o que constituiria abuso de poder. Entre as normas penais que permitem a prática de condutas descritas como típicas, podemos citar: o aborto no caso de gravidez resultante de estupro (inciso II do art. 128); a intervenção médica contra a vontade do paciente em casos de iminente perigo de vida (inciso I do § 3º do art. 146); e a coação para impedir suicídio (inciso II do § 3º do mesmo artigo). Fora da legislação penal, podemos citar: a venda de bens penhorados para quitar dívidas; a intervenção cirúrgica consentida pelo paciente; e o transporte de substâncias capazes de causar dependência por parte de médicos, desde que na quantidade estabelecida pelas normas próprias.

Presente qualquer das excludentes da antijuridicidade, a prática do fato típico *não constitui crime*.

Culpabilidade

Praticado o fato típico e ausentes as condições descriminantes antes descritas, *houve o crime*. Mas o agente só será forçado a cumprir uma pena se for demonstrada a sua *culpabilidade*. De acordo com Mirabete[6], as noções de culpa e de culpado indicam que uma pessoa é responsável por uma má ação, um ato condenável, uma transgressão. A consequência desse fato, ou seja, a existência de um dano a alguém ou à sociedade como um todo, é que justifica a reprovação da conduta. Mas esse resultado lesivo só pode ser atribuído a quem lhe deu causa se o agente pudesse ter agido de modo diverso, quer dizer, dentro da expectativa social.

O ser humano tem a capacidade de perceber intuitivamente, ante um fato concreto, o modo correto de agir. Essa capacidade se desenvolve ao longo da vida sob a influência dos costumes sociais. Torna-se uma espécie de sexto sentido, o *senso moral*[1]. O homem normal tem o senso moral. Presente esse senso moral, a censura à ação decorre justamente da opção do agente pela conduta transgressora quando tinha a possibilidade de agir de acordo com as normas. A culpabilidade corresponde a essa *reprovabilidade da conduta* contrária à norma. É ela que justifica a imposição da pena ao criminoso. Mas é preciso não confundir culpabilidade com o significado jurídico de culpa no direito penal. Esta existe quando o agente produz o fato típico por agir com imperícia, imprudência ou negligência, sem desejar a ocorrência do resultado descrito pela norma penal.

Para alguns autores, a culpabilidade depende de três elementos, que são: a imputabilidade; o liame psicológico (dolo ou culpa); e a exigibilidade de conduta em conformidade com as normas[8]. Outros retiram o dolo e a culpa do âmbito da culpabilidade para integrá-los na conduta típica, argumentando que a decisão de contrariar as normas e a ação de transgredi-las fazem parte da estrutura do ato criminoso. Assim, para estes, a culpabilidade seria apenas a *reprovabilidade da conduta típica e antijurídica*. Desse modo, seus elementos constitutivos seriam: a imputabilidade; a possibilidade de conhecimento da ilicitude; e a exigibilidade de conduta diversa[6].

Acreditamos que discutir as teorias da culpabilidade em um texto de Medicina Legal não é apropriado. Basta situá-la na sistematização do Direito Penal. Além do mais, seria muita pretensão para quem não é jurista aprofundar a discussão. O que importa, do exposto, é que, seja qual for a escola penal, a imputabilidade é considerada um dos elementos da culpabilidade e, consequentemente, da punibilidade.

IMPUTABILIDADE PENAL

Como discutimos nas seções anteriores, para que alguém seja condenado a cumprir uma pena após um processo penal, é necessário que sua conduta tenha sido típica e antijurídica e que tenha sido possível caracterizar a sua culpabilidade. Do ponto de vista médico-legal, a imputabilidade é o elemento mais importante da culpabilidade. Segundo Aníbal Bruno[8], a imputabilidade "é o conjunto de condições pessoais que dão ao agente capacidade para lhe ser juridicamente imputada a prática de um fato punível". Na concepção mais antiga, a imputabilidade decorreria da liberdade do agente de escolher entre a ação boa e a má. Sendo livre para fazer a opção e escolhendo o mau caminho, justificar-se-ia a punição. O Direito não tem que se ocupar com as origens da vontade, se ela é livre realmente ou se existe um determinismo na decisão que o indivíduo toma. O que interessa é a manifestação visível da vontade no agir dele, qualquer que seja sua origem.

Modernamente, a imputabilidade está associada à capacidade de entender os fatos, as circunstâncias, e de direcionar a ação de acordo com esse entendimento. Tanto a capacidade de entendimento como a de autodeterminação integram a personalidade do indivíduo imputável. São atributos das pessoas maduras e mentalmente sadias. Segundo Lutz[9], a imputabilidade, de acordo com Von Liszt, vem a ser a capacidade do sujeito mentalmente desenvolvido e mentalmente são de receber a imputação de um fato típico. Na verdade, o termo "imputabilidade", no seu sentido vernáculo, significa a qualidade daquilo que pode ser imputado, ou seja, aquilo que é imputável. Mas o uso fez com que o sentido se deslocasse daquilo que pode ser imputado para aquele capaz de receber a imputação.

O indivíduo imputável é aquele que tem a capacidade de entendimento preservada, quer dizer, que tem a possibilidade de perceber, julgar os valores em jogo na situação com que se defronta, e de decidir por uma das alternativas que se lhe apresentam para agir ou deixar de agir. É o momento em que atua a razão, o *momento intelectual* ou *cognitivo* da ação. Distúrbios da consciência, do pensamento, da atenção, da memória, da percepção e da inteligência podem, dependendo de sua natureza e gravidade, fazer com que a decisão fuja ao que era de se esperar normal no indivíduo. E falar, aqui, em normalidade é referir-se ao homem médio. As normas existem para regular o comportamento do homem comum. Não seria razoável criar regras tão rigorosas de modo a só poderem ser cumpridas por pessoas excepcionalmente diligentes ou de coragem que chegue às raias do heroísmo[7]. A diligência muito extremada está no limite do comportamento obsessivo. Normal, do ponto de vista biológico, é o mais comum, mas também o mais apto a sobreviver. Em termos sociais, normal é o indivíduo que vive em comunidade sem criar conflitos desnecessários, justamente por seguir as regras gerais de conduta.

Entretanto, pessoas capazes de entender o certo e o errado e de avaliar os valores éticos e os aspectos jurídicos da ação podem não proceder de acordo com esse entendimento por causa de distúrbios na área da vontade. É o *momento volitivo* do agir. A vontade manifesta-se somente após a escolha feita pela razão entre as possíveis opções[7]. Tomada a decisão por agir ou se omitir, o curso da ação pode ser modificado por distúrbios na afetividade, ou na capacidade de atuar ou de se conter. As compulsões podem vencer o dever de se omitir, como nos cleptomaníacos; e o estupor, o de agir, como na catatonia.

Imputabilidade × responsabilidade

Hungria[7] considera perda de tempo querer distinguir o alcance jurídico desses dois termos. Acha que é uma discussão bizantina. Na verdade, usa-se um ou outro termo no mesmo sentido. Dizer que um criminoso é inimputável ou irresponsável acaba dando no mesmo: não cumprirá pena restritiva da liberdade. Mas não é o que pensa a maioria dos autores. Em geral, admite-se que a imputabilidade é um pré-requisito da responsabilidade penal. Para ser declarado responsável por um ato ilícito, é preciso que o agente seja imputável[8]. Assim, todo indivíduo responsável é imputável. Mas não se pode dizer que todo indivíduo imputável é responsável, no sentido de ser culpado por um delito. Isso pela simples razão de que não pode ser declarado responsável o indivíduo imputável que ainda não delinquiu. Fávero[10] cita a analogia de Ortolan. A imputabilidade seria como o crédito nas transações financeiras. Só pode contrair um empréstimo aquele que dispõe de crédito. Mas, enquanto não assina o contrato no banco e recebe o empréstimo, não pode ser considerado devedor. Do mesmo modo, o indivíduo imputável só passa a ser responsável criminalmente quando cometer um delito.

Critérios de avaliação da imputabilidade

Conceituações à parte, o que interessa aos julgadores é saber se o autor do ilícito penal sabia o que estava fazendo e se tinha o autogoverno *no momento da ação ou da omissão*. Desse modo, cabe ao psiquiatra forense esclarecê-lo à Justiça. Mas, para isso, ele tem que saber como o sistema penal do seu país admite a imputabilidade. Ao enunciar as normas gerais, a legislação penal de cada país estabelece o critério norteador da verificação da inimputabilidade. Conforme seja enfatizada a gravidade do distúrbio mental presente no agente ao cometer o delito, ou o grau da alteração cognitiva ou volitiva, qualquer que fosse a sua causa, pode-se reconhecer três critérios para a avaliação da imputabilidade penal: biológico; psicológico; e biopsicológico ou misto.

• Critério biológico

Por esse critério, para que o agente seja considerado inimputável, é suficiente que o psiquiatra, depois de examiná-lo, diagnostique uma doença mental grave ou grau acentuado de comprometimento intelectual. Estabelecido o diagnóstico, ele é considerado, *a priori*, incapaz de responder por seus atos, de modo que não se lhe aplicará a sanção penal. Não sendo grave o distúrbio mental, nem intenso o grau de comprometimento do entendimento, poderá ser julgado semi-imputável.

Esse critério é muito radical, pois transfere para o psiquiatra forense a tarefa de julgar, deixando pouca margem aos magistrados para uma avaliação ética e jurídica da conduta. A abolição da responsabilidade penal fica condicionada ao diagnóstico, independendo do tipo de delito praticado. Não se exige uma relação causal entre o distúrbio do agente e sua conduta antijurídica. Além do mais, existem transtornos mentais que cursam por crises, como a epilepsia, ou por surtos, como a psicose maníaco-depressiva. Fora dos períodos de atividade da doença, o indivíduo tem capacidade de entendimento da ilicitude e de autocontrole, o que torna inadequado considerá-lo inimputável.

• Critério psicológico

É um critério que radicaliza em sentido contrário ao que faz o biológico. Aqui, o papel do psiquiatra fica restrito a esclarecer se o agente, à época do delito, era capaz de ter o entendimento da ilicitude ou de se determinar de acordo com esse entendimento, independentemente de ser, ou não, mentalmente são e desenvolvido. O peso da decisão quanto à responsabilidade penal do agente recai sobre o julgador, o que dá margem a exageros na valorização das circunstâncias do fato. Por esse critério, fica aberto o caminho para se considerar irresponsável o agente sob a influência de estados emocionais. Voltar-se-ia à antiga "privação dos sentidos" do Código de 1890.

• Critério biopsicológico ou misto

É o formulado no art. 26 do atual Código Penal[5]:

> Art. 26. É isento de pena o agente que, por doença mental ou por desenvolvimento mental incompleto ou retardado, era, ao tempo da ação ou da omissão, inteiramente incapaz de entender o caráter ilícito do fato ou de determinar-se de acordo com esse entendimento.
> Parágrafo único. A pena pode ser reduzida de um a dois terços, se o agente, em virtude de perturbação da saúde mental ou de desenvolvimento mental incompleto ou retardado, não era inteiramente capaz de entender o caráter ilícito do fato ou de determinar-se de acordo com esse entendimento.

Como é possível perceber da leitura desse artigo, estão presentes elementos dos dois critérios já analisados. Ao se referir à doença mental e a desenvolvimento incompleto ou retardado, o legislador reconhece a necessidade de um diagnóstico psiquiátrico para justificar a inimputabilidade, aceitando a base do critério biológico. Mas também acolhe o fundamento do critério psicológico ao estabelecer que, ao tempo da ação ou da omissão, o agente teria que ser incapaz de reconhecer a ilicitude da sua conduta. E, no caso de ter essa capacidade, ainda teria que ter autocontrole suficiente para agir de acordo com aquele entendimento da ilicitude. Não basta, para que seja imputável, que ele entenda; é preciso que tenha condições mentais de se determinar de acordo com esse entendimento. Mas o mais importante no enunciado do art. 26 é que se torna necessária uma relação de causa e efeito entre o transtorno mental e a incapacidade de entendimento da ilicitude ou a falta de autocontrole. Assim, indivíduos com doenças manifestadas episodicamente só seriam considerados inimputáveis se a conduta antijurídica fosse praticada na vigência de uma crise. E essa crise teria que ser de tal ordem que gerasse aquela conduta. Fora de um surto psicótico, o doente mental tem a possibilidade de entender o caráter ilícito do ato cometido.

A correta aplicação do critério biopsicológico requer que se avalie: 1) a existência de um transtorno mental; 2) a capacidade de entendimento; 3) a capacidade de determinação; 4) o nexo de causalidade. Voltaremos ao tema na seção referente à perícia.

LIMITES E MODIFICADORES DA IMPUTABILIDADE PENAL

Há uma série de condições, relacionadas ao meio ambiente ou ao próprio agente que são capazes de modificar o seu grau de imputabilidade. Algumas a suprimem completamente, outras a diminuem. Serão analisadas apenas as mais importantes.

Ambientais

Podemos estudar como condições ambientais capazes de alterar a imputabilidade do agente tanto o meio em que o indivíduo se desenvolveu quanto as situações esporádicas de perturbação do ambiente em que se deu o fato.

• Grau de civilização

Como já referido, a exposição do homem ao ambiente cultural acaba por lhe incutir os valores consagrados pela sociedade sob a forma de normas morais de conduta. No caso dos silvícolas, os valores morais vigentes no seu mundo selvagem diferem profundamente daqueles do homem civilizado. Por essa razão, não se pode exigir do selvagem que tenha uma conduta ajustada às normas da sociedade civilizada. Sua concepção do mundo alcança apenas o que a sua cultura informa. Isso, porém, não significa que eles sejam intelectualmente inferiores. Apenas seu nível de informação é insuficiente para que ajam de modo semelhante ao homem civilizado. Por isso, considera-se que os índios têm o *desenvolvimento mental incompleto*. Nossa Constituição reconhece a organização social e os costumes dos índios (art. 231)[11]. E o Estatuto do Índio (Lei n. 6.001/1973)[12] lhes garante a tutela do Estado.

Ao cometer um ato previsto como ilícito pelo nosso sistema jurídico, o silvícola não pode ser penalizado justamente por não ter tido a oportunidade de conhecer as normas civilizadas. Mas, dentro de seu mundo cultural, o conceito de imputabilidade de Von Liszt é válido também para o índio, desde que consideremos seus valores morais e as penas que a sua comunidade impõe para os que violem as suas regras de conduta. Contudo, de acordo com o nosso Código Penal, ele tem que ser considerado mentalmente não desenvolvido e enquadrado no art. 26. Assim, quando se tratar de um índio que teve pouco ou nenhum contato com o homem civilizado, deverá ser considerado inimputável. À medida que for tomando conhecimento das normas de vida civilizada, sua capacidade de entendimento quanto à ilicitude da conduta irá aumentando. Daí concluir-se que pode chegar a ser semi-imputável e até mesmo totalmente imputável. Índios como o cacique caiapó Paulinho Paiakan, envolvido em um caso de estupro em 1992, que tem conhecimento suficiente das normas de nossa sociedade a ponto de liderar transações de venda de madeira da área de sua tribo, e enriquecer, devem ser considerados mentalmente desenvolvidos e, por conseguinte, imputáveis[13].

• Multidões

É um fato observado com frequência o chamado "estouro da boiada". A manada vem calmamente em direção ao pasto, tangida pelo boiadeiro. De repente, um estampido, um trovão, a queda de um galho de árvore morta rompe a monotonia. Um animal se assusta e, bruscamente, põe-se a correr. Ou está o gado confinado dentro do cercado quando uma rês força a porteira e consegue fugir. Em ambas as situações, os outros animais da manada, contagiados pela subitaneidade da ação, partem em pânico, em desabalada carreira. É como se faltasse apenas uma centelha para a explosão.

Apesar de dotado de inteligência e discernimento, o homem não está imune a esse fenômeno. Os psicólogos sabem que as inibições individuais diminuem de intensidade quando o sujeito está em grupo. Num teatro, quando alguém se levanta e aplaude entusiasticamente o artista, logo é seguido pelos demais espectadores. O mesmo se diga das vaias. Em estádios de futebol, onde as paixões clubísticas se manifestam vigorosamente, palavras e gestos obscenos são praticados de maneira abusiva, bastando haver discordância com relação a uma jogada ou marcação do juiz. Quem está acostumado a dar aulas para turmas de tamanhos diversos sabe que a ousadia do aluno rebelde é maior nas turmas grandes do que nas pequenas. Tudo isso reflete a diluição da responsabilidade e explica a prática de atos contrários às normas por parte de pessoas pacatas e respeitadoras dos valores sociais. Ocorre nas multidões enfurecidas tal qual no estouro da boiada. Os saques a estabelecimentos comerciais por ocasião de crises sociais, como em períodos de hiperinflação e de desemprego, são consumados por pessoas que, sozinhas, seriam incapazes de causar danos à propriedade alheia. Os linchamentos levam indivíduos calmos e ordeiros a agredir a vítima de modo impiedoso. Sob a influência de multidões, a razão é subjugada pelas paixões irracionais.

Nosso Código Penal[5] aceita a redução da responsabilidade das pessoas que agem em meio à multidão desvairada, mas não trata do mesmo modo aquele que açulou a turba, o responsável pelo estouro da boiada. No art. 65, que trata das atenuantes genéricas, encontra-se:

> Art. 65. São circunstâncias que sempre atenuam a pena:
> (...)
> III – ter o agente:
> (...)
> e) cometido o crime sob a influência de multidão em tumulto, se não o provocou.

Aqueles que forem presos em flagrante serão processados individualmente pelo ilícito praticado, mas a pena será reduzida. Entretanto, não se deve colocar na mesma condição a ação de vândalos que se valem de manifestações legítimas de protesto popular para depredar o patrimônio alheio, como ocorreu em várias passeatas ao longo do mês de junho de 2013 pelo Brasil afora.

Biológicos

Serão abordados: fatores presentes em qualquer pessoa e, portanto, normais; alterações do estado mental habitual, mas que não chegam a ser patológicas; e fatores associados a transtornos mentais.

• Idade

Nosso Código Penal[5] define, no art. 27, como inimputáveis os menores de 18 anos:

> Art. 27. Os menores de 18 anos são penalmente inimputáveis, ficando sujeitos às normas estabelecidas na legislação especial.

O mesmo consta no art. 228 da Constituição[11]:

> Art. 228. São penalmente inimputáveis os menores de 18 anos, sujeitos às normas da legislação especial.

A definição legal da incapacidade jurídica do menor de 18 anos na verdade caracteriza uma exceção ao modo biopsicológico de avaliação adotado pelo Código Penal. O critério, aqui, é puramente biológico. O legislador declara – e o constituinte também – a imaturidade mental do homem antes dos 18 anos mais por um critério de política criminal do que por um rigor científico[7]. É uma tomada de posição do Estado que parece querer expiar sua culpa por ter deixado que os menores delinquentes ficassem desamparados nas ruas, sujeitos a todo tipo de influências criminógenas. Desde a falta de comida para o corpo até a escassez de afeto, o alimento da alma. Mesmo fugindo à discussão sobre a preponderância dos fatores constitucionais ou da amarga experiência de vida desses infelizes, tem-se que admitir que, se houver educação e amparo à criança, a proporção delas que seguirá na contramão das normas será significativamente menor.

Discute-se, atualmente, em face do recrutamento cada vez mais precoce dos menores abandonados para o exército do tráfico, a redução da idade de 18 para 16 anos, já que, hoje, o maior de 16 anos tem capacidade de votar e ajudar a escolher os representantes do povo no Congresso e o Presidente da República. Há argumentos que apoiam a medida e outros que a tornam inadequada à solução da delinquência juvenil. A favor do rebaixamento do limite, pode-se citar a facilidade de informação por meio dos canais de televisão e da Internet, que acelera o amadurecimento psicológico dos menores, a par da liberdade sexual conseguida pelos jovens, que chega a limites jamais imaginados pelas gerações precedentes. Considerar inocente um menor de 17 anos que já é pai, ou mãe, que já produz o suficiente para o seu próprio sustento, ou que faz parte do crime organizado, por vezes como chefe de facções, é, no mínimo, ingenuidade. Entretanto, a imposição de pena aos menores entre 16 e 18 anos, com certeza, não resolveria o problema, pois que levaria ao recrutamento daqueles adolescentes com idade inferior ao novo limite para realizar as mesmas tarefas na organização criminosa. Além disso, onde seriam colocados os novos contingentes de condenados, se nosso sistema carcerário já está superlotado? Urge que sejam encontradas soluções para o problema, mesmo que sejam em caráter excepcional, pois a sociedade brasileira vive um momento excepcionalmente grave de rotura do tecido social e de insegurança. São numerosas as áreas onde o poder do Estado foi substituído pelo poder paralelo da marginalidade, que, por definição, cria suas próprias leis. A ousadia do crime organizado chega ao ponto de invadir quartéis das forças armadas e conseguir roubar armamentos até então usados em combates convencionais de guerra.

• Sexo

A parte especial do Código Penal[3] caracteriza crimes que são próprios do sexo feminino. O crime de infanticídio (art. 123 do CP) só pode ser cometido pela própria mãe do nascente ou recém-nascido. O mesmo se diga do autoaborto (art. 124 do CP).

Há distúrbios peculiares ao sexo feminino relacionados com os ciclos menstruais e com o climatério. Algumas mulheres apresentam um quadro clínico conhecido como síndrome de tensão pré-menstrual, caracterizado por retenção de líquidos no organismo, provocando edema dos tornozelos, dor nas mamas e, o que vem ao caso, alterações psíquicas, como irritabilidade, agressividade, dificuldade de concentração e depressão[14]. Sua incidência é maior em mulheres com mais de 40 anos, geralmente pouco antes da menopausa. Os sintomas psíquicos podem estar relacionados a edema cerebral discreto, mas não se sabe exatamente sua patogenia. A influência hormonal é indiscutível, pois costuma repetir-se nos ciclos menstruais sempre na semana que antecede a menstruação. Assim que vem o fluxo menstrual, há alívio dos sintomas. Em alguns casos, em função da extrema irritabilidade e da agressividade, é possível aceitar diminuição da capacidade de autocontrole quando da avaliação da imputabilidade em casos de lesão corporal ou vias de fato.

Quando as pessoas chegam à idade de transição entre a maturidade e a velhice, o organismo e as funções orgânicas e psíquicas são influenciados pela involução hormonal, principalmente na mulher, que entra na menopausa e passa a sofrer as consequências da carência dos hormônios ovarianos. A existência de uma síndrome semelhante no homem, porém muito menos flagrante, é aceita pelos andrologistas. Tanto no homem como na mulher, a redução dos níveis hormonais sexuais condiciona alterações do humor, em que sobressaem a irritabilidade e a intolerância. Mas também ocorrem episódios de depressão e melancolia.

Os transtornos da afetividade observados no climatério podem gerar conflitos familiares e, fora do lar, episódios de disputas ácidas por motivos que não levariam à violação das regras da boa convivência social em outras fases da vida. Em casos extremos, ocorrem surtos psicóticos conhecidos como psicoses do climatério[1]. Naturalmente, a imputabilidade pode estar reduzida, ou mesmo abolida, dependendo da gravidade do transtorno. Em geral, essas pessoas entendem a ilicitude, mas sua capacidade de autodeterminação está prejudicada.

• Sono, sonambulismo e hipnotismo

Como o sono é uma forma de abolição da consciência, importa, inicialmente, conceituá-la. Segundo Garcia[1], trata-se do conjunto de fenômenos psíquicos, afetivos ou intelectivos que permite ao indivíduo, em dado momento, dar-se conta de si e do meio em que se encontra. Assim, durante o sono, somos incapazes de perceber as alterações do meio em que estamos e de interagir com elas. O desligamento dos canais de comunicação com o meio exterior faz com que estímulos de intensidade baixa não sejam percebidos, embora haja excitação dos órgãos dos sentidos. O que ocorre é um bloqueio dos sinais, de modo que não chegam a um nível consciente. Mas o limiar dos estímulos suficientes para acordar o indivíduo varia de um para outro. Dizemos que algumas pessoas têm o sono leve; e outras, o sono pesado. Da mesma forma, há os que adormecem e acordam com facilidade, enquanto outros custam a pegar no sono e custam a acordar. O despertar desses indivíduos é lento, prolongando-se aquela fase de confusão entre o sono e a vigília.

Em meados do século XX, pesquisadores demonstraram que há dois tipos de sono ao longo da noite. Um deles é mais superficial e acompanhado de movimentação rápida dos olhos (*rapid eye movement* – REM); o outro (não REM) é mais profundo e calmo. Atualmente, sabe-se que, durante o sono REM, a atividade cerebral é semelhante à da vigília; mas não leva à movimentação ativa do corpo que acompanhe o conteúdo dos sonhos na maioria das pessoas porque há uma inibição da liberação de neurotransmissores como a noradrenalina, a serotonina e a histamina. Na fase de sono calmo, a atividade cerebral reduz-se muito e permite a restauração neuronal[15].

O sono é tão importante para os animais, principalmente os mamíferos, que ratos impedidos de dormir definham e morrem em cerca de 10 a 20 dias como se lhes fosse negada a alimentação, embora estando bem alimentados[15]. O que parece governar a necessidade de sono das várias espécies de mamíferos é o seu porte físico. Os animais pequenos precisam dormir mais que os grandes. Para um elefante, bastam 3 a 4 horas de sono[15]. O ser humano necessita de 6 a 8 horas, em média, para que não tenha distúrbios do comportamento, como irritabilidade e dificuldade de concentração, embora esse número de horas varie de um indivíduo para outro. Quem trabalha como motorista, por exemplo, precisa dormir regularmente para poder manter a atenção no trânsito e evitar acidentes. Se um motorista de ônibus for obrigado a dobrar seu turno de serviço para cobrir a falta do companheiro que o renderia no trabalho, é possível que cause algum acidente por distração ao volante. O mesmo acontece com motoristas de caminhão que tentam vencer o sono nas estradas para fazerem mais viagens. Chega um momento em que todo o seu esforço para se manter acordado fracassa, e o acidente é inevitável. Comparando-se os dois casos, podemos dizer que o motorista do ônibus teria uma atenuante caso provocasse lesão corporal ou a morte de alguém, pois teria sido coagido a continuar na escala de trabalho sob ameaça de perder o emprego. Entretanto, o do caminhão, se se tivesse colocado naquela situação por livre vontade, teria responsabilidade plena, em função da teoria da *actio libera in causa* (ver seção sobre emoção e paixão).

O *hipnotismo* é um estado parecido com o sono, em que a pessoa é conduzida a uma alteração da consciência na qual a realidade e as sugestões do hipnotizador se misturam e são percebidas simultaneamente. A suscetibilidade das pessoas a serem hipnotizadas varia muito. Seu grau pode ser aferido de modo objetivo pela escala de Stanford, que vai de 0 a 12.

As mais suscetíveis têm pontuação maior. Cerca de 95% das pessoas avaliadas têm, pelo menos, grau 1[16]. Essa suscetibilidade nada tem a ver com o fato de ser a pessoa provida de imaginação pobre ou fértil; ser tranquila ou agitada; cooperativa ou rebelde. Parece favorecer a hipnose o fato de o indivíduo ser capaz de se concentrar na leitura ou ao ouvir música[16]. Não é imprescindível estar o sujeito a ser hipnotizado em lugar calmo e em repouso. Pessoas em atividade de ginástica em bicicleta estática foram hipnotizadas[16].

As vivências experimentadas pela pessoa hipnotizada podem chegar a alucinações, por exemplo ouvir zumbido de insetos, ou campainhas inexistentes. Estudos experimentais feitos com tomografia de emissão de pósitrons (PET, na sigla em inglês) mostraram que as áreas cerebrais ativadas nas sensações reais e nessas alucinações são as mesmas; e diferentes das excitadas pela simples imaginação dos sons[16].

As pessoas hipnotizadas não se comportam como autômatos. Sua personalidade interage com as ordens do hipnotizador. Elas percebem os atos feitos sob o comando externo como se não fossem seus. Obedecem, mas os interrompem assim que as ordens entram em choque com seus valores morais[16]. Por essa razão, não se pode reduzir a imputabilidade das pessoas que pratiquem atos ilícitos quando hipnotizadas. Em geral, o indivíduo hipnotizado lembra-se de modo mais ou menos preciso das ordens que lhe foram dadas e das sensações experimentadas; não há amnésia verdadeira[16].

O *sonambulismo* é um estado patológico análogo ao sono durante o qual o indivíduo fala, anda, escreve e pode até agredir outras pessoas, se acompanhado de alucinações[1]. Há duas formas de sonambulismo. Uma é *psicogênica* e caracterizada por execução de atos de complexidade variada, mas que têm conexão com as vivências do dia e com os objetos do meio circundante. As ações podem revelar tendências subconscientes do sujeito, como no caso relatado por Honório Delgado, citado por Nobre de Melo[17], de um homem casado que acordava, às vezes, com os gritos da sua mulher porque ele a tentava estrangular com as mãos. O indivíduo em crise pode ser despertado por meio de chamamentos e de estímulos fortes. Essa forma costuma estar associada a personalidades histéricas. De modo semelhante ao que ocorre no hipnotismo, a consciência não está abolida, mas sim perturbada. Os planos do real e do onírico misturam-se. O sonâmbulo, aqui, é capaz de remover objetos que fiquem em seu caminho de modo coordenado. Não há verdadeira amnésia dos fatos, e as vivências podem ser recordadas em outras crises[1].

A outra forma é o *sonambulismo epiléptico*. Nesses casos, há um verdadeiro automatismo das ações e total amnésia dos fatos. Nobre de Melo[17] refere o caso de um rapaz que falava muito logo após cair no sono, tudo indicando que estava dialogando com algum personagem do sonho. Seu estado de inconsciência era tão intenso que não podia ser despertado. A crise não ocorria quando tomava uma dose de barbitúrico antes de se deitar. Em outro caso, descreveu uma mulher de 50 anos que costumava ter pesadelos e sair à rua. Suas crises foram ficando cada vez mais frequentes, o que a levou a procurar tratamento. Um EEG mostrou que tinha atividade cortical característica de epilepsia, com localização frontotemporal esquerda. As ações do sonâmbulo epiléptico costumam ser estereotipadas, imotivadas, repetitivas e sem adequação ao meio circundante. Quaisquer atos ilícitos cometidos sob esse estado não são puníveis em função de sua total inconsciência, que torna o paciente totalmente inimputável.

Uma forma mais grave do sonambulismo epiléptico é o *estado crepuscular*. O indivíduo tem um estreitamento da consciência com distorção da percepção. Pode ter ilusões, alucinações, vivências fantásticas associadas a agitação psicomotora e agressividade. As crises costumam durar algumas horas, mas podem chegar a mais de 1 mês[1,17]. Nesse estado, o sujeito pode cometer crimes de grande brutalidade, em que o excesso de golpes é comum. Esses agentes são totalmente inimputáveis.

• Emoção e paixão

A vertente afetiva da vida psíquica estende-se da esfera instintiva à sensibilidade corporal. Abrange, inclusive, a consciência do eu, em que são vivenciados os conteúdos afetivos como realidades subjetivas imediatas[17]. Segundo Alves Garcia[1], todo ato psíquico decompõe-se em uma parte intelectiva e outra afetiva. Essa abrangência justifica que se diga que a vida psíquica tem seus diversos processos entrelaçados e passíveis de interferência de um nos demais. Por isso, a maioria dos distúrbios mentais começa por comprometimento da vida afetiva.

Segundo Nobre de Melo[17], uma das dificuldades no estudo dos conteúdos afetivos é de ordem semântica. O significado de termos como *afeto*, *emoção*, *sentimento*, *inclinação* e *paixão* varia entre os diversos autores e, mais ainda, quando são traduzidos de textos estrangeiros. O termo *emoção*, por exemplo, significa, para esse autor, "um complexo psicofisiológico que se caracteriza por súbitas e insólitas rupturas do equilíbrio afetivo, com repercussões concomitantes ou consecutivas, leves ou intensas, mas sempre de curta duração, sobre a integridade da consciência e sobre a atividade funcional dos diversos órgãos e sistemas da economia". O mesmo autor reconhece a existência de emoções primárias, secundárias, derivadas e mistas. As primárias são instintivas e estão presentes em recém-nascidos (RN). Três são as *emoções primárias*: a de choque; a de cólera; e a de afeto. A de choque, que não deve ser confundida com a emoção-choque referida por Hélio Gomes[18], é a que o RN experimenta se o tomarmos nas mãos e o fizermos despencar rapidamente como numa queda; ele estremece, fica pálido e sofre uma descarga adrenérgica. A de cólera pode ser desencadeada se o segurarmos e o impedirmos de se movimentar por alguns instantes a despeito de seus esforços; ele mostra irritação, fica vermelho e começa a chorar com raiva. Já a de afeto resulta de o afagarmos lenta e suavemente com as mãos, de modo a que se sinta acariciado; ele acaba por ficar tranquilo e adormecer calmamente. As *emoções secundárias* são estados afetivos mais complexos e adquiridos a partir de sensações de dor e de prazer. Da mesma natureza são os estados de bem-estar e de mal-estar que acompanham, respectivamente, a higidez e o desequilíbrio das funções orgânicas. As *emoções derivadas* são modificações das primárias e das secundárias no sentido de se aproximarem dos sentimentos[17]. Por exemplo, a emoção primária de choque gera as derivadas de espanto e de pavor; e os sentimentos de insegurança, medo e desconfiança.

A leitura de alguns autores dificulta a apreensão do significado do nome dado a cada tipo de emoção e de paixão. Por exemplo, Hélio Gomes[18] refere o amor ora como emoção, ora como paixão. Há outros que chamam de emoção a vivência das reações corporais ao estímulo desencadeante; isto é, o estímulo desencadeia a reação psíquica e orgânica, com taquicardia, palidez, respiração acelerada, tremores etc. Para esses autores, a percepção dessas modificações somáticas é que constitui a emoção. Chamam de emoção o efeito causado pela emoção. Confundem causa com efeito.

A maioria dos autores consultados cita Ribot, que afirma que a paixão é o resultado de uma emoção que se tornou crônica e intelectualizada[7,8,18]. Nobre de Melo[17] distingue duas formas de estados afetivos prolongados, as inclinações, que são instintivas, e as paixões. Para ele,

> inclinações são movimentos afetivos involuntários, duráveis, contínuos, persistentes, em direção a determinado objeto, movimentos que emergem de disposições extraconscientes, isto é, das tendências instintivo-afetivas latentes, que lhes dão força, sentido e unidade dinâmica, com ou sem repercussões sobre a motilidade e a conduta.

Afirma que as paixões são "um estado afetivo absorvente e tiranizante, que polariza a vida psíquica do indivíduo na direção de um objeto único, que passa a monopolizar seus pensamentos e suas ações, com exclusão ou detrimento de tudo o mais". Ou seja, a paixão tem intensidade muito maior do que a simples inclinação. Chega a subjugar a razão. O mesmo autor não aceita a colocação de Ribot de ser a paixão uma cronificação da emoção. O interessante é que tanto os que aceitam essa postura quanto os que a repelem citam a mesma colocação do filósofo Kant, para o qual "a emoção é como a torrente que rompe o dique de contenção, enquanto a paixão é a correnteza que vai lenta e continuamente cavando o seu próprio leito".

Cremos que podemos fazer uma analogia entre emoção e paixão de um lado e grafite e diamante de outro lado. Cada dupla é formada pela mesma matéria: emoção e paixão, por estados afetivos; grafite e diamante, por átomos de carbono. Mas, assim como o grafite e o diamante são muito diferentes embora formados pela mesma matéria-prima (fenômeno da alotropia)[19], também o são a emoção e a paixão. A diferença fundamental entre estas é a duração fugaz da emoção e longa da paixão. Além disso, a repercussão psíquica e a orgânica são diferentes. A emoção cria um estado agudo e intenso de alteração mental e física, com sinais de descarga de adrenalina. A paixão cria um estado afetivo continuado que traz um potencial de eclosão de surtos emocionais, tornando o limiar de excitação mais baixo para o rompimento das barreiras da censura.

Contudo, o que interessa ao direito penal é a possibilidade de modificação da consciência da ilicitude e de descontrole da vontade sob a influência das emoções e das paixões. O Código Penal[5], porém, de maneira severa, estabelece:

> Art. 28. Não excluem a imputabilidade penal:
> I – a emoção ou a paixão;
> (...)

Ora, não se pode admitir que o legislador ignorou toda a contribuição de filósofos, juristas e grandes mestres da literatura à discussão do tema. Na verdade, todos reconhecem que as paixões criam o caminho para o descaminho das emoções. Aceitam que as emoções podem assumir intensidade tal que o embotamento da consciência chegue a obscurecer a razão e a liberar os instintos primitivos de cólera. Mas é verdade, também, que, no homem normal, o homem médio para quem são feitos os códigos, a evolução da crise emocional não é instantânea. Começa por uma excitação da vida afetiva que vai crescendo rapidamente até atingir o grau da incontinência da vontade e da ação. Nesse momento do clímax, já não há como conter a avalanche emocional e suas consequências por vezes funestas. Mas, *no início da reação emocional, a consciência ainda governa a razão e a vontade*. Desse modo, *o indivíduo normal tem ainda a possibilidade e o dever de frear o ímpeto no nascedouro*. Se não o faz, se deixa a emoção dominá-lo, sabendo de antemão as possíveis consequências da explosão iminente, tem que assumir a responsabilidade pelos seus atos. É o princípio da *actio libera in causa*. Por esse princípio, o sujeito que se coloca conscientemente em condições de não poder mais avaliar o valor de sua conduta do ponto de vista ético e jurídico faz de si mesmo um instrumento para a violação das normas. Sêneca dizia que não adianta se arrepender, durante a queda, quem se jogou no abismo[7]. O mesmo ocorre quando alguém se embriaga propositalmente, ou por não se importar com a possibilidade de se embriagar quando começa a beber. Sobrevindo a embriaguez, e a prática de atos contrários às normas por parte desse indivíduo, não pode ele alegar que não podia avaliar as consequências desses atos, no momento que os praticou, por causa dos transtornos causados pela substância inebriante na capacidade de entendimento e de autogoverno. A base para a reprovabilidade da conduta remonta ao momento em que optou por se embriagar, ou assumiu o risco de ficar embriagado, quando se podia abster de fazê-lo.

Além do mais, o receio da punição é mais um elemento inibidor da conduta violenta. É da observação comum que a instalação da cólera e a tendência daí resultante para uma agressão são inibidas quando o possível agressor encontra uma resistência, uma possibilidade de revide por parte do contendor. Desse modo, a possibilidade de poder vir a ser preso e processado é mais um aspecto a ser avaliado pelo agente no início de seu ímpeto.

Mas o Código Penal[3,5] admite a diminuição da responsabilidade em condições especiais. Vejamos:

> Art. 65. São circunstâncias que sempre atenuam a pena:
> (...)
> III – ter o agente:
> (...)

c) cometido o crime sob coação a que podia resistir, ou em cumprimento de ordem de autoridade superior, ou sob a influência de violenta emoção, provocada por ato injusto da vítima;
(...)
Art. 121. Matar alguém:
Pena – reclusão de 6 (seis) a 20 (vinte) anos.
§ 1º Se o agente comete o crime impelido por motivo de relevante valor social ou moral, ou sob o domínio de violenta emoção, logo em seguida a injusta provocação da vítima, o juiz pode reduzir a pena de um sexto a um terço.
(...)
Art. 129. Ofender a integridade corporal ou a saúde de outrem:
Pena – detenção de 3 (três) meses a 1 (um) ano.
(...)
§ 4º Se o agente comete o crime impelido por motivo de relevante valor social ou moral, ou sob o domínio de violenta emoção, logo em seguida a injusta provocação da vítima, o juiz pode reduzir a pena de um sexto a um terço.

No art. 65, a emoção é violenta, mas *apenas influencia* o agente. E tem que ser desencadeada por ato injusto da vítima. É preciso que o grau de alteração do psiquismo seja suficiente para modificar a capacidade de autocontrole, mas sem suprimi-lo. Além disso, a causa da excitação emotiva tem que ser a prática, pela vítima, de um ato que possa ser considerado injusto para com o agente. Por exemplo, se um policial tem um mandado para a prisão de João e prende José, que é parecido com João, e usa de força física para subjugá-lo e conduzi-lo à delegacia, se for agredido por José, este estará dentro da condição atenuante se causar algum dano ao reagir à prisão. No caso, a prisão era injusta. Trata-se de uma circunstância atenuante da pena, mas que não expressa em quanto ela deve ser reduzida.

No que se refere aos arts. 121 e 129, porém, a perturbação tem que ser mais intensa, pois o agente tem que ficar *sob o domínio* da violenta emoção. Significa dizer que há grande comprometimento da capacidade de autocontrole, quase a ponto de inibi-lo. No exemplo, se José agride o policial e lhe causa lesões corporais ao empreender a reação, a pena a ser aplicada pelo juiz pode ser reduzida em um sexto a um terço, conforme o entendimento do magistrado. O fato de o Código prescrever que o juiz *pode* reduzir a pena tem gerado dúvidas se ele poderia deixar de reduzi-la. Delmanto[4] refere opiniões de juristas e jurisprudência nos dois sentidos. Além do mais, há necessidade de que o revide seja logo após a provocação injusta. O *logo após* exclui aquelas situações em que o agente provocado se afasta do local para se armar e volta para onde está o provocador para se vingar. Outro aspecto a se considerar é que basta a provocação, não sendo necessário que haja uma agressão ao agente para que ele goze do benefício legal.

Até o momento, temos nos referido a emoções normais, isto é, aquelas desencadeadas por situações comuns da vida em indivíduos normais. Em se tratando de transtornos afetivos relacionados a patologias mentais, o local onde devem ser discutidas é o *caput* do art. 26 sob a rubrica "doença mental", ou o parágrafo único em "perturbação da saúde mental".

• Surdo-mudez

Os surdos-mudos necessitam de cuidados especiais na educação para que possam superar sua deficiência e ser alfabetizados. Sendo educados de modo satisfatório, conseguem comunicar-se e, por meio do contato social, adquirir os costumes da sociedade em que vivem. Não sendo orientados em estabelecimentos especializados, não conseguem informar-se o suficiente para entenderem as regras de conduta emanadas da sociedade e as regras jurídicas impostas pelo Estado. Desse modo, podemos compará-los aos silvícolas no sentido de que têm *desenvolvimento mental incompleto*. Assim, podemos encontrar, nesses indivíduos, todos os graus de aquisição das regras sociais. Eles não costumam ser oligofrênicos. Mas nada impede que, além de surdo-mudo, o sujeito tenha o QI baixo. Como é natural, o desenvolvimento intelectual dessas pessoas será mais difícil do que o das outras. A maioria dos surdos-mudos não consegue atingir o discernimento do homem médio. Mas isso não impede que se tornem pessoas produtivas e criativas, como tem sido registrado ao longo dos tempos. A inglesa Helen Keller foi o paradigma dessa exceção. Nasceu cega e, com pouco mais de 1 ano e meio, ficou surda. Apesar disso, aprendeu a ler e a escrever, tendo produzido textos de real valor[17].

No caso de cometerem algum ato ilícito penal, sua imputabilidade terá que ser avaliada por psiquiatra forense, que verificará seu grau de ajustamento social, bem como o grau de desenvolvimento mental que conseguiram alcançar. Conforme o laudo, poderão ser considerados inimputáveis, semi-imputáveis, ou com a plena capacidade de responder pelo fato. O art. 192 do Código de Processo Penal[20] estabelece regras para a oitiva de pessoas surdas, mudas ou surdas-mudas. No caso do surdo-mudo, "as perguntas serão formuladas por escrito, e por escrito dará ele as respostas". Se for analfabeto, terá que haver a interveniência de um intérprete que possa entendê-lo.

• Doença mental

Aí se acham os indivíduos que o leigo costuma chamar de loucos ou alienados mentais. De modo simplório, entende-se como doença mental a afecção com uma base orgânica cerebral – conhecida ou postulada – que compromete, de modo primário, alguma atividade psíquica. A expressão *doença mental* do Código Penal refere-se, essencialmente, às psicoses e às demências. Mas é preciso que a doença esteja ativa e incapacitante no momento do crime.

As *psicoses* em geral são transtornos mentais em que o indivíduo perde o juízo de realidade, passando a perceber o mundo por uma ótica distorcida, caracterizada por distúrbios graves: da percepção, como alucinações; do pensamento, como ideias delirantes, desagregação e roubo do pensamento; e da vida afetiva, como estados depressivos, paratimias, neotimias e ambitimias. Não nos cabe, aqui, discorrer sobre cada uma das diversas formas de psicose. Mas é importante dizer que podem ser agudas ou crônicas. As *psicoses agudas* podem: ser o resultado de uma situação de estresse muito intenso, por exemplo o ataque ao World Trade Center de Nova York, chamada de psicose de pavor; provir de estados de intoxicação aguda por substâncias psicoativas (LSD, p. ex.); ser o resultado de traumatismos cranioencefálicos; surgir em períodos fisiológicos, como a psicose puerperal, ou em estados infecciosos agudos sob a forma de delírios. Entre as *crônicas*, a mais comum é a esquizofrenia, com suas distintas formas, ao lado de outras, como a maníaco-depressiva, a alcoólica, a epiléptica etc.

As *psicoses crônicas* podem apresentar fases distintas de atividade. Podem evoluir por surtos ou fases, ou sem remissões e de modo inexoravelmente incurável, como as parafrenias. Lutz[9] descreve, nas psicoses passíveis de melhora, as fases pré-psicótica, médico-legal, de estado, de remissão e de cura. A fase pré-psicótica é aquela em que a doença existe, mas ainda não pode ser detectada pelo exame clínico. Na fase médico-legal, o indivíduo já apresenta os sintomas da doença, mas ainda não foi examinado; é aquela em que é cometido o delito que o leva ao psiquiatra forense. Na fase ou período de estado, a doença já é bem nítida e pode, então, evoluir para melhora, piora ou estabilização. A fase de remissão caracteriza-se por uma melhora intensa que pode simular a cura. A cura, em verdade, dificilmente é completa. Deve ser encarada com reservas. Se se mantiver, deve-se considerá-la real; se houver novo surto, era uma cura aparente, ou *com defeito*. Alguns pacientes estabilizam a doença em fase de grande regressão dos sintomas, mas não se pode falar em cura completa porque restam certos defeitos no feitio psíquico ou no intelecto deles. Quando o ato delituoso é cometido na fase pré-psicótica, o indivíduo vem a ser processado e condenado, uma vez que não é possível diagnosticar a doença. Por isso, durante o cumprimento da pena, quando a doença se manifesta, há necessidade de que ele seja removido a hospital de custódia e tratamento psiquiátrico (art. 41 do Código Penal[5]).

Todas essas doenças, quando em atividade no momento do ato delituoso, pelo fato de privarem o agente de sua capacidade de entendimento, tornam-no inimputável. Mas é preciso reconhecer que elas têm um curso habitual, uma história natural. Assim é que as agudas, em geral, são transitórias e costumam regredir uma vez cessada a causa. Por exemplo, a supressão da droga, nas psicoses tóxicas.

As *demências* resultam do acometimento cerebral de pessoas que até então eram normais e que, por motivo da doença, foram perdendo gradualmente os atributos cognitivos, basicamente da memória e da orientação, com repercussão nos aspectos volitivos e afetivos. Entre os estados demenciais, podemos destacar as formas pré-senis (p. ex., doença de Alzheimer, doença de Pick) e as formas senis (p. ex., por arteriosclerose).

A *epilepsia* é uma doença que podemos chamar de neuropsiquiátrica, uma vez que tem formas de exteriorização tipicamente neurológica e outras que se manifestam por meio de quadros psiquiátricos. No que diz respeito à imputabilidade, é claro que o indivíduo acometido por uma crise convulsiva epiléptica não é capaz de perpetrar um delito comissivo. Entretanto, se exerce uma profissão em que a sua perda de consciência pode pôr a integridade corporal ou a vida de outras pessoas em perigo, é possível a ocorrência de crime de dano, seja material apenas ou de lesão corporal. Mas o que importa mais no epiléptico, com relação à imputabilidade, são os sintomas de ordem mental, como os estados crepusculares, os automatismos e a forma psicomotora, componente da psicose epiléptica.

Os epilépticos podem cometer delitos antes, durante ou depois da crise. A discussão de importância médico-legal, aqui, é demarcar o início e o fim da crise e estabelecer o grau de responsabilidade do epiléptico nos intervalos entre uma crise e outra. Segundo Alves Garcia[1], a síndrome epiléptica é o problema mais difícil da psicopatologia forense. Caracteriza-se basicamente pela perda da consciência, que acompanha uma série de fenômenos motores, sendo o mais flagrante as convulsões. Os ataques costumam ser precedidos por *sinais e sintomas prodrômicos* constituídos por: pequenas contrações musculares involuntárias nas mãos e nos músculos faciais, principalmente nos lábios; sensações de desconforto; vertigens; parestesias e alterações mentais díspares, como irritabilidade ou apatia, mutismo ou tagarelice, modificações do humor para cima ou para baixo etc.[1]. Predominam os distúrbios da afetividade, ora com euforia, ora com depressão, sendo mais frequentes as distimias coléricas, em que o indivíduo fica muito irritável e agressivo[17]. Esses pródromos podem durar horas ou mesmo dias. Não devem ser confundidos com o conjunto de sintomas dos instantes que precedem a crise convulsiva, chamado de *aura*[17]. Esses sintomas costumam ser os mesmos para cada paciente, podendo ser sensoriais, motores e/ou psíquicos. Sua ocorrência é tão regular que ele sente que vai ter a crise[17]. Para a maioria dos autores, a aura já faz parte do ataque.

Os aspectos mais importantes do ponto de vista médico-legal dizem respeito aos automatismos e aos estados crepusculares. Os *automatismos* podem ser exteriorizados por impulsos, que às vezes chegam ao furor epiléptico, fugas e sonambulismo epiléptico. Os *impulsos* são ações explosivas espontâneas, súbitas, irresistíveis, que se caracterizam por grande agressividade e ferocidade. Durante a crise, o indivíduo ataca quem estiver por perto, como se fosse o inimigo mais odiado, não raro com grande repetição de golpes e marcado por um colorido bastante cruel (*furor epiléptico*). Uma das características desses crimes é a má escolha da vítima, muitas vezes o cônjuge ou os filhos. Há amnésia lacunar com relação ao crime, e não são raros os casos em que o indivíduo dizima sua família e é encontrado afastado do local do crime, sujo de sangue, sem saber explicar o que aconteceu. Chegam a perguntar se a família sabe de alguma coisa a respeito e se está segura[1,9,17]. As *fugas* são caracterizadas por ações independentes da vontade do paciente, coordenadas, ou não, que podem fazê-lo se deslocar de uma cidade para outra e durar dias. Durante esse tempo, o paciente age automaticamente, sem ter consciência do que faz. Pode delinquir, ou não. Em caso afirmativo, é totalmente inimputável, como em todos os casos de automatismos.

Os chamados *estados crepusculares* já foram mencionados ao comentarmos sobre o sonambulismo. Costumam acontecer após os ataques, mas podem aparecer antes, na fase prodrômica, ou sem relação cronológica com a crise convulsiva. Nobre de Melo[17] a eles se refere como se segue:

> Consistem em episódios confusionais, de obnubilação da consciência, de duração variável, os quais afetam, no mais das vezes, ilusões e alucinações de todos os sentidos, mas sobretudo visuais, as quais têm quase sempre conteúdos terrificantes e são dominadas por vivas colorações, especialmente o vermelho. As ideias delirantes multiformes, incoerentes, quase sempre dotadas de grande carga afetiva e angustiosa, além da intensa agitação, podem conduzir a brutais ímpetos de cólera e de violência.

O problema da imputabilidade do epiléptico nos intervalos entre os ataques tem sido motivo de grande controvérsia em função do que os psiquiatras chamam de *caráter epiléptico*. São pessoas que têm raciocínio lento, dificuldade de fazer associações no plano intelectual, que se prendem a minúcias dos fatos em detrimento do conjunto, sendo, por isso, muito prolixas nas narrativas e pouco aptas a apreender o sentido global do que ouvem. No plano afetivo-volitivo, costumam ser excessivamente solícitas e, em compensação, extremamente exigentes de consideração e afeto. Percebem ofensas nas pequenas faltas das pessoas de suas relações, por exemplo receberem um presente não tão bonito como o recebido por um companheiro ou parente por ocasião de comemorações. Fatos assim insignificantes podem levá-las a agressões. A alternância entre a viscosidade e a explosividade é a marca de sua personalidade[17]. Com o passar dos anos, a tendência é de agravamento desses aspectos negativos da personalidade, que as conduzem a um isolamento social[1]. Segundo Alves Garcia[1], 20% a 40% dos epilépticos tendem, com o tempo, a sofrer um embotamento da capacidade intelectual, com deterioração da atenção, da compreensão e da memória. Contudo, foram epilépticos vultos geniais das artes, da filosofia e até da guerra: Gustave Flaubert, Molière, Machado de Assis, Dostoiévski, Newton, Ivan (o Terrível), Júlio César e Napoleão[1,17].

A avaliação da imputabilidade desses indivíduos no intervalo entre uma e outra crise é, segundo Alves Garcia[1], muito difícil porque não se pode exagerar na valorização da influência do caráter epiléptico na conduta para não se dar um salvo-conduto à maioria dos pacientes. É preciso que se procure analisar a conduta em função das características pessoais de cada um para estabelecer um nexo de causalidade. Do contrário, estar-se-á aplicando o critério biológico, não o biopsicológico. Na dependência da existência de maior ou menor coerência entre os traços do caráter do agente e o delito cometido, pode o epiléptico que comete o fato no intervalo entre as crises ser considerado semi-imputável, ou totalmente responsável.

• Perturbação da saúde mental

O grau de comprometimento do entendimento e da autodeterminação dos indivíduos enquadrados nessa rubrica é insuficiente para considerá-los doentes mentais, mas capaz de lhes turvar a consciência ou a vontade a ponto de enfraquecer suas barreiras éticas e permitir o ato delituoso. Entre os distúrbios que justificam a redução da imputabilidade, sobressaem os transtornos neuróticos e os transtornos de personalidade.

Transtornos neuróticos (neuroses)

Trata-se de transtornos de natureza variada, podendo ser divididos em um grupo fóbico-ansioso, outro obsessivo-compulsivo, além de distúrbios relacionados com estresse intenso e neuroses de conversão. O transtorno neurótico obsessivo-compulsivo difere do transtorno da personalidade de mesma adjetivação. Na neurose, ora são pensamentos que invadem a mente sem que o sujeito possa evitar, ora é compulsão para realizar certos atos repetitivamente. Há ansiedade, que se agrava se o paciente tenta resistir. Com frequência, há a ideia de realizar os atos a fim de evitar um perigo imaginário atual ou futuro. Não se trata de características do modo de vida do sujeito, como é o que ocorre nos transtornos da personalidade. Conforme o tipo de delito praticado, podem ter, ou não, relação com o fato.

Transtornos de personalidade (psicopatias, personalidades psicopáticas)

A personalidade condiciona modos de pensar, sentir, conduzir-se e reagir[21]. A dificuldade na conceituação das psicopatias começa no estabelecimento do próprio conceito de personalidade normal. Segundo Alves Garcia[1], filósofos, antropólogos, psicólogos e psiquiatras ainda não chegaram a uma conclusão. Não se deve conceituar o normal como o mais comum, uma vez que a média muda com o tempo. Para ele, normal é o indivíduo mais tranquilo e o que mais facilmente se adapta às circunstâncias da vida social, por mínimas que sejam. Aquele que não é capaz de se ajustar às exigências sociais e tem dificuldades de relacionamento com seus semelhantes não é normal[1]. Têm personalidade psicopática certos indivíduos que, embora gozem de inteligência normal, ou mesmo elevada, apresentam alterações da conduta (condutopatias) ao longo da vida, de natureza antissocial, ou que colidem com as normas éticas, e que são pouco influenciáveis pelas medidas corretivas de ordem educacional ou médica[1].

As psicopatias diferem das doenças mentais porque os seus sintomas são mais leves, não levando o paciente à perda do juízo de realidade que estas produzem. Os psicopatas diferem dos psicóticos porque estes apresentam sintomas graves, como delírios e alucinações, que nunca aparecem em uma pessoa sadia, enquanto aqueles mostram deformações de aspectos presentes nas personalidades normais, principalmente no caráter, temperamento, instintos e afetividade, em função da desarmonia do seu desenvolvimento[1].

Os transtornos da personalidade não formam propriamente uma entidade nosológica; mas podem ser agrupados pelas características comuns que apresentam. Resultam de imaturidade ou anomalia dos instintos; e os indivíduos com esses transtornos não são capazes de assimilar, pela experiência, as regras da convivência social. A 5ª edição do Manual

Diagnóstico e Estatístico de Transtornos Mentais (DSM-5)[22] define *transtornos da personalidade* como "um padrão persistente de experiência interna e comportamento que se desvia acentuadamente das expectativas da cultura do indivíduo, é difuso e inflexível, começa na adolescência ou no início da fase adulta, é estável ao longo do tempo e leva a sofrimento ou prejuízo". O Manual lista 10 espécies bem definidas:

1. **Transtorno da personalidade paranoide:** padrão de desconfiança e de suspeita tamanhas que as motivações dos outros são interpretadas como malévolas.
2. **Transtorno da personalidade esquizoide:** padrão de distanciamento das relações sociais e uma faixa restrita de expressão emocional.
3. **Transtorno da personalidade esquizotípica:** padrão de desconforto agudo nas relações íntimas, distorções cognitivas ou perceptivas e excentricidades do comportamento.
4. **Transtorno da personalidade antissocial:** padrão de desrespeito e violação dos direitos dos outros.
5. **Transtorno da personalidade *borderline*:** padrão de instabilidade nas relações interpessoais, na autoimagem e nos afetos, com impulsividade acentuada.
6. **Transtorno da personalidade histriônica:** padrão de emocionalidade e busca de atenção em excesso.
7. **Transtorno da personalidade narcisista:** padrão de grandiosidade, necessidade de admiração e falta de empatia.
8. **Transtorno da personalidade evitativa:** padrão de inibição social, sentimentos de inadequação e hipersensibilidade a avaliação negativa.
9. **Transtorno da personalidade dependente:** padrão de comportamento submisso e apegado, relacionado a uma necessidade excessiva de ser cuidado.
10. **Transtorno da personalidade obsessivo-compulsiva:** padrão de preocupação com ordem, perfeccionismo e controle.

Na verdade, não há um acordo quanto aos tipos específicos de transtornos da personalidade. Nem mesmo se os devemos classificar, pois que a maioria dos casos clínicos apresenta aspectos encontrados em mais de um dos tipos descritos. Segundo Nobre de Melo[17], é muito difícil encontrar *tipos puros*. Mesmo que um caso tenha características suficientes para essa classificação, a observação atenta vai mostrar que, ao longo da vida, o quadro clínico muda com o passar do tempo.

O diagnóstico de psicopatia tem importância médico-legal na medida em que permite enquadrar o agente no parágrafo único do art. 26, sob a rubrica *perturbação da saúde mental*. E não é só isso. O tipo de personalidade psicopática, por suas características, independentemente do nome que se dê, também tem importância médico-legal porque a avaliação do nexo de causalidade exigida pelo critério biopsicológico só vai ser possível a partir da comparação entre essas características e o delito cometido. Por exemplo, crimes de estelionato dificilmente podem ser relacionados com personalidades anancásticas, mas podem decorrer do desvio de conduta dos psicopatas antissociais. Crimes passionais podem resultar de ciúmes excessivos de psicopatas paranoides. Podem ser incluídos aqui os transtornos dos hábitos e dos impulsos. São atos repetidos, sem motivação racional, incontroláveis, que, geralmente, vão contra os interesses da própria pessoa ou de outras. São exemplos: ludomania, piromania, cleptomania e outros. A dificuldade desses indivíduos está no autogoverno. Antes do ato, ficam ansiosos, nervosos, tensos; durante, e após, há sensação de satisfação e de alívio. Não raro, há remorso e promessas a si próprio de não repetir a conduta, que torna mais tarde a ser praticada. Os cleptomaníacos, em geral, não precisam do bem furtado por sua situação financeira; costumam descartar os objetos, doá-los a terceiros. A anormalidade da conduta está na diferença entre os riscos e os benefícios, francamente desfavorável para o agente.

• Desenvolvimento mental retardado (oligofrenias)

O conceito de retardo mental deve incluir tanto o *quociente intelectual* quanto a capacidade do indivíduo de resolver os problemas do dia a dia sem necessidade de auxílio de outrem. O chamado quociente intelectual é obtido dividindo-se a idade mental do sujeito pela sua idade cronológica, ambas em meses, até o máximo de 16 anos. Nas pessoas normais, deve ser igual a 1. Se for maior, o indivíduo deve ser considerado superdotado. Para os adultos, costuma-se dividir a idade mental pela idade em que, presumivelmente, cessa o desenvolvimento da inteligência[17]. Segundo Nobre de Melo, retardados são indivíduos cuja inteligência está, desde as primeiras fases do desenvolvimento infantil, reduzida e manifestamente inferior à de seus semelhantes da mesma idade e vivendo no mesmo ambiente social, econômico e cultural[17]. Para que se considere alguém mentalmente retardado, alguns exigem que estejam presentes um quociente intelectual de 70 ou menos, início antes dos 18 anos e deficiência acentuada da capacidade de adaptação em, pelo menos, duas das seguintes áreas: comunicação, cuidados pessoais, vida doméstica, habilidade no relacionamento social, autodeterminação, aprendizagem, trabalho, lazer, saúde e segurança[25].

As oligofrenias (termo genérico ainda hoje aceito para os retardos mentais, conforme Palomba[23]) não constituem uma doença com sinais e sintomas característicos. Formam um grupo heterogêneo no qual se encontram pessoas acometidas por vários tipos de doenças de diversas etiologias, cuja ação patogenética se faz antes do nascimento, durante o parto ou ao longo dos primeiros anos de vida. O traço comum dos pacientes é a dificuldade, que pode chegar à incapacidade, de compreensão, criação e julgamento crítico, que os impede de resolver os aspectos triviais do dia a dia[1]. Palomba[23] adverte que o retardo mental pode ocorrer isoladamente, embora indivíduos mentalmente retardados possam apresentar outros transtornos psíquicos de modo associado.

O grau de comprometimento intelectual desses indivíduos tem sido avaliado por meio de escalas, das quais a mais referida é o quociente intelectual, que pode ser aferido por meio de testes psicológicos. Alguns preferem comparar o grau de desenvolvimento do portador de retardo mental com o das crianças, para estabelecer a gravidade do retardo que apresenta. Mas é preciso levar também em consideração o seu grau de ajustamento social. Alves Garcia[1] apresenta uma síntese dessa avaliação, que está reproduzida na Tabela 32.1.

Tabela 32.1 – Gradação das oligofrenias.

Grau	QI	Estágio mental	Evolução social
Idiota	< 25	< 3 anos	Incapacidade de cuidar-se e de bastar-se a si mesmo
Imbecil	Entre 25 e 50	3 a 7 anos	Pode defender-se dos perigos comuns; incapaz de prover sua subsistência em condições normais
Débil mental	Entre 50 e 90	7 a 12 anos	Incapaz de concorrer com outros em condições de igualdade; capaz de manter-se em condições favoráveis

Fonte: Adaptada de Alves Garcia, 1979[1].

Em psiquiatria forense, deve-se usar apenas três graus para dividir os retardos mentais conforme seu nível de comprometimento: leve, moderado e grave, correspondentes, respectivamente, a *debilidade mental*, *imbecilidade* e *idiotia*, denominações outrora muito empregadas.

As oligofrenias leves costumam ser causadas por influências desfavoráveis do meio em que a criança vive. Em geral, são crianças de pais problemáticos, por vezes com graves distúrbios mentais, que negligenciam na orientação, nos cuidados, no carinho e na educação. Mas os casos graves estão relacionados com um problema orgânico, cuja causa pode ser diagnosticada em 70% dos casos[25]. Entre os casos em que se consegue estabelecer a causa, a maioria é decorrente de distúrbio do desenvolvimento embrionário, seja por alterações cromossômicas, seja por exposição a drogas ou toxinas. Seguem-se, por ordem de frequência, problemas obstétricos, doenças metabólicas e doenças da infância.

Entre as *alterações cromossômicas*, a mais comum é a *síndrome de Down*, que ocorre em 1 por 1 mil nascidos vivos. É também chamada de trissomia 21 porque, em 95% dos casos, as células do indivíduo têm três desses cromossomos em vez de um par. A causa disso é a não disjunção desse cromossomo, que ocorre durante a divisão meiótica para a formação de um dos gametas (óvulo ou espermatozoide), que se vão unir para formar o zigoto[25]. As células desses indivíduos têm 47 cromossomos, e não 46. Em casos mais raros (1%), o fenômeno da não disjunção ocorre depois da fecundação, com alguma das primeiras células do novo ser. As células-filhas dessa que está alterada formam uma linhagem celular com 47 cromossomas (fenômeno do mosaicismo). Geralmente, esses casos são menos graves[26]. A maioria dos fetos com trissomia 21 (80%) é abortada espontaneamente[25].

Depois da síndrome de Down, a síndrome hereditária mais comum é a do *cromossomo X frágil*, que ocorre em 1 por 4 mil nascidos vivos e causa grau moderado de retardo mental, principalmente no sexo masculino. Os meninos afetados têm orelha de abano, macrocefalia e testículos grandes, principalmente após a puberdade. Metade deles apresenta hiperatividade; e um quarto, depressão[25].

Entre as doenças hereditárias, que são raras, as mais comuns são a oligofrenia fenilpirúvica e a esclerose tuberosa. A primeira ocorre na proporção de 1 por 10 mil nascidos vivos. Deve-se a uma mutação recessiva em que o defeito é a falta da enzima que faz a hidroxilação da fenilalanina. Atualmente, sua incidência caiu por causa da realização do teste de Guthrie (teste do pezinho). A segunda tem incidência de 1 por 50 mil nascidos vivos, mas corresponde a 0,5% dos retardados graves[25]. Nessa doença, há retardo mental acentuado, epilepsia e alterações cutâneas, como a presença de adenoma sebáceo na face. No cérebro, há áreas de espessamento dos giros por proliferação hamartomatosa do tecido nervoso (Figura 32.1).

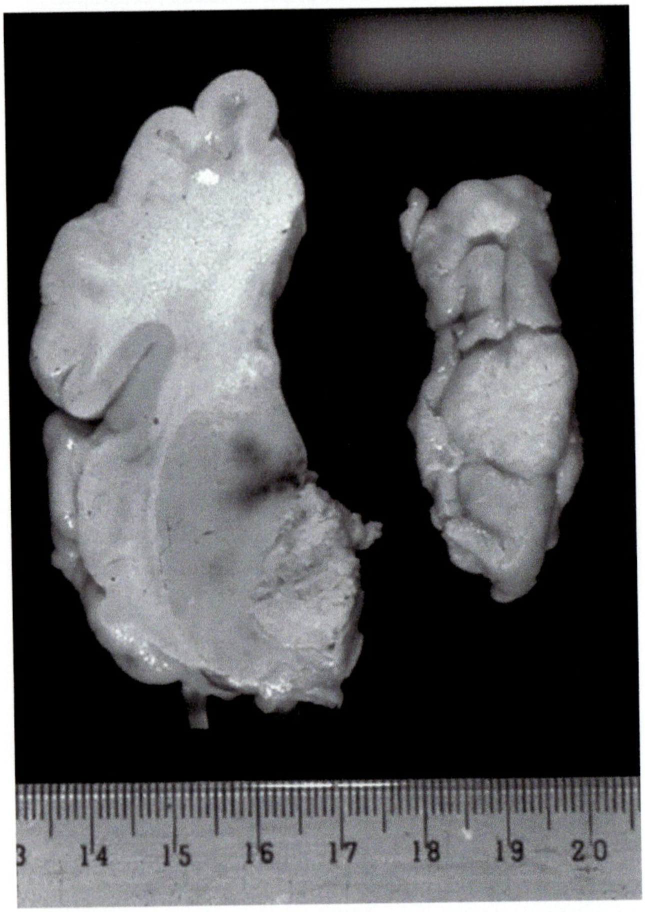

Figura 32.1 – Córtex cerebral de indivíduo com esclerose tuberosa. À direita, vista por cima, nota-se tuberosidade de contorno arredondado projetando-se de um giro cerebral; à esquerda, outra lesão vista em corte perpendicular à superfície. O tecido que a constitui é mais firme e mais claro que a substância cinzenta.
Fonte: Caso periciado no Instituto Médico-Legal Afranio Peixoto (IMLAP).

Entre as *causas obstétricas*, sobressaem as infecções maternas pelo vírus da rubéola, pelo citomegalovírus, pelo HIV (vírus da Aids), pelo vírus da Zika e pelo *Toxoplasma*. Os quatro vírus levam à encefalite fetal, com microcefalia do recém-nascido. Todos causam retardo mental. O da rubéola afeta outras áreas, além do sistema nervoso central, com perturbações da visão e da audição e cardiopatias. A toxoplasmose pode causar alterações da visão e da audição, hidrocefalia ou microcefalia[25].

Entre as substâncias teratogênicas, a mais importante é o álcool, pela frequência do seu consumo e das alterações que produz no feto quando a mãe é dada a libações exageradas. Em 1973, Jones e Smith descreveram a *síndrome fetal alcoólica* (SFA). Consta de retardo no crescimento intrauterino e extrauterino, deficiência mental e alterações faciais, como microcefalia e microftalmia. As crianças afetadas apresentam também retardo no desenvolvimento psicomotor, hiperatividade e déficit da atenção[25,27]. Sua incidência é de cerca de 6 por 10 mil nascidos vivos nos Estados Unidos[28]. Parece que o álcool age nos receptores do ácido gama-aminobutírico A[29] e que essa ação produz a morte de neurônios por apoptose durante a embriogênese. Nos Estados Unidos, a SFA é a causa mais comum de retardo mental, sendo a origem de 10% dos casos de pacientes recolhidos a instituições especializadas (Cefalo RC, citado por Rezende[28]).

Durante o parto, os episódios graves de anóxia podem resultar no quadro da chamada *paralisia cerebral*, principalmente em fetos de baixo peso para a idade gestacional e em prematuros. Recém-nascidos de peso extremamente baixo – menos de 1.000 g – têm grande probabilidade de apresentar retardo mental. Outra causa, a infecção pelo vírus do herpes, contraída por contaminação do canal do parto, pode levar à infecção no recém-nascido com encefalite e consequente retardo mental[25].

Do ponto de vista estatístico, são pouco importantes as causas que atuam após o primeiro mês de vida. Podemos citar meningites, encefalites, intoxicações (p. ex., pelo chumbo), traumatismos de crânio e acidentes asfíxicos, como no quase afogamento[25].

A imputabilidade dos oligofrênicos depende do grau de comprometimento do intelecto e da sua capacidade de interagir na sociedade. Nesse sentido, é importante acrescentar que, mesmo dentro de uma categoria da classificação, há um escalonamento da gravidade do processo. Assim, há indivíduos que podem ser rotulados ora como imbecis, ora como idiotas. Alves Garcia[1] emprega uma divisão em graus dentro dessas categorias, de modo que: o imbecil de primeiro grau confronta com o idiota; e o de segundo grau, imbecil incompleto, com o débil mental. Por isso, na avaliação da imputabilidade, ora o imbecil é alocado ao *caput*, ora é alocado ao parágrafo único do art. 26 do Código Penal. Tanto o imbecil quanto o idiota podem ter um comportamento erético ou apático. Os *eréticos* são aqueles mais ativos, que interagem mais com o meio social dentro das suas possibilidades. Os *apáticos*, pelo contrário, são inibidos, pouco atuantes e, por isso, menos propensos à delinquência.

Os *idiotas profundos* são tão desprovidos de atributos intelectuais que vivem vegetativamente à margem da sociedade e da família, esquecidos em um canto. Dificilmente cometem algum delito, dada a sua incapacidade de interagir. Os *idiotas incompletos eréticos* são capazes de entrar em conflito com o meio social em função de sua incapacidade de conter os instintos e de absorver as normas sociais de convivência. Seu comportamento pode chegar à prática de crimes sexuais, homicídios bárbaros, inclusive contra os seus genitores, vampirismo e antropofagia. Sua periculosidade é maior no meio doméstico e institucional, justamente para os que lidam diretamente com eles e têm a missão de orientá-los. Não conseguem captar o sentido de uma punição se esta não for aplicada de imediato. São incapazes de entender o valor dos seus atos a qualquer momento, como uma criança na primeira infância. São totalmente inimputáveis. Refratários a medidas corretivas, têm que viver segregados para não entrarem em choque com as outras pessoas. Os apáticos têm menor chance de causar algum tipo de dano[1].

Os *imbecis de primeiro grau* assemelham-se aos idiotas menos graves, mas são passíveis de alguma educação. Sua convivência social é um pouco mais fácil em função de sua maior capacidade de comunicação. Mas ainda são carentes de cuidados especiais pelos seus responsáveis. Os eréticos podem se tornar agressivos quando contrariados em seus desejos e chegar aos crimes de sangue. Quando presenciam fatos ilícitos, seu testemunho costuma ser prejudicado por distorção dos fatos em razão de sua imaginação (mitomania) e seu anseio por notoriedade, pela vontade de aparecer como elemento central nas investigações. Os *imbecis incompletos*, ou de segundo grau, podem chegar a ocupar algumas funções na sociedade, inclusive cargos públicos. No exercício de suas atividades, são rígidos e incapazes de fazer face aos imprevistos. Principalmente os eréticos, são capazes de qualquer atividade antissocial, como crimes contra a pessoa, contra o patrimônio, a liberdade sexual, e de se entregarem à embriaguez habitual[1]. Na execução dos crimes contra o patrimônio, costumam ser canhestros e movidos por desejos momentâneos, sendo incapazes de um bom planejamento. São muito sugestionáveis e podem ser levados a se envolver em fraudes e extorsões quando na função pública. Os apáticos podem ser intimidados por penas, desde que imediatas ao delito. Mas os eréticos tornam-se mais perigosos quando ameaçados ou presos, liberando grande agressividade. Por isso, o local mais indicado para sua correção quando cometem delitos são os reformatórios e asilos, onde podem ser reorientados e vigiados. No caso de serem liberados após algum tempo e reincidirem no crime, têm que ser segregados indefinidamente[1]. Conforme o caso, serão considerados inimputáveis ou semi-imputáveis.

De acordo com Alves Garcia[1], os *débeis mentais* estão sempre sujeitos a todo tipo de infrações por causa de sua dificuldade de entendimento das normas sociais e jurídicas, sua baixa capacidade de inibição e sugestionabilidade. Seu senso de percepção dos valores éticos é distorcido pela incapacidade de um raciocínio abstrato normal. No trato social, chegam a passar como pessoas normais. Alguns são dados a ostentar erudição, mas de cultura superficial. Outros têm grande capacidade em decorar números ou nomes. Na década de 1950, ficou famoso, no Rio de Janeiro, um desses indivíduos, chamado de "Romário, o homem dicionário", que comparecia a programas de rádio para responder sobre o significado de palavras incomuns na linguagem corrente. Dependendo dos traços de sua personalidade, podem-se tornar antissociais e cometer delitos caracterizados por velhacaria, insensibilidade ou agressividade. Sua imputabilidade está diminuída em função de sua deficiente valoração das normas éticas e jurídicas.

Medidas de segurança[30]

A existência de pessoas que cometem crimes sem saber o que fazem traz um problema a mais para a sociedade. A incapacidade de entendimento que propicia o crime também faz com que o agente, se punido, não compreenda o porquê da pena, o que tira da medida punitiva os seus objetivos de intimidação e de correção. Como consequência, a sociedade torna-se vulnerável diante de indivíduos que, não sendo apenados, podem voltar a delinquir, uma vez que suas condições mentais criminógenas permanecem. A solução encontrada para conciliar o interesse social de segurança com o tratamento justo a ser dado ao delinquente inimputável foi a adoção das chamadas *medidas de segurança*. O fundamento da aplicação da pena é a *culpabilidade*, enquanto o da medida de segurança é a *periculosidade*. Esta é o potencial para a delinquência e a reincidência presente no agente como uma característica duradoura. Na legislação penal anterior à reforma da Parte Geral do Código Penal, as medidas de segurança incluíam, além das terapêuticas, outras de caráter processual. Com a vigência da nova Parte Geral do Código Penal, dada pela Lei n. 7.209/1984[5], as medidas de segurança foram unificadas, prevalecendo apenas o seu sentido terapêutico e preventivo. O atual Código Penal estabelece:

> Art. 96. As medidas de segurança são:
> I – internação em hospital de custódia e tratamento psiquiátrico ou, à falta, em outro estabelecimento adequado;
> II – sujeição a tratamento ambulatorial.
> Parágrafo único. Extinta a punibilidade, não se impõe medida de segurança nem subsiste a que tenha sido imposta.

É necessário, para a aplicação das medidas de segurança, que o agente tenha cometido um ilícito penal e que seja reconhecida nele a periculosidade. Assim determina o Código Penal:

> Art. 97. Se o agente for inimputável, o juiz determinará sua internação (art. 26). Se, todavia, o fato previsto como crime for punível com detenção, poderá o juiz submetê-lo a tratamento ambulatorial.
> § 1º A internação, ou tratamento ambulatorial, será por tempo indeterminado, perdurando enquanto não for averiguada, mediante perícia médica, a cessação da periculosidade. O prazo mínimo deverá ser de 1 (um) a 3 (três) anos.
> § 2º A perícia médica realizar-se-á ao termo do prazo mínimo fixado e deverá ser repetida de ano em ano, ou a qualquer tempo, se o determinar o juiz da execução.
> § 3º A desinternação, ou a liberação, será sempre condicional, devendo ser restabelecida a situação anterior se o agente, antes do decurso de 1 (um) ano, praticar fato indicativo de persistência de sua periculosidade.
> § 4º Em qualquer fase do tratamento ambulatorial, poderá o juiz determinar a internação do agente, se essa providência for necessária para fins curativos.
> Art. 98. Na hipótese do parágrafo único do art. 26 deste Código e necessitando o condenado de especial tratamento curativo, a pena privativa de liberdade pode ser substituída pela internação, ou tratamento ambulatorial, pelo prazo mínimo de 1 (um) a 3 (três) anos, nos termos do art. anterior e respectivos §§ 1º a 4º.

A aplicação das medidas de segurança é executada diante da periculosidade do agente. Se ele for absolvido pelo juiz da vara criminal por ser inimputável, presume-se a sua periculosidade, de acordo com o *caput* do art. 97 do CP. A medida a ser implantada é a internação em hospital de custódia e tratamento psiquiátrico (antes denominado *manicômio judiciário*), podendo ser adotado apenas o tratamento ambulatorial no caso de o crime praticado ser punido com pena de detenção. Uma vez transitada em julgado a sentença absolutória que reconheceu a necessidade da medida de segurança, manda a Lei n. 7.210/1984 – Lei de Execução Penal (LEP) – que seja expedida uma guia para a execução da medida (art. 171)[31]. Ninguém pode, em razão de medida de segurança, ser internado em hospital de custódia e tratamento psiquiátrico, ou submetido a tratamento ambulatorial, sem esse documento expedido pela autoridade judiciária (art. 172). Nos casos de simples tratamento ambulatorial, pode haver conversão para internação se o agente se revelar avesso ao esquema ambulatorial (art. 184).

A duração da medida de segurança é indeterminada, com um mínimo de 1 a 3 anos (§ 1º do art. 97 do CP). Quem determina o tempo é o juiz da vara criminal. Após o prazo mínimo, o agente será examinado de ano em ano para se saber se cessou a sua periculosidade (§ 2º do art. 97 e art. 175 da LEP). Esse exame pode ser autorizado pelo juiz da vara de execuções penais antes do prazo mínimo, se requerido pelo Ministério Público ou pelo interessado (art. 176 da LEP), nos casos de doenças de curta evolução ou externada por meio de surtos.

PERÍCIA

A perícia psiquiátrica de avaliação da imputabilidade é necessária, em geral, durante o inquérito policial e antes do julgamento; mas também pode ser necessária durante o julgamento, e até mesmo durante a execução da pena. Se em vez de pena for aplicada medida de segurança, será preciso, mais tarde, verificar se ela ainda é necessária ou se deve ser interrompida. Nesse momento, o psiquiatra forense é solicitado a informar se cessou a periculosidade.

Em perícia médico-legal, inclusive na de natureza psiquiátrica, o papel do perito é compreender a dúvida que tem o operador do Direito e oferecer, com seu conhecimento técnico, uma resposta clara e cientificamente embasada, mas acessível ao entendimento leigo. Como bem ressalta Barros[35], "A perícia é, portanto, a resposta leiga dada por um técnico a uma pergunta técnica feita por um leigo".

Na perícia médico-legal da imputabilidade penal, recebem realce dois tipos de exames: o de sanidade mental; e o de cessação da periculosidade.

Exame de sanidade mental

O exame de sanidade mental tem que ser realizado sempre que se suspeitar de que o acusado seja portador de algum transtorno mental. Se a suspeita for feita durante a fase de inquérito policial, caberá à autoridade policial fazer uma representação ao juiz competente para que este determine a realização do exame médico-legal, conforme instrui o Código de Processo Penal (CPP)[20]. Nas outras fases do processo penal, o exame pode ser solicitado pelo Ministério Público, pelo defensor, curador, ascendente, descendente, irmão ou cônjuge do acusado. Não havendo solicitação, pode o juiz, por sua própria iniciativa, de ofício, determinar a realização da perícia. É o que consta nos arts. 149 e 150 do CPP:

> Art. 149. Quando houver dúvida sobre a integridade mental do acusado, o juiz ordenará, de ofício ou a requerimento do Ministério Público, do defensor, do curador, do ascendente, descendente, irmão ou cônjuge do acusado, seja este submetido a exame médico-legal.
> § 1º O exame poderá ser realizado ainda na fase de inquérito, mediante representação da autoridade policial ao juiz competente.
> § 2º O juiz nomeará curador ao acusado, quando determinar o exame, ficando suspenso o processo, se já iniciada a ação penal, salvo quanto às diligências que possam ser prejudicadas pelo adiamento.

O perito incumbido de fazer o exame terá que determinar, com relação ao réu:

1. a existência de algum transtorno mental;
2. o tipo de transtorno;
3. o nexo de causalidade entre o transtorno e o fato incriminado;
4. a capacidade de entendimento;
5. a capacidade de autodeterminação.

Para se desincumbir da tarefa, o perito pode solicitar ao juiz da vara criminal a internação do acusado por um período de até 45 dias, que podem ser prorrogados se houver necessidade, conforme estabelece o art. 150 do CPP:

> Art. 150. Para o efeito do exame, o acusado, se estiver preso, será internado em manicômio judiciário, onde houver, ou, se estiver solto, e o requererem os peritos, em estabelecimento adequado que o juiz designar.
> § 1º O exame não durará mais de 45 dias, salvo se os peritos demonstrarem a necessidade de maior prazo.
> § 2º Se não houver prejuízo para a marcha do processo, o juiz poderá autorizar sejam os autos entregues aos peritos, para facilitar o exame.

• Existência de transtorno mental

A expressão *transtorno mental*, presente na 10ª Revisão da Classificação Internacional de Doenças (CID-10)[24], abrange todas as patologias mentais que podem ser enquadradas nos termos e expressões usadas pelo CP no seu art. 26. Mas o CP emprega também a expressão *desenvolvimento mental incompleto*, que não corresponde a transtorno mental algum. Refere-se, como já visto, aos silvícolas e aos surdos-mudos que não foram adequadamente instruídos. No critério biopsicológico, adotado em nossa norma penal, o diagnóstico do transtorno mental é a vertente biológica.

• Tipo de transtorno mental

Já vimos que a expressão "doença mental" do CP quer dizer psicose, epilepsia ou demência. Quando o CP diz "desenvolvimento mental retardado", refere-se aos oligofrênicos, isto é, aos deficientes mentais. A expressão "perturbação da saúde mental" tem um espectro mais amplo, como já explicamos linhas atrás. Engloba, principalmente, os transtornos de personalidade e os transtornos neuróticos, mas também alberga os doentes mentais em fase inicial da doença, nos quais o comprometimento mental ainda é incipiente.

• Nexo de causalidade entre o ilícito penal e o transtorno mental

O que precisa ser demonstrado é que o delito surgiu como um efeito da patologia mental do acusado. O tipo de ação criminosa tem que estar em consonância com os demais sintomas do transtorno mental que o indivíduo apresenta. No caso dos psicóticos, pela própria distorção da realidade que apresentam, fica extremamente difícil estabelecer uma ligação de causa e efeito entre os seus pensamentos e o fato delituoso[9]. Se, após sucessivas sessões de conversa com o doente, ficar patenteado que a vítima foi envolvida na trama delirante do acusado, não há como negar a relação. Ivan Nogueira Bastos[32] contava o caso de um indivíduo que matara o padre de uma igreja da Zona Sul do Rio de Janeiro porque a imagem de uma santa, que ficava num dos altares, apontava para ele e o chamava de *veado*. Como ele ajudava o padre durante as missas, passara a se sentir agredido toda vez que havia a cerimônia religiosa. Para livrar-se da perseguição da santa, ele achou que eliminando o representante de Deus na Terra, o padre, resolveria o problema. Em uma noite, atraiu o sacerdote para um local onde alguém estaria precisando de uma extrema-unção e o esfaqueou por diversas vezes. A autoria do crime só foi descoberta porque ele vivia sozinho com a mãe e ela havia notado sua mudança de comportamento. Depois de saber da notícia da morte violenta do padre, ao arrumar a cama do filho, achou a arma do crime ainda suja de sangue embaixo do colchão e procurou a polícia. Notando que o preso apresentava sinais de insanidade mental, o delegado representou ao juiz e a perícia foi feita.

Contudo, nem sempre é possível penetrar no pensamento delirante do doente de modo a poder estabelecer o nexo etiológico. Nos surtos psicóticos, ele pode identificar algum desconhecido como um inimigo, ou realizar atos criminosos obedecendo a vozes que só ele ouve e que o dominam. Passado o surto, não se pode saber como a vítima poderia estar ligada ao assassino. Por isso, muitas vezes é difícil se chegar ao criminoso. Não sendo possível estabelecer o nexo entre o delito e o mundo virtual do psicótico, mas sabendo-se que o crime foi cometido durante fase ativa da doença, tem-se que admitir o nexo. É quase a aplicação do critério biológico. Nos casos de epilepsia, se o criminoso for preso pouco depois do crime, é possível verificar se estava em crise por causa da má escolha da vítima, da amnésia completa com relação ao fato, da violência inusitada da agressão e da história de outras crises do mal. Da mesma forma, não há como saber se a agressão entrava num contexto lógico das vivências anormais. Novamente, o nexo é dado pela concomitância entre o crime e a doença em atividade. Gualter Lutz[9] cita um caso do Prof. Heitor Carrilho, de um indivíduo que matou a mulher e o filho em uma estrada e foi para casa. Quando os corpos foram encontrados, alguém foi à sua residência para lhe dar a amarga notícia. Lá chegando, foi atendido pelo dono da casa, que prontamente abriu a porta, aparecendo com as roupas ensanguentadas. Na verdade, esse homem não sabia que a mulher e o filho estavam mortos. Muito menos que ele próprio os matara.

Em se tratando de oligofrênicos, o nexo deve ser condicionado ao grau do retardo mental. Todos os idiotas e os imbecis de primeiro grau são inimputáveis. Os demais, quer dizer, imbecis de segundo grau e débeis mentais, têm que ser examinados dentro do contexto do ato cometido. Em geral, são considerados semi-imputáveis.

Os casos em que o nexo causal é mais difícil de estabelecer são os dos psicopatas[1,9]. Conforme já vimos, a análise das tendências da variedade de transtorno em questão deve ser feita visando à comparação com o delito praticado. Não podemos olvidar que todos eles sabem o que estão fazendo. O problema é que alguns se deixam envolver por ideias falsas, por exemplo, de ciúme, enquanto outros são movidos por uma impulsividade anormal, tendo pouco controle de si (dificuldade na autodeterminação), como na cleptomania e em alguns transtornos de natureza sexual. Por fim, há os que pouco se importam de causar dano ou mal a quem quer que seja, inclusive mãe, pai, irmãos etc. O nexo se estabelece, como dissemos, na comparação do ato delituoso com o tipo de personalidade anormal.

• Capacidade de entendimento

A compreensão da ilicitude do fato requer que o agente seja capaz de captar as informações exteriores, de integrá-las pela percepção, de valorizá-las dentro de um sistema axiológico e de escolher a conduta condizente com as normas. Como já ficou claro na discussão das seções anteriores, os diversos transtornos mentais podem interferir em qualquer dessas fases do entendimento, em grau maior ou menor. Cabe ao psiquiatra forense pesquisar no agente os sinais e sintomas denunciadores dos transtornos da consciência, da percepção, da ideação, da inteligência, da afetividade etc. A maneira de obter essas informações faz parte da técnica de exame psiquiátrico e foge ao propósito deste livro. É assunto por demais especializado para ser aqui aprofundado. O leitor interessado deve se reportar às referências bibliográficas ao final do capítulo.

• Capacidade de autodeterminação

O CP exige que, além de entender a ilicitude, o agente tem que poder autodeterminar-se conforme esse entendimento. Isso significa que, uma vez estabelecido que o agente era capaz de saber que agia contrariamente às normas jurídicas, era também capaz de se refrear para não as violar. O limite em que deixa de atuar a razão e começa a imperar a volição não é claro. Segundo Miguel Chalub[33,34], a capacidade de entendimento e a de determinação decompõem-se ambas em um número tão grande de faculdades, tanto intelectivas quanto volitivas, que seria artificial tentar estabelecer quais as pertencentes à intelecção e quais à conação. Na maioria das vezes, a incapacidade de autocontrole está associada a prejuízo do entendimento. Mesmo nos automatismos epilépticos, não se pode falar em prejuízo puramente da volição, pois que há inconsciência do que se faz. Nos crimes relacionados com explosões emocionais, como vimos, é preciso recorrer à teoria da *actio libera in causa* para justificar a punibilidade. Entretanto, em alguns casos, é possível estabelecer claramente que o indivíduo tinha o entendimento, mas não foi capaz de se controlar, como nos casos típicos de cleptomania. Também nos transtornos da personalidade não há prejuízo do entendimento. Desse modo, cada caso deve ser avaliado de acordo com as características do agente. O exame de sanidade mental pode ser necessário em qualquer fase do processo penal, inclusive depois da sentença, quando o agente está cumprindo a pena que lhe foi imposta. Nesse caso, cabe ao juiz da execução penal determinar a sua realização. Os dispositivos legais que estabelecem as normas a serem seguidas são:

> **Código Penal**
> Art. 41. O condenado a quem sobrevém doença mental deve ser recolhido a hospital de custódia e tratamento psiquiátrico ou, à falta, a outro estabelecimento adequado.
>
> **Código de Processo Penal**
> Art. 152. Se se verificar que a doença mental sobreveio à infração, o processo continuará suspenso até que o acusado se restabeleça, observado o § 2º do art. 149.
> § 1º O juiz poderá, nesse caso, ordenar a internação do acusado em manicômio judiciário ou em outro estabelecimento adequado.
> § 2º O processo retomará o seu curso, desde que se restabeleça o acusado, ficando-lhe assegurada a faculdade de reinquirir as testemunhas que houverem prestado depoimento sem a sua presença.

Art. 154. Se a insanidade mental sobrevier no curso da execução da pena, observar-se-á o disposto no art. 682.

Art. 682. O sentenciado a quem sobrevier doença mental, verificada por perícia médica, será internado em manicômio judiciário, ou, à falta, em outro estabelecimento adequado, onde lhe seja assegurada a custódia.

§§ 1º e 2º

Lei de Execução Penal[31]

Art. 183. Quando, no curso da execução da pena privativa de liberdade, sobrevier doença mental ou perturbação da saúde mental, o juiz, de ofício, a requerimento do Ministério Público ou da autoridade administrativa, poderá determinar a substituição da pena por medida de segurança.

Cessação da periculosidade

Constatado que o agente delinquiu em função do transtorno mental, será declarado inimputável e submetido à medida de segurança adequada. Mas essa medida tem duração mínima, como vimos, de 1 a 3 anos (§ 1º do art. 97 do CP). Findo o prazo decretado pelo juiz, é obrigatório que seja feito novo exame do paciente, a fim de que se saiba se perduram as mesmas condições mentais que impuseram a adoção da medida de segurança. Em outras palavras, se o agente continua a ser um perigo para a sociedade. Nessas condições, o psiquiatra forense tem que fazer a perícia de cessação da periculosidade. O Código de Processo Penal[20] e a Lei de Execução Penal[31] estabelecem as normas a seguir:

Código de Processo Penal

Art. 775. A cessação ou não da periculosidade se verificará ao fim do prazo mínimo de duração da medida de segurança pelo exame das condições da pessoa a que tiver sido imposta, observando-se o seguinte:

(...) [incisos I a VIII, que não interessam à perícia]

Art. 777. Em qualquer tempo, ainda durante o prazo mínimo de duração da medida de segurança, poderá o Tribunal, Câmara ou Turma, a requerimento do Ministério Público ou do interessado, seu defensor ou curador, ordenar o exame, para a verificação da cessação da periculosidade.

§§ 1º e 2º (...) [que não interessam ao nosso estudo].

Os arts. 175 e 176 da Lei n. 7.210/1984 (Lei de Execução Penal) têm teor normativo semelhante, e a competência passa a ser do juiz de execução criminal, e não de instâncias superiores, o que agiliza o procedimento de liberação do agente da medida de segurança que cumpra.

Uma vez feita a perícia, se as condições persistem, o agente continua internado no hospital de custódia e tratamento psiquiátrico, ou em tratamento ambulatorial, voltando a ser examinado a cada ano (§ 2º do art. 97 do CP). Caso tenha havido melhora significativa ou mesmo a cura, real ou aparente, que seja, do quadro clínico, o psiquiatra informa ao juiz que cessou a periculosidade e o juiz suspende a medida de segurança, sendo o indivíduo liberado.

Conforme já referimos, há transtornos mentais de curta duração, mas de intensidade suficiente para tornar o indivíduo inimputável durante o surto. São assim as psicoses agudas, como as de pavor, os delírios febris, as turvações da consciência decorrentes de disfunções orgânicas, como o pré-coma hepático, os estados crepusculares das epilepsias, a embriaguez patológica, as psicoses tóxicas etc. Ora, se o motivo para a adoção da medida de segurança não persiste, torna-se injusto manter segregado da sociedade o indivíduo que cometeu o ilícito penal em função do transtorno mental. Por isso, há o dispositivo do art. 777 do CPP[20] e do art. 176 da LEP[31].

REFERÊNCIAS BIBLIOGRÁFICAS

1. Garcia JA. Psicopatologia forense. 3.ed. Rio de Janeiro: Forense; 1979.
2. Lima H. Introdução à ciência do direito. 23.ed. Rio de Janeiro: Freitas Bastos; 1973.
3. Brasil. Código Penal. Decreto-lei n. 2.848, de 7 de dezembro de 1940.
4. Delmanto C. Código Penal comentado. 2.ed. Rio de Janeiro: Renovar; 1988.
5. Brasil. Código Penal. Parte Geral. Lei n. 7.209, de 11 de julho de 1984.
6. Mirabete JF, Fabbrini RN. Culpabilidade. In: Manual de direito penal. 27.ed. São Paulo: Atlas; 2011. v. I.
7. Hungria N. Comentários ao Código Penal. 4.ed. Rio de Janeiro: Forense; 1958. v. I. t. II, arts 11 a 27.
8. Bruno A. Imputabilidade. In: Direito penal. 3.ed. Rio de Janeiro: Forense; 1967. t. 2, Capítulo XX, p. 39-55.
9. Lutz GA. A responsabilidade criminal no novo Código Penal. Rev Forense. 1941;88:34(83-97). Capítulo 7.
10. Fávero F. Medicina legal. 12.ed. Belo Horizonte: Villa Rica; 1991.
11. Brasil. Constituição da República Federativa do Brasil; 1988.
12. Brasil. Estatuto do Índio (Lei n. 6.001 de 1973).
13. Arquivo Veja. A explosão do instinto selvagem. Veja, 10 de junho de 1992. Disponível em: www.veja.abril.com.br/arquivo_veja/capa_10061992.shtml. Acesso em: 7 ago. 2013.
14. MacKay HT. Gynecology. In: Tierney Jr. LM, McPhee SJ, Papadakis MA (eds.). Current medical diagnosis & treatment. 36.ed. Londres: Appleton & Lange; 1997. Capítulo 17, p. 668-700.
15. Siegel JM. Why we sleep. Sci Amer. 2003;289(5):72-77.
16. Nash MR. The truth and the hype of hypnosis. Sci Amer. 2001;285(1):37-43.
17. Melo ALN. Da consciência e suas perturbações. In: Psiquiatria. Rio de Janeiro: Editora Civilização Brasileira; 1979. v. I. Capítulo VIII, p. 321-351.
18. Gomes H. Psicologia forense. Limites e modificações da responsabilidade penal e da capacidade civil. In: Medicina legal. 31.ed. Rio de Janeiro: Freitas Bastos; 1994. Capítulo 7, p. 83-103.
19. Saffioti W. Fundamentos de química. São Paulo: Cia. Editora Nacional; 1968. v. 1.
20. Brasil. Código de Processo Penal (Decreto Lei n. 3.689 de 03/10/41).
21. Grant I. Personality disorders. In: Jean DW et al (ed.). Psychiatry and medicine. Harrison's principles of internal medicine. 12.ed. New York: McGraw-Hill; 1991. Capítulo 368, p. 2.122-2.139.
22. American Psychiatric Association. Manual diagnóstico e estatístico de transtornos mentais. 5.ed. Porto Alegre: Artmed; 2014.
23. Palomba GA. Tratado de psiquiatria forense. Rio de Janeiro: Atheneu; 2003.
24. CID-10. Classificação Internacional de Doenças e Problemas Relacionados à Saúde. 10ª revisão. São Paulo: Editora da USP; 1995.
25. Sebastian CS. Mental retardation. Disponível em: http://www.emedicine.com/med/topic3095.htm. Acessado em: 16 maio 2004.
26. Lissauer T, Clayden G. Genetics. In: Illustrated textbook of pediatrics. 2.ed. Londres: Mosby; 2001.

27. Chiriboga CA. Fetal alcohol and drug effects. Neurologist. 2003;9(6):267-279.
28. Rezende J. Efeitos iatrogênicos de medicamentos. Farmacodependência. Intoxicações. Acidentes. Infortunística. In: Jorge de Rezende (ed.). As doenças intercorrentes no ciclo grávido-puerperal. Obstetrícia. 9.ed. Rio de Janeiro: Guanabara Koogan; 2002. Capítulo 19, p. 393-655.
29. Davies M. The role of GABAA receptors in mediating the effects of alcohol in the central nervous system. J Psychiatry Neurosci. 2003;28(4):263-274.
30. Mirabete JF, Fabbrini RN. Medidas de segurança. In: Manual de direito penal. 27.ed. São Paulo: Atlas; 2011. v. I.
31. Brasil. Lei de Execução Penal (n. 7.210, de 11 de julho de 1984).
32. Bastos IN. Comunicação pessoal.
33. Chalub M. Comunicação pessoal.
34. Taborda JGV, Chalub M, Abdalla Filho E. Psiquiatria forense. Porto Alegre: Artmed; 2004.
35. Barros DM. Introdução à psiquiatria forense. Porto Alegre: Artmed; 2019.

CAPÍTULO 33

Estudo Médico-Legal da Capacidade Civil

Miguel Chalub

CONCEITO

Todo cidadão maior de 18 anos, na atual legislação brasileira (arts. 1º e 2º do Código Civil), é plenamente capaz de direitos e deveres na ordem civil. Isso significa que toda pessoa tem os direitos e deveres individuais, coletivos, sociais e políticos que estão inscritos no Título II da Constituição Federal. Tal vem a ser a capacidade civil da pessoa. No quotidiano da vida de cada um, todo indivíduo na plenitude de sua capacidade civil pode comprar e alienar bens, casar-se, separar-se e divorciar-se, escolher uma profissão, exercer uma ocupação, doar, testar, testemunhar, sair e voltar do país, mudar de residência, adotar filhos, perfilhar, escolher uma religião, ter a guarda e tutela de filhos ou outros menores, votar, ser votado, participar de associações, sociedades e agremiações, sair delas, exercer mandatos de qualquer natureza, conduzir veículos e, enfim, fazer ou deixar de fazer tudo aquilo que a lei expressamente não proíbe ou impede. É claro que o exercício de certos direitos – como, por exemplo, exercer uma profissão – pode eventualmente estar regulado por lei.

No entanto, a lei também prevê certas condições e circunstâncias em que essa capacidade civil será limitada ou até abolida. Trata-se da incapacidade civil, absoluta ou relativa. De acordo com o Código Civil (art. 3º), são absolutamente incapazes de exercer pessoalmente os atos da vida civil, os menores de 16 anos. O art. 4º do mesmo código diz que "são incapazes, relativamente a certos atos ou à maneira de os exercer: os maiores de 16 e menores de 18 anos; os ébrios habituais e os viciados em tóxico; aqueles que, por causa transitória ou permanente, não puderem exprimir sua vontade; e os pródigos." Cumpre salientar que os incapazes continuam a ser titulares dos direitos garantidos pela Constituição, apenas não podem exercê-los pessoalmente. Têm que ser representados, no caso dos totalmente incapazes, ou assistidos pelo seu representante legal, no caso dos relativamente incapazes. No caso de serem de menoridade, será o tutor; quando maiores, será o curador o seu representante legal.

É importante assinalar que o Código Civil cria uma espécie de critério biopsicológico para a incapacidade civil (ver, a propósito do critério biopsicológico, o Capítulo 32 – Estudo Médico-Legal da Imputabilidade e da Responsabilidade Penal), pois não basta que a pessoa tenha um transtorno mental, qualquer que seja ele, mas é preciso que esse transtorno mental lhe tenha revogado o discernimento para a prática dos atos da vida civil. Por enfermidade mental, devemos entender qualquer transtorno mental, e por deficiência mental, a oligofrenia ou retardo mental.

De uma maneira geral, uma enfermidade mental que seja capaz de abolir o discernimento para a prática dos atos da vida civil pertencerá ao grupo das psicoses ou das demências. Dificilmente uma neurose ou um transtorno de personalidade poderá ter tal consequência. Mas, é importante assinalar que cada caso deverá ser examinado minuciosamente para a avaliação da perda do discernimento em razão da enfermidade mental. Pode-se lembrar uma grave neurose obsessivo-compulsiva invalidante ou um importante transtorno de personalidade dependente.

A lei prevê o discernimento reduzido para os casos de deficiência mental. Com efeito, sabemos que o retardo mental admite graus de gravidade leve, moderado, grave. Assim, de uma maneira preliminar, podemos dizer que a deficiência mental, se grave, ou profunda, leva à impossibilidade de exprimir a vontade; a leve, não. Quanto ao retardo mental moderado, a conclusão dependerá de uma percuciente análise psicopatológica.

A lei criou também uma condição que não existia na antiga legislação civil brasileira: os que não puderem exprimir sua vontade ainda que seja por motivo transitório. Essa situação se aplica àquelas enfermidades que, apesar de não serem transtornos mentais, comprometem de tal forma a vida de relação que tornam impossíveis a comunicação interpessoal e a expressão da vontade de cada um. Estão aí incluídas algumas doenças nervosas (do sistema nervoso, impropriamente chamadas de "neurológicas") e os estados deficitários da consciência, desde a obnubilação ou turvação até o coma, de qualquer etiopatogenia, nervosa ou sistêmica. O caso se aplica, por exemplo, à esclerose lateral amiotrófica, à esclerose múltipla em fase final, a graves atrofias e a ataxias incapacitantes e outras condições. Se a doença cursar também com transtornos mentais – demência, por exemplo –, recai-se no caso anterior. É importante assinalar que, mesmo que o motivo seja transitório – coma, sobre o qual se preveja plena recuperação (coma traumático, coma infeccioso) –, caracteriza-se a incapacidade enquanto perdurar tal estado.

Os ébrios habituais e os viciados em tóxico são os dependentes de substâncias psicoativas, mormente álcool. Como a lei prevê para eles a incapacidade relativa, é importante que o exame pericial seja bem conduzido no sentido da verificação de quais atos ou de qual maneira de os exercer deveriam ser objeto do impedimento legal. O princípio de que os direitos e as garantias individuais só deveriam ser restringidos em casos extremos aí se aplica. Um ébrio habitual ou um viciado em tóxico (para usar a terminologia do código) pode ser impedido de vender ou comprar bens, mas não de atuar em uma profissão cujo exercício não ponha em risco outrem.

O termo "excepcional" é muitas vezes usado fora dos meios médicos para designar os deficientes mentais. Como a lei já contempla o caso dos deficientes mentais, devemos entender essa expressão de outra maneira. Como se fala em "sem desenvolvimento mental completo", podemos compreender que se trata de deficientes sensoriais (cegos, surdos) ou mesmo de deficientes motores cuja deficiência, ainda que não tenha causado um retardo mental, tenha prejudicado grandemente o desenvolvimento das funções psíquicas, mormente emocionais ou afetivas. Trata-se do caso previsto na CID-10 como transtornos do desenvolvimento psicológico, transtornos mistos da conduta e das emoções, transtornos emocionais com início especificadamente na infância e transtorno do funcionamento social com início especificadamente na infância ou adolescência e condições assemelhadas. A avaliação pericial deve ser muito criteriosa nesses casos.

INTERDIÇÃO E CURATELA

Verificada a existência de incapacidade civil, poder-se-ão promover a interdição e a curatela da pessoa acometida. O Código Civil estabelece as regras pertinentes do art. 1.767 ao 1.783. A interdição retira, ainda que parcialmente, do cidadão a capacidade civil, e é nomeado pela Justiça alguém que vai cuidar de seus interesses, o curador. Estão sujeitos à interdição e à curatela: aqueles que, por causa transitória ou permanente, não puderem exprimir sua vontade; os ébrios habituais e os viciados em tóxico; e os pródigos. Na sentença de interdição, o juiz assinará, segundo o estado e o desenvolvimento mental do interdito, os limites da curatela. Portanto, o laudo de exame de sanidade mental que servir de subsídio ao juiz deverá especificar os limites da incapacidade relativa, quando for o caso.

Os procedimentos para que se promovam a interdição e a curatela estão disciplinados em diversos artigos do Código de Processo Civil. Solicitadas a interdição e a curatela pelas pessoas ou instituição legalmente habilitadas, o juiz nomeará um perito que o assistirá no processo. O perito pode recusar-se ao encargo desde que alegue motivo legítimo e que a escusa seja comunicada dentro de 5 dias contados da intimação ou do impedimento superveniente. Ou seja, mesmo depois de aceitar o encargo, pode alegar motivo legítimo surgido após o aceite. A legitimidade do motivo é de livre convencimento do juiz. A falsa perícia torna o profissional inabilitado por 2 anos para funcionar em outra perícia, além de expô-lo a responsabilidade civil perante a parte prejudicada, a responsabilidade penal e a responsabilidade ética, consoante o art. 98 do Código de Ética Médica.

Em um processo de interdição e curatela, habitualmente, são partes legítimas na ação aquele que requereu a interdição e a curatela e a pessoa a ser interditada, o interditando. Incumbe às partes, dentro de 5 dias do despacho da nomeação do perito pelo juiz, indicar os assistentes técnicos e apresentar os quesitos. Assim, a prova pericial dependerá de três profissionais: o perito, livremente designado pelo juiz, e os assistentes técnicos, em geral dois, que são indicados pelas partes e não estão sujeitos à suspeição ou ao impedimento como está o perito. Ainda que a lei não lhes aplique o termo "perito", é entendimento consensual que os assistentes técnicos estão sujeitos às mesmas regras legais, regulamentares e éticas do perito. Os quesitos são de livre formulação do juiz e das partes e devem ser respondidos integralmente pelos peritos e pelos assistentes técnicos. O laudo de exame de sanidade mental é de responsabilidade do perito designado pelo juiz, mas os assistentes técnicos devem, no prazo de 10 dias, apresentar seus pareceres.

PERÍCIA EM MATÉRIA CIVIL E O RESPECTIVO LAUDO

Ainda que boa parte das perícias psiquiátricas civis seja relativa à interdição e à curatela, outras pendências judiciais podem ser objeto de avaliação psiquiátrica da capacidade civil para o exercício de certos atos ou à maneira de os exercer. Um ato da vida civil pode vir a ser anulado posteriormente se a perícia demonstrar que, ao praticar tal ato, a pessoa estava acometida de um transtorno mental que lhe retirou o discernimento, total ou parcialmente, ou que lhe tenha causado grave prejuízo na expressão da vontade. Tal pode se dar com a alienação de um bem, um negócio feito, o casamento, uma doação, testamento e outros atos. Na posse e guarda de um menor, adoção de um filho e outras ações pertinentes ao Direito de Família, também podem ser questionadas a sanidade mental de uma pessoa e sua capacidade para o pleno exercício do múnus. Evidentemente, as partes aí serão as pessoas que estão em litígio.

O laudo de exame de sanidade mental para fins civis é o documento apresentado ao Juízo pelo perito no qual ele consubstancia a avaliação psiquiátrica que fez da capacidade civil do periciando. Ainda que não existam regras consensualmente estabelecidas, o laudo deve guardar as seguintes partes:

Identificação

Nome, sexo, etnia, idade, data do nascimento, nacionalidade, naturalidade, estado civil, profissão, ocupação atual, grau de instrução, religião, nome do pai, nome da mãe, residência.

Motivo do exame

Deve ser exposta, da maneira mais clara possível, a razão de estar sendo procedida a avaliação psiquiátrica.

Histórico do caso

Expor, de maneira sucinta, mas que abranja as peculiaridades da situação, a causa inicial, o desenvolvimento da pendência e seus desdobramentos e, de maneira geral, tudo aquilo que possa vir a ser útil à conclusão pericial. Esses dados podem ser colhidos nos autos do processo e na oitiva das partes interessadas.

Anamnese

Na medida das possibilidades técnicas, devem ser colhidas a história da doença atual, a história patológica pregressa, a história familiar, a história fisiológica, a história sexual, a história social e a história pessoal. A história pessoal vem a ser uma breve biografia do examinando, muito útil para se entender a inserção da doença mental, se for o caso, em sua existência.

Exame físico

Exame somático de aparelhos, sistemas e segmentos corporais, com particular atenção para o sistema nervoso (exame neurológico).

Exames complementares

Se necessário, podem ser pedidos: exame psicológico (testes de inteligência, personalidade, neuropsicológicos e outros), mapeamento cerebral por eletroencefalograma, tomografia computadorizada do encéfalo, ressonância magnética do encéfalo, com ou sem espectroscopia, e outros exames funcionais, cintilografia cerebral, tomografia computadorizada por emissão de fóton único (SPECT), exame do liquor e outros julgados pertinentes.

Exame psiquiátrico

Exame minucioso das funções psíquicas: apresentação, relacionamento e cooperação; postura e atitudes; consciência; atenção; orientação temporal, espacial e circunstancial; sensoriopercepção; memória de fixação; memória de evocação; curso do pensamento; forma do pensamento; conteúdo do pensamento; consciência do eu; valores; inteligência; humor; nexos afetivos e sentimentos anormais; vontade; vida instintiva (alimentação, sono, sexualidade); linguagem e psicomotricidade.

Conclusões

• Diagnose

Explicitar a diagnose do caso ou a normalidade psíquica.

• Considerações psiquiátrico-forenses

Dissertação na qual a diagnose deve ser fundamentada em suas bases psicopatológicas e na história clínica, e na qual o perito exporá claramente seu parecer a respeito da capacidade civil do examinando. O parecer deve se explicitar o grau de incapacidade, as razões de tal parecer e as limitações previstas e possíveis, quando for o caso.

Quesitos

Respostas aos quesitos formulados pelas partes e pelo juiz. As respostas devem ser breves e, quando pertinente, remeter ao corpo do laudo.

CLÍNICA PSIQUIÁTRICO-FORENSE CIVIL

O que será exposto a seguir nada mais é que um simples guia para que o perito e os assistentes técnicos possam ter um roteiro para o exame médico-pericial do caso e suas conclusões, pois aqui é onde se aplica a velha máxima de que "cada caso é um caso" em face da miríade de situações diferentes que podem apresentar-se quando se faz uma avaliação psiquiátrica para fins judiciais civis.

Entidades médico-legais a que se refere ou a que já se referiu nosso Código Civil

• Enfermidade mental

Entram nesse caso as psicoses e as demências. Psicoses são enfermidades mentais que comprometem o juízo de realidade e se manifestam por sintomas cognitivos (alucinações, ilusões, ideias delirantes, distúrbios lógico-formais do pensamento, alterações qualitativas da memória, graves distorções do curso do pensamento, desorientação temporoespaciais e circunstanciais, perturbações da atenção, delírio e confusão mental, alterações da consciência do eu, entre outros), afetivos graves (acentuado transtorno do humor e dos nexos afetivos, presença de sentimentos anormais e inusitados), volitivos acentuados (abulia, apragmatismo, psicomotricidade alterada). Demências são decaimentos, em geral lentos e progressivos, das funções cognitivas, particularmente da memória e da orientação, mas com importante repercussão nos aspectos afetivo-volitivos. Nas psicoses leves e de breve duração, bem como nos períodos iniciais das demências, deve haver uma avaliação criteriosa do discernimento. Não confundir o transtorno cognitivo leve com as demências.

• Deficiência mental capaz de retirar o discernimento para a prática de certos atos da vida civil

Trata-se do retardo mental grave ou profundo. Retardo mental é a falta do desenvolvimento das funções cognitivas, em particular da inteligência e dos valores socialmente aceitos ou preconizados. Em muitos casos, pode-se evidenciar uma causalidade por lesão ou disfunção do sistema nervoso, genética, congênita ou precocemente adquirida. Quanto ao retardo mental moderado, cabe uma cuidadosa avaliação do discernimento. Em muitos casos, será mais adequado propor a incapacidade relativa.

• Causa, transitória ou permanente, que impeça a expressão da vontade

Caso se trate de enfermidade ou deficiência mental, caímos no caso anterior. Se o impedimento não for de causa mental, mas sim por disfunção nervosa ou sistêmica, cabe também a incapacidade. Algumas condições: coma; estados alterados de consciência, de causa metabólica e outras; doenças do sistema nervoso ou do sistema osteomuscular que comprometam gravemente a vida de relação e impeçam a comunicação oral, escrita ou gestual.

• Ébrios habituais

A incapacidade relativa só caberá para os casos de síndrome de dependência transtorno-psicótica, síndrome amnéstica e transtorno psicótico residual ou de instalação tardia. Não é pertinente para intoxicação aguda, uso nocivo para a saúde, síndrome de abstinência e síndrome de abstinência com delírio. Para a conclusão pericial, a dependência deve ficar firmemente caracterizada sob o ponto de vista clínico.

• Viciados em tóxico

Podem ser feitas as mesmas considerações que para os ébrios habituais. Para a síndrome de dependência, deve-se levar em conta a dependência física e não a dependência psíquica, ou seja, devem ficar bem caracterizadas a tolerância e a abstinência (e não o simples retorno dos sintomas com a suspensão da substância psicoativa). Para uma primeira consideração, a incapacidade relativa caberia para os opiáceos, sedativos e hipnóticos e solventes voláteis, e não se aplicaria aos canabinoides, cocaína, alucinógenos e tabaco. Os estimulantes merecem um estudo para cada situação.

• Deficientes mentais com o discernimento reduzido

Trata-se do retardo mental leve e, em certos casos, do retardo mental moderado. Atenção especial merecem os "fronteiriços" para os quais não cabe, em primeira consideração, qualquer forma de incapacidade, mesmo relativa.

• Excepcionais, sem desenvolvimento mental completo

Trata-se de pessoas com graves deficiências sensoriais (amaurose, cofose) ou motoras que não obtiveram o pleno desenvolvimento psicológico, sem serem subnormais mentais. São os casos de transtornos específicos do desenvolvimento da fala e da linguagem, do desenvolvimento das habilidades escolares, da função motora, invasivos do desenvolvimento e outros. Em situações especiais, após percuciente estudo psiquiátrico, psicológico e psicopedagógico, podemos incluir os transtornos hipercinéticos, da conduta, mistos da conduta e emoções, emocionais com início específico na infância, do funcionamento social com início específico na infância e adolescência, de tiques e outros. É importante assinalar que tudo se aplica a adultos, pois são os suscetíveis de ação judicial.

• Prodigalidade

Se a prodigalidade for expressão sintomática de enfermidade mental (mania) ou de deficiência mental, não haverá dificuldade pericial. Caso espinhoso será a conclusão pericial caso se trate de transtorno de personalidade (possivelmente do tipo emocionalmente instável) ou de transtorno de hábitos e impulsos. A não ser em casos extremamente graves e que comprometam grandemente a vida familiar, social e profissional, julgamos ser abusiva a incapacidade civil em prodigalidade não psicótica. Parece-nos abuso do poder médico-psiquiátrico e atentado aos direitos humanos. A conclusão ficará entregue à prudente consciência do perito, embora na maior parte das vezes não seja pedida perícia psiquiátrica pelos juízes, que se norteiam por outros critérios, testemunhos e provas.

Entidades psiquiátricas e incapacidade civil

• Demências e síndrome amnéstica orgânica

Cabe incapacidade, tanto no período de estado e no período terminal.

• *Delirium*

Cabe incapacidade por motivo transitório.

• Transtornos mentais decorrentes de lesão ou disfunção cerebrais e de doença física

Considerar a possibilidade de incapacidade por motivo transitório.

- **Transtorno de personalidade e de comportamento decorrentes de doença, lesão ou disfunção cerebrais**

Considerar a possibilidade de incapacidade.

- **Transtornos mentais e de comportamento decorrentes do uso de substância psicoativa**

Ver "ébrios habituais" e "viciados em tóxico".

- **Esquizofrenia, transtorno delirante persistente, transtorno esquizoafetivo**

Cabe incapacidade.

- **Transtorno esquizotípico, transtorno psicótico agudo e transitório, transtorno delirante induzido**

Cabe incapacidade por motivo transitório.

- **Transtorno afetivo bipolar**

Cabe incapacidade.

- **Síndrome maníaca**

Cabe incapacidade por motivo transitório.

- **Síndrome depressiva com sintomas psicóticos**

Cabe incapacidade por motivo transitório.

- **Síndrome depressiva sem sintomas psicóticos, transtorno depressivo recorrente, transtorno persistente do humor**

Não cabe incapacidade.

- **Transtornos neuróticos relacionados com estresse e somatoformes. Síndromes comportamentais associadas a perturbações fisiológicas e a fatores físicos**

Não cabe incapacidade.

- **Transtorno de personalidade e de comportamento em adultos**

Não cabe incapacidade, salvo em casos excepcionais – com transtorno de personalidade emocionalmente instável.

- **Retardo mental**

Ver exposição anterior.

- **Transtorno do desenvolvimento psicológico e transtornos emocionais com início usualmente ocorrendo na infância e na adolescência**

Em geral não é pertinente a incapacidade. Considerar, em casos especiais, a aplicação nos excepcionais sem desenvolvimento mental completo.

BIBLIOGRAFIA CONSULTADA

1. Garcia JA. Psicopatologia forense. Rio de Janeiro: Forense; 1979.
2. Palomba GA. Tratado de psiquiatria forense civil e criminal. Rio de Janeiro: Atheneu; 2003.
3. Rigonatti SP. Tema de psiquiatria forense e psicologia jurídica. São Paulo: Vetor; 2003.
4. Taborda JGV, Chalub M, Abdalla Filho E. Psiquiatria forense. Porto Alegre: Artmed; 2004.

CAPÍTULO 34

Estudo Médico-Legal das Dependências Químicas (Toxicomanias)

Hygino de Carvalho Hercules

Acreditamos que o comportamento humano, como não poderia deixar de ser, depende da interação entre suas tendências hereditárias e o meio ambiente, que o começa a influenciar desde o parto e o nascimento. Esta interação o vai modificando, de modo a revelar, ou não, suas tendências interiores. Como resultado, o seu relacionamento com o que o cerca evolui de modo a constituir a pessoa que, quando adulta, reage de modos diferentes, dependendo da sua história de vida.

Mas, sabe-se hoje, que diversos fatores internos e externos estão envolvidos no resultado comportamental do indivíduo a cada experiência que vive. O querer e o não querer agir, o modo de agir e a avaliação das consequências de agir influenciam a resposta dada pelo indivíduo a cada estímulo. Os centros nervosos que processam os estímulos emocionais evocam a memória do vivido e o comparam com o presente, elaborando a resposta adequada. Estão localizados no lobo frontal e em núcleos nervosos situados na base cerebral. Vários autores, utilizando-se de técnicas de imagem, como a ressonância magnética funcional e outras, determinaram onde estão esses núcleos e seu funcionamento. Podem funcionar adequadamente, como é considerado normal, ou estar alterados por influências internas ou externas de algum modo e serem inadequados.

Alguns indivíduos apresentam "defeitos de fabricação", mutações genéticas aparecidas ao longo da evolução de nossa espécie, que causam alterações na recepção do estímulo, no seu processamento, ou na modulação das emoções e a intensidade da resposta final.

Em outras ocasiões, a influência perturbadora vem de fora em qualquer destas etapas, desde o estímulo até a resposta. Em ambas as hipóteses, o resultado da decisão final pode não convir ao próprio indivíduo e, muitas vezes, prejudica a sociedade.

A repetição das experiências emocionais normais educa o indivíduo normal e constitui a base da educação. O uso de algumas substâncias e a repetição do consumo podem criar uma expectativa falsa de boas emoções, dando a ideia de que se repetirão com a continuação do uso.

Este capítulo estuda as alterações da conduta pela ação de substâncias que causam dependência por alterarem as funções desses centros nervosos, os quais administram as reações desencadeadas pelos diversos estímulos emocionais, existentes ou imaginários.

A avaliação da responsabilidade penal e civil das pessoas sob a ação de substâncias capazes de modificar o seu pensamento, seu estado de consciência ou o seu humor depende de normas que estabelecem os limites de sua ação ou omissão.

O comportamento de cada indivíduo, conforme já referido, ao ser estimulado pode gerar uma resposta agradável, prazerosa, fonte de boas emoções ou trazer desconforto, mal-estar e uma sensação de repreensão. A resposta esperada da maioria das pessoas, diante das mesmas situações, costuma ser semelhante e coerente. Mas há indivíduos que reagem de modo diferente, por vezes inesperado, ao contrário do que se poderia esperar, com grau maior ou menor de amplitude emocional. Admite-se que essas reações diferentes podem estar na liberação de substâncias mediadoras químicas (neurotransmissores) em determinados núcleos nervosos do cérebro. A ação das drogas interfere na regulação e funcionamento desses centros.

Essas modificações do psiquismo podem se relacionar ao consumo de uma droga, a jogar e apostar, a consumir certos alimentos em frequência ou quantidades superiores ao usual, participar de atividades de jogos eletrônicos e mesmo outras experiências digitais na rede de computadores.

A não realização da atividade pretendida traz sentimentos negativos, emoções desagradáveis e sensação de perda exageradas nesses indivíduos portadores dessas anormalidades de conduta. É criada uma condição de necessidade entre o indivíduo e a ação para que se alcance o prazer e a alegria de vida. Assim como a educação cria comportamentos que objetivam boas recompensas e a sua repetição deve ser a base de condicionamento do indivíduo, o uso de drogas, por exemplo, altera a resposta esperada e a sua repetição estabelece modificações da conduta que vão além da intoxicação aguda. Tal relação tem sido muito estudada pelos neurocientistas nas últimas décadas.

A classificação das formas de dependência difere na DSM-IV e DSM-5 organizadas pela Associação de Psiquiatria Americana, de onde se deduz que as suas bases não estão sólidas o suficiente para uma sistematização de todos os tipos. Estudaremos apenas a dependência química, mais conhecida pelas pessoas interessadas como *toxicomania*. Para que não esbarremos em dificuldades de ordem semântica, torna-se necessário que os termos a usar sejam esclarecidos em seu sentido científico e legal. Por isso, queremos estabelecer um pequeno glossário. Vejamos:

- **Toxicomania:** segundo a Organização Mundial da Saúde (OMS), é um estado de intoxicação, periódico ou crônico, nocivo ao indivíduo e à sociedade, pelo consumo repetido de uma droga, natural ou sintética. Caracteriza-se por:
  - Desejo invencível, necessidade ou obrigação de continuar a consumir a droga e, por isso, de tentar obtê-la por todos os meios.
  - Tendência a aumentar as doses.
  - Criação de um estado de dependência psíquica e, às vezes, física com relação aos efeitos da droga.
- **Droga:** de acordo com a OMS, é qualquer substância que, introduzida no organismo, é capaz de modificar uma ou mais de suas funções. Do ponto de vista da Agência Nacional de Vigilância Sanitária (Anvisa), é qualquer substância ou matéria-prima que tenha finalidade medicamentosa ou sanitária. Mas a Lei n. 11.343 de 23 de agosto de 2006 (Lei de drogas) estabelece, no parágrafo único do art. 1º, que *Para fins desta Lei, consideram-se como drogas as substâncias ou os produtos capazes de causar dependência, assim especificados em lei ou relacionados em listas atualizadas periodicamente pelo Poder Executivo da União*. E o art. 66 acrescenta que *Para fins do disposto no parágrafo único do art. 1º desta Lei, até que seja atualizada a terminologia da lista mencionada no preceito, denominam-se drogas substâncias entorpecentes, psicotrópicas, precursoras e outras sob controle especial, da Portaria SVS/MS n. 344, de 12 de maio de 1998.*

  No uso popular, há uma mistura dos conceitos. E drogas tendem a ser aquelas substâncias comercializadas pelos traficantes. De preferência, adotaremos o conceito legal.
- **Abuso de drogas:** uso persistente ou esporádico de uma droga em desacordo ou não relacionado com finalidade médica.
- **Uso perigoso de drogas:** padrão de uso de drogas psicoativas que aumenta o risco de consequências danosas ao usuário.
- **Droga psicoativa ou psicotrópica:** de acordo com a OMS, são as que atuam modificando o estado de consciência, o humor ou o pensamento da pessoa. Para a Anvisa, são as substâncias que podem determinar dependência física ou psíquica e relacionadas como tal na Convenção sobre Substâncias Psicotrópicas e nos anexos da Portaria n. 344, que estudaremos no final.
- **Entorpecente:** segundo o Instituto de Medicina Social e de Criminologia (IMESC), de São Paulo, são substâncias psicoativas que causam sono ou entorpecimento e diminuem a atividade individual. São, principalmente, os opiáceos como a morfina e a heroína. Conforme a Anvisa, são as substâncias que agem desse modo e estão relacionadas como tal na Convenção Única sobre Entorpecentes e na Portaria n. 344.
- **Dependência:** a OMS considera que é um estado psíquico, e algumas vezes físico, resultante da interação entre o organismo e a droga caracterizado por alterações do comportamento que incluem a busca contínua ou periódica da droga com o fim de obter seus efeitos prazerosos ou de suprimir o desconforto gerado por sua privação. A falta da droga pode causar a *síndrome de abstinência*, que será estudada mais adiante.
- **Tolerância:** diz-se que há tolerância quando o efeito da droga diminui depois de algumas vezes de seu uso, causando a necessidade de aumentar a dose para se alcançar a mesma sensação obtida após as doses iniciais.

O uso de drogas psicoativas costuma ser aceito na sociedade como medicinal, religioso ou, fora dessas hipóteses, como *ilegal*. É interessante discorrer sobre o seu uso pela história humana.

HISTÓRIA DO USO DAS DROGAS

A marcha da espécie humana sobre a face da terra deve ser lembrada antes de nos aprofundarmos na história de suas relações com as drogas. O período pré-histórico é dividido pelos historiadores em paleolítico e neolítico. O paleolítico é um período que vai das origens do ser humano e passa pela sucessão de espécies que o antecederam na evolução dos nossos primeiros ancestrais. Os antropologistas, com base em achados arqueológicos, admitem que a espécie extinta *Homo erectus*, que viveu cerca de 500 mil anos atrás, deu origem a outras espécies de humanoides, a maioria extinta. Com o passar do tempo, houve uma que evoluiu até o *Homo sapiens*, que é representado hoje por um diferenciado *Homo sapiens sapiens*.

O primeiro contato do homem com o efeito das drogas deve ter sido acidental. Buscando alimentar-se, consumiu plantas, os seus frutos ou raízes, que o levaram a alterações psíquicas até então não experimentadas.

Há referências à presença de fragmentos fossilizados de plantas que se sabe serem produtoras de substâncias psicoativas, perto de restos humanos de indivíduos neandertais[1-4]. Há autores que admitem que, ao longo dos milhares de anos, tanto os homens cuidaram das plantas com maior riqueza de substâncias psicoativas, como elas e eles interagiram de modo seletivo darwiniano. Um dos autores mais citado é Antonio Escohotado, com a obra traduzida *Historia General de las Drogas*, editada pela Alianza Editorial, Madrid, 1999. De todos os relatos consultados, podemos citar alguns.

A evidência de proximidade entre os hominídeos e as drogas perde-se ao longo do passado longínquo. Enquanto não podemos duvidar dos registros escritos da era clássica da Antiguidade, com relatos do grego Hesíodo (cerca de 800 a.C.) e outros mais recentes, são encontrados vestígios não conclusivos que foram descobertos por arqueólogos como Elisa Guerra-Doce, em Valladolid, Espanha, como sementes e plantas fossilizadas próximo de restos humanos; restos de louça e potes indicadores do consumo de bebidas alcoólicas e resíduos de alcaloides em esqueletos e gravuras de arte em pedra com cenas de uso dessas bebidas. No entanto, a autora das referências afirma que são apenas vestígios não conclusivos, que poderiam ser não relacionados, mas contaminações. Encontramos relato de uma linha cronológica dos achados mais antigos aos mais recentes[5]. Neste trabalho, há referência a álcool e diversas outras drogas das datas mais antigas até o nosso tempo. Hoje, as drogas mais usadas são de origem vegetal, como a maconha, o ópio e a cocaína.

São comuns as referências à Mesopotâmia, no Iraque atual, e aos habitantes do continente americano. Predominam as referências ao ópio no primeiro e as informações de cultivo e consumo de plantas alucinógenas no último. Essas plantas são numerosas. Listaremos algumas, em ordem alfabética.

- **Amanita:** é um cogumelo, conhecido como cogumelo mágico, de nome científico *A. phalloides*. Tem ação alucinógena quando mascado, com modificações do humor.
- **Areca:** é uma palmeira que produz grande quantidade de frutos e sementes. É usada como elemento ornamental. Suas sementes têm ação estimulante. A espécie mais procurada como fonte de drogas é a *A. catechu*.
- **Ayahuasca:** na verdade, é uma fervura de partes de duas plantas conjuntamente. Uma é o cipó mariri (*Banisteriopsis caapi*) e a outra é uma folha da árvore chacrona (*Psychotria viridis*), que se assemelha a um cafeeiro, pois pertence à família das rubiáceas. A mistura tem efeitos alucinógenos e é usada nas cerimônias do Santo Daime.
- **Cânabis:** é o cânhamo, popularmente conhecido por maconha e tem numerosos nomes regionais pelo território brasileiro. Seu nome científico é *Cannabis sativa*.
- **Datura:** é também conhecida como trombeta, figueira do diabo, ou estramônio. É usada como alucinógeno, principalmente. Pode ser fonte de atropina, hiosciamina, hioscina ou escopolamina. A espécie mais usada é a *D. stramonium*, muito perigosa.
- **Entada:** é uma leguminosa trepadeira, de vagens muito grandes, mais comum na África. Suas sementes são muito escuras e seu pó, a fonte de alucinógenos. Causa sonolência e torpor. Cada semente ocupa a metade de uma mão, tão grande que é. É também conhecida como erva do sonho. A espécie mais conhecida é a *Entada rheedii*.
- **Epená:** é obtida da casca da virola (*Virola calophylla*), uma árvore comum na América Central, México e países do norte da América do Sul. Produz dimetiltriptamina (DMT), alucinógena.
- **Jurema:** é obtida de árvores que florescem em certas épocas do ano, as acácias. A *Acácia jurema* também é chamada de Jurema Sagrada. As plantas crescem como árvores frondosas. São utilizadas desde a casca do tronco até as folhas para se fazer uma infusão de potencial alucinógeno, ora para se beber, ora para banhos ritualísticos, que tinham como adeptos os povos indígenas das tribos tabajaras e potiguares. Consta que tal ritual já era realizado antes mesmo do descobrimento. O ritual sofreu grande influência dos escravos e dele nasceu uma religião sincrética, principalmente no nordeste e norte brasileiros, com cerimônias de umbanda misturadas com xamanismo, onde a bebida, também chamada de jurema, era consumida por índios e negros. É citada nos livros "O Guarani" e "Iracema", de José de Alencar.
- **Mandrágora:** a espécie mais comum é *M. officinarum*. Tem raízes grossas um pouco ramificadas que, por vezes, assemelham-se a um corpo humano. Não apresentam caule. Há várias lendas antigas a seu respeito, como as medievais, que diziam que as raízes soltavam um grito tão forte, capaz de matar o colhedor, quando arrancadas. É usada para preparar infusões, principalmente as raízes. Desperta efeitos alucinógenos, mas já foi usada como substância narcótica, afrodisíaca e analgésica. Dela podem retiradas hioscina, atropina e inibidores anticolinérgicos periféricos.
- **Papoula:** é a fonte do ópio. O líquido leitoso que flui do invólucro do fruto da *Papaverum somnifera* é uma resina, a matéria-prima para a obtenção da morfina e da heroína. Essas substâncias presentes na resina são fortes entorpecentes e capazes de causar dependência.
- **Peiote:** é o cacto *Lophophora williamsii*, rico em mescalina. É encontrado com frequência no sul do Estados Unidos, México e parte da América do Sul. A mescalina pode ser retirada também de outros, como o cacto de São Bento (*Echinopsis pachanoi*). O autor Aldous Huxley escreveu um livro – As portas da percepção – em que relata suas experiências pessoais de

uso, descrevendo o delírio que modificava seu modo de sentir as situações comuns.

- **Psilocibe:** é um outro cogumelo com princípios alucinógenos, o *Psilocybe cubensis*. A psilocibina foi estudada e se descobriu que atua sobre os receptores serotoninérgicos. Admite-se que possa ser afrodisíaca e analgésica.

Há outras substâncias de ação psicoativa, vários tipos de chás e enorme variedade regional de remédios caseiros herdados das culturas que nos originaram. Seus benefícios costumam ser alardeados, com efeitos milagrosos na crendice popular. Mas não devemos esquecer que não costuma haver dosagem dos princípios ativos nem eles são iguais quando colhidos em locais diferentes. Seus efeitos psicoativos podem advir de ação tóxica, ora deprimindo, ora excitando o sistema nervoso central, como ocorre mesmo com drogas empregadas na farmácia usual.

Seguindo a ordem cronológica, alguns eventos chamam a nossa atenção. A partir do século XIX, com o desenvolvimento da química, foram sendo isolados e extraídos os princípios ativos encontrados nas preparações vegetais usadas em ritos religiosos e na medicina empírica. Em 1805, o químico alemão Friedrich Sertürner isolou a morfina do ópio. Isso favoreceu sua produção e enriqueceu uma indústria alemã que só era dedicada a corantes[5]. No fim do século XIX, outro alemão, Heinrich Dreser, sintetizou a heroína a partir da morfina. Ambas as substâncias são potentes analgésicos, mas causam forte dependência, mais forte que a heroína[5,6].

Na primeira década deste milênio, houve uma crise de drogas nos Estados Unidos em que foi promovido o uso de um derivado opioide (OxyContin 40 mg) alegando-se que não dava dependência, de modo falso[7].

Em 1859, Albert Niemann, outro alemão, isolou a cocaína das folhas de coca.

Na segunda metade do século XIX houve duas guerras por causa do ópio entre o estado britânico e a China. O comércio era, àquela época, favorável à China, que não se interessava pelos produtos ocidentais e vendia muito chá para a Inglaterra. O ópio era muito vendido para a China, e cada vez mais, em função da dependência que provocava, dando bastante lucro aos ingleses. Pois bem, a China chegou a um ponto de ter que proibir a importação da droga em 1839. A perda desse comércio levou a Inglaterra a declarar guerra à China quando ela apreendeu um navio inglês que transportava a droga. A China perdeu a guerra e foi forçada a abrir os seus portos para os traficantes ingleses no tratado de paz assinado em 1842. As coisas continuaram assim até que um marinheiro inglês matou um chinês em uma briga, em 1856. A Inglaterra e a França, aliados, querendo maior número de portos chineses abertos, declararam a Segunda Guerra do Ópio. Venceram e os chineses tiveram que aceitar o Tratado de Tankin depois que Pequim foi ocupada. Foram forçados, os chineses, a abrir o comércio em 11 portos para o Ocidente em 1860[8].

Em 1887, foi sintetizada a anfetamina, na Alemanha. Logo a seguir, começa o comércio e tráfico de drogas sintéticas.

Outro caso interessante foi o uso declarado de folhas de coca na receita da Coca-Cola, em 1886. Em 1906, o governo americano manda retirá-las. Em 1912, foi produzida a molécula da metilenodioximetanfetamina (MDMA), mais conhecida como *êxtase*[5].

Os Estados Unidos restringiram o uso da cocaína e dos opiáceos em 1914, e do álcool de 1920 a 1933. A partir dessa proibição, houve enorme aumento do contrabando e tráfico de bebidas alcoólicas para atender consumidores eventuais e dependentes. Nesse tempo, houve intensa corrupção das autoridades encarregadas da repressão. Várias pessoas morreram ou foram intoxicadas por beber álcool metílico. A Lei Seca americana foi revogada em 1933[5].

O problema mundial das drogas levou a ONU a aprovar a Convenção Simples sobre Drogas Narcóticas, em 1961, e a Convenção sobre Drogas Psicotrópicas, em 1971, ambas assinadas pelo Brasil[5]. Nossa legislação será comentada mais adiante.

DEPENDÊNCIA DE DROGAS

A dependência do uso de uma droga precisa tanto de fatores intrínsecos como extrínsecos ao indivíduo. Entre os intrínsecos, importam sua constituição genética, sobremodo o padrão de uso; a idade do indivíduo exposto; e sua tendência física de estabelecer as relações químicas causadoras da necessidade da droga para o funcionamento normal do sistema nervoso central. Os extrínsecos estão representados essencialmente pela pressão do seu grupo social ao uso. Estão aí a facilidade de acesso aos fornecedores, o uso da droga pelos companheiros, a moda do consumo social e o fato de ser legal, ou ilegal, o seu uso. O álcool, o fumo, certos medicamentos e alguns produtos usados em cerimônias religiosas não são proibidos. Fora desses casos, as drogas são ilegais e entram na proibição quando estão elencadas nas listas estabelecidas pelas autoridades por meio de leis e decretos.

MECANISMO GERAL DE ATUAÇÃO DAS DROGAS DE ADIÇÃO

Como já comentamos anteriormente, a repetição é muito importante no aprendizado, tornando qualquer tarefa mais fácil de executar; mas também pode ser nociva em outras situações como o uso de drogas. Os transtornos mentais desencadeadores de quaisquer hábitos prejudiciais, que se impõem sobre o controle cerebral, como o jogo, a gula e o uso abusivo de drogas costumam afetar o sistema nervoso de modo semelhante, que envolvem os circuitos de regulação do prazer e recompensa – *o sistema límbico*. São redes de neurônios que administram as emoções normais causadas pelos desejos e a sua satisfação, onde podem surgir desequilíbrios de sua ação provocados ora por doenças da mente, ora pela intoxicação e repetição do uso de drogas psicoativas. Esses grupos de neurônios estão situados na base do cérebro, em vários núcleos de substância cinzenta do diencéfalo, mesencéfalo e porções do córtex pré-frontal, ínsula e hipocampo. Constituem o sistema límbico, responsável pelas emoções, sua amplitude e adequação aos estímulos, bem como pela harmonização do sistema nervoso com os sistemas endócrino e imunológico. Numa área ventral do mesencéfalo está um núcleo cinzento cujas terminações vão ao núcleo accumbens, onde há liberação de dopamina. Por isso, esse sistema também é chamado de mesolímbico e mesmo dopaminérgico. Esses núcleos têm importância fundamental nos circuitos nervosos modificados pela ação das drogas. No que se refere às diversas drogas que causam dependência, não há grandes diferenças no modo de atuarem. Mudam apenas os mediadores químicos e os locais com receptores de cada mediador. Mediadores químicos são substâncias liberadas em locais do sistema nervoso onde há receptores específicos em que o seu acoplamento desencadeia processos químicos necessários à sua função.

Alguns estudiosos dessa parte da neurociência propõem que há um ciclo que evolui em três etapas no caminho para a adição:

- Estado de satisfação e realização pessoal consequente ao consumo da droga e surgimento de emoções agradáveis por intoxicação aguda.
- Estado de disforia, depressão, ansiedade, rico em emoções negativas se não tomar a droga e que pode chegar à síndrome de abstinência.
- Excesso de preocupação em obter de qualquer modo a droga para se antecipar ao sofrimento causado por sua supressão, superpondo-se até ao que é útil, benéfico, ou obrigação individual; fissura, *craving*. Koob e Volkow[9] afirmam que cada uma dessas três fases formam um círculo e que cada fase depende da ação de circuitos neurológicos diferentes, mas interdependentes.

Na fase 1, surge uma intenção, sem grandes reflexões, quanto à possibilidade de usar, favorecendo o consumo (por vezes, a simples curiosidade, no início do uso), com expectativa de prazer, a que se segue a ação farmacológica da droga e uma sensação de conquista e recompensa por atingir seu objetivo. Na segunda fase, entra em ação uma compulsão em busca da droga, que transforma o sentimento de busca do prazer em uma luta pelo consumo, com ansiedade e estresse, grande preocupação pela busca, que se torna comandante dos atos de procura. Na terceira fase, a necessidade de consumir supera qualquer sentimento de inconveniência e de saber dos malefícios que o uso da droga pode trazer; a repetição do consumo torna-se um hábito, gerando estresse mais intenso para a execução do ato nocivo e alívio por realizá-lo. É semelhante ao que sente um cleptomaníaco antes de furtar. Ao fim, 1 e 2 se misturam em um uma combinação destrutiva. O indivíduo torna-se dependente da droga, adicto, escravo do vício.

Em cada caso, interferem os fatores individuais e o meio ambiente. Nem todos os indivíduos são afetados nessa intensidade. Depende muito de sua genética. A facilidade de obtenção da droga, o incentivo ao consumo pela propaganda e pela convivência com outros usuários e a liberdade de consumir sem proibições, favorecem o consumo. Os jovens são muito mais sensíveis. Interferem aqui certos atos ou palavras de outras pessoas, que funcionam como "deixas", semelhantes às usadas pelos atores de uma peça, determinando o momento de atuar. Fisicamente, tudo isso se processa por alterações nas sinapses, muito mais pronunciadas no sistema nervoso ainda não amadurecido dos jovens.

O núcleo accumbens, um dos mais importantes nesses circuitos, recebe uma excitação dopaminérgica a partir da área ventral tegmentar do mesencéfalo, mas tem receptores que recebem também ação direta de agentes opioides e canabinoides[10]. Os leitores mais interessados no tema podem aprofundar o conhecimento por meio das referências bibliográficas 9 e 10.

PREVALÊNCIA MUNDIAL DO USO DE DROGAS

Embora pareça simples a pesquisa, não é bem assim. Em primeiro lugar, é preciso definir o tempo de uso e quando e quanto se consumiu de droga neste período pretérito. A seguir, é preciso definir se serão pesquisadas somente drogas ditas legais, como álcool, tabaco e remédios regularmente receitados, ou se as ilegais serão também estudadas. Da mesma forma importa a idade em que se iniciou o consumo por parte do entrevistado. Considerando essas dificuldades, os pesquisadores concordam em interrogar o entrevistado com perguntas sobre cada droga:

- Usou alguma droga por alguma vez na vida?
- Usou no ano prévio?
- Usou nos 30 dias anteriores à entrevista?
- Tem usado recentemente?

O volume de consumo na área pesquisada costuma ter relação com a quantidade de drogas apreendidas em operações policiais. A supor que o tráfico de drogas procure sistematicamente aumentar o consumo, se as quantidades apreendidas forem cada vez maiores, estima-se que deve ter crescido o uso. A apreensão não teria resultado somente por aumento de uma eficiência das autoridades. Serve para comparar os volumes de uso indiretamente. Tal raciocínio, contudo, não é válido se o país estiver na rota do tráfico, como é o caso do Brasil. Além da tendência do entrevistado a falsear a resposta, a pesquisa quantitativa torna-se difícil nas nossas avaliações quanto ao volume de uso por causa desse transporte.

A quantidade apreendida no mundo costuma ser informada anualmente à ONU pelos seus países-membros, por meio do United Nations Office on Drugs and Crime (UNODC)[11]. Esses dados geram tabelas que são distribuídas aos estados-membros por relatórios anuais. As comparações das quantidades obtidas em épocas diferentes indicam o sucesso, ou não, das medidas de repressão ao uso e a tendência de aumentar ou diminuir o consumo.

Com relação aos dados que vamos mostrar, é preciso não cair na tentação de apenas citar as tabelas. Houve uma pandemia de Covid-19 que alterou muito o nosso modo de viver. Fomos obrigados a nos isolar para evitar o aumento de contágio. A maioria dos países emitiu determinações sanitárias nesse sentido com sensatez maior ou menor. No Brasil, houve tanta desinformação com raízes políticas, que a contradição entre a realidade e o que era proposto tornou-se gritante. Os indivíduos mais pobres tinham que ir e voltar do trabalho em conduções fechadas e lotadas, embora os passageiros usassem máscaras. Pessoas foram presas por estarem caminhando sem máscaras mesmo em jardins desertos, ao ar livre e com zero risco de contágio. Se aconteceu aqui, deve ter ocorrido mundo afora. Durante esse tempo, o tráfico de drogas também sentiu os efeitos do consumo aumentado, como decorrência do recolhimento das pessoas e das crises de ansiedade geradas pelo isolamento. Além disso, aumentaram os conflitos resultantes do aumento do tempo de convivência familiar.

Embora tivéssemos às mãos dados mais recentes, procuramos retirar do contexto o período da pandemia, de 2019 a 2022. Procuramos registros do uso de drogas sem a interferência da Covid-19, anteriores à sua chegada. Os leitores verão dados publicados em 2019, pois que obtidos e colhidos anteriormente, no ano de 2017.

O Relatório sobre Drogas da ONU para 2019[12] relata que 271 milhões de pessoas de 15 a 64 anos de idade usaram alguma droga no ano anterior à entrevista. Desse total, 35 milhões apresentaram transtornos mentais causados pelo uso. No ano anterior, tinha sido de 30,5 milhões. A droga mais usada foi, sem dúvida, a maconha, com 188 milhões. A Tabela 34.1 faz um resumo dos achados.

Avaliações feitas na Índia e na Nigéria, dois dos países mais populosos, alteraram de alguma forma as tendências anteriores. Como resultado, observou-se, por exemplo, aumento geral do número de usuários de drogas na Ásia e África.

A quantidade de pessoas que faziam uso de drogas injetáveis em 2008 era de cerca de 177 mil e passou a ser 850 mil em 2018, mas diminuiu o número de usuários de cocaína e de anfetaminas. Parece que há uma moda de certas drogas em alguns tempos. Por exemplo, tivemos uma época de aumento intenso do uso de opioides na América do Norte pelo fentanil e análogos, como analgésicos ou como fonte de prazer, na 2ª década dos anos 2000, com mais de 100 mil mortes por *overdose*. Esta droga tem ação até 100 vezes maior que a morfina. Os fabricantes e distribuidores do remédio estão sendo alvo de um grupo grande de advogados em razão do efeito de dependência que a droga produz[13,14]. Algo semelhante aconteceu na África Ocidental com o tramadol, análogo à morfina, barato e capaz de causar dependência quando consumido frequentemente, mas de efeito analgésico menor[15]. Em ambos os casos, grande parte da venda desses medicamentos era feita sem mecanismo de controle[16]. A América do Norte é a maior consumidora de opioides, mas os opiatos têm maior prevalência no Oriente Médio e no Sudoeste da Ásia[12].

O êxtase foi mais usado na América do Norte, Oceania e Europa Central e Ocidental. A amostra entre 15 e 64 anos de idade foi de 21,3 milhões. Várias pessoas usaram essa droga e outros tipos de metanfetamina[12].

Embora, entre nós, o maior problema de tráfico esteja ligado à cocaína, no mundo inteiro prevalecem outras substâncias. Os locais mais afetados são as Américas e a Europa Ocidental.

De alta importância é o consumo de drogas pelas pessoas mais jovens. É uma faixa etária em que quanto mais jovem, maiores são os efeitos neuroplásticos de adaptação do sistema nervoso central. Na amostragem entre 15 e 64 anos, a faixa etária de maior frequência foi a de 18 a 25 anos no ano de 2018[12]. Os dados desse levantamento mundial indicam que 4,7% dos indivíduos dessa faixa de idade começaram a usar drogas; mais do que o percentual da população geral, de 3,8%. Em alguns continentes, a antecipação da entrada dos adolescentes para o grupo dos usuários deu-se mais cedo: 13,2% na Europa, 12,4% na Oceania (considerando apenas Austrália e Nova Zelândia) e 11,4% na América do Norte.

Outro trabalho revelou que a dependência de maconha foi de 9% dos que a usaram alguma vez na vida; mas, se o início se deu na adolescência, a dependência chegou a 17%[12].

A busca das drogas e a escolha tem relação direta com a facilidade de a encontrar e a ideia de ela ser de baixo risco para o organismo. É o que acontece com a imagem da maconha na sociedade. Fora dos países que ficam na rota do tráfico, o sentimento com relação à cocaína não é de tanta rejeição como sentimos. Daí, vem que as apreensões de cocaína e análogos aumentou muito nos últimos anos, em torno de 74%. Mas a produção aumentou ainda mais nos países sul-americanos, como a Colômbia, embora o governo anterior ao atual tenha estabelecido a paz com as Forças Armadas Revolucionárias da Colômbia (FARC), que se sabe serem comprometidas com o narcotráfico[12,17].

Tabela 34.1 – Dados mundiais de uso de drogas.

Droga	Usuários no ano anterior	Local de predomínio	Total (%)	Tendência
Qualquer uma	271 milhões	Mundial	5,5	↑
Transtorno mental por droga	35 milhões	Mundial	13	↑
Maconha	188 milhões	América do Norte	3,8	↑
Opioides e opiatos	53,4 milhões	América do Norte e Oceania	1,1	↑
Anfetaminas	28,9 milhões	América do Norte e Oceania	0,6	↓
Êxtase	21,3 milhões	Oceania	0,4	
Cocaína e semelhantes	18,1 milhões	América do Norte	0,4	

Fonte: Adaptada de United Nations. World Drug Report, 2019[12].

Um dos novos problemas mundiais surgidos na luta contra as drogas, nas duas últimas décadas, continua sendo o surgimento de substâncias sintéticas ainda não incluídas nas listas internacionais e nacionais de regulação e proscrição (drogas de balcão). Como ainda não estão incluídas, os processos penais não têm como demonstrar que são *drogas* no sentido legal (vejam o glossário do início do Capítulo). Estão aí incluídos vários derivados opioides do fentanil, alguns com atividade mil vezes maior que a da droga-mãe, dose letal muito próxima da dose de uso, como o carfentanil, que tem causado muitas mortes por *overdose*[18].

PREVALÊNCIA DO USO DE DROGAS NO BRASIL[19]

A avaliação da incidência e da prevalência de uso de drogas no Brasil é bastante difícil, pois somos um país continental que apresenta diferenças muito intensas de uma região para a outra, tanto do ponto de vista geográfico e climático quanto cultural. Apesar disso, já foram feitos, pelo menos, três grandes levantamentos desses dados. O mais antigo, feito em 2001, o segundo em 2005 e o terceiro em 2015. Desses três estudos, os dois primeiros foram realizados pelo Centro Brasileiro de Informações sobre Drogas Psicotrópicas (CEBRID), da Universidade Federal de São Paulo, com apoio da embaixada dos Estados Unidos. Foi feita uma abordagem domiciliar, seguindo o modelo de amostragem do IBGE. Estudaram os 107 municípios mais populosos do Brasil, com enfoque urbano, incluindo cerca de 41,3% da população.

O segundo foi realizado pelas mesmas instituições. A investigação incluiu os 108 mil municípios com mais de 200 mil habitantes e comparou os resultados com os dados do anterior. Mas vamos nos centrar no *III Levantamento sobre o Uso de Drogas pela População Brasileira*, organizado em 2015 e publicado em 2017 pela Fundação Osvaldo Cruz.

Diferentemente dos estudos referidos antes, a amostragem incluiu população urbana e rural, com pessoas entre 12 e 65 anos, de ambos os sexos. A população rural não foi esquecida. Seguiu o método da Pesquisa Nacional por Amostras de Domicílios (PNAD), usado pelo IBGE. Foram investigados 351 municípios (grandes, médios e pequenos), num total de cerca de 17 mil pessoas, quanto a condições sanitárias de vida, drogas usadas, padrão de uso, existência ou não de síndrome de dependência, uso de drogas injetadas, tratamento feito, ou não, disponibilidade para obtenção da substância e percepção do perigo de usar a droga[19]. Com os resultados dessa pesquisa, construímos a Tabela 34.2.

Esse estudo pesquisou, inclusive, as drogas lícitas como o álcool, os produtos com tabaco e ainda os medicamentos com controle das autoridades – receitas brancas e notificações azuis e amarelas, da Portaria n. 344/1998, da Secretaria de Vigilância em Saúde do Ministério da Saúde – que, embora legais, têm que ser consumidos de acordo com a frequência e dose receitadas. O comércio fora desses limites legais ou sem as respectivas receitas e notificações constitui infração penal.

O III Levantamento, de 2015, revelou que 2/3 da população brasileira fez uso de bebida alcoólica no ano anterior à pesquisa. É a droga de maior procura e consumo, compreendendo 2/3 dos entrevistados no período analisado, que referiram o consumo um ano antes da entrevista com o pesquisador. A simples observação da Tabela 34.2 chama a atenção para a diferença gritante da prevalência.

Entre os consumidores de álcool, há uma distribuição interessante a respeito das faixas etárias. A de menor prevalência foi a de 12 a 17 anos, mas foi a que deu origem à maioria dos casos de dependência alcoólica.

Considerando que o uso de medicamentos legais usados de modo ilegal é muito comum em nosso meio, podemos notar uma prevalência de 3% no geral da população entre 12 e 65 anos, sobressaindo os benzodiazepínicos e os opioides com taxa de 1,4%[19]. Só são menos usados do que a maconha, basta olhar a Tabela 34.2 e comparar.

Tabela 34.2 – Prevalência de uso de drogas no Brasil (ano anterior à pesquisa).

Droga	Pessoas usuárias no ano anterior x 1.000*		Sexo	
			Masculino	Feminino
Álcool	**65.943**	**43,1%**	**Predomínio dos homens****	
Ilícitas (qualquer uma)	4,9	3,24%	5%	1,5%
Maconha	3,8	2,5%	4,1%	1,1%
Cocaína	1,3	0,9%	1,4%	0,4%
*Crack****	0,45	0,3%	0,43%	0,16%
Êxtase	0,32	0,2%	0,20%	0,11%
Solventes	0,32	0,2%	0,36%	0,06%
Heroína	0,082	0,05%	0,08%	0,03%

*As porcentagens referem-se ao número total de entrevistados.
**Sem a informação na fonte consultada.
***Não inclui os usuários de rua.

Fonte: Adaptada de Bastos[19].

DEPENDÊNCIA E ABSTINÊNCIA

As pessoas consideradas normais são capazes de alcançar seus objetivos ou desistir de atingi-los, conforme façam um balanço entre o esforço a ser dispensado para conquistá-los e os seus resultados. Se os considerarem pouco importantes, ou dispensáveis, abandonam o objetivo. A desistência voluntária é um fato normal a cada momento da vida. Mas, por vezes, a descontinuação de um movimento da vontade é necessária e difícil de realizar. Temos que nos abster daquele objetivo. Aqui, a abstinência não provoca, senão, sentimentos de frustração normais. No que se refere à relação com as drogas, a maioria das pessoas resiste e dispensa o prazer que elas podem trazer e as usa sempre de modo comedido e sem exagerar na frequência de consumo ou na dose. Quando o consumo é exagerado na quantidade e/ou na frequência, é possível que já estejamos numa situação anormal de uso. A opção de usar, ou não, vai se estreitando até o ponto em que não é possível deixar de ceder à pressão de consumir. O que era uma escolha consciente passa a ser um hábito e, por fim, uma necessidade, de acordo com Benjamin Rush (1746-1813), citado por Araújo e Laranjeira[20]. A transmutação da simples opção em uma necessidade que tem que ser atendida indica que já há um desvio patológico da vontade. E os autores admitem que não se trata do que se dizia ser uma falha de caráter do sujeito. Ocorrem modificações nos centros límbicos que sofrem alterações morfológicas neuronais, principalmente nas sinapses, nos receptores e, por fim, no funcionamento.

Estas alterações têm repercussões clínicas progressivas proporcionais ao padrão desregrado de consumo. O conjunto de sinais e os sintomas constituem as síndromes de *dependência* e de *abstinência*. Há duas descrições do estado de dependência que são propostas para seu diagnóstico: a da CID-10[21] e a da DSM-5[22].

A CID-10[21] esclarece que a síndrome de dependência está presente quando encontramos três ou mais dos fatos listados a seguir no ano anterior. Quanto maior o número de situações reconhecidas, maior a gravidade do caso.

- Um forte desejo ou senso de compulsão para consumir a substância.
- Dificuldades em controlar o comportamento de consumir a substância em termos de seu início, término e níveis de consumo.
- Um estado de abstinência fisiológico quando o uso da substância cessou ou foi reduzido, como evidenciado por síndrome de abstinência para a substância ou o uso da mesma substância, ou análoga, para aliviar ou evitar os sintomas de abstinência.
- Evidência de tolerância de modo que as doses têm que ser aumentadas nas repetições do uso para conseguir o mesmo efeito das doses iniciais.
- Abandono progressivo de prazeres e interesses alternativos em favor do uso da substância psicoativa.
- Aumento do tempo necessário para se recuperar de seus efeitos.
- Persistência no uso da substância a despeito de evidência clara de consequências certamente nocivas (fazer esforços claros para saber se o usuário estava consciente da natureza e extensão do dano).

Ao lado da síndrome de *dependência*, estabelece o conceito de *uso nocivo* da droga quando dele resultam danos ao paciente, que tenham sido mais que ocasionais, repetidos. Corresponde ao *abuso de drogas* usado pela DSM-5.

Esta última estabelece 11 critérios a serem procurados no diagnóstico da síndrome de dependência e que causam comprometimento da saúde mental, com grande sofrimento clínico. São os seguintes[22]:

- A substância é frequentemente consumida em maiores quantidades ou por um período mais longo do que o pretendido.
- Existe um desejo permanente ou esforços malsucedidos no sentido de reduzir ou controlar o uso da substância.
- Muito tempo é gasto em atividades necessárias para obtenção da substância, na utilização da substância ou na recuperação dos seus efeitos.
- Fissura ou forte desejo ou necessidade de usar a substância.
- Uso recorrente da substância, resultando no fracasso de desempenhar papéis importantes no trabalho, na escola ou em casa.
- Uso continuado da substância, apesar de problemas sociais ou interpessoais persistentes ou recorrentes causados ou exacerbados por seus efeitos.
- Importantes atividades sociais, profissionais ou recreacionais são abandonadas ou reduzidas em função do uso da substância.
- Uso recorrente da substância, em que isso representa um perigo à integridade física.
- O uso da substância é mantido apesar da consciência de ter um problema físico ou psicológico persistente ou recorrente que tende a ser causado ou exacerbado pela substância.
- Tolerância definida por qualquer um dos seguintes aspectos:
  - Necessidade de quantidades progressivamente maiores da substância para alcançar o mesmo efeito das doses iniciais.
  - Efeito acentuadamente menor com o uso continuado da mesma quantidade de substância.
- Abstinência, manifestada por qualquer dos seguintes aspectos:
  - Síndrome de abstinência característica da substância (consultar os critérios para síndrome de abstinência específicos para cada droga, entre as páginas 490 a 580 da DSM-5).
  - A substância (ou uma outra substância estritamente relacionada) é consumida para aliviar ou evitar os sintomas da abstinência.

O conjunto da DSM-5 nos parece mais detalhado. A base teórica da DSM-5 é diferente da CID-10. Na primeira, há um aumento progressivo do envolvimento do indivíduo com a droga. À medida que o tempo passa, ele torna-se mais profundo. O usuário começa a usar a droga por causa de uma nova experiência, passa a ter um comportamento compulsivo, tem um comportamento de abuso (uso nocivo, da CID-10) até que se estabelece a dependência. Os psiquiatras que elaboraram a DSM-5 acharam melhor juntar essas mudanças de comportamento com relação à substância em uma escala de gravidade do quadro clínico (transtorno por uso de substância), divididas em leves, moderados e graves. O prognóstico de cada caso é pior do leve ao mais grave. As recaídas são cada vez mais rápidas, numerosas e profundas, mesmo depois de um período de mais de um ano de abstenção do uso[23].

A CID-10 e a DSM-5 admitem que várias substâncias podem gerar algumas dessas mudanças de comportamento, como o álcool, derivados do fumo, maconha, opioides, sedativos, hipnóticos, cocaína, anfetaminas e outros estimulantes, alucinógenos, solventes voláteis e drogas novas sintetizadas ou extraídas desses grupos. Conforme o quadro clínico, podem ocorrer apenas uso social, intoxicação aguda, que pode chegar ao *binge* alcoólico, abuso da substância, dependência, estado de abstinência, estado de abstinência com delírio, transtorno psicótico, síndrome amnéstica, e transtorno psicótico residual ou tardio. Não cabe aqui estabelecer o diagnóstico diferencial de cada quadro clínico. *Binge* é o exagero de consumo que causa uma intoxicação profunda, como na descrição popular do *estado de porre*. A repetição dessa experiência por duas ou mais vezes nos 12 meses anteriores já caracteriza o uso abusivo da droga, principalmente se resultou em perdas para o indivíduo, por exemplo, batida de carro com vítimas.

LEGISLAÇÃO SOBRE AS DROGAS

O alcoolismo, agudo ou crônico, apresenta tantos aspectos da relação da convivência homem-droga e tanto tempo de observação na História, que mereceria um capítulo à parte no estudo geral das drogas. O modelo clínico das fases de dependência pelo uso do álcool é imitado pela maioria das drogas ilícitas até hoje analisadas, salvo as particularidades quanto aos efeitos de cada uma delas e os núcleos nervosos sobre os quais atuam, e seus receptores. Agem no sistema de núcleos da base cerebral, já referidos. No tocante à embriaguez, procuraremos nos ater à expressão legal *pelo álcool ou substância de efeitos análogos*, presente no inciso II do art. 28 do Código Penal[23]. Assim, analisaremos os diversos textos legais relacionados ao álcool ou qualquer outra droga, não somente a Lei n. 11.343/2006 (Lei de Drogas)[24].

A nossa Constituição refere-se às drogas e ao seu tráfico em alguns trechos. No Título II, Capítulo I, o inciso XLIII do art. 5º, diz que *a lei considerará crimes inafiançáveis e insuscetíveis de graça ou anistia (...) o tráfico ilícito de entorpecentes e drogas afins*. Quem comete esse ilícito não pode ser solto pelo pagamento de fiança, não pode ser anistiado por uma nova lei nem pode receber o perdão privativo do Presidente da República. O inciso LI do mesmo artigo, diz que *nenhum brasileiro será extraditado, salvo o naturalizado, em caso de (...) comprovado envolvimento em tráfico ilícito de entorpecentes e drogas afins, na forma da lei*. No Título V, Da Defesa do Estado e das Instituições Democráticas, Capítulo III, Da Segurança Pública, inciso II do § 1º do Art.144 estabelece que se destina à polícia federal *prevenir e reprimir o tráfico ilícito de entorpecentes e drogas afins (...)*. No Título VIII, Da Ordem Social, o Capítulo VII, Da Família, Da Criança, Do Adolescente, Do Jovem e Do Idoso, o art. 227, em seu § 3º, que enumera os aspectos que o direito à proteção abrangerá, consta, no inciso VII, *programas de prevenção e atendimento especializado à criança, ao adolescente e ao jovem dependente de entorpecentes e drogas afins*. O Título IX, das Disposições Constitucionais Gerais, estabelece, no art. 243, que *As propriedades rurais e urbanas de qualquer região do País onde forem localizadas culturas ilegais de plantas psicotrópicas (...) serão expropriadas e destinadas à reforma agrária e a programas de habitação popular, sem qualquer indenização ao proprietário e sem prejuízo de outras sanções previstas em lei (...)*.

Outro diploma legal que nos interessa é o Código Penal[23]. Em seu art. 28, menciona a embriaguez, voluntária ou culposa, pelo álcool ou substância de efeitos análogos, entre os fatores que não excluem a imputabilidade penal. Quer dizer que o que causa a embriaguez pode ser o álcool, como acontece na maioria das vezes, ou qualquer outra droga psicotrópica que altere a atividade do sistema nervoso central como ele. Nessas circunstâncias, o agente que, embriagado, comete um delito poderá ser responsabilizado por tal, em que pese ser o álcool uma droga não ilícita. Não sendo o álcool a causa da embriaguez, mas uma outra droga psicoativa consumida de modo ilegal, é possível que o agente responda também pelo seu uso, desde que comprovado o fato, conforme está na Lei de drogas[24].

A afirmação que um estado de embriaguez está completo requer exame pericial para, clinicamente, determinar o grau de intoxicação. Mas o perito tem que ter alguma experiência para afirmar que a embriaguez chegou a ser completa. Como já referimos no Capítulo 21 – Ação Química. Toxicologia Forense, a dose de álcool no sangue pode servir de base para pesquisas, mas não é decisiva na afirmação pericial. Há pessoas muito resistentes, acostumadas a beber, tolerantes, que podem apresentar alcoolemias de 0,5 a 1,0 g de álcool por 100 mL e que não estão completamente embriagadas. Por isso, o diagnóstico tem que ser clínico e cronologicamente próximo do fato a ser esclarecido. Caso contrário, o organismo tem tempo para metabolizar e eliminar o álcool.

Os pacientes submetidos à perícia podem apenas ter ingerido uma dose e apresentar somente hálito alcoólico ou se mostrarem completamente embriagados, com descoordenação motora, desequilíbrio, voz arrastada e pastosa, roupas em desalinho e modificação da atitude, falastrão, com discurso incoerente, agressivo, às vezes macambúzio e com sentidos embotados. Sem novidades importantes para quem está acostumado a ver.

A *embriaguez voluntária* é aquela em que o indivíduo quer se embriagar. A *culposa* é aquela em que ele começa a beber, mesmo sem querer ficar embriagado, mas o consumo é tal que se embriaga. A lei não distingue o fato, pois assume que quando começou a beber, o indivíduo assumiu o risco de se embriagar. É o princípio da *actio libera in causa* (ação livre na causa). No momento em que comete um delito, não pode se defender da culpa por estar com a consciência turvada e os sentidos embotados pelo estado de embriaguez causado pelo álcool ou outra substância de efeitos análogos. Mas, a embriaguez pode ser uma causa de *exclusão da imputabilidade* se ele apresentar *embriaguez patológica*. É possível admitir, na primeira crise, que não esperava esse desfecho. Porém, se essa alteração psíquica se repetir, ele talvez já saiba que não deve começar a beber. A embriaguez patológica caracteriza-se por alterações do comportamento logo após o início da absorção do álcool, em que a pessoa fica agressiva, com agitação psicomotora, frangofilia (ou clastomania), grande excitabilidade psíquica, obnubilação e/ou amnésia lacunar (*blackouts* ou palimpsestos alcoólicos)[25].

Outra exceção em que se poderia excluir a imputabilidade seria quando o agente estivesse em síndrome de dependência e o delito tivesse ligação com a obtenção da droga. No caso, Chalub admite essa exceção apenas se houver dependência física[25].

O Código Penal prevê, ainda no art. 28, em seus §§ 1º e 2º, situações para isenção e redução da pena, respectivamente.

> § 1º. É isento de pena o agente que, por embriaguez completa, proveniente de caso fortuito ou força maior, era, ao tempo da ação ou da omissão, inteiramente incapaz de entender o caráter ilícito do fato ou de determinar-se de acordo com esse entendimento.
> § 2º. A pena pode ser reduzida de um a dois terços se o agente, por embriaguez, proveniente de caso fortuito ou força maior, não possuía, ao tempo da ação ou da omissão, a plena capacidade de entender o caráter ilícito do fato ou de determinar-se de acordo com esse entendimento.

Para a primeira situação, a embriaguez precisa ser completa; para a segunda, não.

Mas embriaguez proveniente de caso fortuito ou força maior não são comuns.

A embriaguez proveniente de caso fortuito, isto é, acidental, existe em situações inadvertidas em que o agente consumiu a droga por engano ou sem saber e a ela foi exposto. Suponhamos que um sujeito tenha uma caixinha para o uso de vários medicamentos separados, cada grupo para ser tomado no mesmo dia. Imaginemos que um deles é para tomar como indutor do sono e, distraidamente, o paciente pegue este comprimido como se fosse um hipotensor. Ficará sonolento e com respostas lentas aos estímulos; literalmente embriagado. Se causar um acidente, será considerado inimputável, se a embriaguez pelo indutor do sono o fizer perder o entendimento da ilicitude do fato ou se, pela lentidão dos reflexos, não puder evitar uma batida ou um atropelamento. Se for obrigado a beber, por coação ou por administração da substância sem que o perceba, estará submetido a uma força maior. O mesmo ocorre se o agente for dependente e estiver, ou não, em crise de abstinência. Sendo dependente, pode estar sob o efeito da droga por usá-la com o fim de evitar uma crise de abstinência, mormente se for física a dependência[25].

Quando se trata das circunstâncias agravantes, em seu art. 61, o Código Penal também alude à embriaguez.

> Art. 61. São circunstâncias que sempre agravam a pena, quando não constituem ou qualificam o crime:
> (...)
> II – ter o agente cometido o crime:
> (...)
> l) em estado de embriaguez preordenada.

Preordenada é uma embriaguez proposital, em que o agente se põe deliberadamente embriagado para ter a coragem de praticar o delito.

O Decreto-Lei n. 3.688/1941 (Lei das Contravenções Penais), em seu art. 62, estabelece como contravenção *Apresentar-se publicamente em estado de embriaguez, de modo que cause escândalo ou ponha em perigo a segurança própria ou alheia*, a que prevê pena de prisão simples e multa. São os casos em que o bêbado é inconveniente e causa mal-estar, incomoda os circunstantes, causa brigas, precisando ser contido[26]. A perícia geralmente encontra embriaguez completa.

ÁLCOOL E TRÂNSITO

A Lei n. 9.503/1997 institui o Código de Trânsito Brasileiro (CTB)[27], que, modificado inúmeras vezes ao longo de sua existência, regula em detalhes a matéria. Relativamente ao tópico *álcool e trânsito*, interessa-nos sobremaneira cinco artigos do Código – com parágrafos e incisos que tenham –, transcritos a seguir.

> Art. 165. Dirigir sob a influência de álcool ou de qualquer outra substância psicoativa que determine dependência:
> Infração – gravíssima.
> Penalidade – multa (dez vezes) e suspensão do direito de dirigir por 12 (doze) meses.
> Medida administrativa – recolhimento do documento de habilitação e retenção do veículo, observado o disposto no § 4º do art. 270.
> Parágrafo único. Aplica-se em dobro a multa prevista no *caput* em caso de reincidência no período de até 12 (doze) meses.
> Art. 165-A. Recusar-se a ser submetido a teste, exame clínico, perícia ou outro procedimento que permita certificar influência de álcool ou outra substância psicoativa, na forma estabelecida pelo art. 277:
> Infração – gravíssima.
> Penalidade – multa (dez vezes) e suspensão do direito de dirigir por 12 (doze) meses.
> Medida administrativa – recolhimento do documento de habilitação e retenção do veículo, observado o disposto no § 4º do art. 270.
> Parágrafo único. Aplica-se em dobro a multa prevista no *caput* em caso de reincidência no período de até 12 (doze) meses.

Art. 276. Qualquer concentração de álcool por litro de sangue ou por litro de ar alveolar sujeita o condutor às penalidades previstas no art. 165.
Parágrafo único. O Contran disciplinará as margens de tolerância quando a infração for apurada por meio de aparelho de medição, observada a legislação metrológica.
Art. 277. O condutor de veículo automotor envolvido em sinistro de trânsito ou que for alvo de fiscalização de trânsito poderá ser submetido a teste, exame clínico, perícia ou outro procedimento que, por meios técnicos ou científicos, na forma disciplinada pelo Contran, permita certificar influência de álcool ou outra substância psicoativa que determine dependência.
§ 2º. A infração prevista no art. 165 também poderá ser caracterizada mediante imagem, vídeo, constatação de sinais que indiquem, na forma disciplinada pelo Contran, alteração da capacidade psicomotora ou produção de quaisquer outras provas em direito admitidas.
§ 3º. Serão aplicadas as penalidades e medidas administrativas estabelecidas no art. 165-A deste Código ao condutor que se recusar a se submeter a qualquer dos procedimentos previstos no *caput* deste artigo.
Art. 306. Conduzir veículo automotor com capacidade psicomotora alterada em razão da influência de álcool ou de outra substância psicoativa que determine dependência:
Penas – detenção, de seis meses a três anos, multa e suspensão ou proibição de se obter a permissão ou a habilitação para dirigir veículo automotor.
§ 1º. As condutas previstas no *caput* serão constatadas por:
I – concentração igual ou superior a 6 decigramas de álcool por litro de sangue ou igual ou superior a 0,3 miligrama de álcool por litro de ar alveolar; ou
II – sinais que indiquem, na forma disciplinada pelo Contran, alteração da capacidade psicomotora.
§ 2º. A verificação do disposto neste artigo poderá ser obtida mediante teste de alcoolemia ou toxicológico, exame clínico, perícia, vídeo, prova testemunhal ou outros meios de prova em direito admitidos, observado o direito à contraprova.
§ 3º. O Contran disporá sobre a equivalência entre os distintos testes de alcoolemia ou toxicológicos para efeito de caracterização do crime tipificado neste artigo.
§ 4º. Poderá ser empregado qualquer aparelho homologado pelo Instituto Nacional de Metrologia, Qualidade e Tecnologia – INMETRO para se determinar o previsto no *caput*.
Art. 310. Permitir, confiar ou entregar a direção de veículo automotor a pessoa não habilitada, com habilitação cassada ou com o direito de dirigir suspenso, ou, ainda, a quem, por seu estado de saúde, física ou mental, ou por embriaguez, não esteja em condições de conduzi-lo com segurança:
Penas – detenção, de seis meses a um ano, ou multa.

Originalmente, o Código estabelecia o limite tolerável de alcoolemia em seis decigramas por litro de sangue, para que o condutor ficasse livre de sanções. Se o resultado do teste se situasse abaixo deste nível, era liberado. Caso o ultrapassasse, era considerado sem condições de dirigir. Cabe aqui a objeção feita, na época, entre o limite e o nível de embriaguez. Como já referimos no Capítulo 21 – Ação Química. Toxicologia Forense e neste também, não há uma correlação tão matemática entre a dose e a clínica. Isso é muito pessoal. A dosagem saiu do texto legal e as normas ficaram mais rígidas com as modificações trazidas ao Código pela Lei n. 11.705/2008[28] ("lei seca", sem limite de tolerância); pela Lei n. 12.760/2012[29] (nova "lei seca"); e pela Lei n. 13.281/2016[30], que incluiu o art. 165-A.

Outra crítica que tem sido apresentada é no tocante à referência que o CTB continua fazendo à *influência de álcool ou de qualquer outra substância psicoativa que determine dependência* durante a condução de veículo. Para viabilizar a constatação desse fato seria preciso estabelecer uma tabela para cada substância psicoativa, o que nos parece uma tarefa sem fim, pois sempre surgem drogas novas. Além do mais, caso o condutor se recuse a se submeter aos procedimentos propostos que permitam certificar influência de álcool ou outra substância psicoativa, pelo direito constitucional que tem de não prestar prova contra si próprio, sofre sanções administrativas como se o teste fosse positivo[28].

Por fim, observe-se que o vocábulo *embriaguez* foi riscado de todos os dispositivos do Código, exceto do art. 310.

LEI DE DROGAS

Aspectos gerais

Já tivemos mais de uma lei especialmente redigida para orientar os esforços da sociedade contra as drogas. A Lei n. 11.343/2006[31] ficou conhecida como "lei de drogas", que revogou a Lei n. 6.368/1976 e a Lei n. 10.409/2002, que normatizavam a matéria. Mas a lei de drogas não ficou estática. Foi modificada em inúmeros pontos pelas Leis n. 12.961/2014; n. 13.840/2019[32], esta com a maior parte; n. 13.886/2019[33]; n. 13.964/2019; e n. 14.322/2022. Discutiremos os aspectos que interessam à Medicina Legal.

Antes de adentrarmos nos aspectos criminais do consumo de drogas, devemos lembrar que, dentro da área civil, o uso de drogas lícitas ou ilícitas é muito importante no ambiente de trabalho. A Consolidação das Leis do Trabalho[34] estabelece que a embriaguez é um dos motivos para demitir um empregado por justa causa, mesmo que não acarrete um acidente do trabalho. Mas diminui a produtividade e estabelece uma situação de risco, de perigo para si e para os companheiros de serviço.

É de obrigação dizer que o alcoolismo crônico é uma doença e que o empregado precisa ser afastado do ambiente de trabalho para tratamento. Por outro lado, não é razoável exigir-se de um empregador que arque com essa responsabilidade, que compete à assistência social.

Estudo da Lei n. 11.343/2006 (Lei de droga)

Citaremos os aspectos vigentes, embora alterados por novos diplomas legais. A lei cria uma gestão centralizada dos esforços da União, com auxílio local dos Estados, Distrito Federal e municípios para o combate ao uso ilegal de drogas. A atuação da União envolve principalmente as áreas de segurança, saúde e assistência social como as mais importantes. A Lei n. 13.840/2019 enfatizou e destacou o tratamento e a reinserção social dos usuários e dependentes de drogas na sociedade, bem como o apoio a sua família, no sentido de prevenir o início do consumo de drogas ou a sua reincidência. Determinou que os usuários sejam ajudados pelo Sistema Nacional de Políticas Públicas sobre Drogas (SISNAD) e que sejam atendidos nos programas de tratamento, educação profissional e tecnológica e, quando necessário, alfabetizados. O tratamento a ser estabelecido será preparado para cada indivíduo usuário ou dependente de drogas por uma equipe técnica multidisciplinar e multissetorial. A ênfase maior é ao tratamento ambulatorial e, se houver necessidades pessoais para a sua implementação, tratamento por internação para desintoxicação, de acordo com o parecer do médico responsável.

Esta lei aceitou e normatizou duas formas de internação: voluntária e não voluntária. A *internação voluntária* é feita atendendo a pedido do próprio paciente ou de seu responsável legal, mas com autorização dele. Ficou possibilitada a *internação involuntária* do usuário ou dependente de drogas a despeito de sua vontade, um dos marcos da nova lei. É indicada pelo médico responsável diante do tipo de droga, seu padrão de uso, quando os sinais e a sintomatologia do paciente indicarem a impossibilidade de bom resultado pelo tratamento ambulatorial. Pode durar até 90 dias. É uma área conflitiva em que a família tem o dever de colaborar com a equipe responsável pelo tratamento. Daí podem surgir pleitos referentes à indicação da internação e ao tipo de tratamento indicados e o sentimento familiar. Pode haver necessidade de perícia se o caso for aos tribunais para saber se o paciente é dependente ou um simples usuário recreativo. São obrigatórias a manutenção de sigilo e a comunicação às autoridades envolvidas no processo, mesmo quando não houver litígio. A internação não pode ser feita nas chamadas comunidades terapêuticas acolhedoras. Tem que ser feita no SUS ou em entidades privadas autorizadas para tal.

Aspectos penais

No art. 2º, a lei atual estabelece a proibição do uso de drogas, mas faz exceção que descrimina, mediante uma autorização do Estado:

> Art. 2º. Ficam proibidas, em todo o território nacional, as drogas, bem como o plantio, a cultura, a colheita e a exploração de vegetais e substratos dos quais possam ser extraídas ou produzidas drogas, ressalvada a hipótese de autorização legal ou regulamentar, bem como o que estabelece a Convenção de Viena, das Nações Unidas, sobre Substâncias Psicotrópicas, de 1971, a respeito de plantas de uso estritamente ritualístico-religioso.

Esta autorização inclui duas vertentes: uma médico-científica e outra religiosa. A primeira se reflete no uso de substâncias medicamentosas prescritas de modo regulamentar, ou a substâncias novas descobertas pela indústria farmacêutica para o mesmo fim. Diga-se o mesmo do uso dessas substâncias em pesquisas com animais ou seres humanos.

O uso religioso não é muito frequente. Restringe-se às práticas de origem indígena da Região Amazônica e parte dos Andes, que surgiram em longínquos tempos, como a arte de curar doenças através das plantas como um xamanismo. Em 1930, surge no Acre a manifestação religiosa denominada Santo Daime. Os adeptos tomam um chá feito com o cipó mariri (*Bannisteriopsis caapi*) e folhas da chacrona (*Psychotria viridis*). Para os seguidores, o chá é um tipo de sacramento que permite que as pessoas tenham Deus dentro de si. É uma mistura alucinógena que faz com que os usuários entrem em transe e alcancem a sensação de verdade. Traz elementos de sincretismo com o cristianismo. Existem outras seitas parecidas, como a Barquinha[35].

Sob o espírito da lei, na intenção preventiva e repressiva penal, os crimes podem ser divididos em crime de uso pessoal e crimes de tráfico, de maior ofensa à sociedade. O art. 28 conceitua o consumo pessoal da droga e dá outras providências processuais. Não houve descriminação do consumo. O simples uso da droga é punível, mesmo não havendo penas privativas da liberdade, mas sim medidas alternativas e multa.

> Art. 28. Quem adquirir, guardar, tiver em depósito, transportar ou trouxer consigo, para consumo pessoal, drogas sem autorização ou em desacordo com determinação legal ou regulamentar será submetido às seguintes penas:
> I – advertências sobre os efeitos das drogas;
> II – prestação de serviços à comunidade;
> III – medida educativa de comparecimento a programa ou curso educativo.
> § 1º. Às mesmas medidas submete-se quem, para seu consumo pessoal, semeia, cultiva ou colhe plantas destinadas à preparação de pequena quantidade de substância ou produto capaz de causar dependência física ou psíquica.
> § 2º. Para determinar se a droga destinava-se a consumo pessoal, o juiz atenderá à natureza e à quantidade da substância apreendida, ao local e às condições em que se desenvolveu a ação, às circunstâncias sociais e pessoais, bem como à conduta e aos antecedentes do agente.
> § 3º. As penas previstas nos incisos II e III do *caput* deste artigo serão aplicadas pelo prazo máximo de 5 (cinco) meses.
> § 4º. Em caso de reincidência, as penas previstas nos incisos II e III do *caput* deste artigo serão aplicadas pelo prazo máximo de 10 (dez) meses.
> § 5º. A prestação de serviços à comunidade será cumprida em programas comunitários, entidades educacionais ou assistenciais, hospitais, estabelecimentos congêneres, públicos ou privados sem fins lucrativos, que se ocupem, preferencialmente, da prevenção do consumo ou da recuperação de usuários e dependentes de drogas.
> § 6º. Para garantia do cumprimento das medidas educativas a que se refere o *caput*, nos incisos I, II e III, a que injustificadamente se recuse o agente, poderá o juiz submetê-lo, sucessivamente a:
> I – admoestação verbal;
> II – multa.
> § 7º. O juiz determinará ao Poder Público que coloque à disposição do infrator, gratuitamente, estabelecimento de saúde, preferencialmente ambulatorial, para tratamento especializado.

Os crimes graves relacionados ao tráfico de drogas estão tipificados nos arts. 33 a 37.

> Art. 33. Importar, exportar, remeter, preparar, produzir, fabricar, adquirir, vender, expor à venda, oferecer, ter em depósito,

transportar, trazer consigo, guardar, prescrever, ministrar, entregar a consumo ou fornecer drogas, ainda que gratuitamente, sem autorização ou em desacordo com determinação legal ou regulamentar:
Pena – reclusão de 5 (cinco) a 15 (quinze) anos e pagamento de 500 (quinhentos) a 1.500 (mil e quinhentos) dias-multa.
§ 1º. Nas mesmas penas incorre quem:
I – importa, exporta, remete, produz, fabrica, adquire, vende, expõe à venda, oferece, fornece, tem em depósito, transporta, traz consigo ou guarda, ainda que gratuitamente, sem autorização ou em desacordo com determinação legal ou regulamentar, matéria-prima, insumo ou produto químico destinado à preparação de drogas;
II – semeia, cultiva ou faz a colheita, sem autorização ou em desacordo com determinação legal ou regulamentar, de plantas que se constituam em matéria-prima para a preparação de drogas;
III – utiliza local ou bem de qualquer natureza de que tem a propriedade, posse, administração, guarda ou vigilância, ou consente que outrem dele se utilize, ainda que gratuitamente, sem autorização ou em desacordo com determinação legal ou regulamentar, para o tráfico ilícito de drogas.
IV – vende ou entrega drogas ou matéria-prima, insumo ou produto químico destinado à preparação de drogas, sem autorização ou em desacordo com a determinação legal ou regulamentar, a agente policial disfarçado, quando presentes elementos probatórios razoáveis de conduta criminal preexistente.
§ 2º. Induzir, instigar ou auxiliar alguém ao uso indevido de droga:
Pena – detenção, de 1 (um) a 3 (três) anos, e multa de 100 (cem) a 300 (trezentos) dias-multa.
§ 3º. Oferecer droga, eventualmente e sem objetivo de lucro, a pessoa de seu relacionamento, para juntos a consumirem:
Pena – detenção, de 6 (seis) meses a 1 (um) ano, e pagamento de 700 (setecentos) a 1.500 (mil e quinhentos) dias-multa, sem prejuízo das penas previstas no art. 28.
§ 4º. Nos delitos definidos no *caput* e no § 1º deste artigo, as penas poderão ser reduzidas de um sexto a dois terços, desde que o agente seja primário, de bons antecedentes, não se dedique às atividades criminosas nem integre organização criminosa.
Art. 34. Fabricar, adquirir, utilizar, transportar, oferecer, vender, distribuir, entregar a qualquer título, possuir, guardar ou fornecer, ainda que gratuitamente, maquinário, aparelho, instrumento ou qualquer objeto destinado à fabricação, preparação, produção ou transformação de drogas, sem autorização ou em desacordo com determinação legal ou regulamentar:
Pena – reclusão, de 3 (três) a 10 (dez) anos, e pagamento de 1.200 (mil e duzentos) a 2.000 (dois mil) dias-multa.
Art. 35. Associarem-se duas ou mais pessoas para o fim de praticar, reiteradamente ou não, qualquer dos crimes previstos nos arts. 33, *caput* e § 1º, e 34 desta Lei:
Pena – reclusão, de 3 (três) a 10 (dez) anos, e pagamento de 700 (setecentos) a 1.200 (mil e duzentos) dias-multa.
Parágrafo único. Nas mesmas penas do *caput* deste artigo incorre quem se associa para a prática reiterada do crime definido no art. 36 desta lei.
Art. 36. Financiar ou custear a prática de qualquer dos crimes previstos nos arts. 33, *caput* e § 1º, e 34 desta Lei:
Pena – reclusão, de 8 (oito) a 20 (vinte) anos, e pagamento de 1.500 (mil e quinhentos) a 4.000 (quatro mil) dias-multa.
Art. 37. Colaborar, como informante, com grupo, organização ou associação destinados à prática de qualquer dos crimes previstos nos arts. 33, *caput* e § 1º, e 34 desta Lei:
Pena – reclusão, de 2 (dois) a 6 (seis) anos, e pagamento de 300 (trezentos) a 700 (setecentos) dias-multa.

Estão tipificados aqui os comportamentos dolosos relativos ao tráfico, desde a produção até a facilitação do consumo. São penas de reclusão que podem chegar a 20 anos para o financiador, no art. 36. Nesse conjunto, são punidos apenas com detenção, de até 3 anos, os que praticam os atos descritos nos §§ 2º e 3º do art. 33. É punido com a mesma pena do *caput* do art. 33 quem lida com a matéria-prima de algum modo, inclusive na produção de plantas que podem ser usadas para extrair drogas. A comercialização da matéria-prima e dos reagentes usados na fabricação de drogas é enquadrada da mesma forma. Em suma, qualquer modo de ajudar ao tráfico acarreta punição semelhante, de reclusão.

O uso de alguma forma de violência ou grave ameaça para atingir os objetivos criminosos constitui uma agravante que aumenta a pena de 1/6 a 2/3. Do mesmo modo, o uso de posição de ascendência funcional, a redução da resistência da vítima, ou ainda de o crime ser transnacional ou interestadual.

Como várias drogas são receitadas como medicamentos, de modo regular, obedecendo as determinações legais, não há proibição. Mas existem casos em que o médico emite as receitas sem cumprir o que manda a lei, conforme analisaremos mais à frente. O descumprimento dessas normas pode ser culposo ou doloso. A culpa pode ser por erro de dosagem, de indicação, opção pela notificação de receita imprópria, ou não atender a outras exigências regulamentares. É o que consta no art. 38 da lei.

Art. 38. Prescrever ou ministrar, culposamente, drogas, sem que delas necessite o paciente, ou fazê-lo em doses excessivas ou em desacordo com determinação legal ou regulamentar:
Pena – detenção, de 6 (seis) meses a 2 (dois) anos, e pagamento de 50 (cinquenta) a 200 (duzentos) dias-multa.
Parágrafo único. O juiz comunicará a condenação ao Conselho Federal da categoria profissional a que pertença o agente.

Comete o mesmo crime o médico que receita e alguém que ministra a droga. Caso fique comprovado que o médico se valia do poder de receitá-las para favorecer o crime, intencionalmente, o crime torna-se doloso e punível como tráfico.

A imputabilidade do agente pode ser abolida ou diminuída na prática desses crimes. Pode estar modificada pela dependência ou pela ação embriagante da droga, desde que usada para cessar ou evitar a síndrome de abstinência.

Art. 45. É isento de pena o agente que, em razão da dependência, ou sob o efeito, proveniente de caso fortuito ou força maior, de droga, era, ao tempo da ação ou da omissão, qualquer que tenha sido a infração penal praticada, inteiramente incapaz de entender o caráter ilícito do fato ou de determinar-se de acordo com esse entendimento.
Parágrafo único. Quando absolver o agente, reconhecendo, por força pericial, que este apresentava, à época do fato previsto neste artigo, as condições referidas no *caput* deste artigo, poderá determinar o juiz, na sentença, o seu encaminhamento para tratamento médico adequado.

Art. 46. As penas podem ser reduzidas de um terço a dois terços se, por força das circunstâncias previstas no art. 45 desta Lei, o agente não possuía, ao tempo da ação ou da omissão, a plena capacidade de entender o caráter ilícito do fato ou de determinar-se de acordo com esse entendimento.

Aspectos periciais

O aspecto mais importante da contribuição do perito-legista é o exame do agente supostamente traficante que alegue ser dependente ou estar sob a ação da droga em condição legal, de acordo com os arts. 45 e 46 da Lei n. 11.343/2006. O saudoso Prof. Miguel Chalub[25], com sua larga experiência, adotava critérios periciais que transcrevemos aqui.

A divisão da dependência química em duas formas separadas, psíquica e física, deve ser mantida para a clareza das perícias feitas nesta área. Afirmava Chalub que os sintomas de dependência psíquica são enganadores porque são muito subjetivos. Em primeiro lugar, o forte desejo de consumir a droga, mesmo a compulsão, depende de uma intensidade que pode ser ilusória; as dificuldades de controlar o consumo dependem da iniciativa do examinando; o abandono de certas atividades prazerosas por outras pode não ser pelo estado de dependência; e a persistência no uso da droga pode indicar mais um reflexo social do seu ambiente. A intensidade desses sintomas varia muito de um indivíduo para outro. É difícil estabelecer o grau de influência do grupo social sobre o limite da alteração do comportamento. Até onde seria pelo estado de dependência? O uso apenas social do álcool, por exemplo, serviria para fazer o diagnóstico de dependência? Por essas razões, só admitia ele esse diagnóstico se houvesse sinais de dependência física. Seriam a tolerância, o fato de ocorrer a síndrome de abstinência quando a droga for suprimida ou reduzida, cessando os sintomas pelo seu consumo ou pelo consumo de droga semelhante. Entre os sinais físicos, são observados sudorese intensa, palidez, hipotensão, taquicardia, taquipneia, náuseas, vômitos, diarreia, miocimias, mioclonias, tremores das extremidades, incontinência fecal ou urinária, que estão presentes em intensidades diferentes e associados de modo variado, conforme o tipo de droga. Só deve ser firmado o diagnóstico de dependência se estes sinais estiverem presentes[25]. A capacidade de entendimento e a autodeterminação podem estar tão reduzidas a ponto de o paciente ser considerado inimputável; ou lhe reduzir tais competências de modo a que ele não tenha a plena capacidade, principalmente volitiva. Mas é preciso que o delito tenha relação causal com a obtenção da droga (furto, roubo, apropriação indébita, receptação). O homicídio e a lesão corporal grave praticados contra quem se oponha ao consumo, embora pouco frequentes, podem ter correlação. Os diagnósticos de abstinência com delírio, surtos psicóticos, delírio tardio, podem ser considerados como doença mental e enquadrados no art. 26 do CP.

Portaria MS/SVS n. 344, de 12 de maio de 1988[36]

Com essa Portaria, o Serviço de Vigilância em Saúde (SVS) do Ministério da Saúde (MS) aprova o *Regulamento Técnico sobre substâncias e medicamentos sujeitos a controle especial*. Para efeitos do Regulamento e para a sua adequada aplicação, são adotadas algumas definições apresentadas no art. 1º.

Droga – Substância ou matéria-prima que tenha finalidade medicamentosa ou sanitária.
Entorpecente – Substância que pode determinar dependência física ou psíquica relacionada, como tal, nas listas aprovadas pela Convenção Única sobre Entorpecentes, reproduzidas nos anexos deste Regulamento Técnico.
Medicamento – Produto farmacêutico, tecnicamente obtido ou elaborado, com finalidade profilática, curativa, paliativa ou para fins de diagnóstico.
Notificação de Receita – Documento padronizado destinado à notificação da prescrição de medicamentos: a) entorpecentes (cor amarela), b) psicotrópicos (cor azul); e c) retinoides de uso sistêmico e imunossupressores (cor branca). A Notificação concernente aos dois primeiros grupos (a e b) deverá ser firmada por profissional devidamente inscrito no Conselho Regional de Medicina, no Conselho Regional de Medicina Veterinária ou no Conselho Regional de Odontologia; a concernente ao terceiro grupo (c), exclusivamente por profissional devidamente inscrito no Conselho Regional de Medicina.
Psicotrópico – Substância que pode determinar dependência física ou psíquica e relacionada, como tal, nas listas aprovadas pela Convenção sobre Substâncias Psicotrópicas, reproduzidas nos anexos deste Regulamento Técnico.
Receita – Prescrição escrita de medicamento, contendo orientação de uso para o paciente, efetuada por profissional legalmente habilitado, quer seja de formulação magistral ou de produto industrializado.

Deixamos de referir vários aspectos do Regulamento porque relacionam-se às autorizações de produção e comércio das diversas substâncias que podem ser legalmente receitadas, e fogem ao nosso objetivo. Mas as normas de uso e preenchimento dos documentos de notificação padronizados devem ser vistas.

As drogas, entorpecentes, medicamentos etc. a que se refere a Portaria n. 344/1998 são divididas de acordo com a sua ação farmacodinâmica e apresentadas em listas designadas por letras seguidas de números ou apenas por letras, constantes de seu Anexo I. Assim:

Lista A1 – Substâncias entorpecentes (Sujeitas à Notificação de Receita "A").
Lista A2 – Substâncias entorpecentes de uso permitido somente em concentrações especiais (Sujeitas à Notificação de Receita "A").
Lista A3 – Substâncias psicotrópicas (Sujeitas à Notificação de Receita "A").
Lista B1 – Substâncias psicotrópicas (Sujeitas à Notificação de Receita "B").
Lista B2 – Substâncias psicotrópicas anorexígenas (Sujeitas à Notificação de Receita "B").
Lista C1 – Outras substâncias sujeitas a controle especial (Sujeitas à Receita de Controle Especial em duas vias).
Lista C2 – Substâncias retinóicas (Sujeitas à Notificação de Receita Especial).
Lista C3 – Substâncias imunossupressoras (Sujeitas à Notificação de Receita Especial).

Lista C4 – Substâncias antirretrovirais (Sujeitas a Receituário do Programa DST/AIDS ou sujeitas à Receita de Controle Especial em duas vias).
Lista C5 – Substâncias anabolizantes (Sujeitas à Receita de Controle Especial em duas vias).
Lista D1 – Substâncias precursoras de entorpecentes e/ou psicotrópicos (Sujeitas à Receita Médica sem Retenção).
Lista D2 – Insumos químicos utilizados como precursores para fabricação e síntese de entorpecentes e/ou psicotrópicos (Sujeitas a Controle do Ministério da Justiça e Segurança Pública).
Lista E – Plantas que podem originar substâncias entorpecentes e/ou psicotrópicas.
Lista F – Substâncias de uso proscrito no Brasil.
Lista F1 – Substâncias entorpecentes.
Lista F2 – Substâncias psicotrópicas.
Lista F3 – Outras substâncias.

As Figuras 34.1, 34.2 e 34.3 apresentam modelos didáticos das Notificações de Receita "A" e "B" e da Receita de Controle Especial em duas vias, mais utilizadas na prática médica diária.

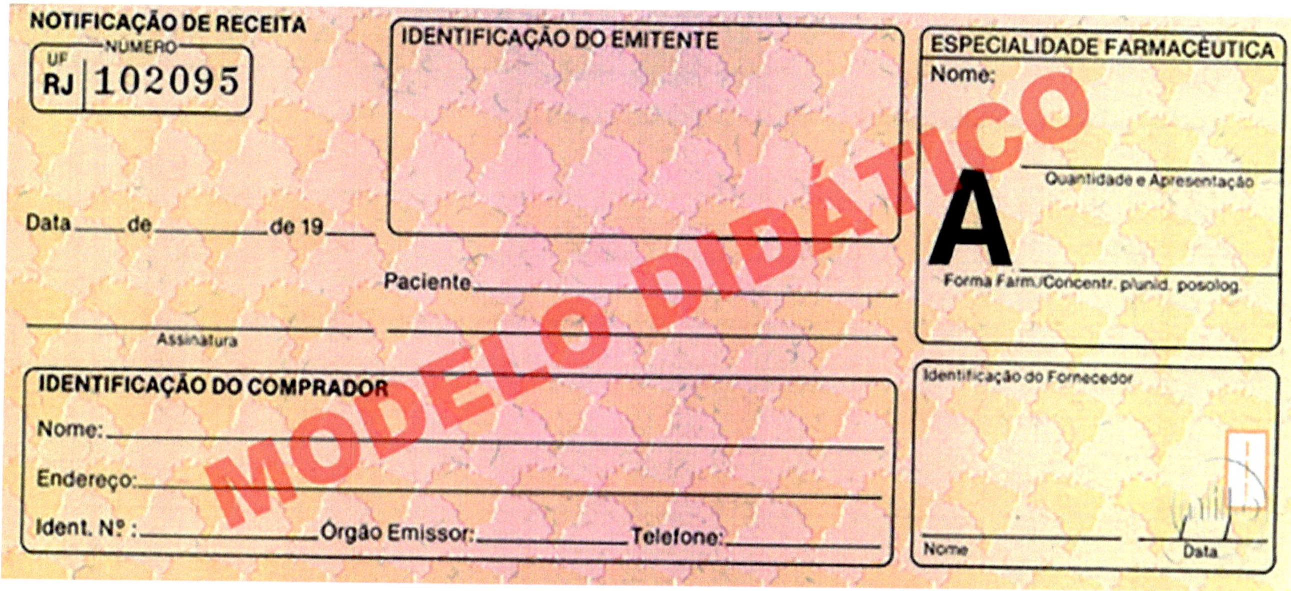

NOTIFICAÇÃO DE RECEITA
UF RJ NÚMERO 102095
Data ____ de ________ de 19____
Assinatura
IDENTIFICAÇÃO DO EMITENTE
Paciente ____________
ESPECIALIDADE FARMACÊUTICA
Nome:
Quantidade e Apresentação
A
Forma Farm./Concentr. p/unid. posolog.
IDENTIFICAÇÃO DO COMPRADOR
Nome: ____________
Endereço: ____________
Ident. Nº: ________ Órgão Emissor: ________ Telefone: ________
Identificação do Fornecedor
Nome
Data
MODELO DIDÁTICO

Figura 34.1 – Modelo didático da Notificação de Receita "A", para as substâncias da Lista A1 e da Lista A2.

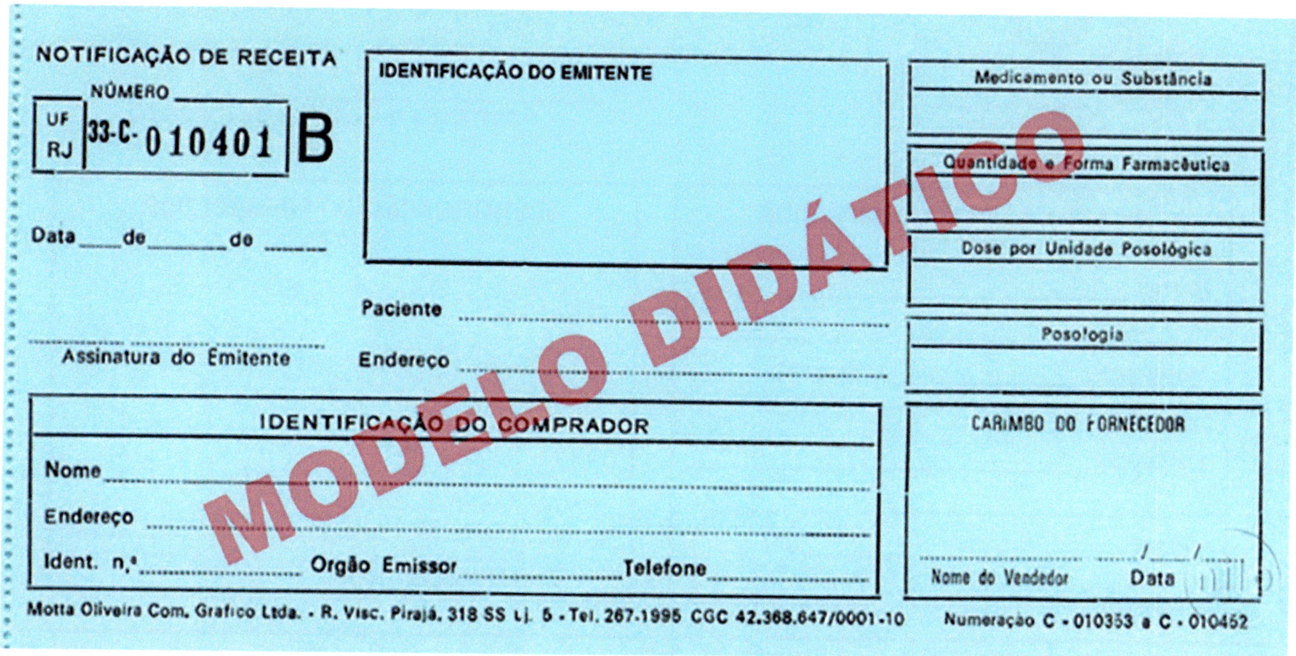

NOTIFICAÇÃO DE RECEITA
NÚMERO
UF RJ 33-C- 010401 B
Data ____ de ______ de ____
Assinatura do Emitente
IDENTIFICAÇÃO DO EMITENTE
Paciente ....
Endereço ....
Medicamento ou Substância
Quantidade e Forma Farmacêutica
Dose por Unidade Posológica
Posologia
IDENTIFICAÇÃO DO COMPRADOR
Nome ....
Endereço ....
Ident. n.º .... Orgão Emissor .... Telefone ....
CARIMBO DO FORNECEDOR
Nome do Vendedor .... Data ..../..../....
Motta Oliveira Com. Grafico Ltda. - R. Visc. Pirajá, 318 SS Lj. 5 - Tel. 267-1995 CGC 42.368.647/0001-10
Numeração C - 010353 a C - 010452
MODELO DIDÁTICO

Figura 34.2 – Modelo didático da Notificação de Receita "B", para as substâncias da Lista B1 e da Lista B2.

RECEITUÁRIO DE CONTROLE ESPECIAL

1.ª VIA – FARMÁCIA
2.ª VIA – PACIENTE

IDENTIFICAÇÃO DO EMITENTE

Paciente: ______________________________

Endereço: ______________________________

Prescrição: ______________________________

____

____

____

____

____

MODELO DIDÁTICO

___/___/___
Data

____
Assinatura e Carimbo do Emitente

IDENTIFICAÇÃO DO COMPRADOR

Nome: ______________________________

____

Identidade: ______________ Órg. emit.: ______

Endereço: ______________________________

____

Cidade: ______________ UF:

IDENTIFICAÇÃO DO FORNECEDOR

____
ASSINATURA DO FARMACÊUTICO

___/___/___
DATA

Figura 34.3 – Modelo didático da Receita de Controle Especial em duas vias, para as substâncias da Lista C1, da Lista C4 e da Lista C5.

Todas as notificações e a Receita de Controle Especial têm validade por 30 dias. Lendo diretamente a Portaria n. 344/1998 o leitor poderá conhecer muitos outros detalhes sobre o assunto que inserimos no presente capítulo para não o tornar demais enfadonho.

REFERÊNCIAS BIBLIOGRÁFICAS

1. History of drugs. Part I: Prehistory to classical era. Evolve – Adolescenr Behavioral Health. Disponível em https://evolvetreatment.com/blog/history-drug-use/. Acesso em: 12 maio 2023.
2. Moreira FG, Ribeiro M. História das drogas. Disponível em: www.researchgate/publication/2831161503. Acesso em: 12 maio 2023.
3. Nunes LM, Jolluskin G. O uso das drogas: breve análise histórica e social. Disponível em: http://hd1.handle.net/10284/449. p. 230-37. Acesso em: 12 maio 2023.
4. Homem de neandertal. Disponível em: https://pt.wikipedia.org/wiki/Homem_de_Neandertal. Acesso em: 12 maio 2023.
5. New scientist. Timeline: drugs and alcohol. Disponível em: https://newscientist.com/article/dn9924-timeline-drugs-and-alcohol/. Acesso em: 20 maio 2006.
6. FAPESP. Morfina faz 200 anos. Disponível em: https://agencia.fapesp.br/morfina-faz-200-anos. Acesso em: 27 maio 2023.
7. Lima L. Quem é a família de bilionários acusada de se beneficiar da crise de drogas nos Estados Unidos? Disponível em: https://www.bbc.com/portuguese/international-41816428. Acessado em: 27 maio 2023.
8. Guerras do ópio. Disponível em: https://pt.wikipedia.org/wiki/Guerras-do-opio. Acessado em: 27 maio 2023.
9. Koob GF, Volkow ND. Neurocircuitry of addiction. Neuropsychopharmacology. 2010;35:217-238. Disponível em: www.neuropsychopharmacology.org. Acesso em: 27 maio 2023.
10. Volkow ND, Michaelides M, Baler R. The neurosciene of drug reward and addiction. Physiol Rev. 2019;99: 215-2140. Acesso em: 5 maio 2023.
11. UNODC. United Nations Office on Drugs and Crime. World Drug Reports, 2021.
12. United Nations. World Drug Report, 2019. Disponível em: https://reliefweb.int/report/world/unodc-world-drug-report-2019. Acesso em: 17 abr. 2024.
13. Braun J. A trágica escalada dos opioides nos USA. Veja 2767, 8 dez. 2021.
14. Lovrecic B et al. Non-medical use of novel sinthetics opioids: a new challenge to public health. Int J Environ Ver Public Health. 2019;16(177). PMID 30654521.
15. Memed. Tramadol é morfina? Disponível em: https://blog.memed.com.br. Acesso em: 12 jun. 2023.
16. DW – Sociedade. Na África Ocidental, Tramadol é a "cocaína" dos mais pobres, 24 nov. 2020.
17. United Nations Information Service. World drug report 2019: 35 million people worldwide suffer from drog use disorders while only 1 in 7 people receive treatment. Disponível em: http://www.unis.unvienna.org. Acesso em: 2 jun. 2023.
18. Lovrecic B et al. Non-medical use of novel synthetic opioids: a new challenge to public health. Int J Environ Res Public Health. 2019;16(177). Disponível em: www.mdpi.com/journal/ijerph. Acesso em: 14 jun. 2023.
19. Bastos FIPM et al. III Levantamento Nacional sobre o Uso de Drogas pela População Brasileira. Ministério da Saúde, Fundação Oswaldo Cruz, 2017.
20. Araújo MR, Laranjeira R. Evolução do conceito de dependência. Disponível em: https://www.researchgate.net/publication/283277043. Acesso em: 14 jun. 2023.
21. Organização Mundial de Saúde. Classificação Internacional de Doenças. CID-10.
22. American Psychiatric Association. Manual diagnóstico e estatístico de transtornos mentais. DSM-5.
23. Brasil. Decreto-lei n. 2.848, de 7 dez. 1940 (Código Penal).
24. Brasil. Lei n. 11.343, de 23 ago. 2006 (Lei das drogas).
25. Chalub M. Estudo médico-legal do alcoolismo e da dependência química. In: Medicina legal – Texto e Atlas. Editor Hygino de C. Hercules. 2.ed. Rio de Janeiro: Atheneu; 2014. Capítulo 34.
26. Brasil. Decreto-lei n. 3.688, de 3 out. 1941 (Lei das Contravenções Penais).
27. Brasil. Lei n. 9.503, de 23 set. 1997 (Código de Trânsito Brasileiro).
28. Brasil. Lei n. 11.705 de 19 jun. 2008 ("lei seca").
29. Brasil. Lei n. 12.760 de 20 dez. 2012 (nova "lei seca").
30. Brasil. Lei n. 13.281, de 4 maio 2016.
31. Brasil. Lei n. 11.343, de 23 ago. 2006.
32. Brasil. Lei n. 13.840, de 5 jun. 2019.
33. Brasil. Lei n. 13.886, de 17 out. 2019.
34. Carrion V. Consolidação das Leis do Trabalho. Comentários atualizados por Eduardo Carrion. 46.ed. Rio de Janeiro: Saraiva; 2022. p. 488.
35. Macrae E. O uso ritual de substâncias psicoativas na religião do Santo Daime como um exemplo de redução de danos. Parte I de Toxicomanias – Incidências Clínicas e Socioantropológicas, por Antônio Nery Filho et al. Salvador-BA: CETAD/UFBA; 2009.
36. Brasil. Ministério da Saúde. Secretaria de Vigilância em Saúde. Portaria n. 344, de 12 maio 1998. Regulamento técnico sobre substâncias e medicamentos sujeitos a controle especial.

Índice remissivo

B

C

D

E

F

R

S

T